Semiologia Veterinária

A *Arte* DO DIAGNÓSTICO

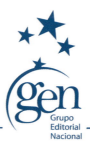

O GEN | Grupo Editorial Nacional – maior plataforma editorial brasileira no segmento científico, técnico e profissional – publica conteúdos nas áreas de ciências da saúde, exatas, humanas, jurídicas e sociais aplicadas, além de prover serviços direcionados à educação continuada e à preparação para concursos.

As editoras que integram o GEN, das mais respeitadas no mercado editorial, construíram catálogos inigualáveis, com obras decisivas para a formação acadêmica e o aperfeiçoamento de várias gerações de profissionais e estudantes, tendo se tornado sinônimo de qualidade e seriedade.

A missão do GEN e dos núcleos de conteúdo que o compõem é prover a melhor informação científica e distribuí-la de maneira flexível e conveniente, a preços justos, gerando benefícios e servindo a autores, docentes, livreiros, funcionários, colaboradores e acionistas.

Nosso comportamento ético incondicional e nossa responsabilidade social e ambiental são reforçados pela natureza educacional de nossa atividade e dão sustentabilidade ao crescimento contínuo e à rentabilidade do grupo.

Semiologia Veterinária
A Arte DO DIAGNÓSTICO

ORGANIZADOR
Francisco Leydson Formiga Feitosa

Médico-veterinário pela Faculdade de Medicina Veterinária e Ciências Agrárias da Universidade Federal da Paraíba (UFPB). Residência em Clínica Médica de Grandes Animais pela Faculdade de Medicina Veterinária e Zootecnia da Universidade de São Paulo (FMVZ-USP). Mestre em Fisiopatologia Médica pela Faculdade de Medicina Veterinária e Zootecnia da Universidade Estadual Paulista (FMVZ-Unesp). Doutor em Clínica Médica pela FMVZ/USP. Professor Associado aposentado de Semiologia Veterinária na Faculdade de Medicina Veterinária (FMVA) da Unesp de Araçatuba.

Quinta edição

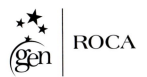

- O autor deste livro e a editora empenharam seus melhores esforços para assegurar que as informações e os procedimentos apresentados no texto estejam em acordo com os padrões aceitos à época da publicação, *e todos os dados foram atualizados pelos autores até a data do fechamento do livro*. Entretanto, tendo em conta a evolução das ciências, as atualizações legislativas, as mudanças regulamentares governamentais e o constante fluxo de novas informações sobre os temas que constam do livro, recomendamos enfaticamente que os leitores consultem sempre outras fontes fidedignas, de modo a se certificarem de que as informações contidas no texto estão corretas e de que não houve alterações nas recomendações ou na legislação regulamentadora.

- Data do fechamento do livro: 21/11/2024.

- Os autores e a editora se empenharam para citar adequadamente e dar o devido crédito a todos os detentores de direitos autorais de qualquer material utilizado neste livro, dispondo-se a possíveis acertos posteriores caso, inadvertida e involuntariamente, a identificação de algum deles tenha sido omitida.

- **Atendimento ao cliente:** (11) 5080-0751 | faleconosco@grupogen.com.br

- Direitos exclusivos para a língua portuguesa
  Copyright © 2025 by
  Editora Guanabara Koogan Ltda.
  Uma editora integrante do GEN | Grupo Editorial Nacional
  Travessa do Ouvidor, 11
  Rio de Janeiro – RJ – CEP 20040-040
  www.grupogen.com.br

- Reservados todos os direitos. É proibida a duplicação ou reprodução deste volume, no todo ou em parte, em quaisquer formas ou por quaisquer meios (eletrônico, mecânico, gravação, fotocópia, distribuição pela Internet ou outros), sem permissão, por escrito, da EDITORA GUANABARA KOOGAN LTDA.

- Capa: Bruno Sales

- Imagem de capa: iStock (© -Vladimir-)

- Editoração eletrônica: Anthares

- Ficha catalográfica

S474
5. ed.

Semiologia veterinária : a arte do diagnóstico / organização Francisco Leydson F. Feitosa. - 5. ed. - Rio de Janeiro : Roca, 2025.
    il. ; 28 cm.

    Inclui bibliografia e índice
    ISBN 9788527740876

    1. Medicina veterinária - Diagnóstico. 2. Sintomas em animais. I. Feitosa, Francisco Leydson Formiga.

24-94501   CDD: 636.0896047
                                  CDU: 636.09

Gabriela Faray Ferreira Lopes - Bibliotecária - CRB-7/6643

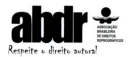

Colaboradores

Alexandre Lima de Andrade

Médico-veterinário pela Universidade Estadual de Londrina (UEL). Residência em Clínica Cirúrgica de Pequenos Animais pela Faculdade de Ciências Agrárias e Veterinárias da Universidade Estadual Paulista (FCAV-Unesp) de Jaboticabal. Especialista em Oftalmologia Veterinária pelo Colégio Brasileiro de Oftalmologistas Veterinários (CBOV) e Conselho Federal de Medicina Veterinária (CFMV). Mestre em Cirurgia Veterinária pela FCAV-Unesp de Jaboticabal. Doutor em Cirurgia e Cirurgia Experimental pela FCAV-Unesp de Botucatu. Professor Titular de Cirurgia de Pequenos Animais na Faculdade de Medicina Veterinária (FMVA) da Unesp de Araçatuba. Membro do CBOV.

Alexandre Secorun Borges

Médico-veterinário pela Universidade Estadual de Londrina (UEL). Residência em Clínica de Grandes Animais pela Faculdade de Medicina Veterinária e Zootecnia da Universidade Estadual Paulista (FMVZ-Unesp) de Botucatu. Mestre em Clínica de Grandes Animais da Universidade de São Paulo (FMVZ-USP). Doutor em Medicina Interna de Grandes Animais pela FMVZ-Unesp de Botucatu. Professor Titular de Clínica Veterinária na FMVZ-Unesp de Botucatu.

Ana Liz Garcia Alves

Médica-veterinária pela Faculdade de Medicina Veterinária e Zootecnia da Universidade de São Paulo (FMVZ-USP). Especialista em Cirurgia de equinos pela Faculdade de Medicina Veterinária e Zootecnia da Universidade Estadual Paulista (FMVZ-Unesp). Mestre em Clínica Cirúrgica de Grandes Animais pela FMVZ-Unesp. Doutora em Patologia Geral pela Faculdade de Medicina da Unesp. Professora Titular de Cirurgia de Grandes Animais na FMVZ-Unesp.

Antonio José de Araujo Aguiar

Médico-veterinário pela Faculdade de Ciências Agrárias do Pará (FCAP). Residência em Anestesiologia Veterinária pela Faculdade de Medicina Veterinária e Zootecnia da Universidade Estadual Paulista (FMVZ-Unesp) de Botucatu. Mestre em Clínica Fisiopatologia Médica pela FMVZ-Unesp de Botucatu. Doutor em Anestesiologia Veterinária pela Faculdade de Medicina da Unesp de Botucatu. Pós-Doutor em *Veterinary Anesthesia* por School of Veterinary Medicine, University of California. Professor Associado e Livre-docente de Anestesiologia Veterinária na FMVZ-Unesp de Botucatu. Membro da Association of Veterinary Anaesthetists.

Aparecido Antonio Camacho

Médico-veterinário pela Universidade Estadual Paulista (Unesp) de Jaboticabal. Especialista em Medicina e Cirurgia pela Universidade Federal de Minas Gerais (UFMG). Mestre em Medicina e Cirurgia pela UFMG. Doutor em Ciências (Fisiologia Cardiovascular) pela Faculdade de Medicina de Ribeirão Preto da Universidade de São Paulo (USP). Professor Titular (aposentado) e Livre-docente de Clínica de Cães e Gatos na Faculdade de Ciências Agrárias e Veterinárias da Unesp de Jaboticabal.

Bruno Fornitano Cholfe

Médico-veterinário pelo Centro Universitário de Rio Preto (UNIRP). Especialista em Clínica e Cirúrgica de Grandes Animais, Biotecnologia da Reprodução de Bovinos e Acupuntura. Especialista em Acupuntura pelo Instituto Bioethicus, Botucatu/SP e Ozonioterapeuta pela Ozone & Life e Bioethicus. Mestre em Cirurgia Veterinária pela Universidade Estadual Paulista (Unesp) de Botucatu. Doutor em Biotecnologia Veterinária pela Unesp de Botucatu.

Carlos José Mucha

Médico-veterinário pela Universidad Nacional de La Plata (UNLP), Argentina. Mestre em Clínica Médica pela Universidade Estadual Paulista (Unesp) de Jaboticabal. Mestre em Clínica e Terapêutica pela Universidad de Las Palmas de Gran Canaria (ULPGC), na Espanha. Prática Privada em Cardiologia Veterinária.

Celso Antonio Rodrigues

Médico-veterinário pela Faculdade de Ciências Agrárias e Veterinárias da Universidade Estadual Paulista (FCAV-Unesp) de Jaboticabal. Especialista em Cirurgia de Grandes Animais, Mestre em Cirurgia Veterinária e Doutor em Medicina Veterinária pela FCAV-Unesp de Jaboticabal. Professor Titular de Clínica Cirúrgica de Grandes Animais na Faculdade de Medicina Veterinária e Zootecnia (FMVZ) da Unesp de Botucatu.

Cely Marini Melo e Oña

Médica-veterinária pela Universidade Federal Rural do Rio de Janeiro (UFRRJ). Mestre, Doutora e Pós-Doutora em

Medicina Veterinária (Reprodução Animal) pela Universidade Estadual Paulista (Unesp) de Botucatu. Professora Associada II na Faculdade de Agronomia, Medicina Veterinária e Zootecnia (Famev) da Universidade Federal do Mato Grosso (UFMT).

Daniel Mendes Netto
Médico-veterinário pela Faculdade de Medicina Veterinária e Zootecnia da Universidade Estadual Paulista (FMVZ-Unesp) de Botucatu. Especialista em Clínica Médica de Equinos e Ruminantes pela FMVZ da Universidade de São Paulo (USP); em Acupuntura Veterinária pelo Instituto Brasileiro de Acupuntura e Psicologia (Ibraho); e em Acupuntura Veterinária pelo International Veterinary Acupuncture Society (IVAS-USA). Mestre em Clínica Médica de Equinos e Ruminantes pela FMVZ-USP. Doutor em Clínica Médica (Acupuntura Veterinária Controle e Tratamento de Melanoma Equino) pela FMVZ-USP. Coordenador e Professor Titular de Acupuntura Veterinária do Instituto Qualittas. Membro da Associação Brasileira de Acupuntura Veterinária (ABRAVET).

Danilo Maciel Duarte
Médico-veterinário pela Universidade Anhembi Morumbi. Mestre em Ensino pela Faculdade de Medicina Veterinária e Zootecnia da Universidade de São Paulo (FMVZ-USP). Professor Assistente do Centro Universitário Nossa Senhora do Patrocínio (Ceunsp).

Eduardo Harry Birgel
Médico-veterinário pela Faculdade de Medicina Veterinária e Zootecnia da Universidade de São Paulo (FMVZ-USP). Especialista em Patologia e Clínica Médica de Ruminantes pela FMVZ-USP. Mestre em Medicina Veterinária pela FMVZ-USP. Doutor em Medicina Veterinária pela FMVZ-USP e pela Escola Superior de Veterinária de Hannover, Alemanha. Professor Titular aposentado e Livre-docente na FMVZ-USP. Membro da Academia Brasileira de Medicina Veterinária (Abramvet) e da Academia Paulista de Medicina Veterinária (APAMVET). Membro das Comissões de Ensino de Medicina Veterinária do Conselho Federal de Medicina Veterinária (CFMV) e do Conselho Regional de Medicina Veterinária do Estado de São Paulo (CRMV-SP).

Eduardo Harry Birgel Junior
Médico-veterinário pela Faculdade de Medicina Veterinária e Zootecnia da Universidade de São Paulo (FMVZ-USP). Mestre em Patologia Bovina pela FMVZ-USP. Doutor em Medicina Veterinária pela Escola Superior de Veterinária de Hannover, Alemanha. Livre-docente na FMVZ-USP. Professor Associado aposentado da Universidade de São Paulo (FZEA-USP).

Evandro Zacché
Médico-veterinário pela Universidade Federal do Espírito Santo (UFES). Mestre, Doutor e Pós-Doutor em Clínica Médica de Pequenos Animais pela Universidade Estadual Paulista (Unesp) de Jaboticabal.

Fabrício Moreira Cerri
Médico-veterinário pela Universidade Estadual de Londrina (UEL). Especialista em Clínica de Grandes Animais pela Faculdade de Medicina Veterinária e Zootecnia da Universidade Estadual Paulista (FMVZ-Unesp). Mestre em Medicina Veterinária pela FMVZ-Unesp.

Felipe Erison Medrado Rocha de Sousa
Médico-veterinário pela Universidade Estadual do Maranhão (UEMA). Especialista em Fisiopatologia da Reprodução e Obstetrícia pela Faculdade de Medicina Veterinária e Zootecnia da Universidade Estadual Paulista (FMVZ-Unesp) de Botucatu. Mestre em Biotecnologia Animal pela FMVZ-Unesp.

Fernando José Benesi (*in memoriam*)
Médico-veterinário pela Universidade de São Paulo (USP). Mestre em Patologia Clínica pela Universidade Federal de Minas Gerais (UFMG). Doutor em Patologia Experimental e Comparada pela USP. Pós-Doutorado pela Escola Superior de Veterinária de Hannover-Alemanha. Professor Titular do Departamento de Clínica Médica da Faculdade de Medicina Veterinária e Zootecnia da Universidade de São Paulo (FMVZ-USP).

Flávia de Rezende Eugênio
Médica-veterinária pela Faculdade de Medicina Veterinária e Zootecnia da Universidade Estadual Paulista (FMVZ-Unesp) de Botucatu. Residência em Cirurgia de Pequenos Animais pela FMVZ-Unesp. Mestre em Fisiopatologia Médica Veterinária pela FMVZ-Unesp. Doutora em Patologia pela Faculdade de Medicina (FM) da Unesp. Professora Associada e Livre-docente na Faculdade de Medicina Veterinária (FMVA) da Unesp de Araçatuba. Coordenadora do curso de graduação da FMVA-Unesp de Araçatuba.

Flávia Toledo
Médica-veterinária pela Universidade Federal Fluminense (UFF). Mestre em Clínica Médica de Pequenos Animais pela Universidade Federal Rural do Rio de Janeiro (UFRRJ). Membro do Colégio Brasileiro de Endoscopia e Videocirurgia Veterinária (CBEVV).

Guilherme Andraus Bispo
Médico-veterinário pela Faculdade de Medicina Veterinária da Universidade Estadual Paulista (FMVA-Unesp) de Araçatuba. Especialista em Clínica Médica de Pequenos Animais pela

FMVA-Unesp. Mestre em Ciência Animal com ênfase em Cardiologia e Hemodinâmica pela FMVA-Unesp. Membro da Sociedade Brasileira de Cardiologia Veterinária (SBCV).

Jeanne Broch Siqueira
Médica-veterinária pela Universidade Estadual de Santa Cruz (Uesc). Especialista em Acupuntura pela Universidade Estadual Paulista (Unesp) de Botucatu. Mestre em Medicina Veterinária pela Universidade Federal de Viçosa (UFV). Doutora em Medicina Veterinária na área de Reprodução Animal pela Unesp de Botucatu. Professora Associada na Universidade Federal dos Vales do Jequitinhonha e Mucuri (UFVJM). Membro do Colégio Brasileiro de Reprodução Animal (CBRA).

Juliana Peloi Vides
Médica-veterinária pela Faculdade de Medicina Veterinária da Universidade Estadual Paulista (FMVA-Unesp) de Araçatuba. Especialista em Dermatologia em Cães e Gatos pela Equalis. Mestre e Doutora em Ciência Animal, Fisiopatologia Médica e Cirúrgica, pela FMVA-Unesp.

Juliana Regina Peiró
Médica-veterinária pela Faculdade de Ciências Agrárias e Veterinárias da Universidade Estadual Paulista (FCAV-Unesp) de Jaboticabal. Mestre e Doutora em Cirurgia Veterinária pela FCAV-Unesp. Pós-Doutora em Medicina Equina pelo Equine Health Studies Program, da Louisiana States University. Professora Associada de Clínica Cirúrgica de Grandes Animais na Faculdade de Medicina Veterinária (FMVA) da Unesp de Araçatuba.

Karin Werther
Médica-veterinária pela Faculdade de Ciências Agrárias e Veterinárias da Universidade Estadual Paulista (FCAV-Unesp) de Jaboticabal. Especialista em Clínica e Patologia de Aves Selvagens pela Ludwig-Maximilians-Universität München, Alemanha. Doutora em Patologia de Aves Selvagens pela Ludwig-Maximilians-Universität München, Alemanha. Professora Associada de Doenças de Animais Selvagens e Ecologia de Enfermidades de Animais Selvagens na FCAV-Unesp de Jaboticabal. Membro da Associação Brasileira de Patologia Veterinária.

Luis Artur Giuffrida
Médico-veterinário pela Faculdade de Medicina Veterinária e Zootecnia da Universidade de São Paulo (FMVZ-USP). Mestre em Cirurgia Veterinária pela FMVZ-USP. Professor de Técnica Cirúrgica e Cirurgia de Pequenos Animais na Universidade Guarulhos (UNG).

Luiz Claudio Nogueira Mendes
Médico-veterinário pela Faculdade de Ciências Agrárias e Veterinárias da Universidade Estadual Paulista (FCAV-Unesp) de Jaboticabal. Residência em Clínica Médica de Grandes Animais pela FCAV-Unesp. Mestre em Patologia Animal pela FCAV-Unesp. Doutor em Clínica Veterinária pela FCAV-Unesp. Professor Associado de Clínica Médica de Grandes Animais na Faculdade de Medicina Veterinária (FMVA) da Unesp de Araçatuba.

Marcela dos Santos Ribeiro
Médica-veterinária pela Universidade Pitágoras-Unopar. Residência em Clínica Médica e Cirúrgica de Grandes Animais na Universidade Estadual de Londrina (UEL).

Marcelo Rezende Luz
Médico-veterinário pela Universidade Federal Fluminense (UFF). Especialista em Clínica, Cirurgia e Reprodução de Bovinos pela Clínica de Bovinos de Garanhuns – UFRPE. Mestre em Patologia Animal (Reprodução Animal) pela Faculdade de Ciências Agrárias e Veterinárias da Universidade Estadual Paulista (FCAV-Unesp) de Jaboticabal. Doutor em Reprodução Animal pela Faculdade de Medicina Veterinária e Zootecnia da Universidade Estadual Paulista (FMVZ-Unesp) de Botucatu. Professor Associado da Escola de Veterinária da Universidade Federal de Minas Gerais (UFMG). Membro do Colégio Brasileiro de Reprodução Animal (CBRA).

Maria Lucia Gomes Lourenço
Médica-veterinária pela Universidade Paulista (UNIP). Mestre e Doutora em Medicina Veterinária pela Faculdade de Medicina Veterinária e Zootecnia da Universidade Estadual Paulista (FMVZ-Unesp) de Botucatu. Professora Assistente Doutora de Clínica de Cães e Gatos, Suínos, Equídeos e Ruminantes e de Semiologia Veterinária no Departamento de Clínica Veterinária na FMVZ-Unesp.

Marileda Bonafim Carvalho
Médica-veterinária pela Faculdade de Ciências Agrárias e Veterinárias da Universidade Estadual Paulista (FCAV-Unesp). Especialista em Nefrologia e Urologia Veterinária pelo College of Veterinary Medicine, University of Minnesota, EUA. Mestre em Medicina Veterinária pela Universidade Federal de Minas Gerais (UFMG). Doutora em Ciências, área de Fisiologia, pela Faculdade de Medicina de Ribeirão Preto da Universidade de São Paulo (USP). Professora Assistente Doutora no Departamento de Clínica e Cirurgia Veterinária na FCAV-Unesp.

Mary Marcondes
Médica-veterinária pela Faculdade de Medicina Veterinária e Zootecnia da Universidade de São Paulo (FMVZ-USP). Mestre em Ciências Veterinárias pela Faculdade de Medicina Veterinária e Zootecnia da Universidade Estadual Paulista (FMVZ-Unesp) de Botucatu. Doutora em Ciências Veterinárias pela FMVZ-USP. Professora Associada aposentada de Clínica Médica de Pequenos Animais da Faculdade de Medicina Veterinária da Universidade Estadual Paulista (FMVA-Unesp) de Araçatuba.

Nereu Carlos Prestes
Professor Emérito aposentado de Obstetrícia Veterinária da Faculdade de Medicina Veterinária e Zootecnia da Universidade Estadual Paulista (FMVZ-Unesp) de Botucatu.

Pedro Luiz de Camargo
Médico-veterinário pela Universidade Estadual de Londrina (UEL). Mestre em Clínica Médica Animais de Companhia pela Faculdade de Medicina Veterinária e Zootecnia da Universidade Estadual Paulista (FMVZ-Unesp) de Botucatu. Doutor em Clínica Médica Animais de Companhia pela Faculdade de Medicina Veterinária e Zootecnia da Universidade de São Paulo (FMVZ-USP). Professor Associado aposentado da Universidade Estadual de Londrina (UEL).

Raimundo Souza Lopes
Médico-veterinário pela Universidade Federal de Mato Grosso do Sul (UFMS). Mestre em Clínica Veterinária pela Faculdade de Medicina Veterinária e Zootecnia da Universidade Estadual Paulista (FMVZ-Unesp). Doutor em Parasitologia pelo Instituto de Biociências da Universidade de São Paulo (USP). Professor Associado aposentado do Departamento de Clínica Veterinária da FMVZ-Unesp.

Regina K. Takahira
Médica-veterinária pela Faculdade de Medicina Veterinária e Zootecnia da Universidade Estadual Paulista (FMVZ-Unesp). Especialista em Patologia Clínica Veterinária pela FMVZ-Unesp de Botucatu. Mestre e Doutora em Clínica Veterinária pela FMVZ-Unesp de Botucatu. Professora Titular do Departamento de Clínica Veterinária na FMVZ-Unesp de Botucatu. Vice-presidente da Associação Brasileira de Patologia Clínica Veterinária (ABPCV).

Roberto Calderon Gonçalves
Médico-veterinário pela Faculdade de Medicina Veterinária e Zootecnia da Universidade Estadual Paulista (FMVZ-Unesp). Especialista em Problemas Respiratórios em Grandes Animais pela FMVZ-Unesp de Botucatu. Mestre em Medicina Veterinária pela FMVZ-Unesp de Botucatu. Doutor em Patologia pela Faculdade de Medicina (FM) da Unesp. Professor Associado aposentado de Clínica Médica de Grandes Animais, Semiologia Veterinária e Problemas Respiratórios em Grandes Animais do Departamento de Clínica Veterinária na FMVZ-Unesp de Botucatu.

Ronaldo Lucas
Médico-veterinário pela Universidade de São Paulo (USP). Especialista em Dermatologia pela Conselho Federal de Medicina Veterinária (CFMV). Mestre e Doutor em Clínica Médica pela Universidade de São Paulo (USP). Coordenador do curso de especialização em Dermatologia Veterinária da Equalis.

Valéria Nobre Leal Oliva
Médica-veterinária pela Universidade Federal Rural do Rio de Janeiro (UFRRJ). Especialista em Clínica e Cirurgia Veterinária pela Universidad degli Studi di Torino. Mestre em Fisiopatologia Médica pela Faculdade de Medicina Veterinária e Zootecnia da Universidade Estadual Paulista (FMVZ-Unesp). Doutora em Anestesiologia pela Faculdade de Medicina (FM) da Unesp de Botucatu. Professora Adjunta aposentada da Faculdade de Medicina Veterinária (FMVA) da Unesp de Araçatuba.

Wagner Luis Ferreira
Médico-veterinário pela Universidade Estadual de Londrina (UEL). Residência em Clínica Médica de Pequenos Animais pela Faculdade de Ciências Agrárias e Veterinárias da Universidade Estadual Paulista (FCAV-Unesp) de Jaboticabal. Mestre em Patologia Animal pela FCAV-Unesp de Jaboticabal. Doutor em Clínica Veterinária pela FCAV-Unesp de Jaboticabal. Professor Assistente Doutor de Clínica Médica de Pequenos Animais na Faculdade de Medicina Veterinária (FMVA) da Unesp.

Dedico

Aos meus pais (*in memoriam*), Édson e Eucézia
Aos meus filhos, Lucas e Gabriel
À minha esposa, Fernanda
Às minhas irmãs (Lúcia, Lucilda e Lucienne)
Aos meus sogros, Bernadete, Pascoal (*in memoriam*) e Otávio (*in memoriam*)
Aos meus cunhados (Arcanjo, Hildemar, Eduardo, Roberta e Cléber)
Aos leais colaboradores.
Ao Grupo Editorial Nacional (GEN), especialmente às editoras
Maria Fernanda M. Dionysio, Barbara B. Pozatto e Denise L. Abreu,
pela confiança e pelo profissionalismo ao longo do tempo.

Enfim, a todos os profissionais que ajudaram em minha formação
e às inumeras pessoas que, direta ou indiretamente,
fizeram-se presentes nos bons e maus momentos.

O amor faz o ser humano ser capaz de superar os seus limites.
Nós somos rápidos para exigir e lentos para compreender.
Augusto Cury

Apresentação

Há uma medicina que se vê nos livros e outra que se encontra na prática, na vivência e na experiência! Tenta-se, desde a primeira publicação, unir as duas de maneira pacífica e harmoniosa. A arte de se examinar um paciente, seja humano ou animal, é milenar. Preserva-se, ao longo dos anos, o emprego dos sentidos naturais (visão, olfato, audição, tato) na descoberta de enfermidades. Contudo, nas últimas décadas, outros recursos com finalidade diagnóstica surgiram de modo avassalador. Importantes, sem dúvida, quando obedecidos os critérios e a sequência de avaliação clínica. São, atualmente, postos e apresentados como abordagens iniciais e prioritárias, minimizando-se ou, por vezes, omitindo-se a abordagem clínica tradicional. Incorre-se com tal premissa, infelizmente, em erros e comodismo.

O livro *Semiologia Veterinária: A Arte do Diagnóstico* visa resgatar a essência do diagnóstico, pautada, prioritariamente, na disciplina clínica, na conversa com o tutor/proprietário, na manipulação física do paciente, na obtenção e na avaliação de sintomas, objetivando-se a elaboração de hipóteses plausíveis e a resolução do problema.

Passados 20 anos desde o seu lançamento, o espírito perpetua-se: estímulo à habilidade, à investigação meticulosa, ao pensamento embasado e ao diagnóstico preciso! Além disso, a quinta edição vem repleta de curiosidades das mais variadas espécies domésticas e sistemas orgânicos.

Boa leitura!

Francisco Leydson F. Feitosa

O êxito da vida não se mede pelo caminho que você conquistou,
mas pelas dificuldades que superou no caminho.
Abraham Lincoln

Prefácio à Quinta Edição

Receber o convite para escrever o prefácio do livro *Semiologia Veterinária: A Arte do Diagnóstico* foi uma emoção indescritível e, ao mesmo tempo, confesso que também foi uma grande surpresa, por não me julgar competente de tão honrosa missão! Como uma simples professora, sertaneja, sonhadora e idealista por princípio, não me achava merecedora de escrever o prefácio do livro de FEITOSA! Depois pensei: por que não?, é uma honra e um imenso orgulho. Foi por ter sido sua professora de Semiologia Veterinária no curso de graduação em Medicina Veterinária da Universidade Federal da Paraíba (UFPB), *campus* de Patos (antigo Campus VII), motivo pelo qual "também" fui *invitada*!

Fui compreendendo, aos poucos, que não era "o Feitosa" quem estava me convidando, pois essa especial honraria não era tão somente oriunda do seu autor, estava vindo, antes de tudo, do meu amigo Leydson, aquele doce menino com quem, em tempos idos, de juventude e leveza, de alegrias e aprendizados, tive o prazer de conviver.

A emoção de ter nas mãos a primeira edição do livro, lançado em 2004, foi impactante para toda a classe de médicos-veterinários e veterinárias, muito especialmente aos que amam essa verdadeira arte que é o caminho para o diagnóstico, base segura para todas as clínicas que envolvem nossos pacientes de diferentes espécies, fazendo-me indicar a obra para meus alunos e dizendo, orgulhosamente: "EU fui a professora dele!". Por merecimento, o livro alcançou imediato reconhecimento, nacional e internacional, fruto de um brilhante trabalho de organização realizado pelo seu idealizador. Conseguiu, com seus competentes colaboradores, editar o melhor e mais completo livro de Semiologia Veterinária de todos os tempos.

Passaram-se 20 anos, outras edições se sucederam, e Feitosa e sua equipe conseguiram aperfeiçoar o que já era quase perfeito, entregando, agora, a quinta edição, com o mesmo brilho e a mesma dedicação das edições anteriores, servindo de exemplo para as novas gerações que, às vezes, encantadas com as recentes tecnologias, se esquecem da importância de examinar os nossos pacientes utilizando os sentidos naturais de que dispõem.

Francisco Leydson F. Feitosa é médico-veterinário formado pela UFPB, Centro de Saúde e Tecnologia Rural – Campus VII, agora Universidade Federal de Campina Grande (UFCG), *campus* de Patos; atualmente radicado em São Paulo, onde completou sua formação acadêmica e se tornou um renomado profissional. Sertanejo de origem, certamente é "antes de tudo um forte". Tive o prazer de ter sido sua primeira professora de Semiologia Veterinária no curso de graduação da referida Universidade, sendo, nos dias atuais, o meu querido amigo Leydson, a minha maior fonte de inspiração profissional.

Obrigada, meu menino, pela confiança e oportunidade de estar com você nesse momento tão especial, no lançamento de mais uma edição do seu primoroso livro! Continuarei aqui, no nosso Sertão, na nossa terra natal, pedindo a Deus por ti e por um reencontro afetuoso!

Com carinho,

Profa. Dra. Melania Loureiro Marinho
Universidade Federal de Campina Grande, *campus* de Patos

Prefácio à Quarta Edição

A *clínica é soberana*. Essa máxima nunca foi tão comentada como atualmente, tempo em que os exames complementares e o monitoramento do paciente passam por grandes inovações tecnológicas e as especialidades da Medicina Veterinária se desenvolvem vertiginosamente. Já são raros os profissionais que trabalham com múltiplas espécies; a maioria se dedica a uma única especialidade, como Medicina Interna de Cães ou Clínica Cirúrgica de Equinos. Incontáveis são os especialistas em sistemas de determinada espécie, como em Cardiologia de Cães ou Ortopedia de Equinos. Muitos veterinários, inclusive, trabalham de maneira ainda mais específica, como em Hemodiálise de Cães e Gatos, Podologia de Equinos ou Sanidade da Glândula Mamária de Bovinos Leiteiros. Em todos esses casos, os profissionais valem-se e, até mesmo, dependem de tecnologias recentes, como radiologia digital, ultrassonografia, tomografia computadorizada, ressonância magnética, cintilografia, *kits* de biologia molecular para diagnóstico rápido de patógenos, monitoramento remoto de sinais vitais, bioquímica e gasometria portátil, além de vários outros métodos cada vez mais precisos.

Obviamente, aqui não se pretende fazer apologia ao retrocesso. Digo, com clareza e com base na experiência de mais de 30 anos de profissão, que essa evolução é fenomenal, irreversível e diretamente proporcional às melhorias no diagnóstico e no tratamento precoce e efetivo das mais diversas enfermidades. Contudo, existe hoje uma alicerçada preocupação, tanto na Medicina Humana como na Veterinária, de que o foco exagerado na especialidade e o uso excessivo da tecnologia possam afastar os profissionais de sua essência, que se baseia no atendimento personalizado e no esforço para restaurar e/ou manter a saúde e o bem-estar do paciente como um todo. É necessário que os jovens profissionais não se deixem tomar pelo automatismo no pedido de exames complementares e pela superficialidade na relação com seu paciente e desenvolvam, com profundidade, suas habilidades em avaliar detalhadamente o histórico, o tipo de atividade e as características físicas, comportamentais e psicológicas do paciente veterinário. Tudo isso sem deixar de lado o olhar atento e astuto às condições socioculturais e psicológicas e ao tipo de relação que o tutor estabelece com o animal.

Os achados dos exames complementares ou mesmo o parecer do mais renomado especialista, por mais precisos que sejam, não podem ser imperativos no estabelecimento de condutas terapêuticas ou cirúrgicas. O renomado neurocirurgião britânico Henry Marsh disse recentemente em entrevista à agência BBC News: "Levam-se 3 meses para aprender a fazer uma cirurgia, 3 anos para saber quando ela é necessária e 30 anos para saber quando não se deve fazê-la." O significado clínico de cada achado, de cada parecer, deve ser interpretado à luz do exame semiológico completo do paciente. O grande diferencial de excelência reside na sensibilidade do profissional veterinário de, além de estabelecer o diagnóstico correto, saber prescrever não o tratamento mais imediatista para eliminar um achado patológico, e sim uma terapia que garanta qualidade de vida a longo prazo a seu paciente. A semiologia precede qualquer especialidade.

Vindo ao encontro dos mais atuais anseios, *Semiologia Veterinária: A Arte do Diagnóstico* é um trabalho primoroso, idealizado e organizado pelo Prof. Dr. Francisco Leydson F. Feitosa, com a colaboração de mais de 30 renomados docentes e profissionais, que oferecem seu conhecimento e sua experiência em 17 capítulos sobre semiologia geral e específica para as principais espécies atendidas pelo médico-veterinário. Desde sua primeira edição, em 2004, quando alcançou reconhecimento imediato, este livro vem sendo amplamente adotado pelas Escolas de Veterinária de todo o Brasil. Esta quarta edição, amplamente revisada, conta com uma seção de Semiologia do Sistema Reprodutor Masculino totalmente reformulada e um novo capítulo sobre Exames Laboratoriais em Semiologia Veterinária, tudo isso com uma estética ainda mais didática e moderna. Definitivamente, é uma obra essencial a todos os estudantes e profissionais que almejam fazer a diferença na vida de seus pacientes e alcançar reconhecimento pelo seu trabalho.

Parabenizo o mestre Feitosa e os colaboradores e agradeço a honra, um dos distintos privilégios de minha carreira, de redigir um breve prefácio para esta vultosa obra de referência.

Se a clínica é soberana, a semiologia é seu pilar, fundamento essencial a qualquer especialidade.

Rafael Resende Faleiros
Professor Associado do Departamento
de Clínica e Cirurgia Veterinárias
da Escola de Veterinária da UFMG.

Prefácio à Terceira Edição

Confesso que, ao receber o convite para prefaciar a terceira edição do já clássico tratado *Semiologia Veterinária: A Arte do Diagnóstico*, fui colhido por um misto de surpresa e alegria. Senti-me, também, honrado por ter sido escolhido, dentre tantos, pelo Professor Leydson, o "Chico", amigo de decênios, ex-pós-graduando da já vetusta Faculdade de Medicina Veterinária e Zootecnia da USP, violonista e violeiro, contador de "causos", mas, principalmente, emérito semiólogo brasileiro, seguidor dos passos do "Velho Birgel", quiçá o primeiro a crer, abraçar e desenvolver, em bases modernas, a aparentemente árdua semiologia.

A ciência e a arte se fundem, envolvendo a semiotécnica, a clínica propedêutica e a semiogênese, elementos fundamentais para a boa praxe médico-veterinária. Destarte quão difícil é redigir um tratado com tal escopo, em linguagem não enfadonha, mas sim clara e motivadora para futuros e mesmo maduros ou senectos clínicos.

De há muito tempo sentia-se a necessidade de se dispor de texto completo e moderno sobre semiologia veterinária envolvendo o que há de melhor, na atualidade, em termos de profissionais veterinários que se dedicam à clínica das distintas espécies. À primeira edição, lançada em 2004, com enorme sucesso de vendas – adotada que foi por todas as dezenas de faculdades brasileiras, pela qualidade, profundidade e abrangência –, seguiram-se a segunda e esta terceira edição, ora com 16 capítulos, redigidos por mais de 20 colaboradores.

Quando da leitura da primeira das edições, adotei-a de imediato e recomendei sua adoção a alunos da graduação e da pós-graduação, *stricto* e *lato sensu*. Refiro-me a ela em aulas, palestras e cursos para complementar o pouco tempo que se tem para enfocar órgãos e sistemas acometidos que são por centenas de enfermidades. Na quarta capa da segunda edição, considerei que o tratado preenchia de maneira magnífica a lacuna existente na ciência clínica, mormente pela flagrante e insólita escassez de bons livros voltados à arte do diagnóstico na língua pátria.

O mesmo faço agora, pois esta terceira edição, parcimoniosamente revista e atualizada, apresenta-se incorporada de novos temas, como a avaliação de recém-nascidos das diferentes espécies animais.

A clínica veterinária de excelência, em todas as suas vertentes, alicerça-se em três pontos, quais sejam: o raciocínio clínico, a relação do profissional médico-veterinário com o cliente, proprietário ou preposto, e, principalmente, com o paciente animal, tudo embasado em procedimentos éticos rigorosamente seguidos. A excelência do diagnóstico e a consequente adoção da conduta acertada e precisa do protocolo terapêutico estribam-se em dados bem coletados; ou seja, como refere Celmo Celeno Porto, professor emérito da Universidade Federal de Goiás, semiólogo de escol, "tudo depende do exame clínico", principalmente o bem executado, "pois é no encontro com o paciente", no caso o animal que nos é trazido ou ao encontro do qual vamos, "quando tudo acontece... ou não acontece"!

A veterinária de hoje exige decisões diagnósticas consistentes, embasadas em hipóteses sólidas, oriundas de exame físico preciso, bem dirigido, que irá suscitar a solicitação de exames complementares bem escolhidos, na quantidade certa, sem dispêndio de recursos que, por vezes, ultrapassam o valor pecuniário do paciente, principalmente aquele destinado à produção. O mesmo é totalmente válido para os nossos pacientes de guarda, esporte e companhia.

A anamnese breve, mal conduzida, divorciada do pleno conhecimento da patologia médica, sucedida por exame físico imperfeito sem recorrer a todos os meios semiológicos, complementada por exames subsidiários mal escolhidos e interpretados, gerará diagnóstico equivocado e terapia errônea com certeza apenas de fracasso, perpetuação de sofrimento e desalento de proprietários.

Ainda mais, a interpretação dos exames subsidiários, para que se mostrem válidos àqueles que os custearam, se assenta na perfeita e cuidadosa coleção de dados clínicos.

As primícias do desiderato do tratado mantêm-se, não deixando de considerar avanços tecnológicos, merecendo, portanto, que seja "obra de consultório" e por que não "de cabeceira", principalmente para os novos e mesmo para os já erados clínicos.

Tolle, lege!

Carlos Eduardo Larsson
(***In memoriam***)
Outubro de 2013

Prefácio à Segunda Edição

É com surpresa e alegria que publicamos a segunda edição do livro *Semiologia Veterinária: A Arte do Diagnóstico*. Não esperávamos que o livro fosse tão bem recebido por quase todos os cursos de Medicina Veterinária do país.

Não temos palavras para agradecer a todos aqueles que, mesmo com dificuldades, adquiriram o livro e/ou o indicaram para alunos e colegas. A responsabilidade, porém, não é menor agora, e não nos sentimos nem um pouco confortáveis para remexer em algo tão trabalhoso a todos aqueles que participaram da publicação inicial. Contudo, sempre há algo a melhorar, a acrescentar, a aprender. Temos a certeza de que este livro ainda está muito longe da perfeição. E nem temos tal pretensão. Mas acreditamos que, com o passar do tempo, como uma criança que embalamos no colo, este material adquirirá a maturidade e a consistência que desejamos. Será uma evolução natural. Devemos, no entanto, ter paciência para que a progressão ocorra sem atropelos, sem distorções e anomalias.

Para esta segunda edição, não fizemos grandes modificações. Procuramos apenas seguir as sugestões dos colegas que nos enviaram e-mails e/ou que conversaram sobre as possíveis adequações, mantendo inalterados os capítulos que não foram alvo de críticas e/ou manifestações. Desse modo, o capítulo relacionado com o sistema respiratório foi mais bem detalhado, considerando-se as particularidades das diferentes espécies domésticas. Mantivemos, também, a estrutura do livro, por sua facilidade de leitura e compreensão. Esperamos de todo coração que este trabalho contribua para uma melhor formação de alunos e colegas.

Agradecemos, mais uma vez, a todos os colaboradores que ajudaram, e muito, para que esse doce sonho continuasse a existir!

Francisco Leydson F. Feitosa

Prefácio à Primeira Edição

Há muito sonhava com a publicação deste livro. Percebi, ainda na época da residência, na Faculdade de Medicina Veterinária e Zootecnia da Universidade de São Paulo, o quanto era importante um exame físico pormenorizado e cuidadoso. Às vezes, a falta de um detalhe, de uma simples informação, da observação de um sinal ou sintoma e, por que não dizer, da imaginação de outros inexistentes era o elo que me faltava para chegar a um diagnóstico específico, preciso. Preocupava-me em estudar as doenças, a etiopatogenia, o tratamento, e deixava em segundo plano o paciente, a sua adequada abordagem, a avaliação meticulosa e a interpretação precisa do exame clínico.

Percebi também que existiam poucos livros abordando o contexto semiológico e que ou eram publicações não tão recentes, ou abordavam os assuntos de maneira muito simplista ou não muito realista. Não desmereço tais publicações, pois todas têm, em menor ou maior grau, o mérito de valorizar a arte do exame físico. Queixas de má prática quase sempre resultantes de inadequadas abordagens de exame físico têm surgido com alarmante assiduidade no nosso meio. As maravilhosas habilidades básicas dos profissionais de outrora estão, a cada dia que passa, sendo substituídas por procedimentos rápidos, caros e, muitas vezes, desnecessários. É esse o objetivo mais forte que me incitou ao recrutamento de um grupo de profissionais capacitados, preocupados em valorizar ainda mais os métodos e meios de diagnóstico clínico.

Escrever um livro sobre diagnóstico físico não é uma tarefa das mais fáceis. É um desafio e tanto! Procurou-se valorizar os aspectos básicos de um diagnóstico: a identificação do paciente, a anamnese e os métodos físicos de exame. Obviamente, em virtude da grande evolução dos exames complementares nos dias atuais, buscou-se abordá-los da melhor maneira possível, mas deixando claro que só são verdadeiramente úteis quando precedidos de um exame físico correto.

Cada capítulo deste livro começa com uma revisão de alguns aspectos fisiológicos e anatômicos do referido sistema. Foi incluído um capítulo abordando os procedimentos do exame físico dos principais animais silvestres atendidos nas clínicas, preenchendo uma lacuna há muito tempo aberta na literatura nacional. Procurou-se também respeitar a abordagem dada pelo autor para cada sistema, sem preocupações com padronizações excessivas e esteticamente corretas. Cada autor teve a liberdade de escrever o que lhe é mais particular, ímpar, quando da abordagem do sistema do seu conhecimento. Agradeço de coração aos colaboradores por todo o esforço e dedicação que tiveram ao escreverem cada capítulo. Sei que existirão muitas falhas nesta primeira edição, e desde já peço que me desculpem, sem, no entanto, deixar de assumir a culpa por cada uma delas. Mas acredito que este livro é apenas uma pequena semente lançada a esmo, ao vento. Se cair em solo fértil, com certeza brotará e crescerá, servindo de estímulo para que se busque, muito além de onde os olhos alcançam, um mundo repleto de novas descobertas.

Francisco Leydson F. Feitosa

Sumário

1 Introdução à Semiologia, *1*
Francisco Leydson F. Feitosa

2 Contenção Física dos Animais Domésticos, *31*
Francisco Leydson F. Feitosa

3 Contenção Química, *44*

Seção A ▪ Cães e Gatos, 44
Valéria Nobre L. S. Oliva

Seção B ▪ Ruminantes e Equídeos, 52
Antonio José de Araujo Aguiar

4 Exame Físico Geral ou de Rotina, *61*
Francisco Leydson F. Feitosa

5 Semiologia de Animais Recém-Nascidos, *80*

Seção A ▪ Ruminantes e Equídeos, 80
Francisco Leydson F. Feitosa e Fernando José Benesi (*In memoriam*)

Seção B ▪ Cães e Gatos, 106
Maria Lucia Gomes Lourenço

6 Semiologia do Sistema Digestório, *132*

Seção A ▪ Considerações Preliminares, 132
Francisco Leydson F. Feitosa

Seção B ▪ Ruminantes, 134
Francisco Leydson F. Feitosa

Seção C ▪ Equídeos, 160
Luiz Claudio Nogueira Mendes e Juliana Regina Peiró

Seção D ▪ Cães e Gatos, 188
Pedro Luiz de Camargo e Flávia Toledo

7 Semiologia do Sistema Circulatório, *223*

Seção A ▪ Ruminantes e Equídeos, 223
Daniel Mendes Netto e Danilo Duarte

Seção B ▪ Cães e Gatos, 255
Aparecido Antonio Camacho, Carlos Jose Mucha e Evandro Zacché

8 Semiologia do Sistema Respiratório, *284*

Seção A ▪ Ruminantes e Equídeos, 284
Francisco Leydson F. Feitosa e Roberto Calderon Gonçalves

Seção B ▪ Cães e Gatos, 299
Wagner Luis Ferreira e Guilherme Andraus Bispo

9 Semiologia do Sistema Reprodutor, *312*

Seção A ▪ Sistema Reprodutor Feminino, 312
Nereu Carlos Prestes e Felipe Erison Medrado Rocha de Sousa

Seção B ▪ Glândula Mamária de Cadelas e Gatas, 322
Francisco Leydson F. Feitosa

Seção C ▪ Glândula Mamária de Éguas, Mulas e Jumentas, 326
Francisco Leydson F. Feitosa

Seção D ▪ Glândula Mamária de Ruminantes, 330
Glândula Mamária de Cabras e Ovelhas, 330
Francisco Leydson F. Feitosa

Glândula Mamária de Vacas, 336
Eduardo Harry Birgel e Eduardo Harry Birgel Junior

Seção E ▪ Sistema Reprodutor Masculino, 364
Marcelo Rezende Luz, Jeanne Broch Siqueira e Cely Marini Melo e Oña

10 Semiologia do Sistema Urinário, *410*
Marileda Bonafim Carvalho

11 Semiologia do Sistema Nervoso, *428*

Seção A ▪ Cães e Gatos, 428
Mary Marcondes e Juliana Peloi Vides

Seção B ▪ Semiologia do Sistema Nervoso de Ruminantes e Equídeos, 463
Alexandre Secorun Borges e Fabrício Moreira Cerri

Seção C ▪ Exames Complementares, 482
Mary Marcondes e Juliana Peloi Vides

12 Semiologia do Sistema Locomotor, *497*

Seção A ▪ Ruminantes, 497
Celso Antonio Rodrigues e Bruno Fornitano Cholfe

Seção B ▪ Semiologia do Sistema Locomotor de Equídeos, 515
Ana Liz Garcia Alves e Marcela dos Santos Ribeiro

Seção C ▪ Cães e Gatos, 548
Flávia de Rezende Eugênio

13 Semiologia da Pele, *577*
Ronaldo Lucas

14 Semiologia do Sistema Auditivo, *604*
Luis Artur Giuffrida e Ronaldo Lucas

15 Semiologia do Sistema Visual dos Animais Domésticos, *612*
Alexandre Lima de Andrade

16 Semiologia de Animais Selvagens, *637*
Karin Werther

17 Principais Exames Laboratoriais em Semiologia Veterinária, *701*

Seção A ▪ Hematologia Clínica, 701
Regina K. Takahira

Seção B ▪ Exames Bioquímicos, 713
Raimundo Souza Lopes

Seção C ▪ Exames Bioquímicos, 725
Regina K. Takahira

Índice Alfabético, *737*

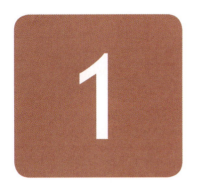

Introdução à Semiologia

Francisco Leydson F. Feitosa

*Aprendi o silêncio com os faladores.
A tolerância com os insolentes.
A bondade com os maldosos;
e, por estranho que pareça,
sou grato a esses professores.*

Gibran Khalil Gibran

PALAVRAS-CHAVE

- Anamnese
- Auscultação
- Diagnóstico
- Exames complementares
- Inspeção
- Olfação
- Palpação
- Percussão
- Prognóstico
- Sintoma
- Tutores/proprietários

INTRODUÇÃO

Segundo o filósofo norte-americano Charles S. Peirce (1839-1914), semiótica (do grego *sēmeîon*, "sinal, signo") é a teoria geral das representações, que leva em conta os signos sob todas as formas e manifestações que assumem (linguísticas ou não). É usada também como sinônimo de semiologia, definida pelo filósofo francês Roland Barthes (1915-1980) como o estudo das significações que podem ser atribuídas aos fatos da vida social concebidos como sistemas de significação: imagens, gestos, rituais, sistemas de parentesco, mitos etc.

Todavia, desde a Antiguidade, a semiótica já era considerada parte da medicina. O escritor inglês Henry Stubbes, em 1670, usou pela primeira vez a palavra "semiologia" para se referir ao ramo da ciência médica dedicado ao estudo da interpretação dos sintomas de humanos e animais.

Em uma visão mais generalista e atualizada, a semiologia veterinária pesquisa e interpreta os métodos de exame clínico, os sintomas e sinais (do latim *signum*), bem como as possíveis manifestações funcionais, reunindo os elementos necessários para estabelecer o diagnóstico e presumir a evolução da enfermidade (prognóstico). É, portanto, o meio e a maneira de se examinar o animal enfermo.

É sabido que a constante correlação entre as informações obtidas por identificação, anamnese e exame físico meticuloso, associada algumas vezes aos exames complementares, conduz invariavelmente à elaboração de hipóteses diagnósticas, o que torna o dia a dia da prática médica um exercício mental dos mais estimulantes. Dessa forma, a rotina clínica diária é essencialmente uma atividade que depende de habilidade e prática (semiotécnica), conhecimento e raciocínio, transformando cada diagnóstico em um desafio a ser vencido, um problema a ser solucionado, um enigma a ser desvendado.

Percebe-se, nas atividades acadêmicas rotineiras, maior interesse dos alunos em acompanhar casos considerados raros do que enfermidades corriqueiras, que são, muitas vezes, subestimadas em sua gravidade; com isso, não se prioriza o principal, que é o paciente. Vale citar o seguinte provérbio de Henry Fielding: "Quase todos os médicos têm suas enfermidades favoritas." Torna-se necessário que sempre haja rigor na aplicação dos preceitos semiológicos no atendimento de um animal, independentemente de sua enfermidade ou da complexidade de seu quadro, para que o diagnóstico seja realizado com competência e qualidade.

 Você sabia?

- A mais antiga referência à semiologia médica parece ter sido feita no Império Romano. Àquela época, a semiologia era entendida como o estudo diagnóstico dos sinais das doenças. O médico Galeno de Pérgamo (129-199 a.C.) referia-se ao diagnóstico como parte da "semiótica médica".

SUBDIVISÃO DA SEMIOLOGIA

A semiologia pode, ainda, ser subdividida da seguinte maneira:

- *Semiotécnica*: é a utilização, por parte do examinador, de todos os recursos disponíveis para avaliar o paciente enfermo, desde a simples observação do animal até a realização de exames modernos e complexos. É a *arte* de examinar o paciente (Figura 1.1)
- *Clínica propedêutica*: reúne e interpreta o grupo de dados obtidos pelo exame do paciente; é um elemento fundamental de *raciocínio* e *análise* na clínica médica para o estabelecimento do diagnóstico
- *Semiogênese*: busca explicar os mecanismos pelos quais os sintomas aparecem e se desenvolvem.

CONCEITOS GERAIS

Sintoma ou sinal?

Sintoma também é uma palavra de origem grega (*súmptōma* = coincidência), sendo a sua conceituação divergente entre diferentes escolas e, consequentemente, entre diferentes profissionais.

Para a medicina humana, sintoma é uma sensação subjetiva anormal, sentida pelo paciente e não visualizada pelo examinador (dor, náuseas, dormência); difere do sinal, um dado objetivo, que é possível ser notado pelo examinador por inspeção, palpação, percussão, auscultação ou evidenciado por meio de exames complementares (tosse, edema, cianose, sangue oculto). Na medicina veterinária, o sintoma, por definição, é todo fenômeno anormal, orgânico ou funcional, pelo qual as doenças se revelam no animal (tosse, claudicação, dispneia). O sinal, por sua vez, não se limita à observação da manifestação anormal apresentada pelo animal; envolve, principalmente, a avaliação e a conclusão que o clínico retira do(s) sintoma(s) observado(s) e/ou a partir de métodos físicos de exame. É um elemento de raciocínio. Ao palpar determinada região com aumento de volume, na qual se forma uma depressão que se mantém mesmo quando a pressão é retirada, o diagnóstico sugestivo é de edema, resultando no que se chama de sinal de Godet positivo. O sintoma, nesse caso, é o aumento de volume, que, por si só, não o caracteriza, pois há a possibilidade de ser tanto um abscesso quanto um hematoma. O examinador, por meio de um método físico de exame (palpação), obtém uma resposta e utiliza o raciocínio para concluir que se trata de um edema.

Atualmente, na medicina veterinária, existem diferentes correntes de pensamento, de acordo com a escola que se segue (americana ou europeia):

- Sintoma é um indício de doença; sinal é o raciocínio feito após a observação de determinado sintoma
- Sintoma é um fenômeno anormal revelado pelo animal; o sinal é constituído de todas as informações obtidas pelo clínico a partir do seu exame
- Não existem sintomas em medicina veterinária, tendo em vista que os estudantes não expressam verbalmente o que sentem. Para os seguidores dessa corrente, todas as manifestações objetivadas pelo paciente e obtidas por intermédio dos métodos de avaliação clínica são simplesmente sinais.

Obviamente, esse tipo de discussão desperta dúvidas não apenas nos estudantes de graduação, mas também nos profissionais, visto que a maioria utiliza os termos sintoma e sinal como sinônimos na rotina prática, sem atender a qualquer linha de pensamento anteriormente descrita. Uma padronização dos mais variados termos médicos pelas diferentes escolas tornaria as várias denominações mais facilmente entendidas e aceitas.

> **Glossário semiológico**
>
> **Saúde.** Estado do indivíduo cujas funções orgânicas, físicas e mentais estão em situação normal; estado do que é sadio ou são.
> **Doença.** Evento biológico caracterizado por alterações anatômicas, fisiológicas ou bioquímicas, isoladas ou associadas.

O reconhecimento correto e oportuno das enfermidades, com o objetivo de adotar as medidas adequadas de tratamento, depende da percepção dos sintomas. Nesse sentido, é necessário considerar as mais variadas facetas que apresentam, sabendo que um único fator é culminar no aparecimento de diferentes sintomas e, de modo inverso, determinado sintoma se manifestar em decorrência das mais variadas causas. Diversos tipos de classificação de sintomas são descritos na literatura, dentre os quais se destacam: (1) sintomas locais; (2) gerais; (3) principais; e (4) patognomônicos.

Os sintomas *locais* são assim denominados quando as manifestações patológicas aparecem claramente circunscritas e em estreita relação com o órgão envolvido (claudicação em casos de artrite séptica interfalângica distal; hiperemia da conjuntiva palpebral por irritação). Os sintomas *gerais* são manifestações patológicas resultantes do comprometimento orgânico como um todo (endotoxemia) ou por envolvimento de um órgão ou de determinado sistema, levando, consequentemente, a prejuízos de outras funções do organismo (neoplasia mamária com posterior metástase para pulmões). Os sintomas *principais*, por sua vez, fornecem subsídios sobre o provável sistema orgânico envolvido (dispneia nas afecções pulmonares; alterações comportamentais por envolvimento do sistema nervoso). Existem, ainda, os chamados sintomas *patognomônicos* ou únicos, os quais somente pertencem ou representam determinada enfermidade. Em medicina veterinária, se existem, são extremamente raros. Um exemplo descrito como clássico é a protrusão da terceira pálpebra em equinos, nos casos de tétano. Os sintomas podem ser classificados:

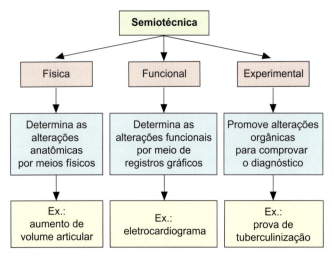

Figura 1.1 Divisão da semiotécnica.

- Quanto à evolução:
  - *Iniciais*: são os primeiros sintomas observados ou os sintomas reveladores da doença
  - *Tardios*: quando aparecem no período de plena estabilização ou declínio da enfermidade
  - *Residuais*: quando se verifica aparente recuperação do animal, como as mioclonias que ocorrem em alguns casos de cinomose
- Quanto ao mecanismo de produção:
  - *Anatômicos*: dizem respeito à alteração do formato de um órgão ou tecido (esplenomegalia, hepatomegalia)
  - *Funcionais*: estão relacionados com a alteração na função dos órgãos (claudicação)
  - *Reflexos*: são chamados, também, "sintomas distantes", por serem originados longe da área em que o principal sintoma aparece (sudorese em casos de cólicas; taquipneia em caso de uremia; icterícia nas hepatites).

 Você sabia?

- Alguns acontecimentos foram cruciais nos últimos 3.000 anos para o desenvolvimento do diagnóstico clínico na forma como o conhecemos hoje. O diagnóstico clínico teve suas origens na medicina grega. Hipócrates e seus contemporâneos lançaram as bases do método clínico, estabelecendo a medicina como uma profissão cuja base é racional. Eles obtinham a história minuciosa do paciente e praticavam a ausculta direta. Foram os mestres da observação – as descrições que faziam de pacientes poderiam caber em textos modernos e atualizados de medicina sem muitas alterações.
- Hipócrates ficou conhecido como o maior crítico da medicina moderna, pois contestava as correntes filosóficas que tinham como base tão somente uma hipótese, segundo a qual apenas os deuses eram determinantes para todas as causas das doenças.

Síndrome

Na era moderna, síndrome (do grego *syndromé* = que correm juntos) é o conjunto de sintomas clínicos, de múltiplas causas e que afeta diversos sistemas; quando adequadamente reconhecidos e considerados em conjunto, caracterizam, por vezes, determinada enfermidade ou lesão (síndrome de Schiff-Sherrington, síndrome cólica). O reconhecimento de uma síndrome constitui o diagnóstico sindrômico; contudo, em algumas situações, a síndrome não revela a entidade mórbida, embora seja de fundamental importância na identificação da doença, pois reduz as possibilidades diagnósticas e orienta as investigações futuras. A febre, considerada a síndrome mais antiga e conhecida no universo médico, ocorre no carbúnculo hemático, na aftosa e na cinomose. Sua ocorrência, por si só, não caracteriza nenhuma dessas enfermidades, mas é de grande importância para o diagnóstico das mesmas. Na verdade, a febre é um conjunto de sintomas, visto que, em sua decorrência, ocorrem ressecamento da boca, aumento das frequências respiratória e cardíaca, perda parcial de apetite, oligúria, dentre outros, sendo a elevação de temperatura (hipertermia) o sintoma preponderante.

Diagnóstico

A maioria dos erros médicos não se deve a falhas de raciocínio sobre fatos bem avaliados, mas de raciocínio bem conduzido, porém sobre fatos mal observados. **Pascal – século 17**

Pela observação cuidadosa dos enfermos, muitas doenças tornaram-se conhecidas por seus sintomas e por sua evolução, antes que suas causas fossem identificadas. Dessa maneira, surgiu a possibilidade do diagnóstico (do grego *diágnōsis* = ato de discernir, de conhecer), ou seja, de reconhecer uma dada enfermidade por suas manifestações clínicas, bem como de prever a sua evolução, ou melhor, o seu prognóstico. Para o clínico, cada diagnóstico representa um desafio a ser vencido; para tanto, ele deve identificar, distinguir e particularizar determinado estado de enfermidade.

Os procedimentos para a resolução do problema clínico emergente envolvem duas fases: (1) elaboração de hipóteses; e (2) avaliação das hipóteses obtidas. Em geral, a elaboração de hipóteses domina a parte inicial da investigação clínica, ao passo que a avaliação das hipóteses se sobrepõe nos estágios finais do exame clínico.

A elaboração de hipóteses costuma ter início quando as informações mínimas sobre o caso em questão são conhecidas, como idade, sexo, raça e queixa principal. Quando os dados da história do animal são relatados (anamnese) ou observados a partir dos sintomas e/ou sinais (exame físico), há, espontaneamente, a elaboração de hipóteses. A elaboração precoce de uma hipótese de trabalho, logo no início da tentativa de resolução do problema clínico, é natural e necessária, visto que propicia conduta ou direção que deve ser adotada durante o exame clínico.

Durante a avaliação de uma hipótese, algumas indagações iniciais e direcionadas, obtidas na fase de elaboração, são rejeitadas e substituídas por outras mais genéricas.

Assim, é possível dizer que o diagnóstico não é pautado em adivinhações ou em intuições; ele é concebido após a obtenção criteriosa dos dados e a avaliação pormenorizada das hipóteses. Uma suposição da importância (em %) das diferentes etapas do exame clínico é mostrada no organograma da Figura 1.2. A contínua prática médica e a avaliação repetitiva de um mesmo paciente ou de vários com a mesma doença são cruciais para a aquisição de experiência e confiança. Não obstante, as manifestações da mesma doença não são exatamente iguais em diferentes animais. Tendo isso em mente, o médico brasileiro Torres Homem afirmou que "para um clínico, não existe enfermidade, e sim enfermos". Portanto, deve-se avaliar a maneira particular como cada indivíduo responde a uma mesma doença. Outro aspecto a ser discutido são os achados casuais (p. ex., o caso de um paciente que apresenta vômito, e, durante o exame físico, identifica-se quadro de dermatite seborreica – achado casual que não precisa desfocar a atenção do motivo real da consulta). A elaboração diagnóstica depende de uma base de conhecimentos amplos – fundamentais –, além de conteúdos de anatomia, fisiologia, patologia, semiologia, bem como o conhecimento de entidades nosológicas prevalentes. O raciocínio clínico baseia-se mais em probabilidades do que em certezas. São usados, na verdade, os princípios e as habilidades do pensamento crítico (*critical thinking*), o que consiste no processo intelectualmente disciplinado para, de maneira ativa e hábil, conceituar, aplicar, analisar, sintetizar e/ou avaliar uma

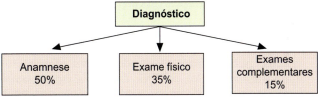

Figura 1.2 Importância (em %) das diferentes etapas do exame clínico.

informação, obtida ou gerada por observação, experiência, reflexão ou comunicação, como um guia para o aprendizado ou para a ação. O pensamento crítico baseia-se em valores intelectuais que transcendem os conteúdos, como: clareza, acurácia, precisão, consistência, relevância, sólida evidência, profundidade, extensão e fidelidade. Grande parte desse processo é puramente mental, com elementos analógicos (intuição) atuando de maneira intensa com os elementos lógicos (racionais) decorrentes da formação médica (cultura) e do aprendizado prático (habilidades e competências).

Certamente, o trabalho mais difícil da prática médica é avaliar os dados clínicos e os resultados dos exames complementares, quando solicitados. Em alguns casos, fazer diagnóstico é o mesmo que fazer julgamento; por isso, é válido relembrar os famosos princípios de Hutchinson, descritos no fim do século 19, mas inteiramente válidos até os dias atuais:

- Não seja demasiadamente sagaz
- Não tenha pressa
- Não tenha predileções
- Não diagnostique raridades; pense nas hipóteses mais simples
- Não tome um rótulo por diagnóstico
- Não tenha prevenções
- Não seja tão seguro de si
- Não hesite em rever seu diagnóstico, de tempo em tempo, nos casos crônicos.

Os tipos de diagnóstico são:

- *Nosológico*: o reconhecimento de uma doença com base nos dados obtidos na anamnese, no exame físico e/ou exames complementares constitui o diagnóstico *nosológico* ou *clínico*, sendo, na verdade, a conclusão a que o clínico chega sobre a doença do animal (p. ex., pneumonia, tétano, raiva)
- *Etiológico*: a identificação da causa específica de uma doença com base na interpretação dos achados clínico-laboratoriais. A descoberta dos microrganismos por Pasteur, o melhor conhecimento dos processos bioquímicos e metabólicos, a descoberta dos hormônios e das vitaminas, os progressos da imunologia, dentre muitas outras conquistas, culminaram com a identificação das causas de muitas doenças, o que possibilitou o diagnóstico *etiológico*, que nada mais é que a conclusão do clínico sobre o fator ou o agente determinante da doença (p. ex., botulismo: *Clostridium botulinum*; tétano: *Clostridium tetani*, mamite por *S. aureus*). Muitas vezes, o diagnóstico etiológico não é possível ser feito devido à falta de assistência laboratorial confirmatória. Assim, sinais clínicos ou lesões de necropsia são utilizados como diagnóstico definitivo
- *Medicamentoso*: não são incomuns os casos em que, após avaliar o animal, quando da suspeita de determinada enfermidade, o próximo passo seja a realização de um procedimento medicamentoso e, na hipótese de resposta favorável, fecha-se o diagnóstico. Tal procedimento é denominado "diagnóstico medicamentoso"/*terapêutico* (p. ex., animal magro, pelos eriçados, deprimido, mucosas pálidas: vermífugo)
- *Anatômico*: determinadas doenças produzem modificações anatômicas que é provável ser encontradas no exame macroscópico dos órgãos, tornando possível estabelecer o diagnóstico *anatômico*, por meio do qual se especificam o local e o tipo de lesão (p. ex., artrite interfalângica distal, fratura cominutiva do fêmur, lesão da válvula tricúspide)

- *Anatomopatológico*: a utilização cada vez mais frequente de microscópios no estudo dos tecidos tornou possível o diagnóstico *histopatológico* das lesões. Por sua vez, o exame macro e/ou microscópico de peças cirúrgicas, biópsia ou o exame *post mortem*, englobando os diagnósticos anatômico e histopatológico, constitui o diagnóstico *anatomopatológico*
- *Diferencial*: consiste em uma lista de doenças que são possíveis responsáveis pelos achados clínicos em circunstância particular. Na maioria dos casos, a lista é composta de três a cinco diagnósticos prováveis, e a probabilidade da presença ou ausência de determinada doença mudará à medida que novas informações forem disponibilizadas. O caminho a percorrer para chegar ao diagnóstico de certeza pode ser breve ou longo, dependendo da complexidade de cada caso. Quando se procede ao exame clínico de um paciente, levantam-se hipóteses diagnósticas, que necessitam ser confirmadas ou refutadas após a realização de exames complementares, os quais serão escolhidos considerando-se a sensibilidade e a especificidade de cada exame diante das hipóteses diagnósticas. Com a evolução do caso, recomenda-se estabelecer o diagnóstico por exclusão, eliminando-se, aos poucos, algumas hipóteses diagnósticas inicialmente presumidas, pelas características do quadro sintomático apresentado dia a dia e os resultados obtidos por meio da realização de exames complementares
- *Presuntivo*: em várias ocasiões, nem sempre é possível estabelecer de imediato o diagnóstico exato da enfermidade manifestada. Nesses casos, é conveniente realizar o diagnóstico *provável*, *provisório* ou *presuntivo*. Geralmente, é feito após a consideração de vários diagnósticos diferenciais e a coleta de informações clínicas e laboratoriais adicionais
- *Indeterminado*: em muitos casos, o diagnóstico não deve ser feito mesmo com extensas investigações epidemiológicas, clínicas e laboratoriais. Diante disso, a terapia sintomática às anormalidades clínicas precisa ser iniciada. Se a resposta ao tratamento for insatisfatória, a cessação de toda a terapia e o monitoramento rigoroso do paciente ao longo do tempo permitem que algumas pistas vitais sejam reconhecidas, por meio das quais testes diagnósticos apropriados podem fornecer um achado.

A utilização rotineira dos raios X como auxiliar nas rotinas clínica e cirúrgica deu origem ao diagnóstico *radiológico*. Assim, cada método novo de exame que foi ou vai sendo introduzido na prática médica conduz a novos tipos de diagnóstico. Atualmente, fala-se correntemente em diagnóstico laboratorial, sorológico, eletrocardiográfico, endoscópico, dentre outros. Contudo, esses diagnósticos da era moderna nada mais são que meios auxiliares de exame clínico, visto que precisam ser precedidos e solicitados quando há uma suspeita inicialmente formulada ou quando as hipóteses diagnósticas já foram preestabelecidas.

Não se deve ter a pretensão de que a suspeita clínica venha a se encaixar em um único tipo de diagnóstico. Ao contrário, em muitos casos, é possível o estabelecimento de todos ou da maior parte dos diagnósticos anteriormente mencionados. No século 17, o filósofo francês Blaise Pascal afirmou – a respeito do valor do conhecimento, da capacidade de observação e dos erros em medicina – que "a maioria dos erros médicos não se deve a falhas de raciocínio sobre fatos bem avaliados, mas a raciocínio bem-conduzido sobre fatos mal-observados".

Você sabia?

- Os gatos acompanham a humanidade há muito mais tempo do que se imagina. A convivência amiga entre gatos e humanos é comum e já datada de muitos anos. No Chipre, pesquisadores encontraram sinais com mais de 9 mil anos de um gato doméstico. No Antigo Egito, as pessoas acreditavam que os gatos eram criaturas mágicas e que traziam boa sorte. A raça mais popular de gatos é a Persa, seguida pela Maine Coon e Siamesa. A menor raça de gatos é a Singapura, cujo peso é cerca de 1,8 kg; a maior é a Maine Coon, que pesa cerca de 12 kg. A princípio, a expectativa de vida do gato é de 15 a 20 anos em média, mas longevidade depende do estilo de vida de cada animal. Alguns deles podem viver mais de 30 anos. Geralmente, gatos com 12 anos são considerados como idosos; aqueles com 15 anos, como geriátricos. O gato mais velho que se tem registro chegou a viver por 38 anos.

As principais causas de erro ou dificuldades no estabelecimento do diagnóstico são:

- Anamnese incompleta ou preenchida erroneamente
- Exame físico superficial ou feito às pressas
- Avaliação precipitada ou falsa dos achados clínicos
- Doença em fase inicial, com sintomas inespecíficos
- Doença comum, mas com manifestações atípicas
- Doença dita "mascarada", pela evolução e/ou por tratamento prévio
- Desconhecimento da doença
- Conhecimento ou domínio insuficiente dos métodos dos exames físicos disponíveis
- Más condições do exame: local inadequado, sem estrutura mínima para a realização de determinados procedimentos, iluminação e conforto prejudicados
- Pacientes não colaborativos, agressivos, agitados
- Vícios da semiótica ou do raciocínio clínico
- Impulso precipitado em tratar o paciente antes mesmo de se estabelecer o diagnóstico.

O aprimoramento da semiologia e, consequentemente, da clínica médica, depende da repetição, sendo, às vezes, mais conveniente informar menos e repetir mais, a fim de se ter um melhor ensino e aprendizado. Prof. Dr. Eduardo Harry Birgel

Prognóstico

Se queres prever o futuro, estuda o passado. Confúcio

Ao lado do diagnóstico, é importante estabelecer o prognóstico, que consiste em se prever a evolução da doença e suas prováveis consequências. A palavra é oriunda do grego (*prognōstikós* = aquilo que deve acontecer). O prognóstico é orientado a partir de três aspectos: (1) *perspectiva de salvar a vida*; (2) *perspectiva de recuperar a saúde ou de curar o paciente*; e (3) *perspectiva de manter a capacidade funcional do(s) órgão(s) acometido(s)*.

O prognóstico é fruto de um exercício acurado de conhecimentos, vivências, experiências, bem como de dados fisiopatológicos e probabilísticos, uma vez que cada indivíduo tem a sua singularidade. O prognóstico nada mais é do que a previsão ou a expectativa sobre o curso clínico de uma doença, com ou sem tratamento. O tutor de um animal espera receber previsão precisa e segura do desfecho da doença e a "probabilidade" de seu animal recuperar-se ou não, com ou sem tratamento. A compreensão da história natural é necessária para se fazer um prognóstico. As considerações mínimas necessárias para um prognóstico razoavelmente preciso incluem:

- Presença da doença
- Estágio da doença
- Taxas esperadas de morbidade e letalidade para a doença
- Disponibilidade ou possibilidade de tratamento específico ou procedimento cirúrgico
- Custo do tratamento.

O prognóstico pode ser caracterizado como:

- *Favorável*: quando se espera uma evolução satisfatória, com ou sem tratamento
- *Desfavorável*: quando se prevê o término fatal ou a possibilidade de óbito. O animal pouco responde ao tratamento, necessitando de maior tempo de acompanhamento e de tratamento intensivo
- *Imprevisível, reservado, incerto*: quando a doença tem curso imprevisível, em que o médico veterinário não tem convicção de sua evolução.

Muitas doenças evoluem naturalmente para a cura, com ou sem tratamento. Algumas se tornam crônicas, com reflexos negativos na qualidade de vida; outras, infelizmente, evoluem progressivamente até o óbito. O prognóstico pode ser favorável quanto à vida e desfavorável ou duvidoso quanto à validez e à recuperação integral do paciente (p. ex., displasia coxofemoral em cães de grande porte). O prognóstico deve ser racional, com base nos dados obtidos (história clínica), na avaliação física do paciente e em dados específicos do animal, como espécie, raça, idade, valor econômico, bem como da doença. Para o prognóstico, também são importantes as informações sobre o proprietário, como poder aquisitivo (para custear as despesas do tratamento) e condições disponíveis na propriedade para realizar o tratamento, por exemplo.

 Você sabia?

- Com mais de 320 mil anos de sua existência, o auroque (*Bos primigenius*) foi uma espécie de bovino selvagem que viveu na Europa, Ásia e Norte da África e que originou às diversas variedades de bovinos que existem hoje pelo planeta. Foi considerado extinto no século 16, nunca tendo sido visto pelos olhos humanos. Desde o início da domesticação dos bovinos, o homem os utilizou para atender às suas necessidades de tração, como couro, leite e carne. Contudo, era incomum a criação de bovinos para alimentação, já que a carne do animal era consumida apenas se ele morresse ou se não tivesse mais utilidade. Não deve ter sido fácil domesticar os auroques (também chamados "uruz"), já que eram animais enormes, chegando a ser considerados os maiores mamíferos do continente, com quase 3 m de comprimento e mais de 2 m de altura, pesando cerca de 1.500 kg e com chifres de 1,40 m de comprimento. Para efeito de comparação, a mais nova celebridade da Austrália é um boi de 7 anos chamado "Knickers", da raça Holstein-Frísia, que mede 1,93 m – praticamente a mesma altura do jogador de basquete americano Michael Jordan (1,98 m) – e pesa, impressionantemente, 1,4 t.

Tratamento ou resolução

É o meio utilizado para combater a doença. Do conhecimento do estado do animal pelo exame clínico, surge a inspiração das medidas necessárias para a solução do processo patológico. É possível utilizar meios cirúrgicos, medicamentosos e dietéticos; às vezes, ocorre uma combinação desses recursos; em outras, o tratamento é feito individualmente, de acordo com cada caso.

Quanto à finalidade, o tratamento pode ser:

- *Causal*: quando se opta por um meio que combata a causa da doença (hipocalcemia: administra-se cálcio)
- *Sintomático*: quando visa combater apenas os sintomas (anorexia: orexigênicos, vitaminas) ou abrandar o sofrimento do animal (analgésicos, antipiréticos)
- *Patogênico*: procura modificar o mecanismo de desenvolvimento da doença no organismo (tétano: usa-se soro antitetânico antes que as toxinas cheguem aos neurônios)
- *Vital*: quando se procura evitar o aparecimento de complicações que possam fazer o animal correr risco de morte (transfusão sanguínea em pacientes com anemia grave).

*No diagnóstico, o clínico alcança a afirmação de seus conhecimentos; no prognóstico, prevendo corretamente a evolução da doença, o clínico terá a contraprova do seu acerto e, no sucesso da terapia recomendada, a confirmação da sua competência. **Prof. Dr. Eduardo Harry Birgel***

MÉTODOS GERAIS DE EXPLORAÇÃO CLÍNICA

Semiotécnica e a ciência do diagnóstico

Aporte humano básico necessário:

- Conhecimento
- Raciocínio
- Visão, audição, tato, olfação
- Sensatez
- Organização
- Paciência.

Material básico necessário:

- Papel e caneta para anotações
- Aparelho de auscultação
- Martelo e plessímetro para percussão
- Termômetro
- Aparelho de iluminação (lanterna)
- Luvas de procedimento
- Luvas de palpação retal
- Otoscópio e oftalmoscópio
- Espéculos vaginais
- Agulhas apropriadas
- Frascos para acondicionamento de amostras
- Material específico para contenção (cordas, cachimbo, mordaças etc.).

No Quadro 1.1 encontra-se a evolução dos métodos diagnósticos mais importantes para a medicina ao longo do tempo.

Hipócrates, meio milênio antes de Cristo, sistematizou o método clínico, dando à anamnese e ao exame físico – este basicamente apoiado na inspeção e na palpação – uma estruturação muito semelhante à observada nos dias atuais. Em uma visão retrospectiva da evolução dos métodos clínicos, alguns acontecimentos merecem registro, pois, mesmo tendo sido desenvolvidos para a medicina humana, são inquestionáveis os avanços que a medicina veterinária sofreu após a sua utilização.

O primeiro deles é a medição da temperatura corporal por intermédio do termômetro clínico, proposto por Santório, entre os anos 1561 e 1636, considerado o ponto de partida da utilização de aparelhos simples que possibilitam obter dados de grande valor semiológico.

Em 1761, Auenbrugger publicou o trabalho *Inventum novum*, no qual sistematiza a percussão do tórax, correlacionando

Quadro 1.1 Evolução dos métodos gerais de exploração clínica.

Médico	Método clínico	Ano
Hipócrates	Anamnese, inspeção, palpação	460-355 a.C.
Santório	Termômetro clínico	1551-1636
Auenbrugger	Percussão, *Inventum novum*	1761
Laennec	Estetoscópio, *De l'auscultation médiate*	1819
Skoda	Correlação exame físico/achados de necropsia	1839
Samuel von Basch	Esfigmomanômetro	1880
Riva-Rocci	Esfigmomanômetro	1896
Korotkoff	Método de auscultação para a determinação da pressão arterial	1905

os dados fornecidos por esse método com os achados anatomopatológicos, propiciando um grande avanço no diagnóstico das doenças pulmonares.

Em 1819, Laennec publicou a obra *De l'auscultation médiate*, descrevendo o estetoscópio e as principais manifestações estetoacústicas das doenças do coração e dos pulmões. Por volta de 1839, Skoda ofereceu grande contribuição para o progresso do método clínico, correlacionando os dados de exame físico do tórax, principalmente os de percussão e de auscultação, com os achados de necropsia.

Samuel von Basch, em 1880, Riva-Rocci, em 1896, e Korotkoff, em 1905, cada um com diferentes contribuições, possibilitaram a construção de esfigmomanômetros sensíveis e precisos e estabeleceram as bases para a determinação da pressão arterial.

Os registros médicos de Hipócrates e seus discípulos criaram as bases do exame clínico ao valorizar, principalmente, o relato organizado da história clínica do paciente e dos seus respectivos sintomas. Todas essas descobertas foram, pouco a pouco, aplicadas na medicina veterinária, com algumas modificações, conforme a área envolvida.

A medicina é, simultaneamente, *arte* e *ciência*. Como arte, seu êxito depende da habilidade e das técnicas empregadas por aqueles que se dedicam a ela; como ciência, depende da aplicação dos conhecimentos científicos de diferentes ramos do saber do homem. Por mais entusiasmo que se tenha com os modernos aparelhos ou equipamentos, a pedra angular da medicina ainda é o método físico. A experiência tem mostrado que os recursos tecnológicos disponíveis somente são aplicados em sua plenitude e com o máximo proveito para o paciente a partir de um exame físico bem-feito. A exploração física tem como base, em grande parte, a utilização dos sentidos do explorador, ou seja, a visão, o tato, a audição e o olfato; e tem por finalidade examinar metodicamente todo o animal, a fim de estabelecer o diagnóstico e, consequentemente, a cura do animal. Os principais métodos de exploração física são: (1) inspeção; (2) palpação; (3) auscultação; (4) percussão; e (5) olfação. Cada uma dessas técnicas pode ser aperfeiçoada se os três "P" do exame clínico forem obedecidos: (1) *paciência*; (2) *perseverança*; e (3) *prática*. Para atingir a competência nesses procedimentos, o estudante deve *ensinar os olhos a ver, as mãos a sentir e os ouvidos a ouvir*. Lembre-se: a capacidade de coordenar todo esse aporte sensorial não é congênita, é adquirida com o tempo e a prática à exaustão. É interessante que se faça um treinamento intenso em animais hígidos (animais sadios) e, posteriormente, em pacientes.

O objetivo do exame físico é obter informações válidas sobre a saúde do paciente. O examinador deve ser capaz de identificar, analisar e sintetizar o conhecimento acumulado em uma avaliação, antes de tudo, abrangente. Infelizmente, o emprego de uma única técnica quase nunca é satisfatório; na maioria das vezes, é necessário o somatório delas, para que o clínico obtenha algumas informações que serão fundamentais para que se tenha, com certa margem de segurança, o(s) possível(is) diagnóstico(s) da(s) enfermidade(s).

A presença de determinada doença é revelada por certas mudanças na estrutura e na função do organismo. As alterações, qualitativas, quantitativas ou ambas, são descritas como sintomas e sinais de doença. Os objetivos de fazer um diagnóstico incluem ser capaz de recomendar tratamento específico, propiciar acurado prognóstico para controle custo-efetivo e prevenção de novos casos quando grupos de animais estão em risco. O exame do animal afetado representa apenas uma parte do exame clínico completo, que tem três aspectos principais:

- O animal
- A história
- O ambiente.

O exame inadequado desses aspectos levará ao erro.

Inspeção

Nos olhos se concentra a turba dos sentidos.
William Shakespeare

Utilizando o sentido da visão, esse procedimento de exame se inicia antes mesmo da anamnese, sendo o mais antigo método de exploração clínica e um dos mais importantes. Por meio da inspeção, investigam-se a superfície corporal e as partes mais acessíveis das cavidades em contato com o exterior. Alguns conselhos necessitam ser lembrados para a sua realização:

- O exame deve ser feito em um lugar com boa iluminação, de preferência sob a luz solar; no entanto, em caso de iluminação artificial, utilize uma luz de cor branca e de boa intensidade
- Observe o(s) animal(is), se possível, em seu ambiente de origem, juntamente com seus pares (família ou rebanho). Inicialmente, observe a distância, pois as anormalidades de postura e comportamento são mais facilmente perceptíveis. Para obter um ótimo parâmetro, compare o animal doente com os sadios
- Não se precipite: não faça a contenção nem manuseie o animal antes de uma inspeção cuidadosa, visto que a manipulação o deixará estressado
- Limite-se a descrever o que está vendo. Nesse momento, não se preocupe com a interpretação e a conclusão do caso.

 Você sabia?

- Certamente você já ouviu ou leu a famosa frase: "Os olhos são as janelas da alma". A função da visão vai além de simplesmente focalizar raios de luz para formar a imagem que está diante de nossos olhos. O olho humano é formado por um conjunto de lentes, que convergem os feixes luminosos para projeção na retina. Quando a luz atinge nossos olhos, ela é transformada em sinais elétricos enviados ao córtex visual no cérebro, onde são processados em tempo real. Por conta das características dessas lentes, é possível observar objetos à distância, mas a visão que chega ao nosso ponto focal está de "cabeça para baixo". Então como não vemos tudo ao contrário? Simples: milhões de células fotorreceptoras da retina interpretam os sinais e invertem a imagem, ou seja, "revertendo" o que vemos. Essa incrível sinfonia cerebral permite que percebamos formas, cores, movimentos e profundidade, criando nossa experiência visual do mundo.
- Uma das características do traje dos piratas é o tapa-olho. E não se trata de ficção ou mito: alguns criminosos dos mares usavam este recurso para se adaptar com facilidade à troca frequente de luz entre o lado de fora e de dentro do navio. Hoje em dia, tapa-se um olho principalmente com o intuito de forçar o desenvolvimento de uma melhor visão no outro olho em crianças ou quando o olho é inestético.
- O músculo que faz o movimento de abrir e fechar da pálpebra é o mais rápido do corpo humano. Uma única piscada de olhos pode durar apenas 0,1 s, ou seja, 100 ms. Piscamos, em média, 4,2 milhões de vezes por ano e cada piscada dura entre 100 a 150 ms.

A técnica adequada para a realização da inspeção exige mais que apenas uma simples olhadela. O examinador precisa ser treinado a olhar para o corpo do animal de maneira sistemática. É comum o examinador neófito ter pressa em usar o seu oftalmoscópio, estetoscópio ou otoscópio, antes de usar seus olhos para a inspeção. Na realidade, a inspeção talvez seja o método semiológico mais fácil de ser realizado e o mais difícil de ser descrito de maneira precisa.

Um exemplo do que significa "ensinar os olhos a ver" pode ser demonstrado por meio de uma experiência simples de autoria desconhecida. Observe a sentença: "Finished files are the result of years of scientific study combined with the experience of years." Agora, sem voltar a ela, responda quantas letras F você contou. A resposta encontra-se na nota de rodapé.*

 Você sabia?

- Devido ao posicionamento dos olhos dos cães, normalmente um pouquinho mais separados que os nossos, eles possuem uma visão periférica cerca de 10 vezes mais sensível do que a dos humanos. Em contrapartida, a capacidade visual de objetos próximos não é tão boa quanto a nossa, já que os olhos separados diminuem a sobreposição das imagens captadas por cada olho. Logo, eles não têm a mesma sensação de profundidade que temos. Os cachorros não enxergam em ambientes totalmente escuros, sem nenhuma fresta de luz, como algumas pessoas acreditam.

A observação do animal oferece inúmeras informações úteis para o diagnóstico, como estado mental, postura e marcha, condição física ou corporal, estado dos pelos e pele, formato abdominal, dentre outras, que serão abordadas no Capítulo 4, *Exame Físico Geral ou de Rotina*. A inspeção é dividida em:

- *Panorâmica*: quando o animal é visualizado como um todo (condição corporal)
- *Localizada*: atentando-se para alterações em determinada região do corpo (glândula mamária, face, membros)
- *Direta*: sendo a visão o principal meio utilizado pelo clínico, observam-se principalmente os pelos, a pele, as mucosas, os movimentos respiratórios, as secreções, o aumento de volume, as cicatrizes, as claudicações, dentre outros. É denominada, por alguns, de "ectoscopia", visto que se pratica sobre a superfície do corpo
- *Indireta*: feita com o auxílio de aparelhos, como:
  - De iluminação: otoscópio, laringoscópio, oftalmoscópio (utilizados para examinar cavidades do organismo)
  - De radiografia
  - Microscópios

---

*Existem seis letras F na sentença citada. A maioria dos indivíduos conta apenas três. Não se deve esquecer o F de cada palavra *of*.

- De mensuração
- De registros gráficos (eletrocardiograma)
- De ultrassonografia.

Palpação

O sentir é indispensável para se chegar ao saber.
Antônio Damásio

A inspeção e a palpação são dois procedimentos que quase sempre andam juntos, um complementando o outro: *o que o olho vê, a mão afaga*. É a utilização do sentido tátil ou da força muscular, usando-se as mãos, as pontas dos dedos, o punho, ou até instrumentos, para melhor determinar as características de um sistema orgânico ou da área explorada.

 Você sabia?

- O tato é um dos cinco sentidos clássicos propostos por Aristóteles. Porém, os especialistas o dividem em quatro outros sentidos: somatossensorial (identificação de texturas), propriocepção ou cinestesia (reconhecimento da localização espacial do corpo), termocepção (percepção da temperatura) e nocicepção (percepção da dor), sendo o tato responsável pela capacidade de perceber as características de tudo aquilo que tocamos. É graças ao tato que somos capazes de sentir as texturas dos objetos e suas formas e de experimentar a sensação do abraço e de um carinho, por exemplo.

O sentido do tato é responsável por informações sobre estruturas superficiais ou profundas (p. ex., o grau de oleosidade da pele de pequenos animais e a avaliação de vísceras ou órgãos genitais internos de grandes animais, por meio da palpação abdominal e transretal, respectivamente). A última abordagem citada é denominada "palpação por tato" ou "palpação cega", na qual, pode-se dizer, o clínico tem nas mãos e nos dedos *os seus olhos*. Contudo, para isso, é necessário ter em mente as características da(s) estrutura(s) e sua localização dentro da cavidade explorada. Para exemplificar: é como se, de repente, apagassem as luzes na sua casa e você desejasse encontrar um objeto localizado em determinado lugar. Nessa situação, pelo fato de você estar na sua residência, é bem provável que você conheça "mentalmente" o objeto pelo qual procura e saiba a disposição da mobília e o local onde encontrá-lo, o que facilita a busca. No entanto, imagine-se em um lugar desconhecido, à procura de um objeto que nunca viu. É quase impossível, a princípio, ter êxito nessas circunstâncias.

 Você sabia?

- Segundo vestígios arqueológicos, a ovelha foi o primeiro animal (há, ainda, controvérsia) a ser domesticado, em razão da grande quantidade de recursos que disponibilizava: carne, lã, couro e leite. A produção de ovinos foi bem estabelecida durante os tempos bíblicos. Há muitas referências a ovelhas na Bíblia, sobretudo no Antigo Testamento e outros Códigos (Hamurabi etc.). No Brasil, os primeiros ovinos chegaram em 1556, trazidos pelos colonizadores. O muflão-asiático (*O. Orientalis*) foi provavelmente o ancestral de todos os ovinos domésticos e, possivelmente, do muflão-europeu (*O. Musimon*). Este último possivelmente originou as raças domésticas europeias; e o argali (*O. Ammon*), na origem das raças asiáticas. As ovelhas domésticas vivem, em média, 12 a 14 anos.

A força muscular ou de pressão é utilizada para avaliar estruturas que estejam localizadas mais profundamente ou quando se deseja verificar uma resposta dolorosa. Pela palpação, é possível notar modificações de textura, espessura, consistência, sensibilidade, temperatura, volume, dureza, além da percepção de frêmitos, flutuação, elasticidade, edema e outros fenômenos. Quando se utilizam somente as mãos ou os dedos para avaliar determinada área, realiza-se a palpação direta; no entanto, se for utilizado algum aparelho ou instrumento com esse objetivo, a palpação torna-se indireta. É o que ocorre ao se examinarem órgãos, estruturas ou cavidades inacessíveis por meio da simples palpação externa, utilizando sondas, cateteres, pinças, agulhas, dentre outros. Por exemplo, nos bovinos, como em outras espécies, o esôfago sofre desvio lateral na entrada do tórax e, às vezes, um corpo estranho fixa-se nesse local. Como é praticamente impossível fazer a palpação esofágica externamente, em virtude de sua localização, passa-se uma sonda esofágica e, caso ela pare nesse ponto, tem-se um forte indício de obstrução.

A palpação apresenta inúmeras variantes, sistematizadas da seguinte maneira:

- Palpação com a *mão espalmada*, usando toda a palma de uma ou de ambas as mãos
- Palpação com a mão espalmada, usando apenas as *polpas digitais* e a *parte ventral* dos dedos
- Palpação com o *polegar* e o *indicador*, formando uma pinça
- Palpação com o *dorso dos dedos* ou das mãos (específico para a avaliação da temperatura)
- *Digitopressão* realizada com a polpa do polegar ou indicador, que consiste na compressão de uma área com diferentes objetivos: pesquisar a existência de dor, detectar edema (Godet positivo) e avaliar a circulação cutânea
- *Punhopressão* é feita com a mão fechada, particularmente em grandes ruminantes, com a finalidade de avaliar a consistência de estruturas de maior tamanho (rúmen, abomaso) e para denotar, também, aumento de sensibilidade na cavidade abdominal
- *Vitropressão* é realizada com a ajuda de uma lâmina de vidro comprimida contra a pele, analisando-se a área por meio da própria lâmina. Sua principal aplicação é possibilitar a distinção entre eritema e púrpura (o eritema desaparece e a púrpura não se altera com a vitro ou digitopressão)
- Para pesquisa de flutuação, aplica-se a *palma da mão* sobre um lado da tumefação, enquanto a mão oposta exerce sucessivas compressões perpendiculares à superfície cutânea. Havendo líquido, a pressão determina um leve rechaço do dedo da mão esquerda, ao que se denomina "flutuação".

Tipos de consistência

A consistência de determinada estrutura pode ser definida das seguintes maneiras:

- *Mole*: quando a estrutura reassume seu formato normal após cessar a aplicação de pressão à mesma (tecido adiposo); é uma estrutura macia, porém flexível
- *Firme*: quando a estrutura, ao ser pressionada, oferece resistência, mas acaba cedendo e voltando ao normal ao fim da pressão (fígado, músculo)
- *Dura*: quando a estrutura não cede, por mais forte que seja a pressão (ossos e alguns tecidos tumorais)
- *Pastosa*: quando uma estrutura cede facilmente à pressão e permanece a impressão do objeto que a pressionava, mesmo quando cessada (edema: sinal de Godet positivo)
- *Flutuante*: determinada pelo acúmulo de líquidos, como sangue, soro, pus ou urina, em uma estrutura ou região; resulta em um movimento ondulante, mediante a aplicação de pressão alternada. Se o líquido estiver muito comprimido, é possível não haver ondulações

- *Crepitante*: observada quando determinado tecido contém ar ou gás em seu interior. À palpação, a sensação é de movimentação de bolhas gasosas; é facilmente verificada nos casos de enfisema subcutâneo.

A palpação deve revelar, também, um "ruído palpável", denominado "frêmito", que é produzido pelo atrito entre duas superfícies anormais (roce pleural) ou em lesões valvulares acentuadas.

É comum a utilização do termo "consistência macia" por parte de alguns colegas; no entanto, é necessário estar atento ao utilizá-lo, visto que maciez corresponde à "textura", como áspera e rugosa, não sendo, portanto, a maneira mais adequada para se designar a consistência de determinada estrutura. Ambas as consistências – mole e pastosa – apresentam textura macia; contudo, quando presentes, determinam significado clínico distinto.

Inspecionar e olhar são indissociáveis, ao passo que palpar e tocar são procedimentos que se complementam. A síntese desse duplo significado do exame físico é facilmente compreendida se o médico estiver atento para compreender o que os pacientes (tutores, na medicina veterinária) querem dizer quando falam: "*Doutor, estou em suas mãos*" (Porto, 2006).

 Você sabia?

- Com as técnicas de exame baseadas na inspeção e na palpação, os gregos antigos descreveram pacientes com icterícia, relacionaram-na com o aumento do fígado que, em geral, se apresentava duro e irregular.

Auscultação

Porém não me foi possível dizer às pessoas: "falem mais alto, gritem, porque sou surdo"... Ai de mim! Como poderia eu declarar a fraqueza de um sentido que em mim deveria ser mais agudo que nos outros – um sentido que anteriormente eu possuía na maior perfeição, uma perfeição como poucos em minha profissão possuem, ou já possuíram. Ludwig van Beethoven

A auscultação consiste na avaliação dos ruídos que os diferentes órgãos produzem espontaneamente, sendo esta a principal diferença entre auscultação e percussão, na qual os sons são produzidos pelo examinador, a fim de se obter uma resposta sonora. Na primeira metade do século 19, a inclusão da auscultação com estetoscópio no exame clínico foi um dos maiores avanços da medicina, desde Hipócrates. Laennec, o fundador da medicina científica moderna, desenvolveu seu invento, dando-lhe o nome de estetoscópio, derivado da língua grega (*stêthos* = peito e *skopéō* = examinar), visto que foi desenvolvido em consequência do pudor de examinar uma jovem obesa com problemas cardíacos (Figura 1.3).

O método de auscultação é usado principalmente no exame dos pulmões, em que é possível evidenciar os ruídos respiratórios normais e os patológicos; no exame do coração, para auscultação das bulhas cardíacas normais e suas alterações e para reconhecer sopros e outros ruídos; e no exame da cavidade abdominal, para detectar os ruídos característicos inerentes ao sistema digestório de cada espécie animal. A auscultação pode ser:

- *Direta ou imediata*: quando se aplica o ouvido, protegido por um pano, diretamente na área examinada, evitando, assim, o contato com a pele do animal. As desvantagens são óbvias, incluindo a dificuldade de manter-se um contato íntimo com animais irrequietos e de excluir os sons provenientes do meio externo, além de a pele do animal estar úmida e conter restos de fezes ou secreções cutâneas, dentre outras
- *Indireta ou mediata*: quando se utilizam aparelhos de auscultação (estetoscópio, fonendoscópio, Doppler).

 Você sabia?

- A invenção do estetoscópio foi feita por René Laënnec, que, além de fornecer uma ferramenta extraordinária para a medicina, estabeleceu ligação entre o que via e ouvia e a disfunção oculta do corpo. Ele utilizou vários tipos de madeira, marfim e outros materiais. Concluiu, no entanto, que madeiras leves eram melhores. Vários nomes foram aventados para a invenção: cilindro, pectorilóquio, sonômetro, corneta médica, entre outros. O estetoscópio continuou evoluindo ao fim dos séculos 19 e início do 20. Nessa época, a peça torácica já apresentava a forma de uma campânula, a qual possibilitava excelente ausculta dos sons graves. Havia, entretanto, a necessidade de melhorar a ausculta dos sons agudos, o que seria feito com a introdução do diafragma. Em 1894, Robert C. M. Bowles patenteou a forma moderna do estetoscópio com diafragma, utilizando membranas de metal ou celulose.
- O estetoscópio foi motivo de piadas para muitos. Um dos defensores iniciais do novo método foi Jacques Alexandre Le Jumeau de Kergaradec (1787-1877), discípulo de Laënnec e pioneiro na ausculta fetal. Ele foi o primeiro a aplicar o estetoscópio no abdômen de uma grávida: "Parece que eu posso ouvir os movimentos de um relógio colocado bem perto de mim".

Apesar de a auscultação ser realizada diretamente, ela costuma ser feita de maneira indireta, valendo-se de instrumentos. O fonendoscópio, que costuma ser chamado "estetoscópio" (embora erroneamente), é um dos instrumentos mais conhecidos e consiste em aparelho dotado de membrana em uma das extremidades, que possibilita a auscultação difusa e intensa dos ruídos produzidos pelo órgão examinado (Figura 1.4). A

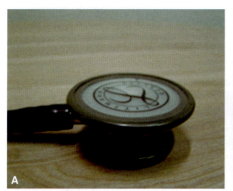
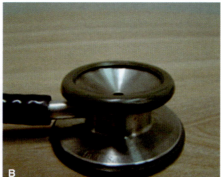
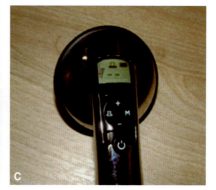

Figura 1.3 Aparelhos de auscultação. **A.** Fonendoscópio com membrana (diafragma) amplificadora de ruídos. **B.** Estetoscópio representado pelo cone (individualização de ruídos). **C.** Aparelho de auscultação digital, com capacidade de qualificar e amplificar os ruídos em até oito vezes.

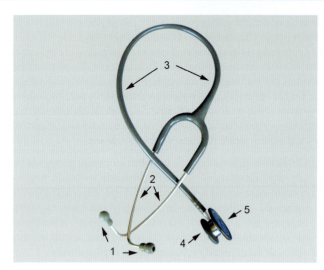

Figura 1.4 Estruturas que compõem o aparelho de auscultação: (*1*) olivas; (*2*) binaurais; (*3*) tubo de condução; (*4*) campânula; (*5*) diafragma.

- *Sólidos*: devem-se ao atrito de duas superfícies sólidas rugosas, como o esfregar de duas folhas de papel (roce pericárdico nas pericardites).

 Você sabia?

- A percepção do som depende da detecção de ondas sonoras. Essas ondas passam pelo canal auricular e são direcionados para o tímpano. O martelo, a bigorna e o estribo, que são ossos bem diminutos, convergem as ondas sonoras para a cóclea, e daí para os receptores sonoros. A título de curiosidade, a expressão "menor dos menores" vai para o estribo, que pode medir de 4 a 7 mm. E a articulação entre o estribo e a bigorna é a menor de todo o corpo humano.

Percussão

Si ventrem manu percusseris, abdomen resonat (se a mão percutir o ventre, o abdome ressoa). Areteo de Capadócia

É o ato ou efeito de percutir. Trata-se de um método físico de exame, em que, por meio de pequenos golpes ou batidas, aplicados em determinada parte do corpo, torna-se possível obter informações sobre a condição dos tecidos adjacentes e, mais particularmente, das porções mais profundas. O valor do método consiste na percepção das vibrações no ponto de impacto, produzindo sons audíveis, com intensidade ou tons variáveis, quando refletidos de volta, devido às diferenças na densidade dos tecidos. A percussão acústica possibilita a avaliação de tecidos localizados aproximadamente a 7 cm de profundidade e é capaz de detectar lesões iguais ou maiores que 5 cm. A origem da percussão remonta dos antigos, quando era usada para verificar o nível do líquido em pipas de vinho e também pelos tocadores de garrafas. A percussão foi incorporada à prática médica no fim do século 18 graças aos trabalhos de Auenbrugger, na Áustria, e de Covisart, na França, revolucionando os meios de diagnósticos até então disponíveis.

Existem dois objetivos básicos para a utilização da percussão: (1) fazer observações com relação à delimitação topográfica dos órgãos; e (2) fazer comparações entre as mais variadas respostas sonoras obtidas.

Ao longo do tempo, a técnica da percussão sofreu uma série de variações, tanto na medicina humana como na veterinária; atualmente, utiliza-se basicamente a percussão digitodigital, martelo-plessimétrica e, em alguns casos, a punhopercussão e a percussão digital ou direta.

Quando se percute diretamente com os dedos de uma das mãos a área a ser examinada, denomina-se percussão *direta* ou *imediata*, sendo mais comumente conhecida a percussão digital. Para tal, o dedo permanece fletido na tentativa de imitar o formato de um martelo. No entanto, quando se interpõe o dedo de uma das mãos (médio) ou outro instrumento (plessímetro) entre a área a ser percutida e o objeto percutor (martelo e/ou dedo), a percussão é descrita como *indireta* ou *mediata*, em que se destacam a percussão digitodigital e a martelo-plessimétrica (Figuras 1.5 a 1.8).

Para realizar a percussão digitodigital, é necessário golpear a segunda falange do dedo médio estendido de uma das mãos com a porção ungueal do dedo médio da outra mão, agora encurvado. Na percussão martelo-plessimétrica, golpear com um martelo o plessímetro colocado na área a ser examinada; a partir desse método (indicado para grandes animais), conseguimos uma percussão mais profunda. Ao utilizar o martelo apropriado ou o punho (com a mão fechada), provoca-se uma resposta dolorosa em bovinos; por meio desse método, examina-se principalmente a região abdominal de bovinos

---

grande desvantagem da maior sensibilidade produzida por essa membrana ou diafragma é a interferência dos sons produzidos pela fricção entre o instrumento e a pele do animal e a captação de ruídos de outros órgãos ou do meio externo. O estetoscópio contém cones para se auscultar, os quais, também denominados "peças de Ford", são adequados para a auscultação de ruídos graves, ou seja, os de baixa frequência (p. ex., alguns sopros e bulhas cardíacas); ao passo que os fonendoscópios dispõem de diafragmas – também denominados "peças de Bowles", os quais são ideais para se auscultarem ruídos agudos, ou seja, os de alta frequência. Dessa maneira, são mais comumente utilizados, haja vista que a maioria dos ruídos passíveis de auscultação é de alta frequência. Ao utilizar os cones, vale ressaltar a importância de não pressionar o estetoscópio em demasia contra a pele do animal, o que a distende, tornando-a semelhante a um diafragma, o que dificulta a auscultação de ruídos de baixa frequência. Além disso, deve-se sempre realizar a auscultação cardíaca mediante o uso de ambos: o diafragma e o cone; assim, é possível obter o maior número de informações na auscultação.

Atualmente, muitos instrumentos são providos simultaneamente dos dois tipos de extremidades (esteto/fonendo). Há algumas regras básicas para que seja feita melhor avaliação dos ruídos produzidos no interior dos mais variados órgãos:

- Utilize um aparelho de auscultação de boa qualidade
- Ausculte em um ambiente tranquilo, livre de ruídos acessórios
- Detenha a sua atenção no ruído que está ouvindo; procure individualizá-lo, para melhor compreender a origem, o tempo de ocorrência e as características sonoras
- Evite acidentes – ausculte somente quando o animal estiver adequadamente contido.

Tipos de ruídos detectados na auscultação

Os ruídos detectados por meio do método de auscultação podem ser classificados como:

- *Aéreos*: quando ocorrem pela movimentação de massas gasosas (movimentos inspiratórios: passagem de ar pelas vias respiratórias)
- *Hidroaéreos*: causados pela movimentação de massas gasosas em um meio líquido (borborigmo intestinal)
- *Líquidos*: produzidos pela movimentação de massas líquidas em uma estrutura (sopro anêmico)

Capítulo 1 ◆ Introdução à Semiologia 11

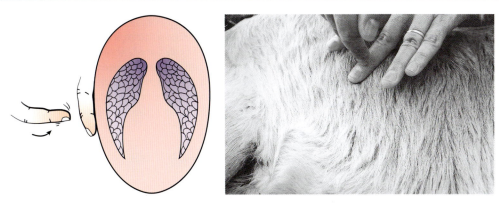

Figura 1.5 Posicionamento correto dos dedos para a percussão digitodigital (simulação da região de campo pulmonar).

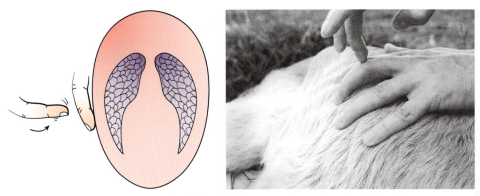

Figura 1.6 Posicionamento incorreto para a percussão digitodigital pelo contato incompleto do dedo médio com a superfície corporal (observar o espaço existente entre o dedo e a superfície).

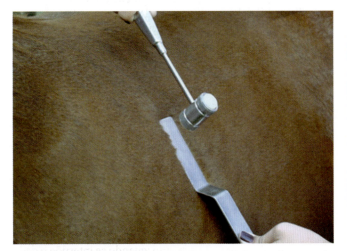

Figura 1.7 Posicionamento recomendado para a realização da percussão martelo-plessimétrica em equídeos, bovinos, caprinos e ovinos. Posição do martelo tem que ser perpendicular ao plessímetro, imprimindo movimentação somente com o punho.

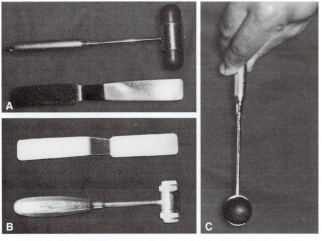

Figura 1.8 A e **B.** Modelos de martelo e plessímetro utilizados na percussão de grandes animais. **C.** Posicionamento dos dedos polegar, indicador e médio para fixação do cabo do martelo.

(reticulites), evitando percutir sobre as costelas ou grandes veias subcutâneas, pelo risco de ocorrência de fraturas e/ou hematomas.

 Você sabia?

- Na França, a divulgação e o aperfeiçoamento da técnica de percussão tiveram devota participação de Jean-Nicolas Corvisart, visto que ele era o médico de Napoleão Bonaparte, em 1808. Obviamente, ninguém queria contrariá-lo.

Essa técnica propiciou um grande avanço sobretudo no diagnóstico das afecções pulmonares.

A percussão digitodigital é a mais adequada, pois há menor interferência dos sons na batida de um dedo sobre o outro (ver Figura 1.5); contudo, é de pouca penetração e seu uso é mais indicado em animais de pequeno porte. O valor diagnóstico da percussão em grandes animais é limitado devido ao grande tamanho dos órgãos internos e à espessura dos tecidos que os revestem (músculos, gordura subcutânea), por exemplo. A camada de gordura subcutânea (no suíno) e o revestimento lanoso (nos ovinos) tornam a aplicação da percussão quase impraticável nessas espécies. As seguintes regras gerais devem ser obedecidas para a realização da percussão:

- Praticar várias vezes e familiarizar-se com os instrumentos e os sons obtidos
- Percutir em ambiente silencioso
- Evitar percutir animais que estejam em decúbito lateral. Embora nem sempre seja possível, é importante colocá-los em posição quadrupedal, para melhor posicionamento dos órgãos nas respectivas cavidades
- Fazer pressão moderada com o plessímetro ou com o dedo contra a superfície corporal, caso contrário, haverá um espaço vazio entre o plessímetro ou o dedo do examinador e a pele do animal, o que resultará, ao bater com o martelo ou o dedo, em respostas sonoras inadequadas; o dedo plessímetro (médio) é o único a tocar a região que está sendo examinada. Os outros dedos e a palma da mão têm de ficar suspensos, rentes à superfície; a mão não deve repousar sobre a superfície, sob o risco de alentecer as vibrações sonoras, deixando-as abafadas (as mesmas considerações servem para o dedo ou o martelo percutor)
- O cabo do martelo precisa ser seguro em sua metade, com certa firmeza, utilizando-se, para isso, os dedos polegar, indicador e médio, mantendo-o, de preferência, em um nível mais elevado que o plessímetro. Os movimentos conferidos ao martelo devem ser originados exclusivamente do punho, o qual proporcionará batidas rítmicas e precisas
- O ritmo necessita ser constante; no entanto, para que se obtenham respostas sonoras tanto dos tecidos localizados mais profundamente como dos situados mais superficialmente, devem ser originados dois golpes – um mais forte e outro mais fraco. A percussão é feita quando o plessímetro ou o dedo estiver posicionado e parado na região que se deseja avaliar
- A percussão não tem que se limitar a um único ponto ou a pontos distintos, mas é importante compreender toda a área em questão. Não existe um número máximo de batidas a ser realizado em cada um deles. É recomendável que se mude a posição do plessímetro ou do dedo quando não houver mais dúvidas sobre as características sonoras da área percutida; deve-se direcionar o plessímetro ou o dedo sempre em sentido craniocaudal e dorsoventral, exceto na percussão da região cardíaca.

Orientações para a percussão

Percussão martelo-plessimétrica. Examinador posiciona-se do mesmo lado da região a ser percutida.
Percussão digitodigital. Examinador posiciona-se do lado oposto da estrutura a ser examinada.

Por meio da percussão, é possível obter três tipos fundamentais de som:

- *Claro*: se o órgão percutido contiver ar que possa se movimentar, produz um som de média intensidade, duração e ressonância, que é o som claro, o mesmo que se ouve ao percutir o pulmão sadio. É produzido também por gases e paredes distendidas. Quanto menos espessos forem os tecidos que cobrem o órgão percutido, maior será sua zona vibratória e, portanto, mais alto será o som. Se o volume

vibratório do órgão for pequeno, o som será menos intenso. Isso explica a variação de intensidade do som das distintas zonas da parede torácica. Por isso, o som claro do tórax passa gradualmente a ser maciço, à proporção que percute nas regiões superior e anterior do tórax
- *Timpânico*: os órgãos ocos, com grandes cavidades repletas de ar ou gás e com as paredes semidistendidas, produzem um som de maior intensidade e ressonância, que varia conforme a pressão do ar ou gás contido, como se fosse um tambor a percutir. É o som que se ouve quando se percute o abdome
- *Maciço*: as regiões compactas, desprovidas completamente de ar, produzem um som de pouca ressonância, curta duração e fraca intensidade, chamado "mate" ou "maciço", idêntico ao que se obtém percutindo-se a musculatura da coxa; pode ser ouvido também nas regiões hepática e cardíaca. Além desses sons fundamentais, em algumas situações, não é raro obter os sons intermediários. Entre o claro e o timpânico, tem-se o hipersonoro; e entre o claro e o maciço, obtém-se o submaciço, como mostrado no Quadro 1.2.

Sons especiais

Algumas vezes, as respostas sonoras à percussão adquirem ressonâncias especiais, como é o caso do som metálico, semelhante ao ruído de uma placa metálica vibrante, de eco, parecido com o tinir de uma campainha. Para a detecção desse tipo de som, existe uma técnica que combina auscultação indireta com percussão (percussão auscultatória), que consiste em posicionar o fonendoscópio em determinada região do corpo e percutir simultaneamente. Em caráter patológico, é ouvido em cavidades cheias de ar ou gás, como nos casos avançados de timpanismo com grande distensão das paredes do rúmen, pois, em lugar do som timpânico, ouve-se o som metálico; trata-se de um tom mais alto que o hipersonoro. Existe outro som denominado "panela rachada", pois o tipo de resposta sonora lembra o percutir de uma panela de barro rachada. Essa resposta sonora é resultante da saída do ar ou gás contido em determinada cavidade, sob pressão, através de pequenos orifícios, como pode ser verificado em alguns casos de estenose (p. ex., deslocamento ou torção do abomaso), com fechamento parcial do piloro.

Olfação

Tem-se, ainda, outro método de avaliação física que se baseia na avaliação pelo olfato do clínico, empregado no exame das transpirações cutâneas, do ar expirado e das excreções. Certamente, parece menos interessante que os outros meios já citados; contudo, em certos casos, pode ser de grande ajuda no

Quadro 1.2	Fusão dos sons.	
Timpânico		Encontrado quando se percutem áreas repletas de ar ou gás e cujas paredes estejam distendidas. Observado, por exemplo, nos casos de pneumotórax, fases iniciais de timpanismo gasoso etc.
	Hipersonoro	
Claro		Quando a onda percutora atinge uma área com ar no seu interior, estando sobreposta ou sobrepondo uma região sólida, compacta. Observado com facilidade na percussão nos limites entre vísceras maciças e ar (p. ex., porção do fígado, em que o rebordo pulmonar "repousa")
	Submaciço	
Maciço		

encaminhamento do diagnóstico. A técnica de olfação é simples, sendo necessária apenas a aproximação razoável da área do animal a ser examinada. Para analisar o odor do ar expirado, aproxima-se a mão, em formato de concha, das fossas nasais do animal e desvia-se o ar expirado para o nariz do examinador, individualizando-o.

Alguns exemplos em que a olfação auxilia no diagnóstico: as vacas com acetonemia eliminam um odor que lembra o de acetona; hálito com odor urêmico aparece em doentes em uremia; halitose é um odor desagradável que pode ser determinado por diferentes causas (cáries dentárias, tártaro, afecções periodontais, corpos estranhos na cavidade oral e esôfago, infecções de vias respiratórias, alterações metabólicas e algumas afecções do sistema digestório); o odor das fezes de cães com gastroenterite hemorrágica e das secreções de cães com hipertrofia da glândula *ad anal* é *sui generis* e inesquecível.

No Quadro 1.3 são listadas as principais falhas observadas no exame físico na rotina clínica veterinária.

 Você sabia?

- Uma das características que favorecem a competência olfativa canina, em comparação à capacidade olfativa dos humanos, é a posição do nariz, próximo ao chão, onde os odores de animais e pessoas que por lá passam tendem a permanecer. Com isso, conclui-se que os cães sentem cheiros 40 vezes melhor do que nós. O chamado "faro" é o sentido mais desenvolvido dos cães. Um cão consegue sentir cheiros que os humanos nem ao menos são capazes de identificar. Além disso, os cães também conseguem identificar e seguir rastros de odores de pessoas que já passaram há vários dias. Talvez o fato mais interessante do olfato canino é que ele atua como uma verdadeira máquina do tempo. Como sua capacidade é tão potente, os cachorros parecem, p. ex., perceber coisas do passado. Ao entrar em um cômodo, sabem, por meio do olfato, quem esteve ali, o que essa pessoa comeu (quais ingredientes utilizados, p. ex., se foi cebola, alho, tomate, pimenta, farinha, óleo). Outrossim, sabem até mesmo se você exagerou no sal, quando saiu e para que lado foi. Por outro lado, também são capazes de sentir no ar coisas a distância: percebem se alguém se aproxima ao longe; se a pessoa vem a pé, de carro ou bicicleta; e até mesmo se irá chover em breve. O cão com o melhor faro é o da raça Bloodhound, utilizado pela polícia americana para seguir/rastrear pessoas perdidas ou mortas, bem como criminosos em fuga. Já os cheiros que o cachorro não gosta normalmente são os com aroma cítricos, pimenta, acetona, esmalte e produtos de limpeza no geral. Outrossim, os cães têm um olfato tão forte que podem ser ensinados a detectar certas doenças, como o câncer.
- Além de seu nariz poderoso, os gatos têm uma estrutura extra para perceber produtos químicos. Este é o órgão vomeronasal ou de Jacobson. Está situado no palato e lhes permite perceber informações valiosas do ambiente, pois, por meio desse órgão, captam não só odores, mas também feromônios.

Quadro 1.3 Principais erros ao exame clínico.

- Técnica
  - Sequência inadequada de exames
  - Técnica manual e instrumentos inadequados
- Omissão
  - Não avaliar determinado sistema
- Detecção
  - Não perceber um sintoma
  - Perceber um sintoma inexistente
- Interpretação
  - Normal por anormal
  - Termos técnicos inadequados

Fonte: Winer e Nathanson, 1976.

MÉTODOS COMPLEMENTARES DE EXAME

Atribuir a aparelhos o sucesso da clínica é o mesmo que atribuir a arte de Picasso à marca dos seus pincéis. Luiz Roberto Londres, cardiologista – RJ

Os exames complementares, quando realizados posteriormente ao exame físico do animal, aumentam acentuadamente as possibilidades de se identificarem com precisão e rapidez as modificações orgânicas provocadas por diferentes enfermidades. No entanto, à medida que evoluem, tanto em qualidade quanto em quantidade, torna-se necessário saber qual(is) exame(s) solicitar para cada caso específico, tendo em vista seu elevado custo e a capacidade individual de interpretar seus resultados de maneira consciente e crítica. É importante ressaltar que o exame subsidiário, como o próprio nome diz, serve apenas para auxiliar ou complementar os procedimentos clínicos anteriores (p. ex., anamnese e exame físico), com o intuito de chegar ao diagnóstico, provisório ou definitivo.

Houve uma época em que não havia escolha, pois eram poucos os exames complementares disponíveis e as opções eram muito limitadas. Atualmente, ocorre justamente o contrário: o número de exames subsidiários é enorme e continua a aumentar, o que passou a exigir do médico-veterinário maior capacidade de optar, dentro do possível, pelo(s) exame(s) mais conveniente(s). Se, por um lado, esses exames melhoraram (e muito) o poder de chegar com precisão e rapidez ao diagnóstico, por outro, favoreceram o crescimento de uma gama considerável de profissionais que utilizam exclusivamente de tais exames com essa finalidade. *Seria por descaso com os processos semiológicos?* Os aparelhos, que deveriam ser coadjuvantes, continuam a ocupar a cena principal, quer queira, quer não.

Como anteriormente descrito, o exame semiológico bem-feito torna desnecessária, em muitos casos, a solicitação de exames complementares, vários deles dispendiosos e, às vezes, inacessíveis. Isso posto, não se pode esquecer de que a parte mais importante da atividade médica continua sendo o exame clínico, constituído, basicamente, de anamnese e exame físico. Talvez seja possível afirmar que os exames complementares dão apoio substancial, mas quem confere o equilíbrio e a sustentação à estrutura diagnóstica é, sem dúvida, o exame físico. Quando a avaliação de um animal (anamnese e exame físico) é bem realizada, chega-se ao diagnóstico correto em cerca de 85% dos casos. Essa associação tem a vantagem de indicar corretamente o melhor exame complementar a ser solicitado, com reflexos econômicos imediatos, principalmente para o setor público de assistência médica-veterinária (hospitais municipais). Quanto menos se utilizam a anamnese e o exame físico, maior a quantidade de solicitação de exames complementares. Os exames subsidiários ou auxiliares são extremamente importantes, não há dúvida. Contudo, muitos profissionais apressadamente os realizam antes mesmo da anamnese e das avaliações físicas geral e específica, o que conduz, invariavelmente, a erros de diagnóstico. É o dito jargão popular: não coloque a carroça à frente dos bois. É importante lembrar: exame complementar sozinho, desprovido de informações relevantes e avaliação física, é apenas exame que não complementa efetivamente a suspeita diagnóstica. Há uma frase atribuída a Maimônides (médico espanhol – século 12) que diz: "Uma consulta deve durar uma hora. Por 50 min, ausculte a alma do paciente. Nos outros 10, faça de conta que o examina". Dessa maneira, somente a partir dos dados obtidos no exame físico é que o médico-veterinário estará em condições de selecionar os exames a serem solicitados, já que nem sempre são destituídos de risco. Porquanto, os principais motivos para a realização dos exames complementares são:

- Confirmar a ocorrência ou a causa da doença
- Avaliar a gravidade do processo mórbido
- Determinar a evolução de uma doença específica
- Verificar a eficácia de determinado tratamento.

Atualmente, vários exames estão disponíveis para o auxílio diagnóstico, dentre os quais têm destaque os descritos a seguir.

Punção exploratória

Punção (ou centese) exploratória é a pesquisa de órgãos ou cavidades internas, por meio da passagem de um trocarte, agulha, cânula e similar, dos quais é retirado material para ser examinado com relação aos seus aspectos físico, químico, citológico e bacteriológico. Com esse procedimento, é possível inferir, dependendo do material obtido, sobre hematoma, abscesso e derrame cavitário. Antigamente, a centese constituía o último recurso utilizado pelo clínico para o diagnóstico, uma vez que oferecia certo perigo para a saúde do animal, principalmente quando não se tomavam os cuidados adequados de assepsia. Atualmente, quando realizada de modo cuidadoso, é utilizada como procedimento de rotina, sem trazer maiores complicações ao animal.

Biópsia

Consiste na coleta de pequenos fragmentos teciduais de órgãos como pulmões, fígado, rins, dentre outros, para a realização de exame histopatológico. Os principais objetivos da biópsia são:

- Diferenciar entre as causas de organomegalia envolvendo nódulos linfáticos, baço, fígado, rins, próstata, glândulas mamárias e outros órgãos
- Diferenciar entre inflamação, hiperplasia e neoplasia como causa de tumores de pele, tumores subcutâneos e outros tumores acessíveis
- Diferenciar neoplasias malignas de benignas, com propósitos de diagnóstico e de planejamento terapêutico
- Auxiliar na confirmação do diagnóstico de uma dermatopatia.

Exames laboratoriais

Nos últimos anos, tem sido observado um considerável aumento no número de testes laboratoriais. Os procedimentos laboratoriais incluem os exames físico-químicos, hematológicos, bacteriológicos, parasitológicos e determinações enzimáticas.

Inoculações diagnósticas

Havendo suspeita de determinada enfermidade, inocula-se o material proveniente do animal doente em animais de laboratório, para verificar o aparecimento da doença. Isso requer técnica especial para cada um dos processos suspeitos (p. ex., para diagnosticar botulismo, inocula-se em camundongos, por via intraperitoneal, extrato hepático, conteúdo do rúmen, conteúdo intestinal ou soro sanguíneo).

Reações alérgicas

São exames que provocam respostas sensíveis nos animais, mediante a inoculação em seus tecidos de algum antígeno sob a forma de uma proteína derivada de microrganismos específicos que estejam infectando ou tenham infectado o animal (testes da tuberculina).

Outros exames complementares mais específicos (eletrocardiografia, eletroneuromiografia etc.) serão abordados nos capítulos pertinentes.

PLANO GERAL DE EXAME CLÍNICO

As pessoas se esquecem do que ouvem; lembram-se do que leem; porém, só aprendem, de fato, aquilo que fazem. Adão Roberto da Silva

É importante que todo clínico estabeleça sua própria sequência de exame e, sistematicamente, que esta seja bem realizada em todos os animais, independentemente de sua enfermidade, para que dados relevantes ao caso não sejam esquecidos. Naturalmente, essa sequência é bastante particular e o que se apresenta aqui é apenas uma sugestão.

Primeiramente, é necessário diferenciar o exame clínico do físico. O exame clínico reúne todas as informações necessárias para o estabelecimento do diagnóstico, enquanto o físico é uma parte do exame clínico do animal, resumindo-se à coleta dos sintomas e dos sinais por métodos físicos de exame, como inspeção, palpação, percussão, auscultação e olfação. O exame clínico é constituído basicamente dos seguintes procedimentos:

- Identificação do(s) animal(is) (resenha)
- Investigação da história do animal (anamnese)
- Exame físico:
  - *Geral*: avaliação do estado geral do animal (atitude, comportamento, estado nutricional, estado de hidratação, coloração de mucosas, exame de linfonodos etc.) parâmetros vitais (frequência cardíaca, frequência respiratória, temperatura, movimentos ruminais e/ou cecais)
  - *Especial*: exame físico direcionado ao(s) sistema(s) envolvido(s)
- Solicitação e interpretação dos exames subsidiários (caso necessário)
- Diagnóstico e prognóstico
- Tratamento (resolução do problema).

Os procedimentos gerais incluem a identificação do animal, a realização da entrevista com o proprietário ou pessoas afins e, também, o primeiro estágio do exame físico que se conhece, comumente, como exame preliminar (ou geral), o qual precede o exame detalhado e completo de determinado sistema do corpo. É de fundamental importância avaliar o animal como um todo, visto que, muitas vezes, determinada enfermidade pode culminar no comprometimento de outro(s) órgão(s) ou sistema(s), além de ser de grande utilidade para que se vislumbre o fator primário responsável pelo início do aparecimento dos sintomas. A importância do exame geral preliminar é ilustrada no seguinte exemplo: *Uma vaca é encontrada no período da tarde, parecendo estar deprimida, com marcado aumento da frequência respiratória, temperatura corporal elevada e ausência de apetite. Se, erroneamente, pararmos de examinar o animal nesse momento, tende-se a pensar em um processo respiratório ou digestório. Contudo, se fosse feito um exame físico geral criterioso, seria possível observar com certa facilidade alteração no formato do úbere da vaca, apresentando os sinais cardinais do processo inflamatório (aumento de volume, dor, calor, rubor e perda da função). As suspeitas iniciais seriam, então, excluídas. Caso o exame se baseasse exclusivamente nos dados iniciais, não se chegaria, nessa fase do exame, ao provável diagnóstico de mastite.*

Identificação do paciente | Resenha

De maneira geral, é importante considerarmos espécie, raça, sexo e idade.

Em alguns casos, é conveniente sabermos a coloração da pelagem do animal, visto que animais de pelagem escura são mais resistentes aos raios solares, ao passo que os de pelagem clara (ou que apresentem áreas despigmentadas) são mais suscetíveis ao aparecimento de lesões de pele causadas pelos raios do sol. Além disso, é necessário averiguar a existência de marcas (tatuagens) que possam ser descritas em algum documento, como atestados de vacinação, protocolo de importação e apólices de seguro.

Espécie. A suscetibilidade de uma espécie varia consideravelmente com relação às doenças infecciosas e/ou parasitárias e ao comprometimento de determinados sistemas ou órgãos. Por exemplo, os equinos são suscetíveis à anemia infecciosa equina e ao garrotilho, ao passo que os bovinos não o são. Em compensação, os bovinos são acometidos por leucose e carbúnculo sintomático, e os equinos, não. Nas espécies domésticas de pequeno porte, somente os cães podem adquirir cinomose e hepatite infecciosa e apenas os gatos são suscetíveis à peritonite infecciosa e à leucemia. Por outro lado, todos os animais desenvolvem raiva, mas a incidência varia nas diferentes espécies. O comprometimento do sistema digestório nos equinos, por exemplo, pelo desenvolvimento de peritonite, representa um sério risco; contudo, em bovinos, não é tão grave. A mamite é mais comum nos bovinos e não ocorre com grande frequência nas outras espécies.

Raça. De modo geral, as raças mais puras são mais suscetíveis a doenças. As raças mistas ou os animais sem raça definida (SRD) são animais de extrema rusticidade e, ao serem devidamente diagnosticados e tratados, costumam reagir favoravelmente. Em bovinos, a raça é de fundamental importância para se averiguar a finalidade ou o objetivo da criação, visto que existem algumas enfermidades que ocorrem de acordo com o tipo de exploração realizada. Com isso, vacas produtoras de leite são mais propensas a doenças metabólicas como hipocalcemia e acetonemia, dentre outras; para outras espécies, a raça também pode ser de valor. Os cavalos de corrida são mais suscetíveis a cardiopatias e aos processos respiratórios; os de tração e salto apresentam, com certa frequência, problemas no sistema locomotor. Em cães, algumas raças como o Boxer e o Cocker Spaniel apresentam predisposição ao desenvolvimento de miocardiopatias.

Sexo. É evidente que existem certas doenças que acometem somente indivíduos de um mesmo sexo. Alguns processos febris em fêmeas ocorrem devido ao envolvimento do úbere ou do útero; os adenocarcinomas mamários são mais frequentes em fêmeas que em machos; existem distúrbios hormonais diretamente relacionados com hormônios sexuais, como o hipoestrogenismo em cadelas. Por outro lado, hérnias escrotais são frequentes em animais machos, sendo a maioria dos problemas de estrangulamento observada em garanhões.

Idade. Várias doenças ocorrem com maior frequência em determinada faixa etária. É o caso dos problemas umbilicais em animais recém-nascidos, da verminose e da parvovirose em cães jovens. Já as endocardioses adquiridas costumam acometer os animais de meia-idade ou mais velhos. A idade para o prognóstico é de grande valor, pois, em geral, os animais com mais idade têm um prognóstico mais reservado quando comparados aos animais jovens.

 Você sabia?

- A Shiba Inu tem grande probabilidade de ser a raça de cachorro mais antiga do mundo, ao lado da Akita Inu. Seu nome vem do dialeto da região de Nagano, que significa "pequeno cão". Usado hoje como cão de companhia, é ainda considerado eficiente na caça a pequenos animais. Consideradas primas, ambas as raças são originárias do Japão. Esses cães apresentam uma alta compatibilidade genética com os lobos (daí a teoria de que, talvez, seja um dos cães mais antigos); alguns historiadores sinalizaram que os cães se separaram dos lobos há cerca de 27 a 40 mil anos, com o 1º sepultamento de cachorro datado de 12.200 a.C. Assim, foi nessa época que os humanos começaram a domesticar os animais, fazendo do cachorro o mais antigo de todos. No Egito, eram reverenciados e chegavam até a ser mumificados. Ressalta-se que os cães são mencionados 14 vezes na Bíblia. A média de vida dos cães de grande porte costuma variar de 7 a 10 anos. Normalmente, os de médio porte vivem de 10 a 13 anos, ao passo que os de menor porte podem chegar aos 18 anos ou mais. Rafeiro do Alentejo de raça pura, utilizada como guarda de gado, foi reconhecido como o cachorro que mais viveu na história, superando o pastor australiano Bluey.

Quando possível, é importante saber o peso do animal, uma informação de grande valia para o cálculo da dose do medicamento a ser utilizado e também é um parâmetro para indicar se está havendo emagrecimento associado à enfermidade. A origem do animal também deve ser determinada, uma vez que algumas enfermidades são mais comuns em certas regiões, como enfermidades infecciosas (raiva), enfermidades parasitárias (leishmaniose visceral canina), doenças nutricionais, intoxicações por plantas nocivas, dentre outras. O nome do proprietário (tutor) e o seu endereço também necessitam ser lembrados, para que se possa transmitir algumas orientações ou informações (alta/óbito) sobre o animal.

Anamnese | História clínica

Deve-se ler para fazer perguntas. Franz Kafka

 Você sabia?

- O termo "semiografia" refere-se à técnica de transcrever para a ficha clínica todas as informações obtidas na anamnese.

A palavra anamnese (*anámnēsis* = recordação) significa, portanto, trazer de volta à mente todos os fatos relacionados com a doença e com o paciente. Na verdade, trata-se do conjunto de informações recolhidas sobre fatos de interesse médico, passados e/ou atuais, que fornece importantes subsídios para o estabelecimento do diagnóstico do caso em questão. Há quem diga, inclusive, que a anamnese bem conduzida representa o principal recurso de que o clínico dispõe para fechá-lo. Uma anamnese bem-feita representa 50 a 60% do acerto e o contrário, 50 a 60% do erro diagnóstico. Vê-se, portanto, que cabe à anamnese uma posição ímpar, insubstituível na prática médica. Uma anamnese bem-feita acompanha-se de decisões diagnósticas e terapêuticas corretas; do contrário, desencadeia uma série de consequências negativas. Dessa maneira, endossando o que anteriormente já foi plenamente exposto, não adianta querer compensar as deficiências ali originadas com a realização de exames complementares, por mais sofisticados que sejam. Os exames, quando solicitados de maneira errada, quase sempre desorientam o veterinário, em vez de mostrar o caminho certo; além disso, ainda há os gastos com tais procedimentos. A anamnese depende, em grande parte, do tipo de informante (tutor ou proprietário, peão, vizinho) e do entrevistador (veterinário). A realização da anamnese requer muito tato por parte do profissional, para que seja possível coletar todas as informações importantes para o caso, filtrando as desnecessárias. Esse trabalho é muito semelhante àquele realizado pelo pediatra humano, visto que o bebê não se expressa verbalmente e, portanto, os pais respondem às perguntas. Por isso, pode-se afirmar que a anamnese é a parte mais difícil do método clínico, mas é também a mais importante. Seu aprendizado é lento, só conseguido depois de se realizarem dezenas de entrevistas. Ela é separada em etapas que visam organizar, padronizar e tornar claro o registro de dados a outros profissionais da área que o lerem. É sabido que o retorno do tutor à clínica (hospital ou propriedade) deve-se não tão somente à qualidade do serviço prestado, mas também à atenção dada a ele, bem como a maneira como foi tratado. Nessa esteira, a anamnese bem-feita é capaz de promover uma relação de confiança entre tutor e médico-veterinário, tendo em vista que pode denotar esse cuidado e atenção dispensados.

A entrevista médica – a anamnese – não é um processo passivo, mas um ato criativo, compartilhado pelo proprietário ou, eventualmente, por outros informantes, e pelo veterinário. Dessa maneira, a qualidade da anamnese realizada depende do desempenho dos participantes desse ato. Em decorrência de peculiaridades desse desempenho, podem ser obtidas informações incompletas ou errôneas, que comprometem a qualidade da anamnese. Portanto, a eficácia de uma boa entrevista depende, também, da capacidade de evitar algumas armadilhas corriqueiras, muitas vezes de forma inconsciente, ou por despreparo. Com a prática, em geral, é possível evitá-las. Não é incomum o proprietário ou o tratador omitir determinadas informações que, a seu ver, possam incriminá-lo, por revelarem negligência no cuidado com o animal (p. ex., fornecimento de maior quantidade de ração ao animal, falta de vacinação, falhas na realização do tratamento recomendado por colegas). É provável que o fato mais frequentemente omitido na história do animal seja com relação ao tempo de evolução da doença, visto que, comumente, os proprietários dizem que a origem ou o desenvolvimento da doença atual é recente, quando é notório que ela está evoluindo há um período considerável. A investigação da duração do problema (se agudo ou crônico) deve ser cuidadosamente feita, pois, em muitas ocasiões, o veterinário é procurado somente após uma tentativa frustrada de resolução pelo próprio tutor ou tratador. É preciso que todas as peculiaridades sejam reconhecidas para que o entrevistador possa avaliar corretamente o tipo de informação obtida, identificar as dificuldades e atuar para removê-las (Quadros 1.4 e 1.5).

Você sabia?

- O interrogatório de pacientes (anamnese) é um método adotado desde a Grécia Clássica. Tal prática já visava, naquela ocasião, aliviar o sofrimento das pessoas enfermas. Entretanto, foi apenas no último século que a anamnese e o exame físico, nos moldes como os conhecemos, foram recomendados com interesse diagnóstico.

As perguntas a serem feitas ao proprietário dividem-se em três categorias: (1) abertas; (2) focadas; e (3) fechadas. As do tipo *aberto* devem ser feitas de tal maneira que o cliente sinta-se livre para se expressar, sem nenhum tipo de restrição. As *focadas* são semelhantes às perguntas abertas, mas

---

Quadro 1.4 Princípios básicos para a obtenção da anamnese.

- Ouvir atentamente o proprietário (consciência da importância da anamnese)
- Evitar interrupções e/ou distrações
- Dispor de tempo para ouvir o proprietário
- Não desvalorizar precocemente as informações
- Não se deixar levar pela suspeita do proprietário
- Não demonstrar sentimentos desfavoráveis (tristeza, impaciência, desprezo)
- Saber interrogar o proprietário
- Apresentar conhecimentos teóricos sobre as enfermidades (fisiopatologia, terapêutica)

Quadro 1.5 Possibilidades e objetivos da anamnese.

- Estabelecer condições para a relação veterinário/proprietário
- Conhecer a história clínica e os fatores ambientais relacionados com o paciente
- Estabelecer os aspectos do exame físico que merecem maior atenção
- Definir a estratégia a ser seguida em cada paciente quanto aos exames complementares
- Escolher procedimento(s) terapêutico(s) mais adequado(s) em função do(s) diagnóstico(s) e do conhecimento global do estado do animal

---

abordam um assunto específico – o cliente tem que sentir-se à vontade para falar sobre determinado tema, por exemplo, um único sintoma. Já as *fechadas* servem para que o entrevistador complemente o que o cliente ainda não falou, com questões diretas de interesse específico.

Muitos tutores têm problema de compreensão e, por inibição ou acanhamento, "fingem" estar entendendo perfeitamente o que lhes foi perguntado ou explicado. Assim, perguntas que exigem explicações defensivas implicam justificar fatos que nem sempre são justificáveis. Tendo isso em mente, recomenda-se evitar perguntas ou comentários que coloquem o entrevistado em situação delicada ou que o façam sentir-se inibido perante o profissional (p. ex., *Somente depois de 2 semanas após o início do problema é que a senhora traz o animal para ser atendido?*), e mesmo a utilização de palavras difíceis. A terminologia médica não precisa ser usada em conversas com os proprietários, pois os termos técnicos os intimidam (a menos que sejam colegas e profissionais da área médica); assim, o estilo de linguagem utilizado pelo entrevistador deve estar de acordo com o do interlocutor, ou seja, do entrevistado.

Além disso, é necessário cautela para não conduzir a pessoa a determinado diagnóstico que se deseja ou imagina. Uma pergunta com indução sugere o tipo de resposta que o entrevistador quer ouvir – por exemplo, ao dizer: *Você não tratou o animal, tratou?*, fica evidente que o entrevistador desaprova o uso de medicação antes de consultar o veterinário.

Se a história fornecida é vaga, o entrevistador pode usar o questionamento direto. Perguntar "como", "onde" ou "quando" é infinitamente mais compensador que perguntas do tipo "por que", que tendem a colocar o proprietário na defensiva. Caso a informação pareça inadequada ou conflitante (quando, por exemplo, duas pessoas participam da entrevista), outras perguntas com palavras diferentes são realizadas, procurando, com isso, elucidá-la da melhor maneira possível.

Muitas vezes, a aparência do entrevistador influencia a eficácia da anamnese, visto que profissionais malvestidos, com unhas grandes e sujas e barba por fazer tendem a passar uma impressão de descuido, incompetência e irresponsabilidade. A utilização de jalecos, roupas e sapatos limpos e/ou brancos, além da inquestionável imagem de asseio, transmite uma sensação de confiança e de respeitabilidade para os proprietários.

O tutor deve sempre ser tratado com respeito e cordialidade. Em algumas ocasiões, principalmente quando o prognóstico do animal é reservado ou quando ocorre óbito, a abordagem tem de ser feita de maneira cuidadosa. Contudo, é necessário relatar todos os procedimentos e etapas aos quais o animal foi ou será submetido, deixando claro, em caso de desfecho fatal, que todo o possível foi feito para salvar a vida do animal.

Não existem regras mágicas ou mirabolantes para a realização de uma boa entrevista, mas é possível ter como base a regra das vogais, a qual tem grande utilidade para ser lembrada na condução de uma entrevista:

- *Atenção*: ouça atenciosamente a história; não despreze inicialmente os detalhes
- *Estimulação*: estimule o proprietário a falar tudo sobre o caso, separando os dados relevantes dos inaproveitáveis; feito isso, selecione as informações
- *Inquisição*: inquira, tanto quanto necessário, sobre os fatos que não ficaram claros ou foram esquecidos
- *Observação*: observe se as informações obtidas são ou não confiáveis, levando-se em conta a aparência geral do animal e o comportamento do proprietário; para confirmar, não hesite em fazer a mesma pergunta utilizando-se de outras palavras
- *União*: agrupe os dados de importância e verifique se a história tem início, meio e fim.

A memória não é cronológica nem linear, e sim um conjunto de experiências que ocorreram em espaço e tempo diversos do presente. **Anavera H. Lisboa**

De maneira mais detalhista, as principais recomendações práticas para se fazer uma boa anamnese são:

- Apresente-se com vestimenta condizente com a sua atividade profissional
- É no primeiro contato que reside a melhor oportunidade para fundamentar uma boa relação entre o veterinário e o tutor. Perdida essa fase, sempre existirá um hiato intransponível entre um e outro. Somente a anamnese possibilita ao médico uma visão de conjunto do paciente, indispensável para a prática de uma medicina de excelência. Portanto, recepcionar da melhor maneira possível o(a) proprietário(a) ou o(a) tutor(a) já é um grande avanço. Não é tão difícil, diga, simplesmente: "olá, tudo bem?"; "Qual o seu nome?"; "Como tem passado?"; "Meu nome é Dr.(a) fulano(a) de tal, em que posso ajudar?"; "Conte-me o que está acontecendo". Um bom examinador deve ser humano, seguro, simpático, atencioso, observador, metódico, detalhista, compreensivo, educado e paciente, tendo como base os seguintes princípios: a) uso da razão lógica; b) conhecimento de suas limitações; c) interesse pelas informações prestadas; e d) abordagem gentil, humanizada, competente e segura
- Os primeiros 30 s dão início à relação veterinário-tutor, por comunicação não verbal; dominam, nesse curtíssimo período, as impressões visuais
- O respeito é indispensável para qualquer proprietário(a) ou tutor(a). Tente cativá-lo(a) para que sua anamnese tenha sucesso
- As questões levantadas pelo examinador devem ser objetivas. Selecione os dados que são relevantes ao caso
- Adeque o seu linguajar ao do(a) tutor(a) ou proprietário(a)
- Caso o animal seja *pet*, sempre que possível, recomenda-se chamá-lo pelo nome para criar vínculo entre o(a) examinador(a), o(a) paciente e o tutor(a)
- Deus nos deu orelhas e ouvidos para escutar, aproveite esse aporte sensorial. Ouça atentamente o que é falado. Caso as respostas às perguntas não sejam esclarecedoras, consistentes e confiáveis, pergunte quantas vezes forem necessárias. Interrompa-o(a) o mínimo possível, mas tenha tato para não deixá-lo(a) conduzir a anamnese. Detenha mais atenção no(a) entrevistado(a) do que na ficha clínica
- Conhecer e compreender as condições socioculturais do(a) tutor(a) representa uma ajuda inestimável para reconhecer a doença e entender o(a) paciente
- Perspicácia e tato são qualidades indispensáveis para a obtenção de dados sobre as diferentes doenças
- Ter sempre o cuidado de não sugestionar o(a) tutor(a) com perguntas que surgem de ideias preconcebidas
- O tempo reservado à anamnese distingue o médico-veterinário competente do incompetente, visto que este tende a transferir para as máquinas, bem como ao laboratório, a responsabilidade do diagnóstico. Não existe tempo predeterminado para obtenção de informações. Lembre-se do velho e certeiro ditado popular: o apressado come cru e frio. A causa mais frequente de erro de diagnóstico é uma história clínica mal-obtida
- Após obter as queixas, essas devem ser elaboradas mentalmente pelo médico-veterinário, de modo a encontrar o desenrolar lógico dos acontecimentos, que é a base do raciocínio clínico
- Sintomas bem investigados e compreendidos abrem caminho para um exame físico objetivo. Isso poderia ser anunciado de outra maneira: só se acha o que se procura e só se procura o que se conhece
- Os dados fornecidos pelos exames complementares nunca corrigem as falhas e as omissões cometidas na anamnese. Laudos não são diagnósticos, são apenas laudos
- Se possível, é importante esclarecer os procedimentos que serão adotados, antes de realizá-los, e os possíveis custos.

Estrutura da história

Reiterando: a anamnese necessita ser metódica e seguir sempre a mesma sequência, para não omitir informações importantes. O entrevistador deve prosseguir por essas principais seções em uma sequência lógica e direcionar as suas perguntas para cada área em questão. A estrutura da história ou da anamnese é a seguinte:

- Fonte e confiabilidade
- Queixa principal
- História médica recente (HMR)
- Comportamento dos órgãos (revisão dos sistemas)
- História médica pregressa (HMP)
- História ambiental e de manejo
- História familiar ou do rebanho.

Fonte e confiabilidade

A fonte costuma ser o proprietário ou tutor; caso outras pessoas afins (filho, vizinho, tratador, parente etc.) forneçam a entrevista, é necessário anotar seus nomes e a relação dos mesmos com o animal na ficha de exame. A confiabilidade da entrevista merece, em tais casos, ser checada, procurando-se confrontar as informações obtidas com as fornecidas pelo verdadeiro responsável.

Queixa principal

É definida como a manifestação imediata da doença do animal, que levou o proprietário a procurar atendimento veterinário. Em poucas palavras, registra-se a queixa principal, repetindo, se possível (quando não utilizadas palavras ou termos de baixo calão), as expressões utilizadas pelo proprietário (p. ex., o animal tem *coceira*, e não prurido). Recomenda-se, nos casos de utilização de termos peculiares de determinada região ou inerentes ao indivíduo, a descrição – entre parênteses – do seu verdadeiro significado, adotando-se, preferencialmente, termos técnicos de fácil entendimento (p. ex., o cachorro está *obrando* sangue: trata-se de um termo dúbio e que, dependendo da região do país, pode caracterizar hematoquezia – fezes com sangue – ou hematúria – urina com existência de hemácias). A queixa principal, contudo, nem sempre expressa o principal distúrbio que o paciente apresenta. Não é recomendável aceitar, na medida do possível, "rótulos diagnósticos" referidos como queixa principal. Assim, se o proprietário disser que o animal está triste, procura-se esclarecer o sintoma que ficou subentendido sob uma ou outra denominação. Interpretar os supostos diagnósticos dos proprietários ao pé da letra é um verdadeiro risco. Por comodidade, pressa ou ignorância, o veterinário pode ser induzido a aceitar, dando ares científicos às conclusões diagnósticas feitas pelos mesmos. É comum o proprietário fornecer dados irrelevantes ao caso, cabendo ao examinador selecionar as informações obtidas. No momento em que o veterinário começar a conduzir as perguntas, é conveniente anotar na ficha do animal termos técnicos e, não mais, o vocabulário do proprietário, como feito na queixa principal.

História médica recente (HMR)

A história médica atual refere-se a alterações recentes na saúde do animal. Descreve, com detalhes, a informação relevante para a queixa principal, ampliando e maximizando o motivo que levou o proprietário a procurar auxílio médico. Deve-se atentar para os sintomas que se relacionam com a queixa principal; se o relato segue ordem cronológica dos problemas que levaram o paciente a procurar auxílio médico (o tutor informa; o médico organiza); para o modo como os problemas do paciente começaram, como se desenvolveram, os sintomas que apareceram e os tratamentos realizados. Recomendação:

- Atentar para a totalidade e os detalhes dos sintomas pertinentes ao caso, caracterizando-os adequadamente;
- Ter o cuidado para descrever cada sintoma individualmente
- Incluir, em caso de doenças "crônicas", apenas os novos sintomas na HMR. Os demais serão registrados na "História Médica Pregressa"
- Escrever a HMR de forma organizada, obedecendo a uma ordem temporal do aparecimento dos sintomas, do mais antigo para o mais recente
- Incluir toda a evolução de um sintoma, inclusive resposta a tratamentos efetuados, em um mesmo parágrafo
- Deve-se, por fim, responder a três perguntas básicas: *o que*, *quando* e *como*.

Quanto mais informações sobre o animal e as alterações sofridas, maiores as possibilidades de diagnóstico. A cronologia é a estrutura mais prática para se organizar o histórico, visto que propicia a compreensão dos eventos que ocorreram desde o início até o momento atual da doença. Algumas histórias são simples e curtas, facilmente dispostas em ordem cronológica, cuja relação aparece sem dificuldade. Outras, contudo, são longas, complexas e compostas de inúmeros sintomas, cujas inter-relações não são fáceis de serem determinadas. Na maioria das vezes, é difícil evidenciar o momento exato em que apareceu o primeiro sintoma ou o sintoma precursor do quadro clínico, principalmente quando envolve animais de rebanho, visto que a observação diária por parte do proprietário ou do tratador é, até certo ponto, superficial, sendo esse um dos muitos percalços existentes na realização da anamnese. Como orientação geral, o estudante deve escolher o sintoma-guia, a queixa de mais longa duração ou o sintoma mais observado pelo proprietário. Para grande parte desses casos, algumas regras podem ser úteis:

- Determine, se possível, o sintoma-guia
- Determine a época do seu início
- Use o sintoma-guia como fio condutor da história e tente estabelecer as relações com outros sintomas
- Determine a situação do sintoma-guia no momento atual: evoluiu/estagnou?
- Verifique se a história obtida segue uma sequência lógica.

O sintoma-guia possibilita recompor a história da doença atual com mais facilidade e precisão, o que não significa que haja sempre um único e constante sintoma-guia para cada enfermidade. O sintoma-guia não é, necessariamente, o mais antigo nem, obrigatoriamente, a primeira queixa do proprietário ou o sintoma mais realçado por ele. Contudo, esses fatores nunca devem ser desprezados.

O início do sintoma é caracterizado primeiramente com relação à época, se possível, registrando-se o dia, a semana ou o mês (a pergunta padrão pode ser: *Quando o(a) senhor(a) começou a observar isso?*). O modo de início – gradativo ou súbito – também é importante. A duração é estabelecida conforme a época do início do sintoma – se sazonal ou não (p. ex., aparece em determinadas épocas do ano; cães que apresentam dermatopatias alérgicas sempre nos meses de verão). A relação com outros sintomas é procurada partindo-se de probabilidades mais frequentes, quase sempre considerando as relações anatômicas ou funcionais. Por exemplo, se a queixa for secreção nasal, deve-se procurar relacioná-la com tosse, taquipneia, respiração ortopneica, tipo respiratório, dentre outros fatores. O passo seguinte consiste em investigar a maneira como evoluiu o sintoma, com base no seu comportamento ao longo dos dias ou semanas e, também, no decorrer do dia, registrando-se as modificações ocorridas nas suas características (intensidade, frequência). A situação do sintoma no momento atual encerra a análise da queixa, possibilitando uma visão de conjunto desde o seu início.

Na fase da arguição, portanto, alguns pontos precisam ser abordados, como a localização, o início e a duração, a frequência e a gravidade, os problemas associados e a progressão da doença, como mostra o exemplo a seguir:

Um Rottweiler com 3 meses de vida foi levado pelo proprietário (fonte e confiabilidade) por desenvolver diarreia (queixa principal: sintoma-guia; provável localização: sistema digestório). O problema teve início há 3 dias (início) e persiste até o momento (duração). A diarreia ocorre várias vezes ao dia (frequência) e apresenta sangue nas fezes em grande quantidade (gravidade). Começou a demonstrar anorexia, vômitos, desidratação e febre há 1 dia (problemas associados) e o animal tem ficado cada vez mais apático desde então (evolução).

A medicação também é questionada: *O animal já foi medicado? Por quem? O que foi dado? Qual a dosagem e intervalo? Por quanto tempo a medicação foi administrada?* – muitas vezes, o medicamento utilizado é adequado à enfermidade, mas a medicação foi dada em subdosagem, em intervalos longos, ou por um período muito curto de tempo. É bastante comum o proprietário suspender determinada medicação assim que os sintomas declinam, sem respeitar o tempo recomendado pelo veterinário; mais comum ainda é o proprietário medicar o animal antes de procurar assistência veterinária.

É importante o claro estabelecimento do princípio ativo do medicamento utilizado em animais pecuários para saber se os produtos podem ser consumidos ou descartados.

Você sabia?

- Domesticados por volta de 6 mil anos atrás, os cavalos foram responsáveis pela miscigenação e a interação entre povos. Foi a espécie que mais impacto causou, já que nenhum outro animal apresentava a combinação perfeita entre tamanho e utilidade. É sabida a importância histórica na conquista de robustas e vantajosas áreas de terras. Por 6 mil anos, o cavalo foi o transporte principal das conquistas de grandes impérios. Alexandre (o Grande) fundou uma cidade em homenagem a seu cavalo Bucéfalo. O nome da tal cidade? Bucéfala, obviamente. Incitatus, cavalo do imperador Calígula, tinha 18 criados pessoais e dormia no meio de mantas púrpuras. Conta-se que a obsessão de Calígula por seu cavalo era tamanha que ele quis elegê-lo cônsul. A raça mais antiga é a Árabe, que surgiu há 4 mil anos. Acredita-se que seja a precursora de todas as raças modernas. Curiosamente, essa raça apresenta uma vértebra a menos do que as outras raças. A expectativa de vida do cavalo é de aproximadamente 25 anos. O cavalo mais velho já registrado faleceu com 62 anos, no dia 27 de novembro de 1822. Chamado de Old Billy, esse equino passou sua vida toda em Manchester, na Inglaterra.

Comportamento dos órgãos

A revisão de sistemas, chamada também de interrogatório sintomatológico ou anamnese especial, resume, em termos de sistemas orgânicos, os muitos sintomas que podem ter sido negligenciados na história da doença atual, pelo fato de ser bastante comum o proprietário não relatar um ou outro sintoma durante a aquisição da história da doença atual, por simples e puro esquecimento. A principal utilidade prática do interrogatório dos órgãos reside no fato de tornar possível o conhecimento de enfermidades que não apresentam relação com o quadro sintomatológico registrado na história médica recente. A não constatação de um fato, em particular, não significa, necessariamente, que o mesmo inexista. Fique atento.

Para realizar uma boa anamnese especial, é preciso seguir um esquema rígido, constituído de um conjunto de perguntas que correspondam a todos os sintomas indicativos de alterações dos vários sistemas do organismo. Todos os sintomas presentes são registrados, assim como aqueles negados pelo proprietário. A pesquisa sobre o estado funcional dos órgãos é feita adotando-se a mesma sequência de arguição, independentemente da queixa principal do proprietário, ou, então, questionando-se, inicialmente, o sistema supostamente envolvido e, posteriormente, os demais sistemas da sequência, para que nenhuma informação importante seja esquecida. A sequência recomendada é: (1) sistema digestório; (2) sistema cardiorrespiratório; (3) sistema geniturinário; (4) sistema nervoso; (5) sistema locomotor; e (6) pele e anexos. As informações mais relevantes serão abordadas dentro dos sistemas correspondentes; as questões seguintes são apenas exemplos de algumas perguntas que podem ser feitas:

- *Sistema digestório*: o animal alimenta-se bem? Bebe água normalmente? Está defecando? Qual o tipo de fezes (duras, moles, pastosas, líquidas)? O animal apresenta vômito? Qual o aspecto do vômito? Em que horário aparece? Tem relação com a ingestão de alimentos? Tem alimentos não digeridos? Contém sangue?
- *Sistema cardiorrespiratório*: o animal cansa-se com facilidade? Estava acostumado a correr e já não o faz mais? O animal tosse? A tosse é seca ou com expectoração (produtiva)? Qual a frequência? A tosse piora à noite ou após exercício (alguns animais com problema cardíaco apresentam tosse seca que piora à noite em virtude do decúbito)? Qual o aspecto da expectoração (cor, odor, volume)? Elimina sangue pelas narinas? Observou edema ou inchaço em alguma parte do corpo (época que apareceu; evolução; região que predomina)? O animal lhe parece fraco?
- *Sistema geniturinário*: o animal está urinando? Qual a frequência? Qual a coloração da urina? Qual o odor? Aparecem formigas no local em que o animal urina? Aparentemente, o animal sente dor quando urina (posição à micção, gemidos, emissão lenta e vagarosa)? O animal já pariu alguma vez? O parto foi normal? Quando foi o último cio? Percebeu alguma secreção vaginal ou peniana? Qual o comportamento sexual dos reprodutores? Apresentam exposição peniana prolongada?
- *Sistema nervoso*: apresentou mudanças de comportamento (agressividade)? Apresentou convulsões? Apresenta dificuldade para andar? Tem dificuldade para subir escadas? Anda em círculos? Apresenta tropeços ou quedas quando caminha?
- *Sistema locomotor*: o animal está mancando? De que membro? Observou pancadas ou coices?
- *Pele e anexos*: o animal se coça? Muito ou pouco? O prurido é intenso? Chega a se automutilar? Apresenta meneios de cabeça (otite)? Está apresentando queda de pelos?

História médica pregressa (HMP)

A história pregressa constitui a avaliação geral da saúde do animal, antes da ocorrência ou da manifestação da doença atual. De modo geral, inclui os seguintes aspectos:

- Estado geral de saúde
- Doenças prévias
- Cirurgias anteriores
- Imunizações, vermifugações etc.

Como uma introdução à história pregressa, é importante o entrevistador perguntar: *Como era a saúde do animal antes de adoecer?* A informação resultante do questionamento de doença prévia será valiosa. Em caso de ocorrência de doenças anteriores, são importantes as perguntas referentes à faixa etária do ocorrido, à porcentagem de animais acometidos dentro do rebanho (morbidade), ao número de mortes (mortalidade), às manifestações clínicas observadas, aos achados de necropsia, aos tratamentos realizados e às medidas preventivas. A realização de cirurgias pode, muitas vezes, indicar a ocorrência de recidivas ou de complicações posteriores, fornecendo, assim, um prognóstico reservado ao caso em questão (laparotomias, herniorrafias etc.). O tipo de procedimento cirúrgico e a data necessitam ser lembrados; além disso, as vacinações realizadas são de grande interesse para o diagnóstico. A data de vacinação, a dose e o produto utilizado, como também a conservação das vacinas, devem ser questionados. Da mesma maneira, a vermifugação precisa ser checada, atentando-se, principalmente, ao princípio ativo do vermífugo, à dose e ao intervalo entre cada vermifugação.

História ambiental e de manejo

O exame do ambiente é parte indispensável a qualquer exame clínico, visto que se comporta como abrigo ideal para inúmeros reservatórios e transmissores de doenças infecciosas e parasitárias, além de determinar, sobretudo nos animais pecuários, alterações metabólicas e nutricionais, comprometendo sua produtividade. Em virtude da grande variabilidade ambiental e de manejo nos quais os animais de diferentes espécies são criados, tendo em vista a enorme diversidade das funções que os mesmos executam, serão descritos somente os pontos principais a serem investigados na história.

Em caso de criação extensiva, é interessante verificar a topografia local e o tipo de solo e de vegetação em que os animais são criados, visando detectar a ocorrência de determinadas enfermidades, como: deficiências nutricionais (cobre e cobalto em áreas arenosas), leptospirose, anemia infecciosa equina (regiões pantanosas, alagadas, úmidas), ectopias e traumatismos (áreas exageradamente inclinadas), dentre outros. Para aqueles animais criados relativamente confinados, é conveniente perguntar onde o animal permanece a maior parte do dia; se o chão é áspero (calo de apoio em cães de grande porte); se o local é úmido (processos respiratórios); se apresenta boa ventilação ou boa proteção contra extremos de temperatura (calor/frio); se o animal tem acesso a oficinas mecânicas (intoxicação por chumbo), à rua (atropelamentos), a depósitos de lixo (ingestão de corpos estranhos ou materiais em decomposição); se estão reformando a casa (cães jovens podem lamber tinta ou outros materiais), as cercas (ingestão de pregos e arames pelos bovinos); quais são as condições de higiene do local (remoção de fezes e urina, troca de cama, lavagem do quintal); quais produtos são utilizados na limpeza das áreas em que os animais permanecem (quintal, estábulos, sala de ordenha, troncos, bretes, dentre outros).

No exame físico, será avaliado o estado nutricional do animal ou do rebanho. Contudo, o conhecimento antecipado do manejo nutricional é um ponto crucial no estabelecimento da história do animal, determinando-se, principalmente, seus hábitos alimentares; especificando, tanto quanto possível, a quantidade e a qualidade da alimentação que o animal vem recebendo, tomando-se como referência o que seria a alimentação adequada para aquele animal de acordo com a idade, o sexo e o trabalho que executa. Tendo-se conhecimento de tais aspectos alimentares, outras perguntas são realizadas, como: *Onde o animal come* (vasilhas de plástico tendem a causar dermatite de contato na região mentual de cães)? *Qual a localização e a disponibilidade de cochos? Qual a origem* (qualidade) *e disponibilidade* (quantidade) *de água?*

História familiar ou do rebanho

A anamnese familiar ou do rebanho oferece informações sobre a saúde de todos os animais pertencentes àquela família ou rebanho, vivos ou mortos. Quando vivos, é importante indagar sobre a saúde desses animais no momento atual. Se houver outro animal doente na família ou no rebanho, o esclarecimento da natureza da enfermidade não deve ser esquecido. Se algum animal morreu há pouco tempo, recomenda-se determinar, se possível, a causa da morte e os achados de necropsia. É importante dar atenção especial a possíveis aspectos genéticos e/ou hereditários que poderiam ter implicações para o animal em questão (displasia coxofemoral, miocardiopatia congênita). É interessante verificar a ocorrência de cruzamentos entre animais da mesma família ou com antecedentes familiares próximos. A densidade populacional também precisa ser averiguada, visto que a superpopulação cria condições desconfortáveis, desfavoráveis e prejudiciais para os animais quando confinados ou mantidos em determinado espaço: *Quantos animais existem na propriedade ou residência? Quantos estão doentes? Quantos morreram?* (em geral, a morte de um único animal no rebanho ou na família não sugere doença contagiosa; no entanto, a morte de muitos animais ao mesmo tempo ou em pouco tempo indica, na maioria das vezes, tratar-se de doença infectocontagiosa). *Tem conhecimento da ocorrência de canibalismo? Os animais são agressivos uns com os outros?* É importante

fazer questionamentos sobre fatos que ocorreram há pouco tempo (dias, semanas), como: *Mudou a alimentação há pouco tempo? Entrou algum animal novo na casa ou no rebanho?* Nos pacientes com enfermidades crônicas, a separação entre os sintomas que pertencem à doença atual e os que são devidos a doenças antigas constitui, às vezes, problema complexo. A sua solução depende, em grande parte, da capacidade técnica do examinador que obtém a anamnese e a correta interpretação dos dados obtidos.

Características do proprietário (tutor)

Grande parte do prazer e da eficácia da prática médica vem do conversar com os proprietários. Cada um deles traz um desafio especial ao entrevistador. Assim, como não há dois entrevistadores iguais, não existem duas pessoas que entrevistariam o mesmo proprietário de modo similar. A seguir, estão demonstrados alguns tipos de comportamento mais comuns adotados pelos proprietários, no intuito de orientar os veterinários menos experientes sobre como deve ser o comportamento diante deles.

Proprietário (tutor) loquaz

O proprietário loquaz representa um desafio real para o entrevistador principiante; clientes com esse perfil dominam ou tentam dominar a entrevista, conduzindo-a da maneira que mais lhes convém, e o entrevistador dificilmente consegue pronunciar-se. Toda pergunta é seguida, invariavelmente, de uma longa resposta. Até mesmo respostas objetivas como "sim" e "não" parecem intermináveis, e são superdetalhadas. Fala e movimenta-se demasiadamente. Uma interrupção cortês seguida por outra pergunta direta enfatizará o tema da entrevista. É necessário evitar perguntas abertas, facilitações ou silêncio demorado, visto que essas técnicas apenas encorajam o proprietário a continuar falando. Se todos esses cuidados forem em vão, a melhor conduta é ceder e respeitar o ritmo do proprietário do animal, de modo a evitar que a consulta torne-se um combate.

Proprietário (tutor) tímido

Na maioria das vezes, são pessoas simples, de baixo poder aquisitivo e/ou educacional e, muitas delas, sem autoconfiança. Esses proprietários se embaraçam com muita facilidade e mudam suas respostas com certa frequência, principalmente quando intimidados pela postura autoritária do entrevistador e/ou pelas circunstâncias (negligência com o animal; ambiente estranho [consultório] em que se encontra, com ar-condicionado, secretária, mobiliário moderno, aparelhos sofisticados etc.), dentre outros. A prática de realizar perguntas abertas ou abrangentes com tais proprietários surte pouquíssimos efeitos, visto que as respostas se limitam a *sim, senhor(a)* e *não sei, doutor(a).* Para tais casos, é de grande utilidade o questionamento cuidadoso, bem direcionado e com um linguajar mais simples; algumas palavras amistosas também auxiliam.

Proprietário (tutor) "só hostilidade"

Muito comumente, entrevista-se o proprietário irado, impaciente ou desagradável. Alguns deles são muito aviltantes ou irônicos, enquanto outros são exigentes, agressivos e ruidosamente hostis. A hostilidade pode ser percebida à primeira vista, logo após as primeiras palavras. Alguns permanecem em silêncio a maior parte da entrevista; outros, durante o transcorrer da anamnese, fazem comentários inadequados ou desagradáveis para o principiante ou até mesmo para o veterinário experiente. Muitas situações determinam esse comportamento.

Doenças incuráveis dos seus animais, principalmente aquelas que requerem certo trabalho, operações malsucedidas ou decisões errôneas de outro veterinário, acompanhadas de gastos exorbitantes, são passíveis de desencadear uma reação de descrença ou de desconfiança. O clima criado nesse momento não é o mais agradável, fraternal ou pacífico. Ao notar sua autoridade ameaçada, o entrevistador pode sentir raiva, impaciência e frustração; possível haver desenvolvimento de hostilidade recíproca e uma luta por autoridade entre ambos. Como lidar com esse proprietário? O entrevistador tem que agir de maneira racional, profissional e, se possível, distanciar-se ao máximo das indelicadezas do proprietário. Afinal, nem todo animal tem o dono que merece, principalmente por não ter tido o poder de escolha. É nosso dever respeitar os proprietários, ainda que não gostemos de suas atitudes; não podemos transferir as nossas animosidades para os nossos "pacientes". Eles são vítimas dos seus donos. Muitas vezes, o confronto pacífico é de grande utilidade para entrevistar tais proprietários; considerações como "você parece zangado com alguma coisa, diga-me o que pensa que está errado" possibilitam que o proprietário fique mais calmo ou racional em algumas situações. Lembre-se: nunca fique na defensiva; tente desarmá-lo de maneira sutil e inteligente. Prossiga com as suas perguntas vagarosamente, evite expressões negativas e faça perguntas restritas à história da doença do animal. A pior conduta consiste em adotar uma posição agressiva, revidando com palavras ou atitudes a hostilidade do proprietário. Não faça o jogo dele, o animal não tem culpa!

Proprietário (tutor) insaciável

Em geral, nunca estão satisfeitos, fazem muitas perguntas e, apesar de explicações adequadas, tendem a achar que o entrevistador não respondeu a todas as suas indagações. As perguntas são variadas, e grande parte delas não diz respeito à doença atual do animal. Esses proprietários são mais bem conduzidos com uma conduta firme e não condescendente.

Proprietário (tutor) agradável

Acredita que todas as suas respostas precisam satisfazer o entrevistador; tenta passar a imagem de proprietário zeloso e preocupado e está convencido de que, se o veterinário gostar dele, seu animal terá melhor atendimento. Cuidado! Esses merecem atenção redobrada, pois desviam a atenção para si e não para o problema do animal. Seja objetivo e prático. Lembre-se, o seu paciente é o animal, até que se prove o contrário.

Proprietário (tutor) "aplicativo de mensagem" e internauta

A tecnologia avança muito mais rapidamente do que nossa adaptação neuronal e motora consegue acompanhar. Gerações mais antigas ainda se lembram dos orelhões (ainda existentes, mas não tão usados como no passado), das chamadas a cobrar, da impressora matricial, do mimeógrafo, ao contrário das gerações atuais, que convivem harmoniosamente com as novas invenções. Hoje, são cada vez mais comuns as consultas por telefone (fixo ou celular), de proprietários que imaginam que o veterinário consegue "visualizar", a quilômetros de distância, o que está acontecendo com o seu animal naquele exato momento. Esses proprietários são insistentes em seus argumentos para obter um "possível diagnóstico" e uma "recomendação" de medicação por telefone, alegando falta de tempo para levar o animal à consulta veterinária. Mesmo respondendo que a avaliação presencial do animal é necessária, eles têm em mãos um novo recurso: o aplicativo de mensagem. Por ser um meio de comunicação rápido, econômico e com várias opções, permite o envio não só de todo o histórico do paciente, mas também de fotos, vídeos, exames laboratoriais, entre outros. É importante deixar claro que, obrigatoriamente, a primeira consulta é presencial, permanecendo os demais recursos para o acompanhamento.

Na internet, os tutores encontram informações sobre sintomas, doenças, possíveis diagnósticos, exames complementares, tratamento, cirurgias, clínicas e hospitais, laboratórios, planos de saúde (hoje já são realidade), sociedades médicas, tudo que desejam saber sobre os profissionais, até seu currículo Lattes! Hoje, o grande informante é o "Dr. Google", que está sempre disponível a qualquer hora, dia e noite, para "responder" a qualquer indagação que se quiser fazer. A influência sobre o exame clínico, em particular na anamnese, na relação médico-tutor e na decisão terapêutica, é cada vez mais evidente, o que vai refletir-se no ensino e modificar a prática médica. O tutor "expert" ou "informado", pode ser considerado um novo tipo de cuidador. Ao consultar diferentes *sites*, participar de comunidades virtuais, grupos de WhatsApp®, fazer indagações e trocar informações com outros participantes do mundo virtual, ele adquire um volume de conhecimentos que, às vezes, nem o veterinário tem no momento da consulta. Além de responder às perguntas tradicionais da anamnese, o tutor fará questionamentos sobre diagnóstico, exames complementares, esquemas terapêuticos, dietas, exercícios etc. A anamnese está deixando de ser um simples relato de sintomas para se transformar em um diálogo de grande abrangência. O relacionamento com esse novo tipo de tutor tornou-se diferente. Diante disso, o médico precisa ter mais cuidado no que diz e estar mais seguro em suas afirmativas. A solução, de maneira educada e elegante, é dar, no mínimo, 10 possibilidades de diagnóstico e, em um só fôlego, 20 possibilidades de tratamento.

Proprietário (tutor) "anjo da guarda"

É o protetor do seu animal e/ou daqueles outros tantos desamparados. Caso seja um São Francisco à brasileira, desdobre-se – em geral, ele não tem muitas informações sobre o problema, pois o animal pode ter sido recolhido na rua, sem que houvesse um contato prévio; tende a ser um monólogo: *não sei* ou *não vi*. Sua preocupação é o sofrimento do animal. Um ponto em comum desses proprietários é a exagerada proteção que eles dispensam a seus animais, no intuito de evitar que sintam dor ou desconforto. Muitos insistem, por exemplo, para que não se coloque mordaça no animal, com receio de que isso possa causar dor; costumam dizer: *Não precisa, o animal não morde*. Outra situação crítica é a de aplicar injeção; perguntam insistentemente: *Não vai doer, doutor(a)*? Ao observar suas faces, a impressão que temos é de que se administrou iodo a 10% por via intramuscular, não nos animais, mas neles próprios. Ao término da anamnese, é necessário convidá-los a sair da sala, pois é capaz de inibir os procedimentos semiológicos com os seus anseios.

Proprietário (tutor) "não sei"

Nesses casos, o proprietário parece não ter conhecimento algum sobre o que está acontecendo com o animal. Para a maioria das perguntas – *O que o animal tem? Quando começou? Qual a alimentação do animal? Foi vermifugado?* –, a resposta é "não sei". Trata-se de um proprietário omisso e/ou irresponsável; quando seu animal se encontra em estado debilitado, a primeira ideia que passa em sua cabeça é levá-lo para sacrifício e, em caso de recusa por parte do clínico, não é difícil abandoná-lo em terreno baldio ou, ainda, na porta da clínica.

Proprietário (tutor) sabe-tudo

Normalmente, o proprietário sabe-tudo tem conhecimento ou formação na área biológica e, na maioria das vezes, é preocupante lidar com eles. Obviamente, existem exceções, que enriquecem a troca de informações profissionais e propiciam a aproximação pessoal, com respeito mútuo. Interessante ressaltar, que, em sua maioria, são profissionais e/ou criadores (tutores) de animais de genética e custo elevados. Questionam todas as informações clínicas passadas a eles após a avaliação do animal, pois se acham herdeiros incontestes de Hipócrates e detentores de todos os saberes existentes (e ainda inexistentes) entre o céu e a terra, e nós, simples e meros veterinários. Se não acredita em meditação e transposição de sua alma além-corpo, tente inspirar lenta e intensamente, e depois expire, mantendo o mesmo padrão. Não se deixe intimidar e conduza a sequência de exame normalmente.

Você sabia?

- A domesticação do caprino teve início no continente asiático, na antiga Pérsia, mais precisamente onde se localiza atualmente o Irã, há cerca de 12 mil anos, local em que se encontrava uma estatueta de um carneiro com lã, o que sugere que a seleção de ovinos para a produção de lã já era aplicada à época. A espécie caprina que permitiu essa domesticação foi a *Capra hircus*, originada a partir da cabra-selvagem (*Capra aegagrus*). Os agricultores neolíticos começaram a pastorear cabras selvagens principalmente para facilitar acesso ao leite e à carne, bem como ao esterco, que era usado como combustível; além disso, ossos, pelos e tendões eram usados para roupas, construção e ferramentas. Em algumas seitas antigas, o carneiro representava a imortalidade (tal como as serpentes), pois seus chifres caem e renascem todos os anos. Também simbolizava o poder da obstinação e da fertilidade. No Tibet, a figura de um carneiro é colocada nas ponteiras das vigas das residências e nas manivelas das rústicas batedeiras de manteiga como uma proteção contra os espíritos maliciosos. Também, na cerimônia de purificação, um carneiro é sacrificado. A expectativa de vida dos caprinos é de 15 a 18 anos. Lucky, a ovelha considerada a mais velha do mundo, morreu aos 23 anos na Austrália depois de uma onda recorde de calor; ela tinha o dobro da idade que a espécie costuma atingir.

VOCABULÁRIO ÚTIL

Medicina é 1% terapêutica e 99% nomenclatura.
Millôr Fernandes

O vocabulário utilizado pelos profissionais da área médica é difícil, complexo e amplo. A memorização de um termo é menos útil que tentar determinar seu significado pela compreensão de sua etimologia, origem ou raízes. Com essa prática, o significado dos termos usuais torna-se mais fácil. No Quadro 1.6 são relacionados alguns prefixos, sufixos e raízes gerais de importância para a rotina prática.

Quadro 1.6 Prefixos, sufixos e raízes de palavras úteis para o médico-veterinário.

Prefixo/raiz/sufixo	Relativo a	Exemplo	Definição
ab-	afastando de	**ab**dução	Afastando do corpo
ad-	em direção a	**ad**ução	Em direção ao corpo
aden-	glândula	**aden**opatia	Doença glandular
an-	sem	**an**osmia	Sem o sentido do olfato
aniso-	desigual	**aniso**coria	Pupilas desiguais
contra-	oposto	**contra**lateral	Relativo ao lado oposto
diplo-	duplo	**diplo**pia	Visão dupla
dis-	mal-estar	**dis**úria	Dor à micção
duc-	levar	ab**duc**ção	Levar para fora
esten-	estreitado	**esten**ose	Ducto de canal estreitado
eu-	bom; vantajoso	**eu**pneia	Respiração fácil
exo-	externo	**exo**tropia	Desvio ocular para fora
hemi-	metade	**hemi**plegia	Paralisia de um lado do corpo
hidro-	água	**hidro**fílico	Absorção imediata de água
hiper-	além	**hiper**emia	Excesso de sangue
hipno-	sono	**hipnó**tico	Indutor do sono
idio-	separado; distinto	**idio**pático	De etiologia desconhecida
infra-	abaixo	**infra**orbitário	Abaixo da órbita
intra-	interno	**intra**craniano	No interior do crânio
ipsi(o)-	próprio	**ipsi**lateral	Situado do mesmo lado
neo-	novo	**neo**plasia	Crescimento novo anormal
poli-	vários	**poli**cístico	Muitos cistos
retro-	atrás	**retro**mamário	Atrás da mama
soma-	corpo	**som**ático	Relativo ao corpo
trans-	através	**trans**uretral	Através da uretra
-ectomia	remoção de	apendic**ectomia**	Remoção do apêndice
-fobia	temor; receio	foto**fobia**	Intolerância anormal à luz
-gnose	reconhecimento	estereo**gnose**	Reconhecimento de um objeto pelo tato
-grafia	algo escrito	mielo**grafia**	Radiografia da medula

(continua)

Quadro 1.6 Prefixos, sufixos e raízes de palavras úteis para o médico-veterinário. (*Continuação*)

Prefixo/raiz /sufixo	Relativo a	Exemplo	Definição
-ismo	estado; condição	gigant**ismo**	Estado de crescimento exagerado
-ite	inflamação	col**ite**	Inflamação do cólon
-lise	dissolução	hemó**lise**	Liberação de hemoglobina em solução
-malacia	amolecimento	osteo**malacia**	Amolecimento dos ossos
-megalia	aumento	cardio**megalia**	Aumento cardíaco
-micose	fungo	dermato**micose**	Processo patológico da pele causado por fungo
-ologista	especialista	cardio**logista**	Especialista em cardiopatias
-oma	tumor; crescimento	fibr**oma**	Tumor de tecido fibroso
-rrafia	sutura	hernio**rrafia**	Sutura de uma hérnia
-ose	estado patológico	endometri**ose**	Estado patológico do tecido uterino de localização anormal
-patia	doença	uro**patia**	Doença das vias urinárias
-plastia	reparo	valvulo**plastia**	Reparo cirúrgico de uma válvula cardíaca
-plegia	paralisia	hemi**plegia**	Paralisia da metade do corpo
-ptose	queda	blefaro**ptose**	Queda das pálpebras
-scopio	instrumento para exame	oftalmo**scópio**	Instrumento para exame do olho
-spasmo	espasmo	blefaro**spasmo**	Contração das pálpebras
-stomia	abertura	ileo**stomia**	Criação cirúrgica de uma abertura no íleo
-tomo	corte	micró**tomo**	Instrumento para cortar fatias finas

PRINCIPAIS TERMOS TÉCNICOS UTILIZADOS NA MEDICINA VETERINÁRIA (POR SISTEMA)

Sistema auditivo

Acusia: perda total da audição

Auricular: referente à orelha

Otalgia: dor de ouvido

Otite: inflamação no ouvido

Otorreia: saída de líquido pelo ouvido

Otorragia: perda de sangue pelo canal auditivo, relacionada com traumatismo

Sistema digestório

Abdominocêntese: paracentese do abdome

Abomasite: inflamação da mucosa abomasal

Acalasia: distúrbio nervoso de causa desconhecida que interfere em dois processos: nas ondas rítmicas de contração que impulsionam o alimento pelo esôfago (peristaltismo) e na abertura do esfíncter esofágico inferior. Pode ser causada pela disfunção dos nervos que circundam o esôfago, transmitindo os impulsos elétricos para os músculos

Adipsia: ausência de sede

Aerofagia: ato de deglutir ar

Afagia: ausência de deglutição

Aglossia: ausência da língua, de origem congênita

Alotriofagia, parorexia ou pica: transtorno em que há a ingestão de substâncias sem valor nutricional e inadequada para determinada espécie, como tijolo, terra, pedra etc.

Anorexia: perda do apetite

Aproctia: ausência, falta ou imperfuração de ânus

Aptialismo: deficiência ou ausência da saliva

Ascite: acúmulo de líquido na cavidade abdominal

Atresia anal: ausência de ânus

Aquezia: alteração em que o animal não consegue defecar

Biliverdina: pigmento biliar esverdeado formado pelo catabolismo da hemoglobina, que é convertido em bilirrubina no fígado

Bradifagia: ato de comer vagarosamente

Bradipepsia: digestão lenta e difícil

Bulimia: transtorno alimentar caracterizado pela ingestão excessiva ou compulsiva de alimentos

Caquexia: estado mórbido caracterizado por magreza extrema, perda de peso, sintomas de debilidade e anemia

Colêmese: vômito com bile

Colestase: diminuição ou interrupção do fluxo da bile como resultado de retenção do conteúdo biliar no parênquima hepático

Cólica: dor espasmódica, proveniente de espasmos

Colite: inflamação do cólon

Constipação: retenção de fezes ou evacuação insuficiente e dificultosa

Coprofagia: ato de ingerir fezes

Coprólito (fecaloma): massa endurecida de matéria fecal nos intestinos

Diarreia: aumento do número de evacuações e/ou presença de fezes amolecidas

Disfagia: deglutição difícil, geralmente dolorosa

Dispepsia: dificuldade na deglutição de líquidos, dificuldade de matar a sede

Disquezia: evacuação difícil e dolorosa

Êmese: ato de vomitar

Enema: clister, lavagem, introdução de líquidos no reto

Enteralgia: dor intestinal

Enterorragia: hemorragia digestiva com aspecto de sangue vivo

Eructação: expulsão ruidosa de ar, gases ou ácido do estômago ou rúmen

Esteatorreia: aumento da quantidade de gorduras excretadas nas fezes

Esteatose: degeneração gordurosa

Estomatite: termo genérico para inflamação da mucosa oral

Eventração: saída total ou parcial de vísceras na parede abdominal, mas a pele continua íntegra

Faringite: inflamação da faringe

Fecaloide: vômito que se assemelha à material fecal

Fecaloma: massa fecal endurecida, formada no intestino, em casos de retenção fecal prolongada

Fissura (fenda) palatina: malformação congênita que se caracteriza pela falta de união de duas regiões do palato durante a vida embrionária

Flatulência: acúmulo e eliminação de gases do intestino

Gastrite: inflamação do estômago

Gastroenterite: inflamação do estômago e do intestino delgado caracterizada por náuseas, vômitos, diarreia e dores abdominais. É produzida por vírus, bactérias ou suas toxinas, ou agressão da mucosa intestinal por diversos mecanismos

Gastrólito: presença de cálculo no estômago

Gengivite: inflamação da gengiva

Glossite: inflamação da língua

Halitose: odor desagradável (mau-hálito) exalado pela boca e pelas narinas na expiração

Hematêmese: vômito com sangue (vômito vermelho rutilante)

Hematoquezia: termo médico utilizado para designar a presença de sangue, coloração avermelhada, misturado ou recobrindo as fezes

Hemoperitôneo: presença de sangue na cavidade peritoneal

Hepatite: inflamação do fígado

Hepatoesplenomegalia: aumento do volume do fígado e do baço

Hepatomegalia: aumento do volume do fígado

Hiperêmese: vômitos excessivos, incessantes

Hiporexia: diminuição da ingestão de alimentos por um período de 24 h

Incontinência: perda da capacidade de controlar os esfíncteres anal ou vesical

Intussuscepção: prolapso de uma parte do intestino no lúmen de uma parte imediatamente adjacente

Jejunite: inflamação do jejuno

Lienteria: diarreia em que substâncias ingeridas são eliminadas sem que tenha sido feita a digestão

Odinofagia: deglutição dolorosa

Oligoquezia: diminuição da defecação

Macroglossia: hipertrofia da língua

Megaesôfago: dilatação do esôfago que, em consequência, perde sua atividade peristáltica normal

Melena: hemorragia digestiva fétida, com fezes pastosas; aspecto de "borra de café"

Meteorismo: intumescência abdominal provocada pelo acúmulo de gases no estômago e nas alças intestinais; timpanismo ou timpanite

Mucocele: acúmulo de saliva no tecido subcutâneo ou submucoso

Normoquezia: defecação sem alteração

Normorexia (normofagia): apetite normal, sem alteração

Odinofagia: dor à deglutição

Oligofagia: diminuição do apetite

Parorexia: ingestão de material inadequado ou estranho para a espécie

Peritonite: inflamação do peritônio

Polidipsia: sede exagerada e patológica

Polifagia ou **hiperfagia:** fome excessiva

Proctite: inflamação da mucosa do reto

Proctorreia: eliminação de muco pelo ânus

Prognatismo: projeção da mandíbula

Ptialismo: produção excessiva de saliva por processos inflamatórios ou traumáticos da boca

Regurgitação: volta à cavidade bucal de alimento ou de secreções contidas no esôfago; em ruminantes, é evento fisiológico

Reticulite: processo inflamatório do retículo, promovido, na maioria das vezes, por corpos estranhos perfurantes

Ruminite: inflamação da mucosa do rúmen em decorrência de alterações fermentativas, bem como de acúmulo e produção excessivos de lactato de sódio

Sialose (sialorreia): eliminação de quantidade excessiva de saliva pela cavidade bucal

Sialosquise: diminuição da secreção de saliva

Tenesmo: termo dúbio que significa espasmo doloroso do esfíncter anal ou vesical, com desejo urgente de defecar ou urinar; há eliminação de quantidade mínima de fezes ou urina

Vômica: eliminação súbita, através da glote, de quantidade abundante de pus ou líquido de aspecto mucoide ou seroso

Xerostomia: diminuição ou ausência do fluxo salivar

Sistema circulatório

Anemia: diminuição no número de células vermelhas do sangue circulante, levando ao aparecimento de sintomas: taquipneia, taquicardia, mucosas pálidas e fadiga

Aneurisma: dilatação anormal e localizada de um vaso sanguíneo, em especial, de uma artéria

Angina, angina de peito (angina pectoris): descrição utilizada para caracterizar a dor torácica causada pela falta de sangue (isquemia) que acomete o músculo cardíaco

Angiocardite: inflamação do coração e dos grandes vasos

Arritmia: alteração da sequência ou do ritmo dos batimentos cardíacos

Aterosclerose ou **arteriosclerose:** enrijecimento das artérias

Bradicardia: diminuição da frequência cardíaca

Bradisfigmia: lentidão ou diminuição da frequência do pulso arterial

Cárdia: transição anatômica localizada na junção do esôfago terminal ou inferior e o estômago

Cardiocele: hérnia do coração

Cardiocentese: punção cardíaca com fim diagnóstico ou terapêutico

Cardiomegalia: aumento do tamanho do coração

Cardiopatia: qualquer doença do coração, congênita ou adquirida

Cateterismo: procedimento médico que consiste na introdução de um pequeno cateter que vai até o coração e as artérias coronárias, com o objetivo de investigação diagnóstica

Cianose: aspecto azul da pele e mucosas em decorrência da redução de oxigênio

Congestão: acúmulo anormal de líquido ou sangue no interior dos vasos de um órgão ou de parte deste

Diástole: ação de relaxamento do coração para receber o sangue; contrário da sístole

Doença coronariana: condição médica caracterizada pelo estreitamento ou obstrução das artérias coronárias que fornecem sangue para o coração

Efusão: derrame, extravasamento

Embolia: presença de uma substância sólida, líquida ou gasosa no circuito arterial com a consequente obstrução do fluxo

Endocardite: inflamação do endocárdio

Extrassístoles: contrações prematuras do miocárdio

Fibrilação: contrações do coração mais rápidas do que o normal decorrentes da ativação totalmente desorganizada das fibrilas musculares. Pode ter origem nos átrios (fibrilação atrial) ou nos ventrículos (fibrilação ventricular)

Filiforme: na medicina, é bastante associado à espessura do pulso, sendo um pulso filiforme considerado muito fraco, delgado como um fio

Flebectasia: dilatação de uma veia

Flebite: inflamação de uma veia, processo inflamatório que acomete a parede de uma veia

Fleborrafia: sutura realizada em uma veia

Fleborrexe: ruptura de uma veia

Gangrena: morte tecidual de um tecido ou órgão, em consequência de aporte sanguíneo insuficiente. Pode abrigar infecções e recebe nomes diferentes, dependendo de suas características (gangrena úmida, gangrena gasosa etc.)

Hemodiálise: procedimento de filtração do sangue fora do corpo. Passagem do sangue circulante por meio de aparelho ou da membrana dialisadora para eliminação das impurezas

Hemostasia: meio utilizado para cessar a hemorragia

Hipertensão: pressão arterial acima do normal

Hipotensão: pressão arterial abaixo do normal

IAM: abreviação de infarto agudo do miocárdio

Ictus Cordis (choque da ponta): levantamento periódico da zona de projeção da ponta do coração, sincrônico com a sístole cardíaca; consiste em um levantamento que se vê, se palpa ou, às vezes, apenas se palpa. Em condições normais, a ponta corresponde ao ventrículo esquerdo. Na medicina veterinária, o choque não se dá pelo contato do ápice cardíaco com a parede torácica, mas pelo contato com a parede lateral do ventrículo esquerdo

Infarto: morte de um tecido ou mesmo de um órgão por irrigação sanguínea insuficiente ou inadequada

Isquemia: alteração patológica de um tecido que sofreu diminuição do aporte sanguíneo

Miocardite: inflamação do miocárdio que pode ser causada por vírus, bactéria, tuberculose, entre outras

Murmúrio: som auscultatório, benigno ou patológico, particularmente um som periódico de curta duração de origem cardíaca ou vascular

Pericardite: inflamação do pericárdio

Pericárdio: camada fibrosa mais externa que protege o coração

Periflebite: inflamação da túnica externa de uma veia

Perivascular: ao redor de um vaso

Precordial: situado ou que ocorre diante do coração; epigástrio e superfície anterior da parte inferior do tórax

Precordialgia: dor na região precordial

Pulsos venosos: onda do pulso venoso jugular corresponde à curva de pressão do átrio direito. Essa onda ocorre na base do pescoço e reflete o retorno venoso para o coração direito, expressando a dinâmica e o funcionamento do ventrículo direito e do átrio direito. O pulso venoso fisiológico refere-se às pulsações suaves, ondulantes, mais visíveis do que palpáveis. Já o pulso venoso patológico é mais vigoroso, com um único componente, nitidamente palpável, a intensidade das pulsações não se altera com modificações da posição do paciente e as pulsações não são eliminadas pela compressão

Sopro cardíaco: ruído percebido na ausculta cardíaca, de baixa (abafado) ou alta intensidade, geralmente de curta duração, de origem cardíaca ou vascular

Sístole: ação de contração do coração para impulsionar o sangue; o contrário da diástole

Taquicardia: aumento da frequência cardíaca

Taquisfigmia: aumento da frequência do pulso arterial.

Trombo: coágulo sanguíneo

Trombose: formação ou desenvolvimento de um trombo (coágulo)

Sistema respiratório

Anafilaxia: aumento da sensibilidade do organismo em relação a determinada substância com a qual este organismo já esteve anteriormente em contato

Anosmia: perda total ou parcial do olfato, anosmia ou hiposmia, respectivamente

Anoxia: estado que resulta da insuficiência de oxigênio para satisfazer às necessidades normais dos tecidos

Apneia: ausência temporária de respiração

Asfixia: estado resultante de obstrução à passagem do ar através das vias respiratórias ou dos pulmões

Bradipneia: diminuição da frequência respiratória, respiração lenta, vagarosa

Broncoadenite: inflamação das glândulas presentes nos brônquios

Broncoalveolar: pertinente aos alvéolos e brônquios

Broncocele: dilatação de um brônquio

Broncorragia: hemorragia dos brônquios

Broncorreia: corrimento exagerado de muco pelos brônquios

Bronquiectasia: dilatação dos brônquios

Bronquiolite: inflamação dos bronquíolos

Bronquite: processo inflamatório das vias aéreas proximais ou distais dos brônquios

Cianose: coloração roxo-azulada das mucosas e da pele decorrente da presença de níveis elevados de hemoglobina reduzida nos capilares

Coriza: corrimento de secreção nasal

Dispneia: dificuldade para respirar; respiração difícil, laboriosa

Enfisema: dilatação anormal dos espaços subcutâneos e aéreos distais ao bronquíolo terminal, acompanhada de destruição de suas paredes sem sinais de fibrose

Epistaxe: fluxo de sangue pelas narinas, hemorragia nasal

Esputo: escarro, material expectorado, com possibilidade de ser mucoso, mucopurulento, purulento, hemorrágico, espumoso

Estertor: ruído respiratório anormal percebido na ausculta dos pulmões ocasionado pela passagem do ar pelas vias brônquicas estreitadas ou contendo secreções mais ou menos espessas

Estertorosa: respiração ruidosa

Estridor: é um som ofegante, áspero, alto, que ocorre durante a inalação, resultante de uma obstrução parcial da garganta (faringe), laringe ou traqueia

Eupneia: respiração normal

Expectoração: expelir secreção pulmonar (escarro)

Frenite: inflamação no diafragma

Hemoptise: eliminação de sangue pela boca, através da glote, proveniente dos brônquios ou pulmões

Hemotórax: coleção de sangue na cavidade pleural

Hidrotórax: derrame na cavidade pleural

Hiperosmia: capacidade aumentada do olfato

Hiperpneia: respiração anormal acelerada com movimentos respiratórios exagerados

Hiposmia: diminuição do olfato

Nasofaringe: espaço situado atrás das coanas e acima de um plano horizontal que atravessa a margem inferior do palato

Nasofaringite: inflamação das vias nasais e faringe

Nasofrontal: referente ao osso nasal e aos frontais

Ortopneia: dispneia intensa que faz com que o animal adote postura com membros anteriores em abdução, sentado ou em pé, ou seja, com o tórax em posição perpendicular ao solo, na tentativa de captar mais oxigênio

Polipneia: termo usado na medicina para designar o incremento da profundidade e da frequência da respiração. É frequente que a polipneia se detecte na presença de problema nos pulmões

Rinite: inflamação da mucosa nasal

Rinorreia: secreção nasal, coriza, descarga mucosa pelo nariz

Taquipneia: movimentos respiratórios acelerados/frequência respiratória acima do normal

Sistema urinário

Acromatúria: urina sem cor

Anúria: supressão total da excreção urinária

Bexigoma: condição na qual a bexiga fica distendida por acúmulo de urina; entendida também como retenção urinária

Bilúria: presença de bile na urina

Blenúria: presença de muco na urina

Cistectomia: remoção da bexiga

Cistite: inflamação da bexiga

Cistocele: hérnia da bexiga

Cistopexia: fixação da bexiga

Cistoscopia: introdução do aparelho óptico através de orifício para inspecionar a bexiga

Cistostomia: abertura na parede da bexiga para drenagem de urina

Colecistolitíase: presença de cálculos na vesícula biliar

Colestase: ausência ou diminuição do fluxo nos canais biliares

Colúria: presença de bilirrubina ou bílis na urina

Disúria: dificuldade em urinar que pode ou não ser acompanhada de dor

Diurese: caracterizada pela produção de urina pelo rim, o termo comumente é utilizado para nomear a quantidade de secreção urinária eliminada pelo paciente em determinado período

Enurese: incontinência urinária

Estrangúria: micção dolorosa

Glicosúria: eliminação de açúcar na urina

Glomerulite: inflamação dos glomérulos do rim

Hematonefrose: presença de sangue na pelve renal

Hematúria: condição que apresenta sangue na urina, especificamente três hemácias por campo no exame de sedimento urinário, o que pode deixar a urina vermelha, hemática, marrom-escuro ou descolorida

Hemoglobinúria: presença de hemoglobina na urina

Incontinência: perda da capacidade de controlar os esfíncteres anal ou vesical

Litíase: presença de concreções sólidas (cálculos) formadas pela aglomeração de substâncias orgânicas ou minerais no interior dos canais excretores das glândulas (vias biliares, urinárias, salivares etc.). É mais comumente conhecida como cálculo renal ou, ainda, pedra nos rins

Nefralgia: expressão relacionada com dor renal

Nefrectasia: dilatação de um rim

Nefrite: inflamação do rim

Nefrite intersticial: síndrome clínica caracterizada por inflamação do interstício renal, por diferentes causas, levando, em geral, à diminuição ou perda das funções tubulares renais. Pode ser aguda ou crônica

Nefrocistite: inflamação conjunta da bexiga e do rim

Nefromegalia: aumento de tamanho do rim

Nefropatia: qualquer moléstia renal

Nictúria (noctúria): emissão de urina mais abundante ou frequentemente à noite que durante o dia. Enurese noturna

Oligúria: diminuição da quantidade de urina

Pielonefrite: termo utilizado para designar os processos infecciosos do rim, sendo de natureza bacteriana, na grande maioria dos casos

Pionefrite: inflamação do parênquima renal

Piúria: presença de conteúdo mucopurulento na urina, é resultado de leucocitúria

Polaciúria (polaquiúria): aumento da frequência miccional, com pequena eliminação de urina

Poliúria: utilizado para designar os casos em que o paciente passa a eliminar quantidades excessivas de urina

Renomegalia: aumento do tamanho dos rins

Vesical: referente à bexiga

Sistema nervoso

Acalasia: perda da capacidade de relaxamento de um músculo ou esfíncter

Acéfalo ou anencefálico: feto sem encéfalo

Alodinia: sensação dolorosa gerada por estímulos mecânicos ou térmicos que normalmente não desencadeariam dor

Apatia: estado de indiferença, em que o indivíduo não responde aos estímulos sonoros ou táteis

Apoplexia: acidente vascular encefálico

Apraxia: distúrbio neurológico revelado pela incapacidade de executar movimentos coordenados

Ataxia: ausência de coordenação motora

Cauda equina: raízes dos nervos sacros e coccígeos, com semelhança à cauda de um cavalo

Cefalomeningite: inflamação das meninges cerebrais

Cefaloplegia: paralisia dos músculos da cabeça e da face

Coma: estado de estupor profundo, com perda total ou quase total da consciência, da sensibilidade e da motilidade voluntária

Diplegia: paralisia de partes similares nos dois lados do corpo. Paralisia bilateral

Epilepsia: síndrome caracterizada por crises transitórias e repetitivas de distúrbios neurológicos, entre os quais se sobressaem convulsões e alterações da consciência

Estupor: inconsciência total ou parcial, mutismo sem perda da percepção sensorial e que responde apenas a estímulos dolorosos

Glioma: tumor do tecido nervoso (neuroglia) em qualquer estágio de desenvolvimento

Hematomielia: hemorragia no interior da medula espinal

Hemianalgesia: analgesia de um lado ou de uma metade do corpo

Hemiparesia: diminuição da mobilidade muscular de um lado do corpo

Hemiplegia: paralisia de um dos lados do corpo

Hidrocefalia: aumento anormal da quantidade de líquido na cavidade craniana

Hiperalgesia: sensibilidade exagerada à dor

Labirinto: conjunto de condutos do ouvido interno, constituído pela cóclea e pelos canais semicirculares; a audição decorre do movimento do líquido presente no labirinto, que também se relaciona com a noção de movimento e de equilíbrio corporal

Letargia: estado patológico do sono profundo

Meningite: inflamação das meninges, geralmente de origem infecciosa

Meningoencefalite: inflamação do cérebro e das meninges

Monoplegia: paralisia de um membro

Neuralgia: dor intensa, aguda e paroxística no trajeto de um nervo

Neuromielite: inflamação da medula espinal e de nervos
Neuromuscular: referente tanto a nervos quanto a músculos
Paralisia: incapacidade de realização do movimento voluntário
Paraplegia: paralisia completa de dois segmentos simétricos do corpo (geralmente afeta os membros pélvicos)
Paresia: paralisia de nervo ou músculo que não perdeu inteiramente a sensibilidade e o movimento
Parestesia: aparecimento de sensação anormal e mal definida, sem prévia estimulação. Dormência e formigamento são os representantes mais significativos da parestesia. Podem ser transitórios ou persistentes, com distribuição limitada ou generalizada, com possibilidade de afetar qualquer parte do corpo inervada por fibras nervosas sensoriais ou aferentes
Plegia: perda de força muscular ou paralisia
Ptose palpebral: queda da pálpebra decorrente de lesão do nervo oculomotor
Quiasma óptico: comissura anterior da hipófise, onde existe uma decussação (cruzamento em forma de X) parcial das fibras
Síncope: perda súbita da consciência, geralmente acompanhada de perda dos tônus posturais
Tetraplegia: paralisia dos quatro membros, da cervical para baixo

Sistemas reprodutor e mamário

Acrobiste: prepúcio
Acrobistio: mesmo que acrobiste
Agalactia: ausência de leite nas mamas depois do parto
Amniocentese: punção de líquido amniótico durante a gestação
Anorgasmia: incapacidade de chegar ao orgasmo durante o coito
Balanite: inflamação da glande ou da cabeça do pênis
Balanopostite: inflamação da glande e do prepúcio
Blenorreia: secreção abundante das mucosas, especialmente da vagina
Circuncisão: ressecção da pele do prepúcio que cobre a glande
Dispareunia: dor durante o ato sexual
Endométrio: tecido que reveste a porção interna do útero e que durante todo o ciclo menstrual passa por fases e diferentes espessuras. É nele que o embrião se aloja quando ocorre a fecundação
Escrotite: inflamação do escroto
Escrotocele: hérnia do escroto
Espermatite: inflamação do canal deferente
Espermatocele: cisto em uma parte do epidídimo
Espermatocistite: inflamação da vesícula seminal
Espermatorreia: incontinência de esperma
Espermatúria: presença de esperma na urina
Espermátide: célula haploide, formada durante a espermatogênese, que irá se diferenciar em espermatozoide
Eutocia: situação obstétrica favorável que permite esperar um parto normal
Ferormônio: substância hormonal que provoca uma resposta particular em outro indivíduo da mesma espécie
Feto a termo: feto em condições de nascer
Galactocele: dilatação da glândula mamária em forma de cisto cheio de leite
Galactorreia: secreção leitosa por via mamária de forma anormal e fora do período de amamentação
Ginecomastia: desenvolvimento anormal de uma ou mais glândulas mamárias em machos. Esse desenvolvimento só será considerado anormal se prevalecer por longo tempo
Hemospermia: sangue no esperma

Hidropsia: condição fetal definida como acúmulo anormal de líquido em dois ou mais compartimentos fetais, apresentando-se como ascite, derrame pleural, derrame pericárdico e edema cutâneo. Também pode estar associado a polidrâmnio e edema placentário
Hidrâmnio: excesso de líquido amniótico
Histerectomia: retirada parcial ou total do útero
Mamite (mastite): inflamação da glândula mamária
Mecônio: substância pastosa de cor esverdeada ou enegrecida que é coletada no intestino do feto e constitui as primeiras evacuações dos recém-nascidos
Neonatal: referente ao recém-nascido ou aos primeiros dias após o parto
Nulípara: fêmea que nunca pariu
Orquialgia: dor nos testículos
Orquiocele: hérnia escrotal
Orquite: processo inflamatório do testículo, de origem infecciosa ou traumática
Piometra: distúrbio uterino mediado pelo hormônio progesterona, hormônio feminino que atua para manter a gravidez
Plurípara: fêmea com mais de duas parições
Postite: inflamação do prepúcio
Priapismo: conceituado como uma ereção prolongada, não associada com estimulação sexual e geralmente dolorosa
Primípara: fêmea que teve uma parição
Vaginalite: inflamação da membrana vaginal dos testículos
Vaginismo: espasmo doloroso da vagina
Vaginite: inflamação da vagina
Varicocele: dilatação anormal das veias testiculares
Xifópago: separação incompleta entre dois seres, unidos entre si pelo apêndice xifoide do osso esterno

Pele e fâneros

Acromia: ausência de cor por falta de melanina, falta de pigmentação da pele
Alopecia: queda de pelos, lãs, total ou parcial
Alérgeno: qualquer componente biológico, químico ou físico que promove alergia
Bolha: termo semiológico que se refere a uma lesão elevada, maior que 1 cm de diâmetro e que apresenta acúmulo de líquido de aspecto claro ou citrino. Ocorre prevalentemente entre as camadas superficiais da epiderme ou mucosa
Cacifo (Godet positivo): depressão anormal da pele, como a que, nos exames manuais, permanece após a cessação da pressão que o dedo do examinador exerce no local, causada por retração do tecido. Depressão que se forma na pele edemaciada sob a pressão dos dedos: indício de edema
Calafrios: sensação momentânea de frio com ereção de pelos e arrepiamento da pele
Celulite: inflamação difusa do tecido conjuntivo, em especial do subcutâneo celular
Cutâneo: referente à pele
Dermatite: inflamação na pele
Dermatomicose: doença cutânea causada por fungos
Dermatose: modo como são chamadas as doenças que afetam a pele, geralmente caracterizadas por manifestações alérgicas duradouras, com sintomas que envolvem desde a coceira até a descamação da pele, passando pela formação de bolhas e inflamações no local
Eczema: lesões generalizadas em forma de placas, manchas ou, por vezes, bolhas, decorrentes de uma reação por contato local ou por ação de uma agressão sistêmica

Epiderme: superfície externa da pele. Tecido de revestimento, situado na camada mais superficial das células

Epidermólise: separação entre a epiderme e a derme

Equimose: sangue depositado por baixo dos tecidos, manchas escuras ou avermelhadas

Eritema: também denominado rubor, consiste em um sintoma clínico caracterizado por coloração avermelhada ocasionada por vasodilatação vascular

Eritrodermia: eritema ou ruborização generalizada na pele

Erupção: pequenas lesões cutâneas caracterizadas por rubor ou proeminência, ou ambos

Escabiose (sarna): enfermidade cutânea contagiosa caracterizada por lesões multiformes acompanhadas de prurido intenso

Escara de decúbito: úlcera formada pela longa permanência em uma mesma posição em decúbito

Esclerodermia: afecção cutânea com endurecimento da pele

Exantema: erupção eritematosa generalizada e aguda, de curta duração

Fissura: pequena abertura longitudinal em fenda/rachadura na superfície do corpo

Flictema (vesícula): pequena bolha cheia de líquido, vesícula

Foliculite: inflamação dos folículos e, em particular, dos folículos pilosos

Frêmito: vibração ou tremor tátil à palpação, em especial no tórax, semelhante à sentida durante o ronronar de um gato, causado por presença de líquidos em pulmões, sopros cardíacos, entre outros

Furunculose: aparecimento de vários furúnculos

Furúnculo: infecção e inflamação de um folículo piloso

Fâneros: anexos cutâneos (pele e unhas)

Goma: lesão cuja característica apresenta-se como nódulo ou tumor que se liquefaz na porção central e que pode se ulcerar, eliminando substância necrótica

Hematomas: acúmulo de sangue tecidual com presença de sangue extravasado e coágulos em alguma atividade

Hidradenite: inflamação de uma glândula sudorípara

Hipertricose: aumento da pilosidade (crescimento de pelos), localizada em topografia específica ou generalizada, de caráter genético ou adquirido, que surge comumente em locais normalmente providos de pelos

Hipotricose: ausência de pelos ou cabelos em topografia anatômica em que comumente deveriam aparecer

Laceração: lesão resultante da ruptura da pele até o tecido subcutâneo. Ruptura de um tecido sob o efeito de tração

Mácula: mancha; região da pele corada, plana

Neoplasia: tumor derivado do crescimento anormal do número de células no organismo, mais conhecido como câncer. Essa alteração é classificada como neoplasia maligna ou benigna

Nódulo: lesão sólida, elevada, apresentando diâmetro maior que 1 cm

Papiloma: vegetação de superfície queratótica, de aspecto irregular

Petéquia: pequena hemorragia, sobre a pele ou membranas mucosas, em forma de pequenos pontos

Prurido: coceira

Pápulas: mancha rósea na pele, com elevação

Pústula: vesícula ou bolha com conteúdo purulento

Queloide: hipertrofia benigna do tecido conjuntivo, ou lesão caracterizada por hipertrofia fibrosa que, em geral, se desenvolve no local de uma cicatriz, apresentando bordas elevadas, arredondadas, consistentes e mal definidas; tem como adjetivo o termo "queloidal"

Rubor: avermelhamento local. Um dos sintomas cardeais da inflamação

Sudorese: eliminação abundante de suor

Vegetações: projeções sólidas, digitiformes, moles, por vezes sangrentas e de tamanhos variáveis

Vesícula: elevação circunscrita da pele que contém líquido em seu interior, com diâmetro menor ou igual a 0,5 cm

Xantoma: placas amarelas na pele, formadas pela deposição de colesterol. Também se refere ao tumor benigno de pele composto de lipídeos, que pode aparecer em qualquer parte do corpo, especialmente em cotovelos, joelhos, mãos, pés, coxas e glúteos

Xerodermia: pele ressecada

Úlcera: solução de continuidade da pele, de mucosas, de serosas de órgãos, com perda de substância

Sistema oftálmico

Amaurose: perda parcial ou total da visão por afecção do nervo óptico ou dos centros nervosos

Ambliopia: diminuição da acuidade visual ou perturbação da visão, provocada por intoxicação, alteração nervosa, avitaminose, entre outras causas

Ambliopsia: déficit visual

Aniridia: ausência congênita ou falha na íris

Blefarite: inflamação das pálpebras

Blefaroconjuntivite: inflamação das pálpebras e da conjuntiva

Blefaroedema: edema das pálpebras

Blefaroplastia: correção das pálpebras

Blefaroplegia: paralisia das pálpebras

Blefaroptose: queda ou ptose da pálpebra superior

Ceratite: inflamação na córnea

Ceratocone: condição patológica que afeta o formato e a espessura da córnea; como resultado, o paciente apresenta percepção distorcida de imagens

Ceratoconjuntivite: inflamação simultânea da córnea e da conjuntiva

Conjuntiva: membrana que reveste o globo ocular, ficando entre as pálpebras e o olho, bem como na parte de trás dele

Cristalino: lente natural que fica localizada atrás da pupila. Ela pode ser tracionada pelos músculos ciliares, ajustando o foco das imagens ao mudar o ângulo da luz

Córnea: tecido transparente que fica na parte da frente do olho e que cobre a íris e a pupila. Sua curvatura ajusta o foco da visão

Diplopia: visão dupla, constante ou intermitente

Discoria: alteração das pupilas

Epífora (olhos lacrimejantes): condição que ocorre quando há uma produção excessiva de lágrimas, drenagem inadequada das lágrimas normais ou a combinação de ambos

Escotomas: manchas ou pontos escuros no campo visual

Estrabismo: falta de orientação dos eixos visuais para o objeto em razão de incoordenação dos músculos motores oculares

Exoftalmia: globo ocular muito evidenciado, como que saindo da cavidade ocular

Facomalácia: amolecimento do cristalino

Facometacorese: deslocamento do cristalino

Fotofobia: hipersensibilidade à luz

Glaucoma: aumento da pressão intraocular

Hemeralopia: cegueira diurna

Hemoftalmia: hemorragia ocular

Hifema: sangramento na câmara frontal ou anterior do olho. São frequentemente causados por trauma. Quando a câmara anterior é completamente preenchida por sangue, o olho aparenta ser da cor preta, conhecido como "bola oito hemorrágica" (termo em referência a bola preta do jogo de sinuca)

Iridectrópio: eversão da íris

Iridemia: hemorragia da íris

Ideremia: ausência congênita da íris

Irido: relativo a íris

Iridociclite: inflamação da íris e do corpo ciliar. É denominado "uveíte anterior"

Irite: inflamação da íris

Isocoria: quando as duas pupilas têm a mesma dimensão, caracterizando o estado normal desse orifício, situado ao centro da íris nos seres humanos

Midríase: dilatação da pupila em função da contração do músculo dilatador da pupila

Nistagmo: movimento involuntário que afeta rapidamente os olhos, que se mexem de cima para baixo e de um lado para o outro, impactando a visão do paciente

Pupila: pequena abertura circular no centro do olho, que se abre e fecha para entrada da luz e captação das imagens. Quando está muito escuro, ela se abre de modo a captar melhor as imagens em razão da pouca luz

Queratite: inflamação da córnea

Queratoesclerite: inflamação da córnea e da esclera

Retina: recebe a luz e decodifica as imagens captadas, convertendo-as em impulsos nervosos que são levados ao cérebro

Xantopsia (iantopsia, doropsia): visão amarelada, violeta e verde

Xeroftalmia: ressecamento da conjuntiva, caracterizada por desaparecimento da secreção lacrimal

Sistema locomotor (musculoesquelético)

Abarticular: reumatismo que prejudica órgãos, sem, no entanto, lesionar as articulações

Abarticulação (diartrose): luxação, desarticulação de uma articulação, com movimento exagerado entre os ossos

Abasia: incapacidade de marcha

Acrocianose: cianose nas extremidades

Adução: movimento de um membro cujo resultado é aproximá-lo do plano mediano do corpo

Anquilose: perda dos movimentos de uma articulação

Artralgia: dor nas articulações

Artrocentese: manobra pela qual se evacua o conteúdo articular, ou parte deste, mediante a punção direta no espaço articular

Artrodese: imobilização de articulação

Artroplastia: cirurgia em uma articulação com finalidade de restaurar seu movimento e sua função

Artroscopia: introdução de aparelho óptico através de orifício para inspecionar a articulação

Astasia: incoordenação motora que torna impossível ao paciente permanecer em posição quadrupedal

Astenia: fraqueza, cansaço

Ataxia: dificuldade ou mesmo incapacidade de manter a coordenação motora

Atrofia: diminuição na quantidade de tecido após o crescimento normal ter sido alcançado

Bursite: inflamação da bursa, uma pequena bolsa que se localiza entre os tendões para reduzir o atrito entre eles

Condrite: inflamação de cartilagens

Deambular: caminhar, andar

Disbasia (ataxia): distúrbios da marcha

Disdiadococinesia: dificuldade para realizar movimentos alternados rápidos

Escoliose: deformidade no plano laterolateral da coluna, de caráter permanente e acompanhada de rotação dos corpos vertebrais

Espondilartrite: inflamação das articulações vertebrais

Espondilite: inflamação de uma ou mais vértebras

Falangite: inflamação de uma falange

Fibromiosite: inflamação do tecido fibromuscular

Fratura: solução de continuidade de um osso. Em geral, é produzida por um traumatismo ou em sua ausência (fratura patológica). Produz como sintomas dor, mobilidade anormal e ruídos (crepitação) na região afetada

Gonartrose: artrose da articulação do joelho

Hemartrose: presença de sangue dentro de uma articulação

Hipermiotonia: aumento da tonicidade muscular

Hipotonia: baixo tônus muscular, fraqueza

Lordose: curvatura ventral anormal da coluna vertebral

Luxação: deslocamento das superfícies que compõem uma articulação e que, assim, perdem suas relações anatômicas normais. Pode originar-se de traumatismo, malformação ou lesões, como artrites que incidam sobre a articulação

Menoplegia: paralisia de um membro

Mialgia: dor muscular

Miopatia: qualquer doença de um músculo

Mioplegia: paralisia muscular

Miosite: inflamação de um músculo estriado ou voluntário

Osteíte: inflamação do tecido ósseo

Osteoartrite: termo geral que se emprega para referir-se ao processo degenerativo da cartilagem articular, manifestado por dor ao movimento, derrame articular etc.

Osteoartrose: transtorno crônico de uma articulação decorrente da degeneração da cartilagem

Osteomalácia: doença que se caracteriza pelo amolecimento e pela curvatura gradual dos ossos, com dor de intensidade variável

Osteomielite: inflamação da medula e dos tecidos duros dos ossos

Osteoporose: rarefação anormal de um osso

Periartrite: inflamação dos tecidos de uma articulação

Pioartrite: coleção purulenta intra-articular

Rabdomiólise: doença aguda e grave que causa destruição musculoesquelética com mioglobinemia e mioglobinúria resultantes

Xifoide: apêndice osteocartilaginoso que remata o esterno na parte inferior

BIBLIOGRAFIA

BARROS, A. L. B. L. de. Anamnese e exame físico: avaliação diagnóstica de enfermagem no adulto. Porto Alegre: Artmed, 2002.

BEDFORD, D. E. Auenbrugger's contribution to cardiology: History of percussion of the heart. British Heart Journal, v. 33, n. 6, p. 817-21, 1971.

BEVILACQUA, F. Manual do exame clínico. 13. ed. Rio de Janeiro: Cultura Médica, 2003.

BICKLEY, L. S.; SZILAGYI, P. G. Bates propedêutica médica. 8. ed. Rio de Janeiro: Guanabara Koogan, 2005.

BIRGEL, E. Medicina veterinária: uma profissão moderna e abrangente. Disponível em: http://apamvet.com/boletim02.pdf. Acesso em: 25 mar. 2024.

BRAZ, M. B. Semiologia médica animal. 2. ed. Lisboa: Fundação Calouste Gulbenkian, 1982, v. 2, 725 p.

CALDAS, E. M. Propedêutica clínica em medicina veterinária. Salvador: Universidade Federal da Bahia, 1975.

CROW, S. E.; WALSHAW, S. O. Manual de procedimentos clínicos em cães, gatos e coelhos. Porto Alegre: Artmed, 2000. 277 p.

EMPRESA BRASILEIRA DE SERVIÇOS HOSPITALARES. Principais termos utilizados em anotações de enfermagem. Disponível em: http://www2.ebserh.gov.br/documents/147715/393018/PrincipaisTermosdeEnfermagem.pdf. Acesso em: 15 mar. 2024.

GARCIA, M.; DELLA LIBERA, A. M. M. P.; FILHO, I. R. B. Manual de semiologia e clínica de ruminates. Editora Varela, 1996. 247 p.

GUIMARÃES, D. T. (Org.). Dicionário de termos de saúde. 5. ed. São Paulo: Rideel, 2014. 465 p.

GUNTHER, M. Diagnóstico clínico veterinário – con atención especial a la anestesiología. Zaragoza: Acríbia, 1979. 256 p.

HAMPTON, J. R.; HARRISON, M. J. G.; MITCHELL, J. R. A. et al. Relative contributions of historytaking, physical examination, and laboratory investigation to diagnosis and management of medical outpatientes. British Medical Journal, 1975, v. 2, n. 5969, p. 486-489.

HARDY, R. M. General physical examination of the canine patient. Veterinary Clinics of North America: Small Animal Practice, 1981, v. 11, n. 3, p. 453-467.

HIRST, K. K. Domestication of Goats. ThoughtCo. Disponível em: https://www.thoughtco.com/the-domestication-history-of-goats-170661. Acesso em: 3 mai. 2024.

HOUAISS, A.; VILLAR, M. S. Houaiss dicionário eletrônico da língua portuguesa 3.0. Rio de Janeiro: Objetiva, 2009.

KELLY, W. R. Diagnóstico clínico veterinário. 3. ed. Rio de Janeiro: Interamericana, 1986. 364 p.

LEES, G. E. Symposium on physical diagnosis: historytalking and development of the examination record. Veterinary Clinics of North America: Small Animal Practice, 1981, v. 11, n. 3, p. 441-451.

LOPEZ, M.; MEDEIROS, J. L. Semiologia médica: as bases do diagnóstico clínico. 3. ed. Livraria Atheneu Editora e Interminas, 1990. 1056 p.

LUCIANO, M. A história da Medicina Veterinária. Disponível em: https://crmvsp.gov.br/historia-da-medicina-veterinaria/. Acesso em: 15 mar. 2014.

MAIJALA, K. Genetics aspects of domestication, common breeds and their origins, In: Piper, L; RUVINSKY, A. (ed.). The genetics of sheep. CAB International, 1997. p. 13-49.

MANGIONE, S. Segredos em diagnóstico físico. Porto Alegre: Artmed, 2001.

MAREK, J.; MOESY, J. Tratado de diagnóstico clínico de las enfermidades internas de los animales domésticos. Rio de Janeiro: Labor, 1965. 675 p.

McCURNIN, D.; POFFENBARGER, E. M. Small animal physical diagnosis and clinical procedures. Saunders Company, 1991. 221 p.

NARDI, A. B. de.; DALECK, C. R.; RODASKI, S. et al. Dicionário de termos técnicos-científicos de medicina veterinária. MEDVEP. Revista Científica de Medicina Veterinária de Pequenos Animais, 2006, v. 4, n. 13, p. 228-236.

ORDÓÑEZ, P. A., COHEN, L. M., SAMORA, J. La comunicación entre el médico y el paciente en las consultas externas. Educ Med Salud, v. 3, n. 3, p. 217-57, 1969.

PERUCHI, M. Bos Taurus vs Bos Indicus: separados há 2 mi de anos. Compre Rural. 2023. Disponível em: https://www.comprerural.com/bos-taurus-vs-bos-indicus-separados-ha-2-mi-de-anos/. Acesso em: 19 abr. 2024.

PIERIN, Â. M. G. Hipertensão arterial: uma proposta para o cuidar. São Paulo: Manole, 2004.

PIMENTA, C. A. M.; MOTA, D. D. C. F.; CRUZ, D. A. L. M. Dor e cuidados paliativos: enfermagem, medicina e psicologia. Barueri: Manole, 2006.

PORTO, C. C. Semiologia médica. 2. ed. Rio de Janeiro: Guanabara Koogan, 1994. 793 p.

POSSO, M. B. S. Semiologia e semiotécnica de enfermagem. São Paulo: Atheneu, 1999.

RADOSTITS, O. M.; GAY, C. C.; BOOD, D. C. et al. Veterinary Medicine. A textbook of the diseases of cattle, sheep, pigs, goats and horse. 9. ed. Philadelphia: Baillière Tindall, 2000. 1877 p.

RADOSTITS, O. M.; JOE MAYHEW, I. G.; HOUSTON, D. M. Veterinary clinical examination and diagnosis. WB Saunders, 2000. 771 p.

RAMOS JR., J. Semiotécnica da observação clínica. 6. ed. São Paulo: Sarvier, 1980.

RYDER, M. L.; STEPHENSON, S. K. Wool growth. Berkeley Square, London: Academic Press Inc. Ltd., 1968.

SMITH, B. P. Large animal internal medicine. St. Louis: C.V. Mosby Company, 1990. 1787 p.

SURÓS, J. Semiologia Medica Y Tecnica Exploratoria. 6. ed. Barcelona: Salvat, 1979.

SWARTS, M. H. Semiologia: anamnese e exame físico. Rio de Janeiro: Guanabara Koogan, 1992. 511 p.

SWARTZ, M. Semiologia Médica – história e exame clínico. 7. ed. Elsevier, 2015.

TERMOS TÉCNICOS. PFARMA. Disponível em: https://pfarma.com.br/glossario-farmaceutico/138-termos-tecnicos.html. Acesso em: 15 abr. 2024.

VIANNA, E. S.; FERREIRA NETO, J. M.; MAGALHÃES, L. M. Semiologia. 1. ed. Belo Horizonte: Universidade Federal de Minas Gerais, 1971.

WHEELER, J. T. Manual de fundamentos de semiologia veterinária. Editorial de la Fundacion de la Universidad Nacional de Rio Quatro. Tomo I. 1999, 171 p.

WILSON, J. H. The art of physical diagnosis. Veterinary Clinics of North America: Food Animal Practice, v. 8, n. 2, p. 169-76, 1992.

WINER, S.; NATHANSON, M. Physical Examination. JAMA, v. 7, n. 236, p. 852-5, 1976.

2 Contenção Física dos Animais Domésticos

Francisco Leydson F. Feitosa

*Dificuldades são como montanhas.
Só se aplainam quando avançamos sobre elas.*

Émile Zola

PALAVRAS-CHAVE
- Benefícios da contenção
- Buçal
- Cabrestos
- Coices, mordeduras, arranhões e chifradas
- Contenção física
- Derrubamento de bovinos e equinos
- Gaiolas de contenção
- Mordaças
- Tronco de contenção

INTRODUÇÃO

A contenção física tem como principal finalidade restringir, tanto quanto possível, a atividade física do animal, na tentativa de avaliar o paciente e/ou executar outros procedimentos (curativos, administração de medicamentos). Tanto para o examinador quanto para alguns tutores (principalmente de pequenos animais), é sempre um momento delicado dentro do contexto de inter-relacionamento "proprietário-veterinário", visto que há certa relutância, por parte dos donos, no momento de imobilizar esses animais para exame. No entanto, por mais dócil, meigo e inofensivo que *seja* ou *pareça ser* o seu paciente, a simples palpação, por exemplo, de determinada estrutura que apresente aumento de sensibilidade fará com que ele se defenda à manipulação não habitual, com mordeduras, coices, chifradas e/ou unhadas. Por esse motivo, não é recomendável manipular um animal, mesmo que seja para a execução de procedimentos simples, sem que ele esteja adequadamente contido, o que resultará em maior segurança para o examinador, para o auxiliar e para o próprio animal, além de propiciar um exame satisfatório e tranquilo.

Uma vez que os animais resistem aos procedimentos de exame físico, torna-se necessário empregar algum meio de contenção adequado, a fim de realizar o exame com segurança e sem perigo para o clínico ou seus assistentes. Os métodos disponíveis são classificados como contenção física, quando vários instrumentos são empregados, ou contenção química, quando são administrados fármacos em vários graus de sedação visando à imobilização.

Os principais objetivos da contenção de animais domésticos são:

- Proteger o examinador, o auxiliar e o animal
- Facilitar o exame físico
- Evitar fugas e acidentes como fraturas
- Possibilitar procedimentos diversos (medicação injetável, curativos, cateterização, exames radiográficos, coleta de sangue etc.).

 Você sabia?

- Os caçadores neolíticos, incluindo os membros da cultura Cucuteni-Trypillian da Romênia e da Ucrânia (5500 a 2750 a.C.), usavam armadilhas para capturar suas presas. Uma das primeiras menções por escrito é uma passagem do livro autointitulado do filósofo taoísta Zhuangzi, que descreve os métodos chineses usados para capturar animais durante o século 4 a.C.

É importante proceder às manipulações físicas com calma, evitando movimentos bruscos e/ou violentos, os quais possam vir a alterar de maneira significativa os parâmetros vitais em virtude do estresse promovido, principalmente em animais mais arredios. A socialização com o paciente é um passo importante no momento da aproximação dele, visto que, muitas vezes, uma abordagem inadequada pode ser fatal (tétano, dispneia acentuada por estenose de vias respiratórias, insuficiência cardíaca grave etc.) ou desencadear um comportamento não cooperativo por parte do animal, o que prejudica o estabelecimento do diagnóstico.

Antes da fase de contenção, é necessário realizar algumas tentativas para amenizar os efeitos causados pelo examinador e pelo ambiente estranho ao animal. A aproximação enquanto se pronuncia o nome do animal, ou dizendo "oi" ou "alô", estalando os dedos, assobiando e fazendo carinhos e agrados (se o animal consentir), é interessante e deve ser tentada, deixando o animal mais relaxado e menos desconfiado com relação aos futuros procedimentos. Dê oportunidade ao paciente para conhecê-lo também. Frequentemente, isso é possível durante a realização da anamnese, quando se tem contato visual. Boas condições ambientais de exame (ambiente calmo, bem iluminado, sem muitas interrupções por pessoas ou chamadas telefônicas) melhoram consideravelmente os dados obtidos pelo exame físico. A observação a essas regras facilita a manipulação e propicia um melhor relacionamento com o paciente.

É conveniente estabelecer a natureza do local escolhido para a contenção (p. ex., se será no chão ou na mesa, com aparelhos especiais, fixos ou móveis), lembrando que pavimentos duros e escorregadios sujeitam os animais que caem a acidentes mais sérios e, por vezes, irreparáveis (fraturas de membros, coluna vertebral, traumatismo cranioencefálico etc.).

São recomendações gerais para a contenção física:

- Evitar movimentos bruscos e precipitados; seja tranquilo, firme e confiante
- Tentar ganhar a confiança do paciente: converse, chame o animal pelo nome, acaricie-o, brinque, ofereça guloseimas e/ou alimentos apetitosos, caso os tenha
- Iniciar com a contenção padrão mais simples para a espécie (em cães, por exemplo, usar mordaça; em equinos, cabresto) e, quando necessário, evoluir para métodos mais enérgicos e radicais (focinheiras, cachimbos, formigas, troncos de contenção).

CÃES

Antes de efetuar qualquer exame, é necessário que o veterinário se informe com o tutor ou pessoa encarregada sobre o temperamento do animal (se é dócil e/ou temperamental), principalmente se o cão for de guarda ou de raças reconhecidamente agressivas, para que se possa escolher o melhor método de contenção a ser empregado para cada caso. Na maioria das vezes, a contenção física pode e necessita ser auxiliada pelo tutor, cabendo ao examinador a orientação correta de sua realização. Não é incomum a chegada de pacientes à clínica que, de tão agressivos, os próprios tutores temem se aproximar, dificultando a realização de um exame físico adequado. Em tais situações, é imprescindível a utilização de focinheira, do cambão e/ou de contenção química.

Felizmente, a maioria dos cães aceita bem a contenção, em virtude da boa sujeição desses animais ao ser humano. Na maioria dos casos, o tutor ajudará a lidar com seu animal de estimação para esse fim. Reiterando: deve-se, como abordagem inicial, falar em tom amistoso com o cão; passar a mão sobre o seu dorso, dando-lhe, posteriormente, as costas da mão para cheirar, o que ajudará a captar a sua confiança. Os animais de pequeno e médio portes são mais facilmente contidos, mantendo-os sobre uma mesa de superfície não escorregadia, após a colocação da mordaça ou de uma focinheira, o que inibe o animal de querer fugir. Já os cães de raças grandes e/ou gigantes são mais bem imobilizados no chão.

A imobilização manual do animal em posição quadrupedal (Figura 2.1) e o seu decúbito lateral (Figura 2.3 B, adiante) facilitam a sequência do exame físico e a realização de vários outros procedimentos (coleta de sangue, raspado de pele, centeses exploratórias etc.). A colocação de mordaça (Figura 2.2) é importante para se evitarem acidentes com o examinador ou demais pessoas, principalmente se o animal for agressivo ou apresentar sensibilidade dolorosa em alguma parte do corpo,

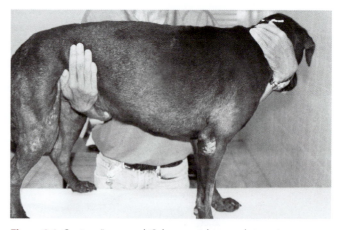

Figura 2.1 Contenção manual. Coloque um braço sob o pescoço e passe o outro braço sob o abdome do animal.

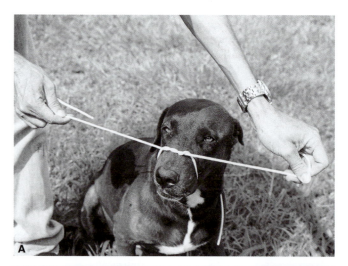

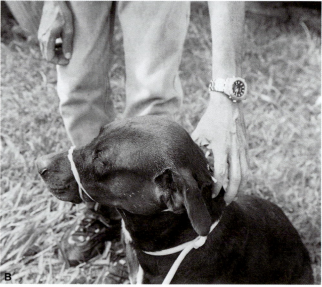

Figura 2.2 Colocação da mordaça. **A.** Promova uma laçada de duplo nó com o dobro do diâmetro do focinho do animal. **B.** Desloque as pontas da mordaça para que elas permaneçam atrás das orelhas.

pois, instintivamente, reagirá de maneira defensiva à manipulação (palpação). Em comparação à mordaça, a focinheira comercial é preferível para a avaliação em cães (Figura 2.3 A), devido à maior segurança que dá ao examinador e à não oclusão das vias respiratórias superiores do animal. Quando necessário, cães muito agressivos precisam inicialmente ser contidos por um cambão (Figura 2.4). Ao fazê-lo, é indispensável o cuidado, a fim de evitar enforcamento (asfixia) e/ou fratura de vértebras cervicais no animal. Verifique se há dificuldade respiratória após a colocação da mordaça; em caso afirmativo, indica-se ser prontamente retirada.

Para a colocação da mordaça, é importante que o examinador proceda da seguinte maneira:

- Utilize um cordão de algodão ou tira de gaze resistente com aproximadamente 1,25 m de comprimento
- Promova uma laçada de duplo nó com o dobro do diâmetro do focinho do animal antes de sua aproximação
- Coloque a laçada ao redor do focinho, posicionando o nó duplo acima deste. Aperte o nó e cruze as extremidades sob o queixo do cão
- Desloque as pontas da mordaça para que elas permaneçam atrás das orelhas e amarre-as com firmeza; caso contrário, o animal conseguirá tirá-la com as patas dos membros anteriores.

Você sabia?

- Quando fazemos carinho em nossos gatos ou cachorros é perceptível o quanto eles gostam de ter seus pelos afagados. O motivo deste comportamento era, até tempo atrás, um mistério. Lembremos, contudo, que essa predileção por contato físico de forma carinhosa não é exclusiva de animais de estimação, mas sim um traço compartilhado pela classe dos mamíferos – incluindo, obviamente, os seres humanos.

Para realizar a contenção:

- Coloque o braço sob o pescoço, prendendo-o moderadamente com o antebraço
- Passe o outro braço sob o abdome do animal, segurando o membro anterior que se encontra do mesmo lado de quem executa a contenção.

Para realizar o derrubamento (animais de pequeno e médio portes):

- Posicione os dois braços sobre o dorso do animal
- Leve-os em direção às regiões ventrais dos membros anterior e posterior (tarso e carpo), localizados próximo ao corpo de quem executa o derrubamento
- Puxe o animal de encontro ao corpo do executor e retire, ao mesmo tempo, o apoio dos membros que estavam presos com as duas mãos. Durante a queda, o animal deve ser amparado pelo corpo da pessoa executora, sob o risco de acidentes indesejáveis (fratura de costelas, queda da mesa de exame etc.)
- Com o animal posicionado em decúbito lateral, prenda os membros anteriores e posteriores com as mãos, colocando os dedos indicadores entre os respectivos membros
- Prenda a cabeça do animal com o antebraço mais próximo a ela, mantendo os membros posteriores estendidos.

GATOS

A contenção de gatos é uma das tarefas mais difíceis e requer muito cuidado e habilidade motora por parte do examinador ou do auxiliar. A contenção de gatos é bem mais complicada que a de cães pelo fato de:

- Serem mais *ágeis* e se desvencilharem com grande facilidade, principalmente quando a contenção é realizada por pessoa inabilitada
- Serem animais relativamente pequenos, tornando a sua *imobilização* mais trabalhosa, o que pode ocasionar acidentes quando se utiliza força excessiva
- *Defenderem-se* com as unhas e os dentes
- Estarem mais sujeitos ao *estresse* causado pela mudança de ambiente, por apresentarem características territoriais.

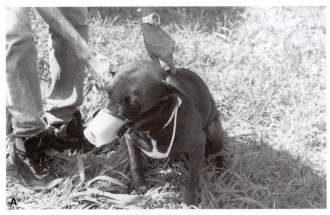
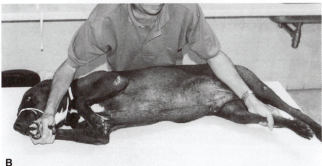

Figura 2.3 A. Colocação de focinheira em cães. **B.** Imobilização de cães após decúbito.

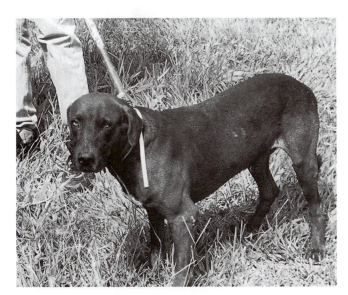

Figura 2.4 Cambão: espécie de bastão de madeira no qual se prende uma longa tira de couro ou uma corda, que deslizará por um anel, alargando-se ou estreitando-se em torno do pescoço do animal, à vontade do operador.

Os gatos devem ser mantidos com os seus tutores (dentro de caixas de contenção ou de transporte) e retirados somente no momento da sua avaliação, visto que um conhecimento prévio e demorado do local do exame pode deixá-los irritados ou mesmo agressivos, em virtude dos odores deixados no ambiente por outros animais, principalmente por cães (Figura 2.5). A interação veterinário-paciente não é tão fácil como a observada na maioria dos cães, mas é possível tentar uma aproximação do animal, como, por exemplo, coçar a sua cabeça antes mesmo de realizar a contenção. O primeiro passo na contenção dos gatos é lembrar-se de fechar as janelas e portas do local de exame para evitar evasão ou acidentes. Inicialmente, recomenda-se realizar o exame com o mínimo de imobilização, bastando, para tanto, a colocação de botinhas de esparadrapo após posicionar o animal na mesa. As unhas têm de ser aparadas caso haja necessidade de um procedimento de maior duração. Se o animal estiver mantido dentro de caixas de papelão, madeira ou mesmo sacolas de pano, indica-se que sua retirada seja feita por seu tutor. Os gatos devem ser examinados, de preferência, sobre uma mesa.

Você sabia?

- Não foram os seres humanos que tiveram a iniciativa de capturar e domesticar os gatos. Na verdade, o processo foi inverso. A origem do gato doméstico se deu pela aproximação dos próprios animais silvestres, isso porque os felinos começaram a perceber que havia uma grande quantidade de roedores perto das casas. Atraídos pela alimentação abundante, alguns tipos de gatos selvagens passaram a ir em busca desses alimentos. Foi assim que essa linda amizade entre humanos e gatos começou.

Os gatos mudam rapidamente de comportamento e, muitas vezes, a cooperação inicial é substituída por inquietação ou hostilidade. Nesses casos, a contenção manual do gato é recomendada, mantendo-se a cabeça do animal presa dentro da palma da mão do ajudante, e os membros posteriores contidos e esticados. Após a colocação do animal em decúbito lateral, pode-se passar uma toalha de mão dobrada em volta do pescoço do gato, mantendo dois dedos entre a toalha e a pele do animal para adequar a pressão exercida e evitar asfixia. É possível segurar gatos muito agressivos ou assustados pela pele que reveste a porção superior da região cervical, logo atrás das orelhas, o que o impedirá de virar a cabeça e morder a pessoa que realiza a contenção (Figura 2.6). Outra opção seria a junção de ambos os pavilhões auriculares, com os dedos polegar e indicador de uma das mãos. Essa manobra deixa-os imóveis, em virtude da grande sensibilidade que essas estruturas apresentam quando são fortemente comprimidas.

Caso se faça necessária a permanência do animal na clínica ou hospital veterinário após a avaliação, o gato deve ser alojado em local ventilado, confortável, higiênico e seguro (Figura 2.7).

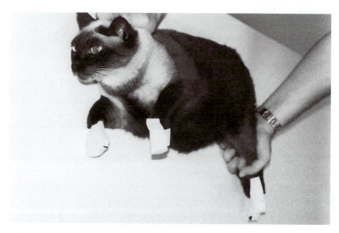

Figura 2.6 Contenção manual com colocação de botinhas de esparadrapo.

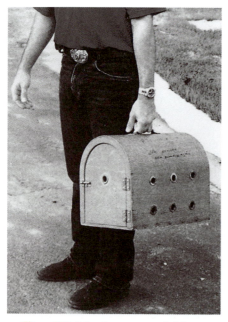

Figura 2.5 Caixa de transporte de felinos.

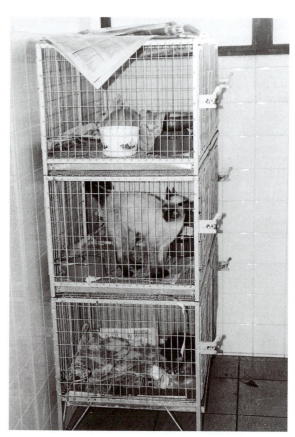

Figura 2.7 Gaiolas de alojamento para felinos.

EQUINOS

Antes de abordar os equinos, é importante observar o comportamento do animal na tentativa de se ter uma ideia sobre a sua possível reação a um provável manuseio (coices, mordidas manotadas), atentando-se, por exemplo, para o posicionamento das orelhas, visto que, em geral, ao abaixá-las, os animais traiçoeiros demonstram a intenção de resistir ao aprisionamento. Existem algumas recomendações para se aproximar a fim de examinar cavalos, como: evitar ruídos altos e movimentos bruscos; colocar a mão suavemente no animal; não se deixar prender/espremer entre o cavalo e um objeto sólido, como parede, bretes e porteiras.

Vários acidentes são observados com equinos mantidos em troncos de contenção quando o examinador tenta fazer avaliação física introduzindo os braços ou outra parte do corpo dentro deles, fazendo com que os equinos os comprimam entre o corpo deles e a estrutura do tronco. Existem muitas técnicas para manusear e conter os equinos: inibir o movimento do cavalo por meio do confinamento corporal; nunca deixar um cavalo sozinho ou em companhia de animais de outras espécies (principalmente cães); não colocar os cavalos em baias de bovinos.

O veterinário ou o ajudante deve se aproximar posicionando-se à esquerda desses animais, em virtude de a colocação de equipamentos como arreios e sela ser realizada pelo lado mencionado. Antes que um cavalo seja contido e examinado, recomenda-se, inicialmente, pegá-lo. Quando o cavalo é cooperativo, essa etapa é muito fácil de ser vencida, bastando, para isso, manter o *cabresto* e/ou a corda de modo estendido e realizar uma aproximação lenta, vagarosa. Uma vez admitida a aproximação, deve-se fazer a abordagem manual, acariciando o dorso do animal e, logo em seguida, apreendendo-o pela paleta esquerda e passando o braço ao redor do seu pescoço. Posteriormente, aplica-se uma corda ou cabresto (Figura 2.8). A maioria dos animais tolera uma abordagem realizada da maneira descrita, mas caso o animal estranhe esse procedimento, afastando bruscamente a cabeça ou saltando, perde-se a oportunidade de pegá-lo. Se necessário, o cavalo pode ser tocado para um canto de cerca, o que facilitará a captura. Se vários animais estiverem juntos, é melhor conduzir todos para um brete ou piquete e depois isolar o animal que se deseja conter.

Muitos equídeos não admitem a aproximação quando se encontram em lugares espaçosos (currais, piquetes), o que pode possibilitar a sua fuga. Quando acuado, fica dando voltas, mirando e acompanhando o examinador com um discreto desvio de cabeça e com a sua traseira, ameaçando desferir golpes com os seus membros posteriores. Se o animal estiver em piquete, o lançamento de uma corda comprida em seu dorso deixará o animal, na maioria das vezes, relativamente imóvel, dando a impressão de que ele tem a sensação de que já foi capturado. Comportamento semelhante é capaz de ocorrer quando os animais estão em locais fechados e pequenos. Apesar de a captura ser teoricamente mais fácil, torna-se, por outro lado, mais perigosa para o examinador ou auxiliar, pela maior dificuldade de escapar de possíveis coices ou manotadas. Nessas situações, é importante que a porta não esteja completamente fechada, de modo que possibilite a saída do veterinário, mas não do animal. Inicialmente, deve-se colocar uma das mãos em um dos lados da garupa do cavalo, a fim de impedir que ele desvie a sua traseira em direção ao veterinário ou tratador. Quando contidos, alguns equídeos podem tentar morder a pessoa que estiver posicionada mais próxima de sua cabeça (examinador, tratador, proprietário etc.). Nesse caso, a colocação do buçal (Figura 2.9) ou do cachimbo auxiliará de maneira satisfatória a manipulação.

Você sabia?

- Um estudo revelou alguns resultados bastante surpreendentes sobre a inteligência dos cavalos, especialmente sobre sua memória. Os cavalos não somente entendem o que os seres humanos falam, como são capazes de guardar isso tão bem quanto um elefante. É bom manusear esses animais com cuidado e carinho, pois eles lembrarão se você merece, ou não, reverência.

Os animais novos ou adultos muito mansos são contidos apenas com o auxílio das mãos, segurando-se as orelhas, os lábios, as crinas, a cauda e/ou a pele do pescoço. Os potros não acostumados com o manuseio de pessoas, ao contrário do que possa parecer, são perigosos e podem morder e coicear. A contenção dos potros em posição quadrupedal também é possível ser feita posicionando-se ao seu lado e passando-se uma das mãos em volta da musculatura peitoral, e a outra por trás da coxa ou na base da cauda, suspendendo-a.

Os muares, que têm orelhas avantajadas, são facilmente contidos pela apreensão, seguida de compressão. Depois de

Figura 2.8 Colocação de cabresto em equinos, método mais comumente utilizado na contenção desses animais.

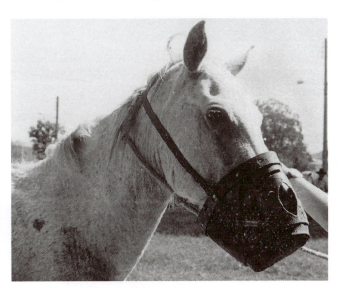

Figura 2.9 Colocação de buçal em equinos agressivos e mordedores. É utilizado também no período pós-cirúrgico para evitar lambeduras de soluções de continuidade ou retirada de suturas.

duas ou três tentativas de resistência, eles desistem e admitem a manipulação. Os animais rebeldes, por sua vez, têm que ser contidos por meios mais eficientes, como o cachimbo, o bridão, a focinheira e o *rosário* ou *colar* (Figura 2.10). O animal nunca deve ser amarrado pelo pescoço, pois uma queda acidental ou uma tentativa de fuga resultará em óbito por asfixia. Outro cuidado a ser tomado ao colocar os equinos em locais baixos, visto que eles tendem a se assustar com o barulho e/ou movimentos bruscos e saltar repentinamente para o alto, o que poderá promover traumatismo craniano de gravidade variável.

Um meio eficaz e simples para conter manualmente um cavalo calmo e não muito forte é agarrando-se a pele do animal na base do pescoço, promovendo uma rotação firme.

O *cachimbo* ou pito (Figura 2.11) é um excelente instrumento para ser usado na maioria dos animais não cooperativos, pois a sua passagem pelo lábio inferior ou superior, com posterior torção, induzirá incômodo considerável, o que obrigará o animal a se manter quieto, mesmo nos casos de intervenções dolorosas. É o método mais utilizado em animais muito agitados ou não cooperativos. No entanto, alguns animais não deixam que se coloque o cachimbo e/ou, quando colocado, irritam-se e suam muito. O cachimbo é um equipamento que consiste em uma laçada de corda presa em um cabo de madeira, borracha ou ferro. Existem vários modelos de cachimbo. Alguns têm a laçada feita de material macio, como corda e barbante, já outros utilizam-se de correntes. O cabo pode ser longo ou curto. O objetivo é aplicar o cachimbo de modo firme, aumentando a pressão imediatamente antes de realizar o procedimento clínico invasivo ou doloroso e, posteriormente, reduzindo a pressão. Como regra geral, a pessoa segura o cachimbo e o examinador precisa ficar ao lado do cavalo. Assim, se o animal se irrita ou escapa, existe uma rota de fuga livre para o avaliador. O cachimbo tem que estar sempre sob controle manual, de maneira que possa ser solto ou apertado se necessário. A pessoa responsável por segurar o cachimbo deve estar atenta e concentrada, sem distração, pois a tensão na laçada carece permanecer sob constante controle, sendo ajustada segundo as necessidades de cada momento. É importante lembrar que o cachimbo não segura o animal, o que o segura é o cabresto.

A passagem do cachimbo pela orelha recomenda ser evitada em virtude do provável dano à cartilagem aural, o que causará uma alteração irreversível do seu posicionamento (orelha pêndula, caída), com subsequente prejuízo estético. Contudo, é possível conter o animal ao segurar manualmente a orelha (Figura 2.12), quando se deseja uma contenção rápida, ou precedendo outro meio coercitivo mais radical, como a colocação do cachimbo, por exemplo. O examinador deve assegurar o controle da cabeça do animal, mantendo o pescoço apoiado com o antebraço, o que possibilitará melhor posicionamento para resistir a possíveis manobras por parte do animal. Esse procedimento é mais bem realizado segurando-se o cabresto com a mão oposta. Às vezes, cobrir os olhos do animal com as mãos ou com um saco de estopa, como se fosse um capuz, ajuda na avaliação e/ou em intervenções de determinadas partes do corpo.

Para colocar o cachimbo (Figura 2.11):

- Segure o cabo do cachimbo com a mão que tenha maior firmeza e agilidade
- Coloque os dedos da mão oposta sob a laçada e segure o lábio superior, elevando-o discretamente
- Deslize a laçada por entre os seus dedos, envolvendo o máximo que puder o lábio superior
- Aperte a laçada rapidamente com a mão com a qual segura o cabo do cachimbo
- Fique atento para possíveis reações do animal (manotadas, saltos etc.)

 Você sabia?

- Os cavalos se assustam frequentemente com o movimento, a sombra ou a simples presença de animais de pequeno porte. Também se incomodam com objetos desconhecidos, barulhentos ou luminosos. Os cavalos atacam com mordeduras quando estão com dor, frustrados, irritados ou impacientes. Não é possível saber quando isso vai acontecer; portanto, é bom ter cuidado quando estiver próximo à cabeça deles.

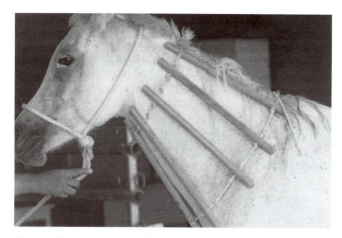

Figura 2.10 Colocação do rosário ou colar em equinos. Utilizado mais comumente no período pós-cirúrgico para evitar lambeduras das soluções de continuidade ou a retirada de suturas.

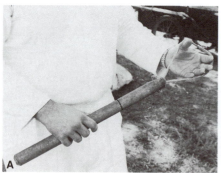 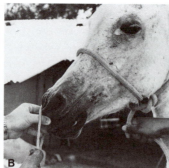 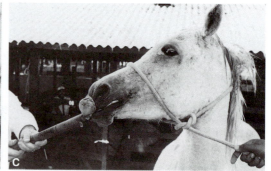

Figura 2.11 Sequência da colocação de cachimbo ou pito em equinos. **A.** Coloque os dedos (polegar, indicador e médio) por dentro do laço. **B.** Envolva o lábio superior do animal com laço, segurando-o com os dedos. **C.** Promova com firmeza a rotação do laço que está adequadamente posicionado em volta do lábio, comprimindo o lábio superior.

> **Atenção**
> Não é recomendável a aplicação do cachimbo com força exagerada, pois o cavalo pode ressentir-se e tornar-se agressivo. Aplique-o de maneira firme, aumentando a pressão gradativamente até o animal se tornar cooperativo.

Outro meio muito usado para manter o animal imobilizado é suspender um membro anterior (mão de amigo) ou posterior (pé de amigo), tirando-lhe, assim, o apoio.

Para realizar a contenção do membro anterior de equinos (mão de amigo) (Figura 2.13):

- Dê leves tapinhas no pescoço ou no dorso do animal para distraí-lo
- Com uma das mãos, desvie o peso do animal para o lado oposto ao que você deseja suspender
- Posicione a outra mão na região do boleto e suspenda o metacarpo (canela) rapidamente em direção ao seu antebraço
- Mantenha o corpo do animal desviado para o lado oposto do membro suspenso. Acompanhe com cuidado os movimentos do animal, evitando sacudidelas violentas.

Para realizar a contenção do membro posterior de equinos (pé de amigo):

- Posicione-se de costas para as partes anteriores do animal
- Com uma das mãos, desvie o peso do animal para o lado oposto ao que você deseja suspender
- Posicione a outra mão na região do boleto, suspenda o metatarso e desvie o membro para trás ou para a frente
- Se desviado para trás, coloque-o sobre a perna e descanse-o na coxa.

> **Atenção**
> Os animais não costumam tolerar a elevação de um dos membros posteriores por muito tempo, necessitando-se, em intervalos regulares, deixá-los descansar. O desvio para trás também é feito com a utilização de cordas.

Caso seja preciso intervir na parte posterior do animal, como no caso de cobertura de éguas ou na passagem de espéculos ou vaginoscópios, é necessário conter ambos os membros traseiros. Para isso, duas cordas são fixadas por nós corrediços às canelas ou quartelas nuas ou vestidas com caneleiras, trazidas para a frente, cruzadas sob o peito e puxadas para cima, de ambos os lados do pescoço, e amarradas na altura da cernelha. Quando não se dispuser de uma caneleira, os membros devem ser protegidos com faixas para evitar lacerações da pele e/ou lesões nos tendões e ligamentos.

Derrubamento de equinos

O derrubamento de equinos pode ser realizado utilizando-se caneleiras e cordas, ou somente cordas. A seguir os métodos mais comumente utilizados.

Método dos travões

São usadas caneleiras ou travões, argolas ou anéis, que são um conjunto de quatro correias de tamanho pequeno (4 a 6 cm de largura), geralmente feitas de couro cru, grossas e resistentes. Uma das extremidades contém uma forte fivela fixa que prende a caneleira no membro. A corda a ser puxada pelos auxiliares serve, também, para unir as caneleiras e desequilibrar o animal, devendo ser, portanto, resistente e comprida (cerca de 10 m). O animal é conduzido para o local de derrubamento, obrigatoriamente macio (grama, areia, maravalhas, serragem etc.), livre de objetos contundentes ou perfurantes. Colocam-se as peias nos quatro membros do animal, em região acima do boleto. Fixa-se a corda na caneleira-mestra e passa-se a corda por entre as argolas das caneleiras traseiras, do membro anterior oposto e, por fim, pelo anel da caneleira-mestra. As argolas dos membros anteriores são colocadas para trás e as dos membros posteriores para a frente. Puxa-se a corda nessa direção. Os ajudantes são posicionados na cabeça do animal, segurando a focinheira ou o cabresto (para evitar traumatismo e direcionar a queda do animal), na escápula (para empurrar o animal e tirar-lhe o equilíbrio) e, outro, na cauda, para diminuir o impacto do corpo do animal contra a cama ou chão protegido. A corda, uma vez tracionada, aproximará os membros do animal, desequilibrando-o, derrubando-o para o lado em que é impelido pelos ajudantes colocados na cabeça, na escápula e na cauda. A derrubada deve ser sincrônica, com os auxiliares atuando conjuntamente e ao mesmo tempo. É importante conduzir a queda contando alto: *um, dois e... três*, e, coordenadamente, realizar-se o derrubamento. Uma vez o animal no chão, trata-se logo de manter os travões reunidos e a cabeça pressionada contra a cama, para evitar que o animal se levante.

Método antigo

É um dos processos de derrubamento mais fáceis de execução. No meio de uma corda bem comprida (10 m), arma-se um anel

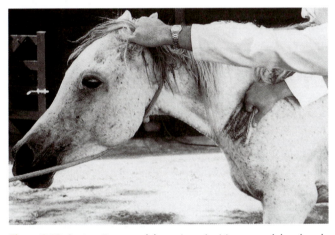

Figura 2.12 Contenção manual de equinos. Aprisione uma dobra de pele em região de escápula e uma das orelhas do animal.

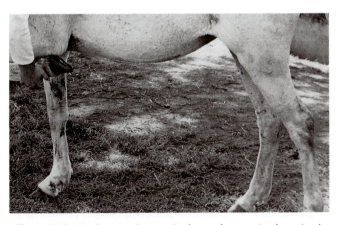

Figura 2.13 Mão de amigo (contenção do membro anterior de equinos).

que fica colocado na base do pescoço; as duas extremidades, cruzando sobre o pescoço, passam de volta por dentro do anel, dirigem-se para trás, contornam as quartelas posteriores e são trazidas e puxadas diretamente para trás, ou passam novamente pelo anel do pescoço, e são direcionadas para trás (Figura 2.14).

Método nacional

Este método também é eficiente e, assim como o antigo, apresenta a vantagem de utilizar apenas uma corda para a sua realização. É feito passando-se o meio de uma corda comprida sobre o pescoço, bem em sua base, de maneira que permaneça à frente da musculatura peitoral, deixando as duas extremidades com o mesmo comprimento. Passam-se ambas as extremidades das cordas por baixo do pescoço e por entre os membros anteriores e, então, pela região do boleto de ambos os membros posteriores, transpassando cada ponta da corda por entre a corda que envolve o pescoço, do respectivo lado. As duas extremidades são direcionadas para a região posterior do animal e, assim, são tracionadas ou puxadas por dois auxiliares. A presença de um ajudante na parte da cabeça do animal é importante e não deve ser desprezada.

OVINOS E CAPRINOS

Dentre os pequenos ruminantes domésticos, os ovinos são mais difíceis para capturar, visto que os caprinos são mais curiosos e costumam admitir a aproximação do examinador. Um ovino é mais facilmente abordado quando deixado com o grupo, sendo a sua imobilização relativamente simples, quando capturado. Para a contenção e a derrubada de caprinos e ovinos, empregam-se diversos métodos, como:

- Segurar ou laçar o membro posterior (tíbia) e puxá-lo para trás e para cima (esse método é arriscado e, quando realizado inadequadamente e/ou em pacientes fortes, jovens e/ou arredios, pode ocasionar luxações e fraturas)
- Montar sobre o animal e contê-lo pelos chifres
- Pegá-lo pelos chifres, colar, barba ou, em último caso, pelas orelhas.

Outra maneira seria o ajudante se posicionar lateralmente ao animal e, com uma das mãos, segurar a prega do godinho ou do flanco e, com a outra, a mandíbula do animal, mantendo-o parado (Figura 2.15). O ajudante pode, em algumas ocasiões, derrubar o animal para avaliação. Para tanto, estando o animal contido e o auxiliar com o mesmo posicionamento inicial, retira-se o apoio da porção posterior do animal com o joelho mais próximo da referida região e, com uma manobra rápida das mãos, posiciona-se o animal sentado (verticalmente), preso entre os seus joelhos. Esse posicionamento é de grande utilidade para avaliar a região de prepúcio e o apêndice vermiforme ou vermicular, por exemplo, na tentativa de se confirmar sua obstrução parcial ou total por cálculos. Em caprinos, esse método de contenção não é tão eficiente em virtude da dificuldade de mantê-los presos entre os joelhos e coxas do assistente.

 Você sabia?

- Ovelhas e cabras são fantasticamente bem humoradas. Elas são curiosas e se aproximam das pessoas para checar o que estão fazendo. Os filhotes costumam mastigar cadarços, calças, blusas, cabelos e encher de lambidas quem estiver por perto. Já as ovelhas adultas são quietas, introspectivas e medrosas.
- As "marradas", ou cabeçadas, é um comportamento típico dos carneiros, que se inicia na puberdade. Nessa fase da vida, eles passam a produzir testosterona (hormônio masculino) e a disputar as fêmeas do rebanho com os demais machos púberes (adultos). A resistente ossatura de sua cabeça é forte o suficiente para quebrar pernas e braços de homens, sendo capaz de levar à óbito animais de espécies reconhecidamente maiores e mais robustos (bovinos, equinos). É importante não dar as costas ao carneiro e procurar manejá-lo em bando.

Para animais menos cooperativos, coloque-os em decúbito lateral e, com um dos joelhos, prenda cuidadosamente o pescoço do animal, segurando os membros posteriores com uma das mãos. Método interessante é colocá-lo em maca/mesa adaptada para realização de procedimentos diversos (Figura 2.16).

BOVINOS

A maioria dos procedimentos de exame físico é realizada com o animal em posição quadrupedal, desde que se faça uma boa contenção da cabeça e se limitem os movimentos dos

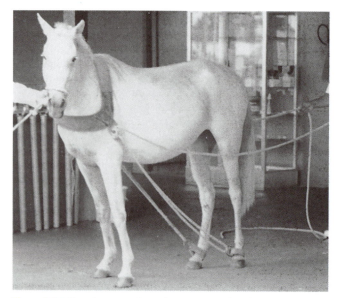

Figura 2.14 Derrubamento de equinos por meio da utilização de peiteira.

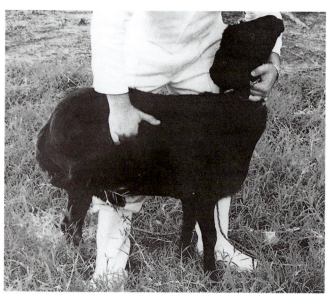

Figura 2.15 Contenção manual de caprinos, utilizada também para a espécie ovina.

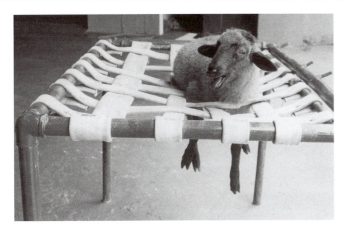

Figura 2.16 Mesa utilizada para exame físico e procedimentos diversos em pequenos ruminantes.

membros e do corpo. De modo geral, os bovinos de origem europeia apresentam um comportamento dócil e calmo. Contudo, os animais machos, principalmente os da raça holandesa, são, por vezes, traiçoeiros e imprevisíveis, devendo ser contidos com firmeza e atenção. Já os animais de origem indiana são muito calmos ou muito agressivos, dependendo do tipo de manejo ao qual são submetidos, mas precisam sempre ser contidos com determinação, pois se assustam facilmente, representando um perigo iminente ao examinador. Com relação às fêmeas de bovinos, recomenda-se fazer a aproximação pelo lado direito, por onde são correntemente ordenhadas. Ao contrário dos equinos, os bovinos atacam com as extremidades anteriores em sentido lateral, descrevendo, com elas, um semicírculo com movimento para trás. No entanto, ocasionalmente, podem lançar golpes curtos para a parte posterior. As vacas ficam mais tranquilas quando se aproxima o bezerro do seu úbere. Animais nervosos geralmente se movem rapidamente para os lados, o que leva à ocorrência de acidentes no caso de um examinador ou auxiliar estar desatento. Além disso, os touros e as vacas ninfomaníacas atacam com a cabeça, aprisionando o examinador contra a parede.

 Você sabia?

- O bovino mitológico considerado o mais furioso do mundo é o Miura. Trata-se de uma raça bovina considerada um Bos taurus, descendente do primitivo e feroz Auroque, já extinto.
- O destaque dessa raça se dá pela reputação astuta e feroz; portanto, jamais se deve dar as costas para esse animal.
- Conhecido pelas famosas touradas, o Miura, o touro de briga espanhola, teve sua primeira exposição em Madrid, em 1849.

De maneira geral, os bovinos leiteiros são conduzidos por um cabresto, com o condutor posicionado à frente e a certa distância do animal. Não se recomenda ficar de costas para os animais machos da raça holandesa, pois podem ser traiçoeiros, cabecear ou chifrar violentamente e de maneira fatal o condutor. Nesses casos, é recomendável que o condutor permaneça atrás do animal, encorajando-o a caminhar por meio de vocalizações e batendo suavemente com a extremidade da corda nos membros posteriores do animal. Não é interessante que os animais corram enquanto estão sendo conduzidos, visto que a corda é capaz de provocar lesões na mão da pessoa que a está segurando, principalmente ao tentar pará-los com o uso da força. Aparelhos que emitem choques elétricos podem ser utilizados nos animais que relutam em caminhar ou em levantar-se (Figura 2.17). Contudo, seu uso deve ser realizado com critério e sensatez. É comum a torção da cauda do animal para fazê-lo andar; no entanto, isso é feito suavemente, em virtude do risco de fraturas ou luxações das vértebras coccígeas.

Nos animais mansos, a cabeça pode ser mantida pela contenção manual: agarrando-se a base de um dos chifres ou uma das orelhas com uma das mãos e o septo nasal entre o polegar e o dedo médio ou indicador da outra mão, exercendo considerável pressão. Contudo, a pressão manual adequada é possível somente por determinado tempo, principalmente se o animal for muito grande ou pouco cooperativo. Outro problema frequentemente observado é o fato de os animais já familiarizados com esse tipo de procedimento terem o costume de desviar a cabeça para os lados e para baixo, deixando-a rente ao solo, dificultando a apreensão do seu septo nasal.

Alguns animais, quando soltos em piquetes, não admitem a aproximação, sendo necessário, muitas vezes, que duas pessoas, cada uma posicionada atrás e lateralmente ao animal, conduzam-no para um dos cantos do piquete, visando à diminuição de sua movimentação e, consequentemente, à contenção, ou os amarrem em um *mourão*, uma estaca grossa, fincada firmemente ao solo, à qual se amarram animais indóceis para tratá-los. Muitos animais acostumados com a manipulação do homem (animais produtores de leite, de exposição) tornam possível o exame pela simples colocação do cabresto e de uma peia em seus membros posteriores (Figura 2.18).

Outra maneira de se conter esses animais é colocando-os em um tronco de contenção. Essa missão é facilitada juntando-se outros animais ao bovino bravio (amadrinhamento) e, no momento da sua passagem por um brete, prendendo-o no *tronco* de contenção (Figura 2.19) quando estiver posicionado entre ele. O tronco de contenção também pode ser utilizado para os equídeos (Figura 2.20), adaptado para as espécies.

Tanto os bovinos com chifres quanto os descornados permitem ser contidos por um instrumento metálico conhecido, vulgarmente, pelo nome de *formiga* – argola nasal (Figura 2.21), que é colocado entre as narinas e seguro por um auxiliar. A formiga é útil principalmente nos animais bravios e/ou não cooperativos, os quais poderão, até certo ponto, ser mantidos imóveis, em virtude da dor na região nasal provocada por esse instrumento. A argola nasal é normalmente recomendada para touros que precisam ser manejados em parques agropecuários, durante a cobertura e por ocasião de serem transportados. Na argola é fixada uma corda que direciona o animal conforme a necessidade. A corda não pode ultrapassar o tamanho de 2 m, com a possibilidade de ficar presa em um cabresto ou solta. Dessa maneira, em caso de ataque, o animal pisa na corda e, devido à dor, pode recuar, permitindo a fuga das pessoas. Para a fixação – definitiva ou não – das argolas, o médico-veterinário tem de ser consultado para realizar o procedimento, requerendo, em algumas situações, o uso de tranquilizantes e anestésicos.

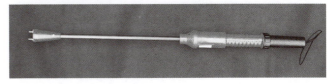

Figura 2.17 Aparelhos que emitem choques elétricos podem ser utilizados em animais que relutam em caminhar ou em levantar-se.

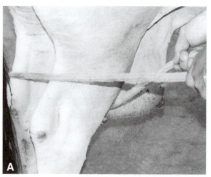
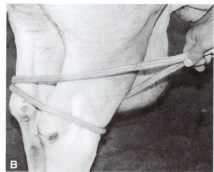
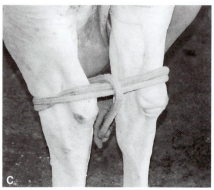
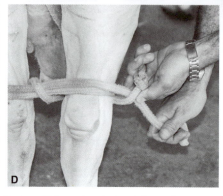
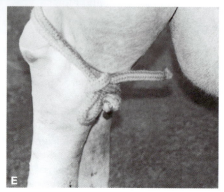

Figura 2.18 Sequência da colocação de peias em bovinos. **A.** Faça a laçada dos dois membros posteriores na altura do jarrete com uma corda comprida (± 1,5 m). **B.** Junte os membros, tracionando as extremidades da peia. **C.** Faça outra laçada; segure uma extremidade e cruze a outra sobre as laçadas feitas, passando, em seguida, por baixo delas. **D.** Cruze as extremidades. **E.** Faça um nó de fácil retirada.

Você sabia?

- Ao mesmo tempo que os bovinos, frequentemente, têm medo do contato com as pessoas, eles se acalmam ao serem tocados, quando, por exemplo, coçamos atrás de suas orelhas. Bois e vacas têm personalidades diferentes.
- Assim como seres humanos, cachorros e gatos, alguns indivíduos são mais calmos, e outros mais nervosos e impacientes; alguns são um pouco mais reservados e outros têm uma personalidade ousada e curiosa.
- Do mesmo modo que em ovinos e suínos, a posição das orelhas nos bovinos pode indicar seu estado de espírito. Tal como, um bovino calmo e à vontade exibirá, invariavelmente, orelhas para trás ou para frente.

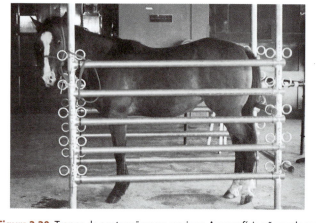

Figura 2.20 Tronco de contenção para equinos. A superfície não pode ser escorregadia, e o local de exame deve ser alto para evitar traumatismos cranioencefálicos.

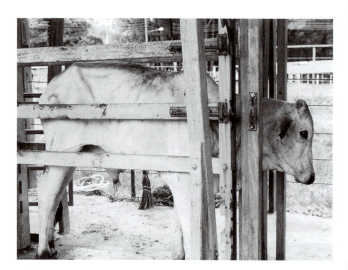

Figura 2.19 Tronco de contenção para bovinos.

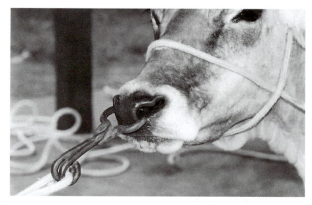

Figura 2.21 Argola de ferro utilizada para imobilizar bovinos chifrudos ou indóceis.

Derrubamento de bovinos

É importante tomar cuidado na derrubada de bovinos para evitar traumatismos aos chifres, costelas, ossatura pélvica e/ou abortos. Desse modo, o animal deve ser lentamente derrubado em local macio, segurando-se com cuidado a sua cabeça e prestando-lhe assistência. Além de evitar a ocorrência de acidentes, o auxiliar também posiciona o animal no local em que se deseja, ou seja, o lado mais adequado onde o mesmo deve permanecer para o procedimento. O derrubamento perfeito é aquele em que o animal parece estar "caindo em pé", em câmara lenta. Quedas rápidas ou abruptas para os lados precisam ser evitadas pelos riscos que proporcionam. Quando não houver preferência para o lado do decúbito, optar pelo lado esquerdo, nos casos de vacas prenhes ou recém-paridas (deslocamento do abomaso), ou direito, em animais machos e em fêmeas sem as condições reprodutivas anteriormente mencionadas e/ou que não tenham tido um jejum alimentar prévio (asfixia por timpanismo gasoso). A utilização de cordas compridas (± 15 m) é recomendada para a derrubada de bovinos. Independentemente do método escolhido, a colocação de peias nos animais deve ser feita, uma vez que ajudará a tirar o equilíbrio dos membros posteriores, facilitando a queda e a manutenção do animal em decúbito. Vários métodos são descritos e utilizados na rotina prática, mas os mais comuns são os métodos de Rueff e o italiano. A escolha do método dependerá, em parte, do sexo e do temperamento do animal. O método de Rueff não é o mais indicado para os animais machos pelo fato de provocar danos traumáticos no pênis e no prepúcio.

Método de Rueff

- Fixam-se ambas as extremidades dos chifres em suas bases ou no pescoço por um laço com nó escorregadio
- Com uma das mãos, segura-se a corda sobre o tórax, passando-se sua extremidade por baixo da região ventral do tórax no sentido oposto ao corpo, levando-a, em seguida, novamente por cima e por dentro da parte da corda que está sendo segura
- Repete-se a mesma operação no nível dos flancos; a ponta da corda sai para trás
- Faz-se tração firme, lenta e contínua sobre a corda, o que fará com que o animal caia vagarosamente, acompanhado por um ajudante em sua cabeça.

Método italiano

- Passa-se metade de uma corda comprida pelo pescoço, na frente da cernelha
- Cruzam-se ambas as extremidades das cordas por baixo do pescoço e, mais uma vez, sobre a região torácica, passando as pontas das cordas por entre os membros posteriores
- Cada extremidade livre é puxada por um homem, enquanto um terceiro assistente segura a cabeça do animal (Figura 2.22).

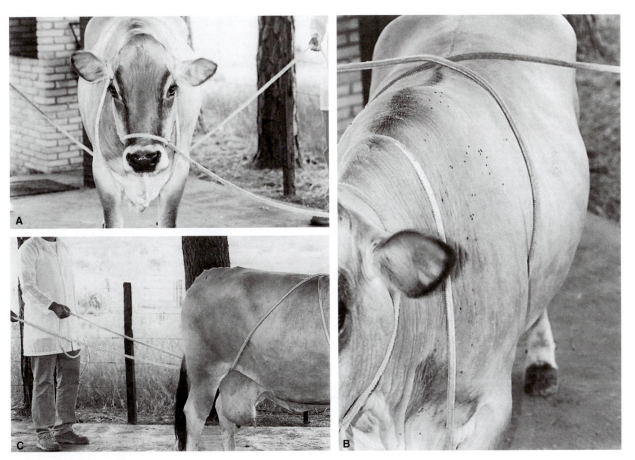

Figura 2.22 Método italiano para derrubamento de bovinos. **A.** Passa-se uma corda sobre o pescoço, deixando o mesmo comprimento da corda livre em ambos os lados, cruzando as extremidades abaixo do pescoço e passando-as por entre os membros anteriores em direção ao dorso. **B.** Já no dorso (região torácica), cruzam-se as pontas da corda, passando-as por entre os membros posteriores do animal, levando-as para trás dele (**C**).

Após a derrubada e a realização dos procedimentos pertinentes, o bovino deve ser colocado em decúbito lateral; a permanência do animal por um longo período nessa posição faz com que haja maior acúmulo de gás no compartimento do rúmen, por impedir o ato da eructação e, consequentemente, a eliminação do gás formado, levando a um quadro de timpanismo. Em algumas situações, como nos casos de hipocalcemia, fratura de membros, processos dolorosos no sistema musculoesquelético e botulismo, torna-se difícil manter o animal em decúbito esternal, mesmo que temporariamente, sendo necessário alternar o lado que o animal fica deitado, várias vezes durante o dia, na tentativa de minimizar a necrose isquêmica que ocorre como resultado da compressão exercida sobre a musculatura. Breves batidas devem ser dadas com a palma da mão em toda a área muscular comprometida, para melhorar a irrigação local. Alguns animais, quando auxiliados, conseguem se levantar e manter-se em posição quadrupedal. Para tanto, pode-se utilizar choques elétricos, fortes batidas com as palmas das duas mãos nas regiões torácica e abdominal, simultaneamente, ou auxiliar o animal a levantar-se e equilibrar-se. A permanência dos animais debilitados em posição quadrupedal é facilitada com a utilização de uma maca suspensa por um guincho comum (Figura 2.23). Na Figura 2.24 é possível acompanhar as etapas para contenção/imobilização do animal.

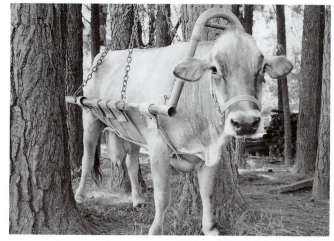

Figura 2.23 Maca suspensora de bovinos em decúbito. Observe a glândula mamária livre de compressão e traumatismo.

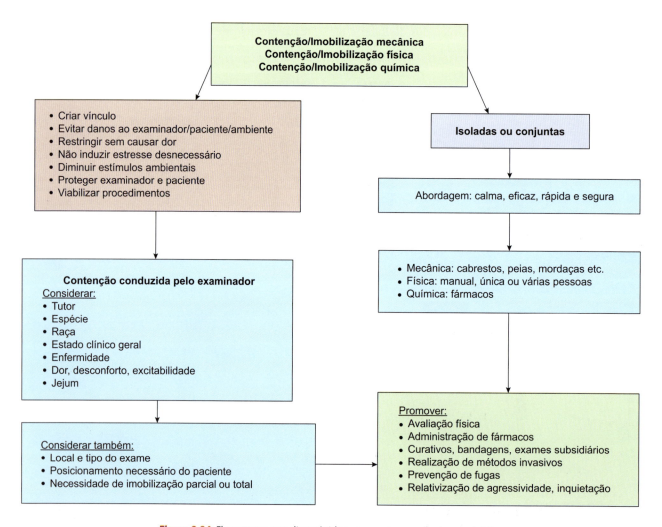

Figura 2.24 Fluxograma com dicas rápidas para conter o paciente veterinário.

BIBLIOGRAFIA

BRAZ, M. B. Semiologia médica animal. 2. ed. Lisboa: Fundação Calouste Gulbenkian, 1982. v. 2. 725 p.

CALDAS, E. M. Propedêutica clínica. Salvador: Centro Editorial e Didático da UFBA, 1978. 210 p.

CROW, S. E.; WALSHAW, S. O. Manual de procedimentos clínicos em cães, gatos e coelhos. Tradução: Augusto Langeloh, João Roberto Braga de Mello. Porto Alegre: Artmed, 2000. 279 p.

EURIDES, D. Métodos de contenção de bovinos. Guaíba: Livraria e Editora Agropecuária, 1998. 78 p.

HARDY, R. M. General physical examination of canine patient. Veterinary Clinics of North America, v. 11, n. 3, p. 453-467, 1981.

KELLY, W. R. Diagnóstico clínico veterinário. 3. ed. Rio de Janeiro: Interamericana, 1986. 364 p.

MCCURNIN, D. M.; POFFENBARGER, E. M. Small animal physical diagnosis and clinical procedures. Philadelphia: Saunders Company, 1991. 221 p.

MAIJALA, K. Genetics aspects of domestication, common breeds and their origins. *In*: Piper, L; Ruvinsky, A (ed.). Wallingford: CAB International, 1997. p. 13-49.

MASSONE, F. Anestesiologia veterinária: farmacologia e técnicas. Rio de Janeiro: Guanabara, 1988. 234 p.

PERUCHI, M. Bos Taurus vs Bos Indicus: separados há 2 mi de anos. Compre Rural. 2023. Disponível em: https://www.comprerural.com/bos-taurus-vs-bos-indicus-separados-ha-2-mi-de-anos/. Acesso em: 19 abr. 2024.

RADOSTITS, O. M.; MAYHEW, I. G.; HOUSTON, D. M. Veterinary clinical examination and diagnosis. London: WB Saunders, 2000. 771 p.

ROSEMBERGER, G. Exame clínico dos bovinos. 2. ed. Rio de Janeiro: Guanabara Koogan, 1993. 429 p.

SERVIÇO NACIONAL DE APRENDIZAGEM RURAL (SENAR). Bovinocultura: contenção de bovinos. Brasília: SENAR, 2017. (Coleção SENAR, 164). ISBN 978-85-7664-106-3 1.

VOGEL, J. Pequena cirurgia nas fazendas. Rio de Janeiro: SIA, 1958. 145 p.

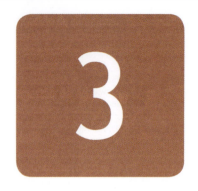

Contenção Química

*Não existe sedativo para uma dor
cultivada que não morreu quando devia.*

Valter da Rosa Borges

PALAVRAS-CHAVE

- Anestesia dissociativa
- Anestesia geral
- Animais temperamentais
- Cães, gatos, equídeos, ruminantes
- Fármacos para contenção física
- Tranquilizantes ou sedativos
- Vias de aplicação

Seção A
Cães e Gatos

Valéria Nobre L. S. Oliva

INTRODUÇÃO

Muitas vezes, é necessário conter os pequenos animais por meio de fármacos, para que o exame clínico realizado pelo médico-veterinário seja satisfatório e seguro.

Sob efeito de tranquilizantes ou sedativos, animais agressivos, agitados ou estressados são mais bem examinados, possibilitando menores alterações paramétricas decorrentes do estresse, evitando agressões ao profissional que os examina.

Conter quimicamente um animal não deve significar, contudo, apenas imobilizá-lo, mas diminuir o estresse da manipulação, com conforto e segurança para o paciente e para o médico-veterinário.

Assim, animais que demonstrem agressividade ou medo excessivo necessitam ser manipulados somente após a contenção química. Frequentemente, é necessário que felinos, de maneira geral, e cães de raças violentas ou de comportamento nervoso sejam contidos farmacologicamente, a fim de permitir a realização de exames de boa qualidade.

Além dos fatores inerentes ao indivíduo (raça, temperamento, estado físico), existem também os estímulos externos que perturbam a tranquilidade do paciente. Desse modo, mesmo aqueles animais dóceis e obedientes ao tutor podem exigir tranquilização quando em contato com um ambiente novo, movimento de pessoas estranhas e percepção de odores e ruídos com os quais não estejam acostumados. Alguns exames clínicos contribuem, ainda, para a dor, quando uma região lesada ou inflamada precisa ser manipulada, como ao examinarem-se traumatismos osteomusculares, feridas, enfermidades otológicas etc.

Outros exames, apesar de não provocarem dor, envolvem certo desconforto por parte do animal (p. ex., abordagem da cavidade oral, da região genital ou do aparelho oftálmico).

Além disso, ressalta-se a necessidade de alguns posicionamentos específicos exigidos por exames diagnósticos, utilizando radiografias ou ultrassonografias, possíveis apenas com a tranquilização ou mesmo com a anestesia geral do paciente (p. ex., necessidade de relaxamento muscular potente para a realização de exame radiográfico para o diagnóstico de displasia coxofemoral e imobilidade completa do paciente para a coleta de liquor cerebrospinal).

Ao realizar o exame de um animal em que se utilizou tranquilizante, sedativo ou até mesmo anestésico geral, o médico-veterinário deve conhecer os efeitos dos fármacos empregados para que seja possível avaliar se os seus achados clínicos são decorrentes do uso desses ou da enfermidade a ser pesquisada. Alterações de temperatura corporal, frequência cardíaca, frequência respiratória e pressão arterial são algumas das consequências mais comuns após o uso desses agentes.

Alguns fatores precisam ser considerados para o uso da contenção química (Quadro 3.1).

A espécie e a raça do paciente a ser examinado determinará o método mais adequado de contenção física, a necessidade e o tipo de fármaco a ser utilizado. As características fisiológicas, a diferente distribuição de receptores farmacológicos e as peculiaridades comportamentais resultam em diferentes alterações paramétricas em cães, gatos e pequenos animais exóticos. O efeito final também varia bastante entre as espécies, e a escolha correta do fármaco a ser utilizado depende do conhecimento prévio desses efeitos.

As diferenças existentes entre raças, especialmente de cães, devem ser conhecidas e consideradas pelo médico-veterinário que irá realizar a contenção química. Enquanto raças grandes e agressivas exigem procedimentos que possibilitem uma abordagem segura, raças muito pequenas são agitadas e de difícil manipulação.

O estado físico do paciente pode limitar o uso de alguns fármacos que trariam risco a pacientes desnutridos, hipovolêmicos ou desidratados, por exemplo. A existência de outras enfermidades concomitantes, como as cardiopatias, os processos respiratórios, as hepato e nefropatias, assim como as doenças neurológicas, também influenciam na escolha do agente a ser utilizado.

Caso o exame resulte em dor física, o fármaco ou a associação escolhida produz a analgesia adequada.

O jejum, por outro lado, é imprescindível para a segurança de determinados procedimentos nos quais o relaxamento da cárdia produzido pelo fármaco facilita o regurgitamento do conteúdo gástrico, podendo ocasionar obstrução das vias respiratórias por aspiração, levando à pneumonia ou até mesmo à morte. Além disso, destaca-se a importância do jejum em posicionamentos nos quais o estômago repleto possa comprimir o diafragma e comprometer a capacidade respiratória do paciente.

Dentre os fatores externos a serem considerados nas diferentes situações, é necessário conhecer o local em que o animal será examinado e a necessidade de posicionamentos específicos e de imobilidade requeridos pelo exame a ser efetuado.

Por fim, a via de aplicação possível na situação apresentada também influencia a definição da técnica e dos medicamentos a serem empregados.

A seguir, serão apresentadas as diversas vias de aplicação possíveis e suas particularidades, assim como os diferentes fármacos e associações indicados para cada situação, com as suas implicações.

Quadro 3.1 Fatores a serem considerados para o uso de contenção química.

Intrínsecos	Extrínsecos
Espécie	Local do exame (no chão, sobre mesa)
Raça	Tipo de exame (envolvendo dor ou desconforto)
Estado clínico geral	Posicionamento necessário para o exame
Doenças concomitantes	Necessidade de imobilidade para o exame
Dor ou desconforto	Via de administração possível
Jejum	

física possível influenciam e determinam a via de aplicação selecionada. Na contenção química de pequenos animais, utilizam-se, sobretudo, as vias tópica, oral e parenterais (subcutânea, intramuscular e intravenosa) (Figura 3.1).

Via oral

Para que um medicamento possa ser aplicado por esta via, é necessário que seja palatável. Tranquilizantes e sedativos em apresentação líquida ou em comprimidos ou drágeas estão disponíveis no mercado. No tipo líquido, são utilizados em administração direta, na boca, ou por meio de seringas, puros ou misturados a uma pequena quantidade de água ou outro líquido. Não se indica a adição ao recipiente de água do animal, pois não é possível especificar a quantidade ingerida. Os comprimidos ou drágeas são colocados diretamente no fundo da cavidade oral ou inseridos em alimentos sólidos, como pedaços de pão ou "bolinhos" de carne, impedindo que o animal perceba a existência do medicamento.

A grande limitação dessa via de aplicação é o longo tempo de latência, entre 1 e 2 h, com efeito bastante variável entre os pacientes.

Por outro lado, a principal vantagem baseia-se na maneira não invasiva de tratar o animal, diminuindo, portanto, o estresse da contenção física prévia.

Trata-se de uma excelente via de aplicação a ser empregada pelo tutor, especialmente nos casos de animais agressivos ou de difícil transporte. O medicamento pode ser administrado no próprio domicílio, algum tempo antes de transportar o animal ao consultório. Desse modo, o paciente chega ao ambiente estranho já previamente tranquilizado ou sedado e, caso o efeito seja menor que o necessário, a suplementação por outras vias de aplicação torna-se mais fácil. Nessa situação, o médico-veterinário deve estar ciente de que os parâmetros já estarão alterados pelo efeito do fármaco, com risco de mascarar o estado físico real do paciente ao exame físico.

Você sabia?

- A manipulação de um anestésico foi importante descoberta, feita de uma mistura de suco de alho, ópio, cicuta, vinagre e vinho, a fim de preparar o paciente para os procedimentos cirúrgicos.
- Caso a mistura não fosse fornecida na dose certa de cada ingrediente, a receita seria também perigosa, pois levaria o paciente a óbito.
- Os primeiros relatos da utilização de "alguma coisa" que aliviaria a dor datam de 4 mil a.C., em que os sumérios utilizavam ópio para esse fim. Porém, até a Idade Média, as cirurgias eram realizadas sem nenhuma anestesia.

VIAS DE APLICAÇÃO

O tipo de medicamento a ser administrado, o temperamento, o porte e a condição física do animal, as características do local em que se realizará o procedimento e o tipo de contenção

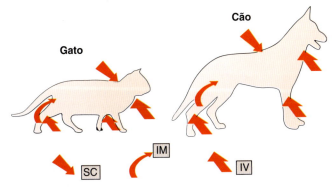

Figura 3.1 Locais anatômicos de aplicação de fármacos: por vias subcutânea (SC), intramuscular (IM) e intravenosa (IV).

Via tópica

Trata-se da deposição do princípio ativo, no caso específico, um anestésico local, sobre a pele ou mucosas, com o fim de absorção direta. Os produtos para este objetivo apresentam-se em gel, pomadas, *sprays* ou colírios (Figura 3.2).

O efeito sobre as mucosas é bastante superior ao produzido pela aplicação sobre a pele, em que a absorção é menor ou até desprezível.

É necessário lembrar-se de que essa via de aplicação deve ser utilizada somente em peles e mucosas íntegras, sem ferimentos ou inflamações.

Em grande parte das situações, há a necessidade de aplicar um tranquilizante ou sedativo para que o animal permita a realização do exame, pois o anestésico tópico produz unicamente a analgesia, sem alterar seu estado psicológico.

Um procedimento muito comum é o emprego de colírios anestésicos para produzir a analgesia da superfície da córnea, o que torna possível realizar alguns exames oftálmicos e até retirar um corpo estranho, por exemplo.

Os *sprays* ou pomadas são úteis nos exames ginecológicos ou orais e facilitam a intubação traqueal.

Vias parenterais

Nestas vias, é importante a antissepsia do local e do material a ser utilizado, pois a possibilidade de contaminação é considerável. O antisséptico mais indicado para isso é a solução de álcool iodado e, especialmente na via intravenosa, a tricotomia é utilizada para facilitar a localização do vaso sanguíneo e melhorar o efeito do antisséptico.

O material utilizado para a injeção do fármaco é descartável, a espessura e o comprimento da agulha e a capacidade da seringa devem ser adequados ao local de aplicação e ao volume do medicamento.

O bisel da agulha é posicionado de maneira a facilitar a perfuração e a escala numérica da seringa, sempre voltada para o aplicador, a fim de possibilitar o controle do volume e da velocidade de injeção.

Ao se optar por esta via de aplicação, recomenda-se considerar o tipo de veículo utilizado no produto, o pH e a osmolaridade da solução, o tempo de latência esperado e a viabilidade de aplicação.

Há várias maneiras de aplicação parenteral e, dentre elas, as mais usadas na contenção química são: (1) subcutânea; (2) intramuscular; e (3) intravenosa.

Via subcutânea

Esta via é escolhida nos casos em que se deseja retardar a absorção do fármaco ou quando é possível a espera maior para o efeito ser alcançado, pois o período de latência é, em média, de 30 a 45 min; além disso, é útil no caso de animais muito agressivos e de difícil contenção.

O local anatômico de escolha possibilita o deslocamento da pele para a introdução da agulha no espaço subcutâneo, sendo as regiões dorsal ou lateral do tórax ou do abdome as mais indicadas (Figura 3.3).

Grandes volumes são aplicados por esta via, tomando-se o cuidado de dividir o volume total em vários pontos do corpo do animal.

Via intramuscular

Assim como a via subcutânea, a intramuscular é útil naqueles animais agressivos nos quais a abordagem mais segura é a aproximação pela porção posterior do corpo. Dessa maneira, o animal é amordaçado e firmemente contido pela coleira pelo próprio tutor, enquanto a aplicação é realizada no membro pélvico.

O local de eleição para a aplicação intramuscular em cães e gatos é a massa muscular das coxas (músculos semitendíneo e semimembranáceo) (Figura 3.4).

Medicamentos muito viscosos ou de pH extremos podem produzir dor à aplicação, resultando em reação e movimentação do animal.

As complicações decorrentes da aplicação intramuscular são formação de abscessos ou lesões do nervo ciático.

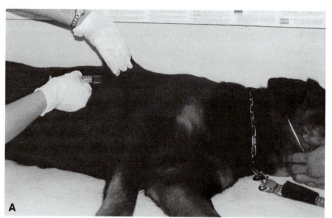

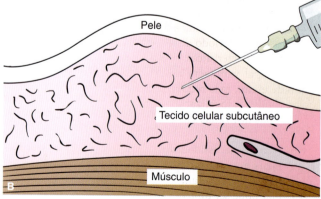

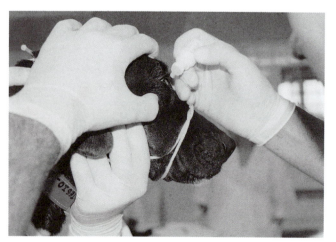

Figura 3.2 Colírio anestésico instilado na córnea de um cão (via de aplicação tópica).

Figura 3.3 A. Aplicação de fármaco por via subcutânea em um cão.
B. Esquema das camadas anatômicas atravessadas nessa via de aplicação.

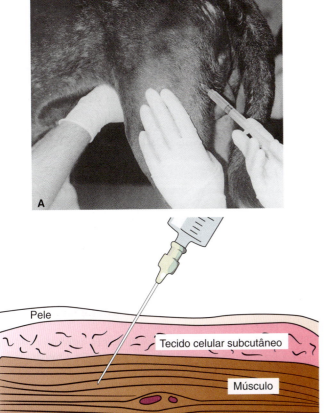

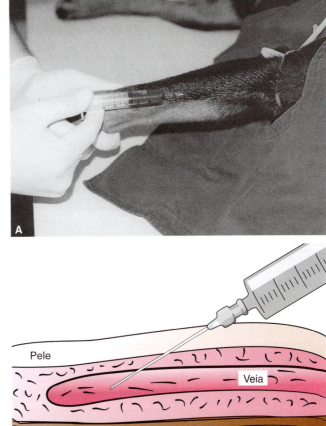

Figura 3.4 A. Aplicação de fármaco por via intramuscular em um cão. **B.** Esquema das camadas anatômicas atravessadas nessa via de aplicação.

Figura 3.5 A. Aplicação de fármaco por via intravenosa em um cão. **B.** Esquema das camadas anatômicas atravessadas nessa via de aplicação.

Essas complicações estão frequentemente associadas ao descuido do aplicador com a antissepsia do local e consequente desenvolvimento de infecções, com a possibilidade de ser quase completamente abolidas observando-se as técnicas de antissepsia correta.

Nessa via de aplicação, o período de latência pode ser, em média, de 15 a 30 min, e a duração de efeito, em regra, é menor que na aplicação subcutânea e maior que na intravenosa.

Via intravenosa

Nesta via de aplicação, não há necessidade de absorção e o efeito inicia-se quase imediatamente. A velocidade de aplicação deve ser criteriosa, a fim de evitar a ocorrência de alterações paramétricas bruscas. O período de latência é de, no máximo, 15 min, conforme as características do fármaco empregado.

A principal vantagem desta via de aplicação é o início rápido de efeito, mas requer imobilidade física do paciente que possibilite a localização e a punção do vaso. Nesta via, as veias mais utilizadas são a radial ou a cefálica (Figura 3.5) e a safena.

Nos casos de necessidade de aplicação de grandes volumes ou nos quais o acesso às veias citadas seja difícil (aplicações repetidas, flebites, animais hipotensos ou em choque etc.), a veia jugular pode ser uma boa opção.

No Quadro 3.2 são apresentadas algumas características próprias das diferentes vias de aplicação de fármacos.

PRINCIPAIS FÁRMACOS

Dentre o arsenal anestesiológico disponível, os tranquilizantes e sedativos, os agonistas α_2 e os analgésicos opioides são os que mais se prestam, seja de maneira isolada ou em associação, à contenção química de pequenos animais. Em procedimentos que exijam relaxamento muscular maior e abolição completa da sensibilidade dolorosa, ainda é possível utilizar os anestésicos dissociativos ou os gerais injetáveis.

A seguir, serão abordados cada um dos grupos citados e suas indicações.

Você sabia?

- A braquicefalia é uma deformidade corporal que altera o formato cranial e, principalmente, o trato respiratório de algumas espécies animais.
- Diversas raças, como Bulldog francês e inglês, Shih Tzu, Pug, Maltês, Boxer e Pequinês, são exemplos comuns de cães braquicefálicos.
- Nos gatos é comum observar nas raças Persa, Exotic Shorthair, Sagrado da Birmânia e Himalaio.
- Em decorrência disso, apresentam inúmeras alterações do trato respiratório, como estenose de narinas, prolongamento de palato mole, hipoplasia da traqueia e outros problemas, podendo causar obstrução do fluxo de ar, levando o animal a apresentar sinais como dispneia, cansaço e intolerância a exercício e calor, tosse, cianose, disfagia, êmese e regurgitação.
- Dessa maneira, é necessário ter cuidado redobrado em animais braquicefálicos, principalmente em gordos e idosos, ao usar sedativos e/ou analgésicos.

Quadro 3.2 Vias de aplicação de fármacos e suas características.

Via de aplicação	Período de latência	Duração do efeito	Biodisponibilidade	Necessidade de imobilização do animal
Oral	Variável, tendendo a longo	Mais longa	Variável*	Relativa
Tópica (colírio, gel ou pomadas anestésicas)	Variável, tendendo a intermediário	Intermediária a longa	Quase completa	Completa, porém rápida
Subcutânea	Intermediário	Intermediária a longa*	Quase completa	Relativa
Intramuscular	Intermediário	Intermediária a longa*	Quase completa	Relativa
Intravenosa	Curto	Curta	Completa	Completa e longa

*As características do produto podem influenciar a duração do efeito e a biodisponibilidade.

Tranquilizantes e sedativos

Em Semiologia Veterinária, esses fármacos certamente são os de mais ampla utilização, pois possibilitam a diminuição do estresse desencadeado pela manipulação do animal. A tranquilização caracteriza-se pela diminuição da ansiedade, levando o animal a um estado de relaxamento, porém mantendo-o responsivo a estímulos ambientais. A sedação, além de todas as características do estado de tranquilização, pode resultar em sonolência e até em um estado de total hipnose, dependendo da dose utilizada.

No primeiro grupo, é possível incluir os fenotiazínicos e as butirofenonas e, dentre os sedativos, destacam-se os benzodiazepínicos. Em pequenos animais, as butirofenonas são raramente utilizadas, tendo sua maior aplicação na espécie suína.

Fenotiazínicos

Os fármacos desse grupo se caracterizam por produzirem boa tranquilização e relaxamento muscular em cães e gatos, levando-os a um estado de diminuição da ansiedade, o que torna possível sua melhor manipulação. Sua indicação se limita a acalmar pacientes muito ansiosos ou agressivos ou prepará-los para a aplicação posterior de anestesia dissociativa ou geral.

Os animais se apresentam mais calmos, com relaxamento de pescoço e cabeça, ptose palpebral, protrusão da membrana da terceira pálpebra (Figura 3.6) e orelhas pendentes. Procuram se sentar ou deitar, respondendo, porém, a estímulos externos que podem provocar reação de alerta.

Nas manipulações que venham a causar dor, os fenotiazínicos, por produzirem analgesia desprezível, devem estar associados a outros fármacos com esse efeito. É necessário estar atento à contenção física desses animais, pois há manutenção da capacidade de reação aos estímulos externos. Além disso, devem ser evitados em pacientes com histórico de convulsão, por diminuírem o limiar convulsivo, podendo, portanto, desencadeá-la.

Os fenotiazínicos agem na formação reticular e, por isso, produzem depressão generalizada do sistema nervoso central (SNC), com interferência no controle da atividade elétrica cortical, que altera a regulação do sono e da vigília, assim como no controle do sistema nervoso autônomo (por meio de ação sobre o sistema límbico e hipotálamo) e neuroendócrino, dentre outros.

Esse mecanismo de ação é de conhecimento do veterinário responsável pela avaliação semiológica, pois explica algumas alterações clínicas após o uso de fenotiazínicos, que podem interferir em parâmetros vitais.

Sob o efeito desses fármacos, observa-se diminuição da temperatura corporal, por sua ação sobre o centro termorregulador do hipotálamo. Além disso, como resultado da depressão do reflexo vasomotor de origem central, espera-se a diminuição dos valores da pressão arterial, de efeitos diretos sobre a musculatura dos vasos e sobre o coração e de bloqueio adrenérgico periférico.

Dentre os fenotiazínicos, a acepromazina é a mais difundida na prática clínica de pequenos animais, seguida da clorpromazina e da levomepromazina.

A acepromazina é utilizada por via oral, subcutânea, intramuscular ou intravenosa. A apresentação por via oral, em gotas, é bastante prática e possibilita a utilização até por pessoas leigas e fora de ambiente hospitalar. Dessa maneira, em animais muito violentos ou inquietos, o tutor é orientado a utilizá-la previamente ao exame clínico. Em felinos, seu uso é limitado por produzir intensa salivação. Os efeitos da administração oral da acepromazina iniciam-se em poucos minutos e a intensidade da sedação é relativamente boa, o que torna possível uma abordagem mais tranquila do animal.

Pela via parenteral, a acepromazina é utilizada nos animais em que seja possível a contenção mecânica para a aplicação do fármaco e, nesses casos, deve ser a via de escolha, por proporcionar melhor previsão dos períodos de latência e de efeito, assim como tranquilização mais potente.

As doses e as particularidades do uso dos diferentes fármacos na contenção química em pequenos animais estão apresentadas no Quadro 3.3.

Benzodiazepínicos

Os benzodiazepínicos são fármacos com efeito sedativo, miorrelaxante e anticonvulsivante. No homem, o efeito é muito superior ao produzido em animais e, por esse motivo, além do fato de provocarem amnésia, são o sedativo de escolha naquela espécie.

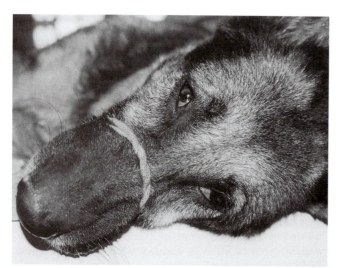

Figura 3.6 Protrusão de terceira pálpebra, 15 min após a aplicação de 0,1 mg/kg de acepromazina em um cão.

Quadro 3.3 Posologia dos principais fármacos utilizados na contenção química de pequenos animais.

Fármaco	Cão	Gato	Observações
Fenotiazínicos			
Acepromazina	0,03 a 0,1 mg/kg (IM, IV ou SC), dose máxima de 3 mg[1] 1 a 3 mg/kg, VO[1]	0,03 a 0,1 mg/kg[1] 1 a 3 mg/kg, VO[1]	Os fenotiazínicos promovem tranquilização, sem analgesia, não possibilitando manipulações muito invasivas. O animal responde a estímulos externos
Clorpromazina e levomepromazina	1 a 2 mg/kg (IM, IV ou SC)[1]	1 a 2 mg/kg (IM, IV ou SC)[2]	
Benzodiazepínicos			
Diazepam	0,1 a 0,5 mg/kg (IV) ou 0,3 a 1 mg/kg (IM ou SC)[1] 1 a 2 mg/kg (IV ou oral)[2]	0,1 a 0,5 mg/kg (IV) ou 0,3 a 1,0 mg/kg (IM ou SC)[1]	Para obtenção de contenção química, utilize sempre em associação a fenotiazínicos ou como medicação pré-anestésica. O flumazenil (0,05 mg/kg, IV) é o antagonista farmacológico específico
Midazolam	0,1 a 0,2 mg/kg (IM ou IV)[1]	0,1 a 0,2 mg/kg (IM ou IV)[1]	
Opioides agonistas			
Morfina	0,1 a 0,5 mg/kg[2]	0,1 mg/kg (SC ou IM)[1] 0,26 mℓ/kg, via epidural	Utilizados em associação aos tranquilizantes e sedativos quando a manipulação provoca dor
Meperidina	1 a 5 mg/kg (IM)[1]	5 a 10 mg/kg (SC ou IM)[1]	
Fentanila	0,01 a 0,05 mg/kg (IV ou IM)[3]	0,01 a 0,05 mg/kg (IV ou IM)[3]	
Agonista-antagonista			
Butorfanol	0,05 a 0,2 mg/kg (IV) e 0,2 a 0,5 mg/kg (IM)[3]	0,1 a 0,4 mg/kg[3]	
Buprenorfina	0,005 a 0,02 mg/kg (IM)[3] 0,003 a 0,01 mg/kg (IV)[2] 0,006 a 0,01 mg/kg (IM ou IV)[1]	0,005 a 0,02 mg/kg (IM)[3] 0,006 a 0,01 mg/kg (IM ou IV)[1]	
Agonistas α_2			
Xilazina	0,25 a 0,5 mg/kg (IV) ou 0,5 a 1 mg/kg (IM)[1]	0,25 a 0,5 mg/kg (IV) ou 0,5 a 1 mg/kg (IM)[1]	Sedação acompanhada de analgesia e miorrelaxamento
Medetomidina	0,01 a 0,04 mg/kg[1]	0,04 a 0,08 mg/kg[1]	
Dexmedetomidina	0,1 a 3 mg/kg (IV)[4]	SR	
Anestesia dissociativa			
Cetamina	11 a 22 mg/kg (IM) e 5 a 10 mg/kg (IV)[3]	8 a 15 mg/kg (IM) e 2 a 8 mg/kg (IV)[3]	Associe a benzodiazepínicos, fenotiazínicos ou agonistas α_2
Tiletamina	9,9 a 13,2 mg/kg (IM) 4 a 6,6 mg/kg (IV)[3]	7,5 a 12,5 mg/kg (IM) e 5 mg/kg (IV)[3]	
Anestésicos gerais intravenosos			
Tiopental sódico	12,5 mg/kg (com MPA) IV[2]		Administrados exclusivamente por via IV. Requerem jejum prévio
Propofol	5 mg/kg, IV[2]		

IM = via intramuscular; IV = via intravenosa; MPA = medicação pré-anestésica; SC = via subcutânea; SR = sem referência; VO = via oral. [1] Thurmon *et al.*, 1996. [2] Massone, 1999. [3] Fantoni e Cortopassi, 2002. [4] Dyck e Shafer, 1993.

Em medicina veterinária, em especial nos pequenos animais, não deve ser indicado como sedativo único e seu uso se limita a aumentar o miorrelaxamento produzido pelos fenotiazínicos ou anestésicos dissociativos.

A utilização de benzodiazepínicos como único agente visando à contenção farmacológica é contraindicada em pacientes hígidos, nos quais o efeito final é possível ser paradoxal, produzindo excitação. Nos animais debilitados e/ou toxêmicos, o efeito sedativo é mais evidente; nesses casos, podem ser o agente de escolha, especialmente quando o uso dos fenotiazínicos for contraindicado.

A principal indicação de seu uso é em associação aos fenotiazínicos, seja com a finalidade de reduzir sua dose ou aumentar o miorrelaxamento, o que é indicado para alguns exames clínicos ou manipulações específicas (avaliação de fraturas e lesões em membros, posicionamento radiográfico etc.). Os benzodiazepínicos também são os fármacos de escolha na contenção química de animais com históricos de convulsão ou doenças neurológicas (situação em que os fenotiazínicos estão contraindicados) e na medicação pré-anestésica para a realização de anestesia dissociativa. Nesse último caso, esses fármacos irão evitar a hipertonicidade muscular produzida por aquele tipo de anestesia.

Caracterizam-se pela sua ação em receptores benzodiazepínicos específicos, aumentando a liberação do ácido γ-aminobutírico (GABA) que, por ser um neurotransmissor depressor do SNC, induz sonolência e sedação.

Em nosso país, dentre os benzodiazepínicos de uso mais difundido, destacam-se o diazepam e o midazolam.

O diazepam, um dos mais antigos benzodiazepínicos de uso clínico, é o fármaco de escolha nos casos de pacientes epilépticos; pode ser utilizado por via subcutânea ou intramuscular, mas a via de escolha é a intravenosa, por ser a menos dolorosa e apresentar efeito mais rápido (ver Quadro 3.3).

Sua utilização por via oral não apresenta eficácia sedativa em animais, sendo empregada somente em felinos, com outra finalidade (estimulante de apetite).

Em casos especiais, em que haja necessidade de rapidez de efeito e a via intravenosa for de difícil acesso, é possível utilizar a via retal com bons resultados. A associação desse benzodiazepínico a outros fármacos, na mesma seringa, é possível de produzir turvação ou precipitação da mistura; assim, a aplicação deve ser em seringas separadas.

As doses clínicas produzem depressões respiratória e cardíaca mínimas. Doses mais elevadas correm o risco de provocar leve depressão respiratória, hipotensão, aumento da frequência cardíaca e diminuição do débito cardíaco.

Os efeitos colaterais do diazepam podem ser corrigidos com o uso do flumazenil, um antagonista farmacológico específico, cuja disponibilidade aumenta a segurança de seu uso.

O midazolam, utilizado com as mesmas indicações do diazepam, produz um período de ação menor; é possível misturá-lo na mesma seringa com outros fármacos, como fenotiazínicos ou opioides, sem produzir turvação ou precipitação, o que pode ser uma vantagem, possibilitando aplicação única. Produz estimulação do apetite em felinos, assim como o diazepam, e, por não ser irritante, é utilizado tanto por via intravenosa quanto intramuscular, com efeitos muito semelhantes, nas mesmas doses. No homem, o midazolam é administrado como agente indutor, provocando intensa hipnose, o que não ocorre em animais, tendo seu uso limitado à contenção química ou como medicação pré-anestésica.

Opioides

São analgésicos potentes que agem em receptores opioides específicos, classificados em agonistas, agonistas-antagonistas (de ação mista) e antagonistas, conforme sua atividade intrínseca quando se ligam aos receptores. Os agonistas e os de ação mista são amplamente utilizados em contenção química, normalmente associados a tranquilizantes ou sedativos, pelo seu potente efeito analgésico, tornando possível a realização de exames físicos que provoquem dor.

No uso da morfina, o protótipo dos opioides, evidencia-se êmese e, às vezes, defecação, por sua ação sobre o centro do vômito e por aumento do peristaltismo intestinal, respectivamente. A ação sobre os receptores opioides do tipo μ resulta, além da analgesia, em depressão respiratória, que é um dos mais temidos efeitos colaterais desses fármacos. Quando ocorre depressão respiratória ou apneia após o uso de opioides, pode-se lançar mão dos antagonistas, como a naloxona, sabendo-se, contudo, que o efeito analgésico também será antagonizado.

Tendo-se a morfina como padrão de grau de analgesia, busca-se o opioide mais potente, com menor grau de depressão respiratória. Alguns exemplos dos opioides disponíveis no mercado encontram-se no Quadro 3.3. A indicação para cada situação baseia-se, principalmente, na farmacocinética, que difere muito entre os opioides, resultando em duração de efeito bastante variável. Dessa maneira, fármacos de excelente potência, mas de curtíssimo tempo de ação, como alfentanila, sufentanila e remifentanila, têm sua indicação restrita ao uso transoperatório, não sendo, portanto, aplicáveis à finalidade principal deste capítulo.

Ótimos resultados têm sido obtidos a partir da associação de tranquilizantes, como fenotiazínicos com opioides como morfina, meperidina, fentanila, buprenorfina e butorfanol, resultando em boa imobilização do paciente, com potencialização da tranquilização e analgesia adicional, o que possibilita, inclusive, manipulações desconfortáveis e dolorosas.

Outra aplicação bastante útil da morfina é a realizada por via peridural, associada a anestésicos locais, em ortopedia, resultando em analgesia de até 24 h na espécie canina. Dessa maneira, além do exame físico de um membro pélvico fraturado, por exemplo, é possível realizar a avaliação radiográfica e a redução fechada da fratura, caso seja indicada. O longo período de analgesia leva, ainda, a maior conforto do animal, prolongando-se por várias horas após a intervenção do médico-veterinário.

Você sabia?

- Uma pesquisa da Universidade Estadual da Carolina do Norte/EUA, publicada na Frontiers in Pain Research, testou se realmente há diferenças nas resistências à dor entre raças de cachorros. Descobriu-se que as avaliações que veterinários fazem desse quesito nem sempre correspondem à realidade. Inicialmente, o grupo de alta resistência à dor tinha as raças Chihuahua, Pastor Alemão, Maltês e Husky Siberiano, enquanto o de média resistência incluía Border Collie, Boston Terrier e Jack Russell Terrier. Já o de baixa resistência era composto por Golden Retriever, Pit Bull e Labrador.

Agonistas α₂

São fármacos que, clinicamente, induzem miorrelaxamento ou inibição de espasticidade muscular, sedação e analgesia. Sua ação baseia-se na ativação dos receptores α₂ pré-sinápticos do sistema nervoso simpático. O exemplo de medicamento desse grupo mais difundido em nosso meio é a xilazina, utilizada há décadas em medicina veterinária. Mais recentemente, a detomidina, a medetomidina e a dexmedetomidina foram colocadas à disposição, sendo as duas últimas as mais promissoras para o uso em pequenos animais.

A xilazina em pequenos animais é utilizada em doses que variam de 0,25 a 1 mg/kg, tanto por via intramuscular como intravenosa. Os efeitos aparecem dentro de 10 a 15 min após a aplicação intramuscular e após 5 min da aplicação por via intravenosa.

Os animais apresentam intenso miorrelaxamento e procuram sozinhos o decúbito, desligando-se dos estímulos do ambiente, podendo parecer totalmente alheios e irresponsivos aos estímulos externos, dependendo da dose utilizada. O grau de analgesia é dose-dependente, possibilitando algumas manipulações dolorosas (lavagens otológicas, curativos etc.) e até a realização de pequenas intervenções pouco cruentas (desbridamento de feridas, pequenas suturas).

A xilazina induz bradicardia e um breve período de 5 a 10 min de hipertensão, sendo a última resultante de sua ação inicial sobre os receptores adrenérgicos pós-sinápticos, causando vasoconstrição. Após esse efeito inicial, há diminuição do débito cardíaco e hipotensão, com risco de levar a pressão arterial a valores de 25 a 33% menores que os basais. A bradicardia é resultante, ainda, do aumento do tônus vagal, sendo indicado o uso prévio de sulfato de atropina, um anticolinérgico, visando diminuir o efeito do sistema parassimpático sobre a frequência cardíaca.

Espera-se que a frequência respiratória diminua significativamente após a aplicação da xilazina; contudo, os valores de pH e gases sanguíneos devem permanecer inalterados, visto que o volume-minuto é mantido pelo aumento do volume corrente.

Em cães e gatos, é comum a ocorrência de êmese após a aplicação intramuscular ou subcutânea da xilazina, decorrente da ativação de receptores adrenérgicos centrais. Além disso, o refluxo gástrico também pode ocorrer nessas espécies pelo relaxamento do tônus do esfíncter gastresofágico. Devido a esse efeito, em cães nos quais o jejum prévio não foi realizado, é possível utilizar a xilazina como agente de contenção química, com a expectativa de que o estômago seja esvaziado.

Uma das associações mais comumente utilizadas em animais de companhia é a de xilazina com cetamina, minimizando assim os efeitos depressores cardíacos pela ação simpaticomimética da última. Soma-se a isso o efeito de miorrelaxamento produzido pelo agonista adrenérgico, reduzindo a hipertonia muscular decorrente do efeito da cetamina. Nessa associação, acrescenta-se, ainda, o sulfato de atropina, minimizando a produção excessiva de secreções e a depressão cardíaca e, assim, tem-se a imobilidade do paciente, com intensa prostração e considerável grau de analgesia.

A principal contraindicação do uso da xilazina é a existência de cardiopatias ou problemas respiratórios graves que possam comprometer a oxigenação do animal. Não deve ser utilizada para a contenção química de animais a serem submetidos a exames radiográficos do sistema gastrointestinal, pois diminuem o trânsito, podendo provocar atonia gástrica, aerofagia e distensão abdominal, especialmente em cães de grande porte, o que resultaria em interpretação errônea do exame.

A medetomidina, um agonista α_2 de efeito sedativo e analgésico em cães e gatos, mais potente que a xilazina, ainda não é comercializada no Brasil, mas tem sido amplamente utilizada em outros países, apresentando melhores resultados e menores efeitos colaterais que a xilazina.

A dexmedetomidina foi recentemente introduzida no mercado nacional e, por ter seletividade maior pelos receptores α_2 quando comparada à xilazina, exerce menores efeitos cardiovasculares decorrentes da ativação de receptores α_1. No cão, na dose de 10 μg/kg por via intramuscular, reduz a frequência cardíaca e o débito cardíaco, sem alterar a pressão arterial.

Esse grupo de fármacos também dispõe de antagonistas que aumentam a segurança de seu uso, por possibilitarem a reversão dos efeitos colaterais indesejáveis. Dentre os antagonistas específicos, pode-se citar a ioimbina e o atipamezol.

Anestesia dissociativa

Trata-se de uma modalidade anestésica em que há dissociação entre o tálamo e o sistema límbico, resultando em anestesia do tipo "cataleptoide", estando o paciente consciente, com os olhos abertos, porém completamente alheio ao meio ambiente que o cerca. É representada por cetamina e tiletamina, fármacos facilmente encontrados no mercado nacional e comercializados por diversos laboratórios.

É indicada principalmente na contenção química daqueles animais em que a total imobilidade seja necessária, e em situações em que outros fármacos como os agonistas α_2 ou os barbitúricos sejam contraindicados. São anestésicos bastante seguros, com doses letais medianas (DL50) muito superiores às doses clínicas indicadas; contudo, são contraindicados em pacientes epilépticos, por diminuírem o limiar convulsivo, ou hipertensos, por resultarem em aumento da pressão arterial. Além disso, devem ser evitados nos casos de exames oftálmicos, pois aumentam a pressão intraocular, impedindo a confiabilidade nos valores obtidos na tonometria.

O aumento da frequência cardíaca e da pressão arterial após o uso de agentes dissociativos é devido, principalmente, à ação central, liberando catecolaminas e produzindo esses efeitos simpaticomiméticos. A tiletamina não causa depressão respiratória em doses clínicas, mas doses elevadas resultam em hipoventilação e apneia. A frequência respiratória pode até diminuir nos primeiros minutos decorridos da aplicação desses fármacos, mas tende a retornar rapidamente a valores basais.

Os anestésicos dissociativos costumam causar salivação e aumento das secreções do sistema respiratório, efeitos que são facilmente controlados pela utilização do sulfato de atropina. É importante um cuidado especial na espécie felina, na qual uma pequena quantidade de secreção pode causar obstrução das vias respiratórias. Desse modo, a intubação traqueal é indicada nos felinos, a fim de manter a permeabilidade das vias respiratórias.

Por causar aumento da tonicidade muscular, a anestesia dissociativa é sempre realizada com a associação de relaxantes musculares. A tiletamina é encontrada no mercado, já em preparação, associada ao zolazepam, um benzodiazepínico. Por outro lado, a cetamina, comercializada de maneira isolada, deve ser utilizada em associação a benzodiazepínicos ou agonistas α_2.

 Você sabia?

- Cães e gatos com dor alteram o seu comportamento (geralmente expressam agressividade); demonstram falta de apetite (até com guloseimas); apresentam excesso de lambeduras (cães) ou diminuição (gatos); latem ou miam com vocalizações diferentes (uivos, gritos, gemidos); mostram-se prostrados e/ou procuram locais tranquilos e isolados (comportamento antissocial) e/ou modificam a sua postura quando defecam, urinam, caminham, sentam ou deitam-se. Vale perguntar aos tutores se alguns desses sinais estão ocorrendo com os seus animais.

Anestesia geral

Em alguns procedimentos semiológicos muito específicos, a anestesia geral pode ser requerida. Nessa modalidade, utiliza-se principalmente por via intravenosa, por possibilitar indução e duração rápidas, que favoreçam, em grande parte dos casos, a realização do exame sem a necessidade de aparelhagem específica. Como exemplos característicos de exames diagnósticos que dependem de anestesia geral, é possível citar os exames radiográficos de coluna vertebral (mielografias, epidurografias) e o procedimento para diagnosticar displasia coxofemoral, assim como as coletas de liquor cerebrospinal.

A anestesia geral injetável em pequenos animais é obtida com a utilização de barbitúricos ou propofol, aplicados exclusivamente por via intravenosa.

Dentre os barbitúricos, aqueles de ultracurta duração, como o tiopental, são os mais indicados, possibilitando rápida recuperação do animal, a qual poderá ser prolongada caso sejam necessárias múltiplas aplicações. Para que isso não ocorra, tudo deve estar pronto para a realização do exame, imediatamente após o animal perder os reflexos protetores. Nesses casos, o plano anestésico requerido é, na maioria das vezes, bastante superficial, exigindo doses menores que as habitualmente utilizadas na indução anestésica para procedimentos cirúrgicos mais longos. Os barbitúricos não devem ser utilizados em pacientes hepatopatas ou com enfermidades cardíacas não compensadas, pois podem ocorrer graves complicações. O propofol, por outro lado, não apresenta essas limitações inerentes aos barbitúricos e é a melhor opção nessas situações.

Em todos os casos de anestesia geral intravenosa, é indicada a medicação pré-anestésica com fenotiazínicos ou outro fármaco (quando os fenotiazínicos forem contraindicados), visando à redução da dose de anestésico geral requerido. Ao realizar a anestesia geral, é necessário sempre observar o jejum alimentar, evitando que a regurgitação do conteúdo gástrico possa resultar em falsa via, com risco de obstrução de vias respiratórias ou de complicações pulmonares pós-anestésicas.

A intubação traqueal é indicada nesses pacientes, aumentando a segurança da anestesia ao manter a permeabilidade das vias respiratórias e possibilitar a ventilação artificial diante de complicações respiratórias.

CONSIDERAÇÕES FINAIS

Quando a contenção química for indicada, um bom exame pré-anestésico necessita ser realizado no paciente, sempre que possível, com a finalidade de escolher o protocolo mais seguro e dimensionar o risco do procedimento. Esse último precisa ser sinceramente esclarecido ao tutor, que, dessa maneira, poderá avaliar o custo-benefício e decidir pela realização ou não do ato.

A opção pela técnica farmacológica mais indicada deve levar em consideração, além do estado físico do paciente, o tipo e o tempo de exame a ser executado, assim como o temperamento do animal. No Quadro 3.3 está exposto um resumo de como essas opções são realizadas.

Muitas vezes, o jejum não foi realizado por não se ter prevista a necessidade de contenção química para realizar a avaliação clínica. Desse modo, opta-se pela utilização de fármacos nos quais a repleção gástrica não seja um problema ou, simplesmente, avaliar a conveniência em se transferir o procedimento, para que o jejum seja observado.

Todo o material de reanimação e de controle de situações de emergência deve ser previsto e estar facilmente disponível caso ocorram complicações. Esse simples cuidado pode salvar a vida do paciente, proporcionando uma valiosa economia de tempo.

Todas as alterações de variáveis fisiológicas provocadas pelos fármacos utilizados na contenção farmacológica necessitam ser conhecidas pelo semiologista, para que não ocorra a interpretação errônea do real estado clínico do animal e, por fim, recomenda-se monitorar continuamente o paciente preparado dessa maneira para o exame, evitando-se, assim, surpresas desagradáveis.

Seção B

Ruminantes e Equídeos

Antonio José de Araujo Aguiar

INTRODUÇÃO

Muitas vezes, durante a realização de um exame clínico em animais de grande porte, em especial nos equinos, há necessidade de se empregarem métodos de contenção química que, em associação aos meios de contenção física já descritos para cada espécie, facilitam a obtenção do diagnóstico, além de possibilitarem o emprego de técnicas de exame auxiliares, como ultrassonografia, radiografia e coleta de material biológico para exames laboratoriais.

Alguns procedimentos clínicos especiais (exames oftálmicos, do pavilhão auricular e conduto auditivo externo, exames da cavidade oral, palpação retal, endoscopias dos sistemas respiratório e digestório, lavados traqueais e exames das extremidades dos membros anteriores e posteriores), muitas vezes, somente são possíveis com a administração prévia de fármacos com efeitos depressores do sistema nervoso central (SNC), que produzem efeitos tranquilizantes e ansiolíticos.

A contenção farmacológica eficaz tornaria os pacientes mais calmos e tranquilos, indiferentes ao meio que os cerca, reduzindo suas reações de defesa a estímulos externos, como ruídos e toques. Além disso, favorece a manipulação de determinada região do corpo ou mesmo a movimentação de um local para outro.

O emprego de agentes tranquilizantes, sedativos e analgésicos tem como um dos objetivos principais reduzir a ansiedade e o estresse experimentados pelo paciente, muitas vezes provocados pela simples aproximação de pessoas estranhas, até mesmo do próprio médico-veterinário, ou pelo ambiente de um hospital veterinário para onde foi transportado.

Em alguns casos, a origem do estresse é a dor que, invariavelmente, ocorre em diversas afecções clínicas, determinando inquietação e agressividade por parte do paciente, dificultando sua manipulação e o exame clínico, além de aumentar o risco de acidentes a si e aos profissionais responsáveis pelo tratamento. Nesses casos, a utilização de agentes analgésicos, associados ou não a tranquilizantes, reduz a dor e o desconforto, acalmando o paciente, e fornecendo, assim, condições seguras para a melhor condução do caso.

A contenção química em grandes animais não é isenta de efeitos indesejáveis. Não existe um fármaco "ideal" que produza efeitos tranquilizantes ou analgésicos sem que também cause algum grau de depressão cardiorrespiratória, incoordenação motora, ataxia ou até mesmo, em alguns casos, decúbito. Por esse motivo, alguns agentes sedativos e analgésicos têm sido empregados em associação, a fim de minimizar a ocorrência desses efeitos colaterais.

O comportamento do animal é um fator de importância fundamental na seleção de agentes e técnicas de sedação, bem como nos efeitos clínicos observados após a sua administração. Alguns dos fatores que influenciam o comportamento individual do paciente, de acordo com cada espécie, serão discutidos mais adiante.

O objetivo desta seção é descrever os principais fármacos empregados na contenção química de equinos e ruminantes, bem como seus efeitos nos principais sistemas do organismo, e de como podem interferir na avaliação de parâmetros vitais durante um exame clínico de rotina.

CARACTERÍSTICAS COMPORTAMENTAIS

Alguns fatores relacionados com a espécie equina e com os ruminantes influenciam diretamente o comportamento individual do paciente.

Em geral, animais de comportamento mais dócil, tranquilo e menos agressivo apresentam melhores respostas à administração de agentes sedativos e tranquilizantes, em que se costumam observar sinais característicos de depressão do SNC, mesmo quando são empregadas doses baixas desses fármacos. Em contrapartida, pacientes de temperamento instável, estressados e muito inquietos costumam ser menos responsivos à contenção química, necessitando, assim, do emprego de substâncias mais potentes e em doses elevadas.

A seleção do fármaco mais adequado em cada caso depende do estado físico do paciente, do tipo de procedimento clínico a ser executado, da disponibilidade de auxiliares e de recursos materiais, das instalações do local do exame e, principalmente, da adequada avaliação comportamental do paciente.

Algumas considerações sobre os principais fatores que influenciam o comportamento animal são apresentadas a seguir.

Espécie

Na espécie equina, embora haja grande variação de peso e tamanho, os animais adultos são de grande porte, o que dificulta, em diversas ocasiões, a conduta clínica, incluindo procedimentos simples como a aproximação do profissional, o deslocamento do paciente até o tronco, a aplicação de meios físicos de contenção e a venopunção para a administração de medicamentos.

Os equinos apresentam um padrão de comportamento bastante variável, devido, principalmente, à raça e ao manejo a que foram submetidos desde o nascimento. Em geral, os animais adultos estão muito sujeitos ao estresse, com sentidos de olfato, audição e visão bastante desenvolvidos, reagindo de maneira rápida e brusca a estímulos externos.

Quando se administra um tranquilizante ou sedativo, em doses clínicas, os cavalos costumam se manter em posição quadrupedal, embora apresentem sinais de instabilidade corporal, com o afastamento lateral dos membros anteriores, apoio alternado dos membros posteriores sobre a região da "pinça" do casco e ataxia. Alguns animais ficam assustados ao perceberem esses efeitos, especialmente se forem conduzidos de um local a outro, imediatamente após a administração do fármaco.

As mesmas considerações sobre porte e comportamento aplicam-se à espécie bovina, com o agravante de que determinadas raças apresentam temperamento bastante agressivo e defensivo, tornando arriscadas as manobras de contenção física.

Ao contrário dos cavalos, os bovinos costumam adotar a posição de decúbito esternal ou lateral alguns minutos após a administração da maioria dos fármacos depressores do SNC, o que muitas vezes é uma vantagem em termos de contenção química. Por outro lado, isso tende a dificultar a realização de determinados procedimentos semiológicos.

Os ovinos e caprinos apresentam comportamento extremamente dócil, o que, somado ao fato de serem espécies de menor porte, facilita sobremaneira sua contenção física. De modo semelhante, os pequenos ruminantes também adotam o decúbito após a administração de agentes tranquilizantes e sedativos.

💡 Você sabia?

- O primeiro relato de anestesia na medicina veterinária foi feito em 1847 por Edward Mathew, em um experimento com inalação de éter realizado em cães e gatos.
- Em 1853, o éter começou a ser associado ao clorofórmio em procedimentos cirúrgicos.

Raça

Um dos fatores que mais influenciam o padrão de comportamento dos pacientes é a raça do animal. Tanto em equinos quanto em bovinos, há grandes variações de temperamento, características de determinadas raças.

Os cavalos Puro-Sangue Inglês, Árabe, Manga-Larga Paulista e Andaluz, em geral, apresentam comportamento agitado e assustam-se com facilidade, especialmente em ambientes diferentes ao local de criação e na aproximação de pessoas estranhas. Por outro lado, as raças Quarto de Milha, Bretão e Percheron apresentam temperamento mais dócil e menos vulnerável ao estresse.

Entre as raças bovinas, a Nelore é a que apresenta o comportamento mais nervoso e agressivo, o que dificulta a contenção física e o exame clínico, sendo necessário, portanto, empregar métodos de contenção química.

Sexo

Em ambas as espécies, os garanhões e touros geralmente apresentam temperamento mais agitado em comparação com as fêmeas. O manejo desses animais deve ser precisa com muita cautela, pois sempre há o risco de acidentes. É aconselhável o auxílio do tratador ou de pessoa conhecida pelo paciente; importante sempre evitar a presença de outros machos ou fêmeas em estro nas proximidades do local de exame, assim como a permanência de muitas pessoas próximo ao paciente. Ruídos e movimentos bruscos próximo à cabeça do animal também dificultam o exame clínico, tornando os animais mais estressados e ansiosos.

As fêmeas, por ocasião do parto e durante o início do período de lactação, costumam modificar o seu comportamento, tornando-se mais inquietas. As éguas, quando acompanhadas de suas crias, adotam atitude de proteção, e qualquer procedimento semiológico, tanto na fêmea quanto no potro neonato, deve ser realizado com muita calma e cuidado.

Idade

A facilidade de contenção física nos animais mais jovens, devido ao seu menor porte, pode dispensar o emprego da contenção química ao realizar um exame clínico de rotina. No entanto, quando necessária, deve-se ter cautela na seleção dos fármacos e no cálculo de suas doses, pois animais neonatos e jovens são muito sensíveis aos efeitos de agentes depressores do SNC. Os principais sistemas do organismo ainda estão em fase de desenvolvimento e, com isso, os efeitos depressores desses agentes sobre os sistemas circulatório e respiratório são mais intensos e prolongados que nos animais adultos. Além disso, a biotransformação e a eliminação de fármacos são mais lentas, devido à imaturidade dos sistemas hepático e renal.

Durante o procedimento de contenção física, venopunção e administração do medicamento, a presença da mãe junto ao potro neonato costuma reduzir o seu estresse e os acalma. Uma vez que os efeitos tranquilizantes tenham se manifestado, a fêmea é retirada do local do exame. No entanto, algumas mães reagem de modo violento (por meio de coices e mordidas) à manipulação e à contenção física de suas crias, sendo necessário, em algumas ocasiões, submetê-las à contenção química.

Manejo

O padrão de comportamento individual é bastante influenciado pelo método de manejo a que o paciente foi submetido desde o seu nascimento. Os bovinos de corte provenientes de criações extensivas, nas quais o contato com as pessoas é pouco frequente, apresentam temperamento mais inquieto e agitado em comparação com os animais criados em regime de confinamento.

Os equinos submetidos a procedimentos inadequados de adestramento ou doma, com violência e maus-tratos, tendem apresentar sinais de alteração de comportamento, reagindo à manipulação e ao exame de determinadas regiões de seu corpo, especialmente a cabeça. Isso pode ocorrer mesmo em indivíduos de raças mais dóceis, como o Quarto de Milha.

Estado clínico

Pacientes com estado geral debilitado costumam apresentar-se apáticos e pouco responsivos a estímulos externos, não sendo necessária, na maioria dos casos, a contenção química para a realização de um exame físico. Contudo, nos procedimentos em que houver a necessidade da administração desses fármacos, deve-se ter cuidado na escolha do agente e utilizá-lo em doses baixas, pois esses pacientes são sensíveis aos seus efeitos depressores sobre o sistema cardiorrespiratório.

Por outro lado, animais em excelente estado clínico, como os equinos atletas, mostram-se mais resistentes à contenção química, sendo necessária a aplicação de fármacos mais potentes e em doses mais altas para a boa tranquilização.

Local do exame

Em condições ideais, o ambiente onde o exame clínico será realizado deve ser o mais tranquilo e calmo possível, sem a ocorrência de ruídos ou a circulação de outros animais, pessoas e veículos. A disponibilidade de tronco de contenção facilita a contenção física e possibilita a administração de medicamentos com maior segurança.

Um ambiente inadequado, com barulho e estímulos externos, é uma fonte de estresse adicional aos pacientes e prejudica a contenção química de qualidade. Assim, os efeitos da tranquilização, algumas vezes, são pouco evidentes, ou mesmo não se manifestam em animais muito estressados.

CÁLCULO DO PESO CORPORAL

A determinação do peso corporal do paciente é um procedimento importante e deve ser sempre realizada antes da administração de qualquer fármaco. Contudo, em muitas situações, isso não é possível, seja pela ausência de equipamentos adequados no local do exame, ou pelo comportamento agitado do paciente, impedindo a sua contenção física e o posicionamento no interior de uma balança de grandes animais.

As doses clínicas para cada medicamento foram estabelecidas com referência ao peso corporal de cada espécie em quilogramas. Qualquer erro na estimativa do peso do paciente resulta em administração de sobredoses ou subdoses, tornando-se um problema grave devido aos efeitos depressores sobre os sistemas que essas substâncias apresentam.

Alguns recursos para a estimativa de peso em grandes animais têm sido empregados com relativo êxito, em substituição às balanças comerciais, como o da fita de pesagem (Figura 3.7). Trata-se de uma fita graduada, que é passada sobre o perímetro torácico do animal, na altura da cernelha, sendo as marcações da sua escala estabelecidas em quilogramas. Alguns modelos de fita apresentam escalas específicas para as espécies equina, bovina e suína.

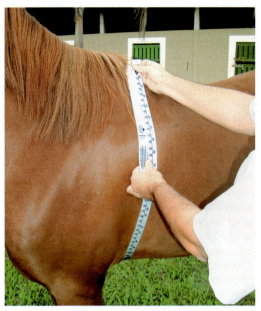

Figura 3.7 Emprego da fita de pesagem no perímetro torácico de um equino.

O método da fita, embora prático e economicamente acessível, apresenta margem de erro que varia entre 5 e 10% do peso real do paciente. Não é considerado um método confiável para a determinação do peso em potros, pôneis, bezerros, animais magros ou obesos, éguas gestantes, asininos e muares.

Outro método de estimativa de peso corporal, mas descrito apenas para a espécie equina, consiste na aplicação de fórmulas que utilizam como variáveis o comprimento do tronco e o perímetro torácico (cernelha), mensurados com fita métrica comum (Figura 3.8). Assim, de acordo com Muir (1991), tem-se a seguinte fórmula:

$$\text{Peso (kg)} = [\text{perímetro torácico}^2 \text{ (cm)} \times \text{comprimento do tronco (cm)}]/8.717$$

JEJUM HÍDRICO E ALIMENTAR

A interrupção no fornecimento de alimentos e água nem sempre é possível antes da contenção química para a realização de

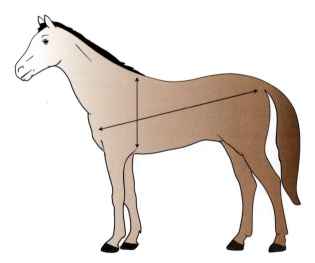

Figura 3.8 Locais de mensuração do comprimento do tronco e do perímetro torácico em um equino para aplicação de fórmula para cálculo do peso corporal.

um exame clínico de rotina. Em situações nas quais esse procedimento possa ser realizado, quando houver tempo hábil entre o primeiro contato do veterinário com o proprietário e o momento do exame, os jejuns hídrico e alimentar são altamente recomendáveis, especialmente antes de procedimentos em que se realiza o emprego de fármacos depressores do SNC (p. ex., contenção química).

Uma das finalidades do jejum é a melhoria da capacidade ventilatória do paciente, pois o esvaziamento gástrico reduz a pressão que o estômago exerce sobre o diafragma, aumentando a expansão pulmonar e a capacidade funcional residual (CFR).

Em pôneis submetidos a jejum sólido de 12 h, mantidos em posição quadrupedal, ocorre aumento de 16% na capacidade funcional residual pulmonar. A administração de tranquilizantes como a acepromazina, por sua vez, deprime a função respiratória, causando diminuição média na CFR em equinos de 13,4%.

Nos ruminantes, a compressão do rúmen sobre o diafragma pode se tornar um problema grave, pois esses animais costumam entrar em decúbito minutos após a administração de substâncias depressoras do SNC. Em decúbito lateral, a compressão do diafragma reduz, significativamente, o volume corrente (V_t) e o volume-minuto (V_m), causando hipoxemia grave.

Durante o decúbito, outra complicação que pode ocorrer nos ruminantes é a regurgitação do conteúdo gástrico, com a posterior aspiração desse material, com risco de levar à obstrução total das vias respiratórias e ao óbito, ou ainda ao desenvolvimento de pneumonia aspirativa.

O jejum sólido reduziria o volume do conteúdo ruminal, diminuindo os efeitos ventilatórios e a possibilidade da aspiração do conteúdo gástrico. No entanto, manter um paciente em decúbito lateral por um período prolongado, mesmo que submetido ao jejum sólido, é possível causar compressão pulmonar, pela produção contínua de gases no compartimento ruminal oriundos da fermentação bacteriana.

O jejum sólido em equinos adultos varia entre 12 e 16 h e o hídrico, de 2 h, para que seja realizada a administração dos agentes tranquilizantes.

Em bovinos, caprinos e ovinos, o protocolo de jejum recomendado é mais longo, iniciado 72 h antes da realização do procedimento. No terceiro e segundo dias anteriores, fornecer apenas metade da ração diária do paciente e, 24 h antes, jejum sólido completo. Já o jejum hídrico é de 6 h.

VIAS DE ADMINISTRAÇÃO

As vias mais empregadas para administração de fármacos na contenção química de grandes animais são a intravenosa e a intramuscular.

A administração de um fármaco, em *bolus*, pela via intravenosa, produz altas concentrações sanguíneas da substância, em curto período, sendo possível observar o início dos seus efeitos poucos minutos após, pois o princípio ativo, administrado diretamente na corrente circulatória, chega rapidamente ao SNC.

Todos os agentes tranquilizantes e sedativos são aplicados lentamente por essa via (aproximadamente 1 mℓ/5 s), devido aos seus efeitos depressores cardiorrespiratórios, que podem ser intensificados em administrações muito rápidas.

A veia jugular externa é a mais utilizada, sendo de fácil localização (Figura 3.9). No entanto, durante a venopunção em equinos adultos que apresentam pescoço longo e esguio, ou em potros e pôneis miniatura, é recomendável alguns cuidados, pois há o risco de, acidentalmente, a artéria carótida interna ser puncionada e o fármaco ser administrado na circulação arterial,

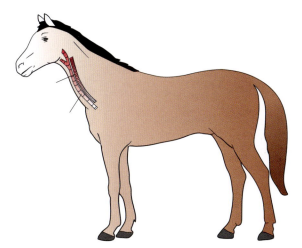

Figura 3.9 Localização da veia jugular externa e da artéria carótida interna em um equino.

chegando, assim, a concentrações elevadas no SNC. Quando isso ocorre, o cavalo assume a posição de decúbito antes do término ou logo após a aplicação, e apresenta reações de excitação e convulsões, podendo, em alguns casos, ocorrer o óbito, dependendo da natureza do fármaco e da dose administrada.

 Você sabia?

- A sedação, tecnicamente, é a depressão do sistema nervoso central; promovida por diversos fármacos.
- Essa técnica possibilita a diminuição do nível de consciência do paciente em relação a si mesmo e ao ambiente.
- Isso quer dizer que um animal sedado não está inconsciente e é capaz de respirar por conta e responder a estímulos.
- O paciente sob sedação tem a ansiedade reduzida e permite a manipulação e a realização de procedimentos ambulatoriais não tão invasivos.

A absorção dos fármacos pela via intramuscular é mais lenta que pela intravenosa. Esse período depende do tipo de solução administrada, das propriedades físico-químicas da substância ativa e do fluxo sanguíneo no local de aplicação. Devido a isso, o início dos efeitos sedativos é variável, e sua intensidade apresenta-se menor quando comparada à via intravenosa; no entanto, sua duração geralmente é mais longa, devido ao fato de a absorção do local de aplicação para a corrente sanguínea ser prolongada.

Essa via é empregada para a administração de volumes pequenos de fármacos em diversos grupos musculares. Os locais de aplicação mais empregados no equino são: (1) região do pescoço, compreendendo uma área poligonal acima das vértebras cervicais, abaixo do ligamento nucal e 20 cm, aproximadamente, à frente da borda cranial da escápula; e (2) nos músculos semitendíneo e semimembranoso na face caudal da coxa (Figura 3.10). Em bovinos e pequenos ruminantes, o local de administração intramuscular mais empregado é a face posterior da coxa, de maneira semelhante à descrita nos equinos.

Todos os cuidados com assepsia e antissepsia necessitam ser tomados no momento da aplicação do fármaco, pois a administração pela via intramuscular apresenta riscos de reações inflamatórias locais, infecções e formação de abscessos.

A via subcutânea é raramente empregada em equinos; a absorção por essa via apresenta muitas variações e, assim como a via intramuscular, depende diretamente do fluxo sanguíneo no local de aplicação, que geralmente é pequeno no tecido

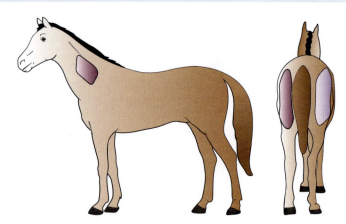

Figura 3.10 Localização das áreas de administração intramuscular em um equino.

subcutâneo, podendo ainda tornar-se mais reduzido em condições de temperatura ambiente baixa.

Na espécie equina, a pequena elasticidade da pele e a possibilidade de inflamações após as administrações subcutâneas também limitam o emprego dessa via para a contenção química.

PRINCIPAIS FÁRMACOS

Tranquilizantes

A acepromazina é um tranquilizante do grupo dos fenotiazínicos, muito empregado na espécie equina como medicação pré-anestésica em procedimentos de anestesias intravenosa ou inalatória e na contenção química para realização de exames clínicos. Pode ser utilizada como agente isolado ou associada a outros fármacos.

Esse fenotiazínico produz efeito tranquilizante de leve a moderado, no qual o paciente apresenta desinteresse pelo ambiente, sonolência e apatia; contudo, o animal permanece responsivo a estímulos externos, especialmente se forem dolorosos, tornando-se alerta também com relação a ruídos, toques e qualquer movimento brusco próximo à cabeça. A acepromazina não apresenta efeito analgésico, não sendo indicada em procedimentos que produzam dor.

O mecanismo de ação da acepromazina, assim como de outros fenotiazínicos, consiste no bloqueio de neurotransmissores adrenérgicos, principalmente a dopamina, em receptores localizados no tronco cerebral, sistema límbico e núcleo basal, causando efeito depressor central e redução na atividade motora.

No sistema nervoso periférico, a acepromazina bloqueia os receptores α_1 à ação dos neurotransmissores adrenérgicos, como dopamina, norepinefrina e epinefrina.

Dentre os principais efeitos hemodinâmicos, a acepromazina produz hipotensão arterial devido à depressão do hipotálamo, ao bloqueio periférico alfa-adrenérgico e a um efeito vasodilatador direto sobre o leito vascular periférico. A redução na pressão arterial é dose-dependente e com risco de produzir taquicardia reflexa, mais evidente em equinos que apresentem concentrações elevadas de catecolaminas, como nas situações em que haja dor, medo e estresse.

Além disso, os valores da frequência cardíaca podem apresentar pequena redução ou manter-se inalterados, assim como o débito cardíaco e a força de contração do miocárdio.

A vasodilatação periférica e a hipotensão podem levar à hiperglicemia (pela liberação de epinefrina da porção medular das glândulas adrenais) e à hipotermia, causada pelo aumento da perda cutânea de calor. A redução na pressão arterial também produz ataxia e intensa sudorese.

Os efeitos respiratórios da acepromazina incluem redução pouco significativa da frequência respiratória e aumento no volume corrente respiratório (V_t) mantendo, assim, o volume-minuto (V_m) estável e os valores hemogasométricos (pHa, PaO_2 e $PaCO_2$) dentro da faixa de normalidade.

A acepromazina, assim como outros fenotiazínicos, causa diminuição nos valores de hematócrito e de proteína plasmática total em equinos. Esse efeito é de grande importância clínica, pois, quando houver coleta de amostras de sangue após a administração de fenotiazínicos, os resultados hematológicos poderão estar alterados.

A redução do hematócrito é dose-dependente e seus efeitos duram até 12 h após a administração de acepromazina. Esse efeito é resultado do armazenamento de hemácias no baço e da entrada de líquido intersticial no compartimento vascular em resposta à hipotensão.

Em equinos, as doses de acepromazina variam de 0,02 a 0,1 mg/kg, pelas vias intravenosa ou intramuscular.

Após a administração, o efeito tranquilizante máximo é obtido em até 10 min pela via intravenosa e em 20 min pela via intramuscular.

Um aspecto importante a ser considerado é que o grau de tranquilização obtido com a acepromazina depende muito do comportamento do paciente, do nível de estresse ao qual está sendo submetido e do ambiente em que ele se encontra no momento da administração. Os pacientes muito estressados, que apresentem dor ou que estejam em locais com muita movimentação e ruídos, geralmente não apresentam tranquilização satisfatória com o emprego da acepromazina, mesmo para a realização de um simples exame clínico.

Um procedimento que deve ser adotado após a administração do fármaco é o de deixar o paciente isolado, de preferência no interior de uma baia fechada, até que os efeitos tranquilizantes da acepromazina se manifestem, aguardando de 10 a 20 min, para então ser realizada qualquer manipulação no animal.

Em animais de temperamento mais calmo, a acepromazina produz sedação de leve a moderada, com o paciente mantendo a posição quadrupedal e demonstrando sinais de sonolência, ptoses palpebral e labial, protrusão peniana, ataxia e discreto abaixamento da cabeça (Figuras 3.11 a 3.13). Contudo, ao menor estímulo, o paciente pode despertar e tornar-se alerta novamente.

Assim, a acepromazina é mais indicada para a contenção química de animais de comportamento dócil, para se proceder a exames clínicos simples e não invasivos, como os de cavidade oral, conduto auditivo externo e radiográficos.

Em bovinos e pequenos ruminantes, a acepromazina também é empregada, mas em uma frequência bem menor que em equinos. As doses de acepromazina para bovinos variam de 0,03 a 0,05 mg/kg (via intravenosa) e, para ovinos e caprinos, de 0,05 a 0,1 mg/kg (via intravenosa).

A acepromazina é comercializada no Brasil com os nomes comerciais de Acepran® e Acepromazina®, ambas na concentração de 1% (10 mg/mℓ).

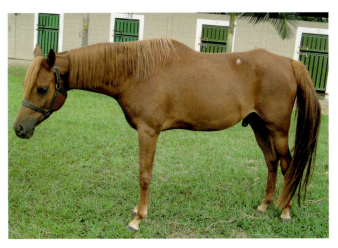

Figura 3.11 Abaixamento de cabeça em um equino após a administração de acepromazina na dose de 0,05 mg/kg (via intravenosa).

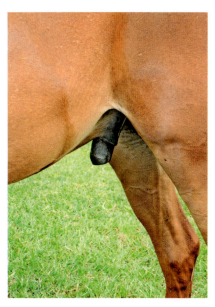

Figura 3.13 Protrusão peniana em um equino após a administração de acepromazina na dose de 0,05 mg/kg (via intravenosa).

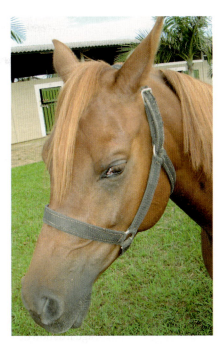

Figura 3.12 Ptoses labial e palpebral em um equino após a administração de acepromazina na dose de 0,05 mg/kg (via intravenosa).

Agonistas α_2

Atualmente, o cloridrato de xilazina e o cloridrato de romifidina são os principais fármacos desse grupo empregados na contenção química de grandes animais em nosso país.

A xilazina foi o primeiro agente agonista α_2 a ser introduzido no Brasil, no ano de 1968, para a sedação em ruminantes, cães e gatos, tornando-se bastante popular entre os médicos-veterinários de grandes animais, por causar sedação profunda, analgesia e relaxamento muscular.

Os efeitos desse grupo de fármacos diferem consideravelmente, de acordo com a espécie, pois, em bovinos, a dose de xilazina necessária para se obter sedação é de cerca de $1/10$ da dose utilizada em equinos.

No SNC, os receptores adrenérgicos α_2, localizados nas membranas pré e pós-sinápticas das terminações neuronais, regulam a síntese e a liberação de norepinefrina e de outros neurotransmissores adrenérgicos, participam ativamente da modulação do sistema simpático, das funções circulatória e endócrina do controle do comportamento, vigília, cognição e nocicepção.

Os efeitos sedativos e analgésicos dos agonistas α_2 estão relacionados com a depressão do SNC, mediada pela estimulação dos receptores α_2, inibindo, assim, a liberação de neurotransmissores adrenérgicos na fenda sináptica e a subsequente transmissão neuronal.

Em equinos, após alguns minutos da administração de xilazina, é possível observar os sinais clínicos de sedação, como o abaixamento da cabeça, ptoses palpebral e labial, abertura do quadrilátero de apoio (o afastamento dos membros anteriores é mais evidente), ataxia intensa, exposição peniana e apoio alternado dos membros posteriores na "pinça" do casco (Figura 3.14). No entanto, o animal permanece em posição quadrupedal, tentando evitar a deambulação quando conduzido de um local a outro.

Os ruminantes são muito sensíveis aos efeitos dos agonistas α_2, pois doses de cloridrato de xilazina inferiores às administradas em equinos levam esses animais ao decúbito em aproximadamente 10 a 15 min, após a administração por via intramuscular, mantendo-os prostrados durante cerca de 60 min (Figura 3.15). A sialorreia é outro efeito observado em ruminantes, assim como a rotação do globo ocular (Figura 3.16).

Os efeitos circulatórios da xilazina administrada pela via intravenosa incluem bradicardia e hipertensão de curta duração (1 a 2 min), seguida de hipotensão por um período mais longo (aproximadamente 60 min), acompanhada de redução no débito cardíaco. A hipertensão inicial é produzida por um efeito vasoconstritor periférico, devido à estimulação simultânea de receptores α_1 localizados no leito vascular, que, logo em seguida, é revertido pela redução do tônus simpático, modulado pela ação agonista α_2 central, que passa a predominar sobre os efeitos periféricos iniciais e causa hipotensão subsequente. Esses efeitos já foram descritos em todas as espécies domésticas.

Quando administrada pela via intramuscular, a elevação da resistência vascular periférica e o efeito hipertensivo inicial não são tão intensos e, algumas vezes, não é possível observá-los,

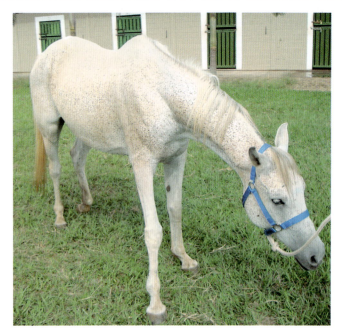

Figura 3.14 Abaixamento de cabeça, afastamento dos membros torácicos e apoio "em pinça" de um membro pélvico após a administração de xilazina na dose de 0,5 mg/kg (via intravenosa) em um equino.

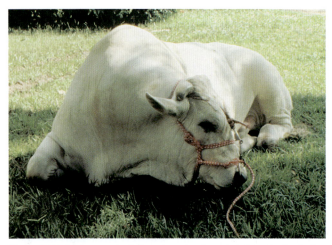

Figura 3.15 Bovino em decúbito esternal após a administração de xilazina na dose de 0,25 mg/kg (via intramuscular).

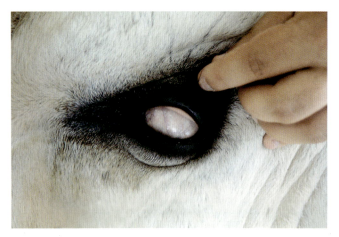

Figura 3.16 Rotação de globo ocular em um bovino após a administração de xilazina na dose de 0,25 mg/kg (via intramuscular).

pois o pico inicial da concentração plasmática do agente é mais baixo, em virtude da absorção mais lenta por essa via.

A bradicardia é causada pelo aumento da atividade vagal eferente, secundária à redução do tônus simpático e, em geral, é acompanhada de arritmias cardíacas. Os padrões de arritmias mais comuns são: bloqueio sinoatrial, bloqueio atrioventricular de 1º e 2º graus e arritmia sinusal. Ocasionalmente, o bloqueio atrioventricular de 3º grau também pode ser observado em equinos.

Os agonistas α_2 causam depressão respiratória dose-dependente, com redução da frequência respiratória, do volume corrente (V_t) e hipoxemia, com diminuição nos valores da PaO_2. A $PaCO_2$ apresenta elevação transitória, com seus valores logo retornando à faixa de normalidade nos equinos em posição quadrupedal.

A xilazina reduz a motilidade propulsiva do sistema gastrointestinal de equinos (principalmente no jejuno, no ceco, na flexura pélvica e no cólon ventral direito) e os movimentos do rúmen de bovinos e pequenos ruminantes. Esse efeito é de importância particular em bovinos, pois, após a administração, eles adotam a posição de decúbito, que impede a eructação normal. Isso, associado à redução da motilidade do rúmen que aumenta o tempo de esvaziamento gástrico, predispõe o paciente ao acúmulo de gases no interior do rúmen, oriundos da fermentação bacteriana. A consequente distensão do rúmen (timpanismo) causa compressão grave sobre o diafragma e os pulmões, comprometendo a ventilação pulmonar e as trocas gasosas, o que, muitas vezes, leva o paciente a óbito.

O jejum sólido preconizado para ruminantes reduz a intensidade do timpanismo; no entanto, na maioria dos casos, não há tempo hábil para instituí-lo. O veterinário deve, portanto, minimizar o período em que o paciente será mantido em decúbito lateral, posicionando-o, assim que possível, em decúbito esternal.

Devido ao seu efeito analgésico, a xilazina é utilizada para alívio da dor visceral em equinos portadores de síndrome cólica. Nesses casos, o animal não costuma permitir a realização do exame clínico, apresentando sinais evidentes de ansiedade, dor e desconforto. Assim, a administração desse fármaco pode minimizar esses sintomas durante pouco tempo. Contudo, em casos graves de cólica, nos quais o paciente apresente hipotensão grave, o emprego da xilazina deve ser avaliado com muita atenção, devido aos efeitos depressores sobre o sistema circulatório.

Os agonistas α_2 induzem hiperglicemia em equinos adultos. Esse efeito é causado pela estimulação de receptores α_2 localizados nas células beta do pâncreas, que inibem a produção de insulina. A elevação das concentrações plasmáticas de glicose pode persistir em alguns animais por mais 3 h. A hiperglicemia provoca diurese osmótica e a poliúria é frequentemente observada entre 30 e 60 min após a administração de xilazina.

As doses de xilazina em equinos variam de 0,5 a 1 mg/kg, pelas vias intravenosa ou intramuscular.

Em bovinos e pequenos ruminantes, a xilazina é bastante empregada. As suas doses variam de 0,1 a 0,25 mg/kg (IM) e, para ovinos e caprinos, de 0,1 a 0,3 mg/kg (IM).

A xilazina é comercializada no Brasil com os nomes de Rompun®, Coopazine®, Virbaxil®, na concentração de 2% (20 mg/mℓ), e Sedomin®, na concentração de 10% (100 mg/mℓ), sendo a última mais indicada para equinos.

O cloridrato de romifidina, outro agente agonista α_2 utilizado na sedação de grandes animais, principalmente em equinos, foi introduzido no Brasil no início da década de 1990.

Os efeitos da romifidina são semelhantes aos da xilazina; no entanto, esse fármaco produz ataxia menos acentuada e seus efeitos analgésicos têm sido questionados por alguns autores.

As doses de romifidina em equinos variam de 40 a 120 µg/kg, pelas vias intravenosa ou intramuscular; seu nome comercial é Sedivet®.

Benzodiazepínicos

Os agentes deste grupo, empregados em grandes animais, incluem o diazepam e o midazolam. Na contenção química de equinos e bovinos, o uso isolado desses fármacos é limitado a potros e bezerros, pois, em animais adultos, seus efeitos ansiolíticos não são evidentes. Nos animais adultos, a ação relaxante muscular de origem central dos benzodiazepínicos produz ataxia intensa, o que muitas vezes torna-se um problema durante a realização de um exame ou outro procedimento clínico.

O diazepam e o midazolam são muito eficientes como sedativos em potros jovens, que adotam a posição de decúbito logo após a administração intravenosa de ambos os agentes.

Dentre as vantagens dos agentes deste grupo, está a de produzir poucos efeitos depressores sobre os sistemas circulatório e respiratório.

Os benzodiazepínicos também podem ser associados à acepromazina, produzindo tranquilização mais intensa, acompanhada de ataxia, com a possibilidade, em alguns animais, induzir o decúbito.

Em potros e bezerros, as doses de diazepam e midazolam variam de 0,1 a 0,2 mg/kg, por via intravenosa.

Algumas apresentações do diazepam são: Valium®, Compaz® e Diazepam®, dentre outras. O midazolam é encontrado com os nomes comerciais de Dormonid® e Dormire®.

 Você sabia?

- Crawford Long (a partir de 1842) observou a capacidade do éter de suprimir a dor durante a execução dos processos cirúrgicos. Essa descoberta, entretanto, não foi imediatamente divulgada.
- William Thomas Green Morton, dentista e estudante de medicina, passou a interessar-se pelo problema da dor e, por sugestão de Charles T. Jackson (1805-1880), a estudar as propriedades do éter. Tendo tido bons resultados com cães, passou a extrair dentes em pacientes anestesiados com éter.
- Horace Wells, dentista na cidade de Hartford, dirigiu-se a Boston, onde conseguiu permissão para fazer uma demonstração perante professores e estudantes da Faculdade de Medicina de Harvard. Um estudante se ofereceu como cobaia e a demonstração foi um fracasso. O estudante gritou de dor e Wells foi posto para fora como charlatão e impostor. Wells, desgostoso e amargurado com o seu fracasso, cometeu desatinos, foi preso e suicidou-se na prisão aos 33 anos.

Opioides

Dentre os diversos fármacos deste grupo, o butorfanol é o agente mais empregado na contenção química de equinos por suas propriedades analgésicas. Seu emprego isolado mais frequente destina-se aos casos de alívio da dor visceral na síndrome cólica em equinos, facilitando o exame clínico, ou na analgesia pós-operatória.

Além disso, o butorfanol é empregado em associação a acepromazina ou agonistas α_2 para produzir uma sedação intensa, acompanhada de analgesia. Esse tipo de contenção química é indicado em equinos com comportamento agitado ou até agressivo, ou na realização de procedimentos diagnósticos invasivos.

As doses de butorfanol em equinos variam de 0,05 a 0,1 mg/kg, pelas vias intravenosa ou intramuscular. Seu nome comercial é Torbugesic®. No Quadro 3.4, são apresentadas algumas opções de associações de fármacos que podem ser empregadas em equinos.

Quadro 3.4 Associações de fármacos, doses e vias indicadas para a contenção química de equinos.

Associação	Doses/vias de administração
Acepromazina + midazolam	0,02 a 0,05 mg/kg + 0,1 a 0,2 mg/kg (IV)
Acepromazina + xilazina	0,02 a 0,05 mg/kg + 0,5 a 0,6 mg/kg (IV ou IM)
Acepromazina + romifidina	0,03 mg/kg + 50 µg/kg (IV ou IM)
Acepromazina + butorfanol	0,02 a 0,05 mg/kg + 0,02 a 0,04 mg/kg (IV ou IM)
Xilazina + butorfanol	0,5 a 1 mg/kg + 0,02 mg/kg (IV ou IM)
Romifidina + butorfanol	50 µg/kg + 0,02 a 0,03 mg/kg (IV ou IM)

IM = via intramuscular; IV = via intravenosa.

BIBLIOGRAFIA

Seção A: Cães e Gatos

AGUIAR, A. J. A. História da Anestesia. *In*: Fantoni, D. T.; Cortopassi, S. R. G. (Org.). 2 ed. Anestesia em Cães e Gatos. São Paulo: Roca. p. 3-10.

ARONSON, E.; KRAUS, K. H.; SMITH, J. The effect of anesthesia on the radiographic appearance of coxofemoral joints. Veterinary Radiology, v. 32, n. 1, p. 2-5, 1991.

BELLI, C. B.; FANTONI, D. T. Drogas e associações anestésicas. Clínica Veterinária, São Paulo, v. 1, n. 5, p. 28-30, 1996.

CUCOȘ, Ș. Faza Cucuteni B în zona subcarpatică a Moldovei (in Romanian). Piatra Neamț: Archaeology Museum Piatra Neamț, 1999.

DYCK, J. B.; SHAFER, S. L. Dexmedetomidin pharmacokinetics and pharmacodynamics. Anaesthe. Pharm. Review, v. 1, p. 238-45, 1993.

FANTONI, D. T.; CORTOPASSI, S. R. G. Anestesia em cães e gatos. São Paulo: Roca, 2002. 389 p.

HALL, L. W.; TAYLOR, P. M. Anaesthesia of the cat. London: Baillière Tindall, 1996. 362 p.

HELLYER, P. General anesthesia for dogs and cats. Veterinary Medicine, v. 91, p. 311-25, 1996.

JONES, D. J.; STEHLING, L. C.; ZAUDER, H. L. Cardiovascular responses to diazepam and midazolam maleate in the dog. Anesthesiology, v. 51, n. 5, p. 430-4, 1979.

KITAHARA, F. R. et al. Efeitos hemodinâmicos da dexmedetomidina em cães. Estudo experimental. Revista Brasileira de Ciências Veterinárias, Niterói, v. 9, n. 1, p. 128-30, 2002.

MACHADO, A. Neuroanatomia funcional. 2. ed. São Paulo: Atheneu, 1998. 363 p.

MASSONE, F. Anestesiologia veterinária – farmacologia e técnicas. 3. ed. Rio de Janeiro: Guanabara Koogan, 1999. 225 p.

MILLER, R. D. Anesthesia. 5. ed., v. 2, Philadelphia: Churchill Livingstone, 2000. 1662 p.

NORSWORTHY, G. D. Feline practice. Philadelphia: J. B. Lippincott, 1993. 688 p.

PRECEDEX. Pfizer. Disponível em: https://www.pfizer.com.br/bulas/precedex. Acesso em: 12 set. 2024.

RAMSAY, E. C.; WETZEL, R. W. Comparison of four regimens for intraoral administration of medication to induce sedation in dogs prior to euthanasia. Journal of the American Veterinary Medicine Association, v. 213, n. 2, p. 240-242, 1998.

TAYLOR, P. M.; HERRTAGE, M. E. Evaluation of some drug combinations for sedation in the dog. Journal of Small Animal Practice, v. 27, n. 5, p. 325-33, 1986.

THURMON, J. C.; TRANQUILLI, W. J.; BENSON, G. J. Lumb & Jones veterinary anesthesia. 3. ed. Baltimore: Williams & Wilkins, 1996. 928 p.

WETZEL, R. W.; RAMSAY, E. C. Comparison of four regimens for intraoral administration of medication to induce sedation in cats prior to euthanasia. Journal of the American Veterinary Medicine Association, v. 213, n. 2, p. 243-5, 1998.

ZHUANGZI. The Complete Works of Zhuang Zi. Translated by Burton Watson. New York: Columbia University Press, 1968. 20-1 p.

BIBLIOGRAFIA

Seção B: Ruminantes e Equídeos

BEDNARSKI, R. M. Chemical restraint of the standing horse. *In*: ROBINSON, N. E. Current therapy in equine medicine. 3. ed. Philadelphia: W. B. Saunders, 1992. 847 p.

BOHART, G. Anesthesia of the horses in the field. *In*: ROBINSON, N. E. Current therapy in equine medicine. 4. ed. Philadelphia: W. B. Saunders, 1997. 800 p.

BROWNLOW, M. A.; HUTCHINS, D. R. Anesthesia and chemical restraint. *In*: COLAHAN, P. T.; MAYHEW, J. G.; MERRITT, A. M. *et al* (ed.). Equine medicine and surgery. 4. ed. V. I, American Veterinary Publications, 1991.

CLARKE, K. W.; TRIM, C. M.; HALL, L. W. Anaesthesia of the horse. *In*: Veterinary anaesthesia. 10. ed. London: Baillière Tindall, 2000.

GEISER, D. R. Chemical restraint and anesthesia of the draft horse. *In*: ROBINSON, N. E. Current therapy in equine medicine. 3. ed. Philadelphia: W. B. Saunders, 1992. 847 p.

GEISER, D. R. Chemical restraint and analgesia in the horse. The Veterinary Clinics Of North American, v. 6, n. 3, p. 495-512, 1990.

HOLLAND, M. Preanesthetic medication and chemical restraint. *In*: WHITE II, N. A.; MOORE, J. N. Current practice of equine surgery. Philadelphia: J. B. Lippincott Company, 1990. 763 p.

HUBBELL, J. A. E.; MUIR, W. W. Standing chemical restraint. *In*: REED, S. M.; BAYLY, W. M (ed.). Equine internal medicine. Philadelphia: W. B. Saunders, 1998. 1092 p.

KO, J. C. H.; PABLO, L. S. Sedation and anesthesia in foals. *In*: ROBINSON, N. E. Current therapy in equine medicine. 4. ed. Philadelphia: W. B. Saunders, 1997. 800 p.

MARROUM, P. J.; WEBB, A. I.; AESCHBACHER, G. *et al.* Pharmacokinetics and phamacodynamics of acepromazine in horses. American Journal of Veterinary Research, v. 55, n. 10, p. 1428-33, 1994.

MASSONE, F. Considerações gerais. *In*: MASSONE, F. Anestesiologia veterinária – farmacologia e técnicas. 3. ed. Rio de Janeiro: Guanabara Koogan, 1999. 225 p.

MASSONE, F. Técnicas anestésicas em equinos. *In*: MASSONE, F. Anestesiologia veterinária – farmacologia e técnicas. 3. ed. Rio de Janeiro: Guanabara Koogan, 1999. 225 p.

MASSONE, F. Técnicas anestésicas em ovinos e caprinos. *In*: MASSONE, F. Anestesiologia veterinária – farmacologia e técnicas. 3. ed. Rio de Janeiro: Guanabara Koogan, 1999.

MASSONE, F. Técnicas anestésicas em bovinos. *In*: MASSONE, F. Anestesiologia veterinária – farmacologia e técnicas. 3. ed. Rio de Janeiro: Guanabara Koogan, 1999.

MATTHEWS, N. S.; HARTSFIELD, S. M. Considerations for general anesthesia in the equine surgical patient. *In*: AUER, J. A. Equine surgery. Philadelphia: W. B. Saunders, 1992.

MATTHEWS, N. S.; TAYLOR, T. Sedation and anesthesia of mules and donkeys. *In*: ROBINSON, N. E. Current therapy in equine medicine. 3. ed. Philadelphia: W. B. Saunders, 1992.

MUIR, W. W. Standing chemical restraint in horses. *In*: MUIR, W. W.; HUBBELL, J. A. E. Equine anesthesia – Monitoring and emergency therapy. St. Louis: Mosby Year Book, 1991.

MUIR, W. W. Drugs used to produce standing chemical restraint in horses. The Veterinary Clinics of North American, v. 3, n.1, p.17-44, 1981.

ORSINI, J. A.; KREUDER, C. Medication administration. *In*: ORSINI, J. A.; DIVERS, T. J. Manual of equine emergencies. Philadelphia: W. B. Saunders, 1998.

ROBERTSON, S. A. Sedation and general anesthesia of the foal. *In*: ROBINSON, N. E. Current therapy in equine medicine. 3. ed. Philadelphia: W. B. Saunders, 1992.

SHORT, C. E. An introduction to the use of alpha$_2$adrenergic medications in sedation, analgesia and anaesthesia. *In*: SHORT, C. E. Alpha$_2$agents in animals – sedation, analgesia and anaesthesia. Santa Barbara: Veterinary Practice Publishing Company, 1992.

SHORT, C. E. Preanesthetic medications in ruminantes and swine. The Veterinary Clinics of North American, v. 2, n. 3, p. 553-66, 1986.

TAYLOR, P. M. Sedatives, tranquilizers and chemical restraint. *In*: BainFallon Memorial lectures – Equine anaesthesia, abdominal surgery and medicine of the foal, 14, 1992, Sydney. Proceedings… Sydney: Australian Equine Veterinary Association, p. 49-56, 1992.

TAYLOR, P. M.; CLARKE, K. W. Sedation, analgesia and premedication. *In*: TAYLOR, P. M.; CLARKE, K. W. Handbook of Equine Anaesthesia. London: W. B. Saunders, 1999.

THURMON, J. C.; TRANQUILLI, W. J.; BENSON, G. J. Preanesthetics and anesthetic adjuncts. *In*: THURMON, J. C.; TRANQUILLI, W. J.; BENSON, G. J. Lumb & Jones' Veterinary Anesthesia. 3. ed. Baltimore: Williams & Wilkins, 1996.

TRIM, C. M. Special considerations in the ruminant. *In*: SHORT, C. E. Principles and Practice of Veterinary Anesthesia. Baltimore: Williams & Wilkins, 1987.

Exame Físico Geral ou de Rotina

Francisco Leydson F. Feitosa

O excesso e a falta são característicos do vício, e a mediania, da virtude.

Aristóteles

PALAVRAS-CHAVE
- Coloração de mucosas
- Estado nutricional
- Febre
- Frequência cardíaca
- Hidratação
- Linfonodos
- Nível de consciência
- Parâmetros vitais
- Temperatura corporal

INTRODUÇÃO

A realização de um exame físico geral ou de rotina é necessária por inúmeros motivos, dentre os quais é possível destacar:

- Em virtude da *impossibilidade de se estabelecer comunicação verbal* entre homem e animal, a tarefa de identificar a estrutura ou o órgão do corpo do animal que está comprometido depende do conhecimento do entrevistado e da habilidade e experiência do examinador em obtê-la, o que torna fundamental, nessa fase, o exame físico geral nos casos em que a história é vaga e inespecífica
- Muitas vezes, a queixa principal não apresenta relação direta com o sistema *primariamente* comprometido
- O exame físico geral torna possível avaliar, *rotineiramente*, o estado atual de saúde do paciente (melhora/piora/estagnação)
- Por possibilitar a identificação do *comprometimento* de outros sistemas ou estruturas do corpo (neoplasia mamária = metástase pulmonar)
- Em decorrência da *dinâmica* que os sintomas apresentam em diferentes enfermidades e, às vezes, em uma mesma doença em determinado período, as características e a intensidade dos sinais clínicos apresentam variação muito ampla, ainda que na mesma enfermidade, de modo que a multiplicidade dos sintomas clínicos dificulta a obtenção do diagnóstico.

O exame físico se inicia a partir do momento em que o animal adentra a sala ou o local de exame pela espiadela ampassã, enquanto se identifica o animal e são obtidos os dados de anamnese. O exame físico geral constitui, assim, um passo decisivo para a realização do exame físico específico, visto que, sendo generalista, em um só momento e de uma só vez, apresenta ao clínico uma visão de conjunto (da maioria dos sistemas orgânicos e do corpo como um todo). Eventualmente, as circunstâncias obrigam o clínico a modificar o cronograma do exame, fazendo com que o mesmo só venha a ser realizado em sua totalidade depois de afastadas algumas condições que possam colocar em risco a vida do animal. Como exemplo, há os casos de timpanismo espumoso em ruminantes, cólicas obstrutivas em equinos, atropelamentos com hemorragias intensas em pequenos animais ou intoxicações, quando são necessárias medidas eficazes e imediatas para alterar o quadro crítico do paciente. Outras vezes, torna-se necessário realizar um exame físico mais rápido ou mais superficial (animais rebeldes ou agressivos, animais selvagens, condições ambientais impróprias ou ao examinar um grande número de animais).

Uma mesma sequência de exame, quando adotada repetidas vezes, torna-se um hábito, sendo o melhor modo de reduzir a possibilidade de erros diagnósticos, junto à realização de um exame físico geral.

A observação do animal pode indicar inúmeras informações úteis para o diagnóstico, como:

- *Nível de consciência*: alerta (normal), diminuído (deprimido, apático), aumentado (excitado)

- *Postura e locomoção*: normal ou anormal (sugerindo dor localizada, fratura, luxação ou doenças neurológicas); observe o animal em repouso e, em seguida, em movimento
- *Condição física ou corporal*: obeso, gordo, normal, magro, caquético
- *Pelame*: pelos limpos, brilhantes ou eriçados, existência de ectoparasitas (carrapatos, piolhos, pulgas etc.)
- *Formato abdominal*: normal, anormal (timpanismo, ascite etc.)
- *Características respiratórias*: eupneia ou dispneia (postura ortopneica), tipo respiratório, secreção nasal etc.
- *Outros*: apetite, sede, defecação, vômito, secreções (vaginal, nasal, ocular) micção etc.

NÍVEL DE CONSCIÊNCIA

O comportamento ou o nível de consciência do animal deve ser avaliado pela inspeção, considerando, ainda, a sua reação a estímulos, como palmas ou estalos de dedos. É necessário considerar a excitabilidade do animal como "diminuída" (apático), "ausente" (coma), "normal" e "aumentada" (excitado). Há, contudo, animais sadios que reagem prontamente aos estímulos, enquanto outros o fazem lentamente; assim, em algumas ocasiões, esse parâmetro passa a ser subjetivo. Cabe, por fim, lembrar que o temperamento típico de cada espécie necessita ser considerado. Vacas de leite, por exemplo, são dóceis e fáceis de manusear; por outro lado, bovinos de origem indiana, por serem mantidos exclusivamente no pasto, costumam ser mais inquietos, mais ágeis e hostis.

 Você sabia?

- A primeira escola de medicina veterinária do mundo foi criada em Lyon, França, pelo hipologista e advogado francês Claude Bougerlat, a partir do Édito Real assinado pelo Rei Luiz XV, em 04 de agosto de 1761. A primeira turma de médicos-veterinários iniciou com oito alunos, em 19 de fevereiro de 1762.

POSTURA

Trata-se do posicionamento que o animal adota quando em posição quadrupedal, em decúbito e durante a locomoção. É necessário avaliar se o animal assume algum padrão de postura pouco usual, indicativo, muitas vezes, de anormalidades. Para isso, é indispensável o conhecimento do comportamento da espécie envolvida; o cavalo, por exemplo, passa a maior parte do dia em posição quadrupedal e, quando deita, costuma posicionar-se em decúbito lateral. O bovino permanece muito mais tempo em decúbito que o cavalo, mas em posicionamento esternal ou lateral incompleto. Em geral, permanece em decúbito esternal, mantendo a cabeça levantada e a expressão alerta, durante a ruminação. O cão adota o decúbito para descansar ou dormir e o faz em diferentes posições, inclusive em decúbito dorsal. Não é infrequente o cão flexionar os membros anteriores e posteriores, apoiando o esterno sobre o piso (um dos modos de perder calor).

A maioria dos animais pecuários saudáveis, quando abordada em decúbito, ergue-se. Ao ser conduzido para o local de exame, o animal manifesta resposta a estímulos externos, seja por uma simples alteração em seus movimentos ou por emissão de ruídos. Na maior parte das vezes, as atitudes anormais do corpo ocorrem como indicação de enfermidade (Figura 4.1).

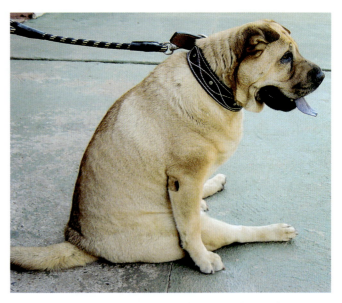

Figura 4.1 Cão com provável disjunção iliossacral.

Os animais, quando doentes, ficam com a cabeça baixa, afastam-se do rebanho ou se levantam com dificuldade (principalmente os grandes animais) e adotam posições características por exemplo, postura ortopneica, que acompanha principalmente as enfermidades do sistema respiratório, caracterizada por distensão do pescoço, protrusão da língua e abdução dos membros anteriores; curvatura da coluna vertebral (cifose) em casos de processos dolorosos na cavidade abdominal etc. Em geral, os pequenos animais escondem-se, ficam indiferentes ou apáticos, gemem e, às vezes, irritam-se com facilidade. Nenhum animal adotará uma postura anormal, seja em posição quadrupedal, em decúbito ou em locomoção, sem que haja algum fator determinante. Na maioria dos casos, as posturas anormais sugerem algia localizada e/ou comprometimento do sistema nervoso.

Algumas atitudes são conhecidas e descritas amplamente na literatura por nomes que se assemelham à postura adotada pelo animal. Alguns exemplos são:

- *Postura de cachorro sentado*: considerada, por exemplo, nos casos de paralisia espástica dos membros posteriores
- *Postura de foca*: comumente vista nas paralisias flácidas dos membros posteriores
- *Postura de cavalete*: notam-se rigidez e abdução dos quatro membros, sendo vista, mais frequentemente, nos casos de tétano.

ESTADO NUTRICIONAL

Ao examinar o estado nutricional do animal, é necessário considerar: (1) a espécie; (2) a raça; e (3) a utilidade ou aptidão. Convém descrever a condição corporal ou física do animal de maneira objetiva e sem dúbia interpretação, como "caquético, magro, normal, gordo e obeso". Termos como "bom" e "ruim" devem ser evitados, uma vez que os estados de magreza e/ou de obesidade são igualmente ruins, mas de aspectos opostos. Em animais normais, todas as partes proeminentes do esqueleto estão cobertas por músculos ou gordura, dando ao corpo um aspecto arredondado. Nos animais magros, várias partes do esqueleto são prontamente identificáveis (costelas, pelve) (Figura 4.2). Em animais de pelos curtos, esse exame é realizado pela inspeção; em animais peludos ou lanados (como

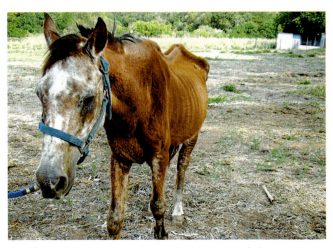

Figura 4.2 Equino com emagrecimento acentuado (caquexia).

estado do manto piloso é também um bom indicador da saúde física, tanto com relação ao estado nutricional e à constituição física do indivíduo quanto ao manejo a que esse animal é submetido (ou seja, é um bom revelador, também, das características de manejo adotadas pelo proprietário do animal). Um animal com pelos sujos, despenteados, eriçados, com ectoparasitas e sem brilho revelará um proprietário pouco cuidadoso ou que não mantém um vínculo estreito com o animal. As alterações de pele são localizadas ou generalizadas, únicas ou múltiplas, simétricas ou assimétricas etc. (tais considerações serão feitas no Capítulo 13, *Semiologia da Pele*). No entanto, durante essa fase de exame, devido à grande importância que a pele apresenta, é possível avaliá-la a fim de determinar o *estado de hidratação* do paciente.

O grau de desidratação dos animais é frequentemente estimado, mas dificilmente quantificado. A desidratação é possível de ser avaliada comparando-se o peso corporal inicial (antes da desidratação) com o peso do animal desidratado; contudo, raramente o peso do animal é conhecido antes da ocorrência do problema. Os primeiros e mais importantes sinais de desidratação são o ressecamento e o enrugamento da pele. A pele saudável é elástica quando pinçada com os dedos, voltando rapidamente à posição normal quando solta (2 s, em média). Em animais desidratados, quanto maior for o grau de desidratação, maior será o tempo (em segundos) que a pele permanecerá deformada. A desidratação discreta (até 5%) não promove alterações clínicas marcantes; no entanto, animais com desidratação moderada a grave apresentarão várias alterações importantes, incluindo o aprofundamento ou a retração do globo ocular na órbita, em virtude da perda de fluido em região periorbital e ocular. Outras alterações observadas em casos de desidratação são apresentadas no Quadro 4.1.

observado em algumas raças de ovinos, cães e gatos), deve ser feito pela palpação da região sacra, avaliando-se o preenchimento da musculatura nessa região. A caquexia é o grau extremo da perda de peso. Os animais apresentam-se, ainda, com pelo sem brilho, pele seca e desempenho ruim. Nesse sentido, considerar que o animal está magro devido a falta de uma alimentação adequada, ou por doença, mesmo recebendo um bom tratamento; a perda de peso de 30 a 50% da massa corporal total costuma ser fatal. Inversamente, a obesidade é vista com certa frequência, podendo ter, de maneira simplista, as seguintes causas:

- *Endógena*: distúrbio endócrino (p. ex., hipotireoidismo)
- *Exógena*: superalimentação ou alimentação mal orientada. Quando a alimentação é rica em carboidratos e gordura, a tendência do animal é engordar, principalmente animais idosos ou sedentários
- *Mista*: manejo alimentar errôneo associado a distúrbios endócrinos.

Geralmente, a obesidade é identificada por meio da inspeção do animal. Os animais, de maneira geral, têm as costelas facilmente palpáveis e o formato de ampulheta quando vistos de cima. Os indícios de obesidade são: incapacidade de palpar as costelas, falta de recorte caudal à última costela, abdome penduloso, abdome protruso depois da última costela e depósitos de gordura facilmente palpáveis em ambos os lados do início da cauda sobre os quadris ou na área inguinal. A obesidade é a desordem nutricional mais comum em pequenos animais, sendo caracterizada pela elevação de 15 a 20% do peso considerado normal para a raça e a idade do animal. A história nutricional precisa incluir a quantidade e a qualidade da dieta, comparando-as com a recomendada para a espécie e raça envolvida. Para cães e gatos, é importante questionar o tutor se estão sendo oferecidos restos de comida caseira ou de guloseimas. A alimentação de animais pecuários é menos controlada e mais difícil de ser checada. A ocorrência de deficiências nutricionais, de mudanças repentinas de regime alimentar ou de doenças parasitárias é de grande importância para as várias espécies envolvidas.

AVALIAÇÃO GERAL DA PELE

Tanto fisiológica como anatomicamente, a pele é um órgão complexo. Há um ditado que retrata bem sua importância para o exame clínico: *a pele é o espelho da saúde*. Nos animais, o

Quadro 4.1 Estimativa da desidratação por meio da avaliação física do animal.

Diminuição do PC	Parâmetros observados
Até 5% (não aparente)	↓ Elasticidade da pele discreta ou sem alteração Enoftalmia ausente ou muito discreta Estado geral sem alteração ou levemente alterado Apetite preservado/sucção geralmente presente Animal alerta e em posição quadrupedal
Entre 6 e 8% (leve)	↓ Elasticidade da pele (2 a 4 s) Enoftalmia leve Animal ainda alerta
Entre 8 e 10% (moderada)	↓ Elasticidade da pele (6 a 10 s) Enoftalmia evidente ↓ Reflexos palpebrais ↓ Temperatura das extremidades dos membros, de orelhas e focinho Mucosas secas Animal se mantém em posição quadrupedal e/ou em decúbito esternal Apatia de intensidade variável
Entre 10 e 12% (grave)	↓ Marcante da elasticidade da pele (> 10 s) Enoftalmia intensa Extremidades, orelhas e focinho frios Tônus muscular ↓ ou ausente Mucosas ressecadas Reflexos muito ↓ ou ausentes Decúbito lateral Apatia intensa
> 12% (gravíssima)	Possível óbito

PC = peso corporal.

Semiologia Veterinária ◆ A Arte do Diagnóstico

Em grandes animais, a pele da pálpebra superior e a da região cervical (tábua do pescoço) apresentam bons indícios do grau de desidratação que, em termos clínicos, é avaliado como uma porcentagem do peso corporal. É possível utilizar também a avaliação da concentração das proteínas totais (somente em animais sem hipoproteinemia) e do hematócrito. Deve-se ter cuidado na estimativa da desidratação em raças que apresentam pele em excesso (p. ex., Shar-pei) e em animais idosos, cuja elasticidade da pele passa a ser fisiologicamente diminuída. Do mesmo modo, é necessário levar em consideração o estado nutricional do animal para a estimativa da desidratação pela elasticidade da pele, visto que animais gordos ou obesos têm seu grau de desidratação subestimado (em virtude do acúmulo de tecido adiposo em região subcutânea) ou superestimado em animais magros (pela ausência de gordura).

Existem duas causas principais de desidratação: a primeira e principal causa de desidratação observada é a perda excessiva de líquido promovida pela ocorrência de diarreia e/ou vômito; a segunda é a ingestão inadequada de água (devido à privação ou à diminuição na ingestão de água em decorrência de algumas enfermidades ou por impedimento à ingestão por paralisia faríngea ou obstrução esofágica, por exemplo).

É importante ressaltar que o Quadro 4.1 apresenta-se apenas como *orientação* para se estimar o grau de desidratação nas diferentes espécies, visto que existe uma ampla variação da intensidade e do número de sintomas observados de animal para animal de uma mesma espécie e do quadro mórbido envolvido.

AVALIAÇÃO DOS PARÂMETROS VITAIS

O conhecimento dos parâmetros vitais (frequências cardíaca, respiratória, do rúmen e do ceco, além da temperatura corporal) é de fundamental importância na fase que antecede o exame físico específico, pois sugere o comprometimento de outro sistema que não tenha sido abordado ou mencionado pelo proprietário. Além disso, ajuda a determinar, de modo geral, a situação orgânica do paciente naquele momento. Os parâmetros necessitam ser aferidos e monitorados rotineiramente, se possível, 2 vezes/dia, uma pela manhã e outra ao fim da tarde. Nessa fase do exame, é importante observar se está ocorrendo ou não alguma alteração nos valores indicativos de normalidade e a evolução correspondente (para melhor ou pior) daqueles já existentes. Dessa maneira, a alteração carece ser adequadamente descrita (taquipneia, taquicardia, febre) e os valores, criteriosamente anotados. Após o exame físico geral, realiza-se a avaliação pormenorizada do(s) sistema(s) que apresentou(aram) alteração no exame físico geral preliminar.

Os valores descritos nos Quadros 4.2 a 4.4 são válidos para animais mantidos em repouso e em temperatura ambiente moderada.

EXAME DAS MUCOSAS

Inicialmente, deve-se proceder ao exame das mucosas aparentes, que é de real importância em semiologia, pois, muitas vezes, as mucosas indicarão o estado de saúde atual do animal, em virtude da delgada espessura da pele e grande vascularização. Esse simples exame revela a existência de enfermidades próprias (inflamação, tumores, edema), assim como auxilia a inferir conclusões a respeito da possibilidade de alterações que reflitam comprometimento do sistema circulatório ou a existência de doenças em outras partes do corpo (icterícia em virtude de

Quadro 4.2	Valores normais da temperatura corporal em animais.	
Espécie	**Idade**	**Temperatura retal (°C)**
Cães	Jovens	36,1 a 37,7
	Adultos	37,5 a 39,2
	Raças grandes	38,5 a 37,8
	Raças pequenas	37,5 a 38,6
Gatos	Jovens	38,0 a 39,5
	Adultos	37,8 a 39,2
Equinos adultos	Jovens	37,2 a 38,0
	Adultos	37,5 a 38,5
Bovinos	Jovens	38,5 a 39,5
	Adultos	37,8 a 39,2
Caprinos	Jovens	38,8 a 40,2
	Adultos	38,6 a 40,0
Ovinos	Jovens	39,0 a 40,0
	Adultos	38,5 a 40,0

Quadro 4.3	Valores normais da frequência cardíaca em animais adultos.
Espécie	**Batimentos cardíacos/min**
Cães	60 a 160
Gatos	120 a 240
Equinos	28 a 40
Bovinos	60 a 80
Caprinos	95 a 120
Ovinos	90 a 115

Quadro 4.4	Valores normais da frequência respiratória em animais adultos.
Espécie	**Movimentos respiratórios/min**
Cães	12 a 36
Gatos	20 a 40
Equinos	12 a 20
Bovinos	10 a 30
Caprinos	20 a 30
Ovinos	20 a 30

dano hepático ou da ocorrência de hemólise). É importante que a avaliação das mucosas seja realizada previamente à aferição da temperatura retal, em decorrência de possível contaminação das mãos do examinador com fezes. Qualquer anormalidade de cor possibilita indicar a ocorrência de alteração potencialmente grave e tem de ser avaliada em conjunto com outros sinais clínicos, a fim de determinar a causa específica, pois as modificações de cor podem ser causadas por vários fatores.

O exame das mucosas é realizado após a higienização das mãos e, de preferência, em locais com boa iluminação, principalmente sob a luz do sol. Caso isso não seja possível, utiliza-se luz artificial de coloração branca.

As mucosas visíveis que costuma-se examinar são as *oculopalpebrais* (Figuras 4.3 e 4.4) (conjuntiva palpebral superior, conjuntiva palpebral inferior, terceira pálpebra ou membrana nictitante e conjuntiva bulbar ou esclerótica), mucosas *nasal*, *bucal*, *vulvar*, *prepucial* e, raramente, *anal*. É necessária especial atenção às alterações de coloração, como também à ocorrência de ulcerações, hemorragias e secreções durante o exame visual.

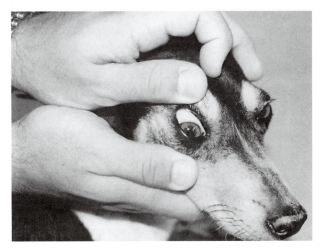

Figura 4.3 Técnica de abertura das mucosas oculopalpebrais adotada em cães, gatos e pequenos ruminantes, por meio da utilização dos dedos polegares.

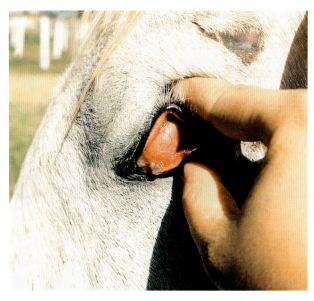

Figura 4.5 Protrusão e congestão da terceira pálpebra em um equino com tétano.

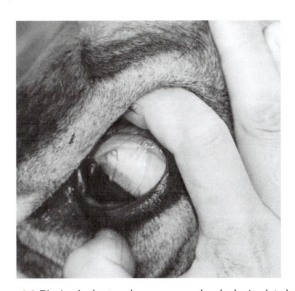

Figura 4.4 Técnica de abertura das mucosas oculopalpebrais adotada em bovinos e equinos, por meio da utilização dos dedos indicador (conjuntiva palpebral superior) e polegar (conjuntiva palpebral inferior).

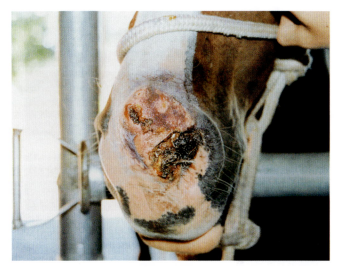

Figura 4.6 Mucosa nasal de um equino com crescimento neoplásico (carcinoma).

Nas mucosas oculopalpebrais encontra-se a membrana *nictitante* ou terceira pálpebra – uma prega da conjuntiva que apresenta, em sua porção interna, uma glândula denominada "glândula da terceira pálpebra" (Figura 4.5) ou "de Harder" (exceto nos equinos), que pode facilmente ser confundida com tecido linfoide, responsável pela produção de 30% do filme lacrimal. Ela se torna evidente no tétano, na síndrome de Horner (perda da inervação simpática do globo ocular) e em algumas intoxicações (nicotina e estricnina). Nos bovinos, os vasos episclerais apresentam-se delineados e, nos equinos, a coloração da esclerótica apresenta-se castanho-amarelada, em virtude de maior pigmentação. Nos gatos, a esclerótica é completamente branca e relativamente avascular.

Na maioria das espécies, a mucosa *nasal,* por ser *pigmentada,* é importante para a observação de possíveis corrimentos e lesões próprias, mas insatisfatória para verificar alterações de coloração (Figuras 4.6 e 4.7). Uma inspeção adequada da mucosa nasal é facilmente realizada nos equinos, pois suas narinas são amplas e flexíveis. Nesses animais, os ductos nasolacrimais, um de cada lado, bastante amplos e visíveis, estão dispostos na transição entre a pele e a mucosa.

É importante lembrar que, além da coloração, a mucosa bucal apresenta informações sobre o tempo de preenchimento capilar (Figura 4.8). É interessante, principalmente nos casos de desidratação, visto que, muitas vezes, o animal apresenta a elasticidade de pele normal e o tempo de refluxo capilar aumentado, demonstrando, na verdade, que o animal está desidratado. Isso é visto em casos de hidratação subcutânea, quando o líquido se acumula no tecido subcutâneo, não atingindo, ainda, a circulação sistêmica.

Além de apresentar alterações da coloração, é possível observar nas cadelas a ocorrência de formações vegetantes e hemorrágicas (aspecto de couve-flor) na mucosa *vulvar* e na vagina, características do tumor venéreo transmissível, o qual é transmitido principalmente pelo coito.

Avaliação da coloração

A coloração das mucosas depende de vários fatores, dentre os quais: quantidade e qualidade do sangue circulante, eficácia (ou eficiência) das trocas gasosas, da existência ou não de hemoparasitos, da função hepática adequada, da medula óssea e outros. As mucosas costumam se mostrar úmidas e brilhantes. A tonalidade, de maneira geral, é rósea-clara com ligeiras variações de matiz, vendo-se pequenos vasos com suas ramificações. As mucosas do animal recém-nascido apresentam coloração rósea menos intensa. Em fêmeas no cio, a mucosa vulvar é capaz de se encontrar avermelhada. Em determinadas raças de algumas espécies domésticas, a coloração das mucosas tende a ser mais avermelhada (cães: Fila Brasileiro, Cocker Spaniel, Bulldog, Boxer; bovinos: Simental; equinos: Apaloosa, por exemplo), não devendo ser confundida com processo inflamatório ou irritativo da referida mucosa.

 Você sabia?

- Chow Chow e Sharpei são as únicas raças de cães que não têm a língua rósea.
- O Pug é uma raça de cachorro mais antiga do que se pensa. Tanto é que a esposa de Napoleão Bonaparte, Josephine, tinha um exemplar. Era uma cadelinha que levava o nome de Fortune.
- Dois cães sobreviveram ao naufrágio do Titanic. Eles escaparam nos primeiros botes salva-vidas, ocupados por tão poucas pessoas que ninguém se importou que eles ali estivessem.

O limite entre a coloração normal e a patológica não é muito preciso, e o seu adequado reconhecimento requer experiência profissional e acurado exame do animal. Ao notar coloração anormal em determinada mucosa, as demais também devem ser observadas para verificar se há, também, tal alteração.

Se uma única mucosa estiver alterada, indica um problema localizado ou uma particularidade do animal; já o envolvimento de várias mucosas será indício de comprometimento sistêmico. Existem várias tonalidades ou gradações de uma mesma cor que, na maioria das vezes, refletem, proporcionalmente, a intensidade do processo mórbido em evolução. Por exemplo, a palidez pode variar desde branco-rósea até branco-porcelana ou perlácea (Figuras 4.9 e 4.10) – considerada o grau máximo de palidez; a congestão varia desde vermelho discreto (irritação) até vermelho-tijolo (endotoxemia) (Figura 4.11).

Ao avaliar um paciente com *palidez* de mucosa, estabelecer se a mudança de coloração é causada por hipoperfusão ou por anemia. A abordagem mais simples para resolver esse problema é avaliar o volume globular (VG) ou hematócrito (Ht) e o *tempo de preenchimento* ou perfusão *capilar* (TPC), visto que a palidez de mucosa é decorrente de anemia ou de vasoconstrição periférica. Em virtude da falta de contraste (resultante da palidez), pode ser difícil avaliar o TPC em cães

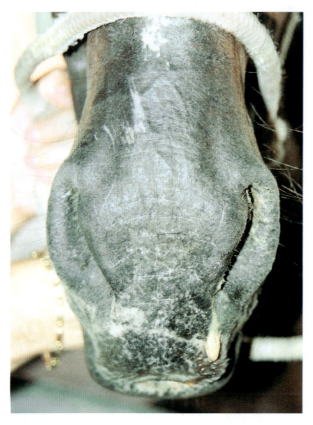

Figura 4.7 Mucosa nasal de um equino com secreção purulenta unilateral.

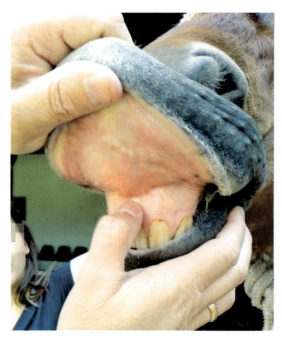

Figura 4.8 Avaliação do tempo de preenchimento capilar em equinos.

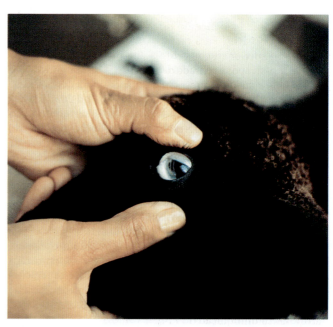

Figura 4.9 Mucosa oculopalpebral pálida (perlácea) em um caprino com verminose.

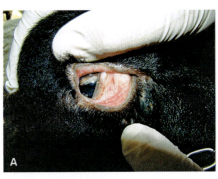 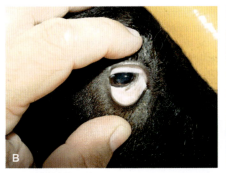 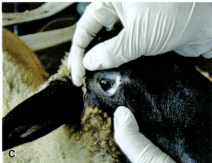

Figura 4.10 Tonalidades de mucosas em pequenos ruminantes e possíveis interpretações clínicas. **A.** Mucosa rósea-avermelhada (normocorada), indicativa de perfusão sanguínea (hematose) adequada. Manter controle de verminose no rebanho e continuar o manejo nutricional. **B.** Mucosa rósea-pálida (palidez leve a moderada), geralmente por ocorrência de verminose. Coletar amostras de fezes (OPG) e reavaliar plano de controle de vermes gastrointestinais. Avaliação clínica do paciente: se em posição quadrupedal e normorexia, vermifugar, melhorar o aporte proteico e esperar evolução; se em decúbito e inapetente, avaliar necessidade de transfusão sanguínea – se possível, determinar volume globular (VG) e proteína total (PT). Ressalte-se que nem sempre é necessária a transfusão sanguínea em casos de baixos valores de VG. A condição clínica do paciente é imperativa. **C.** Mucosa extremamente pálida (perlácea "branco-porcelana"), indicativa de hipoxia grave, geralmente por falha no controle de verminose do rebanho. Coletar OPG e reavaliar plano de controle de vermes gastrointestinais. Avaliação clínica do paciente: geralmente apático, em decúbito, anorético e taquipneico. Na maioria dos casos, exige-se imediata transfusão sanguínea – se possível, determinar VG e PT.

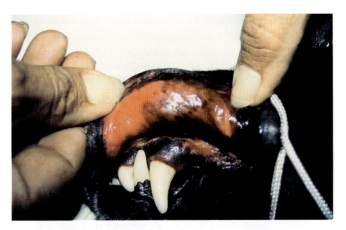

Figura 4.11 Mucosa bucal congesta em um cão.

> **Quadro 4.5** Avaliação do tempo de preenchimento capilar.
> - Animal sadio: 1 a 2 s
> - Animal desidratado: 2 a 4 s
> - Animal gravemente desidratado: > 5 s

e gatos. Basicamente, o TPC reflete o estado circulatório do animal (volemia) e é medido junto à mucosa bucal, próximo aos dentes incisivos. Para tanto, fazem-se a eversão do lábio superior ou inferior e a compressão digital com o dedo polegar, observando-se, após a retirada do dedo, o tempo decorrido para que haja novamente o preenchimento dos capilares, ou seja, para que a palidez provocada pela impressão digital seja substituída, novamente, pela cor percebida antes de a compressão ter sido realizada (ver Figura 4.8 e Quadro 4.5). A coloração normal deve voltar dentro de 2 s. Na maioria das vezes, o fato de levar maior tempo para que ocorra o preenchimento desses pequenos vasos indica desidratação ou vasoconstrição periférica, associada a baixo débito cardíaco. TPC entre 2 e 5 s é indicativo, em algumas situações específicas, que a afecção encontra-se em evolução. A duração maior que 10 s, em geral, significa falha circulatória potencialmente fatal. Contudo, vale a pena ressaltar que esse tipo de avaliação não é tão sensível, visto que um TPC normal é visto em animais com doença cardíaca grave. Em animais com algia abdominal grave, também é possível observar a palidez de mucosa, em virtude do estímulo do sistema nervoso simpático e, consequentemente, de alfarreceptores, que induzem diminuição do lúmen vascular. O tempo de preenchimento é normal em animais com anemia, a menos que esteja havendo hipoperfusão. Caso leve um tempo maior que 6 s, isso indica comprometimento circulatório grave, levando, pelas alterações isquêmicas, a comprometimento renal e hepático grave e, muitas vezes, irreversível.

A anemia corresponde à diminuição da quantidade de hemácias. Pode ser causada por vários fatores, dentre os quais hemólise (p. ex., destruição de hemácias por hematozoários), hemorragias (rupturas de vasos, verminoses gastrointestinais, úlcera gástrica perfurada), menor produção de hemácias (aplasia ou hipoplasia medular, diminuição da produção de eritropoetina), deficiência de minerais como o ferro (mais comum em suínos), ingestão acidental de rodenticida, ou pela associação de alguns desses eventos. As manifestações clínicas de anemia nos animais domésticos incluem, pela menor oxigenação tecidual, palidez das mucosas, intolerância ao exercício, aumento das frequências cardíaca e respiratória (taquicardia e taquipneia), intensidade das bulhas (hiperfonese) ou presença de sopros cardíacos, e apatia. Tais sintomas são agudos ou crônicos e de intensidade variável. Enfatiza-se que a anemia não constitui um diagnóstico primário e que todo o esforço precisa ser feito para identificar a sua causa em um paciente anêmico. Algumas perguntas são cruciais para o esclarecimento da causa da anemia:

- O paciente está sendo medicado?
- Quais são a medicação e a dose utilizadas?
- Observou alteração na consistência e na coloração das fezes (diarreia, melena, hematoquezia)?
- Apresentou alteração de coloração na urina (hematúria, hemoglobinúria)?
- Quando e com qual fármaco foi feita a última vermifugação?

A *congestão* de mucosas ocorre devido ao ingurgitamento de vasos sanguíneos, por maior fluxo sanguíneo, cardiopatias (principalmente quando do transtorno do fluxo sanguíneo de retorno), ambientes quentes, processo infeccioso ou inflamatório, induzindo a elevação da temperatura corpórea (congestão pulmonar, conjuntivite, estomatite). É de grande valia como indicador do estado circulatório do animal. Por vezes, corpos estranhos (p. ex., fragmentos ósseos, farpas de madeira, espinhas de peixe) podem ficar retidos nas margens da gengiva ou entre os dentes, irritando-os e fazendo com que apresentem uma aparência avermelhada e inflamada. Esta é localizada e fácil de diferenciar da endotoxemia. Além disso, a hiperemia costuma ser difusa ou ramiforme; é *difusa* quando a tonalidade avermelhada é uniforme (intoxicação), e *ramiforme* quando é possível notar os vasos mais salientes, com maior volume sanguíneo (dispneias).

A *cianose* é uma coloração azulada da pele e das mucosas, causada pelo aumento da quantidade absoluta de hemoglobina reduzida no sangue. A coloração azulada das mucosas, portanto, indica distúrbio da hematose (troca gasosa que ocorre nos alvéolos) e que depende mais dos pulmões que do coração; no entanto, caso não consiga proporcionar ao organismo circulação sanguínea adequada, esse órgão poderá levar à cianose, tanto por problemas cardíacos quanto vasculares. Contudo, é necessário averiguar se o animal apresenta ou não anemia, a qual deixará as trocas gasosas e o transporte de oxigênio deficientes, tornando-o hipercapneico (com excesso de dióxido de carbono). Além disso, é preciso avaliar se o animal está desidratado ou em choque, o que levará a menor pressão sanguínea, acarretando diminuição da perfusão tecidual e acúmulo de dióxido de carbono nos tecidos periféricos, dentre os quais, os das mucosas passíveis de serem inspecionadas clinicamente. Ou seja, muitas são as causas de cianose: algumas, de origem circulatória; outras, por processos respiratórios ou sistêmicos. Por esse motivo, é necessário sempre realizar um completo exame clínico, não apenas avaliar os sistemas que, a princípio, julga-se estarem primariamente envolvidos no processo patológico em questão. Contudo, vale uma ressalva: para que a alteração na coloração da mucosa seja percebida, o quadro patológico do animal deverá estar bastante avançado, caso contrário, pouca ou nenhuma alteração será observada – como em casos de cianose. Em geral, a cianose não é constatada em pacientes com hemorragia, haja vista que há, também, perda de hemoglobina.

O componente estrutural básico do fígado é a célula hepática, ou hepatócito. Essa célula epitelial está agrupada em placas interconectadas. A *icterícia* é o resultado da retenção de bilirrubina nos tecidos e ocorre devido ao aumento da bilirrubina sérica acima dos níveis de referência. Sua fisiopatologia pode envolver três distintos mecanismos, a saber: aumento de produção de bilirrubina; deficiência de captação ou conjugação; e alteração da excreção biliar. É mais evidente na pele despigmentada e nas membranas mucosas, principalmente na esclera. É sabido que outras circunstâncias determinarão coloração amarelada semelhante, como alimentação rica em caroteno; entretanto, nesse caso, a determinação da bilirrubina sérica esclarecerá a alteração. Aproximadamente 10% dos equinos saudáveis apresentam icterícia leve, resultado da digestão normal de pigmentos carotenoides. Da mesma maneira, a icterícia estará presente em animais que estejam em jejum prolongado (> 24 h), causada por competição pela entrada nos hepatócitos de metabólitos, como os ácidos graxos, com a bilirrubina. Contudo, a simples normalização da alimentação do animal proverá a redução da bilirrubina circulante e normalizará a coloração. É preciso lembrar que a icterícia é uma alteração clínica (Figura 4.12) que aparece com frequência não só nas doenças hepáticas (icterícia hepática) e do sistema biliar (icterícia pós-hepática), mas também nas afecções hemolíticas (icterícia pré-hepática). Contudo, constitui achado importante, pois dificilmente a doença hepática grave se apresentará sem icterícia, ainda que transitória (Figura 4.13). O diagnóstico diferencial das doenças que cursam com icterícia é fundamental, já que as alterações de captação, conjugação e colestase intra-hepática são tratadas clinicamente, enquanto a obstrução extra-hepática necessita geralmente de intervenção cirúrgica.

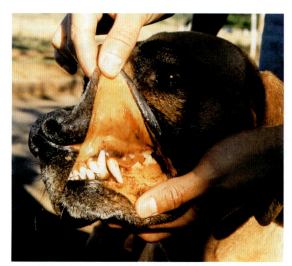

Figura 4.13 Mucosa bucal amarelada em um cão com leptospirose.

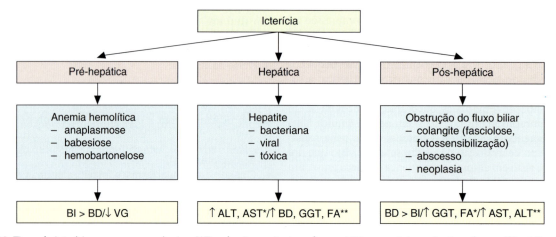

Figura 4.12 Tipos de icterícia e suas consequências. ALT = alamina aminotransferase; AST = aspartato aminotransferase; BD = bilirrubina direta; BI = bilirrubina indireta; FA = fosfatase alcalina; GGT = gamaglutamiltransferase; VG = volume globular. *Alteração inicial. **Alteração final.

Cerca de 80% da bilirrubina produzida origina-se da degradação da hemoglobina a partir da remoção dos eritrócitos da circulação; os 20% restantes são originados na medula pela eritropoese. Os eritrócitos que atingem o fim de sua meia-vida são fagocitados pelas células do sistema fagocítico mononuclear, o que ocorre principalmente no fígado, no baço e na medula óssea. Esses eritrócitos fagocitados são destruídos, e a hemoglobina metabolizada. Uma vez na circulação, a maior parte da bilirrubina liga-se à albumina, soltando-se da mesma no sinusoide hepático, sendo transportada até o retículo endoplasmático liso, no qual é conjugada ao ácido glicurônico, transformada em bilirrubina direta, também denominada de conjugada. Esta é eliminada pela bile, vai ao intestino e, no íleo e no cólon, é transformada em urobilinogênio. A maior parte do urobilinogênio formado é excretada pelas fezes e o restante retorna para a circulação sistêmica, sendo grande parte eliminada pelos rins. Uma parte do urobilinogênio fecal volta ao fígado pela circulação êntero-hepática.

Em caso de icterícia resultante da hiperbilirrubinemia conjugada ou direta (hidrossolúvel), os tecidos mais facilmente impregnados são os superficiais, pela maior afinidade desta com áreas de alta concentração de fibras elásticas, como a conjuntiva bulbar. Já o tipo não conjugado apresenta maior afinidade por tecido adiposo, pois, por ser lipossolúvel, penetra mais facilmente. As mucosas oral e bulbar costumam ser os primeiros locais em que se detecta icterícia; da mesma maneira, a coloração é mais intensa em casos de icterícia obstrutiva e hepatocelular que na icterícia hemolítica.

A icterícia pode ser causada por:

- Doenças hemolíticas (aumento da produção por hemólise): quando o fígado não tem condições de excretar e/ou conjugar toda a bilirrubina formada (babesiose)
- Lesões hepáticas (infecções bacterianas: leptospirose; substâncias hepatotóxicas: aflatoxina, fenol "creolina")
- Obstrução dos ductos biliares, quando a bilirrubina, em vez de ser excretada pela bile, chega à circulação sistêmica.

É comum a utilização dos termos "hipocorada" e "hipercorada" para caracterizar a coloração das mucosas; no entanto, não devem ser adotados, pois são denominações imprecisas, visto que poder-se-iam ser consideradas as colorações pálida e cianótica (Figura 4.14) como hipocoradas e as colorações hiperêmica e ictérica como hipercoradas, sendo totalmente diferentes a sua origem e o seu significado clínico. Passado algum tempo, a leitura de uma ficha de exame clínico com tal denominação causará dúvidas com relação ao seu verdadeiro significado. Além da coloração, é interessante observar a ocorrência de petéquias e de hemorragias equimóticas na esclera ou nas mucosas oral, nasal ou vaginal, indicativas de anormalidades na hemostasia (Quadro 4.6).

Você sabia?

- O cachorro Bobi foi reconhecido pelo Guinness World Records como o mais velho do mundo. O animal da raça Rafeiro do Alentejo, de puro-sangue, tinha 31 anos e 165 dias. Contudo, o título foi posteriormente retirado. A revisão da certidão aconteceu logo após que a mídia e alguns veterinários passaram a questionar a idade de Bobi. Leonel Costa, seu tutor, disse que tal fato ocorreu, depois que ele atribuiu a longevidade do animal a uma dieta semelhante à de humanos.
- Uma gata da cidade de Barbacena, Minas Gerais, pode ser a mais velha do mundo. E sua tutora busca registrar tal acontecimento no Guinness World Records. No entanto, atualmente, a gata reconhecida como a mais idosa do mundo é na verdade a britânica Flossie, de 27 anos.

Ocorrência de corrimentos

Caso ocorram nas respectivas mucosas, recomenda-se inicialmente, verificar quantidade, aspecto e se são uni ou bilaterais. Os corrimentos, de acordo com as características macroscópicas, são classificados em:

Quadro 4.6 Alterações de coloração das mucosas com seus principais significados e causas.

Denominação	Coloração	Significado	Principais causas
Pálida	Esbranquiçada	Anemia	Ecto e endoparasitose Hemorragias/choque hipovolêmico Aplasia medular Insuficiência renal Falência circulatória periférica
Congesta ou hiperêmica	Avermelhada	↑ Permeabilidade vascular	Inflamação e/ou infecção local Septicemia/bacteriemia Febre Congestão pulmonar Endocardite Pericardite traumática
Cianótica	Azulada	Distúrbio na hematose	Anafilaxia Obstrução das vias respiratórias Edema pulmonar Insuficiência cardíaca congestiva Pneumopatias Exposição ao frio
Ictérica	Amarelada	Hiperbilirrubinemia	Estase biliar (obstrução) Anemia hemolítica imune Isoeritrólise neonatal Anemia hemolítica microangiopática – Babesiose – Anaplasmose – Hemobartonelose Hepatite tóxica e/ou infecciosa

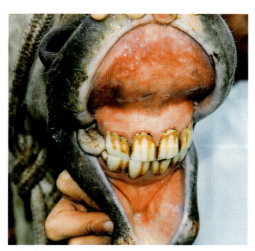

Figura 4.14 Mucosa bucal cianótica, com formação de halos endotóxicos marginando os dentes em um equino com peritonite séptica difusa.

- *Fluido*: líquido, aquoso, pouco viscoso e transparente (corrimento nasal normal em bovinos)
- *Seroso*: mais denso que o fluido, mas ainda transparente (processos virais, alérgicos e precede a secreção de infecções ou inflamações)
- *Catarral*: mais viscoso, mais pegajoso, esbranquiçado
- *Purulento*: mais denso e com coloração variável (amarelo-esbranquiçado, amarelo-esverdeado; na verdade, é um produto de necrose em um exsudato rico em neutrófilos, indicando, por exemplo, a ocorrência de processos infecciosos, corpos estranhos)
- *Sanguinolento*: vermelho-vivo ou enegrecido; ocorre como resultado de traumatismos, distúrbios hemorrágicos sistêmicos, processos patológicos agressivos etc.

AVALIAÇÃO DOS LINFONODOS

O sistema linfático constitui uma via acessória pela qual os líquidos fluem dos espaços intersticiais para o sangue. Os vasos linfáticos podem transportar para fora dos espaços teciduais proteínas e grandes materiais particulados, visto que não são possíveis de ser removidos diretamente por absorção pelo capilar sanguíneo. Essa remoção de proteínas dos espaços intersticiais é uma função absolutamente essencial.

Com exceção de alguns tecidos (partes superficiais da pele, sistema nervoso central, partes mais profundas dos nervos periféricos e ossos), quase todos os tecidos corporais contêm canais linfáticos que drenam o excesso de líquido diretamente dos espaços intersticiais.

A maior parte do líquido filtrado dos capilares arteriais flui pelas células sendo finalmente reabsorvida pelas extremidades venosas dos capilares sanguíneos. No entanto, cerca de $1/10$ do líquido passa para os capilares linfáticos, retornando ao sangue pelo sistema linfático, e não pelos capilares venosos.

A linfa deriva do líquido intersticial que flui para os vasos linfáticos e, por esse motivo, ao começar a sair de cada tecido, a linfa apresenta quase a mesma composição do líquido intersticial. A concentração de proteínas da linfa da maioria dos tecidos é muito próxima à concentração do líquido intersticial dos mesmos. Por outro lado, a linfa formada no fígado e no intestino tem concentração acima desses valores.

O sistema linfático também é uma das principais vias de absorção de nutrientes a partir do sistema gastrointestinal, sendo responsável, principalmente, pela absorção dos lipídios. Grandes partículas, como bactérias, são capazes de mover-se por entre as células endoteliais dos capilares linfáticos e, desse modo, passar para a linfa. Quando a linfa desloca-se pelos linfonodos, essas partículas são removidas e destruídas.

Em comparação com a troca total de líquido entre o plasma e o líquido intersticial, o fluxo linfático é relativamente lento, cuja intensidade é determinada principalmente por dois fatores: (1) a pressão do líquido intersticial; e (2) o grau de atividade da bomba linfática. Qualquer fator que aumente a pressão do líquido intersticial também aumenta, normalmente, o fluxo linfático. Tais fatores incluem pressão capilar elevada, diminuição da pressão coloidosmótica plasmática, aumento nas proteínas do líquido intersticial e aumento da permeabilidade dos capilares.

Antes de ser devolvida à corrente sanguínea, a maior parte da linfa coletada pelos capilares linfáticos se move através de pequenas estruturas ovoides, chamadas *linfonodos*. Os linfonodos ou gânglios linfáticos são órgãos encapsulados constituídos de tecido linfoide e que aparecem espalhados pelo corpo, sempre no trajeto de vasos linfáticos. Os linfonodos, em geral, têm o formato de rim e apresentam um lado convexo e outro com reentrância, o hilo, pelo qual penetram as artérias nutridoras e saem as veias. A linfa que atravessa os linfonodos penetra pelos vasos linfáticos que desembocam na borda convexa do órgão (vasos aferentes), saindo pelos linfáticos do hilo (vasos eferentes). O parênquima é dividido em uma região cortical, que se localiza abaixo da cápsula, em uma região medular que ocupa o centro do órgão e seu hilo. Além dessas regiões, descreve-se também uma zona paracortical, localizada entre a cortical e a medular. Os linfonodos são filtros da linfa, a qual, antes de chegar ao sangue, atravessa ao menos um linfonodo. A linfa aferente chega aos seios subcapsulares, passa para os seios peritrabeculares e daí para os seios medulares, saindo pelos linfáticos eferentes.

De maneira geral, as principais funções do sistema linfático incluem, a saber:

1. Transporte da linfa para a circulação sanguínea
2. Remoção do líquido intersticial
3. Transporte de glóbulos brancos de/e para os gânglios linfáticos e de células apresentadoras de antígenos
4. Fagocitose por meio de macrófagos.

 Você sabia?

- Ao contrário do sangue, que é impulsionado por meio dos vasos pela força do coração, o sistema linfático não é um sistema fechado e não tem uma bomba central.
- Os vasos linfáticos assemelham-se às veias, apresentando válvulas que garantem o fluxo unidirecional da linfa, impedindo, assim, seu refluxo.

O exame do sistema linfático (vasos linfáticos e linfonodos) é importante por vários motivos, dentre os quais se destacam:

- Por participar dos processos patológicos que ocorrem nas áreas ou regiões por eles drenadas, as alterações que ocorrem no sistema linfático são capazes de identificar o órgão ou a região que está acometida
- Os linfonodos, como os vasos linfáticos, apresentam alterações características em várias doenças infecciosas, como leucose bovina, linfadenite caseosa dos caprinos e ovinos, leishmaniose visceral canina, sendo, dessa maneira, um fator fundamental para o estabelecimento do diagnóstico nosológico
- A dilatação ou hipertrofia anormal dos linfonodos, que ocorre na maioria dos processos infecciosos e inflamatórios, compromete a função de alguns órgãos vizinhos, agravando ainda mais o quadro geral do animal, como:
  - Disfagia e timpanismo → linfonodos mediastínicos (por compressão de vago, nos casos de tuberculose e actinobacilose em bovinos)
  - Dispneia → linfonodos retrofaríngeos (compressão faríngea)
  - Tosse → linfonodos mediastínicos (compressão de traqueia e árvore brônquica).

Pelo exposto, presume-se que os linfonodos raramente são sede de uma patologia primária, visto que se envolvem de maneira secundária nos mais variados processos infecciosos, inflamatórios e neoplásicos.

O exame do sistema linfático baseia-se em inspeção, palpação e, se necessário, na realização de biópsia dos linfonodos. Caso a pelagem seja longa e a pele muito pigmentada, a sua visualização torna-se impossível. A palpação é de melhor valia para se detectarem alterações significativas que envolvam direta ou indiretamente o sistema linfático. É necessário avaliar tamanho, consistência, sensibilidade, mobilidade e temperatura de todos os linfonodos examináveis e sempre *bilateralmente*, para que seja possível determinar se o processo é localizado (uni ou bilateral) ou generalizado.

Em virtude da dificuldade de o tutor perceber alterações no sistema linfático dos animais domésticos, raramente esse sistema é o motivo da queixa principal, a não ser que sejam visivelmente extremas (leucose em bovinos, leishmaniose visceral em cães). No entanto, quando possível, é importante perguntar a data em que o aumento de volume foi notado, posto que será possível ter uma ideia da sua evolução (rápida ou lenta). Procura-se destacar o verbo "notar", porque a ocasião em que o proprietário *notou* o aumento de volume do linfonodo raramente coincide com o período no qual ele, de fato, *surgiu*.

Localização

Os linfonodos são estruturas muitas vezes palpáveis, de modo que fornecem boa orientação sobre o local em que está ocorrendo determinado processo infeccioso ou inflamatório. No entanto, para que sua avaliação também auxilie nos diagnósticos, é preciso conhecer sua localização anatômica (Figuras 4.15 e 4.16). Os linfonodos possíveis de serem examinados na rotina prática são: (1) mandibulares ou maxilares; (2) retrofaríngeos; (3) cervicais superficiais ou pré-escapulares; (4) subilíacos (pré-femorais ou pré-crurais); (5) poplíteos; (6) mamários; e (7) inguinais superficiais ou escrotais (Quadros 4.7 e 4.8).

Os linfonodos *mandibulares*, na maioria das espécies, costumam ser dois e estão localizados superficialmente entre as veias faciais e a pele. Nos equinos, estão situados mais profundamente e ventralmente à língua. Os mesmos drenam a metade ventral da cabeça (cavidade nasal, lábios, língua, glândulas salivares); sendo examinados em cães, gatos, equinos e ruminantes. Muitas vezes, não são sentidos em bovinos adultos e sadios, pois são relativamente pequenos e recobertos por tecido adiposo.

Os linfonodos *retrofaríngeos* laterais e mediais localizam-se na região cervical, entre o atlas e a parede da faringe; recebem linfa das partes internas da cabeça, incluindo o esôfago proximal, o palato e a faringe. Não costumam ser palpados, mas é possível de serem examinados em equinos, cães, gatos e em ruminantes quando aumentados de volume (reativos).

Os linfonodos *cervicais* (pré-escapulares) superficiais são palpáveis na face lateral da porção distal do pescoço e ficam em uma fossa formada pelos músculos trapézio, braquiocefálico e omotransverso. Essa fossa se encontra imediatamente adiante da escápula, um pouco acima da articulação escapuloumeral. Em equinos, repousam abaixo do músculo peitoral cranial profundo, sendo de difícil palpação. Drenam o pavilhão auricular, o pescoço, o ombro, os membros torácicos e o terço proximal do tórax; são examinados com certa facilidade nos ruminantes e cães. Nos animais de grande porte, a sua palpação é facilitada passando-se as pontas dos dedos sobre os mesmos; nos animais de companhia, os linfonodos devem ser seguros com as pontas dos dedos, mantidos em formato de pinça.

Os linfonodos *subilíacos (pré-femorais ou pré-crurais)* podem ser palpados no terço inferior do abdome, a meia distância da prega do flanco e da tuberosidade ilíaca. Recebem linfa da região posterior do corpo e do segmento craniolateral

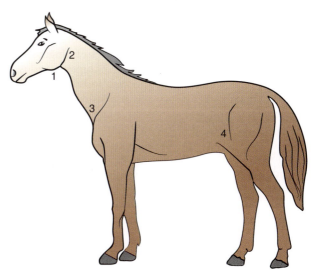

Figura 4.16 Linfonodos em equinos: 1 – mandibular; 2 – retrofaríngeo; 3 – pré-escapular e 4 – subilíaco (pré-crural).

Quadro 4.7 Grau de dificuldade (−) ou de facilidade (+) à palpação dos principais linfonodos examináveis nas diferentes espécies domésticas.

Linfonodos	Cães	Gatos	Equinos	Ruminantes
Mandibulares	+	+	±	±
Pré-escapulares	+	±	↓	+
Subilíacos	NE	NE	±	+
Poplíteos	+	+	NE	↓
Mamários	↓	↓	↓	±
Inguinais	+	±	↓	↓

+ = relativamente fácil; ± = não tão fácil; ↓ = de difícil palpação; NE = não existem.

Quadro 4.8 Linfonodos examináveis na rotina clínica.

- Mandibulares ou maxilares
- Cervicais superficiais ou pré-escapulares
- Subilíacos (pré-femorais ou pré-crurais)
- Poplíteos
- Mamários
- Inguinais superficiais ou escrotais

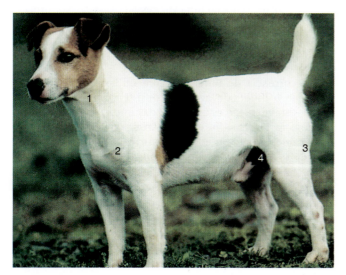

Figura 4.15 Linfonodos em cães: 1 – mandibular; 2 – pré-escapular; 3 – poplíteo e 4 – inguinal superficial (cão macho).

da coxa. São mais facilmente examinados em animais ruminantes, sendo palpados em equinos magros e/ou enfermos. Não existem nos animais de companhia.

Na maioria das vezes, os linfonodos *mamários* são representados por dois nódulos de cada lado, entre o assoalho ósseo da pelve e a parte caudal do úbere (transição da parede abdominal e parênquima glandular). Drenam o úbere e as partes posteriores das coxas; são palpados nas fêmeas de ruminantes domésticos. Em vacas em lactação, para examinar o linfonodo esquerdo do úbere, recomenda-se elevar a parte esquerda do úbere, posicionando-se, após contenção adequada do animal, lateralmente ao mesmo, enquanto a mão direita procura localizar e avaliar o linfonodo. É necessário inverter a posição e as mãos para a palpação do linfonodo oposto.

Os linfonodos *inguinais superficiais* ou *escrotais* apresentam-se medial e lateralmente ao corpo do pênis. Servem de centro linfático para os órgãos genitais masculinos externos. Normalmente palpados em cães.

Os *linfonodos poplíteos* superficiais, ausentes nos equinos, estão localizados na origem do gastrocnêmio, entre os músculos bíceps femoral e semitendíneo, posteriormente à articulação femorotíbio-patelar; drenam pele, músculos, tendões e articulações dos membros posteriores. É possível palpá-los em cães e gatos.

Muitos linfonodos, como parotídeos, retrofaríngeos e axilares, são palpados somente quando estão hipertrofiados, ou seja, quando reativos a algum processo inflamatório, infeccioso ou neoplásico nas respectivas regiões de drenagem. Os linfonodos internos, que são investigados por via retal em grandes animais, são o iliofemoral (espaço retroperitoneal, cranial e medial ao corpo do ílio) e os linfonodos da bifurcação aórtica (parte caudal do flanco, medial ao ílio). Esses linfonodos raramente são examinados na rotina clínica. Existem, ainda, os linfonodos ilíacos que são avaliados ocasionalmente em cães com distúrbios pontuais, como nos casos de carcinoma prostático.

Características examináveis

Tamanho

Há muita variação no tamanho dos linfonodos, mesmo quando palpados em animais saudáveis e de uma mesma espécie. Em geral, os gânglios linfáticos apresentam formato de grão de feijão e são relativamente maiores em animais jovens, visto que são expostos a uma grande variedade de estímulos antigênicos, como vacinação. Em um mesmo animal, o tamanho do linfonodo depende, além da idade, da sua localização e do seu estado nutricional. Animais caquéticos induzem a falsa impressão de adenopatia; em outras situações, o emagrecimento possibilita a palpação de linfonodos que não costumam ser palpados em animais sadios, como é o caso dos linfonodos subilíacos (pré-crurais) em equinos magros. De modo genérico, carece interpretar uma tumefação (infarto) ganglionar (Figura 4.17) como uma reação inflamatória de caráter defensivo, oriunda de processos inflamatórios, infecciosos e/ou neoplásicos, localizados ou disseminados. Essa hiperplasia é decorrente da absorção e fagocitose de bactérias e toxinas, bem como da produção de linfócitos e anticorpos. Quando relacionadas com os vasos, as afecções são chamadas de linfangites; quando relacionadas com os gânglios, adenite; com ambas as estruturas, linfadenite. O aumento exagerado dos linfonodos pode causar a compressão de estruturas vizinhas, provocando sintomas secundários (p. ex., disfagia e timpanismo por compressão esofágica dos linfonodos mediastínicos). O aumento

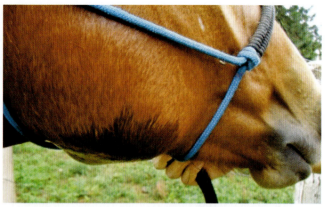

Figura 4.17 Linfadenopatia (linfonodo mandibular) em um equino.

do tamanho dos linfonodos necessita ser descrito por meio de termos comparativos tirados da vida diária, como: "caroço de azeitona", "azeitona pequena ou grande", "limão", "ovo de galinha", "laranja", dentre outros. Muitas vezes, não se consegue sentir determinado linfonodo que comumente é palpado, mesmo quando a palpação é realizada no local correto e por um examinador experiente. No entanto, na maioria dos casos, o significado clínico da "não palpação" do referido linfonodo é positivo, pois se trata de um forte indício de normalidade.

Sensibilidade

Sempre que possível (quando a hipertrofia do linfonodo for visível), recomenda-se palpar primeiramente as áreas menos dolorosas para, em seguida, chegar à área mais sensível ao toque, na tentativa de se obter melhor cooperação do paciente. Nos processos inflamatórios e/ou infecciosos agudos, os linfonodos tornam-se sensíveis. Nos animais normais e durante os processos crônicos, a sensibilidade é normal ou discretamente aumentada, respectivamente. A pesquisa de sensibilidade mostra ser útil para diferenciar linfadenopatia reativa de outra neoplásica, visto que, na primeira, a dor à palpação é um achado frequente.

Consistência

A consistência dos linfonodos nem sempre é fácil de ser descrita. Em geral, apresentam consistência firme, ou seja, são moderadamente compressíveis, cedendo à pressão, e voltando ao formato inicial uma vez cessada a força. Nos processos inflamatórios e infecciosos agudos, a consistência não se altera, mas é possível denotar o aumento de volume e de sensibilidade. Nos processos inflamatórios e infecciosos crônicos e neoplásicos, os linfonodos ficam duros.

A ocorrência de flutuação, com ou sem supuração, faz com que o linfonodo adquira consistência mole, representando, geralmente, o estágio final das infecções (Figura 4.18). Demonstra a formação de uma área liquefeita com pus ou material seroso no seu interior. Ocorre, na maioria das vezes, quando o linfonodo é sede de um abscesso, ou em casos de metástases de desenvolvimento rápido (adenite equina).

Mobilidade

Os linfonodos costumam apresentar boa mobilidade; eles são móveis tanto com relação à pele quanto às estruturas vizinhas quando palpados. A perda ou a ausência de mobilidade é um achado comum nos processos inflamatórios bacterianos agudos, devido ao desenvolvimento de celulite localizada, que os fixa nos tecidos vizinhos.

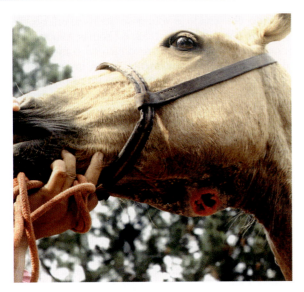

Figura 4.18 Fistulização de linfonodo mandibular em um equino com adenite.

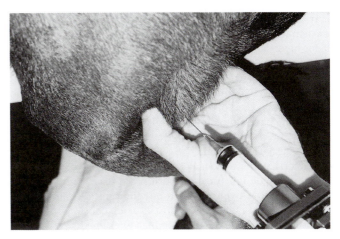

Figura 4.19 Punção de biópsia aspirativa do linfonodo poplíteo em um cão com suspeita de leishmaniose visceral.

Temperatura

Em geral, os linfonodos apresentam temperatura igual à da pele que os recobre. A elevação da temperatura é acompanhada, na maioria das vezes, de dor à palpação.

É importante instituir se o comprometimento dos gânglios é localizado, isto é, se apenas determinado conjunto de linfonodos apresenta sinais de anormalidade ou se o mesmo é generalizado. O aumento unilateral indica que há comprometimento unilateral da área de drenagem de determinado linfonodo; o aumento generalizado dos linfonodos é associado a doenças sistêmicas agudas ou a determinadas condições neoplásicas. A diferenciação é melhor realizada por citologia.

Procedimentos complementares

Biópsia

Existem várias técnicas de biópsia e, no caso dos linfonodos, é possível utilizar a biópsia por excisão ou por aspiração. Na primeira, faz-se a remoção cirúrgica de uma parte ou de todo o linfonodo para futuro exame histopatológico; na biópsia por aspiração (Figura 4.19), faz-se punção com uma agulha apropriada e, após ser acoplada em uma seringa, aspira-se o material proveniente do linfonodo, ejetando-o sobre uma lâmina de vidro para exame posterior. A biópsia é empregada nas linfadenopatias localizadas e generalizadas, de etiologia desconhecida, e em suspeitas de metástases tumorais. Em ambas as técnicas, antes da realização da biópsia, é necessário fazer tricotomia e assepsia do local sobre o nódulo linfático.

AVALIAÇÃO DA TEMPERATURA CORPORAL

O estudo da variação térmica (termometria) é de fundamental importância para se avaliar o estado geral do paciente e nunca deve ser desprezado pelo veterinário, pois apresenta algumas características desejáveis:

- Pouco invasivo
- Baixo risco à saúde do animal
- Rápida obtenção do resultado
- Baixíssimo custo financeiro.

Você sabia?

- Em 1625, Sanctorius monitorou a temperatura e forneceu subsídios para a descoberta do termômetro por Gabriel Fahrenheit (1686-1736) e Hermann Boerhaave (1668-1738), o adotaram como instrumento de pesquisa e o produziram comercialmente no século 18.
- Avaliando todas as vias de produção de calor, pôde-se supor que a concentração dos processos está na musculatura e no fígado. Então, como toda essa energia térmica é distribuída para as outras partes do organismo? Afinal, todo o corpo precisa do calor produzido e necessita também perder esse calor para manter a temperatura em estreitas variações. Os tecidos têm uma condutividade semelhante à da cortiça, portanto, a condução não é um meio eficiente de redistribuir o calor. É o sangue que perfunde um órgão e então capta o calor e o redistribui para as partes mais frias do corpo.

As espécies domésticas (mamíferos e aves) são classificadas como homeotermas, ou seja, são capazes de, em condições de perfeita saúde, manter a temperatura corporal dentro de certos limites, independentemente da variação da temperatura ambiente. Por esse motivo, são chamados "animais de sangue quente". Já nos répteis, anfíbios e peixes, os mecanismos de ajuste da temperatura são rudimentares e, por isso, essas espécies são chamadas "animais de sangue frio", ou pecilotérmicos, tendo em vista que sua temperatura interna apresenta grande variação, pois está à mercê da variação ambiental.

A temperatura corporal dos animais é determinada pelo balanço entre o ganho de calor e sua respectiva perda, pelo equilíbrio entre dois mecanismos distintos chamados *termogênese* (mecanismo químico que aumenta a produção de calor) e *termólise* (mecanismo físico que incrementa a perda de calor). A principal fonte de calor é derivada de processos metabólicos oxidativos, ou seja, por meio de reações nas quais o oxigênio – utilizando como substrato os carboidratos, lipídios e aminoácidos – determina a queima destes, com consequente produção de calor. Quando o animal está em repouso, os principais órgãos geradores de calor são o fígado e o coração; no entanto, durante o exercício, os músculos esqueléticos constituem o maior local de geração de calor, contribuindo com cerca de 80% do calor total produzido.

Fisiopatologia da termorregulação

A manutenção da temperatura corporal normal depende do centro termorregulador, que alguns denominam "termostato", localizado no hipotálamo, o qual é sensível tanto às variações da temperatura corporal interna como da superfície cutânea. Nas vísceras e na pele, existem receptores térmicos que informam ao centro termorregulador hipotalâmico as respectivas variações existentes. O termostato atua tanto na produção de calor quanto na perda do mesmo. Assim, quando a temperatura ambiente diminui há, além de incremento do metabolismo para a produção de calor, vasoconstrição periférica e piloereção, para evitar a perda de calor nos membros periféricos, bem como diminuição da frequência respiratória. Em situação inversa, quando a temperatura ambiente se eleva, observam-se vasodilatação periférica e aumento relativo da frequência respiratória, propiciando maior dissipação de calor.

O exame de um paciente febril precisa ser completo, com especial atenção para os órgãos que indicam a localização da doença. Para esse fim, é necessário levar em consideração principalmente a idade e a espécie animal. O exame físico deve ser minucioso, sobretudo nos pacientes que apresentam sintomas inespecíficos (perda parcial de apetite, apatia) e/ou com episódios febris prolongados. Como descrito anteriormente, a maioria dos processos febris nas espécies domésticas é causada por doenças infecciosas, que são diagnosticadas com relativa facilidade a partir da obtenção e avaliação cuidadosa da história clínica, juntamente com o exame físico do paciente. No momento da obtenção da anamnese, é importante estar atento à duração e à periodicidade do processo febril (p. ex., se remitente ou intermitente); quando começou e, caso possível, as variações observadas; a hora do dia em que aparece; se houve contato com animais doentes; se fez uso de vacinas ou de outros produtos medicamentosos, dentre outros. Com relação ao exame físico geral, é de grande destaque a *avaliação dos linfonodos*, na tentativa de determinar o órgão ou a região comprometida, principalmente nos casos de febre de origem indefinida.

 Você sabia?

- A capacidade hipotalâmica de regular a temperatura do corpo de cães e gatos fica bastante prejudicada a uma temperatura corporal abaixo de 26°, já que perdem a consciência e a parada cardíaca costuma ocorrer em torno de 20°C. Quando alcança temperaturas entre 42 e 43°C, entram em uma fase crítica e de difícil reversão. Em geral, as temperaturas críticas (mínima e máxima) para a maioria das espécies domésticas encontram-se por volta de 24 e 45°C, respectivamente, mas raramente a temperatura corpórea excede 42,5°C. Os recém-nascidos parecem ser capazes de sobreviver a baixas temperaturas corpóreas em comparação a animais adultos. Os cães têm tolerância térmica maior do que os humanos. Não significa, contudo, que isso seja menos perigoso para eles. Então, certifique-se de não deixar seus cachorros e gatos sozinhos dentro do carro, ou permitir que brinquem sob a luz solar intensa por muito tempo durante o verão. Os gatos normalmente não gostam de água porque seu pelo não isola bem o calor quando está molhado ou úmido. No entanto, a raça Van Turco, uma variação da Angorá, oriunda da Ásia Central, possui pelos com textura única que os torna resistente à água.
- A temperatura das partes mais periféricas do corpo, assim como os membros, pode ser, quando expostas a um ambiente frio, 10° ou menos do que a temperatura interna.

Técnicas de aferição da temperatura

A temperatura dos animais domésticos é obtida tanto por palpação externa, quanto pela utilização dos chamados termômetros clínicos. No passado, a temperatura era avaliada colocando-se a mão em algumas partes do corpo (nariz, orelhas) ou, então, introduzindo-se os dois dedos na boca do enfermo, o que expunha o clínico a alguns riscos. O termômetro foi concebido por Santorio no século 16, mas foi Gabriel Fahrenheit, em 1717, quem fabricou o primeiro termômetro de mercúrio. O termômetro era um instrumento desajeitado e volumoso até os aperfeiçoamentos introduzidos por Aitkin, em 1852, e Thomas Allbutt, que, em 1870, desenvolveu o termômetro clínico tal como se conhece nos dias atuais. Mais recentemente, foram inventados os termômetros digitais, já amplamente utilizados na prática médica. Apesar dos imensos avanços tecnológicos ocorridos nas últimas décadas, a leitura desse simples instrumento ainda traz subsídios importantes para o diagnóstico. A temperatura corporal é um dado importante a mais dentro do contexto do exame clínico, não devendo ser avaliada em separado nem encarada como um diagnóstico ou mesmo uma doença específica.

O exame manual da temperatura externa é executado aplicando-se o dorso das mãos sobre diferentes áreas da superfície corporal do animal, dando especial atenção à região abdominal e às extremidades. O dorso da mão é mais sensível a variações térmicas que a palma da mão. Por meio desse procedimento, é possível ter ideia da temperatura cutânea do animal e uma estimativa de sua temperatura interna. A palpação da região abdominal é importante para a constatação de hipertermia, enquanto a palpação das extremidades do animal é mais adequada para a constatação de hipotermia. Todavia, além de esse tipo de avaliação ser subjetivo, alguns fatores prejudicam o correto julgamento da temperatura real do animal, como:

- *Temperatura da mão do examinador*: em dias com temperatura muito baixa, a mão do examinador é capaz de, também, estar muito fria e, assim, o animal pode parecer mais quente que a realidade
- *Temperatura da pele do animal*: a temperatura cutânea, ao contrário da temperatura central, aumenta e diminui de acordo com à ambiental. Assim, se o animal em exame está ou ficou muito tempo sob a ação dos raios solares, em horários de pico, sua pele certamente estará com a temperatura bem mais elevada que a real. Assim, é importante que a aferição da temperatura interna dos animais domésticos seja feita obedecendo a alguns preceitos, pela utilização dos termômetros clínicos (Figura 4.20).

É necessário que alguns procedimentos sejam obedecidos para que se tenha uma aferição adequada da temperatura retal:

- *Realizar a contenção adequada do animal.* É necessária maior atenção para animais inquietos e hostis, visto que os termômetros de mercúrio podem se quebrar dentro da mucosa retal durante um movimento abrupto ou uma tentativa de defesa. Felizmente, esses termômetros não são mais utilizados
- Antes da introdução do termômetro, verificar se a coluna de mercúrio está em seu nível inferior. Caso contrário, deve-se baixá-la. Os *termômetros clínicos de mercúrio* (Figura 4.21) são caracterizados como termômetros de

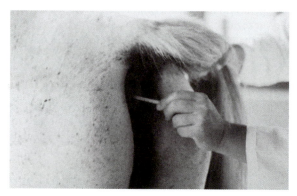

Figura 4.20 Aferição da temperatura retal em um equino: não se esquecer de abaixar a cauda.

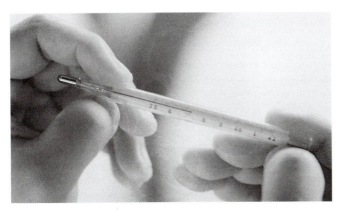

Figura 4.21 Termômetro clínico de mercúrio.

máxima, pois, pouco acima do bulbo, apresentam uma constrição na sua coluna, o que impede, a não ser propositadamente, o retorno do mercúrio ao bulbo. Atualmente, os termômetros de mercúrio foram sendo substituídos pelos digitais em virtude da probabilidade de contaminação ambiental com mercúrio e dos riscos de se quebrarem dentro da mucosa retal, levando a casos de peritonites, pela contaminação da cavidade abdominal com material fecal; contudo, os termômetros digitais, apesar de mais sensíveis à aferição, ainda têm maior custo financeiro. Os termômetros digitais, quando introduzidos adequadamente no reto, conseguem indicar, em poucos segundos, por meio de um aviso sonoro, quando a temperatura alcançou o seu ponto máximo. Além disso, não apresentam risco de quebrarem dentro da ampola retal e causarem danos à sua mucosa. No entanto, alguns termômetros digitais, por serem muito flexíveis em sua extremidade, impedem, eventualmente, o adequado contato entre o bulbo e a mucosa retal, mesmo quando são corretamente desviados em sentido lateral, o que leva à obtenção de uma temperatura irreal. Preferencialmente, quando não estiver sendo utilizado, o termômetro deve ser *conservado em solução antisséptica* (álcool absoluto ou álcool iodado) e limpo, antes de se iniciar a medição. Guarde-o em ambiente fresco, pois, se mantido em temperatura ambiental elevada, o bulbo se romperá, eliminando o mercúrio e contaminando, subsequentemente, o local de exame

- Antes da introdução do termômetro, *lubrifica-se a extremidade* (bulbo) com vaselina ou similar (óleo mineral, pomadas hidratantes), principalmente ao realizar aferição em pequenos animais. Deve-se introduzir $1/3$ do termômetro, de preferência por meio de movimentos giratórios no esfíncter anal, deslocando-o depois, lateralmente, para que o mesmo se mantenha em contato com a mucosa retal; caso contrário, o termômetro ficará contido dentro da massa fecal, o que elevará a temperatura, devido à intensa atividade bacteriana. Se houver um movimento peristáltico expulsivo, para que seja realizada nova aferição, é necessário aguardar um pouco após a defecação ter sido finalizada. O tempo para a medição varia entre 1 e 2 min. Para melhor segurança, execute duas medições no mesmo animal e, quando houver dúvida na temperatura obtida, verifique a temperatura de outros animais do mesmo porte que se apresentem clinicamente normais, para melhor comparação
- É possível a aferição da temperatura interna em várias regiões do corpo. A temperatura retal é a mais realizada, mas se o animal apresentar um tumor ou uma inflamação no reto (proctite), por exemplo, a vulva pode ser o local preferencial. Em machos, o prepúcio é outra opção para se aferir a temperatura. No entanto, em ambos os locais, os valores serão inferiores àqueles obtidos no reto.

As temperaturas das espécies assim relacionadas são válidas apenas para animais em repouso e mantidos em ambientes com boa ventilação, temperatura e umidade moderadas (verificar valores no início deste capítulo, em parâmetros vitais). Como regra geral, quanto menor a espécie animal, maior será sua temperatura, em decorrência da variação da taxa metabólica. Fêmeas gestantes também apresentam temperaturas maiores que os animais não prenhes.

Características de um bom termômetro

Sensibilidade. Os de mercúrio apresentam coluna capilar delgada, o que, às vezes, dificulta a leitura; os termômetros digitais são mais sensíveis.
Precisão. Determinar a temperatura real com pequena margem de erro.
Rapidez. Alcançar a temperatura real em pouco tempo (máximo de 2 min). Os termômetros digitais determinam a temperatura em menor tempo.

Causas de erro

Os principais erros de aferição da temperatura corporal observados na rotina veterinária são causados por:

- *Defecação* e *enema* recente
- Introdução *pouco profunda* do termômetro no reto
- Pouco *contato do bulbo* com a parede do reto ou contato da *mão do examinador* com o bulbo
- Penetração de *ar no reto* (p. ex., ao deixar a cauda erguida)
- Processo *inflamatório* retal (proctite)
- Tempo de *permanência* inadequado do termômetro no reto.

Glossário semiológico

Enema (clister). Administração de líquidos pelo reto, para fim terapêutico ou diagnóstico.

Fatores fisiológicos × temperatura corporal

A temperatura corporal representa um dado clínico e deve ser interpretada em conjunto com os resultados de outros exames. Recomenda-se, no momento da anamnese, estar atento à duração e à periodicidade do processo febril; quando começou e, caso possível, as variações observadas e hora do dia em que aparece; cirurgias recentes; se houve contato com outros animais doentes e se fez uso de vacinas ou outros produtos medicamentosos. As variações fisiológicas na temperatura corpórea dos animais podem ser devidas a: idade, sexo, estação do ano, hora do dia, temperatura ambiental, exercício, alimentação, digestão e ingestão de água. As principais causas de alteração da temperatura corpórea são:

Variação nictemeral (circadiana). Durante 24 h, em todos os animais domésticos, são notadas variações de temperatura corporal denominadas nictemerais (do grego *núks*: noite; *himeral*: dia). Verifica-se, em animais que se apresentam ativos durante o dia, que a temperatura interna decresce a partir da noite até o amanhecer, alcançando, pela manhã, a temperatura mínima, e chegando ao seu valor máximo à tarde. Os animais que são ativos durante a noite apresentam variação de temperatura inversa. A variação entre as temperaturas matinais e vespertinas oscilará entre 0,5 e 1,5°C.

Ingestão de alimentos. Em virtude do aumento do metabolismo basal dos indivíduos (maior atividade das glândulas digestivas) e dos movimentos mastigatórios, a temperatura tem potencial de ser cerca de 1 a 9 décimos acima do normal após a ingestão de alimentos.

Ingestão de água fria. Se ingerida em grandes quantidades, promove redução que varia de 0,25 até 1°C. Esse comportamento é observado com mais frequência em equinos.

Idade. Quanto mais jovem o animal, mais elevada é a sua temperatura interna, em virtude de o centro termorregulador não estar completamente desenvolvido e pelo elevado metabolismo que esses animais apresentam.

Sexo. Fêmeas no cio e em gestação apresentam temperatura mais elevada. Fêmeas prenhes e jovens têm temperatura normalmente mais elevada que os machos, fêmeas não gestantes e animais velhos.

Gestação. No terço final da gestação, pode ocorrer diminuição de até 0,5°C nas 24 a 48 h antecedentes ao parto, acompanhada, posteriormente, de discreta elevação da temperatura durante a parturição, em virtude das contrações musculares e uterina.

Estado nutricional. Animais desnutridos tendem a apresentar temperatura discretamente menor, em virtude da diminuição do metabolismo basal. Em geral, é percebida em animais neonatos (particularmente cordeiros), privados da ingestão de colostro ou leite, nascidos em épocas frias.

Tosquia. Em decorrência da irritação, determina aumento da temperatura em até 2°C, que tende a cair ainda no primeiro dia. Vale lembrar que animais com bastante pelagem possuem, também, temperatura retal mais elevada que aqueles com menos pelos.

Temperatura ambiental. Mudanças bruscas e acentuadas da temperatura externa são acompanhadas por alterações na temperatura interna dos animais. Equinos em ambientes quentes demonstram ter variações de até 2°C; se verificado o inverso, a temperatura esfria. Animais em temperaturas suficientemente altas começarão a apresentar temperaturas retais aumentadas e, por isso, suam e ofegam para promover o resfriamento. O manuseio e o manejo de bezerros recém-desmamados resultarão em um aumento na temperatura retal. Os banhos frios fazem a temperatura interna dos ovinos diminuir até 1,7°C nas primeiras 12 h.

Esforços físicos. Elevam a temperatura de maneira significativa. O retorno ao normal ocorrerá entre 20 e 120 min, conforme a intensidade do esforço. Quando o exercício físico é realizado no frio ou em condições ambientais brandas, os mecanismos termorreguladores mantêm a temperatura corporal dentro de variações satisfatórias. Contudo, quando o animal é incentivado a se exercitar em ambientes com temperaturas altas, a capacidade para a perda de calor é muito prejudicada, fazendo com que a temperatura se eleve em até 2,5°C. Comparado aos humanos, os equinos possuem desvantagem física no que tange a perda de calor corpóreo, pois apresentam cerca de 5 vezes menor proporção de superfície de pele em relação à massa muscular contrátil, resultando em significativa redução da área evaporativa, conduzindo ao maior acúmulo ou armazenamento de calor. O exercício prolongado conduz a hipertermia grave e prejuízos no desempenho físico.

Glossário termométrico

Normotermia

Ocorre quando os valores da temperatura corporal do animal encontram-se dentro dos limites estabelecidos para a espécie.

Hipertermia

Consiste, basicamente, na elevação da temperatura corporal, sem que haja, no entanto, alteração no termostato hipotalâmico.

Quadro 4.9 Principais causas de hipertermia.
■ Temperatura ambiente e umidade do ar elevadas
■ Exercício
■ Convulsões
■ Desidratação
■ Pelos ou lã em excesso
■ Obesidade
■ Confinamento e/ou transporte sem ventilação adequada

Ocorre maior produção de calor, sem que haja aumento correspondente em sua perda (Quadro 4.9). O termo *hipertermia* é usado com frequência para caracterizar alterações de origem *não inflamatória*. Assim, se administrarmos antipirético ao paciente, o mesmo não terá qualquer efeito sobre a hipertermia, visto que o termostato não se encontra alterado. A hipertermia é um sinal de febre, mas não indica, necessariamente, febre ou algum estado patológico. De todos os animais domésticos, bovinos e ovinos parecem ser os que melhor se adaptam às elevadas temperaturas ambientais; a abertura da cavidade bucal e a sudorese fazem com que esses animais consigam suportar temperaturas de até 43°C. Os cães, em virtude de sua efetiva ofegação, suportam melhor as temperaturas elevadas que os gatos, mas correm risco de colapso quando a temperatura retal alcança 41°C. Ressalta-se, que, diferentemente de outras espécies, cães e gatos não possuem grande quantidade de glândulas sudoríparas pelo corpo, transpirando, praticamente, apenas pelos coxins. Os animais desidratados são mais propensos à hipertermia, pois a perda dos fluidos teciduais por transpiração ou sudorese estará reduzida.

A hipertermia pode ser: (1) de retenção de calor; (2) de esforço; e (3) mista.

A hipertermia por *retenção de calor* ocorre quando a irradiação e a condução de calor estão reduzidas com relação à sua produção; costuma ser verificada em ambientes quentes e sem ventilação (transporte de animais em caminhões fechados, animais estabulados). É extremamente difícil para um animal perder calor quando mantido em clima quente e úmido, porque não ocorre resfriamento corporal por evaporação com eficácia. Existem outros efeitos danosos aos animais recém-nascidos submetidos a uma temperatura ambiente elevada. Como os animais neonatos produzem, proporcionalmente, mais suor por quilo de peso em comparação com os adultos, isso faz com que fiquem desidratados, tornando-os apáticos e desinteressados em mamar. Um ambiente ventilado e com baixa umidade auxiliará a perda de calor corporal; ao passo que um ambiente com pouca ventilação e com umidade relativa elevada dificultará a eliminação de calor pela sudorese. Exercícios físicos extenuantes realizados nessas condições também podem resultar em aumento perigoso na temperatura corporal. Do mesmo modo, quando os cães ficam fechados em carros mantidos ao sol, sua ofegação satura o ambiente com vapor de água, impossibilitando a perda adicional de calor. A *hipertermia de esforço* é causada por trabalho muscular exaustivo, que promove aumento mais acentuado de calor, sem que haja, naquele momento, perda correspondente. A *hipertermia mista* é observada quando as hipertermias de retenção e de esforço ocorrem ao mesmo tempo. Se a termogênese (produção de calor) aumenta e a termólise (perda de calor) permanece normal, haverá hipertermia por *produção de calor*; se a termogênese permanece constante ou inalterada e a termólise é insuficiente, haverá hipertermia por *retenção de calor*.

O corpo utiliza-se de vários mecanismos para dissipar o excesso de calor produzido e armazenado. A perda de calor ocorre principalmente no nível dos pulmões e da pele, ambos extremamente irrigados pelo sangue. No sistema respiratório, tem importância o mecanismo de evaporação, dado que o ar expirado, além de aquecido, é eliminado com alto teor de umidade. Na pele, a perda de calor é obtida por meio de quatro mecanismos:

- *Irradiação*: resulta na transferência direta de calor por ondas eletromagnéticas (raios térmicos) para o meio ambiente mais frio
- *Evaporação*: consiste na transformação da água do estado líquido para o estado gasoso por superfície cutânea, vias respiratórias superiores e mucosas. A importância relativa dos diferentes modos de perda de calor por evaporação nos animais domésticos varia. Nos equinos e bovinos, a sudorese é o principal modo de perda de calor por evaporação. Os equinos, por exemplo, quando submetidos ao exercício árduo (enduro/corrida), são capazes de perder cerca de 10 a 15 ℓ/h de suor. Os ovinos e os cães dependem muito do ofego para liberarem calor. As grandes e finas orelhas dos gatos surgem como importante mecanismo natural de resfriamento do sangue que circula nessa região. No animal ofegante, o ingurgitamento das mucosas respiratória e oral e o aumento da salivação acentuam a perda de calor pela evaporação. Mesmo nos animais que não ofegam, como os equinos, a perda de calor evaporativo pelo sistema respiratório provavelmente aumenta durante o exercício prolongado
- *Condução*: a perda de calor ocorre por contato direto com o ambiente, como pisos, paredes e equipamentos. Como os animais habitualmente não permanecem em superfícies frias por longos períodos, a condução não costuma ser uma maneira significativa de perda de calor
- *Convecção*: é o processo de perda de calor para o ar ou a água junto à superfície cutânea. Os animais jovens ou pequenos deixados em um lugar frio são capazes de perder calor rapidamente por esse processo e devem ser protegidos de tais situações.

Febre

A febre (ou pirexia) é a elevação da temperatura corporal acima de um ponto crítico, e ocorre em virtude do aparecimento de algumas doenças, sendo, talvez, o mais antigo e o mais universalmente conhecido sinal de doença. Para os leigos, ela é considerada como uma doença e, antigamente, era o principal fator a ser tratado. Atualmente, considera-se a febre como indicativo de alguma doença subjacente que, por apresentar várias origens, deve ser interpretada juntamente com outros resultados obtidos no exame do paciente. É evidente que, na maioria das doenças, a febre é benéfica, visto que a temperatura corporal elevada estimula a formação de anticorpos e outras reações de defesa e impede, de certo modo, a multiplicação excessiva de alguns microrganismos. Contudo, na maioria das vezes, os seus efeitos são mais nocivos que benéficos, visto que, por exemplo, o aumento da velocidade de todos os processos metabólicos (em até 50%) causa rápida depleção do glicogênio hepático e aumento da utilização da proteína endógena, como energia, acentuando a perda de peso, além de a sudorese agravar a perda de líquidos e de eletrólitos, resultando em desidratação e desequilíbrio eletrolítico graves. Quando a temperatura corporal ultrapassa 42,5°C, a função celular fica seriamente prejudicada e há perda de consciência.

Patogênese da febre

Vários microrganismos – vírus, bactérias, fungos, protozoários – e antígenos podem produzir febre, sendo chamados de pirógenos exógenos. O pirógeno exógeno causa febre por precipitar a liberação de citocinas ou de pirógenos endógenos (interleucinas-1 e 6) que são armazenados e liberados pelos leucócitos, macrófagos, monócitos e células de Kupffer, da medula óssea, pulmão, fígado e baço, os quais alteram o ponto fixo do centro termorregulador no hipotálamo. O pirógeno endógeno parece induzir a liberação de algumas substâncias intermediárias (prostaglandina E_2 e monoaminas) que, então, agiriam diretamente na área pré-óptica do hipotálamo, alterando o termostato e aumentando seu ponto fixo de temperatura. Duas hipóteses são indicadas para o envolvimento da prostaglandina E_2: (1) o pirógeno endógeno estimula a liberação do ácido araquidônico com subsequente síntese de prostaglandina, alterando o ponto de equilíbrio do centro termorregulador; (2) o efeito do ácido acetilsalicílico e flunixino, por exemplo, que são fármacos bloqueadores da ciclo-oxigenase, é exercido diretamente sobre o hipotálamo, inibindo a liberação de prostaglandina e/ou de seus precursores.

A febre origina-se de várias causas, dentre as quais se destacam: (1) febre de origem séptica; (2) febre asséptica; e (3) febre neurogênica.

- *Febre séptica*: como o próprio nome sugere, está relacionada com um processo infeccioso; é produzida por substâncias pirogênicas de origem microbiana. O processo infeccioso pode ser localizado (abscesso, empiema – pus em uma cavidade, um órgão oco ou em algum espaço do organismo) ou generalizado, como nos casos de septicemia. As doenças infecciosas constituem a causa mais frequente de elevação da temperatura, em todas as faixas etárias. Geralmente, quanto o paciente está febril, pensa-se logo em infecção. Embora esse tipo de pensamento seja, até certo ponto, correto, na maioria das vezes, é necessário considerar que inúmeras doenças não infecciosas também produzem febre, ao passo que, em algumas doenças infecciosas, a febre não encontra-se presente ou é de pouca intensidade (botulismo, tétano)
- *Febre asséptica*: não está relacionada com a ocorrência de infecções e é causada por agentes físicos (queimaduras), mecânicos (traumatismos) ou químicos (vacinação, alergia, anafilaxia de origem medicamentosa). A febre induzida por fármacos é relativamente comum, mas tardiamente pensada, principalmente nos casos de antibioticoterapia prolongada (anfotericina B, ampicilina). Contudo, antes de considerar o envolvimento de determinado fármaco, é necessário pensar se está havendo resistência do agente microbiano ao medicamento utilizado ou se o mesmo está sendo administrado em subdosagem. A febre por fármacos ocorre mais frequentemente por hipersensibilidade mediada por anticorpos. Nesse caso, os leucócitos, após fagocitose do complexo anticorpo-fármaco, liberam os pirógenos endógenos. A utilização de antibióticos nos processos febris deve ser feita após um exame detalhado do paciente e a localização do processo patológico ou o reconhecimento do processo mórbido, para que não venha a interferir no estabelecimento do diagnóstico
- *Febre neurogênica*: ocorre, em geral, como resultado de convulsões e contrações musculares (epilepsia, compressão do hipotálamo por neoplasias). O traumatismo da medula espinal, especialmente no nível de região cervical, produz febre de origem irregular, pelo fato de provavelmente afetar as vias sensitivas e efetoras do hipotálamo.

Por que a febre é considerada uma síndrome?

Apresenta, além da elevação da temperatura, as seguintes alterações:

- *Mucosas*: congestão de mucosas (vasodilatação). Mucosas secas, sem brilho, em uma tentativa de reter água
- *Pele e focinhos*: pele seca e sem brilho, focinho seco
- *Sistema circulatório*: taquicardia; aumento de 10 a 15 batimentos cardíacos/min, para cada grau elevado. É possível ouvir sopros cardíacos funcionais em virtude da rápida passagem do sangue pelas válvulas
- *Sistema respiratório*: taquipneia; é a resposta do organismo com duplo objetivo: (1) perda de calor pela respiração e (2) oferta de maior volume de oxigênio às células e aos tecidos, agora mais necessitados, em virtude das combustões orgânicas e eliminação de CO_2, pelo aumento do metabolismo. Na maioria das espécies, quando a temperatura retal chega a 41°C, a dispneia é acentuada, acompanhada de convulsões e, posteriormente, coma. A morte pode ser observada em animais com temperatura variando entre 41,5 e 42,5°C
- *Sistema digestório*: defecação reduzida, desde que a causa da febre não tenha origem digestiva; polidipsia compensatória
- *Sistema urinário*: oligúria
- *Sistema nervoso*: animal deprimido.

O episódio da febre é dividido em três fases:

- *Ascensão ou de aparecimento* (*stadium incrementi*): a fase inicial do aumento progressivo da temperatura. Na maioria das vezes, corresponde ao período de invasão do agente mórbido. Quando o ponto fixo do centro termorregulador aumenta e alcança um nível acima do normal, todos os mecanismos para a elevação da temperatura corporal são ativados, incluindo a conservação de calor e o aumento de sua produção. O corpo se ajusta como se aquela fosse a sua verdadeira temperatura. Com isso, ocorre vasoconstrição periférica e o animal demonstra frio e tremores
- *Acme* ("fastígio"): quando a temperatura alcança seu limite máximo, determinando, até certo ponto, a estabilização térmica; os tremores desaparecem
- *Defervescência* (*stadium decrementi*): quando ocorre o declínio da temperatura. É possível notar decréscimo por lise (queda lenta e progressiva da temperatura, que demorará alguns dias) ou por crise (a temperatura retorna ao normal em poucas horas).

Tipos de febre

Existem vários tipos de febre descritos em medicina humana, mas grande parte não se encaixa nos perfis febris dos animais domésticos. De maneira geral, ocorrem os seguintes:

- *Simples ou típica*: acompanha os três estágios previamente descritos, com a temperatura permanecendo elevada, mas flutuando dentro de pequenos limites (até 1°C). A temperatura permanece alta por vários dias, sendo capaz de cair em virtude da recuperação ou da morte do animal
- *Remitente*: a temperatura permanece elevada durante grande parte do dia (geralmente maior que 1°C), caindo em intervalos de tempo curtos e irregulares, sem voltar aos valores normais
- *Intermitente*: os períodos de pirexia perduram por um ou vários dias, sendo intercalados por períodos normotérmicos ou mesmo hipotérmicos
- *Atípica*: apresenta curso irregular, às vezes com grandes oscilações de temperatura em um mesmo dia. Nos casos de adenite equina, por exemplo, a febre apresentará um padrão bifásico e, em outras, pode haver quatro ou cinco picos febris, com ou sem períodos de apirexia, em um mesmo dia (septicemias, processos supurativos).

Intensidade do processo febril

De acordo com o grau de elevação da temperatura, a febre é classificada em: (1) febrícula; (2) medianamente alta; (3), alta; e (4) muito alta, como demonstrado em algumas espécies (Quadro 4.10).

Em todos os casos, o retorno da temperatura deve ser acompanhado pela normalização do pulso ou da frequência cardíaca, visto que se trata de um excelente parâmetro para avaliar a evolução do processo febril. Se a queda da temperatura for acompanhada pela diminuição do pulso e da frequência respiratória, esse tipo de declínio tem significado favorável, pois conduz à melhora do estado geral do animal. Caso ocorra diminuição da temperatura para os limites normais, mas o pulso e a frequência respiratória permaneçam elevados, isso indica colapso circulatório, com prognóstico reservado. No entanto, nos casos em que a temperatura cai e o pulso sobe (colapso álgido), o prognóstico é desfavorável (ruim) e é prenúncio de morte.

Hipotermia

É o decréscimo da temperatura interna abaixo dos níveis de referência, que ocorre por perda excessiva de calor ou por produção insuficiente, bem como pela introdução excessiva de toxinas, as quais paralisam a regulação térmica central. Assim, nas septicemias e gastrenterites graves, ou mesmo em casos de rupturas gástricas ou entéricas com absorção rápida de toxinas bacterianas, é capaz de ocorrer hipotermia e colapso circulatório. Além disso, é possível de ser vista após um período de febre muito alta, como consequência de colapso, falha circulatória aguda, hemorragias graves ou, simplesmente, devido a um período prolongado de inanição. Os animais neonatos são particularmente suscetíveis às hipotermias ambiental e nutricional; isso é mais facilmente observado quando o nascimento acontece em épocas frias e a ingestão de colostro e/ou de leite é demorada ou quando não é realizada. Os bezerros e os potros suportam melhor a hipotermia causada por inanição e/ou ambientes frios que os leitões. A hipotermia é a maior causa de óbito de ovinos em alguns países da Europa, em virtude da hipoglicemia causada pela não ingestão de colostro. O risco de morte em animais com hipotermia varia de espécie para espécie.

As respostas fisiológicas e manifestações clínicas da hipotermia incluem:

- Tremores
- Hipotensão
- Arritmias cardíacas
- Aumento da viscosidade sanguínea.

As principais circunstâncias que reduzem as respostas protetoras dos animais ao ambiente frio são:

- Tosquia, corte ou tosa
- Inanição
- Dieta inadequada de carboidratos e lipídios

Quadro 4.10 Classificação da febre de acordo com o grau de elevação da temperatura.

Tipo	Equinos	Bovinos	Cães
Febrícula	38 a 39°C	39,5 a 40°C	39,3 a 40°C
Febre mediana	39,1 a 40°C	40,1 a 41°C	40,1 a 41°C
Febre alta	40,1 a 41°C	41,1 a 42°C	41 a 41,5°C
Febre muito alta	> 41°C	> 42°C	> 41,5°C

- Anestesia geral
- Hipocalcemia
- Anemia
- Administração de agentes vasodilatadores.

Finalizado o exame físico geral, deve-se fazer um breve resumo das conclusões relativas às informações obtidas durante a anamnese, na avaliação da postura, do comportamento, do estado nutricional, da condição física, das frequências respiratória e cardíaca, das características dos linfonodos e da coloração de mucosas, bem como da temperatura retal, respondendo a duas perguntas básicas iniciais:

- Como está a *saúde geral do animal* (leve, moderada ou gravemente alterada)?
- O *provável local da doença* é a pele, o tecido subcutâneo, o sistema linfático, o sistema cardíaco, o sistema respiratório, o sistema digestório, o sistema geniturinário, o sistema locomotor ou o sistema nervoso central?

BIBLIOGRAFIA

BRAZ, M. B. Semiologia médica animal. 2. ed. Lisboa: Fundação Calouste Gulbenkian, 1982, v. 2. 725 p.

CALDAS, E. M. Propedêutica clínica em medicina veterinária. Salvador: Universidade Federal da Bahia, 1975. 213 p.

CUNNINGHAM, J. G. Tratado de fisiologia veterinária. 2. ed. Rio de Janeiro: Guanabara Koogan, 1999. 528 p.

CYLWIK, B.; CHROSTEK, L.; ZALEWSKI, B. et al. Serum total sialic acid in differential diagnostics of jaundice caused by malignant and nonmalignant diseases: a ROC curve analysis. Digestive Diseases and Sciences, v. 5 2, n. 9, p. 2317-22, 2007.

EADES, S. Cases of equine hepatic disease. CVC in Baltimore Proceedings, 2009.

GARCIA, M.; DELLA LIBERA, A. M. M. P.; FILHO, I. R. B. Manual de semiologia e clínica de ruminantes. Editora Varela, 1996. 247 p.

GEOR, R. J.; McCUTCHEON, L. J. Thermoregulation and clinical disorders associated with exercise and heat stress. The Compendium on continuing Education for the Practicing Veterinarian, v. 18, n. 4, p. 436-45, 1996.

GUYTON, A. C. Tratado de fisiologia médica. 8. ed. Rio de Janeiro: Guanabara Koogan, 1992. 864 p.

HARDY, R. M. General physical examination of the canine patient. Veterinary Clinics of North America: Small Animal Practice, v. 11, n. 3, p. 453-67, 1981.

JUNQUEIRA, L. C. U.; CARNEIRO, J. Histologia básica. 11. ed. Rio de Janeiro: Guanabara Koogan, 2008.

KELLY, W. R. Diagnóstico clínico veterinário. 3. ed. Rio de Janeiro: Interamericana. 1986. 364 p.

MAREK, J.; MOESY, J. Tratado de diagnóstico clínico de las enfermidades internas de los animales domésticos. Rio de Janeiro: Labor. 1965. 675 p.

MARTINELLI, A. L. C. Icterícia. Medicina (Ribeirão Preto): v. 37, n. ¾, p. 246-252, 2004.

RADOSTITS, O. M.; JOEMAYHEW, I. G.; HOUSTON, D. M. Veterinary clinical examination and diagnosis. WB Saunders, 2000. 771 p.

REECE, W. O. Physiology of domestic animals. 2. ed. Baltimore: Willians & Wilkins, 1997. 464 p.

THRALL, A. M. Hematologia e bioquímica clínica veterinária. São Paulo: Roca, 2007.

WENER, S.; NATHANSON, M. Physical examination: frequently observed errors. Journal American Medical Association, v. 236, n. 7, p. 852-855, 1976.

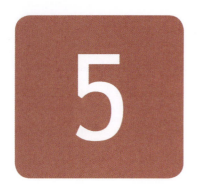

Semiologia de Animais Recém-Nascidos

Palavras não podem expressar a alegria de uma nova vida.

Hermann Hesse

PALAVRAS-CHAVE

- Adaptação neonatal
- Colostro
- Comportamento
- Defeitos congênitos
- Hipoxia
- Mecônio
- Nascimento
- Parto distócico
- Vitalidade

Seção A
Ruminantes e Equídeos

Francisco Leydson F. Feitosa e Fernando José Benesi (*In memoriam*)

INTRODUÇÃO

Nas últimas décadas, a hipiatria e a buiatria – a medicina dos cavalos e dos ruminantes domésticos, respectivamente – têm avançado muito e, em diversas áreas, chega a equiparar-se à medicina humana. Dessa maneira, espera-se que, cada vez mais, passem a ser especializadas; contudo, o estudo de recém-nascidos na veterinária não tem acompanhado o seu desenvolvimento com a mesma intensidade. Pesquisas relativas à fisiologia e à assistência neonatal nas diversas espécies ainda são escassos, o que contribui para o baixo grau de treinamento técnico e ineficiência do monitoramento e reanimação neonatal que costumam ser praticados. Na verdade, em animais pecuários, a referida especialidade ainda é área que caminha a passos lentos. Na perinatologia humana, por exemplo, consegue-se, com galhardia, não somente a sobrevivência de pacientes de alto risco, mas também a quase certeza de que os mesmos terão, no futuro, qualidade de vida satisfatória. Atualmente, crianças nascidas prematuras, de mães com 6 meses de gestação, e pesando cerca de 600 g, geralmente conseguem sobreviver sem qualquer complicação, fato improvável há alguns anos. Na veterinária, em contrapartida, cordeiros que nascem 6 dias antes da data prevista para o parto apresentam risco enorme de morrerem antes das 24 h de vida. Outro fato comum e preocupante é a extrapolação de dados clínicos obtidos em cavalos e bovinos adultos para potros, bezerros e recém-nascidos, os quais, indiscutivelmente, apresentam fisiologia ímpar, pouco comparável aos animais de categorias etárias superiores. Por exemplo, os recém-nascidos ruminantes e equídeos nascem agamaglobulinêmicos, dependentes da ingestão de colostro em quantidade e com qualidade satisfatórias, assim como necessitam de carboidratos prontamente disponíveis para produção de energia, o que os auxiliará na sua relativa incapacidade de manutenção da temperatura corpórea diante das oscilações térmicas do meio ambiente.

O ramo da medicina especializado em recém-nascidos é designado pelo termo "neonatologia", que significa ciência que estuda o neonato. Apesar de ser vocábulo consagrado pelo uso, deve-se evitar a palavra *neonato*, por ser híbrida, isto é, composta de um termo de origem grega (*neo*) e outro originário do latim (*nato*). Contudo, alguns hibridismos, apesar de não recomendados por bons gramáticos, estão consagrados em nossa língua e não há como extingui-los; no entanto, podem ser substituídos, sempre que possível, por palavras mais bem formadas. Nesse caso, *recém-nascido*, composto de elementos latinos, é melhor termo que neonato.

Existem divergências em relação aos períodos considerados como perinatal e neonatal. A fase perinatal, segundo alguns pesquisadores, é a que decorre entre o nascimento e

24 h de vida, enquanto a neonatal (recém-nascido) se estende desde o nascimento até 2 semanas de vida. Todavia, é razoável pensar que o tempo que contempla a fase neonatal deva estar correlacionado, fisiologicamente, à época em que esses animais dependem exclusivamente da proteção imune colostral para a manutenção de sua saúde, antes que haja o início da produção endógena de imunoglobulinas, ou seja, de 28 a 30 dias pós-nascimento (p.n.) para bezerros, cabritos, cordeiros e potros. Nesse período, ocorre particular predisposição às doenças, visto que, com a passagem da vida intra para a extrauterina e a cessação das funções exercidas pela placenta, são observadas grandes exigências orgânicas naturais, como o atendimento das funções cardiorrespiratórias, da termorregulação, dentre outras, para que ocorra, efetivamente, a adaptação do neonato a essa nova situação, além do fato de vários órgãos ainda não terem alcançado a plenitude funcional. A capacidade de resposta do organismo neonatal a essa atuante exigência determina se haverá adequada adaptação ao meio extrauterino ou se serão observados desequilíbrios, em geral, apresentados por meio de enfermidades (Quadro 5.1).

Você sabia?

- Os cabritos e cordeiros nascem com dentes. Eles não têm dentes em sua mandíbula superior frontal. Em vez disso, uma almofada dental dura funciona como dentes.

É nítido o interesse que proprietários, veterinários e técnicos demonstram com os diferentes métodos de concepção à disposição, consequentes aos avanços da biotecnologia. Contudo, ainda não são satisfatórios os cuidados e o zelo com os produtos oriundos dessas ferramentas tecnológicas. Infelizmente, os neonatos continuam sujeitos a métodos antigos e falhos de manejo. O animal recém-nascido para produção, e anormal, costuma representar desafios diagnósticos e terapêuticos para o veterinário. Para que o desfecho dessa atuação seja bem-sucedido, é fundamental que o profissional esteja familiarizado com as peculiaridades e com o comportamento dos animais nos seus primeiros dias de vida, bem como com os processos nosológicos característicos dessa categoria etária. É essencial o reconhecimento de anormalidades no início da evolução do processo patológico, o que pode ser difícil, dadas as circunstâncias de muitos nascimentos e dos procedimentos que se seguem ao parto. Além disso, a utilização de mão de obra sem qualificação para o tratamento de animais com poucos dias de vida é também fator importante para a ocorrência de maiores morbidade e mortalidade dos recém-nascidos, inviabilizando, indubitavelmente, o investimento despendido para a obtenção de animais de elevado valor. Contudo, condições predisponentes (estresse, desnutrição) costumam ocorrer muito antes do próprio momento do nascimento, o que pode afetar o bem-estar do feto.

Apesar de não haver disponibilidade de levantamentos estatísticos sobre as taxas de mortalidade em animais recém-nascidos pecuários em nossas condições de criação, acredita-se que as mesmas sejam altas, chegando a 35% do total de animais nascidos, conforme o manejo adotado. Grande parte dessas perdas ocorre durante as três primeiras semanas de vida, e cerca de 70% dos animais doentes morrem no referido período. O custo dessa mortalidade varia e inclui o valor do animal morto (pela sua não exploração e comercialização ou até mesmo em virtude da não reposição do animal no rebanho), a perda do potencial genético, e os gastos com medicamentos e serviços veterinários.

Você sabia?

- Animais recém-nascidos com mais pelos e maior nível de gordura são os que menos sentem frio, já que a pelagem densa e a gordura corporal ajudam a manter o calor do corpo.
- Uma pesquisa da Universidade da Columbia Britânica, no Canadá, constatou que bezerros são naturalmente otimistas ou pessimistas, assim como os humanos. A descoberta lança luz sobre o comportamento animal e ressalta a importância de tratar cada indivíduo como único.

ANAMNESE | HISTÓRIA CLÍNICA

Na maioria dos casos, o clínico experiente já saberá a raça, o sexo e a idade aproximada do paciente; é necessário que ele seja detalhista o suficiente para obter informações importantes para o estabelecimento do diagnóstico e, além disso, sensato o bastante para evitar perguntas desnecessárias. Muitas vezes, o diagnóstico precoce e o tratamento imediato são indispensáveis para a sobrevivência dos animais recém-nascidos.

Tipo de nascimento

Para melhor compreensão da etiopatogenia de qualquer enfermidade que ocorra na fase de recém-nascido dos animais domésticos, é necessário, primeiramente, considerar os aspectos relativos à forma de concepção, ao desenvolvimento fetal, à maturação dos diferentes sistemas orgânicos no momento do nascimento, particularmente do sistema imunológico; as características de placentação; o tipo do parto e as modificações anatomofuncionais no neonato após o nascimento, bem como as condições de tratamento higiênico-alimentar da mãe e do recém-nascido, e do meio ambiente em que permanecerá.

O ato da parturição, que resulta no nascimento, ocorre com grandes modificações fisiológicas para o recém-nascido, tendo em vista que deixa a vida fetal e o ambiente uterino para ganhar a vida livre, ingressando em um ambiente extremamente hostil. É o momento em que o organismo sofre as maiores transformações e simultâneas agressões ambientais. Dentro do útero, a sua fisiologia é completamente diversa daquela do meio exterior, quando deixa um ambiente extremamente protegido, confortável (adequadamente aquecido) e autossuficiente, mantido pela mãe por meio da placenta (Quadro 5.2), para sofrer todo tipo de estímulo externo após o nascimento. Dessa maneira, a sua chegada ao meio externo requer grandes modificações na fisiologia como adaptação do novo ser, bastando, como exemplo, imaginar que a sua temperatura no meio intrauterino, na maioria das vezes, é maior que a do meio externo, principalmente se o

---

Quadro 5.1 Principais características dos recém-nascidos mamíferos.

- Reserva de gordura limitada (o estoque de gordura é prontamente metabolizado)
- Rápida utilização do seu estoque de energia após o nascimento
- Pequena capacidade gliconeogênica (síntese de glicose pelo fígado)
- Hipo ou agamaglobulinemia (apresentam baixas concentrações ou ausência de imunoglobulinas circulantes ao nascimento)
- Elevada atividade da enzima renina (para precipitação da caseína e, consequentemente, formação de coágulo no estômago ou abomaso)
- Capacidade da lactase aumentada
- Elevada atividade da lipase salivar (quebra de triglicerídios do leite)
- Imaturidade intestinal
- Capacidade digestiva deficitária, incluindo:
  - Baixa atividade de todas as enzimas digestivas
  - Baixa atividade da pepsina estomacal
  - Limitada digestão de proteínas vegetais

> **Quadro 5.2** Importância da placenta para o feto.
>
> - Proteção
> - Aporte de oxigênio
> - Fornecimento de nutrientes
> - Desenvolvimento fetal
> - Eliminação de metabólitos

animal nasce em lugares frios, no inverno ou sem proteção contra ventos e chuvas. Tais variações podem oscilar aos extremos entre as diferentes espécies, pois há animais que nascem relativamente protegidos (maternidades, baias etc.) e aqueles que nascem ao relento. Em síntese, o recém-nascido necessita de ser maduro o suficiente para ter em seu organismo reserva de energia de modo que, imediatamente ao nascimento, possa manter a homeotermia e demonstrar capacidade de mamar o colostro, o mais precocemente pós-nascimento (p.n.) e em volume suficiente, para adquirir imunidade e substrato energético para manutenção da temperatura corpórea.

> **Atenção**
>
> As fêmeas gestantes precisam ser colocadas em ambiente de fácil visualização para que possam ser constantemente assistidas e, se necessário, para que haja rápido e efetivo atendimento.

Durante as diferentes fases gestacionais e à parturição, o acompanhamento da mãe resulta em informações valiosas com relação a possíveis fatores de risco para os animais recém-nascidos (Figuras 5.1 e 5.2). O descolamento precoce da placenta causa falha na circulação sanguínea fetal e asfixia; placenta "pequena e leve" está associada à falta de vilosidades (unidade anatômica circulatória) e placenta "grande e pesada", às infecções bacterianas e à ocorrência de edema. A insuficiência placentária, caracterizada por seu pequeno tamanho, restringe o suplemento de nutrientes para o feto, diminuindo principalmente as concentrações dos teores plasmáticos fetais de glicose e frutose, o que interfere no padrão de crescimento fetal (Quadro 5.2). Doenças graves que acometam as gestantes podem ser acompanhadas por anemia, hipoproteinemia e endotoxemia; além disso, tendem a alterar o fluxo sanguíneo uteroplacentário, causando hipoxia crônica e diminuição do crescimento fetal pela ocorrência da asfixia, que se reflete em redistribuição do fluxo sanguíneo. Cordão umbilical relativamente curto poderá se romper antes da saída do feto e a realização de sua primeira respiração, ainda na via fetal, levando ao estresse respiratório. Por outro lado, cordão umbilical longo (Figura 5.3) poderá se prender em algum membro, ou mesmo no pescoço, e romper-se no interior do útero, causando hemorragia e hipoxia/anoxia fetal.

As lesões traumáticas tendem a ocorrer durante o parto. O tórax é a região mais vulnerável às lesões; as fraturas de costelas são mais comuns em potros e são capazes de causar

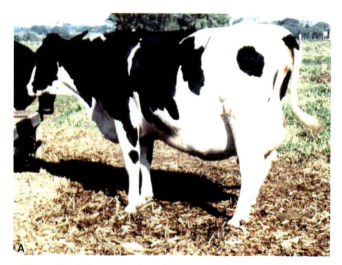
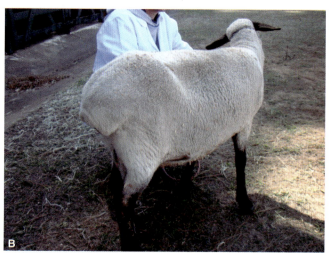

Figura 5.1 A. Vaca com edema fisiológico de úbere no pré-parto imediato. **B.** Ovelha com depósito de gordura em região sacral antes da parição.

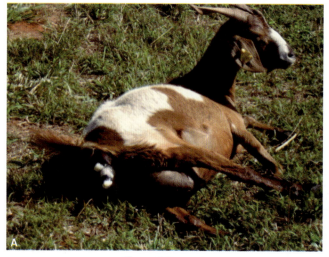
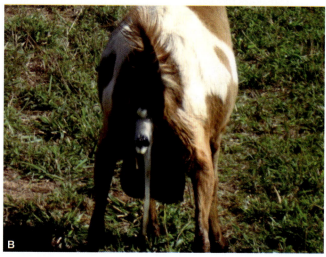

Figura 5.2 Fase de expulsão do concepto em uma cabra. **A.** Em decúbito lateral. **B.** Em estação.

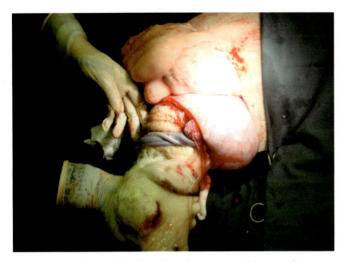

Figura 5.3 Cordão umbilical envolvendo o pescoço de um cordeiro, prejudicando o fluxo sanguíneo.

perfurações nos pulmões, coração e hemorragia interna. Além disso, há risco de fratura vertebral e de traumatismo nos membros, devido ao auxílio obstétrico com tração externa excessiva.

Nos primeiros minutos pós-parto, a interação da mãe com o recém-nascido (Figura 5.4) é de grande valia na identificação de um recém-nascido de risco, e serve de alerta para que o mesmo seja separado e receba cuidados específicos, caso haja comportamento maternal atípico (como indiferença ou agressividade). Deve-se recolher as informações com relação ao *tipo de concepção* (cobertura natural, inseminação artificial, transferência de embriões, fertilização *in vitro* etc.), *desenvolvimento gestacional* da mãe, *idade* (muito jovens ou muito velhas), *raça* (algumas éguas da raça Árabe, por exemplo, são agressivas com os filhos; vacas de corte geralmente apresentam melhor qualidade colostral que as raças leiteiras), *número de partos* (primíparas: maior rejeição materna e menor qualidade colostral), *tipo de parto* (eutócico ou distócico), possíveis *intercorrências* (utilização de hormônios, antibióticos e anti-inflamatórios, vermifugações, traumatismos externos e oriundos de palpações retais etc.), bem como algum fator *desencadeante externo*, como estresse, por exemplo.

A facilidade do parto está relacionada positivamente com a taxa de sobrevivência de recém-nascidos ruminantes. Os partos laboriosos produzem traumatismos diretos ou indiretos no recém-nascido, asfixia e hemorragias intracranianas. Elevadas taxas de mortalidade em bezerros de corte, entre o nascimento e o desmame, costumam ocorrer nas primeiras 96 h após o nascimento, em virtude de partos auxiliados. A principal sequela da distocia, a asfixia fetal, é decorrente de oclusão mecânica ou ruptura prematura do cordão umbilical dentro da pelve materna, em virtude, por exemplo, de prolongadas e intensas contrações durante o parto ou de forte tracionamento obstétrico, ocasionando graves desequilíbrios ácido-básicos, além da observação mais frequente de lesões e lacerações de vulva e vagina (Figuras 5.5 e 5.6).

A incompatibilidade entre o tamanho do feto e o da pelve da mãe talvez seja a mais importante causa de ocorrência de partos laboriosos, particularmente em fêmeas primíparas. Ovelhas e vacas com elevado escore de condição corporal (ECC) (ver Figura 5.1 B) produzem fetos grandes e depósito de gordura

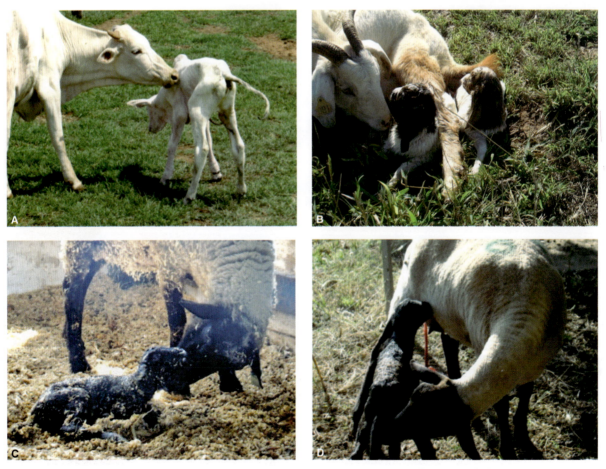

Figura 5.4 Reconhecimento e habilidade materna em vaca (**A**), cabra (**B**) e ovelha (**C** e **D**).

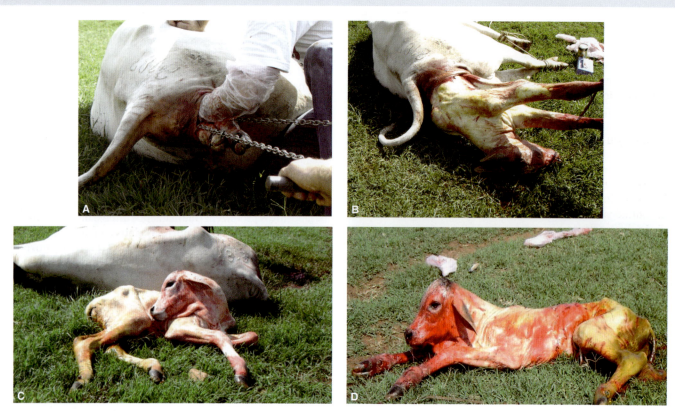

Figura 5.5 Parto laborioso em uma vaca (**A**) e (**B**). Notar permanência da vaca em decúbito lateral após tração do bezerro (**C**). Bezerro permanecendo por tempo prolongado em decúbito pós-parto distócico com auxílio intenso (**D**). (Imagens: Everton R. F. Gasparelli.)

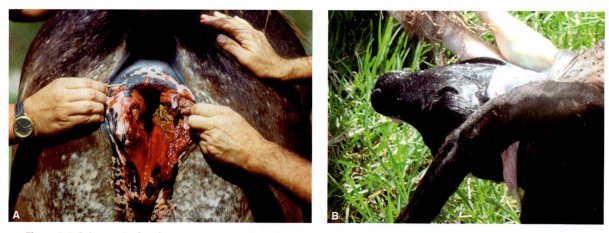

Figura 5.6 A. Laceração de vulva e vagina em uma égua. (Imagem: Luiz Cláudio N. Mendes.) **B.** Nascimento laborioso de bezerro.

na região pélvica, o que causa estreitamento do canal do parto, predispondo à dificuldade de parição. Registros de 136.775 nascimentos de bezerros ocorridos nos EUA mostraram que a mortalidade entre nascimento e 48 h de vida é maior para machos (7,6%) em comparação com as fêmeas (5,6%). Bezerros que sobrevivem aos partos difíceis têm 6,6 vezes mais chances de adoecerem após o nascimento que os nascidos de partos normais. Portanto, a ocorrência de partos distócicos costuma estar muito associada ao aumento da morbidade e mortalidade. Também foi constatado o dobro das taxas de mortalidade em bezerros provenientes de vacas primíparas em comparação com aquelas de multíparas. É bem provável que esses índices estejam vinculados ao maior porte dos bezerros machos ao nascimento e ao menor tamanho e diâmetro pélvico das vacas de primeira cria. Falhas no comportamento materno são relativamente comuns em fêmeas primíparas, partos gemelares ou trigemelares (principalmente de vacas e éguas), em fêmeas que tiveram auxílio ao parto (partos distócicos com realização de tração forçada ou por meio de cesarianas) e em fêmeas que apresentem processos dolorosos em seus tetos ou úberes (lesões, mamites etc.).

Você sabia?

- Os potros machos empinam, mordem e empurram uns aos outros. Ensaiam combates fictícios a dois, mordiscando os joelhos uns dos outros. Podem montar uns nos outros, em outras potras ou éguas, bem como em suas mães.
- As potras preferem correr e pular em vez de simularem lutas. Elas fazem isso em grupo. Entretanto, às vezes, galopam 50 m ou mais de onde estão suas mães.
- Existe uma tendência de os potros se associarem mais a outros do mesmo sexo do que ao sexo oposto.

Sistema imune, imunidade passiva e importância do colostro

O desenvolvimento do sistema imune dos mamíferos ocorre com o início da gestação. Assim, nos fetos das espécies ovina e bovina, o timo é o principal órgão linfoide a se desenvolver e está presente entre 35 e 40 dias de gestação, respectivamente, alcançando o seu maior desenvolvimento na metade do período gestacional e regredindo após o nascimento. Já nos equídeos, o timo fetal encontra-se presente em torno de 40 a 45 dias após a concepção. Os linfócitos B aparecem logo após o desenvolvimento de baço e linfonodos, mas os anticorpos não são praticamente encontrados até o fim da vida fetal. As linhagens de linfócitos T são diferenciadas a partir dos timócitos durante a gestação e representam a maioria dos linfócitos circulantes fetais.

Os sistemas de defesa orgânica atuam, de modo geral, por mecanismos inespecíficos ou de imunidade inata, e específicos ou de imunidade adquirida. O sistema imune inato costuma ser a primeira linha de proteção dos diferentes componentes do organismo e inclui barreiras físicas (epitélios, muco e outras barreiras naturais), fatores humorais (complemento, lisozima, lactoferrina e peroxidase) e certas respostas celulares mediadas por macrófagos, polimorfonucleares e células matadoras (*natural killers*). Os mediadores desse sistema não são antígeno específicos e não requerem preparação imunológica. O mecanismo de imunidade adquirida é mediado por linfócitos do tipo T, os quais, com a colaboração de algumas células acessórias (macrófagos), são responsáveis pelo reconhecimento de substâncias estranhas, respondendo a elas, produzindo fatores solúveis como interleucina e interferona, que destroem células estranhas ou infectadas, e produzem anticorpos (linfócitos B). Em contraste com o mecanismo inato, as defesas adquiridas são antígeno específicas, direcionadas e mediadas por anticorpos, linfócitos T citotóxicos e citocinas produzidas durante a resposta imune. Essa resposta adquirida se faz em três fases, e, conforme a experiência imunológica do animal, é capaz de demorar até 4 semanas para ter intensidade máxima. Seu início ocorre com a fase de reconhecimento antigênico, na qual células apresentadoras de antígeno o processam e o apresentam aos linfócitos para o reconhecimento. A fase de ativação é o resultado da primeira; nela, os linfócitos proliferam em resposta aos antígenos, levando à expansão de clones de linfócitos antígeno específicos, com amplificação da resposta imune e diferenciação de células que funcionam na eliminação de antígenos estranhos. A fase efetora representa o estágio em que os linfócitos ativados executam funções que levam à eliminação do antígeno pela produção de anticorpos por linfócitos B ou das células infectadas por linfócitos T citotóxicos. Diferentes subtipos de linfócitos T apresentam funções específicas na resposta imune global. Assim, os chamados *auxiliares* (*helper*) são responsáveis pela produção e liberação de fatores que acionam ou estimulam o sistema imune, e os denominados *supressores* (*suppressor*), que desligam ou deprimem o sistema de defesas orgânicas. O balanço entre os efeitos líquidos desses dois subtipos de linfócitos é importante na habilidade de resposta às vacinas. Certos linfócitos são capazes de reconhecer e destruir células que foram infectadas por vírus ou bactérias, sendo denominados *citotóxicos* ou *matadores* (*killers*), e são importantes na habilidade de o animal combater infecções intracelulares. Esses três subtipos de linfócitos fazem parte do sistema imune celular, sendo genericamente denominados "linfócitos T".

Embora o feto de alguns mamíferos não seja totalmente indefeso do ponto de vista imunológico, o mesmo não promove respostas satisfatórias a várias infecções que ocorrem intrauterinamente, com risco de as mesmas serem letais. Alguns fatores podem contribuir para a resposta celular não eficiente em animais recém-nascidos, entre eles, os elevados teores séricos de cortisol endógeno encontrados nos primeiros dias de vida dos recém-nascidos ruminantes, os quais inibem o exercício da função neutrofílica, além de interferirem sobre a resposta linfocitária. Adicionalmente, a utilização de dexametasona na indução do parto potencializa a depressão da fagocitose neutrofílica e, consequentemente, a destruição bacteriana. As condições adversas de manejo e de higiene do meio ambiente também influenciam; por exemplo, a deficiência proteica em bezerros é associada à diminuição da atividade linfocítica. Deficiências de selênio, cobre, zinco e vitamina E comprometem a função linfocitária e a fagocitose. Animais nascidos em épocas frias também podem ser comprometidos, pois, na tentativa de evitar a perda de calor, o frio provoca vasoconstrição, o que reduz a passagem de leucócitos para os tecidos periféricos. Nos animais com longo período de gestação, o sistema imune adaptativo está completamente desenvolvido ao nascimento, mas não se encontra completamente funcional durante as primeiras semanas de vida.

Está bem estabelecido que a proteção do recém-nascido seja adquirida da mãe por meio de anticorpos que ela produz nos períodos pré e/ou pós-natal. Em virtude disso, há duas maneiras de transferência de anticorpos maternais: (1) transplacentária; e (2) por absorção intestinal. Cães e gatos recebem imunização passiva ainda quando estão no útero por meio da passagem de anticorpos do sangue materno para a circulação fetal, ou seja, pela transferência de imunoglobulinas pela placenta (transplacentária), o que não ocorre em bezerros, cordeiros, cabritos ou potros. Os recém-nascidos dessas espécies recebem proteção imunológica exclusivamente após o nascimento, em virtude do tipo de placenta, que nas fêmeas ruminantes é classificada como sindesmocorial (sinepiteliocorial) e, na égua, como epiteliocorial, em que várias camadas de tecido separam a circulação fetal da materna, sendo impermeáveis à passagem de anticorpos. Para proteger os animais que não recebem imunoglobulinas via placenta, a natureza desenvolveu mecanismo de absorção intestinal temporário de macromoléculas, protegendo o neonato dos desafios externos até que seu sistema imune seja capaz de assumir, efetivamente, a sua função. Essa imunidade transferida da mãe para o recém-nascido por meio do colostro é denominada *imunidade passiva colostral*.

O colostro é constituído de secreções acumuladas na glândula mamária nas últimas semanas de gestação, juntamente com as proteínas transferidas da circulação sanguínea materna (é o que os leigos chamam de "primeiro leite"). Quimicamente, o colostro pode ser definido como uma emulsão de gotículas de gordura e proteínas, com constituição totalmente diferente da do leite. No último mês de gestação, para a colostrogênese, ocorre aumento de receptores na glândula mamária, os quais se ligam às imunoglobulinas presentes no plasma circulante sob a influência de hormônios (p. ex., estrógenos, progesterona e prolactina). Portanto, o colostro é rico em IgG e IgA, mas também contém IgM e IgE. A imunoglobulina predominante no colostro de todos os animais domésticos é a IgG, a qual constitui 65 a 90% do conteúdo total de imunoglobulinas. A IgA e as outras imunoglobulinas tendem a ter concentrações menores, porém significativas. O colostro também é rico em linfócitos (representam de 20 a 30% das células presentes), os quais sobrevivem por até 36 h no intestino de bezerros recém-nascidos e mostram-se aptos a penetrar na parede intestinal, alcançando os linfonodos mesentéricos.

Além de conter imunoglobulinas, o colostro é uma rica fonte de nutrientes (especialmente de vitaminas A, E, carotenoides) minerais, carboidratos (lactose), gordura e outras proteínas (caseína, albumina), essenciais para a manutenção das atividades metabólicas do neonato. Outros componentes importantes presentes no colostro são os fatores de crescimento, hormônios, citocinas e componentes bioativos com atividade antimicrobiana inespecífica, como lactoferrina, lisozima e lactoperoxidase.

Desse modo, o colostro da primeira ordenha deve ser fornecido o mais prontamente possível após o nascimento e em quantidade suficiente; ou seja, em volume de colostro equivalente no mínimo a 10% (10 a 15%) do peso vivo (PV) do recém-nascido nas primeiras 6 h de vida, dividido em duas refeições. É recomendável que não se administre elevado volume de colostro ou leite a esses animais, haja vista a possibilidade de o mesmo ultrapassar a capacidade física do compartimento abomasal, resultando, por vezes, em episódios de diarreia e/ou refluxo do conteúdo do referido órgão para o rúmen (putrefação ruminal). Para potros, ministrar 2 a 3 ℓ, em doses de 300 a 500 mℓ, se possível, a cada hora. Em se tratando de cabritos, se a artrite encefalite caprina (AEC) for problema no rebanho, recomenda-se o aquecimento do colostro a ser fornecido aos cabritos (57°C por 60 min), bem como a separação destes das suas mães imediatamente após a parição. Após a colostragem, os cabritos estão aptos a ser alimentados (em ordem decrescente de preferência na escolha) com leite caprino, substituto de leite de cabras (sucedâneo), leite de ovelhas ou substituto de leite de ovelhas, leite de vacas ou substituto de leite de vacas. O colostro de cabra permite ser fornecido a cordeiros, visto que dispõe de composição similar ao de ovelhas e contendo, também, anticorpos para *Clostridium* sp., caso as cabras tenham sido vacinadas. Recomenda-se, contudo, que as cabras usadas para obtenção de leite e alimentação de cordeiros sejam negativas (AEC). O colostro de vacas possibilita a sua utilização para alimentação de cordeiros, cabritos e potros, mas o volume requerido para alimentação precisa ser maior, pois o colostro de vacas, apesar de possuir mais gordura, contém menos nutrientes que o de cabras e o de ovelhas.

Existem discrepâncias para o estabelecimento de indicadores de falhas de transferência de imunidade passiva (FTIP) em recém-nascidos, mas estas dependerão, também, das condições higiênicas dos locais de nascimento e permanência dos rebentos em seus primeiros dias de vida. Em bezerros e potros mantidos em locais limpos, concentrações séricas de IgG superiores a 1.200 mg/dℓ e a 800 mg/dℓ, respectivamente, podem ser consideradas satisfatórias. Vale ressaltar que o teor sérico de imunoglobulinas é apenas um dos fatores que precisam ser levados em consideração, já que a adequada transferência de imunidade passiva não é mera questão matemática ou numérica. Não menos importante é a correlação entre os antígenos ambientais específicos aos quais os neonatos serão apresentados e os anticorpos presentes no colostro quando de sua ingestão; ou seja, o ambiente antigênico do recém-nascido deve ser o mais próximo possível ao das mães. Portanto, as gestantes carecem ser removidas, no mínimo, 1 mês antes do início da produção colostral para o piquete onde os neonatos permanecerão nos primeiros dias de vida, possibilitando que as fêmeas entrem em contato com os antígenos locais, desenvolvam resposta imune aos estímulos antigênicos, transferindo-a, então, ao colostro. Mesmo com a possível precisão da medida de imunoglobulina, esta não assegura garantia de proteção pelos seguintes motivos: (1) como senteriormente descrito, a medida da imunoglobulina não considera se os anticorpos transferidos serão protetivos contra patógenos específicos; e (2) mesmo que o sejam, não garante que as imunoglobulinas alcancem o foco de infecção em níveis suficientes para neutralizar os agentes infecciosos. Em outras palavras, a equação determinante da morbidade ou da mortalidade compõe-se de outras incógnitas além da representada pelos valores de imunoglobulina. É possível que recém-nascidos que tenham ingerido quantidade satisfatória de colostro e que apresentem elevadas concentrações séricas de imunoglobulinas desenvolvam, qualitativamente, falha de transferência de imunidade passiva, caso essas condições não sejam obedecidas, predispondo-os ao desenvolvimento de enfermidades infecciosas, como diarreias, distúrbios respiratórios ou mesmo septicemias. Todavia, é incontestável que a ingestão de colostro é de extrema importância não somente para as suas defesas orgânicas durante os primeiros dias de vida, bem como para aquisição de substratos (carboidratos) essenciais para a nutrição e a manutenção da temperatura corpórea, haja vista a elevada taxa de morbidade e mortalidade em recém-nascidos em decorrência de inanição, hipoglicemia e hipotermia, particularmente quando nascidos em épocas frias ou chuvosas e oriundos de parições gemelares ou trigemelares.

Potros órfãos, cujas mães morreram logo após o parto, necessitam ser cuidadosamente monitorados. É recomendável assegurar a ingestão do colostro proveniente de outra égua recém-parida ou de banco de colostro, caso exista na propriedade ou em outro haras. É prática rotineira impregnar o recém-nascido com o odor de secreções ou excreções (urina, fluidos placentários, suor, leite) da futura mãe adotiva (ama de leite), visando facilitar a aceitação do potro órfão e, consequentemente, a sugação espontânea de colostro ou de leite. Se não houver ama de leite, a utilização de leite de cabra impõe-se como a primeira escolha, por ser análogo ao de égua, palatável e de fácil digestão. Entretanto, por ser o leite de vaca facilmente encontrado e economicamente mais acessível, o mesmo pode ser usado. Para tanto, promove-se a sua diluição (750 mℓ de leite em 250 mℓ de água) e adicionar 20 gramas de dextrose (2 colheres de sopa). Caso a dextrose (glicose) não esteja disponível, é factível adicionar mel ou melaço de cana-de-açúcar (1 colher de sopa). Recomenda-se, ainda, a adição de carbonato de cálcio (cerca de 5 g). No caso de fermentação excessiva com flatulência exacerbada, incluir 1 mℓ de óleo mineral à mistura. Existem várias outras formulações disponíveis em literatura especializada que carecem, também, ser consultadas.

Em animais débeis, o colostro é fornecido por meio da passagem de sonda naso ou oroesofágica, mesmo correndo-se o risco de desvio desse colostro para os pré-estômagos e/ou pulmões (Figura 5.7). Após o período de absorção intestinal de macromoléculas (em torno de 24 h), caso não ocorra a ingestão de colostro antes do referido período, recomenda-se a administração de colostro (proteção de mucosa) e de plasma (intravenosa ou intraperitoneal). Um monitoramento cuidadoso precisa ser realizado em animais imunodeficientes.

A eficiência ou falha de transferência da imunidade passiva colostral aos recém-nascidos é verificada pela estimativa quantitativa ou qualitativa, direta ou indireta, dos teores das imunoglobulinas no sangue/soro do neonato ou no colostro. As concentrações séricas de imunoglobulinas estão altamente correlacionadas com as quantidades ingeridas na primeira alimentação. Os testes de avaliação sérica para aquilatar a ocorrência de falha precisam ser conduzidos a qualquer momento na primeira semana de vida, de preferência ao fim do primeiro dia de nascido, para minimizar a falha de transferência de imunidade passiva. Vários métodos estão disponíveis para determinar as concentrações de imunoglobulinas séricas; esses testes, em conjunto com normas específicas, são usados para definir se o neonato apresenta níveis imunes adequados ou se sofreu falência de transferência de imunidade passiva.

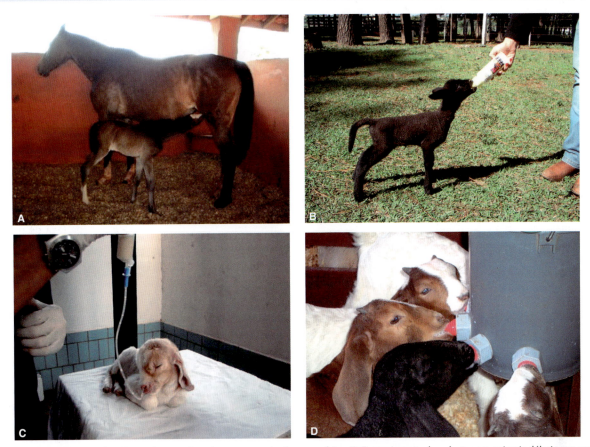

Figura 5.7 A. Sugação natural. **B.** Fornecimento de colostro por meio de mamadeira. **C.** Fornecimento de colostro em animais débeis por sondagem nasoesofágica. **D.** Ingestão de colostro/leite diretamente do balde com tetos de borracha (biberão).

Alguns testes quantitativos que avaliam diretamente a concentração sérica de imunoglobulinas são a imunodifusão radial simples em gel de ágar e o teste de ELISA, determinações mais usadas em pesquisa, pois levam mais tempo para a realização e não atendem a maioria dos propósitos clínicos. Todos os outros testes, qualitativos (turvação do sulfato de zinco) ou quantitativos indiretos (proteínas totais, globulinas, gamaglobulinas), estimam as concentrações séricas de imunoglobulinas após absorção colostral, pois são diretamente correlacionadas com a IgG. A atividade sérica de gamaglutamiltransferase (GGT) é possível, também, de ser avaliada, já que se encontra elevada em neonatos que ingeriram colostro, não servindo, contudo, para avaliação da função hepática em neonatos ruminantes nos primeiros dias de vida.

A medida da densidade do colostro com colostrômetro também mantém relação linear com a concentração de imunoglobulina, particularmente em animais da raça Holandesa Preta e Branca (HPB) (Figura 5.8). É importante a existência de um banco de colostro na propriedade para utilização em casos como os de mães que, sabidamente, não possuam colostro de boa qualidade (em particular fêmeas primíparas), ou tenham, à parição, dificuldade em aceitar ou permitir a sugação de seus tetos, devido à presença de lesões e/ou processos inflamatórios em suas estruturas mamárias (telites, edema fisiológico no pós-parto imediato, mamites etc.) (Figura 5.9).

Embora seja útil a identificação de valores limites para esses testes, eles carecem ser interpretados com cautela para que seus resultados não possam ser interpretados incorretamente. Vários estudos que examinaram a relação entre taxas de Ig no soro de animais recém-nascidos e incidência de doenças têm apresentado

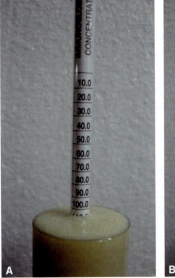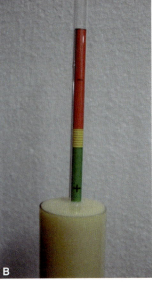

Figura 5.8 Avaliação da qualidade colostral de vacas, quantitativa (**A**) e qualitativa (**B**), com utilização de colostrômetro. < 1,025 mg/ℓ = péssima qualidade (área em vermelho); 1,025 a 1,045 mg/ℓ = qualidade duvidosa (área em amarelo); > 1,045 mg/ℓ = boa qualidade (área em verde).

resultados conflitantes. Alguns estudos têm demonstrado aumentos significativos na morbidade e mortalidade em bezerros com falência de transferência; outros, no entanto, falharam em demonstrar alta associação entre teores de Ig e morbidade. Contudo, neonatos privados de colostro sofrem significativa

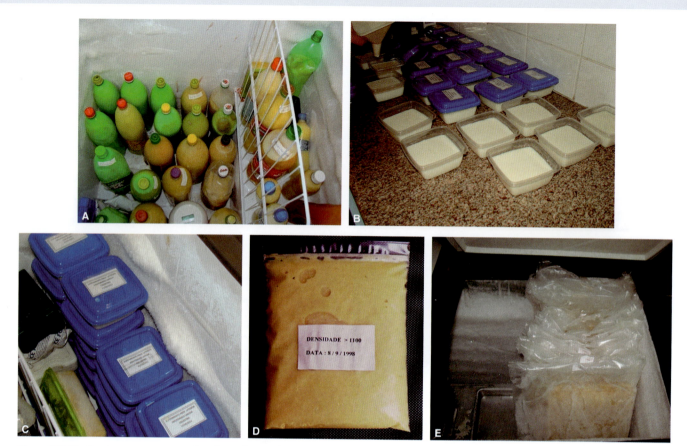

Figura 5.9 Modos de armazenamento de colostro (banco de colostro). **A.** Em garrafas de plástico. **B** e **C.** Em recipientes de plástico. **D** e **E.** Em sacos plásticos congelados em bandejas. Lembrar-se de anotar a data e a qualidade colostral antes do congelamento.

mortalidade, havendo, também, associação entre maiores taxas de Ig ou de proteínas e menor ocorrência de doenças e de mortalidade.

Fatores adicionais são considerados para o prognóstico do risco de doença ocorrer, e incluem:

- Higiene geral
- Virulência e concentração de patógenos
- Ambiente físico (temperatura, umidade, ventilação etc.)
- Estado nutricional
- Estresses causados por transporte, manipulação, cirurgia etc.

Entrada de novos animais

A chegada de animais de outras propriedades é a principal porta de entrada de uma nova doença para os recém-nascidos; eles podem ser carreadores de agentes patogênicos aos quais os recém-nascidos nativos (nascidos na propriedade), muito possivelmente, ainda não adquiriram proteção via colostro. É necessário que esses animais sejam isolados por períodos determinados para observar o aparecimento de alguma manifestação clínica indicadora de doença.

Importante consideração deve ser feita e assimilada pelos colegas e criadores sobre a relevância ou o papel dos animais recém-nascidos como incubadores e/ou disseminadores biológicos de agentes infecciosos, para que haja efetiva redução da mortalidade dos animais recém-nascidos. A importância do recém-nascido doente como fonte de infecção ou multiplicador de doenças necessita ser sempre levada em consideração. Por exemplo, um bezerro com diarreia tem potencial de contaminar e comprometer o local onde outros animais permanecem, lançando no ambiente cerca de 10^{10} organismos por mililitro de fezes líquidas defecadas.

Ressalta-se, ainda, que bactérias, vírus e protozoários são eliminados não somente por animais doentes, como também por animais saudáveis e infectados, mesmo que assintomáticos. Recém-nascidos são expostos constantemente a pequenas concentrações desses patógenos e se permitem ocultar e/ou apresentar sinais brandos de doenças; contudo, são capazes de eliminar elevadas concentrações de agentes infecciosos no meio ambiente, contaminando, significativamente, o local de permanência dos outros animais.

De maneira geral, não é recomendável a entrada, em ambiente de creche ou bezerreiro, de animais que se apresentem apáticos, com quadro diarreico e/ou respiratório (secreção nasal, tosse, dispneia), hipertrofia de linfonodos ou com problemas físicos (congênitos ou hereditários).

 Você sabia?

- Sempre carregando um sorriso, um bezerro tem chamado atenção na região de West Gippsland, na Austrália. O animal nasceu no início de março de 2024, com manchas pretas em meio a uma pelagem branca que lembra, nitidamente, um rosto sorridente. O fato logo repercutiu despertando o interesse de moradores locais. Para o jornal americano ABC News, os fazendeiros Megan e Barry Coster contaram que o bezerro foi carinhosamente nomeado de *Happy* (feliz, em inglês). O casal ainda relatou que o plano inicial era manter o animal como *pet* na família, mas o bezerro acabou trazendo muitos olhares para a fazenda devido à sua peculiaridade, o que incomodou o casal. Desse modo, decidiu-se vender o bezerro por cerca de R$ 35 mil para os administradores do "Farm World", evento voltado para exibição de animais.

Local em que permanecem

Após o desenvolvimento embrionário fetal no ambiente estéril do útero, os animais recém-nascidos são lançados em ambiente rico em antígenos. Ainda que existam patógenos infecciosos específicos que costumeiramente sejam responsáveis por doenças nos recém-nascidos, é evidente que alguns agentes infecciosos normalmente considerados não patogênicos também possam induzir o aparecimento de doenças, se a condição imunológica do animal não estiver em nível adequado, de maneira que, na atualidade, dá-se importância tanto à virulência do patógeno quanto à resistência do hospedeiro. Assim, é importante que o local de parição esteja o mais limpo e seco possível.

Ao colocar o recém-nascido em ambiente confortável e higiênico (p. ex., baias ventiladas, com camas de feno ou capim seco) nas primeiras 24 h de vida, diminui-se, consideravelmente, o risco de estresse e de exposição a grande variedade e quantidade de agentes causadores de problemas entéricos. Recomenda-se a não utilização de camas constituídas de serragem de maravalha, visto que a mesma, por ser finamente particulada, é capaz de irritar e também obstruir as vias respiratórias anteriores.

Os ovinos desenvolvem forte relação materna. Caso a ovelha seja perturbada, é comum que ela rejeite o cordeiro, principalmente nos primeiros dias pós-parto; a maioria das ovelhas rejeita vigorosamente qualquer tentativa de mamar por outros cordeiros. Assim, para garantir o estabelecimento do vínculo materno, recomenda-se, quando possível, colocar a mãe e seu rebento em baia isolada ou local tranquilo durante as primeiras 48 h pós-parto.

Não menos importante é a adoção de sistema ideal de manejo, que inclui a separação dos recém-nascidos conforme sua categoria etária, isolando, por exemplo, os que tenham até 10 dias de vida daqueles com 2 a 4 semanas de vida e, esses, de animais mais velhos (acima de 1 mês de vida). O contato de recém-nascidos com animais mais velhos, particularmente com aqueles que apresentem baixos teores de IgG, pode levar a altas taxas de morbidade e mortalidade, pois atuam, também, como multiplicadores de patógenos. Os animais jovens, quando colocados junto a outros mais velhos, competem por alimento, água, sombra e calor, tornando-se estressados, o que contribui para o desenvolvimento de infecções (Figura 5.10).

Comportamento ao nascimento

Para o recém-nascido, o período pós-parto imediato é sempre difícil. Na vida uterina, o feto depende completamente da mãe para o suprimento de oxigênio, nutrientes, enzimas e hormônios; logo após o rompimento do cordão umbilical, o recém-nascido precisa imediatamente se ajustar à vida fora do útero e, rapidamente, promover a adaptação do seu sistema cardiorrespiratório à nova situação, de crucial importância para sua sobrevivência. Em outras palavras, o recém-nascido deverá atender a uma série de exigências orgânicas naturais ao ganhar o meio extrauterino, como aquelas que dizem respeito às funções cardiorrespiratórias, de termorregulação, nutricionais, dentre outras. Dessa maneira,

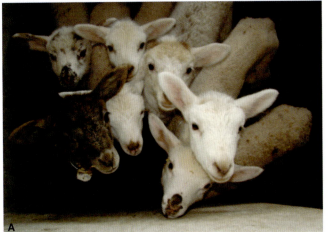
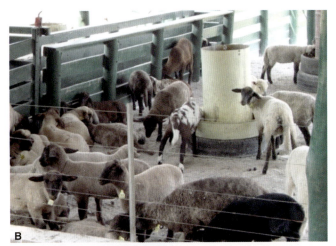
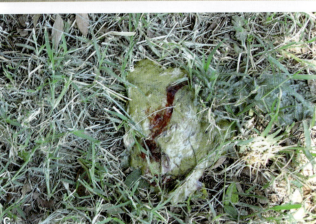
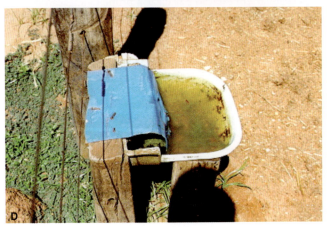

Figura 5.10 A. Superpopulação. **B.** Separação dos animais por categoria etária. **C.** Fezes diarreicas com ocorrência de sangue (hematoquezia). **D.** Bebedouro sujo e inadequado para consumo de água.

o recém-nascido precisa, por si só, assumir a respiração para oxigenação, remover as secreções, gerar calor e manter a temperatura corpórea, levantar e procurar alimentar-se. Cada um desses processos depende do sucesso dos outros.

É de crucial importância essa adaptação ao novo ambiente (ou seja, ao meio extrauterino) imediatamente após o nascimento. O reflexo de sugação ocorre na maioria dos animais recém-nascidos ruminantes e equídeos, e manifesta-se nos primeiros 20 min p.n. Existe certo grau de desenvolvimento motor do animal ao nascer e que é característico da espécie, o que possibilita que o recém-nascido seja mais ágil e coordenado em seus movimentos. Assim, existem animais que se locomovem em poucos minutos após o nascimento, mamam e conseguem acompanhar a mãe ou a sua comunidade familiar (grupo mais velho ou família). Como exemplo de animais com boa mobilidade e agilidade ao nascer, destacam-se os caprinos, ovinos, bezerros, potros e suínos. Os recém-nascidos oriundos de partos normais apresentam o reflexo de correção da posição da cabeça quase imediatamente após o nascimento. Em geral, ficam em decúbito esternal em segundos (potros) ou em até 3 min (recém-nascidos ruminantes), realizando tentativas para levantar-se logo em seguida (bezerros e potros entre 15 e 30 min; cordeiros e cabritos por volta de 10 a 20 min). No animal nascido com hipoxia, hipoventilado ou fraco, o início desse comportamento neonatal normal é marcadamente retardado ou ausente. Alguns recém-nascidos hipóxicos ou imaturos fazem esforços parecendo alertas inicialmente, mas permanecem em decúbito e desenvolvem depressão em poucas horas.

A maioria dos potros realiza a sua primeira mamada no período de até 2 h após o nascimento. Potros que não ingerem o colostro até 3 h de vida necessitam de melhor observação e provável assistência. Em comparação com os bezerros, os cordeiros e cabritos invariavelmente são mais rápidos para mamar. A maior parte dos bezerros leiteiros mama voluntariamente nas primeiras 4 h de vida, enquanto os de corte succionam os tetos das suas mães na primeira hora de vida p.n. Por outro lado, a maioria dos pequenos ruminantes se põe em estação em 30 min e mama em suas mães nos primeiros 90 min após o nascimento. Os cordeiros e cabritos mamam com muita frequência, de 60 a 70 vezes/dia; potros também apresentam o hábito de mamar repetidas vezes ao longo do dia, o mesmo acontecendo com bezerros que permanecem com suas mães. Geralmente, considera-se o recém-nascido como tendo comportamento preocupante quando ocorre demora entre 1 h (cordeiros e cabritos) e 2 h (potros e bezerros) para levantar-se. Contudo, é necessário estar ciente de que o tempo normal para o animal se posicionar em estação e realizar a primeira sugação dependerá não somente da espécie, como também da raça. Potros da raça Percheron, por exemplo, são mais vagarosos para mamar. No caso de bezerros oriundos de fertilização *in vitro* (FIV), tem sido notada maior demora em todos esses eventos (correção da posição da cabeça, decúbito, estação e sugação), em virtude do grande tamanho e elevado peso ao nascimento.

À primeira vista, essas informações parecem ser desnecessárias ou sem importância, mas não são. A necessidade de o recém-nascido ficar rapidamente em decúbito esternal, por exemplo, é fisiológica e serve para equilibrar as trocas gasosas, melhorando a entrada de ar em ambos os pulmões e a oxigenação sanguínea, favorecendo o reequilíbrio ácidobásico (pois influencia diretamente a ventilação e os demais mecanismos respiratórios, por promover taxas adequadas de ventilação-perfusão, em virtude de propiciar simetria na conformação torácica), além de diminuir a perda da temperatura corpórea, uma vez que o contato de todo o seu corpo com o solo pode induzir

ao quadro de hipotermia, em decorrência da transferência do calor corpóreo para o solo (perda de calor por condução). Em comparação com os animais que se levantam no período normal, aqueles que necessitam de assistência durante o parto tendem permanecer apáticos por longos períodos após o nascimento e tornarem-se mais expostos aos patógenos.

É importante verificar o recém-nascido em decúbito; é normal o potro deitar-se em decúbito lateral, mas não os bezerros (que geralmente se deitam em decúbito esternal), incluindo esse fato como indício de envolvimento do SNC. Os bezerros com cifose têm, em alguns casos, anormalidades vertebrais congênitas (como hemivértebras).

De modo geral, todo protocolo clínico deve incluir o exame físico geral. Nos recém-nascidos críticos, que estejam extremamente debilitados, o exame físico precisa ser breve, limitado, muitas vezes, à identificação do nível de consciência, à avaliação da profundidade e da frequência respiratórias, e à mensuração da temperatura retal. Esses parâmetros são importantes para a detecção de condições que requeiram intervenção imediata.

EXAME FÍSICO GERAL

A abordagem emergencial dos recém-nascidos difere marcadamente daquela do paciente crítico adulto, devido à fisiologia e aos parâmetros hemodinâmicos peculiares. Após o nascimento, inicia-se um período crítico chamado *período de transição*, que engloba a adaptação do recém-nascido na sua passagem da vida intrauterina para a extrauterina. Nessa fase, os sistemas corporais promovem ajustes fisiológicos considerados cruciais para o recém-nascido, principalmente após o cordão umbilical romper ou ser clampeado.

Sob condições não fisiológicas, relacionadas, em especial, com partos distócicos e/ou com animais prematuros, estabelecem-se os quadros de asfixia precoce e tardia. A vulnerabilidade do recém-nascido às condições adversas do meio, decorrente da imaturidade dos sistemas compensatórios e regulatórios orgânicos, bem como da ineficácia dos mecanismos de defesa intrínsecos no período inicial do desenvolvimento, faz dessa categoria etária capítulo especial na clínica e terapêutica veterinárias. Nesse contexto, é possível pressupor que a adaptação e a vulnerabilidade ao meio externo são, sem dúvida, ainda mais instáveis e desafiadoras para os animais prematuros.

> **Aspectos a serem avaliados**
>
> - O animal apresenta-se com tamanho e desenvolvimento normais?
> - Há alguma alteração congênita aparente (p. ex., atresia anal, alteração de conformação de membros)?
> - Movimenta-se adequadamente? Tenta corrigir a posição da cabeça e se colocar em decúbito esternal?
> - Tem indícios de dificuldade respiratória (bradipneia ou taquipneia, dispneia, mucosa azulada/cianótica, dilatação de narinas etc.)?

Como descrito, o exame da mãe e da placenta oferece informação valiosa com relação a possíveis fatores de risco para a cria. O líquido amniótico é fonte importante para avaliação das condições fetais. Uma variedade de métodos bioquímicos, citológicos, biofísicos e imunológicos permite a determinação do grau de maturação pulmonar, renal e epidérmica fetal, além de anormalidades genéticas e outras afecções; contudo, o exame mais importante é o do próprio recém-nascido.

Não há aspecto particular do exame físico pertinente apenas ou predominantemente voltado aos animais recém-nascidos. O exame, em princípio, não difere tecnicamente daquele aplicado aos animais adultos; consideram-se, no entanto, as variações da topografia de algumas estruturas anatômicas com a evolução etária, particularmente em espécimes ruminantes – nos quais o sistema digestório sofre grandes modificações –, dos valores de referência dos parâmetros vitais e de provas laboratoriais, além das enfermidades características desse período de vida. É necessário ressaltar as alterações de origem congênita que possam comprometer a região umbilical, articulações e tendões, por exemplo. Toda anormalidade, independentemente do nível de gravidade, merece atenção e intervenção imediata, uma vez que as doenças no animal recém-nascido tendem a apresentar evolução rápida do quadro clínico, reduzindo de maneira significativa, com o passar das horas, as possibilidades de resolução do problema. Desse modo, a constante observação, o diagnóstico imediato e o tratamento correto e monitorado são itens indispensáveis para a redução das taxas de morbimortalidade dos animais recém-nascidos.

A avaliação do recém-nascido por si é, certamente, a etapa mais relevante, por propiciar a verificação de alguns indícios ou pistas da possibilidade de: (1) manifestações clínicas de infecções sistêmicas (septicemia); (2) alterações localizadas (traumatismos); (3) problemas adquiridos (defeitos congênitos); e (4) dificuldade respiratória. A identificação do problema é de fundamental importância para o estabelecimento do diagnóstico, prognóstico e tratamento.

Infelizmente, os sintomas de enfermidade no recém-nascido costumam ser vagos e não localizados. Em algumas doenças dos animais recém-nascidos, os achados físicos não são suficientes para afirmar que determinado recém-nascido seja normal ou sadio (aganglionose ileocólica congênita dos potros). Muitos animais recém-nascidos de alto risco apresentam aspecto relativamente normal nas primeiras horas após o nascimento; esse período de "estado de graça" é frequentemente seguido, em 12 a 24 h, por piora visível na condição geral. A ocorrência de alterações localizadas, como diarreia, tem potencial de mascarar o fato de que, muito possivelmente, outros sistemas do organismo possam também estar envolvidos. Portanto, em algumas situações, o diagnóstico com base no exame físico é extremamente complicado, sendo necessária, em grande parte dos casos, a pronta coleta de completa base de dados (p. ex., história clínica da mãe, da parturição e do recém-nascido, exames hematológicos, bioquímicos, imunológicos e radiográficos).

Postura e nível de consciência

A postura do animal e/ou o nível de consciência possibilita o diagnóstico específico ou algum distúrbio envolvendo determinado sistema. Para tanto, o clínico necessita ter a noção exata dos diferentes tipos de comportamento que os animais recém-nascidos apresentam.

Em geral, os recém-nascidos são alegres, espertos e curiosos. Quando um ser humano se aproxima, alguns vão ao seu encontro ou fogem para próximo das suas mães; eles costumam ser atentos e responsivos ao seu meio ambiente. Os ovinos e caprinos geralmente acompanham uns aos outros. Movimentam-se melhor nos cantos e em curvas suaves.

Alguns animais, particularmente potros e bezerros, demonstram comportamento extremamente relaxado quando contidos ou em decúbito. Esse tipo de reação é normal nas primeiras horas de vida, mas não deve ser confundido com aquela do animal que esteja fraco ou apático.

Analisar o tempo que o recém-nascido leva para se colocar em posição quadrupedal e realizar a primeira mamada na mãe necessita ser utilizado como um critério prático para julgar a sua vitalidade. No entanto, geralmente, esses critérios não são relatados pelos criadores por falta de observação, principalmente em animais criados em regime extensivo de pastagem e pelo horário noturno da maioria das parturições.

Nos animais recém-nascidos, a fraqueza e a depressão podem ter muitas causas. A apresentação clínica é capaz de variar de depressão moderada do reflexo de sucção/sugação ao caso extremo do recém-nascido apático, que se posiciona em decúbito lateral permanente. As alterações do nível de consciência ocorre por:

- Choque endotóxico ou séptico
- Hipoglicemia
- Diminutas concentrações de oxigênio (asfixia neonatal em ruminantes ou síndrome do mau ajustamento neonatal em potros)
- Anormalidades eletrolíticas
- Nascimento prematuro (Figura 5.11).

Na medicina humana, a vitalidade do bebê é avaliada nos primeiros minutos de vida extrauterina, empregando-se o esquema desenvolvido pela Doutora Virginia Apgar (1909-1974), preconizando-se a Aparência, o Pulso, a Gesticulação, a Atividade e a Respiração, a ser realizado nos primeiros 5 min de vida para determinar, de maneira simples (por meio de pontuação), o grau de vitalidade, permitindo, com facilidade de aplicação (Figura 5.12), a detecção de sinais precoces de asfixia periparto. Posteriormente, houve adaptação desse sistema para empregá-lo na avaliação de recém-nascidos das diferentes espécies de animais domésticos, tornando-se ferramenta interessante para determinar as condições clínicas dos mesmos ao longo dos primeiros minutos de vida. Existem pequenas diferenças entre os protocolos utilizados para bezerros e potros (Quadros 5.3 e 5.4). Em geral, adotam-se quatro critérios de julgamento, que recebem nota individualizada de 0 a 2 com pontuação total interpretada do seguinte modo: 7 a 8 representam boa vitalidade;

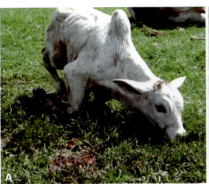
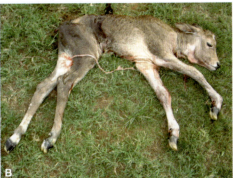
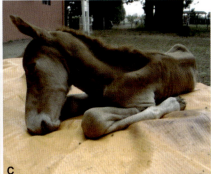

Figura 5.11 Comportamento normal, com tentativa de levantar-se (**A**). Bezerro (**B**) e potro (**C**) deprimidos, alheios a estímulos externos.

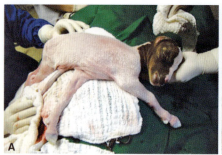 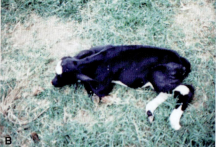 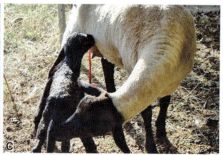

Figura 5.12 Escala Apgar para avaliação da vitalidade. **A.** Baixa (0 a 3). **B.** Moderada (4 a 6). **C.** Normal (7 a 8). (Adaptada de Born, 1981.)

Quadro 5.3 Esquema Apgar modificado para julgamento da vitalidade e das chances de sobrevivência de bezerros, imediatamente após o nascimento (Born, 1981).

Critérios de julgamento	Pontuação		
	0	1	2
Reação da cabeça à água fria	Ausente	Diminuída	Movimentos espontâneos, ativos
Reflexos palpebral e interdigital	Ausentes	Resposta + um reflexo	Resposta + dois reflexos
Respiração	Ausente	Arrítmica	Rítmica
Cor de mucosas	Branco-azulada	Azul	Rósea-avermelhada

Quadro 5.4 Esquema Apgar modificado para julgamento da vitalidade e das chances de sobrevivência de potros, imediatamente após o nascimento (Koterba *et al.*, 1990).

Critérios de julgamento	Pontuação		
	0	1	2
Frequência cardíaca	Ausente	< 60	> 60
Frequência respiratória	Ausente	< 40	> 40
Tônus muscular	Flacidez	Algum tônus	Posição esternal
Estimulação da mucosa nasal	Ausente	Rejeição com a cabeça	Tosse ou espirros

4 a 6 caracterizam animal deprimido e 0 a 3 são indicativas de pouca vitalidade, com necessidade de receber medidas para ressuscitação, assistência respiratória e colostro por meio do uso de sonda naso ou oroesofágica. Contudo, vale ressaltar que valores adequados de escore Apgar (modificado) no período neonatal imediato variam dentre as espécies domésticas. Outro fator diz respeito ao tempo de execução da escala Apgar, já que algumas respostas não são confiáveis com o passar do tempo. Por exemplo, quando a escala é aplicada ao longo das primeiras horas de vida, particularmente em cordeiros e cabritos, constata-se diminuição principalmente no que concerne à resposta à "água fria", a qual não está, necessariamente, associada à baixa perspectiva de sobrevida. Por vezes, ocorre pela "indiferença", por se tornarem menos "responsivos" e/ou intuitivamente "adaptados" aos estímulos que são realizados ao longo do tempo, principalmente no que concerne ao referido reflexo. Dessa maneira, torna-se interessante aprimorar, na rotina clínica, a avaliação da vitalidade desses animais por maior período de tempo, seja pela inclusão de outro método de avaliação mais confiável e/ou pela exclusão do teste mencionado após 15 min de vida. Ressalta-se que, na maioria das vezes, esses animais são atendidos após algumas horas de nascidos.

A precocidade da estação do rebento para a mamada na mãe é outro critério prático para julgar a vitalidade de animais recém-nascidos.

Animais nascidos prematuramente apresentam demora significativa a responder a qualquer estímulo externo. O prognóstico dependerá, em grande parte, da causa do parto prematuro, dos eventos inerentes ao período perinatal, do grau de imaturidade e da qualidade da intervenção no processo do parto. Em princípio, quanto menores a idade gestacional e o peso corpóreo, pior o prognóstico. Cordeiros nascidos 1 semana antes do período gestacional médio (138 dias) apresentam elevada taxa de mortalidade em virtude da falta de produção necessária de surfactante, não permitindo, dessa forma, adequada expansão alveolar dos pulmões.

A maturidade fetal costuma ser completada somente durante os últimos dias de gestação, período no qual o córtex adrenal do feto produz hormônios glicocorticoides, como o cortisol. O aumento dos teores de tal hormônio tem importante papel na cascata de eventos endócrinos que conduzem ao parto, estimulando a maturação dos pulmões, fígado, rins e sistema gastrointestinal, órgãos de grande importância para a vida pós-natal. Como a gestação das fêmeas de animais domésticos apresenta duração gestacional variável, a determinação exata da maturidade fetal torna-se tarefa difícil. Contudo, alguns sinais auxiliam na identificação de animais prematuros como, por exemplo:

- Baixo peso ao nascimento
- Fraqueza
- Incapacidade para ficar em posição esternal ou quadrupedal
- Menor capacidade para mamar e manter a temperatura corpórea
- Pelos e lã sedosos e fracos
- Empelamento umbilical, curto e grosso
- Orelhas pêndulas
- Cascos, dígitos ou úngulas moles.

Os recém-nascidos prematuros, imaturos ou dismaturos são mais predispostos a desenvolver deformidades flexurais e angulares (Figura 5.13).

> **Glossário semiológico**
>
> **Prematuro.** Recém-nascido com período gestacional mais curto que o normal para a espécie (Quadro 5.5).
> **Dismaturo.** Animal nascido a termo, porém com pequeno tamanho e/ou peso.

Exame das mucosas

As mucosas apresentam variações de coloração de acordo com alguns fatores, a saber:

- Quantidade e qualidade do sangue circulante
- Qualidade das trocas gasosas
- Presença ou não de estados hemolíticos e/ou função hepática alterada.

Capítulo 5 ◆ Semiologia de Animais Recém-Nascidos 93

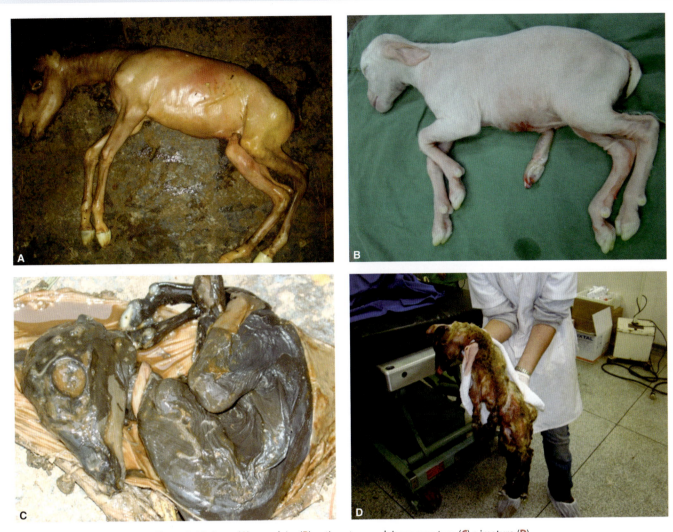

Figura 5.13 Potro (**A**) e cordeiro (**B**) natimortos; cordeiros prematuro (**C**) e imaturo (**D**).

Quadro 5.5	Quando o animal é considerado prematuro?*	
Espécie	**Tempo gestacional**	**Prematuridade**
Equina	325 a 360 dias	< (±) 300 dias
Bovina	278 a 310 dias	< (±) 260 dias
Ovina	145 a 148 dias	< (±) 138 dias
Caprina	46 a 150 dias	< (±) 143 dias

*Considerar se o animal é ou não prematuro levando-se em conta, também, o seu desenvolvimento, e não apenas a idade gestacional da mãe.

De maneira geral, a coloração normal das mucosas é rósea, com discretas variações; os animais, ao nascimento, apresentam coloração rósea menos intensa (clara). Em geral, as mucosas são úmidas; a mucosa bucal, se não pigmentada, apresenta tempo de perfusão capilar entre 1 e 2 s. Coloração vermelha intensa (congestão), acompanhada por preenchimento intenso e anormal dos vasos episclerais e halos coronários avermelhados ou azulados (cianose), deve ser considerada como indício de endotoxemia ou sepse. A existência de petéquias na mucosa oral ou nasal se apresenta nas fases iniciais de sepse; necessita-se atentar que a septicemia é responsável pela maioria das mortes de potros com até 7 dias de vida. Por sua vez, a coloração alaranjada ou amarelada (icterícia) nas membranas mucosas de potros que ingeriram colostro é sugestiva de isoeritrólise neonatal e, em bezerros recém-nascidos, de anaplasmose transplacentária (Figura 5.14). A isoeritrólise em potros é caracterizada por distúrbio imunológico que causa destruição das hemácias no recém-nascido pela presença de anticorpos antieritrocitários maternos ingeridos no colostro. Potros oriundos de gestações em que ocorreram alterações placentárias e submetidos a transfusão de sangue estão mais sujeitos a doença. A incidência é de 1 a 2%, ocorrendo devido à produção de anticorpos maternos em resposta à hemorragia transplacentária no fim da gestação ou durante o parto. Os anticorpos podem ser precocemente detectados nas hemácias durante o oitavo mês de gestação, sendo as últimas semanas de gestação o melhor período para detecção. No caso de doenças hepáticas, essa mesma coloração se manifesta como resultado do aumento nas concentrações séricas de bilirrubina. Contudo, a doença hepática em animais recém-nascidos ocorre mais facilmente como sequela de septicemia. Nesse caso, alguns sinais neurológicos (convulsões, ataxia) são passíveis de ocorrerem.

Nos casos de hipoxia grave ou colapso circulatório, é possível notar membrana mucosa azulada ou arroxeada, indicando cianose. Animais nascidos de partos distócicos ou por meio de cesarianas são capazes de apresentar mucosas azuladas ao nascimento, com progressiva normalização ao longo das 48 h p.n. Essa alteração na coloração deve-se ao fato de que os animais nascidos de cesarianas precedidas por distocia sofrem asfixia durante o

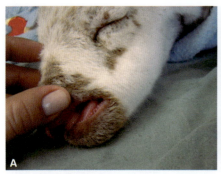 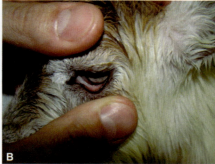 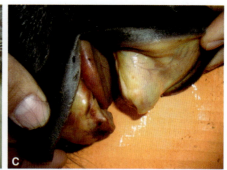

Figura 5.14 Avaliação das mucosas bucal (**A**) e oculopalpebrais (**B**). Mucosa amarelada (ictérica) em um potro com herpes-vírus (**C**).

processo de parto demorado. A redução da oxigenação está relacionada com a diminuição do fluxo sanguíneo uterino e umbilical, que induz à hipoxia fetal; contudo, a avaliação da coloração das mucosas aparentes não é parâmetro confiável à identificação de recém-nascidos com alterações cardiorrespiratórias discretas.

Sistema linfático

Em animais jovens, os linfonodos são proporcionalmente maiores que os de animais adultos. Durante o exame de rotina, os linfonodos superficiais que geralmente são palpados em cabritos, cordeiros, bezerros e potros são os mandibulares, pré-parotídeos, retrofaríngeos (quando alterados), cervicais superficiais (pré-escapulares) e subilíacos (pré-crurais). O clínico necessita palpá-los avaliando tamanho, simetria, sensibilidade, temperatura, consistência, mobilidade, lobulação e consistência. O aumento de volume dos linfonodos mandibulares, retrofaríngeos e cervicais superficiais (pré-escapulares), com ou sem alteração de sensibilidade, pode indicar inflamação regional ou abscessos (linfadenite caseosa). Os linfonodos de cabritos e cordeiros infectados por *Corynebacterium pseudotuberculosis* supuram e drenam fluido purulento, espesso, de coloração verde-amarelada. Geralmente, nos casos de bacteriemia ou septicemia, todos os linfonodos costumam ficar hipertrofiados e/ou sensíveis à manipulação. Assim como é feito nos animais adultos, é necessário observar quais linfonodos encontram-se afetados e, então, fazer suposição lógica do local do processo mórbido.

Funções vitais

A avaliação das funções vitais é extremamente importante como ferramenta diagnóstica, mas os seus resultados carecem ser interpretados apropriadamente, visto que estão sujeitos a muitas influências e variações (Figura 5.15). Além daquelas vistas entre as espécies, as mesmas são capazes de ser afetadas por vários fatores, a saber:

- Tamanho do corpo
- Idade
- Excitação
- Temperatura e umidade do ambiente
- Estado de saúde.

Nesse contexto, o primeiro mês de vida, referido como período de recém-nascido, precisa ser entendido como fase ainda mais particular, pelo fato de ser marcado por mecanismos fisiológicos peculiares e necessários para a adaptação completa do organismo à vida extrauterina. As nítidas flutuações dos valores que as funções vitais em questão exibem, no decorrer desse período de vida, carecem ser encaradas como manifestações do conjunto de mecanismos orgânicos que se insurgem em se instalar, como resposta a uma nova condição completamente distinta da presente no ambiente uterino. De maneira geral, em comparação com os animais adultos, os recém-nascidos apresentam maiores valores de referência para seus parâmetros vitais. Invariavelmente, tais parâmetros apresentam-se ainda mais elevados na maioria das doenças dos recém-nascidos ou com diminuições que indicam situações de adaptação pré-colapso ou agônicas.

Temperatura

Os recém-nascidos, em virtude da sua incompetência imunológica, da necessidade da frequente ingestão de certa quantidade de carboidratos prontamente utilizáveis para produzir e manter o balanço energético, e da sua inabilidade em manter a sua temperatura corpórea estável em situações adversas, requerem, sem dúvida, vários cuidados especiais. No período imediatamente após o nascimento, os mesmos precisam se adaptar a um ambiente no qual a temperatura varia consideravelmente, sendo, na maioria das vezes, mais baixa que a do meio intrauterino. Com relação à temperatura dos animais recém-nascidos, é possível observar variações, com elevação ou diminuição. Apesar de várias descrições de maiores valores de temperatura retal em animais recém-nascidos que os referendados para animais adultos, constata-se, de modo geral, diminuição desses ao longo das primeiras horas pós-nascimento, devido à menor eficiência dos mecanismos de regulação térmica nos neonatos e à perda de calor para o meio externo, com consequente redução da sua temperatura corporal, principalmente quando nascidos em épocas frias (Quadro 5.6).

Existem algumas maneiras para controlar a temperatura corpórea. Inicialmente, logo após o nascimento, a atividade metabólica é aumentada cerca de 3 vezes em relação à de quando o concepto ainda era feto. A intensidade desse aumento depende da disponibilidade de substrato energético adequado (ingestão de colostro, leite), visto que a homeostase da glicose, imediatamente após o parto, depende totalmente dos estoques hepáticos de glicogênio. Além da função imunológica ao fornecer anticorpos, o colostro contém elementos essenciais na sua composição que funcionam como substrato à produção de energia e da nutrição e regulação térmica do recém-nascido.

A maioria dos recém-nascidos tem pequeno depósito de um tipo especial de tecido adiposo, o qual é denominado "gordura marrom", rica em mitocôndrias, que é prontamente oxidada, sendo transformada em energia e, consequentemente, gerando calor. No entanto, esse precioso tecido representa apenas de 2,0 a 4,5% do peso corpóreo de cordeiros recém-nascidos. A fonte de glicose é depletada em poucas horas e a gordura passa a ser a principal fonte de energia. As reservas de gordura conseguem manter o recém-nascido somente por período limitado de tempo; no entanto, costuma ser suficiente para que ele inicie a amamentação.

Quadro 5.6 Valores indicativos da variação da temperatura retal no primeiro dia pós-nascimento de bezerros, cordeiros, cabritos e potros recém-nascidos.

Espécie	Ao nascimento	Às 24 h	Referência
Bovina/Nelore	39,8 ± 0,6°C	39,5 ± 0,3°C	Gasparelli (2007)
Bovina/Holandesa	38,47 ± 0,6°C	38,61 ± 0,4°C	Lisboa et al. (2003)
Ovina	39,3 ± 0,5°C	39,0 ± 0,4°C	Bovino (2011)
	39,7 ± 0,7°C	39,0 ± 0,5°C	Avila (2013)
Caprina	38,7 ± 0,8°C	39,1 ± 0,7°C	Camargo et al. (2012)
	38,4 ± 1,3°C	–	Yanaka (2009)
Equina	37,5°C	38,0°C	Knottenbelt et al. (2004)

às de animais considerados adultos. Contudo, são capazes de realizar normalmente a termorregulação em temperaturas ambientes consideradas baixas (de 0 a 3,3°C). À medida que a temperatura ambiental diminui, o metabolismo animal é acelerado com o intuito de manter a termo-homeostase. Ocorre, também, redução do fluxo sanguíneo para as extremidades e pele. A perda excessiva de calor pela evaporação do líquido amniótico que umedece a superfície corpórea é importante causa de hipotermia e de mortalidade em animais pecuários. Cordeiros gêmeos e trigêmeos são mais propensos a desenvolver hipotermia que os nascidos de partos com apenas um produto pelo fato de: (1) terem reservas corpóreas fetais de energia mais baixas; (2) a ovelha levar mais tempo para lamber e secar dois ou três cordeiros; e, por fim, (3) a necessidade de leite de dois ou três cordeiros ser maior que a de um único, sendo mais propensos à ocorrência de inanição. Uma das primeiras manifestações do desenvolvimento da hipotermia é a perda ou diminuição do estímulo para mamar.

O parto distócico prolongado conduz ao aumento da termogênese pela liberação de catecolaminas, que estimulam o metabolismo energético, com consumo de tecido adiposo, em especial da gordura marrom, levando à rápida depleção dessa reserva energética, deprimindo e até mesmo exaurindo o sistema de termogênese, resultando em quadro de hipotermia.

A hipertermia tem origem endógena (invasão orgânica de agente patogênico – hipertermia séptica – febre) ou exógena (recém-nascidos colocados em ambientes quentes e sem ventilação – hipertermia por retenção de calor). As causas exógenas de hipertermia são evidenciadas com base no exame físico geral e pela avaliação do ambiente.

É possível observar vários efeitos deletérios aos animais recém-nascidos submetidos a temperatura ambiente elevada. Os animais adultos têm cerca de 70% do corpo constituído de água, enquanto os recém-nascidos têm em torno de 85%. Como os recém-nascidos têm área de superfície corpórea proporcionalmente maior que os mais velhos, produzem, proporcionalmente, mais suor por quilo de peso que o adulto, o que os conduz à desidratação, tornando-os apáticos e desinteressados em mamar. Daí a importância de um local sombreado para o abrigo dos animais em regiões quentes (no entanto, recomenda-se evitar o excesso de sombreamento, pois o sol é importante para o metabolismo de vitamina D e cálcio, além de ajudar na descontaminação do ambiente).

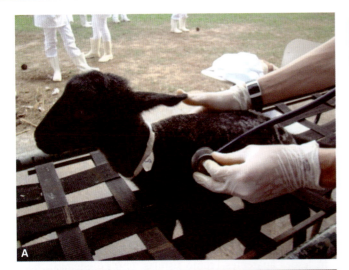
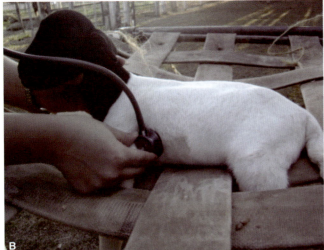
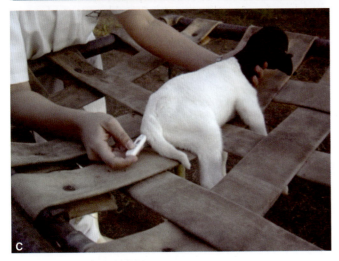

Figura 5.15 Auscultação pulmonar (**A**), auscultação cardíaca (**B**) e aferição de temperatura retal (**C**) em um cordeiro.

Os potros são desprovidos de tecido adiposo marrom e aumentam a sua temperatura com tremores e piloereção, apesar de tal mecanismo de produção de calor resultar em maior consumo de oxigênio.

É importante ressaltar que o centro termorregulador nos recém-nascidos ainda não está completamente desenvolvido e, por isso, frequentemente apresentam oscilações de temperatura corporal variando entre 0,5 e 1°C, quando comparadas

É necessário ressaltar que a febre é resposta fisiológica protetora para septicemia, toxemia ou infecções em geral. Representa uma das maneiras que o organismo inicialmente utiliza para minimizar a multiplicação de microrganismos e estimular os mecanismos de defesa, servindo, para o examinador, como parâmetro de avaliação clínica da evolução satisfatória, ou não, de determinada enfermidade.

Animais doentes e em estado grave frequentemente se apresentam hipotérmicos por sepse ou depressão do sistema nervoso central (SNC). Nesses casos, recomenda-se que a temperatura de animais neonatos de risco seja monitorada a cada hora, no mínimo.

Frequência respiratória

Considerando que os pulmões são responsáveis pelas trocas gasosas e pela manutenção do equilíbrio ácido-básico, entre outras funções, é fundamental a avaliação da frequência respiratória, principalmente nos recém-nascidos, pois muitos transtornos de ordem respiratória e metabólica são passíveis de ser evitados com um minucioso exame dessa função vital. A capacidade de iniciar a respiração pulmonar em substituição à atividade placentária na obtenção de oxigênio é condição imprescindível para a sua sobrevivência. Em geral, os neonatos exibem os movimentos respiratórios em até 60 segundos após o nascimento, estando totalmente estabelecidos após alguns minutos. Se houver retardamento da exposição fetal, os movimentos respiratórios iniciam-se antes mesmo de o feto ter sido expelido. Define-se como apneia primária a ausência de respiração espontânea entre 1 e 5 minutos após o nascimento. Em tais situações, é essencial que o mesmo receba assistência imediata. Valores médios elevados de frequência respiratória foram descritos em bezerros nos primeiros 2 dias de vida, devido, possivelmente, à capacidade incompleta da função respiratória pulmonar, visto que o órgão ainda não concluiu seu pleno desenvolvimento. Com o avanço da idade, tal situação tende a se reverter gradativamente (Quadro 5.7).

Deve-se avaliar a frequência, a profundidade e o tipo de respiração. Os ruídos respiratórios são mais evidentes nos neonatos (respiração pueril) que nos animais adultos e, desse modo, mais facilmente audíveis com o auxílio de aparelho de auscultação (fonendoscópio).

Frequência cardíaca

O sistema circulatório neonatal é caracterizado por volume sanguíneo, pressão e resistência vascular periférica baixos. Nesse período de vida, o controle neurológico do aparelho cardiovascular é parcial, pois a atividade nervosa simpática do miocárdio é incompleta. A frequência cardíaca de animais recém-nascidos é bastante variável quando estão excitados (em geral, ocasionado por estresse da manipulação, aproximação etc.); sua aferição é preferível com a utilização de um aparelho de auscultação. O pulso é mais bem avaliado mediante palpação da artéria femoral, na face medial e interna do membro posterior. Os recém-nascidos das diferentes espécies costumam apresentar valores médios mais elevados que os de animais adultos, tendendo a se normalizar nas primeiras semanas de vida (Quadro 5.8).

EXAME FÍSICO ESPECÍFICO DOS SISTEMAS

Sistema digestório

Independentemente da queixa principal do proprietário, a avaliação do sistema digestório dos animais pré-ruminantes precisa ser sempre iniciada pelo exame da cavidade bucal. A inspeção externa possibilitará determinar se a boca está ou não adequadamente fechada, perfeitamente coaptada, se existem lesões aparentes (como fístulas, feridas, edemas), bem como assimetria de mandíbula e/ou dos lábios (traumatismos, defeitos congênitos – Figura 5.16). Em alguns desses casos, são comuns a dificuldade de sugar os tetos ou bicos de mamadeiras, o extravasamento de leite pelos cantos da boca ou pelas narinas (fenda palatina) e o aumento nas taxas de produção (ptialismo) ou a saída de saliva pela rima bucal (sialorreia).

É necessário observar o contorno abdominal, lembrando que o neonato tem o abdome proporcionalmente maior que o adulto e que as alterações podem ser localizadas ou difusas (hérnias, eventrações, eviscerações, distensões em região abomasal e ruminal). A palpação externa abdominal é realizada conforme a cooperação do recém-nascido e a tensão da musculatura abdominal. A facilitação do exame torna-se evidente com o animal em decúbito lateral e com a aproximação dos quatro membros levando-os em direção ao umbigo, procedimento que diminui a tensão da parede e viabiliza o exame mais profundo do abdome. No período inicial de vida em recém-nascidos ruminantes, borborigmos são evidentes, bilateralmente, à auscultação. O desenvolvimento dos pré-estômagos desses neonatos só se fará com a ingestão de alimentos grosseiros (volumosos e concentrados), e mesmo com o oferecimento o mais precocemente possível desses no primeiro mês de vida dos bezerros, o abomaso ocupará praticamente toda a hemiporção direita do abdome; as alças intestinais ocuparão a hemiporção esquerda. É preciso avaliar as alterações de coloração de fezes e das características da defecação.

Qualquer condição que interfira com a motilidade gastrointestinal (p. ex., asfixia) é capaz de impedir a passagem de mecônio, resultando em compactação. Em potros, a compactação

Quadro 5.7 Valores indicativos da variação da frequência respiratória no primeiro dia pós-nascimento de bezerros, cordeiros, cabritos e potros recém-nascidos.			
Espécie	**Ao nascimento**	**Às 24 h**	**Referência**
Bovina/Nelore	$46,0 \pm 16,0$ mpm	$39,8 \pm 11,4$ mpm	Gasparelli (2007)
Bovina/Holandesa	$58,10 \pm 24,9$ mpm	$57,2 \pm 18,3$ mpm	Lisboa *et al.* (2003)
Ovina	$64,4 \pm 26,6$ mpm	$75,0 \pm 17,8$ mpm	Bovino (2011)
	$66,0 \pm 23,0$ mpm	$85,0 \pm 27,0$ mpm	Avila (2013)
Caprina	$63,6 \pm 19,0$ mpm	$74,7 \pm 28,7$ mpm	Camargo *et al.* (2012)
	$67,0 \pm 22,0$ mpm	–	Yanaka (2009)
Equina	70 mpm	30 mpm	Knottenbelt *et al.* (2004)

Quadro 5.8 Valores indicativos da variação da frequência cardíaca no primeiro dia pós-nascimento de bezerros, cordeiros, cabritos e potros recém-nascidos.			
Espécie	**Ao nascimento**	**Às 24 h**	**Referência**
Bovina/Nelore	$146,7 \pm 22,1$ bpm	$122,2 \pm 19,3$ bpm	Gasparelli (2007)
Bovina/Holandesa	$139,1 \pm 25,5$ bpm	$127,2 \pm 22,2$ bpm	Lisboa *et al.* (2003)
Ovina	$165,5 \pm 47,5$ bpm	$178,3 \pm 31,1$ bpm	Bovino (2011)
	$169 \pm 54,0$ bpm	$187,0 \pm 28,0$ bpm	Avila (2013)
Caprina	$160,5 \pm 29,3$ bpm	$172,6 \pm 34,7$ bpm	Camargo *et al.* (2012)
	$154 \pm 35,0$ bpm	–	Yanaka (2009)
Equina	70 a 80 bpm	90 a 100 bpm	Knottenbelt *et al.* (2004)

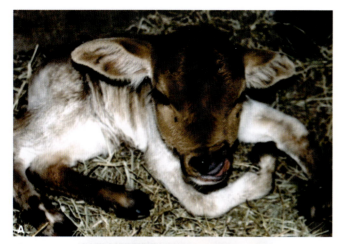

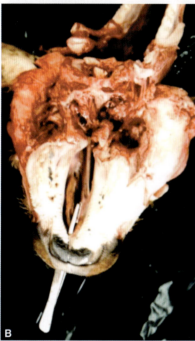

Figura 5.16 Defeitos congênitos. **A.** Bezerro com fenda palatina (palatósquise). Observar pinça demonstrando a alteração (**B**). Ocorre como afecção isolada ou em associação a outras afecções (artrogripose). O animal apresenta extravasamento de leite pelas narinas, uni ou bilateralmente, após a mamada, risco de pneumonia aspirativa e desnutrição.

por mecônio é a causa mais frequente de cólicas (Figura 5.17); costuma ocorrer em animais machos devido ao menor diâmetro da pelve. Grande parte dos potros elimina o mecônio dentro de 48 h após o nascimento. É preciso recordar que os potros possuem menor limiar de dor quando comparados aos equinos adultos, exibindo sinais de algia abdominal mais rapidamente do que os últimos. Os sinais clínicos da compactação por mecônio incluem diminuição ou ausência da eliminação do mecônio, atitude ou esforço para defecar, frequentes contrações da cauda, distensão abdominal, agitação que progride para depressão, rolamento, e diminuição da atividade e sugação. Em bezerros, a eliminação se faz nas primeiras 24 h p.n. Para avaliar se houve a eliminação completa do mecônio, realiza-se o exame digital, introduzindo o dedo protegido (luvas de procedimento) no reto do animal, a fim de verificar se há conteúdo escuro e pegajoso, aspecto típico de mecônio. Muitas vezes, não é possível realizar o exame digital devido

à inexistência do orifício anal – atresia anal (Figura 5.18) – justificando a não eliminação de mecônio. Para completar a avaliação do sistema digestório, recomenda-se, quando possível, a realização de radiografia e ultrassonografia abdominais.

A digestão dos animais lactentes ruminantes assemelha-se à dos animais monogástricos. O abomaso é o principal órgão digestivo funcional em animais ruminantes recém-nascidos e assemelha-se ao estômago dos animais monogástricos, tendo função de realizar digestão química e enzimática.

Esses animais dispõem de sulco ou goteira reticular ou esofágica, que é constituída de duas pregas que, com o fechamento, formam um tubo ou canal que se estende desde a cárdia até o abomaso, evitando que a alimentação líquida, quando ingerida, passe pelo compartimento ruminal e sofra a degradação microbiana. O fechamento da goteira é ato reflexo com impulsos eferentes advindos do tronco cerebral por meio do nervo vago e de estímulos aferentes que nascem centralmente e na faringe. O estímulo central é desencadeado pela simples percepção do ato de mamar (visualização da mãe ou da mamadeira), enquanto o faringiano ocorre quando a dieta líquida entra em contato com os receptores existentes em região faríngea. No entanto, para que ocorra o adequado fechamento da goteira, é necessário: (1) que a dieta líquida (p. ex., leite) seja ingerida voluntária e tranquilamente pelo animal; e (2) que tal dieta não esteja fria ou estragada, com odor e/ou sabor alterados.

Um modo de indigestão em bezerros lactentes, devido à falha de formação da goteira, é conhecido como "bebedor ruminal" ou *ruminal drinker*. Ocorre, mais comumente, em animais com até 6 semanas de vida e, mais raramente, em animais mais velhos, resultando em quadro de indigestão por putrefação do conteúdo no compartimento ruminal, pois o alimento não chega ao abomaso, permanecendo no rúmen, ou passa mais tardiamente para o abomaso.

As alterações entéricas são as principais causas de morbidade digestória em animais recém-nascidos ruminantes ou equídeos. Na criação de bezerros, nenhum problema é mais comum que a diarreia; ressalta-se que a diarreia não é simplesmente uma doença, mas um complexo patológico que caracteriza uma síndrome, tendo, em geral, etiologia multifatorial. O correto e imediato diagnóstico das enfermidades entéricas é justificado por um ou mais dos seguintes motivos:

- Instituir um programa de medicina preventiva contra determinado agente específico
- Determinar a sensibilidade da bactéria patogênica a determinado agente antimicrobiano
- Estabelecer o potencial risco zoonótico de um agente
- Convencer o produtor de que o problema efetivamente existe.

Em potros, bezerros, cabritos e cordeiros, a origem da diarreia é de etiopatogenia complexa. Numerosas doenças entéricas resultam em diarreia e envolvem não somente o animal, mas também o meio ambiente, a conduta nutricional e, por fim, os agentes infecciosos. A morte por desidratação e/ou acidose tende a ser um desenlace frequente em grande parte dos casos. Por tal razão, a avaliação da intensidade da desidratação e da acidose metabólica em geral é prioritária para salvar a vida do recém-nascido, de início colocando-se em segundo plano a determinação da etiologia da diarreia. Por que algumas propriedades apresentam problemas com diarreia, enquanto outras não? É óbvio que todas contêm inúmeros patógenos comuns, e a maioria não causa ou causará qualquer problema entérico se o animal estiver em perfeitas condições de saúde. A maior ou menor ocorrência de casos de

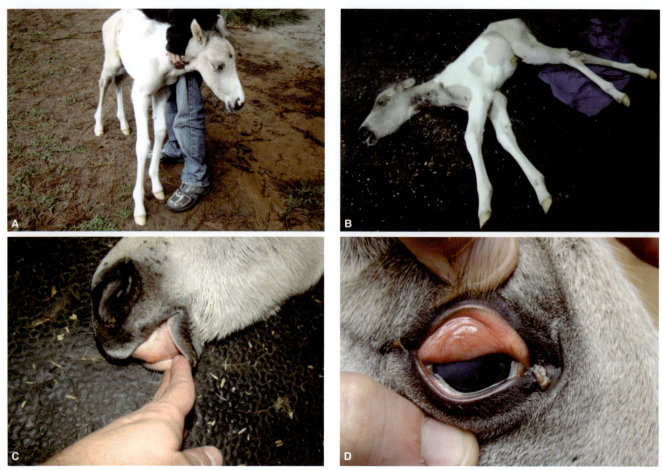

Figura 5.17 Potro com retenção de mecônio. Observar depressão (**A** e **B**) e alterações de coloração das mucosas bucal (**C**) e oculopalpebrais (**D**). (Imagens: Luiz Cláudio N. Mendes.)

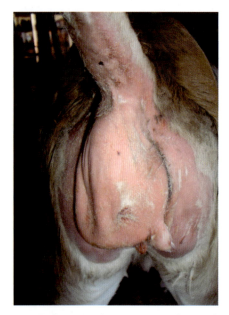

Figura 5.18 Defeitos congênitos: atresia anal em um bezerro.

diarreia não depende do que as fazendas têm em comum, mas do seu diferencial, ou seja:

- Realmente apresentam estrutura que facilite o manejo dos animais recém-nascidos
- Dispõem de pessoas capacitadas
- Detêm programa nutricional compatível
- Adotam medidas preventivas de manejo eficazes e protocolo de tratamento adequado.

Essas, certamente, terão menor número de animais recém-nascidos problemáticos.

A determinação da categoria etária, do manejo alimentar e das características das fezes, associadas ao exame físico do paciente, torna-se crucial no estabelecimento do diagnóstico. Contudo, o diagnóstico etiológico definitivo das enterites neonatais infecciosas é, em geral, difícil, pois a maioria dos agentes causais é encontrada em animais sadios, isto é, que não apresentam diarreia. Na maioria das vezes, pode ocorrer associação entre os agentes.

Sistema cardiovascular ou circulatório

As doenças cardíacas congênitas são raras em animais pecuários, porém, quando presentes, promovem prejuízos econômicos consideráveis em decorrência da dificuldade de diagnóstico, caso persista a enfermidade no rebanho. As doenças cardíacas congênitas são passíveis de resultar em sobrecarga de pressão e volume em uma ou mais câmaras cardíacas. Em geral, em comparação com o ventrículo direito, o esquerdo costuma tolerar melhor a pressão. A existência de anomalia cardíaca pode promover o desvio do sangue da circulação pulmonar para a circulação sistêmica, além da mistura do sangue arterial e venoso via forame oval aberto, causando anoxia, dispneia intensa e cianose. Esses sintomas serão mais característicos quanto maior for o desvio do sangue.

Os ruídos cardíacos apresentam menor significado clínico durante o período de vida do recém-nascido do que em qualquer outra época de existência do animal, visto que casos considerados graves não são identificados à auscultação pelo não desenvolvimento de sopros cardíacos, por exemplo. Por outro lado, o processo fisiológico de oclusão do ducto arterioso mostra-se facilmente audível e preocupante, induzindo a erros. Em casos de ducto arterioso persistente (DAP), há manutenção da comunicação entre a artéria pulmonar e a aorta, sendo o sangue destinado aos pulmões desviado, em grande parte, da artéria pulmonar para a aorta. Suspeita-se de DAP ao se auscultar murmúrio muito agudo e contínuo, frequentemente denominado "murmúrio de máquina", por causa de sua intensidade alternada.

Em recém-nascidos ruminantes e equídeos, o problema cardíaco mais comum é o defeito septal ventricular (DSV). A causa dessa enfermidade é desconhecida; contudo, foi relatada como problema hereditário em bovinos das raças Limousin e Hereford, e em ovinos, como herança de característica autossômica recessiva. Caracteriza-se por uma abertura na porção do septo ventricular, que separa o ventrículo direito do esquerdo, geralmente afetando a porção membranosa do septo, logo ao lado da aorta, promovendo comunicação livre do sangue entre os dois ventrículos cardíacos, no lado esquerdo, e na crista supraventricular da parede muscular, no lado direito. A maior intensidade do ruído anormal ocorre ao fim da sístole, geralmente no lado direito, entre os terceiro e quarto espaços intercostais (EIC), mas a intensidade costuma ser igual do lado esquerdo, denotando maior gravidade do caso. Como consequência, o animal apresenta relutância em se exercitar, comprometimento do crescimento, dispneia, taquicardia, cianose, sopro e frêmito cardíaco. O defeito do septo ventricular é factível de se manifestar associado a outras alterações cardíacas, como desvio da aorta para o lado direito, persistência do ducto arterioso, persistência do forame oval, anomalias das válvulas tricúspide e pulmonar. A alteração cardíaca pode ocorrer ainda associada a outras alterações congênitas, como atresia anal ou vulvar, hipoplasia do clitóris, defeitos no palato, hidrocefalia e fístula retovaginal, agenesia de cauda, microftalmia ou anoftalmia. Os murmúrios cardíacos de animais jovens com DSV intenso são, muitas vezes, confundidos com ducto arterioso persistente; contudo, não apresentam o "murmúrio de máquina".

A tetralogia de Fallot caracteriza-se por origem biventricular (superposição) da aorta, defeito septal ventricular, hipertrofia do ventrículo direito e obstrução do fluxo arterial pulmonar. Quando ocorre também um defeito septal atrial, denomina-se pentalogia de Fallot e os indícios clínicos mais frequentes são a cianose e a dispneia; é audível alto murmúrio holossistólico, que está associado a frêmito.

Além disso, é necessário avaliar se há arritmias cardíacas por meio da auscultação. As arritmias primárias são causadas por problemas cardíacos (miocardite, alteração valvar, anormalidades do sistema de condução do estímulo nervoso e pericardite). As arritmias secundárias são causadas por condições, como:

- Excitação
- Febre
- Desequilíbrios eletrolíticos
- Problemas gastrointestinais
- Toxemia.

As arritmias costumam ocorrer por alteração sistêmica de líquidos e eletrólitos que acompanha a maioria das enterites infecciosas.

Você sabia?

- As fêmeas bovinas podem começar a sentir atração por filhotes alheios pouco antes do próprio parto. É muito comum encontrar vacas que estão na fase que antecede o parto se aproximando de bezerros recém-nascidos e exibindo comportamentos agressivos em relação às mães biológicas.
- Há, ainda, a condição de vacas que pariram natimortos e, mesmo assim, despendem tempo cuidando deles.
- Esses exemplos evidenciam os efeitos dos hormônios no desencadeamento do comportamento materno.

Sistema respiratório

O sistema respiratório compreende uma porção condutora do ar – a qual é formada pelas fossas nasais, nasofaringe, laringe, traqueia, brônquios e bronquíolos –, incorporada à porção respiratória, com terminações da árvore brônquica e parênquima pulmonar, por meio de uma pequena porção tecidual, denominada "transição". Nas diversas espécies mamíferas, o desenvolvimento dos pulmões é fenômeno complexo e contínuo, que engloba a maturação e o crescimento pulmonar, com início precoce durante a gestação e conclusão somente na vida extrauterina.

O exame do sistema respiratório do recém-nascido é realizado verificando-se, inicialmente, se existe secreção nasal acastanhada/esverdeada, considerando-a como indício de aspiração de mecônio. A palpação do tórax do animal também deve ser feita, na tentativa de verificar fraturas de costelas, principalmente quando nascidos de partos laboriosos. A avaliação do padrão respiratório é realizada antes de qualquer tipo de manipulação, com o examinador permanecendo, de preferência, a certa distância, bem como olhando o animal de cima para baixo. Os ruídos respiratórios são mais facilmente audíveis em recém-nascidos que em animais adultos, caracterizando a chamada respiração pueril; no entanto, sua intensidade não apresenta correlação confiável com a gravidade do processo pulmonar, uma vez que animais com pequena anormalidade auscultatória podem ser portadores de doença respiratória grave, e vice-versa.

A taquipneia é observada em animais nascidos de partos eutócicos e a termo, pois, durante a fase de nascimento, existe compressão de vasos umbilicais e, consequentemente, baixo suprimento de oxigênio. Contudo, é de caráter transitório, e sua causa se deve à hipoxemia e à hipercapnia associadas ao processo de parto e à absorção de líquido pulmonar. Dessa maneira, os recém-nascidos saudáveis sofrem acidose fisiológica discreta após o nascimento. No entanto, movimentos respiratórios rápidos, acompanhados de dilatação de narinas e abertura da boca para respirar (dispneia), são sugestivos de envolvimento pulmonar primário.

A asfixia do recém-nascido (acidose neonatal) é um complexo patológico que acomete neonatos, principalmente bezerros, e que tem a sua origem já no meio intrauterino ou durante o processo do parto, quando o feto tem passagem muito demorada para o meio extrauterino ou devido à imaturidade pulmonar em nascimentos prematuros. Pode ser definida como a dificuldade respiratória do recém-nascido que ocorre imediatamente ao parto (asfixia precoce) ou que se desenvolve no decorrer da primeira hora de vida (asfixia tardia).

As causas mais frequentes no desencadeamento da doença são relacionadas com problemas do parto, originados pela sua duração e pelo tamanho do feto. O prolongamento das fases de abertura da cérvix e a dilatação das vias fetais durante a parturição, associados às contrações excessivas do útero e à retirada do feto com intervenções obstétricas – com o emprego de força exagerada durante longo período –, induzem à diminuição das trocas entre mãe e feto, no nível uteroplacentário, resultando na diminuição das taxas de oxigênio (O_2) e no aumento do dióxido de carbono (CO_2) no sangue e nos tecidos fetais. O excesso de CO_2 determina acidose respiratória. A deficiência de O_2 e a sobrecarga de CO_2 promovem reação fetal com o objetivo de economizar o O_2 circulante, por meio da diminuição do aporte de sangue a órgãos considerados não vitais (pulmões, rins, fígado, estômagos, intestinos, musculatura, pele) e maior irrigação dos órgãos vitais (coração, cérebro e adrenais). Nos órgãos e tecidos com insuficiência de O_2, a energia passa a ser produzida por glicólise anaeróbia, com produção e acúmulo de ácido láctico no sistema orgânico, intensificando-se a acidose, agora com um componente metabólico, ou seja, acidose mista. No entanto, a compensação pela economia de O_2 é passageira. Com a persistência da acidose, há o bloqueio da atividade enzimática, bem como o esgotamento das reservas de carboidratos, estabelecendo-se lesões orgânicas de variada extensão, que culminam com o quadro clínico de asfixia precoce dos recém-nascidos, ou com a morte do feto, ainda no útero, ou do bezerro, imediatamente após o nascimento.

Adicionalmente, nos casos de asfixia intrauterina, é possível verificar a eliminação de mecônio (que altera a cor dos líquidos fetais ou tinge a pele do bezerro) e o aumento da frequência respiratória, com aspiração dos líquidos fetais.

Reynolds, em 1930, descreveu a síndrome da asfixia no período perinatal pela primeira vez em potros como "distúrbios de conduta", que incluíam vocalizações semelhantes a latidos, deambulação sem destino, contrações tônico-clônicas e inanição. Em 1968, Rossdale usou o termo *síndrome do mau ajustamento neonatal* para caracterizar potros com alterações comportamentais e disfunção nos processos de adaptação requeridos à sobrevivência. Atualmente, o termo usado é *síndrome da asfixia perinatal*, que inclui a consideração dos danos renais, gastrointestinais, cardiopulmonares e endócrinos, assim como os danos neurológicos decorrentes. A etiologia da síndrome é a asfixia por diminuição da disponibilidade de oxigênio para as células, em geral, como resultado da combinação de hipoxemia e isquemia, que acomete alguns potros no período próximo ao parto. A síndrome de insuficiência respiratória de recém-nascidos é diferenciada pela ocorrência de taquipneia, dispneia e ruídos pulmonares anormais, na ausência de murmúrios cardíacos adventícios.

Em cordeiros, a hipoxia grave durante o parto causa morte logo após o nascimento; nos que sobrevivem, há maior risco de ocorrer acidose metabólica e diminuição da capacidade de produção de calor (termogênese), o que levará à hipotermia. Em cordeiros, tal hipotermia pode ser agravada pelo desenvolvimento de hipoglicemia, pois estes animais encontram-se debilitados e inapetentes. A hipoxia fetal está relacionada com descolamento placentário precoce, edema de placenta, placentite, hidropisia dos anexos fetais e gestações gemelares. A realização da hemogasometria, que estabelece valores de pH, gases sanguíneos e componentes que avaliam o equilíbrio ácido-básico, é ferramenta importante no reconhecimento da acidose respiratória e/ou metabólica (Figura 5.19). Pacientes críticos carecem de cuidados intensivos (Figuras 5.20 e 5.21).

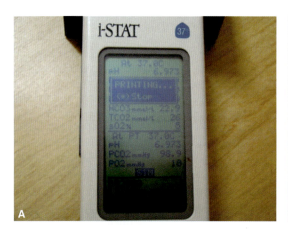
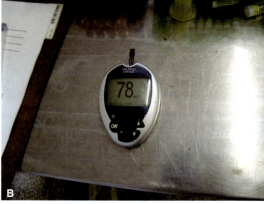

Figura 5.19 A. Avaliação hemogasométrica para diagnóstico de asfixia neonatal. **B.** Determinação da glicemia sanguínea de recém-nascido.

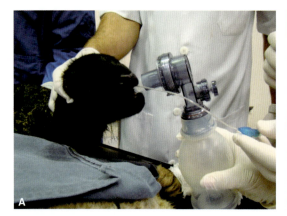
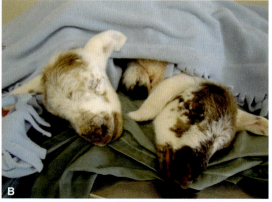

Figura 5.20 Oxigenoterapia (**A**) e aquecimento (**B**) de cordeiros.

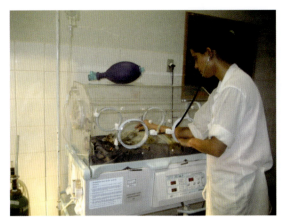 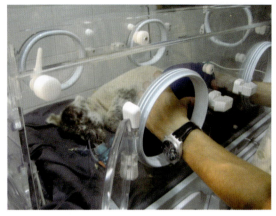

Figura 5.21 Monitoramento de cordeiro, com elevado risco de óbito, em incubadora.

A pneumonia por aspiração é comum em recém-nascidos com menos de 1 semana de vida, por erros de manejo alimentar (sondagens inadequadas, uso de bicos de mamadeira com furos grandes ou muitos furos, "garrafadas"). A ocorrência de atelectasia é relativamente frequente em animais não nascidos a termo, por imaturidade pulmonar, dificultando a eliminação de fluido dos pulmões e a chegada ou aporte adequado de oxigênio.

 Você sabia?

- O tempo que o bezerro leva para ficar de pé e localizar o úbere depende muito das ações da vaca, que podem acelerar, retardar ou obstruir o acesso aos tetos pelo bezerro. Por exemplo, surtos de lambidas muito intensas e deslocamentos da mãe para se manter em frente ao bezerro tendem a atrapalhá-lo. Por outro lado, ela consegue ajudá-lo se permanecer imóvel.

Sistema urogenital

O exame físico do sistema urogenital inclui a avaliação da genitália externa (visualização e palpação de escroto, prepúcio, pênis ou vulva e períneo). Os machos são examinados em busca de criptorquidismo, pseudo-hermafroditismo masculino e de outras anormalidades congênitas, como o desvio de pênis. Bezerros machos e fêmeas devem ser avaliados em busca de hermafroditismo. Em potras, a protrusão da vulva está relacionada com a ruptura do ureter e com o acúmulo de urina no espaço retroperitoneal. Em bezerras, são descritos defeitos congênitos como: aplasia ovariana, duplicação da cérvice em vacas Hereford, persistência do hímen e estenose retovaginal na raça Jersey. Se, em um parto gemelar, apenas um dos gêmeos for fêmea, há chance superior a 90% de esta apresentar hipoplasia dos órgãos sexuais femininos, sendo chamada de bezerra *free-martin* ou "maninha". Nesses casos, aconselha-se a introdução de pipeta de inseminação na vagina, para medir o comprimento vaginal, e este terá de 3 a 7 cm, quando o normal seria de 12 a 16 cm. Casos de hérnias escrotais e umbilicais também são observados no exame físico, além de tetos supranumerários.

Anomalias da uretra, congênitas ou adquiridas, são relativamente incomuns em todas as espécies animais. Esses defeitos já foram descritos em equinos e podem predispor às infecções do trato urinário. É rara a ocorrência de fístulas uretrorretais sem outras anormalidades congênitas e, em geral, associa-se às malformações do reto e do ânus, como atresia e agenesia anal.

Região umbilical

Durante toda a vida fetal, o cordão umbilical é a via de comunicação entre o feto e a mãe, sendo constituído por três estruturas anatômicas e funcionais (uma – ou duas – veias, duas artérias e o úraco), as quais são envolvidas por material gelatinoso, denominado "geleia" ou "gelatina de Wharton" (Figura 5.22 A, B e C e Quadro 5.9). Esses vasos passam da cavidade abdominal para o ambiente externo, por meio de um anel epitelial (umbilical) que atravessa a musculatura abdominal. Na porção extra-abdominal, existem duas veias umbilicais que, ao penetrarem na cavidade abdominal, anastomosam-se, dirigindo-se, dorsocranialmente, ao fígado. Em sentido dorsocaudal, as artérias umbilicais se dirigem às artérias ilíacas, e o úraco, à bexiga.

Pelo cordão umbilical chega o sangue materno, rico em nutrientes e oxigênio. Por ele também são eliminados os metabólitos produzidos pelo feto. Ao contrário da circulação que se instala em animais pós-nascimento, a veia umbilical, no feto, transporta sangue rico em oxigênio proveniente da placenta. As artérias, por sua vez, transportam sangue com pouco oxigênio, e com produtos a serem eliminados, do feto para a placenta. As substâncias não aproveitáveis passam do sangue fetal para o materno, a fim de serem eliminadas pela mãe, por meio de fígado, rins e pulmões.

Contudo, logo após o nascimento, o umbigo perde totalmente sua função e involui rapidamente. Geralmente, em até 2 semanas, a(s) veia(s) e as artérias utilizadas na comunicação materno-fetal regridem (em média, por volta de 10 dias as estruturas umbilicais estarão externamente cicatrizadas), sendo imperceptíveis à palpação em condições de involução normal. Os vasos umbilicais ou são cortados pela mãe ou se rompem espontaneamente durante o nascimento. Os cotos arteriais retraem-se normalmente para o interior do abdome e transformam-se, lentamente, nos ligamentos redondos da bexiga. A(s) veia(s) umbilical(is) atrofia(m)-se e forma(m) o ligamento redondo do fígado. Paralelamente, os músculos dessa região também se fundem e o anel umbilical desaparece.

O exame físico dessa região é procedido pelos métodos semiológicos convencionais, incluindo: inspeção direta e indireta; palpação direta externa do umbigo e componentes externos do cordão umbilical, e bimanual do abdome para avaliação dos componentes umbilicais internos; auscultação e punção exploratória. A inspeção permite observação de aumentos de volume e outros sinais cardeais de inflamação local (onfalite e hérnia), exsudatos com aglutinação de pelos

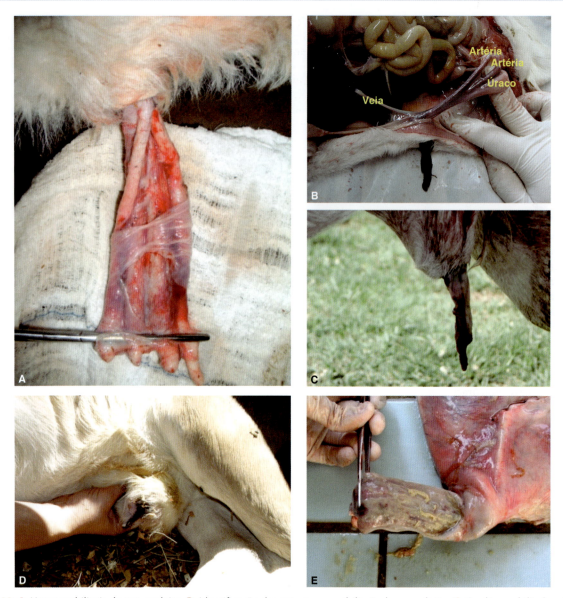

Figura 5.22 A. Vasos umbilicais de um cordeiro. **B.** Identificação das estruturas umbilicais de um cabrito. **C.** Cordão umbilical após ruptura espontânea. **D.** Aumento de volume na região umbilical (onfalite) de um bezerro. **E.** Onfalite supurativa.

Quadro 5.9 Estruturas do cordão umbilical.

- Duas artérias
- Uma veia (alguns recém-nascidos podem ter duas até o 10º dia)
- Canal do úraco (parte média do alantoide, que se estende da bexiga ao umbigo)
- Gelatina de Wharton (tecido mucoso que reveste e serve de proteção aos vasos)

do umbigo ou saída de urina nos casos de persistência do úraco. A palpação externa permite verificar sensibilidade, variações de consistência (pastosa – edema; flutuante – abscesso ou de conteúdo de saco herniário; firme – fibrosamento). A palpação abdominal bimanual é mais bem realizada com a aproximação dos quatro membros do neonato, o que possibilita maior relaxamento da parede abdominal e melhor percepção dos componentes umbilicais internos. Essa palpação visa constatar a involução normal desses componentes, que, em até 2 semanas, não são mais percebidos, ou alterações decorrentes de inflamações que se caracterizam pelo espessamento da parede, sendo, nesses casos, palpados como cordões com diâmetro variado, apresentando ou não abscessos em seus trajetos. Essa modalidade de palpação inicia-se na base de inserção do umbigo no abdome, no sentido ventrodorsocranial, em direção ao fígado, para verificar o acometimento da veia umbilical – onfaloflebite –, e no sentido ventrodorsocaudal, direcionado para as artérias ilíacas ou vesícula urinária, respectivamente para acometimentos da(s) artéria(s) umbilical(is) – onfaloarterite(s) –, ou do úraco – onfalouraquite. A auscultação é útil na avaliação do conteúdo do saco herniário com constatação de borborigmos do abomaso ou de alças intestinais. A punção exploratória é interessante visando à confirmação de conteúdo purulento em casos de abscessos, como visto na onfalite apostematosa. A inspeção indireta é realizada por meio de ultrassonografia, que permite avaliação mais precisa e detalhada e que, quando associada à palpação bimanual, possibilita a detecção de cerca de 18% a mais de casos de problemas umbilicais internos, além de fornecer informações que darão maior eficiência ao tratamento a ser realizado. Recorre-se, ainda, ao exame radiológico contrastado nos casos de persistência do úraco.

As inflamações/infecções representam o problema umbilical mais frequente nos recém-nascidos, instalando-se durante ou imediatamente após o nascimento. Nesse período, se as estruturas umbilicais entrarem em contato com estábulos sujos, fezes, mãos contaminadas, entre outros, poderão ocorrer processos inflamatórios na região umbilical, com ou sem complicações.

Em partos normais, a ruptura umbilical ocorre a certa distância da parede abdominal, enquanto nas distocias o rompimento do cordão é bem rente à parede, determinando que menor porção do umbigo permaneça como segmento externo, com maior exposição dos componentes umbilicais internos e maior acúmulo de líquidos, que funcionam como meio de cultura para patógenos.

As condições que favorecem a penetração e/ou multiplicação de microrganismos (Figura 5.22 D) são:

- Manuseio do umbigo por pessoas leigas ou descuidadas
- Puxadas ou lambidas bruscas de outros animais
- Ligadura inadequada
- Traumatismos que levem o cordão umbilical a ficar vulnerável, devido à hiperemia e/ou à hemorragia
- Rompimento muito próximo da parede abdominal
- Coágulos de sangue de maior tamanho no interior dos vasos do umbigo.

A onfalite é definida como o processo inflamatório pós-natal, excepcionalmente intrauterino, da pele e do tecido perivascular e/ou de um ou dos vários componentes constituintes do cordão umbilical (vasos e/ou úraco). Sua importância em medicina veterinária se deve a dois fatores principais, a saber: (1) elevada incidência e (2) evolução insatisfatória (em virtude das suas complicações, que conduzem o animal a óbito quando não avaliadas e combatidas adequadamente).

O processo pode estar restrito basicamente à pele do umbigo (onfalite simples), quando são observados sinais de inflamação aguda (p. ex., aumento de volume, calor, rubor e sensibilidade), acompanhados de exsudato seroso ou purulento, nos casos de onfalite apostematosa com aumento de volume circunscrito de consistência flutuante. Além disso, é provável ocorrer inflamação da veia e/ou de artérias umbilicais ou do úraco, os quais tornam-se afetados de maneira difusa e ascendente; e, à palpação bimanual abdominal medioventral, é possível notar a existência de cordões intra-abdominais, espessados e sensíveis, em direção craniodorsal (onfaloflebite) ou caudodorsal (onfaloarterite ou uraquite). Taxas maiores de onfalopatias (com estruturas umbilicais volumosas) têm sido relatadas em animais nascidos de FIV e clonados devido a defeitos da angiogênese e da retração do cordão umbilical.

Nos casos complicados, quando há envolvimento da articulação (artrite ou poliartrite séptica), o animal apresentará, além de claudicação, depressão, relutância em se mover e articulações com volume e temperatura aumentados. As articulações mais frequentemente afetadas são as carpianas, tarsianas, femorotibiopatelares e metacarpofalangianas. Nos animais com onfaloflebite, podem ocorrer, por infecção ascendente, abscessos no fígado (hepatite apostematosa) que determinarão depressão com toxemia crônica, perda de peso e febre, com possibilidade de o animal vir a óbito.

As manifestações da septicemia são inespecíficas e dependem do estágio do processo e dos órgãos acometidos. No início, é possível observar letargia com febre e reflexo de sucção deficiente; também outros sintomas frequentemente encontram-se presentes, como convulsão (meningite, encefalite), angústia respiratória, uveíte, abscessos subcutâneos e artrite séptica. A anormalidade mais comum no umbigo de potrinhos é o úraco pérvio, cuja causa pode ser congênita ou adquirida. A oclusão funcional do úraco é imediata ao nascimento e se faz com a ruptura do cordão umbilical. A *persistência do úraco* (Figura 5.23) é uma complicação comum nos casos de comprometimento da região umbilical. O úraco é um pequeno canal pelo qual a urina fetal é conduzida para a cavidade alantoideana, formando, assim, o líquido alantoideano. A patência do úraco faz com que haja a eliminação anormal de urina através do umbigo (mais evidente em fêmeas). Uma complicação comum à persistência do úraco é o desenvolvimento de cistite por infecção ascendente, acompanhada de disúria e/ou polaquiúria.

Com a ocorrência de onfalopatias, um ponto fundamental a ser analisado é o tratamento adequado para a profilaxia e cura do umbigo, pois o uso de soluções antissépticas muito concentradas ou diluídas, sujas ou contaminadas, e de produtos inadequados e/ou mal aplicados, é capaz de promover inflamação ou de o umbigo tornar-se mais suscetível a infecções.

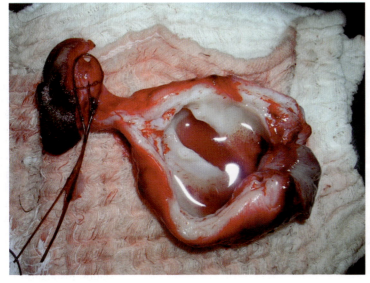
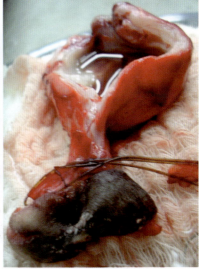

Figura 5.23 Persistência de úraco. (Imagens: Rodrigo Yanaka.)

Você sabia?

- Um estudo demonstrou que bezerros jovens que viviam sozinhos não apresentavam desempenho tão bom em testes cognitivos como vacas que viviam com outras vacas.
- Bezerros, assim como crianças, adoram brincar. Gostam de sair em disparada pelo pasto, dar pulos, divertir-se com outros da mesma idade, dar coices em seres invisíveis, cabeçadas nos amiguinhos e correrem juntos. Como normalmente são filhos únicos, fazem dos amigos seus irmãos e já começam ali a estabelecer o início de seus fortes círculos sociais.

Sistema musculoesquelético

Alterações na embriogênese têm capacidade de produzir anomalias na estrutura ou na função dos tecidos e órgãos, verificadas ao nascimento. Esses defeitos congênitos mostram-se ser de origem genética ou ambiental, ser parte de múltiplos defeitos congênitos (Figuras 5.24 e 5.25), ou não se apresentar com causa esclarecida. As malformações dos membros variam desde a ausência de um único elemento do esqueleto até ausência parcial ou completa de um membro. Apesar de essas malformações ocorrerem isoladamente, costumam estar associadas a anomalias do desenvolvimento de outros sistemas. Os defeitos mais comumente observados são ausência (parcial ou total) do membro (agenesias), hipoplasias dos tecidos ósseos e polidactilia (formação de dígitos supranumerários). Desse modo, o sistema musculoesquelético deve ser avaliado cuidadosamente. Todos os membros precisam ser examinados em busca de contratura ou frouxidão de tendões/ligamentos e de deformidades angulares, embora grande parte das deformidades de grau leve a moderado tenha correção natural em poucos dias.

A amplitude de movimentos passivos das articulações é examinada com o intuito de constatar prematuridade; se houver suspeita, recomenda-se a realização de radiografias das regiões carpiana e tarsiana, a fim de averiguar o grau de ossificação.

Qualquer região mais quente ou com aumento de volume e de sensibilidade ao redor das articulações necessita ser cuidadosamente avaliada. Toda a coluna vertebral é avaliada com o intuito de encontrar desvios (escoliose, cifose, lordose), além de outras malformações, como artrogripose, polidactilia, luxação de patela e, ainda, ruptura do tendão extensor digital comum e deformidades angulares em potros. A maioria dos potros apresenta o carpo *valgus* de grau discreto, com desvio menor que 15°, que, em geral, se corrige espontaneamente durante as primeiras semanas de vida, conforme o animal cresce e a caixa torácica se expande.

Animais prematuros podem permanecer longos períodos em decúbito devido à ossificação incompleta, levando ao aparecimento de pneumonias e escaras de decúbito. O exame físico específico também é induzido a buscar possíveis traumatismos decorrentes do parto, mais comumente fraturas de costela, ossos longos e mandíbula, além de lesões no plexo braquial, cabeça e língua (edemaciada), devido à excessiva tração ou compressão no canal pélvico. Em geral, as fraturas são identificáveis em casos de instabilidade da estação ou locomoção; caso contrário, são achados radiográficos.

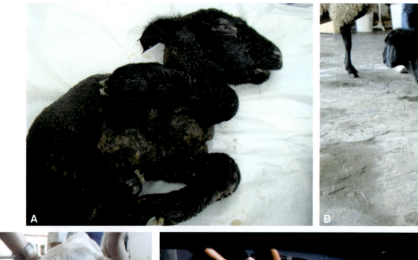
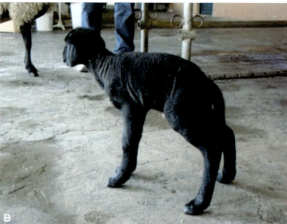
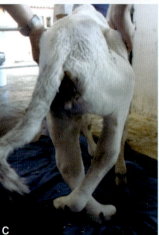
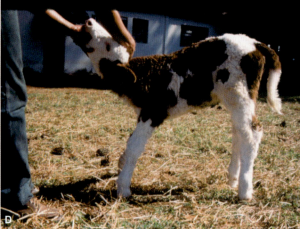
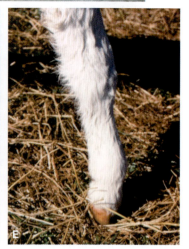

Figura 5.24 Defeitos congênitos em membros. (Imagens: **A** e **B.** Fernanda Bovino; **C.** Flávia de Almeida Lucas; **D** e **E.** Juliana R. Peiró.)

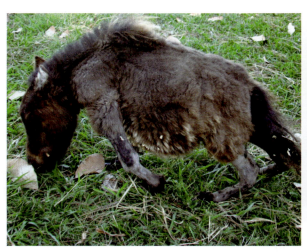
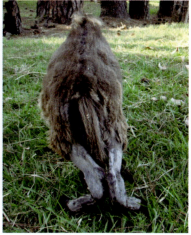

Figura 5.25 Defeitos congênitos em membros de um *mini-horse*. (Imagens: Juliana R. Peiró.)

Você sabia?

- O potro pode mamar até 60 vezes ao dia; e a égua produz até 20 ℓ de leite diariamente.
- Os potros conseguem ficar em posição quadrupedal por apenas 2 h após o nascimento.

Sistema nervoso

Para avaliar um problema que possivelmente esteja acometendo o sistema nervoso (SN) dos recém-nascidos, é necessária, inicialmente, a realização de minuciosa anamnese e de exames físico geral e neurológico adequados, para verificar se o sistema nervoso encontra-se ou não primariamente afetado. Em caso positivo, a localização da origem das alterações é ferramenta fundamental para o diagnóstico presuntivo e para o estabelecimento de terapia apropriada ao caso. Na anamnese, investiga-se o início dos sinais clínicos, a evolução, os tratamentos realizados, a ocorrência de doenças anteriores, a morbidade, a mortalidade, o ambiente e o tratamento dos animais. Quanto ao início e à progressão das alterações clínicas, é possível estabelecer algumas correlações com as diferentes enfermidades:

- *Quadros agudos não progressivos*, associados às enfermidades traumáticas e vasculares
- *Quadros agudos e progressivos simétricos*, associados às enfermidades metabólicas e nutricionais
- *Quadros agudos progressivos e assimétricos*, associados às enfermidades inflamatórias (infecções), degenerativas e neoplásicas.

Alterações congênitas e familiares são mais comuns nos animais de raça pura ao nascimento ou ao longo dos primeiros meses de vida. A *anencefalia* caracteriza a ausência de cérebro ao nascimento; apesar de rara, há descrição em bezerros. As manifestações incluem letargia profunda, cabeça achatada e cegueira com reflexos pupilares normais. O crânio é examinado em busca de excessivo abaulamento frontal e/ou de assimetria. Um abaulamento frontal leve é mais sugestivo de crescimento intrauterino retardado do que hidrocefalia (ver outras alterações no Quadro 5.10).

Na avaliação do animal recém-nascido, é muito importante avaliar:

- Comportamento
- Nível de consciência
- Postura e movimentos
- Pares de nervos cranianos

Quadro 5.10 Algumas alterações congênitas de animais recém-nascidos ruminantes e equídeos.

Glossário	Considerações
Exencefalia	Cérebro exposto por defeito na calota craniana (crânio bífido)
Hidranencefalia	Perda de tecido cortical cerebral, geralmente com conformação normal do crânio. É possível notar letargia, andar em círculo, cegueira
Hidrocefalia	Aumento de volume do líquido cefalorraquidiano de origem congênita ou adquirida (nascimentos laboriosos). É possível constatar depressão, sonolência, mugidos contínuos, falta de relação com o ambiente e, ocasionalmente, não se mantêm em estação. Há aumento de volume do cérebro e do crânio
Hipoplasia cerebelar	Caracterizado pela diminuição da taxa de proliferação celular do cerebelo, tornando-o menor e menos pesado que o normal e/ou por alteração em determinada área do cerebelo. Não é progressiva. Observam-se hipermetria e perda de equilíbrio. As manifestações aparecem ao nascimento e são estáveis. Frequentemente, é causada pela infecção do feto (p. ex., vírus da diarreia viral bovina)
Abiotrofia cerebelar	É a degeneração precoce e progressiva das células de Purkinje. Ocorrem hipermetria, perda de equilíbrio e ataques convulsivos. Costuma ser hereditária

- Reações posturais
- Quando possível, realizar exame dos reflexos espinais.

É importante estar atento às alterações de origem infecciosa (Figura 5.26). A meningite bacteriana ocorre em animais recém-nascidos e está associada à imunodepressão, que pode ser causada por ingestão inadequada de colostro ou por infecção pelo vírus da diarreia viral bovina ou por outros agentes infecciosos. As manifestações clínicas caracterizam-se por febre, depressão ou hiperestesia, opistótono com rigidez da musculatura cervical, caracterizada pela dificuldade em flexioná-la, acompanhada, ocasionalmente, de convulsões, em resposta aos estímulos auditivos.

As anormalidades comportamentais costumam estar associadas às lesões cerebrais. Dentre os comportamentos considerados anormais, destacam-se:

- Vocalização anormal
- Não reconhecimento maternal
- Andar compulsivo
- Andar em círculos
- Apoio de cabeça contra obstáculos
- Mordedura em animais ou objetos inanimados
- Adoção de posturas bizarras.

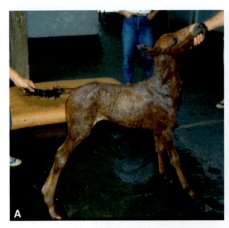 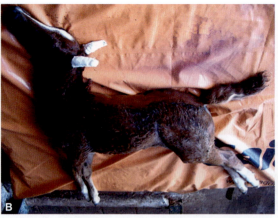 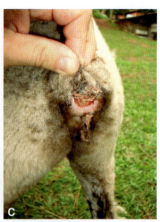

Figura 5.26 A e **B.** Enfermidade adquirida: potro com tétano. Observar rigidez de membros e opistótono. Pode ocorrer como consequência de afecções umbilicais. (Imagem **A.** Luiz Cláudio N. Mendes.) **C.** Cordeiro com tétano por caudectomia e/ou antissepsia inadequada(s).

Avaliar a posição da cabeça também é importante. O *head tilt* é um sinal indicativo de lesão vestibular, enquanto o *head pressing* manifesta-se em diversas encefalopatias que afetam a função cerebral como, por exemplo, traumatismo craniano. Após essas etapas, realiza-se a avaliação dos 12 pares de nervos cranianos (ver Capítulo 11, *Semiologia do Sistema Nervoso*, Seção B, *Ruminantes e Equídeos*). De maneira geral, são responsáveis pela olfação, visão, movimentação das orelhas, das pálpebras, dos lábios, da simetria e pelo tônus da musculatura da face e do pescoço, pela apreensão e mastigação de alimentos, pela movimentação da língua e deglutição. Se houver qualquer alteração dessas atividades, avalia-se minuciosamente a função de cada par de nervos cranianos.

O exame neurológico da coordenação motora da medula espinal deve ser feito sempre que for notada qualquer alteração durante a locomoção. Podem ser feitas as seguintes manobras: análise da postura (em estação ou em marcha), simetria de pescoço e tronco, andar em linha reta (provavelmente quando acompanha a mãe), andar em círculos abertos, andar em círculos fechados, palpação do pescoço e coluna dorsal, reflexo musculocutâneo, deslocamento lateral dos membros anteriores, observações de atrofias musculares, do tônus anal, da movimentação da cauda, da sensibilidade perineal, dentre outros.

Os reflexos espinais expressarão respostas perante a integridade de músculos, de seus nervos periféricos e dos respectivos segmentos medulares. A resposta é processada por neurônios motores superiores e inferiores. No Quadro 5.11, encontra-se o resumo dos segmentos medulares, nervos envolvidos e a resposta esperada para cada teste.

Conforme a suspeita clínica, é possível solicitar os seguintes exames complementares específicos:

- Radiografias
- Hemograma
- Bioquímica sérica
- Exame do líquido cefalorraquidiano
- Eletroneuromiografia
- Eletromiografia
- Neurorradiografia
- Mielografia
- Epidurografia
- Angiografia cerebral
- Cintilografia
- Tomografia computadorizada
- Ressonância magnética.

Quadro 5.11 Comportamento dos reflexos frente aos diferentes locais de lesão medular.

Lesão medular	Reflexo no MT	Reflexo no MP
C1-C5	Normo ou hiper-reflexia	Normo ou hiper-reflexia
C6-T2	Hipo ou arreflexia	Normo ou hiper-reflexia
T3-L3	Normorreflexia	Normo ou hiper-reflexia
L4-S2	Normorreflexia	Hipo ou arreflexia

MT = membro torácico; MP = membro pélvico.

Seção B

Cães e Gatos

Maria Lucia Gomes Lourenço

INTRODUÇÃO

A determinação do período neonatal é cercada de controvérsias, sendo possível defini-lo como o intervalo desde o nascimento até a queda do cordão umbilical ou até o momento em que o filhote abre as pálpebras. Alguns autores ainda acreditam que o filhote seja recém-nascido até o momento em que adquira competência imunológica. No entanto, a tendência atual é considerar o período neonatal como aquele em que o filhote ainda depende única e exclusivamente dos cuidados maternos para sua sobrevivência – sendo considerado, em média, pelos 30 primeiros dias de vida. Além disso, dentro desse período, os sistemas orgânicos estão em processo de amadurecimento anatomofisiológico, que, gradativamente, torna o filhote apto a sobreviver sem os cuidados maternos. O desenvolvimento do filhote ocorre nos primeiros 15 dias de vida, seguido por um período de transição (15 a 30 dias), de socialização (4 a 12 semanas) e juvenil (12 dias – até a puberdade).

Prats *et al.* (2004) afirmam que a neonatologia é um ramo da esquiminiatria veterinária (do grego *skimnos* = animal jovem; *iatros* = médico) que se dedica aos cuidados com o neonato, aos aspectos fisiológicos e às afecções neonatais propriamente ditas. Para o clínico de pequenos animais, as patologias neonatais representam grande desafio pelas consideráveis perdas (em torno de 20 a 30%), pela imaturidade fisiológica e imunológica (que torna o recém-nascido particularmente sensível ao ambiente, aos agentes infecciosos e parasitários) e pela ocorrência de sinais clínicos semelhantes, independentemente da afecção clínica presente.

De acordo com England (2010), o número de filhotes natimortos e de recém-nascidos que morrem logo após o nascimento é decepcionante quando comparado com dados em humanos e outras espécies. Relata-se que entre 6 e 33% de todos os filhotes são natimortos, seguido por taxas de mortalidade neonatal entre 6 e 11%. Algumas dessas mortes costumam ser atribuídas a fatores genéticos ou distocia e, por esse motivo, é difícil evitá-las. No entanto, práticas de manejo inadequadas ou deficientes resultam ou contribuem para a alta mortalidade e, portanto, poderiam ser evitadas. Conforme pesquisa realizada pela The Guide Dogs for the Blind Association [Associação de Cães-Guia para Cegos], do Reino Unido, em 1.342 nascimentos de cães-guia de cego, a mortalidade de filhotes, natimortos e neonatal (até 6 semanas) foi significativamente menor que os valores atualmente descritos, provavelmente como resultado de boas práticas de criação.

Os períodos críticos para a sobrevivência neonatal são representados por: (1) nascimento; (2) primeiras 24 h; (3) primeira semana de vida; e (4) desmame. A taxa de mortalidade neonatal para cada um desses períodos diminui à medida que o recém-nascido se desenvolve ao longo do tempo. Dentre as mortes, 75% ocorrem nas primeiras 3 semanas; 50%, nos primeiros 3 dias; e 65%, na primeira semana. Portanto, o período neonatal, dentre as diversas fases da vida de um animal, caracteriza-se pelo momento em que ocorrem maiores adaptações fisiológicas e perdas consideráveis. O neonato não deve ser visto apenas como um animal em menor escala corporal ("adulto em miniatura"); sua abordagem e manejo devem ser realizados sob a compreensão e apreciação de seu estado fisiológico único e as transições pelas quais ele passa durante esse período crítico de desenvolvimento (Quadro 5.12).

A investigação diagnóstica no paciente neonato envolve aspectos complexos (exame minucioso do filhote, juntamente com a mãe e a ninhada), de difícil manejo (dificuldade de manipulação, auscultação, palpação) e limitações impostas pelos exames complementares, como análises laboratoriais, diagnósticos por imagem, eletrocardiogramas, dentre outros (Figura 5.27).

Você sabia?

- Os gatos gostam de afofar – "amassar pão" – seus tutores porque se sentem confortáveis. Esse comportamento é uma lembrança de quando eram filhotes e faziam isso enquanto mamavam.
- O filhote canino é muito inteligente, consegue entender de 150 a 200 palavras; por isso, o treinamento de cães é tão importante. É por meio dele que os cães conseguem compreender exatamente o que o tutor deseja.

Quadro 5.12 Particularidades fisiológicas de cães e gatos neonatos.

Desenvolvimento do neonato	Idade (dias) Gato	Idade (dias) Cão
Queda do cordão umbilical	2 a 3	2 a 3
Resposta à luz	3 a 5	4 a 5
Abertura das pálpebras	8 a 12	12 a 15
Abertura das orelhas	12 a 15	12 a 17
Termorregulação (semelhante ao adulto)	45	28 a 30
Sono ativo	Nasc. a 25	Nasc. a 30
Sucção láctea	Nasc.	Nasc.
Controle voluntário micção/defecação	15 a 25	15 a 25
Desenvolvimento completo do pavilhão auricular	31	–
Resposta auditiva definitiva (orientação pelo som)	7 a 14	18 a 25
Localização espacial	10 a 26	18 a 25
Focalização visual	12	15
Manter-se em estação	12 a 16	15 a 18
Caminha bem, postura de adulto (alimenta-se sozinho)	25 a 30	30 a 35
Função renal semelhante ao adulto	50 a 60	55 a 60
Função hepática semelhante ao adulto	120 a 150	120 a 150
Perfil hematológico semelhante ao adulto	60	60

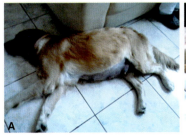 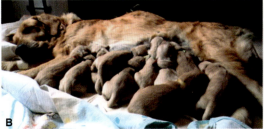 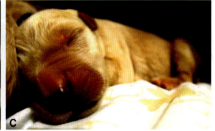

Figura 5.27 A. Gestante. **B.** Ninhada. **C.** Neonato.

ANAMNESE | HISTÓRIA CLÍNICA

É necessário obter a história clínica completa, investigando-se os diversos aspectos reprodutivos e gestacionais, a respeito do parto, da ninhada e, particularmente, do recém-nascido. Embora, às vezes, seja menosprezada, a história clínica associada ao exame físico do neonato é capaz de direcionar o clínico de pequenos animais às possibilidades diagnósticas. Em geral, a história pregressa do neonato é curta; portanto, o clínico deve ter em mente que a saúde, o histórico reprodutivo dos progenitores e o desenvolvimento da gestação e do parto influenciam sobremaneira a saúde fetal e, por conseguinte, a neonatal.

Saúde e histórico reprodutivo dos progenitores

Informações sobre a raça (algumas raças, em especial as braquicefálicas como Bulldog, são passíveis de apresentar problemas de distocia, sendo os animais muitas vezes encaminhados à cesariana), idade (fêmeas muito jovens ou idosas também são propensas à distocia, sendo que as mais idosas muitas vezes apresentam menores fecundidade e prolificidade), tamanho (progenitores machos muito grandes em relação ao tamanho da fêmea, originando fetos grandes que podem representar um risco de distocia fetal).

A saúde dos progenitores influencia não somente a fertilidade e a fecundidade, como também a gestação, a lactação e o bem-estar dos neonatos. É necessário investigar doenças pregressas, como fraturas pélvicas, diabetes e hipotireoidismo, ou até mesmo as infectocontagiosas, tumores ou outras, pois o desenvolvimento fetal pode ser afetado (neonatos acima ou abaixo do peso) ou ocorrer transmissão da doença durante a gestação ou ao progenitor no ato da cópula. É necessário abordar questões sobre problemas hereditários (p. ex., displasia coxofemoral, atrofia de retina, doença renal policística), alterações congênitas ou malformações e também aspectos comportamentais.

Os aspectos reprodutivos prévios dos progenitores, especialmente da fêmea, muitas vezes se refletem na saúde do neonato e devem ser também investigados. Fêmeas primíparas têm risco de apresentar dificuldades durante o parto (a inexperiência e o nervosismo podem acarretar morte dos neonatos); históricos de abortos, distocias, agalactia, mastite, malformações e canibalismo aumentam o risco de complicações em gestações subsequentes.

O conhecimento a respeito de tratamentos anteriores para cruzamentos indesejáveis e/ou fêmeas com disfunções reprodutivas prévias (piometra, brucelose ou herpesvirose) é fundamental, pois influenciam a viabilidade e a saúde neonatal.

Algumas questões pertinentes precisam ser feitas a respeito do macho reprodutor, como idade, tempo em que vem sendo utilizado como reprodutor, procedência, histórico reprodutivo, mortalidade em ninhadas anteriores, doenças pregressas e tamanho em relação à fêmea.

Quanto aos aspectos reprodutivos, as questões a serem investigadas durante a anamnese resumem-se em:

- Origem (canil, gatil, animais de companhia) e idade dos progenitores
- Antecedentes dos progenitores, particularmente a fêmea
- Descendentes de gestações anteriores
- Índice de prenhez

- Mudanças no manejo do animal
- Tratamentos médicos
- Vacinação e desverminação dos progenitores.

Aspectos sobre a gestação

É preciso abordar as informações pertinentes à gestação, por se tratar de uma fase determinante para a saúde neonatal.

A nutrição da fêmea gestante consiste no fornecimento de dieta equilibrada e de boa qualidade durante a gestação, minimizando a necessidade de suplementações minerais, proteicas ou até mesmo energéticas. O aumento da ingestão calórica na cadela ocorre somente no último terço da gestação, sendo o acréscimo precoce de nutrientes ou da quantidade de alimento fornecido, logo ao início da gestação, algo indesejável e não isento de complicações. Excesso de proteína dietética é incriminado na síndrome do filhote nadador e dietas excessivamente ricas podem induzir à obesidade fetal e materna, acarretando problemas durante o parto. Por outro lado, a desnutrição materna durante essa fase influencia o desenvolvimento e o crescimento fetal, a deflagração do trabalho de parto e a lactação, além do nascimento de filhotes fracos, abaixo do peso corporal ideal e hipoglicêmicos.

A utilização de fármacos durante a gestação deve ser investigada, pois qualquer medicamento administrado à mãe afetará os fetos. Os riscos teratogênicos de alguns fármacos, sobretudo nos primeiros 20 dias – fase em que a gestação pode passar despercebida –, dependem não somente do produto utilizado como também da dose e do tempo de administração. Os períodos críticos durante a gestação para a administração de fármacos são os primeiros 20 dias (embrioletalidade); 20 a 35 dias (teratogênese) e acima de 35 dias (toxicidade fetal).

A vacinação, com vacinas inativadas, é realizada previamente ao processo reprodutivo (3 meses antes do proestro), a fim de conferir imunidade adequada aos filhotes; portanto, é necessário obter detalhes sobre o histórico vacinal prévio. Informações detalhadas sobre a vermifugação durante a gestação indicam o grau de parasitismo gastrointestinal dos neonatos. Alguns endoparasitas chegam à circulação fetal pela placenta (*Toxocara* sp.), durante a gestação (transmissão transplacentária) e pela amamentação (transmissão galactogênica) dos neonatos (*Ancylostoma* sp.), representando uma importante causa de morte neonatal a partir de 2 semanas de vida. As informações sobre vacinação e vermifugação materna têm sempre que ser questionadas, pois não são raras as perdas neonatais por infecções e verminoses a partir de 2 semanas de vida.

A exposição de fêmea a ambientes contaminados ou a animais infectados, particularmente durante a terceira e quarta semanas de gestação, pode induzir ao aborto tardio e à morte neonatal precoce, ambos associados a numerosas causas virais, bacterianas e infecciosas. Portanto, é necessário fazer perguntas sobre o ambiente, os animais contactantes e qualquer afecção materna, inclusive traumatismos que possam acarretar descolamento parcial da placenta durante a gestação.

Informações sobre o acompanhamento gestacional e a realização de exames pré-natais, como ultrassonografia, exame radiográfico, auscultação dos batimentos fetais e exames laboratoriais de triagem, são sempre úteis, pois viabilizam a identificação de problemas precocemente e maior atenção no momento do parto. A ausência de exames pré-natais representa um dos fatores de risco para a asfixia em neonatos humanos. É possível, portanto, predizer a importância de tal avaliação também na neonatologia veterinária (Figura 5.28).

É necessário investigar os antecedentes familiares, como doenças geneticamente transmissíveis, infectocontagiosas e

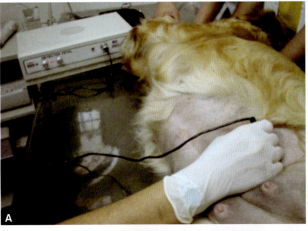
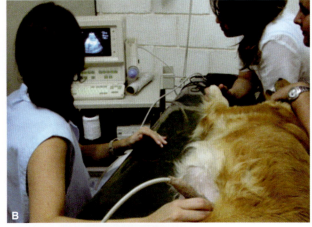
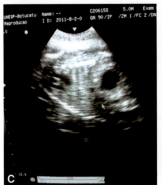
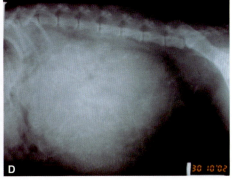

Figura 5.28 Exames pré-natais em uma cadela prenhe. **A** e **B.** Exame ultrassonográfico. **C.** Frequência cardíaca fetal. **D.** Exame radiográfico. (Imagens: Serviço de Reprodução de Pequenos Animais – FMVZ – Unesp Botucatu.)

consanguinidade, bem como as condições de saúde da mãe (exposição a outros animais no último terço da gestação, viagens ou exposições prévias) e habilidades maternas.

Quanto aos aspectos gestacionais, as questões pertinentes resumem-se à gestação atual:

- Nutrição materna (qualidade e quantidade)?
- Utilização de fármacos durante a gestação (motivo, dose, duração e fase gestacional em que foi empregado)?
- Vacinação e desverminação atualizadas?
- Doenças maternas durante a gestação? Quais?
- Exposição da fêmea a ambientes contaminados, contactantes doentes ou traumatismos?
- Realização de exames pré-natais (identificação de alterações)?
- Gestações anteriores (números de gestações e de filhotes viáveis)?
- Ocorrência de abortos?

Aspectos sobre o parto

O parto representa um momento crucial na vida do filhote pela transição abrupta do meio intrauterino líquido, com temperatura estável, para um ambiente extrauterino, seco e de temperatura altamente variável, que exigirá uma série de adaptações fisiológicas. Por tratar-se de uma fase tão peculiar na vida de um novo ser, os aspectos referentes ao parto devem ser amplamente abordados durante a anamnese.

A preparação do ambiente pelo tutor previamente à data do parto possibilita a adaptação da fêmea, representando menos estresse. Fêmeas colocadas na maternidade apenas no dia do parto tendem a transportar seus filhotes para um local no qual se sintam mais seguras, provocando, muitas vezes, traumatismos neonatais. Nos casos de criadores, uma área destinada à maternidade é ideal para o isolamento da ninhada recém-nascida.

A visualização do parto pelo tutor oferece dados importantes ao clínico, como:

- Ordem de nascimento
- Apresentação
- Tamanho dos recém-nascidos
- Delivramento dos envoltórios fetais realizado pela fêmea
- Limpeza e estimulação cardiorrespiratória dos neonatos
- Viabilidade neonatal (movimentação, choro, procura pela mamada).

Os antecedentes obstétricos – como número de gestações e abortos, número de filhotes nascidos vivos abaixo do peso adequado para raça, natimortos e tipo de parto – não podem ser menosprezados, pois muitas afecções neonatais se repetem por gestações seguidas. É necessário obter informações concernentes à gestação atual, como a data do último estro e a duração da gestação.

As informações sobre as ocorrências durante o parto – duração, ordem de nascimento dos filhotes, tempo de ruptura das membranas fetais, tipo de parto (eutócico, distócico, realização de manobras obstétricas, uso de agentes ecbólicos, cesariana) e apresentação do filhote – auxiliam o clínico na formulação de um plano diagnóstico, pois grande parte das afecções neonatais é oriunda do parto ou do pós-parto imediato.

Em um parto distócico, cuja intervenção necessária tenha sido a cesariana, deve-se antecipar a necessidade de reanimação dos recém-nascidos e a possibilidade de hipoxia. Determinadas manobras obstétricas e procedimentos reanimatórios bruscos (sacudir o filhote) também podem induzir traumatismos significativos e sua ocorrência deve ser suposta.

A assistência imediata ao parto possibilita a identificação precoce de anomalias e alterações, sendo possível a intervenção rápida para garantir a sobrevivência do neonato. Infelizmente, muitas vezes o clínico se depara com um recém-nascido doente, cujas informações sobre os progenitores, a gestação e o parto são inexistentes.

Quanto ao parto, as questões pertinentes resumem-se a:

- Duração do parto
- Tipo de parto
- Partos anteriores
- Mortalidade neonatal na gestação atual e em anteriores
- Cuidados imediatos durante e após o parto.

Ambiente em que o neonato vive

Embora muitas vezes as informações sobre o ambiente em que o recém-nascido vive pareçam irrelevantes, as afecções e/ou mortes neonatais estão relacionadas com causas ambientais. É necessário questionar sobre a temperatura ambiente, a maternidade, o local onde o recém-nascido é colocado, a higiene e as situações de estresse às quais o neonato é submetido.

Quanto ao *local do parto*, é necessário saber se os neonatos nasceram em uma maternidade anteriormente preparada, onde a fêmea foi colocada previamente ao parto para que pudesse se acostumar ao ambiente e não mudasse os filhotes de lugar, ocasionando algum traumatismo aos mesmos. A maternidade é adequada ao tamanho da fêmea e da ninhada? Maternidades muito pequenas e sem área de escape para os recém-nascidos propiciam o esmagamento dos filhotes pela própria mãe, particularmente em cães de raças grandes e gigantes; por outro lado, caso sejam muito amplas, ocorre o distanciamento do neonato da mãe e da ninhada, dificultando a amamentação e a manutenção da temperatura corporal.

Quanto à *higienização do local onde o neonato vive*, é importante perguntar sobre a utilização de produtos de limpeza e desinfecção, o material de forração da caixa-maternidade (Figura 5.29) e sua periodicidade de troca, para que não se tornem focos de sujeira e de infecção do recém-nascido. Os produtos de limpeza e desinfecção deixam resíduos e odores indesejáveis, levando ao aparecimento de lesões cutâneas nos neonatos ou mesmo na mãe, além de influenciarem o reconhecimento materno dos filhotes, interferindo no olfato.

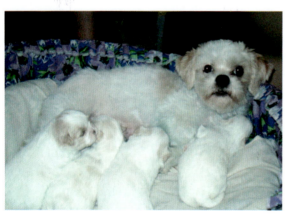

Figura 5.29 Cadela e sua ninhada em uma caixa-maternidade.

A *temperatura* e a *umidade* no local em que o neonato vive são importantes, pois, quando inadequadas, são responsáveis pela ocorrência de hipotermia ou hipertermia, além de favorecerem o aparecimento de doenças respiratórias. A colocação de um termômetro no interior da maternidade e um recipiente contendo água com ampla superfície próximo ao mesmo torna possível aferir a temperatura ambiente mais adequada ao neonato e manter a umidade relativa satisfatória.

O ambiente neonatal também deve ser *ventilado, exposto ao sol por curtos períodos de tempo* e *localizado longe de ruídos fortes* que possam ocasionar estresse e ansiedade materna ou nos filhotes, o que tende influenciar a amamentação.

Aspectos sobre o recém-nascido e a ninhada

As questões pertinentes ao recém-nascido doente e aos filhotes da ninhada auxiliam na determinação do diagnóstico da afecção neonatal presente (Quadro 5.13).

Quanto ao tamanho da ninhada. Ninhadas grandes exigem cuidado e vigilância materna constantes, o que muitas vezes pode não ocorrer. Fêmeas de raças de grande porte e primíparas têm risco de pisotear seus próprios filhotes, infligindo traumatismos aos mesmos; a quantidade de leite necessária para a amamentação de todos os filhotes pode ser escassa, ocorrendo desnutrição dos neonatos, particularmente dos mais fracos e abaixo do peso. Por outro lado, ninhadas pequenas (um ou dois filhotes) sugerem dar origem a filhotes com excesso de peso corpóreo e alterações no desenvolvimento osteomuscular.

O parto foi a termo? Caso a gestação tenha sido prolongada, excedendo 72 dias, há probabilidade de distocia e sofrimento fetal, ocasionando o nascimento de filhotes em acentuado grau de hipoxia. Por outro lado, antecipação da data do parto indica neonatos prematuros e inaptos à sobrevivência no meio extrauterino.

O neonato está mamando? O recém-nascido permanece cerca de 80% do tempo dormindo e 20% mamando. O choro constante por mais de 20 min pode ser indício de que o filhote sente frio ou fome; além disso, a diminuição do apetite e do reflexo da sucção favorece o desenvolvimento da tríade crítica do neonato (hipotermia, hipoglicemia e desidratação).

Ao nascimento, quais eram a condição corporal e o peso do animal? O baixo peso ao nascimento representa um fator de risco para a mortalidade neonatal. Recém-nascidos magros, fracos e abaixo do peso parecem ter tido problemas durante o desenvolvimento fetal e/ou ser portadores de anomalias congênitas ou hereditárias ocultas. Neonatos abaixo do peso exibem dificuldades durante a amamentação; por serem mais fracos, são constantemente retirados da lactação por filhotes maiores e mais vigorosos. A disparidade entre o tamanho dos filhotes de uma mesma ninhada indica falhas no desenvolvimento fetal e, consequentemente, o nascimento de neonatos menores e mais fracos que exigirão acompanhamento durante todo o período neonatal.

Como ocorreu o rompimento do cordão umbilical? Foi realizada desinfecção? Nas cesarianas, o corte do cordão umbilical é realizado pelo cirurgião; em caso de parto normal, a cadela ou a gata promovem ruptura. Vinte e quatro horas após o nascimento, o cordão umbilical torna-se seco e prepara-se para se desprender; entre 36 e 48 h do nascimento, ocorre queda ou desprendimento do mesmo. A falta de antissepsia da cicatriz umbilical e a ausência de higiene são fatores predisponentes para o desenvolvimento das onfalites e/ou onfaloflebites, sendo, portanto, importante verificar se houve desinfecção.

Quadro 5.13 Sequência de exame clínico no paciente neonato em pequenos animais.

Identificação do paciente	• Data da consulta, nome, espécie, raça, sexo, idade • Nome e endereço do tutor • Procedência
Anamnese	• Aspectos sobre a saúde e histórico reprodutivo dos progenitores: primípara; abortos; distocias; agalactia; mastites; malformações; canibalismo; mortalidade com relação a ninhadas anteriores; vacinação e desverminação; cruzamentos consanguíneos; utilização de anticonceptivos • Aspectos sobre a gestação: nutrição; fármacos; vacinação e vermifugação; exposição a outros animais ou ambientes; exames pré-natais; doenças durante a gestação; gestações anteriores; maternidade • Aspectos sobre o parto: tipo e duração; se o parto foi a termo; partos anteriores; mortalidade neonatal na gestação atual e nas anteriores; cuidados imediatos durante e após o parto • Aspectos sobre o ambiente em que o neonato vive: local do parto; maternidade; higienização; temperatura e umidade • Aspectos sobre o neonato e a ninhada: tamanho da ninhada; se o neonato mama; condição corporal e peso ao nascimento; ruptura do cordão umbilical e desinfecção; morte neonatal isolada ou da ninhada; ingestão de colostro; traumatismos durante o parto; condição do neonato antes de ficar doente; tratamentos anteriores; contato com outros animais
Exame físico geral	• Materno: condição corporal; peso; temperatura; hidratação; comportamento, atitude e postura; ritmo cardiorrespiratório (FC, FR, TPC, pulso); secreções nasais, oculares, anais e, particularmente, vulvares; coloração das mucosas; linfonodos. Conformação e aspectos das mamas e mamilos; lactação, aspecto e citologia do leite; palpação abdominal (estado uterino) • Ninhada e neonato: condição corporal; comportamento, atitude, postura; peso; temperatura; hidratação; coloração das mucosas; parâmetros vitais; linfonodos; reflexo de sucção, do endireitamento e da procura; reflexo anogenital (micção e defecação)
Exame físico específico	• Cabeça e pescoço: olhos (abertura das pálpebras); orelhas (abertura das orelhas); fontanelas; narinas (obstrução, estenose, corrimento, formato); boca (anormalidade nos lábios, fenda palatina, maloclusão); linfonodos e glândulas salivares; reflexo a ameaça, reflexo pupilar à luz, tônus mandibular, reflexo da deglutição • Membros torácicos e tórax: inspeção, palpação, flexão e extensão das articulações; conformação torácica, padrão respiratório, frequência respiratória e evidências de dispneia; palpação (costelas, esterno, coluna); auscultação cardiopulmonar (ritmo, sons anormais cardíacos e respiratórios) • Abdome e membros pélvicos: inspeção (tamanho, coloração da pele, cicatriz umbilical, região anogenital, perineal e genitália externa, conformação da cauda); palpação (estômago repleto, rins, intestinos e bexiga); inspeção, palpação, flexão e extensão das articulações
Exames complementares*	• Triagem: glicemia; hematócrito; proteína total; esfregaço sanguíneo; ureia; densidade e sedimento urinário • Hemograma completo • Perfis renal e hepático • Exame radiográfico • Ultrassonografia • Eletrocardiograma • Ecocardiograma

*A interpretação dos exames complementares deve ser feita respeitando-se as peculiaridades e os valores de referência descritos para o período neonatal. FC = frequência cardíaca; FR = frequência respiratória; TPC = tempo de preenchimento capilar.

Morte neonatal isolada ou de vários filhotes em uma mesma ninhada. A morte de vários filhotes em uma mesma ninhada pode ser um indício de alguma moléstia infectocontagiosa viral, bacteriana ou parasitária. Embora as afecções virais sejam mais proeminentes no período pediátrico, após o desmame, os neonatos também estão sujeitos a essas infecções. As infecções parasitárias representam uma causa de mortalidade neonatal caso a mãe não tenha sido desverminada durante a gestação.

Houve a ingestão de colostro? A passagem de imunoglobulinas pela via transplacentária (placenta do tipo endoteliocorial) corresponde a 25% na espécie felina e 5 a 10% no cão, sendo fundamental a ingestão do colostro para transferência da imunidade passiva. O período máximo de absorção das imunoglobulinas no cão e no gato corresponde às primeiras 12 h de vida. A não ingestão ou falha na absorção do colostro resulta em imunodeficiência neonatal e predispõe a diversas infecções. Caso não tenha ocorrido a ingestão de colostro, deve ser providenciada ao neonato uma fonte de imunoglobulinas, como soro hiperimune ou plasma de um animal adulto saudável e vacinado. A concentração sérica das enzimas hepáticas fosfatase alcalina e gamaglutamiltransferase é marcadora fidedigna da ingestão de colostro na espécie canina. Após 1 a 2 dias da ingestão do colostro, a concentração enzimática permanece elevada em cães, indicando a ingestão do colostro.

O tutor presenciou algum tipo de traumatismo durante o parto, induzido pela mãe ou pela própria ninhada? Há leite saindo pelas narinas ou aumento da frequência respiratória? Os traumatismos neonatais já mencionados anteriormente representam grande causa de mortalidade precoce; leite nas narinas e alterações respiratórias podem ser indícios de pneumonia por aspiração secundária a lábio leporino, fenda palatina ou recém-nascidos amamentados artificialmente.

Há quanto tempo o neonato está doente? Estava se desenvolvendo bem antes de ficar doente? Algum filhote da ninhada veio a óbito? Qual a idade dos recém-nascidos quando vieram a óbito? Embora grande parte das afecções neonatais se manifeste de maneira aguda, questiona-se sobre a idade (em dias) em que os sinais clínicos foram notados. Neonatos que se apresentam fracos e com dificuldade para mamar logo após o nascimento (primeiros 2 a 3 dias de vida) sugerem estar em hipoxia resultante de níveis inadequados de substância surfactante, atelectasia ou aspiração de mecônio e, consequentemente, insuficiência respiratória. Por outro lado, neonatos que vinham se desenvolvendo bem após o nascimento (2 a 3 semanas) e subitamente começam a definhar – parando de mamar, emagrecendo e vindo a óbito – podem apresentar septicemia neonatal, desnutrição ou mesmo parasitoses.

Administração de fármacos. Devido à imaturidade dos diversos sistemas orgânicos, particularmente o hepático e o renal, a administração de fármacos em recém-nascidos requer escolha criteriosa e ajuste da dose para evitar intoxicações. Dessa maneira, é necessário obter informação a respeito do uso de algum fármaco no neonato ou na lactante, pois tudo que se administra à mãe afetará o neonato por meio da lactação.

Houve contato com outros animais além da mãe e de outros filhotes da ninhada? Algumas vezes, filhotes de diferentes ninhadas são agrupados em criatórios, não sendo essa uma prática adequada. O contato dos recém-nascidos com filhotes com mais idade ou adultos pode ocasionar traumatismos, infecções e disseminação de doenças.

> **Você sabia?**
>
> - Alguns cães nascem com moleiras, semelhantes às de bebês humanos. Trata-se de uma abertura no crânio que só se fecha alguns dias após o nascimento.
> - Por serem mamíferos, os gatos consomem leite materno quando são recém-nascidos. Porém, ao longo do tempo, seu sistema digestório diminui a produção da enzima responsável por digerir a lactose.

EXAME FÍSICO GERAL

Após a obtenção da história clínica, o exame físico é conduzido de maneira sistemática. Ao examinar um neonato, são necessários alguns cuidados: toda manipulação é feita de maneira delicada e lenta, devido à imaturidade e à fragilidade do paciente. O conhecimento sobre a fisiologia neonatal é fundamental, pois de nada adianta examinar um paciente sem saber as características peculiares de determinada faixa etária (Figura 5.30).

O equipamento utilizado para o exame deve incluir:

- Termômetro pequeno
- Lanterna
- Balança com escala em gramas
- Estetoscópio neonatal
- Medidor de glicemia
- Mesa de exame com superfície aquecida (bolsa de água quente)
- Agulhas e seringas de insulina (se houver a necessidade de coleta de material para exames complementares).

Durante o período neonatal, é necessário examinar não somente o recém-nascido, bem como toda a ninhada e também a mãe; contudo, nem sempre isso é possível, com exceção dos filhotes nascidos por cesariana em ambiente hospitalar. Em grande parte dos atendimentos neonatais, apenas o filhote acometido é trazido ao exame.

A presença da mãe durante o exame do neonato possibilita a avaliação do comportamento materno quanto à sanidade; contudo, as fêmeas podem tornar-se agressivas quando houver estranhos próximos à ninhada. Durante o exame físico da mãe e da ninhada, a colaboração do tutor torna-se imprescindível.

O exame físico do neonato inicia-se com a exploração materna quando esta é trazida à clínica juntamente com a ninhada. Além da análise dos parâmetros fisiológicos gerais (temperatura, frequência cardíaca e respiratória, estado de hidratação, avaliação das mucosas, linfonodos, auscultação cardiopulmonar, palpação abdominal), a análise física materna deve abordar o exame das mamas, mamilos e, se necessário, da secreção láctea (citologia do leite para detecção de mastites subclínicas ou clínicas), a fim de detectar qualquer anormalidade que possa dificultar a amamentação do neonato e sua debilidade geral.

A avaliação do estado uterino por palpação abdominal e observação do fluxo vaginal é importante para identificação de metrites pós-puerperais, as quais podem propiciar a secreção de toxinas pelo leite (síndrome do leite tóxico).

O estado nutricional materno necessita ser apropriado à manutenção da lactação e, por esse motivo, também deve ser avaliado.

O comportamento materno perante sua ninhada precisa ser verificado durante a consulta. Fêmeas ansiosas ou medrosas são propensas ao canibalismo; fêmeas com instinto materno fraco costumam abandonar a maternidade, privando os filhotes da lactação e da manutenção da temperatura corporal adequada. Por outro lado, fêmeas com instinto apurado lambem demasiadamente os filhotes, resfriando-os (Figura 5.31).

Portanto, o estado clínico materno está direta ou indiretamente relacionado com as principais afecções neonatais (muitas oriundas da própria mãe). As dermatoses bacterianas, as periodontites causadas por cálculos dentários, as vaginites e/ou mastites maternas são grandes fontes de infecção para o recém-nascido e, portanto, não devem ser menosprezadas pelo clínico.

> **Manifestações clínicas maternas a serem avaliadas**
>
> - Avaliação clínica geral
> - Mamas, mamilos e secreção láctea (inspeção, palpação)
> - Estado uterino e secreção vaginal (inspeção, palpação, olfação)
> - Estado nutricional (inspeção da condição corpórea)

Se possível, os aspectos relacionados com o ambiente, já anteriormente abordados na história clínica, devem ser investigados mediante uma visita ao local em que os recém-nascidos vivem. Revela-se a importância do ambiente sobre os neonatos a partir da análise das características da caixa-maternidade:

- Material
- Temperatura e umidade
- Localização
- Renovação de ar

Cabeça e pescoço
- Olhos (abertura das pálpebras)
- Orelhas (abertura das orelhas)
- Fontanelas
- Narinas (obstrução, estenose, corrimento, formato)
- Boca (anormalidade na língua, fenda palatina, maloclusão)
- Linfonodos e glândulas salivares
- Reflexo a ameaça, reflexo pupilar à luz, tônus mandibular, reflexo de deglutição

Membros torácicos e tórax
- Inspeção, palpação, flexão e extensão das articulações
- Conformação torácica, padrão respiratório, frequência respiratória e evidências de dispneia
- Palpação (costelas, esterno, coluna)
- Auscultação cardiopulmonar (ritmo, sons anormais cardíacos e respiratórios)

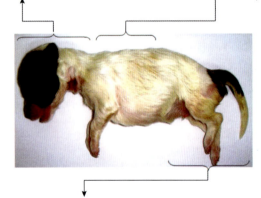

Abdome e membros pélvicos
- Inspeção (tamanho, coloração da pele, cicatriz umbilical, região anogenital, perineal e genitália externa, conformação da cauda)
- Palpação (estômago repleto, rins, intestinos e bexiga)
- Inspeção, palpação, flexão e extensão das articulações

Figura 5.30 Exame físico geral do recém-nascido.

Capítulo 5 ◆ Semiologia de Animais Recém-Nascidos 113

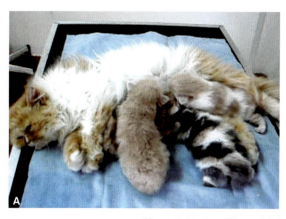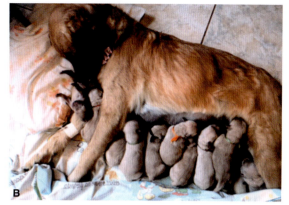

Figura 5.31 Gata (A) e cadela (B) com suas respectivas ninhadas.

- Exposição solar
- Ruídos
- Higiene
- Desinfecção.

É necessário prestar atenção ao ambiente em que a ninhada vive. Embora o atendimento realizado pelo clínico de pequenos animais costume ser em consultórios e hospitais veterinários em núcleos urbanos, muitas vezes, as situações enfrentadas pelos criadores assemelham-se mais àquelas de que se ocupam os veterinários de grandes animais, como: (1) patologias de grupo; (2) importância da prevenção; (3) predomínio da reprodução, incluindo, particularmente, pediatria, necessidades de visitas ao local e incidência econômica das intervenções.

Ao examinar a ninhada, deve-se inspecionar:

- Se os filhotes dormem juntos e agrupados (prática comum durante as primeiras semanas de vida, pois possibilita o aquecimento e a manutenção da temperatura corpórea)
- Se existe algum filhote isolado do restante da ninhada e, provavelmente, hipotérmico
- Se os filhotes encontram-se inquietos e com sinais de desconforto, com gemidos de dor, mesmo após a amamentação e estando aquecidos
- Se a mãe os protege deitando-se sobre eles e manifestando irritação quando nos aproximamos (ou o contrário, não se importam com a presença de estranhos, não realizando nem mesmo a higienização dos filhotes)
- Se a postura dos neonatos durante a amamentação é adequada – se conseguem manter o equilíbrio e procuram e sugam vigorosamente os mamilos
- Se algum filhote mais fraco é retirado da mamada por seus irmãos de ninhada.

💡 Você sabia?

- Filhotes de cães nascem funcionalmente cegos e surdos. No primeiro dia de vida, seus olhos não se abrem e seus canais auditivos estão fechados. Isso se deu por uma troca evolutiva. O curto período de gestação não permite que o cão se desenvolva completamente no útero, resultando em um filhote sem audição e sem olhos desenvolvidos como deveriam. A audição se desenvolve por volta da segunda semana de vida, e os olhinhos se abrem entre 10 e 16 dias de vida.
- Além de nascerem sem os olhos completamente desenvolvidos, os gatos também nascem surdos. Somente no nono dia de vida a orelha fica completamente aberta, mas a audição plena acontecerá entre a quarta e a oitava semanas de vida.

Inspeção

A inspeção da condição corporal, do nível de consciência, da postura, da locomoção e do padrão respiratório do neonato deve ser realizada antes de qualquer manipulação, uma vez que esses parâmetros geralmente são alterados após o toque. Primeiramente, é preciso observar o neonato por completo, avaliando suas proporções corporais (cabeça grande em relação ao tronco; membros curtos em relação ao corpo e abdome abaulado); em seguida, cada parte necessita ser analisada, como:

- Cabeça, olhos e orelhas, cavidade oral e palato
- Tórax e membros torácicos
- Abdome, umbigo e/ou cicatriz umbilical
- Membros pélvicos, cauda e sua inserção
- Região perineal e órgãos genitais.

A inspeção, como primeiro meio semiológico utilizado pelo clínico, viabiliza a identificação de defeitos congênitos ou genéticos comuns que não devem passar despercebidos (Figura 5.32), como:

- Alterações das proporções corpóreas (anasarca congênita)
- Alterações em cabeça, olhos, orelhas e cavidade oral (fontanelas abertas e hidrocefalia, craniósquise; abertura anormal das pálpebras, coloboma palpebral, microftalmia, anoftalmia; abertura anormal dos condutos auditivos, anotia; lábio leporino, fenda palatina)
- Alterações em tórax (toracósquise; *pectus excavatum*, achatamento ventrodorsal)

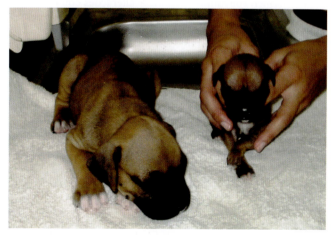

Figura 5.32 Dois filhotes da mesma ninhada da raça Boxer. O filhote da direita apresentava hidrocefalia congênita.

- Alterações abdominais (gastrósquise, hérnias umbilicais ou inguinais, onfalopatias)
- Alterações em membros e cauda (amelia, pigomielia, micromielia, polidactilia, sindactilia; deformidades em cauda ou na inserção, anquilose das vértebras coccígeas)
- Alterações em períneo e órgãos genitais (atresia anal, fístula retovaginal; atresia vaginal, hermafroditismo).

Avaliação geral

O exame físico geral do neonato inclui a avaliação dos reflexos do endireitamento, da procura e da sucção. As respostas neurológicas aos reflexos neonatais devem ser exploradas e avaliadas antes de se manipular excessivamente o recém-nascido, especialmente antes de 3 semanas de vida.

O exame físico da pele inclui as características de elasticidade, quantidade e qualidade do pelo, ocorrência de lesões, descamação e ectoparasitas. A palpação do tecido adiposo subcutâneo na região torácica possibilita avaliação do estado nutricional do animal.

À palpação, o neonato apresenta o corpo firme, indicando certa tonicidade muscular, embora os gatos apresentem menor tonicidade em comparação aos cães. Flacidez ou rigidez muscular e dos membros podem representar desconforto.

O exame da cabeça inicia-se com a avaliação das estruturas cranianas (especialmente a existência ou não das fontanelas abertas), seguido pelo exame dos olhos quando abertos (terceira pálpebra, esclera, córnea, íris, cristalino, retina e fundoscopia) e das pálpebras. As orelhas também são examinadas assim que ocorre sua abertura, aos 15 dias de vida. O exame da boca inclui a língua e a região da orofaringe, assim como a do palato para detecção de fendas palatinas. Por último, analisam-se a abertura das cavidades nasais e suas características pigmentares e linfonodos (Figura 5.33).

O exame dos membros envolve a verificação do número de dedos, unhas e possíveis anomalias, como alterações de aprumos, angulações, estruturas ósseas, articulações e reflexos. A ocorrência de hiperemia em extremidades dos dígitos, cauda ou orelhas é forte indício de vasculite causada por quadros septicêmicos.

Assimetrias em tórax ocorrem por malformações de coração, pulmões, coluna ou arcabouço costal. Da mesma maneira, no exame do abdome, o formato (detecção de hérnias umbilicais ou inguinais) e a avaliação cuidadosa da região umbilical revelam inchaços, alteração da coloração e ocorrência de secreção, indicando onfaloflebite.

O exame físico da região perineal deve incluir a inspeção do ânus e períneo (buscando identificar alterações como atresias ou fístulas) e da genitália externa e sua constituição anatômica.

💡 Você sabia?

- Se observar filhotes caninos recém-nascidos, perceberá que mesmo sem abrir os olhos eles encontram o leite na mãe. Isso acontece porque o olfato é o primeiro sentido desenvolvido nos cachorros.
- Há uma história bem conhecida que conta a peripécia de Fern, um cão nascido na Irlanda do Norte, o qual foi capaz de encontrar uma lata de carne escondida nas profundidades do Lago Castlewellan, mas não é só isso, ele farejou o alimento cerca de 10 min depois que o barco afundou. E, pasmem, o lago tem 1,5 km de comprimento e 800 m de largura.

Peso corporal

A determinação do peso corporal no recém-nascido é um dos mais importantes parâmetros a serem verificados, pois a perda

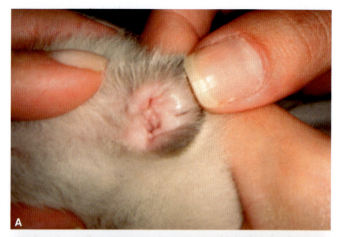

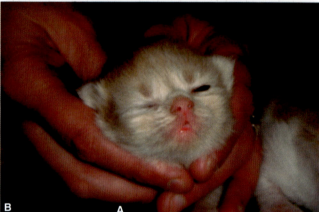

Figura 5.33 Abertura do canal auricular (**A**) e das pálpebras (**B**) em um gato neonato.

ou a falha em ganhar peso é o primeiro indício de afecção neonatal. O neonato deve ser pesado em balança com escala em gramas, ao nascimento, 12 h após e diariamente, até que complete 15 dias de vida. Em neonatos caninos, o peso ao nascimento varia de acordo com a raça:

- Nas raças *toy*, de 100 a 120 g
- Raças de médio porte, de 200 a 300 g
- De grande porte, de 400 a 500 g
- Raças gigantes, em torno de 700 g.

Em gatos, a média de peso ao nascimento é de 90 a 130 g.

Nas primeiras 24 h após o nascimento, o neonato perde cerca de 5 a 10% do seu peso inicial; contudo, essa discreta perda pode ser esperada pela desidratação e defecação que ocorrem nas primeiras horas de vida.

Em cães, o ganho de peso diário esperado para um neonato varia em torno de 5 a 10% de seu peso ao nascimento ou cerca de 2 a 4 g/kg de peso antecipado quando adulto, de modo que, aos 15 dias de vida, o filhote tenha o dobro do seu peso ao nascimento. Para o controle adequado do ganho de peso, é necessário identificar os neonatos e fazer uma planilha de peso diário de cada filhote, a fim de determinar a curva de crescimento.

Em gatos, o ritmo de crescimento varia entre 50 e 100 g por semana, ou entre 7 e 10 g ao dia.

Durante a pesagem do neonato em ambiente hospitalar, é importante que a balança (a mesma utilizada na prática clínica diária) seja higienizada devido à imaturidade imunológica do recém-nascido, evitando-se, assim, o risco de infecção neonatal (Figura 5.34).

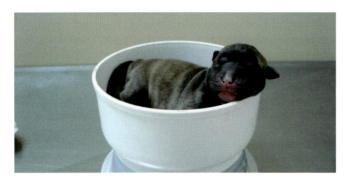

Figura 5.34 Pesagem de um cão neonato.

Hidratação e coloração das mucosas

O grau de hidratação no neonato é avaliado a partir da umidade das mucosas ou ao observar a coloração da urina. Em recém-nascidos, a urina normal é muito diluída pela menor capacidade de concentração urinária dos túbulos renais; desse modo, qualquer alteração em sua cor sugere desidratação. A análise do turgor ou elasticidade da pele não é um marcador fidedigno durante o período neonatal, pois o recém-nascido apresenta menor quantidade de gordura subcutânea. Neonatos adequadamente hidratados exibem mucosas úmidas e, quando desidratados, ficam secas, indicando grau de desidratação entre 5 e 7%. No neonato, 82% do peso corporal correspondem ao líquido extracelular; portanto, torna-se particularmente importante avaliar a desidratação. Fatores intrínsecos, como a alta relação entre a superfície cutânea/peso corporal, o mecanismo imaturo de concentração urinária e a maior perda de líquido por evaporação cutânea, favorecem a desidratação. A pele representa aproximadamente 18% do peso corporal do recém-nascido e apresenta uma tênue camada de queratina até 20 a 30 dias de vida, o que não impede a desidratação por evaporação, principalmente quando o neonato é mantido em ambientes secos.

A coloração das mucosas do neonato e da pele glabra apresenta-se avermelhada nos primeiros 4 a 7 dias de vida (Figura 5.35); isso ocorre devido ao grande número de hemácias presentes ao nascimento. Com o passar das semanas, o neonato desenvolve anemia fisiológica do recém-nascido (substituição das hemácias fetais pelas neonatais – 2 a 4 semanas de vida), sendo que a coloração das mucosas passa a ser rósea como no animal adulto. Mucosas cianóticas (azuladas) ou pálidas representam sinais de afecção neonatal. O tempo de preenchimento capilar é mais facilmente avaliado na mucosa oral labial, sendo, em condições normais, inferior a 2 s.

Parâmetros vitais | Frequências cardíaca e respiratória e temperatura corporal

A determinação dos parâmetros vitais no neonato, assim como no animal adulto, é de fundamental importância na fase que antecede o exame físico específico, pois determina o estado geral do paciente.

O sistema circulatório do neonato é caracterizado por menores pressão sanguínea, volume sanguíneo e resistência vascular periférica. Para compensar esses aspectos, apresenta elevados débito e frequência cardíacos, maior volume plasmático e pressão venosa central, quando comparado ao adulto; portanto, trata-se de circulação de baixa resistência arteriolar e alto fluxo, promotora de alta perfusão tecidual, capaz de suprir as necessidades metabólicas. Durante o período neonatal, a pressão sistólica do cão se eleva (61 ± 5 mmHg ao nascimento para 139 ± 4 mmHg com 4 semanas de vida); em contrapartida, há diminuição da frequência cardíaca (204 ± 3 bpm para 123 ± 6 bpm). A influência do sistema nervoso autônomo sobre a frequência cardíaca não é totalmente exercida ao nascimento, sendo o sistema simpático ainda imaturo em comparação com o parassimpático. Para auscultação do neonato, deve-se utilizar um estetoscópio pediátrico com diafragma com diâmetro de 2 cm. A frequência cardíaca durante as primeira e segunda semanas de vida varia em torno de 210 a 220 bpm. A frequência diminui gradualmente, apresentando-se próxima à do adulto ao redor da sétima à oitava semana. Muitas vezes, neonatos anêmicos ou gravemente enfermos apresentam sopro cardíaco funcional, com graduação de I a III/VI, auscultado em hemitórax esquerdo. Em muitos casos, são percebidos sopros inocentes não associados a qualquer cardiopatia, decorrentes do aumento na força de ejeção ventricular (excitação e/ou exercício); contudo, não são acompanhados de frêmito, alterações de pulso ou cardiomegalia (esses tipos de sopro costumam desaparecer aos 4 a 5 meses de vida). A avaliação do pulso pode ser difícil pelo pequeno tamanho do recém-nascido.

O controle neural da função respiratória está presente antes mesmo do nascimento; no entanto, sua maturação ocorre somente no período pós-natal. O neonato é suscetível à hipoxia em virtude da alta taxa metabólica (2 a 3 vezes a do adulto) e pela imaturidade dos quimiorreceptores do seio carotídeo. No período fetal, a hipoxia causa redução nos movimentos respiratórios e falta de estímulo respiratório. No pós-parto imediato, os neonatos respondem de modo semelhante ao período fetal, com resposta deprimida ao aumento da PCO_2 (pressão parcial de dióxido de carbono) e à diminuição de PO_2 (pressão parcial de oxigênio). Os níveis de hemoglobina neonatal são mais

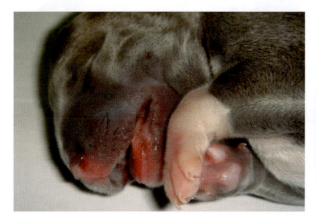
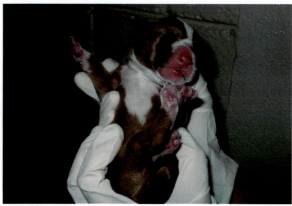

Figura 5.35 Coloração avermelhada da mucosa oral e das regiões glabras de um cão neonato. Observar a umidade da mucosa.

altos, e a afinidade pelo oxigênio permanece maior que a de adultos, o que talvez explique o motivo pelo qual os neonatos apresentam diminuição da frequência respiratória diante de quadros de hipoxia. Além disso, o neonato apresenta vias respiratórias com pequeno diâmetro (aumento da resistência e do trabalho respiratório), menor capacidade de reserva funcional e menor resistência à fadiga muscular – fatores que inviabilizam o aumento da ventilação por minuto. A resposta ventilatória à hipoxia neonatal é bifásica, com elevação inicial da frequência respiratória, seguida por progressivo declínio. A estimulação tátil e térmica da região genital ou umbilical induz reflexo respiratório nos primeiros 3 dias após o nascimento.

As frequências respiratórias iniciais do neonato são mais altas que nos adultos, sendo inferiores o volume e a ventilação por minuto. No primeiro dia de vida, a frequência respiratória em recém-nascidos varia entre 10 e 18 movimentos por minuto, e 16 a 32 na primeira semana de vida. Qualquer afecção respiratória que diminua a duração da inspiração exerce impacto negativo nas trocas gasosas do neonato. O ritmo respiratório é observado a distância, deixando-se o recém-nascido sobre a mesa de exame clínico, pois a manipulação realizada durante o exame pode alterar o parâmetro.

Durante o período neonatal, os filhotes são considerados animais pecilotérmicos, pois, diante da imaturidade de seu sistema termorregulador, não conseguem manter a temperatura corporal dentro dos limites adequados, dependendo, portanto, da variação da temperatura ambiente. Não há controle termorregulatório ao nascimento; assim, o calor é crítico para a sobrevivência neonatal. Ao contrário do adulto, a temperatura corporal do recém-nascido está diretamente relacionada com a temperatura ambiente; assim, são incapazes de regular sua temperatura nas primeiras 4 semanas de vida.

Além de propiciar nutrição, a amamentação também representa fonte de calor; quando o neonato mama, seu metabolismo aumenta, mantendo a temperatura corporal. A perda de calor neonatal ocorre com frequência devido a alguns fatores:

- Maior área de superfície relacionada com a massa corporal
- Estoques reduzidos de tecido adiposo
- Pouca habilidade em realizar termogênese por tremores até, aproximadamente, 6 a 8 dias de vida.

Os neonatos não têm o controle hipotalâmico necessário para a manutenção da temperatura corporal; nos primeiros 30 min após o nascimento, sua temperatura retal cai em pouco tempo e, nas primeiras 4 semanas de vida, perdem calor rapidamente. A termogênese sem tremores ou a produção de calor por outras fontes colabora com apenas 40% do total de calor produzido. Ela ocorre pela liberação direta de catecolaminas e pela quebra de gordura marrom distribuída sobre pescoço, costas, vísceras e grandes vasos. Tal mecanismo necessita de grande requerimento energético, que pode ser deficiente no neonato. Imediatamente após o parto, a temperatura retal apresenta-se em torno de 35,6°C; durante a primeira semana, varia de 35 a 36,7°C; na segunda a terceira semanas, 36,1 a 37,7°C, respectivamente. A temperatura ambiente na qual a temperatura corporal é mantida para a realização das funções metabólicas mínimas é determinada *zona de neutralidade térmica* (30 a 32°C). Essa faixa térmica ambiental minimiza as demandas de oxigênio e conserva a energia necessária. A temperatura ambiente adequada varia entre 30 e 32°C nas primeiras 24 h, 28 e 30°C na primeira semana, 26 e 27°C na segunda e terceira semanas e 24 e 25°C posteriormente (Figura 5.36).

A hipotermia está associada com depressão respiratória, bradicardia, paralisia gastrointestinal e coma. Uma vez adequadamente aquecido e mantido próximo ao calor radiante da mãe e da ninhada, um recém-nascido saudável sobrevive à hipotermia por períodos superiores a 12 h.

Escore de Apgar

O escore ou boletim de Apgar é um método objetivo, amplamente difundido e empregado para quantificar a vitalidade do recém-nascido em humanos. Ele orienta e oferece informações sobre a efetividade das manobras de reanimação nas avaliações efetuadas de tais procedimentos no neonato, embora não deva ser utilizado para decidir como e quando atuar.

A utilização desse índice prognóstico é perfeitamente aplicável à neonatologia em pequenos animais, particularmente nos casos de neonatos nascidos por cesariana, em que a mortalidade neonatal em cães é de aproximadamente 8% ao nascimento e 13% 2 h após.

A utilização do escore de viabilidade neonatal modificado constitui-se em um método simples de avaliação sistemática não apenas ao nascimento, mas também para reavaliar de maneira consistente o recém-nascido doente durante sua hospitalização. Ao nascimento, o escore avalia a eficácia das medidas de reanimação no primeiro minuto do nascimento, 5 e 60 min após. O escore tem como base:

- Frequência cardíaca
- Frequência e esforço respiratórios e vocalização
- Tônus muscular
- Irritabilidade reflexa
- Coloração das mucosas.

A cada um desses aspectos são atribuídas notas de 0 a 2, sendo o somatório a pontuação do escore de 0 a 10 (Quadro 5.14). Na espécie canina, valores do escore ao nascimento entre 7 e 10 são considerados ideais; entre 4 e 6 indicam asfixia e, de 0 a 3, baixa viabilidade neonatal. O neonato vigoroso ao nascimento, independentemente do tipo de parto, deve apresentar esforço respiratório

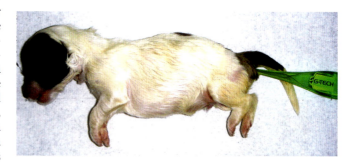

Figura 5.36 Aferição da temperatura corporal em um cão neonato.

Quadro 5.14 Escore de Apgar modificado.

Frequência cardíaca	Esforço respiratório	Tônus muscular	Irritabilidade reflexa	Coloração de mucosas	Pontuação
Ausente	Ausente	Flácido	Ausente	Cianóticas	0
< 200 bpm	< 15 mpm	Alguma flexão	Algum movimento	Pálidas	1
200 a 250 bpm	15 a 40 mpm	Flexão	Hiperatividade	Avermelhadas	2

espontâneo e adequado, bom tônus muscular, frequência cardíaca superior a 180 bpm e mucosas de coloração avermelhada.

É importante frisar que o escore de Apgar não deve ser utilizado para se determinar o início da reanimação, nem mesmo para a tomada de decisões com relação à escolha dos procedimentos, mas para avaliar a resposta do neonato às manobras realizadas.

Você sabia?

- O seu gatinho dará uma série de dicas e toques de comportamentos usando a linguagem corporal para indicar seu humor. Ao compreender cada mudança nas suas atitudes, você aprenderá a oferecer ao seu filhote o que ele precisa, seja espaço, brincadeiras ou comida.
- Quando um cãozinho lambe o nariz, trata-se de uma tentativa de colocar o cheiro que sente em sua boca.

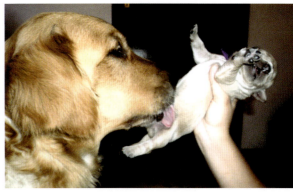

Figura 5.38 Estimulação materna do reflexo anogenital (micção e defecação).

Comportamento e nível de consciência

Nas primeiras 2 a 3 semanas de vida, o recém-nascido passa cerca de 80 a 90% do seu tempo dormindo agrupado com seus irmãos de ninhada. Muitas vezes, o sono é acompanhado de tremores ou movimentos esporádicos e isso se deve ao desenvolvimento do sistema nervoso central. O neonato chora quando está com fome ou com frio; contudo, choros persistentes não são comuns e precisam ser investigados, pois representam indício de alguma afecção (Figura 5.37).

Desde o primeiro dia de vida, a cada 1 ou 2 h, a mãe os acorda lambendo-os e estimulando seus reflexos de micção e defecação (reflexo anogenital). Por meio de massagem da região anogenital com algodão embebido em água morna, é possível estimular esse reflexo. Essa prática é fundamental para a sobrevivência, pois, devido à imaturidade do sistema nervoso, o neonato não é capaz de defecar e urinar sem estimulação, até por volta de 20 a 25 dias de vida. Além de dormirem grande parte do tempo, os neonatos mamam a cada 1 a 2 h; após cada amamentação, a mãe estimula o reflexo anogenital por meio de lambeduras (Figura 5.38).

O neonato é capaz de responder à dor, ao odor e ao toque, sendo esses sentidos presentes ao nascimento, pois asseguram seu acesso ao calor e à alimentação. Seu primeiro reflexo é o termotropismo positivo, que assegura o estabelecimento do vínculo com a mãe e seus irmãos de ninhada e a manutenção de sua temperatura corporal. Os recém-nascidos procuram o calor do corpo da mãe e de seus irmãos; mantêm-se próximos ao calor das mamas e dormem amontoados até por volta da quinta à sexta semana (Figura 5.39).

Durante o exame físico do recém-nascido, os reflexos de sucção, endireitamento (posicionamento corporal) e procura,

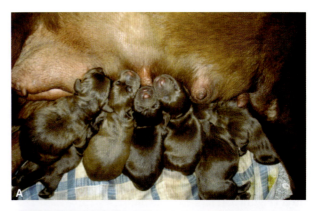

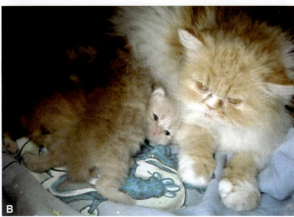

Figura 5.39 Cães (**A**) e gatos (**B**) neonatos dormindo agrupados e próximo da mãe para se manterem aquecidos.

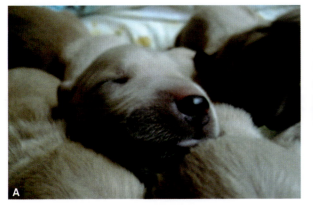

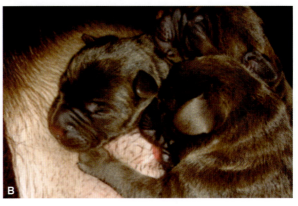

Figura 5.37 Comportamento do neonato saudável: dorme em 80 a 90% (**A**) e mama em 10 a 20% do tempo (**B**).

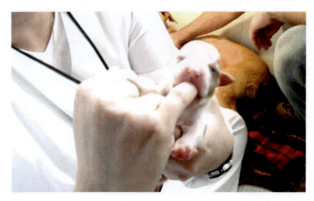

Figura 5.40 Reflexo da sucção em cão neonato.

também presentes ao nascimento, devem ser prontamente avaliados pelo clínico.

O reflexo da sucção é facilmente suscitado e pode ser avaliado ao inserir a ponta de um dígito do examinador na boca do neonato (Figura 5.40). Recém-nascidos vigorosos e saudáveis automaticamente começam a sugar na tentativa de mamar. Além de esse reflexo não ocorrer em neonatos fracos ou debilitados, outros motivos para que ele não ocorra correspondem à baixa temperatura do dedo ou odor e sabor de desinfetantes presentes na mão do examinador.

O reflexo do endireitamento é estimulado colocando-se o neonato em decúbito dorsal sobre uma superfície macia e aquecida. A resposta esperada corresponde ao endireitamento corporal do neonato, retornando rapidamente ao decúbito ventral (Figura 5.41).

O reflexo da procura é feito colocando-se a mão do examinador em formato de círculo (dedo indicador e polegar) próximo ao focinho. O neonato automaticamente encaixa seu focinho dentro do círculo (Figura 5.42).

Assim, os principais reflexos presentes ao nascimento são: (1) anogenital; (2) sucção; (3) endireitamento; e (4) procura, presentes até 20 a 25 dias de vida. Esses reflexos devem ser sempre suscitados no exame físico do recém-nascido. A lentidão da resposta ou a falta de reflexos são indícios de neonatos doentes ou enfraquecidos. Nos neonatos hipotérmicos, desidratados e/ou hipoglicêmicos (tríade crítica do recém-nascido), os reflexos são fracos ou inexistentes.

No cão, a abertura das pálpebras e dos ouvidos ocorre entre 12 e 15 dias; no gato, entre 6 e 14 dias. Após a abertura das pálpebras, há edema de córnea persistente por 2 a 3 semanas de idade (Figura 5.43). A coloração acinzentada da íris pode perdurar além do período neonatal. Do décimo ao vigésimo primeiro dia de vida, já ocorrem os reflexos oculares – da ameaça e pupilar à luz. Devido ao tamanho reduzido do canal auditivo do paciente neonato, o exame da orelha externa após a abertura é difícil de ser realizado.

A partir dos 15 dias de vida, os recém-nascidos começam a dormir menos, entre 60 e 70% do tempo. A partir de 25 dias de vida, nota-se maior capacidade de orientação, especialmente no que se refere aos estímulos auditivos e visuais. Começam a latir e a miar; a frequência com que procuram a amamentação começa a diminuir a partir da terceira semana. Nesse período, que corresponde ao início do desmame, a defecação e a micção ocorrem adequadamente sem a necessidade de estimulação. Aos 30 dias, o neonato já se mantém de pé, é capaz de regular sua temperatura corporal, já defeca sozinho, possui dentes decíduos e está praticamente apto ao desmame. No fim dessa fase, entre 2 e 4 semanas, termina, portanto, o período neonatal, iniciando-se o período de socialização (entre 4 e 12 semanas) seguido do juvenil (entre 12 semanas até a puberdade).

Os neonatos se deslocam rastejando com 7 a 14 dias de vida, começam a caminhar com 16 dias e, aos 21 dias, caminham normalmente.

EXAME FÍSICO ESPECÍFICO DOS DIVERSOS SISTEMAS

Sistema digestório

Ao nascimento, o sistema digestório do neonato sofre mudanças funcionais mais drásticas em relação a qualquer outro órgão, à exceção dos pulmões, assumindo as funções

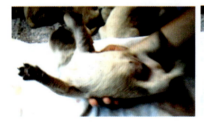 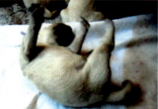 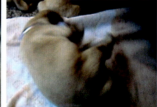 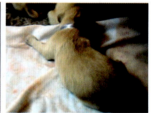

Figura 5.41 Reflexo do endireitamento em cão neonato.

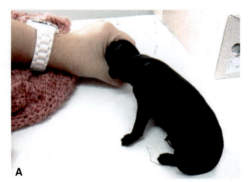 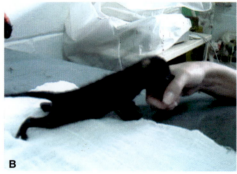

Figura 5.42 Reflexo da procura em cão (A) e gato (B) neonatos.

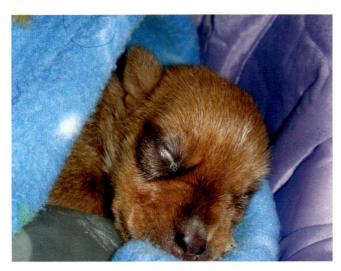
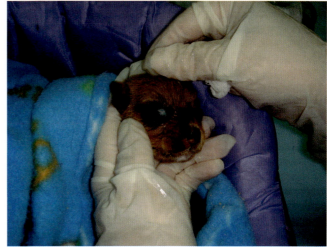

Figura 5.43 Conjuntivite neonatal em um cão recém-nascido previamente à abertura das pálpebras.

digestivas previamente realizadas pela placenta, incluindo o metabolismo de quantidades suficientes de água, proteínas, carboidratos, gorduras, vitaminas e minerais para crescimento e desenvolvimento adequados. Durante as primeiras 24 h, o intestino delgado dos neonatos praticamente duplica o seu peso e a capacidade gástrica média chega a cerca de 5 mℓ/100 g. Durante esse período, portanto, as alimentações são mais frequentes e o tempo de esvaziamento gástrico é mais lento que no adulto. O trato gastrointestinal ao nascimento compõe-se de um ambiente estéril. Nos primeiros 2 a 3 dias de vida, inicia-se a colonização intestinal pela microbiota bacteriana de origem materna, que perdura até a quarta ou quinta semana.

O sistema gastrointestinal normal do recém-nascido é totalmente capaz de realizar a digestão e a absorção de seu substrato primário, o leite materno. Muitas enzimas da borda em escova intestinal encontradas no adulto já estão presentes, facilitando as etapas finais da digestão – e, desse modo, a absorção. A atividade dessas enzimas aumenta de maneira considerável previamente ao parto. Algumas, como as alfaglicosidases e a lipase pancreática, não são secretadas em sua plenitude durante essa fase. Sucedâneos lácteos contendo sacarose ou maltose podem não ser totalmente digeridos.

As mudanças presentes no sistema gastrointestinal ocorrem concomitantemente às mudanças em composição e volume do leite materno. O colostro, rico em proteína (imunoglobulinas, hormônios e outros fatores), promove a hipertrofia e a hiperplasia das células intestinais do recém-nascido; cães privados de colostro apresentam menor desenvolvimento intestinal nas primeiras 24 h de vida.

Nos neonatos caninos, a atividade elétrica intestinal inicia-se aos 40 dias, sugerindo que, antes desse período, a motilidade dependa do gradiente de pressão. A temperatura corporal também influencia o peristaltismo; a temperatura retal inferior a 34,4°C promove inibição da motilidade intestinal, diminuindo o apetite e predispondo os filhotes alimentados por sonda gástrica à aspiração do conteúdo gastrointestinal e ao posterior desenvolvimento de pneumonia.

A erupção dentária no neonato ocorre na segunda a terceira semanas e todos os dentes decíduos estão presentes na décima segunda semana de vida (Quadro 5.15 e Figura 5.44).

Em comparação com os adultos, os neonatos são mais suscetíveis ao desenvolvimento de episódios hipoglicêmicos; fígado imaturo, massa muscular menor e massa encefálica grande em relação ao tamanho corporal são fatores que os predispõem.

Quadro 5.15 Tempo de erupção dentária para cães e gatos.

Dentes	Dentição decídua (semanas)
Cães	
Incisivos	3 a 5
Caninos	3 a 6
Pré-molares	4 a 10
Molares	Ausentes
Gatos	
Incisivos	2 a 3
Caninos	3 a 6
Pré-molares	4 a 10
Molares	Ausentes

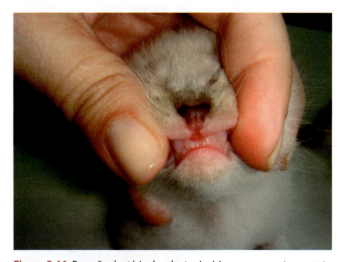

Figura 5.44 Erupção dentária dos dentes incisivos em um gato neonato com 3 semanas.

Os estoques de glicogênio hepático no neonato são mínimos e declinam rapidamente durante o jejum. Nos cães, as concentrações de glicogênio hepático decaem rapidamente por volta de 31% da concentração presente ao nascimento após 24 h. A gliconeogênese, contudo, ocorre no fígado do neonato após 9 h sem alimentação. Os níveis de glicose sanguínea em cães recém-nascidos saudáveis são mantidos (inicialmente, glicogenólise; posteriormente, gliconeogênese) por 24 h em jejum após o nascimento.

As concentrações intra-hepáticas reduzidas de adenosina trifosfato (ATP) sugerem que, nos cães neonatos, haja alteração na produção e/ou na utilização de energia somente após 3 h de jejum. A glicemia pode ser mantida por um período de 24 h de jejum em um neonato saudável; contudo, aqueles em situações de estresse, devido à rápida depleção dos estoques de glicogênio e à imaturidade funcional hepática, tornam-se hipoglicêmicos.

Mediante as particularidades fisiológicas de tal sistema nos neonatos, seu exame semiológico deve incluir a inspeção da cavidade oral para detecção da coloração e da umidade das mucosas e identificação de problemas de maloclusão, fenda palatina ou palato mole alongado. O reflexo da sucção precisa ser estimulado e avaliado com relação à ocorrência e força da sucção. Neonatos fracos, deprimidos, desnutridos e em tríade apresentam reflexo da sucção ausente ou fraco; com defeitos congênitos, como fenda palatina, não conseguem manter o reflexo adequado, pois há aspiração do leite ingerido para as vias respiratórias, provocando dispneia inspiratória de padrão respiratório obstrutivo (Figuras 5.45 e 5.46).

Você sabia?

- Se você não sabe quantas horas um cachorro dorme por dia, eis a realidade. Um cão adulto costuma dormir entre 12 e 14 h por dia. Os filhotes, por outro lado, devem dormir de 16 a 18 h por dia porque ainda estão na fase de crescimento e precisam de maior descanso.

Quanto ao exame do esôfago, realiza-se a palpação na região cervical esquerda, a fim de detectar possíveis dilatações esofágicas nos casos de megaesôfago congênito (distúrbio de motilidade esofágica) ou distúrbios obstrutivos congênitos (anomalias vasculares anelares). Animais com distúrbios esofágicos exibem disfagia, regurgitação e engasgos. Nos filhotes que manifestam sinais clínicos de doença esofágica logo após o desmame, é sugestivo suspeitar de causas congênitas.

À inspeção abdominal, o neonato deve apresentar abdome arredondado; no entanto, sem evidências de timpanismo, possibilitando a palpação dos órgãos presentes em sua cavidade. É necessário realizar o exame superficial da pele do abdome; a região umbilical é inspecionada para a detecção de urina nos casos de persistência de úraco, lesões de pele provocadas pelas lambeduras excessivas da mãe ou dos irmãos de ninhada e hérnias umbilicais (Figura 5.47).

No recém-nascido, o abdome e suas estruturas são facilmente palpados com o dedo indicador e o polegar, iniciando-se a palpação cranialmente e prosseguindo até a região caudal, procurando avaliar o tamanho, o formato e a consistência das estruturas. Há uma pequena quantidade de líquido abdominal no período neonatal, provavelmente pelo maior volume plasmático e menor pressão oncótica. Dentre os órgãos e vísceras que podem ser mais facilmente identificados durante a palpação, incluem-se:

- Rim esquerdo
- Intestino delgado
- Cólon
- Bexiga.

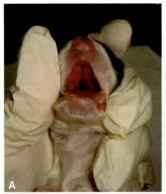 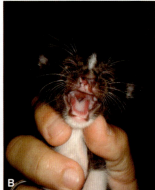

Figura 5.45 **A.** Fenda palatina em um cão neonato. **B.** Lábio leporino em um gato neonato.

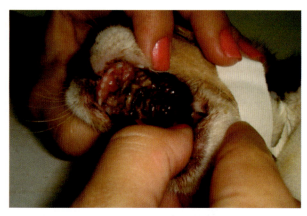

Figura 5.46 Necrose de palato em um filhote de cão com 50 dias de vida.

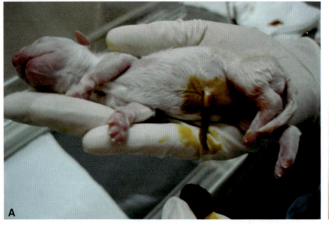 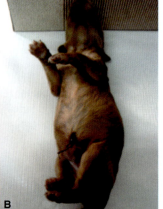 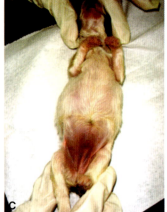

Figura 5.47 Aspecto do cordão umbilical em cães neonatos. **A.** Ao nascimento. **B.** Quarenta e oito horas após o nascimento. **C.** Setenta e duas horas após o nascimento.

A dificuldade na palpação de tais estruturas deve-se à dilatação gástrica e intestinal por gases oriundos de aerofagia presente nos processos dolorosos, nas dispneias e também por retenção de fezes ou urina (Figura 5.48). Parte do fígado pode ser palpada no neonato; o baço, conforme o tamanho e sua localização, também costuma ser avaliado pela palpação.

A inspeção das regiões anogenital e perineal precisa ser feita atentamente para que seja possível identificar agenesia de reto, fezes aderidas ao pelo nos casos de diarreia, parasitos intestinais (*Dipylidium caninum*), hérnias perineais, irritação e inflamação anal, prolapso de reto, fístula retovaginal, imperfuração anal, deiscência testicular nos machos (4 a 8 semanas) e inflamação vaginal. Neonatos com malformações anogenitais apresentam aquezia, distensão abdominal e eliminação de urina ou fezes em orifícios inadequados (p. ex., eliminação de fezes pelo canal vaginal em fêmeas com fístula retovaginal). Nos casos de imperfuração anal, verifica-se a existência e a função do esfíncter anal externo, avaliando-se a resposta ao pinçamento da região peniana ou vulvar (reflexo bulbouretral) (Figuras 5.49 e 5.50).

Um aspecto importante durante as três primeiras semanas de vida é o estímulo do reflexo da micção e defecação (reflexo anogenital), já anteriormente descrito neste capítulo. Deve-se aproveitar a eliminação de fezes durante o reflexo e analisar as suas características quanto a consistência, coloração, odor e composição (Figura 5.51).

Os exames complementares utilizados na avaliação do sistema digestório incluem:

- Hemograma
- Perfil bioquímico
- Exames radiográficos
- Exames ultrassonográficos.

Muitas vezes, o exame ultrassonográfico abdominal pediátrico é solicitado para a identificação de anomalias congênitas, identificação de corpos estranhos, infestações parasitárias e doenças infecciosas. O exame ultrassonográfico da cavidade abdominal do paciente neonato e pediátrico é realizado com a utilização de transdutores de 6 a 8 MHz; os artefatos mais frequentes encontrados são: (1) sombras acústicas pela maior quantidade de alimento e de gases no sistema digestório, o que dificulta a visualização de órgãos como o fígado e outras vísceras; (2) bexiga pouco repleta; e (3) maior existência de líquido abdominal. A menor quantidade de gordura abdominal, ao contrário do observado ao exame radiográfico, propicia melhor qualidade da imagem (Figura 5.52).

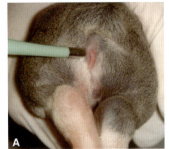
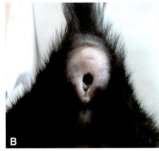

Figura 5.49 A. Atresia anal em um cão neonato. **B.** Fístula retovaginal em um gato neonato.

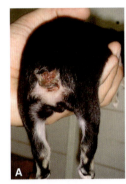
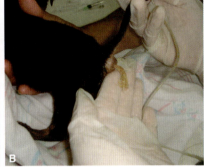

Figura 5.50 A. Miíase na região perineal de um cão neonato. **B.** Endoparasitose em um cão neonato.

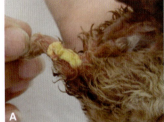
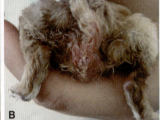

Figura 5.51 A. Aspecto das fezes de um cão neonato com diarreia. **B.** Região anogenital do mesmo cão (irritação).

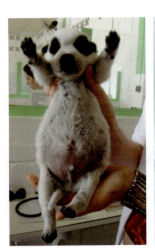
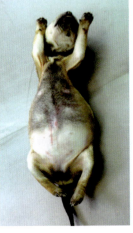

Figura 5.48 Cães neonatos com dilatação abdominal.

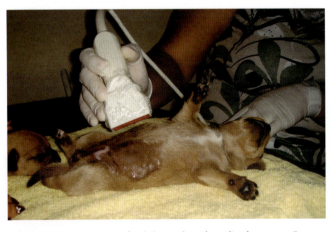

Figura 5.52 Ultrassonografia abdominal sendo realizada em um cão neonato. (Imagem: Serviço de Ultrassonografia de Pequenos Animais – FMVZ – Unesp Botucatu.)

É possível posicionar o paciente sobre uma calha em decúbito dorsal, mantendo-o em contenção manual pelos membros torácicos e pélvicos. Com relação aos pacientes neonatos, há cuidado adicional na manutenção da temperatura corporal do filhote por meio de bolsas de água quente e com o aquecimento do gel para ultrassom. Longos períodos de jejum também não são possíveis nos casos de paciente neonato.

Sistema cardiovascular ou circulatório

As malformações cardíacas desenvolvem-se em decorrência de fatores genéticos, ambientais, infecciosos, tóxicos, nutricionais eu farmacológicos. A prevalência das cardiopatias congênitas em pequenos animais, analisada em 2 anos pela Universidade de Purdue, de acordo com Bulmer (2011), foi de 0,85%; no Brasil, infelizmente, ainda não se dispõe de estudos epidemiológicos descritivos. Embora a incidência não seja grande, nos EUA, as malformações cardíacas mais comuns em cães correspondem a persistência do ducto arterioso, estenose subaórtica e estenose pulmonar. Nos gatos, malformações cardíacas com maior incidência são a displasia valvular atrioventricular e os defeitos de septo ventricular. Com frequência, a identificação das doenças cardíacas congênitas acontece durante a primeira consulta ao veterinário, que geralmente ocorre para a primeira vacinação. O exame físico do sistema cardiovascular em neonatos deve ser realizado de maneira semelhante ao adulto; no entanto, o conhecimento da fisiologia neonatal por parte do clínico é importante para a interpretação dos resultados.

O exame físico inicia-se com inspeção, atitude e frequência respiratória; realiza-se também a inspeção da coloração das mucosas, com o intuito de se identificar cianose, que pode ser indício de doença pulmonar ou de desvios ou *shunts* sanguíneos como na tetralogia de Fallot. É necessária a inspeção das veias jugulares quanto a sua distensão ou pulso anormal, pois representa um sinal de anomalias do lado direito do coração.

O exame do sistema cardiovascular deve ser prosseguido palpando-se o tórax do neonato, objetivando determinar o choque precordial, além da identificação de frêmitos. Outros meios semiológicos como a percussão não são realizados no neonato, devido ao pequeno tamanho do paciente.

A auscultação para determinação da frequência cardíaca e ritmo é o segundo passo no exame do sistema cardiovascular. A frequência do neonato é rápida, variando em torno de 210 a 220 bpm até a segunda semana de vida, sofrendo queda até a quarta semana (140 bpm). O ritmo cardíaco do neonato é o sinusal, havendo pequena variação associada à respiração (arritmia sinusal).

A auscultação visando à identificação de ruídos anormais ou sopros cardíacos deve ser feita com estetoscópio neonatal ou pediátrico (diafragma de 2 cm); ou, ainda, com a utilização do Doppler visando à amplificação do ruído cardíaco. Para a auscultação tanto do coração quanto dos pulmões do neonato, divide-se o tórax direito e esquerdo em quadrantes craniais, caudais, superior e inferior. No neonato, a identificação precisa dos focos valvares é dificultada pelo pequeno tamanho do órgão disposto na cavidade torácica. A auscultação cardíaca deve ser realizada na região do ápice cardíaco esquerdo (quinto ao sexto espaço intercostal no quadrante cranial inferior esquerdo), na região da base do coração (terceiro ao quarto espaço intercostal, acima da junção costocondral ou quadrante cranial superior esquerdo) e na região do ápice cardíaco direito (quarto ao quinto espaço intercostal no quadrante cranial inferior direito). Deve-se tentar identificar à auscultação a intensidade, a configuração, a localização e a radiação do sopro (Figura 5.53).

Os sopros cardíacos são os ruídos anormais mais auscultados no tórax de cães e gatos recém-nascidos; a determinação de sua localização auxilia no diagnóstico. Muitas vezes, no paciente neonato, a diferenciação entre sopros sistólicos e diastólicos é dificultada em virtude da rápida frequência cardíaca. Sopros contínuos frequentemente são associados à persistência do ducto arterioso. Neonatos anêmicos ou gravemente enfermos, em muitos casos, apresentam sopro cardíaco funcional com graduação de I a III/VI auscultado em hemitórax esquerdo. Sopros inocentes não associados a qualquer cardiopatia, decorrentes de aumento na força de ejeção ventricular (excitação e/ou exercício), são comumente percebidos; contudo, não acompanhados de frêmito, alterações de pulso ou cardiomegalia. Esses tipos de sopro geralmente desaparecem aos 4 a 5 meses.

O exame físico do sistema cardiovascular (circulatório) em neonatos caninos e felinos é seguido pelos exames complementares, como radiografia torácica, ecocardiograma e eletrocardiograma, levando-se em consideração as particularidades inerentes a idade, fisiologia e tamanho do paciente.

A realização de radiografia neonatal apresenta certa complexidade pela dificuldade de contenção e pelas características físicas dos animais jovens. A pequena mineralização óssea e a menor espessura dos tecidos moles interferem na qualidade de penetração dos raios; é descrita a diminuição da quilovoltagem (kV) pela metade da empregada em animais adultos.

As informações obtidas por meio do exame ecodopplercardiográfico nos recém-nascidos denotam a importância desse exame como complemento da avaliação clínica global. Em virtude do tamanho, da idade dos pacientes neonatos e, ainda, das dificuldades de contenção, é necessário considerar algumas adaptações para a realização de tal exame. O neonato necessita ser devidamente posicionado em decúbito lateral direito sobre uma superfície aquecida, bem como o gel para ultrassom também deve ser previamente aquecido, a fim de proporcionar ambiente mais confortável. O transdutor

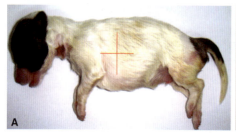 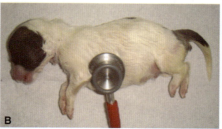 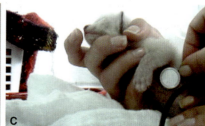

Figura 5.53 A. Área de auscultação cardiopulmonar no paciente neonato (quadrantes). **B.** Auscultação cardiopulmonar em um cão neonato com estetoscópio. **C.** Auscultação com Doppler em um gato neonato.

é posicionado sobre a parede torácica esquerda e, em função das suas dimensões, as imagens são obtidas por meio de vários espaços intercostais simultaneamente.

Por meio do Doppler pulsado, são mensurados os picos de velocidade dos fluxos sanguíneos através das valvas mitral, tricúspide, aórtica e pulmonar. Observa-se correlação positiva de todas as mensurações com o peso corporal e a idade do neonato. A imagem Doppler de fluxo colorido é de grande valor para verificar e identificar os fluxos, bem como para auxiliar o posicionamento do cursor a fim de mensurar o pico de velocidade do fluxo. A direção dos fluxos é identificada a partir de sua codificação em vermelho ou azul, sendo determinante para a compreensão da hemodinâmica do pequeno coração do neonato.

Com a ecodopplercardiografia, é possível diagnosticar as diversas cardiopatias congênitas que acometem os filhotes de cães, contribuindo para o estabelecimento das reais causas de morte durante o período neonatal.

O eletrocardiograma é um método diagnóstico que tem se mostrado cada vez mais proveitoso, sendo considerado indispensável para o clínico veterinário. Valendo-se de tal exame, é possível diagnosticar arritmias cardíacas e/ou distúrbios de condução elétrica frequentemente encontrados nas enfermidades cardíacas, sendo um método prático, cuja utilização é viável no período neonatal.

Para a realização desse exame, o neonato deve ser posicionado em decúbito lateral direito, sobre superfície macia e aquecida, e os eletrodos devidamente posicionados acima das articulações do cotovelo e do joelho. É aconselhável que se aguarde algum tempo para possibilitar a acomodação do recém-nascido e, assim, realizar o exame eletrocardiográfico com tranquilidade, sem muitas interferências na linha de base.

A ocorrência de traçado eletrocardiográfico normal não exclui a existência de doença cardíaca congênita; contudo, o clínico deve estar familiarizado com as características fisiológicas e as alterações que estas conferem ao traçado.

Durante os primeiros 30 dias de vida, observa-se variação nas amplitudes das ondas eletrocardiográficas Q, R e S, mudança da orientação do eixo elétrico e na relação R/S, nos cães e nos gatos. Tais alterações demonstram que, durante o primeiro mês de vida dos neonatos, há mudança da predominância do ventrículo direito sobre o esquerdo. O ritmo cardíaco não é influenciado pela idade e a frequência cardíaca varia entre 200 e 260 bpm durante o período neonatal.

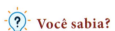

Você sabia?

- Filhotes de cachorro normalmente choram porque sentem saudade da mãe e de seus irmãos, mas, também, quando têm fome, frio ou medo. Tente descobrir o que está acontecendo com eles.
- Um gato filhote possui 26 dentes temporários e os perde até os 6 meses, quando adulto ele possui 30 dentes.

Sistema respiratório

Ao nascimento, os pulmões não estão completamente desenvolvidos; assim como o sistema nervoso, a bronquiogênese perdura após o nascimento, com a finalização do desenvolvimento do estágio alveolar até o início do período pós-natal. Durante o período fetal, os pulmões são preenchidos por uma quantidade de líquido produzido pelas células epiteliais pulmonares, possibilitando o desenvolvimento alveolar. Após o nascimento, com o rompimento do cordão umbilical, o feto não mais estará ligado à placenta, passando a depender apenas de seus pulmões como fonte de oxigênio. O reflexo inspiratório é desencadeado por aumento da pressão parcial de dióxido de carbono dentro dos vasos umbilicais e esfriamento do corpo. Ocorrem elevação da resistência vascular sistêmica e da pressão arterial, e decréscimo da resistência vascular pulmonar, seguida do aumento do fluxo sanguíneo pulmonar. Assim, em questão de segundos, os pulmões serão preenchidos por oxigênio, bem como os vasos sanguíneos pulmonares deverão dilatar-se para perfundir os alvéolos e absorver o oxigênio, distribuindo-o para todo o organismo do recém-nascido.

O líquido contido dentro do alvéolo pulmonar é absorvido pelo interstício pulmonar e substituído gradualmente por oxigênio. A expansão sofrida pelos pulmões leva à liberação de prostaciclina e óxido nítrico, que aumentam a vasodilatação e o fluxo sanguíneo pulmonar. O preenchimento alveolar com oxigênio acarreta a gradativa reabsorção do líquido pulmonar pelos vasos linfáticos. Nem todos os alvéolos são inflados durante a primeira inspiração; com as subsequentes inalações, todo o pulmão é inflado e a substância surfactante é distribuída por toda superfície alveolar. A forte expansão pulmonar ao nascimento é importante estímulo para liberação da substância surfactante armazenada, que facilitará o preenchimento alveolar e evitará a atelectasia. Acredita-se que a produção de substância surfactante (fosfatidilcolina) ocorra nos fetos caninos por volta de 57 a 60 dias de gestação, e a maturação pulmonar ainda perdure durante o período neonatal com o aparecimento da fase alveolar do desenvolvimento do sistema respiratório.

O controle neural da função respiratória está presente antes mesmo do nascimento; contudo, sua maturação ocorre somente no período pós-natal. O neonato é suscetível à hipoxia devido à alta taxa metabólica (2 a 3 vezes a do adulto) e pela imaturidade dos quimiorreceptores do seio carotídeo. No período fetal, a hipoxia causa redução nos movimentos respiratórios e falta de estímulo respiratório.

No pós-parto imediato, os neonatos respondem de modo semelhante ao período fetal, com resposta deprimida ao aumento da PCO_2 e a diminuição de PO_2. Os níveis de hemoglobina neonatal são mais altos, e a afinidade pelo oxigênio permanece maior que a de adultos, o que talvez explique o porquê de eles apresentarem diminuição da frequência respiratória com relação à hipoxia. Além disso, o neonato dispõe de vias respiratórias com pequeno diâmetro (aumento da resistência e do trabalho respiratório), menor capacidade de reserva funcional e menor resistência à fadiga muscular – fatores que inviabilizam o aumento da ventilação por minuto. A resposta ventilatória à hipoxia neonatal é bifásica, com elevação inicial da frequência respiratória, seguida por progressivo declínio. A estimulação tátil e térmica da região genital ou umbilical induz ao reflexo respiratório nos primeiros 3 dias após o nascimento.

As frequências respiratórias iniciais do neonato são mais altas que os níveis adultos, e o volume e a ventilação por minuto são mais baixos. Cães e gatos recém-nascidos mais jovens que 2 semanas de vida apresentam $1/3$ da área alveolar em relação ao adulto; a frequência respiratória mais rápida aumenta o volume por minuto. Em neonatos, no primeiro dia de vida, a frequência respiratória varia entre 10 e 18 mpm; e, na primeira semana de vida, entre 16 e 32 mpm. Qualquer afecção respiratória que diminua a duração da inspiração exerce impacto negativo nas trocas gasosas do recém-nascido.

A compreensão da transição fetal-neonatal do sistema respiratório é fundamental durante o exame de tal sistema no paciente neonato. A inspeção do neonato, assim como a do adulto, é importante na avaliação do sistema respiratório. A observação das narinas é essencial para identificar se as pregas alares estão dispostas de maneira a não causar estenose, em especial em filhotes de cães e gatos de raças braquicefálicas. Por meio da inspeção nasal, é possível identificar defeitos como lábio leporino com comunicação nasal.

É necessário realizar a avaliação quanto à ocorrência de secreção nasal, uni ou bilateral, bem como o aspecto da secreção, pois neonatos com fenda palatina costumam apresentar secreção de leite pelas narinas. O aspecto mucopurulento implica quadros inflamatórios locais ou de vias respiratórias inferiores (pneumonia por aspiração com infecção bacteriana secundária); o aspecto hemorrágico pode ser resultante de traumatismos ou distúrbios hemorrágicos sistêmicos (Figura 5.54).

Durante a inspeção da respiração, é importante analisar a frequência, o ritmo e o padrão respiratório conforme descrito no Capítulo 8, *Semiologia do Sistema Respiratório*, Seção B, *Cães e Gatos*. A palpação do pescoço e da traqueia deve ser feita, bem como do tórax do neonato. A palpação da região cervical indica detectar a existência de edemas e o aumento de linfonodos (linfonodos mediastinais anteriores e submandibulares) comuns nos casos de abscessos. Na palpação do tórax, recomenda-se procurar por fraturas de costelas, feridas penetrantes, malformações das estérnebras (*pectus excavatum*), achatamento ventrodorsal do tórax (síndrome do filhote nadador) e enfisemas subcutâneos por traumatismos no trato respiratório.

A auscultação torácica no recém-nascido costuma ser um desafio, devido ao pequeno tamanho da cavidade torácica, assim como na auscultação cardíaca; indica-se a utilização de um estetoscópio de recém-nascido. Nas duas primeiras semanas, a frequência respiratória descrita em cães neonatos é de 25 a 35 mpm, havendo decréscimo da mesma entre a terceira e a quarta semanas para 15 a 25 mpm. Após 4 semanas, grande parte dos filhotes apresenta a frequência parecida com a dos adultos (20 a 30 mpm).

O principal sinal clínico de afecção respiratória é a dispneia ou o desconforto respiratório. A dificuldade respiratória manifesta-se por maiores frequência e esforço respiratórios, intolerância ao exercício, aumento dos ruídos respiratórios e colapso respiratório. O exame do paciente com dificuldade respiratória deve ser realizado com cautela, na tentativa de minimizar o estresse infligido e não piorar o quadro clínico. Embora a respiração mais ofegante em cães e gatos adultos normais possa ser observada como parte do mecanismo termorregulador, em recém-nascidos, é sempre relacionada com a dificuldade respiratória, bem como com a respiração com a boca aberta. Animais com dificuldade respiratória pronunciada antes do exame físico devem receber oxigênio; primeiramente, é notório definir se o padrão respiratório é obstrutivo (restrição do diâmetro das vias respiratórias) ou restritivo (limitação da habilidade de expansão pulmonar). Padrões obstrutivos apresentam aumento da frequência e do esforço respiratório, bem como da sua amplitude, além de sons na respiração, mais audíveis durante a inspiração. Alguns exemplos de doenças respiratórias que podem levar a quadros obstrutivos incluem: síndrome do braquicefálico, fenda palatina e aspiração de corpo estranho (quadros agudos).

Já o padrão restritivo caracteriza-se por diminuição da amplitude respiratória e aumento da frequência respiratória, na tentativa de manter a ventilação e a diminuição dos ruídos respiratórios à auscultação. As afecções neonatais em que se observa padrão respiratório restritivo incluem enfisema congênito, edema pulmonar, doenças cardíacas, efusões pleurais, pneumotórax e hérnia diafragmática.

As radiografias torácicas para avaliação pulmonar podem ser realizadas com a utilização de aparelho radiográfico odontológico portátil e filme radiográfico extraoral oclusal. O intervalo de radiação empregado para neonatos é de 65 a 72 kV por 0,4 mAs, a uma distância de 5 cm entre o foco emissor e o filme radiográfico. Nas imagens obtidas, é possível notar o grau de opacidade do parênquima pulmonar nos diferentes lobos, o grau de definição da silhueta cardíaca e timo, bem como visualizar traqueia e ramificação brônquica. Nos neonatos, muitas vezes, o timo, juntamente com os depósitos de gordura marrom, é evidenciado durante a radiografia torácica na região do mediastino cranial. Deve-se atentar para o fato de que, nos recém-nascidos sadios, as radiografias torácicas apresentam maior opacidade intersticial generalizada pelo menor volume de ar alveolar, de modo a não interpretar erroneamente a opacidade característica desse período como doença pulmonar intersticial (Figura 5.55).

Sistema urogenital

A função renal difere drasticamente entre neonatos e adultos. O rim neonatal é morfológica e funcionalmente imaturo, e a nefrogênese é incompleta até a terceira semana de vida. A maturação dos néfrons, juntamente com o aumento do fluxo sanguíneo renal, ocorre de maneira centrífuga, das camadas mais internas do córtex renal para porção externa, o que predispõe à maior toxicidade por fármacos. Assim, o recém-nascido apresenta aspectos característicos de sua imaturidade renal, como:

- Menor fluxo sanguíneo renal
- Menor taxa de filtração glomerular e de fração filtrada
- Menor reabsorção de aminoácidos, fosfatos e glicose
- Elevada natriurese nos túbulos contornados proximais
- Menor habilidade de concentração urinária.

Os níveis séricos de creatinina e ureia são menores em relação aos adultos; já os de fósforo são maiores, devido ao intenso desenvolvimento ósseo.

Ao nascimento, a pressão arterial é mais baixa (50 a 60 mmHg); durante a maturação renal, o aumento da pressão

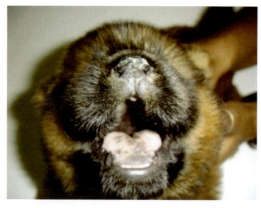

Figura 5.54 Secreção nasal purulenta em um cão neonato.

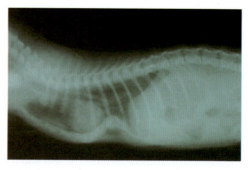

Figura 5.55 Radiografia de um gato filhote com *pectus excavatum*. (Imagem: Serviço de Diagnóstico por Imagem da FMVZ-UNESP, Botucatu – São Paulo.)

sanguínea e a diminuição da resistência vascular periférica resultam na elevação da taxa de filtração glomerular e do fluxo sanguíneo renal. No cão adulto, o sistema renina-angiotensina é um importante mediador renal autorregulatório. Contudo, no neonato, o fluxo sanguíneo renal está diretamente correlacionado com pressão arterial e não parece ser alterado pela inibição da angiotensina até aproximadamente 6 semanas de vida. Embora a habilidade do neonato canino euvolêmico em excretar sódio seja a mesma de um cão adulto, a fração de excreção é menor em filhotes com até 3 semanas, em comparação com o adulto (5 *versus* 30% no adulto).

De modo estrutural, diferentemente do adulto, o tufo capilar glomerular cortical do recém-nascido dispõe de vasos sanguíneos grandes e irregulares, com maior densidade na região subcapsular. A rede capilar cortical peritubular é imatura, com membrana basal incompleta e poucas fenestrações. Com relação aos túbulos proximais, há distribuição centrífuga da maturação dos néfrons, sendo os mais maduros e antigos encontrados próximo à zona justaglomerular, considerando-se que os néfrons sejam continuamente formados pelo menos nas primeiras 2 semanas de vida na região subcapsular. O número de néfrons justaglomerulares corticais praticamente quadruplica durante as primeiras 4 semanas, com aumento mais pronunciado nos primeiros 8 dias de vida. O túbulo proximal do neonato não apresenta organização morfológica e segmentação semelhante à do adulto, sendo mais curto e composto por epitélio cuboidal liso, sem processos laterais (interdigitação) e organelas intracelulares.

Os sinais clínicos de disfunção do sistema urinário em neonatos são restritos e limitam-se a: (1) incontinência urinária; (2) sinais de doença do trato urinário, como obstrução uretral por cálculos ou malformações renais (agenesia, displasia e hipoplasia); e (3) doença renal crônica (Figura 5.56).

Nos recém-nascidos, em virtude do tamanho do paciente, o exame específico do sistema urinário é limitado. A avaliação dos rins pode ser feita mediante palpação abdominal, em que é possível determinar o tamanho e a sensibilidade dolorosa do rim esquerdo, localizado no espaço correspondente ao intervalo entre as segunda e quarta vértebras lombares. A bexiga, localizada na região hipogástrica ventral, pode ser avaliada quanto a posição, existência de conteúdo (repleta ou vazia) e sensibilidade. A compressão manual delicada da bexiga é feita para se analisar o gotejamento da urina pelas vias urinárias (disúria e retenção urinária) ou pela região umbilical nos casos de persistência do úraco. Como no período neonatal não ocorre micção espontânea, deve-se estimular o reflexo anogenital (micção) para observar a eliminação de urina.

Exames complementares como urinálise, diagnóstico por imagem e provas de função renal são realizados assim como no adulto; no entanto, a interpretação desses exames precisa ser realizada com cautela, levando-se em consideração as particularidades fisiológicas já descritas, inerentes ao período neonatal.

Em vista da grande imaturidade renal que perdura após o nascimento, a urinálise do neonato exibe particularidades importantes. Diminuição da densidade urinária é um achado frequente e normal, bem como a existência de proteínas, glicose e aminoácidos. Por volta de 3 semanas, a glicose e a proteína urinárias diminuem, e a densidade urinária alcança valores semelhantes aos encontrados nos adultos em 6 a 8 semanas. Em consequência da incapacidade de concentração urinária (produção de urina diluída), pelo fluxo sanguíneo renal altamente dependente da pressão sanguínea e pela excreção alterada de sódio pelo túbulo proximal, a administração de fluidos ao recém-nascido deve ser realizada com cautela, assegurando a manutenção do volume

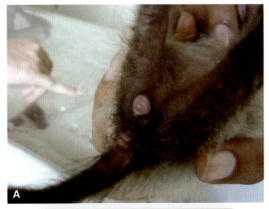

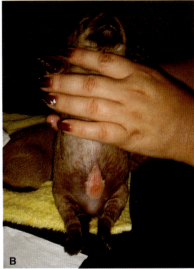

Figura 5.56 Lesão na região do prepúcio de um gato (**A**) e de um cão (**B**) neonatos.

adequado e evitando a hiper-hidratação. As necessidades hídricas diárias de manutenção do neonato são de 6 a 18 mℓ/100 g de peso corpóreo.

Sistema nervoso

Ao nascimento, o desenvolvimento do sistema nervoso não está completo. Sua maturação ocorre de maneira lenta e progressiva, havendo diferenciação neuroblástica e contínua mielinização axônica dos nervos periféricos após o nascimento por pelo menos até as 6 primeiras semanas de vida. A neurogênese contínua após o nascimento faz com que o exame neurológico no neonato apresente aspectos peculiares durante essa fase da vida do animal. O conhecimento das características fisiológicas durante esse período é crucial para a correta interpretação dos resultados obtidos para que não se incorra em erro de diagnóstico. Além das peculiaridades fisiológicas, há ainda as inerentes às diversas raças e também à espécie; o sistema nervoso do gato desenvolve-se mais rapidamente em comparação com o do cão.

Nas primeiras 2 semanas (7 a 14 dias), como anteriormente descrito, o neonato gasta grande parte do seu tempo dormindo e mamando. Durante essas semanas, ele se locomove arrastando-se com os membros torácicos (maior tônus muscular ao nascimento) e puxando seus membros pélvicos. A sustentação da cabeça é adequada apenas para a mamada (menor tônus muscular do pescoço), bem como o equilíbrio.

A imaturidade do neonato reflete o grau de desenvolvimento do sistema nervoso central (SNC) e sistema nervoso periférico (SNP), representando sério problema na clínica veterinária na determinação da integridade do sistema nervoso (SN) desses filhotes. O tempo de maturação de ambos os sistemas é de aproximadamente 3 semanas. O SN do neonato, embora não totalmente desenvolvido, é capaz de realizar funções complexas necessárias para regular a adaptação neonatal.

A função neurológica do neonato é controlada principalmente pelo tronco cerebral e pela medula espinal, sendo as funções cardíacas e respiratórias coordenadas pelo tronco cerebral. Todos os nervos cranianos estão presentes ao nascimento; contudo, o processo de mielinização é ainda imaturo, o que interfere com transmissão suave do impulso nervoso. O recém-nascido apresenta córtex cerebral funcional, embora seu grau de desenvolvimento permaneça desconhecido. No desenvolvimento do trato nervoso, as vias nervosas sensorial, cerebelar e extrapiramidal são as primeiras a se desenvolverem. Os reflexos neonatais classificados como alimentares, protetores e posturais incluem reflexos primitivos, como a sucção e o reflexo de termotropismo (procura por calor), cruciais para a sobrevivência (Figuras 5.57 e 5.58).

 Você sabia?

- Mesmo ensinados, os filhotes de cães costumam fazer suas necessidades em locais não permitidos. Parece implicância, mas não é, pois não são, de todo, culpados. Isso ocorre porque os esfíncteres do ânus e da uretra ainda não estão completamente desenvolvidos, fato que ocorrerá, tão somente, após completarem 4 meses de vida.
- Antes de os gatinhos aprenderem a usar a caixa de areia é a gata que limpa e come a sujeira feita por eles. É por isso que normalmente nunca se encontra nada no local onde os filhotes habitam.

Nível de consciência

Durante as 2 primeiras semanas de vida, as principais atividades do neonato consistem em dormir e alimentar-se. Os filhotes não dormem sozinhos até aproximadamente 5 ou 6 semanas; em geral, amontoam-se com seus irmãos, próximo à mãe. Os gatos apresentam sono ativo, com atividade motora pronunciada durante a primeira semana de vida, e rapidamente passam do estado de alerta ou vigília para o sono REM (rápido movimento dos olhos). Durante os períodos de sono, os recém-nascidos são facilmente acordados quando manipulados; por volta de 2 semanas de vida, os animais tornam-se mais ativos e começam a brincar.

Postura e locomoção

A função vestibular está presente ao nascimento, sendo importante para o posicionamento do neonato durante a amamentação; contudo, os movimentos musculares são incoordenados, o que demonstra imaturidade cerebelar. O recém-nascido movimenta-se arrastando seu tórax e abdome por meio de movimentos natatórios com os membros. A habilidade para elevar a cabeça está presente ao nascimento, sendo inicialmente utilizada para que o neonato se posicione adequadamente (reflexo do endireitamento). Do nascimento até 4 a 5 dias de vida, o neonato mantém postura corpórea flexora quando suspenso pela região mastoide. Essa postura é substituída por dominância extensora, que permanece até a terceira a quarta semanas (Figura 5.59); no gato, tal dominância é variável.

Com 5 a 6 dias, o filhote é capaz de suportar seu peso nos membros torácicos e esboçar pequenos passos. A sustentação do corpo com os membros pélvicos ocorre mais tardiamente, em torno de 14 a 16 dias.

Entre 18 e 21 dias, o filhote caminha de maneira incoordenada; a habilidade e a coordenação na marcha semelhante às do adulto desenvolvem-se apenas entre 6 e 8 semanas (Figura 5.60).

De acordo com os pesquisadores, em neonatos, a idade do aparecimento do reflexo de posicionamento tátil varia. Alguns acreditam que o posicionamento esteja presente nos membros torácicos entre 2 e 4 dias e, nos membros pélvicos, entre 5 e 9 dias. Outros afirmam que o reflexo não está presente até a segunda a terceira semanas, sendo observado, primeiramente, nos membros torácicos seguidos pelos membros pélvicos. De modo geral, o posicionamento tátil apresenta resposta mais consistente na quinta semana de vida.

A reação postural de saltitamento é dificilmente interpretada antes de 6 a 8 semanas, sendo verificada nos membros torácicos antes dos pélvicos.

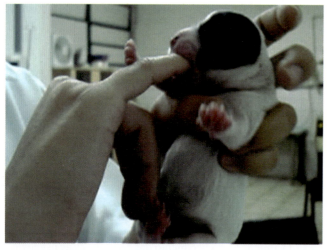

Figura 5.57 Reflexo da sucção em um cão neonato.

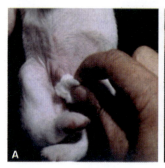
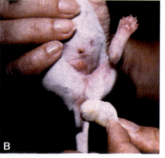

Figura 5.58 Reflexos anogenitais de micção (**A**) e defecação (**B**).

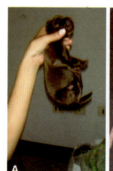
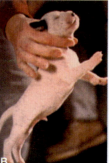
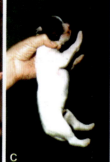

Figura 5.59 Postura no cão neonato. **A.** Dominância flexora. **B.** Dominância extensora. **C.** Normotonia.

Capítulo 5 ◆ Semiologia de Animais Recém-Nascidos 127

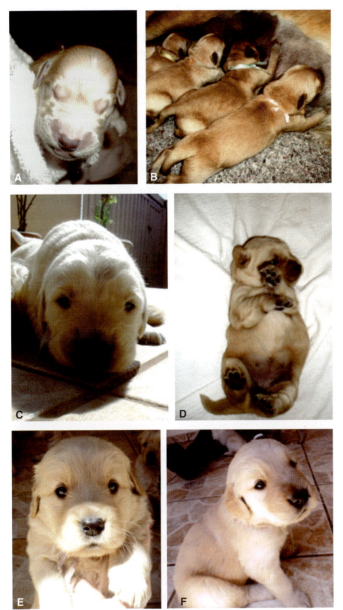

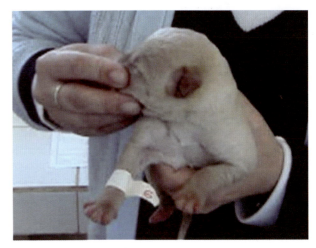

Figura 5.61 Reflexo magno em um cão neonato.

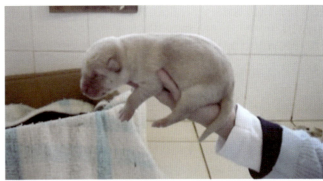

Figura 5.62 Reflexo de Landau em um cão neonato com 1 semana de vida.

Figura 5.60 Cães neonatos de diferentes idades. **A** e **B**. Quatro dias de vida. **C** e **D**. Dezesseis dias de vida. **E** e **F**. Vinte e oito dias de vida.

Nos cães, o reflexo de propulsão extensora é notado com 12 a 14 dias; nos gatos, com 14 a 16 dias. O reflexo extensor (reflexo magno) do pescoço, que avalia os receptores de tensão localizados na região cervical, está presente no primeiro dia de vida, sendo mais evidente após 5 a 6 dias, e mais vigoroso nos membros torácicos em comparação com os pélvicos. A extensão do pescoço resulta em extensão dos membros torácicos e flexão dos pélvicos; por sua vez, a flexão do pescoço resulta em extensão dos membros pélvicos. Pode ser observado também em cães, ao rotacionar o pescoço lateralmente, o que induz a extensão dos membros torácicos e pélvicos ipsilaterais e a flexão dos membros contralaterais. Esse reflexo não costuma ser muito observado em gatos e, quando presente após a terceira semana de vida, pode indicar lesão e ausência de inibição contralateral por neurônios motores superiores (Figura 5.61).

O reflexo de Landau (postura de foca) é obtido suportando-se o neonato ventralmente ao esterno; haverá opistótono e extensão dos membros pélvicos e da cauda. Este reflexo está presente até a terceira semana de vida (Figura 5.62).

Nervos cranianos

Os reflexos protetores dos olhos desenvolvem-se antes mesmo da abertura das pálpebras. O reflexo de piscar (óptico – II; oculomotor – III) após a incidência de um foco de luz é observado dentro de 24 a 48 h após o nascimento, previamente ao desenvolvimento da retina (atividade eletrorretinográfica ausente).

O reflexo pupilar à luz (óptico – II; oculomotor – III) ocorre somente após a abertura das pálpebras entre 10 e 16 dias, no cão, e 5 a 14 dias, no gato. A resposta pupilar costuma ser lenta, provavelmente pela imaturidade da retina. A atividade elétrica da retina e o padrão eletrorretinográfico (ERG), bem como o reflexo pupilar à luz, apresentam-se iguais aos do adulto aos 28 dias de vida.

O reflexo à ameaça ocorre com a abertura das pálpebras; no entanto, em menor grau com relação ao adulto.

Nos cães, o reflexo vibrissopalpebral (trigêmeo – V; facial – VII) ocorre no primeiro e segundo dias de vida. O reflexo palpebral (trigêmeo – V; facial – VII) desenvolve-se dentro de 2 a 4 dias, no cão, e, no gato, em 1 a 3 dias.

O reflexo corneal (trigêmeo – V; facial – VII) em cães ocorre logo na abertura das pálpebras e continua seu desenvolvimento até aproximadamente 5 semanas. Os gatos exibem estrabismo divergente até 8 semanas de vida.

As estruturas das orelhas média e interna são bem diferenciadas ao nascimento; os condutos auditivos abrem-se entre 12 e 14 dias de vida, nos cães, e entre 6 e 14 dias, nos gatos. Durante esse período, os neonatos respondem discretamente a ruídos súbitos (vestibulococlear – VIII). O potencial evocado auditivo é inicialmente obtido também a partir deste período, apresentando resposta normal no cão em 3 a 4 semanas e, no gato, com 4 a 5 semanas.

O olfato (olfatório – I) está presente ao nascimento, embora não esteja muito desenvolvido. O reflexo da deglutição (glossofaríngeo – IX; vago – X) ocorre logo após o parto, o que propicia a amamentação. O reflexo da sucção (vago – V; facial – VII; hipoglosso – XII) é bem desenvolvido dentro de 1 a 2 dias, desaparecendo por volta dos 20 dias no gato. O nervo hipoglosso, relacionado com o reflexo da sucção, é avaliado examinando-se a língua e sua simetria e também está presente ao nascimento.

O reflexo da procura pode ser avaliado ao colocar a mão em formato de anel próximo ao focinho do neonato, que rapidamente o encaixa, na tentativa de mamar. Tal reflexo é fortemente ativo durante as primeiras 2 semanas e desaparece aproximadamente aos 25 dias.

Um reflexo é uma resposta muscular involuntária a um estímulo sensorial; sabe-se que certas sensações produzem respostas musculares específicas. A ocorrência e a força de um reflexo são indicações importantes de desenvolvimento e função neurológicos. Muitos reflexos do neonato desaparecem com o amadurecimento, embora alguns permaneçam durante toda a vida adulta.

Reflexos medulares e miotáticos

Os reflexos miotáticos (patelar, tricipital, gastrocnêmico, flexor e do panículo) ocorrem logo após o nascimento, embora sejam difíceis de avaliar devido à hipertonicidade característica do período de dominância extensora neonatal. O reflexo extensor cruzado também é visualizado neste período, persistindo até 17 dias no gato e até 3 semanas no cão. Sua ocorrência além desse período é um forte indicativo de lesão medular em neurônio motor superior contralateral, e sua ausência está correlacionada com fraca mielinização desse período.

O reflexo anogenital é obtido ao estimular o ânus ou a genitália externa de um neonato, desencadeando, assim, a defecação e a micção, respectivamente. É possível observar esse reflexo até a terceira ou quarta semana de vida, havendo, após esse período, controle cortical sobre essas funções. Para mais detalhes sobre o exame neurológico do cão neonato, o leitor deve consultar o Capítulo 11, *Semiologia do Sistema Nervoso*, Seção A, *Cães e Gatos*.

BIBLIOGRAFIA

Seção A: Ruminantes e Equídeos

AGENZIO, R. A. Funções digestivas e absortivas dos intestinos. REECE, W.; DUKES, O. Fisiologia dos animais domésticos. 12. ed. Rio de Janeiro: Guanabara, 2006. p. 397-9.

ANDERSON, B. C.; DONNDELINGER, T.; WILKINS, R. M. *et al.* Cryptosporidiosis in a veterinary student. Journal of the American Veterinary Medical Association, v. 180, n. 4, p. 408-9, 1982.

ANDERSEN, K. J.; BRINKS, J. S.; LEFEVER, D. G. *et al.* The factors associated with dystocia in cattle. Veterinary Medicine, v. 88, n. 8, p. 764-76, 1993.

APGAR, V. A proposal for a new method of evaluation of the newborn infant. Cur Res Anesth Analg, v. 32, n. 4, p. 260-267, 1953.

AVILA, L. G. Avaliação clínico-laboratorial de cordeiros nascidos a termo e prematuros. 2013. 100 f. Tese (Doutorado) – Faculdade de Medicina Veterinária, UNESP, Universidade Estadual Paulista "Júlio de Mesquita Filho", Araçatuba, 2013.

BACCARI JÚNIOR, F.; CAMPOS NETO, O. Temperatura retal do bezerro zebu nas primeiras 24 horas de vida. Arquivos da Escola de Veterinária, Belo Horizonte, v. 23, p.169-74, 1971.

BACCARI JÚNIOR, F. Métodos e técnicas de avaliação da adaptabilidade dos animais às condições tropicais. *In*: SIMPÓSIO INTERNACIONAL DE BIO-

CLIMATOLOGIA ANIMAL NOS TRÓPICOS, 1990, FortalezaCE. *Anais…* Brasília: EMBRAPADIE, 1990. p. 9-17.

BARBOSA, C. P.; BENEDETTI, E.; SILVA, D. A. O. *et al.* Absorção de imunoglobulinas G (IgG) do colostro pelo bezerro recém-nascido e suas concentrações na glândula mamária. Rev Bras Ci Vet, v. 1O, n. 2, p. 67-71, 2003.

BELLOWS, R. A.; LAMMONIGLIA, M. A. Effects of severity of dystocia on cold tolerance and serum concentrations of glucose and cortisol in neonatal beef calves. Theriogenology, v. 53, n. 3, p. 803-13, 2000.

BENESI, F. J. Hematologia de bezerros recém-nascidos. Influência da asfixia neonatal, do tipo de parto e da ingestão de colostro sobre a crase sanguínea. 1992. 126 f. Tese (Livre-docência) – Universidade de São Paulo, Faculdade de Medicina Veterinária e Zootecnia/USP, São Paulo, 1992.

BENESI, F. J.; HOWARD, D. L.; SÁ, C. C. *et al.* Relato de um caso de transmissão transplacentária de anaplasmose bovina. Observações clínico-laboratoriais. Revista Brasileira de Ciência Veterinária, v. 6, n. 3, p. 175-6, 1999.

BENESI, F. J.; LEAL, M. L. R.; LISBOA, J. A. N. *et al.* Parâmetros bioquímicos para a avaliação da função hepática em bezerras sadias, da raça Holandesa, no primeiro mês de vida. Ciência Rural, v. 33, n. 2, p. 311-17, 2003.

BENESI, F. J. Principais enfermidades de bezerros recém-nascidos: como diagnosticá-las e tratá-las? Sociedade Paulista de Medicina Veterinária. Disponível em: http://www.spmv.org.br/conpavet2004/palestras%20%20resumos/Recémnascidologia%20%20Fernando%20Jose%20Benesi.doc. Acesso em: 28 abr. 2024.

BENESI, F. J. Síndrome asfixia neonatal nos bezerros: importância e avaliação crítica. Arquivos da Escola de Medicina Veterinária da Universidade Federal da Bahia, v. 16, n. 1, p. 38-48, 1993.

BOMBARDELLI, J. A.; SEINO, C. H.; REIS, G. A. *et al.* Aspectos ultrassonográficos dos componentes umbilicais de bezerros da raça Holandesa durante o processo de involução fisiológica. Arquivo Brasileiro de Medicina Veterinária e Zootecnia, v. 70, n. 2, p. 382-90, 2018.

BORN, E. Untersuchungen über den Einfluss der Schnittenbindung auf die Vitalität neugeborener Kälber.1981. 47 p. Thesis (PhD) – Tierärztliche Hochschule, Hannover, 1981.

BOVINO, F. Determinação do escore APGAR, dos valores hemogasométricos e do proteinograma sérico em cordeiros (Ovis Aries) nascidos de partos normais e de cesarianas. 2011. Dissertação (Mestrado em Ciência Animal) – Universidade Estadual Paulista, Curso de Medicina Veterinária, Araçatuba, 2011.

BRANDÃO, P. E.; CORTEZ, A.; GREGORI, F. *et al.* Ocorrência de anticorpos antirrotavírus em bovinos no Estado de São Paulo. Arquivo do Instituto Biológico, São Paulo, v. 69, n. 3, p. 115-6, 2002.

BUZINARO, M. G.; FREITAS, P. P. S. Rotavírus do grupo a em rebanhos bovinos leiteiros da região Nordeste do Estado de São Paulo. Arquivo do Instituto Biológico de São Paulo, v. 69, n. 4, p. 23-6, 2002.

CAMARGO, D. G.; YANAKA, R.; BOVINO, F. *et al.* Parâmetros hemogasométricos e equilíbrio ácidobásico de cabritos nascidos de partos normais. Pesquisa Veterinária Brasileira, v. 32, n. 1, p. 9-14, 2012.

CARTER, G. R.; WISE, D. J. Coronaviridae. *In*: CARTER, G. R.; WISE, D. J.; FLORES, E. F. (ed.). A concise review of veterinary virology. Ithaca: International Veterinary Information Service, 2005. A3424-1205.

CHERMETTE, R.; BOUFASSAOUZROUT, S. Criptosporidiosis: a cosmopolitan disease in animals and in man. 2. ed. Paris: OIE, 1988. 122 p.

COUTINHO, A. S. Complexo das doenças respiratórias de bezerros. *In*: SIMPÓSIO MINEIRO DE BUIATRIA, 2., 2005. Belo Horizonte, Minas Gerais. *Anais…* Belo Horizonte: Associação Brasileira de Buiatria, 2005.

DA COSTA, M. J. R. P.; TOLEDO, L. M.; SCHMIDEK, A. A criação de bezerros de corte: conhecer para melhorar a eficiência. Cultivar Bovinos, Porto Alegre, v. 6, p. 2-7, 2004.

DIETZ, V.; VUGIA, D.; NELSON, R. *et al.* Active, multisite, laboratorybased surveillance for Cryptosporidium parvum. The American Journal of Tropical Medicine and Hygiene, v. 62, n. 3, p. 368-72, 2000.

FARIN, C. E.; FARIN, P. W.; PIEDRAHITA, J. A. Development of fetuses from *in vitro* produced and cloned bovine embryos. Journal of Animal Science, v. 82(Esuppl.), p. E53-62, 2004.

FARIN, P. W.; CROSIER, A. E.; FARIN, C. E. Influence of *in vitro* systems on embryo survival and fetal development in cattle. Theriogenology, v. 55, n. 1, p. 151-70, 2001.

FECTEAU, M. E.; PALMER, J. E.; WILKINS, P. A. Neonatal care of highrisck cloned and transgenic calves. The Veterinary Clinics of North American Food Animal Practice, v. 21, n. 3, p. 637-53, 2005.

FEITOSA, F. L. F. Semiologia veterinária: a arte do diagnóstico. 2. ed. São Paulo: Roca, 2008. 807 p.

FEITOSA, F. L. F.; SHIMAMURA, G. M.; ROBERTO, T. *et al.* Prevalência de criptosporidiose em bezerros na região de Araçatuba, Estado de São Paulo, Brasil. Ciência Rural, Santa Maria, v. 34, n. 1, p. 189-93, 2004.

FIGUEIRÊDO, L. J. C. Onfalopatias de bezerro. Salvador: Ed. UFBA, 1994. p. 31-4.

FIGUEIRÊDO, L. J. C. Onfalopatias de bezerros. Salvador: Ed. UFBA, 1999. 94 p.

FROIS, M. C. M.; VIEGAS, D. M. Tendência histórica de coeficientes de mortalidade de bezerros em Minas Gerais, 1960-1985. Arquivo Brasileiro de Medicina Veterinária e Zootecnia, v. 46, n. 6, p. 741-7, 1994.

GAIDO, S. R. A gestação e a anestesia. In: ENCONTRO DE ANESTESIOLOGIA VETERINÁRIA, 3., 1997, Araçatuba. Anais... Araçatuba: Colégio Brasileiro de Cirurgia e Anestesiologia Veterinária, 1997. p. 10-16.

GARDINER, R. M. Cerebral blood flow and oxidative metabolism during hypoxia and asphyxia in the newborn calf and lamb. The Journal of Physiology, v. 305, p. 357-76, 1980.

GASPARELLI, E. R. F.; CAMARGO, D. G.; YANAKA, R. et al. Avaliação física e dos níveis séricos de cortisol de bezerros neonatos da raça Nelore, nascidos de partos normais e auxiliados. Pesquisa Veterinária Brasileira, v. 29, n. 10, p. 823-8, 2009.

GASPARELLI, E. R. F. Determinação da atividade sérica de enzimas hepáticas e da concentração de ureia, creatinina, cortisol, imunoglobulina e dos valores hemogasométricos de bezerros da raça nelore oriundos de fertilização in vivo (FV) e fertilização in vitro (FIV). 2007, 74 f. Dissertação (Mestrado) – Faculdade de Odontologia e Curso de Medicina Veterinária de Araçatuba, Universidade Estadual Paulista "Júlio de Mesquita Filho", 2007.

GIRÃO, R. N.; MEDEIROS, L. P.; GIRÃO, E. S. Mortalidade de cordeiros da raça Santa Inês em um núcleo de melhoramento no estado do Piauí. Ciência Rural, Santa Maria, v. 28, n. 4, p. 641-5, 1998.

GOMES, M. T.; DA SILVA FILHO, L. V. F. A Bíblia do bebê. São Paulo: CMS, 2010. 392 p.

GRUNERT, E. Sistema genital feminino. In: Dirksen, G. et al. Rosemberger – Exame clínico de bovinos. Rio de Janeiro: Guanabara Koogan, 1993. p. 269-314.

HASLER, J. F. Commercial production of in vitro derived bovine embryos. Arquivos da Faculdade de Veterinária da UFRGS, v. 24, n. 1, p. 117-34, 1996.

HEINRICHS, A. J.; WELLS, S. J.; LOSINGER, W. C. A study of the use of milk replacers for dairy calves in the United States. Journal of Dairy Science, v. 78, n. 2, p. 2831-7, 1995.

JONKER, F. H.; VAN GEIJN, H. P.; CHAN, W. W. et al. Characteristics of fetal heart rate changes during the expulsive stage of bovine parturition in relation to fetal outcome. American Journal of Veterinary Research, v. 57, n. 9, p. 1373-81, 1996.

KANEKO, J. J.; CORNELIUS, C. E. Clinical biochemistry of domestic animals. New York: Academic Press, 1997. 932 p.

KNOTTENBELT, D. C.; HOLDSTOCK, N.; MADIGAN, J. E. Equine neonatology, medicine and surgery. Philadelphia: Saunders, 2004. p. 91-93,126-132, 204-209, 443-446.

KOTERBA, A. M.; DRUMMOND, W. H.; KOSCH, P. C. Equine clinical neonatology. Baltimore: Lea & Febiger, 1990. p. 71-83, 153-176, 496-505, 576-578.

LANGONI, H.; LINHARES, A. C.; AVILA, F. A. et al. Contribuição ao estudo da etiologia das diarreias em bezerros de aptidão leiteira no Estado de São Paulo, Brasil. Brazilian Journal of Veterinary Research and Animal Science, v. 41, n. 5, p. 313-9, 2004.

LE BLANC, M. M. Immologic considerations. In: KOTERBA, A. M.; WILLA, H.; DRUMMOND, P. C. Equine clinical neonatology. Baltimore: Lea & Febiger, 1990.

LEIPOLD, H.; MACDONALD, K. R. Adactylia and polydactylia in a Welsh foal. Veterinary Medicine of Small Animal Clinician, v. 66, n. 9, p. 928-30, 1971.

LEREUX, P.; HAJER, R.; BREUKINK, H. J. Effect of somatic growth on pulmonar function values in health Friesian cattle. American Journal of Veterinary Research, v. 45, n. 10, p. 2003-2007, 1984.

LISBOA, J. A. N.; BENESI, F. J.; LEAL, M. L. R. et al. Efeito da idade sobre o equilíbrio ácido-básico de bezerras sadias no primeiro mês de vida. Brazilian Journal of Veterinary Research and Animal Science, v. 39, n. 3, p. 136-42, 2002.

LISBOA, J. A. N.; BENESI, F. J.; LEAL, M. L. R. et al. Temperatura retal e frequências respiratória e cardíaca de bezerras sadias no primeiro mês de vida. Veterinária Notícias, Uberlândia, v. 9, n. 2, p. 83-9, 2003.

LORINO, T.; DAUDIN, J. J.; ROBIN, S. et al. Factors associated with time to neonatal diarrhea in French beef calves. Preventive Veterinary Medicine, v. 68, n. 24, p. 91-102, 2005.

MACHADO NETO, R. Formação e transferência da imunidade passiva. In: REUNIÃO DA SOCIEDADE BRASILEIRA DE ZOOTECNIA, 38., 2001. Piracicaba. Anais... FEALQ: Piracicaba, 2001. p. 644-57.

MAHESWARAN, S. K.; KANNAN, M. S.; WEISS, D. J. et al. Neutrophilmediated injury to bovine pulmonary endothelial cells: enhancement by Pasteurella haemolytica leukotoxin. Infection and Immunity, v. 61, n. 6, p. 2618-25, 1993.

MAPA. Ministério da Agricultura, Pecuária e Abastecimento. Agricultura Brasileira em números: anuário 2005. Disponível em: http://www.agricultura.gov.br/pls/portal/docs/PAGE/MAPA/ESTATISTICAS/AGRICULTURA_EM_NUMEROS_2005/03.02.21_1.XLS. Acesso em: 08 abr. 2008.

MARUTA, C. A.; ORTOLANI, E. L. Suscetibilidade de bovinos das raças Jersey e Gir à acidose láctica ruminal: II – Acidose metabólica e metabolização de lactatoL. Ciência Rural, v. 32, n. 1, p. 61-5, 2002.

MCALISTER, M. M. Protozoosis of the calf: Giardia, cryptosporidium, Eimeria, Sarcocystis, Neospora. World Buiatrics congress – Nice, France, 2006. Disponível em: http://www.ivis.org/proceedings/wbc/wbc2006/mcallister.pdf?LA=1. Acesso em: 23 jan. 2012.

MEAT & LIVESTOCK AUSTRALIA. Neonatal calf diarrhoea in suckler beef herds. Setembro, 2005. 38 p.

MEDEIROS, M. M.; TABOSA, I. M.; SIMÕES S. V. D. et al. Mortalidade perinatal em cabritos no semiárido da Paraíba. Pesquisa Veterinária Brasileira, v. 25, n. 4, p. 201-6, 2005.

MEIJERING, A. Dystocia and stillbirth in cattle: a review of causes, relations and implications. Livestock Production Science, v. 11, n. 2, p. 143-77, 1984.

MEIJERING, A.; POSTMA, A. Morphological aspects of dystocia in dairy and dual purpose heifers. Canadian Journal of Animal Science, v. 64, n. 3, p. 551-62, 1989.

MELLOR, D. J.; COCKBURN, F. Newborn infant, piglet and lamb a comparison of energy metabolism. Quarterly Journal of Experimental Physiology, v. 71, n. 3, p. 361-79, 1986.

MELLOR, D. J.; STARFFORD, K. J. Animal welfare implications of neonatal mortality and morbidity in farm animals. Veterinary Journal, v. 168, n.2, p. 118-33, 2004.

MULLER, C. J. C.; BOTHA, J. A.; SMITH, W. A. Effect of shade on various parameters of Friesian cows in a Mediterranean climate in South Africa. 3. behavior. South African Journal of Animal Science, v. 24, n. 2, p. 61-6, 1994.

NAGY, D.W. Resuscitation and critical care of neonatal calves. The Veterinary Clinics of North American Food Animal Practice, v. 25, p. 1-11, 2009.

NÓBREGA, J. R.; MEDEIROS, J. M.; VASCONCELOS, J. S. et al. Mortalidade perinatal de cordeiros no semiárido da Paraíba. Pesquisa Veterinária Brasileira., v. 25, n. 3, p. 171-8, 2005.

OTUKI, A. K.; MEGGIOLARO, M. N.; ROJAS, M. V. R. et al. Diagnóstico laboratorial de clostridioses em bovinos – período de 2002-2003. Arquivos do Instituto Biológico, São Paulo, v. 71, (supl.): 17-49, 2004.

OTULAKOWSKI, G. L.; SHEWEN. P. E.; UDOH, A. E. et al. Proteolysis of sialoglycoprotein by Pasteurella haemolytica cytotoxic culture supernatant. Infection and Immunity, v. 42, n. 1, p. 64-70, 1983.

PINHEIRO, R. R.; GOUVEIA, A. M. G.; ALVES, F. S. et al. Aspectos epidemiológicos da caprinocultura cearense. Arquivo Brasileiro de Medicina Veterinária e Zootecnia, v. 52, n. 5, p. 534-43, 2000.

PRESTES, N. C.; LANDIMALVARENGA, F. C. Medicina veterinária: obstetrícia veterinária. Rio de Janeiro: Guanabara Koogan, 2006.

PUGH, D. G. Clínica de ovinos e caprinos. São Paulo: Roca, 2005. p. 257-259, 307, 311-330.

RADEL, G. Caprinocultores: Investimento viável para o semiárido. 2002. Jornal à Tarde. Disponível em: http://accoba.com.br/ap. Acesso em: 8 Abr. 2008.

RADOSTITS, O. M.; GAY, C. C.; BLOOD, D. C. et al. Clínica veterinária: um tratado de doenças dos bovinos, ovinos, suínos, caprinos e equinos. 9. ed. Rio de Janeiro: Guanabara Koogan, 2002. 1737 p.

REED, S. M.; BAYLY, W. M. Medicina interna equina. Rio de Janeiro: Guanabara Koogan, 2000. 284 p.

REHAGRO. Alterações umbilicais: aspectos clínicos das afecções umbilicais em bovinos (parte II). Publicado em 13/11/2003 por Revisão literatura. Disponível em: http://accoba.com.br/ap. Acesso em: 15 Abr. 2008.

REYNOLDS, E. B. Clinical notes on some conditions met with in the mare following parturition and in the newly born foal. Veterinary Record, v. 10, p. 277, 1930.

RICE, L. E. Dystociarelated risk factors. The Veterinary Clinics of North American Food Animal Practice, v. 10, n. 1, p. 53-68, 1994.

RIET-CORREA, F.; MÉNDEZ, M. C. Mortalidade perinatal em ovinos. In: RIET-CORREA, F.; SCHILD, A. L.; MÉNDEZ, M. D. C. et al. Doenças de ruminantes e equinos. 2. ed. São Paulo: Varela, 2001.

RIET-CORREA, F.; SCHILD, A. L.; MÉNDEZ, M. D. C. et al. Doenças de ruminantes e equinos. 3. ed. São Paulo: Varela, 2007.

RODRIGUES, C. A.; SANTOS, P. S. P.; PERRI, S. H. V. et al. Correlação entre os métodos de concepção, ocorrência e formas de tratamento das onfalopatias em bovinos: estudo retrospectivo. Pesquisa Veterinária Brasileira, v. 30, n. 8, p. 618-22, 2010.

ROSSDALE, P. D. Abnormal perinatal behaviour in the thoroughbred horse. The British. Veterinary Journal, v. 124, n. 12, p. 540-53, 1968.

SANTOS, G. T. Imunidade passiva colostral em bovinos. (Artigo de divulgação científica.) Maringá: NUPEL, 2003. Disponível em: http://www.nupel.uem.br/passivacolostral.pdf. Acesso em: 28 abr. 2024.

SCHOENIAN, S. Diarrhea (Scours) in small ruminants. 2007. Disponível em: https://www.sheepandgoat.com/scours. Acesso em: 28 abr. 2024.

SCHUCH, C. S. L. Salmonelose. *In:* RIET-CORREA, F.; SCHILD, A. L.; MÉNDEZ, M. D. C. *et al.* Doenças de ruminantes e equídeos. 3. ed. vol. 1 São Paulo: Varela, 2007. p. 497-507.

SEINO, C. H.; BOMBARDELLI, J. A.; REIS, G. A. *et al.* Avaliação ultrassonográfica de componentes umbilicais inflamados em bezerros da raça Holandesa com até 30 dias de vida. Pesquisa Veterinária Brasileira, v. 36, p. 492-502, 2016.

SILVA, R. G.; GONDIM, A. G. Comparação entre as raças Sindi e Jersey e seus mestiços, relativamente a tolerância ao calor na região amazônica. Pesquisa Agropecuária Brasileira, v. 6, p. 37-44, 1971.

SIMÕES, S. V. D.; COSTA, R. G.; SOUZA, P. M. *et al.* Imunidade passiva, morbidade neonatal e desempenho de cabritos em diferentes manejos de colostro. Pesquisa Veterinária Brasileira, v. 25, n. 4, p. 219-24, 2005.

SMITH, B. P. Tratado de medicina interna de grandes animais. 3. ed. São Paulo: Manole, 2004. 1728 p.

SOUZA, B. B.; SILVA, A. M. A.; VIRGÍNIO, R. S. *et al.* Comportamento fisiológico de ovinos deslanados no semiárido expostos em ambiente de sol e em ambiente de sombra. Veterinária e Zootecnia, São Paulo, v, 2, p. 1-7, 1990.

TIZARD, I. R. Imunologia veterinária: uma introdução. 9. ed. São Paulo: Elsevier, 2014. 551 p.

VAALA, W. E. Peripartum Asphixia Syndrome in Foals. Convention of the American Association of Equine Practitioners (AAEP), 45., 1999, Albuquerque, New Mexico. *Proceedings...* Albuquerque, New Mexico: AAEP, 1999. 247-53 p.

VERMOREL, M.; VERNET, J.; DARDILLAT, C. *et al.* Energy metabolism and thermoregulation in the newborn calf; effect of calving conditions. Canadian Journal of Animal Science, v. 69, p. 113-22, 1989.

VESTWEBER, J. G. Diseases of the respiratory system. *In:* HOWARD, J. L. Current veterinary therapy: food animal practice. Philadelphia: Saunders, 1986. p. 649-61.

WIKSE, S. E. Feed lot cattle pneumonia. The Veterinary Clinics of North American Food Animal Practice, v. 1, p. 289-310, 1995.

WILKINS, P. A.; PALMER, J. E. Botulism in foals: a surviable diseases. *In:* Annual Convention of the American Association of Equine Practitioners (AAEP), 48., 2002, Orlando, Florida. *Proceedings...* Orlando: AAEP, 2002. p. 124-126.

WITTUM, T. E.; PERINO, L. J. Effects of various risk factors on the plasma protein and serum immunoglobulin concentration of calves at pospartum hours 10 and 24. American Journal of Veterinary Research, v. 56, n. 9, p. 1144-8, 1995.

YANAKA, R.; CAMARGO, D. G.; SANTOS, W. A. *et al.* Glicemia, proteimograma e perfil de alguns componentes bioquímicos séricos de cabritos da raça Bôer. Brazilian Journal of Veterinary Research and Animal Science, v. 49, n.1, p. 39-45, 2012.

YANAKA, R. Determinação do período de absorção de imunoglobulinas pela mucosa intestinal de cabritos: influência do tempo decorrido entre o nascimento e a ingestão de colostro nos parâmetros bioquímicos, hemogasométricos e imunológicos de caprinos recém-nascidos. 2009. 93 f. (Dissertação) – Faculdade de Medicina Veterinária e Zootecnia, Universidade Estadual Paulista "Julio de Mesquita Filho", Araçatuba, 2009.

BIBLIOGRAFIA

Seção B: Cães e Gatos

ALVES, R. O.; ARAÚJO, R. B.; SILVA, E. F. *et al.* Ecocardiografia Doppler em cães neonatos. Arquivo Brasileiro de Medicina Veterinária e Zootecnia, v. 53, n. 4, p. 1-8, 2001.

ANDRADE, S. F. Manual de terapêutica veterinária. 3. ed. São Paulo: Roca, 2008.

BAGGOT, J. D. The physiological basis of veterinary clinical pharmacology. Iowa: Blackwell Science, 2001. p. 252-66.

BULMER, B. J. Cardiovascular dysfunction in sepsis and critical illnes. The Veterinary Clinics of North American. Small Animal Practice, v. 41, p. 717-26, 2011.

CAMARGO, P. Estudo clínico da via intramedular como alternativa para infusão de fluídos em cães jovens. 1994. Dissertação (Mestrado) – Faculdade de Medicina Veterinária e Zootecnia, Universidade Estadual Paulista, Botucatu, 1994.

CASAL, M. Clinical approach to neonatal conditions. *In:* ENGLAND, G.; HEIMENDAHL, A. Canine and feline reproduction and neonatology. Gloucester: BSAVA; 2010. p. 147-54.

CASAL, M. Management and critical care of the neonate. *In:* ENGLAND, G.; HEIMENDAHL, A. Canine and feline reproduction dnand neonatology. Gloucester: BSAVA; 2010. p. 135-46.

CRESPILHO, A. M.; MARTINS, M. I. M.; SOUZA, F. F. *et al.* Abordagem terapêutica do paciente neonato canino e felino: 2. Aspectos relacionados com terapia intensiva, antiparasitários e antibióticos. Revista Brasileira de Reprodução Animal, v. 31, n. 4, p. 425-32.

CRESPILHO, A. M.; MARTINS, M. I. M.; SOUZA, F. F. *et al.* Abordagem terapêutica do paciente neonato canino e felino: 1. Particularidades farmacocinéticas. Revista Brasileira de Reprodução Animal, v. 30, n. ½, p. 3-10.

CRISSIUMA, A. L.; LABARTHE, N. V.; SOARES, A. M. B. *et al.* Aspectos cardiorrespiratórios e ácido-básicos do período de transição fetal neonatal em cães. Clínica Veterinária, v. 57, p. 36-4. 2005.

DAVIDSON, A. P. Pediatrics. Veterinary Clinics of North America, v. 36, p. 443-66. 2006.

ENGLAND, G. C. W. Care of the neonate and fading pups. *In:* ETTINGER, S. J.; FELDMAN, E. C. (ed.). Textbook of veterinary internal medicine. St. Louis: Saunders; 2010. p. 1949-54.

FARIA, E. G.; NOGUEIRA, S. S. S.; SOUSA, M. G. Avaliação da variabilidade da frequência cardíaca não espectral em cães e gatos neonatos. Medvep – Revista Científica de Medicina Veterinária, v. 7, n. 22, p. 354-6. 2009.

FEITOSA, M. Semiologia do sistema nervoso em pequenos animais. *In:* FEITOSA F. L. (ed.). Semiologia: a arte do diagnóstico. 2. ed. São Paulo: Roca; 2008. p. 454-59.

FREITAS, J. G.; SILVA, A. R. Diagnóstico da gestação em cadelas. Revista Brasileira de Reprodução Animal, v. 32, n. 1, p. 58-6, 2008.

FRESHMAN, J. L. Symposium on fading puppy and kitten syndrome. Veterinary Medicine, v. 11, p. 708-808, 2005.

GRECO, D. S. Nutritional supplements for pregnant and lactating bitches. Theriogenology, v. 70, p. 393-96, 2008.

GRUNDY, S. A.; DAVIDSON, A. P. Intracranial trauma in a dog due to being swung at birth. Topics in Companion Animal Medice, v. 24, n. 2, p. 100-3, 2009.

HOSGOOD, G.; HOSKINS, J. D. Small animal paediatric medicine and surgery. Oxford: Butterworth Heinemann, 1998.

HOSKINS, J. D. Puppy and kitten losses. *In:* HOSKINS, J. D. (ed). Veterinary pediatrics dogs and cats from birth to six months. 3. ed. Philadelphia: WB Saunders, 2001.

JOHNSON, C. A. Pregnancy management in the bitch. Theriogenology, v. 70, p. 1412-17, 2008.

LANDIM-ALVARENGA, F. C.; PRESTES, N. C.; SANTOS, T. C. M. Manejo do neonato. *In:* PRESTES, N. C.; LANDIM-ALVARENGA, F. C. (ed.). Obstetrícia veterinária. Rio de Janeiro: Guanabara Koogan; 2006. p. 158-77.

LAWER, D. F. Neonatal and pediatric care of the puppy and kitten. Theriogenology, v. 70, p. 384-92, 2008.

LOPATE, C. Estimation of gestational age and assessment of canine fetal maturation using radiology and ultrasonography: A review. Theriogenology, v. 70, p. 397-02, 2008.

LOURENÇO, M. L. G. Efeito da idade e da suplementação com luteína no hemograma, nas enzimas hepáticas, na glicemia e no proteinograma de neonatos felinos. *2004. 193 f.* Tese (Doutorado) – Faculdade de Medicina Veterinária e Zootecnia, Universidade Estadual Paulista, Botucatu, 2004.

LOURENÇO, M. L. G.; FERREIRA, H. Electrocardiography evaluation in cats from birth to 30 days of age. Canadian Veterinary Journal, v. 44, p. 914-7, 2003.

LÚCIO, C. F. Influência das condições obstétricas ao nascimento sobre padrões de vitalidade e bioquímica neonatal na espécie canina. 2008. 76 f. Dissertação (Mestrado) –Faculdade de Medicina Veterinária e Zootecnia da Universidade de São Paulo, São Paulo, 2008.

LUNA, S. P. L.; CASSU, R. N.; CASTRO, G. B. *et al.* Effects of four anaesthetic protocols on the neurological and cardiorespiratory variables of puppies born by caesarean section. The Veterinary Record, v. 154, n. 13, p. 387-9, 2004.

MAMPRIM, M. J.; CASTRO, V. M. Estudo comparativo de métodos ultrassonográficos de avaliação da idade gestacional em cadelas. Dissertação (Mestrado) – Faculdade de Medicina Veterinária e Zootecnia da Universidade Estadual Paulista, Botucatu, 2006.

MARTINS, R. R. Hemograma, proteinograma e enzima gamaglutamiltransferase em cães neonatos, do 3º ao 45º dia de vida, sob a ação da idade e da suplementação com luteína. 2005. 72 f. Dissertação (Mestrado) – Faculdade de Medicina Veterinária e Zootecnia, Universidade Estadual Paulista, Botucatu; 2005.

MATHEWS, K. A. Analgesia for the pregnant, lactating and neonatal to pediatric cat and dog. Journal of Veterinary Emergency Critical Care, v. 15, n. 4, p. 273-84, 2005.

MATTOS, S. S. Fisiologia da circulação fetal e diagnóstico das alterações funcionais do coração do feto. Arquivos Brasileiros de Cardiologia, v. 69, n. 3, p. 205-7.

McMICHAEL, M. Pediatric emergencies. Veterinary Clinics of North American, v. 35, p. 421-34, 2005.

MOON, P. F.; ERB, H. N.; LUDDERS, J. W. *et al.* Perioperative risk factors in puppies delivered by caesarean section in the United States and Canada.

Journal of the American Animal Hospital Association, v. 36, n. 4, p. 359-68, 2000.

MOON, P. F.; MASSAT, B. J.; PASCOE, P. J. Neonatal critical care. The Veterinary Clinics of North American: Small Animal Practice, v. 31, n. 2, p. 343-65, 2001.

PASCOE, P. J.; MOON, P. F. Periparturiente and neonatal anesthesia. The Veterinary Clinics of North American: Small Animal Practice, v. 31, n. 2, p. 315-37, 2001.

PAULA, L. F. Desenvolvimento pós-natal do EEG em cães normais: avaliação visual qualitativa e quantitativa até os 45 dias de vida. 2004. 173 f. Tese (Doutorado) –Faculdade de Medicina Veterinária e Zootecnia, Universidade Estadual Paulista, Botucatu, 2004.

PETERSON, M. E.; KUTZLER, M. A. Small animal pediatrics the first 12 months of life. Philadelphia: Elsevier, 2001.

POFFENBARGER, E. M.; RALSTON, S. L.; CHANDLER, M. L. *et al.* Canine neonatology. Part I Physiologics differences between puppies and adults. Compendium on Continuing Education for the Practicing Veterinarian, v. 12, n. 11, p. 1601-09.

PRATS, A.; DUMON, C.; GARCIA, F. *et al.* Neonatologia y pediatria. Buenos Aires: InterMédica, 2004.

PRETEZER, S. D. Medical management of canine and feline dystocia. Theriogenology, v. 70, 2008, p. 332-36.

REGO, J. D. Reanimação neonatal. São Paulo: Atheneu, 2004.

SANTOS, J. C.; POMPERMAYER, L. G.; MATA, L. B. S. C. *et al.* Efeitos da aminofilina e do doxapram em recém-nascidos advindos de cesariana eletiva em cadelas anestesiadas com midazolam, propofol e isofluorano. Ceres, v. 54, n. 13, p. 33-9, 2007.

SILVA, L. C. G.; LÚCIO, C. F.; VEIGA, G. A. L. *et al.* Acid–base changes in canine neonates following normal birth or dystocia. Reproduction in Domestic Animal, v. 44, p. 208-10, 2009.

SILVA, L. C. G.; LÚCIO, C. F.; VEIGA, G. A. L. *et al.* Neonatal clinical evaluation, blood gas and radiographic assessment after normal birth, vaginal dystocia or caesarean section in dogs. Reproduction in Domestic Animal, v. 44, p. 160-3, 2009.

SIPRIANI, T. M.; GRANDI, F.; SILDA, L. C. G. *et al.* Pulmonary maturation in canine foetuses from early pregnacy to parturition. Reproduction in Domestic Animal, v. 44, n. 2, p. 137-40, 2009.

SORRIBAS, C. E. Atlas de neonatología y pediatria en caninos. Buenos Aires: Intermédica, 2007.

SORRIBAS, C. E. Atlas de reprodução canina. *In:* SORRIBAS, C. E. (ed.). Neonatologia em cães. São Caetano do Sul: Interbook, 2006. p. 255-42.

TRASS, A. M. Resuscitation of canine and feline neonates. Theriogenology, v. 70, p. 343-8, 2008.

TRASS, A. M. Surgical management of canine and feline dystocia. Theriogenology, v. 70, p. 337-42, 2008.

Semiologia do Sistema Digestório

Um pedante é um homem que tem a digestão intelectual difícil.
Jules Renard

PALAVRAS-CHAVE
- Anatomia e fisiologia
- Boca, faringe, esôfago
- Cólica
- Disquezia, diarreia
- Estômago, alças intestinais
- Halitose, disfagia
- Líquidos peritoneal e ruminal
- Palpação retal
- Pré-estômagos, ceco
- Vômito, regurgitação

Seção A
Considerações Preliminares
Francisco Leydson F. Feitosa

INTRODUÇÃO

Aparelho ou sistema digestório é o nome dado ao conjunto de órgãos responsáveis pela captação, digestão e absorção de substâncias nutritivas. É constituído de um tubo digestivo (boca, esôfago, estômago – pré-estômagos e abomaso, em animais ruminantes –, alças intestinais, reto e ânus) e de órgãos anexos (glândulas salivares, pâncreas, fígado e vesícula biliar). A maior cavidade corporal é a abdominal, intermediária entre a torácica e a pélvica, separada anteriormente pelo diafragma e, em sentido caudal, pelas estruturas que constituem a pelve.

FOME E APETITE

Há diferença semiológica no significado dos termos *fome* e *apetite*, pois são duas sensações diferentes: o apetite é o *desejo* do alimento, faz supor preferência por algo específico. A fome, por sua vez, é a desagradável sensação de vazio no estômago, a *necessidade* do alimento. A fome, de maneira geral, refere-se ao estômago; o apetite, ao paladar. Para saciar a fome, o que interessa é a quantidade de alimento e não a qualidade; já o apetite não depende da sensação de plenitude, mas da qualidade e palatabilidade do alimento.

A fome é um fenômeno físico, enquanto o apetite é um fenômeno psíquico, mental. Autoria desconhecida

No momento da avaliação do apetite do animal, deve-se levar em consideração o tipo de alimento, o modo de preparo, a maneira de administração e a frequência.

O apetite é checado pela anamnese e/ou oferecendo diferentes alimentos ao animal. O apetite normal é denominado *normorexia*.

Em algumas circunstâncias, o apetite pode estar alterado: aumentado, diminuído ou pervertido, como demonstrado no Quadro 6.1.

INGESTÃO DE ÁGUA

O consumo de água é controlado pelo centro da sede no hipotálamo, por meio de osmorreceptores. A quantidade de água ingerida varia de acordo com alguns fatores:

- A temperatura ambiente (estação do ano)
- A espécie animal
- O tipo de trabalho

Quadro 6.1 Alterações no apetite e suas modalidades.

Apetite	Classificação
Aumentado	▪ Polifagia, bulimia (grau máximo) ▪ Fisiológico: reparação de perdas (diarreias, parasitismo), como nos casos de recuperação de doenças, após exercícios ou trabalho, gestação (maior taxa metabólica), fase de crescimento, amamentação, dietas pobres (animal precisa ingerir maior quantidade de alimentos para compensar a menor porcentagem de algum nutriente) ▪ Patológico: parasitismo (helmintíases gastrointestinais), perda de material nutritivo (diabetes melito)
Diminuído	▪ Inapetência, anorexia (ausência de ingestão – grau máximo) ▪ Aparente: lesões da mucosa bucal ou faríngea (por causa da sensação dolorosa na fase de mastigação e deglutição. O animal tem fome, mas não consegue alimentar-se – tétano) ▪ Real: processos enfermos, principalmente aqueles acompanhados de episódios tóxicos e/ou febris, acompanhados ou não de dor

Pervertido	▪ Ingestão de substâncias estranhas à alimentação habitual do animal
	▪ Parorexia, pica ou alotriofagia (*allotrio*: estranho; *phagem*: comer) Conforme o tipo de material ingerido, podem ser denominadas:
	  • Osteofagia (ossos): sugere deficiência de minerais, como cálcio e fósforo
	  • Infantologia (canibalismo, geralmente filhotes): sugere deficiência de proteínas, estresse (coelhas e porcas)
	  • Fitofagia (plantas): muitas vezes, serve de estímulo para o centro emético desencadear o reflexo do vômito em cães e gatos
	  • Pilofagia, tricofagia (pelos e lã – gatos tendem a ter tricobezoares)
	  • Pterofagia (*pteron*: penas): sugere deficiência proteica
	  • Xilofagia, lignofagia (*xilon*: madeira): sugere deficiência de cobalto em ruminantes
	  • Geofagia (*geo*: terra, areia, pedras): sugere deficiência de minerais
	  • Aerofagia (ar): ocorre mais em equinos estabulados em virtude do estresse
	  • Coprofagia (fezes): sugere verminose; é comum em cães jovens

- A idade do animal
- A quantidade de água contida nos alimentos (Quadro 6.2).

A ingestão normal de água é denominada *normodipsia*. O aumento no consumo de água (*polidipsia*) ocorre quando há perda excessiva de líquido corporal (desidratação), que sugere ser decorrente de vômitos constantes, diabetes, nefrite interstial aguda, diarreia etc. Às vezes, os animais apresentam sede excessiva, apenas temporária, durante os estágios iniciais de muitas doenças febris. A diminuição da quantidade de água ingerida é caracterizada semiologicamente como *hipodipsia* ou *oligodipsia*, sendo o seu grau máximo chamado *adipsia* (insuficiência renal).

Em equinos, a quantidade de água necessária pode aumentar de 300 a 400% com trabalho intenso sendo executado em temperatura ambiente elevada. Os equinos, após a execução de trabalho moderado sozinho (temperatura moderada), podem apresentar aumento do consumo diário em torno de 60 a 80% e, após execução de trabalho árduo (sem elevação intensa na temperatura), em torno de 120% acima da ingestão normal.

PREENSÃO DOS ALIMENTOS

A maneira de se levar o alimento à boca varia conforme a espécie animal. *Equinos, ovinos* e *caprinos* prendem o alimento com os lábios e os dentes incisivos e arrancam-no com movimento brusco de cabeça. Nos *bovinos*, a língua é o principal órgão preênsil ao pastar, devido ao seu comprimento, mobilidade e superfície áspera. *Cães* e *gatos* utilizam os dentes e, algumas vezes, usam os membros anteriores para ajudá-los a partir os alimentos em tamanhos menores (p. ex., carne, osso).

MASTIGAÇÃO

A mastigação é de enorme importância para reduzir o tamanho dos alimentos e umedecê-los, visando facilitar a deglutição. O grau de trituração varia entre carnívoros e herbívoros. Os carnívoros quase não mastigam os alimentos; apenas laceram, fracionam e depois engolem; nos herbívoros, a articulação temporomandibular possibilita amplos movimentos de lateralidade, determinando maior deslizamento dos molares, sob a ação dos quais os alimentos sofrem trituração adequada. A velocidade da mastigação também varia de espécie para espécie e dentro de uma mesma, conforme a idade. Animais jovens são capazes de deglutir sem a realização de mastigação adequada, o que não ocorre em animais velhos, em virtude do desgaste excessivo dos dentes.

DEGLUTIÇÃO

Trata-se da passagem de líquidos e/ou sólidos da boca, pela faringe e pelo esôfago, para o estômago – em ruminantes adultos, para o rúmen. Esse processo costuma ser dividido em três fases:

- *Tempo bucal*: após mastigação e lubrificação, o alimento, na forma de um bolo, é colocado sobre o dorso da língua, sendo então propelido para trás, alcançando a parede posterior da faringe
- *Tempo faríngeo*: ao atravessar a faringe, cujos pilares anteriores se contraem, o alimento é impulsionado em direção ao esôfago. Durante o tempo faríngeo, a respiração é cessada e ocorrem levantamento da epiglote e contração da glote, impedindo a entrada do alimento nas vias respiratórias superiores
- *Tempo esofágico*: chegando ao esôfago, o alimento é transportado por movimentos peristálticos que ocorrem desde a faringe até o estômago.

A *disfagia* é definida como a dificuldade durante o ato da deglutição e a *odinofagia* refere-se à dor durante tal ato; por exemplo, nos processos inflamatórios da faringe (faringite), o tempo faríngeo é demorado, caracterizado por mastigação lenta e relutância em deglutir. Essa fase é ajudada pela ação da gravidade (o animal geralmente ergue a cabeça para deglutir) e, caso o processo seja unilateral – por exemplo, infarto do linfonodo retrofaríngeo –, o animal desvia a cabeça contralateralmente, evitando compressão da área afetada. A *disfagia* é utilizada como um termo padrão para caracterizar a deglutição laboriosa, dolorosa; e costuma ser confundida com anorexia e relatada pelo cliente como tal.

Quadro 6.2 Estimativa da quantidade de água ingerida pelas diferentes espécies domésticas.

Espécies	Quantidade de água ingerida
Cães e gatos	100 mℓ/kg/dia
Equinos	25 a 70 mℓ/kg/dia (5,4 ℓ/100 kg)
Bovinos	Criação extensiva: 38 a 45 ℓ/dia Criação intensiva: 3 a 4 ℓ/cada litro de leite/dia
Ovinos e caprinos	3 a 5,7 ℓ/dia

Seção B

Ruminantes

Francisco Leydson F. Feitosa

 Você sabia?

- Os ruminantes são considerados animais poligástricos, já que têm quatro compartimentos digestivos: o rúmen, o retículo, o omaso e o abomaso, sendo este último considerado como o verdadeiro estômago dos animais ruminantes, por ter glândulas.
- Os microrganismos ruminais fermentam os alimentos e produzem ácidos graxos voláteis, que são a principal fonte de energia. A população microbiana ruminal também produz vitaminas B, vitamina K e aminoácidos.
- Nos bezerros, o sulco esofágico permite que o leite desvie do rúmen e seja encaminhado para o abomaso. O desenvolvimento anatômico ruminal ocorre após incremento de alimentos sólidos (volumosos e grãos), o que estimula o crescimento da população microbiana.

INTRODUÇÃO

Os ruminantes evoluíram há 14 milhões de anos. Em virtude dessa evolução ao longo do tempo, esses animais tornaram-se capazes de produzir, por meio da vasta população microbiana que habita o seu rúmen, grande parte da proteína necessária para a sua sobrevivência. Os ruminantes domésticos (bovinos, caprinos e ovinos) estão em posição de destaque em relação a outros animais de produção, pois são capazes de utilizar e converter a celulose em produtos que podem ser facilmente assimilados pelo homem. Quando os ruminantes viviam em liberdade e se alimentavam exclusivamente com alimentos fibrosos ao longo do dia, albergando, em seu rúmen, uma população microbiana estável e ativa, os problemas digestivos eram raros ou mesmo inexistentes. Atualmente, os animais ruminantes domésticos têm sido alimentados com rações concentradas, tendo à disposição cada vez menos alimentos fibrosos de alta qualidade. Em decorrência dessa intensificação dos processos de produção, as enfermidades digestivas se tornaram mais frequentes e bem mais conhecidas. Em virtude do fato de a maioria dos órgãos contidos na cavidade abdominal (principalmente em animais de grande porte) ser volumosa e inacessível por sua posição, costuma ser mais difícil detectar a localização e a natureza do processo patológico dos mesmos, em comparação com outros sistemas ou partes do corpo. Por esse motivo, é importante considerar com atenção todos os aspectos comportamentais associados à função das vias digestivas, como também correlacionar a história aos sintomas apresentados pelo animal.

DESENVOLVIMENTO DOS PRÉ-ESTÔMAGOS

O bovino usa os lábios e a língua para pegar e consumir forragens durante o pasteio. Os volumosos são envolvidos e arrancados pela língua (áspera e em forma de êmbolo) para que haja mastigação e deglutição. Em média, o bovino demanda mais de 25 mil movimentos preênseis para aprisionar a forragem durante o pasto ao longo do dia. Eles normalmente passam mais de um terço do tempo pastando, um terço do tempo ruminando e um pouco menos de um terço do tempo ociosos, nem pastando e nem ruminando.

A eficácia da mastigação é uma condição prévia vital para a digestão em ruminantes porque reduz o material vegetal a partículas pequenas, o que permite o ataque de microrganismos do rúmen aos carboidratos estruturais. A porção dorsal da cavidade bucal dos ruminantes é constituída pelo palato duro/mole, sem dentes incisivos. Os incisivos da mandíbula inferior deslizam contra essa almofada dentária dura. Os incisivos utilizados para mastigar grama/volumosos são largos, com uma coroa em forma de pá, ao passo que os usados para macerar os concentrados são mais estreitos e em formato de cinzel. Pré-molares e molares encontram-se inseridos entre os maxilares superior e inferior. Esses dentes esmagam e trituram o material vegetal durante a mastigação e ruminação em sua fase inicial.

 Você sabia?

- É sabido que caprinos e ovinos nascem desprovidos de dentes em sua mandíbula superior frontal. Em vez disso, uma almofada dental dura age como se fossem dentes. Em termos evolutivos, é sugerido que os ruminantes perderam seus dentes incisivos superiores paralelamente ao alongamento da mandíbula e ao desenvolvimento da língua, hoje responsáveis pela apreensão das plantas forrageiras.

A saliva auxilia na mastigação e na deglutição, e possui enzimas para quebra de gordura (lipase salivar) e amido (amilase salivar) estando envolvida na reciclagem de nitrogênio, participando do ciclo da ureia. Na saliva dos não ruminantes, existe a enzima alfa-amilase, que atua na digestão do amido; contudo, a saliva dos ruminantes não contém tal enzima. A saliva, com valor de pH de aproximadamente 8,2 e alto nível de bicarbonato de sódio, age no tamponamento do rúmen, auxiliando na manutenção das condições ideais de pH no compartimento ruminal. A manutenção de um ambiente ruminal neutro foi, evolutivamente, importante para propiciar diversidade microbiana, dando ao ruminante a capacidade de fermentar praticamente todo tipo de substrato ingerido. Um ecossistema muito ácido ou muito básico seria mais seletivo, resultando, provavelmente, em menor número de populações microbianas anaeróbias capazes de manter populações competitivas no fluido ruminal. O bovino adulto produz até 150 ℓ de saliva por dia, mas essa quantidade é variável, estando, à mercê, do tipo e da quantidade do material alimentar. Os herbívoros dependem da digestão fermentativa microbiana para manter sua saúde, porque, do contrário, não conseguiriam aproveitar os nutrientes presentes nos alimentos volumosos (fibrosos) e/ou granulados ingeridos. Isso significa que a saliva ajuda a neutralizar os danos de alimentos produtores de ácido, como cereais, melaço, batata e beterraba forrageira, sobre os valores do pH ruminal.

Os ruminantes mastigam rapidamente, deglutindo grande parte de seus alimentos sem mastigá-los o suficiente. O esôfago funciona bidirecionalmente em ruminantes, permitindo-lhes regurgitar o alimento para nova mastigação, se necessário. A forragem, bem como os concentrados (quando consumidos), mistura-se com a saliva contendo sódio, potássio, fosfato, bicarbonato e ureia, para formar o bolo alimentar. As contrações musculares e as diferenças de pressão transportam o material alimentar do esôfago até o retículo.

O processo de ruminação, ou "ruminar", ocorre quando os volumosos e outros alimentos são forçados a voltar à boca para serem remastigados e misturados com a saliva. Os materiais líquido e sólido são novamente deglutidos e encaminhados para o retículo. Em seguida, a porção sólida move-se lentamente para o rúmen para fermentação, enquanto a maior parte da porção líquida move-se rapidamente do retículo-rúmen para o omaso, e depois para o abomaso. O omaso está separado completamente do rúmen e do retículo por um esfíncter, o orifício retículo-omasal.

A porção sólida deixada no rúmen normalmente permanece por até 48 h, onde os microrganismos usam os alimentos fibrosos para produzir precursores de energia. A ruminação normalmente começa por volta de 30 min após a deglutição e continua em ciclos de 10 a 60 por min. O tempo total de ruminação dependerá muito do tipo de alimentação. Quanto mais palatável for o alimento, mais tempo as vacas passarão ruminando. O processo fermentativo microbiano é de extrema importância para promover a digestão desses componentes, e, para que isso ocorra, o sistema digestório dos herbívoros precisa ser dotado de compartimentos digestivos apropriados capazes de abrigar a microbiota responsável pela fermentação. Esses compartimentos são verdadeiras câmaras de fermentação e, nas espécies ruminantes, antecedem o abomaso (estômago verdadeiro), sendo, por tal fato, chamados "pré-estômagos". Do ponto de vista funcional, contudo, o rúmen e o retículo podem ser considerados uma única estrutura, apesar de suas particularidades.

Embriologicamente, os pré-estômagos dos ruminantes se desenvolvem como uma bolsa acessória do fundo do abomaso. A diferenciação anatômica entre retículo, rúmen e omaso ocorre posteriormente, na organogênese.

Anatomicamente, os pré-estômagos podem ser considerados como duas estruturas primárias: (1) compartimento ruminorreticular, embora não haja separação completa entre os dois compartimentos; e (2) compartimento omasal. Essas duas estruturas são funcionalmente separadas por uma prega que constitui o óstio retículo-omasal. Ao nascer, o bezerro já apresenta os quatro compartimentos gástricos: (1) rúmen, (2) retículo, (3) omaso e (4) abomaso (Figura 6.1); contudo, o compartimento ruminorreticular é pouco desenvolvido nessa fase, ocupando cerca de 30% do volume total dos reservatórios, ao passo que omaso e abomaso ficam com os 70% restantes. Em um animal adulto, essas proporções são invertidas, com o rúmen e o retículo perfazendo mais de 80%; e omaso e abomaso, menos de 20% do volume total. O desenvolvimento do rúmen, desde a fase de neonato até seu pleno desenvolvimento, depende, quase exclusivamente, de quão cedo o animal manterá o seu primeiro contato com alimentos fibrosos. Ruminantes que ingerem exclusivamente volumosos têm intestinos muito mais longos em relação ao comprimento do corpo e menor proporção do intestino grosso em comparação ao intestino delgado.

O desenvolvimento dos pré-estômagos de bovinos pode ser dividido em três fases: pré-ruminante (do nascimento até 3 semanas de vida); fase de transição (de 3 a 8 semanas de vida, quando os animais têm acesso ao alimento grosseiro); e ruminante funcional (após 8 semanas pós-nascimento). Nessa

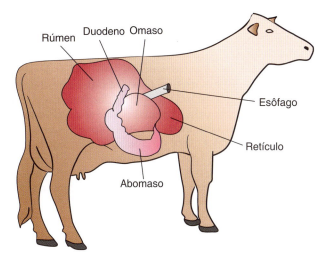

Figura 6.1 Anatomia topográfica direita dos reservatórios gástricos de bovinos.

última fase, os animais com acesso a alimento sólido apresentam, proporcionalmente, desenvolvimento dos pré-estômagos semelhante ao de animais adultos.

 Você sabia?

- O passatempo favorito das vacas é mastigar. Elas são capazes de mastigar, em média, 50 vezes por min. Isso significa cerca de 40 mil movimentos mandibulares por dia.
- Uma vaca de 450 kg produz mais de 10 t de esterco anualmente. Isso resulta em mais de 60 kg de fezes todos os dias e mais de 30 ℓ de urina.

Na fase de pré-ruminante, o alimento básico é o leite, sendo a atividade gástrica digestiva exercida pelo abomaso, sendo, do ponto de vista nutricional, a fase de vida mais crítica do animal. A maneira como o leite é oferecido ao lactente interfere no desenvolvimento do sistema digestório dos futuros ruminantes. O aleitamento convencional consiste na restrição constante da quantidade de leite diária fornecida aos animais em torno de 10% do seu peso corporal ao nascimento, durante o período aproximado de 60 dias. Esse tipo de manejo vem sendo questionado, visto que geralmente não atende às exigências nutricionais de bezerros leiteiros para o seu crescimento como um todo. A digestão dos animais lactentes assemelha-se à dos animais monogástricos. No entanto, os lactentes dispõem de sulco reticular ou goteira retículo-omasal, que é um sulco ou canal que se estende desde o orifício do óstio até o omaso, fazendo com que a alimentação líquida, quando ingerida, ultrapasse o compartimento ruminal, não sofrendo, assim, a degradação microbiana, visto que o leite é transportado rapidamente para o abomaso. O fechamento desse sulco é um ato reflexo com impulsos eferentes advindos do tronco cerebral e estímulos aferentes que nascem centralmente e na faringe, pela inervação vagal. O estímulo central é desencadeado pela simples percepção do ato de mamar, ao passo que o faríngeo ocorre quando a dieta líquida entra em contato com os receptores existentes na região faríngea. No entanto, para que ocorra o seu adequado fechamento, é necessário que:

- O leite seja ingerido voluntária e tranquilamente pelo animal
- A dieta líquida não esteja estragada, com alteração do odor e/ou sabor

- O volume administrado não ultrapasse a capacidade física abomasal.

Quando esses requisitos não são obedecidos, há inadequado fechamento do sulco reticular, e o leite é desviado para a cavidade ruminorreticular, o que causa a putrefação do conteúdo (Figura 6.2). O reflexo do fechamento é mais fortemente induzido pelo leite, mas pode ser desencadeado por água ou outras substâncias que contenham sais de sódio. No entanto, quando a dieta do animal é modificada para alimentação sólida, o reflexo para a água é imediatamente perdido. Em caprinos, o reflexo é possível de ser estimulado em animais mantidos em jejum hídrico prolongado ou pela administração intravenosa de vasopressina. Por volta de 12 semanas de vida, observa-se menor estímulo para o fechamento do sulco reticular em animais alimentados na mamadeira ou no balde. Do mesmo modo, a administração de leite e de outros fluidos via sonda esofágica faz com que não haja fechamento adequado do sulco reticular, visto que aqueles não entram em contato com os receptores da faringe.

Os ruminantes alimentados exclusivamente com leite são capazes de persistir em uma situação de pré-ruminante por um longo período e apresentar menor desenvolvimento dos pré-estômagos, caracterizado por: (1) capacidade física do rúmen diminuída; (2) paredes ruminais finas; e (3) mucosa e papilas ruminais com reduzida capacidade de absorção.

O interesse por alimentos sólidos (feno, capim) já é observado por volta de 2 semanas; sua ingestão, em pequenas quantidades e em poucas "bocadas" por vez, desencadeia o início do desenvolvimento funcional de modo mais intenso nos pré-estômagos em comparação a outros órgãos viscerais. Certamente, o estímulo mecânico da alimentação fibrosa é o principal responsável pelo aumento do tamanho dos pré-estômagos e de sua musculatura, ao passo que estímulos químicos, como aqueles ocasionados pelos ácidos butírico e propiônico, resultantes da fermentação de alimentos ricos em carboidratos, por exemplo, promovem o desenvolvimento da mucosa e das papilas ruminais, as quais são responsáveis pela capacidade absortiva. Em animais adultos, o compartimento ruminal ocupa quase todo o lado esquerdo da cavidade abdominal. De maneira geral, a proporção média do rúmen em relação ao abomaso mostra-se como no Quadro 6.3.

Quadro 6.3 Proporção média de rúmen para o abomaso em relação à idade do animal.

	4 semanas	6 a 8 semanas	12 semanas	12 meses	Adulto
Rúmen	0,5	1	2 a 3	9	10
Abomaso	1	1	1	1	1

Na fase de animais considerados adultos, quando os compartimentos estão repletos, o rúmen e o retículo contêm cerca de 70 a 75% do conteúdo digestivo total, sendo o primeiro o órgão mais importante da digestão; em todas as espécies de ruminantes, o rúmen é o maior dos quatro compartimentos. A capacidade real dos reservatórios dos ruminantes tem sido, em muitos casos, superestimada, visto que as medidas dos diferentes compartimentos foram realizadas pela infusão de água seguida da distensão artificial desses reservatórios. Tem sido descrita capacidade de até 235 ℓ para o compartimento ruminorreticular, e, raras vezes, a capacidade do referido compartimento em bovinos de grande porte ultrapassa os 100 ℓ. Da mesma maneira, o abomaso dos bovinos, que dificilmente é preenchido, contém, no máximo, 8 ℓ e não 20 ℓ, como descrito na literatura (Quadro 6.4).

Apesar do conhecimento das importantes e diferentes funções dos quatro reservatórios para a manutenção da sanidade e produtividade dos animais ruminantes (Quadro 6.5), não se deve esquecer, também, da importância do sistema digestório para a proteção imunológica e, consequentemente, para a sobrevivência de ruminantes neonatos. Por meio da absorção de imunoglobulinas presentes no colostro materno, eles recebem proteção imune. Isso ocorre exclusivamente após o nascimento, pelo fato de o tipo de placenta das fêmeas dessas espécies não possibilitar a passagem de proteínas do sangue materno para a circulação fetal, em razão da existência de muitas camadas musculares. Consequentemente, a imunização passiva, que ocorre pela absorção de imunoglobulinas presentes no colostro pela mucosa intestinal, é considerada o processo natural mais significativo para conferir proteção imunitária eficaz nas fases iniciais da vida do bezerro.

Você sabia?

- Durante o dia, um bovino adulto é capaz de ingerir o equivalente a 10% do seu peso em forragem verde. Ou seja, uma vaca com 500 kg consegue comer cerca de 50 kg de capim diariamente. Além disso, esses animais bebem entre 80 e 100 ℓ de água todos os dias e produzem em torno de 45 a 50 kg de excrementos (fezes + urina) no período de 24 h.

Quadro 6.4 Estimativa da capacidade física dos reservatórios gástricos de bovinos, caprinos e ovinos adultos.

Espécies/reservatórios	Rúmen e retículo	Omaso	Abomaso
Bovinos	Até 100 ℓ	NE	5 a 8 ℓ
Caprinos e ovinos	Até 18 ℓ	0,75 a 1,2 ℓ	Até 2 ℓ

NE = não estabelecido.

Quadro 6.5 Principais funções dos reservatórios gástricos.

- **Rúmen:** fermentação microbiana e maceração
- **Retículo:** separação dos alimentos
- **Omaso:** absorção de água, minerais e maceração dos alimentos
- **Abomaso:** digestão química

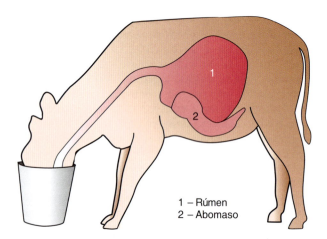

1 – Rúmen
2 – Abomaso

Figura 6.2 Fornecimento incorreto de leite para bezerros (posicionamento muito baixo da cabeça), levando a um fechamento insatisfatório da goteira esofágica e desvio do leite para o rúmen.

FUNÇÃO MOTORA

Ao contrário do trato gastrointestinal, que possui sistema neuronal intrínseco responsável pela geração de impulsos próprios que determinam o padrão de peristaltismo, a contração da musculatura lisa dos pré-estômagos ocorre exclusivamente sob comando extrínseco. O sistema nervoso autônomo (SNA) é responsável pela inervação motora dos reservatórios gástricos, participando, dessa maneira, o contingente simpático e o parassimpático. No entanto, o ciclo motor dos reservatórios gástricos é dirigido principalmente pelo nervo vago, que é o principal responsável pela movimentação da musculatura gástrica que promove o transporte dos alimentos por meio dos vários compartimentos digestivos (Quadro 6.6; ver também Figura 6.3, que apresenta alguns distúrbios que prejudicam a função motora em ruminantes). A inervação simpática para os pré-estômagos consiste em inúmeras fibras pré-ganglionares originadas do segmento toracolombar. Essas fibras se juntam ao plexo celíaco para formar o nervo esplâncnico, o qual eventualmente inibe a motilidade, mas é fugaz a participação simpática nas contrações dos reservatórios gástricos dos animais ruminantes. O nervo vago na cavidade torácica é formado por dois feixes principais: o direito e o esquerdo, dispostos lateralmente ao esôfago. No nível da sexta vértebra torácica, próximo ao arco aórtico, esses ramos se bipartem ou se dividem e se unem com os ramos do lado oposto, o dorsal com o ventral de cada lado, apresentando, a seguir, feixes com trajeto dorsal e ventral em relação ao esôfago (Figura 6.4). Após atravessarem o hiato esofágico do diafragma, esses ramos penetram na cavidade abdominal e se distribuem em vários outros ramos nervosos, os quais irão inervar as diferentes porções dos reservatórios gástricos. O nervo vago ventral contribui para a formação de um plexo nervoso na face cranial do retículo, logo abaixo do esôfago, e inerva, preferencialmente, o retículo, o omaso e a cárdia, mas atinge também o abomaso e o piloro. Alguns feixes do vago ventral atingem o saco ventral do rúmen; o nervo vago dorsal, apesar de inervar preferencialmente o saco dorsal do rúmen, atinge a cárdia, o retículo, o omaso e o abomaso.

Os movimentos iniciais do rúmen são irregulares e discretos e ocorrem por volta da segunda ou terceira semana de vida. As contrações cíclicas são observadas entre 6 e 8 semanas de vida nos animais que tiveram volumosos à disposição. A motilidade ruminorreticular conduz à estratificação do conteúdo ruminal, levando à flutuação das partículas do material fibroso à superfície do conteúdo líquido. O material sólido permanece no rúmen até que as partículas se tornem suficientemente pequenas (1 a 2 mm, para ovinos e caprinos; 2 a 4 mm, para bovinos) para, assim, conseguirem passar pelo óstio retículo-omasal. O tamanho da planta fragmentada nas fezes é, portanto, utilizado como um indicador indireto da função motora dos pré-estômagos. Em vacas, grandes partículas alimentares nas fezes (> 0,5 cm) indicam ruminação inadequada e/ou anormalidade na motilidade dos reservatórios gástricos.

O número de fatores responsáveis (Quadro 6.7) pela manutenção da atividade motora reticulorruminal (impulsos excitatórios) é muito menor do que aqueles capazes de deprimir essa atividade (impulsos inibitórios e depressão do centro gástrico). Isso justifica duas observações comuns: a hipomotilidade ruminal ocorre muito frequentemente e trata-se de uma manifestação clínica absolutamente inespecífica. De fato, a disfunção motora dos pré-estômagos está presente tanto nas doenças específicas do retículo e/ou do rúmen (indigestões primárias) quanto em inúmeras enfermidades que envolvem outras estruturas do sistema digestório, órgãos de outros sistemas ou estados sistêmicos (indigestões secundárias). Algumas alterações motoras promovidas por fatores adversos são capazes de comprometer movimentação e organização adequadas do compartimento ruminorreticular, como: a) febre – os pirógenos endógenos provocam prolongada hipomotilidade ou atonia do pré-estômago, observada em bovinos com endotoxemia causada por infecções bacterianas; b) dor – é possível que esteja associada à hipomotilidade ou atonia ruminal (o estímulo doloroso age diretamente no centro gástrico [região oblonga], embora a modificação da motilidade ruminorreticular, em resposta à dor pela distensão da víscera, possa ser parcialmente atribuída à liberação das catecolaminas. O sistema nervoso simpático responde à dor, estimulando os nervos motores esplênicos, o que, por conseguinte, inibe a

Quadro 6.6 Funções das contrações motoras dos reservatórios gástricos.

- Mistura do líquido a alimentos sólidos
- Maceração dos alimentos fibrosos
- Distribuição do material alimentar para que haja absorção dos ácidos graxos voláteis no contato do líquido ruminal com a mucosa do rúmen
- Filtragem de partículas alimentares (partículas pequenas são liberadas para o omaso; as maiores voltam para o rúmen)
- Eliminação do gás (eructação)
- Regurgitação do material fibroso (nova mastigação e insalivação)

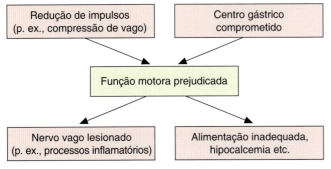

Figura 6.3 Alguns fatores que comprometem a função motora dos pré-estômagos de ruminantes.

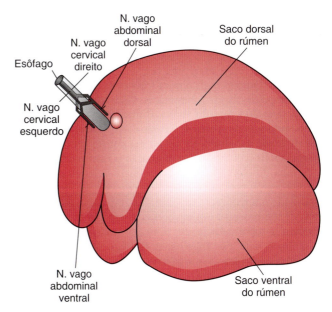

Figura 6.4 Disposição do nervo vago em relação ao esôfago.

Quadro 6.7 Fatores que excitam ou inibem os centros gástricos afetando a frequência do ciclo primário de contração reticulorruminal.

Receptores	Localização	Estímulo
Geradores de impulsos excitatórios		
Receptores bucais	Boca	Mastigação do alimento
Receptores de tensão de baixo limiar	Rúmen e retículo	Distensão leve dos órgãos
Receptores de ácidos	Abomaso	Aumento da acidez
Geradores de impulsos inibitórios		
Receptores de tensão de alto limiar	Rúmen e retículo	Distensão grave dos órgãos
Receptores químicos	Rúmen e retículo	Desvios do pH; toxinas Ácidos graxos voláteis não dissociados
Receptores de tensão	Abomaso	Distensão do órgão

Quadro 6.8 Características da ruminação de bovinos, caprinos e ovinos.

Características	Bovinos	Caprinos e ovinos
Número de ruminações/dia	4 a 20	15
Tempo diário de ruminação (h)	4 a 9	8 a 10
Duração de cada ruminação (min)	40 a 50	Até 120
Movimentos mastigatórios/min	50 a 70	70 a 100
Duração da mastigação por bolo alimentar (s)	53	61 a 70

Quadro 6.9 Causas da redução ou ausência de ruminação.

- Hipomotilidade ou atonia ruminal
- Depressão do sistema nervoso central
- Dor
- Dano mecânico ao retículo (peritonite)

motilidade ruminorreticular. Em razão de sua natureza estoica [possui limiar alto de dor, representada por comportamento impassível, inabalado]. As únicas evidências clínicas de dor em ruminantes se limitam, muitas vezes, à hiporexia ou anorexia e à diminuição da motilidade dos pré-estômagos); c) analgésico – o uso de analgésico também tem potencial de estar envolvido (a xilazina, um excelente analgésico sedativo para ruminantes, pode causar a inibição das contrações do retículo. A indigestão é geralmente precipitada por uma discreta alteração no manejo alimentar ou por uma drástica alteração do ambiente em que vive o animal, o que altera, voluntária e quantitativamente, a ingestão dos alimentos. Alguns bovinos são mais suscetíveis do que outros); e d) distensão grave do compartimento ruminal, de origem primária ou secundária – interfere na regularidade da função motora (possivelmente, é a causa mais comum da interferência da atividade ruminorreticular, devido, provavelmente, ao constante estímulo dos receptores epiteliais, situados nos pilares ruminais e papilas reticulares no saco cranial, que possuem alto limiar mecânico.

Os ruminantes submetidos à denervação completa do nervo vago não sobrevivem por muito tempo, o que demonstra a importância e a complexidade da inervação parassimpática para a sobrevivência desses animais.

Os alimentos mastigados de modo ineficiente e ingeridos chegam ao rúmen e ao retículo, em que são submetidos ao processo de maceração ou de fragmentação, pelas contrações ruminais, e de degradação, pelos microrganismos presentes. Posteriormente, ocorre o retorno do conteúdo ruminal até a cavidade bucal, para, mais uma vez, ser mastigado, insalivado e deglutido. Quanto mais fibrosa for a dieta do animal, maior será o tempo destinado à ruminação (Quadro 6.8). A ruminação inicia-se 30 a 90 min após a alimentação e demora entre 10 e 60 min por vez; cerca de 7 h são despendidas por dia com essa atividade. Contudo, alguns fatores conseguem reduzir ou mesmo abolir o processo de ruminação (Quadro 6.9).

A volta do alimento à boca, por meio de contrações antiperistálticas do esôfago, é precedida por inspiração profunda, seguida de interrupção temporária da respiração. Em alguma etapa de seu processo evolutivo, essa característica foi bastante útil para a sobrevivência dos animais ruminantes, visto que possibilitava que eles ingerissem rapidamente o alimento e fugissem de imediato a qualquer tentativa de captura feita por seus predadores. Essa característica é mantida até os dias atuais, sendo imprescindível para a digestão dos alimentos fibrosos.

Denomina-se eructação a eliminação, pela boca e pelas narinas, dos gases produzidos no rúmen pelos processos fermentativos. Os principais gases formados e expulsos do compartimento ruminorreticular são o dióxido de carbono, o metano e o nitrogênio. O estímulo primário para a eructação é a ocorrência de gás no saco dorsal que, pelo aumento de pressão na região dorsal do rúmen, faz com que haja maior frequência e maior volume do gás eliminado. O volume de gás produzido sempre depende do tipo e da quantidade de alimento ingerido; assim, quanto maior a porcentagem de grãos na alimentação, maior será sua taxa de formação e vice-versa. A média de eructação, em 1 h, oscila entre 17 e 20 nos bovinos; 9 e 11, nos ovinos; e 9 e 10, nos caprinos. De modo geral, a eructação ocorre nos animais ruminantes a cada 2 min. Essa taxa aumenta ou diminui em proporção conforme o grau de fermentação ruminal. Além disso, como estratégia contra predadores (para que não fossem localizados pela sonoridade produzida), os ruminantes desenvolveram um mecanismo de cinco estágios, pelos quais a eructação ocorre de maneira discreta e silenciosa:

- *Estágio de separação*: as bolhas separam-se da ingesta
- *Estágio de deslocamento*: o gás move-se em direção à cárdia, por contrações do saco dorsal
- *Estágio de transferência*: a cárdia relaxa e o gás passa para a região esofágica
- *Estágio esofágico*: por meio de contração antiperistáltica do esôfago, o gás passa para a faringe
- *Estágio faringopulmonar*: da faringe, o gás chega aos pulmões, nos quais é absorvido e/ou exalado pela expiração

O timpanismo (na apresentação gasosa ou espumosa) é um problema frequentemente observado na espécie bovina e ocorre pelas mais variadas causas: obstruções, estenoses esofágicas, alteração no posicionamento da cárdia (p. ex., animais em decúbito lateral), ingestão de feno, leguminosas ou de forragens muito jovens.

ESTABELECIMENTO DA FLORA RUMINAL

Os herbívoros dependem da digestão fermentativa microbiana para manter a sua saúde, já que, do contrário, não conseguiriam aproveitar os nutrientes dos alimentos volumosos (fibrosos) ingeridos. Os carboidratos estruturais dos vegetais, como a celulose, a hemicelulose, as pectinas, entre outros, não são fragmentados pelas enzimas presentes na saliva e nas secreções abomasal, pancreática e intestinal. Ou seja, a digestão química é incapaz de reduzir esses componentes fibrosos da dieta a monossacarídeos, os quais seriam finalmente absorvidos pelo intestino. Somente o processo fermentativo microbiano promove a digestão desses componentes e, para que isso ocorra, o sistema digestório dos herbívoros tem que ser dotado de compartimentos apropriados que abrigarão a microbiota responsável pela fermentação.

Os diferentes microrganismos que se desenvolvem e conseguem se manter no compartimento ruminal são aqueles que melhor se adaptaram às condições específicas do seu ecossistema. Há microrganismos que crescem somente na ausência de oxigênio ou quando sua concentração é mínima (anaeróbios obrigatórios). Poucas bactérias são capazes de se desenvolver mesmo quando condições consideradas aeróbias estão presentes (anaeróbios facultativos). As populações microbianas mais importantes que habitam o rúmen são as bactérias, os protozoários e as leveduras. Durante o parto e após o nascimento, os animais ruminantes são expostos a uma grande variedade de microrganismos diferentes, que contribuem para o estabelecimento da população microbiana. A origem desses microrganismos ocorre na saliva da mãe, nas fezes, no ambiente, no úbere e em outras fontes alimentares. Logo após o nascimento, uma discreta população bacteriana, composta de bactérias anaeróbias facultativas, do tipo gram-positivo (lactobacilos), se instala e se fixa sobre a mucosa do rúmen. Essas bactérias utilizam o oxigênio que se difunde a partir do sangue circulante na parede ruminal, para alcançarem um rendimento máximo dos processos fermentativos e para protegerem, no futuro, as bactérias que não suportam a existência de oxigênio, mesmo em quantidades mínimas. Com a introdução de fermentações anaeróbias como consequência da ingestão de alimentos sólidos, novas condições ruminais são estabelecidas e uma nova população bacteriana, do tipo gram-negativo, estabelece-se no conteúdo do compartimento ruminal. Uma vez estabelecida, a população ruminal é estável, alterando-se apenas quando há modificação nos constituintes da dieta fornecida. O número de bactérias presentes no rúmen oscila entre 10^{10} e 10^{11} células/g.

Você sabia?

- Em ruminantes, a temperatura intrarruminal é mais alta do que a retal (entre 39 e 42°C), o que estimula os processos fermentativos da microbiota, tornando o ambiente ideal para a atividade enzimática microbiana. Além disso, cerca de 70% do material alimentar é digerido pela atuação de sua população microrgânica. As bactérias são invisíveis, mas extremamente competentes.

Seguindo as bactérias, os próximos microrganismos que se estabelecem no rúmen são as leveduras, que aparecem no rúmen durante a segunda semana de vida. A sua manifestação parece não depender do contato direto de animal com animal, visto que as leveduras foram encontradas no rúmen de ovinos isolados de animais adultos. No entanto, o regime alimentar impacta de maneira decisiva a manutenção e o crescimento de leveduras no rúmen, visto que os fungos desaparecem quando os animais se alimentam com concentrados, ao passo que persistem em ovinos alimentados com feno. Em geral, a população fúngica no rúmen é proporcional ao conteúdo de fibras na dieta.

A população protozoária é a última que se instala no rúmen. Seu estabelecimento dependerá, exclusivamente, da existência de outros animais que contenham protozoários no seu conteúdo ruminal. A população protozoária é estimada em 10^5 a 10^6 células/mℓ de conteúdo ruminal. Alguns ovinos têm se mantido livres de protozoários por longo tempo, pelo simples fato de não terem tido contato com outros animais. Esses microrganismos são raramente encontrados antes de 2 semanas de vida, o que requer, em geral, de 2 a 4 semanas para que ocorra a colonização. A transferência normal de protozoários de um animal para o outro ocorre pela saliva, ou seja, do contato boca a boca com outros animais; ou, ainda, pelo alimento recentemente contaminado pela saliva de animais com populações microbianas estabelecidas no rúmen. O estabelecimento dos protozoários no rúmen também depende do pH desse compartimento, visto que, quando está muito baixo (< 6), observa-se redução acentuada na concentração dos mesmos. Os protozoários são muito menos numerosos que as bactérias; contudo, por serem maiores, ocupam volume equivalente ao das bactérias.

Os microrganismos localizam-se em três partes distintas: muitos *aderem* firmemente às paredes do rúmen, outros, às partículas *alimentares* e alguns *flutuam* livremente no *líquido ruminal*. Um fato interessante ocorre com a população protozoária: como o tempo requerido para a maioria das espécies de protozoários para reprodução é maior que a duração do trânsito do conteúdo alimentar pelo compartimento ruminal, os protozoários atacam e aderem às grandes partículas alimentares ou às paredes do rúmen e do retículo, a fim de evitar sua lavagem ou sua expulsão para os demais compartimentos. Um razoável número de bactérias (1 a 10%) também adere à superfície dos protozoários, e as vantagens dessa associação ainda estão sendo investigadas.

A concentração e a proporção das espécies microbianas dependem da composição da dieta. Esses microrganismos utilizam os nutrientes dos alimentos ingeridos para a sua sobrevivência e para a sua rápida, efetiva e contínua multiplicação. Esse fato, ao contrário de ser prejudicial ao ruminante, é extremamente benéfico, tendo em vista que esses microrganismos promovem: a digestão de grande parte da fibra contida no alimento ingerido, proporcionando ao ruminante maior capacidade para a produção de carne e leite; a síntese de vitaminas do complexo B, que são indispensáveis ao animal, razão pela qual não é necessário fornecê-las em suas dietas, como é feito no caso de suínos e aves; e, quando transportados do rúmen para o abomaso e intestino delgado, são mortos e utilizados como fonte proteica.

IDENTIFICAÇÃO DO PACIENTE | RESENHA

O paciente é identificado por suas características externas, utilizando-se aspectos como idade, sexo, cor, raça, dentre outros. A idade é, sem dúvida, um dos dados mais importantes na identificação do animal, tendo em vista a forte correlação entre o desenvolvimento anatomofuncional do sistema digestório e a faixa etária do animal. Dessa maneira, os processos entéricos e abomasais são mais frequentes em animais lactentes e, inversamente, os distúrbios fermentativos e traumáticos localizados no compartimento ruminorreticular são quase exclusivos de animais adultos. A espécie do animal deve ser levada em consideração, mesmo sendo bastante semelhante à dinâmica do funcionamento do sistema digestório de bovinos, ovinos e caprinos, pela inexistência de uma característica anatômica ou fisiológica do referido sistema que diferencie, efetivamente, essas espécies entre si. Assim, as doenças do sistema digestório são comuns a todas elas, variando, no entanto, a frequência com que ocorrem. Por exemplo, o deslocamento abomasal e a reticulite traumática são comumente encontrados em vacas de leite, mas raramente diagnosticados em bovinos de corte, caprinos e ovinos. Além disso, é necessário levar em consideração o comportamento alimentar e o grau de adaptação aos diferentes ambientes de cada uma delas.

ANAMNESE | HISTÓRIA CLÍNICA

Uma das etapas mais importantes para o diagnóstico envolve a coleta e a avaliação de todos os dados relevantes do histórico do animal (Quadro 6.10). Durante a obtenção da anamnese, além das informações habituais, é preciso considerar três aspectos fundamentais com relação aos transtornos digestivos: (1) o animal; (2) o ambiente; e (3) a alimentação.

Animal. Os fatos atuais e passados do animal ou do rebanho devem ser lembrados. A história da enfermidade é um dos mais importantes fatores no diagnóstico clínico; no entanto, em virtude dos diferentes tipos de criação a que os animais são submetidos, nem sempre é possível obter uma história pormenorizada do caso em questão. Obviamente, os proprietários de animais produtores de leite apresentam, na maioria das vezes, uma narrativa mais rica em informações, pela facilidade de observação rotineira. Recomenda-se perguntar se o animal apresentou o mesmo problema anteriormente, se foi feita alguma medicação e qual foi a resposta obtida após a sua realização. O tempo de evolução do processo patológico é bastante útil no estabelecimento do diagnóstico. Pode-se caracterizar a duração da doença em *superaguda* (0 a 24 h), *aguda* (24 a 96 h), *subaguda* (4 a 14 dias) e *crônica* (> 14 dias). De maneira geral, os transtornos fermentativos aparecem e se desenvolvem de modo rápido e assustador (acidose, timpanismo espumoso), ao passo que alguns distúrbios motores e de origem parasitária apresentam quadro mais longo e de intensidade branda.

Ambiente. *Os animais são criados em regime extensivo de pastagem ou são confinados?* Esse questionamento é importante, pois os animais são passíveis de apresentar problemas digestivos por diferentes causas, como:

- Suplementação inadequada de concentrados
- Fornecimento de alimentos mofados ou estragados
- Ingestão de sal mineral molhado ou úmido
- Ingestão de plantas tóxicas, água ou pasto contaminados por herbicidas e/ou outros produtos tóxicos.

Áreas íngremes e irregulares são apontadas como uma das causas de ectopia abomasal.

Alimentação. Os dados sobre a alimentação do animal são imprescindíveis para o diagnóstico, visto que as suas características determinam o tipo de fermentação realizada no compartimento ruminal. Certamente, a pergunta-ouro que necessita ser feita com relação ao fator alimentar é: *Houve mudança no tratamento alimentar?* Em caso de resposta positiva, deve-se estabelecer o *tipo* de alteração (qualidade e/ou quantidade) e há quanto *tempo* o fato ocorreu. De modo geral, os alimentos altamente fermentescíveis (grãos, capins jovens, sorgo, milho, torta de algodão) conduzem a uma elevada atividade microbiana, resultando, quando em excesso, em processos fermentativos anormais (timpanismo espumoso, acidose). Os alimentos de baixa digestibilidade (palha, capim seco) são responsáveis por uma atividade microbiana muito aquém do desejado, promovendo, paulatinamente, acúmulo desse material não digerido no compartimento ruminorreticular (indigestão simples, compactação).

A história do paciente com alterações fermentativas inclui, principalmente, o rápido acesso (acidental ou proposital) a uma grande quantidade de alimentos altamente fermentescíveis de uma só vez. As alterações físicas, químicas e microbiológicas do compartimento ruminal estão intrinsecamente correlacionadas com a intensidade da mudança de manejo alimentar, ocasionada, principalmente, pela apresentação abrupta ou inesperada de um novo componente alimentar à população bacteriana. Quanto maior for o desafio alimentar, mais intensos serão os distúrbios fermentativos. É interessante, então, estabelecer a provável implicação clínica promovida pela chegada de um tipo desconhecido de alimento e/ou de um alimento conhecido pela população ruminal, mas em maior quantidade. Na prática, o mínimo de 2 semanas é suficiente para que ocorra modificação adequada da população ruminal; contudo, essa mudança deve ser sempre gradativa, respeitando o período mínimo mencionado. Cabe ressaltar que as alterações fermentativas ocorrem não apenas quando a mudança é de volumoso para concentrado, mas quando o inverso também é observado. No caso de suplementação com fontes de nitrogênio não proteico como ureia, nitrato e sais de amônia, por exemplo, essa adaptação microrgânica é rapidamente perdida; mesmo quando deixa de ser feita por um curto período (cerca de 3 dias), uma nova adaptação deve ser iniciada, como se a suplementação com esse tipo de componente alimentar nunca tivesse sido fornecida anteriormente.

Além disso, é importante considerar a relação de *volumoso/concentrado* fornecida e a *frequência* diária da alimentação administrada. Permita-se verificar a existência de novos trabalhadores na propriedade e a sua participação no manejo dos animais, visto que, por desconhecerem os hábitos do rebanho e/ou da capacidade digestiva de cada animal, podem fornecer maior quantidade de determinado tipo de alimento. A quantidade e a consistência das fezes também devem ser lembradas e proveem a evidência da quantidade e do tipo de material recentemente consumido.

EXAME FÍSICO GERAL

Muitos problemas digestivos ocorrem em virtude do comprometimento de outros sistemas do corpo. Por esse motivo, é necessária uma avaliação geral do paciente, capaz de determinar com exatidão (o que nem sempre é possível) se a origem do problema primário reside efetivamente no sistema digestório. O exame físico geral deve incluir, sobretudo, o sistema

Quadro 6.10 Resumo da sequência do exame clínico do sistema digestório de ruminantes.	
Identificação do paciente	▪ Raça, idade, sexo, procedência
Anamnese	▪ Emagrecimento, tempo de evolução, tipo de alimentação, características macroscópicas das fezes
Exame físico geral	▪ Condição nutricional
	▪ Comportamento e postura (se possível, durante alimentação e defecação)
	▪ Estado dos pelos e pele
	▪ Tipo de respiração
	▪ Assimetria abdominal, gemidos
	▪ Corrimentos (boca, ânus etc.)
	▪ Coloração de mucosas, linfonodos
	▪ Parâmetros vitais: temperatura corporal, frequência cardíaca, frequência respiratória, frequência dos ruídos ruminais
Exame físico específico	▪ Natureza das contrações ruminais
	▪ Grau de preenchimento e consistência do conteúdo ruminal
	▪ Sons anormais (metálicos, maciços, rechaços etc.)
	▪ Dor na região abdominal anterior (xifoide)
	▪ Outros: apetite, mastigação, deglutição, defecação etc.
Exames complementares	▪ Exame dos líquidos ruminal e peritoneal, laparotomia, ferroscopia, fezes etc.
	▪ Outros: hemograma, bioquímico etc.

circulatório (frequência cardíaca, qualidade do pulso arterial, pulso venoso patológico e tempo de preenchimento capilar), visto que a avaliação desse sistema fornece dados consistentes sobre o estado geral do animal e auxilia sobremaneira a diferenciar uma condição atual temerosa (choque circulatório) de outra de menor gravidade. De modo geral, a taxa cardíaca entre 100 e 120 bpm quase sempre indica prognóstico reservado em bovinos adultos. A elevação na frequência cardíaca acompanhada de respiração profunda, em associação a problemas digestivos, sugere distúrbios hidroeletrolíticos. Por outro lado, diminuição da frequência cardíaca em bovinos (40 a 55 bpm) é, na maioria das vezes, associada a um dano parassimpático. Contudo, a bradicardia não é um achado frequente dos distúrbios motores. As orelhas ou as partes inferiores dos membros também são utilizadas como indicadoras de perfusão periférica; em geral, são quentes à palpação. Os casos de colapso circulatório, secundário à septicemia, anemias ou distúrbios metabólicos (hipocalcemia), fazem com que as orelhas fiquem frias, indicando um prognóstico duvidoso. A desidratação do animal encontrar-se-á evidente ao avaliar-se a elasticidade da sua pele ou pela retração do globo ocular na órbita. O desenvolvimento de desidratação acentuada e rápida costuma ser visto nos casos de acidose ruminal, em virtude do grande acúmulo de fluido no compartimento ruminorreticular; o conteúdo se torna hipertônico em relação ao plasma, pelo acúmulo de lactato de sódio, o que faz com que uma grande quantidade de líquido seja desviada para o referido reservatório. Na maioria dos casos de problemas digestivos, a temperatura corporal fica dentro dos limites de normalidade (38 a 39,5°C), exceto em alguns casos de reticulites traumáticas e, menos comumente, nas ruminites, quando estará elevada em virtude do desenvolvimento de um processo inflamatório de intensidade variável. O inverso é notado naqueles animais comatosos ou próximos ao óbito, cuja temperatura fica abaixo dos valores de referência. Durante a aferição da temperatura, deve-se observar a cauda e a porção distal dos membros pélvicos, a fim de verificar se há fezes, sangue e/ou muco. Fezes enegrecidas por sangue (melena) indicam hemorragia na porção proximal ou anterior do sistema digestório, como os pré-estômagos, abomaso e duodeno. Quando as fezes estão recobertas ou entremeadas com sangue (hematoquezia), sugerem perda de sangue na porção distal ou final do sistema digestório, como intestino grosso e reto. A coloração de mucosas também é um item importante, visto que vasos episclerais injetados ou ingurgitados, caracterizados por vasos distendidos e vermelho-escuros, sugerem condições gastrointestinais septicêmicas, como salmonelose ou peritonite difusa secundária a bacteriemia ou endotoxemia. Verifica-se palidez quando há distúrbio hemorrágico do sistema digestório, ocasionado por úlceras abomasais, parasitismo (coccidiose, *haemonchus*), dentre outras. Sua associação com a tonalidade da cor das fezes é de valia para se estabelecer com certa precisão a porção do sistema gastrointestinal envolvido no processo hemorrágico. Se, após a realização desses procedimentos, não for denotado o envolvimento primário de outro sistema ou partes do corpo, é necessário realizar um exame sistemático do sistema digestório.

Após o término da avaliação física geral, três considerações básicas devem ser esclarecidas:

- O problema é agudo ou crônico?
- A disfunção digestiva é primária ou secundária a outra enfermidade?
- O problema digestivo é brando, moderado ou grave?

SINAIS E SINTOMAS INDICADORES DE PROBLEMAS DIGESTIVOS

Vale a pena ressaltar que, assim como em outros sistemas orgânicos, não existem sintomas e/ou sinais patognomônicos que determinem com exatidão o comprometimento primário do sistema digestório. Os ovinos, de maneira geral, raramente apresentam sinais indicativos de anormalidade, a não ser quando estão gravemente doentes. Em vacas produtoras de leite, a diminuição drástica da média diária produzida frequentemente estimula o proprietário a procurar ajuda. No entanto, alguns indicadores de anormalidades ocorrem com maior ou menor frequência na maioria dos processos enfermos do sistema gastrointestinal dos ruminantes; com isso, têm participação importante no diagnóstico das enfermidades desse sistema.

Assimetria do contorno abdominal. A inspeção do animal a distância é o primeiro passo na conduta do exame do sistema digestório; contudo, é um procedimento frequentemente omitido pelo clínico. Cabe lembrar que, à exceção da cavidade bucal, faringe e esôfago, todos os demais órgãos do referido sistema se encontram na cavidade abdominal. Assim, o exame dessa região representa um dos principais pontos a serem observados para o diagnóstico das afecções do referido sistema. O aumento de volume da cavidade abdominal em um animal com história de anorexia ou inapetência há 2 dias é indicativo de envolvimento do sistema digestório. É importante verificar o animal em ambos os lados e determinar o contorno geral do corpo, o grau de simetria de lado a lado, definindo se é unilateral (lado esquerdo ou direito do abdome) ou bilateral. Do mesmo modo, se é dorsal, ventral ou ambos, se a distensão está restrita única e exclusivamente à fossa paralombar ou se está comprometendo outras partes do corpo (p. ex., gradil costal). Em geral, um ruminante adulto tem um contorno oval ou com formato de pera, quando observado pela região posterior em direção a sua cabeça. Existem várias condições anormais que promovem alteração do contorno abdominal e que, quando reconhecidas e adequadamente avaliadas, possibilitam ao veterinário uma suposição lógica e de grande valia para o diagnóstico sobre qual órgão ou porção está anormalmente preenchido. A silhueta abdominal é facilmente avaliada com o clínico posicionado a certa distância em vez de muito próximo ao animal, visto que as modificações discretas de contorno dificilmente serão percebidas. Os principais promotores de alteração do contorno abdominal de ruminantes são indicados no Quadro 6.11. A combinação da palpação com pressão (com a palma da mão ou punho) alternada e rítmica (sucussão = ação de sacudir) com a auscultação simultânea da cavidade abdominal dos ruminantes (Figura 6.5) torna-se um método interessante para a detecção de acúmulo excessivo de líquido em estruturas individuais ou livre em cavidade abdominal (ascite, acidose ruminal, intussuscepção intestinal, dilatação de ceco etc.).

Em bovinos sadios, o lado esquerdo é mais proeminente que o direito; aumentos localizados e discretos, promovendo pouca ou nenhuma alteração do contorno, também são vistos na cavidade abdominal, como é o caso de hérnia umbilical, hematoma e abscessos. Ocorre diminuição do volume abdominal principalmente nas doenças promotoras de processos febris, pelo desenvolvimento de anorexia, e, também, nos casos de doenças caquetizantes, como verminose, pela diminuição da capacidade absortiva, tuberculose, peritonite e diarreia, em virtude do desenvolvimento de desidratação.

Algia abdominal. A atitude do animal em posição quadrupedal ou locomoção é avaliada para verificar se o animal

Quadro 6.11 Principais promotores de alteração do contorno abdominal de ruminantes.

Natureza do material	Considerações
Gás	Em geral, localiza-se no compartimento ruminorreticular, principalmente nos casos de timpanismo. Na fase inicial, tende a abaular as porções superiores do flanco esquerdo; contudo, com o acúmulo gradativo do gás, vai deformando, também, as porções ventrais e a cavidade abdominal direita
Líquido	Como observado nos casos de ascite (verminose, insuficiência cardíaca congestiva), uroperitônio (urolitíases em pequenos ruminantes, com rompimento de bexiga e/ou uretra), fazendo com que o abdome adquira um aspecto de abdome caído e nas hidropisias dos anexos fetais, levando a um contorno piriforme. A característica física do conteúdo pode ser verificada por meio de abdominocentese. Nos casos de acidose láctica, ocorre grande desvio de líquido para o rúmen, na tentativa de neutralizar o seu conteúdo hipertônico
Sólido	Principalmente nos casos de ingestão acidental de grandes quantidades de grãos de uma só vez, alterando toda a flora ruminal (acidose ruminal) e nas alterações motoras por lesão do nervo vago. Tende a deformar a porção mais ventral do abdome esquerdo nas fases iniciais. Com a intensificação da fermentação, produção contínua de gás e sua insatisfatória eliminação, o abaulamento pode acometer, também, a porção superior do flanco esquerdo e o lado direito do abdome. A presença de um feto grande ou de dois fetos no útero, principalmente no terço final da gestação, tende a abaular o abdome de maneira assimétrica, em particular a porção ventral direita. A palpação transretal esclarecerá tal condição

sente dor abdominal. A demonstração voluntária de dor pelos ruminantes é, certamente, bem mais discreta e suave que a dos equinos com dor visceral. Os ovinos reagem às sensações dolorosas da mesma maneira que os bovinos, mas os caprinos não são tão calmos e discretos; nessa espécie, a dor é frequentemente associada a vocalizações (berros). A manifestação de dor em bovinos adultos e em bezerros varia consideravelmente. Algia abdominal aguda ocorre em bovinos adultos nos casos de reticulopericardite traumática e, menos frequentemente, na ocorrência de úlceras abomasais. A acidose se manifesta por andar vagaroso, dorso arqueado, pescoço distendido, acompanhado de expressão facial pensativa ou ansiosa (Figura 6.6). Em bezerros com dor abdominal aguda, as manifestações são mais dramáticas, exteriorizadas por berros, inquietação e repetitivos movimentos de deitar e levantar. Às vezes, um gemido discreto está presente em concomitância com movimentos naturais, como se levantar ou se deitar e/ou defecação, micção ou locomoção.

Perda parcial ou total de apetite. São duas condições observadas com certa frequência nos distúrbios digestivos, sejam eles agudos ou crônicos. Uma história de inapetência conduz o clínico, invariavelmente, a presumir que o problema se localize no sistema digestório; no entanto, algumas doenças, principalmente as indutoras de febre, são capazes, também, de levar à redução do apetite. A falta de interesse pelo alimento pode ser total (anorexia) ou parcial (quando o animal ingere quantidade reduzida de alimentos – inapetência, hiporexia, hipofagia), levando-se em consideração o tamanho do animal e suas necessidades diárias básicas ou, ainda, seletiva ou caprichosa, como visto, por exemplo, nos casos de deslocamento abomasal, pelo nítido interesse que o animal demonstra por volumoso e, pouco ou nenhum, por grãos.

EXAME FÍSICO ESPECÍFICO

O sistema digestório dos animais ruminantes permite ser dividido, topograficamente, em duas porções: (1) pré-diafragmática (boca, faringe e esôfago) e (2) pós-diafragmática. Por sua vez, a porção pós-diafragmática é constituída de:

- Pré-estômagos (rúmen, retículo e omaso)
- Estômago verdadeiro (abomaso)
- Intestinos (delgado e grosso)
- Glândulas anexas (fígado e pâncreas).

Os problemas digestivos dos pré-estômagos são divididos em duas categorias:

1) Conteúdo anormal do compartimento ruminorreticular, com disfunção microbiana e da fermentação bioquímica.
2) Função motora anormal do compartimento ruminorreticular, incluindo as afecções da parede reticular, sua inervação ou transtorno no fluxo da ingesta.

Boca, faringe e esôfago

Independentemente da queixa principal do proprietário, a avaliação do sistema digestório dos animais ruminantes deve ser

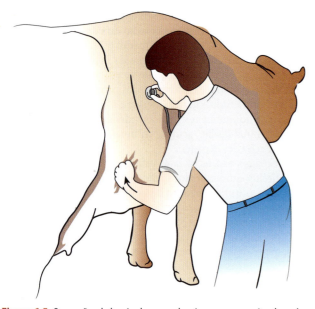

Figura 6.5 Sucussão abdominal em um bovino com suspeita de acúmulo de líquido.

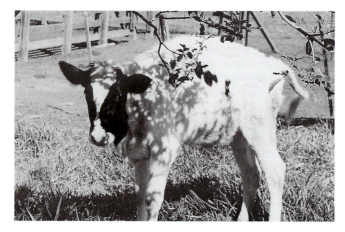

Figura 6.6 Alteração de postura (cifose) em um animal com algia abdominal.

sempre iniciada pelo exame da cavidade bucal (Quadro 6.12). Na boca, operam-se três funções de extrema importância para a digestão: (1) apreensão; (2) mastigação; e (3) insalivação dos alimentos. A inspeção externa possibilitará observar se a boca está ou não adequadamente fechada, se existem lesões aparentes (como fístulas, feridas e edemas), bem como assimetria dos lábios ou da rima labial. O fechamento incompleto da cavidade bucal, acompanhado, muitas vezes, da eliminação de filetes de saliva (sialorreia) e/ou de alimentos, tem forte indicação da ocorrência de processos inflamatórios de toda a cavidade bucal (estomatite) ou de uma de suas estruturas como, por exemplo, da língua (glossite), de fratura de mandíbula ou até mesmo de luxação da articulação temporomandibular (Quadro 6.13). As mesmas causas são capazes de acarretar alterações na mastigação dos alimentos que conseguiram ser apreendidos, sendo realizada de maneira superficial e lenta; contudo, carece reconhecer que os ruminantes, diferentemente dos animais carnívoros, costumam apresentar mastigação demorada e com amplos movimentos de lateralidade. Os problemas da mastigação são relativamente raros em ruminantes e, quando ocorrem, geralmente são de origem localizada. Quando a mastigação se realiza em condições anormais, a movimentação dos alimentos dentro da boca e a sua passagem para a faringe são prejudicadas. Como indício desses fatos, observa-se acúmulo de alimentos fibrosos entre a bochecha e a arcada dentária, no vestíbulo da cavidade oral, o que resulta em um odor desagradável (halitose) na olfação da cavidade bucal. Invariavelmente, nos processos dolorosos que acometem a língua e os lábios, o emagrecimento progressivo é facilmente perceptível, pela importância que os mesmos apresentam para os bovinos e os pequenos ruminantes, respectivamente, na apreensão dos alimentos.

As causas da disfagia (dificuldade de apreensão, mastigação e/ou deglutição) são variadas e decorrem, muitas vezes, de processos dolorosos da língua e da faringe, obstruções do esôfago por corpos estranhos e/ou estenose por compressão esofágica. Nos processos inflamatórios da faringe, é visível a alteração de postura da cabeça à deglutição (disfagia no tempo faríngeo), visto que o animal ergue a cabeça no momento da passagem do alimento, visando diminuir a compressão e a sensibilidade da região comprometida. Quando a disfagia ocorre com o alimento ainda na boca (disfagia no tempo bucal), denota-se que o animal despende maior tempo para sua mastigação, fazendo-a com a boca entreaberta. Nesses estágios, são comuns a queda de alimento pelos cantos da boca e o aumento nas taxas de secreção (ptialismo) e exteriorização salivar (sialorreia).

Você sabia?

- O paladar das vacas é aguçado e pode distinguir os sabores salgado, doce, amargo e azedo. Elas tendem a evitar comidas amargas, pois associam esse sabor a uma maior probabilidade de o alimento ser tóxico, e preferem o doce, o que indica estar relacionado com a quantidade de calorias que elas necessitam.

Feita a inspeção externa, recomenda-se abrir a cavidade bucal para observar língua, bochechas, arcadas dentárias, gengivas e palato, na tentativa de constatar a existência de congestão, corpos estranhos, vesículas, úlceras e/ou de outras lesões aparentes. A abertura da boca de bovinos pode ser feita manualmente, colocando-se a mão – com os dedos juntos – lateralmente à boca do animal, na região sem dentes (diastema) e girando-a, após a sua introdução, em sentido vertical, pressionando-se o palato duro com o dedo polegar (Figura 6.7). Preferencialmente, utilizar luvas para esse tipo de manuseio. Obtém-se melhor cooperação do animal ao pressionar suas narinas com a mão livre ou ao utilizar uma formiga (ver Capítulo 2, *Contenção Física dos Animais Domésticos*). Durante a abertura, deve-se notar a resistência oferecida pelos maxilares ao procedimento, visto que, em algumas situações, como em casos de raiva ou tétano, a abertura torna-se difícil em virtude do desenvolvimento de paralisia do trigêmeo e de trismo mandibular, respectivamente. Com a boca aberta, avalia-se o tônus da língua que, em geral, oferece resistência quando puxada, mas volta rapidamente para a cavidade após ter sido solta. É possível melhor observação da porção posterior da cavidade bucal a partir da utilização do aparelho abre-boca (Figura 6.8), o qual deverá ser revestido com borracha ou material similar, para evitar ou minorar a ocorrência de lesões, com possíveis sangramentos na mucosa. Após a colocação do abre-boca, envolve-se a língua com papel toalha ou pano, desviando-a para ambos os lados, utilizando-se de uma fonte de luz (lanterna, foco cirúrgico ou lâmpada de mecânico) para melhor visualização.

A faringe está situada obliquamente na parte distal da cavidade oral propriamente dita e apresenta as seguintes comunicações:

- Nasofaringe: limita-se com as fossas nasais pelos cóanos
- Orofaringe: comunica a cavidade oral com a faringe
- Laringofaringe: comunicação da faringe com o ádito da laringe
- Esôfago
- Abertura faríngea da tuba auditiva: comunica a faringe com a orelha média.

Quadro 6.12 Principais indícios de envolvimento de boca e/ou faringe.

- Extravasamento de saliva pela boca (sialorreia)
- Boca entreaberta com exteriorização de alimentos (descartar tétano e raiva)
- Protrusão da língua associada à inflamação
- Dificuldade de apreensão e/ou mastigação e/ou deglutição (disfagia)
- Emagrecimento progressivo
- Odor repugnante (necrose)

Quadro 6.13 Principais causas de alteração de apreensão, mastigação e deglutição em ruminantes.

- Locais: corpos estranhos, erupção e/ou perda dentária, traumatismo mandibular, glossite, estomatite, periodontite, osteomielite, obstrução faríngea e/ou esofágica etc.
- Gerais: tétano, raiva, botulismo, listeriose etc.

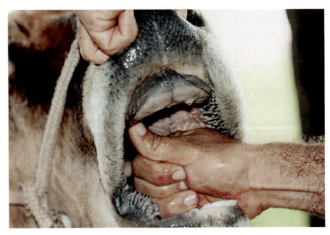

Figura 6.7 Técnica de abertura manual da cavidade bucal de bovinos; notar polegar pressionando palato duro.

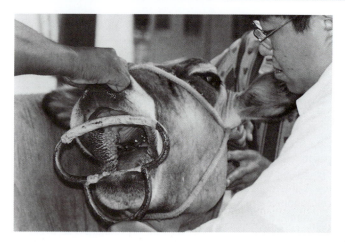

Figura 6.8 Utilização do aparelho abre-boca para avaliação da cavidade bucal.

Para a sua observação, muitas vezes, é necessária a utilização de um abaixador de língua em virtude do tórus lingual. Contudo, há grande dificuldade em manter o abaixador de língua por um tempo relativamente longo na cavidade bucal de bovinos, em virtude da grande força e mobilidade de sua língua, principalmente quando colocado sobre a porção posterior da língua, visto que esse procedimento estimula o reflexo da deglutição, o que incomoda o animal, tornando-o inquieto e não cooperativo durante a sua realização. A abertura manual da boca em pequenos ruminantes é feita comprimindo-se com os dedos polegar e médio a porção anterior da articulação temporomandibular. A faringe é palpada externa e internamente (com a colocação de um abre-boca), observando a existência de aumento de sensibilidade e de corpos estranhos na região de orofaringe. Os ruminantes raramente vomitam. Às vezes, certos alimentos induzem ao vômito. Algumas pastagens, geralmente ervas daninhas, contêm compostos chamados "alcaloides", que são capazes de causar a exteriorização do alimento em grandes quantidades.

Como referido anteriormente, realiza-se a inspeção externa do esôfago, buscando denotar aumento de volume (megaesôfago), com o clínico posicionando-se do lado esquerdo do animal. A passagem de líquidos e/ou sólidos pela mucosa esofágica promove o aparecimento de distensão intermitente e discreta (como ondulações), desde a porção mais anterior da região cervical até a entrada do tórax. As anormalidades da porção cervical do esôfago podem promover alterações no formato ou no contorno, geralmente causadas por corpos estranhos e tumores. A palpação do esôfago é feita, se possível, passando-se um braço sobre o pescoço do animal e colocando-se as pontas dos dedos de ambas as mãos logo atrás da faringe e dorsalmente à traqueia, deslizando-os, com pressão moderada, desde a faringe até a entrada do tórax. Em geral, não é possível sentir a parede esofágica. Se houver suspeita de obstrução esofágica por corpos estranhos, constituídos, na maioria dos casos, de frutas como laranja, caroços de manga e restos de placenta, deve-se palpar indiretamente com a utilização de sondas apropriadas, a fim de confirmar a suspeita inicial e para obter uma noção do provável local da obstrução. Nos casos de estenose causada, por exemplo, pelo desenvolvimento de um carcinoma ou mesmo por hipertrofia de linfonodos mediastínicos (leucose, actinobacilose), um procedimento bastante útil é a passagem de uma sonda de maior diâmetro que, invariavelmente, encontrará resistência no ponto estreitado, seguida, posteriormente, pela introdução de uma de menor espessura,

a qual conseguirá passar com maior facilidade. Se o alimento não passar ou progredir inadequadamente pelo esôfago, torna-se capaz de causar uma "falsa deglutição", caracterizada pelo desvio de alimentos – principalmente de líquido – do esôfago para a traqueia na abertura da laringofaringe e, daí, aos pulmões, causando pneumonia aspirativa, com prognóstico reservado. Os animais com obstrução desenvolvem timpanismo e, às vezes, regurgitam o alimento recentemente ingerido.

Rúmen

Nos ruminantes adultos, o rúmen é o maior compartimento digestório, sendo, portanto, o mais acessível ao exame físico (Quadro 6.14). Os sacos dorsal e ventral do rúmen ocupam a maior parte da metade esquerda da cavidade abdominal e estendem-se consideravelmente para a direita do plano medial ventral, do sétimo ou oitavo espaço intercostal esquerdo até a entrada pélvica. Ele é comprimido de lado a lado e pode ser descrito como apresentando duas faces: (1) a parietal (ou esquerda) é convexa e se relaciona com o diafragma; e (2) a visceral (ou direita) é um tanto irregular e se relaciona principalmente com omaso, abomaso, intestino, fígado, pâncreas e rim esquerdo. O rúmen tem papilas cônicas projetadas para a porção posterior a partir da membrana mucosa. Essas papilas são formadas por tecido conjuntivo coberto por epitélio e têm a função de aumentar a superfície de contato da mucosa ruminal, a fim de melhorar a absorção dos produtos da fermentação. As papilas ruminais são visíveis a olho nu; seu formato e tamanho variam de acordo com a dieta. As papilas não se distribuem uniformemente; contudo, encontram-se em maior número e bem mais desenvolvidas em áreas da mucosa que apresentam grande poder de absorção.

 Você sabia?

- Sabe-se que bovinos usam a língua para apreender a vegetação, contudo essa ação torna-se passível de resultar em pequenos cortes na língua, especialmente se a pastagem contiver plantas ásperas ou espinhosas. No entanto, esses animais são bastante resistentes a esses pequenos ferimentos devido à estrutura única de suas línguas, que são espessas e cobertas por papilas. Essas papilas as ajudam a manusear a vegetação e a se proteger contra ferimentos mais graves, permitindo que se alimentem eficientemente em diferentes ambientes.
- O tempo de permanência de um alimento grosseiro no rúmen pode variar cerca de 1,5 dia para pastagem jovem a aproximadamente 5 dias (ou mais) para a palha.

A inspeção direta do flanco esquerdo oferece informações sobre o grau de plenitude do rúmen. Em geral, o flanco esquerdo apresenta-se moderadamente tenso, um pouco mais distendido que o flanco do lado oposto. Em algumas situações, é possível notar maior retração do flanco (côncavo), principalmente nos casos de perda parcial de apetite ou anorexia, causada por doenças caquetizantes como, por exemplo, tuberculose, leucose e processos dolorosos localizados na cavidade

Quadro 6.14 Características do compartimento ruminal.

- Ambiente quase exclusivamente anaeróbio, habitado por bactérias, protozoários e leveduras
- Apresenta vilosidades chamadas papilas
- Umidade elevada (85 a 90%)
- pH variável (5,5 a 7), conforme o tipo de alimentação ingerida
- Temperatura entre 38 e 42°C
- Ausência de secreção glandular
- Representa cerca de 80% do volume total dos reservatórios

bucal. A observação do inverso (flanco protuberante, distendido) é mais frequente na rotina prática, com possibilidade de se localizar na porção superior, como nos casos de acúmulo de gás (timpanismo) ou na região inferior do rúmen, como verificado nas compactações ruminais (sobrecarga por grãos). De maneira geral, as alterações do contorno tendem a abaular, inicialmente, a parede abdominal esquerda e, posteriormente, a parede lateral direita do abdome, à medida que o gás vai se acumulando no compartimento ruminal. A distensão da parede abdominal esquerda é mais comumente causada por enfermidades que afetam o rúmen; contudo, o deslocamento abomasal também promove modificações de volume nessa região.

Todavia, os principais problemas primários que promovem assimetria de contorno abdominal esquerdo, são:

Acidose ruminal: é frequentemente definida como uma diminuição do pH ruminal. É a mais dramática forma de desordem da fermentação ruminal, com risco, em alguns casos, de ser fatal em menos de 24 h. Todavia, ainda não se sabe se essa condição é ou não uma doença. Muitos pesquisadores discutem que a acidose não é uma enfermidade, mas sim uma condição que reflete diferentes graus de acidez ruminal, isso porque o acúmulo não fisiológico de ácidos orgânicos e a consequente redução do pH abaixo do normal têm um impacto significativo na atividade microbiana, na função ruminal, na produtividade e na saúde do animal. De acordo com esse raciocínio, é mais sensato definir a acidose ruminal como um distúrbio de fermentação no rúmen caracterizado por um pH ruminal inferior ao normal, que reflete o desequilíbrio entre a produção microbiana, a utilização microbiana e a absorção ruminal de ácidos graxos voláteis (AGV). A alteração, em geral, desenvolve-se após o consumo acidental de níveis tóxicos de grãos pelo bovino (as fareladas são mais perigosas), visto que o animal passa a ter acesso a grandes quantidades de uma só vez. Isso é possível de acontecer no caso de um único animal, ou um grupo de vacas famintas, invadir um depósito de grãos ou, simplesmente, ter acesso a um grande suprimento de grãos desprotegidos. Outrossim, essa grande ingestão é frequente em animais confinados (quando se deseja um máximo ganho de peso em um mínimo período, como é o caso de animais que participam de exposição). Ademais, é comumente visto em animais criados juntos (em comparação àqueles que vivem separados), o que decorre da competição psicológica existente entre os bovinos, que faz com que os animais mais fortes consumam, de maneira exacerbada, a dieta fornecida para mostrar liderança e poder. Como consequência da grande ingestão, a concentração de ácidos graxos de cadeia curta aumenta inicialmente, contribuindo para a queda do pH ruminal (5,5). A redução do pH, por sua vez, faz com que algumas bactérias (*Megasphaera elsdenii* e *Selenomonas ruminantium*), protozoários celulolíticos e leveduras sejam completamente destruídos, o que reduz a utilização do ácido láctico e o controle do pH do conteúdo ruminal. Os isômeros D e L-Lactato são agentes corrosivos poderosos que promovem graves danos ao epitélio ruminal. Para agravar, o lactato e os AGV são osmoticamente ativos. O ácido láctico é um ácido 10 vezes mais forte que os ácidos graxos voláteis, e o seu acúmulo acaba excedendo a capacidade tamponante. O isômero L é absorvido mais adequadamente do que o isômero D, se acumula no rúmen, diminuindo ainda mais o pH (≤ 5) e aumentando, consequentemente, a osmolaridade ruminal. Com isso, o conteúdo ruminal torna-se hipertônico em relação ao plasma, o que faz com que grande quantidade de fluido presente na circulação e tecidos seja desviado para esse compartimento, causando desidratação e hemoconcentração graves. Os sintomas clínicos da indigestão com acidose dependem da adaptação ou não da microbiota ruminal, da quantidade de carboidratos ingerida, do tempo de evolução e da gravidade da acidose.

Glossário semiológico

Isômero. A palavra "isômero" foi criada pelo cientista Jöns Jacob Berzelius (1779-1848) e vem do grego *isos*, que significa "igual" ou "mesmo", e *meros*, que tem o sentido de "parte", ou seja, que apresenta a mesma composição química e a mesma massa molecular, mas cuja estrutura atômica e propriedades diferem.

Timpanismo agudo: também denominado "meteorismo agudo", é uma enfermidade de instalação rápida e consiste na dilatação anormal do rúmen e do retículo, originada pelo acúmulo excessivo de gás no interior dessas estruturas. De acordo com as características do conteúdo ruminal, é possível classificá-lo, em:

1. Timpanismo ruminal primário ou espumoso: tem origem alimentar e acomete bovinos mantidos em pastagens formadas por leguminosas e/ou em bovinos estabulados recebendo uma dieta rica em grãos. A característica inicial é que a fusão das pequenas bolhas de gás é inibida, e a pressão intraluminal aumenta. A formação de espuma ou material viscoso dentro do conteúdo ruminal propaga-se pelo compartimento ruminorreticular, penetra na cárdia e causa sua obstrução física, inibindo o reflexo da eructação. A formação dessa espuma estável no compartimento ruminal faz com que os gases resultantes da fermentação fiquem retidos no interior da massa alimentar, impedindo-os de ascender até o saco dorsal do rúmen. Sucessivamente, a massa espumosa, dotada de grande estabilidade, supera o orifício retículo-omasal e invade o omaso e o abomaso, dilatando-os.

2. Timpanismo ruminal secundário ou gasoso: é causado por dietas que favorecem a produção excessiva de gás; pela ingestão de alimento que não foi adequadamente mastigado (volumosos secos), como restos placentários, sacos plásticos, papelão, frutas; ou por incapacidade de eliminação do gás livre, em razão de interferência física no processo de eructação. Está patologicamente correlacionado com a incapacidade mecânica da eructação, obstrução ou compressão esofágica (p. ex., hipertrofia de linfonodos mediastínicos por leucose e actinobacilose) promovendo estenose esofágica. O posicionamento anormal da cárdia tende prejudicar o relaxamento desta, mesmo quando a região da cárdia estiver livre de ingesta ou de líquido (nos casos de animais em decúbito lateral, deslocamento abomasal etc.). A lesão de fibras parassimpáticas também induz o timpanismo gasoso de modo permanente ou recidivante. Os sintomas são variáveis, a depender da causa, do grau de distensão e do tempo de evolução. As principais complicações se dão em decorrência da compressão mecânica que o rúmen exerce sobre o diafragma e sobre todos os órgãos da cavidade abdominal e, indiretamente, sobre os pulmões, coração e vasos sanguíneos, promovendo nova redistribuição da volemia. Como consequência, ocorre isquemia dos órgãos abdominais e uma congestão passiva das porções anteriores e periféricas do corpo. À medida que a dilatação progride, a hematose fica cada vez mais comprometida, e o escasso aporte de oxigênio aos tecidos corporais determina a morte do animal por asfixia. Tais alterações são comuns em casos de timpanismo espumoso e acidose. A Figura 6.9 demonstra as principais causas de distensão da cavidade abdominal.

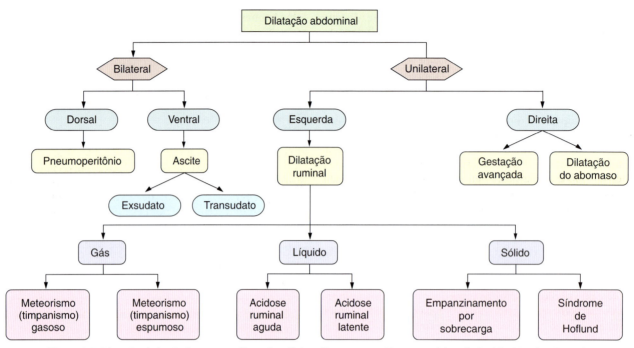

Figura 6.9 Dilatação abdominal e suas manifestações clínicas. (Esquema gentilmente cedido pelo Prof. Dr. Maurício Garcia.)

Torna-se imperioso observar a intensidade das contrações ruminais, as quais são claramente visíveis em animais com parede abdominal fina e desprovida de lã. A distensão e a retração da fossa paralombar esquerda em ruminantes adultos correspondem às fases de contração e relaxamento dos sacos dorsal e ventral do rúmen, principalmente durante as fases de alimentação e ruminação. O clínico deve estar atento a possíveis cicatrizes na região do flanco esquerdo pela passagem de um trocarte ou por uma incisão cirúrgica prévia, sugerindo, em ambos os casos, recidiva.

A palpação da parede abdominal esquerda é realizada da fossa paralombar dorsal esquerda em sentido à prega lateral ventral (prega do flanco). Os achados de palpação devem ser comparados com os obtidos ao exame visual, a fim de determinar, com segurança, o grau de repleção e o tipo de material presente no compartimento ruminal. A palpação pode ser superficial, profunda e retal.

A palpação superficial é realizada com a palma da mão ou as pontas dos dedos (usada para avaliar a intensidade e a frequência das contrações ruminais que, quando ocorrem, empurram o punho para fora do flanco); a profunda (realizada com a mão fechada), de grande auxílio na avaliação do tipo de conteúdo ruminal, baseia-se na resistência encontrada (pastosa – normal) como, também, na constatação de aumento de sensibilidade (ruminite), o que raramente ocorre. A porção dorsal (quando repleta de gás) demanda menos força para ceder à palpação. Na porção medial da parede ruminal, há massa fibrosa ainda emaranhada e não completamente digerida, promovendo resistência à pressão da mão ou do punho. Quando a palpação progride mais ventralmente, a consistência permanece firme, mas com certa flexibilidade, à medida que o conteúdo fluido é atingido. A localização exata da junção entre a massa fibrosa e a camada fluida é de difícil determinação. A palpação retal é um procedimento útil para identificar quais órgãos são responsáveis pelas anormalidades detectadas durante o exame visual do animal e a característica do material promotor de tal alteração. A exploração retal fornece resultados melhores que a palpação pelo flanco, pois todo o saco dorsal é acessível. Ao se elevar o assoalho abdominal, também é possível sentir parte do saco ventral. Ao exame retal, a face dorsal do rúmen torna-se facilmente palpada. As camadas de gás e fibra serão sentidas. O material fibroso normal irá recuar quando empurrado e retornar lentamente à forma, semelhantemente à compressão de massa de pão. O sulco longitudinal esquerdo é palpado como uma reentrância onde os sacos ruminais dorsal e ventral se encontram. A palpação do saco ventral do rúmen com líquido, espuma ou ingesta é possível, à medida que o saco ventral se distende. No entanto, a natureza exata da ingesta dentro do compartimento ruminal distendido é de difícil determinação.

> **Glossário semiológico**
>
> **Trocarte.** Instrumento cirúrgico pontiagudo, provido de uma cânula oca, usado para puncionar uma cavidade do organismo, para a retirada de líquido ou gás.

A palpação retal é um procedimento útil para identificar quais órgãos são responsáveis pelas anormalidades detectadas durante o exame visual do animal e a característica do material promotor de tal alteração.

A auscultação é um potente recurso a ser empregado na avaliação do sistema digestório; no entanto, nem sempre a ocorrência de ruídos no rúmen é indicativa de motilidade ruminal normal e, dessa maneira, é necessária atenção cuidadosa a seu ritmo, sua duração e sua natureza. É importante lembrar que a auscultação do rúmen fornece informações sobre a atividade do rúmen e também dos outros reservatórios gástricos, visto que os movimentos desse compartimento estão intrinsecamente ligados aos dos demais.

Nos bovinos sadios, ocorrem com frequência sete a 12 movimentos ruminais a cada 5 min, ou dois a três movimentos ruminais a cada 2 min. Nos ovinos e caprinos, o limite inferior fisiológico é de cinco movimentos a cada 5 min. Sob condições fisiológicas, a frequência encontra-se elevada após a ingestão de alimentos e durante a ruminação. O número de contrações também depende do tipo de alimento ingerido e do intervalo decorrido entre a última refeição e a aferição dos movimentos. Na rotina prática, ausculta-se por cerca de 3 min, e deve haver, pelo menos, duas a quatro movimentações. A motilidade normal resulta em profundo, sonoro e prolongado ruído que se torna um murmúrio periódico, o qual se exacerba e depois decresce. São ouvidos dois ruídos, um aéreo e outro sólido, que ocorrem quase concomitantemente e que correspondem às contrações primária (ciclo de mistura) e secundária (ciclo da eructação) do rúmen. O desprendimento da massa gasosa do material alimentar para a sua superfície origina ruído semelhante ao estourar de bolhas, chamado "crepitação", mais perceptível na região dorsal do rúmen. Já o choque do material sólido (alimentar) contra a parede ruminal durante as respectivas contrações é denominado "deslizamento" (ou rolamento) e é mais evidente na porção ventral.

O padrão de contração é responsável pela manutenção de disposição definida do conteúdo no interior do rúmen, de tal maneira que é possível afirmar que a ingesta se apresenta estratificada. Em situação dorsal está o gás livre, formando uma verdadeira bolha, e em situação ventral encontra-se o conteúdo líquido e sólido, denominado "suco ruminal". Na posição intermediária permanece a porção fibrosa ainda não digerida da ingesta em suspensão, ou seja, flutuando na camada líquida. Essa camada sólida é constituída pelos componentes fibrosos do alimento ingerido que são mantidos distribuídos de maneira intrincada ou entrelaçada.

Apesar de muito pesado, o conjunto da camada sólida é mantido em suspensão porque no seu interior existem muitas bolhas de gás diminutas entremeando as fibras. O gás é produto final da digestão fermentativa do alimento ingerido. A coalescência das pequenas bolhas gera outras maiores que ocuparão posição cada vez mais dorsal no interior do conteúdo fibroso até que o gás esteja, finalmente, livre. Ainda que sejam numerosas, as bolhas dificilmente conferem ao conteúdo aspecto espumoso nos animais saudáveis.

O alimento volumoso ingerido pela primeira vez sofre mastigação rápida e é deglutido, chegando ao rúmen com tamanho relativamente grande. O tamanho das partículas do alimento, ou seja, comprimento, largura e espessura, reduz-se com a mastigação mais prolongada durante a ruminação e com a fermentação microbiana. O efeito mecânico de maceração durante a contração reticulorruminal também contribui para a diminuição do tamanho das partículas da ingesta. A disposição dos componentes fibrosos no conjunto da camada sólida da ingesta depende do tamanho das partículas. As partículas maiores são menos densas e ocupam posição superior. As partículas menores são mais densas e ocupam posição cada vez mais ventral até que sejam, finalmente, integradas ao líquido ruminal, quando apresentam tamanho muito reduzido. O mais potente estímulo natural para o início das contrações é o ato da alimentação, ou seja, a chegada do alimento na cavidade bucal. Alimentos ricos em fibras (feno, capim) provocam aumento na intensidade e na duração dos ruídos; já alimentos com alto valor energético (soja e milho) produzem ruídos menos intensos. Portanto, os achados de auscultação devem ser interpretados de acordo com o tipo de alimentação oferecida ao animal.

Aumento da crepitação com ausência das exacerbações pode indicar o início de meteorismo. A ausência do rolamento indica atonia. A hipermotilidade ruminal ocorre, na maioria das vezes, nas fases iniciais das lesões do nervo vago e dos processos fermentativos (timpanismo espumoso, acidose), dentre outros. A maioria dos casos de hipomotilidade ou estase ruminal ocorre por uma ou mais das seguintes causas:

- Depressão do centro gástrico
- Falha das vias dos reflexos excitatórios
- Aumento do estímulo dos reflexos inibitórios
- Bloqueio das vias motoras (hipocalcemia, lesões do nervo vago).

Portanto, além da frequência ruminal, deve-se avaliar a intensidade dessa movimentação e descrevê-la na ficha do animal, por exemplo, do seguinte modo: "ausente" (–); "diminuída" (+ –); "normal" (+ + –) e "aumentada" (+ + +).

É normal detectar um grau moderado de ressonância sobre o saco dorsal do rúmen; com isso, a percussão da parede abdominal esquerda produz, normalmente, um som timpânico, em virtude de ser uma estrutura oca e de grande tamanho, de as paredes estarem semidistendidas e por conter, na sua superfície, certa quantidade de gás. A intensidade do som submaciço aumenta à medida que a percussão se dirige às porções mais ventrais da parede abdominal, pela natureza pastosa da ingesta, devido à existência de materiais fibrosos e líquidos. No timpanismo, o som da percussão lembra, muitas vezes, o ressoar de um tambor e, em casos de sobrecarga, encontrar-se-á uma área considerável, incluindo a região dorsal, com a ocorrência do som maciço.

A combinação da percussão com a auscultação (percussão auscultatória), utilizando-se os dedos ou o cabo do martelo, é de grande valia para identificar acúmulo excessivo de gás dentro do compartimento ruminal ou em áreas vizinhas ao rúmen. A técnica é realizada colocando-se o fonendoscópio sobre a região de interesse, percutindo, com o polegar ou o cabo do martelo, a parede abdominal, em uma distância aproximada de 10 a 12 cm da cabeça do fonendoscópio, o que resultará em ressonância aumentada quando o compartimento básico contiver uma quantidade de gás significante. Muitos casos de acúmulo de gás no saco dorsal do rúmen não apresentam ressonância exageradamente exacerbada, como aquela observada nos casos de deslocamento do abomaso, porque a camada de alimentos fibrosos se aloja abaixo da camada de gás, abafando consideravelmente a ressonância causada pelo ato percutidor.

Retículo

O retículo é o mais cranial dos pré-estômagos e, em bovinos, é o menor dos quatro compartimentos; em ovinos e caprinos, no entanto, é maior que o omaso. Encontra-se apoiado na cartilagem xifoide entre o quinto e o oitavo espaços intercostais. Projeta-se para ambos os lados, porém é mais proeminente do lado esquerdo, sendo menor que o abomaso. Ele é piriforme, sendo comprimido caudocranialmente. A face diafragmática é convexa e situa-se contra o diafragma e o fígado; a face visceral é um tanto achatada pela pressão do saco cranial do rúmen (Quadro 6.15). Quase todo o exame do compartimento reticular visa detectar o aumento de sensibilidade, tendo em vista a predisposição anatômica de tal órgão para o desenvolvimento de processos inflamatórios, por servir como um reservatório em potencial de corpos estranhos.

Quadro 6.15 Características do compartimento reticular.

- Encontra-se unido ao rúmen pelo sulco ruminorreticular
- Paredes revestidas por mucosa contendo inúmeras pregas, dando um aspecto de favos de colmeia
- Não secreta enzimas
- Também chamado de estômago de regurgitamento
- Representa 5% do volume total dos reservatórios gástricos de bovinos

Os principais motivos para que os processos traumáticos ocorram mais frequentemente em bovinos que em ovinos e caprinos são:

- *Baixa* seletividade ou pouco discernimento oral da espécie (pobre palatabilidade)
- Cristas palatinas *amplas*, papilas das bochechas e língua áspera, direcionadas em sentido *caudal* na cavidade bucal; com isso, estando o corpo estranho na referida cavidade, os animais não conseguem expeli-lo, sendo, então, desviado cada vez mais em sentido caudal, para a faringe e o esôfago, auxiliado pelos movimentos de deglutição
- Características *anatômicas* do órgão: a mucosa do retículo é repleta de relevos laminares, os quais facilitam, e muito, a retenção do corpo estranho e sua respectiva penetração. Além disso, a cavidade reticular, estando disposta ventralmente na desembocadura do esôfago e da cárdia, torna ainda mais fácil a queda de corpos estranhos nele.

A reticuloperitonite traumática em bovinos ocorre quando os animais, inadvertidamente, deglutem, com o material alimentar, pedaços de arame, pregos, farpas de madeira, ossos e outros elementos não metálicos que lesionam a parede reticular. Objetos pontiagudos podem perfurar o retículo, permitindo que a ingesta e as bactérias migrem para a cavidade peritoneal, o que resulta em peritonite e, muitas vezes, no desenvolvimento de aderências. Geralmente, o processo ocorre quando há a ingestão de corpos estranhos compridos (acima de 5 cm) e pontiagudos, conforme as Figuras 6.10 e 6.11. A enfermidade evolui de maneira progressiva e os sinais clínicos variam à medida que a doença avança. O quadro clínico é diverso, dependendo do tipo de reticulite e das complicações (pericardite, frenite, hepatite e esplenite). O comprometimento da função motora pode ou não estar presente (neuropatia vagal). As formas clínicas de apresentação da reticulite traumática são:

- Assintomática: quando o corpo estranho, geralmente de pequeno tamanho, perfura tão somente os extratos superficiais ou relevos laminares da mucosa, sem que haja, efetivamente, penetração da parede reticular. Apesar de frequente, o objeto metálico ou perfurante é detectado, fortuitamente, quando da laparotomia ruminal, radiografias, ultrassonografia e detectores de metais. Por vezes, o corpo estranho é "digerido" ou destruído (corrosão) em cerca de 6 semanas. O diagnóstico da fase subaguda é difícil, pois os sintomas, caso existam, frequentemente são vagos e indicam apenas uma indigestão inespecífica. Dificilmente se percebe alteração de postura, apetite e lactação
- Aguda clássica: indícios clínicos são observados apenas quando o corpo estranho está em contato com o revestimento peritoneal da cavidade abdominal, o que ocorre no período de 2 a 3 dias. É considerada por muitos clínicos a forma típica da afecção ocasionada por corpos estranhos. É conhecida por adesões fibrinosas no local da lesão. Os bovinos são considerados os mais resistentes à peritonite generalizada em comparação aos animais de outras espécies; esse fato deve-se à migração imediata de grande quantidade de células de defesa para o local do processo inflamatório e pelo considerável tamanho do omento, que atua como barreira física entre o peritônio e o intestino. Os principais indícios são a diminuição drástica da produção de leite, hiporexia ou anorexia, alteração de postura e comportamento (o animal fica em posição quadrupedal, ou seja, com as costas arqueadas e se move com relutância, sendo normalmente o último a entrar na sala de ordenha). A vaca mostra evidências de dor abdominal anterior, com abdômen tenso e rígido, bem como febril. Contudo, alguns pacientes não apresentam febre, podendo ter tido pico febril inicial não percebido ou detectado. Portanto, não se deve descartar o diagnóstico de reticuloperitonite em animais que não apresentem alteração de temperatura corpórea. Além de outros procedimentos que visam ao estabelecimento do diagnóstico, o exame ultrassonográfico do abdome ventral com transdutor linear ou convexo de 3,5 a 5 MHz é um dos auxílios diagnósticos mais precisos na detecção de peritonite localizada próximo ao retículo. O transdutor é aplicado na face ventral do tórax em ambos os lados do esterno e nas faces laterais do tórax até o nível do cotovelo. Se forem detectadas anormalidades, a área examinada é expandida para determinar a extensão das lesões. As alterações inflamatórias aparecem como depósitos ecogênicos, com ou sem bolsas de líquido hipoecoico ou anecoico, e estruturas de vários formatos e ecogenicidades com coleções de líquido ecogênico central. Lesões inflamatórias são capazes de envolver órgãos adjacentes (normalmente baço, fígado e rúmen)
- Difusa ou generalizada: é descrita como a apresentação clínica mais grave, mas, felizmente, é observada de modo esporádico. Porém, quando acontece, é invariavelmente fatal, por comprometer outras estruturas (levando a casos de pericardite, pneumonias, pleurisias e mediastinite, com formação de abscessos em fígado, baço e diafragma.

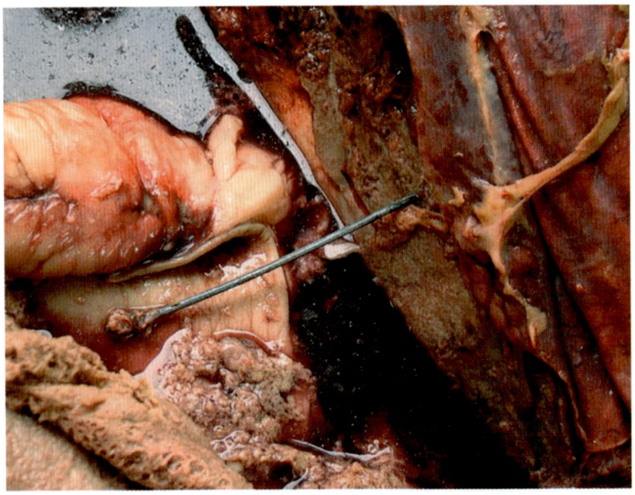

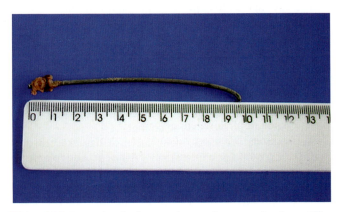

Figura 6.10 Presença de corpo estranho metálico em mucosa reticular.

Figura 6.11 Determinação do comprimento do corpo estranho metálico em mucosa reticular.

O diafragma se torna friável e suscetível à ruptura. A peritonite generalizada é mais comum em vacas-leiteiras na fase final de gestação ou no pós-parto, provavelmente em razão da maior prevalência, nesse período, de úlceras abomasais, infecções uterinas (com ruptura à sondagem) e cirurgias abdominais sépticas, como nos casos de cesarianas, deslocamento abomasal, bem como nos partos distócicos prolongados
- Crônica: geralmente com mais de 15 dias de evolução, essa forma é caracterizada pela presença de aderências circunscritas e difusas, capazes de afetar a parede do retículo, rúmen, tecidos e órgãos adjacentes. Comumente, o animal apresenta produção de leite satisfatória, com apetite e comportamento normais. É possível que haja restrição ou inibição do movimento reticular por aderência
- Recidivante: à medida que a afecção avança, os sintomas vão se tornando menos intensos, o animal apresenta aumento da produção leiteira e ingestão de alimentos, chegando a níveis quase normais. Contudo, com o passar do tempo, em decorrência da compressão do retículo promovida por transporte, cobertura durante o cio, gestação, parição, distensão ruminal, entre outros, é possível a ocorrência de recidiva e nova reagudização do processo inflamatório. O desenvolvimento de pericardite, caracterizada, à auscultação, pelo abafamento das bulhas cardíacas (hipofonese), pulso jugular positivo (patológico) e edema em região peitoral deve ser investigado.

A inspeção direta do retículo não é realizada em virtude de sua localização, visto que está quase totalmente envolvido pelo gradil costal. Não se denota, portanto, alteração do contorno abdominal ventral por aumento de volume que diga respeito, única e exclusivamente, ao compartimento reticular. No entanto, é possível observar a atitude do animal em posição quadrupedal e locomoção, visto que, em algumas situações, os processos dolorosos sediados no retículo fazem com que os animais assumam algumas posturas indicadoras do seu comprometimento. É comum observar os animais tentando manter os membros torácicos mais elevados que os pélvicos (eventualmente sobem em cochos, bebedouros), para aliviar a pressão dos demais órgãos da cavidade abdominal, principalmente do rúmen sobre o retículo, e este, por sua vez, sobre determinado corpo estranho que esteja eventualmente perfurando a sua mucosa e causando um processo inflamatório agudo. Esses animais se locomovem vagarosamente, não acompanhando a marcha dos outros animais.

A palpação superficial do retículo de bovinos com os dedos é difícil devido à tensão abdominal existente. Em pequenos ruminantes, esse tipo de manipulação é tentado, visto que apresentam uma parede abdominal relativamente fina; contudo, é uma enfermidade de ocorrência rara nessas espécies. A palpação profunda é realizada com a finalidade de se verificar aumento de sensibilidade na região xifoide, feita colocando-se o punho fechado sob o apêndice xifoide, apoiando-se o cotovelo sobre o joelho (Figura 6.12). Durante a palpação, o clínico precisa observar se o animal geme ou se há alteração da frequência ou da amplitude respiratória em decorrência da dor, como ocorre nas perfurações da mucosa reticular por corpos estranhos.

Outras provas podem ser utilizadas para se pesquisar a ocorrência de resposta dolorosa, dentre as quais se destacam: prova do bastão, prova da percussão dolorosa e prova dos planos inclinados (Quadro 6.16).

Na prova do bastão, deve-se prosseguir, em sentido caudal, a intervalos de um palmo, até a porção proximal do

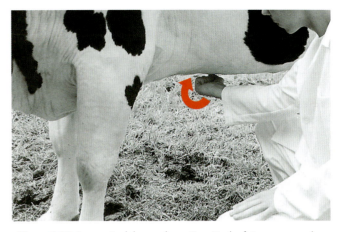

Figura 6.12 Percussão dolorosa da região reticular feita com o punho.

Quadro 6.16 Testes usados para pesquisar a ocorrência de resposta dolorosa.

Teste de sensibilidade	Procedimentos/comentários
Bastão	Coloca-se um bastão de 1 a 1,5 m de comprimento sob a região xifoide do animal, o qual é contido em cada extremidade por dois assistentes. Suspende-se vagarosamente e, em seguida, deixa-o cair repentinamente. Repetir a manobra para confirmar a resposta
Percussão dolorosa	É realizada com a mão fechada ou com um martelo com cabeça de borracha pesada (similar ao de borracheiro), aplicando-se, inicialmente, pancadas leves e depois mais fortes. Evitar percutir sobre as costelas e a veia epigástrica caudal, pois podem ocorrer fraturas e/ou hematomas (ver Figura 6.9)
Planos inclinados	Um bovino com reticulite traumática reluta em percorrer uma descida fazendo-a vagarosamente, já que o corpo estranho penetra mais profundamente na mucosa reticular, em virtude da grande compressão de órgãos abdominais mais pesados, como o rúmen, sobre o retículo. Contudo, o animal mostrará grande alívio na subida, pelo efeito inverso que a postura promoverá sobre o corpo estranho

prepúcio em animais machos e do úbere nos do sexo oposto, visto que outras causas de algia abdominal, como úlcera abomasal e ruminite, promovem resposta dolorosa similar à observada nos casos de reticulite traumática. O resultado positivo das provas de sensibilidade dolorosa (gemido, inquietação, contração muscular com pausa respiratória) indica, quase sempre, a existência de uma afecção traumática aguda. No entanto, é importante que se tenha cautela na interpretação dos resultados obtidos, pois, em alguns animais temperamentais e inquietos, ou mesmo quando os dois primeiros métodos são realizados com força excessiva, são observadas respostas falso-positivas. A detecção de gemidos é muito facilitada com a colocação de um aparelho de auscultação na região traqueal.

A auscultação é feita na porção ventral entre a sexta e a sétima costelas. Ausculta-se um ruído de líquido batendo contra a parede (cascata), originado pelas contrações do retículo e pelo tipo de conteúdo presente nele. No entanto, é um procedimento dispensável em virtude da sobreposição dos ruídos ruminais e da forte correlação motora que o rúmen e o retículo apresentam.

Você sabia?

- Os ruminantes precisam da luz solar para que suas bactérias sintetizem vitaminas do complexo B, fato não observado em outras espécies.

Omaso

O omaso é de formato elipsoide e um tanto comprimido entre suas faces parietal e visceral; é claramente separado dos outros reservatórios. A face parietal (direita) está relacionada principalmente com o diafragma e o fígado; a face visceral (esquerda) está em contato com o rúmen, o retículo e o abomaso. É ligado ao retículo pelo orifício retículo-omasal e do sulco ruminorreticular, repousando acima do abomaso e, topograficamente, encontra-se no terço médio entre o oitavo e o décimo primeiro espaços intercostais do lado direito (Quadro 6.17), à esquerda do fígado. O omaso de caprinos e ovinos é bem menor que o retículo. O omaso é chamado, em alguns países, "bíblia do açougueiro", em referência às muitas dobras ou folhas que lembram páginas de um livro. Essas "pregas" aumentam a área de superfície, o que potencializa a absorção de nutrientes contidos nos alimentos. O omaso tem curvatura dorsal voltada para o fígado, sendo formado por dobras aderidas à curvatura maior, com bordas livres e em contato com o canal omasal. Como anteriormente descrito, esse compartimento tem alta capacidade de absorção, permitindo a reciclagem da água e minerais (como sódio e fósforo), que retornam para o rúmen por meio da saliva.

Em virtude de sua localização dentro do gradil costal, o omaso é praticamente inacessível aos métodos usuais de exame como a inspeção, a palpação e a percussão. Muitas vezes, os distúrbios do compartimento omasal são detectados por meio da laparotomia ou ruminotomia exploratória.

Abomaso

O abomaso (Quadro 6.18) em pequenos ruminantes é proporcionalmente maior e mais extenso que o de bovinos. Em caprinos e ovinos lactentes, o abomaso comporta um volume de até 290 mℓ e os bezerros, em média, cerca de 2 ℓ. Durante os primeiros meses de vida, o abomaso encontra-se localizado à esquerda do abdome, adjacente ao diafragma; à medida que o animal vai se tornando adulto, o abomaso passa a se mover gradualmente para o lado direito. Em animais adultos, o abomaso estende-se caudalmente entre o rúmen e o omaso, desde o sétimo espaço intercostal até uma linha imaginária transversa delimitada pela primeira e segunda vértebras lombares, sendo o compartimento localizado mais distalmente dentro da cavidade abdominal. A face parietal está em contato principalmente com o assoalho abdominal, enquanto a face visceral localiza-se, em sua maior parte, relacionada com o rúmen e o omaso. A porção pilórica do abomaso encontra-se direcionada dorsolateralmente, caudalmente ao omaso, sendo seguida pelo piloro e o duodeno. Metade do órgão repousa sob o gradil costal e a outra metade, fora dele, sendo, esta última, a porção a ser examinada. O abomaso produz ácido clorídrico e enzimas digestivas, como a pepsina (quebra de proteínas), e recebe enzimas digestivas secretadas pelo pâncreas, como a lipase pancreática (emulsão de gorduras). A secreção de pepsinogênio no abomaso, forma inativa da enzima pepsina (responsável por iniciar a digestão da proteína), ocorre por meio da liberação de acetilcolina, estimulada pela presença do bolo alimentar em mucosa abomasal. Os neurônios colinérgicos intramurais secretam esse neurotransmissor. Essas secreções ajudam a preparar as proteínas para absorção nas alças intestinais. As principais células do abomaso secretam muco para proteger a parede do abomaso contra conteúdos ácidos. O abomaso em ovinos e caprinos é relativamente maior e mais longo que o de bovinos. O exame do abomaso visa, principalmente, analisar possíveis alterações no seu posicionamento dentro da cavidade abdominal que venham a afetar, secundariamente, o funcionamento fisiológico dos outros reservatórios.

A partir da observação do contorno abdominal, é possível pesquisar aumento de volume na região hipocondríaca que possa sugerir uma sobrecarga abomasal. Em casos de deslocamento do abomaso para a direita seguido de distensão, ocorre aumento de volume abdominal direito, ligeiramente caudal ao arco costal direito, sendo mais facilmente perceptível em animais lactentes.

A palpação externa é eficiente apenas em pequenos ruminantes e em bezerros e quando o mesmo está repleto por areia, gases e leite. Para tanto, coloca-se, preferencialmente, o animal em decúbito lateral esquerdo. Em bovinos adultos, realiza-se a sucussão ou o baloteamento (auscultação + palpação) pressionando-se alternadamente a parede abdominal com o punho e, quando feita sobre um compartimento que contenha gás e fluido livres, como ocorre no deslocamento abomasal, frequentemente produz ruídos líquidos, como de chuveiro ou *splashs*.

A palpação indireta é realizada pela punção, com uma agulha inserida sobre a pele até o abomaso, colocada em um ponto equidistante entre a cartilagem xifoide e o umbigo. Se houver areia, é possível sentir o seu atrito com o metal da agulha. O pH normal do conteúdo abomasal varia de dois a quatro; valores entre cinco e sete ocorrem como resultado de hemorragia no órgão (coloração vermelho-ferrugem), como nos casos de úlceras abomasais. As úlceras abomasais de bezerros e bovinos adultos são problemas clínicos relativamente comuns, principalmente pelo incremento de dietas ricas em carboidratos; a depender do número de úlceras e do grau da lesão da parede abomasal, as manifestações são variadas. Embora as úlceras abomasais possam ocorrer em qualquer fase da lactação, são mais comuns em vacas de alta produção, durante as 6 semanas pós-parto. Em bezerros, parece não existir predileção por idade, raça e sexo. O diagnóstico de úlcera abomasal *ante mortem* é complexo, pois poucas são as manifestações clínicas associadas à enfermidade. O animal acometido apresenta dor e distensão abdominal bilateral, principalmente na região hipocondríaca, com timpanismo moderado pela hipomotilidade ruminal, cólicas, letargia, fezes com coloração enegrecida (com características e odores de sangue parcialmente digerido), taquicardia, taquipneia, com respiração superficial, mucosas esbranquiçadas, vasos episclerais pouco preenchidos, tempo de preenchimento capilar aumentado e extremidades frias.

A percussão é realizada no terço distal do abdome do sétimo ao décimo primeiro espaços intercostais do lado direito. Em animais jovens, utiliza-se a técnica digitodigital e, em animais adultos, a martelo-plessimétrica. O som normal do abomaso

---

Quadro 6.17 Características do compartimento omasal.

- Encontra-se unido ao retículo pelo orifício retículo-omasal
- Projeções laminares de mucosa, semelhantes a folhas de livro; daí também a denominação de folhoso
- Absorção de água, sais minerais e ácidos graxos
- É o menor dos reservatórios nas espécies caprina e ovina

Quadro 6.18 Características do compartimento abomasal.

- Estômago verdadeiro, com mucosa gástrica glandular, lembrando o estômago dos monogástricos
- Principal órgão digestivo de animais lactentes, secretando renina ou quimosina, ácido clorídrico e pepsinogênio
- Promove a dissociação de lipídeos
- Representa 7% do volume total dos reservatórios em animais adultos

é submaciço em razão da existência de líquido e gases no seu interior. Em geral, a percussão não detecta o abomaso com segurança quando está normal, mas é de grande utilidade para localizá-lo quando ocorre seu deslocamento, visto que se denota a existência de *pings* ou tilintares, utilizando-se a percussão auscultatória, como anteriormente mencionado. O deslocamento de abomaso (DA) é uma paratopia que ocorre principalmente em vacas-leiteiras de alta produção. Existem basicamente duas possibilidades de deslocamento: no deslocamento do abomaso à esquerda (DAE), a víscera migra da sua posição anatômica, passa pelo assoalho do abdome, sob o rúmen e adquire posição ectópica entre o rúmen e a parede abdominal esquerda; no deslocamento de abomaso à direita (DAD), também conhecido como dilatação abomasal, a víscera desloca-se totalmente à direita e se expande adquirindo posição caudodorsal. Os quadros de DAD podem evoluir para vólvulo intestinal ou torção abomasal. As manifestações clínicas presentes no DA são: desidratação, taquicardia, dispneia inspiratória associada à taquipneia, ruídos metálicos (tilintares) quando da realização da percussão-auscultatória, timpanismo ruminal moderado a grave, com motilidade ausente ou diminuída, ausência de estratificação ruminal com predomínio do estrato gasoso, hipomotilidade intestinal, fezes liquefeitas, enegrecidas e de odor fétido, escassas ou ausentes, bem como presença de muco. A diminuição do trânsito do alimento do abomaso ao intestino promove o acúmulo de ácido clorídrico (HCl) e K no interior do abomaso, que deveriam ser reabsorvidos na mucosa intestinal e reciclado para a circulação sanguínea. Assim, o animal desenvolverá alcalose metabólica pela hipocloremia e hipocalemia.

Alguns autores denominam como borborigmos os ruídos produzidos pelo abomaso; contudo, pouco se sabe sobre os ruídos normais do abomaso em virtude da crepitação do omaso e os ruídos do peristaltismo intestinal que se interpõem entre eles. A auscultação minuciosa do abomaso, no entanto, pode revelar ruídos crepitantes débeis, agudos, lembrando um gorgolejo, como se uma pipeta repleta de líquido fosse esvaziada em um recipiente que contenha água até a sua metade.

Fígado

O fígado é o mais importante órgão metabólico e fica situado obliquamente à superfície abdominal do diafragma (Quadro 6.19). Nos animais ruminantes, fica quase totalmente deslocado para a direita; em bovinos, situa-se entre o décimo e o décimo segundo espaços intercostais do lado direito; em pequenos ruminantes, entre o oitavo e o décimo segundo espaços intercostais, do mesmo lado. Apresenta o lobo direito na região dorsal e o lobo esquerdo na região ventral em virtude do seu desvio de 90°, em relação à posição embrionária, causado pelo desenvolvimento do rúmen no lado esquerdo da cavidade abdominal. As variações fisiológicas de tamanho e localização ocorrem, portanto, de acordo com a idade do animal e o estado de repleção dos órgãos abdominais.

A avaliação do fígado carece ter como base principalmente dados da anamnese, inspeção de mucosas aparentes, palpação e percussão da região hepática e realização de exames complementares (p. ex., provas de função hepática e biópsia).

A inspeção direta do fígado em animais ruminantes é pouco elucidativa, visto que as alterações de contorno abdominal são raramente vistas, mas, quando presentes, ocorrem posteriormente à última costela do lado direito, na região dorsal, por aumento de volume hepático acentuado. No entanto, caso seja observada coloração amarelada de mucosas durante a avaliação geral do paciente, haverá a sugestão de comprometimento hepático. Em bovinos, mesmo naqueles portadores de hepatopatias graves, podem não ocorrer os sintomas de envolvimento do fígado, o que torna ainda mais difícil o estabelecimento do diagnóstico de algumas de suas afecções. Muitas vezes, um dano hepático primário conduz a uma alteração de outros sistemas ou partes do corpo, como nos casos de fotossensibilização hepatógena, em que se verifica o aparecimento de dermatites, principalmente em regiões desprovidas ou pouco pigmentadas, como orelhas e faces laterais do úbere e dos tetos.

A palpação do fígado é feita empurrando-se, com certa pressão, as pontas dos dedos da mão direita por trás do arco costal, apoiando, ao mesmo tempo, a mão esquerda no dorso do animal. O lobo hepático normalmente não é palpável. Em animais magros, pouco musculosos e cooperativos (que não contraiam excessivamente a musculatura abdominal na manipulação), o aumento acentuado do volume hepático (hepatomegalia) faz com que o bordo direito projete-se além do arco costal direito, facilitando a sua palpação. O fígado, dessa maneira, apresenta um bordo espessado e arredondado, diferente da superfície delgada e fina observada em animais sadios. Uma forte pressão exercida com as pontas dos dedos sobre os espaços intercostais que recobrem o fígado é de grande valia para revelar a existência de dor, particularmente nos animais com hepatopatias agudas.

A percussão hepática é feita nos espaços intercostais, em que o fígado se encontra localizado nas diferentes espécies, ou seja, sobre as três últimas costelas do lado direito. À percussão, é possível ter ideia da extensão da área de macicez hepática, embora, na maioria dos casos, seja improvável detectar hepatomegalia pelo referido método. Na porção proximal (dorsal) da região hepática, na qual o fígado é sobreposto pelo bordo pulmonar, o som obtido é submaciço, tornando-se maciço à medida que as ondas de percussão vão atingindo o fígado. Com isso, o aumento hepático considerável, causado por múltiplos abscessos hepáticos, insuficiência cardíaca congestiva e hepatite difusa, faz com que a macicez total ultrapasse o limite topográfico do fígado normal. Toda a área deve ser percutida para detectar um foco de dor localizado, associado a uma lesão branda.

Alças intestinais

A combinação, ou mistura, da ingesta com as secreções do pâncreas e fígado no intestino, promove a elevação dos valores de pH de 2,5 para 7 a 8. O pH mais alto é necessário para que as enzimas do intestino delgado funcionem corretamente. A bile é secretada na primeira porção do intestino delgado, o duodeno, para auxiliar na digestão. A absorção ativa de nutrientes ocorre em todo o intestino delgado, incluindo a absorção de proteínas que estavam presentes no rúmen. A parede intestinal contém numerosas projeções semelhantes a dedos, denominadas "vilosidades", as quais incrementam a área de superfície intestinal para alavancar a absorção de nutrientes. As contrações musculares ajudam a misturar a digesta e movê-la para o próximo segmento intestinal.

Quadro 6.19 Principais funções do fígado.

- Secreção de bile
- Formação e estoque de glicogênio
- Desaminação de aminoácidos e formação de ureia
- Destruição de ácido úrico
- Síntese de ácidos graxos
- Armazenamento de vitamina A

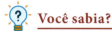 **Você sabia?**

- Os ovinos adultos possuem pelo menos 7,5 m de comprimento de alças intestinais. É no intestino delgado, especialmente no duodeno e no jejuno, em que ocorrerá a maior parte da digestão com participação ativa das enzimas pancreáticas (tripsina, quimotripsina, amilase pancreática, lipase) e de outras enzimas intestinais (lactase, maltase, sacarase, dissacaridases, entre outras), e absorção dos nutrientes (proteínas, lipídeos, minerais e vitaminas).

O intestino dos herbívoros é mais longo do que o dos carnívoros, o que se deduz que a digestão de vegetais (celulose) é mais lenta do que a de proteínas pelos carnívoros; as vilosidades dos animais carnívoros são mais desenvolvidas do que as dos herbívoros. O cólon é o local de maior absorção de água no intestino grosso. A água excedente é eliminada para a formação de fezes. O ceco tem pouca função em ruminantes, ao contrário do seu papel em cavalos.

Como o rúmen ocupa a metade do lado esquerdo do abdome, as alças intestinais ficam posicionadas nos 2/3 posteriores do lado oposto.

Por inspeção, é possível apreciar, excepcionalmente, aumentos de volume no flanco direito, no desenvolvimento de timpanismo provocado por torção do ceco, no vólvulo, íleo paralítico e invaginação intestinal. A palpação profunda da parede abdominal direita pode acusar sensibilidade nos casos de enterite ou nos diferentes tipos de oclusão intestinal. Contudo, a palpação retal é bem mais elucidativa e oferece dados importantes, como quantidade e grau de umidade do material fecal, estreitamento, sensibilidade, torções etc.

Obtém-se um som timpânico na região de fossa paralombar direita, o qual vai decrescendo de intensidade e transformando-se em submaciço, à medida que os golpes de percussão se dirigem para as porções ventrais. A inversão na obtenção desses sons nas respectivas regiões sugere alteração de posicionamento e/ou de repleção das alças.

À auscultação do abdome direito, são observados ruídos hidroaéreos discretos (borborigmos), que são, muitas vezes, sobrepostos pelos ruídos produzidos pelos reservatórios gástricos, principalmente por aqueles originados no rúmen. Os borborigmos constituem um fenômeno normal quando produzidos com frequência reduzida, pouca intensidade e duração limitada. Os ruídos estarão aumentados em frequência e intensidade nas enterites e, nas fases avançadas das obstruções ou das diarreias, diminuídos, em virtude da eliminação do conteúdo das alças.

A diarreia neonatal constitui-se em uma doença multifatorial, ou um complexo patofisiológico, resultante da interação entre o recém-nascido, seu ambiente, a nutrição recebida e os agentes infecciosos. Esse complexo é mediado por toxinas bacterianas, inflamações induzidas por parasitas ou bactérias ou atrofia de vilosidades intestinais determinadas pela ação viral ou de protozoários. Essas condições determinam hipersecreção intestinal ou má-absorção e digestão, cujo resultado é a diarreia. Devido a todos esses complexos aspectos, é considerada uma síndrome caracterizada por alterações da função gastrointestinal, cujo sintoma principal é a diarreia, o que traz grandes prejuízos econômicos na atividade agropecuária, pela mortalidade provocada entre os animais afetados, tratamentos frustrados e, particularmente, pela perda de peso e desenvolvimento retardado. A evolução do quadro sintomático das diarreias depende do agente ou dos fatores envolvidos na sua veterminação, da intensidade da infecção e das alterações determinadas pela perda de fluidos e eletrólitos, bem como do grau dos desvios metabólicos estabelecidos. A principal consequência da diarreia é a perda de água com consequente desidratação. Todavia, não é somente água que o animal despende com a diarreia. Perdem-se também eletrólitos e bicarbonato, o que provoca um quadro de acidose metabólica, cujo sinal mais característico é a taquipneia. Tal sinal representa mecanismo compensatório, pois dessa maneira o animal perde mais CO_2. Como uma das fontes de CO_2 pode ser o ácido carbônico ($H_2CO_3 \leftrightarrow H_2O + CO_2$), essa é uma forma de o animal combater metabolicamente a acidose. De modo geral, tem evolução superaguda a aguda nos casos de enterotoxemia; aguda na colidiarreia e nas formas viróticas, tendo alta morbidade e baixa letalidade na rotavirose e caráter mais grave na coronavirose. Nas salmoneloses, a evolução frequentemente é aguda, porém registram-se formas crônicas da infecção. Em alguns casos ocorre septicemia, o que faz o animal apresentar febre, anorexia, apatia e congestão de mucosas.

A palpação retal é de grande auxílio para identificar e/ou confirmar qual a estrutura que está promovendo a alteração do contorno abdominal, percebida durante a avaliação preliminar. Contudo, é impossível realizar a palpação retal em pequenos ruminantes e em bovinos com menos de 10 meses, dependendo da raça do animal. Nesses animais, a palpação digital, semelhante à realizada em animais de companhia, é feita para determinar a natureza e a quantidade de fezes ou então a sua ausência na ampola retal.

É necessário observar o comportamento do animal durante a introdução da mão no reto e quando os diferentes órgãos são manipulados, para evidenciar dor ao toque. O animal portador de uma obstrução intestinal apresenta inquietação e dor resultante das contrações da motilidade, que são induzidas. Em geral, o saco cego dorsal do rúmen é imediatamente palpável após a passagem da mão; quando o mesmo está distendido (timpanismo, indigestão vagal), é possível encontrar a sua parede em região pélvica, deslocando o rim esquerdo caudalmente e à direita do plano mediano. As partes craniais do rúmen e do retículo são inacessíveis à exploração retal. O abomaso normal também se encontra fora do alcance da mão; contudo, ocasionalmente, nos casos de deslocamento ou torção para a direita, o mesmo torna-se tão distendido que preenche a metade direita da cavidade abdominal, o que normalmente é impossível, pelo fato de essa parte da cavidade abdominal ser ocupada pelas alças intestinais. Ao contrário, quando ocorre o deslocamento à esquerda, há sensação de esvaziamento na porção superior da cavidade abdominal direita. É possível palpar uma massa com aspecto de salsicha na cavidade abdominal direita quando há intussuscepção, ou nos casos de distensão por gás em alguns segmentos intestinais. Na obstrução, é comum encontrar o reto vazio, exceto pela existência de uma pequena quantidade de muco, muitas vezes sanguinolento, que adere à luva de palpação.

A região anal deve ser examinada para evidenciar se há edema, prolapso retal (Figura 6.13), fissura ou ausência do ânus (atresia anal).

 Você sabia?

- Caprinos têm maior facilidade para digerir fibras dos mais variados tipos, com grande eficiência, sendo um animal também muito seletivo, capaz de encontrar em meio à vegetação as forragens que são de melhor qualidade.
- Ruminantes são uma das maiores fontes de emissões de gases de efeito estufa. Quando eles digerem os alimentos, a fermentação produz uma grande quantidade de metano, cerca de 250 a 500 ℓ de gás por dia, sendo mais potente que o dióxido de carbono. Apesar de danosa ao meio ambiente, a eructação pelos ruminantes mostra-se elegante, respeitosa e discreta, já que acontece de maneira silenciosa. Eles o desenvolveram para que pudessem fazê-la sem alertar os predadores.

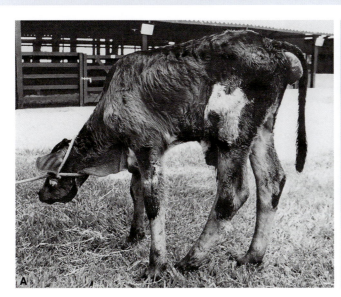
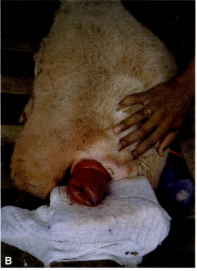

Figura 6.13 A. Prolapso de reto em um bezerro após disquezia grave. **B.** Prolapso retal em uma ovelha da raça Dorper, em consequência da caudectomia completa.

EXAMES COMPLEMENTARES

Ao término do exame físico específico, é interessante que o examinador realize o diagnóstico diferencial ou confirme a sua suspeita diagnóstica por meio de exames complementares. Alguns desses podem ser feitos imediatamente, ao passo que outros requerem a utilização de equipamentos ou de procedimentos laboratoriais específicos, cujos custos devem ser levados em consideração antes da sua solicitação. Os procedimentos auxiliares de maior importância para o auxílio diagnóstico, bem como para o estabelecimento da indicação terapêutica e o prognóstico do caso, são:

- Paracentese abdominal
- Laparotomia exploratória
- Exame do líquido ruminal
- Detector de metais
- Exame de fezes
- Provas de avaliação hepática
- Hemograma.

Paracentese abdominal

Entre os peritônios visceral e parietal existe um espaço chamado "cavidade peritoneal", que normalmente contém fluido suficiente para lubrificar o peritônio e, assim, possibilitar o livre movimento entre as vísceras abdominais. A coleta e a avaliação do líquido peritoneal são de grande auxílio no estabelecimento do diagnóstico e prognóstico de alguns distúrbios gastrointestinais, principalmente quando se suspeita de processos inflamatórios na respectiva cavidade abdominal. Contudo, também é possível utilizar no diagnóstico etiológico e/ou diferencial de deslocamento abomasal, ascite, uroperitônio, hidropisia dos envoltórios fetais (Quadro 6.20).

Em animais monogástricos, o líquido peritoneal é coletado no ponto mais ventral do abdome; no entanto, a mesma orientação anatomotopográfica não é utilizada para os animais ruminantes adultos, visto que resultaria na punção da parede ruminal. É recomendável que se colha o líquido peritoneal no local mais próximo de onde o problema está ocorrendo, em virtude da capacidade de os animais ruminantes, mais especificamente de bovinos, restringirem os processos infecciosos e/ou inflamatórios em uma região específica da parede abdominal. Por exemplo, em um animal com suspeita de reticuloperitonite, a centese abdominal deve ser feita na região em que o retículo está, ou seja, no quadrante abdominal cranial esquerdo, de preferência com o animal em posição quadrupedal. Os quadrantes abdominais craniais ficam localizados 5 cm caudalmente ao apêndice xifoide e 5 cm à esquerda ou à direita da linha média. Os quadrantes abdominais caudais encontram-se na região caudoventral do abdome, medial à prega do flanco. Em vacas, uma sugestão é utilizar o parênquima mamário como orientação, visto que os referidos quadrantes se encontram cranialmente à junção dos quartos mamários craniais com a parede abdominal. Em bovinos adultos, outra opção seria a punção do abdome em cerca de 5 cm à direita da cicatriz umbilical, sempre desviando o bisel da agulha dos grandes vasos. Os bezerros devem ser posicionados em decúbito lateral esquerdo, puxando o membro pélvico direito em sentido caudal e dorsal. Dois locais são, preferencialmente, utilizados: o primeiro, ligeiramente dorsal e caudal ao umbigo (não é incomum a perfuração do abomaso) e, caso não haja êxito, recomenda-se tentar o ponto mais central da região inguinal (Figura 6.14). Em caprinos e ovinos, a abdominocentese é feita para esclarecer a provável causa de uma distensão abdominal (ascite, uroperitônio, sobrecarga, hidropisia de anexos fetais). Em animais machos, a ruptura de bexiga causada por urolitíase obstrutiva é muito comum e promove o acúmulo da urina na cavidade peritoneal. Como os problemas causados pela ingestão de corpos estranhos são raros em pequenos ruminantes, a centese abdominal é realizada no ponto mais ventral do abdome, de 2 a 4 cm à direita da linha média,

---

Quadro 6.20 Material mínimo necessário para a realização de paracentese abdominal.

- Aparelho de tricotomia
- Detergente
- Álcool iodado
- Agulha, trocarte ou cânula, com tamanho apropriado
- Luvas de procedimento estéreis
- Seringa (2 a 5 mℓ)
- Tubos para coleta (com e sem anticoagulante – EDTA)

EDTA = ácido etilenodiaminotetracético.

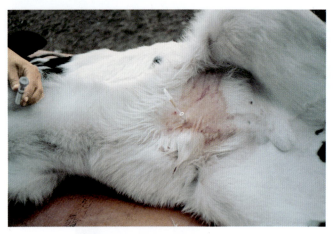

Figura 6.14 Local de coleta de líquido peritoneal em bezerros. (Imagem gentilmente cedida pela Dra. Juliana Regina Peiró.)

Quadro 6.21 Características dos valores normais e anormais do líquido peritoneal de bovinos.

Parâmetros	Normal (transudato)	Anormal (exsudato)
Proteína total	< 3	> 3
Densidade	< 1.015	> 1.016
Células	< 6.000	> 6.000
Cor	Incolor a amarelo-claro	Amarelo, vermelho, branco
Turbidez	Claro a ligeiramente turvo	Ligeiramente turvo a turvo
Odor	Inodoro	Alterado (pútrido, repugnante)
Volume	0 a 5 mℓ	> 5 mℓ
Coagulação	Ausente	Presente
Considerações clínicas	Maior volume em casos de gestação, no pós-parto, na falência cardíaca congestiva	Torção intestinal, reticulite, peritonite, perfuração abomasal etc.

evitando a perfuração do rúmen. É preciso ter atenção para não puncionar as veias epigástricas caudais (mamárias) em fêmeas, ou o pênis e o prepúcio, em machos. O acidente mais comum observado na realização da centese abdominal é a perfuração de uma alça intestinal, cujo conteúdo é confundido com líquido peritoneal e enviado para exame. O derrame iatrogênico de conteúdo intestinal na parede abdominal provoca o desenvolvimento de peritonite assintomática ou clínica, principalmente em bezerros.

Em geral, utiliza-se uma agulha de calibre moderado (30 × 7, 40 × 12) conforme a espécie, para a punção abdominal; contudo, também é possível o uso de trocarte ou de uma cânula de teto (após a incisão da pele). A utilização de tranquilizantes em animais nervosos e/ou inquietos é muitas vezes requerida, mas deve-se fazer com que o animal, de preferência, permaneça em posição quadrupedal.

O volume de líquido obtido varia de 0 a 5 mℓ em um animal não gestante, sendo possível coletar maiores volumes em vacas no fim da gestação, pós-parto e, anormalmente, na maioria dos processos inflamatórios primários ou secundários do peritônio. A não coleta de líquido peritoneal não exclui a possibilidade de ocorrência de peritonite, principalmente se o animal estiver desidratado. Nesse caso, recomenda-se acoplar uma seringa na agulha, movimentando a sua extremidade lentamente dentro da cavidade peritoneal e aspirando com a seringa, concomitantemente. No entanto, com a execução dessa manobra, há maior risco de hemorragia.

Tendo em vista a grande facilidade da ocorrência de coagulação do líquido peritoneal coletado de bovinos, é recomendável o seu armazenamento em dois frascos estéreis, sem e com anticoagulante (EDTA). Ao passo que o transudato representa um acúmulo passivo de fluido e não patológico, o exsudato está associado a processos inflamatórios mediados geralmente por agentes infecciosos e, menos frequentemente, por reações imunes e tóxicas, que afetam a integridade do compartimento vascular, sendo a reticuloperitonite traumática a causa mais comum de alterações do líquido peritoneal em bovinos (Quadro 6.21).

Laparotomia exploratória

A abertura cirúrgica da cavidade abdominal e/ou do compartimento ruminal é um recurso de grande utilidade para elucidação, confirmação e resolução de algumas disfunções digestivas, como acidose ruminal, indigestão por corpos estranhos, deslocamentos abomasais, aderências, dentre outras, sendo de fundamental importância nos casos em que a palpação retal se mostra pouco esclarecedora. Esse método auxiliar de diagnóstico apresenta várias vantagens, dentre as quais se destacam:

- Realização com o animal em posição quadrupedal
- Custo moderado e fácil realização
- Raríssimas complicações pós-operatórias.

A escolha do lado da abertura da cavidade abdominal é feita de acordo com a suspeita da estrutura ou da região abdominal comprometida. Dessa maneira, o flanco esquerdo é escolhido se rúmen, retículo ou omaso estiverem envolvidos no processo mórbido ou, o lado oposto, se omaso, abomaso, alças intestinais, órgãos pélvicos, rins e/ou fígado forem os órgãos-alvo a serem avaliados.

Seguindo a abertura da parede abdominal, o abdome deve ser explorado, na tentativa de se verificarem aderências, particularmente de retículo e abomaso. A manipulação e a retirada dessas aderências não são recomendadas, visto que possibilitam a disseminação da infecção, com subsequente peritonite. Após a colocação de uma borracha de campo na incisão da laparotomia, colhe-se, com a mão posicionada como concha, uma amostra do líquido peritoneal (mesmo se realizada a abdominocentese) e observa-se a quantidade, a cor, a consistência e o odor. Feito isso, a mão é introduzida na cavidade e os órgãos abdominais, finalmente, são explorados.

A ruminotomia exploratória torna possível ao clínico verificar minuciosamente a quantidade, a composição e o grau de trituração do seu conteúdo. Após a remoção de toda a ingesta, a porção da parede do rúmen precisa ser inspecionada (vermelhidão e perda do epitélio associado à ruminite) e toda a parte interna do rúmen pode ser palpada, utilizando, em parte, a mesma técnica da palpação retal. O retículo precisa ser minuciosamente pesquisado. Feita a verificação da existência de corpos estranhos, a parede reticular é presa entre os dedos e puxada, na tentativa de se detectarem aderências. O orifício retículo-omasal deve ser avaliado com relação ao seu tônus, introduzindo, para tal, os dedos da mão exploradora, os quais serão comprimidos pelo seu fechamento caso não haja nenhum transtorno vagal significativo. O omaso e o abomaso podem também ser examinados por meio da parede ruminal.

É possível realizar alguns procedimentos terapêuticos após a exploração do rúmen, como a retirada e a substituição do conteúdo ruminal e a administração de antibióticos e surfactantes. Desse modo, a laparorruminotomia, além de ser um método semiológico, consiste, também, em um importante recurso terapêutico.

Exame do líquido ruminal

Os exames laboratoriais do líquido ruminal foram preconizados em 1959 e, atualmente, são considerados fundamentais para o diagnóstico diferencial e etiológico das principais afecções dos reservatórios gástricos. As provas laboratoriais do líquido ruminal são, de maneira geral, assim divididas:

- *Avaliação física*: cor, consistência, odor, sedimentação e flutuação
- *Avaliação química*: pH, redução do azul de metileno, conteúdo de cloretos, fermentação da glicose e digestão da celulose
- *Avaliação microbiológica*: protozoários (densidade, atividade e contagem global) e bactérias (Gram e contagem global).

Coleta

O método ideal de coleta é feito por meio da passagem de uma sonda apropriada por via nasoesofágica ou oroesofágica (Figuras 6.15 e 6.16). As sondas devem ser constituídas, de preferência, de plástico de boa qualidade no seu interior; revestidas com aço; e conter, em sua extremidade, uma cúpula metálica, com vários orifícios que reduzirão a possibilidade de obstrução. Essa cúpula, em virtude do seu peso, facilitará, também, a penetração no material fibroso, possibilitando a obtenção de uma amostra mais representativa. A sonda esofágica escolhida deve ser de comprimento e diâmetro adequados, de acordo com a espécie em questão. Para bovinos adultos, a sonda necessita ter um comprimento mínimo de 2,30 m, sendo, para pequenos ruminantes, o seu comprimento estimado em 1,30 m, para se conseguir coletar, de preferência, o material localizado no saco ruminal ventral. As sondas precisam ser lubrificadas com uma solução mineral (7 mℓ), devendo ser suficientemente flexíveis e pesadas em sua extremidade superior, o que possibilitará a obtenção de um grande volume de líquido ruminal (cerca de 500 mℓ). A princípio, as sondas de plástico, como as sondas nasogástricas de equinos, não devem ser utilizadas pela cavidade bucal, pois apresentam grande dificuldade à passagem através do esôfago (fazendo com que haja maior resistência do animal ao seu manuseio) e também à sua penetração na camada de material fibroso. Com isso, há grande demora entre a passagem da sonda e a aspiração do líquido ruminal, aumentando as chances de contaminação da amostra com saliva. Quantidades menores de suco ruminal (para medição do pH e exame microscópico) são coletadas, caso necessário, por punção da parede ruminal, utilizando-se uma agulha ou um trocarte de tamanho apropriado. No entanto, após a realização desse procedimento, pode ocorrer peritonite discreta e localizada.

Três aspectos básicos devem ser levados em consideração no momento da coleta do líquido ruminal:

- Posição do animal (estação ou decúbito)
- Tipo de material alimentar ingerido
- Apreensão da língua.

As coletas realizadas com os animais em posição quadrupedal costumam apresentar valores significativamente mais baixos de pH que as amostras obtidas em animais em decúbito esternal. Do ponto de vista anatômico, o animal em posição quadrupedal apresenta as porções cervical e torácica do esôfago mais eretas. Na região torácica, a curvatura esofágica apresenta-se em um ângulo mais obtuso, o que facilita a passagem da sonda na região. Por outro lado, os animais em decúbito esternal, principalmente os mais temperamentais, encontram-se mais sujeitos a estímulos adrenérgicos externos, causando, assim, mesmo que temporariamente, ptialismo mais intenso.

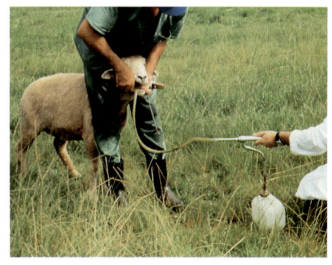

Figura 6.16 Coleta de líquido ruminal em um ovino.

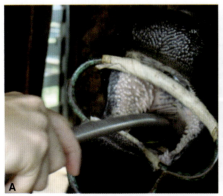
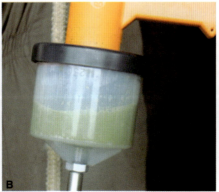
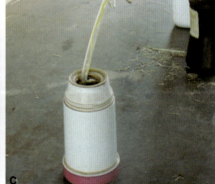

Figura 6.15 A. Coleta de líquido ruminal por meio de abertura com abre-boca e passagem da sonda esofágica. **B.** Retirada do líquido ruminal. **C.** Armazenamento para posterior avaliação em garrafa térmica, evitando, com isso, alterações de pH e de temperatura do suco ruminal.

A quantidade de material coletado é menor em animais alimentados exclusivamente com forragens verdes, principalmente nas primeiras 5 h que se seguem à alimentação, em virtude da não digestão dos seus componentes. Além de diminuir a proporção líquido/sólido no interior do compartimento ruminal, esse fato promove, ainda, a aderência de verdadeiras massas de forragens ao redor da cúpula coletora, ocluindo os seus orifícios de maneira parcial ou total. A quantidade de material coletado também é um fator de influência nos resultados a serem obtidos. Ao coletar mais de 300 mℓ, os resultados apresentam-se dentro dos padrões estabelecidos; já a obtenção de um volume menor exibe uma distinta alcalinização e, portanto, um pH irreal.

De preferência, a apreensão da língua carece ser realizada sem retirá-la da cavidade bucal, apenas fixando-a em sua porção média (com o polegar ou com um guia de sonda), a fim de mantê-la presa e estendida. O método de imobilização da língua por meio do seu afastamento lateral é mais trabalhoso, com risco de provocar dor e maior estímulo simpático, com consequente aumento do fluxo salivar. O abre-boca também é um método que induz a certa relutância do animal à passagem da sonda, visto que, instintivamente, o animal retrai a língua e, assim, o istmo das fauces na faringe é ocluído parcialmente pelo tônus lingual (proeminência elíptica da língua), dificultando a realização da sondagem.

O ideal é que o material coletado seja imediatamente processado. No entanto, isso nem sempre é possível, principalmente se for obtido a campo e/ou quando é necessário o uso de equipamentos mais sofisticados. É recomendável que a amostra coletada seja adequadamente armazenada até a sua avaliação, preservando, de preferência, as condições de anaerobiose e de temperatura do compartimento em que se encontrava. Essas exigências são satisfatoriamente atendidas colocando-se a amostra em uma garrafa térmica previamente aquecida (p. ex., água morna). Quando a amostra é guardada à temperatura ambiente (20 a 22°C), é recomendável que seja processada até 9 h após a sua coleta; quando conservada em geladeira (4 a 5°C), permite ser avaliada até 24 h após a coleta. Contudo, em amostras não analisadas imediatamente após a coleta, é necessário ter atenção para prováveis alterações ocorridas nesse intervalo (p. ex., perda da atividade dos microrganismos, mudanças no pH).

Cor

A cor do líquido ruminal varia conforme a alimentação ingerida pelo animal, isto é, pelo tipo e composição da ração. Animais que pastejam apresentam líquido ruminal de verde-oliva a verde-acastanhado. O suco ruminal daqueles que se alimentam de grãos ou silagem é marrom-amarelado; daqueles que se alimentam de milho, castanho-amarelado, em virtude da grande quantidade de caroteno presente nesses alimentos.

O líquido ruminal apresenta as possíveis alterações de coloração quando do desenvolvimento de anormalidades fermentativas, a saber:

- *Acinzentado*: bezerros com refluxo abomasal, falha do sulco reticular
- *Amarelado a acinzentado*: acidose ruminal
- *Preto-esverdeado*: putrefação da ingesta, estase ruminal.

Odor

O odor é verificado logo após a obtenção do material para exame, fazendo-se leves movimentos giratórios. Em casos normais, o odor deve ser nitidamente aromático, isto é, não repulsivo, devendo lembrar o odor dos componentes da alimentação. O odor do líquido ruminal pode ser distintamente anormal em certos tipos de indigestão:

- *Sem odor*: inatividade microbiana, alimento pouco fermentescível
- *Ácido*: acidose ruminal, refluxo abomasal
- *Pútrido* ou *repugnante*: decomposição alimentar
- *Amoniacal*: alcalose ruminal.

Viscosidade

A viscosidade do suco ruminal normal deve ser levemente viscosa (um tanto espessa), indicando a existência de partículas de nutrientes sobrenadantes e de microrganismos em quantidade adequada. Se a amostra estiver muito viscosa, é indício de contaminação salivar grave, não servindo, portanto, para uma avaliação confiável. Uma nova amostra precisa ser coletada após o animal se mostrar tranquilo.

A consistência anormal do suco ruminal mostrar-se-á:

- *Muito viscosa* (*pegajosa*): contaminação com saliva, timpanismo espumoso
- *Pouco viscosa* (*aquosa*): inatividade microbiana, jejum prolongado.

Concentração hidrogeniônica (pH)

A regulação do pH dos pré-estômagos é de vital importância para a sobrevivência dos ruminantes. Os fatores mais importantes para a regulação são:

- Velocidade da degradação bacteriana nos pré-estômagos e a quantidade de ácidos graxos produzidos a partir da hidrólise dos carboidratos
- Volume do fluido salivar neutralizante produzido (a saliva apresenta pH entre 8,1 e 8,5 e contém sais tampões como o bicarbonato de sódio e fosfato)
- Velocidade de absorção dos produtos resultantes da fermentação
- Passagem da ingesta pelo compartimento ruminorreticular (velocidade do trânsito digestivo).

Na avaliação do pH do conteúdo ruminal, é necessário levar em consideração suas variações fisiológicas, que oscilam entre 5,5 e 7 e são periódicas e produzidas pela ingestão de alimentos. Logo após a alimentação, ocorre intensificação da digestão bacteriana, que, por sua vez, aumenta a produção de ácidos graxos, diminuindo os valores do pH, alcançando seu nível mais baixo 3 h após a alimentação. Com o passar do tempo e antes que ocorra novamente a ingestão de alimentos, o pH vai aumentando gradativamente e, 12 a 24 h após a última alimentação, esses valores podem chegar a sete ou até mais. É importante reiterar que a amplitude das variações do pH é determinada pela composição do alimento fornecido.

As espécies bacterianas que degradam o amido e os açúcares aumentam em quantidade e atividade em um pH baixo, ao contrário de outras espécies que preferem a celulose, que estão acostumadas em um pH elevado. Com isso, animais alimentados com dietas ricas em amido e açúcares e pobres em fibra bruta secretam menos saliva que os alimentados com volumosos. A razão da maior ou menor secreção salivar é explicada pela influência que tem a estrutura do alimento, ou seja, o tamanho das fibras e a duração da ruminação. Durante a ruminação, a saliva produzida é aproximadamente 2 a 3 vezes maior que durante o período de repouso; quanto maior o tamanho das partículas ingeridas, mais demorada é a ruminação.

Os valores mais baixos de pH indicam rápida fermentação de carboidratos de fácil digestão. Quando a fermentação é rápida, a produção de uma grande quantidade de ácidos graxos em pouco tempo ultrapassa a capacidade ruminal em absorvê-los ou tamponá-los com o bicarbonato salivar, resultando em baixíssimos valores depois de decorridas algumas horas da ingestão alimentar. Caso essa fermentação seja excessiva, a acidose ruminal se estabelece, fazendo com que uma nova população bacteriana produtora de ácido láctico se estabeleça no compartimento ruminal.

O fluido ruminal com um pH alto resulta da baixa fermentação de alimentos com alta quantidade de fibras, propiciando o crescimento de inúmeras bactérias celulolíticas, que ficam muito mais à vontade para se reproduzirem em pH elevado. A ausência de taxas fermentativas significativas poderá elevar os valores de pH (> 7,5), em virtude da contínua produção de saliva, cuja alcalinidade não consegue ser neutralizada pela quantidade normal ou baixa de ácidos presentes. É possível verificar pH anormalmente alto quando há produção excessiva de amônia (após a ingestão de alimentos nitrogenados não proteicos – ureia) ou putrefação ruminal (resultante da fermentação de alimentos altamente proteicos, no entanto, danificados ou deteriorados). Raramente ocorre de maneira acidental, haja vista que a ureia não é palatável. Os animais diferem quanto ao número e à intensidade dos sintomas, a depender do grau de intoxicação. Os sintomas nervosos são os mais notórios e incluem ataxia, hiperestesia, tremores, espasmos musculares etc. A amônia tem grande capacidade de migrar para o interior das células, em especial do sistema nervoso. Como existe amônia em excesso, ela se liga ao alfa-cetoglutarato, do ciclo do ácido tricarboxílico (ácido cítrico) para formar glutamato em vez do oxaloacetato (essencial para a gliconeogênese). A glutamina originada do glutamato tem função neurotransmissora, exacerbando o quadro nervoso causado pela intoxicação. A amônia, por ser lipossolúvel, é depositada em grande concentração no cérebro, levando ao edema cerebral.

pH anormal

Quando em níveis anormais, o pH do líquido ruminal sofrerá as seguintes alterações:

- *Neutro* (6,2 a 7): timpanismo, inatividade microbiana, indigestão simples
- *Aumentado* (> 7): jejum prolongado, ingestão de ureia e/ou outras fontes nitrogenadas (alcalose)
- *Diminuído* (< 5,5): ingestão excessiva de carboidratos (acidose), refluxo abomasal (obstrução intestinal, lesão vagal).

O pH é conseguido por meio de papéis indicadores de pH ou medidor elétrico (pH-metria). Mesmo em amostras obtidas adequadamente com sonda esofágica, haverá, indubitavelmente, alguma saliva, o que elevará um pouco o valor do pH aferido. É importante, por precaução, reduzir de 0,3 a 0,5 unidade do pH total. O pH aumentará com o tempo pela liberação do dióxido de carbono resultante da fermentação. Para reduzir tais efeitos, a amostra coletada deve ser imediatamente fechada e é necessário que o seu pH seja medido o mais rapidamente possível.

Potencial redox | Prova do azul de metileno

O potencial redox é uma característica bioquímica que reflete o metabolismo fermentativo anaeróbio da população bacteriana. A determinação indireta do potencial redox é realizada ao observar o tempo despendido pelo líquido ruminal para fazer desaparecer a coloração do azul de metileno. Uma mistura de 1 mℓ de azul de metileno a 0,03% em 20 mℓ de suco ruminal é feita e analisada em um tubo de ensaio, comparando-se a mistura com um fluido ruminal normal sem o corante (Figura 6.17). Em um animal com a flora altamente ativa e que se alimente de grãos e capim, a cor do azul de metileno sumirá em até 3 min, levando ao topo da amostra uma estreita camada azulada descolorida. O líquido ruminal de um animal que se alimenta somente de capim requererá de 3 a 5 min e, de um animal que ingere apenas grãos, necessitará de apenas 1 min para a redução do azul de metileno. O tempo de 8 min ou mais para que ocorra a completa ou parcial descoloração do corante é observado em dietas de difícil digestão, anorexia prolongada e nos casos de acidose ruminal. Em geral, espera-se por até 15 min, no máximo. Caso não seja verificada alteração de coloração até esse tempo, torna-se evidente a efetiva inatividade microbiana. Certamente, é uma das provas mais confiáveis para determinar com rapidez e segurança a atividade da flora ruminal.

Avaliação microscópica dos protozoários

A avaliação da densidade e da atividade dos protozoários no líquido ruminal é um indicador sensível da normalidade da amostra e, consequentemente, da capacidade digestiva do compartimento ruminorreticular (Quadro 6.22).

A importância da avaliação dos protozoários do ponto de vista clínico decorre da sua grande sensibilidade às eventuais anormalidades de pH que venham a ocorrer no líquido ruminal dos animais ruminantes, o que pode ser feito com apenas uma gota fresca colocada em uma lâmina de esfregaço sanguíneo.

Microscopicamente, ambos os tipos de protozoários ciliados e flagelados, variando de tamanho e formato, estão presentes no líquido ruminal, com os protozoários ciliados superando os flagelados. Um animal saudável apresenta em seu líquido ruminal

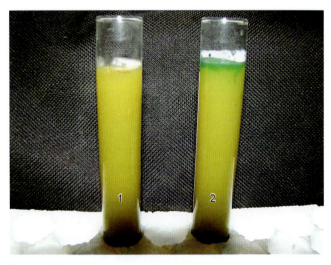

Figura 6.17 Prova do azul de metileno: (1) líquido ruminal antes da mistura com reagente; (2) amostra com descoloração total, denotando halo azulado proveniente de um animal saudável.

Quadro 6.22 Avaliação dos protozoários do líquido ruminal.

- Desaparecimento dos protozoários grandes: processo brando
- Desaparecimento dos protozoários grandes e médios: processo moderado
- Desaparecimento dos protozoários grandes, médios e pequenos: processo grave

uma grande variedade de tamanhos de protozoários, com atividade bastante exacerbada. Por outro lado, nos animais com distúrbios digestivos, ocorre grande redução no número de protozoários e de sua atividade. Os protozoários são os microrganismos mais sensíveis às mudanças abruptas de alimentação, visto que as mesmas modificam sobremaneira as condições de pH que estão imperando no rúmen. Assim, por exemplo, quando uma alimentação composta inicialmente de grande quantidade de volumoso é substituída por outra constituída basicamente de grãos, determinará maior acidez ruminal, causando drástica redução do número e da atividade dos mesmos, antes que ocorra modificação da população bacteriana. As maiores espécies são mais sensíveis a essas anormalidades, e esse fator é de grande auxílio na detecção da gravidade do problema e na sua evolução. Por exemplo, a predominância de protozoários médios e pequenos, cuja atividade ainda esteja presente, pode sugerir que o processo em questão se trate de um distúrbio brando ou transitório. A ausência de atividade em todas as espécies protozoárias, no entanto, é um indício de um processo grave, o que requer mais cuidados. Todos os protozoários morrem quando o pH fica abaixo de cinco. Um caso recente de acidose resultará em falha da atividade desses microrganismos, mesmo o pH erguendo-se para dentro da faixa de normalidade, com o aumento da ingestão salivar. Nesse caso, o pH foi normalizado, mas outras alterações bioquímicas no líquido ruminal podem, ainda, estar ocorrendo, fazendo com que não haja condições para o desenvolvimento da população microbiana.

Vale a pena lembrar que os protozoários são habitantes normais do líquido ruminal, mas não são requisitos para que se tenha uma atividade digestiva normal, pois a sua função digestiva específica ainda não está completamente esclarecida.

Determinação da concentração de cloretos

A concentração de cloretos no líquido ruminal pode ser determinada com a obtenção do sobrenadante de uma amostra do líquido ruminal centrifugada, utilizando-se um dos vários *kits* comerciais que dosam a concentração de cloretos no soro sanguíneo (Quadro 6.23).

A demora na determinação por até 9 h não altera os resultados obtidos. A saliva contém uma concentração de cloretos similar à do líquido ruminal; com isso, a contaminação da amostra com saliva também tem efeito mínimo nos valores observados.

A concentração de cloretos no rúmen é quase sempre menor que 30 mEq/ℓ, com valores maiores representando ou refluxo abomasal para dentro do compartimento ruminal (vômito interno dos ruminantes) por alteração no trânsito digestivo, ou a administração de grande quantidade de cloretos na alimentação. Na avaliação clínica dos pré-estômagos, a elevada concentração de cloretos sugere que o problema primário reside, efetivamente, no abomaso ou no intestino delgado, e que o envolvimento do rúmen é secundário, causado, possivelmente, por impedimento mecânico (obstrução) ou por transtorno motor à passagem normal da ingesta. Dessa maneira, esse teste é de potencial valor no diagnóstico diferencial do refluxo abomasal e da acidose láctica como causa do baixo valor de pH e do acúmulo anormal de líquido no compartimento ruminal.

Detector de metais

O uso de aparelhos detectores de metais auxilia no diagnóstico; contudo, esses devem ser utilizados com cautela, visto que é comum a existência de estruturas metálicas no interior do rúmen e do retículo, não determinando, porém, se tais estruturas são pontiagudas (p. ex., uma arruela); e, mesmo que o sejam, não se tem a certeza de que realmente estejam perfurando a parede do retículo. Em alguns animais, sobretudo nos bovinos oriundos de países europeus e dos EUA, existe a prática de se colocar um ímã no retículo, por meio da passagem de sonda esofágica, para a prevenção de danos traumáticos à mucosa reticular. Quando esses animais são submetidos ao detector de metais, uma resposta positiva é evidente. Para se determinar a existência de um ímã no interior do retículo, é necessário aproximar uma bússola da região xifoide, observando-se o comportamento do ponteiro. Atualmente, esses aparelhos não são encontrados no mercado nacional para aquisição (Figura 6.18).

Exame de fezes

Para o criador, as fezes eliminadas nada mais são que o produto final do alimento ingerido; para o clínico, no entanto, sua avaliação oferecerá inúmeras informações sobre a função motora e digestiva do sistema digestório.

A medida física do volume de fezes eliminadas em um período de 24 h na rotina clínica é pouco realizada em animais pecuários. Geralmente, a alteração da quantidade de fezes é percebida pelos proprietários somente quando estiver muito

---

Quadro 6.23 Interpretação da concentração de cloretos no líquido ruminal.

- Transtorno vagal com pH e concentração de cloretos normais. Origem provável: orifício retículo-omasal
- Transtorno vagal com pH baixo e concentração de cloretos elevada (> 30 mEq/ℓ). Origem provável: piloro

---

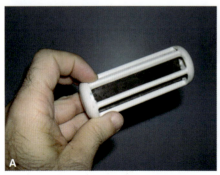 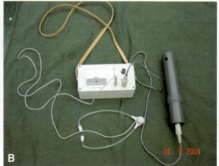 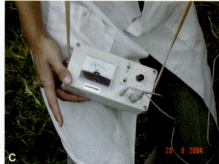

Figura 6.18 A. Modelo de ímã encapsulado para retenção de corpos estranhos perfurantes em retículo. **B** e **C.** Detector de metais com resultado positivo à existência de corpos estranhos metálicos.

evidente, como nos casos de diarreia, de acentuada diminuição e/ou até mesmo ausência de defecação. Os bovinos eliminam em torno de 25 a 45 kg de fezes por dia, ao passo que caprinos e ovinos excretam até 1 kg de material fecal no mesmo período. A diminuição na quantidade de fezes costuma ocorrer devido à menor ingestão de água ou de alimentos (perda parcial de apetite), ou por trânsito digestivo diminuído. A não eliminação de fezes ocorre, particularmente, nos casos de ectopias abomasais e obstrução funcional ou física das alças intestinais.

Em animais lactentes, a coloração das fezes apresenta tonalidade amarelada e a consistência é pastosa. As fezes de bovinos alimentados extensivamente são verdes (variando entre claro e oliva) e semissólidas, ao passo que as de bovinos confinados são castanho-escuras; as de caprinos e ovinos são verde-escuras a negras, eliminadas em grande número e de formato esférico.

São de particular importância as alterações da cor causadas não apenas pelas modificações da dieta – como é o caso da sobrecarga ruminal por ingestão excessiva de carboidratos –, bem como por distúrbios do sistema digestório e/ou de outros sistemas, como aqueles provocados por trânsito digestivo retardado, que enegrece as fezes (intussuscepção) ou, inversamente, por obstrução dos ductos biliares, cujas fezes se mostram verde-opacas, pela pequena quantidade de pigmentos (Quadro 6.24). A existência e a mistura de sangue nas fezes ocasionam uma variedade de cores, que vão desde o vermelho-vivo (hematoquezia – hemorragia de intestino grosso e reto) ou negro-alcatrão (melena – hemorragia de abomaso e intestino delgado), conforme o local do sangramento, o tempo de permanência do bolo fecal no trato intestinal e a quantidade de sangue eliminada. Às vezes, a quantidade de sangue é tão pequena que há apenas pontos vermelhos de sangue na superfície (coccidiose em animais jovens), ou sem mudar a cor das fezes, sendo denominada "sangue oculto", cuja identificação é feita com a realização de exames laboratoriais específicos, como o teste de guaiacol. A coloração das fezes, portanto, é de interesse clínico primordial, mas precisa ser adequadamente interpretada, visto que algumas situações induzirão ao erro, a saber:

- Hemorragias gastrointestinais sem alteração da coloração das fezes (sangue oculto)
- Alteração da coloração das fezes sem que, no entanto, haja hemorragia (administração oral de fenotiazina resulta em fezes avermelhadas).

A existência de muco é um constituinte normal das fezes, mas, quando em excesso, pode ser sugestivo de processo inflamatório intestinal (coccidiose, salmonelose) ou de constipação intestinal. A avaliação da consistência é feita, de preferência, colocando-se e deslizando-se uma pequena quantidade de fezes entre os dedos polegar, indicador e médio de uma das mãos. A consistência das fezes dependerá: (1) da quantidade de água presente; (2) do tempo de permanência da ingesta no intestino grosso; e (3) do estado de hidratação do paciente. A consistência normal das fezes de bezerros e bovinos adultos é pastosa a firme. As fezes de animais adultos e sadios formam verdadeiras

placas arredondadas, que não se espalham exageradamente para os lados. Os caprinos e ovinos apresentam fezes de consistência firme, em formato de *pellets*, com 0,5 a 1 cm de diâmetro que, quando eliminadas, se desprendem e se espalham facilmente no solo. No entanto, não é necessariamente anormal se, eventualmente, as fezes se apresentarem unidas durante a defecação, formando um só bolo fecal, principalmente nos animais mantidos em pastagens frescas. O aumento da consistência está relacionado com as desidratações decorrentes, sobretudo, dos processos febris, ou por diminuição do trânsito intestinal, que favorece a absorção mais intensa e mais demorada de água pelo intestino. A consistência pastosa fluida (para caprinos e ovinos) e/ou líquida (para bovinos) das fezes é verificada quando há aumento no teor de água nas mesmas, como verificado nos mais variados casos de diarreia. A consistência e o formato das fezes indicarão o local da disfunção no sistema digestório. Em geral, grandes quantidades de fezes líquidas sugerem alteração no intestino delgado, em que, normalmente, grande parte da água ingerida é absorvida. Muitas vezes, a eliminação de quantidades consideráveis de fezes pastosas contendo material alimentar bem digerido pode sugerir comprometimento do intestino grosso. Nesses casos, é interessante checar se a diarreia está comprometendo todos os animais (diarreia alimentar, infecciosa e/ou parasitária) ou se apenas um único animal apresenta o problema (diarreia secundária a outro sistema comprometido). Fezes pastosas e enegrecidas são observadas em bovinos portadores de estase ruminal ou deslocamento abomasal.

A composição das fezes em relação à proporção de fibras não digeridas deve ser avaliada. Fibras ou grãos mal triturados ou digeridos nas fezes sugerirão problema de mastigação (principalmente em pequenos ruminantes que apresentam mastigação mais eficiente), de ruminação ou uma saída acelerada do alimento dos pré-estômagos, como notado nos casos de reticulite traumática.

O odor das fezes de animais herbívoros é pouco repugnante, ou seja, suportável. A avaliação do odor dos excrementos intestinais é importante como meio auxiliar para diagnosticar os casos de enterite que, de maneira geral, apresentam odor fétido e repugnante, sendo, muitas vezes, em animais neonatos, o primeiro sintoma de inflamação intestinal. Fermentação excessiva produz fezes com odor ácido, rançoso, podendo ou não conter bolhas de gás na sua superfície.

Provas de avaliação hepática

As provas de avaliação hepática são frequentemente requisitadas para se confirmar a suspeita de envolvimento hepático, visto que, muitas vezes, as manifestações clínicas não são observadas em todos os casos de doença hepática primária ou secundária. Os resultados laboratoriais dependerão da natureza da lesão e do seu tempo de evolução. Com relação à atividade das enzimas séricas, deve-se levar em consideração: (1) o local em que é produzida (se no citosol ou na mitocôndria); e (2) se é exclusivamente hepática ou não (hepatoespecificidade). Muitas vezes, é necessária a combinação de vários resultados para se chegar ao diagnóstico. A enzima aspartato aminotransferase (AST), antigamente conhecida como transaminase glutâmico-oxaloacética (TGO), é encontrada em muitos tecidos, apresentando, no entanto, maior atividade no fígado e nos músculos, utilizada muitas vezes para se detectar uma lesão hepática. Para se diferenciar de uma lesão muscular, a determinação da creatinoquinase (CK), enzima altamente específica para tal. A determinação da fosfatase alcalina (FA) é de pouco valor diagnóstico para ruminantes, em virtude

---

Quadro 6.24 Principais fatores que influenciam a coloração das fezes.

- Tipo de alimento ingerido (se lactente ou ruminante)
- Teor de clorofila presente na alimentação
- Quantidade de bile incorporada ao bolo digestivo (urobilinogênio fecal)
- Velocidade de passagem pelas vias digestivas

da ampla variação dos valores de referência. A atividade da enzima gamaglutamiltransferase (GGT) é mais intensa nas células do epitélio renal, pâncreas e ducto biliar. Apesar de essa enzima apresentar intensa atividade nos rins, uma lesão nas células tubulares renais não condicionaria o seu aumento no soro sanguíneo, pois ela fluiria diretamente para a urina, sendo utilizada, normalmente, com indicador de colestase hepática. Apesar de a dosagem da GGT ser considerada específica para o diagnóstico de problemas hepáticos, a determinação dessa enzima em bezerros, cordeiros e cabritos é de pouca validade diante da diminuta incidência de enfermidades desses órgãos em animais neonatos. Desse modo, a verificação de intensa atividade da GGT no soro de ruminantes recém-nascidos, os quais consumiram quantidades satisfatórias de colostro de boa qualidade, representaria, com maior probabilidade, a adequada transferência de imunidade passiva das mães para os filhos, que uma alteração hepática e/ou pancreática. O sorbitol parece ser a enzima de escolha para se determinar comprometimento hepático em bovinos e ovinos.

O hemograma é útil na detecção de um processo inflamatório causado por corpos estranhos perfurantes, observando-se neutrofilia com desvio à esquerda nos processos agudos e, nos processos crônicos, monocitose. Os exames laboratoriais também são de grande auxílio para detectar ovos de helmintos, sangue oculto, pigmentos biliares, bactérias, protozoários e/ou vírus.

Seção C

Equídeos

Luiz Claudio Nogueira Mendes e Juliana Regina Peiró

INTRODUÇÃO

O sistema digestório equino é sede de importantes disfunções clínicas que levam os animais à morte; por esse motivo, o conhecimento anatômico e de meios e condutas semiológicos é de fundamental importância para um diagnóstico correto e indicação de um tratamento adequado e precoce, a fim de evitar o óbito do paciente.

Peculiaridades anatômicas predispõem os equinos a alterações morfofisiológicas, responsáveis por sinais de dor, caracterizados como cólica. Tais peculiaridades são demonstradas por:

- Pequena capacidade volumétrica do estômago (8 a 20 ℓ), em comparação com outras espécies domésticas
- Incapacidade do vômito (musculatura da cárdia desenvolvida, que, quando vencida, leva o alimento às narinas devido ao selo formado por palato mole e faringe, que impedem refluxo à boca, além de ausência do centro do vômito no sistema nervoso central)
- Longo mesentério no jejuno (em média 25 m), favorecendo as torções
- Locais com diminuição abrupta do diâmetro do lúmen, como a flexura pélvica e a transição para o cólon menor, favorecendo o acúmulo de alimento
- Mucosa retal frágil predisposta a rupturas.

O equino é um herbívoro de ceco funcional e, para que o processo digestório ocorra adequadamente, um grande volume de líquido é movimentado no interior das alças, sendo secretado e absorvido, e qualquer alteração nesse ciclo provoca desequilíbrios hídricos e eletrolíticos rapidamente. O exame físico corretamente executado deve facilitar a percepção dessas alterações.

Você sabia?

- Os cavalos são animais que passam longos períodos alimentando-se. Eles costumam ficar entre 12 e 18 h pastando.
- A escolha de seu alimento não se dá apenas por visão, olfato e gustação, mas também pela sensibilidade e mobilidade dos seus lábios.

REVISÃO ANATÔMICA

Boca

O canal alimentar inicia-se pela boca. Seu limite lateral é formado pelas bochechas, dorsal pelo palato, ventral pelo corpo da mandíbula e músculos milo-hióideos e caudal pelo palato mole. No cavalo, a *orofaringe* é um espaço pequeno entre a raiz da língua, o palato mole e a epiglote. A entrada da boca é fechada pelos lábios.

A membrana mucosa da boca continua na margem dos lábios com o integumento comum e, caudalmente, com a mucosa que reveste a faringe; em geral, é de coloração rósea, mas pode apresentar pigmentação.

A boca tem como principais funções a preensão, a mastigação e a salivação de alimentos; além disso, também desempenha papel de agressão e defesa.

Lábios

Os lábios são duas dobras musculomembranáceas que circundam o orifício da boca. Seus ângulos de união são arredondados e localizados próximos ao primeiro dente molar.

As artérias são derivadas da maxilar, da labial mandibular e da palatolabial; as veias dirigem-se principalmente para a veia linguofacial. Os vasos linfáticos dirigem-se para os linfonodos mandibulares; os nervos sensoriais têm origem no nervo trigêmeo e os motores, no nervo facial.

Bochechas

As bochechas formam os lados da boca e continuam rostralmente com os lábios. Compreendem a pele, as camadas muscular e glandular e a membrana mucosa. A pele é delgada e flexível. O tecido muscular é formado pelo bucinador, partes dos músculos cutâneo, zigomático, canino, levantador nasolabial e pelo abaixador do lábio mandibular.

A mucosa é de cor avermelhada e frequentemente apresenta áreas pigmentadas. O ducto parotídeo normalmente se abre em um ponto oposto ao terceiro molar superior, na papila parotídea.

O suprimento sanguíneo é derivado das artérias facial e bucal e o sangue é drenado pelas veias de mesmo nome. Os vasos linfáticos dirigem-se aos nódulos linfáticos mandibulares; os nervos sensoriais procedem do nervo trigêmeo e os nervos motores, do nervo facial.

Gengivas

As gengivas são constituídas de um denso tecido fibroso, o qual está intimamente unido ao periósteo dos processos alveolares, que se fusiona nas bordas dos alvéolos com o periósteo alveolar. Estão cobertas por uma membrana mucosa lisa, destituídas de glândulas e pouco sensíveis.

Palato duro

O palato duro está limitado rostral e lateralmente pelos arcos alveolares; estende-se a partir dos incisivos até o último molar e continua caudalmente com o palato mole. Sua base óssea é formada pelos ossos incisivo, maxilar e palatino. A membrana mucosa, lisa, está afixada aos ossos por uma submucosa que contém, em sua parte rostral, um rico plexo venoso. Uma rafe central divide a superfície em duas partes iguais, cada uma apresentando cerca de 18 rugas curvas transversas (rugas palatinas) com suas concavidades e bordas livres, direcionadas caudalmente. Rostralmente, essas curvas estão mais distanciadas e mais proeminentes.

O suprimento sanguíneo é derivado, sobretudo, das artérias palatinas e as veias drenam na veia reflexa; os nervos procedem do trigêmeo.

Assoalho da boca

O assoalho da boca, em sua parte rostral livre, é formado pelo corpo da mandíbula e está coberto pela membrana mucosa; o restante é ocupado pela porção fixa da língua. Ao levantar a língua e tracioná-la lateralmente, observa-se um par de pregas carunculares na área pré-frenular. Das suas margens livres e aproximadamente opostas ao dente canino de cada lado, há uma papila, a carúncula sublingual, por meio da qual o ducto da glândula mandibular se abre. Caudalmente a essas papilas, há uma prega mediana de membrana mucosa que passa para a superfície ventral da língua, a qual é chamada "frênulo da língua".

Língua

A língua fica no assoalho da boca, entre os ramos da mandíbula, e está apoiada principalmente em um tipo de forquilha, formada pelos músculos milo-hióideos. Sua parte caudal, a raiz, está afixada ao osso hioide, ao palato mole e à faringe. O dorso da língua é todo livre e, com a boca fechada, está em contato com o palato, exceto na orofaringe.

A língua consiste em membrana mucosa, glândulas, músculos, vasos e nervos. A túnica mucosa apresenta diversas papilas: filiformes, fungiformes, circunvaladas e folhadas. As artérias da língua são os ramos lingual e sublingual do tronco linguofacial; as veias se dirigem às linguofacial e maxilar. Primeiramente, os vasos linfáticos vão para os nódulos linfáticos retrofaríngeos; os nervos sensoriais são o lingual e o glossofaríngeo. Os músculos são inervados pelo nervo hipoglosso.

Faringe e palato mole

A faringe é um saco musculomembranáceo comum aos sistemas digestório e respiratório; apresenta formato infundibuliforme, com a grande parte rostral unindo-se à boca e à cavidade nasal, enquanto sua pequena extremidade segue para o esôfago.

Seu eixo longo tem comprimento de 15 a 20 cm. A faringe está afixada por intermédio de seus músculos aos ossos palatino, pterigoide e hioide, às cartilagens cricoide e tireoide da laringe.

O palato mole é longo, medindo de 10 a 15 cm, e é constituído de:

- Túnica mucosa bucal contínua com a do palato duro, à qual se assemelha
- Glândulas palatinas que formam uma camada de cerca de 1 cm de espessura
- Camadas aponeurótica e muscular
- Túnica mucosa faríngea contínua com a da cavidade nasal, à qual se assemelha.

Na mucosa da superfície dorsal, também há tecido linfático difuso e linfonodos. As artérias derivam da carótida externa e carótida comum e do tronco linguofacial; os vasos linfáticos passam para os nódulos linfáticos cervical cranial e retrofaríngeo. Os nervos são derivados do trigêmeo, do glossofaríngeo e do vago.

Glândulas salivares

Existem três glândulas principais pareadas: parótida, mandibular (submaxilar) e sublingual, além de várias outras menores e menos definidas, como bucal, labial, lingual e palatina.

A maior e clinicamente mais importante dentre essas glândulas é a parótida, localizada caudal e medial ao ramo vertical da mandíbula e estendendo-se dorsalmente à base da orelha. A glândula secreta um líquido seroso, o qual é transportado para a cavidade oral através do ducto parotídeo. O ducto atravessa transversalmente o aspecto ventromedial da mandíbula com a artéria e veia faciais antes de passar dorsalmente para entrar na cavidade oral na papila parotídea, em localização oposta ao terceiro ou quarto pré-molares superiores.

A glândula salivar mandibular localiza-se medial à parótida. Seu ducto passa rostralmente no lado medial da mandíbula para entrar na cavidade oral na carúncula sublingual situada ventral à língua e rostrolateral ao frênulo da língua.

A glândula salivar sublingual situa-se entre a língua e o aspecto medial da mandíbula, estendendo-se dos incisivos até a região dos dentes molares inferiores. Existem muitos pequenos ductos que se abrem separadamente na prega sublingual.

Dentes

Cavalos dispõem de 24 dentes decíduos (temporários), os quais são representados pela fórmula:

$$2 \left[I \, \tfrac{3}{3} \; C \, \tfrac{0}{0} \; P \, \tfrac{3}{3} \right] = 24$$

sendo I = incisivos, C = caninos, P = pré-molares.

Os incisivos decíduos são menores, contêm poucos sulcos longitudinais e apresentam formato de concha mais evidente que os dentes permanentes. Não existem molares decíduos.

A fórmula para a dentição permanente em equinos adultos é:

$$2 \left[I \, \tfrac{3}{3} \; C \, \tfrac{1}{1} \; P^3 \; ou \; \tfrac{4}{3} \; M \, \tfrac{3}{3} \right] = 40 \; ou \; 42$$

sendo I = incisivos, C = caninos, P = pré-molares, M = molares.

Na égua, os caninos costumam ser muito pequenos ou não irrompem, reduzindo assim o número de dentes para 36 ou 38.

Cada dente é constituído de corpo, coroa e raiz. A coroa apresenta uma porção exposta, chamada "coroa funcional", e outra revestida pelo alvéolo, conhecida por coroa de reserva. A abrasão e a mastigação desgastam a coroa funcional na razão de 2 a 3 mm por ano; contudo, a coroa de reserva irrompe continuamente, a fim de manter uma coroa exposta de aproximadamente 2 cm.

Incisivos

Cada mandíbula e maxilar contém seis dentes incisivos em aposição muito próxima. Juntas, as superfícies labiais desses dentes formam um semicírculo quase completo. A superfície oclusal dos incisivos tem uma invaginação profunda de esmalte (infundíbulo), parcialmente preenchida pelo cemento. Quando os incisivos são desgastados, o infundíbulo e os anéis concêntricos vizinhos de esmalte, dentina e cemento da coroa formam um padrão característico. O grau de erupção, padrão da mesa dentária, formatos e ângulos de incidência dos incisivos são usados como indicativos da idade dos equinos.

Caninos

Os caninos têm uma coroa simples sem lagos de cemento interno; o canino superior está localizado na junção do osso incisivo e do maxilar, e o canino inferior situa-se muito próximo ao terceiro incisivo. Não há contato oclusal entre os dentes caninos superior e inferior. O macho tem 4 caninos; contudo, nas fêmeas, esses dentes geralmente estão ausentes ou são rudimentares.

Pré-molares e molares ou "dentes da bochecha" (*cheek teeth*)

O primeiro pré-molar, também conhecido por "dente de lobo", pode estar ausente ou ser rudimentar. Com exceção do primeiro pré-molar, os dentes pré-molares e molares dos cavalos são conhecidos como "dentes da bochecha". Em cada uma das quatro arcadas dentárias, há três pré-molares (P2, P3 e P4) e três molares (M1, M2 e M3), os quais formam duas fileiras levemente curvas, que se estendem do diastema até abaixo do olho, na arcada superior, e, na inferior, até o ramo vertical da mandíbula. O esmalte externo desses dentes é muito pregueado e coberto por cemento. A aposição muito próxima dos dentes individuais e a existência de cemento periférico entre os dentes tornam possível que os seis dentes de cada arcada funcionem como uma única unidade de mastigação eficiente.

Você sabia?

- O intestino (delgado e grosso) tem cerca de 30 m de comprimento, tendo trajeto longo, repleto de curvas e variações de diâmetro, fatores que favorecem a desaceleração do trânsito e a formação de tampões. É no intestino que a maioria dos nutrientes é absorvida, incluindo proteínas, carboidratos simples, gorduras e vitaminas. Em razão da baixa concentração de enzimas produzidas pelo pâncreas, evidencia-se a incapacidade desse animal em degradar grandes conteúdos de amido e proteínas.

Oclusão

A mandíbula do equino é mais estreita que o maxilar (anisognatia). Quando a mandíbula se move para o lado, durante a mastigação, é perdido todo o contato entre os dentes da bochecha superiores e inferiores do lado oposto.

O aspecto lingual (medial) da superfície oclusal dos dentes da bochecha inferiores é maior que o aspecto bucal, com a superfície oclusal nessa direção, tendo um ângulo de 10 a 15°. Ao contrário, a superfície palatal dos dentes da bochecha superiores é mais baixa que a bucal. Assim, a superfície oclusal dos dentes da bochecha inferiores inclina-se em direção às bochechas, e a superfície oclusal dos dentes da bochecha superiores inclina-se em direção ao palato duro. Ocasionalmente, devido ao movimento lateral incompleto da mandíbula durante a mastigação (provavelmente associado ao fornecimento de dietas ricas em concentrado e pouca forragem), o aspecto lingual dos dentes da bochecha inferiores e o aspecto bucal dos dentes da bochecha superiores tornam-se muito afiados e lesionam as mucosas bucal e lingual. São as chamadas "pontas dentárias" ou, na sua apresentação mais avançada, "boca inclinada" (*shear mouth*) (Figura 6.19).

Avaliação da idade pelo exame dentário

A erupção e o atrito das arcadas dentárias (incisivos, pré-molares e molares) possibilitam que o médico-veterinário estime a idade do cavalo. Sem o conhecimento da idade normal para a erupção dentária, essa avaliação torna-se muito difícil. Em cavalos jovens (< 6 anos), a erupção dos dentes, principalmente dos incisivos, torna possível que o veterinário estime a idade *com muita segurança*. Além da idade da erupção dentária, as variações morfológicas que ocorrem na anatomia dos dentes dos equinos também apresentam certa correlação com a idade do animal.

Em cavalos com idade acima de 6 anos, contudo, recomenda-se que os veterinários utilizem seu conhecimento do desenvolvimento e padrões de desgaste dentários para chegar a uma "idade aproximada". Antes de qualquer avaliação, o veterinário deve obter um histórico completo e fazer inspeção do animal, observando seu tamanho e estado corporal. Além disso, é necessário estar atento para identificar animais que sejam demasiadamente pequenos ou grandes para sua idade. Uma dentição ruim estará correlacionada com uma condição

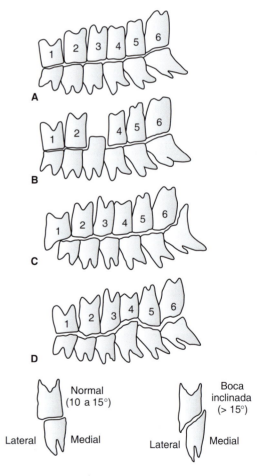

Figura 6.19 Alterações de desgaste que afetam os dentes da bochecha dos equinos. **A.** Arcadas normais. **B.** Perda dentária e boca em degrau. **C.** Deslocamento rostral do maxilar, com ganchos no P2 superior e M3 inferior. **D.** Boca ondulada. **E.** São mostrados os ângulos entre as superfícies oclusais normais (esquerda) e inclinadas (direita). Os números de 1 a 6 representam do P2 ao M3.

corporal pobre, e dará a falsa impressão da idade do animal. Contudo, alguns cavalos mais velhos, que são bem manejados, costumam apresentar uma boa condição corporal a despeito da dentição ruim.

Embora os resultados de alguns estudos sugiram que o uso dos dentes para se estimar a idade de cavalos seja impreciso, este ainda é o método mais utilizado pela maioria dos profissionais.

Incisivos

A maioria dos profissionais estima a idade de um cavalo pela inspeção de seus incisivos. Assim, é necessário conhecer as idades corretas para sua erupção para a maioria dos equinos. Essa idade pode variar de um animal para outro e não deve ter como base somente a erupção de um único dente. Todos os dentes precisam ser examinados antes de afirmar a idade do animal.

- *Decíduos*: o primeiro incisivo está presente ao nascimento ou logo na primeira semana de vida; o segundo incisivo, na quarta ou sexta semana de idade; o terceiro incisivo, dos 6 até os 9 meses
- *Permanentes*: a idade para a erupção do primeiro incisivo é aos 2,5 anos; o segundo incisivo, aos 3,5 anos; o terceiro incisivo irrompe aos 4,5 anos.

Desgaste da superfície oclusal. Após a erupção, os dentes incisivos continuam a crescer e alongar-se até que cada incisivo da arcada inferior encontre seu número oposto na arcada superior, aproximadamente 6 meses após a erupção, em um fenômeno conhecido como início do desgaste. Portanto, os incisivos tornam-se desgastados aos 3, 4 e 5 anos. Posteriormente, continuam a crescer, cada um sofrendo erosão de sua superfície oclusal com exposição das partes mais internas de sua coroa de reserva. O formato e o aspecto do corte transversal do dente variam gradualmente. As superfícies oclusais do primeiro, segundo e terceiro incisivos são arredondadas aproximadamente até os 10, 11 e 12 anos. O *infundíbulo* ou taça é a cavidade da superfície oclusal produzida pela invaginação do esmalte. Posteriormente, quando as secções mais profundas do dente são expostas pelo desgaste, o infundíbulo gradualmente deixa de existir como uma cavidade e é representado por um círculo de esmalte preenchido por cemento, conhecido como mancha ou marca de esmalte, que gradativamente se aproxima da superfície lingual dos dentes. As superfícies oclusais dos incisivos inferiores um, dois e três perdem suas cavidades e tornam-se lisas aos 6, 7 e 8 anos, respectivamente. A marca de todos os incisivos inferiores é perdida em torno de 12 a 13 anos. À medida que o infundíbulo desaparece, a cavidade pulpar é exposta como marca transversa amarelo-amarronzada na dentina, chamada "estrela dentária", localizada no aspecto labial de cada incisivo (Figura 6.20). Pode ser observada no primeiro, segundo e terceiro incisivos aos 8, 9 e 10 anos, respectivamente.

Ângulo dos incisivos. Em cavalos jovens, as fileiras dos incisivos superiores e inferiores crescem diretamente em direção umas às outras e realizam a oclusão com seus eixos maiores, formando um ângulo aproximado de 140°. Com a idade, os dentes tendem a protrair mais rostralmente e ocluem com um ângulo progressivamente menor entre eles, chegando a 90° aos 20 anos. Esse ângulo é útil somente para diferenciar rapidamente um animal velho de um jovem.

Sulco de Galvayne. O sulco de Galvayne é uma depressão longitudinal que corre da superfície labial dos terceiros incisivos superiores em direção à superfície oclusal (Figura 6.21). Geralmente, é de coloração escura devido ao seu conteúdo de

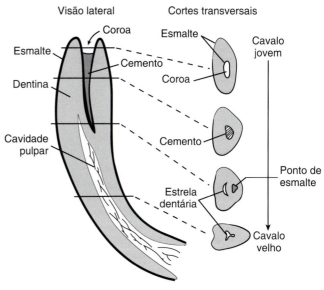

Figura 6.20 Corte transversal de um dente incisivo demonstrando a superfície de oclusão à medida que o dente é desgastado pelo uso.

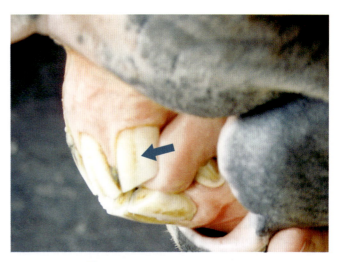

Figura 6.21 Sulco de Galvayne (*seta*).

cemento. Surge a partir da borda gengival por volta dos 9 aos 11 anos, chega à metade do dente ao redor dos 15 anos e, aos 20 anos, toma toda a extensão do dente. Quando o cavalo alcança entre 20 e 25 anos, a metade superior do sulco desaparece; ao chegar aos 30 anos, o sulco não é mais observado.

Ganchos ou asas de andorinha. Quando os terceiros incisivos superiores e inferiores começam a ser desgastados, aos 5 anos, fica evidente que as superfícies oclusais dos dentes superiores são mais longas que as dos incisivos inferiores. Como consequência, as porções caudais dos incisivos superiores não ocluem com as dos inferiores; portanto, não desgastam como as porções rostrais. Como o desgaste irregular continua, a porção caudal não desgastada forma uma projeção, ou gancho, na porção caudolateral do dente incisivo inferior (Figura 6.22). Essa projeção fica mais evidente aos 7 anos, por isso também é chamada "gancho dos 7 anos" ou "asa de andorinha". Como o desgaste se altera, o gancho desaparece gradualmente, reaparecendo somente aos 11 ou 13 anos. Em geral, desaparece novamente com o avançar da idade. Deve-se observar que os ganchos são possíveis de ocorrer a qualquer momento após o animal ter completado 6 anos; podem aparecer em um ou ambos os incisivos do canto superior.

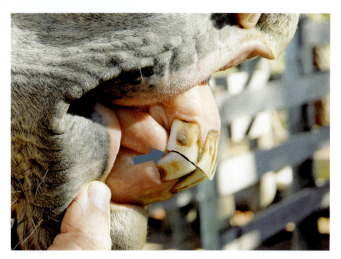

Figura 6.22 Gancho ou asa de andorinha (*seta*) no aspecto caudal do incisivo do canto superior.

Caninos

Os dentes caninos são, também, utilizados para estimar a idade do cavalo; costumam ser mais observados nos machos, embora também possam ocorrer nas fêmeas. O número de caninos varia de 1 a 4 (1 por quadrante), e esses dentes parecem irromper mais próximos dos incisivos nas fêmeas que nos machos. Quando os caninos não irrompem através da gengiva, são chamados "caninos cegos"; contudo, são palpados facilmente. A idade de erupção é variável, mas geralmente ocorre entre os 3,5 e 5 anos.

Dentes da bochecha

Embora as idades de erupção dos dentes da bochecha (pré-molares e molares) dos cavalos sejam conhecidas (Quadro 6.25), eles não costumam ser utilizados para estimar a idade desses animais. No entanto, existem momentos nos quais essa informação será útil; por exemplo, os segundos pré-molares permanentes (P2) e o primeiro e segundo molares (M1 e M2) deveriam estar irrompidos aos 3 anos, embora fosse necessário que o terceiro e quarto pré-molares decíduos (p3 e p4) ainda estivessem presentes e o terceiro molar (M3) devesse estar abaixo da gengiva. Às vezes, torna-se difícil a diferenciação de uma calota residual de um dente decíduo da coroa dentária baseando-se somente no aspecto do dente durante o exame da cavidade oral. Assim, a radiografia é utilizada para identificar uma linha radiolucente perpendicular à raiz do dente, a qual diferencia um dente decíduo de um permanente.

Fatores que afetam a identificação da idade pelo exame dentário

Vários fatores têm potencial de afetar a identificação da idade do cavalo pelos seus dentes, como:

- Tipo de solo
- Maloclusão
- Grosagens anteriores
- Vícios
- Raça
- Sexo
- Traumatismo dentário.

Embora não existam dados que correlacionem o grau de desgaste a tipo de solo, cavalos que pastam em solos arenosos tendem a usar mais seus incisivos e dentes da bochecha que outros que pastam em terrenos argilosos ou estão estabulados. A maloclusão dos incisivos ou dos dentes da bochecha altera o grau de desgaste e o formato do dente. Assim, se não houver bom alinhamento dos dentes, não é confiável utilizar a idade com base nos dentes do animal.

É muito importante o histórico de grosagens anteriores ou recentes dos dentes de um animal. Cavalos que tiveram seus incisivos e caninos grosados apresentam um padrão de desgaste anormal; o formato, o ângulo e o comprimento dos dentes também estão alterados. Quando seus incisivos são grosados, perde-se a capacidade de estimar com precisão a idade do animal.

Os vícios que mais comumente afetam o desenvolvimento dentário incluem engolir ar (aerofagia) e roer madeira (*cribbing*). Animais com esses vícios costumam apresentar seus primeiros e segundos incisivos bastante desgastados. Assim, os padrões de uso e o formato dos incisivos inferiores correspondentes também não deveriam ser utilizados para se determinar a idade do animal.

A raça do cavalo também influencia a determinação da sua idade. Os dentes incisivos de cavalos de sangue-frio tendem a irromper e a desgastar em idades diferentes quando comparados com cavalos de sangue quente. Essas diferenças acontecem em decorrência das diferentes práticas de tratamento e da taxa de crescimento mais lenta (maturidade) dos cavalos de sangue-frio.

Animais com perda de incisivos ou incisivos fraturados apresentam um padrão alterado de desgaste oclusal; isso pode ocorrer ou no dente afetado (fraturado) ou no seu correspondente na arcada oposta.

Nomenclatura

Atualmente, existem dois sistemas de nomenclatura utilizados na odontologia equina: o *sistema anatômico*, mais amplamente utilizado, e o *sistema numérico*, que facilita a padronização para armazenar dados nas fichas clínicas e o relato de informações. A função do dente é empregada para identificar os dentes no sistema anatômico. Ao contrário, cada dente é reconhecido por um número individual no sistema numérico (*Triadan system*).

No sistema anatômico, a função (p. ex., incisivo *versus* molar), o tipo (decíduo *versus* permanente) e a localização (primeiro, segundo etc.) de um dente são representados por uma letra e um número. A função é indicada pela primeira letra do nome comum do dente, por exemplo: I = incisivo, C = canino, P = pré-molar e M = molar. Um dente com uma

Quadro 6.25 Tempo de erupção normal para os dentes dos equinos.

Dentes	Idade de erupção (média)	
	Decíduos	Permanentes
Primeiro incisivo	Nascimento à primeira semana	2,5 anos
Segundo incisivo	4 a 6 semanas	3,5 anos
Terceiro incisivo	6 a 9 semanas	4,5 anos
Caninos	Ausentes	3,5 a 5 anos
Primeiro pré-molar (dente de lobo)	Ausentes	6 a 9 meses
Segundo pré-molar	Nascimento às primeiras 2 semanas	2,5 anos
Terceiro pré-molar	Nascimento às primeiras 2 semanas	3 anos
Quarto pré-molar	Nascimento às primeiras 2 semanas	3,5 anos
Primeiro molar	Ausentes	9 a 15 meses
Segundo molar	Ausentes	2 a 3 anos
Terceiro molar	Ausentes	3,5 a 4 anos

letra minúscula denota um dente decíduo, ao passo que uma letra maiúscula indica um dente permanente. A localização do dente é feita pela identificação do número ao redor dos quatro cantos da letra. A arcada dentária equina é dividida em quatro quadrantes, no sentido horário, com o superior direito da cabeça do cavalo sendo sempre o primeiro quadrante; por exemplo, I^2 é o segundo incisivo permanente no quadrante superior direito. Há desvantagens no sistema anatômico, pois mais de um nome são empregados para um dente específico. O segundo dente incisivo também é chamado de médio e o último incisivo pode ser chamado de incisivo do canto, incisivo lateral ou terceiro incisivo. Assim, é difícil padronizar as descrições usadas para se identificarem os dentes.

O sistema de tríade modificado descreve cada dente por meio de um sistema numérico com três dígitos fornecendo a posição do dente nas arcadas dentárias. Todos os cavalos, independentemente do seu sexo, têm potencial para conter 11 dentes em cada quadrante, ou um total de 44 dentes. O primeiro dígito da tríade identifica o quadrante (*i. e.*, 1 para o quadrante superior direito; 2 para o quadrante superior esquerdo; 3 para o quadrante inferior esquerdo; e 4 para o quadrante inferior direito). O segundo e o terceiro dígitos identificam o número do dente no quadrante selecionado, sendo o primeiro incisivo (mais rostral) o número 1, e o último molar correspondendo ao número 11. Desse modo, o número do dente indica tanto sua localização quanto sua posição na arcada dentária, porém não refere sua função. Por exemplo, o dente 105 é o quinto da arcada superior direita do cavalo, o que corresponde ao primeiro pré-molar no sistema anatômico. Dentes decíduos são diferenciados pela utilização de números mais altos (*i. e.*, 5 para o quadrante superior direito; 6 para o quadrante superior esquerdo; 7 para o quadrante inferior esquerdo; e 8 para o quadrante inferior direito). Esses números mais altos somente são necessários para os dentes de 1 a 8, pois não há precursores decíduos para os dentes de 9 a 11 (Figuras 6.23 e 6.24).

Uma desvantagem do sistema de tríade modificado é a falta da indicação da função do dente, mas geralmente isso não é um problema para cavalos, uma vez que seus pré-molares e molares funcionam como uma unidade mastigatória. Os incisivos são usados somente para cortar e apreender o alimento. Uma vantagem distinta desse sistema é que ele facilita o armazenamento de dados no computador das alterações dentárias. A anotação precisa dos dados de cada animal torna possível que o veterinário antecipe o desenvolvimento de problemas futuros.

Esôfago

O esôfago é um órgão musculomembranoso tubular colabável, que conecta a faringe com o estômago. As duas principais funções esofágicas são o transporte do bolo alimentar ou de outros materiais, desde a faringe até o estômago, e a prevenção do fluxo retrógrado do conteúdo gastrointestinal. O esôfago não apresenta qualquer propriedade digestiva ou de absorção real.

O esôfago é dividido em três porções: (1) cervical; (2) torácica; e (3) abdominal. O *esôfago cervical* origina-se cranialmente na faringe, situando-se dorsalmente à laringe, em que está aderido à cartilagem cricoide por fáscia e músculo. O órgão permanece dorsal à traqueia até o terço médio do pescoço, em que passa para a esquerda. O *esôfago torácico* começa na entrada do tórax entre a traqueia e a primeira costela esquerda, na qual continua seu curso à esquerda da traqueia. O esôfago retoma sua posição dorsal na bifurcação da traqueia e termina em sua passagem pelo hiato esofágico do diafragma, ligeiramente à esquerda do plano mediano. O *esôfago abdominal*, muito curto, une-se à cárdia do estômago em um ângulo agudo.

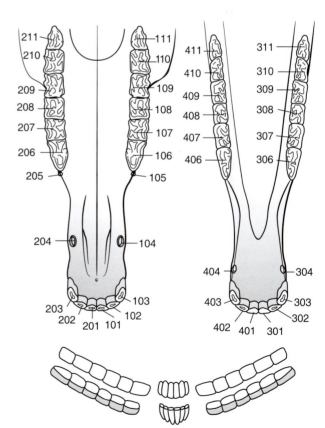

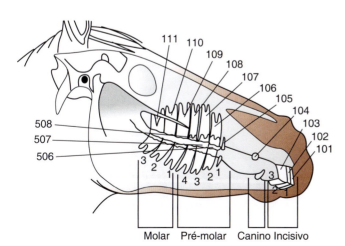

Figura 6.23 Vista lateral direita do crânio do cavalo. O sistema de tríade modificado está demonstrado na arcada superior, e o sistema anatômico para nomenclatura dentária, na inferior. Também estão evidenciados os dentes permanentes 106 (P2), 107 (P3) e 108 (P4) e seus correspondentes decíduos 506, 507 e 508, respectivamente.

Figura 6.24 Sistema de tríade modificado descreve cada dente por meio de um sistema numérico. O primeiro dígito da tríade identifica o quadrante, no sentido horário (*dentes permanentes*: 1 – quadrante superior direito; 2 – quadrante superior esquerdo; 3 – quadrante inferior esquerdo e 4 – quadrante inferior direito; *dentes decíduos*: no sentido horário, substituir, respectivamente, pelos números 5, 6, 7 e 8). O segundo e o terceiro dígitos identificam o número do dente no quadrante selecionado (01 a 11).

O esôfago contém quatro camadas distintas: mucosa, submucosa, muscular e adventícia; apenas a porção abdominal do esôfago apresenta revestimento seroso.

A musculatura esofágica consiste em musculatura estriada na região da bifurcação da traqueia e de musculatura lisa a partir dessa região até a cárdia. Sua espessura tem aproximadamente 4 a 5 mm, que aumenta gradativamente em direção à cárdia, chegando a 1,2 a 1,5 cm.

A inervação para o esôfago é uma combinação motora, parassimpática e simpática. A inervação motora à musculatura estriada do esôfago é compreendida pelos ramos faríngeos e esofágicos do nervo vago, cujos corpos celulares estão localizados no núcleo ambíguo do bulbo. Fibras parassimpáticas do nervo vago inervam a musculatura lisa do esôfago terminal; originam-se no núcleo parassimpático (motor dorsal) do bulbo e terminam no plexo mioentérico. A inervação simpática é limitada.

 Você sabia?

- Os cavalos não vomitam, porém regurgitam e podem ter refluxo quando têm algum problema no trato digestório. Nesses casos, o conteúdo estomacal é expelido pelas narinas.

Estômago

O estômago é uma grande dilatação do canal alimentar, caudal ao diafragma, entre o esôfago e o intestino delgado; é um saco com formato de "J" fortemente encurvado, sendo o lado direito bem mais curto que o esquerdo. É relativamente pequeno e situado na parte dorsal da cavidade abdominal em estreita relação com o baço, caudal ao diafragma e ao fígado, principalmente para a esquerda do plano mediano; relaciona-se com a parte terminal do cólon maior, do cólon menor e do pâncreas.

As bordas entre as faces parietal e visceral do estômago são denominadas "curvaturas". A *curvatura menor* é muito curta, estendendo-se da terminação do esôfago até a junção com o intestino delgado. A *curvatura maior* é muito extensa; nela, a extremidade esquerda do estômago tem o formato de um *saco cego*, cuja porção luminal é forrada internamente por epitélio escamoso e constitui a região pró-ventricular do estômago (1/3 a 2/5 da membrana mucosa). Na superfície interna do estômago, observa-se uma linha, o *margo plicato*, que separa a região proventricular da faixa estreita de *glândulas cárdicas* do estômago próximo à curvatura maior, e da região de *glândulas pilóricas* próxima da curvatura menor. O esfíncter pilórico permite ser identificado na porção distal do estômago do equino pela sua parede muscular espessa.

O estômago recebe sangue de todos os ramos da artéria celíaca; as veias gástricas drenam na veia porta.

Os vasos linfáticos se dirigem principalmente para os nódulos linfáticos gástricos e, daí, para a cisterna do quilo; os nervos são derivados dos nervos vago e simpático.

O processo da digestão gástrica consiste na digestão de proteínas pelo ácido clorídrico e a pepsina; no estômago dos equinos, ocorre certa digestão microbiana, visto que grandes concentrações de ácido láctico estão presentes ao redor de 4 h após a alimentação. Mais importante, a atividade motora gástrica reduz a matéria sólida a pequenas partículas e solubiliza a maior parte dos conteúdos ingeridos, os quais são liberados em um fluxo controlado para o duodeno.

 Você sabia?

- O estômago dos equinos é pequeno em comparação a outras partes do aparelho digestivo, com capacidade de 10 a 20 ℓ; por isso, a ingestão é bastante regulada, forçando o animal a se alimentar em pequenas porções, por muito tempo, ao longo do dia. Apesar do pouco volume, o estômago do cavalo é capaz de ajustar sua capacidade conforme a quantidade de alimento ingerido.

Intestino delgado

O intestino delgado é o tubo que liga o estômago com o intestino grosso; inicia-se no piloro e termina na curvatura menor do ceco. Seu comprimento médio é de aproximadamente 22 m e, quando distendido, seu diâmetro varia de 7,5 a 10 cm e sua capacidade é de cerca de 40 a 50 ℓ. É claramente divisível em uma parte fixa e outra mesentérica. A parte fixa é denominada "duodeno", ao passo que a parte mesentérica é dividida em duas partes denominadas "jejuno e íleo" (Figura 6.25).

O duodeno tem cerca de 1 a 1,5 m de comprimento no cavalo adulto. Seu formato é parecido com a ferradura do cavalo, composto pelas porções cranial, descendente e ascendente. Os ductos pancreático e biliar penetram na parede do intestino da porção cranial em torno de 12 a 15 cm do piloro. O duodeno é saculado e está afixado por uma curta prega peritoneal, denominada *mesoduodeno*, e pelo ligamento hepatoduodenal.

O jejuno do equino é longo; com exceção da origem e do último metro, varia em posição. Situa-se formando numerosas alças, misturadas com aquelas do cólon menor, principalmente na região dorsal da metade esquerda do abdome, da face visceral do estômago até a pelve. Pode insinuar-se entre as porções esquerdas do cólon e a parede abdominal; também entre as porções ventrais do cólon, chegando ao assoalho do abdome. Em alguns casos, as alças situam-se contra o flanco direito, quando o ceco contém pouco material. A porção terminal do intestino

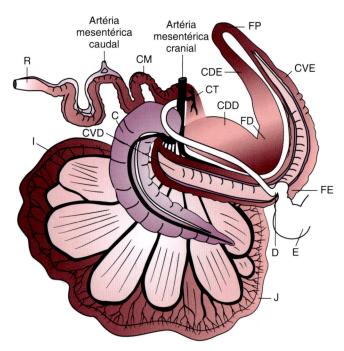

Figura 6.25 Anatomia macroscópica do sistema digestório dos equinos. C = ceco; CDD = cólon dorsal direito; CDE = cólon dorsal esquerdo; CM = cólon menor; CT = cólon transverso; CVD = cólon ventral direito; CVE = cólon ventral esquerdo; D = duodeno; E = estômago; FD = flexura diafragmática; FE = flexura esternal; FP = flexura pélvica; I = íleo; J = jejuno; R = reto.

delgado, o íleo, passa para a face medial (esquerda) do ceco e une-se à curvatura menor de sua base. O diâmetro médio do jejuno-íleo é de aproximadamente 6 a 7 cm.

O íleo do cavalo é curto e pode ser diferenciado macroscopicamente por sua parede muscular espessa e lúmen mais estreito que do jejuno (quando contraído). A *prega ileocecal* une a borda antimesentérica do íleo à tênia dorsal do ceco. O íleo se une à curvatura menor da base do ceco, no qual, no óstio ileal, projeta-se para o interior do ceco. Nessa região, não existe um esfíncter, mas sim a válvula ileocecal formada pela projeção da musculatura ileal. O íleo é relativamente fixo por seus ligamentos e suspeita-se que funcione como um ponto pivô para o desenvolvimento de vólvulos do jejuno.

O jejuno e o íleo estão ligados à parede abdominal dorsal pelo *mesentério*. É uma prega larga, no formato de leque, consistindo em duas camadas de peritônio, entre as quais os vasos e os nervos chegam ao intestino; também contém nódulos linfáticos mesentéricos e alguma gordura. A borda visceral do mesentério contém o intestino, ao passo que a borda parietal ou *raiz do mesentério* está afixada a uma pequena área ao redor da artéria mesentérica cranial, sob a primeira e a segunda vértebras lombares. A raiz é espessa devido ao grande número de vasos e nervos muito próximos uns dos outros. O mesentério é curto a princípio, mas logo alcança um comprimento de cerca de 50 cm, suficiente para tornar possível que as alças intestinais cheguem ao assoalho abdominal, à cavidade pélvica ou até ao escroto por meio do canal inguinal. Próximo a sua terminação, o intestino deixa a borda do mesentério, de modo que este tenha uma borda livre que passa para o ceco. Assim é formada a prega ileocecal.

As artérias do intestino delgado originam-se das artérias celíaca e mesentérica cranial; as veias drenam na veia porta. Os vasos linfáticos são numerosos e se dirigem para os nódulos linfáticos mesentéricos, daí, para a cisterna do quilo. Os nervos são derivados do vago e do simpático pelo plexo celíaco.

A digestão no intestino delgado consiste em duas fases, luminal e mucosa. Secreções digestivas são liberadas pelo pâncreas e pelo fígado, levando à quebra inicial dos carboidratos, gordura e proteína dentro do lúmen intestinal. No caso de carboidratos e proteínas, outra quebra ocorre por meio de enzimas de superfície presentes nas bordas em escova dos enterócitos durante a fase mucosa da digestão. Finalmente, hexoses, aminoácidos e peptídeos são transportados para as células absortivas por processos de transporte ativo. Os produtos da digestão luminal das gorduras pelos ácidos biliares são transportados em micelas para os enterócitos, onde os ácidos graxos e o glicerol podem se difundir através da membrana celular. A maior parte da gordura é digerida e absorvida no intestino delgado, ao passo que grandes quantidades de carboidratos e proteínas escapam da digestão nesse segmento intestinal e sofrem digestão e absorção no intestino grosso.

 Você sabia?

- Todo o processo digestivo pode levar de 36 a 72 h. O maior tempo de retenção dos alimentos ocorre no ceco e no cólon, correspondendo a 35 h, em média.

Intestino grosso

O intestino grosso inclui todas as porções distais ao orifício ileocecal, ceco, cólon maior (tanto os cólons ventrais direito e esquerdo quanto os cólons dorsais direito e esquerdo), cólon transverso, cólon menor, reto e ânus.

O ceco tem comprimento médio de 1 m, com capacidade média de 33 ℓ. O corpo do ceco contém quatro faixas longitudinais. A faixa lateral pode ser percorrida até o ponto em que se une à prega cecocólica; a faixa dorsal une a prega ileocecal e as faixas ventral e medial unem-se entre si nas proximidades do ápice do ceco. O mesocólon ascendente une o cólon à parede do corpo, no lado direito da raiz mesentérica.

O cólon ascendente (cólon maior) tem 3 a 4 m de comprimento, com capacidade volumétrica de até 130 ℓ. O cólon maior está aderido à parede do corpo apenas nas porções mais proximais e distais do cólon (cólons dorsal e ventral direitos). O cólon maior se origina desde o orifício cecocólico, como o cólon ventral direito (CVD), que está aderido à faixa lateral do ceco, pela prega cecocólica. O CVD desloca-se cranialmente até a flexura esternal (FE), continua caudalmente como cólon ventral esquerdo e gira 180° próximo à entrada da pelve, formando a flexura pélvica (FP). A FP sofre variação em termos de localização exata; contudo, está mais frequentemente à esquerda da linha média. Após a FP, o cólon continua cranialmente como o cólon dorsal esquerdo, avançando para formar a flexura diafragmática, dorsal à FE. O cólon, em seguida, gira 180°, evoluindo caudodorsalmente pela direita, como o cólon dorsal direito (CDD). Na região da raiz do mesentério, o CDD diminui abruptamente em seu diâmetro, gira medialmente, como o cólon transverso (CT), que passa da direita para a esquerda cranialmente à artéria mesentérica cranial. O CT continua como cólon descendente (cólon menor) pelo lado esquerdo do abdome, alcançando o comprimento de 2,5 a 4 m (Figura 6.26). O cólon menor une-se ao reto, o qual começa na cavidade pélvica e termina no ânus. A porção cranial do reto é coberta por peritônio e a porção retroperitoneal distal forma uma dilatação chamada "ampola retal".

As tênias do cólon variam em número nas diferentes porções; as ventrais contêm quatro tênias. A flexura pélvica apresenta uma tênia ao longo de sua curvatura menor (borda mesentérica). O cólon dorsal esquerdo, a princípio, tem somente uma tênia, que é a continuação da anterior; mais adiante, cranialmente, aparecem duas outras tênias, e as três continuam na porção dorsal direita. As porções ventrais apresentam constrições e saculações alternadas (*haustra coli*).

A irrigação sanguínea ao cólon maior origina-se na artéria mesentérica cranial (Figura 6.27), ao passo que, na maior parte das outras espécies, o cólon maior é irrigado tanto pela artéria mesentérica cranial quanto pela artéria mesentérica caudal. O cólon dorsal é irrigado pela artéria cólica direita, um ramo da artéria mesentérica cranial. Esta continua como artéria ileocólica, dando origem à artéria do ramo cólico, que irriga o cólon ventral. Ambos os vasos cólicos estão localizados no lado mesentérico do cólon, que se anastomosam no nível da flexura pélvica. Os ramos terminais da artéria ileocólica irrigam o ceco, com pequeno vaso que avança até a borda antimesentérica do íleo. O cólon menor (descendente) é irrigado pela artéria cólica média, um ramo da artéria mesentérica cranial e a artéria mesentérica caudal. O reto é irrigado por ramos das artérias mesentéricas cranial e caudal e da pudenda interna; essas veias desembocam na porta e na pudenda interna.

O tecido do cólon é irrigado por numerosos ramos arteriais dos vasos mesentéricos. Tais ramos iniciais formam uma rede vascular que circunda a veia mesentérica, antes de progredir sobre a superfície serosa em direção à borda antimesentérica. Esses vasos subserosos se deslocam aproximadamente 3 a 4 cm antes de penetrarem nas camadas musculares, para continuarem na submucosa, formando rede vascular. Ramos da rede vascular submucosa irrigam tanto as camadas musculares

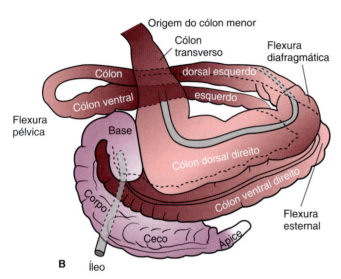

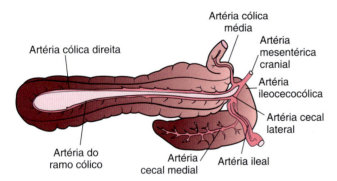

Figura 6.26 Intestino grosso do cavalo. **A.** O intestino grosso do cavalo consiste em: ceco, cólon ventral direito, flexura esternal, cólon ventral esquerdo, flexura pélvica, cólon dorsal esquerdo, flexura diafragmática, cólon dorsal direito, cólon transverso, cólon menor e reto. **B.** Visão tridimensional do posicionamento do intestino grosso dentro da cavidade abdominal.

Figura 6.27 Irrigação sanguínea para o cólon maior dos equinos. A artéria mesentérica cranial irriga todo o cólon maior. A artéria cólica direita é um ramo da artéria mesentérica cranial e irriga o cólon dorsal. O cólon ventral é irrigado pela artéria do ramo cólico, que se origina da artéria ileocólica, continuação da artéria mesentérica cranial, após os ramos da artéria cólica direita. (Adaptada de McIlwraith, 1984.)

quanto a mucosa; a irrigação para a mucosa forma um plexo em torno das glândulas do cólon, que continua em direção ao lúmen e forma um plexo anastomosante subluminal antes de promover a drenagem de retorno para as veias submucosas.

Uma das funções mais importantes do cólon maior equino é sua capacidade para armazenamento e absorção de grandes volumes de líquido. O intestino grosso do equino precisa absorver volume equivalente ao do líquido extracelular total, durante um período de 24 h. Consequentemente, problemas que interfiram nos processos absortivos do ceco e/ou cólon podem apresentar efeitos catastróficos, levando a graves desidratações.

A digestão microbiana no interior do intestino grosso desempenha papel significativo na manutenção das exigências nutricionais do cavalo. Até 50% das necessidades energéticas do cavalo são fornecidas pelo intestino grosso. A maior parte dos carboidratos insolúveis, bem como dos solúveis, é apresentada ao intestino grosso para a digestão. Portanto, à medida que ocorre a digestão normal dos carboidratos, é liberado gás microbiano. Em circunstâncias normais, o gás do cólon movimenta-se distalmente; contudo, uma vez que esteja ocorrendo uma obstrução, resultará em grave distensão, levando à dor e ao choque sistêmico.

> **Você sabia?**
>
> - Os equídeos não têm vesícula biliar; assim, a liberação de bile é constante, característica evolutiva relacionada com o hábito desses animais de se alimentarem continuamente. A bile emulsiona a gordura presente na dieta, facilitando a ação digestiva da lipase.

IDENTIFICAÇÃO DO PACIENTE | RESENHA

A identificação do animal é importante na documentação de qualquer caso atendido pelo médico-veterinário, principalmente em animais segurados ou que venham a óbito, e não deve ser negligenciada. A resenha precisa constar da ficha clínica e, durante o seu preenchimento, alguns itens necessitam ser levados em consideração, com o objetivo de somar dados na procura de um diagnóstico.

Idade

Animais neonatos apresentam sintomatologia de cólica principalmente por retenção de mecônio; cólicas intermitentes em potros jovens estarão relacionadas, invariavelmente, com úlceras gástricas, além de hérnias umbilicais.

Devido à atrofia fisiológica do lobo caudado do fígado, que ocorre com a idade, os animais adultos são mais predispostos a neoplasias (lipoma pedunculado) e a encarceramento no forame epiploico. Alterações na mastigação, em decorrência da diminuição da capacidade mastigatória, resultante de desgaste dentário, sugerem levar a sinais gastrointestinais, pois os alimentos não são corretamente digeridos, chegando ao estômago com fibras de tamanho maior que o normal.

Sexo

Animais machos podem apresentar hérnia inguinal/inguino-escrotal, desde o nascimento, mas os estrangulamentos são mais frequentes nos garanhões, principalmente após cobertura. Nas fêmeas, a torção uterina leva ao quadro de dor abdominal intensa.

ANAMNESE | HISTÓRIA CLÍNICA

Para obter um diagnóstico nos problemas gastrointestinais dos equinos, principalmente nos casos de síndrome cólica, é necessária que o clínico monte um "quebra-cabeça", no qual cada peça (dado obtido) ganha sua importância, pois como são diversas as etiologias da síndrome cólica, nenhuma informação pode ser menosprezada, com o risco de ser vital ao diagnóstico e à vida do paciente. Portanto, a anamnese deve ser detalhada, pois o manejo ao qual o cavalo é submetido é fator predisponente ao aparecimento de enfermidades digestórias (Quadro 6.26).

Manejo e alimentação

É possível e lógico considerar que o homem é o principal responsável pela ocorrência de cólica nos equinos, pois o cavalo estava acostumado a comer pequenas quantidades de alimento durante a maior parte do dia e a se locomover o tempo todo; ao ser domesticado, passou a permanecer em lugar fechado e a ser alimentado 1 a 2 vezes/dia. Com isso, a síndrome cólica ganhou importância, pois a alteração do manejo alimentar, associada às particularidades anatômicas do equino, levou ao desenvolvimento de mecanismos fisiopatológicos. Por outro lado, a estabulação dos animais possibilitou contato maior com os parasitas. Assim, o manejo alimentar é um dos fatores que mais influi na frequência da cólica, juntamente com a verminose, devendo ser amplamente explorado na anamnese.

Animais criados em regime intensivo, ficando em baias a maior parte do dia, adquirem hábitos alimentares peculiares, vícios comportamentais, sendo normalmente mais irritadiços e sujeitos a estresses constantes, que podem predispor a alterações digestórias.

Alimentos fornecidos em pó conduzem à dilatação gástrica aguda, obstrução do piloro e compactações do estômago, da mesma maneira que o excesso de ração também causará compactação. Forragens com altos teores de fibras de baixa digestibilidade contribuem para o aparecimento das compactações. Fenos mofados, grãos úmidos e velhos, alfafa mofada ou fermentada causam timpanismos por excesso de fermentação desses substratos. Ingestão exagerada de carboidratos, como milho e cana, promove a proliferação de *Lactobacillus* e *Streptococcus*, causando aumento da produção de AGV e tendo como subproduto o ácido láctico. Assim como o ácido láctico, o ácido acético baixa muito o pH do lúmen intestinal, promovendo lesão na mucosa intestinal e possibilitando a absorção de endotoxinas e bactérias.

Ração fornecida diretamente no solo, quando este é arenoso, facilitará a ingestão de areia e consequente sablose; da mesma maneira, a ingestão de água diretamente de córregos arenosos também levará ao desenvolvimento de sablose.

Alterações bruscas na composição dos alimentos, troca de pasto ou de alimentação (mudança de marca ou tipo de concentrado) sem adaptação prévia provocarão compactações ou timpanismos intestinais por alterações da flora cecal e colônica. É necessário ter atenção também às alterações da mão de obra responsável pelo tratamento dos animais, pois funcionários novos tendem a superalimentar os animais tornando-se responsáveis, apesar de não admitirem, pelo desenvolvimento de cólicas que ocorrem depois de feriados e fins de semana. É frequente colocar toda alimentação de 2 ou 3 dias em uma única vez, provocando sobrecarga alimentar com dilatação gástrica aguda (Quadro 6.27).

 Você sabia?

- O ceco é a câmara fermentadora do cavalo, sendo que a população microbiana se assemelha à do rúmen. Ao contrário dos ruminantes, que aproveitam a proteína microbiana, a proteína disponibilizada pelo ceco é eliminada com as fezes.
- Os alimentos volumosos são digeridos essencialmente no ceco e no cólon.

Controle parasitário

Deve-se inquirir qual o esquema de controle parasitário da propriedade, quando e com qual produto foi feita a última vermifugação, visto que as verminoses são responsáveis por diversos quadros nosológicos da síndrome cólica, como obstruções e intussuscepções do intestino delgado causadas por *Parascaris*, e aneurisma verminótico por migração de larvas de *Strongylus vulgaris*. O *Habronema* pode provocar úlceras, gastrites e rupturas gástricas, ao passo que larvas de *Gasterophilus* são responsáveis por estenose do piloro. Mais recentemente, as enterites causadas por pequenos estrôngilos têm

Quadro 6.26 Resumo da sequência do exame clínico do sistema digestório de equinos.

Identificação do paciente	- Idade, sexo etc.
Anamnese	- Manejo e alimentação - Controle parasitário - Início do processo - Características da crise - Manifestações de episódios anteriores - Tratamentos anteriores - Defecação e micção - Ingestão hídrica - Prenhez

Exame físico geral	- Inspeção
	  • Atitude, comportamento, aparência externa e formato do abdome
	  • Ocorrência de mímica de dor (rolar, cavar, olhar para os flancos etc.)
	  • Grau e tipo da dor
	- Parâmetros vitais: temperatura retal, frequência cardíaca, frequência respiratória e pulso
	- Coloração de mucosas e tempo de preenchimento capilar
	- Estado de hidratação

Exame físico específico	- Exame da boca e do esôfago - Exame do abdome (palpação externa, percussão, auscultação)
Exames complementares	- Sondagem nasogástrica - Paracentese abdominal - Palpação retal - Outros: HT e PT, radiologia, ultrassonografia, endoscopia

HT = hematócrito; PT = proteína total.

Quadro 6.27 Avaliação do manejo e da alimentação como causas de alterações digestivas.

Condição de manejo	Alteração causada
Altos teores de fibra na alimentação	Compactações
Alterações bruscas na dieta	Fermentação, acidose em ceco e cólon
Excesso de carboidratos	Timpanismo, acidose em ceco e cólon
Alimentos mofados/estragados	Timpanismo
Alimentação em solos arenosos	Sablose
Rações em pó	Obstrução do piloro
Animais em regime intensivo de estabulação	Sobrecarga, vícios, estresse

ganhado importância pelo fato de, ao serem encistadas na parede intestinal, tornarem-se resistentes a diversos princípios ativos.

Os vermes chatos também têm sido incriminados como causadores de cólica, visto que os vermífugos tradicionais não são eficazes contra eles. Obstruções da válvula ileocecal por *Anaplocephala* têm sido tratadas com pirantel ou praziquantel.

Início do processo

É um fator importante, uma vez que sua determinação nos indicará a gravidade da lesão, pois cólicas com início há vários dias normalmente ocorrem por obstruções simples, timpanismos, de modo que a alça acometida consiga elicitar mecanismos de desarme sem alterações circulatórias graves. As manifestações rápidas estão associadas a enfermidades no estômago ou intestino delgado, ao passo que as manifestações lentas têm origem no intestino grosso.

Características da crise

Cólicas com manifestação súbita com dor contínua e grave ocorrem após alimentação devido à dilatação gástrica ou por hipoxia tecidual, ao passo que enfermidades com úlceras gastroduodenais são de desenvolvimento clínico lento e curso prolongado, caracterizando forma crônica de evolução.

Manifestação de episódios anteriores

É necessário verificar:

- Se episódios anteriores de dor abdominal foram correlacionados com alteração da alimentação ou condições de controle parasitário deficiente
- Se o animal já foi submetido a laparotomia exploratória, pois pode desenvolver aderências
- Quantas foram as manifestações anteriores, pois episódios intermitentes relacionam-se com úlceras gástricas.

Tratamentos anteriores

É importante perguntar sobre a utilização de fármacos que possam alterar a motilidade intestinal. O amitraz (carrapaticida) leva à parada total de motilidade com posterior compactação e cólica, ao passo que fármacos parassimpaticomiméticos provocarão torções e rupturas de alças intestinais. Por outro lado, a utilização de analgésicos potentes mascara o quadro de dor, melhorando a motilidade e os parâmetros circulatórios. Portanto, é necessário obter informações detalhadas sobre tratamentos, medicamentos utilizados, vias de administração, doses e há quanto tempo foram administrados.

A utilização por leigos de medicação por via oral promoverá, quando realizada de maneira incorreta, pneumonias por corpo estranho.

Defecação e micção

A eliminação de fezes pelo animal e as suas características (consistência, coloração, odor ou existência de muco) podem ser indicativas da ocorrência ou não do trânsito intestinal, sendo consideradas de relativa importância. A ocorrência de flatulência, principalmente em animais com timpanismo, também deve ser investigada junto ao proprietário ou encarregado, por indicar o funcionamento dos mecanismos de desarme e do peristaltismo.

Animais muito desidratados tendem a diminuir o número de micções e a concentrar a urina, e isso pode ser relatado durante a anamnese (urina grossa, "xarope"). Muitos cavalos com cólica assumem posição de micção ou urinam várias vezes em pequenas quantidades, levando algumas pessoas a concluir que a dor teria origem no sistema urinário, o que não é verdade; o animal está simplesmente procurando uma posição mais confortável para acomodação das alças. Devido a esse mito muito cultivado no meio equino, também é comum a utilização de diuréticos no cavalo com cólica que assume a posição de micção. A utilização de diurético piora o quadro de desidratação do animal, não sendo indicada em pacientes com síndrome cólica.

Ingestão hídrica

A ingestão de água ajuda na manutenção do equilíbrio hidreletrolítico e cavalos com restrição hídrica são mais suscetíveis a compactações da flexura pélvica. A ingestão de água gelada após o exercício está relacionada com o aparecimento de cólicas espasmódicas.

Prenhez

Deve-se inquirir se a égua está prenhe e qual a data de cobertura, pois as contrações do parto podem ser confundidas com cólica; éguas no terço final de gestação são propensas a desenvolver torções uterinas.

EXAME FÍSICO

Avaliação geral do paciente

Inspeção

O exame clínico deverá ser iniciado pela observação do animal, procurando-se identificar a atitude, o comportamento, a aparência externa e as modificações do formato do abdome. O comportamento e as atitudes do paciente estão relacionados com a dor produzida durante a cólica e com as alterações nas funções vitais (Quadro 6.28). O estímulo doloroso nas crises abdominais deve-se à distensão do estômago ou de segmentos de alças intestinais por gases, líquidos ou ingesta sólida, ou por hipoxia de alças intestinais.

A existência de escaras ou feridas, cama ou terra no dorso ou cabeça indica que o animal apresentou dor e rolou, ajudando a identificar há quanto tempo o processo se iniciou e como foi a evolução.

A dor visceral irá manifestar-se por diversos sinais clínicos, comumente chamados "mímica de dor". São eles:

- Escavar o chão (patear)
- Olhar para o flanco
- Mexer na água com o focinho
- Morder/escoicear o flanco
- Rolar
- Sentar

Quadro 6.28 Sinais de dor abdominal observados na inspeção de um cavalo com cólica.	
- Escavar o chão	- Escoicear o abdome
- Bater com a pata no chão	- Rolar
- Olhar para o flanco	- Sentar
- Mexer na água com o focinho	- Sudorese intensa
- Morder o flanco	- Hiperexcitabilidade/depressão

- Gemer
- Sudorese intensa
- Conforme a fase da enfermidade, apresentar hiperexcitabilidade ou depressão.

Quando verifica-se a ocorrência de dor, dois aspectos devem ser considerados: (1) o grau; e (2) o tipo. A dor é classificada como leve, moderada ou grave, de acordo com a manifestação dolorosa e alterações circulatórias (Figura 6.28). Na dor leve, não são observadas alterações circulatórias e as manifestações de dor são discretas. Animais com dor moderada cavam, deitam, rolam e apresentam alterações respiratórias (aumento da frequência, dispneia); aqueles com dor grave manifestam sudorese intensa, alterações circulatórias (coloração de mucosa, alteração no tempo de preenchimento capilar e no pulso), rolam praticamente o tempo todo, mostrando dificuldade em permanecer em posição quadrupedal, podendo se jogar sobre as pessoas ou paredes da baia (ver Figura 6.28 e Quadro 6.29). Quanto ao tipo, a dor pode ser intermitente ou contínua (Quadro 6.30); a intermitente está associada à distensão de determinado segmento de alça intestinal, provocada por aumento de gases ou ingesta, que é resolvido pela eliminação dos gases ou absorção da ingesta com cessação do estímulo doloroso. A dor intermitente é frequentemente relacionada com alterações no intestino grosso, principalmente compactações, pois essas alças apresentam maior capacidade de distensão e acomodação da ingesta. Já a dor contínua associa-se a processos mais graves, nos quais não há possibilidade de desarme da condição dolorosa, como nos casos de obstruções simples e estrangulantes. O grau da dor está, muitas vezes, relacionado com o local de origem do estímulo doloroso. Receptores de dor estimulados por distensão estão presentes no sistema gastrointestinal. Como o estômago e o intestino delgado apresentam pequena capacidade de distensão, dores graves e contínuas estão mais relacionadas com esses órgãos. Quando a dor não é responsiva a analgésicos potentes, é indicativo de caso grave e, provavelmente, cirúrgico.

Quadro 6.30 Classificação do tipo de dor.

Tipo	Causa	Consequência
Contínua (mecanismos de desarme* não funcionam)	Isquemia	Diminuição do limiar de dor da fibra nervosa
	Distensão exagerada de alça	Alça com pequena capacidade de distensão (ID e estômago) – indica o local do processo
Intermitente (mecanismos de desarme funcionam)	Distensão gradual da alça	Alça com grande capacidade de distensão – geralmente processos obstrutivos do IG

*Os mecanismos de desarme são aqueles que, se houver distensão da alça, conseguem desfazê-la movimentando o responsável pela distensão aboralmente (peristaltismo, flatulência etc.).
ID = intestino delgado; IG = intestino grosso.

Nos casos graves, o alívio repentino da dor, sem administração de fármacos, é característico de ruptura de estômago ou alças intestinais. O fato de o animal olhar para o flanco direito ou esquerdo não indica o segmento ou lado envolvido, pois a dor visceral reflete-se por todo abdome.

As modificações do formato do abdome manifestam-se por distensões ou contrações (Figura 6.29), as quais devem ser observadas olhando o animal por trás. A distensão abdominal pode indicar o segmento envolvido e o grau de comprometimento das alças intestinais. O estômago e o intestino delgado, o primeiro pela sua localização sob o diafragma e ambos pela sua pequena capacidade de distensão, não são capazes isoladamente de produzirem dilatação da cavidade abdominal; portanto, distensões indicam processo com envolvimento de ceco e cólon. Quando a distensão ocorre na porção dorsal, há gases nessas alças e, quando são ventrais, está relacionada com o acúmulo de ingesta ou líquido. Aumento de volume do lado direito refere-se ao ceco, ao passo que aumentos da face abdominal esquerda estão, possivelmente, relacionados com a distensão do cólon esquerdo, como nos encarceramentos no ligamento nefroesplênico (lienorrenal). A contração do abdome ocorre nos casos de peritonite.

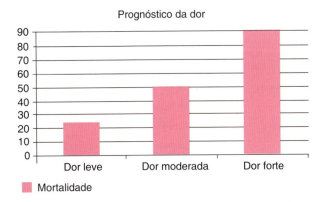

Figura 6.28 Mortalidade de equinos em síndrome cólica com relação ao grau de dor apresentado.

Quadro 6.29 Classificação do grau de dor.

Classificação	Características
Leve	Sem alterações circulatórias Manifestações discretas
Moderada	Alterações respiratórias Cavar, deitar, rolar
Grave	Sudorese intensa Alterações circulatórias Rolar, jogar-se

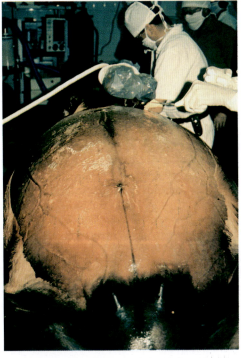

Figura 6.29 Distensão abdominal grave.

Avaliação dos parâmetros vitais

Temperatura retal

A temperatura tende a se apresentar dentro da faixa de normalidade nos cavalos com síndrome cólica. Hipotermia é indicativa de que o animal está em choque e deve ser imediatamente tratado; pode ocorrer febre nos animais com peritonite, mas é um achado esporádico. O aumento de temperatura costuma estar relacionado com causas infecciosas da síndrome cólica, principalmente nos casos de duodenojejunite proximal (enterite anterior).

Frequência respiratória

A frequência respiratória está aumentada nos equinos portadores de cólica devido à dor, à acidose metabólica (compensação respiratória – eliminação de H^+) e por compressão do diafragma nos casos de timpanismo gástrico ou intestinal, sejam eles primários ou secundários. A ocorrência de quadro respiratório deve ser avaliada conjuntamente, devido à pneumonia por aspiração (causada por refluxo gástrico para a faringe, ou tratamento por via oral feito de maneira inadequada). Nos casos de hérnia diafragmática, a frequência estará aumentada e será possível a auscultação de ruídos intestinais na área torácica. Tal fato não é patognomônico, pois, devido à grande quantidade de ar nos pulmões, ruídos intestinais frequentemente são auscultados no tórax. Animais com timpanismo intestinal também são passíveis desse tipo de auscultação.

Em alguns casos, a frequência respiratória pode se encontrar diminuída, quando o animal estiver em alcalose metabólica (raro, excesso de utilização de bicarbonato no tratamento ou hipocloremia) ou em virtude da utilização de fármacos, principalmente em medicações pré-anestésicas ou anestesia inalatória.

Frequência cardíaca e pulso

A frequência cardíaca estará aumentada em decorrência da dor (liberação de catecolaminas), hipovolemia e endotoxemia. A avaliação da frequência cardíaca junto a outros parâmetros é importante para o prognóstico, pois, quanto maior a frequência cardíaca, menor a sobrevida do animal. Caso a frequência continue a subir após a sondagem nasogástrica e a utilização de analgésicos, o prognóstico é desfavorável.

O pulso deve ser medido em ramos da artéria facial ou na digital e, além da frequência, é necessário avaliar as características do pulso. O pulso pode ser: (1) forte; (2) fraco; (3) filiforme; ou (4) ausente. Pulso muito forte com frequência alta está relacionado com dor; diminuição do débito cardíaco e hipovolemia levam ao enfraquecimento do pulso; pulso filiforme e fraco é notado em condições extremas de choque hipovolêmico, endotoxêmico ou neurogênico.

Coloração de mucosas e tempo de preenchimento capilar

A perfusão é uma importante função sanguínea pela qual ocorre a passagem de nutrientes e oxigênio para os tecidos. A coloração das mucosas aparentes e o tempo de preenchimento capilar são avaliações clínicas indiretas possíveis da perfusão sanguínea. Em um animal sadio, as mucosas são rósea-claras e o tempo de preenchimento capilar leva em torno de 2 s

(Quadro 6.31). Quando o animal apresenta dor abdominal, ocorre liberação de catecolaminas e outros mediadores, os quais irão promover, em um primeiro momento, vasoconstrição, o que será observado nas mucosas aparentes que ficam mais claras (pálidas) e no TPC (tempo de preenchimento capilar) que diminui (em torno de 1 s) devido ao aumento da pressão sanguínea provocada pela vasoconstrição. Se uma obstrução estrangulante ocorre, a vasoconstrição permanece promovida graças a hipovolemia e endotoxemia. As mucosas mantêm-se pálidas enquanto o TPC aumenta; caso a resolução da obstrução estrangulante não ocorra, começa a haver hipoxia tecidual e, consequentemente, as mucosas tornam-se cianóticas e o TPC aumenta para 3 ou 4 s. Com a evolução do processo, o mecanismo de vasoconstrição começa a falhar devido à hipoxia tecidual, os esfíncteres pré-capilares se abrem, ao passo que os pós-capilares mantêm seu tônus por um longo período, uma vez que funcionarão sob reduzida concentração de oxigênio. Como consequência, ocorre sequestro sanguíneo do leito vascular para o leito capilar, com queda da pressão sanguínea devido à diminuição do retorno venoso; nessa fase, o TPC aumenta muito (> 6 s) e se torna bifásico. As mucosas ficam bastante congestas, de coloração vermelho-escura (vermelho-tijolo). Observa-se ingurgitamento dos vasos das mucosas em consequência da estagnação do sangue. Nessa fase de choque, é factível ocorrer agravamento do quadro até a morte, decorrente da hipovolemia ou endotoxemia, ou melhora, em virtude da utilização de fluidoterapia, analgésicos, dentre outros procedimentos terapêuticos. Em vários animais, nota-se a formação de um halo cianótico na mucosa bucal ao redor dos dentes, chamado "halo endotoxêmico", por ser um importante indicador de endotoxemia nesses animais.

Avaliação clínica da hidratação

Por meio da avaliação de alguns parâmetros clínicos, é possível estimar o estado de hidratação do animal (Quadro 6.32). A desidratação é classificada em leve, moderada e grave, com

---

Quadro 6.31 Avaliação da coloração das mucosas aparentes e tempo de preenchimento capilar (TPC).

Caracterização	Mucosa	TPC (s)
Normal	Rósea-clara	2
Vasocontrição	Rósea-pálida	1 a 2
Hipoxia	Cianótica	3 a 4
Sequestro sanguíneo	Congesta	> 3
Diminuição da pressão arterial	"Vermelho-tijolo" – congesta	> 6 choque

---

Quadro 6.32 Avaliação do grau de desidratação.

Grau	Peso perdido (%)	Pregueamento da pele (s)	Volume globular (%)	Proteína total (g/dℓ)	Clínica
Inaparente	4 a 6	–	< 45	< 8	–
Leve	6 a 8	2 a 4	50	8	Turgor diminuído
Moderada	8 a 10	6 a 10	55	9	Mucosas secas
Grave	10 a 12	> 10	60	> 9	Retração ocular

relação à perda de líquidos e ao peso corporal do animal. Na desidratação leve, o animal perdeu de 6 a 8% de água; na moderada, de 8 a 10%; e na grave, de 10 a 12%. Essa variação de porcentagem decorre do fato de a avaliação ser clínica e diferente de autor para autor.

Desidratações abaixo de 5% não são detectadas clinicamente; acima de 15% são consideradas incompatíveis com a vida. Para essa estimativa de desidratação, avalia-se turgor da pele, umidade e viscosidade da mucosa bucal e retração do globo ocular. O turgor indica a quantidade de líquido presente na pele; para avaliar, utiliza-se o pregueamento da pele, observando seu retorno à posição inicial; quanto maior o tempo, menor o turgor e menor a quantidade de líquido. Na desidratação leve, há ligeira diminuição do turgor da pele; na desidratação moderada, a diminuição do turgor é maior (demora de 6 a 10 s para a pele retornar ao normal após pregueamento) e a mucosa bucal se apresenta seca, ao passo que, na desidratação grave, ocorrem retração do globo ocular e pregueamento da pele. É importante reiterar que animais idosos apresentam menor quantidade de líquido corporal, inclusive na pele, levando à demora de retorno da prega; animais que emagreceram muito também apresentam diminuição do turgor da pele.

Você sabia?

- Nenhuma enzima com capacidade de digestão de carboidrato é secretada no estômago dos equídeos.
- A partir dos 20 anos, o cavalo já é considerado idoso e necessita de cuidados especiais. Isso porque o metabolismo digestivo do cavalo começa a abrandar a partir dessa idade.

Exame físico de cavidade oral, faringe e esôfago

Cavidade oral, faringe, esôfago e estômago são examinados por meio de inspeção visual, palpação e sondagem nasogástrica, a fim de se avaliarem o esôfago e o estômago. A endoscopia também é utilizada com frequência.

Cavidade oral

Preensão do alimento

A preensão, a mastigação e a deglutição são funções mais bem avaliadas quando se permite que o cavalo paste ou ingira água sem auxílio. Se fornecermos o alimento pela mão, não será possível avaliar a preensão adequadamente. A capacidade de pastar do chão requer a ausência de lesões dolorosas que não possibilitem a extensão e o abaixamento da cabeça e do pescoço, além da abertura e do fechamento da boca.

Os lábios dos equinos são muito móveis e táteis. Sua função é direcionar a forragem para os incisivos e, uma vez apreendida, é arrancada com um movimento rápido de cabeça. Muitos cavalos apresentam grau leve de braquignatismo mandibular (boca de papagaio).

Esse defeito hereditário é principalmente cosmético e não afetará de modo significativo a apreensão do alimento. Quando grave, impede o contato entre os incisivos superiores e inferiores, com consequente crescimento excessivo dos incisivos. A causa mais frequente de lesão aos dentes incisivos é o traumatismo, a maior parte devido a escoiceamentos.

Pode ocorrer a retenção de incisivos decíduos adjacentes a sua porção permanente que já irrompeu e, menos comumente, incisivos permanentes supranumerários também se desenvolvem. No entanto, nenhuma dessas alterações costuma afetar a preensão. Mesmo em cavalos bem mais velhos com desgaste evidente dos incisivos, a preensão normalmente não é o maior problema, e tais animais conseguem manter seu peso corporal.

Mastigação

Os dentes da bochecha são usados para triturar o alimento e, juntamente com a língua, participam na mistura do alimento com a saliva, no processo conhecido como mastigação. A coordenação entre a língua e as arcadas é necessária para mover o alimento na direção do esôfago para ser deglutido. Os problemas que comprometem a mastigação incluem dor lingual (laceração), dor dentária (fratura, abscesso periapical), malformação dentária, dentes supranumerários, crescimento excessivo, perdas dentárias e pontas dentárias da superfície oclusal resultantes do desgaste anormal.

A trituração constante de material fibroso contendo abrasivos biológicos, principalmente silicatos, por mais de 18 h por dia, causa muito desgaste na superfície oclusal dos dentes. Isso é compensado pela erupção contínua da coroa de reserva desses dentes com coroa longa (hipsodontes), até que eles sejam completamente desgastados, geralmente em torno de 25 a 30 anos. O desgaste desigual da superfície oclusal dos dentes da bochecha resultará no desenvolvimento de proeminências agudas, que podem causar obstrução mecânica à trituração do alimento. Além disso, durante a mastigação, essas pontas agudas sobre o aspecto lingual (mandibular) da arcada superior e sobre o aspecto bucal (maxilar) da inferior irão lacerar a mucosa da língua e das bochechas, respectivamente. A dor provocada por essas lesões nos tecidos moles atrapalhará a mastigação normal.

Cavalos normais apresentam esforço mastigatório lateroteral muito vigoroso. Devido ao fato de os dentes dos equinos serem compostos de camadas de materiais com diferentes durezas (esmalte é mais duro que a dentina ou o cemento), taxas diferentes de desgaste costumam levar ao desenvolvimento de uma superfície oclusal irregular e afiada, a qual é muito efetiva na trituração de alimento rico em fibras. A mastigação normal de alimento fibroso produz um som alto de trituração. Na ocorrência de alterações mecânicas e/ou dolorosas, a mastigação torna-se menos vigorosa. Nesses casos, a restrição do movimento lateral da mandíbula também estará evidente; isso pode ser verificado estabilizando-se o aspecto proximal do maxilar com uma das mãos e avaliando-se a distância do movimento mandibular lateral em relação ao maxilar.

Nos casos de lesões dolorosas, na cavidade oral, a propulsão do alimento mastigado para a orofaringe é inefetiva e o animal deixa o alimento cair da boca, constituindo disfagia oral. Em geral, o exame do chão ao redor da área de alimentação de cavalos com problemas dentários revela partículas de alimento ao redor de 5 cm de diâmetro. A mastigação anormal também pode levar o animal a acumular alimento no canto da boca e nas margens das gengivas, à semelhança de um *hamster*. O acúmulo de alimento nas gengivas possibilitará, eventualmente, o desenvolvimento de alterações periodontais secundárias.

Outras causas de disfagia oral incluem:

- Fratura de mandíbula, pré-maxilar (incisivos), maxilar ou ossos hioides
- Paralisia bilateral da língua (XII par de nervos cranianos) ou músculos mastigatórios (V par de nervos cranianos)
- Glossite
- Estomatite
- Raiva.

Deglutição

A deglutição é um ato complexo que envolve os nervos sensitivos e motores e a musculatura da língua, faringe, hioide, laringe e esôfago. Pode ser dividida em três fases: (1) oral; (2) faríngea; e (3) esofágica. No cavalo:

- A borda livre do palato mole se eleva na nasofaringe durante a deglutição
- Simultaneamente, contrações da língua e dos músculos hioides comprimem a epiglote contra a base da língua, inclinando-a dorsocaudalmente e fechando a abertura laríngea
- As contrações dos músculos adutores da laringe fazem a completa adução (fechamento) das cartilagens aritenoides (ambos os mecanismos evitam a aspiração)
- O alimento é então empurrado em direção ao esôfago, cuja entrada é aberta pelo relaxamento coordenado dos músculos constritores faríngeos (tireofaríngeo e cricofaríngeo) e pelo arco palatofaríngeo.

A deglutição será interrompida por lesões dolorosas, obstruções ou déficit neurológico (p. ex., micose da bolsa gutural).

Você sabia?

- Os bolos alimentares formados, em torno de 50 a 70 g, são deglutidos em um intervalo de aproximadamente 30 s. O processo é irreversível devido ao véu do palato que impede o retorno do material alimentar à boca e a sua expulsão pelas narinas.

Exame da cavidade oral

O exame físico dos dentes dos equinos busca detectar e quantificar as alterações dentárias e da cavidade oral, propor e instaurar um tratamento e implementar programas de manejo. Os veterinários devem ser capazes de oferecer um prognóstico e detalhar qualquer plano de tratamento e manejo futuros que venham a ser necessários. Esses objetivos precisam levar em conta os custos dos procedimentos; logo, o profissional necessita estar preparado para oferecer uma relação custo-benefício do problema e dos tratamentos propostos.

Técnicas de exame

Os sinais clássicos relatados durante a anamnese, na ocorrência de doença dentária, são:

- Inapetência
- Dificuldade ou vagarosidade durante a ingestão de água e alimento (preensão, mastigação ou deglutição)
- Halitose
- Descarga nasal
- Perda de peso
- Aumento de volume facial ou mandibular com trajeto fistuloso
- Queda de alimento pela boca
- Armazenamento de alimento nas bochechas.

Além disso, pontas dentárias e cristas causarão desconforto ou dor oral, as quais serão expressas como alterações comportamentais, como balançar da cabeça, resistência ao freio e problemas associados a monta, cavalgada e *performance*.

O exame oral requer que o clínico olhe, sinta, mova e cheire a boca do cavalo. Também é necessário observar o animal se alimentando, ingerindo água ou trabalhando, a fim de verificar alterações que sugiram anormalidade, dor ou desconforto na boca.

Quando o cavalo é examinado na sua própria baia, a observação do ambiente pode evidenciar alimentação ou digestão anormal; por exemplo, salivação excessiva no balde ou cocho d'água, resíduos de alimento no chão ou grãos não digeridos nas fezes.

Recomenda-se que as feições da cabeça sejam verificadas e palpadas antes de qualquer tentativa de se examinar a cavidade oral (Figura 6.30). É necessário examinar a ocorrência, a natureza e o odor de qualquer secreção nasal e os seios paranasais devem ser percutidos. Evidência de sensibilidade à palpação, susto ou resistência indicarão dor na bochecha ou gengiva, desconforto miofascial ou patologia dos músculos mastigatórios. A palpação será útil para localizar aumentos de volume localizados nos lábios e bochechas associados a lesões antigas, tumores ou massas ósseas na mandíbula ou ossos da face.

Antes da lavagem da boca e do uso de sedação, faz-se o teste do desvio lateral da mandíbula, colocando-se a cabeça do animal em posição "neutra", ou seja, não estendida enquanto pasta, mas na posição que o cavalo adota quando está quadrupedal (estação) durante a mastigação. Em seguida, uma das mãos é apoiada sobre o dorso da narina, segurando a mandíbula, deslizando-a lateralmente para a direita e para a esquerda, a fim de observar a abertura e o travamento dos incisivos durante essa manobra. Não se deve aplicar tensão excessiva, pois o animal resistirá a esse teste. No cavalo normal, ouve-se um rangido suave e regular quando as arcadas deslizam umas sobre as outras. É possível detectar alterações, como: ausência ou redução de sons, indicando diminuição de contato oclusal; alterações no som do lado direito *versus* o esquerdo; estalidos indicando arcadas irregulares com ganchos ou degraus que podem "travar" durante esse desvio. Alguns cavalos apresentam crescimento excessivo ou mau alinhamento das arcadas dos incisivos, o que leva ao travamento dos incisivos, inibindo, assim, o desvio lateral da arcada.

Como todos os herbívoros, o cavalo tem um ângulo muito limitado de abertura das mandíbulas. Além disso, as comissuras dos lábios são muito rostrais e as arcadas dentárias, muito longas. Esses três fatores dificultam o exame clínico da cavidade oral dos equinos, principalmente no seu aspecto caudal.

Em um animal quieto, é possível realizar o exame clínico parcial da cavidade oral rostral sem sedação. O cavalo deve

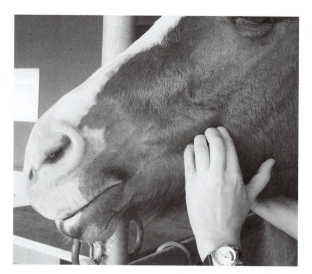

Figura 6.30 Palpação dos dentes da bochecha.

ser contido por um cabresto que possibilite a completa abertura da boca. Um bridão ofereceria melhor contenção, porém o freio impossibilita totalmente o exame.

Após a lavagem da boca, os incisivos, os caninos (quando presentes) e o diastema são examinados pela frente e pelo lado do animal. Para isso, o examinador deve posicionar-se ao lado do animal, segurando a mandíbula e sustentando a cabeça com a mão esquerda, usar o polegar e o dedo indicador da mão direita para separar os lábios e visualizar os incisivos (Figura 6.31). Importante observar se esses dentes apresentam oclusão, número, alinhamento e formato normais, além da existência de mal-erupções, estado de erupção e desgaste. O exame oral deve procurar por ulceração, fibrose ou neoplasia nos lábios, diastema e superfície bucal das bochechas. Em seguida, inverte-se o lado e a mão para facilitar o exame das arcadas opostas. Esse método possibilita somente um exame rápido dos dentes da bochecha.

O Quadro 6.33 indica as alterações dentárias encontradas com maior frequência em diferentes faixas etárias. Em geral, existem problemas específicos de desenvolvimento e mal-erupção, que ocorrem em cavalos mais jovens ao longo da idade de erupção (i. e., até os 5 anos), em cavalos adultos e naqueles mais velhos.

O examinador pode forçar o animal a abrir a boca posicionando seu polegar no espaço interdental e pressionando-o contra o palato duro, enquanto os outros dedos se apoiam sobre os ossos nasais (Figura 6.32).

Outro modo de fazê-lo abrir a boca consiste na introdução da mão no espaço entre o incisivo e os dentes da bochecha (espaço interdental, diastema ou barras), segurando sua língua e puxando-a delicadamente para fora da boca, assegurando que a sua mão não fique entre os incisivos. A língua precisa ser tracionada com a ajuda do polegar e dois ou três dedos, enquanto os dedos anular e mínimo seguram a alça do cabresto que passa sobre o focinho, assegurando que, se o cavalo movimentar sua cabeça, a mão do examinador irá se mover junto, evitando que seja mordido e que a língua do animal sofra alguma lesão (Figura 6.33). Isso tornará possível que o examinador insira o indicador da mão livre entre a arcada superior e a bochecha, para palpar a superfície bucal dos dentes da bochecha à procura de pontas dentárias, perdas de dentes, crescimento excessivo ou irregularidades nos dentes. Não se deve puxar a língua com muita força, nem usá-la para *controlar* um cavalo rebelde.

A boca também pode ser aberta introduzindo-se a mão do examinador no espaço interdental e pressionando seu polegar contra o palato duro. O exame da cavidade oral deve ser feito utilizando-se uma fonte de luz na cabeça ou uma caneta-lanterna, a fim de melhor visualizar o aspecto rostral de cada lado dos dentes da bochecha. A língua é então movida para o outro lado da boca, para que a arcada oposta possa ser examinada. Em geral, os animais relutam durante a exposição da língua,

Quadro 6.33 Alterações dentárias e da cavidade oral relacionadas com a idade.

Idade	Alterações
Nascimento a 1 mês	Defeitos congênitos: lábios, palato Traumatismo Alinhamento dos incisivos Desenvolvimento de cistos, tumores
6 meses a 1 ano	Traumatismo Alinhamento dos incisivos Erupção do dente de lobo
12 meses a 3 anos	Traumatismo Alinhamento dos incisivos Problemas de erupção dos incisivos Pontas dentárias na face rostral do 106 e do 206 Aumentos de volume mandibular e maxilar, associados a desenvolvimento e erupção dos dentes da bochecha permanentes
3 a 5 anos	Problemas de erupção dos incisivos Pontas dentárias na face rostral do 106 e do 206 Aumentos de volume mandibular e maxilar, associados a desenvolvimento e erupção dos dentes da bochecha permanentes Caninos compactados Calota residual de dentes decíduos frouxos Pontas dentárias
5 a 10 anos	Dentes quebrados Doença periodontal Problemas de erupção dos incisivos Perda dentária Dentes crescidos em excesso Ganchos
10 a 20 anos	Dentes quebrados Doença periodontal Perda dentária Dentes crescidos em excesso Ganchos

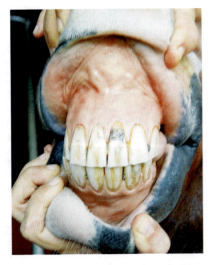

Figura 6.31 Inspeção de gengivas e incisivos.

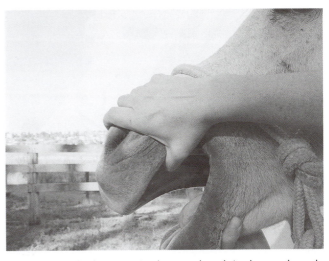

Figura 6.32 Método para estimular o cavalo a abrir a boca, colocando o polegar no espaço interdental e pressionando-o contra o palato duro.

principalmente quando apresentam lesões dolorosas na cavidade oral ou devido ao próprio temperamento, o que impossibilitará esse exame superficial. Um espéculo (abre-boca) pode ser usado para facilitar o exame (Figuras 6.34 e 6.35).

Como o alimento tem possibilidade de ficar retido na cavidade oral em muitas doenças dentárias, principalmente no aspecto lateral dos dentes da bochecha, atrapalhando o exame clínico, tem-se possibilidade de removê-lo manualmente, aproveitando para observar a qualidade da trituração desse material e seu odor, pois, em doença periodontal avançada, o crescimento bacteriano, principalmente de anaeróbios, leva à produção de um odor desagradável na boca. Contudo, a anorexia também provocará odor desagradável na cavidade oral e é necessário fazer o diagnóstico diferencial. Lavar a cavidade oral com uma mangueira delicadamente, mantendo a cabeça do animal abaixada, também é eficaz.

O exame manual das arcadas caudais é necessário, pois possibilita um exame mais completo ajudando revelar alimento preso à região periodontal, dentes fraturados, com cáries, deslocados ou perdidos. Esse procedimento somente pode ser feito com o uso de um espéculo de Swale ou autoestático (Hausmann), em animais dóceis ou sedados com xilazina (0,5 a 1 mg/kg, IV) somente ou associada ao butorfanol (0,025 a 0,1 mg/kg, IV). O espéculo de Swale é mais fácil de aplicar, porém tende a provocar fraturas nos dentes, devido à pequena área de contato entre os dentes e esse espéculo. Já o espéculo de Hausmann é preferido por muitos veterinários e por alguns autores, pois abre a boca do animal aplicando pressão a todos os dentes incisivos, distribuindo assim a carga entre eles. Sua desvantagem é o custo elevado (Figura 6.34).

O uso de um espéculo autoestático torna possível a utilização de um endoscópio flexível para um exame mais detalhado dos espaços interproximais, doenças periodontais ou defeitos na superfície oclusal dos dentes da bochecha.

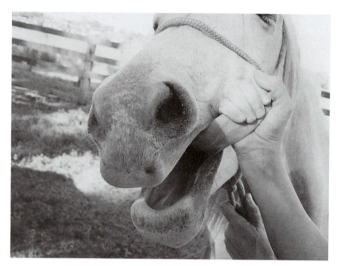

Figura 6.33 Retração da língua para possibilitar o exame dos dentes molares.

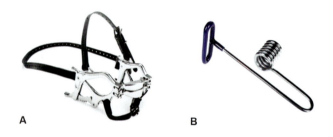

Figura 6.34 Abertura da boca por meios mecânicos. **A.** Abre-boca de Haussmann. **B.** Abre-boca de Swales.

- É necessário extremo cuidado ao fazer a tração e a exteriorização da língua, uma vez que pode ocorrer lesão do frênulo na face ventral da língua, levando a uma celulite sublingual
- Durante a grosagem dos dentes, o profissional deve permanecer na frente do animal, tomando o devido cuidado com possíveis manotadas.

Glândulas salivares

Em equinos, são raras as doenças das glândulas salivares e de seus ductos; a mais comum, localizada na parótida, é a fístula salivar causada pela laceração do ducto, uma vez que sua localização exposta o predispõe a traumatismos. A fístula torna-se evidente quando o animal está se alimentando, pois a saliva esguicha pelo ducto lesionado. Cálculos salivares, compostos principalmente de carbonato de cálcio, também têm capacidade de se desenvolver e causam distensão do ducto proximal ao local da obstrução. Raramente, ocorrem atresia do ducto e heterotopia.

Ruptura da glândula ou do ducto mandibular produz aumento de volume preenchido por líquido conhecido por sialocele ou mucocele salivar. Rânula é o termo dado a um aumento de volume semelhante, localizado no assoalho da cavidade oral causado pela dilatação do ducto.

Outras condições que afetam as glândulas incluem neoplasia (melanoma é a mais frequente) e ptialismo causado por irritação.

Palato mole

Em virtude de sua posição anatômica, não é possível visualizar adequadamente o palato mole durante o exame oral sem o uso de anestesia geral e um abaixador de língua. Mesmo assim, somente uma visão muito restrita do aspecto ventrorrostral pode ser observada. O palato mole é examinado por meio de endoscopia nasofaríngea ou por radiografia laterolateral da região nasofaríngea.

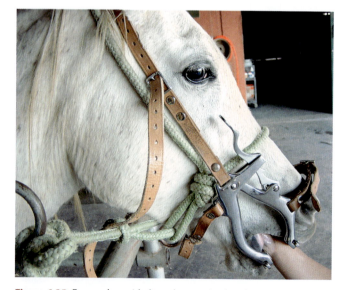

Figura 6.35 Exame da cavidade oral por meio de palpação possibilitada pelo uso de um abre-boca de Hausmann e uma cabeçada própria para exame dentário.

Em potros, a fenda palatina costuma envolver o aspecto distal do palato mole; além disso, causa separação incompleta das cavidades nasal e oral, possibilitando a passagem de alimento ou líquido para a nasofaringe durante a deglutição. Esse material descerá em poucos segundos pela narina durante a sucção e poderá fluir para a traqueia, induzindo o reflexo de tosse imediatamente após a deglutição. A aspiração desse material tem potencial de induzir a pneumonia por corpo estranho.

- A fenda palatina ocorre em potros jovens
- Em geral, o animal apresenta descarga de leite ou água pelas narinas
- Observa-se falha em ganhar peso na taxa adequada
- O diagnóstico é feito com base nos sinais clínicos e pela inspeção visual.

Você sabia?

- O volume de saliva produzido é de cerca de 10 a 50 ℓ por dia, sendo maior com alimentos fibrosos em comparação aos concentrados.
- O fator mais significativo e mais oneroso na manutenção de um cavalo é a nutrição, que corresponde a 60% dos custos na criação.

Faringe
Corpos estranhos raramente são encontrados na orofaringe dos equinos, mas é possível encontrá-los ocasionalmente no recesso piriforme ou nasofaringe lateral.

Esôfago
No cavalo, o esôfago não costuma ser palpável; no entanto, durante a passagem da sonda nasogástrica, observa-se a distensão da parede do esôfago dorsal ao sulco da veia jugular esquerda.

As enfermidades mais comumente encontradas são obstrução esofágica, estenose/constrição esofágica, compressão esofágica extrínseca, divertículos, perfurações, esofagite, distúrbios da motilidade esofágica (megaesôfago) e, mais raramente, neoplasias. Na obstrução esofágica, geralmente causada pela compactação de um grande segmento do esôfago com material particulado, como rolão de milho ou ração peletizada, recomenda-se palpar o esôfago distendido com material de consistência firme a pastosa na região do sulco da veia jugular esquerda. Os indícios clínicos de obstrução esofágica raramente são específicos e incluem ansiedade, estiramento do pescoço e intranquilidade, que estão relacionados com a dor esofágica, com indício de ser resultante de espasmos esofágicos, ruptura da mucosa ou distensão. O cavalo geralmente faz várias tentativas de deglutir e pode tossir; ptialismo, corrimento nasal com restos alimentares e halitose são achados comuns. A dilatação do esôfago cervical costuma ser visível e palpável externamente.

A ocorrência de crepitação no subcutâneo na região do sulco da veia jugular esquerda é um sinal com prognóstico grave, pois geralmente indica ruptura do esôfago com extravasamento de ar periesofágico ou infecção dos tecidos periesofágicos por bactérias produtoras de gás.

A avaliação de uma possível obstrução esofágica é feita pela passagem delicada de uma sonda nasogástrica lubrificada e de tamanho adequado, para avaliar a existência e o local provável da obstrução. Na maioria dos casos, a sonda é deglutida e passará pelo esôfago até a região proximal da obstrução, geralmente no esôfago cervical. Ao fazer uma marca na sonda na entrada das narinas antes de retirá-la, é sugerido determinar o limite rostral da obstrução, colocando-a externamente ao longo da cabeça e o trajeto do esôfago. A existência de sangue na sonda após sua retirada pode indicar laceração de mucosa esofágica decorrente de tentativas anteriores de se desfazer a obstrução pela força. É necessário fazer a diferenciação do sangramento nasal causado por irregularidades ou aspereza na superfície da sonda ou fragilidade vascular na região da narina.

O estado de hidratação precisa ser avaliado, pois, no início da obstrução, geralmente, o animal tenta ingerir água e se alimentar, resultando em regurgitação da ingesta com saliva pela narina. A traqueia e os pulmões são avaliados para se detectarem evidências de aspiração desse material.

Radiografias e ultrassonografias são usadas para avaliar o esôfago. Na radiografia, o esôfago normal é possível de não ser detectado ou pode conter apenas pequenos traços longitudinais de ar. Grandes volumes de ar intraesofágico indicam disfunção da válvula esofágica rostral. Na obstrução esofágica, detecta-se a existência do alimento (de aspecto granular, homogêneo) na radiografia, principalmente se estiver localizada na região cervical. O uso de meio de contraste como o sulfato de bário é possível para avaliar a função do esôfago, seu formato e motilidade.

A endoscopia é outro procedimento útil no diagnóstico de lesões esofágicas; o endoscópio é passado do mesmo modo que a sonda nasogástrica. A insuflação de ar enquanto se introduz o endoscópio ajuda a distender a parede do esôfago, facilitando a visualização da sua mucosa e possíveis alterações, como obstrução, constrição, dilatação, eritema, ulceração e ruptura esofágicas.

As causas mais comuns de estenose/constrição da mucosa esofágica no cavalo são prolongamento da obstrução esofágica, corpos estranhos esofágicos corrosivos ou pontiagudos, traumatismo no pescoço, esofagite de refluxo e cirurgia esofágica prévia. O sintoma clássico da estenose esofágica é a compactação esofágica recorrente por alimentos. A disfagia é observada com maior frequência após a ingestão de alimentos sólidos, mas não de líquidos. O diagnóstico de estenose esofágica é feito por meio de esofagograma contrastado, que define claramente a estenose não evidente no esôfago colabado, do mesmo modo que a administração de mistura de ração e bário. A extensão da lesão será definida pela esofagoscopia.

A compressão extrínseca do esôfago indica ser causada por doenças que aumentem o volume dos linfonodos retrofaríngeos mediais e laterais, cervicais profundos craniais, médios, caudais e/ou mediastínicos.

Embora raramente diagnosticada no cavalo, a persistência do arco aórtico direito tem risco de promover constrição sobre o esôfago torácico, devendo ser levado em consideração ao observar obstrução esofágica no neonato. Abscessos resultantes da lesão provocada por corpos estranhos, aumento de volume da glândula tímica e hérnia diafragmática também sugerem causar compressão esofágica.

Um divertículo é uma saculação circunscrita resultante da herniação da membrana mucosa por meio de defeito na camada muscular de um órgão tubular, como o esôfago. A convenção atual é referir-se a todas as saculações do esôfago como divertículos, independentemente das camadas envolvidas. Os divertículos podem ser congênitos ou adquiridos, sendo os últimos mais comuns nos cavalos. Divertículos congênitos são atribuídos a debilidade congênita da parede esofágica, separações alteradas das vesículas embrionárias esofágica e traqueal, ou formação excêntrica do vacúolo esofágico; os adquiridos costumam ser classificados como divertículos por pulsão ou por tração.

Um divertículo por pulsão resulta de pronunciada pressão intraluminal, em corrente com peristaltismo regional anormal, ou quando há impedimento ao peristaltismo (como no caso de obstrução ou estenose). A debilidade da camada muscular esofágica induzida por traumatismo também pode contribuir para a herniação da mucosa esofágica por meio de sua camada muscular. No cavalo, divertículos por pulsão são mais comumente diagnosticados no terço caudal do esôfago cervical.

Divertículos por tração ocorrem durante o processo de cura, após a inflamação periesofágica ou lesão esofágica; à medida que o tecido fibroso resultante se contrai, a parede esofágica sofre distorções. Ao contrário dos divertículos por pulsão, os por tração consistem em todas as quatro camadas histológicas do esôfago.

Pequenos divertículos por pulsão e por tração são possíveis de ser assintomáticos e de pouco significado clínico e, em qualquer dos casos, material alimentar pode não ficar retido. Divertículos maiores por pulsão indicam acarretar obstrução intermitente associada à excessiva retenção de material alimentar no fundo do divertículo. Em alguns casos, aumento cervical pós-prandial fica evidente sem os sintomas clínicos que acompanham a obstrução. O aumento de volume cervical é muitas vezes redutível por manipulação externa; casos crônicos podem conduzir à perda de peso. Em um esofagograma, o meio de contraste tende a delinear parcial ou completamente o fundo do divertículo.

A perfuração esofágica completa resulta de lacerações diretas, como as causadas por corpos estranhos com superfícies irregulares ou aguçadas, ou por objetos penetrantes. A ruptura pode ocorrer em locais de necrose esofágica, ulceração profunda, divertículos e dilatações. A perfuração iatrogênica ocorre durante as tentativas de alívio de obstruções intraluminais. O esôfago cervical é o local mais comum de perfuração. No caso de feridas fechadas, saliva, secreções esofágicas e material alimentar deglutido, extravasam para o subcutâneo, resultando em intensa celulite, apresentando clinicamente aspecto de tumefação cervical acompanhada normalmente por enfisema subcutâneo. O diagnóstico baseia-se nos sintomas clínicos, com a confirmação pela esofagografia, utilizando-se um contraste hidrossolúvel em vez do contraste de bário e esofagoscopia.

A esofagite de refluxo resulta da penetração do conteúdo gástrico ou duodenal no lúmen esofágico. O grau da lesão à mucosa do esôfago depende da natureza do líquido, da duração da exposição e da eficácia dos mecanismos de eliminação ácida para a eliminação do líquido refluído. A esofagite é diagnosticada por meio de endoscopia. A radiografia pode ser um meio auxiliar, mas raramente será confirmatória. Se for utilizado um meio de contraste, será possível reconhecer pregas longitudinais espessadas. O acúmulo prolongado de meio de contraste no interior do esôfago indica que a eliminação está prejudicada. A esofagite de refluxo ocorre mais comumente em potros que sofrem de ulceração gástrica.

Em geral, os distúrbios da motilidade que afetam o esôfago estão associados à hipomotilidade, resultando em acúmulo do alimento e líquido no interior do lúmen esofágico. Essa retenção resulta na dilatação do esôfago. Megaesôfago é um termo descritivo para o sintoma clínico de dilatação esofágica. No cavalo, é mais comum que ocorra o megaesôfago adquirido. Várias causas foram propostas e, mais frequentemente, a dilatação esofágica se desenvolve como consequência da obstrução esofágica crônica. Para acomodar quantidades crescentes de alimento ingerido, o esôfago gradualmente se dilata, alcançando proporções tremendas. Na região cervical, o esôfago pode estender-se até preencher os sulcos jugulares, mascarando as veias jugulares.

Qualquer rompimento das vias centrais, aferentes ou eferentes que controlam a motilidade esofágica tem risco de resultar em megaesôfago. Lesões no núcleo ambíguo afetam a musculatura estriada do corpo esofágico, ao passo que lesões no núcleo motor dorsal afetam a musculatura lisa terminal. Neuropatias periféricas que afetem o nervo vago, como polineurite, por radiculoneurite, neuropatia desmielinizante e axoniopatias indicam causar dilatação esofágica. Os sintomas clínicos do megaesôfago são disfagia, ptialismo, refluxo nasal e aumento de volume do esôfago cervical. Pode ocorrer pneumonia por aspiração.

O megaesôfago é diagnosticado pela radiografia contrastada e pela endoscopia. A estagnação do meio de contraste no interior do esôfago, em repetidas incidências, confirma a deficiência de eliminação esofágica. Na esofagoscopia, o lúmen está aumentado, as ondas peristálticas estão ausentes e o líquido se acumula ventralmente. Se o megaesôfago resultou de refluxo gastresofágico, talvez haja ulceração e intensa queratinização da mucosa esofágica de coloração amarelo-alaranjada.

O carcinoma espinocelular ou epidermoide pode ocorrer raramente no esôfago e costuma afetar animais mais idosos. Os sintomas clínicos sugerem estar associados à obstrução esofágica e à perda de peso crônica. O diagnóstico se baseia na passagem de sonda nasogástrica, radiografia e endoscopia. A sonda nasogástrica pode encontrar resistência no nível do tumor, produzindo resposta dolorosa à sua passagem; a esofagoscopia deve ser realizada nos casos suspeitos; as massas nodulares são visíveis. As ulcerações costumam estar associadas às massas tumorais ou podem resultar do refluxo gastroesofágico. O estômago é examinado para observar possível envolvimento. Diversas biópsias devem ser coletadas da periferia das lesões por meio de uma pinça de biópsia inserida no canal de trabalho do endoscópio.

- Disfagia é o sintoma mais comum de animais que apresentam obstrução esofágica
- O diagnóstico de obstrução esofágica é confirmado pela passagem de sonda nasogástrica, tomando-se o devido cuidado para não romper o esôfago, pois pode ter ocorrido desvitalização de sua parede
- A compactação de alimento, a ingestão de frutas (manga, goiaba) ou de rolão de milho são as causas mais comuns de obstrução esofágica.

Você sabia?

- Por sofrerem digestão parcial pela pepsina e ácido clorídrico no estômago, os volumosos devem ser administrados antes dos concentrados.
- Os cavalos não eructam, por isso é preciso atenção e cuidado para não fornecer alimentos que favoreçam a produção excessiva de gases.

Exame do abdome

Palpação externa

A palpação da parede abdominal é importante nos casos em que há suspeita de peritonite, nos quais se deve realizar o teste do rebote, feito por meio de compressão digital profunda do abdome e repentina descompressão. Nos casos de peritonite, os animais respondem com dor, lembrando que, como a peritonite costuma ser generalizada, o animal pode apresentar contratura da musculatura abdominal.

Percussão

A percussão do abdome irá indicar a existência de gases ou líquidos dentro das alças ou na cavidade peritoneal. É necessário percutir alternadamente os dois lados do animal, descendo verticalmente desde o flanco até a linha branca, a espaços de 4 a 6 cm, com o animal em posição quadrupedal. A ocorrência de macicez em ambos os lados e horizontalmente indica a existência de líquido na cavidade abdominal, como nos casos de peritonite, ruptura de bexiga ou ascite. Som timpânico costuma ser observado nos casos de timpanismo intestinal, primário ou secundário, raramente indicando pneumoperitônio.

Ausculta abdominal

A ausculta deve ser efetuada cuidadosamente nos quatro quadrantes abdominais (ventrais direito e esquerdo, dorsais direito e esquerdo), dorsiventralmente, em pelo menos três pontos de ausculta com, no mínimo, 30 s em cada um desses pontos. Inicia-se a ausculta pelo quadrante dorsal direito, em que tem-se o ruído típico da válvula ileocecal, descrito como gargarejante, ou semelhante a uma cachoeira e, a partir desse ponto, ausculta-se então os outros quadrantes. A intensidade e a frequência dos ruídos intestinais de um animal sadio variarão pelo tipo, quantidade e tempo de alimentação e motilidade intestinal. Animais sem alimento há 24 h apresentam diminuição significativa dos ruídos intestinais à ausculta.

A dor é a principal responsável pela diminuição dos ruídos intestinais; portanto, quase todos os mecanismos fisiopatológicos desencadeantes de uma síndrome cólica vão diminuí-los. No início de quadros de timpanismo intestinal ou obstruções simples ou estrangulantes, ocorrerá aumento da motilidade, na tentativa de resolver o processo e promover a movimentação da ingesta aboralmente; no entanto, com a evolução, ocorre esgotamento das fibras musculares devido a perda de eletrólitos e hipoxia, tendo como resultado hipomotilidade, manifestada clinicamente pela diminuição ou ausência dos ruídos intestinais e conhecida como íleo adinâmico ou *ileus*. Inflamação da camada muscular das alças nos casos de duodenojejunite proximal, peritonite ou manipulação excessiva durante laparotomia exploratória também são causas de *ileus*. Nos quadros de cólica espasmódica, ocorre aumento intermitente da motilidade intestinal, em virtude de espasmos e manifestado clinicamente por dor; nesses animais, é observado aumento dos ruídos intestinais, os quais, muitas vezes, são audíveis a distância, sem a necessidade de estetoscópio. Nos timpanismos intestinais, um ruído metálico ressonante é auscultado por toda a cavidade abdominal.

Sondagem nasogástrica

A utilização da sondagem nasogástrica no equino com cólica tem múltiplos objetivos, e pode servir para a descompressão gástrica e diminuir a dor, como meio auxiliar de diagnóstico e via de tratamento (Quadro 6.34).

Existem diversos modelos e tamanhos de sonda. A maioria é feita de polivinil, mas as siliconizadas são mais fáceis de serem passadas, lesionam menos a narina e apresentam maior durabilidade (Figura 6.36). A escolha da sonda depende da facilidade de compra (se é necessária importação, se em um grande centro ou no interior etc.), verba disponível e adaptação pessoal com o modelo escolhido. Em último caso, não se desespere: vá a uma casa especializada em mangueiras e escolha uma com parede interna firme, de borracha não muito rígida (pois machuca a mucosa nasal ou turbinados e promove sangramento), nem muito mole (dobra), lixe a ponta e faça perfurações laterais na extremidade que estará dentro do estômago (para evitar entupimento). Mangueiras de ordenhadeiras mecânicas e de circulação extracorporal humana têm sido improvisadas como sondas nasogástricas com sucesso (Figura 6.37). Um jogo completo dispõe de cinco tamanhos: (1) neonato; (2) potro jovem; (3) potro sobreano; (4) adulto médio; e (5) adulto grande; no entanto, com três tamanhos, o veterinário é capaz de atuar sobre a maioria dos cavalos. Com a utilização, a borracha começa a ficar ressecada e irregular e os sangramentos acontecem com mais facilidade, devido a sua aspereza; a sonda, então, precisa ser descartada. Sondas nasogástricas de equinos não devem ser utilizadas em bovinos, pois a sondagem nesta espécie é feita por via oral; o contato com os molares (mesmo com a utilização do abre-boca) deixa a sonda irregular e, quando utilizada em equinos, provoca sangramento.

Para a passagem da sonda nasogástrica, é importante conter o animal adequadamente de acordo com o temperamento do cavalo e o grau de dor. Na maioria das vezes, animais mansos não necessitam de contenção; a simples utilização de um cachimbo (pito) é suficiente em animais mais irritadiços. Nos cavalos com muita dor ou naqueles mais bravos, será necessária sedação com acepromazina, xilazina, detomidina ou romifidina. O fármaco a ser utilizado vai depender do estado circulatório do animal.

Após a contenção, a sonda é lubrificada (lidocaína gel, nitrofurazona) e marcada externamente na altura da glote (algumas sondas já vêm com marca aos 40 cm, média de tamanho da cabeça de adultos, e outras vêm marcadas a cada 10 cm). Deve-se introduzir a sonda medialmente e ventralmente na narina, com o objetivo de evitar a falsa narina, que fica dorsal e lateralmente (Figuras 6.38 a 6.40). A introdução é realizada de maneira delicada, com a curvatura da sonda acompanhando a curvatura da cabeça. A fase de maior desconforto para o cavalo é a passagem pela narina, que deve ser rápida e única. Os sangramentos podem ocorrer nessa fase em virtude de lesão na região etmoidal (dorsal à narina) ou mucosa nasal. A lesão na região etmoidal é percebida pelo som de triturar, precedendo hemorragia profusa, que não expõe o animal ao risco, mas costuma ser desagradável quando ocorre

Quadro 6.34 Objetivos da sondagem nasogástrica em um equino com cólica.

- Descompressão (analgesia)
- Diagnóstico
- Tratamento

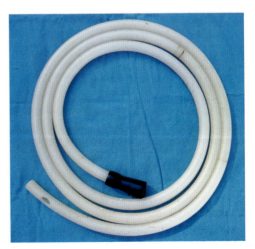

Figura 6.36 Sonda nasogástrica siliconizada (inglesa).

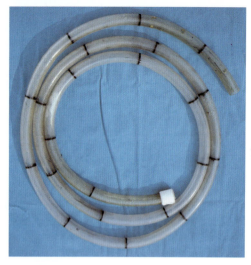

Figura 6.37 Sonda nasogástrica "caseira".

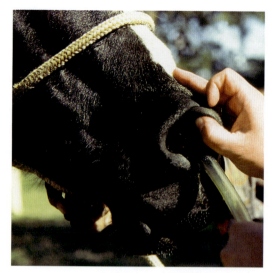

Figura 6.40 Sondagem nasogástrica – introdução da sonda na narina.

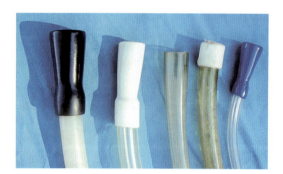

Figura 6.38 Sondas nasogástricas – variedades de bocais.

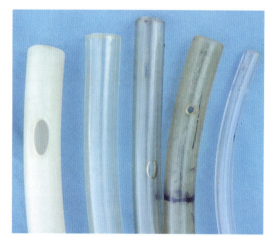

Figura 6.39 Sondas nasogástricas – variedade de extremidades.

um pouco mais. Quando utilizar lidocaína para a lubrificação da sonda, é necessário evitar várias tentativas de passagem da sonda pela glote, pois a lidocaína pode deprimir o reflexo de deglutição, da mesma maneira que várias tentativas bruscas e forçadas de introdução não acompanhadas de deglutição provocarão edema dessa região, dificultando sobremaneira a passagem da sonda. Para facilitar a passagem da sonda para o esôfago, e não para a traqueia, a cabeça do cavalo é mantida flexionada por um auxiliar ou pela pessoa que esteja contendo o cavalo. A sonda nunca deve ser forçada contra um ponto de resistência no esôfago, o que levará à ruptura deste. Para se ter certeza de que a sonda esteja no local apropriado, é interessante sugá-la, pois se ela estiver no esôfago, que é um tubo muscular colabado, essa estrutura irá obstruir a sonda e nada será obtido com a manobra, ao passo que, se a sonda estiver na traqueia (que é um tubo rígido), será aspirado ar. Não é sempre que o animal tosse quando a sonda vai para a traqueia; por isso, a sucção da sonda é uma importante manobra. Além da traqueia e do esôfago, a sonda pode ir para a boca ou para a outra narina, principalmente quando elas forem de diâmetro pequeno ou de consistência muito mole. Em animais com pouca musculatura no pescoço, a passagem da sonda será observada visualmente ou pela palpação do esôfago e, após a passagem pela cárdia, pode ser sentido o odor de capim fermentado na maioria dos animais (sadios). Quando o estômago está muito distendido, a passagem da sonda pela cárdia, que normalmente é fácil, tende a apresentar-se dificultada. Nesses casos, a infusão de lidocaína pela sonda facilitará a abertura da cárdia.

O primeiro objetivo da sondagem nasogástrica é a descompressão gástrica, eliminando gases e, com isso, atuando como analgésico, aliviando a dor e evitando a ruptura gástrica. Em virtude da pequena capacidade volumétrica do estômago dos equinos, da existência de receptores dolorosos que respondem à distensão e da incapacidade do cavalo de vomitar, qualquer alteração com origem no estômago se manifesta clinicamente por dor intensa e, caso não seja tratada, leva à ruptura gástrica, geralmente na curvatura maior, próximo à inserção do omento, em que este órgão apresenta pequena capacidade de distensão (Figura 6.41). Portanto, a sondagem nasogástrica deve ser efetuada em 100% dos animais com cólica, pois esse simples procedimento vai resolver, por si só, vários casos e evitar a morte em outros.

com o proprietário presente. Nos casos em que houver sangramento, a cabeça do cavalo deve ser erguida e a narina pode ser tamponada com papel toalha ou compressa (alguns animais se irritam com essas manobras ou espirram, banhando de sangue todos em volta). O importante é não retirar o coágulo que vai se formar na narina e aguardar por 10 min, quando o sangramento cessa em animais com a coagulação normal.

Ao aproximar-se da marca da glote, assopra-se a sonda com a intenção de promover deglutição e, simultaneamente, introduzir a sonda. É possível, também, esperar pela deglutição espontânea do animal e introduzir a sonda, mas isso demorará

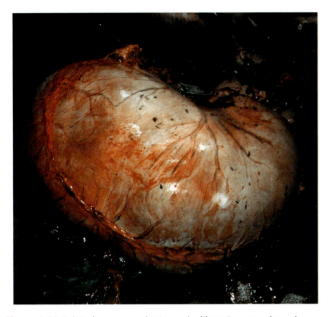

Figura 6.41 Início de ruptura gástrica após dilatação grave do estômago.

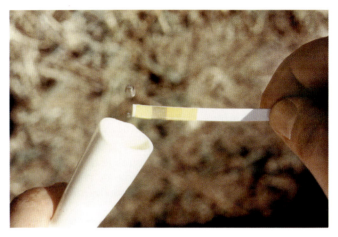

Figura 6.42 Sondagem nasogástrica – mensuração do pH gástrico.

Como segundo objetivo, não menos importante que o primeiro, a sondagem nasogástrica servirá como meio diagnóstico auxiliar nos problemas gastrointestinais (Quadro 6.35); para isso, é importante observar, após a passagem da sonda, se ocorreu a saída de gás (quantidade e odor) e refluxo de líquido, que deve ser avaliado quanto a volume, coloração, odor e pH. A retirada de muito gás pode indicar timpanismo gástrico ou intestinal (porção anterior). Odor desagradável indica excesso de fermentação ou demora do esvaziamento gástrico. Drenagem passiva de líquido em volumes acima de 5 a 10 ℓ indica obstrução do intestino delgado ou duodenojejunite proximal (DJP). No caso do DJP, o líquido tende a ser marrom-avermelhado, com sangue oculto, mas a coloração depende da inflamação da alça. O pH é um parâmetro importante para o clínico, pois possibilita que a origem do refluxo seja identificada. O pH normal do estômago de um equino é ácido, variando de três a seis, conforme o tipo, a qualidade e o tempo decorrido após alimentar o animal. Refluxo gástrico com pH alcalino tem como origem o intestino delgado, indicando uma obstrução ou inflamação dessa alça (Figura 6.42).

Quando não ocorre drenagem de líquido pela sonda (na maioria dos animais), deve-se efetuar a lavagem gástrica. Para isso, acopla-se uma mangueira ou um funil à sonda e coloca-se uma quantidade conhecida de água para dentro do estômago. Por meio de sifonagem (mantendo sempre água na sonda), retira-se essa mesma quantidade e observa-se o material retirado juntamente com a água. Indica-se evitar colocar mais de 5 ℓ de cada vez, pois o estômago pode conter grande quantidade de alimento. O cavalo manifesta dor se a distensão gástrica provocada pelo líquido for excessiva. Nesse caso, retire a água e vá colocando volumes menores. Se houver ração compactada no estômago, terra ou areia, ou mesmo milho, ocorrerá demora na retirada dessas substâncias. Deve-se efetuar a lavagem gástrica pelo menos 30 min antes de se suspeitar que o estômago esteja vazio (Figura 6.43). Animais desidratados absorverão a água rapidamente, dificultando a lavagem; haverá a necessidade de ligeira manipulação da sonda e introdução de volumes maiores de líquido. Quando o estômago está vazio, grande quantidade de muco é retirada pela sonda. A existência de *Parascaris* no líquido drenado do estômago indica um prognóstico desfavorável, pois o local de parasitismo desses animais é o intestino delgado. O ideal seria a realização da lavagem com água morna, pois esta estimula o peristaltismo; contudo, na maioria das vezes, fica difícil aquecer quantidade suficiente de água, podendo-se, após a lavagem completa, administrar 5 ℓ de água morna. Alguns animais, após lavagem gástrica com água fria, apresentam pequeno grau de distensão abdominal por gás, que é rapidamente eliminado por flatulência.

A utilização da mangueira acoplada à sonda deve ser feita com cuidado, sem muita pressão e com conhecimento da vazão, para não administrar muita água e provocar distensão gástrica. Nos casos de compactação gástrica, uma leve pressão

Quadro 6.35 Sondagem nasogástrica como meio auxiliar de diagnóstico.

Circunstância	Avaliações possíveis
Existência de gás	Quantidade e odor
Existência de líquido	Volume, coloração, odor e pH
Exame citológico do conteúdo gástrico	Bactérias e células neoplásicas
Exame bacteriológico do conteúdo gástrico	Cultivo e antibiograma
Retirada do conteúdo gástrico	Lavagem gástrica (retirada de alimento compactado, fermentado e inadequado)

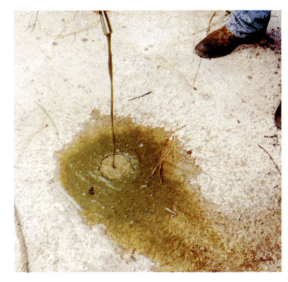

Figura 6.43 Sondagem nasogástrica – retirada do conteúdo gástrico.

é importante para movimentar o conteúdo compactado. Outra maneira é colocar 5 ℓ de água no estômago, não retirar e caminhar com o cavalo por 15 min, promovendo a mistura dessa água com o alimento compactado, facilitando, assim, a retirada desse. A passagem da sonda, com lavagem gástrica e administração de analgésico, será eficaz no tratamento de 80 a 90% dos cavalos com síndrome cólica, indicando a importância desse procedimento.

A sondagem nasogástrica é utilizada também como meio de tratamento, pois possibilita a administração de diversos medicamentos nos casos de distúrbios gastrointestinais, bem como a hidratação dos animais e vermifugação de rebanho a baixo custo. Uma das poucas complicações da sondagem nasogástrica é a administração de medicamentos no pulmão por sondagem incorreta, o que leva à pneumonia por corpo estranho ou mesmo à morte. É necessário ter certeza de que a sonda se encontre no estômago antes da administração de qualquer substância por ela.

Para a retirada da sonda, a sua extremidade deve ser ocluída e, gentilmente, a sonda tracionada para baixo, no sentido de um arco, para evitar sangramentos. A oclusão da sonda visa impedir que líquidos presentes no seu interior, ao passarem pela região faríngea, caiam na traqueia e cheguem aos pulmões.

Quando houver refluxo muito intenso ou se o caso for cirúrgico e referido a um hospital, o animal permanecerá sondado; para tanto, a sonda deverá ser fixada ao cabresto com cuidado para que não ocorra refluxo nos olhos ou ouvidos do cavalo.

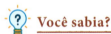 **Você sabia?**

- O cavalo necessita beber, em média, cerca de 50 ℓ de água por dia. Isso corresponde a 4 ℓ de água por dia para cada 50 kg.

Palpação retal

A palpação retal é um exame de fundamental importância em algumas enfermidades que acometem o sistema digestório dos equinos, tendo a mesma utilidade que o exame radiográfico nos pequenos animais, pois, em alguns casos, é o procedimento que determina o diagnóstico definitivo ou uma forte suspeita se aquele paciente tem ou não indicação cirúrgica. Quando associada à anamnese, aos dados do exame físico anterior e (se necessário) à realização dos exames complementares, a indicação cirúrgica passará a ser ainda mais clara (Quadro 6.36).

Para a correta avaliação dos achados da palpação retal, é imprescindível o conhecimento prévio da anatomia topográfica da cavidade abdominal. A experiência do palpador também é importante; no entanto, com treinamento frequente, a palpação deixa de ser "quente e escura" e ganha contornos anatômicos. Apesar de ser um exame fundamental para o diagnóstico, em alguns casos, a palpação retal apresenta como principal limitação a impossibilidade de se palpar mais que o terço final da cavidade abdominal (Figura 6.44).

Para a realização desse procedimento, deve-se conter o animal adequadamente. De acordo com o seu temperamento ou tipo de dor, animais com dores intensas possivelmente se jogarão no tronco com consequentes lesões no animal e no veterinário. Nesses casos, além da contenção física (tronco e cachimbo), é necessária a contenção química, que pode variar com o estado circulatório do animal. É importante utilizar luva de palpação retal de boa qualidade (fina e elástica que se amolde bem à mão) do lado avesso, pois a costura da luva é suficiente para causar irritação na mucosa retal. A luva deve ser lubrificada (com carboximetil celulose, mucilagem, nitrofurazona, sabão de coco, detergente, óleo mineral etc.), na tentativa de diminuir o atrito na mucosa retal. Introduz-se gentilmente um dedo na ampola retal, depois dois, promovendo a abertura da ampola retal e a introdução dos demais dedos no reto, com o polegar escondido na palma da mão. Para se palparem as estruturas localizadas no lado direito do animal, o ideal é utilizar a mão esquerda e, para o lado esquerdo, a mão direita. Alguns veterinários utilizam apenas uma das mãos para a palpação de toda a cavidade, sendo geralmente aquela não usada para escrever, pois é mais fácil de ser treinada para reconhecer as estruturas anatômicas. Eventualmente, é necessário algum contorcionismo do veterinário, para palpar estruturas localizadas lateralmente e cranialmente no mesmo lado em que estiver a mão utilizada para o procedimento. Fazer movimentos bruscos dentro do reto, introduzir repetidas vezes o braço ou segurar estruturas com força são ações que precisam ser evitadas, pois propiciam rupturas do reto. A mucosa retal do equino é bastante sensível a distensões, podendo ocorrer desde esgarçamentos da mucosa a rupturas completas de todas as camadas. Dentre as diferentes raças de equinos, o cavalo Árabe tem maior sensibilidade, e os cuidados necessitam ser intensificados ao se palpar um animal dessa raça. Veterinários acostumados com palpação retal em bovinos devem se policiar, pois a palpação no equino terá que ser muito mais delicada.

Naqueles animais nos quais as contrações retais inviabilizem a palpação, ou nos machos que, além de apresentarem pelve

Quadro 6.36	Estruturas avaliadas pela palpação retal.
Ampola retal	**Características das fezes**
Lado direito	Aderência do ceco à parede abdominal Tênia ventral e medial do ceco
Lado esquerdo	Rim Baço Ligamento nefroesplênico Cólon dorsal esquerdo
Ventral	Cólon menor (cíbalos e fezes) Anéis inguinais Flexura pélvica (à esquerda) Bexiga Reprodutor
Dorsal	Aorta Raiz do mesentério (artéria mesentérica cranial)

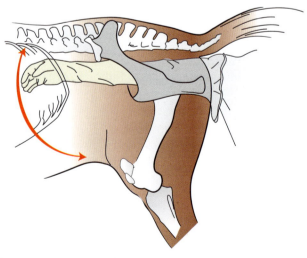

Figura 6.44 Limitações da palpação retal. Somente 1/3 da cavidade abdominal é explorado.

mais estreita, não estão acostumados a esse tipo de exame, utiliza-se geleia de lidocaína ou lidocaína *spray* no esfíncter anal ou até mesmo um enema com lidocaína a 2%, diluída em 500 mℓ de solução salina.

Após a introdução da mão no reto, é necessário retirar os cíbalos de fezes, observando-se seu aspecto; devem ser úmidos e verde-brilhantes (conforme a alimentação). Fezes ressecadas ou com muco indicam diminuição de trânsito intestinal, que ocorre nos casos de compactações ou outras obstruções, ao passo que fezes diarreicas indicam enterites ou a tentativa de desarme de alguma condição patológica, com risco de ocorrer logo após a instalação de uma torção, intussuscepção ou obstrução. Após a limpeza da ampola retal, a primeira estrutura a ser identificada em um cavalo normal é o cólon menor, reconhecido pela existência de cíbalos de consistência mole, com aproximadamente 3 cm de diâmetro, que se desmancham à pressão digital. O cólon menor é móvel e encontrado logo após a introdução da mão na cavidade pélvica, sendo reconhecido também (e diferenciado do intestino delgado, se houver fezes diarreicas) pela existência de uma tênia palpável. As outras estruturas devem ser palpadas de maneira sistematizada, a fim de garantir um exame completo e minimizar a chance de não se localizar uma alteração existente. Recomenda-se escolher palpar em sentido horário (ou anti-horário), iniciando-se preferencialmente por estruturas fixas (aorta, baço, rim). A aorta abdominal está localizada dorsalmente (a 12 h), apresentando, em média, 2 cm de diâmetro e pulso forte. Cranialmente à aorta está a raiz mesentérica dorsal, que é uma prega do mesentério que fixa o intestino à parede dorsal do abdome. Dentro da raiz do mesentério está localizada a artéria mesentérica cranial, sede importante de aneurismas verminóticos, causados pela migração de larvas de *Strongylus vulgaris*. Em virtude de sua localização cranial e por estar envolvida pela raiz do mesentério, é difícil a palpação do fluxo sanguíneo dessa artéria, necessitando experiência e braço longo e fino; contudo, no caso de aneurisma verminótico, essa região estará aumentada, provocando desvio da mão do palpador e turbilhonamento do fluxo sanguíneo, facilitando a palpação.

Movendo-se à direita no sentido horário, a base do ceco será palpada no quadrante abdominal dorsal direito. A tênia ventral e, em alguns animais, a tênia medial são palpadas, movendo-se a mão delicadamente à direita e caudalmente, identificando as estruturas com as pontas dos dedos. As tênias ventral e medial são ligeiramente tensas e apresentam o formato de um arco (ou uma vírgula), correndo em direção dorsocaudal para ventrocranial, da direita para o meio da cavidade abdominal. A tensão das tênias do ceco varia com o estado de repleção do órgão. Quando vazio, as tênias são móveis e pouco tensas; a tensão irá aumentando conforme o ceco ficar mais repleto. As tênias estarão tensas também em casos patológicos, quando a localização do ceco for alterada. Respostas de dor elucidadas pela tração do ceco são relacionadas com alterações no íleo, que pode estar distendido ou encarcerado no forame epiploico.

Seguindo-se as tênias do ceco em direção ao lado esquerdo, é possível encontrar tênias do cólon esquerdo, visto que nem sempre a flexura pélvica é palpável, pois é capaz de estar vazia, além de apresentar certa mobilidade. Quando palpável, deve-se pressionar o dedo sobre ela para sentir a consistência da ingesta. A flexura pélvica não contém tênias nem haustros, mas os cólons esquerdos, sim. Verifica-se se essas tênias não estão posicionadas dorsalmente ou em direção ao espaço nefroesplênico, ou muito tensas, o que é forte indício de encarceramento no local.

No lado esquerdo, próximo à parede abdominal, palpa-se a borda caudal do baço; mais dorsalmente, está localizado o rim esquerdo. Ligando as duas estruturas, o ligamento nefroesplênico (lienorrenal, renoesplênico), que nem sempre é palpável. O importante é que esse espaço delimitado pelo baço, rim esquerdo e parede abdominal esquerda não esteja preenchido pelo cólon esquerdo, mas sim livre. Não é sensato esquecer de palpar os anéis inguinais, principalmente nos garanhões, que estão localizados logo após a introdução da mão na cavidade abdominal. Ligeiramente ventral junto à pelve, à direita e à esquerda, nota-se uma saliência em que é possível introduzir um dedo e palpar o deferente no aspecto caudomedial do anel (em animais castrados, tal estrutura não é palpável). Bexiga, útero e ovários também são estruturas palpáveis na cavidade abdominal.

EXAMES COMPLEMENTARES

Paracentese abdominal (abdominocentese)

A avaliação físico-química e citológica do líquido peritoneal é um método auxiliar importante no diagnóstico das doenças abdominais nos equinos, utilizada na diferenciação de peritonites sépticas e assépticas. Animais com endotoxemia também apresentam alterações nesse fluido. Nos cavalos com cólica, a análise do líquido peritoneal é um meio indireto de avaliação das alças intestinais, pois, quando apresentam hipoxia (em decorrência de torções, obstruções, infartos e/ou outras alterações), ocorrerá passagem de células e proteína para o líquido peritoneal, alterando sua composição normal.

A paracentese abdominal é considerada uma técnica invasiva de baixo risco, pois poucas são as complicações descritas na literatura. As complicações mais frequentes são celulites da parede abdominal e perfurações de alças, sendo que, em condições normais, quando ocorre perfuração do intestino, durante a centese, a lesão é rapidamente ocluída, sem qualquer consequência para o animal. Complicações mais sérias podem ocorrer se a alça estiver distendida e desvitalizada.

Em um equino adulto sadio, a quantidade de líquido peritoneal presente na cavidade abdominal varia de 100 a 300 mℓ. A coleta é influenciada pelo tipo de punção, alimentação, posição e repleção das alças intestinais e, principalmente, pelo grau de desidratação do animal. Em condições ideais, é possível a coleta de 50 a 60 mℓ de líquido em 10 min.

São duas as técnicas mais utilizadas para a coleta do líquido peritoneal. Em ambas, o ponto de coleta é sobre a linha branca, caudalmente (10 cm) à apófise xifoide, no ponto mais ventral do abdome (Figura 6.45).

Ao redor desse ponto, deverão ser realizadas tricotomia (15 × 15 cm) e assepsia. O procedimento é feito com a utilização de luvas estéreis para diminuir o risco de contaminação da cavidade. Na técnica mais utilizada, após a infiltração ou não de anestésico local, faz-se uma pequena incisão de pele e musculatura. Introduzindo-se 2 cm de uma lâmina de bisturi, sem o cabo, perfura-se o peritônio com uma cânula mamária de bovino ou cateter urinário de cadela, por pressão (ambos apresentam a ponta romba), e coleta-se o fluido peritoneal em um tubo com EDTA e em outro sem o anticoagulante (Figura 6.46). Na segunda técnica, a perfuração da linha branca, da musculatura e do peritônio deverá ser realizada com uma agulha descartável 40 × 12 e o líquido coletado. É feita a introdução de aproximadamente 2 cm da agulha em um movimento único e, após esse procedimento, delicadamente,

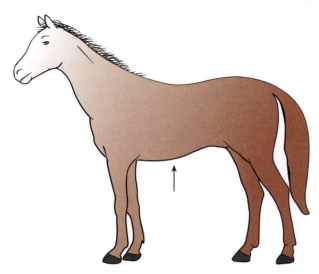

Figura 6.45 Ponto para a realização da paracentese abdominal.

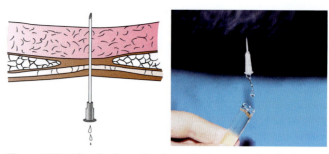

Figura 6.47 Utilização de agulha descartável para a realização da paracentese. Ver a descrição da técnica no texto.

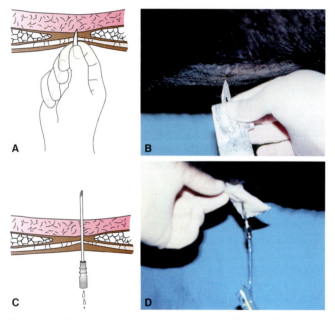

Figura 6.46 Paracentese abdominal realizada com lâmina de bisturi (**A** e **B**) e cânula mamária (**C** e **D**). Ver a descrição da técnica no texto.

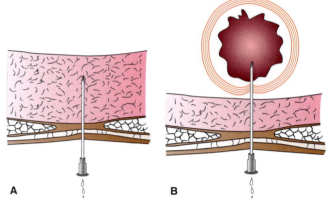

Figura 6.48 Complicações da técnica de paracentese abdominal realizada com agulha. **A.** Tamanho insuficiente para transpassar a gordura retroperitoneal (animais obesos). **B.** Perfuração de alça intestinal.

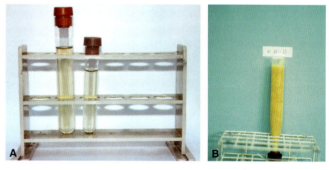

Figura 6.49 A. Líquido peritoneal normal. **B.** Líquido peritoneal turvo – rico em leucócitos.

a agulha é introduzida, milímetro a milímetro, até o líquido fluir (Figura 6.47). As vantagens da técnica com sonda mamária decorrem da ponta romba que, ao encontrar uma alça, na maioria das vezes, não promove perfuração e o volume coletado de líquido é maior. A desvantagem é a necessidade de se ter material estéril. Na técnica da agulha, a vantagem é o fácil acesso e o custo da agulha; as desvantagens são o maior número de acidentes de coleta (perfurações de alças e de vasos de musculatura) e o menor volume coletado (Figura 6.48).

Em condições normais, o líquido peritoneal é pálido, claro e contém teores de proteína inferiores a 2,5 g/dℓ e contagem de células nucleares menor que 5.000/mℓ. O líquido peritoneal torna-se turvo quando o número de células nucleadas e a taxa de proteína aumentam. A distribuição de células polimorfonucleares (PMN) e mononucleares varia muito no líquido peritoneal normal, mas sempre com predominância dos PMN entre 24 e 60%. A aparência das células à citologia deve ser normal, apesar de alguns animais sadios apresentarem células mesoteliais ativadas (Figura 6.49).

O exame citológico do líquido peritoneal inclui colorações variadas como Wright e Gram, pois a morfologia das células é importante no diagnóstico (Wright) e a identificação de bactérias pelo método de Gram é passível de ser utilizada como parâmetro inicial de tratamento, até que o cultivo e o antibiograma estejam prontos. O cultivo microbiológico deve ser feito para a identificação de aeróbios e anaeróbios (muitas peritonites são causadas pela associação de enterobacteriáceas com anaeróbios, que podem ser produtores de penicilinase) com o intuito de orientar a terapia antibacteriana específica. A análise do líquido peritoneal é importante também no acompanhamento da resposta à terapia, evidenciando alterações que ocorram na cavidade abdominal. Na evolução de processos fisiopatológicos, coletas seriadas durante o atendimento de um equino em síndrome cólica indicam estabilização ou piora do quadro, sendo um parâmetro importante na decisão de encaminhamento a um centro cirúrgico.

As respostas iniciais à inflamação intra-abdominal ou à oclusão vascular mesentérica são a migração de leucócitos para o foco inflamatório e o extravasamento de proteína plasmática para o líquido peritoneal. Assim, os primeiros sinais de anormalidade são os aumentos de leucócitos e da taxa de proteína no líquido peritoneal. Após a cirurgia abdominal, castração ou parto, os teores de proteína e o número de células nucleadas terão aumentado no líquido peritoneal.

A concentração de fibrinogênio superior a 100 mg/dℓ no líquido peritoneal indica processo inflamatório agudo e é considerada um parâmetro importante no diagnóstico precoce das peritonites. Nos casos em que há alterações circulatórias nas cólicas por obstruções estrangulantes e, em menor grau, por obstruções simples ou infartos não estrangulantes, a progressão da lesão vascular vai levar a extravasamento de hemácias para a cavidade peritoneal com consequente avermelhamento do fluido. Líquido peritoneal muito claro (descolorido) indica diluição e, se presente em grande quantidade, sugere a possibilidade de ascite (por hipoproteinemia, geralmente em animais subnutridos) ou uroperitônio. Fluido serossanguinolento indica aumento do número de hemácias ou na quantidade de hemoglobina livre. Tal situação é verificada nos pacientes com degeneração intestinal e perda transmural de hemácias; nas punções de baço durante a paracentese; nas lacerações de vísceras abdominais ou quando ocorre contaminação do líquido peritoneal com sangue oriundo de vasos da pele ou musculatura. Líquido esverdeado é resultado de enterocentese ou ruptura de alças intestinais, ao passo que líquido amarronzado está associado a estágio terminal de necrose tecidual.

As atividades de algumas enzimas, como fosfatase alcalina, aspartato aminotransferase e desidrogenase láctica, quando aumentadas no líquido peritoneal de cavalos, podem refletir lesões em órgãos como fígado, intestinos e músculos. O aumento da atividade da fosfatase alcalina no líquido peritoneal depende da desvitalização das camadas da parede do intestino delgado ou da liberação dessas enzimas pelos leucócitos granulócitos nos casos de irritação peritoneal. Citocinas, como o fator de necrose tumoral, e interleucinas 1, 6 e 10, produzidas por células presentes na cavidade abdominal, têm sido mensuradas experimentalmente nos processos de endotoxemia e isquemia em equinos, com resultados promissores com relação a diagnóstico e prognóstico de alterações intestinais (Quadro 6.37).

Volume globular e proteína total

O hematócrito é um exame laboratorial rápido e fácil de ser executado e, associado aos teores de proteína, torna possível avaliar o estado de desidratação do animal com alterações do sistema digestório, útil no auxílio ao diagnóstico e no acompanhamento da evolução do animal. Para tanto, várias determinações devem ser realizadas, pois uma única é capaz de ser influenciada por diversos fatores, como a dor, e passar uma visão equivocada de um único momento; ao passo que as avaliações seriadas possibilitam o acompanhamento da evolução, mostrando se a fluidoterapia é eficaz, se houve alguma alteração após a dor cessar por analgésico etc. No início de um quadro de dor abdominal, ocorre aumento do volume globular em resposta à liberação de catecolaminas por causa de dor ou endotoxemia, que leva à contração esplênica. O aumento conjunto do volume globular e dos teores de proteínas indica a perda de líquido vascular para uma alça ou para a cavidade peritoneal; é utilizado para o cálculo de desidratação e fluidoterapia. Aumentos significativos dos teores de proteína com discreto aumento do volume globular indicam que esse animal

Quadro 6.37 Valores considerados normais para o líquido peritoneal de equinos.

Parâmetro	Valor
Cor	Amarelo-pálido (incolor a amarelo-palha)
Odor	Inodoro
Aspecto	Límpido
Coagulação	Ausente
Total de células	< 10.000/µℓ (< 5.000/µℓ – padrão em vários laboratórios)
▪ Neutrófilos	20 a 90% (predominantes)
▪ Linfócitos	0 a 35%
▪ Eosinófilos	0 a 5%
▪ Basófilos	0 a 1%
Proteína total	< 2,5 g/dℓ
▪ Globulinas	0,7 a 1,4 g/dℓ
▪ Albumina	0,3 a 1 g/dℓ
Fibrinogênio	< 100 mg/dℓ
Densidade	1,008 a 1,093
pH	7,25 a 7,40
Glicose	74 a 203 mg/dℓ
Lactato	3,6 a 10,8 mg/dℓ
Ureia	10,9 a 23,2 mg/dℓ
Creatinina	1,8 a 2,7 mg/dℓ
Bilirrubina total	0 a 1,2 mg/dℓ
Fosfatase alcalina	0 a 161 UI/ℓ
Desidrogenase láctica	0 a 355 UI/ℓ
Aspartato aminotransferase	25 a 203 UI/ℓ
Gamaglutamiltransferase	0 a 6 UI/ℓ
Fósforo inorgânico	1,2 a 7,4 mg/dℓ

esteja com quadro de anemia; já a diminuição dos teores de proteína em animais desidratados pode indicar grave perda para o lúmen da alça ou cavidade peritoneal ou também má nutrição, parasitismo intenso ou até mesmo doença hepática crônica. É importante diferenciar a diminuição dos teores de proteína em decorrência da perda para a cavidade peritoneal da diminuição provocada por fluidoterapia intensa, quando, além da queda da proteína, também é possível observar diminuição do volume globular. Animais com teores de proteína total plasmática abaixo de 5 mg/dℓ devem receber fluidos lentamente, pois é grande a possibilidade da ocorrência de edemas tissulares ou pulmonar, devido à diminuição na osmolaridade em consequência da diminuição da proteína.

Teste de absorção de glicose

Esse teste verifica a integridade funcional do intestino delgado pela eficácia de absorção de glicose do lúmen intestinal. É um teste prático, fácil de ser realizado e de baixo custo, indicado para animais com emagrecimento progressivo sem alteração de ingestão ou excesso de perdas, também para animais com suspeita de diabetes (casos raros).

Solução de glicose a 20% contendo 1 mg/kg de peso vivo é administrada via sonda nasogástrica ao animal após 12 h de jejum. Uma amostra de sangue em um tubo com fluoreto como anticoagulante é retirada imediatamente antes da administração e 30, 60, 90, 120 e 180 min após a administração e os teores de glicose mensurados.

Em condições normais, a curva de absorção apresenta duas fases. Nas primeiras 2 h, a glicose é continuamente absorvida pelo intestino delgado e sua concentração plasmática dobra em relação à amostra em jejum. A segunda fase é insulinodependente e mostra queda progressiva dos teores de glicose no nível do jejum, que é alcançado 6 h após administração. Uma linha reta indica má-absorção total e apresenta prognóstico desfavorável, ao passo que uma curva intermediária, entre a curva normal e a linha reta, indica estado de má-absorção parcial, tendo uma interpretação mais difícil, pois a causa pode ser reversível ou irreversível.

Radiografia

Em virtude do tamanho da cavidade abdominal, a utilização da radiologia para o estudo das alterações abdominais nos cavalos adultos raramente é indicada, mas tem sido recomendada para a visualização de material radiodenso no intestino grosso, como enterólitos, areia ou corpos estranhos metálicos, o que o torna mais útil nesses animais para avaliação dos dentes, cavidade oral e esôfago. Radiografias abdominais são mais utilizadas em potros e pôneis para o diagnóstico de timpanismos gástricos ou do ceco, obstruções e enterites (distensão grave do intestino delgado ou do intestino grosso) e, principalmente, nos casos de retenção de mecônio (com contraste, por enema). Radiografias torácicas podem ser úteis no diagnóstico de hérnia diafragmática (rara) com insinuação do intestino delgado, do cólon maior ou do estômago na cavidade torácica. Para identificação de enterólitos na cavidade abdominal de cavalos adultos, recomenda-se realizar quatro projeções e utilizar equipamentos de raios X que permitam a técnica de 600 a 900 mAs e 120 kVp.

Radiografias contrastadas podem revelar obstruções ao fluxo gástrico em potros. Administra-se solução de bário (2,5 a 5 mg/kg em solução a 30 a 40%) por sonda nasogástrica, e o esvaziamento gástrico deverá ocorrer entre 30 e 90 min. A retenção de bário indica obstrução ao fluxo gástrico no piloro ou duodeno, ou estase gástrica resultante da presença de úlceras. Em cavalos adultos, recomenda-se utilizar pelo menos 1 ℓ de solução de bário para avaliar o esvaziamento gástrico. Muito cuidado deve ser tomado quando se administra solução de bário por via retal para diagnosticar retenção de mecônio em neonatos, pois o excesso de volume levará à ruptura do reto ou do cólon menor.

Ultrassonografia

Um dos principais desafios para o clínico de equinos é o reconhecimento precoce de causas potencialmente fatais e a identificação dos casos que necessitam de cirurgia abdominal em relação àqueles que podem ser tratados clinicamente. A ultrassonografia (US) é uma modalidade de imagem segura, não invasiva e disponível para o diagnóstico de enfermidades gastrointestinais agudas ou crônicas e daquelas envolvendo outros órgãos da cavidade abdominal e do sistema urogenital. A US abdominal demonstrou ser precisa para detectar obstruções do fluxo do intestino delgado e tornou-se parte do processo de diagnóstico de diferentes causas de cólica em muitas clínicas e hospitais veterinários. A avaliação de todo o abdome equino por US é demorada e difícil de se realizar na admissão ou em condições de campo.

Uma alternativa é o uso da US abdominal localizada de varredura rápida (FLASH, *fast localised abdominal sonography of horses*), uma técnica que foi adaptada para ser usada em atendimentos de emergência por veterinários sem grande experiência em US para detectar as principais alterações na cavidade intra-

abdominal de cavalos com cólica em até 15 min. No entanto, animais com sintomas persistentes e resultado negativo na técnica FLASH ainda devem passar por exame ultrassonográfico abdominal abrangente (ou varreduras seriadas) como parte do acompanhamento durante a observação clínica.

Pela via transcutânea (Quadro 6.38), aconselha-se utilizar um transdutor curvilinear de baixa frequência (2 a 5 MHz) para a avaliação do abdome, devido a sua capacidade de captar imagens de estruturas até 30 cm de profundidade. Transdutores com frequências maiores (5 a 13,5 MHz) permitem resolução de imagem melhor para estruturas superficiais e mensurações mais precisas da espessura da parede intestinal (Quadro 6.39).

Para a formação de imagens de melhor qualidade, realiza-se a tricotomia (com lâmina de tosa nº 40 ou lâmina de barbear) na porção ventral do abdome a partir da região caudal ao processo xifoide do esterno até o púbis; em seguida, continua-se bilateralmente a partir da fossa paralombar até o cotovelo, ventral aos campos pulmonares. A pele precisa ser lavada (água e detergente neutro) antes da aplicação do gel condutor para melhorar o contato entre as superfícies do transdutor e da pele do animal. Pode-se substituir o gel condutor pela aplicação de grandes quantidades de álcool isopropílico para eliminar a interface entre a pele e o transdutor, a fim de obter uma imagem adequada.

A US transretal é comumente realizada com transdutores de arranjo linear microconvexo ou linear. O paciente precisa estar contido adequadamente e sedado (se necessário); aplica-se gel anestésico local à base de lidocaína no orifício anal, e removem-se as fezes da ampola retal com auxílio de luva de palpação bem lubrificada antes de se introduzir o transdutor. Anestesia por infusão retal de lidocaína ou anestesia epidural caudal é possível de ser utilizada em pacientes que apresentem desconforto à palpação.

A US transretal tem potencial de ser utilizada como complemento à palpação retal, possibilitando a realização de um

---

Quadro 6.38 Regiões topográficas do abdome avaliadas por via transcutânea, durante a ultrassonografia abdominal localizada rápida em cavalos (FLASH) com sintomas de cólica, e procedimento para mapeamento de cada local.

Local	Procedimento para realizar a varredura ultrassonográfica
Lado esquerdo	
1. Abdome ventral	Coloque o transdutor imediatamente caudal ao esterno e mova-o caudalmente para avaliar a área mais ventral do abdome
2. Janela gástrica	Visualize o estômago ao nível do 10º EIC esquerdo no terço médio (dorsoventral) do abdome. A partir desse local, mova o transdutor 2 a 3 EICs cranial e caudalmente ao 10º EIC
3. Janela esplenorrenal	Coloque o transdutor entre os terços dorsal e médio do abdome ao nível do 17º EIC
4. Terço médio esquerdo do abdome	Mova livremente o transdutor ao redor do terço médio do abdome
Lado direito	
5. Janela duodenal	Coloque o transdutor no 14º a 15º EIC direito na porção dorsal do terço médio (dorsoventralmente) do abdome
6. Terço médio direito do abdome	Mova livremente o transdutor ao redor do terço médio do abdome
7. Tórax ventrocranial	Coloque o transdutor no tórax ventrocranial imediatamente caudal ao músculo tríceps

EIC = espaço intercostal.

Quadro 6.39 Achados ultrassonográficos normais do intestino de equinos.				
Região	**Frequência do transdutor recomendada (MHz)**	**Estruturas avaliadas**	**Avaliação subjetiva de segmentos intestinais**	**Mensuração das estruturas intestinais**
Cranioventral	Potros: 10 a 5 Adultos: 6,5 a 5	Baço, intestino grosso, intestino delgado	Motilidade do intestino delgado e do cólon Presença/ausência do intestino delgado Volume e aspecto do líquido peritoneal	**Cólon** Espessura da parede: 0,18 ± 0,04 cm Ceco e cólon: < 0,3 a 0,4 cm Motilidade: 2 a 6 contrações/min
Caudoventral	Potros: 10 a 5 Adultos: 6,5 a 5	Intestino grosso, intestino delgado, bexiga	Motilidade do intestino delgado e do cólon Presença/ausência do intestino delgado Volume e aspecto do líquido peritoneal	**Intestino delgado** Espessura da parede: 0,16 ± 0,05 cm Duodeno e jejuno: < 0,3 cm Íleo: até 0,4 a 0,5 cm Diâmetro: 1,8 ± 0,8 cm Motilidade: 6 a 15 contrações/min Distendido: diâmetro ≥ 5 cm e espessura da parede ≥ 3mm
Dorsal direita	Potros: 10 a 6,5 Adultos: 5 a 2,25	Fígado, rim, duodeno, ceco	Motilidade e natureza dos conteúdos intestinais	Espessura da parede intestinal do cólon e do intestino delgado (ver acima) **Rim direito** Comprimento: 13 a 15 cm Largura: 5 a 18 cm Espessura: 5 cm
Dorsal esquerda	Potros: 10 a 6,5 Adultos: 5 a 2,25	Baço, rim, cólon maior	Presença/ausência de alça intestinal no espaço nefroesplênico (ligamento lienorrenal)	**Rim esquerdo** Comprimento: 15 a 18 cm Largura: 11 a 15 cm Espessura: 5 a 6 cm
Porção média do abdome (via transretal)	Adultos: 6,5 a 5	Quadrifurcação aortoilíaca, bexiga, intestino delgado, ceco, cólon maior, cólon menor	Motilidade do intestino delgado e do cólon	Espessura da parede intestinal do cólon e do intestino delgado (ver anteriormente) **Bexiga** Espessura da parede: 0,3 a 0,6 cm

Fonte: modificado de Freeman e Lyons, dados não publicados. *In*: Mair *et al.*, 2002; Blikslager *et al.*, 2017.

exame mais próximo e detalhado de alguma estrutura identificada como alterada pela palpação. As limitações dessas duas abordagens (US e palpação transretal) decorrem, além do tamanho do animal, da penetração conseguida (25 a 30 cm), do tipo de aparelho e transdutor, além da existência de gás que dificulta a formação de imagens.

Nos casos de obstrução esofágica, pode-se efetuar a avaliação desse órgão por meio da ultrassonografia, pois o esôfago está próximo da pele, possibilitando a formação de uma boa imagem.

Endoscopia

A endoscopia do sistema gastrointestinal tem se tornado uma ferramenta bastante útil no auxílio ao diagnóstico de alterações no esôfago, estômago, duodeno, cólon menor e reto, por ser uma técnica simples de ser realizada, de fácil visualização, não necessitando de interpretação da imagem, apenas de conhecimento anatômico das estruturas normais. No entanto, tem como inconveniente o preço do endoscópio – principalmente os mais longos, para gastroscopia.

A esofagoscopia é realizada com o cavalo em posição quadrupedal, com contenção física por cachimbo ou leve sedação, e possibilita a avaliação da motilidade e do lúmen do órgão, viabilizando diagnóstico de obstruções, lacerações ou da formação de divertículos.

A gastroscopia depende da disponibilidade de um endoscópio de tamanho adequado (1 a 2 m, para potros; 2 a 3 m, para adultos) e de jejum prévio do animal. A principal indicação dessa técnica é a visualização de úlceras gástricas em potros, apesar de também ser possível visualizar outras lesões, como neoplasias, infestações parasitárias e estenoses do piloro. A duodenoscopia tem sido realizada com o objetivo de se diagnosticarem ulcerações, estenose ou divertículo duodenal e duodenojejunite proximal, além de possibilitar a coleta do conteúdo duodenal e a biópsia da parede duodenal. Os exames de colonoscopia e retoscopia tornam possível a visualização de edemas ou engrossamento da parede intestinal, hiperemia, irregularidades, mas principalmente de rupturas (lacerações) do reto e existência de massas intraluminais (fecalomas, enterólitos, neoplasias) no cólon menor distal. No entanto, esses exames têm sido pouco empregados, devido à dificuldade da retirada de todo material fecal dessas áreas e à possibilidade de ocorrer cólica com a distensão do lúmen intestinal com gás, que é necessária para a realização da técnica.

Esses procedimentos necessitam ser seguidos para gastroscopia e duodenoscopia:

- Potros
  - Lactentes e não ingerindo alimentos sólidos: podem mamar até 2 a 4 h antes da endoscopia
  - Lactentes e ingerindo alimentos sólidos: retirar a alimentação por 8 a 12 h; conseguem mamar até 2 a 4 h antes da endoscopia
  - Caso seja necessário maior tempo de jejum, avaliar o estado de hidratação do potro
  - Realizar a sedação do animal para reduzir o estresse e facilitar o procedimento

- Realizar a endoscopia com o animal em posição quadrupedal ou deitado sobre colchão ou piso macio
- Adultos
  - Retirar o alimento por 8 a 12 h e a água por 2 a 4 h antes da endoscopia. Retirar o feno e a cama da baia (maravalha, bagaço de cana, fezes ou outro material que o animal possa ingerir quando sentir fome) e colocar uma trombeta no animal
  - Sedação para realização da endoscopia em posição quadrupedal, mantido em tronco de contenção. Em alguns animais, poderá ser necessário associar contenção com cachimbo.

Laparoscopia

A laparoscopia tem sido pouco indicada nas cólicas agudas, pois distensões exageradas invariavelmente prejudicam a visualização da cavidade abdominal, ao passo que o tempo de realização do procedimento pode ser longo e, na maioria dos casos, a laparotomia exploratória é mais recomendada. Nos casos de evolução mais crônica, a laparoscopia tem sido realizada e tem possibilitado a visualização e o diagnóstico de neoplasias e abscessos abdominais, peritonite, aderências, encarceramentos, além de tornar possível a realização de biópsias em diversos órgãos como, por exemplo, o fígado.

Seção D
Cães e Gatos

Pedro Luiz de Camargo e Flávia Toledo

INTRODUÇÃO

O sistema digestório dos cães e gatos é complexo, composto de órgãos de diferentes estruturas anatômicas e funcionais que atuam coordenadamente na execução do processo de digestão e absorção dos nutrientes e água, necessários para a manutenção da homeostase corporal.

A função digestória adequada depende da atuação correta e coordenada de cavidade oral, esôfago, estômago, intestinos delgado e grosso, assim como de glândulas salivares, pâncreas exócrino e fígado, além de complexa interação com outros sistemas corporais, como o musculoesquelético e o neuroendócrino.

Apenas para ilustrar a complexidade dessas inter-relações, deve-se lembrar que a integração com o sistema nervoso é necessária para que o animal sinta apetite e sede, tenha iniciativa de buscar o alimento, atitude intelectual para discriminar o que é alimento e, ainda, que tenha capacidade de localizar este alimento (olfato, visão). Da mesma maneira, o sistema neurovegetativo desencadeia, no momento da alimentação, a secreção de hormônios e fluidos envolvidos no processo de digestão, além de controlar, pela peristalse do tubo gastrointestinal, a mistura e o tempo de trânsito da ingesta.

Mesmo o sistema musculoesquelético tem participação importante, haja vista sua participação no ato do animal em caminhar até o alimento, seguido de sua preensão, dilaceração, mastigação e deglutição.

Desse modo, fica claro que disfunções em outros sistemas podem desencadear sintomas ou sinais clínicos relacionados com o processo digestivo, como regurgitação ou diarreia, secundárias a neuropatias, e ulceração gastroduodenal, decorrente de nefropatias. Por sua vez, doenças no trato digestório costumam ser a causa primária de alterações em outros sistemas, como convulsões nos desvios portossistêmicos, por exemplo.

Por conta dessas intrincadas relações, o clínico ou aluno de veterinária não deve menosprezar ou executar superficialmente os métodos semiológicos básicos, como a anamnese e o exame físico. Mesmo frente a grande e constante evolução e disponibilidade de meios complementares de diagnóstico, como a endoscopia e a ultrassonografia, é importante ressaltar a importância da avaliação semiológica para o correto direcionamento do caso clínico, sendo indispensável no momento da escolha racional e adequada dos métodos complementares de diagnóstico a serem utilizados, assim como para a interpretação de seus resultados.

De modo geral, o êxito no diagnóstico de doenças ligadas ao trato digestório depende de uma abordagem clínica correta – com base, a princípio, na observação e na correlação das características do paciente, aliadas aos dados de anamnese e exame físico – e, quando necessário, do auxílio de exames complementares adequados e corretamente interpretados (Quadro 6.40).

 Você sabia?

- A obesidade é o problema de saúde mais comum nos cachorros e gatos. Mundialmente, 59% dos cães e 52% dos gatos sofrem desse problema. Algumas raças são mais propensas a desenvolvê-la em razão de suas características genéticas, como os cães Basset Hound, Beagle, Cocker Spaniel, Dachshund e Labrador. Já os gatos mistos ou mestiços parecem ser mais vulneráveis.

IDENTIFICAÇÃO DO PACIENTE | RESENHA

A identificação do paciente representa o primeiro contato entre clínico, tutor e animal. É feita em ficha própria, arquivada em ordem numérica ou alfabética, de modo que possibilite a consulta rápida em caso de retorno do animal ou, se necessário, para contato posterior com o tutor.

Essa ficha informa a data da consulta, o nome do animal e suas características externas, como espécie, raça, idade, sexo, pelagem, existência de cicatrizes (indicam traumatismo ou cirurgia prévios), marcas de nascença ou outras que o identifiquem, além de sua procedência e utilização. Além disso, é necessário constar nome, endereço e telefone do responsável. Essas informações possibilitam contatos posteriores e favorecem o relacionamento com o cliente.

O registro do temperamento e as atitudes do animal são importantes, principalmente na prevenção de acidentes, em se tratando de animais agressivos.

Quadro 6.40 Sequência de exame clínico do sistema digestório de pequenos animais.

Identificação do paciente	Data da consulta, nome, espécie, raça, sexo, idade Nome e endereço do tutor Procedência
Anamnese	Informações sobre o paciente Informações sobre o ambiente Informações sobre a dieta Informações sobre os sinais clínicos
Exame físico geral	Condição corporal Peso Temperatura Comportamento, atitude e postura Ritmo cardiorrespiratório Secreções: nasais, oculares, anais Coloração de mucosas Conformação e simetria abdominal
Exame físico específico	Avaliação e localização dos sinais clínicos específicos: vômito, diarreia, regurgitação, constipação intestinal etc. Palpação abdominal: epi, meso e hipogástrio Percussão abdominal Ausculta
Exames complementares	Laboratoriais: hemograma, perfil bioquímico Parasitológico Exame de líquidos peritoneais Imagem: radiográfica (simples e contrastada), ultrassonográfica, endoscopia com biópsia Laparotomia exploratória com biópsia

A observação de espécie, raça, cor, sexo e o tipo de trabalho ou atividade desenvolvida pelo animal (guarda, corrida, competições de agilidade etc.) extrapola o âmbito da identificação, tendo também importância clínica. Citando alguns exemplos, observa-se que, os cães, em virtude do hábito alimentar mais indiscriminado, são mais suscetíveis à ingestão de corpos estranhos e processos inflamatórios gástricos em comparação com os felinos. Do mesmo modo, por diferenças intrínsecas no metabolismo hepático dessas espécies, alguns fármacos tolerados por cães podem ser tóxicos para gatos.

Cães de raças grandes ou gigantes estão sujeitos à dilatação gástrica ou vólvulo, algo raramente descrito em cães pequenos ou gatos. Da mesma maneira, a síndrome do vômito bilioso é mais frequente nos cães braquicefálicos de raças pequenas.

Dentre as características próprias relacionadas com cada raça, existe uma predisposição natural para o desenvolvimento de determinadas doenças. O bom conhecimento do veterinário a respeito da especificidade de cada raça irá direcioná-lo na busca de fatores predisponentes para determinadas doenças do sistema digestório.

Por exemplo, a incidência de problemas esofágicos e a insuficiência pancreática exócrina são maiores em cães da raça Pastor-Alemão, do mesmo modo que as doenças inflamatórias intestinais são mais frequentes entre gatos Siameses.

Nos distúrbios do sistema digestório, a idade é fator determinante para a identificação de certas doenças. Nas afecções congênitas, como nas anomalias vasculares anelares, por exemplo, os primeiros sinais clínicos, como regurgitações, aparecem quando o cão ou gato passa da alimentação líquida (leite materno) para sólida (ração). Os cães jovens, entre o desmame e os 6 meses, são mais suscetíveis às doenças virais, como cinomose e parvovirose, principalmente se não forem vacinados adequadamente. Além disso, devido ao seu temperamento notadamente "brincalhão", e ainda por serem mais "curiosos" que cães adultos, são candidatos à ingestão de

corpos estranhos. Por outro lado, os cães adultos são mais acometidos por doenças inflamatórias intestinais, ao passo que as neoplasias são mais frequentes em cães idosos.

O sexo, em geral, associado a outras informações, como a idade e a raça, é importante na avaliação e no direcionamento do sintoma. Machos ou fêmeas de determinadas raça e idade podem apresentar sinais de distúrbio do sistema digestório secundários a outros sistemas corporais. Por exemplo, fêmeas adultas portadoras de infecção uterina apresentam vômito crônico; ou, ainda, cães idosos com aumento da próstata indicam tenesmo e constipação intestinal, devido ao estreitamento do canal retal.

A procedência do animal, o manejo sanitário e a limpeza das instalações, e a condição de saúde dos pais e irmãos de ninhada informam sobre a possibilidade de processos infecciosos. Esses são dados de grande relevância, uma vez que determinados vírus intestinais, como o parvovírus, podem sobreviver e permanecer vivos por muitos meses no ambiente, com risco de infectar novas ninhadas de cães. Da mesma maneira, infecções por *Isospora canis* são frequentes em filhotes criados sob más condições de higiene, em aglomerações ou sob outros modos de estresse ambiental.

A avaliação de estado de saúde e *status* vacinal da mãe sugere doenças transmitidas por via intrauterina ou transplacentária, como a panleucopenia felina, por exemplo. Verifica-se, também, se o animal é oriundo de região enzoótica para alguma doença, como a leishmaniose, por exemplo.

Outra informação a ser considerada é se o animal teve ou não acompanhamento veterinário anterior ou se vem indicado por outro profissional. Nesses casos, a troca de informações a respeito do paciente contribui para a melhor compreensão do problema a ser avaliado.

Em determinados casos, conhecer a profissão do tutor pode ser útil na busca diagnóstica. Por exemplo, alguns profissionais da área de saúde costumam ter acesso a amostras grátis de medicamentos e, por vezes, tendem a empreender tentativas prévias de tratamento do animal.

ANAMNESE | HISTÓRIA CLÍNICA

A anamnese representa o passo inicial na busca ao diagnóstico do distúrbio digestório. Inicialmente, o clínico deve observar e estabelecer o grau de relacionamento entre o tutor e seu animal e, da mesma maneira, tentar conhecer as características desse relacionamento no âmbito familiar. Por exemplo, é comum que tutores carinhosos ofereçam petiscos inadequados aos seus animais, da mesma maneira que crianças costumam dividir suas guloseimas (balas, chicletes, sorvetes) com o estimado amigo de infância. Em geral, essas informações são omitidas, mas ficam implícitas aos olhos do veterinário atento, experiente e observador do comportamento dos tutores.

As informações obtidas precisam ser as mais exatas possíveis e, assim, certificar de que a pessoa que trouxe o animal para a consulta está realmente habilitada, ou conhece suficientemente a situação e o animal para prestar as informações desejadas. Por conta disso, às vezes, pode ser mais útil obtê-las por meio do tratador ou empregado, uma vez que, em determinados casos, o proprietário tem pouco contato com o animal. Isso é particularmente importante quando são necessárias informações a respeito de mudanças de hábitos alimentares ou das características fecais e conteúdo vomitado, por exemplo. No diagnóstico de doenças digestórias, assim como para a sua localização, esses dados são de vital importância.

O ponto inicial da entrevista é saber qual o motivo da visita ao veterinário, ou seja, a identificação da queixa principal.

Em geral, está relacionada com os sintomas mais evidentes apresentados pelo animal que, no caso de distúrbios do sistema digestório, geralmente são vômito, diarreia ou perda de apetite.

Nessa fase, a pessoa deve falar livremente. No entanto, alguns tutores costumam desviar-se do ponto principal ou estender-se em informações menos importantes, como as de caráter pessoal, possibilitando subestimar, distorcer ou omitir informações mais relevantes ao caso como, por exemplo, o tipo de alimentação do animal. Em algumas situações, pode-se até desconfiar das respostas fornecidas (mentiras).

Uma postura crítica ou até repressora do veterinário perante alguma informação ou atitude com relação ao animal causará ansiedade e nervosismo ao tutor, induzindo-o a fornecer informações erradas ou deturpadas dos fatos, prejudicando assim o diagnóstico. Por exemplo, afirmam que alimentam o animal apenas com ração, mas, na verdade, oferecem petiscos, doces ou restos de comida.

O veterinário perceptivo procura amenizar o grau de ansiedade, mantendo o direcionamento da entrevista de maneira sistemática e tranquila, de modo que os problemas possam ser dispostos em ordem cronológica, para que não se perca nenhum detalhe importante.

A obtenção da história clínica deve seguir um roteiro com tópicos a serem esclarecidos e questionados, com base em informações gerais e detalhadas sobre o estado atual do paciente e, ainda, informações a respeito de tentativas de tratamento e seu resultado, do manejo nutricional, sanitário, reprodutivo, do ambiente em que o animal vive (inclusive contactantes) e de seus hábitos. É importante inquirir ao tutor se ele tem alguma suspeita sobre a causa do problema.

O veterinário deve obter informações atuais e pregressas sobre o animal. Em casos de pacientes novos, essas informações são coletadas de maneira mais detalhada, assim como no caso de pacientes indicados por outro profissional. Nessa situação, o clínico pode obter informações mais detalhadas diretamente com o colega.

Nas consultas a clientes rotineiros ou de animais anteriormente atendidos, em geral, haverá uma ficha médica com o histórico completo sobre o animal, na qual é necessário avaliar as informações e verificar a existência de algum dado pregresso relevante ao problema atual.

As informações atuais referem-se, sobretudo, ao problema apresentado no momento da consulta, como mudança de comportamento e início dos sintomas, se houve tentativa de algum tratamento e quais seus resultados. A história pregressa refere-se aos fatos passados, como o tempo de convivência do animal com o tutor, idade de aquisição do animal, histórico médico (p. ex., doenças e tratamentos prévios, procedimentos anestésicos ou cirúrgicos).

Com relação à queixa principal, o clínico deve identificar e diferenciar os sintomas referidos na anamnese e tentar avaliar seu tempo de evolução, frequência, progressão, gravidade, intensidade e características. Além disso, ele avalia se houve melhora ou piora no quadro geral desde que iniciou com os sintomas, se já foi medicado e se apresentou alguma alteração (melhora ou piora) em decorrência do tratamento realizado.

Recomenda-se, ainda, investigar o manejo sanitário, verificando se o animal é vacinado e vermifugado adequadamente e com qual frequência.

As informações sobre o manejo nutricional ajudam a elucidar a causa de quadros agudos relacionados com o trato gastrointestinal, como sobrecarga ou mudança brusca na dieta. No entanto, a investigação de problemas crônicos requer uma história mais detalhada.

A alimentação é responsável por muitos distúrbios do sistema digestório em pequenos animais. Deve-se questionar o tutor a respeito do apetite do animal, mudança de hábito alimentar ou no alimento fornecido e ganho ou perda de peso.

Por vezes, a causa do problema está relacionada com fatores ambientais, sendo útil o conhecimento das características do local onde o animal vive, para que o clínico possa elaborar o diagnóstico. O animal que vive em casa ou tem hábito de fugir costuma ter acesso a lixeiras e ingerir corpos estranhos ou venenos. Da mesma maneira, alguns produtos de limpeza tendem a causar intoxicação ou alergias. Os cães que convivem com crianças estão mais expostos, ou suscetíveis, à ingestão de brinquedos.

A região geográfica onde habita ou, ainda, o registro de viagem recente indica se houve exposição a doenças endêmicas.

Algumas perguntas relevantes que devem constar na anamnese estão exemplificadas no Quadro 6.41.

 Você sabia?

- A língua do gato é inteiramente coberta por protuberâncias ou papilas, que têm forma especial de gancho. Elas são mais curtas nas laterais e mais longas no centro, e encontram-se viradas para a cavidade oral. As papilas gustativas são compostas de queratina, que dá à língua aquela aparência áspera que causa o "efeito de lixa" quando entra em contato com a pele. Essa estrutura muito especial é ditada por fatores de sobrevivência: de fato, gatos usam suas línguas para se escovar e remover qualquer impureza do pelo, um aspecto fundamental para eliminar todos os traços de odores que possam comprometer a caça ou torná-los presas de outros animais (felinos têm o hábito de se lamber depois de comer).

INSPEÇÃO

A inspeção direta (utilizando apenas a visão) é realizada após a anamnese, sem utilização de contenção. Seu objetivo é a realização da primeira avaliação do paciente. É interessante que o clínico observe a marcha do animal e determine a ocorrência ou não de posturas anormais, como desvio de cabeça ou andar bamboleante. Deve avaliar também o comportamento, a atitude e seu nível de interação com o ambiente: se normal, deprimido, prostrado, calmo, dócil ou agressivo.

Durante a inspeção, é importante analisar o seu estado nutricional, se é adequado para sua raça e idade ou se o animal é obeso, magro ou caquético, além do equilíbrio no volume e conformação de tórax e abdome. Para isso, é importante levar em consideração a espécie, a raça e a idade; estar atento à massa muscular do animal, correlacionando essas observações com o manejo nutricional descrito pelo tutor. Em um animal sadio, as características raciais devem ser compatíveis com a idade e a alimentação fornecida pelo tutor.

É importante lembrar que determinadas raças, como os Whippets, por exemplo, embora pareçam magros, têm massa muscular proeminente, principalmente nos membros posteriores, ao passo que Mastins Napolitanos normalmente parecem obesos.

Algumas alterações, como déficit de massa muscular, pouca cobertura de gordura, pelame seco e sem brilho, sugerem cronicidade do processo ou manejo nutricional inadequado. Por outro lado, animais alimentados com dietas ricas em calorias e pobres em proteínas apresentam boa aparência enganosa, decorrente de excesso de gordura subcutânea, mascarando a massa muscular reduzida. Isso é observado frequentemente em cães da raça Fila Brasileiro, alimentados com fubá.

É necessário procurar sinais externos de doenças ou de outros comprometimentos (cicatrizes) que possam ter relação com a queixa ou suspeita clínica inicial. Por exemplo, cães da raça Boxer, com história de vômito persistente e com lesões de pele na região do prepúcio, podem sofrer de gastrite secundária a mastocitoma, doença relativamente frequente nessa raça. Da mesma maneira, a dermatite úmida perianal indica diarreia persistente; pelo engordurado, com aspecto graxo, ao redor do ânus, indica esteatorreia.

Ainda na inspeção, observam-se amplitude e sincronia dos movimentos torácicos e abdominais durante a respiração (ritmo cardiorrespiratório).

Caso as informações obtidas sejam dúbias ou pouco esclarecedoras, deve-se oferecer alimento e água ao animal e checar seu grau de interesse, além da capacidade de preensão, mastigação e deglutição. Esse procedimento é muito útil quando o tutor relata sintomas como vômito, regurgitação ou engasgo logo após a ingestão, assim como sinais de disfagia.

As principais observações a serem feitas durante a inspeção estão listadas no Quadro 6.42.

SINAIS E/OU SINTOMAS DE DISTÚRBIOS DIGESTÓRIOS EM CÃES E GATOS

Muitos são os sinais e sintomas relacionados com o comprometimento do sistema digestório; contudo, vários deles (p. ex., vômito e diarreia) costumam ser decorrentes de doenças em outros sistemas corporais (p. ex., falha renal e hipotireoidismo). Esses sinais podem ainda vir acompanhados de alterações sistêmicas – febre e desidratação – ou de sinais inespecíficos – emagrecimento, apatia e anorexia.

Por conta disso, a identificação correta das manifestações clínicas e a sua localização (hepática, pancreática, gástrica, renal) são fundamentais na busca do diagnóstico e prognóstico exatos, assim como o estabelecimento da terapia mais adequada ao paciente.

Não há dúvidas de que o primeiro e mais precioso acesso aos objetivos clínicos (diagnóstico, prognóstico e terapia) é a obtenção de história clínica detalhada, aliada ao exame físico cuidadoso e minucioso.

Além disso, é necessário considerar os fatores econômicos e a pouca disponibilidade de tempo que caracterizam os dias atuais, fazendo com que a abordagem semiológica inicial assuma importância vital na escolha de exames complementares adequados e corretos, não ocupando ou onerando desnecessariamente o tutor do animal.

Dessa maneira, passa a ser fundamental o reconhecimento dos principais sinais de alterações do sistema digestório, assim como o conhecimento de sua gênese. Tais sinais são discutidos adiante.

Quadro 6.41 Principais perguntas da anamnese direcionada a problema digestório.

Queixa principal
- O que está acontecendo? Por que trouxe o animal?
- Quando e como iniciou o problema? Há quanto tempo vem ocorrendo e qual a frequência dos sintomas?
- Tem piorado, o quadro está estável ou vem melhorando?
- Relaciona o problema com algum fato ocorrido? Suspeita de alguma causa?
- Foi tentado algum tratamento? Qual (medicamentos, dosagem e frequência)? Houve melhora?
- Apetite (normal, diminuído, aumentado, coprofagia, apetite pervertido)?
- Características fecais (conteúdo, cor, odor, consistência, volume, variações ligadas a alguma situação específica)?
- Frequência de defecação (normal, aumentada, diminuída)?
- Postura e características ao defecar (dor, dificuldade etc.)?
- Se vomita: qual a frequência, conteúdo, sinais associados (sialorreia, alteração na frequência respiratória, inquietação etc.), características e sons emitidos ao eliminar o material? Tem relação com a ingestão de alimentos ou água?
- Outras que se façam necessárias

Antecedentes médicos
- Teve doenças anteriores ou tem apresentado outras alterações?
- Já recebeu ou tem recebido algum tipo de tratamento?
- Tem recebido medicamentos anti-inflamatórios (qual, dose, frequência etc.)?
- Já passou por algum procedimento anestésico ou cirúrgico? Foi castrado(a)?
- Por favor, descreva os sintomas
- Tem piorado, o quadro está estável ou vem melhorando?
- Foi tentado algum tratamento? Qual (medicamentos, dosagem e frequência)? Houve melhora?
- Tem sido vacinado? Por quem ou onde? Com qual vacina? Com que frequência?
- Foi-lhe administrado vermífugo? Por quem ou onde? Qual vermífugo? Qual a dosagem? Com que frequência?
- Qual a dieta principal?
- Ração comercial: tipo (seca ou úmida), marca, quantidade?
- Comida caseira: ingredientes, modo de preparo, fornecimento etc.?
- Recebe algum outro tipo de alimento, petiscos, guloseimas etc.?
- Houve mudança recente na dieta (marca, composição, quantidade etc.)?
- A ingestão de água está normal, diminuída ou aumentada (qualidade da água, tipo de vasilha, tempo transcorrido entre as trocas etc.)?

Ambiente
- Deve-se pesquisar a existência de algum fator ambiental que possa estar associado ao processo (doença infecciosa, estresse, dentre outros).
- Tipo de moradia (apartamento, casa com quintal, zona urbana, rural etc.)?
- Tem acesso à rua ou fugiu recentemente (frequência, tempo de permanência)?
- Método de higienização (produtos de limpeza, modo de aplicação, diluição)?
- Convive com outros animais? Quais? Como? São alimentados juntos? Manejo sanitário, doenças pregressas e outras informações relevantes sobre os contactantes
- Convive com crianças (idade, como convivem etc.)?
- Viajou ou participou de exposição recentemente (local, tempo e condições de permanência etc.)?

Quadro 6.42 Dados importantes a serem observados durante a inspeção geral do paciente.

- Condição corporal do animal: tamanho e estado nutricional (magreza em animais com síndromes de má-absorção)
- Comportamento: animado, desinteressado, deprimido
- Atitude: amistosa, desconfiada, agressiva
- Postura: em estação, posicionamento antiálgico (dor abdominal) ou ortopneico
- Ritmo cardiorrespiratório: dispneia, taquipneia, alteração da relação tórax-abdome durante os movimentos respiratórios
- Conformação e simetria: volume e conformação torácica e abdominal (massas intracavitárias, ascite, timpanismo)
- Locomoção: posição e movimentação de cabeça e membros durante a marcha
- Déficits neurológicos: déficits de visão, inclinação da cabeça, ataxia, incoordenação motora, entre outros
- Interesse por alimento ou água. Oferecer alimento de palatabilidade crescente (considerar fatores ambientais e o temperamento do animal) e água, verificar o nível de interesse e se a preensão e a deglutição são normais

Halitose

Denomina-se halitose o odor alterado, desagradável ou fétido do ar expirado (hálito); sendo uma queixa ou achado de exame físico frequente.

A halitose indica ser decorrente de doenças bucais, nasais, faríngeas, esofágicas, gástricas ou secundária a doenças que cursem com má digestão e uremia. Resultam ainda de coprofagia (ingestão de fezes) ou de dieta rica em proteínas.

Dentre as causas de halitose, a mais comum é a doença dental, seguida da existência de corpos estranhos impactados na cavidade oral, nasal, faringe ou esôfago e das secreções nasais drenadas para a faringe.

É comum o tutor confundir halitose com o odor de processo inflamatório originário dos condutos auditivos. Assim, o exame clínico deve incluir, em primeiro lugar, o reconhecimento do odor exalado, seguido da inspeção cuidadosa dos condutos auditivos, cavidade oral e lábios.

Hálito urêmico (odor forte de urina) remete à busca ao sistema urinário, ao passo que odor de maçã verde sugere cetoacidose. Esses odores costumam ser alterados ou agravados pela existência de cálculos ou doenças periodontais e bucais.

A maioria dos casos pode ser diagnosticada por meio de história clínica e exame físico da cavidade oral e da faringe; no entanto, ocasionalmente, é necessário o exame radiográfico das cavidades oral e nasal, faringe ou esôfago, ou outros exames complementares, como urinálise e dosagem da ureia e da creatinina séricas, provas de digestão e absorção.

 Você sabia?

- Dos gatos, 80% com idade superior a 3 anos têm algum problema bucal.

Disfagia, regurgitação e vômito

Disfagia, regurgitação e vômito são sinais clínicos frequentes em casos de lesões de faringe, esôfago, estômago e intestino delgado. Falhas na diferenciação desses sinais durante a anamnese e o exame físico fatalmente resultarão em erro no diagnóstico e no encaminhamento terapêutico.

Vale lembrar que alguns animais podem apresentar esses sinais em associação; por exemplo, em casos graves de esofagite, regurgitação e vômito sugerem ser concomitantes.

Disfagia

A disfagia representa a dificuldade ou a impossibilidade de deglutição. Tendo em vista que a deglutição correta apresenta fases oral, laríngea e esofágica; processos dolorosos e obstrutivos, assim como disfunções mecânicas (p. ex., fraturas de mandíbula) ou neuromusculares que interfiram nessas funções, podem resultar em disfagia.

A evolução aguda de sinais clínicos persistentes e progressivos sugere lesão morfológica, como massas ou corpos estranhos, ao passo que sinais intermitentes sugerem distúrbios de motilidade.

As características clínicas de disfagia incluem dificuldade de preensão, mastigação, engasgos, sialorreia (salivação excessiva) e apetite voraz em função da incapacidade de ingerir quantidade satisfatória de calorias.

Em geral, animais com disfagia bucal apresentam dificuldade de preensão, sialorreia e halitose (de acordo com a causa). Podem demonstrar cuidado excessivo ao pegar o alimento, ter mastigação lenta e cuidadosa (dor), reter o alimento na boca ou mesmo deixá-lo cair após a preensão. Nos distúrbios laríngeos, o paciente pode apresentar engasgos, movimentos de deglutição difíceis e repetidos e demonstrar dor e/ou dificuldade de deglutição, distendendo exageradamente o pescoço, elevando a cabeça e emitindo sons anormais. Essas alterações não costumam ser observadas em pacientes com disfagia esofágica.

Raramente os pacientes que sofrem disfagia são inapetentes e, devido à aspiração laringotraqueal, alguns apresentam tosse.

No exame físico, deve constar a cuidadosa inspeção da cavidade oral, além da palpação da região cervical proximal, de todo o sulco jugular esquerdo (esôfago), procurando sinais de inflamação, ulcerações ou lacerações, fraturas, anormalidades anatômicas (desvios, massas, corpos estranhos).

É importante que esse exame seja feito atenciosamente, uma vez que a maioria dos problemas que causam disfagia é definida com base nos achados do exame físico.

Fornecer alimento ao animal e observá-lo comendo é fundamental na localização do problema.

Se os achados durante a inspeção não forem conclusivos, indica-se o exame radiográfico e/ou fluoroscopia.

Regurgitação

É a eliminação retrógrada e passiva (sem esforços abdominais) do conteúdo esofágico (Figura 6.50). Ocorre geralmente antes que o alimento adentre o estômago e não está associada aos sinais prodrômicos do vômito (inquietação, deglutições repetidas, sialorreia, alteração do padrão respiratório, anterior ao processo).

Por não serem capazes de diferenciá-los, a maioria dos tutores confunde os dois processos e leva o animal ao consultório com queixa principal de vômito.

A diferenciação inicial é feita por meio de cuidadosa e completa anamnese, quando o tutor deve relatar, com detalhes, todas as características da ocorrência (postura, atitudes, emissão de sons, movimentação abdominal). É necessário estar atento às informações ou palavras que indiquem a característica ativa ou passiva do processo.

Considera-se ainda que disfunções mecânicas ou de motilidade, laríngeas ou faríngeas (p. ex., cricofaríngea), podem

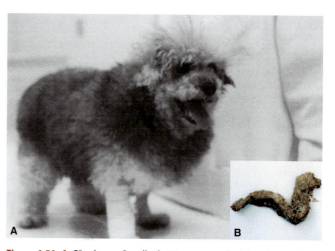

Figura 6.50 A. Cão da raça Poodle de 13 anos, com distúrbio de motilidade esofágica que regurgitava alimento imediatamente após a ingestão e sem envidar esforços para eliminação (mímica do vômito). **B.** Observar o aspecto tubular do material eliminado, sugerindo a localização esofágica do processo. (Imagem do autor: Clínica de Animais de Companhia – Hospital Veterinário da Universidade Estadual de Londrina, PR.)

cursar com sintomas que confundem o tutor. Além disso, lesões laríngeas e faríngeas costumam eventualmente desencadear vômito secundário.

A idade do paciente é útil na identificação da regurgitação. Animais jovens, especialmente aqueles que iniciaram os sintomas após o desmame, têm risco de ser portadores de distúrbios congênitos, como megaesôfago primário ou anomalias vasculares anelares, principalmente nas raças predispostas.

Caso haja suspeita de problemas adquiridos, é preciso verificar o tempo de evolução do processo. As lesões traumáticas e as obstruções esofágicas por corpos estranhos, por exemplo, costumam apresentar evolução aguda, ao passo que doenças esofágicas secundárias a distúrbios metabólicos ou neurológicos tendem a evoluir lentamente e, em geral, são precedidas ou acompanhadas por outros sintomas.

Deve-se averiguar a possibilidade de contato ou ingestão de substâncias abrasivas ou cáusticas, ou ainda se o animal foi submetido a anestesia geral, o que possibilita o refluxo gastresofágico, causando esofagite e possível estenose esofágica.

A frequência da regurgitação e o tempo transcorrido entre a ingestão e a regurgitação costumam ser pouco esclarecedores. Cães com dilatação esofágica não obstrutiva (megaesôfago) podem regurgitar de 1 a 2 vezes/semana a até 10 a 12 vezes/dia. Do mesmo modo, alguns animais tendem a regurgitar logo após a ingestão de alimentos, enquanto outros, várias horas após.

Cães com megaesôfago regurgitam materiais sólidos e líquidos com frequência, ao passo que aqueles que apresentam obstrução do lúmen esofágico regurgitam somente líquidos; ainda assim, esse sinal deve ser interpretado com cautela.

A aparência do material eliminado indica caracterizar alimento não digerido, o que é típico na regurgitação. No entanto, é importante lembrar que isso tem possibilidade de ocorrer em animais com retardo no esvaziamento gástrico secundário a gastroparesia.

O material regurgitado pode ainda adotar um formato tubular, com a conformação parcial do esôfago, que geralmente decorre de estenose ou corpo estranho esofágico. Essa característica é mais observada em gatos que em cães, e sugere o envolvimento do esôfago como origem do problema.

A existência de bile caracteriza conteúdo gástrico e/ou duodenal, indicando que o material expelido é oriundo do estômago.

A história e o exame físico ajudam a revelar sinais de fraqueza muscular e intolerância ao exercício que, aliados à atrofia muscular, sugerem doença neuromuscular.

A condição corporal ou o crescimento retardado indicam que a quantidade de alimento que chega ao estômago tem sido insuficiente para manter às necessidades calóricas do animal.

O exame da cavidade oral pode revelar tonsilite e alimento ou muco na faringe.

Tosse, dispneia, febre e alterações na ausculta pulmonar sugerem pneumonia aspirativa, ao passo que sialorreia indica odinofagia (dor na deglutição) associada à existência de corpo estranho esofágico.

O exame radiográfico, em geral, possibilita a localização definitiva do distúrbio esofágico, revelando, por exemplo, se há dilatação e se é secundária à obstrução (p. ex., corpos estranhos, persistência de quarto arco aórtico). O exame endoscópico é indicado para o diagnóstico de lesões inflamatórias ou neoplásicas, ao passo que a fluoroscopia é mais eficiente na investigação dos distúrbios de motilidade.

Vômito

Caracteriza-se pela ejeção forçada de conteúdo gástrico e, ocasionalmente, duodenal, pela boca. É um reflexo complexo, controlado pelo centro emético, e requer a atuação combinada das atividades gastrointestinal, muscular, respiratória e neurológica.

A expulsão do conteúdo gástrico é precedida de sinais prodrômicos, como inquietação ou ansiedade, náuseas (salivação, lambedura dos lábios e deglutições repetidas), seguidos do aumento da frequência e superficialização dos movimentos respiratórios, contrações abdominais rítmicas e repetidas que culminam com extensão do pescoço, abertura da boca e expulsão do conteúdo gástrico, que pode ser acompanhada de sons característicos. Esse conjunto de atitudes e movimentações executadas antes e durante a êmese é denominado "mímica do vômito". Sua observação é de fundamental importância para a diferenciação clínica entre regurgitação e vômito.

O vômito determina a visita frequente de cães e gatos ao consultório veterinário e, por ser consequência de uma grande variedade de distúrbios e numerosos estímulos, pode ser considerado um grande desafio diagnóstico.

Embora a associação do vômito à doença gástrica seja uma tendência natural, é importante lembrar que o vômito é simplesmente um sinal clínico, podendo estar associado ou ser decorrente de um grande número de distúrbios gastrointestinais, intra-abdominais, sistêmicos, metabólicos ou neurológicos, e que, por si só, não constitui um diagnóstico.

Como mencionado anteriormente, ao avaliar um animal que esteja expulsando alimento ou fluido pela boca, a pergunta a ser respondida é: o animal está vomitando ou regurgitando?

A anamnese é, sem dúvida, a melhor maneira de responder essa questão. O tutor deverá descrever o ato em si ou o que ele considera como "vômito". Ou seja, a atitude do animal, o que precede o momento da expulsão do conteúdo, assim como as características do material eliminado.

Além disso, a história precisa ser detalhada e direcionada de modo que obtenha informações sobre todos os sistemas corporais que sejam úteis para a localização do problema.

Deve-se atentar àqueles animais que apresentam histórias fortemente sugestivas de regurgitação, mas que na verdade apresentem vômito, e vice-versa (Quadro 6.43).

Clinicamente os pacientes que apresentam vômitos são separados em dois grupos: os de evolução aguda (até 2 semanas de duração) e os de evolução crônica (mais de 2 semanas de duração).

Quadros agudos podem ser decorrentes desde causas banais (indiscrições alimentares ou mudanças bruscas de dieta) até processos que ponham a vida do animal em risco, como gastroenterite viral (parvovirose), pancreatite, obstruções por corpos estranhos e hipoadrenocorticismo.

Por outro lado, os quadros crônicos costumam ser secundários a doenças metabólicas, degenerativas ou inflamatórias crônicas. Raramente são autolimitantes e necessitam de abordagem mais agressiva. A frequência e a duração dos casos crônicos podem variar de semanas a anos.

Boa anamnese e bom exame físico ajudam o clínico no direcionamento do diagnóstico no caso de doenças como obstruções por corpos estranhos ou, ainda, doenças específicas, como pancreatite, piometra ou falência renal.

Doenças renais podem ser evidenciadas durante a inspeção da boca, quando se observam lesões inflamatórias na mucosa bucal, nas gengivas ou na língua.

Pacientes com vômito crônico costumam sofrer de anorexia e polidipsia. Animais obesos com quadro de vômito crônico tendem a apresentar pancreatite e a ocorrência de

Quadro 6.43 Sinais clínicos de regurgitação e vômito.

Características	Regurgitação	Vômito
Sinais prodrômicos	Ausentes	Presentes
Mímica de vômito	Ausente	Presente
Atividade muscular abdominal	Ausente (processo passivo)	Presente (processo ativo)
Relação com ingestão	Variável	Variável
Conteúdo alimentar	Não digerido	Variável
Formato	Bolo ou tubular	Variável (não tubular)
Muco	Pode estar presente	Pode estar presente
Sangue	Raro (ulcerações ou neoplasias)	Pode estar presente
Bile	Não	Pode estar presente
pH do material eliminado	Alcalino	Variável (pode ser alcalino)

 Você sabia?

- Os cães defecam em alinhamento com o campo magnético da terra. Como são sensíveis a pequenas variações no campo, costumam fazer suas necessidades com o corpo alinhado ao eixo norte-sul quando há poucas variações no magnetismo.

Hematêmese

O termo "hematêmese" refere-se à existência de sangue no vômito. A localização da origem do sangramento é importante, podendo ser gastrointestinal, proveniente da cavidade oral ou do trato respiratório. Desse modo, o primeiro passo na avaliação do paciente com hematêmese é diferenciar o sangramento apresentado no vômito de outros processos, como a hemoptise (tosse com sangue), ou localizar sangramentos provenientes de outras regiões. Em geral, a anamnese e o exame físico são suficientes nessa diferenciação.

A hematêmese geralmente é causada por ulceração ou erosão gastroduodenal. As causas principais são:

- Gastrite aguda
- Gastroenterite hemorrágica
- Neoplasias
- Utilização de fármacos anti-inflamatórios não esteroides (FAINE)
- Corpos estranhos.

A administração de FAINE, principalmente quando associada a corticosteroides, representa a maior causa de hematêmese em cães.

As causas secundárias de ulceração e erosão gastroduodenal são: insuficiência renal ou hepática, mastocitoma e coagulopatias (Figura 6.51).

icterícia indica comprometimento hepático. Febre e linfoadenopatia indicam origem infecciosa do processo.

A descrição do aspecto e coloração do conteúdo eliminado oferece informações importantes sobre o processo. Nos casos de ulcerações, erosões ou neoplasias, o vômito pode conter sangue vivo ou digerido (aspecto de borra de café), ao passo que a existência de bile, além de descartar a regurgitação, afasta a possibilidade de obstrução pilórica, sugerindo inflamação intestinal, gastroparesia (hipomotilidade gástrica) ou pancreatite. Da mesma maneira, a eliminação de alimento não digerido 10 ou mais horas após a ingestão sugere obstrução pilórica ou distúrbio de motilidade gástrica, uma vez que o tempo normal para o esvaziamento do estômago varia de 7 a 10 h.

O estado de nutrição e a aparência do paciente sugerem o tempo de evolução e a gravidade do processo; contudo, a evolução aguda do quadro emético pode ser decorrente de doença crônica descompensada ou em fase terminal. Assim, o estado geral do animal é capaz de ser ruim, apesar da evolução aguda.

A palpação abdominal pode revelar alterações anatômicas, massas, corpos estranhos, intussuscepção, vólvulo, espessamento de parede intestinal ou dilatação de alças intestinais, aumentos de volume uterino, entre outros.

Na avaliação de casos agudos, os exames complementares que costumam ser realizados são:

- Hemograma
- Urinálise
- Perfil bioquímico
- Exame coproparasitológico
- Exame radiográfico.

Em geral, esses testes são suficientes para a identificação de doenças que requeiram intervenção imediata, assim como para o reconhecimento das necessidades terapêuticas.

A abordagem ao paciente com vômito crônico geralmente requer maiores esforços de diagnóstico. Nesses casos, deve-se lançar mão de exames laboratoriais e de imagem, incluindo a avaliação endoscópica e histopatológica.

A laparotomia exploratória deve ser considerada quando exames complementares para inspeção anatômica e avaliação morfológica não estiverem disponíveis ou não forem conclusivos.

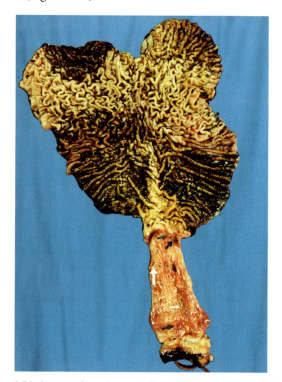

Figura 6.51 Aspecto do estômago e duodeno proximal (úlceras) de animal com história de hematêmese após ser medicado com substância anti-inflamatória não esteroide. Os dados obtidos à anamnese foram suficientes para o diagnóstico e localização do processo. (Imagem do autor: Clínica de Animais de Companhia – Hospital Veterinário da Universidade Estadual de Londrina, PR.)

O vômito tanto costuma apresentar pequenas quantidades de sangue vivo misturadas ao conteúdo como pode adotar uma coloração escura, com aspecto de borra de café, devido à ação do ácido gástrico. Essa informação é importante, uma vez que os clientes geralmente não reconhecem essa coloração e aspecto como sangue.

Anorexia e inapetência

Anorexia refere-se à completa perda de apetite ou ao desinteresse pelo alimento; a inapetência indica a perda parcial do apetite ou a diminuição do consumo de alimento. Tais condições podem ter origem psicológica, fisiológica ou patológica.

A anorexia é um sinal inespecífico que, em geral, acompanha distúrbios crônicos e agudos tanto do sistema digestório como de outros sistemas corporais, além de estar associada a doenças metabólicas e estresse psicológico.

A anamnese e o exame físico completo são essenciais no estabelecimento da provável causa de anorexia ou inapetência. A história clínica deve conter informações quanto ao tipo de dieta, se houve alteração no alimento fornecido (p. ex., troca de marca ou tipo de ração), se o apetite é seletivo, caprichoso e ainda se o animal apresenta perda progressiva de peso.

A anorexia acompanhada de emagrecimento progressivo ou febre sugere doença sistêmica. Descarta-se a possibilidade de doenças que interfiram na preensão, na mastigação e na deglutição e que possam erroneamente sugerir anorexia.

Constipação intestinal

Constipação intestinal significa a passagem de fezes dificultada, infrequente ou ausente, caracterizada pelo esforço ao defecar e retenção de fezes secas e endurecidas no cólon e no reto. A retenção fecal intratável é chamada "obstipação". Deve-se diferenciar a constipação intestinal de megacolo, visto que este é a dilatação anormal do órgão decorrente de hipomotilidade. Nesse caso, a retenção fecal é secundária ao distúrbio de motilidade, ao passo que, na constipação intestinal, a dilatação é secundária à retenção.

As causas de retenção fecal podem ser iatrogênicas, pela administração de determinados fármacos (fenotiazínicos, opioides, anti-histamínicos); comportamentais ou ambientais (mudança de rotina ou limpeza inadequada da caixa sanitária); dietéticas (dietas ricas em fibras para animais desidratados); obstrução colônica intraluminal (tumores ou corpos estranhos) ou extraluminal (abscessos e prostatomegalia); doenças neuromusculares; desidratação grave e megacolo.

Doenças musculoesqueléticas, fraturas pélvicas, afecções ósseas degenerativas (displasia coxofemoral), enfermidades de disco intervertebral ou qualquer outra que resulte em dor ao defecar podem causar retenção fecal voluntária.

À anamnese e ao exame físico, é necessário verificar sinais não observados pelo tutor, que indiquem as causas do impedimento à defecação.

As fezes devem ser examinadas sempre que possível para a verificação de qualquer material estranho, como plástico, fragmentos de ossos, pelo ou outros que possam causar constipação intestinal.

Durante a palpação dos abdomes médio e caudal, é possível perceber o acúmulo de fezes, assim como avaliar sua consistência. Nesse procedimento, é importante pesquisar a existência de massas, aumentos prostáticos ou outros que possam estar obstruindo o trânsito fecal.

O toque retal é útil na busca de processos obstrutivos na ampola retal.

O estudo radiográfico auxilia no diagnóstico de alterações anatômicas ou obstruções, como a prostatomegalia ou o aumento dos linfonodos sublombares.

Incontinência fecal

A incontinência fecal se refere à incapacidade de controlar a eliminação das fezes. Em geral, é acompanhada pelo relaxamento do esfíncter anal e a descarga de material fecal ocorre a intervalos não regulares.

A perda da capacidade de retenção fecal pode ser decorrente de doenças neuromusculares, de danos ao esfíncter anal ou ao seu suporte neural, particularmente quando envolve os nervos espinais com raiz em S1 a S3. A proctite irritativa também pode causar incontinência.

Deve-se diferenciar a incontinência fecal da urgência em defecar. Animais com incontinência demonstram não ter percepção da defecação, ao passo que animais com urgência demonstram ansiedade e adotam postura normal de defecação; no entanto, costumam fazer em locais impróprios.

Muitas vezes, o tutor interpreta a urgência em defecar do animal como falta da educação ou tentativa de chamar a atenção; contudo, na maioria das vezes, é decorrente de processos inflamatórios nas porções finais do intestino grosso (colites ou retocolites).

Diarreia

A diarreia é definida como o aumento anormal do volume fecal, da frequência de defecação e do conteúdo de líquido nas fezes. É importante ressaltar que essas alterações ocorrem simultânea ou isoladamente. O animal pode ter aumento da frequência de defecação, sem aumento do volume ou conteúdo líquido fecal, como visto em alguns casos de colite, ou pode ter o volume fecal aumentado sem aumento da frequência de defecação.

Juntamente com o vômito, a diarreia é uma das causas mais frequentes de consulta veterinária. No entanto, assim como o vômito, é um processo de origem multifatorial. Embora sugira doença intestinal, pode ser decorrente de doenças metabólicas ou de distúrbios em outros órgãos.

A diarreia pode resultar de doença intestinal primária (parasitismo, distúrbios inflamatórios ou infecciosos, neoplasias), distúrbios hepáticos ou pancreáticos que interfiram nos processos de absorção e digestão de alimentos, além de um grande número de fatores que afetam a função intestinal, como reações adversas à dieta, doenças sistêmicas (insuficiência renal, hipoadrenocorticismo) e administração de fármacos (antibióticos).

Em decorrência do grande número de fatores desencadeantes, o clínico deve ser meticuloso na realização da anamnese e do exame físico, na tentativa de localizar a origem do processo.

Os dados do histórico e do exame físico são determinantes na caracterização da diarreia como aguda ou crônica, na localização, se tem origem no intestino delgado ou grosso (Quadro 6.44) e, finalmente, na indicação dos mecanismos fisiopatológicos desencadeantes (osmótica, secretória, por alteração de permeabilidade e/ou motilidade).

Acúmulo anormal de fluido nas fezes pode ser decorrente de falhas nos mecanismos de digestão ou absorção (diarreia osmótica), do aumento da secreção intestinal de líquidos (diarreia secretória), do aumento de permeabilidade vascular ou por distúrbios de motilidade intestinal.

Quadro 6.44 Características clínicas mais comuns em doenças do intestino delgado e do intestino grosso.

Características	Intestino delgado	Intestino grosso
Perda de peso, desnutrição	Sim	Em geral, não
Polifagia, coprofagia	Pode ocorrer	Não
Desidratação	Comum	Em geral, não
Vômito	Comum	Pouco comum
Volume fecal	Em geral, aumentado	Normal ou diminuído
Frequência de defecação	Normal ou pouco aumentada	Em geral, aumentada
Urgência em defecar	Em geral, não	Frequente
Tenesmo	Incomum	Frequente
Disquezia	Incomum	Frequente
Hematoquezia	Incomum	Frequente
Muco	Incomum	Frequente
Melena	Sim	Não
Participação de estresse	Não	Frequente

As diarreias osmóticas são decorrentes do acúmulo de substâncias osmoticamente ativas (carboidratos, fosfatos e ácidos graxos) no lúmen intestinal, secundário a má digestão ou má-absorção de alimentos.

Alterações osmóticas podem ocorrer nos filhotes, cuja capacidade de digestão e absorção é suplantada por sobrecarga quantitativa ou qualitativa de alimento, secundária a mudança brusca na composição da dieta.

A principal característica da diarreia osmótica é a sua interrupção com o jejum, pela eliminação da fonte dos solutos para o lúmen intestinal. Outra característica notável é a existência de fezes de pH ácido, odor azedo e com alimento não digerido.

Esse tipo de diarreia, quando agudo, costuma ser benigno, de fácil identificação pela anamnese, pelo tempo de evolução e pelo estado do animal, que normalmente não está comprometido.

Diarreias osmóticas de evolução crônica podem ser causadas por parasitismo de intestino delgado (p. ex., casos de giardíase), doenças inflamatórias crônicas (enterite eosinofílica, linfocítico-plasmocitária), linfangiectasia, linfoma do sistema digestório, alterações anatômicas, corpos estranhos, insuficiência pancreática exócrina (IPE) ou deficiências enzimáticas e de fatores de transporte de nutrientes.

As diarreias ditas secretórias são causadas pelo aumento da secreção de líquido por células indiferenciadas das criptas intestinais para o lúmen intestinal. Essa secreção anormal pode ser desencadeada por toxinas bacterianas (*E. coli*, *Salmonella*, *Vibrio cholerae*, *Clostridium perfringens*), estimulação parassimpática (distensão de alças intestinais, processos dolorosos intra-abdominais), além de mediadores de inflamação e hormônios gastrointestinais.

A diarreia secretória é caracterizada por ser aquosa e clara, não cessando com o jejum. Devido à grande perda de fluidos e íons, rapidamente provoca grave desidratação e acidose metabólica no paciente.

Diarreias por aumento de permeabilidade podem ser decorrentes do aumento da pressão hidrostática dentro da parede intestinal (enterites e linfangiectasia intestinal) ou externa a ela, como na insuficiência cardíaca congestiva e a hipertensão portal.

Os mediadores de inflamação, como as prostaglandinas e a serotonina, além de estimularem a secreção intestinal, mediam diretamente essa dilatação. Logo, esse tipo de diarreia pode ocorrer por extravasamento de líquido devido à inflamação (exsudação), por alteração osmótica secundária a perda de íons e solutos plasmáticos (transudação), e pela estimulação da secreção pelos mediadores de inflamação. Desse modo, as características clínicas das diarreias por aumento de permeabilidade são variáveis e de causas dependentes.

A participação da motilidade intestinal nos quadros diarreicos ainda não está totalmente explicada e acredita-se que essas alterações sejam secundárias aos outros mecanismos fisiopatológicos, atuando mais como um fator agravante do quadro diarreico que como um fator desencadeante primário.

Durante a interpretação dos dados da avaliação clínica, é necessário ter atenção ao fato de que, na maioria dos quadros diarreicos, os diferentes mecanismos fisiopatológicos ocorrem de maneira combinada e, mesmo havendo a predominância de um deles – seja osmótico, secretório, exsudativo ou distúrbio de motilidade –, existe o surgimento ou a participação secundária de um ou mais mecanismos.

Mesmo assim, o reconhecimento desses fatores é importante e deve ser considerado no estabelecimento de uma conduta diagnóstica e terapêutica.

A diarreia é um sinal clínico comum a inúmeras doenças; assim, muitas vezes, o desafio do clínico está na diferenciação entre as causas banais e autolimitantes, daquelas que exigem maiores esforços de diagnóstico ou terapia imediata. Essa diferenciação deverá ser o objetivo da avaliação semiológica do paciente.

Quadros diarreicos são considerados agudos quando persistem por até 2 semanas; em geral, são autolimitantes e respondem a tratamentos de suporte e sintomático. As diarreias crônicas são aquelas que persistem por períodos mais longos, refratárias aos tratamentos convencionais.

A localização do segmento intestinal afetado deve ser estabelecida, uma vez que simplifica e reduz o número de possibilidades de diagnóstico, auxilia na escolha dos meios de diagnóstico e no estabelecimento da terapia adequada.

A anamnese do paciente com diarreia precisa ser completa e detalhada, informando sobre início, evolução, continuidade ou intermitência, mímica da defecação e características das fezes. Além disso, é necessário informar sobre a ocorrência de mudanças recentes na dieta, possível exposição a agentes infecciosos, tóxicos e outros; todos os aspectos do manejo nutricional, sanitário, reprodutivo e dados do ambiente necessitam ser avaliados.

Informações relacionadas com o ambiente indicam se o animal tem ou teve acesso à rua ou ao lixo. Pacientes agitados, inquietos ou agressivos podem ter o estresse como fator determinante da diarreia.

A diarreia do intestino delgado pode ser caracterizada quanto aos distúrbios funcionais, de má digestão e de má-absorção. Na diarreia do intestino grosso, deve-se descartar a possibilidade de parasitismo e intolerância à dieta; uma vez descartadas, é importante buscar o diagnóstico para a doença intestinal por meio de exames complementares, como a colonoscopia e a biópsia da mucosa colônica.

Vale lembrar que, nos casos de diarreia originada no intestino delgado, a insuficiência pancreática exócrina será o principal diagnóstico diferencial, uma vez que os sinais clínicos apresentados são bem semelhantes.

Por exemplo, um filhote com diarreia aguda, polifagia e fezes claras, em bolo, brilhantes, pode apresentar doença do intestino delgado de origem parasitária (giardíase) ou insuficiência pancreática exócrina. No primeiro caso, o diagnóstico será estabelecido com exames coproparasitológicos e o animal será tratado com metronidazol ou outro fármaco antiparasitário adequado. No segundo caso, será tratada a suplementação da alimentação com enzimas pancreáticas.

Os achados do exame físico dependem da causa primária do processo. Muitos pacientes com diarreia aguda de intestino delgado apresentam vômito concomitante, depressão, febre e desidratação, podendo ainda demonstrar sinais de dor abdominal. Essas situações costumam representar processos infecciosos, como cinomose e parvovirose, parasitismo grave, intussuscepções, dentre outros.

Por outro lado, animais com diarreia crônica indicam estar desidratados e, em geral, são magros, com pelos secos, quebradiços, opacos, além de apresentarem outros sinais de desnutrição.

Animais com diarreia de intestino grosso não costumam apresentar alterações ao exame físico; no entanto, em doenças graves ou extensas, podem apresentar má condição física e desidratação, indicando a ocorrência de doença importante.

Tenesmo e disquezia

Tenesmo relacionado com o trato digestório pode ser definido como esforços improdutivos e repetidos de defecação, enquanto disquezia define a defecação dolorosa.

Tenesmo e disquezia podem resultar em sensação de urgência em defecar, que muitas vezes se manifesta por "acidentes" em casa, relatados pelo tutor (Figura 6.52).

Em geral, o animal com tenesmo assume postura característica para defecar e, após eliminar pequena quantidade de fezes, permanece nessa posição mantendo esforços de defecação. Nesse momento, é comum que pequenas quantidades de fezes, muco e sangue, caiam ou gotejem pelo ânus.

Tenesmo e disquezia costumam estar associados e são causados principalmente por lesão obstrutiva ou inflamatória do reto ou cólon distal, sendo causas comuns: colites e retocolites, constipação intestinal, hérnias perianais e doença prostática.

É importante definir se o tenesmo está associado a alterações do trato urinário (tenesmo vesical) ou alimentar. Em gatos, é frequente o tenesmo secundário a obstrução uretral, que pode ser confundido com constipação intestinal. Nesse caso, a palpação da bexiga distendida indica obstrução, enquanto, se pequena e dolorida, sugere inflamação. A urinálise e, se houver necessidade, a cateterização vesical, podem ser úteis na localização do problema. Uma vez identificado, o tenesmo alimentar é um indicativo marcante de doença coloretal ou anorretal.

A observação do animal durante a defecação oferece dados relevantes quanto à origem do problema. Em geral, o animal que faz força e se agacha depois da defecação apresenta doença inflamatória ou irritativa, enquanto aquele que apresenta o tenesmo antes da defecação provavelmente sofre de obstrução, constipação intestinal ou diminuição da motilidade colônica.

Durante o exame físico, deve-se realizar a inspeção do ânus e da região perianal, palpação abdominal e retal. Essas avaliações ajudam a determinar a causa do tenesmo e da disquezia, podendo identificar distensão colônica, estenoses, hérnias perianais, massas, aumento de próstata, fraturas pélvicas, pólipos e tumores retais.

Hematoquezia

Sangue vivo nas fezes é definido como hematoquezia. O sangue pode se apresentar como estrias na superfície ou misturado ao bolo fecal.

As estrias de sangue no exterior de fezes de formato e volume normais costumam ser características das lesões colônicas distais ou pólipos retais, ao passo que o sangue misturado ao bolo fecal sugere lesões mais proximais (cólon transverso e ascendente).

Em geral, a hematoquezia é causada por lesões hemorrágicas focais no cólon distal, reto e região do períneo, frequentemente associadas a tenesmo e disquezia.

A abordagem ao paciente com hematoquezia é semelhante à descrita anteriormente (tenesmo e disquezia).

Melena

O termo "melena" refere-se à coloração escura das fezes, resultante de sangue digerido. Esse escurecimento resulta da oxidação da hemoglobina em hematina ou qualquer outro hematocromo.

Os sangramentos gástrico e/ou duodenal são causas frequentes de melena; contudo, a deglutição de sangue proveniente de lesões hemorrágicas na boca, nos lábios, nos dentes, na faringe e no trato respiratório pode determinar essa alteração. Por esse motivo, é importante a realização de minuciosa inspeção da cavidade oral, assim como a obtenção de informações que ajudem na localização da origem do sangramento.

Além disso, é necessário considerar que animais submetidos a dietas ricas em ferro (carne vermelha), ou que estejam sendo medicados com salicilatos ou carvão, também podem apresentar fezes escuras.

O tutor deve sempre ser questionado quanto à administração de substâncias anti-inflamatórias não esteroides, uma vez que se trata de uma causa comum de ulceração gastroduodenal e consequente melena.

Informações como idade do paciente, ocorrência de vômito crônico e emagrecimento ajudam a determinar a possibilidade de neoplasia gastrointestinal.

Dor abdominal

A dor abdominal pode ter origem no trato digestório ou em outros órgãos, inclusive o peritônio. A distensão de vísceras ocas, como estômago, intestino, útero, vesícula biliar ou bexiga urinária, tende a originar dor abdominal, da mesma maneira que inflamação peritoneal (peritonites), rupturas de vísceras e distúrbios vasculares (tromboses).

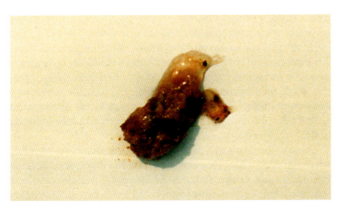

Figura 6.52 Aspecto das fezes de paciente apresentando hematoquezia, disquezia. Notar se há muco e sangue nas fezes, localizando o processo no intestino grosso. Os dados da anamnese (história de ingestão prévia de ossos, disquezia e hematoquezia), aliados à palpação interna do reto (toque retal), possibilitaram o diagnóstico sem a utilização de recursos complementares. (Imagem do autor: Clínica de Animais de Companhia – Hospital Veterinário da Universidade Estadual de Londrina, PR.)

A inflamação e a distensão de órgãos parenquimatosos como o fígado, o pâncreas e os rins são causas comuns de dor abdominal.

São classificadas como extra-abdominais as dores referidas, ou seja, que se localizem no abdome, embora tenham origem extra-abdominal, como afecções de coluna; dores metabólicas, endógenas (alergias) ou exógenas (tóxicas); ou biológicas (picada de cobra ou insetos).

Histórico e exame físico são direcionados inicialmente para a localização da origem da dor (abdominal ou extra-abdominal).

Na avaliação do animal, deve-se verificar a existência de respostas fisiológicas à dor, como taquicardia, taquipneia, midríase, hipertermia e sudorese. A observação desses parâmetros auxilia o clínico na avaliação da gravidade do processo.

Animais com dor abdominal demonstram diversos graus de desconforto, depressão e inapetência, podendo haver associação entre vômito e diarreia. Além disso, costumam adotar posições anormais, como o arqueamento das costas ou a "postura de prece" (elevação do membro pélvico com flexão dos dianteiros).

O exame físico determina a gravidade do processo, inclusive pela avaliação da ocorrência de sinais de choque (mucosas brancas, taquicardia, pulso fraco e filiforme, tempo de reprenchimento capilar aumentado, hipotermia e depressão).

Animais com quadro grave e progressivo de abdome agudo, salvo os casos de pancreatite aguda, são candidatos à laparotomia exploratória. A rapidez dessa decisão pode ser fator determinante para a sobrevivência do paciente. Nesses animais, os testes laboratoriais não são sensíveis na detecção da provável causa do abdome agudo (obstrução intestinal, vólvulo, dilatação gástrica, peritonite, hemorragias, torções). O tempo despendido com a coleta de material e espera pelos resultados pode retardar a exploração cirúrgica, que oferece boa chance para o diagnóstico definitivo e a resolução do processo.

Nos pacientes sem dor intensa e com doença de progressão lenta, deve-se fazer a diferenciação entre os problemas que necessitam ou não de cirurgia, como nos casos de pancreatite, hepatite e nefrite, por exemplo.

Atenção

A palpação incorreta em um abdome normal pode provocar resposta de defesa, sugerindo dor abdominal intensa.

Distensão abdominal

A distensão ou o aumento do contorno abdominal pode ou não apresentar relação com o abdome agudo. As causas principais de distensão abdominal são prenhez, hepatomegalia, esplenomegalia, cistos abdominais, dilatação gástrica por gás, obstrução intestinal, peritonite, obesidade, retenção de fezes, dentre outras.

A primeira avaliação do paciente deve ter como objetivo afastar a possibilidade de abdome agudo; uma vez feito isso, é possível identificar a causa da distensão com base no histórico clínico, exame físico e, se necessário, radiográfico e/ou ultrassonográfico.

A ascite é causa frequente de distensão abdominal, que muitas vezes não é acompanhada de síndrome de abdome agudo.

Icterícia

A icterícia é caracterizada pela coloração amarelada da pele, mucosas e esclera decorrente do acúmulo de bilirrubina nos tecidos. A bilirrubina é um pigmento derivado da hemoglobina.

O histórico clínico de animais com icterícia é variado, conforme a doença primária. O aumento dos níveis séricos de bilirrubina (hiperbilirrubinemia), capaz de causar icterícia, pode ser decorrente de doenças hemolíticas (icterícia pré-hepática), doenças hepáticas (icterícia intra-hepática), até mesmo de obstruções ao fluxo biliar (icterícia pós-hepática).

Assim, a história clínica ajuda revelar alterações como fraqueza e letargia, que indicam acompanhar as anemias graves; nesse caso, decorrentes de hemólise. Paciente com icterícia de origem hepática tende a apresentar urina de coloração marrom-escura, enquanto animais com doenças obstrutivas podem apresentar fezes acinzentadas (fezes acólicas).

O exame físico revela mucosa e esclera de coloração amarelada. Em casos graves, a pele também fica amarelada. Gatos devem ter o palato mole observado para a detecção de icterícia discreta.

Nem sempre doenças hepáticas ou hematopoéticas estão associadas à icterícia. Pancreatite, septicemia, ruptura de bexiga e doença inflamatória intestinal podem causar disfunção hepática secundária, resultando em icterícia.

Atenção

Os sinais e sintomas do sistema digestório costumam estar associados. A avaliação de maneira conjunta e sistemática, com base no histórico clínico e no exame físico do animal, representa diagnóstico bem-sucedido.

EXAME FÍSICO

O exame físico do paciente com suspeita de distúrbio digestório deve ser completo, avaliando todos os sistemas corporais, uma vez que os sinais e sintomas apresentados podem ser decorrentes de doenças primariamente digestórias ou secundárias a distúrbios em outros sistemas, como urinário, reprodutivo e circulatório (Quadro 6.45).

Por exemplo, um animal com quadro de insuficiência cardíaca direita pode apresentar história de emagrecimento progressivo, apetite diminuído, ascite e revelar hepatomegalia à palpação abdominal.

O exame físico deve ser iniciado com o registro de peso, temperatura corporal e frequências de pulso e respiração.

O peso do animal, de acordo com seu tamanho, raça e idade, determina sua condição nutricional, fundamental na investigação de queixa de disfunção do sistema digestório. Avaliam-se ganho ou perda de peso, estados de obesidade, desnutrição ou caquexia.

A temperatura é um parâmetro útil na avaliação de processos infecciosos (em geral, causam hipertermia) ou indicativo de sepse (causando hipotermia), que ocorrem nos casos terminais de parvovirose ou falha hepática grave.

A frequência cardiorrespiratória indica se há dispneia ou alterações circulatórias causadas, por exemplo, por hérnias diafragmáticas.

Ainda que a queixa principal do tutor sugira o envolvimento de segmentos específicos do sistema digestório, deve-se examinar toda a cabeça, dando-se atenção especial à cavidade oral, uma vez que aí se iniciam as funções essenciais para a assimilação de nutrientes: preensão, mastigação, insalivação e deglutição.

A cavidade oral e a faringe podem ser afetadas por uma grande variedade de afecções, dentre as quais se destacam as alterações de conformação, infecções, distúrbios metabólicos (ulceração secundária a uremia), lesões por traumatismo mecânico ou químico e neoplasias.

Quadro 6.45 Sinais e sintomas primários do sistema digestório.

Sinais e sintomas	Descrição
Halitose	Cheiro anormal ou desagradável no hálito
Disfagia	Dificuldade de deglutição
Odinofagia	Deglutição dolorosa
Regurgitação	Movimento passivo e retrógrado de material ingerido
Vômito	Ejeção ativa de conteúdo gástrico e, ocasionalmente, intestinal, pela boca
Apetite seletivo ou caprichoso	Interesse ou ingestão apenas de alimentos com alta palatabilidade
Apetite pervertido	Hábito de ingerir material não alimentício
Inapetência	Interesse parcial ou diminuído pelo alimento
Coprofagia	Hábito de ingerir fezes
Anorexia	Desinteresse total por alimento (ausência de fome)
Diarreia	Aumento anormal de frequência, fluidez ou volume de fezes
Hematêmese	Existência de sangue no vômito
Melena	Existência de sangue digerido nas fezes
Hematoquezia	Existência de sangue vivo na superfície das fezes
Disquezia	Dor ao defecar
Constipação intestinal	Retenção fecal
Obstipação	Retenção fecal grave, intratável clinicamente
Tenesmo	Dificuldade ou ineficácia para defecar ou urinar
Icterícia	Coloração amarelada de mucosas e esclera em virtude da deposição de pigmentos biliares

A inspeção da cabeça deve constar da avaliação de narinas, olhos, pavilhões auriculares e musculatura mastigatória (masseteres e musculatura temporal):

- Narinas: avaliar a simetria, estar atento para alterações de pigmentação, secreções e obstruções
- Olhos: avaliar as membranas conjuntivas quanto à coloração (palidez, eritema e icterícia). Inspecionar pálpebras, córneas, íris e cristalino para verificar se há lesões. Posição dos globos oculares (estrabismo, enoftalmia etc.) e reflexos pupilares; a observação da esclera é útil na detecção de icterícia
- Pavilhões auriculares: verificar se há lesões cutâneas, edema, odores anormais, secreção e outros sinais de inflamação
- Musculatura: verificar o volume e o tônus da musculatura dos músculos masseteres e temporais, correlacionando com a musculatura de pescoço e membros.

Cavidade oral e faringe

Considerações anatômicas e fisiológicas

A cavidade oral é a porção inicial ou entrada do sistema gastrointestinal. Inicia-se nos lábios, estendendo-se até a entrada da faringe. Tem como limite dorsal o palato duro; apical, os lábios; ventral, a língua e o espaço sublingual; lateral, as bochechas, os dentes, os ossos e a musculatura da mandíbula.

A língua é uma estrutura muscular, com ápice livre, corpo unido à parte inferior da cavidade bucal pelo ligamento lingual e raiz terminando na epiglote; as papilas, que desempenham funções mecânica e gustativa, ficam na face dorsal. A inervação lingual é feita pelo nervo hipoglosso.

A língua tem a função de preensão do alimento, formação e transporte do bolo alimentar. Atua ainda na regulação térmica e, nos felinos, é utilizada na higiene dos pelos.

A faringe está localizada atrás da cavidade nasal, estando rostral à laringe e ao esôfago. É dividida em três partes pelo palato mole: nasofaringe (acima), orofaringe (abaixo) e laringofaringe (atrás). A nasofaringe, uma vez conectada à cavidade nasal, possibilita a passagem de ar durante a respiração. A orofaringe e a laringofaringe admitem tanto a passagem de ar quanto de alimento. A faringe também funciona como órgão ressonante durante a vocalização.

Anamnese e exame físico

Os sinais clínicos de distúrbios da cavidade oral e/ou faringe devem ser cuidadosamente pesquisados durante a anamnese e o exame físico. Dentre eles, os que mais se destacam são: halitose, ptialismo ou sialorreia, hemorragia oral, distúrbios na preensão, anorexia, dificuldade ou inabilidade de abrir ou fechar a boca e disfagia.

Animais com dor podem se apresentar deprimidos, inapetentes e ocasionalmente febris, com refluxo ou secreção nasal, tosse e dispneia.

O histórico deve conter informações quanto ao tempo de evolução e duração dos sinais, à possibilidade de ingestão de corpo estranho (ossos, linhas, palitos) ou ao acesso a substâncias tóxicas ou cáusticas.

O exame físico tem início pela avaliação de mucosa bucal, lábios, gengiva e dentes. Os lábios superiores são elevados (Figura 6.53) para inspeção das mucosas e gengivas, para verificação de lesões, fístulas, massas, cálculos subgengivais, úlceras e avaliação dos dentes anteriores (caninos e incisivos, principalmente). Nesse momento, avaliam-se a coloração (hiperemia, palidez, cianose, icterícia) e a umidade da mucosa. Os lábios devem ser avaliados quanto a simetria, movimentos, coloração, ocorrência de processos inflamatórios, ulcerações e deformações.

A exploração da cavidade oral necessita ser completa e minuciosa, e sua abertura precisa ser feita com delicadeza e cuidado para não causar dor ao animal. Então, examinam-se superfícies dentárias, língua, palatos duro e mole, faringe e tonsilas. Se o paciente tiver temperamento agressivo ou muito inquieto, será necessária sua contenção química para a realização de um bom exame.

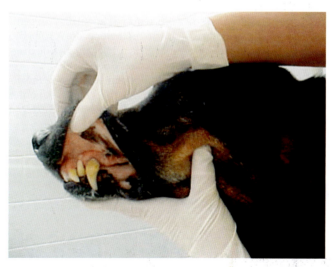

Figura 6.53 Exame físico se inicia pela avaliação da mucosa oral, com a elevação dos lábios superiores.

Um bom exemplo dessa necessidade é o caso de animais com vômito, disfagia, ptialismo e emagrecimento progressivo, decorrentes da existência de corpo estranho linear (barbante ou pedaço de fio). Esses objetos frequentemente têm sua extremidade presa à base da língua, causando inflamação e, em casos mais graves, até necrose. Nesses casos, a falta de minúcia e paciência na realização do exame facilmente resulta em falha diagnóstica e perda do paciente.

Para a inspeção da cavidade oral, o clínico se coloca na frente do cão, geralmente sob contenção física ou química e postado sobre a mesa de exame, e posiciona uma das mãos sobre o focinho do animal. Os dedos indicador e polegar suspendem os lábios superiores e, em seguida, são posicionados caudalmente aos dentes caninos. Com o dedo indicador da outra mão, faz pressão sobre os dentes incisivos e mandíbula, forçando o animal a abrir a boca. Para a inspeção da parte caudal da cavidade oral, utiliza o dedo indicador para fazer pressão sobre a raiz da língua, abaixando-a. A mão de apoio pode auxiliar, por meio da pressão do dedo polegar contra o palato duro. Dessa maneira, é mantido o reflexo de abertura de boca pelo cão.

As principais observações a serem feitas no exame da cavidade oral estão listadas no Quadro 6.46.

A língua pode também ser deslocada ventralmente com o auxílio de uma espátula de madeira ou metálica (laringoscópio).

Os felinos podem ser contidos tracionando-se a pele da nuca e levantando-se a cabeça. Com o animal nessa posição, a boca é aberta por meio de suave pressão do dedo indicador da mão livre contra a mandíbula.

Aberta a boca, é necessário avaliar dentição, língua, palatos duro e mole, faringe e laringe. Realiza-se a contagem dos dentes de filhotes e adultos e verifica-se se há cálculos ou resíduos alimentares. A queixa de halitose pode ser resolvida no diagnóstico de doença periodontal ou cálculos (tártaro). Avaliam-se coloração da língua, tipo de superfície, se há papilas, edema e corpos estranhos na raiz ou no frênulo lingual (Figuras 6.54 e 6.55).

Massas na cavidade oral devem ser investigadas conforme tamanho, consistência, sensibilidade e localização. Nesses casos, recomenda-se o diagnóstico citológico ou histopatológico da lesão.

Após a inspeção da cavidade oral, a última fase do exame é a observação de faringe, palato mole e tonsilas. Mesmo em animais cooperativos, a completa inspeção da faringe e da laringe somente é possível sob sedação ou anestesia geral, uma vez que requer abertura completa da boca e deslocamento ventral da língua.

O palato mole deve ser avaliado quanto ao seu comprimento e conformação, verificando-se a ocorrência de anomalias congênitas, como fissuras palatinas ou palato mole alongado. A palpação do palato mole também é recomendada para a tentativa de diagnóstico de massas na nasofaringe (Figuras 6.56 a 6.58).

As tonsilas são estruturas linfoides pareadas que se localizam ao longo da parede lateral da orofaringe. É possível obter mais informações sobre a faringe a partir da palpação externa da região localizada entre a borda caudal da mandíbula e a laringe. Deve-se, por palpação, avaliar os ossos hioides quanto a deformidades e sensibilidade dolorosa.

 Você sabia?

- Os gatos não podem ser vegetarianos nem veganos. Se você adotou o veganismo ou o vegetarianismo na sua vida, sabe que esse movimento vai além de parar de consumir carne. Talvez ache uma boa ideia estender esse hábito para o felino. Porém, um gato saudável precisa consumir proteína de origem animal, ao contrário de humanos que conseguem substituir por outros alimentos. Isso porque é da proteína animal que o gato obtém nutrientes importantes, como vitaminas B12 e A, bem como a taurina – um aminoácido essencial para o incremento de diversas atividades fisiológicas. Contudo, um estudo recente revelou que gatos são mais saudáveis quando alimentados com dietas veganas. A pesquisa publicada na revista científica *PLOS ONE* é a maior sobre o assunto até o momento. Durante a investigação, 1.369 gatos foram alimentados com comida vegana ou à base de carne por pelo menos 1 ano. Os animais nutridos com dietas veganas apresentaram melhores resultados para vários indicadores gerais de saúde estudados. Como ficamos agora?

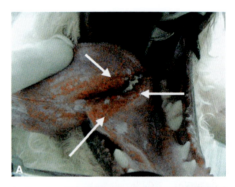
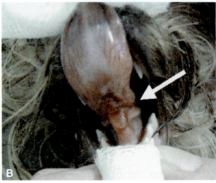

Figura 6.54 Lesão na base da língua (*setas*) provocada por corpo estranho linear. (Cortesia: Dr. Rubem Bittencourt Cardoso Jr. – Vet Clinic, RJ.)

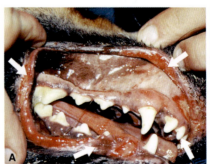
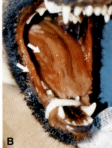

Figura 6.55 Inspeção da cavidade oral, evidenciando lesões em língua e lábios (*setas*) causadas por material abrasivo. (Cortesia: Dr. Rubem Bittencourt Cardoso Jr. – Vet Clinic, RJ.)

Quadro 6.46 Principais sinais de comprometimento de cavidade oral e faringe.

- Ptialismo ou sialorreia
- Halitose
- Hemorragia oral
- Disfagia
- Odinofagia
- Engasgos
- Dificuldade de preensão
- Dificuldade de abertura e fechamento da mandíbula
- Descarga nasal

Glândulas salivares

Anatomia e fisiologia

As glândulas salivares de cães e gatos são constituídas de quatro pares: parótidas, mandibulares, sublinguais e zigomáticas. Essas glândulas são responsáveis pela produção e secreção de saliva mucosa e serosa. A secreção serosa contém ptialina, que participa da digestão, enquanto a secreção mucosa lubrifica o alimento, favorecendo a deglutição.

A comunicação das glândulas com a boca é feita por canais anatomicamente individualizados, nos quais é possível a cateterização para a coleta da secreção glandular.

As glândulas parótidas estão localizadas na base da cartilagem auricular, sendo seus ductos formados por duas ou três radículas que desembocam na parede lateral da cavidade oral, próximo ao quarto dente pré-molar superior. Sua secreção é constituída somente de saliva serosa.

As glândulas mandibulares têm formato oval, estão envoltas por uma cápsula fibrosa, localizam-se ventralmente às parótidas, na junção das veias maxilar e linguofacial. Seus ductos cursam ao longo da glândula sublingual e se abrem na face lateral do frênulo sublingual.

As glândulas sublinguais são multilobuladas e sua porção caudal fica sobre o polo rostral da glândula mandibular, lateral ao ducto mandibular.

As glândulas mandibulares e sublinguais produzem secreção mista; na mandibular predomina secreção de saliva serosa e na sublingual, de saliva mucosa. Seus ductos desembocam no assoalho da cavidade oral, abaixo da língua.

Anamnese e exame físico

Os principais sinais clínicos de doenças envolvendo as glândulas salivares são halitose, ptialismo ou sialorreia, com ou sem alteração nas características físicas da saliva, assim como deglutição dolorosa, engasgos e alterações do apetite (Quadro 6.47).

As causas impactantes, os abscessos ou as massas neoplásicas envolvendo as glândulas salivares costumam resultar em aumentos de volume notáveis nas regiões cervical, caudal ao ângulo da mandíbula ou submandibular. De acordo com a causa primária do processo, tais aumentos podem variar de flutuantes a duros (neoplasias), dolorosos ou não à palpação.

Denomina-se mucocele, sialocele ou rânula o acúmulo de saliva no tecido subcutâneo ou submucoso (abaixo da língua), geralmente flutuante, secundário ao bloqueio do ducto ou ruptura da própria glândula. Esse é um sinal clínico comum e consistente, relacionado com o distúrbio das glândulas salivares.

A sialocele ocorre com maior frequência em cães com idade entre 2 e 4 anos, principalmente das raças Pastor-Alemão

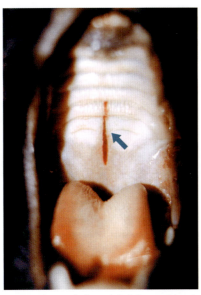

Figura 6.56 Inspeção da cavidade oral de felino, evidenciando fenda palatina (*seta*). (Cortesia: Dr. Rubem Bittencourt Cardoso Jr. – Vet Clinic, RJ.)

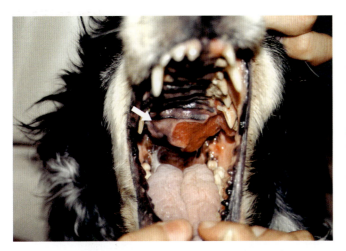

Figura 6.57 Inspeção da cavidade oral de cão, evidenciando massa na região do palato mole (*seta*). (Cortesia: Dr. Rubem Bittencourt Cardoso Jr. – Vet Clinic, RJ.)

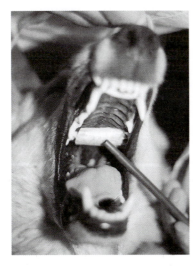

Figura 6.58 Imagem de corpo estranho em palato (fragmento de osso) de animal que supostamente apresentava vômito. (Foto do autor – Clínica de Animais de Companhia – Hospital Veterinário da Universidade Estadual de Londrina, PR.)

Quadro 6.47 Principais observações a serem feitas no exame da cavidade oral.

- Hálito: normal, odor ácido ou azedo (possível má digestão); urêmico (doença renal); pútrido (resíduos alimentares, cáries, gastrite etc.); odor de maçã verde (cetoacidose)
- Mucosa oral: coloração, umidade, lesões (ulcerações), corpos estranhos, massas
- Gengivas: inflamação, ulceração, corpos estranhos ou massas
- Dentes: posicionamento, oclusão, coloração, qualidade do esmalte, fraturas ou cálculos (tártaro)
- Língua: mobilidade, consistência, lesões, massas, corpo estranho na base da língua
- Palato duro ou mole: lesões, corpos estranhos, palato mole excessivamente longo, fissura palatina
- Faringe e tonsilas: inflamação, secreção purulenta, massas, corpos estranhos, simetria

ou Poodle. Pode ocorrer devido a lacerações, traumatismo, infecções ou, ainda, após a realização de intervenções cirúrgicas e odontológicas na região da glândula ou do ducto.

Outros sinais clínicos associados à sialocele são o aumento progressivo da região inferior da mandíbula, língua (rânula) e ocasionalmente faringe. Costuma ser acompanhado de dor à palpação, quando a causa primária envolve traumatismo, inflamação ou infecção. Os acúmulos decorrentes da obstrução dos ductos salivares costumam ser indolores. Nos casos mais graves, é comum a ocorrência de sinais relacionados com a doença oral, como disfagia, engasgos e dispneia.

Em condições normais, a única glândula palpável, devido a sua cápsula fibrosa, é a mandibular; quando alteradas, todas tendem a estar aumentadas à palpação.

O diagnóstico clínico da sialocele baseia-se na história, nos sinais clínicos, na inspeção e na palpação, que indicam inclusive causa primária do processo (inflamatório, infeccioso, traumático).

O aumento unilateral abaixo da mandíbula sugere sialocele cervical, enquanto a sialocele faríngea pode comprometer a deglutição.

O diagnóstico de rânulas (acúmulo de saliva sob a língua) é feito pela inspeção da mucosa da parte inferior da língua (Figura 6.59).

O aumento da glândula zigomática pode provocar a rotação anormal do globo ocular (estrabismo).

A aspiração do líquido acumulado no subcutâneo, utilizando-se agulha hipodérmica fina, é útil no diagnóstico. Em geral, o fluido apresenta consistência viscosa ou mucoide, podendo ser claro ou castanho. Sangue e/ou exsudato são decorrentes da manipulação excessiva da região, do traumatismo durante a coleta ou oriundos de inflamação e/ou infecção.

A avaliação citológica ou histopatológica é importante no diagnóstico de neoplasias e, em casos de origem infecciosa, o cultivo microbiológico é necessário.

Esôfago

Anatomia e fisiologia

O esôfago é um tubo formado por quatro camadas distintas de tecido (adventícia, muscular, submucosa e camada mucosa). No cão, a camada muscular é constituída inteiramente de músculo estriado, ao passo que, no gato, seu terço distal é composto por musculatura lisa. Sua função básica é o transporte de ingesta e líquidos da cavidade oral ao estômago.

Anatomicamente, o esôfago é dividido em três seções: cervical, torácica e abdominal. O esôfago cervical tem início dorsal à cartilagem cricoide da laringe e acompanha a traqueia ao longo do pescoço pelo seu lado esquerdo. Chegando ao tórax, assume posição simétrica e dorsal à traqueia. A porção torácica do esôfago segue pelo mediastino, prosseguindo além da bifurcação traqueal e passando sobre o coração antes de penetrar no hiato diafragmático, formando a curta porção abdominal.

O esôfago é limitado em cada uma de suas extremidades por esfíncteres. O esfíncter esofágico superior separa o esôfago cervical da orofaringe, controlando a passagem do bolo alimentar, impedindo o refluxo esofagofaríngeo e a aspiração de ingesta. O esfíncter esofágico inferior, ou gastresofágico, tem a função de evitar o refluxo de conteúdo gástrico para o esôfago.

A inervação esofágica é feita por nervos simpáticos e vagos, incluindo os ramos laríngeos recorrentes, sendo a inervação vagal a mais importante, a qual desencadeia contrações musculares fortes e coordenadas, que propelem o bolo alimentar pelo esôfago até o estômago.

A deglutição é controlada por neurônios motores e sensoriais. Após a preensão do alimento, músculos da faringe e da base da língua empurram o alimento da faringe caudal por controle voluntário. Nesse ponto, fibras sensórias da faringe respondem à existência do bolo, induzindo a contração involuntária dos músculos faríngeos e o relaxamento do esfíncter esofágico superior.

Após a deglutição, o esfíncter se contrai e as ondas peristálticas progressivas movem o bolo alimentar pelo esôfago.

A contração esofágica iniciada pela deglutição é chamada "peristalse primária"; contudo, essas ondas peristálticas não são capazes de transportar todo o bolo alimentar pelo estômago. Assim, dá-se início à peristalse secundária. Ocorre, nesse momento, a contração progressiva do esôfago por meio do estímulo de receptores esofágicos sensoriais que detectam a distensão do lúmen e promovem o relaxamento do esfíncter esofágico inferior, possibilitando que o alimento adentre o estômago.

Os distúrbios do esôfago podem ser divididos em quatro categorias: (1) de motilidade; (2) obstrutivos; (3) inflamatórios e (4) degenerativos. Os que ocorrem com mais frequência em cães e gatos são distúrbios de motilidade, que incluem o megaesôfago congênito ou adquirido e a disautonomia. Os distúrbios obstrutivos podem ser adquiridos (corpos estranhos, estenoses, neoplasias), congênitos (anomalias vasculares anelares) e, por fim, secundários a inflamações ou processos degenerativos (esofagite, refluxo gastroesofágico, hérnia de hiato, divertículos e fístulas).

Anamnese e exame físico

Animais com distúrbios esofágicos apresentam regurgitação, disfagia, odinofagia, deglutições repetidas, engasgos e salivação excessiva. A extensão da lesão, sua cronicidade e a ocorrência de problemas secundários influenciam a quantidade e a gravidade desses sinais. Nos casos mais graves, podem ocorrer sinais de doença respiratória, como dispneia, tosse e secreção nasal.

Sinais de desnutrição, como emagrecimento progressivo acompanhado de apetite voraz, costumam ser identificados nas doenças esofágicas obstrutivas (p. ex., corpos estranhos como ossos).

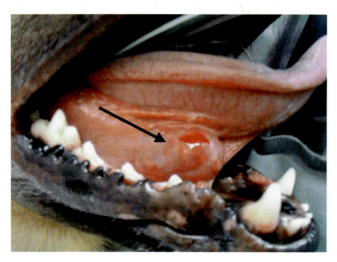

Figura 6.59 Rânula (*seta*) em cão. (Cortesia: Dr. Rubem Bittencourt Jr., Vet Clinic, RJ.)

Tendo em vista que a disfunção esofágica pode ter origem neurológica, deve-se também pesquisar o contato ou a ingestão de substâncias tóxicas (chumbo) e mesmo doenças infecciosas, como botulismo ou cinomose.

A história e a descrição dos sintomas elucidam a habilidade do animal em se alimentar (preensão e deglutição do alimento), a origem da disfagia e sua relação com a alimentação (se ocorre logo após a ingestão de líquidos ou sólidos e quanto tempo depois).

Causas congênitas são suspeitadas em filhotes que manifestam os sintomas de doença esofágica logo após o desmame, principalmente em cães de raças predispostas, como Dobermann Pinscher, por exemplo.

A condição física do animal, que pode variar de normal, emaciada, até caquética, indica o tempo de evolução e a gravidade da doença.

A sialorreia pode ser evidente, com necessidade de sempre ser diferenciada dos processos de origem oral ou gástricos, e cursa com náuseas e/ou vômitos. Hipertermia e depressão sugerem infecção ou inflamação grave.

O exame físico direto do esôfago deve incluir inspeção e palpação das regiões oral e faríngea, visto que o esôfago normal pode ser palpado na região cervical esquerda, no sulco jugular.

O deslocamento dorsal da cabeça do animal possibilita melhor palpação da estrutura, assim como melhor visualização de eventuais deformidades.

Em casos de dilatação esofágica, a oclusão das narinas e a compressão do tórax podem evidenciar a dilatação em sua porção cervical.

A porção torácica do esôfago pode ser examinada somente por meio de radiografias ou endoscopia.

A ausculta do esôfago cervical e do tórax é de grande ajuda; em casos de dilatação esofágica, é possível auscultar sons de movimento de fluidos. A ausculta do tórax pode detectar sons sugestivos de pneumonia por aspiração.

Após exame físico completo, o clínico pode seguir com avaliação laboratorial, estudo radiográfico simples e contrastado e, se necessário, avaliação endoscópica (Figuras 6.60 a 6.62).

Abdome

A correta avaliação do sistema digestório inclui o exame de todo o abdome, que precisa ser executado de modo correto e sistemático. Para tal, é necessário que se lance mão do conhecimento da sua anatomia topográfica.

Os órgãos contidos na cavidade abdominal distribuem-se em três regiões denominadas epigástrio, mesogástrio e hipogástrio, as quais têm uma porção dorsal, medial e ventral, cada uma delas com suas faces direita e esquerda.

A região epigástrica é limitada cranialmente pelo diafragma e caudalmente por um plano imaginário transversal, tangente à face caudal da décima terceira costela. Esse é o limite cranial da região mesogástrica, que se estende até outro plano imaginário traçado na crista ilíaca. A região hipogástrica estende-se do limite caudal da mesogástrica até o limite caudal do abdome (intrapélvico). Planos horizontais traçados pelo limite inferior da musculatura lombar e parede abdominal ventral dividem as regiões em porções dorsal, medial e ventral. Um plano médio divide o abdome em uma metade direita e outra esquerda (Figura 6.63).

Em condições normais, fígado, estômago, pâncreas, rins e baço situam-se na região epigástrica; intestinos, ovários e ureter na mesogástrica, e bexiga, próstata, uretra e reto, na hipogástrica.

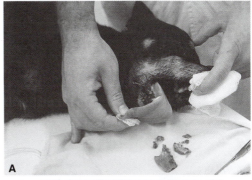
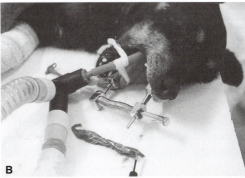

Figura 6.60 A. Inspeção da laringe, com o animal sob anestesia geral, pode evidenciar e tornar possível a remoção de corpos estranhos. **B.** O exame endoscópico possibilita a identificação e, por vezes, a remoção de corpos estranhos esofágicos não percebidos ao exame físico.

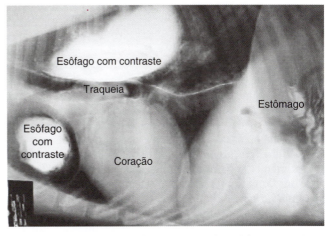

Figura 6.61 Imagem radiográfica em projeção lateral da região torácica, evidenciando megaesôfago.

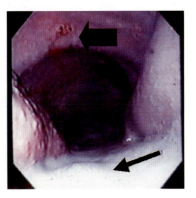

Figura 6.62 Imagem endoscópica do esôfago. Notar a grave dilatação do órgão, com acúmulo de saliva (*seta fina*) e lesões hemorrágicas (*seta larga*): megaesôfago.

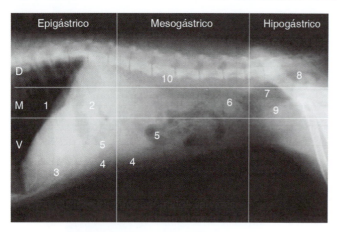

Figura 6.63 Visão lateral do abdome dividido em campos: D = dorsal; M = medial; V = ventral; 1 = diafragma; 2 = estômago; 3 = fígado; 4 = baço; 5 = intestino delgado; 6 = intestino grosso; 7 = cólon descendente; 8 = reto; 9 = bexiga; 10 = rim.

A exploração semiológica do abdome inclui inspeção direta, palpação, percussão e ausculta, além de exames complementares para avaliação do fluido abdominal e técnicas de imagem.

 Você sabia?

- O estômago de um gato tem, proporcionalmente, capacidade volumétrica grande, que varia de 300 a 350 mℓ.
- O estômago de cães apresenta um pH acentuadamente ácido. Tal característica permite digerir carne crua, ossos e prevenir o crescimento bacteriano, inclusive de carne em alto estado de decomposição.

Inspeção

O abdome deve ser observado cuidadosamente, avaliando-se seu formato e perímetro, os quais precisam ter simetria e equilíbrio, além de guardar proporcionalidade com o tórax e o restante do corpo do animal. É necessário ainda correlacionar o volume e o formato abdominal a espécies, raça e idade do paciente.

O fluido livre, no interior do abdome, tende a se acumular ventralmente, provocando aumento de volume e conferindo a ele um formato chamado "abdome de sapo", ao passo que o acúmulo de gás assume posição dorsal. Em geral, fluidos ou gases contidos em órgãos intracavitários (estômago, intestino, útero) resultarão em deslocamentos ou abaulamentos assimétricos.

Ingestão de grande quantidade de alimentos e gestação podem ser causas fisiológicas de aumentos de volume abdominal.

Palpação

A palpação é parte importante da exploração abdominal. Sempre que possível, deve ser feita com o animal em posição quadrupedal. No entanto, em algumas situações, é realizada com o animal sentado, em decúbito lateral direito e esquerdo, ou com os membros anteriores suspensos, o que resulta no deslocamento de órgãos ou estruturas, possibilitando melhor acesso a eles.

Em geral, a palpação é feita com as duas mãos, utilizando toda a região palmar e as pontas dos dedos. Deve ser iniciada de maneira superficial, de modo que o animal sinta-se confortável e relaxe a musculatura abdominal. Assim, exercendo suave pressão sobre a parede abdominal, avaliam-se a sensibilidade cutânea, o tônus muscular, o conteúdo abdominal, além da tentativa de identificação e delimitação de regiões dolorosas. Nessa fase, uma forte tensão muscular pode significar resposta de defesa à palpação ou dor.

Em seguida, de maneira progressiva e cuidadosa, procede-se ao aprofundamento da palpação, feito pelo aumento da pressão exercida pelas mãos (em geral, ambas são utilizadas).

Durante a palpação profunda, são avaliados os órgãos contidos na cavidade abdominal, seus formatos, volume, sensibilidade e consistência. Nessa etapa, pesquisam-se a existência de estruturas e o espessamento da parede abdominal.

Na palpação abdominal, deve-se tentar identificar os linfonodos do mesentério e do cólon. Os linfonodos mesentéricos, assim como os colônicos direito e médio, localizam-se no mesogástrio medial, enquanto o colônico esquerdo está localizado entre o meso e o hipogástrio. Esses linfonodos são palpáveis somente quando aumentados de tamanho.

O estômago vazio não é palpável; contudo, quando repleto, pode ser percebido na região epigástrica como uma estrutura irregular e curva, cuja consistência vai depender do conteúdo.

O fígado está situado no epigástrio um pouco deslocado para o lado direito e, assim, é mais acessível por esse lado, embora não costume ser percebido à palpação quando em condições normais. Pode ser identificado quando significativamente aumentado, principalmente quando se tenta introduzir os dedos por baixo da arcada costal. Dessa maneira, é possível perceber, em determinadas condições, alterações em sua superfície, assim como massas ou outras anormalidades anatômicas.

Na região mesogástrica, é possível palpar e avaliar as alças e a parede do intestino delgado, grosso e rins (principalmente de gatos); além disso, o fígado (quando aumentado) e o estômago (quando distendido) também são percebidos. Em condições anormais, a bexiga, a próstata e o útero podem ser palpados nessa região, da mesma maneira que os linfonodos mesentéricos aumentados.

Na região hipogástrica, é possível palpar uma pequena parte do intestino grosso (cólon descendente e reto), do delgado, o útero e a próstata (quando aumentados). A bexiga, quando repleta, costuma ser palpada nessa região.

Os órgãos identificados durante a palpação abdominal são descritos no Quadro 6.48.

A palpação abdominal é um método de exploração semiológico de fundamental importância; contudo, a obtenção de informações relevantes vai depender de qualidade, minúcia e paciência na execução da técnica, assim como do conhecimento adequado da anatomia da cavidade. Caso contrário, seus resultados serão de pouco valor (Figuras 6.64 e 6.65).

Percussão

A percussão abdominal é útil quando há alterações ou aumento de volume abdominal, visto que o som resultante da percussão da área alterada dá indícios a respeito do conteúdo, além de possibilitar a delimitação de algumas estruturas.

Quadro 6.48 Identificação dos órgãos durante a palpação.

- Epigástrio: intestino delgado, fígado (quando aumentado), estômago (quando distendido)
- Mesogástrio: intestino delgado, intestino grosso, linfonodos mesentéricos (quando aumentados), rins (especialmente em felinos), baço, estômago (quando distendido)
- Hipogástrio: intestino delgado, cólon descendente ou reto, útero (quando distendido), bexiga (quando moderadamente distendida), próstata (quando muito aumentada)

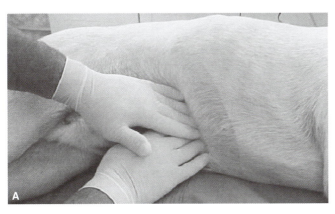
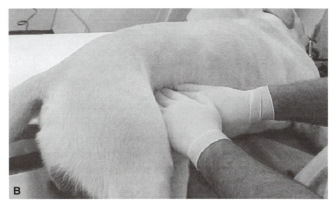

Figura 6.64 Palpação abdominal profunda em um cão. **A.** Palpação da região epigástrica. **B.** Palpação da região mesogástrica.

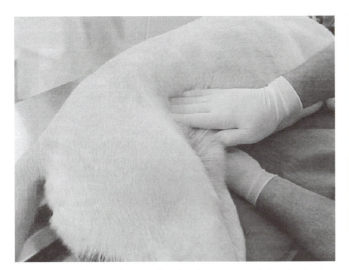

Figura 6.65 Palpação abdominal profunda em um cão. Palpação de alças intestinais.

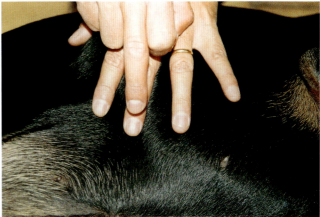

Figura 6.66 Percussão digitodigital da região abdominal.

 Você sabia?

- O intestino de um gato equivale a aproximadamente 15% de todo o volume do tubo digestório, podendo chegar a 2,1 m de comprimento, variando de acordo com o tamanho do animal.
- O intestino (delgado) dos cães é mais curto, o que permite uma passagem rápida de alimentos, evitando que entrem em putrefacção.

Em geral, utiliza-se a técnica de percussão digitodigital, com o paciente postado em decúbito dorsal ou lateral. É realizada ao longo das três linhas verticais na parede do mesogástrio ou em qualquer região com a anatomia alterada (Figura 6.66).

O som produzido pela percussão vai depender do conteúdo abdominal. Quando realizada sobre um órgão que contenha ar (intestino, estômago), o som é claro a timpânico e, sobre órgãos maciços (fígado, baço), o som é mate ou maciço.

Área maciça, circunscrita, em uma região normalmente sonora, sugere estase fecal, contratura dos músculos da parede ou o deslocamento de órgãos maciços.

A percussão sobre estômago ou intestinos repletos de material líquido ou sólido revela som mate. Nos casos de derrame abdominal, a percussão revela som mate nas partes inferiores e, nas superiores, som timpânico. Ou seja, se o paciente estiver em decúbito dorsal, haverá som maciço no flanco e timpânico no epigástrio. Ao alterar a posição do animal, haverá mudança também nos sons produzidos nas diferentes áreas. Quando o líquido não está livre na cavidade abdominal, a mudança de posição não altera o som.

Nas distensões abdominais causadas por meteorismo (gases acumulados no intestino) ou pelo pneumoperitônio (derrame de ar na cavidade peritoneal), o som produzido à percussão costuma ser timpânico, de tonalidade variavelmente elevada (Quadro 6.49).

Ausculta

A ausculta abdominal revela ruídos próprios do trato gastrointestinal, os borborigmos, provocados pelo deslocamento de gás e líquido no tubo gastrointestinal. Costumam ser ausentes quando o trato está vazio, ao passo que, durante o processo de digestão, é possível auscultar ruídos ininterruptos, baixos e pouco intensos.

Quadro 6.49 Características da distensão abdominal decorrente de meteorismo e pneumoperitônio.

	Meteorismo	Pneumoperitônio
Timpanismo	Som mais alto	Som mais baixo
Matidez hepática	Não desaparece	Desaparece
Ausculta da parede abdominal anterior	Ruídos respiratórios não são percebidos	Transmissão clara dos ruídos respiratórios

Borborigmos frequentes, fortes e com ruídos variáveis indicam motilidade intensa.

No estado hígido, a passagem de gás e líquido pelas dobras intestinais produz um ruído leve, difícil de ser percebido. Nas obstruções intestinais, podem tornar-se exagerados e, por vezes, sibilantes. Em peritonites e inflamações crônicas do revestimento peritoneal do fígado, estômago e baço, podem ocorrer ruídos de atrito. Na prenhez adiantada, é possível perceber os ruídos cardíacos do(s) coração(ões) do(s) feto(s).

Sons de capoteio

O som de capoteio é produzido quando, em uma mesma cavidade, existe grande quantidade de gás e líquido. Em acúmulos de líquido, sem gás (ascite, repleção da bexiga), não há produção do som de capoteio.

Para a identificação do som, posiciona-se uma das mãos em cada lado do abdome e move-se o conteúdo abdominal de um lado para o outro. Se o som de capoteio for audível, deve-se identificar sua área de origem. Capoteios na região epigástrica costumam ter origem no estômago. Som audível por todo o abdome indica acúmulo de gás e líquido no intestino delgado, podendo ser decorrente de obstrução localizada ou difusa.

Os capoteios do epigástrio mediodorsal têm sua origem no cólon, sugerindo disfunção desse órgão.

Prova de ondulação | Sinal do piparote, baloteamento

A prova de ondulação auxilia a percussão no diagnóstico de casos de aumento de diâmetro da cavidade abdominal. Para a realização dessa prova, o clínico se posiciona atrás do animal, coloca uma das mãos sobre a parede abdominal e, com a outra mão, golpeia, com o dedo médio ou indicador, a parede contralateral. Esse movimento produz uma onda que avança pelo líquido livre na cavidade peritoneal e que é percebida com a outra mão.

Em animais obesos, a espessa camada adiposa é capaz de produzir e transmitir a onda, mas não de maneira tão clara como nos casos de ascite. Esses casos são chamados "pseudo-ondulações". A prova também é positiva em animais com repleção da bexiga. Nesses casos, a palpação minuciosa descartará a ascite.

Análise do fluido peritoneal

O acúmulo de fluido livre na cavidade peritoneal (ascite) pode ser decorrente de diversos processos patológicos: inflamatórios, infecciosos, metabólicos, degenerativos ou neoplásicos.

A ascite resultante de distúrbios do sistema gastrointestinal pode ser secundária a enteropatias, com perda de proteína, ulcerações gastroduodenais, rupturas (peritonite séptica) e outras causas de exsudação. Em alguns animais que apresentam enteropatias por perda de proteínas, as fezes são normais, sendo a ascite o único sinal clínico.

Sempre que for detectado líquido na cavidade peritoneal, seja durante o exame físico, radiográfico (Figura 6.67) ou sonográfico, devem-se obter amostras desse fluido para análise.

As características físicas e citológicas do fluido peritoneal, aliadas aos dados de resenha, anamnese e exame físico, são fundamentais para o estabelecimento da causa do derrame abdominal e formulação de diagnóstico diferencial.

Após a coleta, o fluido deve ser analisado com o máximo de rapidez. A análise de rotina inclui a avaliação da aparência (coloração e turbidez), proteína total e albumina, densidade específica,

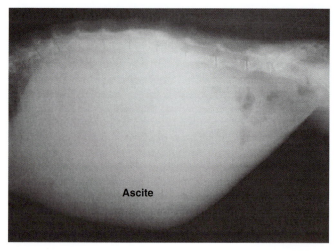

Figura 6.67 Imagem radiográfica da região abdominal em projeção lateral, revelando efusão abdominal (ascite). (Cortesia: Dr. Rubem Bittencourt Cardoso Jr., Vet Clinic, RJ.)

contagem de células vermelhas e nucleadas e citologia. Amostras podem ser submetidas ao cultivo microbiológico para a identificação de bactérias aeróbias ou anaeróbias e/ou fungos.

Em geral, a coleta do fluido abdominal (abdominocentese) dispensa a sedação e apresenta risco mínimo para o animal. No entanto, a perfuração ou laceração de vísceras abdominais é um risco intrínseco à técnica, sendo a lesão do baço a mais frequente, principalmente em animais com esplenomegalia.

A punção precisa ser precedida de preparo cirúrgico da pele (tricotomia e assepsia), realizada na região mesogástrica ventral, próximo à cicatriz umbilical. Anestesia local da pele e do tecido subcutâneo pode ser feita, embora nem sempre seja necessária.

Quando o volume de líquido cavitário for pequeno, o animal é contido em decúbito lateral ou em posição quadrupedal. A contenção do animal deve ser adequada para evitar lesões em órgãos intra-abdominais, decorrentes da movimentação excessiva do paciente durante o procedimento.

Em geral, uma agulha hipodérmica com calibre de 20 a 25 mm e uma seringa de 5 a 10 mℓ, estéreis, são adequadas para esse procedimento. A agulha deve ser inserida sobre a linha média, 1 a 2 cm caudal à cicatriz umbilical. A amostra coletada é acondicionada em um tubo contendo o anticoagulante EDTA para a análise citológica e em tubos estéreis, sem EDTA, para análise microbiológica e avaliação da concentração de triglicerídeos e colesterol.

Outra opção para drenagem abdominal é a utilização de cateter de diálise peritoneal, que tem como vantagem a possibilidade de permanência por períodos mais longos.

Havendo suspeita de inflamação peritoneal, a abdominocentese não deve ser realizada, sendo indicada a lavagem peritoneal. Nesse procedimento, utiliza-se um cateter estéril, introduzido no abdome, por onde é administrada, de maneira rápida, solução salina estéril aquecida (20 mℓ/kg). O abdome é então massageado durante 1 a 2 min e parte do líquido é aspirada para avaliação citológica.

De acordo com suas características físicas e celularidade, as efusões podem ser descritas como exsudato, transudato, transudato modificado, quilo e hemorrágico.

Exsudato geralmente indica uma resposta inflamatória generalizada do peritônio. A inflamação causa aumento da permeabilidade vascular e consequente exsudação de fluidos contendo proteínas e células, para o interior da cavidade peritoneal.

Os exsudatos são considerados sépticos quando contêm bactérias, neutrófilos degenerados e macrófagos e/ou neutrófilos com bactérias intracelulares. Esse exsudato pode ser secundário a perfuração intestinal, ruptura de útero séptico e infecção de órgãos abdominais.

Exsudatos não sépticos podem ser vistos em casos de pancreatite aguda, peritonite infecciosa felina ou neoplasias (carcinoma, sarcoma, linfoma) e outros processos intra-abdominais não infecciosos.

O transudato modificado é estéril e, em geral, tem aparência serossanguinolenta. Esse tipo de fluido pode ser originado por distúrbios que causem aumento da pressão sanguínea na veia cava caudal ou na veia hepática. O resultado da hipertensão venosa é o extravasamento de fluido dos vasos, produzindo um líquido ascítico relativamente rico em proteínas. A formação do fluido é exacerbada pela diminuição da pressão oncótica plasmática (hipoproteinemia) ou outra condição que resulte em aumento da permeabilidade vascular.

As causas mais comuns da formação de transudato modificado são insuficiência cardíaca congestiva direita, constrição da veia cava caudal ou veia hepática e, ainda, condições que causem obstrução do fluxo venoso, como carcinoma de ducto biliar, hepatoma ou outros tumores e mesmo massas que comprimam grandes vasos intra-abdominais.

Os transudatos puros são caracterizados fisicamente como fluidos límpidos e aquosos, resultam do aumento da pressão hidrostática intravascular (insuficiência cardíaca direita, massas, cirrose hepática, dentre outras) ou da diminuição da pressão oncótica plasmática (hipoproteinemia de diversas origens).

O aumento da pressão hidrostática é uma causa frequente de hipoproteinemia; portanto, é necessário pesquisar a associação das duas causas de ascite.

A ascite secundária à hipoproteinemia pode ocorrer por diferentes causas, como deficiência proteica de origem nutricional, parasitismo intestinal, hepatopatias crônicas, hipertensão portal (p. ex., cirrose hepática), enteropatias com perda de proteína (p. ex., linfangiectasia intestinal, enterites eosinofílicas ou linfocítico-plasmocitárias), nefropatias com perdas de proteínas, processos com perda crônica de sangue, entre outros.

O acúmulo de fluido viscoso, de aspecto leitoso (quilo), é resultado do extravasamento de linfa do interior dos vasos linfáticos. Pode ser decorrente do aumento da pressão vascular linfática (p. ex., obstrução da drenagem linfática por massas mediastinais ou abdominais), ruptura de grandes vasos linfáticos ou por linfangiectasia, que seria a dilatação anormal dessa vascularização. Quiloperitônio também pode acompanhar a peritonite infecciosa felina e a miocardiopatia felina pericárdica constritiva.

O acúmulo de líquido abdominal hemorrágico (hemoperitônio) tem como principal causa o traumatismo abdominal, seguido de lacerações ou ruptura de órgãos abdominais, como fígado e baço, ou de tumores (hemangiossarcoma esplênico). Além disso, pode ocorrer em quadros de torção esplênica, coagulopatias (p. ex., intoxicação por dicumarínicos) ou trombose vascular (Quadro 6.50).

O clínico deve ficar atento durante a coleta ou a drenagem do fluido abdominal para a aspiração de sangue vivo não homogeneizado ao fluido. Em geral, isso indica a ocorrência de perfuração ou laceração do baço ou de massas intra-abdominais durante o procedimento.

Estômago

O estômago é o segmento mais dilatado do tubo digestório, sendo a continuação direta do esôfago. Está situado no abdome cranial, à esquerda da sua linha média, caudal ao fígado e, quando vazio, mantém-se no interior da arcada costal.

As funções do estômago são o armazenamento da ingesta; o início da digestão por meio da maceração do alimento e da hidrólise química, pelo ácido clorídrico e enzimas digestivas; a mistura da ingesta com as secreções digestivas; além do controle da taxa de esvaziamento do conteúdo gástrico para o interior do duodeno.

A cavidade gástrica tem formato de meia-lua e é dividida em cinco regiões funcionais: cárdia (incorporando o esfíncter esofágico inferior), fundo, corpo, antro e piloro. A região da cárdia é pequena e contínua ao esôfago; o corpo e o fundo gástricos representam as maiores regiões do estômago e podem se expandir acentuadamente para acomodar um grande volume de ingesta.

O fundo se localiza à esquerda, dorsalmente à cárdia; é a primeira porção do estômago a ser preenchida por ingesta.

O corpo secreta enzimas digestivas e ácido clorídrico, enquanto o antro contém a camada muscular mais espessa, com pequena capacidade de distensão, sendo a sua principal função o fracionamento da ingesta ("digestão" mecânica). Além disso, as células G presentes na mucosa antral são responsáveis pela secreção de gastrina, o primeiro hormônio regulador da secreção do ácido hidroclorídrico.

Na porção final do antro está o piloro, um esfíncter anatômico localizado entre o antro e o duodeno, cujas principais

Quadro 6.50 Características dos diferentes tipos de fluido abdominal.

Tipo de efusão	Aparência	Proteína total (g/dℓ)	Citologia	Principais causas
Normal	Claro	< 2,5	Células mesoteliais, macrófagos	–
Exsudato	Opaco, turvo, escuro ou amarelado	> 2,5	Neutrófilos, macrófagos Células mesoteliais ou neoplásicas Em caso de infecção: bactérias, neutrófilos degenerados	Peritonite infecciosa felina, pancreatite aguda Séptico: perfuração intestinal, piometra rompida, infecção de órgãos abdominais
Transudato	Claro	< 2,5	Neutrófilos, macrófagos, células mesoteliais	Hipoproteinemia, linfangiectasia
Transudato modificado	Serossanguinolento, turvo, coloração amarelada	2,5 a 6	Macrófagos, células mesoteliais, neoplásicas e neutrófilos	Insuficiência cardíaca congestiva (direita), neoplasia
Quilo	Leitoso	2,5 a 6	Linfócitos, neutrófilos, macrófagos	Ruptura de vasos, neoplasia
Hemorrágico	Sangue	3,5 a 7,5	Hemácias, neutrófilos, macrófagos, células mesoteliais ou neoplásicas	Traumatismo, torção gástrica ou esplênica, coagulopatias, neoplasia

funções são: limitar o tamanho das partículas de alimento que passam para o duodeno, regular o tempo de esvaziamento gástrico e evitar o refluxo de conteúdo duodenal para o estômago.

As paredes do estômago são formadas por quatro camadas distintas de tecido (serosa, muscular, submucosa e mucosa). A mucosa gástrica forma o revestimento epitelial do estômago, composta principalmente de células epiteliais colunares secretoras de muco, que lubrificam e protegem a mucosa gástrica.

Na região da cárdia, as glândulas presentes na mucosa secretam principalmente muco. Na região glandular do fundo e do corpo gástrico, quatro tipos de células são reconhecidas, principalmente nas glândulas fúndicas: as células principais, que secretam pepsinogênio; as células parietais, produtoras de ácido hidroclorídrico; as células argentafins, que contêm grânulos de serotonina; e as células caliciformes, secretoras de muco.

As glândulas pilóricas são vistas na região antral e os principais tipos de célula encontrados são as secretoras de muco e as células G secretoras de gastrina.

O suprimento vascular do estômago é mantido pelo tronco celíaco. As artérias hepática e esplênica dão origem às artérias gastroepiglóticas esquerda e direita e às artérias gástricas direita e esquerda, que se localizam ao longo das curvaturas maior e menor. A drenagem venosa é feita por meio das veias gastroesplênica e duodenal, que fluem para a circulação portal.

A inervação é suprida pelo nervo vago, formado por fibras sensoriais e parassimpáticas, responsáveis pela motilidade do órgão e pela secreção de gastrina, ácido e pepsina.

Após a ingestão, o relaxamento do estômago torna possível que o seu preenchimento ocorra sem o aumento da pressão intragástrica. A capacidade do estômago é bastante variável, entre 0,5 a 8 ℓ, de acordo com o tamanho do cão ou do gato.

Anamnese e exame físico

O histórico e os sintomas de pacientes gastropatas costumam ser vagos e inespecíficos, sendo os principais sintomas inapetência ou apetite seletivo e náuseas.

O vômito, como já mencionado, certamente é uma das causas mais frequentes da visita de cães e gatos ao consultório, sendo um importante sinal de doença gástrica; contudo, em um grande número de casos, pode ser decorrente de doenças metabólicas ou até mesmo neurológicas, sem que haja lesão gástrica. Assim, deve-se considerar o vômito sugestivo, mas não diagnóstico, de doença gástrica.

Desse modo, vale ressaltar novamente a importância de se estar atento aos indícios, tanto na história clínica como no exame físico, de doenças em outros órgãos com possível repercussão no sistema digestório.

Ainda assim, além do vômito, deve-se considerar anorexia, melena, distensão e/ou dor abdominal como sinais sugestivos de doença gástrica. A hematêmese é um sintoma importante e geralmente localiza a lesão como gástrica ou duodenal.

Na realização da anamnese, é necessário avaliar de modo cuidadoso todas as prováveis causas de doença gástrica. Deve-se levar em consideração a origem do processo, como gastropatia primária ou secundária à doença renal, por exemplo, metabólica (hipoadrenocorticismo) ou mesmo decorrente de estresse ou fatores ambientais (p. ex., Dobermann Pinscher alimentado junto com Fila Brasileiro).

É fundamental que o clínico considere as características do animal (como raça, idade e temperamento) e correlacione essas informações com o manejo nutricional, sanitário e condições ambientais.

Os achados do exame físico de pacientes com gastropatias podem variar bastante, conforme a causa primária e a duração do processo.

À inspeção, muitos animais apresentam-se debilitados e desidratados, em virtude de depleção hidreletrolítica resultante do vômito persistente e/ou repetido.

Em geral, o estômago vazio não pode ser palpado por causa da sua localização (epigástrio ventral), sendo o acesso dificultado pelas costelas. No entanto, o procedimento costuma ser facilitado ao introduzir os dedos por baixo do gradil costal ou pela elevação dos membros dianteiros do animal, que promove o deslocamento do órgão em direção caudal.

Durante a palpação, é possível identificar o conteúdo alimentar, eventuais corpos estranhos, além de dilatação e distensão gástrica anormal, por gás ou ingesta (síndrome de dilatação/torção) ou líquido, caracterizando aumento ou abaulamento abdominal, principalmente da região epigástrica. Em casos mais graves de distensão, recomenda-se palpar o estômago na região mesogástrica (ver Figura 6.64 B). Na dilatação gástrica por gás, a percussão revela som timpânico. Além disso, deve-se verificar sinais de dor e desconforto. Em condições normais, o epigástrio e regiões vizinhas são palpados sem resultar em demonstrações de dor ou desconforto; caso contrário, indicam possível lesão gastroduodenal.

A ausculta do abdome ajuda revelar borborigmos; em geral, os ruídos mais audíveis originam-se no estômago. A cavidade gástrica, quando vazia, costuma ser silenciosa, mas se torna vocal com a ocorrência de fluido ou gás, ou durante os períodos de jejum (fase interdigestiva).

Em virtude da multiplicidade de fatores desencadeantes, em muitos casos de gastropatias serão necessários exames complementares. A escolha dos mais adequados é fundamentada e direcionada de acordo com a suspeita clínica. Os principais exames complementares realizados são hemograma completo, exame coprológico, urinálise, dosagem de alanina aminotransferase (ALT), fosfatase alcalina (FA), ureia e creatinina, na busca por distúrbios metabólicos ou doenças extragástricas. As avaliações por imagem, como os estudos radiográficos e sonográficos, auxiliam na verificação da posição anatômica e formato do estômago, além de conteúdo (Figura 6.68). A avaliação endoscópica é utilizada para inspeção direta do estômago e coleta de amostras para análise histopatológica, a qual pode ser

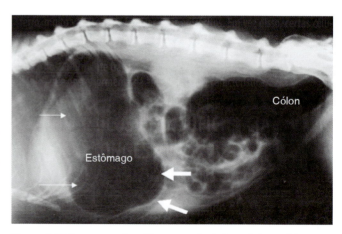

Figura 6.68 Imagem radiográfica em projeção lateral de um felino, evidenciando distensão gástrica por gás. Nesse caso, pode-se palpar o estômago nas regiões epi (*setas finas*) e mesogástrica (*setas largas*). (Cortesia: Dr. Marcius Klem, RJ.)

indispensável para o diagnóstico de neoplasias difusas, processos inflamatórios ou infecção por bactérias do gênero *Helicobacter*, por exemplo (Figura 6.69).

Intestino

O tubo intestinal tem início na face caudal do piloro e termina no ânus, dividido em dois segmentos distintos: o intestino delgado e o intestino grosso. O intestino delgado é responsável pela digestão e pela absorção de nutrientes, assim como pela absorção da maior parte de água, íons e vitaminas. O intestino grosso é responsável pelo ajuste fino do conteúdo de água fecal, regulando a consistência das fezes; além disso, é o reservatório da flora intestinal e controla o armazenamento e a eliminação de material fecal.

Um dos mais complexos ecossistemas corporais certamente está no tubo intestinal, que abriga uma flora bastante diversificada e que desempenha função imunológica importante contra invasão de bactérias oportunistas e na absorção de substâncias antigênicas. Falhas nessa função imunológica constituem-se em precursor comum de muitas doenças intestinais crônicas.

Intestino delgado
Considerações anatômicas e fisiológicas

O intestino delgado inicia-se na face caudal do piloro e termina na junção ileocecocólica; é formado por três segmentos: (1) duodeno; (2) jejuno; e (3) íleo. Sua porção mais cranial, o duodeno, inicia-se no lado direito do abdome, próximo à nona costela, fixado nesse ponto pelos ligamentos hepatoduodenal e mesentérico. A partir daí, desloca-se caudalmente, em contato com o flanco direito, e segue medialmente até a raiz do mesentério. Termina curvando-se ventralmente para entrar no mesentério, dando início ao jejuno. Os ductos pancreático e biliar desembocam na porção inicial do duodeno, a cerca de 5 a 8 cm do piloro.

O jejuno e o íleo formam a maior parte do intestino delgado, suspensos em um longo mesentério, assumindo formato de alças, que têm início na flexura ventromedial do duodeno, terminando na junção ileocecocólica. Não há demarcação anatômica definida separando o jejuno do íleo.

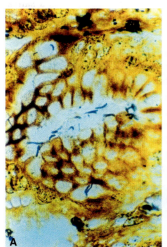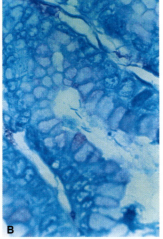

Figura 6.69 Colorações histológicas especiais facilitam a identificação dessas bactérias. **A.** Coloração de Giemsa. **B.** Impregnação pela prata (Warthin-Starry). Notar a ocorrência de bactérias grandes e espiraladas (aspecto típico de helicobactérias), distribuídas na glândula gástrica e no interior de células parietais. (Imagem do autor; Clínica de Animais de Companhia – Hospital Veterinário da Universidade Estadual de Londrina, PR.)

O intestino é constituído de quatro camadas de tecido: (1) serosa; (2) muscular; (3) submucosa; e (4) mucosa. Sua superfície luminal, revestida pela camada mucosa, tem aspecto aveludado em virtude das vilosidades intestinais, que desempenham papel fundamental na digestão e na absorção de fluidos, íons, vitaminas e nutrientes.

O suprimento sanguíneo do intestino delgado é feito por ramos das artérias mesentérica cranial e celíaca. A drenagem venosa é feita pelas veias mesentéricas cranial e gástrica, para o interior da veia porta e, finalmente, para o fígado. Sua inervação é composta por fibras eferentes parassimpáticas vagais e simpáticas paravertebrais.

As funções fisiológicas normais do intestino delgado incluem a motilidade, responsável pelo trânsito e mistura da ingesta, a secreção de enzimas e fluidos digestivos e a absorção de nutrientes.

 Você sabia?

- Paracetamol e ácido acetilsalicílico estão presentes em quase todas as casas brasileiras e são extremamente tóxicos aos felinos, podendo matá-los ou induzir o desenvolvimento de gastrite e úlceras gástricas. Os gatos não têm as enzimas necessárias para metabolizar esses medicamentos.

Anamnese e exame físico

A diarreia costuma ser considerada o principal sinal de doença intestinal; contudo, o vômito se apresenta de maneira mais acentuada em animais com doença de intestino delgado que naqueles portadores de gastropatias. Quanto mais proximal for o processo, mais frequente será o vômito.

O histórico clínico é de vital importância e deve ser capaz de caracterizar o processo como agudo ou crônico, além de, em casos de diarreia, localizá-lo como originário do intestino delgado ou grosso.

A observação detalhada dos dados de resenha e anamnese é a chave para o diagnóstico. As causas do processo podem ser simples e facilmente identificáveis, como nos casos de mudança brusca da dieta, de sobrecarga pela ingestão de grande volume de alimento ou parasitismo intestinal, ou mais complexas, como em casos de linfoma alimentar.

É importante que se atente para a idade e a raça do paciente. Doenças infecciosas e parasitárias são mais comuns em animais jovens, enquanto neoplasias e alterações metabólicas acometem com maior frequência os adultos ou idosos. O fator racial deve ser considerado importante, uma vez que determinadas raças têm predisposição a doenças intestinais (cães Pastores-Alemães, por exemplo, são mais propensos a doença inflamatória intestinal e supercrescimento bacteriano).

Os sinais de doença do intestino delgado são variáveis, conforme a causa primária. Em geral, incluem perda de peso e desidratação, vômito, melena, flatulência e eliminação de fezes (que variam de volumosas e com odor fétido ou azedo até francamente aquosas), polifagia ou inapetência, desconforto abdominal, ascite, melena e hematoquezia (Figura 6.70).

Vale ressaltar a importância da localização do processo e elaboração do plano diagnóstico, visto que a insuficiência pancreática exócrina (IPE), por exemplo, tem apresentação semelhante a diversas doenças de intestino delgado, podendo ser o principal diagnóstico diferencial.

Ao exame físico, é possível observar um paciente desnutrido, emaciado e até caquético, com pelame de má qualidade, seborreico, apático ou com atitude normal, apesar do estado geral ruim (ocorre em animais com insuficiência pancreática exócrina). Desidratação é um achado frequente, de acordo com a gravidade e a persistência da diarreia e do vômito.

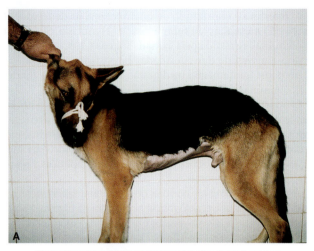

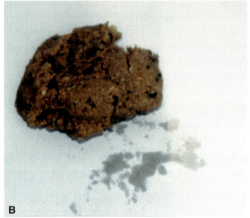

Figura 6.70 A. Cão da raça Pastor-Alemão, adulto jovem, com história de diarreia crônica e emagrecimento progressivo, apesar da polifagia. A má condição física do animal e o aspecto das fezes são característicos de doença crônica de intestino delgado ou insuficiência pancreática exócrina. **B.** Notar mancha gordurosa no papel, indicando gordura nas fezes (esteatorreia). (Imagem do autor: Clínica de Animais de Companhia – Hospital Veterinário da Universidade Estadual de Londrina, PR.)

Apatia, anorexia, febre e linfadenopatia podem ser vistas em animais com processos infecciosos, por exemplo.

A palpação abdominal ajuda identificar massas intra-abdominais, conteúdo intestinal anormal (gases, fluidos, alimento, corpo estranho), espessamento da parede intestinal e alterações anatômicas, como intussuscepção, por exemplo. Além disso, pode revelar desconforto ou pontos dolorosos, que devem ser localizados e graduados.

Massas duodenais sugerem tumoração, granulomas ou corpos estranhos. Em alguns casos, o clínico consegue, durante a palpação, fixar a massa contra a parede abdominal para a realização de biópsia aspirativa para exame citológico.

O espessamento palpável de alças, com formato de "salsicha" ou "dedo de luva", sugere intussuscepção, ao passo que alças agregadas indicam corpo estranho linear ou aderências.

A distensão intraluminal por líquido ou gás, aliada a ruídos de capoteio, caracteriza obstrução.

A identificação de linfonodos mesentéricos aumentados sugere inflamação intestinal, infecção fúngica ou bacteriana ou, ainda, neoplasia. Em gatos idosos, por exemplo, espessamento das alças intestinais e linfadenopatia são sugestivos de linfoma ou doença inflamatória intestinal. Efusão abdominal pode ser detectada ao observar o animal ou, em casos mais discretos, com o auxílio da prova da ondulação.

Exames laboratoriais raramente elucidam o diagnóstico de doença intestinal, porém auxiliam na identificação da natureza e da gravidade do processo, além de avaliarem o grau de comprometimento do animal (anemia por perda crônica de sangue ou por deficiência nutricional prolongada, hipoproteinemia em linfoma ou doença inflamatória).

O exame coprológico é parte importante do diagnóstico e deve ser realizado rotineiramente em animais com sinais de doença gastrointestinal.

Técnicas de imagem, como os exames radiográfico e sonográfico, auxiliam na investigação, localizando massas, espessamentos de parede e intussuscepção. O exame endoscópico é de grande valia na inspeção direta da mucosa e lúmen duodenal, assim como na obtenção de fragmentos de mucosa para exame histopatológico.

Podem ser necessários diversos testes, como de atividade enzimática hepática, provas de função renal, dosagem de amilase e lipase séricas, imunorreatividade semelhante à tripsina sérica (TLI), digestão e absorção, e até mesmo a inspeção da cavidade abdominal durante laparotomia exploratória. A escolha dos exames ou provas laboratoriais complementares depende da suspeita clínica e do estado atual do paciente.

Intestino grosso
Considerações anatômicas e fisiológicas

O intestino grosso de cães e gatos é dividido em ceco, cólon ascendente, cólon transverso, cólon descendente, reto e ânus. Suas funções principais são o ajuste fino da quantidade de água no bolo fecal, regulando sua consistência final, o controle da evacuação e o estoque de flora intestinal. O cólon tem ainda grande capacidade de reserva para absorção de água e eletrólitos, importante na manutenção da homeostase em animais com diarreia de intestino delgado.

Comparado ao dos herbívoros, o cólon de caninos e felinos é relativamente curto; o ceco, órgão residual com formato de divertículo, tem origem na junção do íleo com o cólon e não desempenha função específica.

O cólon normalmente tem o formato de ponto de interrogação e, em alguns cães, apresenta uma flexura na porção distal, semelhante à flexura sigmoide do cólon humano.

O cólon ascendente é curto, com 2 a 8 cm de comprimento no cão, e 1 a 2 cm no gato. Tem início na junção ileocólica e segue a direção cranial pelo lado direito do abdome, terminando na flexura colônica direita ou flexura hepática, imediatamente caudal ao estômago. O cólon transverso mede aproximadamente 5 a 8 cm no cão e 2 a 4 cm no gato; atravessa o lado esquerdo do abdome até a flexura colônica esquerda ou esplênica. A partir daí, já como cólon descendente, porção mais longa do intestino grosso, segue em direção caudal, geralmente acompanhando a parede abdominal esquerda, terminando no reto. Este atravessa o canal pélvico e termina no ânus e no esfíncter anal, marcando o fim do sistema gastrointestinal.

Histologicamente, o cólon e o reto são formados por quatro camadas de tecido: (1) mucosa; (2) submucosa; (3) muscular; e (4) serosa. A mucosa colônica é pregueada e não apresenta vilosidades como o intestino delgado, formada por epitélio colunar, com criptas que contêm células secretoras de muco. A submucosa é provida de nervos, vasos e nódulos linfoides.

O controle neurológico da atividade motora do cólon é feito pelo sistema nervoso simpático e parassimpático. Fibras simpáticas inibem a motilidade colônica, enquanto as parassimpáticas a estimulam. O papel dos hormônios gastrointestinais também é relevante no controle da função colônica.

Quando observados por meio do endoscópio, os vasos da submucosa aparecem como uma rede. A habilidade de visualização é um importante critério para a avaliação da normalidade do órgão. A camada muscular é composta de musculatura circular e longitudinal, semelhante ao intestino delgado; a camada serosa recobre o cólon e é uma reflexão do peritônio.

A evacuação fecal normal depende da função de dois esfíncteres: o esfíncter anal interno, que é um espessamento da musculatura circular do intestino, e o esfíncter externo, que apresenta musculatura estriada e tem controle voluntário. Entre os esfíncteres interno e externo, ventrolateral ao ânus, estão dois sacos anais que contêm um grande número de glândulas secretoras de um fluido fétido, que é drenado por um único ducto para uma abertura na junção anocutânea. No momento da defecação, esses sacos são comprimidos, expelindo seu conteúdo, lubrificando as fezes e facilitando a defecação.

Anamnese e exame físico

A maioria das doenças do intestino grosso se manifesta por diarreia ou constipação intestinal; além disso, podem ocorrer outros sintomas, como vômito, tenesmo, disquezia e hematoquezia. Em alguns pacientes, os sintomas de diarreia com origem no intestino grosso costumam estar associados, ser desencadeados ou agravados por situações de estresse.

O vômito ocorre em cerca de 30% dos cães com alterações colônicas, sugerindo envolvimento gástrico, estar associado à absorção de toxinas ou ainda ser secundário a estimulação de receptores vagais, decorrente da inflamação e/ou distensão do órgão.

As características fecais (fezes em pequena quantidade, de aquosas a pastosas, com sangue vivo e muco), assim como as de defecação (ocorrência de tenesmo, disquezia) ajudam na localização anatômica, indicando a diarreia como de intestino grosso. No caso de constipação intestinal ou obstipação, o relato de grandes intervalos entre as defecações, a ausência de defecação, assim como a emissão de fezes endurecidas e a defecação dolorosa sugerem a natureza do processo.

Além disso, é necessário obter informações detalhadas sobre a alimentação e possíveis causas infecciosas ou parasitárias que possam ser responsáveis pelo distúrbio colônico. A infestação por nematoides é uma das causas mais comuns de colite em cães, descartada por meio de exames coprológicos.

Alterações na dieta e ingestão de substâncias abrasivas também são causas importantes de diarreia.

A copróstase pode estar relacionada com o excesso de fibras ou ossos na dieta, principalmente quando a ingestão de água é menor que o adequado. Animais com copróstase sugerem apresentar distensão abdominal, magreza e desidratação; esses achados são comuns em gatos velhos, com retenção fecal grave.

Nos animais idosos, assim como nas raças suscetíveis, deve-se verificar se há sinais de doenças musculoesqueléticas ou degenerativas (p. ex., displasia coxofemoral) que tornem a defecação dolorosa, levando o animal à retenção voluntária. Processo semelhante pode ocorrer em gatos cuja caixa sanitária não seja higienizada de maneira apropriada.

Essas causas corriqueiras de doenças do intestino grosso devem ser descartadas antes de submeter o animal a exames mais complexos.

O paciente com diarreia de intestino grosso não costuma apresentar sinais de desnutrição ou desidratação, salvo em doença extensa e/ou crônica, ou naquelas secundárias a distúrbios em outros órgãos.

A palpação abdominal e o toque retal são métodos importantes de avaliação clínica e devem ser realizados rotineiramente nos animais com sinais de doença colônica.

O diâmetro do cólon é maior que o do intestino delgado, embora possa variar de acordo com o conteúdo fecal; caso o paciente não tenha defecado no dia do exame, o cólon pode estar repleto e aumentado. No gato, esse conteúdo é mais segmentado e, em casos de obstipação, adquire consistência bastante firme, ou até mesmo dura, como pedras.

A palpação abdominal pode indicar a existência de corpos estranhos intraluminais, impactação, intussuscepção ileocólica e espessamento da parede. Nessas condições, a palpação tende a ser dolorosa.

A inspeção da região perianal deve preceder o toque retal e o clínico tem que estar atento para processos inflamatórios e neoplasias externas (Figura 6.71).

A palpação interna do reto é feita com o animal em posição quadrupedal ou em decúbito lateral direito ou esquerdo, introduzindo-se o dedo indicador protegido por uma luva de borracha e lubrificado, de maneira delicada e cuidadosa, no canal anal. Inicialmente faz-se a avaliação do esfíncter anal quanto a tônus, ocorrência de estenoses e irregularidades. O dedo é então introduzido cranialmente para o exame do reto. Avalia-se a existência de estenoses, corpos estranhos, massas intraluminais, lesões extraluminais e alterações da parede retal. O material fecal obtido no exame retal pode ser avaliado quanto a sua aparência e coloração, assim como a existência de fragmentos ósseos, corpos estranhos, sangue ou muco (Figura 6.72).

Alguns exames complementares são de grande utilidade no auxílio ao diagnóstico de doenças colônicas. Como já mencionado, o exame de fezes é fundamental e indispensável na avaliação de qualquer animal com distúrbio intestinal. Exames radiográficos simples e contrastados podem ser utilizados para a identificação de massas intra ou extraluminais e para a avaliação da motilidade intestinal. O exame endoscópico do reto (proctossigmoidoscopia) e cólon (colonoscopia) por vezes constitui-se no meio de diagnóstico definitivo para algumas lesões do cólon, como colites e neoplasias, uma vez que possibilita a inspeção direta do órgão e torna possível a coleta de amostras de tecido para exame histopatológico.

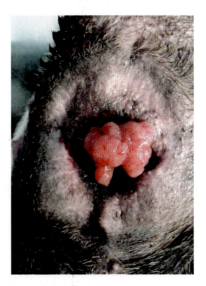

Figura 6.71 Pólipo revelado durante inspeção da região perianal. (Cortesia: Dr. Rubem Bittencourt Cardoso Jr., Vet Clinic, RJ.)

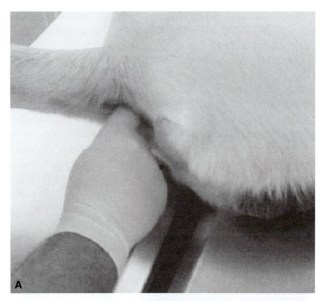

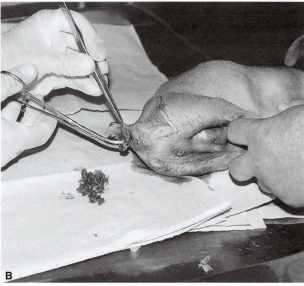

Figura 6.72 A. Toque retal em um cão. **B.** O toque retal pode possibilitar a detecção de alguns corpos estranhos e sua subsequente remoção.

 Você sabia?

- Felizmente, os gatos não saboreiam o doce. O chocolate é tóxico para gatos e cachorros. A teobromina, uma substância que compõe o cacau, também não é metabolizada pelo organismo, afetando o sistema nervoso central e os músculos cardíacos desses animais. Essa substância provoca desde crises alérgicas, arritmias e até convulsões. Dependendo do tamanho do animal, uma pequena dose pode ser fatal.

Fígado

Considerações anatômicas e fisiológicas

O fígado é o maior órgão parenquimatoso e está situado na região epigástrica do abdome, ocupando uma posição central levemente deslocada à direita e abaixo dos arcos costais. Sua face anterior está em contato com o diafragma, enquanto a posterior envolve cranialmente o estômago. É coberto por uma fina membrana de tecido conjuntivo (cápsula de Glisson), que lhe confere aparência lisa.

O fígado é formado por seis lobos (lateral esquerdo, medial esquerdo, lateral direito, medial direito, lobo quadrado e lobo caudado), cujo parênquima é formado por diferentes tipos celulares, predominando os hepatócitos. Outros tipos celulares incluem as células endoteliais, células de Kupffer e células armazenadoras de gordura.

A bile tem importante função na excreção de catabólitos e metabólitos, assim como na digestão e absorção de gorduras. Produzida pelos hepatócitos, é excretada para o interior dos canalículos bilíferos situados no interior dos lobos hepáticos, passando por ductos biliares e hepáticos de tamanho crescente; assim, é acumulada e concentrada na vesícula biliar. A excreção para o intestino delgado é feita pelo ducto biliar comum que se estende da vesícula biliar até o duodeno, desembocando em seu terço proximal. Tanto no cão como no gato, a vesícula biliar está localizada entre os lobos quadrado e medial direito.

O suprimento sanguíneo do fígado é provido pela artéria hepática, um ramo da artéria celíaca, e pela veia porta. A drenagem é função de várias veias hepáticas que adentram a veia cava caudal nas proximidades do diafragma, e sua inervação é composta por nervos simpáticos e parassimpáticos.

O fígado desempenha diversas e complexas funções metabólicas, como o metabolismo de carboidratos e gorduras, a síntese de proteínas plasmáticas e de fatores de coagulação, a biotransformação e excreção de fármacos, toxinas e catabólitos tóxicos, a secreção de bile, além da hemocatérese e hematopoese de reserva.

Anamnese e exame físico

Em consequência de sua grande capacidade de reserva funcional, a manifestação e a evolução da doença hepática dependerão do grau e da extensão da lesão, assim como do tempo de evolução do processo.

Desidratação e hipovolemia, encefalopatia hepática, hipoglicemia, coagulopatias, ulceração gastrointestinal, sepse, endotoxemia e distúrbios eletrolíticos são importantes complicações que podem acompanhar as doenças hepáticas. Por conta disso, a história e as alterações físicas observadas costumam ser extremamente variáveis.

Essas características fazem do fígado um órgão de avaliação complexa, no qual, apesar do amplo acesso aos meios de exploração semiológica, muitas vezes, o estabelecimento do diagnóstico correto, assim como o prognóstico do distúrbio em andamento, constitui-se em grande desafio clínico.

Cães e gatos hepatopatas podem apresentar sintomas decorrentes de lesões gastrointestinais secundárias (vômito, diarreia, melena e hematêmese), sinais frequentemente associados à disfunção hepática (ascite, icterícia e fezes acólicas) ou até mesmo sinais não específicos (perda de peso, anorexia e depressão).

Mais uma vez, a anamnese detalhada e bem direcionada é essencial quando se trata de pacientes portadores de doença hepática.

Além das perguntas de rotina, o clínico deve questionar a possibilidade de exposição a fármacos e venenos, a existência de distúrbios neurológicos associados à alimentação e, ainda, se o animal apresenta poliúria e polidipsia.

O tutor pode relatar desmaios, cegueira, incoordenação motora e episódios de coma, em geral relacionados com a ingestão de alimentos. Essa associação pós-prandial é causada por elevados níveis de amônia e toxinas. Em geral, a proteína da dieta é convertida em amônia por bactérias intestinais e é absorvida pela circulação portal. No caso de doença hepática, o fígado perde essa capacidade de absorção e a amônia e outras toxinas chegam à circulação sistêmica, causando sinais neurológicos.

Outras causas de encefalopatia incluem anomalias vasculares congênitas, desvios portossistêmicos intra ou extra-hepáticos e cirrose. Filhotes ou animais jovens com história de apatia, crescimento retardado e distúrbios neurológicos transitórios podem apresentar desvio portossistêmico congênito.

Na avaliação de pacientes suspeitos ou hepatopatas, é importante reiterar que, devido à grande capacidade de reserva funcional do fígado, os sinais clínicos de falha hepática costumam se manifestar em estágios avançados da doença. Assim, sinais graves, de início súbito ou evolução aguda, podem indicar doença crônica descompensada ou em fase terminal. Torna-se fundamental a pesquisa de ocorrência pregressa de sinais intermitentes ou discretos, que sejam sugestivos de doença hepática.

A verificação e a inspeção do paciente indicam revelar icterícia e ascite. Nos casos de animais com acúmulo de líquido peritoneal, esta pode ser a única alteração observada pelo tutor. É importante que, na avaliação do paciente ascítico, sejam consideradas as causas extra-hepáticas, tais como insuficiência cardíaca congestiva, pancreatite, peritonite infecciosa felina e hipoproteinemia de diversas origens.

O líquido peritoneal costuma ser detectado pela palpação ou pela prova de ondulação; pode ser confirmado, ainda, por meio de exame radiográfico, sonográfico ou pela abdominocentese. Como discutido anteriormente, a análise do fluido é útil para o diagnóstico.

O exame oftalmológico ajuda revelar uveíte anterior e queratite intersticial em casos de hepatite infecciosa canina.

A palpação abdominal precisa ser realizada com paciência e delicadeza, possibilitando o relaxamento da parede abdominal e introduzindo-se os dedos sob as arcadas costais. Deve-se repetir esse procedimento com o animal em posições variadas.

O aumento homogêneo de tamanho torna o fígado palpável primeiramente no epigástrio ventral, enquanto aumentos mais significativos podem deslocá-lo até o epigástrio medial.

As principais causas de hepatomegalia a serem pesquisadas incluem neoplasia, congestão passiva, acúmulo lipídico (lipidose hepática felina, diabetes melito), abscesso hepático e hepatites.

É difícil detectar a diminuição do fígado (micro-hepatia) à palpação, embora a dificuldade de palpação das bordas livres do fígado em cães relaxados, anestesiados ou em gatos possa sugerir esse processo. Dentre as causas de micro-hepatia estão cirrose, necrose hepática e desvios portossistêmicos intra ou extra-hepáticos.

É importante lembrar que, nos filhotes, o fígado costuma ser grande em relação ao seu tamanho corporal.

Além da avaliação do tamanho, durante a palpação, é importante analisar o estado da superfície, consistência e sensibilidade do fígado.

A superfície hepática deve ser lisa e regular; irregularidades sugerem alterações, como cirrose ou neoplasias. A consistência do parênquima pode ser mole, em casos de degeneração gordurosa e dura, em casos de cirrose e neoplasias. A palpação de abscessos costuma promover sensação de flutuação. Finalmente, é necessário estar atento à sensibilidade hepática, na detecção de pontos dolorosos.

Exames complementares (Quadro 6.51) podem ser necessários na avaliação de pacientes suspeitos ou portadores de hepatopatia. A escolha do teste mais apropriado vai depender dos objetivos clínicos, quais sejam: avaliar o estado atual do paciente, localizar o processo como hepático, primário ou secundário e estabelecer o grau de comprometimento da função hepática.

Quadro 6.51 Exames complementares utilizados na avaliação da doença hepática.

- Avaliação do paciente
  - Hemograma
  - Proteínas totais/albumina sérica
- Localização do processo (primário ou secundário)
  - Atividade enzimática: alanina aminotransferase (ALT)
  - Fosfatase alcalina (FA)
- Grau de comprometimento do órgão: provas de função hepática
  - Excreção de pigmentos exógenos: indocianina verde/bromossulfaleína
  - Teste de tolerância oral à amônia
  - Albumina sérica
  - Fatores de coagulação

Uma vez confirmada lesão ou disfunção hepática, o diagnóstico morfológico deve ser realizado por meio de biópsia, para avaliação cito e histopatológica.

O exame radiográfico do fígado oferece informações sobre tamanho do órgão, posição e radiodensidade; avalia ainda a ocorrência de ascite, linfadenopatia abdominal e de massas (Figura 6.73).

O exame sonográfico é bastante útil na avaliação do fígado, uma vez que fornece informações estruturais importantes, tornando possível a diferenciação entre processos focais (abscessos e algumas neoplasias) (Figura 6.74) e difusos (p. ex., cirrose), além de estabelecer a extensão da lesão. Possibilita, ainda, a visualização da vesícula biliar e da vascularização hepática, além de auxiliar e tornar mais segura e precisa a biópsia aspirativa.

A ultrassonografia Doppler possibilita o estudo de fluxo e pressão sanguínea portal, auxiliando no diagnóstico de hipertensão portal e de desvios portossistêmicos.

A avaliação histopatológica do parênquima hepático é fundamental para o estabelecimento do diagnóstico definitivo da doença hepática e de seu prognóstico.

A coleta de amostras do tecido hepático pode ser realizada por meio da biópsia percutânea cega, guiada por ultrassonografia, por laparoscopia ou laparotomia exploratória.

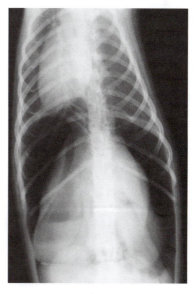

Figura 6.73 Pneumoperitoniografia pode ser uma alternativa de avaliação do fígado quando a ultrassonografia não estiver disponível. Notar que as bordas dos lobos e a superfície hepática podem ser avaliadas por essa técnica. (Imagem do autor: Clínica de Animais de Companhia – Hospital Veterinário da Universidade Estadual de Londrina, PR.)

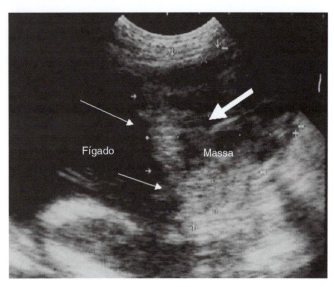

Figura 6.74 Imagem ultrassonográfica do fígado, revelando nódulo (*seta larga*) heterogêneo com contornos irregulares (*setas finas*): metástase de osteossarcoma. (Cortesia: Dr. Marcius Klem, RJ.)

Em alguns casos, o diagnóstico da doença hepática aguda pode ser estabelecido pelos dados de anamnese, principalmente quando se identifica o agente agressor (ingestão ou exposição a substâncias hepatotóxicas), aliados às alterações físicas características (p. ex., icterícia) e aos dados laboratoriais sugestivos ou definitivos (bilirrubinúria e leptospirúria). No entanto, nos casos crônicos, invariavelmente é necessária a utilização de múltiplos exames complementares. Assim, é fundamental que o clínico perceba a importância do uso combinado e da interpretação adequada de diferentes exames, os quais, associados aos dados de anamnese e exame físico, irão auxiliar no diagnóstico, tratamento correto, monitoramento do paciente e consequente estabelecimento do prognóstico. Não está disponível um único exame capaz de responder a todas as questões desse complexo problema.

Pâncreas

O pâncreas é um órgão glandular com função endócrina (produção de hormônios) e exócrina (produção de enzimas digestivas). Dessa maneira, as doenças pancreáticas podem desencadear sintomas referentes à função metabólica hormônio-dependente (diabetes melito) ou digestória (má nutrição, diarreia e vômito). Nesse segmento, discute-se apenas a avaliação semiológica do pâncreas exócrino (Quadro 6.52).

Considerações anatômicas e fisiológicas

O pâncreas é uma glândula pequena, localizada no mesogástrio direito em posição caudal ao fígado e ao diafragma. Formado por dois lobos, o direito e o esquerdo, costuma ter formato de "bumerangue" ou "V", que se une a um corpo central pequeno. O lobo direito é maior e segue a superfície dorsal do duodeno descendente. Relaciona-se dorsalmente com o fígado e a superfície ventral do rim direito, lateral ao cólon ascendente e dorsal ao intestino delgado.

O lobo esquerdo se dirige caudomedialmente, cruzando o plano mediano atrás do estômago, terminando em contato com o rim esquerdo. Está envolvido pelo omento maior, passando dorsalmente ao cólon transverso, separando os ramos da artéria celíaca dos ramos da mesentérica cranial. Sua superfície dorsal faz contato ainda com a veia porta, a aorta e o baço.

Quadro 6.52 Principais sinais clínicos de doença pancreática.

Pancreatite aguda	Insuficiência pancreática exócrina
▪ Vômito (alimento parcialmente digerido, bile ou muco)	▪ Perda de peso
▪ Depressão	▪ Apetite normal ou voraz (pervertido)
▪ Anorexia	▪ Polifagia
▪ Diarreia (alguns casos)	▪ Diarreia com características de intestino delgado, esteatorreia
▪ Dor abdominal: posição de prece	▪ Má condição do pelame
	▪ Borborigmos, flatulência

Os cães dispõem de dois ductos biliares que se abrem no duodeno. O ducto pancreático se junta ao biliar (colédoco), que se abre na papila duodenal maior, localizada de 3 a 5 cm distal ao piloro. O ducto pancreático acessório se abre na papila duodenal menor, poucos centímetros distais à papila duodenal principal. Os sistemas de ductos dos dois lobos se comunicam dentro da glândula.

Os gatos dispõem somente do ducto pancreático, que se une ao ducto biliar pela sua abertura na papila duodenal maior.

O suprimento sanguíneo é proveniente das artérias pancreaticoduodenais cranial e caudal, enquanto a drenagem é feita para a veia porta. A glândula é suprida por nervos simpáticos e parassimpáticos.

A maior parte do parênquima glandular é composta por glândulas exócrinas, responsáveis pela produção e secreção de enzimas digestivas e bicarbonato. O bicarbonato neutraliza o ácido clorídrico oriundo do estômago, mantendo o pH duodenal adequado à atividade enzimática. Amilase, lipase, fosfolipase, tripsina, elastase e carboxipeptidase constituem a maior parte das enzimas digestivas secretadas, responsáveis principalmente pela hidrólise de proteínas, carboidratos e gorduras.

O componente endócrino é formado pelas ilhotas pancreáticas (ilhotas de Langerhans), que se localizam entre os ácinos exócrinos. As ilhotas são de grande importância no metabolismo dos carboidratos, uma vez que são a fonte de insulina, glucagon e gastrina.

Anamnese e exame físico

O pâncreas pode ser acometido por diversas lesões, de evolução aguda ou crônica, de origem idiopática (atrofia acinar idiopática), degenerativas e neoplásicas, secundárias a sepse, em consequência de traumatismo abdominal ou manipulação cirúrgica. Assim, as apresentações da doença pancreática são bastante variadas e, em virtude de suas características morfológicas e localização na cavidade abdominal, trata-se de um órgão de difícil exploração semiológica. Além disso, sua relação anatômica com vísceras adjacentes – fígado, estômago, duodeno, rins esquerdo e direito, cólon transverso e porção proximal do intestino delgado – pode resultar no comprometimento desses órgãos em caso de doença pancreática.

Pacientes com atrofia acinar ou insuficiência pancreática exócrina (IPE) geralmente são jovens (frequente em Pastores-Alemães), com história de sinais progressivos, como polifagia, apetite pervertido (coprofagia) e perda de peso (embora ativos e alertas); além disso, apresentam diarreia, em geral de odor azedo, em bolo disforme, com alimento não digerido e/ou aspecto gorduroso (esteatorreia).

Deve-se atentar para animais que apresentem sinais clínicos de distúrbio de má assimilação de alimentos associados a letargia, depressão, anorexia e febre. Para esses pacientes, considera-se inicialmente a possibilidade de doença do intestino delgado ou IPE secundária a pancreatite recidivante.

Animais de meia-idade ou idosos, principalmente os obesos, alimentados com dieta rica em gordura, costumam ser mais suscetíveis à pancreatite que, quando aguda, pode ser confundida com outros distúrbios gastrointestinais. Em geral, esses pacientes apresentam depressão, anorexia, febre, vômito, dor abdominal e, ocasionalmente, diarreia. Em muitos casos, esses sintomas se iniciam após ingestão de alimento gorduroso. Dessa maneira, o diagnóstico de pancreatite aguda deve ser considerado em animais que venham a apresentar esses sintomas no dia ou logo após algum evento ou ocasião especial que tenha resultado em alteração do cardápio.

O exame físico pode revelar indícios importantes de doença pancreática, principalmente em animais com IPE, assim como seu tempo de evolução e gravidade (Quadro 6.53).

Em geral, pacientes com IPE são alertas, ativos, porém com estado geral ruim, apresentando-se magros e com pelame de má aparência. Os pelos da região perianal podem exalar odor desagradável e estar engordurados.

Animais com pancreatite aguda podem ser obesos, deprimidos, febris, com desidratação variável e, em casos de comprometimento hepático, apresentar icterícia.

A localização anatômica do pâncreas dificulta sua exploração ao exame físico. A palpação abdominal é irrelevante. Nos casos de pancreatite grave, durante a palpação do abdome anterior, o animal costuma demonstrar dor ou desconforto abdominal.

Em casos de inflamação, o pâncreas pode estar aderido ao mesentério, intestino ou parede abdominal, revelando massa palpável no abdome cranial.

Complicações sistêmicas podem ocorrer em casos de pancreatite, revelando icterícia, dispneia, arritmias cardíacas à ausculta e distúrbios hemorrágicos (petéquias ou equimoses na pele), decorrentes de coagulação vascular disseminada.

Uma vez que as características da doença pancreática são similares às de outros processos patológicos, a avaliação laboratorial é essencial para um diagnóstico acurado.

Os exames laboratoriais rotineiramente realizados são:

- Hemograma completo
- Perfil bioquímico
- Amilase e lipase sérica
- Urinálise
- Análises fecais
- Provas de digestão e absorção.

Os resultados desses testes não costumam ser conclusivos para o diagnóstico de doença pancreática, mas são importantes para que se elimine a possibilidade de neoplasia, doença inflamatória intestinal, linfangiectasia, parasitismo e enterite bacteriana, incluídas no diagnóstico diferencial de pancreatite ou IPE.

Quadro 6.53 Testes úteis na avaliação pancreática.

- Hemograma
- Urinálise
- Ureia e creatinina
- Alanina aminotransferase (ALT)
- Fosfatase alcalina (FA)
- Amilase e lipase
- Imunorreatividade semelhante à da tripsina sérica (TLI)
- Atividade proteolítica fecal
- Teste de absorção da bentiromida
- Raios X abdominais
- Ultrassonografia
- Laparoscopia ou laparotomia exploratória com biópsia

Os testes laboratoriais específicos para o diagnóstico de IPE incluem o exame fecal que determina a existência de partículas de alimento ingerido e/ou esteatorreia, avaliação da turvação plasmática pós-prandial, com ou sem adição de enzimas pancreáticas ao alimento, e a avaliação da concentração sanguínea de glicose após a administração oral de amido. No entanto, a sensibilidade e a especificidade desses testes são questionáveis, e a interpretação dos resultados deve ser cuidadosa.

Os testes mais confiáveis são o ensaio de imunorreatividade semelhante à tripsina sérica (TLI), o ensaio de atividade proteolítica fecal (utiliza substrato à base de caseína) e o teste de absorção de bentiromida (BTPABA). Esses testes, no entanto, ainda não estão disponíveis no Brasil.

O pâncreas normal não é visualizado nas radiografias simples de rotina. Em casos de pancreatite, o exame radiográfico pode revelar aumento de densidade ou deslocamento de órgãos normais no abdome cranial direito. Contudo, costuma ser baixa a sensibilidade do estudo radiográfico nas doenças pancreáticas.

O exame sonográfico pode ser útil no diagnóstico de pancreatite aguda, neoplasias, abscessos e tumores, uma vez que oferece informações específicas quanto a tamanho, formato e homogeneidade do tecido pancreático. Ainda assim, a acuidade desse exame para o diagnóstico depende da adequação e da qualidade do equipamento, assim como da experiência de seu operador (Figura 6.75).

É possível realizar a laparoscopia ou a laparotomia exploratória para inspeção (Figura 6.76) e obtenção de biópsias para a confirmação do diagnóstico nos casos que não responderem satisfatoriamente à terapia de suplementação enzimática ou, ainda, nos casos de suspeita de massa ou abscesso.

Você sabia?

- Cães são, segundo vários estudiosos, onívoros, já que precisam comer outros tipos de alimentos além da carne.

EXAMES COMPLEMENTARES

Exames laboratoriais básicos

Os exames laboratoriais são complementares ao histórico e exame físico e, em várias situações, são indispensáveis para a avaliação de distúrbios do sistema digestório.

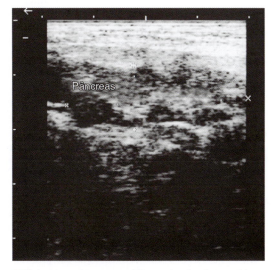

Figura 6.75 Imagem ultrassonográfica revelando pâncreas hiperecoico e aumentado de volume: pancreatite. (Cortesia: Dr. Marcius Klem, RJ.)

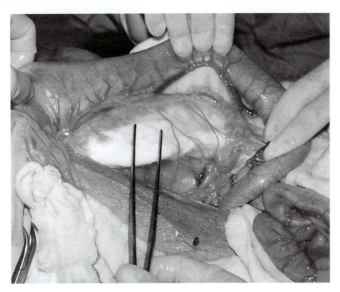

Figura 6.76 Observação dos dados de resenha (raça e idade), aliada aos dados de anamnese e exame físico, sugeria ser o paciente portador de insuficiência pancreática exógena, e a laparotomia exploratória possibilitou o diagnóstico definitivo. Notar o pequeno tamanho do pâncreas do animal (apontado pela pinça). (Imagem do autor: Clínica de Animais de Companhia – Hospital Veterinário da Universidade Estadual de Londrina, PR.)

Testes laboratoriais são indicados e utilizados para verificar a participação de doenças sistêmicas ou metabólicas, avaliar o estado geral do paciente e elaborar o diagnóstico preciso de doenças gastrointestinais.

Hematologia e bioquímica sérica

Muitas vezes, o exame hematológico não apresenta alterações significativas em doenças primárias do trato gastrointestinal. Mesmo assim, os resultados podem ser úteis para descartar doença ou complicações sistêmicas e metabólicas.

O sangramento gastrointestinal tende a causar anemia, sendo que melena e hematoquezia costumam estar associadas à anemia regenerativa. No entanto, sangramentos crônicos podem resultar em anemia microcítica, decorrente da deficiência de ferro, ao passo que, nas doenças que cursam com má assimilação de nutrientes ou diarreia crônica, indica haver anemia macrocítica.

Do mesmo modo, processos inflamatórios, infecciosos e até mesmo neoplásicos (linfoma intestinal) podem originar alterações na linhagem leucocitária. A leucocitose é comum em pacientes com pancreatite aguda, enquanto a leucopenia é frequente em pacientes com parvovirose.

As doenças intestinais com perda de linfa, como a linfangiectasia intestinal, por exemplo, podem resultar em linfopenia, enquanto, nas enterites eosinofílicas, sugere haver eosinofilia.

A bioquímica sérica é fundamental para a identificação de doenças sistêmicas com comprometimento gastrointestinal secundário, como a insuficiência renal ou hepática, por exemplo.

Urinálise

O exame de urina oferece grande número de informações importantes. Um forte indício de falha renal é a baixa densidade urinária no animal desidratado que não esteja recebendo diuréticos. Da mesma maneira, a hemoglobinúria em animal com hematócrito baixo indica a hemólise como possível causa da icterícia, enquanto a bilirrubinúria pode estar relacionada com a doença hepática.

Análises fecais

O exame de fezes é indispensável na avaliação da doença do sistema digestório, principalmente naqueles pacientes com diarreia e vômito. O aspecto macroscópico das fezes deve ser avaliado considerando-se coloração, volume, existência de sangue, gordura, alimento não digerido ou substâncias abrasivas (ossos, pelos etc.). Tais parâmetros são úteis na identificação de algumas alterações digestórias, síndrome de má assimilação ou quando há suspeita de corpos estranhos.

O esfregaço fecal, corado adequadamente, torna possível a identificação de neutrófilos nas fezes (diarreias infecciosas), gordura (Sudan), trofozoítos de *Giardia* spp., *Balantidium coli* e *Entamoeba histolytica*.

O método de flutuação fecal com sulfato de zinco ou açúcar é capaz de identificar coccídeos ou esporos de *Clostridium perfringens*. Vale lembrar que, em virtude da oviposição intermitente, infestações por *Trichuris vulpis* podem resultar em exames fecais falso-negativos, sendo importante a realização de vários testes para que se descarte essa possibilidade.

O cultivo microbiológico deve ser utilizado quando há suspeita de diarreia de etiologia infecciosa, como nos casos de salmonelose, histoplasmose e clostridiose.

A análise da atividade proteolítica fecal pode ser útil no diagnóstico da insuficiência pancreática exócrina ou doença intestinal crônica, assim como para a identificação de partículas de alimento não digerido.

Técnicas imunológicas como o ensaio imunoabsorvente ligado a enzima (ELISA) podem ser aplicadas para a detecção de anticorpos ou antígenos (parvovírus, rotavírus) e ainda para a identificação de *Giardia* spp.

Exames complementares específicos

Testes diagnósticos específicos são adjuntos e não devem substituir a boa anamnese e o exame físico. Eles oferecem informações mais restritas, podem ser mais invasivos para o animal e onerosos para o tutor (Quadro 6.54).

Quadro 6.54 Exames complementares úteis na avaliação de pacientes com distúrbios digestórios.

- Hemograma completo
- Perfil bioquímico
    - Ureia
    - Creatinina
    - Alanina aminotransferase (ALT)
    - Aspartato aminotransferase (AST)
    - Gamaglutamiltransferase (GGT)
    - Fosfatase alcalina (FA)
    - Bilirrubina sérica total
    - Sódio e potássio
    - Cálcio
    - Colesterol
    - Albumina e globulina
    - Amilase
    - Lipase
- Urinálise
- Análise fecal
    - Esfregaço fecal direto
    - Flutuação fecal em açúcar (Seather)
    - Flutuação fecal em sulfato de zinco
    - Avaliação das fezes para a existência de partículas de alimento não digerido
    - Atividade proteolítica fecal
- Radiografias simples e contrastadas
- Ultrassom
- Endoscopia

Diagnóstico por imagem

As técnicas de diagnóstico por imagem possibilitam a visualização de estruturas que não tiveram uma avaliação bem-feita durante o exame físico e a palpação abdominal, principalmente em função da localização do órgão nas cavidades abdominal ou torácica (esôfago, estômago, fígado, pâncreas). São úteis na identificação de massas, corpos estranhos e de doenças que resultem em lesões estruturais do trato gastrointestinal, ou ainda daquelas que causem distúrbios de motilidade. No entanto, distúrbios que se manifestem como disfunção metabólica ou histológica não são satisfatoriamente avaliados por esses métodos.

Radiografia

Por muitos anos, o exame radiográfico simples e contrastado tem sido a principal técnica de diagnóstico por imagem utilizada na avaliação do sistema digestório de pequenos animais. É uma técnica útil e disponível aos veterinários para a avaliação de distúrbios digestórios; no entanto, suas limitações devem ser conhecidas e consideradas.

Os estudos radiográficos contrastados, em geral com sulfato de bário, têm sido supervalorizados na gastroenterologia, tendo sido utilizados em diversos tipos de suspeita clínica, como ulceração gastroduodenal, por exemplo. Contudo, suas sensibilidade e especificidade para esse diagnóstico são inadequadas. Ainda assim, a principal indicação para realização de radiografias contrastadas é a avaliação do tempo de esvaziamento gástrico e do trânsito intestinal e, em alguns casos, na delimitação de alterações anatômicas ou obstruções intestinais. Contraste à base de iodo pode ser utilizado quando há suspeita de perfuração do tubo digestório.

O uso de esferas de polietileno impregnadas por bário (BIPS – Ken Bowman Assocs) é um método radiográfico recente, utilizado para mensuração do esvaziamento gástrico, avaliação de distúrbios de motilidade e como auxiliar no diagnóstico de obstruções intestinais (Figura 6.77).

Os estudos radiográficos contrastados dinâmicos (fluoroscopia) são os mais indicados para avaliação de distúrbios de motilidade faríngeos, esofágicos e gastrointestinais.

Radiografias de crânio e faringe são úteis para investigar disfagia, halitose e odinofagia, além de identificar corpos estranhos, massas e fraturas.

O exame das regiões cervical, abdominal e torácica é realizado em duas projeções; o exame radiográfico simples deve preceder o contrastado. Em diversos casos de dilatações ou obstruções esofágicas, por exemplo, as radiografias simples são suficientes para o diagnóstico (Quadro 6.55).

Ultrassonografia

A ultrassonografia é um método sabidamente versátil e sensível para a avaliação do sistema digestório, principalmente na avaliação de lesões intestinais e órgãos acessórios como pâncreas, fígado e linfonodos. Tem a vantagem de ser uma técnica não invasiva e de rápida execução, embora a boa avaliação dependa de equipamento adequado e um operador experiente.

A ultrassonografia é utilizada com frequência em animais com abdome agudo, efusão abdominal, vômito, perda de peso ou anorexia por causa desconhecida, e ainda naqueles pacientes que apresentem massas abdominais, distensão ou dor; pode ou não ser realizada em combinação com o exame radiográfico.

O exame sonográfico possibilita o diagnóstico de pancreatite, hepatopatias diversas, doenças infiltrativas em vários órgãos e intussuscepção intestinal. É mais informativa que o exame radiográfico na avaliação de abdome agudo e sua indicação cirúrgica. Além disso, pode ser usada para guiar agulhas de aspiração percutânea e de biópsias, tornando o procedimento mais preciso e seguro para o paciente, visto que direciona a coleta (Quadro 6.56).

Quadro 6.55 Principais indicações para a utilização e diagnósticos radiográficos.

Indicações	Diagnóstico
▪ Esôfago e cavidade oral	▪ Esôfago e cavidade oral
• Regurgitação	• Fraturas
• Disfagia	• Lise óssea
• Odinofagia	• Hérnia de hiato
▪ Abdome	• Megaesôfago
• Vômito	• Massas torácicas
• Abdome agudo	• Corpos estranhos
• Dor abdominal	• Perfuração
• Distensão abdominal	• Estenose
• Obstrução	▪ Abdome
• Constipação intestinal	• Corpos estranhos
• Diarreia	• Dilatação gástrica
	• Espessamento de parede gástrica
	• Espessamento de alças intestinais
	• Úlceras
	• Massas
	• Obstrução
	• Intussuscepção

Quadro 6.56 Principais indicações para a utilização e diagnósticos sonográficos.

Indicações	Diagnóstico
▪ Vômito crônico	▪ Biópsia hepática
▪ Abdome agudo	▪ Intussuscepção
▪ Avaliação do parênquima hepático	▪ Espessamento de parede gástrica
▪ Distensão abdominal	▪ Espessamento de alças intestinais
▪ Anorexia	▪ Pancreatite
▪ Perda de peso	▪ Efusão abdominal
	▪ Doença infiltrativa
	▪ Hepatomegalia
	▪ Cisto e abscesso hepático
	▪ Fibrose hepática
	▪ Lesões hepáticas focais
	▪ Distensão da vesícula biliar
	▪ Neoplasia (primária ou metastática)

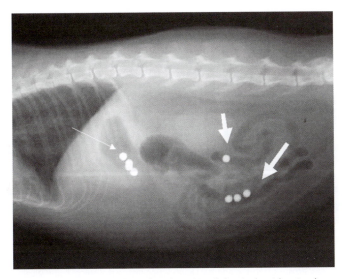

Figura 6.77 Imagem radiográfica da região abdominal, evidenciando as esferas de polietileno impregnadas de bário no estômago (*seta fina*) e intestino (*setas largas*). (Cortesia: Dr. Rubem Bittencourt Cardoso Jr., Vet Clinic, RJ.)

Recentemente, tem-se descrito a técnica de ultrassonografia endoscópica, em que um transdutor é acoplado à extremidade distal do endoscópio, possibilitando o exame detalhado da parede do tubo digestório e das estruturas extraluminais adjacentes.

Endoscopia

O exame endoscópico é uma ferramenta disponível há alguns anos na medicina veterinária, como excelente instrumento de auxílio no diagnóstico e na avaliação de distúrbios digestórios. É um meio de diagnóstico notadamente eficiente nos distúrbios que apresentem alterações morfológicas da mucosa (doenças inflamatórias e neoplasias, entre outras). Contudo, não é um meio adequado para a avaliação de alterações funcionais.

Pode ser utilizada quando os exames físico, laboratorial, radiográfico e ultrassonográfico não forem conclusivos na elucidação do distúrbio digestório, principalmente nos casos de vômito crônico, diarreia ou perda de peso ou em casos em que o exame histopatológico seja necessário para a conclusão do diagnóstico, possibilitando ao clínico a instituição do tratamento mais adequado e eficaz.

A endoscopia tem como vantagens a visualização e a exploração de maneira rápida, direta e pouco invasiva de grande parte do tubo gastrointestinal (faringe, esôfago, estômago, duodeno, cólon e reto) e a realização de biópsias para exame histopatológico, sem a necessidade de toracotomia ou laparotomia exploratória (Quadro 6.57).

Além disso, tem como benefício adicional a possibilidade de tratamento de alguns distúrbios digestórios, como remoção de corpos estranhos e dilatação de estenoses esofágicas, além da instalação de tubos gástricos para alimentação de animais anoréticos ou impossibilitados de se alimentar pela boca (p. ex., em casos de fraturas de mandíbula) (Figura 6.78).

Laparotomia exploratória

O acesso cirúrgico à cavidade abdominal com finalidade diagnóstica (laparotomia exploratória), apesar de invasivo, constitui-se em um importante recurso de diagnóstico de doenças do trato digestório, visto que torna possível a inspeção direta de todos os órgãos intra-abdominais e a coleta de material farto, de pontos exatos, para análises variadas (cultivo microbiológico e avaliação histopatológica). Além disso, possibilita a correção imediata de alterações anatômicas, como a drenagem de abscessos ou a remoção de massas ou corpos estranhos.

No entanto, o desenvolvimento de recursos de diagnóstico pouco invasivos, como as diferentes maneiras de exame sonográfico, endoscopia e até mesmo a exploração minimamente invasiva por meio da laparoscopia, faz com que esse método seja cada vez menos utilizado na medicina veterinária.

Ainda assim, vale lembrar que a laparotomia exploratória constitui um método diagnóstico por vezes terapêutico, definitivo em um amplo número de doenças. Assim, ainda representa um recurso útil e valioso quando outros exames menos invasivos não estiverem disponíveis ou não forem conclusivos.

Quadro 6.57 Principais indicações para a utilização e diagnósticos endoscópicos.

Indicações		Diagnóstico	
■ Cavidade oral e esôfago • Regurgitação • Disfagia • Salivação ■ Estômago e duodeno • Vômito crônico • Hematêmese • Diarreia crônica • Melena	■ Cólon e reto • Disquezia • Tenesmo • Diarreia crônica • Vômito crônico • Constipação intestinal • Remoção de corpos estranhos • Acompanhamento de tratamento • Instalação de tubo gástrico	■ Esôfago • Esofagite • Estenose • Corpo estranho • Hérnia de hiato • Neoplasia • Anomalia vascular anelar ■ Estômago • Gastrite, erosões e ulcerações • Hipertrofia pilórica • Corpos estranhos • Parasitismo (*Physaloptera* spp.) • Pólipos, neoplasias, massas	■ Duodeno • Doença inflamatória intestinal • Linfangiectasia • Inflamações, ulcerações • Corpos estranhos • Giardíase • Neoplasias, massas ■ Cólon e reto • Colite • Parasitismo • Estenose, intussuscepção e outras alterações anatômicas • Inversão cecal • Pólipos e neoplasias

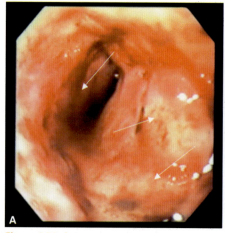 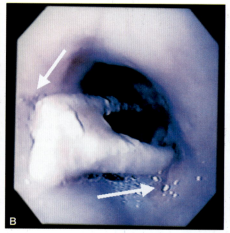 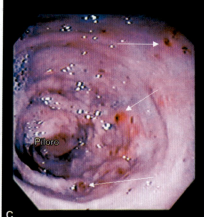

Figura 6.78 A. Imagem endoscópica do cólon, evidenciando lesões hemorrágicas, erosões (*setas*) e edema. Diagnóstico histopatológico: colite ulcerativa. **B.** Imagem endoscópica do esôfago, evidenciando corpo estranho: osso de galinha. Notar lesões causadas pelo contato do objeto com a mucosa (*setas*). **C.** Imagem endoscópica do estômago (região antral), evidenciando lesões erosivas focais e áreas de hemorragia (*setas*). Diagnóstico histopatológico: gastrite bacteriana (*Helicobacter* spp.).

BIBLIOGRAFIA

Seção A: Considerações Preliminares

CHURCH, C. D. El Ruminante. Fisiología digestiva y nutrición. Zaragoza: Editorial Acribia, 1993. 641 p.

CUNNINGHAM, J. G. Tratado de fisiologia veterinária. 2. ed. Rio de Janeiro: Guanabara Koogan, 1999. 528 p.

KELLY, W. R. Diagnóstico clínico veterinário. 3. ed. Rio de Janeiro: Interamericana, 1986. 364 p.

RADOSTITS, O. M.; JOE MAYHEW, I. G.; HOUSTON, D. M. Veterinary clinical examination and diagnosis. W. B. Saunders, 2000. 771 p.

BIBLIOGRAFIA

Seção B: Ruminantes

ALONSO, A. N. Diagnostic analysis of rumen fluid. Veterinary Clinic of North America. Food Animal Practice, v. 1, p. 363, 1979.

ANDERSON, D. E.; CORNWELL, D.; ANDERSON L. S. *et al.* Comparative analyses of peritoneal fluid from calves and adult cattle. American Journal Veterinary Research, v. 56, p. 973-6, 1995.

ANDREWS, A. H. Outline of clinical diagnosis in cattle. London; Boston: Wright, 1990. 213 p.

BEVANS, D. W.; BEAUCHEMIN, K. A.; SCHWARTZKOPF-GESWEIN, K. S. *et al.* Effect of rapid or gradual grain adaptation on subacute acidosis and fed intake by feedlot cattle. Journal of Animal Science, Champaign, v. 83, n. 5, p. 1116-32, 2005.

BIRGEL, E. H. Aspectos fisiopatológicos dos reservatórios gástricos dos bovinos. Anais. Congresso Brasileiro de Medicina Veterinária, São Paulo, p. 739-65, 1974.

BLANCHARD, P. C. Diagnostics of dairy and beef cattle diarrhea. Veterinary Clinic of North America. Food Animal Practice, v. 28, p. 443-64, 2012.

BRAUN, U.; GERSPACH, C.; REIF, C. *et al.* Clinical, laboratory and ultrasonographic findings in 94 cows with type-1 abomasal ulcer. Schweiz Arch Tierheilkd, v. 162, n. 4, p. 235-44, 2020.

BRAZ, M. B. Semiologia médica animal. 2. ed. v. 2. Lisboa: Fundação Calouste Gulbenkian, 1982. 725 p.

BRISTOL, D. G. Surgery of the bovine digestive tract. The Veterinary Clinics of North America. Food Animal Practice, v. 6, n. 5, p. 377-97, 1990.

CHURCH, C. D. El Ruminante. Fisiologia digestíva y nutrición. Zaragoza: Editorial Acribia, 1993. 641 p.

COCKCROFT, P.; JACKSON, P. Clinical examination of the abdomen in adult cattle. Practice, London, v. 26, n. 6, p. 303-17, 2004.

CONSTABLE, P. D., HINCHCLIFF, K. W.; DONE, S. H. *et al. In:* Veterinary Medicine. A Textbook of the Diseases of Cattle, Horses, Sheep, Pigs, and Goats. Elsevier: 2017. p. 490-6.

CONSTABLE, P. D.; HOFFSIS, G. F.; RINGS, D. M. The reticulorumen: Normal and abnormal motor function. Part I. Primary Contraction Cycle. Continuing Education Article, v. 12, n. 7, p. 1001-15, 1990.

CONSTABLE, P. D.; HOFFSIS, G. F.; RINGS, D. M. The reticulorumen: Normal and abnormal motor function. Part II. Secundary Contraction Cycle, rumination and esophageal groove closure. Continuing Education Article, v. 12, n. 8, p. 1171-4, 1990.

DE TARSO, S. G. S. The rumen as a health thermometer: importance of ruminal function to the metabolic balance in ruminants – mini review. Journal of Dairy, Veterinary & Animal Research, v. 5, p. 3-5, 2017.

DIRKSEN, G. Indigestiones en el Bovino. *In:* Ciclo de conferências sobre "enfermidades de los preestomagos" – 6ª Jornadas Internacionales de la Facultad de Ciencias Veterinárias de la Universidad Nacional de La Plata, Argentina, 1978, y curso intensivo para veterinarios latinoamericanos, Hannover, 1980. SchnetztorVerlag Konstanz, 1981, p. 1-76.

DIRKSEN, G. Sistema Digestivo. *In:* DIRKSEN, G.; GRÜNDER, H.D.; STÖBER, M. Exame Clínico dos Bovinos. 3 ed. Rio de Janeiro: Guanabara Koogan S.A., 1993. p. 166-228.

DUSTY, W. Nagy. Diagnostic Approach to Forestomach Diseases. The Veterinary Clinics of North America. Food Animal Practice, v. 33, p. 441-50, 2017.

ENEMARK, J. M. D.; JORGENSEN, R. J.; ENEMARK, P. S. Rumen acidosis with special emphasis on diagnostic aspects of subclinical rumen acidosis: a review. Veterinarija ir Zootechnika, Kaunas, v. 20, n. 42, p. 16-29, 2002.

GARCIA, M.; DELLA LIBERA, A. M. M. P.; FILHO, I. R. B. Manual de Semiologia e Clínica de Ruminantes. São Paulo: Varela, 1996. 247 p.

GARRY, F. Diagnosing and treating indigestion caused by fermentative disorders. Symposium on bovine digestive diseases. Veterinary Medicine, v. 85, p. 660-70, 1990.

GARRY, F. Evaluation motility disorders of the bovine forestomach. Symposium on bovine digestive diseases. Veterinary Medicine, v. 85, p. 634-50, 1990.

GRÜNBERG, W.; CONSTABLE, P. D. Function and dysfunction of the ruminant forestomach. *In:* ANDERSON, D. E.; RINGS, D. M. Current Veterinary Therapy in Food Animal Practice. 5. ed. St. Louis: Saunders Elsevier, 2009. p. 12-19.

HELMAN, R. G. Diagnosis of diseases of the digestive tract. The Veterinary Clinics of North America. Food Animal Practice, 2000. 213 p.

HERDT, T. H. Digestion: the fermentative process. *In:* CUNNINGHAM, J. G.; KLEIN, B. G. Textbook of Veterinary Physiology. 4. ed. St. Louis: Saunders Elsevier, 2007. p. 364-388.

HOUSE, J. K. *et al.* Assessment of the ruminant digestive system. The Veterinary Clinics of North America. Food Animal Practice, v. 8, n. 2, p. 189-232, 1992.

KAUFMANN, W.; SAELZER, V. Fisiologia digestiva aplicada del ganado vacuno. Zaragoza: Editorial Acribia, s.d. 84 p.

KELLY, W. R. Diagnóstico clínico veterinário. 3. ed. Rio de Janeiro: Interamericana, 1986. 364 p.

KOPCHA, M.; SCHULTZE, A. E. Peritoneal fluid. Part I. Pathophysiology and classification of nonneoplastic effusions. Continuing Education Article, v. 13, n. 3, p. 519-25, 1991.

KOPCHA, M.; SCHULTZE, A. E. Peritoneal fluid. Part II. Abdominocentesis in cattle and interpretation of nonneoplastic samples. Continuing Education Article, v. 13, n. 4, p. 703-9, 1991.

MAREK, J.; MOESY J. Tratado de diagnóstico clínico de las enfermidades internas de los animales domésticos. Rio de Janeiro: Labor, 1965. 675 p.

MULVILLE, P. Differential diagnosis and treatment of bovine abdominal disease. Irish Veterinary Journal, v. 45, p. 176-80, 1992.

ORTOLANI, E. L. Considerações técnicas sobre o uso da sonda esofágica na coleta do suco de rúmen de bovinos para mensuração do pH. Arquivos da Escola de Veterinária da Universidade Federal de Minas Gerais, Belo Horizonte, v. 33, p. 269-75, 1981.

RADOSTITS, O. M. *et al.* Veterinary Medicine. A textbook of the diseases of cattle, sheep, pigs, goats and horse. 9. ed. Philadelphia: Baillière Tindall, 2000. 1877 p.

RADOSTITS, O. M.; JOE MAYHEW, I. G.; HOUSTON, D. M. Veterinary clinical examination and diagnosis. WB Saunders, 2000. 771 p.

REBHUN, W. C. Diseases of dairy cattle. Willians & Wilkins, 1995. 530 p.

ROSEMBERGER, G.; DIRKSEN, G.; GRUNDER, H. *et al.* 3. ed. Exame clínico dos bovinos. Rio de Janeiro: Guanabara Koogan, 1993. 419 p.

ROSEMBERGER, G. Enfermidades de los bovinos. Buenos Aires: Hemisfério Sur, 1983. T.I. 577 p.

SEREN, E. Fisiologia de los estomagos de los bovidos. Zaragoza: Acribia, 1977. TI. 268 p.

SMITH, B. P. Large Animal Internal Medicine. St. Louis: C.V. Mosby Company, 1990. 1787 p.

SMITH, M. C.; SHERMAN, D. M. Goat medicine. Willians & Wilkins, 1994. 620 p.

WILSON, A. D.; HIRSCH, V. M.; OSBORNE, A. D. Abdominocentesis in cattle: Technique and criteria for diagnosis of peritonitis. Canadian Veterinary Journal, v. 26, p. 74-80, 1985.

BIBLIOGRAFIA

Seção C: Equídeos

ALVES, G. E. S. Anamnese. *In:* Diagnóstico em Cólica Equina. Anais do I Fórum de Gastrenterologia Equina, Curitiba: CBCAV, p. 39, 1994.

BAKER, G. J. Dental physical examination. Veterinary Clinics of North America, v. 14, n. 2, p. 247-57, 1998.

BAKER, G. J. 3 disease. *In:* REED, S. M.; BAYLY, W. M. Equine Internal Medicine. Philadelphia: W. B. Saunders, 1998. p. 602-706.

BLIKSLAGER, T. T.; WHITE II, N. A.; MORE, J. N. *et al.* The Equine Acute Abdomen. Hoboken: Wiley, 2017. 890 p.

BUSONI, V.; DE BUSSCHER, V.; LOPEZ, D. *et al.* Evaluation of a protocol for fast localised abdominal sonography of horses (FLASH) admitted for colic. The Veterinary Journal, v. 188, p. 77-82, 2011.

DITTRICH, J. R.; MELO, H. A.; AFONSO, A. M. C. F. *et al.* Comportamento ingestivo de equinos e a relação com o aproveitamento das forragens e bemestar dos animais. Revista Brasileira de Zootecnia, v. 39, p. 130-137, 2010.

DYCE, K. M. *et al.* Tratado de Anatomia Veterinária. Rio de Janeiro: Guanabara Koogan, 1990. 567 p.

EASLEY, J. Equine dental development and anatomy. *In:* AMERICAN AS-SOCIATION OF EQUINE PRACTITIONERS, 1996, Denver. Proceedings. Denver: Colorado, p. 110, 1996.

EASLEY, K. J. Dentistry and oral disease. *In:* SMITH, B. P. Large Animal Internal Medicine. 2. ed. St. Louis: Mosby, 1996. p. 688-97.

GREEN, E. M.; MACFADDEN, K. E. Esophageal disorders of the horse. *In:* SMITH, B.P. Large Animal Internal Medicine. 2. ed. St. Louis: Mosby, 1996. p. 698-710.

HILLEBRANT, R. S.; DITTRICH, J. R. Anatomia e fisiologia do aparelho digestório de equinos aplicadas ao manejo alimentar. Revista Acadêmica de Ciência Equina, v. 1, n. 1, p. 16-22, 2015.

LACERDA NETO, J. C. Avaliação clínica e laboratorial do paciente em crise abdominal aguda. *In:* Cólica Equina: Diagnóstico e Tratamento. Jaboticabal: Funep, 1989. p. 1-28

LACERDA NETO, J. C. Exame retal do paciente com cólica. *In:* Cólica Equina II: Diagnóstico e Tratamento. Jaboticabal: Funep, p. 1-17, 1990.

LOWDER, M. Q.; MUELLER, P. O. E. Dental embryology, anatomy, development, and aging. Veterinary Clinics of North America, v. 14, n. 2, p. 227-45, 1998.

MACORIS, D. G. Exame clínico. Diagnóstico em Cólica Equina. Anais do I Fórum de Gastrenterologia Equina. Curitiba, CBCAV, p. 10-16, 1994.

MAIR, T.; DIVERS, T.; DUCHARME, N. Manual of Equine Gastrenterology. London: WB Saunders, 2002. 540 p.

MCILWRAITH, C. W. Equine digestive system. *In:* JENNINGS, P. B. (Ed.) The Practice of Large Animal Surgery. Philadelphia: WB Saunders Co., 1984. p. 554-64.

MENDES, L. C. N. *et al.* Avaliação laboratorial do fluido peritoneal em modelos experimentais utilizados para indução de reação intra-abdominal em equinos. Revista de Educação Continuada do CRMVSP, São Paulo, v. 3, n. 3, p. 21-27, 2000.

MICHELOTTO JUNIOR, P. V. Sondagem nasogástrica. Diagnóstico em Cólica Equina. Anais do I Fórum de Gastrenterologia Equina, Curitiba: CBCAV, p. 17-23, 1994.

MUELLER, P. O. E.; MOORE, J. N. Rectal examination of horses with abdominal pain. Compendium on Continuing Education for the Practicing Veterinarian, Trenton, v. 22, n. 6, p. 606-15, 2000.

PETRIZZI, L.; VALBONETTI, L.; VARASANO, V. Endoscopic examination of duodenum in adult horses. *In:* Proceedings of 7th World Congress of World Equine Veterinary Association (WEVA), Sorrento, 2001. p. 290.

PHILLIPS, T. J.; DIXON, P. M. Clinical examination of the alimentary system: Horses. *In:* RADOSTITS, O. M.; MAYHEW, I. G.; HOUSTON, D. M. Veterinary Clinical Examination and Diagnosis. London: W. B. Saunders, 2000. p. 369-409.

ROSE, R. J.; HODGSON, D. R. Manual of Equine Practice. Philadelphia: W. B. Saunders, 1993. 532 p.

SISSON, S. Sistema digestivo do equino. *In:* GETTY, R. Anatomia dos Animais Domésticos. Rio de Janeiro: Interamericana. 5. ed., v, 1, 1981. p. 424-65.

SNYDER, J. R.; SPIER, S. J. Disorders of the large intestine associated with acute abdominal pain. *In:* SMITH, B. P. Large Animal Internal Medicine. 2. ed. St. Louis: Mosby, 1996. p. 765-74.

SPEIRS, V. C.; WRIGLEY, R. H. The alimentary tract. *In:* Clinical Examination of Horses. Phildelphia: W. B. Saunders, 1997. p. 261-98.

THOMASSIAN, A. Palpação transretal. Diagnóstico em Cólica Equina. Anais do I Fórum de Gastrenterologia Equina. Curitiba: CBCAV, p. 24-37, 1994.

WHITE II, N.A. The Equine Acute Abdomen. Philadelphia: Lea & Febiger, 1990. 434 p.

BIBLIOGRAFIA

Seção D: Cães e Gatos

ANDERSON, N. V. Signs and physical in gastrointestinal disease. *In:* Veterinary Gastroenterology. 2. ed. Lea & Febiger, 1992. 39 p.

ARGENZIO, R. A. Digestão e absorção dos carboidratos, gorduras e proteínas. *In:* SWENSON, M. Dukes Fisiologia dos Animais Domésticos. 11. ed. Rio de Janeiro: Guanabara Koogan, 1996. p. 330-41.

ARGENZIO, R. A. Funções secretórias do trato gastrointestinal. *In:* SWENSON, M. Dukes Fisiologia dos Animais Domésticos. 11. ed. Rio de Janeiro: Guanabara Koogan, 1996. p. 319-29.

ARGENZIO, R. A. Motilidade gastrointestinal. *In:* SWENSON, M. Dukes Fisiologia dos Animais Domésticos. 11. ed. Rio de Janeiro: Guanabara Koogan, 1996. p. 307-18.

ARGENZIO, R. A. Pathophysiology of diarrhea. *In:* ANDERSON, N. V. Veterinary Gastroenterology. 2. ed. Lea & Febiger. 1992. p. 163-72.

BUNCH, S. E. Clinical manifestations of hepatobiliary disease. *In:* NELSON, R. W.; COUTO, C. G. Small Animal Internal Medicine. 2. ed. Mosby, 1998. p. 476-86.

BUNCH, S. E. Diagnostic tests for the hepatobiliary system. *In:* NELSON, R. W.; COUTO, C. G. Small Animal Internal Medicine. 2. ed. Mosby., 1998. p. 487-509.

BUNCH, S. E. The exocrine pancreas. *In:* NELSON, R. W., COUTO, C. G. Small Animal Internal Medicine. 2. ed. Mosby, 1998. p. 555-70.

BURROWS, C. F. An approach to the diagnosis of chronic diarrhea in the dog and cat. Proceedings of the XXIII Congress of the World Small Animal Veterinary Association. Buenos Aires: Argentina. Tomo II. p. 523-8, 1998.

BURROWS, C. F. Canine colites. *In:* The compendium collection: Gastroenterology in Practice. Veterinary Learning Systems. p. 24-9, 1993.

BURROWS, C. Gastric disease. *In:* THOMAS, D. A. Manual of Canine and Feline Gastroenterology. Iowa State University Press: Ames, 1996. p. 90-113.

CENTER, A. C. Diagnostic procedures for evaluation of hepatic disease. *In:* GUILFORD, W. G. *et al.* Strombeck's Small Animal Gastroenterology. Saunders, 1996. p. 130-88.

CENTER, S. A. Pathophysiology and laboratory diagnosis of hepatobiliary disorders. *In:* ETTINGER, S. J.; FELDMAN, E. C. Textbook of Veterinary Internal Medicine. 4. ed. vol. 2. W. B. Saunders Company, 1998. p. 1261-312.

CENTER, S. A. Pathophysiology of liver disease: normal and abnormal function. *In:* GUILFORD, W. G. *et al.* Strombeck's Small Animal Gastroenterology. Saunders, 1996. p. 553-632.

CENTER, S. A.; STROMBECK, R. D. Liver: normal structure and function. *In:* GUILFORD, W. G. *et al.* Strombeck's Small Animal Gastroenterology. Saunders, 1996. p. 540-52.

COFFMAM, J. R. Diagnostic strategies and initial plan. *In:* ANDERSON, N. V. Veterinary Gastroenterology. 2. ed. Lea & Febiger. 1992. p. 10-5.

DENOVO, R. C. Constipation, tenesmus, dyschezia, and fecal incontinence. *In:* ETTINGER, S. J.; FELDMAN, E. C. Textbook of Veterinary Internal Medicine. 4. ed. v. 1. W. B. Saunders Company, 1998. p. 115-22.

DHALIWAL, R. S.; KITCHELL, B. E.; MARRETTA, S. M. Oral tumors in dogs and cats. Part I. Diagnosis and clinical signs. Compendium on Continuing Education, v. 20: p. 1011-21, 1998.

DIMSKI, D. S. Jaundice. *In:* ETTINGER, S. J.; FELDMAN, E. C. Textbook of Veterinary Internal Medicine. 4. ed. v. 1. W. B. Saunders Company, 1998. p. 20-57.

DOW, W. S. Acute medical disease on the small intestine. *In:* TAMS, T. R. Handbook of Small Animal Gastroenterology. Saunders, 1996. p. 245-66.

DRAZNER, F. H. Diseases of the pancreas. *In:* JONES, D. J. Canine and Feline Gastroenterology. W. B. Saunders Company, 1986. p. 295-344.

DUNN, J. K. Introdução à resolução de problemas médicos. *In:* Tratado de Medicina de Pequenos Animais. São Paulo: Roca, 2001. p. 3-12.

DYCE, K. M.; WOLFGANG, O.; WENSING, C. J. O abdome dos carnívoros. *In:* Tratado de Anatomia Veterinária. 2. ed. Rio de Janeiro: Guanabara Koogan, 1997. p. 79-110.

DYCE, K. M.; WOLFGANG, O.; WENSING, C. J. O aparelho digestivo. *In:* Tratado de Anatomia Veterinária. 2. ed. Rio de Janeiro: Guanabara Koogan, 1997. p. 79-110.

ETTINGER, S. J.; BARRET, K. A. Ascites, peritonitis, and other causes of abdominal distention. *In:* ETTINGER, S. J.; FELDMAN, E. C. Textbook of Veterinary Internal Medicine. 4. ed. v. 1. W. B. Saunders Company, p. 64-70, 1988.

GAMET, Y.; JERGENS, A. E. The indications and uses for gastrointestinal function tests in dogs and cats. Veterinary Medicine, v. 93, p. 635-45, 1998.

GELENS, H. C. J.; KING, L. G. Ascites. *In:* The compendium collection: gastroenterology in practice. Veterinary Learning Systems, p. 313-21, 1993.

GUALTIERI, M. Esophagoscopy. *In:* MELENDEZ, L. Endoscopy. The Veterinary Clinics of North America Small Animal Practice, v. 31, n. 4, p. 609-29, 2001.

GUILFORD, W. G. Approach to clinical problems in gastroenterology. *In:* Strombeck's Small Animal Gastroenterology. Saunders, 1996, p. 50-76.

GUILFORD, W. G. Diseases of the oral cavity and pharynx. *In:* Strombeck's Small Animal Gastroenterology. Saunders, 1996. p. 189-201.

GUILFORG, W. G. Melena and hematochezia. *In:* ETTINGER, S. J.; FELDMAN, E. C. Textbook of Veterinary Internal Medicine. 4. ed. v. 1. W. B. Saunders Company, 1998. p. 123-4.

HALL, E. J. Clinically evaluating gastric diseases in dogs and cats. Veterinary Medicine, v. 6, p. 450-65, 2000.

HALL, E. J. Introduction to investigating gastrointestinal disease. *In:* THOMAS, D. A. Manual of Canine and Feline Gastroenterology. Iowa State: University Press: Ames, 1996, p. 9-19.

HALL, E. J. Una aproximación al paciente vomitador. Proceedings of the XXIII Congress of the World Small Animal Veterinary Association. Buenos Aires, Argentina. Tomo I, p. 383-6, 1998.

HAPPÍ, P. P.; ROTHVIZEN, J. Aparato digestivo. *In:* RIJJNBERK, A.; DE VRIES, H. W. Anaminesis y Exploración Corporal de Pequeños Animales. Zaragoza: Editorial Acribia, S. A., 1995. p. 123-39.

JOHNSON, S. E. Diseases of the liver. *In:* ETTINGER, S. J.; FELDMAN, E. C. Textbook of Veterinary Internal Medicine. 4. ed. v. 2. W. B. Saunders Company, 1998. p. 1313-57.

JOHNSON, S. E. Liver and biliary tract. *In:* ANDERSON, N. V. Veterinary Gastroenterology. 2. ed. Lea & Febiger, 1992. p. 504-69.

JOHNSON, S.; SHERDING, R. Doenças do esôfago e distúrbios da deglutição. *In:* BIRCHARD, S.; SHERDING, R. G. Manual Saunders: Clínica de Pequenos Animais. São Paulo: Roca, 1998. p. 708-26.

JOHNSON, S.; SHERDING, R. G. Doenças dos intestinos. *In:* BIRCHARD, S.; SHERDING, R.G. Manual Saunders: Clínica de Pequenos Animais. São Paulo: Roca, 1998. p. 771-803.

JOHNSON, S.; SHERDING, R. G. Hepatopatias e doenças do trato biliar. *In:* BIRCHARD, S.; SHERDING, R.G. Manual Saunders: Clínica de Pequenos Animais. São Paulo: Roca, 1998. p. 812-20.

JONES, D. Anamnese e exame físico. *In:* BIRCHARD, S.; SHERDING, R. G. Manual Saunders: Clínica de Pequenos Animais. São Paulo: Roca, 1998. p. 1.

JÖNSSON, L.; SEVELIUS, E. Liver disease. *In:* THOMAS, D. A. Manual of Canine and Feline Gastroenterology. Iowa State University Press: Ames, 1996. p. 191-220.

KNECHT, C. D. Diseases of the salivary glands in the dog. *In:* The Compendium Collection: Gastroenterology in Practice. Veterinary Learning Systems, p. 234-8, 1988.

LAMB, C. R. Recent developments in diagnostic image of the gastrointestinal tract of the dog and cat. *In:* SIMPSOM, K. Progress in Gastroenterology. The Veterinary Clinics of North America Small Animal Practice, v. 29, n. 2, p. 307-42, 1999.

LEIB, M. S.; MATZ, E. M. Diseases of the large intestine. *In:* ETTINGER, S. J.; FELDMAN, E. C. Textbook of Veterinary Internal Medicine. 4. ed. v. 2. W. B. Saunders Company, 1998. p. 1232-60.

LERGENS, A. E. Diarrhea. *In:* ETTINGER, S. J.; FELDMAN, E. C. Textbook of Veterinary Internal Medicine. 4. ed. v. 1. W. B. Saunders Company, 1998. p. 111-4.

MAGNE, L. M.; TWEDT, D. C. Diseases of the stomach. *In:* TAMS, T. R. Hand book of Small Animal Gastroenterology. Saunders, 1996. p. 217-44.

MONROE, W. E. Anorexia and polyphagia. *In:* ETTINGER, S. J.; FELDMAN, E. C. Textbook of Veterinary Internal Medicine. 4. ed. v. 1. W. B. Saunders Company, 1998.

MURDOCH, D. Large interstinal disease. *In:* THOMAS, D. A. Manual of Canine and Feline Gastroenterology. Chap. 7. Iowa State University Press, Ames. p. 151-70, 1996. p. 18-20.

NELSON, O. L.; JERGENS, A. E.; MILES, K. G. Using bariumimpregnated polyethylene spheres to document delayed gastric emptying. Veterinary Medicine, v. 91, p. 984-998, 1996.

PORTO, J. A. F. Aparelho digestivo. *In:* ROMEIRO, V. Semiologia Médica. 12. ed. v. 2. Rio de Janeiro: Guanabara Koogan, 1980. p. 343-446.

REECE, W. O. Digestão e absorção. *In:* REECE, W. O. Fisiologia dos Animais Domésticos. São Paulo: Roca, 1996. p. 201-16.

RICHTER, P. K. Diseases of the liver. *In:* TAMS, T. R. Handbook of Small Animal Gastroenterology. Saunders, 1996. 371 p.

RIJNBERK, A. Anaminesis. *In:* RIJJNBERK, A.; DE VRIES, H. W. Anaminesis y Exploración Corporal de Pequeños Animales. Zaragoza: Editorial Acribia, S. A., 1995. p. 54-7.

RIJNBERK, A. Impressíon general. *In:* RIJJNBERK, A.; DE VRIES, H. W. Anaminesis y Exploración Corporal de Pequeños Animales. Zaragoza: Editorial Acribia, S.A., 1995, p. 62-4.

ROGES, W. A. Diseases of the liver. *In:* JONES, D. J. Canine and Feline Gastroenterology. W. B. Saunders Company, 1986. p. 345-79.

ROTHUIZEN, J. Hepatopatias e doenças do trato biliar. *In:* DUNN, J. K. Tratado de Medicina de Pequenos Animais. São Paulo: Roca, 2001. p. 444-93.

ROUDEBUSH, P.; JONES, D. J.; VAUGHAN, R. W. Medical aspects of esophageal diseases. *In:* JONES, D. J. Canine and Feline Gastroenterology. W. B. Saunders Company, 1986. p. 54-80.

SCHAER, M. Acute pancreatites in dogs. *In:* The Compendium Collection: Gastroenterology in Practice. Veterinary Learning Systems, p. 46-55, 1993.

SHERDING, R. G.; BURROWS, C. F. Diarrhea. *In:* ANDERSON, N. V. Veterinary Gastroenterology. 2. ed. Lea & Febiger, 1992. p. 399-477.

SHERDING, R. G. Diseases of the colon, rectum and anus. *In:* TAMS, T. R. Handbook of Small Animal Gastroenterology. Saunders, 1996. p. 321-70.

SHERDING, R. G. Doenças anorretais. *In:* BIRCHARD, S.; SHERDING, R. G. Manual Saunders: Clínica de Pequenos Animais. São Paulo: Roca, 1998. p. 875-85.

SHERDING, R. G.; JOHNSON, S.; BIRCHARD, S. Doenças e cirurgias do pâncreas exócrino. *In:* BIRCHARD, S.; SHERDING, R. G. Manual Saunders: Clínica de Pequenos Animais. São Paulo: Roca, 1998. p. 865-74.

SIMPSON, J. W. Differential diagnonis of faecal tenesmus in dogs. Practice, v. 6, p. 280-7, 1996.

SIMPSON, J. W.; ELSE, R. W. Conditions of the oesophagus. *In:* SIMPSON, J. W.; ELSE, R. W. Digestive Disease in the Dog and Cat. Blackwell Scientific Publications, 1991. p. 38-40.

SIMPSON, J. W.; ELSE, R. W. Conditions of the stomach. *In:* SIMPSON, J. W.; ELSE, R. W. Digestive Disease in the Dog and Cat. Blackwell Scientific Publications, 1991. p. 60-4.

SIMPSON, J. W.; ELSE, R. W. Diseases of the exocrine pancreas. *In:* SIMPSON, J. W.; ELSE, R. W. Digestive Disease in the Dog and Cat. Blackwell Scientific Publications, 1991. p. 186-203.

SIMPSON, J. W.; ELSE, R. W. Diseases of the large intestine. *In:* SIMPSON, J. W.; ELSE, R. W. Digestive Disease in the Dog and Cat. Blackwell Scientific Publications, 1991. p. 140-5.

SIMPSON, J. W.; ELSE, R. W. Diseases of the liver. *In:* SIMPSON, J. W.; ELSE, R. W. Digestive Disease in the Dog and Cat. Blackwell Scientific Publications, 1991. p. 204-10.

SIMPSON, J. W.; ELSE, R. W. Diseases of the oral cavity and pharynx. *In:* SIMPSON, J. W.; ELSE, R. W. Digestive Disease in the Dog and Cat. Blackwell Scientific Publications, 1991. p. 33-7.

SIMPSON, J. W.; ELSE, R. W. Investigation of chronic enteritis. *In:* SIMPSON, J. W.; ELSE, R. W. Digestive Disease in the Dog and Cat. Blackwell Scientific Publications, 1991. p. 170-85.

SIMPSON, J. W.; ELSE, R. W. Investigation of the vomitus. *In:* SIMPSON, J. W.; ELSE, R. W. Digestive Disease in the Dog and Cat. Blackwell Scientific Publications, 1991. p. 88-100.

SIMPSON, K. W. Small intestinal disease. *In:* THOMAS, D. A. Manual of Canine and Feline Gastroenterology. Iowa State University Press: Ames, 1996. p. 114-50.

SIMPSON, J. W. Swallowing disorders. *In:* THOMAS, D. A. Manual of Canine and Feline Gastroenterology. Iowa State University Press: Ames, 1996. p. 67-89.

SLAPPENDEL, R. J.; VAN SLUIJS, F. J. Histórias clínicas. *In:* RIJJNBERK, A.; DE VRIES, H. W. Anaminesis y Exploración Corporal de Pequeños Animales. Zaragoza: Editorial Acribia, S. A., 1995. p. 37-43.

SMITH, M. M. Oral and salivary gland disorders. *In:* ETTINGER, S. J.; FELDMAN, E. C. Textbook of Veterinary Internal Medicine. 4. ed. v. 2. W. B. Saunders Company. 1998. p. 1084-96.

SMITH, S. A. *et al.* Diagnostic imaging of biliary obstruction. Compendium on Continuing Education, v. 20, 1998. p. 1225-34.

STEINER, J. M.; WILLIAMS, D. A. Serum feline trypsinlike immunoreactivity in cats with exocrine pancreatic insufficiency. Journal of Veterinary Internal Medicine, v. 14, p. 627-9, 1998.

STROMBECK, R. D.; GUILFORD, W. G. Gastric structure and function. *In:* GUILFORD, W. G. *et al.* Strombeck's Small Animal Gastroenterology. Saunders, 1996. p. 239-56.

STROMBECK, R. D.; GUILFORD, W. G. Pharynx and esophagus: normal structure and function. *In:* GUILFORD, W. G. *et al.* Strombeck's Small Animal Gastroenterology. Saunders, 1996. p. 202-10.

STROMBECK, R. D. Integration of gastrointestinal functions. *In:* GUILFORD, W. G. *et al.* Strombeck's Small Animal Gastroenterology. Saunders, 1996. p. 1-15.

STROMBECK, R. D. Small and large intestine: normal structure and function. *In:* GUILFORD, W. G. *et al.* Strombeck's Small Animal Gastroenterology. Saunders, 1996. p. 318-50.

STURGESS, C. P. Doenças do sistema gastrointestinal. *In:* DUNN, J. K. Tratado de Medicina de Pequenos Animais. São Paulo: Roca, 2001. p. 367-443.

TAMS, T. R. Chronic diseases of the small intestine. *In:* Handbook of Small Animal Gastroenterology. Saunders, 1996. p. 267-320.

TAMS, T. R. Disease of the esophagus. *In:* Handbook of Small Animal Gastroenterology. Saunders, 1996. p. 163-216.

TAMS, T. R. Gastrointestinal symptoms. *In:* Handbook of Small Animal Gastroenterology. Saunders, 1996. p. 2-74.

TWEDT, D. C. Vomiting. *In:* ANDERSON, N.V. Veterinary Gastroenterology. 2. ed. Lea & Febiger. 1992. p. 158-62.

TYLER, J. W. Hepatoencephalopathy. Part I. Clinical signs and diagnosis. *In:* The Compendium Collection: Gastroenterology in Practice. Veterinary Learning Systems. p. 85-9, 1993.

WASHABAU, R. J. The icteric dog and cat: how to diagnose. Proceedings of the XXIII Congress of the World Small Animal Veterinary Association. Buenos Aires, Argentina. Tomo II. p. 641-4, 1998.

WILLIAMS, D. A. As doenças do pâncreas exócrino. *In:* DUNN, J. K. Tratado de Medicina de Pequenos Animais. São Paulo: Roca, 2001, p. 494-521.

WILLIAMS, D. A. Exocrine pancreatic disease. *In:* THOMAS, D. A. Manual of Canine and Feline Gastroenterology. Iowa State University Press: Ames, 1996. p. 171-90.

WILLIAMS, D. A.; GUILFORD, W. G. Procedures for the evaluation of pancreatic and gastrintestinal tract diseases. *In:* GUILFORD, W. G. *et al.* Strombeck's Small Animal Gastroenterology. Saunders, 1996. p. 77-113.

WILLIAMS, D. A. The pancreas: exocrine pancreatic insuficiency. *In:* ANDERSON, N. V. Veterinary Gastroenterology. 2. ed. Lea & Febiger, 1992. p. 570-8.

WILLIAMS, D. A. The pancreas. *In:* GUILFORD, W. G. *et al.* Strombeck's Small Animal Gastroenterology. Saunders, 1996. p. 381-410.

WILLARD, M. D. Abdominal pain, distention or mass. *In:* ANDERSON, N. V. Veterinary Gastroenterology. 2. ed. Lea & Febiger, 1992. p. 368-98.

WILLARD, M. D. Clinical manifestations of gastrointestinal disorders. *In:* NELSON, R. W.; COUTO, C. G. Small Animal Internal Medicine. 2. ed. Mosby, 1998. p. 346-67.

WILLARD, M. D. Diagnostic test for alimentary tract. *In:* NELSON, R. W.; COUTO, C. G. Small Animal Internal Medicine. 2. ed. Mosby, 1998. p. 368-89.

WILLARD, M. D. Disorders of the intestinal tract. *In:* NELSON, R. W.; COUTO, C. G. Small Animal Internal Medicine. 2. ed. Mosby, 1998. p. 433-67.

WILLARD, M. D. Disorders of the oral cavity, pharynx, and esophagus. *In:* NELSON, R. W.; COUTO, C. G. Small Animal Internal Medicine. 2. ed. Mosby, 1998. p. 408-19

WILLARD, M. D. Disorders of the stomach. *In:* NELSON, R. W.; COUTO, C. G. Small Animal Internal Medicine. 2. ed. Mosby, 1998. p. 420-32.

WILLARD, M. D.; TWEDT, D. C. Gastrintestinal, pancreatic, and hepatic disorders. *In:* WILLARD, M. D.; TWEDT, D. C.; TURNWALD, G. H. Small Animal Small Clinical Diagnosis by Laboratory Methods. 2. ed. Saunders, 1994. p. 179-218.

WINGFIELD, W. E.; TWEDT, D. C. Medical diseases of the stomach. *In:* JONES, D. J. Canine and Feline Gastroenterology. W. B. Saunders Company, 1986. p. 101-33.

WOLVEKAMP, P. Radiology of vomiting and diarrhea patiente. Proceedings of the XXIII Congress of the World Small Animal Veterinary Association. Buenos Aires, Argentina. Tomo II. p. 711-4, 1998.

ZAWIE, D. A. Diseases of the pancreas. *In:* TAMS, T. R. Handbook of Small Animal Gastroenterology. Saunders, 1996. p. 461.

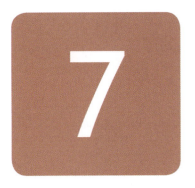

Semiologia do Sistema Circulatório

Respirei fundo e escutei o velho e orgulhoso som do meu coração. Eu sou, eu sou, eu sou.

Sylvia Plath

PALAVRAS-CHAVE

- Bulhas cardíacas
- Cardiopatias primária e secundária
- Coração
- Exame eletrocardiográfico
- Pulso arterial
- Pulsos venosos positivo e negativo
- Sangue
- Sopros cardíacos
- Valvas cardíacas

Seção A
Ruminantes e Equídeos

Daniel Mendes Netto e Danilo Duarte

INTRODUÇÃO

Nesta seção, serão abordados os meios e os métodos semiológicos utilizados para examinar um paciente equino ou ruminante, manifestando sinais sugestivos de doença do sistema circulatório, bem como os cuidados necessários à realização de um completo e acurado exame semiológico desse sistema que pertence a uma área ainda pouco conhecida por muitos clínicos autônomos, mas já bastante desenvolvida e aperfeiçoada no Brasil e no mundo: a cardiologia veterinária de animais de grande porte (com especial ênfase nos equinos, tendo em vista serem animais de maior valor econômico e muito utilizados em atividades esportivas e de lazer, sendo, portanto, muito importante ter seu funcionamento cardíaco e circulatório íntegro e hígido). Serão apresentadas as noções básicas e, para melhor compreensão e aprofundamento, será necessária a consulta a livros especializados em cardiologia de equinos e ruminantes (algumas dessas referências estão citadas no fim desta seção).

O sistema circulatório geralmente está relacionado com casos clínicos que permanecem assintomáticos por determinado período e, somente quando o seu envolvimento se torna exacerbado, passam a surgir os primeiros sinais e sintomas que caracterizam seu envolvimento. Com isso, muitas vezes, após o diagnóstico da doença que afeta o animal, fica difícil obter sucesso satisfatório com o tratamento instituído, pois o processo patológico já estará bastante avançado e mais grave. Assim, é de suma importância que o clínico saiba avaliá-lo semiologicamente, de modo correto e completo, para que seja possível detectar o seu envolvimento logo no início, quando então se torna mais eficaz a intervenção clinicoterapêutica, a qual deve ser realizada em momento oportuno, possibilitando, portanto, o melhor prognóstico para o caso.

Muitas são as afecções circulatórias de animais de grande porte. Algumas delas são de *origem primária*, ou seja, afetam diretamente o sistema circulatório; outras são de *origem secundária*, afetando, portanto, primeiramente outros órgãos e/ou sistemas, levando a comprometimento cardíaco e/ou vascular, o qual vem agravar ainda mais o quadro do animal. Alguns exemplos de doença primária cardíaca seriam as alterações congênitas ou as malformações e as reticulopericardites traumáticas. Dentre as secundárias, está a acidose láctica metabólica – que pode determinar um quadro de hiperpotassemia (hipercalcemia), a qual é prejudicial ao coração, causando bradicardia.

Há também outros dois grandes grupos de doenças circulatórias: as *enfermidades congênitas* e as *adquiridas*, sendo estas as mais comuns. As enfermidades circulatórias primárias, por sua vez, parecem ser congênitas ou adquiridas.

Há ainda as enfermidades ditas individuais e as coletivas – ou de rebanho. Com poucas exceções, as enfermidades do sistema circulatório são problemas individuais e não grupais ou de rebanho. A reticulopericardite traumática, por exemplo, afeta mais de um indivíduo na propriedade – em decorrência de pouca higiene nos pastos ou estábulos, o que facilita a ingestão de objetos metálicos pontiagudos (os quais poderão traspassar o retículo cranialmente e ferir o saco pericárdico e o músculo cardíaco). O mesmo ocorre nos casos de intoxicação por plantas ou substâncias consideradas cardiotóxicas – em que vários animais têm risco de ingerir a planta ao mesmo tempo –, tornando-se, portanto, problema de manejo que leva a maior incidência de afecções cardíacas e a um número maior de animais. No entanto, a maioria das doenças tem caráter individual, como endocardites, arritmias e disritmias, anomalias genéticas cardíacas, insuficiência cardíaca, infarto, dentre outras.

As afecções cardíacas, contudo, têm prognóstico variável, e a terapia costuma ser eficaz, dependendo da patologia cardíaca. Nos bovinos, particularmente, o diagnóstico das afecções cardíacas é menos comum que nos equinos, além disso, nem sempre o protocolo terapêutico é realizado, visto que é um animal de produção.

Nos equinos, em particular, os tratamentos das doenças cardíacas têm obtido êxito considerável, desde que efetuados de modo correto e em estágio não muito avançado, revertendo processos arrítmicos ou mesmo proporcionando qualidade de vida ao animal. O tempo de utilização dos fármacos depende das afecções, variando desde um período pequeno, para uma reversão de arritmia cardíaca, até mesmo um uso contínuo, para abrandar as alterações hemodinâmicas causadas por uma patologia cardíaca.

Principalmente nos equinos, os insultos ao sistema circulatório, e ao coração em particular, têm potencial de reduzir a sua capacidade funcional; portanto, ao se examinar os cavalos, todos os desvios do que se considera normal são clinicamente significativos. Nesse caso, é levado em consideração o uso a que se destina esse animal. Como os cavalos têm uma reserva circulatória excepcional, as doenças devem ser graves antes que os sinais clínicos e sintomas tornem-se evidentes no animal em repouso. Por isso, o teste em exercício vem ganhando cada vez mais adeptos, particularmente em equinos atletas. Leves danos nem sempre se tornam funcionalmente evidentes, a menos que o animal seja requisitado para uma avaliação de esforço máximo.

É necessário ter atenção ao fato de que muitas das enfermidades cardíacas apresentam caráter crônico, apesar de sua manifestação clínica surgir de modo agudo. Ou seja, muitas vezes, ao se diagnosticar a enfermidade cardíaca que acomete o animal, possivelmente ela estará em fase bastante avançada, o que dificultará o tratamento e a possibilidade de controle da doença. Além disso, é preciso ter cuidado para não confundir sinais e sintomas referentes a outros sistemas com os de origem no sistema circulatório, haja vista que muitos problemas cardíacos podem simular quadros clínicos que confundem e induzem a crer que sejam afecções respiratórias, do sistema digestório ou sistêmicas e vice-versa. Assim, é necessário efetuar um correto e minucioso exame clínico, que seja capaz de fechar o diagnóstico da doença que acomete o sistema circulatório e também que possibilite empreender medidas preventivas na propriedade em que vivem os outros animais contactantes ou para outras propriedades.

As afecções cardíacas são relativamente comuns em equinos e ruminantes; no entanto, acabam passando despercebidas pelo clínico e se tornam somente "achados de necropsia". Tais alterações circulatórias podem ou não estar relacionadas com a *causa mortis*, ou ser até mesmo apenas uma alteração detectada à necropsia, mas que não tenha sido responsável pelos sintomas apresentados pelo animal.

Já as afecções clínicas cardiológicas em caprinos são muito baixas, oferecendo poucos dados referentes à função normal e à fisiopatologia do sistema circulatório nessa espécie. Contudo, pelo fato de os caprinos estarem sendo cada vez mais utilizados em modelos experimentais para o estudo de doenças circulatórias humanas, como transplantes e coração artificial, é esperado que, em um futuro próximo, haja mais informações sobre fisiopatologia e funcionamento cardíaco nessa espécie. Assim, é provável que mais diagnósticos de problemas circulatórios em caprinos sejam fechados e mais informações sejam obtidas, possibilitando empreender um tratamento eficiente e de custo acessível e compensador. Até lá, ainda serão feitos apenas diagnósticos, porém sem a possibilidade financeira de se recomendar um tratamento, a não ser que o animal tenha alto valor econômico e/ou biológico/genético. Assim, é necessário considerar essa situação como um desafio, que incentiva a busca por mais condições técnico-científicas, a fim de se obterem diagnósticos cada vez mais precoces e fidedignos, além de medicamentos a custos baixos, viabilizando uma terapia eficaz e pouco onerosa e até mesmo uma profilaxia adequada e pouco dispendiosa.

Grandes avanços têm ocorrido no estudo do sistema circulatório, além de aumento considerável no uso de esteiras na mensuração e avaliação da capacidade funcional dos equinos – como os testes de esforço. Em locais onde não há estrutura de esteira, é possível avaliar os animais na pista ou em redondéis para que a frequência cardíaca se eleve; o procedimento consiste em realizar um eletrocardiograma em repouso e repeti-lo logo após o esforço. O holter também contribui para a avaliação cardíaca, pois demonstra o traçado eletrocardiográfico durante 24 h. Os estudos de fisiologia e fisiopatogenia das diversas enfermidades circulatórias em cavalos, mediante o uso de esteiras e ultrassom, têm mostrado muitos avanços, particularmente em animais de esporte, como os cavalos de corrida (no entanto, ainda de modo experimental). É certo que ainda são necessários muitos anos para que essas tecnologias estejam facilmente disponíveis aos clínicos, pois são dispendiosas e requerem local amplo para seu uso, como os grandes centros hospitalares e/ou de pesquisa – como no caso das esteiras – o que requer também a adaptação desses animais à esteira.

Assim, é necessário fazer bom uso do que já está disponível: o exame clínico, particularmente a boa anamnese e o completo, cuidadoso, detalhado e eficaz exame físico.

 Você sabia?

- No século 17, William Harvey marcou a evolução da medicina com a descoberta do sistema circulatório do sangue. O fato foi extremamente relevante, pois alterou os conceitos de anatomia e trouxe outras ciências de apoio à medicina, como a farmácia e a biologia.

REVISÃO ANATOMOFISIOLÓGICA

Para o bom entendimento da semiologia do sistema circulatório, bem como de todos os demais sistemas, há a necessidade de alguns conhecimentos básicos de anatomia (estruturas e topografia) e fisiologia (e fisiopatogenia) referentes a esse assunto, bem como as particularidades de cada espécie animal (no caso, os equinos e os ruminantes – bovinos, caprinos e ovinos). Com isso, é possível aprender o que se deve procurar, onde pesquisar os sintomas e como examinar os diferentes órgãos que compõem o sistema em estudo (Quadro 7.1).

Quadro 7.1 Principais funções do sistema circulatório.

- Coração: bombear o sangue para todo o organismo e para si mesmo
- Veias: conduzir sangue dos diferentes órgãos e tecidos para o coração – constitui o sistema coletor sanguíneo
- Artérias: transportar sangue do coração para os órgãos e tecidos corporais – sistema distribuidor sanguíneo
- Capilares: transportar o sangue de modo mais lento e possibilitar a difusão de gases e a filtração de substâncias
- Sangue: transportar oxigênio, hormônios, nutrientes e substâncias químicas e excretas – subprodutos do metabolismo celular que necessitam ser eliminados e/ou metabolizados por via renal ou hepática

Uma breve revisão é exposta com o intuito de recordar conceitos básicos indispensáveis à correta e plena compreensão da semiologia do sistema circulatório. Recomenda-se a consulta às referências apresentadas no fim desta seção para aprofundamento do assunto.

Cavidade torácica

Os animais, por serem quadrúpedes, apresentam o tórax achatado em suas laterais; esse achatamento é mais acentuado na porção ventral – cerca de 2/3 da parte inferior do tórax.

Nele estão órgãos como coração, vasos sanguíneos e linfáticos, linfonodos, traqueia, pulmões e pleuras.

Sangue

O sangue é o principal componente do sistema circulatório, pois todos os outros órgãos têm como função possibilitar o fluxo sanguíneo adequado aos diversos órgãos e tecidos.

Sua principal função é transportar o oxigênio, além de muitas outras substâncias. O sangue circula com velocidades diferentes em cada tipo de vaso: 50 cm/s nas artérias; 20 cm/s nas veias; e 0,07 cm/s nos capilares. Em geral, o sangue passa pelo sistema circulatório em menos de 30 s. A quantidade de sangue em um ser vivo varia de espécie para espécie, mas costuma variar de 7 a 10% do peso corporal do animal.

O sangue e seus constituintes não serão escopo de estudo nesta seção. Recomenda-se, portanto, a leitura de livros especializados na área de hematologia.

Você sabia?

- Desde Hipócrates até o século 17, pouco foi realizado em relação à ausculta cardíaca. De Motu Cordis, o célebre tratado de William Harvey (1578-1657), publicado em 1628, ensejou, no entanto, um novo panorama para o exame da ausculta ao descrever a fisiologia cardíaca. Nesse trabalho, encontra-se a primeira descrição dos sons cardíacos: "Em cada movimento do coração, quando uma porção de sangue é transferida das veias para as artérias, um pulso é produzido, o que pode ser ouvido dentro do tórax e eu o descrevo como dois estalidos de um fole para elevar a água".

Coração

O coração é um órgão localizado na cavidade torácica, em sua porção anterior e ventral, com sua maior parte localizada do lado esquerdo ou, em algumas espécies, estando metade do lado direito e metade do lado esquerdo. Pela maior proximidade cardíaca da parede torácica esquerda, é necessário realizar um exame mais detalhado desse lado; no entanto, jamais se pode negligenciar o exame do lado oposto, visto que, particularmente em bovinos, o lado direito – mais precisamente a valva atrioventricular direita ou tricúspide – costuma ser mais afetado. Em bovinos, é mais comum o envolvimento dessa valva nas endocardites bacterianas que as demais valvas. A explicação para isso talvez seja que a maior parte das infecções bovinas – como mastites, pododermatites, ruminites e outras – ocorra em locais que drenam o sangue para as veias cavas caudais, chegando primeiramente ao coração pelo átrio direito, passando primeiro pela valva atrioventricular direita ou tricúspide.

O coração tem como função principal manter uma boa circulação sanguínea, a qual deve ser adequada para o bom funcionamento de todos os órgãos e tecidos do organismo. Essa circulação é que levará oxigênio a todas as células do corpo, possibilitará o transporte de gás carbônico, nutrientes e eletrólitos, e carreará as substâncias medicamentosas para todo o organismo, além de transportar as substâncias indesejáveis para serem metabolizadas e eliminadas de modo satisfatório por órgãos como fígado e rins. O coração é também o responsável inclusive pela sua própria irrigação, mantendo a oxigenação adequada para o seu próprio funcionamento. Juntamente com o sistema respiratório, o circulatório propicia a hematose – a troca gasosa que ocorre nos alvéolos: eliminação de gás carbônico (CO_2) produzido pelo organismo e a captação de oxigênio (O_2) do ar inspirado para ser transportado pelo sangue até os tecidos e órgãos do organismo.

Uma alteração nesse órgão pode ou não comprometer uma ou mais dessas funções anteriormente referidas, com risco, inclusive de levar à perda parcial ou completa de sua função, determinando um quadro de insuficiência cardíaca, que se torna incompatível com a vida do animal, sendo, portanto, fatal. Ela pode ser de curso lento, ocorrendo em um período prolongado (insuficiência cardíaca congestiva) ou de modo rápido e fulminante (insuficiência cardíaca aguda). Na primeira, os mecanismos compensatórios podem ser acionados e o quadro, revertido; ao passo que, na última, aguda e fulminante, talvez não haja tempo hábil para que o organismo compense esse distúrbio, sendo, muitas vezes, um quadro fatal.

Se a demanda circulatória for aumentada, isso é possível de ser compensado pelo coração, mediante dois modos básicos possíveis pelos quais se proporciona maior volume circulante por minuto. São eles:

- Aumentar a frequência cardíaca, elevando, portanto, a quantidade de sangue por minuto que o coração bombeia
- Aumentar a força de contração, o que determina maior força de propulsão sanguínea, a qual levará ao aumento da pressão arterial e tornará mais disponível o sangue para os diferentes tecidos e órgãos.

O primeiro mecanismo é o que ocorre mais comumente e no início de qualquer processo de déficit circulatório; já o segundo ocorre quando o primeiro não é suficiente para compensar esse déficit ou quando o processo evolui e se torna crônico, tornando insuficiente o primeiro mecanismo.

O coração dispõe de quatro câmaras distintas pelas quais o sangue passa, sendo cada uma delas separada das outras. No entanto, em cada lado do coração, chamados corações direito e esquerdo, há duas câmaras que estão interligadas: o átrio e o ventrículo. O sangue sempre flui do átrio para o ventrículo. Os átrios direito e esquerdo estão separados dos seus respectivos ventrículos por valvas, que ficam no orifício atrioventricular. Portanto, essas valvas são denominadas atrioventriculares esquerda e direita. A valva cardíaca do lado esquerdo é a bicúspide (mitral) e a do lado direito, tricúspide. São essas valvas que impedem que, ao contraírem os ventrículos durante a sístole, o sangue retorne aos átrios – a chamada regurgitação, decorrente da insuficiência das valvas atrioventriculares.

O sangue que sai do coração passa pelos grandes vasos: artéria pulmonar e aorta. Para impedir o refluxo sanguíneo dos grandes vasos para os ventrículos durante a diástole ventricular, existem as chamadas valvas semilunares direita e esquerda, denominadas pulmonar e aórtica, respectivamente. Pelo lado direito cardíaco, circula o sangue venoso; pelo esquerdo, o arterial.

Você sabia?

- O sangue parece ser de cor vermelha intensa, mas essa não é completamente a realidade. Por meio de um microscópio, é possível visualizar que o sangue é composto de várias espécies de células, e apenas uma delas é vermelha, sendo suficiente para dar cor ao sangue. A presença da cor vermelha no sangue se dá por conta dos átomos de ferro presentes na proteína hemoglobina que compõe as hemácias (também denominadas "glóbulos vermelhos").

Propriedades do coração

É importante estar ciente de que o coração apresenta algumas peculiaridades com relação ao seu funcionamento, pois ele tem certa autonomia e também está sujeito a controle realizado pelo sistema nervoso simpático e parassimpático.

O coração é autoexcitável e contrátil, ou seja, tem a capacidade de produzir e propagar impulsos elétricos e de contrair-se. Assim, ele pode, por controle próprio, bombear sangue para todo o organismo de maneira rítmica e vigorosa.

O coração é dotado de uma capacidade de autocontrole para que seus batimentos sejam ininterruptos, fortes e rítmicos. Tal capacidade se deve a certas características, como:

- *Batmotropismo (autoexcitabilidade)*: capacidade que o coração tem de se autoexcitar e propagar os impulsos elétricos e, assim, se contrair. O batmotropismo tem início no nó sinusal.
- *Cronotropismo (ritmicidade)*: capacidade cardíaca de ritmar suas contrações na frequência necessária, de modo sincrônico – rítmico –, para que todos os seus eventos – sístole e diástole – ocorram de maneira adequada e completa.
- *Dromotropismo (contratilidade)*: capacidade que o coração tem de se contrair e promover a propulsão sanguínea para os vasos.
- *Inotropismo (força de contração)*: capacidade cardíaca de proporcionar força de contração necessária para que a pressão sanguínea obtida por essa capacidade, associada à ação das artérias e veias, possibilite que o sangue seja distribuído para todo o organismo de modo satisfatório.

Você sabia?

- No século 2 d.C., Claudio Galeno propôs a seguinte teoria: "o sangue seria produzido no fígado pelo processamento dos alimentos, depois encaminhado pelas veias para os vários órgãos, e então enviado para o ventrículo direito através de fluxo e refluxo, e para o ventrículo esquerdo através dos poros intraventriculares (que não existem)". Essa concepção equivocada da circulação sanguínea perdurou por 15 séculos. Contudo, por volta de 1513, estudando mais de perto as câmaras cardíacas e a valva aórtica, Leonardo da Vinci contradisse Galeno ao concluir que o coração — e não o fígado — era a fonte do fluxo sanguíneo; essa descoberta foi o resultado de um longo estudo do coração a partir de dissecções de suínos, bovinos e cadáveres humanos.

Estrutura cardíaca

O coração é formado por três estruturas básicas (as túnicas): (1) pericárdio; (2) miocárdio; e (3) endocárdio. A essas estruturas estão associados os sistemas arterial e venoso, além do nervoso.

- *Pericárdio*: serosa que reveste a superfície externa cardíaca, estando uma de suas duas porções intimamente ligada ao miocárdio, revestindo-o. Essa porção é denominada pericárdio visceral; já a outra, chamada de pericárdio parietal – ou saco pericárdico –, é constituída de material mais fibroso, resistente e de pouca extensibilidade, e envolve o coração, formando uma cavidade entre os pericárdios (cavidade pericárdica), em cujo interior há pequena quantidade de líquido seroso, o qual lubrifica a superfície cardíaca, facilitando a movimentação do coração.
- *Endocárdio*: serosa que reveste o coração internamente, contendo uma porção que reveste as câmaras cardíacas, constituindo-se no chamado endocárdio mural ou parietal, e outra que recobre as valvas cardíacas atrioventriculares, sendo denominada endocárdio valvar.
- *Miocárdio*: constituído de duas porções distintas histológica e funcionalmente: o miocárdio ordinário, que constitui o sistema contrátil – o músculo cardíaco em si –, responsável, portanto, pela mecânica do funcionamento cardíaco; e o miocárdio especializado – formado por células especializadas na formação e na transmissão de impulsos –, determinando, portanto, o ritmo cardíaco e sua autonomia, sendo constituído de:
  - Nó sinusal ou sinoatrial (ou de Keith-Flack), localizado no seio venoso auricular direito, na entrada da veia cava cranial, da qual, portanto, são produzidos os impulsos
  - Nó atrioventricular (ou de Aschoff-Tawara), localizado no tabique interatrial
  - Fascículo atrioventricular (ou de His), com ramos esquerdo e direito e ramificações finais em formato de rede: os ramos subendocárdicos (fibras de Purkinje).

Essas três estruturas compõem o chamado sistema de produção e condução nervosa do coração.

A projeção cardíaca na parede torácica ocorre entre o terceiro e o sexto espaço intercostal (EIC), quase completamente recoberto pelos pulmões, possibilitando que apenas uma pequena porção cardíaca tenha contato direto com a parede torácica. Essa porção existe nos equinos, ao passo que, nos bovinos, ela praticamente é insignificante.

Irrigação cardíaca

O coração é irrigado pelas artérias e veias coronárias, que emergem da aorta e levam sangue arterial para esse órgão. Há dois grandes troncos de irrigação cardíaca: um longitudinal (ramo descendente) e outro transversal (ou circunflexo).

Controle nervoso

A mecânica cardíaca é mantida e controlada pelo sistema nervoso, além da capacidade autonômica cardíaca dirigida pelo miocárdio especializado. O sistema nervoso autônomo, representado pelos nervos cardíacos que emergem dos troncos simpático e parassimpático (vagal), atua como acelerador (simpático) e frenador ou moderador (parassimpático) da função cardíaca (Figura 7.1).

Particularidades de algumas espécies

Existem diferenças com relação à anatomia cardíaca que merecem ser descritas; algumas delas são apresentadas a seguir.

Bovinos

O coração dos bovinos tem formato mais globoso, arredondado. Sua projeção torácica ocorre entre o terceiro e o quinto EIC, sua porção basal dista 6 cm acima da linha articular escapuloumeral, ao passo que seu ápice está levemente direcionado caudalmente e para a esquerda. O contato entre o coração e a parede

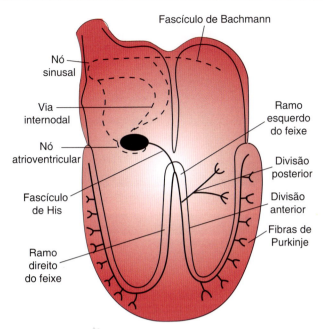

Figura 7.1 Ilustração das principais estruturas cardíacas responsáveis pela produção e consunção dos impulsos cardíacos.

torácica nessa espécie é mais tênue e cranial, não se formando a zona cardíaca de macicez absoluta. Aproximadamente 5/7 do coração estão localizados do lado esquerdo do tórax; portanto, apenas 2/7 estão no lado direito.

Pequenos ruminantes

O coração dos caprinos se estende da terceira à sexta costela, podendo sua borda caudal encostar-se ao diafragma. Uma de suas particularidades é o fato de o coração dos caprinos adultos apresentar dois pequenos ossos cardíacos, os quais se localizam ao redor do arco aórtico. À semelhança do que ocorre também em outros ruminantes, os ramos subendocárdicos (fibras de Purkinje) se estendem tão profundamente no miocárdio que tornam sem valor a avaliação do eixo cardíaco, como rotineiramente se faz em cães e gatos.

O coração dos pequenos ruminantes é praticamente todo recoberto pelos pulmões.

A arritmia sinusal respiratória é comum em caprinos, ocorrendo aceleração dos batimentos no fim da inspiração.

Equinos

O formato cardíaco desses animais é mais cônico que o dos ruminantes, e a sua projeção torácica vai do terceiro ao sexto EIC, mas a inserção da porção distal do pericárdio no esterno ocorre no nível da sétima costela, ao passo que, para os ruminantes, isso se dá na sexta costela. O coração dos equinos não é totalmente recoberto pelos pulmões – é a chamada "incisura cardíaca" –, desenvolvendo-se, assim, uma área em que o coração se encosta totalmente à parede torácica, formando uma área de macicez absoluta. Ao realizar a percussão dessa área, obter-se-á, portanto, um som maciço. Há uma outra área de macicez relativa da região cardíaca nessa espécie, em que a parte pulmonar que recobre o coração é bem fina e produz, assim, à percussão, um som submaciço, diferentemente do que ocorre com os ruminantes, em que há somente a área de macicez relativa.

Em decorrência da dinâmica cardíaca, uma série de fenômenos ocorre e pode ser percebida mediante diferentes métodos semiológicos, dentre os quais se destacam:

- A produção dos ruídos cardíacos, os quais são auscultados ou registrados em fonocardiograma
- A produção da atividade elétrica cardíaca, a qual é registrada em eletrocardiograma
- A propulsão sanguínea em determinada pressão, a qual é avaliada por palpação arterial (avaliação do pulso arterial) ou mensurada mediante medidores de pressão de modo invasivo ou não, como no uso do esfigmomanômetro.

Nos cavalos, o coração representa 0,7 a 1,1% do peso corporal do animal adulto, sendo maior em cavalos de corrida que nos de outro uso.

O coração dos equinos tem um posicionamento característico. Na realidade, ao examinar o lado esquerdo do tórax, não se está avaliando o lado esquerdo do coração, pois o coração equino tem seu ventrículo direito cranial à esquerda, além de o coração estar ligeiramente deslocado à esquerda da linha média torácica. Sua porção apical se situa caudoventralmente no tórax, próximo ao osso esterno, à altura da porção dorsal do olécrano, ao passo que a sua base está situada mais craniodorsalmente. O coração, radiograficamente, ocupa a extensão de cinco costelas e quatro espaços intercostais, da segunda à sétima costela.

Em virtude disso, as quatro valvas cardíacas podem ser auscultadas no lado esquerdo do tórax, como ilustrado pela Figura 7.2.

 Você sabia?

- O peso do coração de um cavalo varia com o seu tamanho, entre 3 e 4,5 kg, com possibilidade de chegar a até 1% do peso corporal total do animal.
- O coração de um cavalo em repouso bombeia por volta de 30 ℓ de sangue por min. Para equinos atletas durante o exercício, o débito cardíaco pode chegar a mais de 250 ℓ/min.

Artérias, capilares, veias e sistema linfático

Os vasos sanguíneos são responsáveis pela distribuição de sangue para todas as células do corpo. Eles são os principais responsáveis pela manutenção da pressão sanguínea arterial e também pelo retorno venoso. Quando ocorrem problemas vasculares, ou compromete-se a irrigação ou a drenagem, levando a processos de isquemia, hipoxia, degeneração e morte celular ou à estase sanguínea, determina-se um quadro congestivo. Tudo isso é decorrente da chamada insuficiência circulatória periférica, para diferenciar da central ou também denominada insuficiência cardíaca, relacionada com problemas cardíacos.

A insuficiência circulatória periférica é decorrente de redução do débito cardíaco ou por acúmulo de sangue nos vasos periféricos. Já a insuficiência cardíaca é consequência de processos que comprometam o volume de sangue por minuto que sai do coração.

Didática e funcionalmente, é possível dividir a circulação sanguínea em pequena e grande.

A pequena circulação é aquela que vai do coração aos pulmões e volta ao coração; a grande é aquela em que o sangue sai do coração e é distribuído para todos os órgãos e tecidos, para levar oxigênio, e retorna ao coração.

Grande circulação

Compreende desde a saída do sangue do ventrículo esquerdo pela aorta, passando pela valva aórtica – semilunar –, sua distribuição para todo o corpo do animal, até seu retorno para o átrio direito, pelas veias cavas, sua chegada ao ventrículo direito, passando pela valva tricúspide – atrioventricular direita.

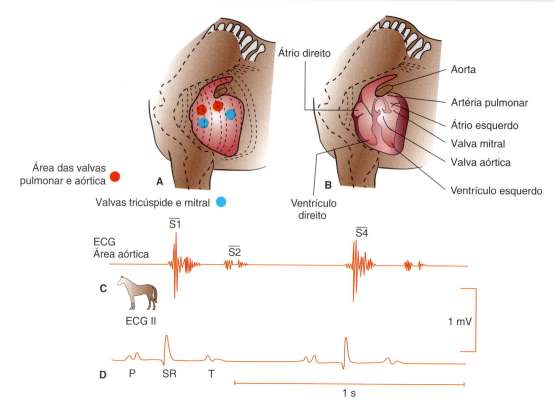

Figura 7.2 Ilustração dos quatro focos de auscultação que podem ser examinados do lado esquerdo do tórax (**A**) e do posicionamento craniocaudal dos ventrículos e átrios (**B**). Diagrama de um registro da primeira e da segunda bulha (**C**) e de um traçado eletrocardiográfico de equino (**D**). ECG = eletrocardiograma.

O sangue que sai do ventrículo esquerdo tem mais oxigênio, sendo considerado arterial; aquele que chega ao átrio direito apresenta maior quantidade de gás carbônico, considerado venoso.

Pequena circulação

Inicia-se na saída do sangue do ventrículo direito, pela artéria pulmonar, passando pelos pulmões; termina com o retorno sanguíneo para o átrio esquerdo, pelas veias pulmonares. A passagem do sangue do átrio esquerdo para o ventrículo esquerdo é pela valva mitral (bicúspide).

O sangue que sai do ventrículo direito dispõe de maior quantidade de gás carbônico, sendo considerado venoso, ao passo que o que chega ao átrio esquerdo é rico em oxigênio, portanto, chamado arterial (Figura 7.3).

EXAME CLÍNICO DO SISTEMA CIRCULATÓRIO

Para que um exame clínico seja correto e completo, há a necessidade de seguirmos uma sequência metódica e consciensiosa, pois, dessa maneira, será criado o hábito de realizar um exame meticuloso, cuidadoso, eficiente e completo, o que possibilitará efetuar todos os exames necessários e indispensáveis, obter maior acerto diagnóstico, empreender a correta terapia e recomendar a adequada profilaxia (Quadro 7.2).

Assim, é necessário realizar o exame clínico do sistema circulatório na seguinte sequência:

- Identificação do paciente | Resenha
- Anamnese | História clínica
- Exame físico
- Exames complementares.

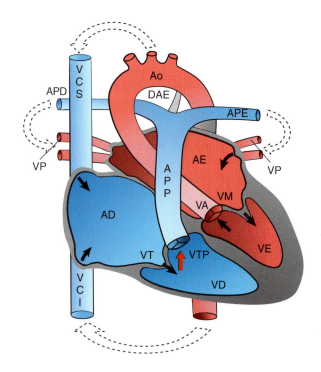

Figura 7.3 Ilustração de um coração e suas câmaras e o sentido do fluxo sanguíneo. Em vermelho, então os locais por onde circula o sangue arterial e, em azul, o venoso. AD = átrio direito; AE = átrio esquerdo; Ao = aorta; VA = valva aórtica; VCI = veia cava inferior; DAE = ducto arterioso esquerdo; APE = artéria pulmonar esquerda; APP = artéria pulmonar principal; VM = valva mitral; VTP = valva do tronco pulmonar; VP = veias pulmonares; APD = artéria pulmonar direita; VCS = veia cava superior; VT = valva tricúspide; VD = ventrículo direito; VE = ventrículo esquerdo.

Quadro 7.2 Resumo dos aspectos mais importantes na sequência do exame clínico do sistema circulatório em animais de grande porte.

Identificação do paciente	• Principalmente espécie, raça, idade, sexo e uso: relacioná-los com as principais doenças cardiovasculares para cada item da identificação do animal
Anamnese	Histórico atual:
	• Queixa principal: sinais e sintomas
	• Evolução clínica da doença atual
	• Animais contactantes
	• Manejos nutricional e higiênico-sanitário
	• Condicionamento físico do animal e carga de trabalho
	• Medicamentos (dose e frequência) utilizados e resultados obtidos
	Histórico pregresso:
	• Doenças anteriores e quadros clínicos semelhantes já ocorridos?

Exame físico geral e especial

• Inspeção	• Avaliação de atitudes relacionadas com distúrbios cardiovasculares
	• Observação de anormalidades anatômicas e funcionais
	• Coloração de mucosas e avaliação do tempo de reperfusão capilar
• Palpação	• Avaliação do choque de ponta
	• Avaliação do pulso arterial
	• Detecção de frêmitos
	• Detecção de edemas
• Auscultação	• Avaliação de frequência e ritmo cardíacos e respiratórios
	• Detecção de ruídos normais e anormais: patológicos ou não
	• Detecção de bloqueios e desdobramentos
• Percussão	• Determinação de área cardíaca

Exames complementares

• Eletrocardiográfico	• Mensuração de frequência e ritmo cardíacos
	• Avaliação das ondas P e T, do complexo QRS
	• Detecção de arritmias, bloqueios AV
• Ultrassonográfico	
• Ecocardiografia	• Avaliação cardíaca, valvar e vascular
• Ecodoppler	• Avaliação anatômica e funcional do sistema circulatório
• Laboratoriais	• Avaliação de: CK e LDH (para as isoenzimas cardíacas), SDH, AST e arginase (avaliação hepática); ureia e creatinina (avaliação renal)
• Fonocardiograma	• Avaliação das bulhas cardíacas
• Outros exames	

AST = aspartato aminotransferase; CK = creatinoquinase; LDH = lactato desidrogenase; SDH = succinato desidrogenase.

Muitas vezes, médicos-veterinários realizam apenas a auscultação cardíaca ao avaliar o sistema circulatório, não levando em consideração o exame da parte circulatória (arterial, venosa e capilar), que, muitas vezes, se torna mais importante e informativo sobre o estado geral do animal do que apenas a avaliação cardíaca mediante uma simples auscultação. Se o exame ficar limitado à auscultação cardíaca, muitas informações importantes serão perdidas ou deixarão de ser obtidas, tornando o diagnóstico medíocre e bastante impreciso. Na identificação precoce do problema que aflige o animal, ao prognosticar racionalmente a carreira (no caso de equinos atletas) ou a produção do animal (no caso dos ruminantes) e no gerenciamento dos gastos financeiros que terão de ser efetuados, o clínico se destacará, pois o que mais interessa aos proprietários e tratadores é saber se o animal desempenhará ao máximo seu potencial, ou seja, se cumprirá satisfatoriamente a função a que se destina.

Portanto, o maior desafio ao profissional será determinar a significância clínica de cada observação efetuada por ele ao longo do exame, haja vista que muitas alterações encontradas podem ter pouquíssima ou nenhuma significação clínica. Ou o contrário, eventualmente haverá um quadro clínico que claramente indicará comprometimento circulatório e ele não obterá uma alteração compatível com o quadro apresentado pelo animal.

É necessário atentar ainda para o fato de conceitos de "normalidade" serem incorretos na maioria das vezes, pois não dispomos de dados suficientes para cada espécie animal para se afirmar que determinados parâmetros estejam dentro dessa "normalidade" ou fora dela. Em equinos, em particular, cada raça apresenta parâmetros de referência diferentes aos de outras raças. Variações sexuais e cronológicas também interferem na chamada "normalidade". Por isso, é importante sempre avaliar os pacientes e comparar os dados obtidos no exame clínico com aqueles encontrados em pesquisas científicas realizadas em cada espécie, raça, sexo e idade do animal em particular. Assim, é possível diminuir os erros cometidos por generalizações, as quais, muitas vezes, são equivocadas.

Não faltam motivos para justificar a realização de um detalhado exame do sistema circulatório. Portanto, esse exame deve sempre incluir uma pesquisa de sinais sugestivos de insuficiência ou déficit circulatório e detecção de anormalidades circulatórias discretas. No curso de uma doença sistêmica, ocorrem alterações que levam a uma demanda circulatória maior, o que sobrecarrega o sistema circulatório, com risco de causar alterações no sistema e até mesmo lesões ou disfunções de alguns de seus órgãos. Por exemplo, em muitos casos de problema digestório em equinos e bovinos, o sistema circulatório fica afetado e comprometido, em decorrência de desequilíbrios hidroeletrolíticos e ácido-básico. Além disso, algumas enfermidades metabólicas comprometem o sistema circulatório, particularmente o funcionamento cardíaco, como no caso da hipocalcemia da vaca parturiente (também denominada tetania da lactação e febre vitular), em virtude da alteração na concentração de cálcio sérico que interferirá nos batimentos cardíacos, tanto na produção de impulsos elétricos quanto na força de contração cardíaca.

Ao examinar o sistema circulatório, o clínico, muitas vezes, sofre pressão ou é induzido e forçado a se apoiar nos meios diagnósticos auxiliares ou subsidiários. Ele procederá dessa maneira se lhe faltarem competência e conhecimentos mínimos necessários e experiência suficiente para realizar o seu exame físico adequadamente. Assim, somente quando achar conveniente e indispensável, lançará mão dos exames auxiliares de diagnóstico que se fizerem necessários. Portanto, em geral, o maior auxílio ao diagnóstico clínico virá dos dados obtidos da anamnese e do exame físico, ambos analisados à luz de seu conhecimento e de sua experiência clínica.

Desse modo, os exames subsidiários ou complementares deveriam ser utilizados somente após a realização de uma boa anamnese e de um bom e acurado exame físico. No entanto, não é possível chegar a conclusões apenas com base nos dados obtidos pelos exames auxiliares. Menos ainda será possível inferir sem que se faça a correta interpretação desses dados diante dos obtidos por anamnese e exame físico. Essa confrontação de dados é fundamental para que se possa concluir alguma coisa.

> **Você sabia?**
>
> - Bovinos adultos, assim como algumas outras espécies, desenvolvem dois ossos cardíacos no anel fibroso aórtico. Isso ocorre pela calcificação da arquitetura cardíaca para estabilizar os grandes vasos no momento da contração.

Identificação do paciente | Resenha

O primeiro passo no exame clínico é a identificação do animal. Com esta, pode-se, com relação ao sistema circulatório, começar a suspeitar de determinadas doenças apenas com base na raça, na idade, no uso, no sistema de criação e no sexo do animal, pois certas afecções são mais comuns em certas raças que em outras; ou, ainda, costumam afetar mais os animais leiteiros em regime de confinamento que aqueles criados em sistema extensivo, ou vice-versa. Além disso, animais recém-nascidos ou jovens são predispostos a problemas genéticos, malformações e enfermidades congênitas, ao passo que os adultos são mais suscetíveis às enfermidades adquiridas, como as traumáticas (reticulopericardite traumática, que afeta mais comumente os bovinos adultos e leiteiros) ou infecciosas (endocardites bacterianas).

Espécie

As enfermidades circulatórias que mais comumente afetam os animais de grande porte variam de espécie para espécie. Portanto, deve-se sempre relacionar os dados obtidos na anamnese, exame físico e exames complementares com a espécie em questão, pois há enfermidades que afetam determinada espécie e não ou muito raramente afetam outra. Há doenças que são bastante comuns em uma espécie e raras em outra. Por exemplo, a reticulopericardite é exclusiva de animais poligástricos – os ruminantes bovinos, caprinos e ovinos.

Sexo

No sistema circulatório, não há comprovação de haver maior predisposição com relação ao sexo; no entanto, em gado de leite, é mais comum encontrar fêmeas acometidas de distúrbios circulatórios que os machos. Isso, contudo, é mais provável decorrer do fato de que, em bovinocultura de leite, os bezerros costumam ser sacrificados, abatidos, ao passo que as fêmeas são preservadas, tornando-se adultas e sendo utilizadas na produção leiteira. Portanto, elas vivem 15 a 20 anos; a maioria dos bezerros, por outro lado, não chega à fase adulta.

Idade

As enfermidades circulatórias mais comuns nos ruminantes e nos equinos são as adquiridas; poucas são, em termos de percentual, congênitas. As primeiras têm, portanto, maior incidência em animais adultos; as últimas são mais frequentes em animais recém-nascidos ou jovens. Em equinos, muitas enfermidades congênitas cardíacas são diagnosticadas somente quando esses animais entram em fase de treinamento ou em período de trabalho.

As enfermidades cardíacas decorrentes de processos degenerativos, por exemplo, são mais comuns em animais mais velhos.

Raça

Algumas raças são mais predispostas a determinados tipos de doenças que outras. Particularmente, no que se refere a esse sistema, o fator mais importante é o uso a que se destinam e o sistema de criação que é propiciado aos animais.

Peso | Porte

Animais que estejam acima do peso considerado normal para a sua raça, sexo, idade e porte são mais propensos a problemas cardíacos, ainda mais se executam pouco exercício ou se são utilizados apenas em fins de semana e/ou esporadicamente, à semelhança do que ocorre com os humanos, guardadas as devidas proporções. Isso ocorre mais comumente em equinos.

Uso ou função

Animais que são exercitados de modo correto e com frequência, como os cavalos de corrida e de outros esportes, são menos propensos a problemas cardíacos que aqueles que não têm seu sistema circulatório tão desenvolvido e adaptado a uma rotina de exercício forte o suficiente para determinar um esforço constante do sistema circulatório.

Anamnese | História clínica

Um bom histórico do caso em si e do rebanho, associado aos antecedentes individuais ou coletivos, é de fundamental importância para que seja possível fechar um correto diagnóstico, o que deve ser feito o mais precocemente possível, a fim de possibilitar empreender um tratamento eficaz e em tempo hábil para obter maior êxito terapêutico. Isso também auxilia na decisão pelo sacrifício do animal caso chegue-se à conclusão de que o tratamento é muito oneroso, inviável ou que a doença não tem cura e que, no máximo, indica-se atuar paliativamente – o que certamente será dispendioso.

Queixa principal

É necessário cuidado com o fato de muitos tratadores e criadores de cavalos atribuírem, muitas vezes, um desempenho inadequado do animal a problemas cardíacos; muitas vezes, trata-se de problema respiratório ou osteomuscular. Além disso, muitos deles ainda afirmam que instabilidade, tropeço ou colapso se devem a problemas cardíacos (Quadro 7.3).

Os principais sinais e sintomas informados por proprietários ou tratadores de animais ou que são mais comumente analisados pelo clínico, e que estão ou podem estar associados a problemas circulatórios, porém não sendo exclusivos ou patognomônicos deste sistema, são:

- Cansaço fácil, fraqueza, colapso, intolerância ao exercício ou fraco desempenho atlético
- Emagrecimento progressivo – bastante observado em animais adultos
- Desenvolvimento retardado e incompleto – visto principalmente em animais em crescimento
- Tosse (geralmente improdutiva), respiração ofegante (taquipneia) e taquicardia
- Febre variável, normalmente intermitente, recidivante ou contínua – costuma ocorrer mais nos casos de endocardite em bovinos

Quadro 7.3 Principais indícios de envolvimento do sistema circulatório.

- Cansaço fácil, perda de desempenho e intolerância ao exercício
- Arritmia, pulso irregular; edema de peito; veias jugular e/ou mamária dilatadas
- Fraqueza geral, decúbito, perda parcial de apetite ou anorexia
- Taquicardia, taquipneia e febre recidivante
- Mucosas cianóticas ou pálidas
- Morte súbita

- Edema de peito, barbela ou pescoço, além do abdome em sua porção ventral e, ocasionalmente, de membros – mais comumente os torácicos
- Decúbito e perda parcial de apetite ou, mais raramente, anorexia
- Fraqueza generalizada
- Abdução de membros torácicos, com afastamento evidente dos cotovelos – articulação umerorradioulnar
- Dilatação ou distensão de veia jugular e, nos bovinos, da mamária
- Arritmias e alterações do pulso – que normalmente se torna rápido e irregular
- Alteração na coloração das mucosas: palidez (que indica anemia ou perda de sangue) e/ou cianose (mucosas ficam azuladas em consequência da maior quantidade de dióxido de carbono acumulado no sangue)
- Petéquias, sufusões e equimoses
- Morte súbita.

Histórico atual

É comum o histórico de, em uma competição, muitos cavalos com doença valvar cardíaca de grau moderado a grave começarem bem, mas, ao longo da prova, apresentarem cansaço com facilidade, levando um período prolongado de recuperação; ou seja, aumento do tempo que leva para os batimentos cardíacos voltarem ao normal após o exercício.

É necessário investigar a respeito dos sinais e sintomas para que seja possível:

- Confirmar ou não o envolvimento do sistema circulatório (Quadro 7.4), tanto de modo direto quanto indireto
- Suspeitar de determinadas doenças (diagnóstico de suspeição) e descartar outras (diagnóstico diferencial)
- Detalhar principalmente sobre a evolução dos sinais clínicos: quais surgiram primeiro e quais foram os últimos, bem como seu grau e como foi evoluindo cada um deles.

Sobre a evolução do caso

- Quais os primeiros sinais notados pelo tratador, proprietário ou clínico/prático?
  - Com essas informações, é possível começar a suspeitar de enfermidade primária ou secundária do sistema circulatório
- Quais surgiram primeiro e qual foi a sequência?
  - Recomenda-se inferir sobre a gravidade do processo e analisar se a enfermidade em questão está se agravando e acometendo outros sistemas ou se está restringida ao sistema circulatório
- Como eles evoluíram? Pioraram ou melhoraram? Quanto?
  - É possível inferir sobre a gravidade do processo patológico em questão e verificar se o quadro está se tornando crítico, estabilizado ou se está ocorrendo melhora do caso.

> **Quadro 7.4** Sinais confiáveis de doença cardíaca.
>
> - Sopro sistólico de grau 4/6 ou maior na ausência de anemia
> - Sopro diastólico prolongado de grau 2/6 ou maior
> - Frêmito precordial na ausência de anemia
> - Ingurgitamento venoso generalizado
> - Fibrilação atrial
> - Bloqueio cardíaco atrioventricular de grau 3 (completo)
> - Batimentos prematuros ocorrendo frequentemente
> - Taquicardia ventricular

Sobre o uso ou não de medicamentos

- O animal foi medicado? Qual(is) medicamento(s) foi(ram) utilizado(s)? Em que dose? Com que frequência de administração?
  - Pode-se avaliar se o medicamento que foi utilizado está sendo eficaz ou não e se isso se deve a um erro de escolha de medicamento ou da dosagem. Além disso, é necessário observar se a medicação utilizada tem risco de mascarar alguns dos sintomas circulatórios, o que induziria o erro de diagnóstico
- Houve melhora dos sintomas ou o quadro clínico piorou? Quanto? Quais sintomas melhoraram e quais se agravaram ou se mantiveram como estavam? Qual o grau de alteração desses sintomas?
  - Se o medicamento está levando à melhora, isso também ajudará a fechar um diagnóstico mais corretamente ou a estabelecer um prognóstico mais confiável, além de dirigir melhor a escolha terapêutica para o caso em si, ao ser elaborada a receita para o nosso paciente.

Manejo

Muitas devem ser as perguntas efetuadas e respondidas satisfatoriamente referentes ao manejo, pois facilitarão em muito o acerto diagnóstico e, portanto, aumentará a chance de êxito terapêutico e/ou profilático. Algumas das principais perguntas a serem efetuadas com relação ao manejo são:

- Qual a alimentação que o animal recebe? Em que quantidade e frequência? Qual a qualidade dos mesmos?
  - Algumas enfermidades circulatórias estão relacionadas com uma alimentação errônea, como no caso da sobrecarga por grãos (acidose d-láctica ruminal)
- Quais as vacinas administradas ao animal? Em qual esquema foram aplicadas?
  - No momento, a febre aftosa é uma das doenças em maior evidência (em aspecto mundial e nacional), capaz de causar lesões cardíacas e até mesmo levar o animal ao óbito. Em alguns casos, uma de suas complicações é o surgimento de lesões no músculo cardíaco, o que pode determinar um comprometimento bastante sério e importante, indicando mesmo resultar em óbito
- Quais as características do local em que o animal vive (ventilação, umidade, calor, higiene etc.)?
  - Sabe-se que um pasto ou piquete que tenha higiene precária predispõe o animal a diversas enfermidades que, em propriedades que primam pela correta higiene e limpeza, quase não se constatam. Por exemplo, a reticulopericardite traumática é mais comum em propriedades em que haja maior possibilidade de o animal ingerir corpos estranhos ao se alimentar, como objetos metálicos (pregos, restos de arames de cerca, parafusos e outros objetos pontiagudos que possam levar à perfuração do retículo e lesar o coração), causando a reticulopericardite traumática, ou o peritônio, determinando um caso de reticuloperitonite traumática
- Qual a função destinada ao animal? Qual sua carga de trabalho? Quanto de exercício realiza, de que maneira e com qual frequência?
  - À semelhança do que ocorre em seres humanos, guardadas as devidas particularidades e proporções, sabe-se que o preparo físico do animal deve ser adequado ao tipo de trabalho ao qual será submetido. Animais que são submetidos a uma carga de trabalho mais acentuada que a

habitual ou a que estejam adaptados são mais suscetíveis a problemas circulatórios que aqueles que levam uma vida mais pacata e tranquila, sem muito esforço.

Cada animal está adaptado a determinada carga de trabalho. Portanto, é necessário sempre avaliar caso a caso se o esforço ao qual o animal é submetido resulta em uma sobrecarga ou não ao sistema circulatório. Isso é particularmente importante ao solicitar um teste de esforço, em esteira, por exemplo, que deve ser suficiente para precisar sobrecarga cardíaca, haja vista que cada animal necessitará de determinada carga de trabalho para que seja realmente exigido esforço do sistema circulatório.

Animais atletas, muitas vezes, são passíveis de adoecer ou ficar bastante debilitados em decorrência de enfermidades que não são relacionadas com o sistema circulatório. Tais doenças parecem indiretamente afetar esse sistema em virtude de maior exigência circulatória ou de alterações sistêmicas que provocam e que tendem a comprometer o seu funcionamento adequado. Quando os animais forem submetidos ao esforço costumeiro, eles podem vir a desenvolver lesões ou comprometer o sistema circulatório.

Todas essas perguntas devem ser efetuadas e as respostas analisadas, com o intuito de se detectarem falhas no manejo que possam predispor ou causar danos ao sistema circulatório dos animais.

Histórico pregresso

É muitíssimo importante perguntar ao proprietário e/ou tratador do animal sobre outras doenças já apresentadas, procurando saber se houve doenças que pudessem ser indicativas de processo patológico circulatório anterior ao quadro atual ou se a enfermidade por ele apresentada poderia levar a uma afecção cardíaca posterior. Por exemplo, certas enfermidades infecciosas, como mastites, algumas afecções locomotoras e abscessos mal curados têm risco de predispor o animal a desenvolver uma endocardite bacteriana, a qual costuma afetar a valva atrioventricular direita. Assim, o animal padecerá de endocardite, levando-o a, mais comumente, manifestar sinais que, a princípio, não levantariam suspeita de enfermidade cardíaca, como emagrecimento progressivo, febre recorrente, a qual não cede à antibioticoterapia e diminuição da produção de carne ou leite.

É necessário verificar:

- O provável diagnóstico dado para as doenças anteriores: é necessário saber se o diagnóstico foi elaborado por um veterinário ou um prático e buscar saber sobre a sua "competência", pois muitos são os veterinários e, em maior número, os práticos que desconhecem até mesmo o que há de mais básico sobre semiologia e clínica médica referente a esse sistema
- Se o diagnóstico foi ou não confirmado a partir de dados e exames fidedignos ou elaborados de modo subjetivo: muitos são os casos em que se supõe um diagnóstico e o mesmo está errado ou não pôde ser comprovado. Deve-se, portanto, testar a veracidade das informações, haja vista que elas têm possibilidade de induzir a erro diagnóstico e de tratamento, levar ao insucesso terapêutico e até mesmo à perda do animal – sua morte. Muitos são os tratadores que omitem informações, ou mentem, com o intuito de se livrarem de qualquer possibilidade de culpa da parte deles. Até mesmo alguns veterinários podem não apresentar os reais fatos, por receio de serem responsabilizados pelo que foi feito de errado (imprudência) ou que não foi feito (negligência), na tentativa de preservar sua reputação profissional, sem serem considerados incapazes e incompetentes
- Se as doenças apresentadas pelo animal ou as recorrências de certas enfermidades indicam provável relação com problemas circulatórios: por exemplo, episódios recorrentes de *tying-up* (também conhecida como atamento, doença da manhã de segunda-feira ou rabdomiólise de esforço, uma doença comum em animais de enduro) em equino de 2 anos podem estar associados a fibrose miocárdica, *performance* reduzida e incidência aumentada de arritmias.

 Você sabia?

- Nos equinos, existem sete sistemas de grupos sanguíneos que são reconhecidos internacionalmente, incluindo 32 antígenos. Em razão das várias combinações antigênicas, aproximadamente 400 mil tipos sanguíneos são possíveis, não existindo, portanto, doador universal. Assim, a transfusão sanguínea nesses animais deve ser realizada com cautela.
- O sangue total e a papa de hemácias estocados por mais de 14 dias podem conter concentrações inaceitáveis de amônia para pacientes com doenças hepáticas graves, recomendando-se a utilização de sangue fresco para transfusão nesses pacientes.

Exame físico

O sistema circulatório é o responsável pela circulação sanguínea corporal, a qual é de vital importância para a manutenção da vida, bem como para o bom funcionamento de todos os órgãos e tecidos do corpo animal. Este sistema é formado pelo coração (seu órgão mais importante) e pelos vasos sanguíneos (artérias, capilares e veias). O sistema nervoso autônomo é o responsável pelo seu bom funcionamento, juntamente com os mediadores químicos e o sistema próprio cardíaco.

Tanto o coração como os vasos podem estar envolvidos diretamente com os principais distúrbios que afetam esse sistema, podendo até mesmo determinar um quadro de insuficiência circulatória, que torna insuficiente a irrigação e a nutrição dos órgãos e tecidos como um todo. O mais importante deles é, certamente, o cérebro.

Por se tratar de um sistema em que, muitas vezes, suas doenças passam despercebidas (assintomáticas), até que se tornem muito graves e cheguem a um estágio avançado, é necessário proceder a um exame detalhado, minucioso e completo, sempre que os sinais clínicos manifestados pelo animal insinuem provável envolvimento do sistema circulatório ou se o estado geral do animal estiver muito debilitado.

É necessário iniciar o exame pelo órgão principal desse sistema: o coração, e prosseguir o exame avaliando os vasos sanguíneos: artérias, capilares e veias.

Os meios semiológicos utilizados para examinar o coração são: inspeção, auscultação, palpação e percussão. No entanto, dois deles são os mais importantes referentes ao coração: a inspeção e a auscultação; já para os vasos sanguíneos, são inspeção e palpação.

Esses dois meios semiológicos mais importantes no exame do coração serão os primeiros a serem abordados e os mais profundamente detalhados.

É importante estar ciente de que muitas alterações circulatórias podem ter origem em outros órgãos ou sistemas, o que reforça o fato de jamais realizar uma avaliação isolada apenas do sistema circulatório, e sim em conjunto com a avaliação completa do paciente.

Deve-se sempre seguir um padrão de exame físico, pois assim evita-se perder informações valiosas tanto para o diagnóstico quanto para a avaliação da gravidade e importância das alterações encontradas. Cada veterinário pode criar a sua sequência, não havendo uma que seja a melhor de todas. Cada profissional se habitua a uma sequência em particular, mas todos devem realizar um exame completo e eficaz.

Inspeção

É possível utilizar o sentido da visão para realizar a inspeção do animal, com o intuito de avaliar o estado geral do paciente, bem como detectar e avaliar as possíveis alterações decorrentes de problemas circulatórios. É pela inspeção que o exame físico deve ser iniciado; é ela que orienta a realizar os exames posteriores necessários ao estabelecimento do diagnóstico e pode ser efetuada de duas maneiras distintas: (1) direta e (2) indireta. A direta é aquela em que não se utiliza qualquer aparelho ou instrumento, usa-se apenas a capacidade e acuidade visual. Já na indireta, é feito o uso de instrumentos ou aparelhos, os quais auxiliam a obter imagens ou registros, que serão analisados e interpretados com a finalidade de se realizarem aferições sobre a normalidade ou não do coração e/ou vasos sanguíneos.

Inspeção direta

Avaliação física e comportamental

Procurar observar se o animal apresenta postura ou atitude anormal, que possa sugerir a ocorrência de algum distúrbio circulatório, seja ele primário ou secundário. Por exemplo, detectar a existência de:

- Edemas: geralmente em cabeça, barbela e peito, nos ruminantes, e peito e abdome em equinos
- Pulso venoso positivo: pulsação da veia jugular e/ou mamária, que ocorre imediatamente após a primeira bulha cardíaca
- Abdução de membros torácicos na tentativa de:
  - Respirar melhor: em quadro de dispneia por edema pulmonar ou por insuficiência cardíaca em que haja menor oxigenação sanguínea
  - Diminuir a dor decorrente de uma reticulopericardite traumática: nessa enfermidade, é comum haver relato ou se deparar que o animal enfermo sente dor e geme ao descer uma rampa, procura ficar em aclive, com os membros torácicos em local mais alto que os pélvicos e evita fazer curvas acentuadas à esquerda e se deitar, para não sentir dor ao levantar-se
- Verificar se há dilatação de vasos como as veias jugular e mamária
- Anóxia: mucosas aparentes revelando palidez ou cianose – adquirindo coloração azulada.

Os edemas ocorrem, mais comumente, em consequência de quadros de hipoproteinemia; contudo, há algumas causas mais importantes que devem ser descartadas primeiro, para somente então pensar em causas cardíacas. O edema pode ocorrer em virtude de:

- Pressão hidrostática capilar aumentada: pouco comum em equinos, mas pode ser consequência, por exemplo, de uma falha cardíaca direita e obstrução venosa
- Danos capilares (bastante comuns em veterinária): como os que ocorrem na arterite viral equina e em processos autoimunes
- Obstrução linfática: como os decorrentes de formações neoplásicas
- Pressão coloidal osmótica diminuída: decorrentes, por exemplo, de perda de proteína, seja por problemas renais, hepáticos ou digestórios.

Todo edema é essencialmente Godet-positivo; somente em casos mais crônicos, em que há fibrosamento, ele se torna Godet-negativo.

O *sinal de Godet-positivo* é aquele em que, ao realizar uma pressão digital considerável sobre a área suspeita de edema, nota-se a formação de uma depressão no local pressionado, caracterizando-se, assim, um acúmulo de líquido no espaço intersticial.

Os edemas podem ser passivos, como o que decorre de problemas circulatórios, sendo frios e indolores, ou ativos, decorrentes de processos inflamatórios, quentes e dolorosos.

É bastante comum que animais com falha cardíaca congestiva apresentem emagrecimento progressivo – ou seja, um histórico de perda de peso contínua. No entanto, deve-se salientar que, mais comumente, isso se deva a problemas digestórios ou respiratórios do que a circulatórios. Portanto, é necessário avaliar o animal por completo e detectar alterações compatíveis com distúrbios circulatórios, para então se associar o emagrecimento a esse sistema.

Exame das mucosas

Primeiramente, proceder ao exame das mucosas, o qual possibilitará inferir algumas conclusões acerca da possibilidade ou não de o sistema circulatório estar envolvido no processo patológico, tanto direta quanto indiretamente; estando envolvido, avaliar o grau de seu envolvimento, de prejuízo ou danos a este sistema.

A coloração das mucosas depende de vários fatores, dentre os quais:

- Quantidade e qualidade do sangue circulante
- Trocas gasosas
- Existência ou não de hemoparasitos
- Função hepática adequada
- Medula óssea e outros.

Portanto, é na análise global que é possível inferir conclusões sobre as alterações encontradas na coloração das mucosas (para ter maior elucidação sobre o assunto, ver Capítulo 4, *Exame Físico Geral ou de Rotina*).

Contudo, algumas alterações são passíveis de ocorrer como consequência de problemas circulatórios, mas, muitas vezes, não se pode afirmar que sejam patognomônicas de distúrbios circulatórios, pois podem ocorrer em virtude de distúrbios respiratórios ou outros.

A coloração azulada das mucosas indica tratar-se de um distúrbio da hematose, a troca gasosa que ocorre nos alvéolos e que depende mais dos pulmões que do coração; no entanto, esse órgão levará à cianose caso não consiga proporcionar ao organismo uma circulação sanguínea adequada, quer seja por problemas cardíacos ou vasculares. É importante lembra-se de averiguar se o animal apresenta ou não anemia, a qual tornará as trocas gasosas e o transporte de oxigênio deficiente, tornando-o hipercapneico – com excesso de dióxido de carbono. Ou, ainda, avaliar se o animal está desidratado ou em choque, o que levará a menor pressão sanguínea e acarretará diminuição da perfusão tecidual e acúmulo de dióxido de carbono nos tecidos periféricos, dentre os quais as mucosas passíveis de serem inspecionadas clinicamente. Dessa maneira, é possível notar que muitas são as causas de cianose, algumas de origem circulatória e outras, respiratória ou sistêmica; por isso, é sempre bom realizar um completo exame clínico, não apenas dos sistemas que a princípio se julgam estarem envolvidos primariamente no processo patológico em questão. Contudo, vale uma ressalva: para que a alteração na coloração da mucosa seja percebida, o quadro patológico do animal estará bastante avançado; caso contrário, pouca ou nenhuma alteração será observada – como a cianose (Figura 7.4).

Avaliação do estado circulatório periférico

É possível averiguar o *status* geral sanguíneo do animal com o intuito de obter informações sobre o seu estado de hidratação, detectar sinais de distúrbio circulatório como choque e outros. Para tal, é preciso realizar o teste chamado tempo de reperfusão capilar (TRC) ou tempo de preenchimento capilar (TPC). A partir desse teste, avalia-se o estado hídrico do animal, detectando sinais de desidratação e hipovolemia (como o que ocorre no choque hipovolêmico).

O TPC costuma variar de 1 a 2 s. Caso esteja aumentado, é necessário investigar sua causa que, na maioria das vezes, deve-se à diminuição do volume circulante, como ocorre nos casos de desidratação, ou pode ser decorrente de choque, em seus mais diversos tipos.

Avaliação dos vasos sanguíneos

Avalia-se os vasos sanguíneos pela inspeção e pela palpação, com o propósito de detectar as alterações decorrentes de distúrbios vasculares ou mesmo cardíacos, os quais podem se refletir nos vasos sanguíneos. Contudo, é importante saber que muitas doenças sistêmicas são passíveis de afetar a circulação sanguínea, levando a alterações passíveis de serem detectadas na palpação e inspeção vascular, como desidratação e choque hipovolêmico, anemias, septicemia e outras.

No entanto, a palpação tem maior utilidade na avaliação de artérias e características de seu pulso, ao passo que a inspeção é menos importante, pois oferece menor número de informações. Isso não serve de desculpa para não realizar tal exame, pois o diagnóstico é fechado a partir da análise de todos os dados obtidos no exame clínico. A falta ou escassez de informação por algum dos meios semiológicos será o diferencial entre o fechamento ou não do diagnóstico ou do acerto ou erro deste.

É possível inspecionar as veias e os capilares. Mais facilmente, inspecionam-se as veias jugulares nas faces ventrolaterais do pescoço – no chamado sulco da veia jugular – de um equino ou ruminante ou a veia safena na face interna do membro pélvico de equinos ou, ainda, as veias mamárias em ruminantes.

Quanto aos capilares, normalmente se inspecionam os vasos episclerais (Figura 7.5), os quais dão uma ideia geral de como está a circulação sanguínea nos capilares em geral. Contudo, é preciso descartar a possibilidade de os processos oculares levarem a alterações que possam mascarar problemas circulatórios.

Avaliação da veia jugular

A avaliação da veia jugular costuma propiciar sinais de distúrbios vasculares e/ou cardíacos, os quais auxiliarão a diagnosticar e interpretar disfunções circulatórias. Para um correto diagnóstico e avaliação desses sinais, é necessário ter um pouco de noção dos fatores que influenciam a função jugular.

Anatomicamente, a veia jugular fica acima do nível do átrio direito, que recebe o sangue venoso dessa veia. Com a pressão sanguínea máxima do átrio direito (14 mmHg), é possível ter-se uma coluna de sangue na veia jugular capaz de alcançar até 15 cm de altura. Se houver preenchimento maior que o da jugular, então, há distúrbio cardíaco ou vascular; no entanto, raramente observa-se tal preenchimento (em geral, ele é menor – 8 a 10 cm). Quando o animal abaixa a cabeça no nível do solo, por gravidade, essa distensão pode estar aumentada, mas, ao levantar novamente a cabeça para a posição normal

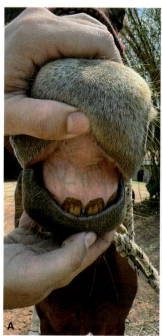
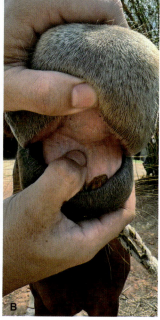

Figura 7.4 A. Inspeção de mucosas em equinos com coloração normal. **B.** Teste para avaliação do tempo de reperfusão capilar.

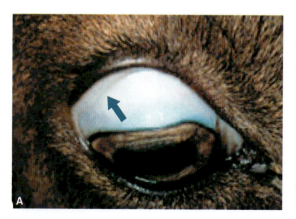
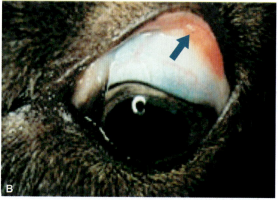

Figura 7.5 Inspeção de vasos episclerais em bovinos. **A.** Não preenchidos. **B.** Ingurgitados. A *seta* mostra uma região neoplásica, a qual deve ser a causa desse ingurgitamento, e não um distúrbio circulatório.

em, no máximo, um ou dois ciclos cardíacos, essa distensão se desfaz. Portanto, na maioria das vezes, observa-se que a veia jugular aparenta estar vazia.

A pulsação que mais comumente é vista em equinos na veia jugular corresponde a uma pulsação reflexa da jugular em decorrência da pulsação da artéria carótida, que está localizada imediatamente abaixo da jugular. No entanto, é possível de ocorrer, também, pela influência da respiração ofegante do animal ou ser decorrente de anormalidade cardíaca. Somente haverá pulsação da jugular quando essa veia se encontrar com sangue acumulado em seu interior – o que pode ou não ser patológico, como no caso de um pulso venoso positivo comentado a seguir.

As causas de dilatação da jugular são várias, porém as mais comuns são:

- Massa intratorácica, que dificulta o retorno venoso ao coração
- Endocardite atrioventricular direita grave, que leva à insuficiência e, mais raramente, à estenose
- Efusão pericárdica e elevação da pressão venosa central, como a decorrente de falha cardíaca direita ou sobrecarga iatrogênica de volume.

Para fechar o diagnóstico dessas alterações, é necessário, muitas vezes, lançar mão de exames complementares.

Pulsos venosos

Geralmente, em bovinos e equinos, é possível observar movimentos na veia jugular distendida, em sua porção próxima à entrada do tórax, na região denominada "sulco da veia jugular". É o chamado pulso venoso jugular, o qual será patológico (positivo) ou fisiológico (negativo), conforme coincida ou não com a sístole ventricular ou primeira bulha, respectivamente.

Pulso venoso negativo

O pulso venoso negativo (fisiológico) é observado durante a fase final da fase diastólica, imediatamente anterior à sístole ventricular. É mais facilmente notado em animais magros, mais evidente nos bovinos que nos equinos, tornando-se mais nítido quando o animal abaixa a cabeça ao se alimentar ou beber água.

Particularmente em bovinos, quando a vaca está lactante, torna-se evidente também na veia mamária.

Pulso venoso positivo

O pulso venoso positivo (patológico) é visto desde a entrada no tórax, propagando-se em direção à mandíbula, durante a fase sistólica ventricular, portanto, é observado logo em sequência à primeira bulha cardíaca. É decorrente da regurgitação sanguínea através da valva tricúspide, a qual não oclui totalmente a passagem do sangue do ventrículo direito para o átrio direito, caracterizando assim um quadro de insuficiência da valva atrioventricular direita. Como essa valva não consegue impedir o retorno sanguíneo do ventrículo para o átrio, ocorre, então, a regurgitação de sangue para a veia jugular, com formação de uma onda pulsátil nessa veia.

Em vacas em lactação, isso se torna evidente também na veia mamária.

É necessário cuidado para não confundir o pulso venoso jugular positivo com o pulso que pode ser percebido no sulco da veia jugular na entrada do tórax, mas que decorre da pulsação da artéria carótida que está abaixo da jugular. Em alguns casos, esta tem risco de se propagar para os tecidos adjacentes, simulando o pulso venoso jugular patológico, chamado "pulso venoso jugular falso", que pode ser diferenciado do patológico, pois, ao pressionar a veia jugular próximo à entrada do tórax (Figura 7.6), abole-se o pulso da jugular se o venoso for o positivo, ao passo que o falso pulso venoso positivo continua a existir. O positivo é abolido, pois, assim, impede-se o refluxo sanguíneo do coração para a veia jugular (Quadro 7.5).

Choque cardíaco

Diferentemente do que ocorre em seres humanos, nos quais o coração, com sua porção apical (ou seja, sua ponta), bate contra a parede torácica na contração ventricular, em animais de grande porte é a parede do ventrículo que bate contra a parede torácica, constituindo-se assim o chamado choque cardíaco ou choque lateral do coração – e não choque de ponta, como se denomina tal fenômeno em humanos.

Para que se possa observar esse fenômeno, deve-se posicionar o membro torácico esquerdo mais cranialmente que o direito e analisar a região torácica logo acima e caudal ao cotovelo – olécrano. Mesmo assim, isso só é perceptível em animais magros ou de peito estreito. Mais comumente, palpa-se esse choque cardíaco, mais evidente no quinto ou sexto EIC. Por meio desse método, busca-se avaliar a intensidade e a posição em que ocorre. Animais magros evidentemente apresentam choque mais intenso que os obesos. É possível

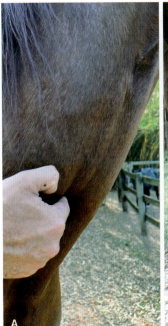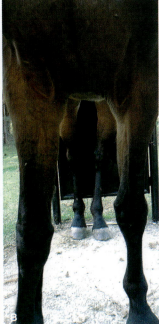

Figura 7.6 A. Compressão sobre a veia jugular para avaliar seu preenchimento, suas características e diferenciar pulso venoso positivo de pulsação da jugular reflexa à pulsação da artéria carótida. **B.** Observar veia safena na face medial de membro pélvico de um equino, sobre a articulação tibiotarsicometatársica.

Quadro 7.5 Características dos pulsos venosos positivo e negativo.

	Positivo	Negativo
Sincrônico com	Sístole ventricular	Contração atrial
Fase em que ocorre	Sistólica	Pré-sistólica
Características das ondulações	Evidentes e difundem-se até a cabeça do animal	Leves, de igual intensidade em ambas as veias jugulares e difusas
Relação com o pulso arterial	Coincide com ele	Antecede-o

detectar alterações tanto de intensidade quanto de localização dos choques cardíacos. As causas dessas alterações podem ou não ser patológicas; por exemplo: um deslocamento cranial do choque é encontrado em gestação gemelar ou avançada – em sua fase final – ou decorrente de processos patológicos como ascite, sobrecarga ruminal ou gástrica – em equinos –, hidrâmnio.

Inspeção indireta
Exame do coração
A inspeção cardíaca somente é possível por meio dos chamados exames complementares ou mediante a *inspeção indireta*, haja vista que o coração está dentro da cavidade torácica, tornando impossível sua visualização direta.

Dentre os métodos de inspeção indireta, os exames mais importantes e mais comumente utilizados são:

- Exame radiográfico
- Exame ecocardiográfico (a ultrassonografia cardíaca) – associado ou não ao Doppler (um método que possibilita a avaliação do fluxo sanguíneo – seu sentido/direção e sua velocidade)
- Tomografia computadorizada e ressonância magnética, as quais raramente são utilizadas e, se usadas, apenas em grandes centros de pesquisas estrangeiros e alguns raros nacionais. Isso devido ao elevado custo dessas técnicas e das poucas informações que esses exames podem propiciar além das obtidas por outros meios diagnósticos de maior facilidade de uso e menor custo. Portanto, não serão abordados esses exames neste livro.

Os exames radiográfico e ecocardiográfico estão descritos com mais detalhes nesta seção no item Exames complementares.

Auscultação
A auscultação cardíaca é um meio semiológico de grande importância na avaliação clínica do animal, pois possibilita a realização do diagnóstico de diversos distúrbios cardíacos ou a detecção de alterações, como arritmias, sopros, roce pericárdico, desdobramentos de bulha e outras alterações, tanto patológicas quanto fisiológicas. Além disso, trata-se de um método de baixíssimo custo e de certa facilidade de uso, desde que se tenha o mínimo de conhecimento necessário para a correta realização e interpretação dos dados obtidos pela auscultação cardíaca.

Conjuntamente, deve-se também realizar a auscultação pulmonar em casos de suspeita de problemas circulatórios, visto que alguns processos patológicos circulatórios podem levar a problemas pulmonares, como insuficiência cardíaca esquerda, a qual provoca, em primeira instância, edema pulmonar.

Em medicina veterinária, realiza-se a auscultação indireta, ou seja, por meio de instrumento apropriado, quer seja um estetoscópio ou um fonendoscópio, uma vez que a auscultação direta é de risco para o examinador (médico-veterinário) e anti-higiênico. Assim, será abordada apenas a auscultação indireta.

Para que seja possível realizar uma auscultação cardíaca de modo correto e satisfatório, são necessários alguns cuidados básicos, como:

- Utilizar um bom estetofonendoscópio, se possível aquele denominado cardíaco, por ser mais comumente utilizado pelos cardiologistas. O estetofonendoscópio ideal é o do tipo Sprague ou Rappaport (Götze), os quais contêm um manguito duplo – duas pequenas mangueiras –, além de um esteto e um fonendoscópio acoplados – ou seja, um cone e um diafragma, ambos em ângulos retos, facilitando a introdução profunda na região axilar dos animais
- Realizar o exame em local silencioso e livre de insetos e ruídos externos
- Auscultar todos os focos cardíacos – pulmonar, aórtico, mitral e tricúspide
- Ter paciência em realizar uma boa e completa auscultação cardíaca
- Auscultar também os pulmões e toda a cavidade torácica, para evitar perder informações que possam ser valiosas no auxílio diagnóstico e no exame que é feito durante o tratamento para se avaliar a evolução do caso.

O estetoscópio dispõe de cones para a auscultação, os quais, também denominados peças de Ford, são adequados para a auscultação de ruídos graves, ou seja, os de baixa frequência (alguns sopros e bulhas cardíacas). Os fonendoscópios contêm diafragmas – também denominados peças de Bowles –, os quais são ideais para a auscultação de ruídos de alta frequência, ou seja, os agudos. Portanto, são mais comumente utilizados, uma vez que a maioria dos ruídos ou sons passíveis de auscultação é de alta frequência. Vale ressaltar a importância de, ao se utilizarem os cones, não pressionar o estetoscópio em demasia contra a pele do animal, a qual será distendida, tornando-se semelhante a um diafragma, dificultando a auscultação de ruídos de baixa frequência. Além disso, a auscultação cardíaca deve ser sempre realizada mediante o uso de ambos: o diafragma e o cone. Assim, serão obtidas mais informações na auscultação, apresentando melhora no exame físico e na capacidade diagnóstica (Figura 7.7).

Antes de realizar a auscultação cardíaca, no entanto, é preciso saber o local adequado para se realizar esse exame e o que é possível avaliar por meio dele.

Mediante a auscultação cardíaca, avaliam-se principalmente:

- Frequência cardíaca
- Ritmo cardíaco
- Bulhas
- Ruídos anormais

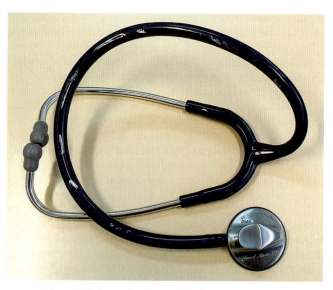

Figura 7.7 Fonendoscópio, utilizado para auscultação.

- Focos de auscultação
- Ruídos adventícios.

Para que nenhum desses itens seja esquecido, é possível utilizar as palavras "FRacasso do BRasil na FRança" como método mnemônico, nas quais as vogais são desprezadas e utilizam-se somente as consoantes formadoras de par com a letra R.

A sequência da avaliação na auscultação cardíaca é a seguinte:

- Mensuração da frequência cardíaca
- Avaliação da intensidade e características dos ruídos cardíacos e da área de auscultação
- Avaliação individualizada dos ruídos cardíacos mediante referências topográficas das áreas valvares em cada lado do tórax
- Avaliação dos sopros quanto às suas características e localização dos pontos de máxima intensidade (PMI).

A frequência cardíaca em animais hígidos é igual à dos pulsos; portanto, dirige-se à parte referente dos pulsos arteriais para saber a frequência normal para cada espécie animal e sua faixa etária.

Para a realização e interpretação correta da auscultação cardíaca, é necessário saber o local correto de se auscultar o coração. Os focos principais de auscultação devem ser localizados: (1) pulmonar; (2) aórtico; (3) mitral; e (4) tricúspide; cada um deles corresponde a uma das quatro valvas cardíacas.

Como existem mais focos de auscultação do lado esquerdo do coração e este se encontra mais próximo à parede torácica esquerda, é comum ver médicos-veterinários realizarem a auscultação cardíaca apenas desse lado, negligenciando o lado direito. Isso é um erro crasso; jamais deve-se deixar de auscultar ambos os lados do tórax, visto que muitas doenças causam alterações que podem ser detectadas apenas do lado direito cardíaco. Somente para citar um exemplo, as endocardites bacterianas em bovinos são mais comuns no foco da tricúspide (Figuras 7.8 e 7.9).

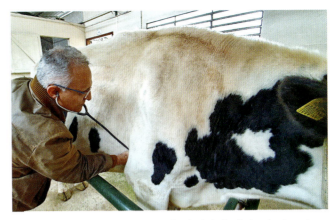

Figura 7.9 Auscultação cardíaca realizada do lado direito do tórax de um bovino.

Focos de auscultação cardíaca

Em animais de grande porte, os focos de auscultação cardíaca são os locais que correspondem ao melhor local de auscultação dos ruídos cardíacos associados às valvas cardíacas de mesmo nome, e não ao local anatômico referente à proximidade das mesmas (Quadro 7.6).

É sempre necessário mensurar a frequência cardíaca, independentemente de já se ter mensurado a taxa de pulso (frequência das pulsações), visto que a frequência de ambos nem sempre é igual. Pode ocorrer de o tempo da diástole ser muito curto, não sendo suficiente para acontecer o enchimento adequado dos ventrículos, o que determinará uma ejeção de sangue pelas artérias, pequena o bastante para que não seja detectado um pulso arterial. Portanto, ambas as mensurações são realizadas: frequência respiratória e taxa de pulso. Qualquer diferença significativa necessita ser explorada (Figuras 7.10 e 7.11).

Ruídos cardíacos normais e patológicos ou anormais

Os principais ruídos cardíacos, considerados normais, são as primeira e segunda bulhas. No entanto, existem quatro bulhas cardíacas, as quais podem ser auscultadas por um clínico experiente a partir do uso de um bom fonendoscópio ou detectadas pela fonocardiografia, sendo também ruídos normais; portanto, não patológicos. A ausculta cardíaca mais comum apresenta apenas duas bulhas, porém é possível, em alguns casos, auscultar a terceira bulha cardíaca, sendo que essas bulhas pode propiciar diversas informações valiosas que, bem interpretadas, levam a conclusões sobre a normalidade ou não das valvas cardíacas e funcionamento do coração.

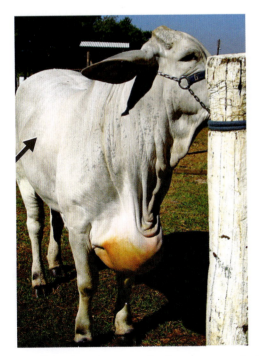

Figura 7.8 Auscultação pulmonar em bovino que apresenta sinais de doença circulatória. Recomenda-se auscultar o campo pulmonar no local indicado pela *seta*, haja vista que o sistema respiratório pode ser secundariamente comprometido.

Quadro 7.6 Localização dos focos de auscultação em equinos e ruminantes.

Espécie	Focos de auscultação cardíaca			
	Pulmonar	Aórtico	Mitral	Tricúspide
Bovina	3º EIC esquerdo	4º EIC esquerdo	4º EIC esquerdo	3º ou 4º EIC direito
Equina	3º EIC esquerdo	4º EIC esquerdo	4º ou 5º EIC esquerdo	3º ou 4º EIC direito
Caprina	3º EIC esquerdo	4º EIC esquerdo	5º EIC esquerdo	3º ou 4º EIC direito
Ovina	3º EIC esquerdo	4º EIC esquerdo	5º EIC esquerdo	3º ou 4º EIC direito

EIC = espaço intercostal.

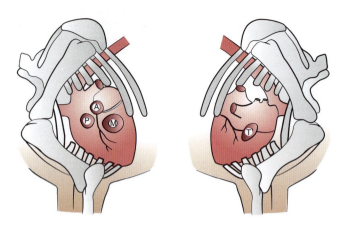

Figura 7.10 Ilustração dos focos de auscultação na espécie equina. O foco da tricúspide também é auscultável do lado esquerdo do tórax, em posição um pouco mais cranial e ventral que o foco da pulmonar. A = aorta; M = mitral; P = pulmonar; T = tricúspide.

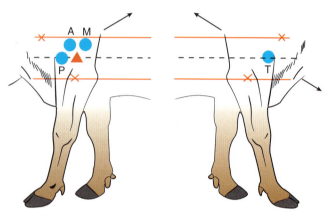

Figura 7.11 Ilustração dos focos de auscultação na espécie bovina. A = aorta; M = mitral (todos do lado esquerdo do tórax); P = pulmonar; T = tricúspide (no lado direito).

Muitas vezes, é comum auscultar um ruído cardíaco concomitante à primeira bulha, que corresponde à quarta bulha, mas que antecede a primeira e, com isso, parece tratar-se de um desdobramento de primeira bulha, o que muitas vezes não é realmente o que ocorre. Portanto, é necessário ter cuidado para que não haja interpretação precipitada dos dados obtidos. Verificar cuidadosamente se o caso se trata de quarta bulha ou de desdobramento de primeira bulha; no entanto, felizmente, nenhum desses eventos é considerado patológico.

Quando a frequência é muito alta, passa a ser difícil distinguir as bulhas, ficando quase inaudível o segundo ruído.

Bulhas cardíacas

Entende-se por bulhas cardíacas as vibrações sonoras produzidas pelo coração que podem ser auscultadas pelo uso de estetoscópio e/ou fonendoscópio, ou ainda registrados em fonocardiograma. São considerados ruídos cardíacos, classificados como normais ou fisiológicos, para se diferenciar dos ruídos anormais ou patológicos, como os sopros cardíacos.

As bulhas cardíacas são produzidas por eventos mecânicos, ao contrário do registro eletrocardiográfico, que representa graficamente os eventos elétricos que ocorrem no coração.

Cada bulha cardíaca é originada por um conjunto de eventos e não por um único fenômeno em si. Conhecendo quais são tais eventos, é possível inferir sobre as possíveis causas que determinariam uma alteração de cada uma das bulhas cardíacas.

Contudo, ainda é controversa a gênese precisa das bulhas cardíacas.

Dessa maneira, a seguir, será descrito de modo simplificado como são produzidas as bulhas cardíacas e algumas de suas características básicas.

Primeira bulha

A primeira bulha cardíaca (S1), de maneira simplificada, é produzida por:

- Fechamento (com tensão e vibração) das valvas atrioventriculares esquerda (mitral) e direita (tricúspide)
- Distensão (tensão e vibração) das cordoalhas tendíneas (ou cordas tendíneas) – estruturas filamentosas que ligam as valvas ou folhetos valvulares ao coração
- Ruído muscular da contração ventricular.

Assim, a primeira bulha tem como característica o fato de ser coincidente com o pulso arterial e o choque precordial. É chamada também de ruído sistólico, pois marca o início da fase sistólica; é seguida pelo pequeno silêncio e precedida pelo grande silêncio. Coincide ou vem imediatamente antes do pulso arterial e coincide com o choque de ponta (precordial) cardíaco; é mais audível no ápice cardíaco.

Ela é comumente representada foneticamente, para se aproximar do ruído auscultado, como "lubb". É um som de longa duração e baixa frequência; na região atrioventricular esquerda, é o ruído de maior intensidade (volume).

Segunda bulha

A segunda bulha (S2) ocorre em virtude de:

- Fechamento das valvas semilunares (sigmoides) pulmonar e aórtica
- Desaceleração da coluna de sangue nos grandes vasos
- Repercussão do sangue contra as valvas semilunares na tentativa de retornar aos ventrículos.

A segunda bulha é denominada de ruído diastólico; ela marca o início da fase diastólica e ocorre no fim da fase de ejeção sanguínea ventricular e logo após o fechamento das valvas semilunares. É seguida pelo grande silêncio e precedida pelo pequeno silêncio. É mais facilmente auscultada na base cardíaca.

É comumente representada foneticamente, para se aproximar do ruído auscultado, como "dupp"; um som curto, de alta frequência, intenso, especialmente audível na base cardíaca. Costuma ser de fácil auscultação, porém menos audível que S1.

Terceira bulha

A terceira bulha (S3) decorre de:

- Distensão e vibração dos ventrículos quando do início da diástole
- Enchimento rápido das câmaras cardíacas pelo sangue e o choque deste contra as paredes internas ventriculares, que ocorre no início da diástole.

Em bovinos, a S3 é esporádica; em equinos é frequente, embora nem sempre seja de fácil auscultação. É conhecida também como ruído de preenchimento ventricular, o qual ocorre no fim do início do preenchimento ventricular rápido, no início da diástole; é mais próximo de S2 que de S4. Algumas vezes, é tão próximo de S2 que erroneamente se diagnostica um desdobramento de S2, o que é bastante incomum em equinos. Está associado à retração das paredes das câmaras ventriculares e desaceleração do sangue no fim do preenchimento rápido durante o início da diástole ventricular.

Quarta bulha

A quarta bulha (S4) ocorre em consequência de contração atrial e sua vibração.

É denominada pré-sistólica, pois ocorre imediatamente antes da sístole, sendo, muitas vezes, confundida com um desdobramento de S1. Tem como características ser um ruído curto (breve), quieto, de baixa frequência, que é mais facilmente audível próximo à região dorsal ventricular (base cardíaca); é formado por até 4 componentes, sendo que apenas um é auscultado. O último desses componentes é o primeiro do S1; é descrito como um suave "lu". Quando o intervalo P-R é longo, nota-se melhor o S4; no entanto, quando o P-R é curto, ocorre a mistura de S4 com S1, tornando este último ruído mais longo. Se S4 for muito próximo de S1, seus ruídos serão indistinguíveis, sendo confundido com um desdobramento de S1. Aliás, o desdobramento de S1 em equinos é bastante incomum, sendo, portanto, mais provável estar diante de uma sobreposição de S4 com S1 que desdobramento de S1. Como S1 é decorrente da sístole ventricular, no caso de o animal apresentar um bloqueio atrioventricular de segundo grau, a contração atrial não será seguida da sístole ventricular, ficando, portanto, bastante óbvia a S4 (Figuras 7.12 e 7.13).

Em equinos, todas as quatro bulhas podem ser auscultadas do lado esquerdo do tórax, na porção cranioventral. Note que S4, na realidade, é o primeiro ruído no ciclo cardíaco. Em geral, ela é denominada ruído de contração atrial, identificado por muitos autores com a letra A.

Tanto S1 quanto S2 são resultantes da sístole ventricular; portanto, podem ser auscultados todas as vezes que os ventrículos se contraem, independentemente da contração atrial ou não. Caso os átrios não funcionem adequadamente, ambos os ruídos indicam sofrer alteração de intensidade e qualidade, porém não deixam de ocorrer.

Portanto, é necessário estar ciente do fato de que os ruídos cardíacos não são resultantes do fechamento sincrônico das valvas cardíacas, que são produzidos por eventos cardíacos aproximadamente coincidentes com seu tempo de fechamento (ou abertura, pois próximo do fechamento das valvas atrioventriculares ocorre a abertura das semilunares). Assim, ao se avaliarem os focos de cada valva à auscultação, não será avaliada a atividade valvar em si, mas todos os eventos, em conjunto, que determinam as bulhas cardíacas. Considera-se, portanto, que os ruídos cardíacos sejam causados pela súbita aceleração ou desaceleração sanguínea e ressonância do sangue e a câmara que o contém. Somente para ilustrar, um exemplo: a S1 cardíaca ocorre em virtude de a coluna de sangue no ventrículo esquerdo desacelerar, no momento ou imediatamente após o fechamento da valva atrioventricular esquerda no início da sístole, elevar-se a pressão desse sangue no interior do ventrículo, a parede da câmara ficar tensa e se contrair, mas o sangue ter seu movimento limitado (é a chamada contração isovolumétrica). Isso é seguido imediatamente pela aceleração sanguínea, pois a valva aórtica se abre e o sangue é ejetado para a aorta.

Geralmente, são avaliadas as duas principais bulhas cardíacas (S1 e S2) em todos os quatro focos de auscultação. Assim, é possível relacionar os principais eventos patológicos que possam ser detectados à auscultação com as valvas que estão relacionadas com os focos em que tais fenômenos ocorrem ou são mais evidenciáveis e, portanto, de maior audibilidade. Por exemplo, um sopro cardíaco que é mais audível no foco da pulmonar indica que haja alguma alteração na valva do tronco pulmonar ou no local em que ela se situa, como o início da artéria pulmonar.

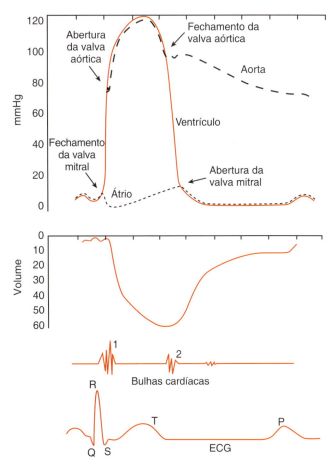

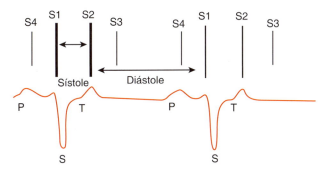

Figura 7.12 Ilustração da sequência das quatro bulhas cardíacas (S1, S2, S3, S4) e sua relação com o traçado eletrocardiográfico e as fases sistólica e diastólica. Observar que, na realidade, o primeiro ruído cardíaco é S4 (também denominado A, de contração atrial) e não S1.

Figura 7.13 Bulhas cardíacas (primeira e segunda bulhas): sua gênese e relação com a auscultação, o registro no traçado eletrocardiográfico e os fenômenos que ocorrem concomitantemente ou resultam delas. ECG = eletrocardiograma.

Principais alterações de bulhas cardíacas

É necessário avaliar as bulhas cardíacas principalmente quanto aos seguintes aspectos: (1) intensidade; (2) localização; e (3) características dos ruídos (timbre, ritmo e ocorrência ou não de ruídos novos ou adventícios).

Intensidade

As bulhas cardíacas costumam ter sua intensidade alterada por doenças, as quais são capazes de determinar aumento (hiperfonese) ou diminuição (hipofonese) de sua intensidade ou decorrer de processos fisiológicos, como no caso de o exercício físico intenso causar aumento das bulhas. No entanto, é possível ocorrer aumento ou diminuição de apenas uma bulha cardíaca, o que certamente terá valor diagnóstico de afecção cardíaca muito maior.

Hiperfonese de bulhas cardíacas

A hiperfonese ocorre por diversos motivos, dentre os quais se destacam os seguintes:

- *Hiperatividade cardíaca*, em função de esforço físico, excitação nervosa, agitação, estados febris, hipertireoidismo, anemia etc.
- *Aumento da transmissão dos ruídos*, decorrente de pneumotórax (devido à maior ressonância), adelgaçamento da parede torácica, aumento da macicez pulmonar, deslocamento cardíaco aproximando-o da parede torácica etc.

Hipofonese de bulhas cardíacas

A hipofonese de bulhas cardíacas acontece por diferentes causas, dentre as quais se destacam:

- *Hipoatividade cardíaca*, devido a pericardites com derrame pericárdico, miocardites, astenia cardíaca etc.
- *Diminuição da transmissão dos ruídos*, decorrente de obesidade, espessamento de parede torácica (p. ex., em caso de edema), enfisema pulmonar etc.

Hiperfonese de apenas uma bulha cardíaca

A hiperfonese de uma bulha apenas ocorre tanto na primeira quanto na segunda bulha em virtude de:

- *Primeira bulha*: estenose atrioventricular, mais comumente a mitral; exercício ou excitação; anemia; insuficiência cardíaca
- *Segunda bulha*: hipertensão sanguínea sistêmica ou pulmonar. No foco aórtico, ocorre, por exemplo, em virtude de hipertensão renal causada por nefrite crônica; estenose aórtica. No foco da pulmonar, em casos de pericardite, pneumonia, esclerose, enfisema pulmonar, congestão, edema, bronquite, pleuris com derrame e na insuficiência ventricular esquerda.

Hipofonese de apenas uma bulha cardíaca

A hipofonese de apenas uma bulha decorre tanto na primeira quanto na segunda bulha em virtude de:

- *Primeira bulha*: endo e miocardites (acompanhadas de hipertrofia ventricular), sendo mais comum no foco da mitral. Decorrente de hipertrofia ventricular direita, afetando a tricúspide
- *Segunda bulha*: sempre que houver hipotensão arterial na circulação sistêmica ou na pulmonar.

Localização

As bulhas cardíacas podem estar em pontos considerados normais ou em posicionamento diferente ao padrão para a espécie em questão. Quando elas estão em local distinto do padrão, são consideradas deslocadas. Existem diferentes causas que levam ao seu deslocamento, que ocorre tanto cranial quanto caudalmente ou, ainda, dorsal ou ventralmente. É comum até mesmo uma combinação delas, como os deslocamentos ventrocaudal e dorsocranial.

Timbre e ritmo

As bulhas cardíacas normalmente têm seu timbre alterado e o ritmo, modificado. Por exemplo, é possível encontrar bulhas com som surdo (ou seja, com perda de sonoridade, tornando-se mais grave e abafado) nos casos de hipertrofia ventricular associada ao edema valvar. Já o ritmo pode ser modificado em decorrência de variação no número de bulhas e desdobramento de bulhas – ressaltando-se que estas são incomuns em animais de grande porte.

Sopros cardíacos

Sopros cardíacos são vibrações sonoras (e audíveis) que decorrem de alterações de fluxo sanguíneo pelas câmeras e valvas cardíacas, causando turbulência no fluxo sanguíneo, que se propagam pelos tecidos adjacentes e são transmitidas à superfície corporal. São denominados ruídos adventícios e com características de ser de origem cardíaca ou extracardíaca. São sons de baixa frequência, ou seja, graves, mais bem auscultados em locais de bastante silêncio, mediante o uso dos cones de auscultação em vez do uso do diafragma; ou de alta frequência, agudos, os quais são mais bem auscultados mediante o uso de diafragmas. Portanto, sempre auscultar o coração utilizando ambos os instrumentos de auscultação: cones e diafragmas.

Os sopros são bastante comuns em cavalos, com estudos mostrando sua presença em 60% dos cavalos considerados normais. Contudo, em sua maioria, são considerados sopros funcionais, para se diferenciar dos orgânicos.

A finalidade de se avaliarem os sopros cardíacos é:

- Identificar a fonte dos sopros, ou seja, o local em que eles ocorrem
- Analisar os efeitos que possam decorrer deles, ou seja, avaliar sua significância clínica.

A fonte dos sopros pode ser facilmente identificada, na maioria das vezes, por meio de uma boa e correta auscultação cardíaca. Para isso, é preciso contar com um estetoscópio de boa qualidade e um profissional preparado. Já a significância clínica dependerá de uma completa abordagem clínica do animal, contando com exames complementares, principalmente a ecocardiografia – o exame ultrassonográfico cardíaco.

Há três grandes grupos de causas para os sopros:

- Diminuição da viscosidade sanguínea
- Velocidade de fluxo alta
- Diâmetro do vaso grande, pelo qual passa o sangue.

Como os cavalos dispõem de artérias calibrosas e ventrículos grandes, é comum encontrar muitos animais considerados hígidos apresentando sopros, os quais, na maioria das vezes, são considerados fisiológicos.

A baixa viscosidade sanguínea ocorre mais comumente em casos de anemia. Já a alta velocidade de fluxo sanguíneo decorre mais comumente de uma comunicação anormal entre as câmaras cardíacas – ventrículo e átrio –, como no caso de insuficiência de valvas atrioventriculares, ocorrendo refluxo sanguíneo do ventrículo para o átrio durante a sístole ventricular. Tal fenômeno é chamado "regurgitação valvar".

A alta velocidade de fluxo sanguíneo também pode decorrer de estenose valvar, porém é bastante rara em equinos.

Classificação

Os sopros são classificados de diversas maneiras; em geral, classificam-se quanto aos seguintes aspectos:

- Tipo
- Grau ou intensidade
- Fase em que ocorrem
- Duração
- Origem.

Quanto ao tipo

Os sopros são classificados em:

- *Orgânicos*: aqueles que decorrem de alterações valvares, como as insuficiências *valvares*, as quais levam à regurgitação sanguínea, ou *cardíacas*, como no caso de doença septal interventricular; são também denominados "patológicos"
- *Funcionais*: aqueles que aparentam não estar associados a distúrbios cardíacos. São considerados não patológicos e costumam ser sistólicos e diastólicos. Os sistólicos funcionais mais comuns em animais de grande porte são decorrentes de anemias, hipoproteinemias e de estados hipercinéticos, como os devidos a um quadro febril.

Definir se um sopro é orgânico ou funcional nem sempre é fácil. Muitas vezes, esperam-se 2 a 3 meses para realmente diferenciar. Há sopros em equinos que, em 6 semanas, deixam de existir sem motivos óbvios.

Normalmente, sopros pansistólicos, holodiastólicos e todos os que causam frêmitos palpáveis são considerados patológicos.

Para que seja possível chegar ao diagnóstico, geralmente é necessário realizar a ecodoppler.

Há os chamados sopros de significância duvidosa, que são aqueles de grau 3/6, sistólicos, no lado esquerdo do tórax em animais adultos de corrida (Puro-sangue) e de caça. Ou os de grau 3/6, sistólicos, em cavalos sob a influência de sedativos. Esses podem desaparecer quando a influência do sedativo passar (Figura 7.14).

Quanto ao grau ou intensidade

Os sopros variam seu grau em uma escala de um a seis, que é a mais comumente adotada. Como a graduação pode sofrer variação conforme o clínico que classifica o sopro, é necessário adotar um registro que inclua o grau do sopro encontrado em relação ao máximo grau que se admite em nossa escala. Por exemplo, um sopro de grau três em uma escala que vai de um a seis deveria ser grafado: 3/6. Em geral, conforme o grau do sopro detectado aumenta, espera-se maior gravidade do processo envolvido, porém há exceções (Quadro 7.7).

Quanto à fase (ou ao momento) do ciclo cardíaco em que ocorrem

Nesse caso, os sopros são classificados em:

- *Sistólicos*: os que ocorrem entre a primeira e a segunda bulha de um mesmo ciclo cardíaco
- *Diastólicos*: os que ocorrem entre a segunda bulha de um ciclo cardíaco e a primeira bulha do ciclo cardíaco posterior ou subsequente.

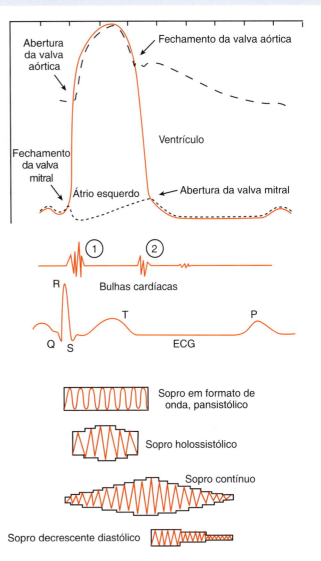

Figura 7.14 Esquema ilustrativo de alguns tipos de sopro e sua relação com os eventos cardíacos. ECG = eletrocardiograma.

Quadro 7.7 Escala de 1 a 6 para os diferentes graus de sopro cardíaco.

- Grau 1: sopro de baixa intensidade, possível de ser auscultado apenas após alguns poucos minutos de auscultação cuidadosa e sobre uma área com boa localização
- Grau 2: sopro de baixa intensidade, ouvido imediatamente após a colocação do estetoscópio sobre o seu ponto de maior intensidade
- Grau 3: sopro de intensidade moderada audível, logo após a colocação do estetoscópio sobre o seu ponto de maior intensidade
- Grau 4: sopro de alta intensidade, que é ouvido sobre uma ampla área de auscultação, no entanto, que já começa a provocar frêmito palpável
- Grau 5: sopro de alta intensidade que provoca um frêmito palpável
- Grau 6: sopro de intensidade suficientemente alta para ser auscultado, estando o estetoscópio apenas próximo à superfície torácica e que provoca um frêmito facilmente palpável

Sístole e diástole são eventos mecânicos cardíacos referentes à contração e ao relaxamento ventricular, respectivamente. São decorrentes de eventos elétricos cardíacos que normalmente são registrados no traçado eletrocardiográfico.

Quanto à duração

Os sopros podem durar toda uma fase do ciclo cardíaco ou apenas uma parte dela. Por exemplo, um sopro pode ser considerado sistólico, mas ocupar apenas o início da fase sistólica, sendo, portanto, classificado como protossistólico.

Dessa maneira, os sopros sistólicos são classificados como:

- *Protossistólico*: quando ocorre no terço inicial da sístole ventricular
- *Mesossistólico*: quando ocorre no terço médio da sístole ventricular
- *Telessistólico*: quando ocorre no terço final da sístole ventricular
- *Holossistólico*: quando ocorre tomando toda a sístole ventricular.

Os sopros diastólicos são classificados em:

- *Protodiastólico*: quando ocorre no terço inicial da diástole ventricular
- *Mesodiastólico*: quando ocorre no terço médio da diástole ventricular
- *Telediastólico*: quando ocorre no terço final da diástole ventricular
- *Holodiastólico*: quando ocorre tomando toda a diástole ventricular.

Ainda é possível ocorrer a combinação de duas de cada uma das classificações citadas, como um sopro protomeso-diastólico.

Quanto à origem

Está relacionado com o foco de origem do sopro, ou seja, com seu ponto de máxima intensidade. Por exemplo, caso seja auscultado um sopro que é mais audível no foco da valva tricúspide, diz-se que o sopro é de origem valvar tricúspide.

Esses sopros são classificados como:

- *Pulmonar*: quando o ponto de máxima intensidade ocorre no foco da valva do tronco pulmonar
- *Aórtico*: quando o ponto de máxima intensidade ocorre no foco da valva aórtica
- *Mitral*: quando o ponto de máxima intensidade ocorre no foco da valva mitral
- *Tricúspide*: quando o ponto de máxima intensidade ocorre no foco da valva tricúspide.

Para que saber se uma valva cardíaca está ou não normal, apenas com base na auscultação cardíaca dos sopros, é necessário responder a três perguntas básicas:

- Em que ponto o sopro tem sua máxima intensidade (PMI)? Ou seja, próximo de qual foco de auscultação: pulmonar, aórtico, mitral ou tricúspide?
- É o sopro sistólico ou diastólico?
- Quando o sopro é audível, a valva deveria estar aberta ou fechada?

Com as respostas, normalmente é possível inferir qual a valva com problema e se ela está estenosada ou insuficiente.

Palpação

Este método semiológico é bastante utilizado na avaliação arterial e vascular de animais que estejam manifestando sinais de doença circulatória, principalmente na avaliação do pulso arterial e detecção de edemas, frêmito cardíaco e de perfusão tecidual, além do choque de ponta que, em bovinos, é denominado choque cardíaco ou lateral do coração, uma vez que é o ventrículo que, na sístole, bate contra a parede torácica e não contra o ápice cardíaco, sua ponta ou extremidade.

Choque cardíaco e choque de ponta

O choque cardíaco costuma ser facilmente palpável na parede torácica, próximo ao olécrano, na área cardíaca próxima ao quarto (em bovinos) ou quinto (em equinos) espaço intercostal esquerdo, durante a sístole ventricular. É percebido como uma vibração na parede torácica.

Tal choque é capaz de estar normal, aumentado ou diminuído, ou ainda pode estar desviado de posição.

As causas mais comuns de *aumento do choque* são hipertrofia cardíaca, endocardite incipiente e hepatização da lâmina pulmonar que cobre o coração.

As causas mais comuns de *diminuição do choque* são debilidade cardíaca, deficiência funcional em animal moribundo – próximo da morte –, hemopericárdio, hidrotórax, hidropericárdio e pericardite fibrinosa.

Os desvios do choque de ponta podem ocorrer para a frente, para trás, para a direita e para a esquerda. No entanto, mais comumente, são detectados os desvios cranial e caudal.

As causas mais comuns de *desvio cranial do choque* são ascite, sobrecarga ruminal (alimentar), meteorismo, gestação avançada, tumores e gânglios infartados no mediastino caudal.

As causas mais comuns de *desvio caudal do choque* são tumores situados na parede torácica.

Avaliação do pulso arterial

A palpação arterial é realizada com os dedos indicador e médio, ambos devendo pressionar a artéria de modo mais forte e, lentamente, diminui-se a pressão sobre ela, até que seja possível começar a sentir a pulsação. Em casos de maior dificuldade em se sentir o pulso, realiza-se pressão maior com o dedo que está mais distal à artéria e menor pressão com o proximal. Assim, oclui-se parcialmente a artéria e aumenta-se o enchimento do vaso atrás dessa oclusão parcial, facilitando sentir o pulso com o dedo que se encontra mais proximal. Isso é útil particularmente quando deseja-se apenas mensurar a frequência ou a taxa do pulso. Ao palpar o pulso arterial, avaliar os seguintes parâmetros (Quadro 7.8):

- *Frequência (ou taxa)*: quantidade de pulsos por minuto que a artéria apresenta
- *Ritmo*: avaliação da ocorrência ou não de um ritmo cardíaco e se o mesmo está normal ou alterado, regular ou irregular
- *Amplitude*: avaliação da distensão da artéria na passagem do sangue por ela, que geralmente ocorre logo após a sístole cardíaca
- *Tensão*: indica o quão firme está a artéria. Está ligada à pressão sanguínea arterial
- *Celeridade*: mostra o tempo que a artéria leva para dilatar e voltar ao normal durante sua pulsação
- *Grau de repleção*: indica de quanto sangue a artéria dispõe.

As duas primeiras características pertencem aos chamados caracteres relativos, ao passo que as demais fazem parte dos caracteres absolutos.

Quadro 7.8 Classificação dos pulsos quanto às características à palpação.

- Quanto à frequência: bradisfigmia; normosfigmia; taquisfigmia
- Quanto ao ritmo: regular; irregular (cíclico ou acíclico); intermitente (regular ou irregular)
- Quanto à tensão (força): fraco (mole); normal; forte (duro); alternante; desigual
- Quanto à celeridade: lento; normal; rápido (célere)
- Quanto à amplitude: pequeno; normal; amplo
- Quanto à plenitude: vazio; normal; cheio

As artérias mais comumente utilizadas na palpação são:

- Facial (submandibular) em equinos e ruminantes, e facial transversa, mais para equinos
- Femoral em pequenos ruminantes, bezerros e potros
- Carótida em equinos e ruminantes
- Safena em equinos (Figura 7.15)
- Digital palmar em equinos (Figura 7.16)
- Caudal (coccígea) em bovinos.

Todas as características do pulso dependem de:

- *Rendimento cardíaco*: força de contração, volume de sangue bombeado por batimento cardíaco e funcionalidade das valvas cardíacas
- *Pressão sanguínea*: volume sanguíneo disponível, diâmetro e tensão dos vasos.

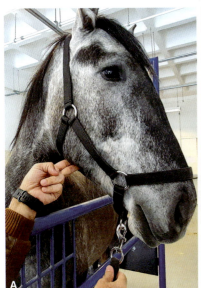
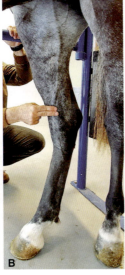

Figura 7.15 Palpação dos pulsos arteriais em um equino. **A.** Artéria facial – "submandibular". **B.** Artéria safena.

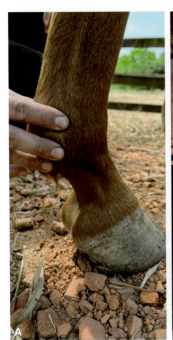
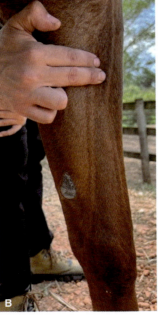

Figura 7.16 Palpação dos pulsos arteriais em um equino: artérias digital palmar (**A**) e safena (**B**).

As anormalidades do pulso, portanto, decorrem desses fatores.

O clínico deveria se familiarizar com o maior número possível de artérias, visto que, muitas vezes, o animal está em posição que pode dificultar ou até mesmo impedir a avaliação de determinada artéria. Em equinos, utiliza-se mais frequentemente a artéria facial; em bovinos, a caudal; em pequenos ruminantes, potros e bezerros, a femoral.

Apesar de, muitas vezes, as alterações encontradas na avaliação do pulso serem reflexo de problemas circulatórios, há alterações do pulso que decorrem de problemas sistêmicos ou de outros sistemas corporais, que não o circulatório, como, por exemplo, no caso de animais que se apresentam desidratados por causa de uma diarreia, a qual leva o animal à perda de líquidos e potássio, tornando o paciente hipovolêmico e hipopotassêmico. Com isso, o animal apresentaria pulso fraco, pequeno, filiforme, vazio e mole, além de apresentar arritmia ou disritmia.

Vale lembrar também a frase que muitos veterinários difundem por aí e que, aos olhos do leigo, de um profissional sem boa formação ou do aluno inexperiente, pode parecer estranha (e, de fato, é): "o cavalo está com um pulso digital". O cavalo sempre apresenta um pulso digital, haja vista que suas artérias digitais sempre enviam sangue para a parte distal de seus membros – o dígito. Na verdade, o que eles pretendem dizer é que o cavalo está apresentando um pulso na artéria digital palmar, mais comumente, ou plantar mais intenso que o normal. Esse pulso digital aumentado é notado em equinos que apresentam laminite – também denominada de aguamento ou pododermatite asséptica difusa. Nesse caso, o pulso estará mais forte, cheio e tenso.

Avaliação da frequência | Taxa

A frequência do pulso arterial costuma ser igual à frequência cardíaca, uma vez que cada sístole cardíaca levará à formação de um pulso arterial; eventualmente, contudo, é possível haver menor número de pulsos que o de batimentos cardíacos. Essas alterações podem ser decorrentes de, por exemplo, bloqueios ventriculares e hipotensão grave.

Quando a frequência do pulso está acima do valor de referência para a espécie, é possível dizer que o animal apresenta uma taquisfigmia. À semelhança da taquicardia, a taquisfigmia indica ser decorrente de um estado febril ou de exercícios, anemia intensa, distúrbios pulmonares que dificultam a troca gasosa adequada (hematose) ou outros processos patológicos, como desidratação, febre, dor, ou causas fisiológicas (gestação, principalmente em sua fase avançada ou final).

Quando a frequência do pulso está diminuída, é possível dizer que o animal apresenta bradisfigmia, a qual tem variadas causas, à semelhança das que levam à bradicardia (Figura 7.17).

A alteração da frequência do pulso costuma ser temporária ou permanente. Por exemplo, nos casos de doenças febris, quando a temperatura do animal retornar aos valores de referência da espécie em questão, a frequência retornará ao normal. O mesmo ocorre em certas doenças sistêmicas debilitantes, após a sua cura. Já nos casos em que a doença deixa sequelas cardíacas, a alteração será permanente.

A diminuição da frequência cardíaca pode, em bovinos, ocorrer devido a um impulso vagal aumentado, como ocorre na síndrome de Hoflund, ou ser decorrente de um quadro de cetose e uremia. Para saber se há tônus vagal aumentado, é possível usar um parassimpaticolítico, como a atropina, injetado subcutaneamente na dose de 6 mg/100 kg de peso do animal. Se a frequência

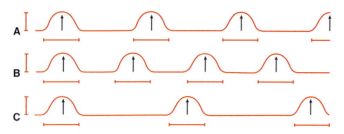

Figura 7.17 Ilustração do pulso de um animal normal (**A**), com taquisfigmia (**B**) e com bradisfigmia (**C**).

diminuir em 15 min após a injeção em, pelo menos, 16% da frequência imediatamente anterior à aplicação de atropina, então é tônus vagal aumentado; caso contrário, se ocorrer aumento muito pequeno ou nenhum, então a causa não é vagotônica.

Em animais saudáveis, a frequência dos pulsos será igual à frequência cardíaca (Quadro 7.9).

Avaliação do ritmo

Em geral, os pulsos seguem um ritmo constante – que é ditado pela regularidade dos batimentos cardíacos. Tais pulsos constantes e, portanto, ritmados, são denominados regulares, pois os intervalos entre eles permanecem sem alteração.

Quando há quebra dessa regularidade, é possível dizer que o pulso está irregular, pois não segue um ritmo; há, portanto, intervalos variáveis entre os pulsos. Os pulsos irregulares, por sua vez, são subdivididos em cíclicos ou acíclicos, conforme haja ou não correspondência entre a taxa do pulso e dos batimentos cardíacos. Geralmente, quando a irregularidade é cíclica, não deve haver problemas cardíacos; contudo, quando a irregularidade é acíclica, provavelmente há distúrbio de preenchimento ventricular, o qual determina que uma quantidade de sangue pequena seja bombeada pelo coração, sendo insuficiente para determinar a formação de um pulso arterial palpável, como ocorre nos casos de contração prematura e fibrilação atrial.

Assim, é necessário abordar a disritmia (distúrbio do ritmo) ou arritmia (pulso sem ritmo). Em equinos e bovinos adultos, a arritmia indica que há distúrbio circulatório presente, ao passo que, para os pequenos ruminantes, por exemplo, a arritmia sinusal é considerada normal. Nesse tipo de arritmia, os pulsos se tornam acelerados durante a inspiração e diminuem na expiração. Esse fenômeno é atribuído a uma atividade vagal alternada. Em geral, ela desaparece quando o animal está excitado ou é submetido ao exercício. A administração de atropina – um parassimpaticolítico – também pode levar ao desaparecimento dessa arritmia, caso o animal não esteja apresentando nenhuma enfermidade circulatória.

Quadro 7.9 Frequências de pulso em equinos e ruminantes por faixa etária.

Espécie	Faixa etária	Frequência (nº de pulsos/min)
Equina	Neonato	80 a 120
	Jovem	30 a 50
	Adulto	28 a 44
Caprina	Adulto	95 a 120
Bovina	Neonato	90 a 120
	Jovem	70 a 100
	Adulto	60 a 80
Ovina	Adulto	90 a 115

É necessário estar ciente de que um pulso irregular costuma apresentar alteração de amplitude, a qual também se torna irregular, apresentando pulsos amplos e outros curtos. À semelhança do que ocorre na frequência do pulso, as arritmias podem ser permanentes ou temporárias. Em alguns casos, tornam-se intermitentes ou esporádicas. Por exemplo, há cavalos que apresentam arritmia somente quando são submetidos a determinado esforço; em repouso, não a apresentam. O contrário também ocorre: o animal em repouso demonstra arritmia e, ao ser submetido a certo esforço físico ou ficar excitado, ela deixa de existir.

Avaliação da amplitude

A amplitude está relacionada com a distensibilidade – capacidade de distensão – da artéria, ou seja, à capacidade de se distender e voltar ao normal na passagem de sangue por ela. Quanto mais sangue passar por ela durante o pulso arterial, maior ela será. Se a artéria estiver enrijecida, sua distensibilidade será menor, a despeito da quantidade de sangue que passe por ela; se estiver normal, ela distenderá mais, quanto mais sangue passar por ela.

Quando a amplitude do pulso estiver elevada, o pulso é amplo; quando estiver diminuída, o pulso é pequeno. O pulso amplo pode ser decorrente, por exemplo, de insuficiência aórtica; já o pequeno, devido à estenose aórtica (Figura 7.18).

Avaliação da tensão | Dureza

A tensão de um pulso é medida pela força necessária que se tem de empreender ao pressionar a artéria para fazer com que pare de apresentar pulso. Quanto mais força aplicada, maior é a tensão da artéria. Quando se pressionar mais que o normal para a espécie animal que está sendo examinada para cessar sua pulsação arterial, diz-se que o pulso está duro, ao passo que a sua diminuição é mole. O pulso forte costuma ser encontrado em casos de hipertensão arterial; o pulso fraco, em casos de perda sanguínea grave ou estado avançado de desidratação (Figura 7.19).

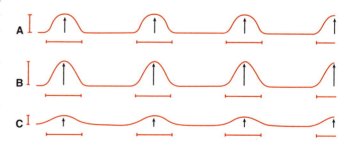

Figura 7.18 Pulso com amplitude normal (**A**), aumentada (**B**) e diminuída (**C**).

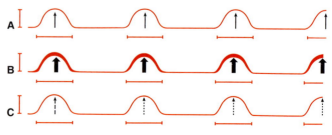

Figura 7.19 Pulsos normal (**A**), forte (**B**) e fraco (**C**).

Avaliação da celeridade

A celeridade é a medida da velocidade com que a artéria se dilata e volta ao seu calibre inicial, antes da pulsação. Quando está aumentada, o pulso está célere ou rápido; se diminuída, está lento (Figura 7.20).

Avaliação do grau de repleção | Plenitude

A plenitude de um pulso indica quão repleto se encontra o vaso. Ou seja, quanto mais sangue em seu interior, maior será sua amplitude, que está diretamente relacionada com a pressão sistólica mínima arterial. Quando o pulso se encontra repleto, está cheio; quando o vaso está pouco preenchido, o pulso é denominado vazio (Figura 7.21). Pulso cheio é decorrente, por exemplo, de um quadro hipertensivo ou de exercícios físicos extenuantes; o pulso vazio ocorre devido a um quadro de insuficiência cardíaca, caquexia e anemia.

Percussão

Este meio semiológico é pouco utilizado na avaliação cardíaca. Em geral, utiliza-se a percussão do tórax para determinar a área cardíaca absoluta e relativa. A área absoluta somente é encontrada, em grandes animais, em equinos, tanto do lado direito quanto do esquerdo, haja vista que os cavalos apresentam uma área em que o coração não é recoberto pelos pulmões – a chamada incisura cardíaca – e, portanto, existe o contato direto entre o coração e a parede torácica. A área relativa é encontrada nos ruminantes, pois seu coração fica completamente coberto pelos pulmões (Figura 7.22).

A percussão é direta (digitodigital) ou indireta, sendo esta a mais utilizada. Para isso, usam-se um martelo e um plessímetro (ou plessômetro).

Pode-se ainda realizar a percussão dolorosa para se avaliar a sensibilidade da região à percussão. Em bovinos, é comum a sensibilidade dolorosa aumentada na região cardíaca e xifoide em casos de reticulopericardite traumática.

Exames complementares

O diagnóstico é resultado de um exame clínico completo e eficaz, interpretado à luz do conhecimento e da experiência do clínico. Somente após realizar a identificação do paciente, completa e minuciosa anamnese, além de um bom e completo exame físico, é que o clínico deve partir para os exames complementares (Quadro 7.10), caso julgue necessário.

Alguns dos chamados exames complementares já foram citados anteriormente, pois pertencem a um dos quatro meios semiológicos utilizados no exame do sistema circulatório. Como exemplo, o exame ecocardiográfico, que é um método semiológico pertencente à inspeção do tipo indireto. Portanto, nesta parte, serão abordados esses exames, os quais nem sempre se encaixam perfeitamente em algum dos meios semiológicos fundamentais, considerados por muitos autores apenas como exames complementares. Por exemplo, a mensuração da atividade de certas enzimas (ou suas isoenzimas) que, se aumentadas, caracterizam lesão de fibras musculares cardíacas. Tal mensuração não pode ser encaixada em nenhum meio semiológico específico; assim, é classificada como exame complementar do tipo laboratorial (Quadro 7.11).

Os exames complementares também são denominados auxiliares ou subsidiários. Vale uma ressalva: não se pode afirmar que o diagnóstico de uma enfermidade ou doença tenha sido laboratorial, radiográfico, ultrassonográfico ou outro qualquer que não clínico, pois todos os exames devem ser analisados em conjunto com os dados obtidos na anamnese e no exame físico (considerando-se sempre, portanto, os dados obtidos no exame

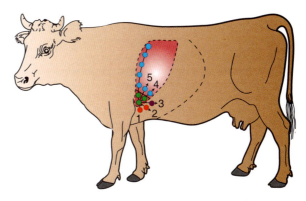

Figura 7.22 Ilustração de pontos de diferentes sons obtidos à percussão da área cardíaca em um bovino: ● = som claro ou pulmonar; ● = som de macicez absoluta (maciço); ● = macicez relativa ou incompleta; ● = macicez ampla, mas ainda incompleta.

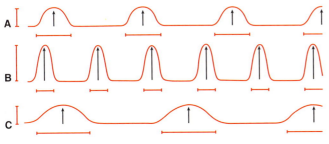

Figura 7.20 Pulsos normal (**A**), célere (**B**) e lento (**C**).

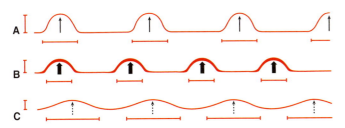

Figura 7.21 Pulsos normal (**A**), cheio (**B**) e vazio ou filiforme (**C**).

Quadro 7.10 Algumas das principais características dos sopros patológicos e dos não patológicos em equinos.

Sopros patológicos	Sopros não patológicos
▪ Todos os sopros são acompanhados por frêmito à palpação torácica da região cardíaca. Sopros de graus 4/6 até 6/6	▪ Sopros de graus 1/6 e 3/6 e os sopros que desaparecem com o exercício, os que são intermitentes e os que aumentam com a anemia
▪ Sopros pansistólicos (de regurgitação), incluindo aqueles de incompetência mitral e tricúspide, e os de defeito septal ventricular	▪ Sopros contínuos de ducto arterioso patente ou sistólicos de graus 3/6 próximo à base do coração em potros de até 4 dias de vida; se ouvido além dessa idade, é anormal
▪ Todos os sopros diastólicos prolongados, incluindo aqueles de incompetência de valva aórtica ou, menos comumente, de valva pulmonar	▪ Sopros cardiorrespiratórios causados por bombeamento de ar para os pulmões
▪ Um sopro contínuo em animais de mais de 4 dias de vida	▪ Ocorrem na ausência de outros sinais de doença cardiovascular

Quadro 7.11 Métodos auxiliares de avaliação do sistema circulatório de equinos e ruminantes.

- Exames laboratoriais:
  - Dosagens de enzimas séricas (ou isoenzimas), que caracterizam lesão muscular cardíaca. Dentre elas, destacam-se:
    - Creatinoquinase (fração cardíaca)
    - Lactato desidrogenase (isoenzima cardíaca)
  - Dosagens de substâncias que reflitam hipoperfusão de órgãos se há falha cardíaca. Dentre elas, destacam-se:
    - Ureia e creatinina (indicando azotemia)
    - Enzimas que caracterizam lesão hepatocelular
  - Hemogasometria: avaliar $PaCO_2$ que reflete uma possível hipoxemia e *shunts*
- Exame eletrocardiográfico (ECG) simples ou por telemetria
- Exame radiográfico, angiográfico e angiocardiográfico
- Exame ecocardiográfico – associado ou não a Doppler
- Exame fonocardiográfico
- Mensuração da pressão sanguínea de maneiras direta e indireta
- Pericardiocentese – punção de saco pericárdico
- Exame cintigráfico
- Tomografia computadorizada e ressonância magnética

físico e os sinais e sintomas apresentados pelo animal ou relatados pelo proprietário ou tratador do animal). Assim, o *diagnóstico é sempre clínico*, pois o exame clínico completo inclui os exames complementares. Dessa maneira, é incorreto afirmar que o animal apresenta doença assintomática; na maioria das vezes, o correto seria afirmar que apresenta determinada doença em sua apresentação inaparente, latente ou assintomática. É importante salientar o fato de a conclusão ter sido firmada mediante os dados obtidos por certo exame complementar ou subsidiário, por exemplo, diagnosticar que o animal apresenta um quadro de endocardite bacteriana (o qual é diagnosticado clinicamente), confirmado mediante exame ecocardiográfico.

Exames laboratoriais

Os exames laboratoriais não são realizados com frequência nos casos de suspeita de distúrbios circulatórios, pois alguns deles são de difícil acesso, encontrados em apenas grandes centros de diagnóstico ou de pesquisa. Assim, serão citados apenas os mais importantes (para mais informações sobre esses exames, é recomendado ler o livro de bioquímica referenciado no fim da seção).

Dentre os exames laboratoriais efetuados no intuito de detectar alterações circulatórias, os mais usuais e de maior utilidade em medicina veterinária de animais de grande porte são: mensurar a atividade enzimática da creatinoquinase (CK) e da lactato desidrogenase (LDH), particularmente de suas isoenzimas cardíacas; avalia-se se há lesão renal (azotemia) dosando-se ureia e creatinina, além de urinálise tipos 1 e 2; e detectar lesão hepática dosando-se AST, SDH e arginase. Caso haja suspeita de hipoxemia e *shunts*, realiza-se a hemogasometria, particularmente para saber o valor da $PaCO_2$.

Mensuração da atividade da enzima creatinoquinase ou creatina fosfoquinase e da lactato desidrogenase

A creatinoquinase (CK) ou creatina fosfoquinase (CPK) e a lactato desidrogenase (LDH_2) são enzimas cuja atividade aumenta principalmente em casos de lesão muscular. Dispõem de isoenzimas cardioespecíficas (CK_2), portanto, ao serem dosadas suas atividades, é possível avaliar se há ou não lesão das fibras musculares cardíacas, como a que ocorre em virtude de isquemia do miocárdio, por exemplo.

Os níveis dessas isoenzimas deveriam ser obtidos mediante eletroforese para se detectarem lesões e necrose de fibras cardíacas. Níveis altos são indicadores de danos celulares miocárdicos; no entanto, níveis normais não descartam insultos miocárdicos.

Exame eletrocardiográfico

Requer um aparelho de custo relativamente baixo. Seu uso ocorre tanto em grandes centros de diagnóstico ou de pesquisa, como universidades, quanto a campo, por ser fácil de se transportar. É ainda pouco utilizado na rotina clínica de campo de animais de grande porte, porém cada vez mais os cavalos atletas recebem atenção especial na sua avaliação cardíaca, para avaliação de desempenho, exames de compra e avaliações clínicas quando há alteração na ausculta.

Além disso, há a necessidade de se conhecerem os reais parâmetros que indicam a normalidade para determinada espécie, a fim de concluir se o paciente apresenta ou não algum tipo de alteração considerada patológica. Ademais, deve-se saber interpretar o traçado eletrocardiográfico, o que precisa ser feito por um profissional competente: um veterinário afeto à área cardiológica ou um especialista da área (cardiologista).

Muitos são os parâmetros avaliados e comparados com os dados de referência para a espécie animal que está sendo abordada, para que seja possível efetuar a análise precisa do traçado eletrocardiográfico, chegando a uma conclusão de normalidade ou anormalidade.

Somente na espécie equina há parâmetros bem avaliados e detalhados que possibilitam realizar com certa precisão e real utilidade o exame eletrocardiográfico; contudo, não é possível, a partir desse exame, avaliar tão amplamente o coração como ocorre na espécie canina e em humanos, em virtude de algumas particularidades da espécie, as quais já foram abordadas ao longo desta seção.

Em bovinos e menos ainda em pequenos ruminantes, são poucas as informações para considerar este exame de suma importância e altamente conclusivo. No entanto, nos últimos 5 anos, tem aumentado o número de trabalhos na área cardiológica buiátrica. Assim, tem sido pouco utilizada a eletrocardiografia em ruminantes, sendo, portanto, seu uso mais comum e eficaz em animais de grande porte, na espécie equina.

Em equinos, as principais indicações de seu uso são:

- Mensurar a frequência cardíaca
- Registrar e avaliar o ritmo cardíaco e detectar, registrar, analisar e caracterizar as arritmias cardíacas quando presentes
- Verificar se toda onda P é seguida de um complexo QRS, registrar e avaliar ambos quanto à sua normalidade ou não
- Registrar, reconhecer, mensurar e analisar as ondas P e T e o complexo QRS; relacionar um registro de cada com outros do mesmo traçado e compará-los com os observados em animais clinicamente sadios
- Monitorar o ritmo e os batimentos cardíacos em animais submetidos a anestesia e avaliar a ação de diferentes fármacos no funcionamento cardíaco
- Avaliar a influência de eletrólitos como o potássio e o cálcio (e, portanto, dos distúrbios eletrolíticos e ácido-básico) sobre o traçado eletrocardiográfico
- Estudar a influência do exercício e treinamento a que o animal é submetido sobre os batimentos cardíacos, bem como sobre a *performance* atlética do animal.

Há aparelhos adequados para realizar a avaliação cardíaca com o animal em posição quadrupedal e em repouso – a maioria dos eletrocardiógrafos –, ou com o animal em movimento (andando ou se exercitando na esteira) – equipamento de radiotelemetria. Um aparelho de derivação bipolar simples pode ser utilizado em animais de grande porte; contém dois eletrodos – um positivo e outro negativo –, os quais detectam a atividade elétrica de diferentes ângulos, porém o mais utilizado ultimamente contém oito eletrodos, sendo quatro para a leitura do plano frontal e quatro para as precordiais.

O padrão utilizado em cães e gatos – que são similares aos humanos, pois é oriundo da teoria de Einthoven, em que se utiliza a colocação de eletrodos nos quatro membros do animal (Figura 7.23) – não é o mais adequado para equinos e bovinos, pois a teoria descrita por Einthoven coloca o coração dentro de um triângulo equilátero e em grandes animais. Dessa maneira, o posicionamento dos eletrodos nos membros não consegue posicionar o coração dentro desse triângulo imaginário. Assim, outros posicionamentos parecem ser mais adequados para a avaliação eletrocardiográfica, como o posicionamento de Dubois (Figura 7.24), que consiste em: posicionamento do eletrodo amarelo no bordo anterior da escápula, no membro anterior esquerdo; eletrodo vermelho no bordo anterior da escápula, no membro anterior direito; e eletrodo verde no xifoide. Um outro mais simples, chamado "base-ápice", tem sido mais comumente empregado em equinos. Nesse sistema, um eletrodo – o negativo – é colocado no terço médio do sulco da veia jugular, ou seja, na face ventral do terço médio do pescoço; o outro eletrodo – o positivo – é colocado logo atrás do cotovelo do animal, no

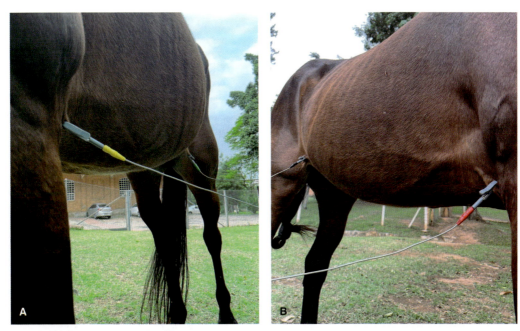

Figura 7.23 Imagem ilustrativa da colocação dos eletrodos para a derivação de Einthoven. **A.** Eletrodo amarelo localizado no membro anterior esquerdo e eletrodo verde localizado no membro posterior esquerdo. **B.** Eletrodo vermelho localizado no membro anterior direito e eletrodo preto localizado no membro posterior direito.

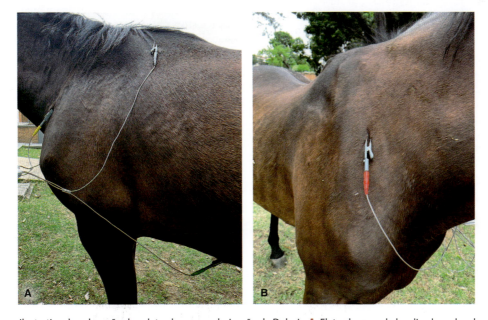

Figura 7.24 Imagem ilustrativa da colocação dos eletrodos para a derivação de Dubois. **A.** Eletrodo amarelo localizado no bordo anterior da escápula do membro anterior esquerdo, eletrodo verde localizado no xifoide e eletrodo preto localizado na cernelha. **B.** Eletrodo vermelho localizado no bordo anterior da escápula do membro anterior direito.

local em que há o choque de ponta dos equinos, como ilustrados na Figura 7.25. Outro posicionamento mais simples, mas também adequado para a avaliação do ritmo cardíaco, é o método "Y", o qual consiste no posicionamento do eletrodo vermelho na região do manúbrio, e o eletrodo amarelo no xifoide, como ilustra a Figura 7.26. É de grande importância ressaltar que, quando a única avaliação cardíaca é para o acompanhamento cardíaco durante a anestesia, há segurança para avaliar o ritmo independentemente do posicionamento dos eletrodos. O posicionamento dos eletrodos é importante, entretanto, para a avaliação eletrocardiográfica, visto que esta leva em consideração as medidas que devem ser feitas para o laudo.

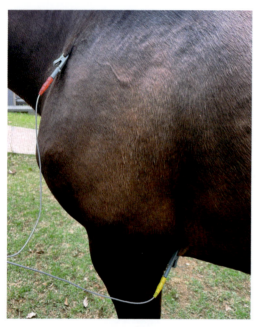

Figura 7.25 Imagem ilustrativa da colocação dos eletrodos para a derivação base-ápice. Eletrodo vermelho localizado cranial à escápula direita ou esquerda e eletrodo amarelo no nível do olécrano.

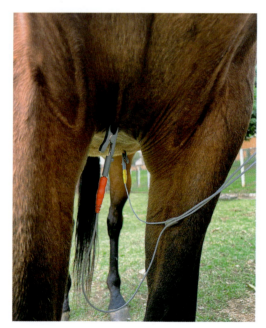

Figura 7.26 Imagem ilustrativa com posicionamento dos eletrodos em Y. Eletrodo vermelho localizado no manúbrio e eletrodo amarelo localizado no xifoide.

No entanto, antes de se adquirir um aparelho desses, analisar:

- Qual é o propósito pelo qual se deseja adquiri-lo?
  - Realização esporádica ou rotineira de exames eletrocardiográficos de uso frequente. Caso seja utilizado poucas vezes, é melhor terceirizar o serviço, referenciando para centros de diagnóstico; no entanto, se for empregado com boa frequência, vale a pena adquirir um aparelho
- Qual será seu uso e em que local?
  - Por exemplo, será transportado, como no caso de se efetuarem exames em diferentes locais ou propriedades, ou deixado sempre em determinado local? Deve-se escolher o aparelho mais adequado para cada situação
- Qual o grau de sofisticação do aparelho que se deseja e que corresponda ao poder aquisitivo ou que propicie a melhor relação custo-benefício?
  - Muitos aparelhos incluem facilidades, das quais, muitas vezes, há pouco uso, como monitoramento de temperatura e pressão sanguínea arterial; bateria para ser utilizada em diferentes locais, mesmo naqueles em que não haja energia elétrica ou quando se deseja evitar interferências das oscilações de rede sobre os traçados obtidos.

Em geral, utiliza-se um aparelho digital que dispensa o papel; porém, virtualmente, apresenta as mesmas características do papel, que é delimitado em boxes pequenos (de 1 mm cada) e maiores (de 5 mm cada). A velocidade do papel costuma ser calibrada em 25 mm/s ou 50 mm/s. No entanto, muitas vezes, em animais de grande porte, pelo fato de suas taxas cardíacas serem baixas (ou seja, baixo número de batimentos cardíacos por minuto), o aparelho normalmente é configurado para registrar o traçado eletrocardiográfico apenas na velocidade de 25 mm/s.

Se houver a necessidade de se realizar exame eletrocardiográfico em animal submetido a exercício, recomenda-se adquirir um aparelho de radiotelemetria mais sofisticado e, portanto, mais caro.

Em medicina humana e de animais de pequeno porte, como cães e gatos, já existem parâmetros de referência mais que suficientes quanto a diferentes medidas, como altura e comprimento das ondas e do complexo, bem como da maneira e do direcionamento de seus registros, em diferentes derivações, o que certamente possibilita e facilita a análise e a interpretação dos registros obtidos no exame eletrocardiográfico. Tais dados estão divididos por porte do animal ou até mesmo por raça.

Atualmente, há maior consenso sobre a técnica de registro do traçado eletrocardiográfico e as "normalidades" e "anormalidades" referentes a cada espécie animal de grande porte, de acordo com as diferentes raças ou os diferentes usos do animal. Esse exame tem sido mais utilizado na avaliação cardíaca de equinos, porém, quanto mais frequentes e rotineiros as pesquisas e recomendações, melhor e mais criterioso será o exame cardíaco.

Em equinos, isso tem mudado de maneira radical nos últimos anos, pois a medicina desportiva necessita muito do auxílio desse meio diagnóstico. Portanto, em animais de esporte, em suas diferentes raças, tem crescido o número de trabalhos dedicados ao estudo do ECG e outros meios diagnósticos auxiliares.

Traçado eletrocardiográfico

Para realizar a interpretação apenas do traçado eletrocardiográfico de um animal sadio, muitos pontos deveriam ser elucidados, quanto mais de um animal cardiopata. No entanto, volta-se maior atenção a alguns conceitos elementares necessários à compreensão da importância desse exame como um meio diagnóstico auxiliar de grande valor, sem muito aprofundamento em seus conceitos gerais e particulares. Caso se deseje pesquisar mais sobre o assunto, é possível consultar livros especializados em cardiologia, muitos deles dirigidos a uma única espécie, como a equina ou a bovina, por exemplo.

Para a realização correta do exame eletrocardiográfico, há a necessidade, em animais de grande porte, de se manter o animal calmo e tranquilo, em posição quadrupedal, sobre uma superfície de borracha que servirá de isolante elétrico entre o animal e o piso no qual ele se encontra. Verificar se outros fatores que possam interferir nos registros elétricos estão controlados e suprimidos – como tremores da musculatura cutânea, que podem ser eliciados pelo toque de nossas mãos; aparelhos ou moscas que pousam sobre a pele do animal; ou movimentação do animal no tronco ou brete, para que não haja erros de registro e de interpretação dos traçados eletrocardiográficos. A colocação dos eletrodos é adequada para cada espécie animal, haja vista que é bastante diferente o método em ruminantes e em equinos; contudo, em ambos, os eletrodos devem estar em íntimo contato com a pele, a qual pode necessitar ser tricotomizada, caso a garra ou o jacaré do eletrodo não sejam fortes o suficiente. Necessita-se umedecer a superfície de contato entre o eletrodo e a pele, o que normalmente é feito com uso de álcool ou solução salina a 5 ou 10% – lembrando que existe também um gel apropriado para estabelecer essa umidificação e o contato adequado entre ambos.

Há diferentes tipos de fixadores de eletrodos a serem utilizados, desde os em boca de jacaré até os agulhados, que são menos utilizados por serem mais traumáticos. Existe a necessidade de se dispor de um fio-terra, acoplado ao eletrocardiógrafo – aparelho utilizado nesse exame (Figuras 7.27 a 7.30).

Em ruminantes, utiliza-se mais comumente o sistema de derivação bipolar descrito por Junge (1965) ou por Spörri (1954). Nesses casos, utilizam-se três eletrodos, mas também se utilizam as derivações torácicas ou precordiais.

Em um animal saudável, existe uma sequência-padrão de despolarização e repolarização miocárdica. Quando ocorre a despolarização, há diferença de potencial que é positiva, ou seja, é registrada como uma onda acima do ponto isoelétrico. Na repolarização, a onda se inverte, tornando-se negativa, ou seja, ficando abaixo da linha isoelétrica. Denomina-se cada onda registrada como na Figura 7.31: onda P, seguida de um registro isoelétrico (linha horizontal), e, posteriormente, por um complexo de ondas denominado complexo QRS, outra linha isoelétrica e formação de outra onda (T), seguida de outra linha isoelétrica. Esse padrão se repete indefinidamente em um animal sadio.

A onda P e o intervalo P-Q correspondem à parte atrial, ao passo que o complexo QRS, o intervalo S-T e a onda T correspondem à parte ventricular. O intervalo T-P corresponde ao período isoelétrico em que não ocorre formação de estímulo cardíaco.

Cada um desses registros corresponde a um evento específico, como descrito a seguir:

- Onda P: é o registro da atividade atrial (corresponde à despolarização atrial)
- Linha isoelétrica P-Q
- Complexo QRS: representa a despolarização ventricular
- Linha isoelétrica S-T
- Onda T: registro da repolarização ventricular miocárdica
- Linha isoelétrica T-P.

Dentre as principais características de cada evento citado, em equinos e ruminantes, estão:

Em equinos:

- *Onda P*: em geral, bifídica, ou seja, registram-se duas ondas sucessivas – duas cristas (Figura 7.32), mas pode ser monofásica positiva ou bifásica

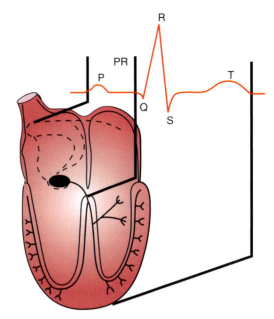

Figura 7.27 Ilustração esquemática dos eventos que constituem um traçado eletrocardiográfico (onda P, complexo QRS e onda T) e as respectivas porções do sistema cardíaco produtor e condutor de impulsos elétricos responsáveis pela produção destes.

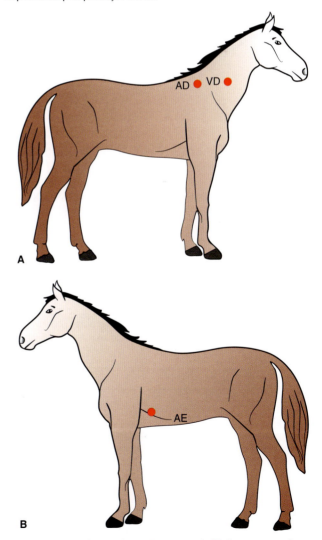

Figura 7.28 Vistas laterais direita (**A**) e esquerda (**B**) de um equino, ilustrando a maneira de colocar os eletrodos para se obter um eletrocardiograma base-ápice. AD = átrio direito; AE = átrio esquerdo; VD = ventrículo direito.

- *Complexo QRS*: tem a característica principal de um QS negativo
- *Onda T*: nos equinos, geralmente é bifásica, ou seja, apresenta uma parte negativa e outra positiva, mas pode ter característica monofásica, principalmente positiva.

Em ruminantes:

- *Onda P*: em geral, é monofásica, positiva
- *Complexo QRS*: visualiza-se melhor a onda R do complexo QRS que a dos equinos
- *Onda T*: geralmente positiva e unipolar.

O traçado eletrocardiográfico pode ser registrado em aparelho digital ou da maneira mais antiga, em papel apropriado, todo quadriculado, que apresenta algumas características básicas que merecem ser compreendidas para que se possa interpretar corretamente um exame eletrocardiográfico (Figuras 7.33 a 7.35).

Em medicina experimental e em alguns grandes centros, há um aparelho bastante utilizado em medicina de animais de pequeno porte e ainda pouco utilizado em equinos e ruminantes: o Holter. Trata-se de um aparelho que é fixado ao animal e que registra por 24 h ou mais os batimentos cardíacos e seus traçados eletrocardiográficos, sendo possível acompanhar

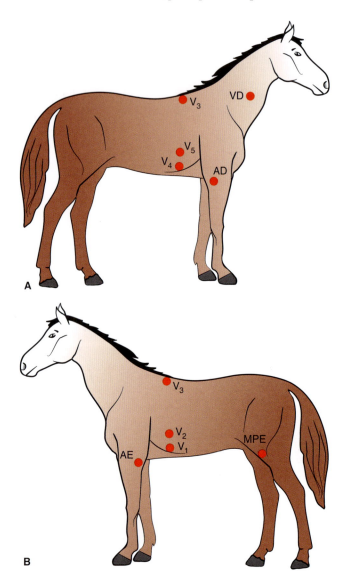

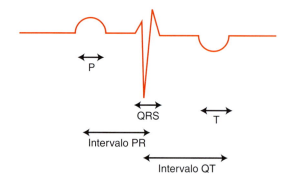

Figura 7.31 Ilustração de um traçado eletrocardiográfico, demonstrando as ondas P e T e o complexo QRS, bem como os intervalos PR e QT. De maneira global, a onda P e o intervalo PR estão relacionados com os átrios e o nó sinoatrial (sinusal); já o complexo QRS e a onda T estão relacionados com os ventrículos.

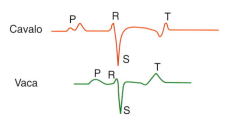

Figura 7.29 Vistas laterais direita (**A**) e esquerda (**B**) de um equino, ilustrando os pontos em que se devem colocar os eletrodos ao realizar o exame eletrocardiográfico completo (no qual é possível obter 12 derivações). AD = átrio direito; AE = átrio esquerdo; VD = ventrículo direito. MPE = membro posterior esquerdo.

Figura 7.32 Traçados eletrocardiográficos de um equino e de um bovino apresentam diferenças significativas, sendo as mais evidentes no equino a onda P, que é bifásica (bífida), e a onda T, que é, bipolar.

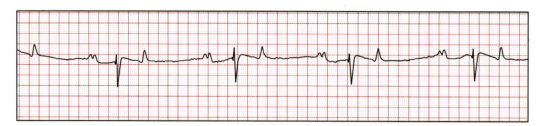

Figura 7.30 Exemplo de traçado eletrocardiográfico. A formação de ondas no traçado eletrocardiográfico decorre do fato de que, devido aos impulsos elétricos produzidos pelo sistema gerador e condutor de energia do coração, as fibras musculares se contraem, provocando uma diferença de potencial de membrana no sentido do tecido excitado de modo positivo – para cima no traçado eletrocardiográfico –, caracterizando-se, assim, a despolarização das fibras cardíacas, tornando-se, em seguida, eletronegativo (as ondas para baixo), quando ocorre a repolarização dessas fibras no momento do repouso. A soma das cargas de despolarização e repolarização das fibras cardíacas possibilita um registro no traçado eletrocardiográfico.

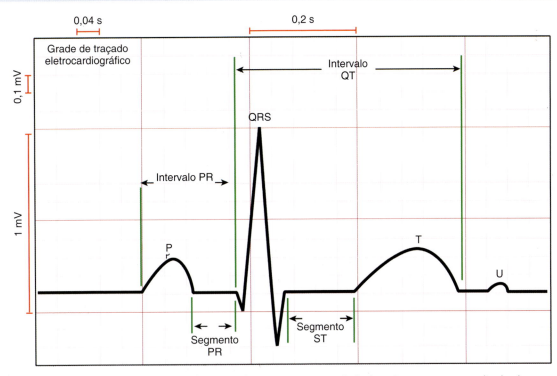

Figura 7.33 Ilustração de um traçado eletrocardiográfico, no qual se representam os principais parâmetros a serem analisados, bem como os valores que correspondem a cada medida da grade do traçado.

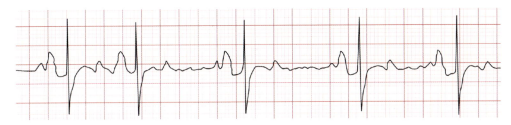

Figura 7.34 Traçado eletrocardiográfico de um equino saudável, no qual é possível observar o formato da onda P, bimodal.

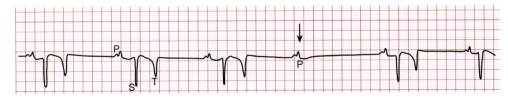

Figura 7.35 Ilustração de um traçado eletrocardiográfico de equino, em que ocorre uma onda P (*seta*) sem que seja acompanhada pelo complexo QRS – indicando tratar-se de um bloqueio atrioventricular de segundo grau. Em seguida, observam-se novas ondas P, porém seguidas do complexo QRS.

o animal o dia todo. Isso possibilita a detecção de arritmias cardíacas em animais atletas que somente as desenvolvem quando submetidos a esforço físico submáximo.

Exame ecocardiográfico simples e com Doppler

A ultrassonografia cardíaca (ecocardiografia) é um meio diagnóstico auxiliar, não invasivo e importante, que propicia obter imagem do coração e das estruturas ao seu redor. A partir deste exame, é possível fechar muitos diagnósticos que, sem ele, não poderiam ser feitos. Ele ainda possibilita estimar a gravidade de várias doenças cardíacas. No entanto, esse exame, pelo seu alto custo, é de pouco uso por médicos-veterinários de campo, sendo mais comumente utilizado em grandes centros de diagnóstico ou de ensino e pesquisa, como as grandes universidades, e em equinos também utilizados em grandes centros hípicos ou jóqueis-clubes. Assim, será possível recorrer à literatura especializada para se obter maior número de informações sobre esse exame, bastante utilizado na clínica de pequenos animais e de equinos de esporte e, mais ainda, na medicina humana.

É necessário ressaltar a importância de um técnico experiente para realizar e interpretar este exame, para que realmente seja possível obter um benefício clínico com a ecocardiografia.

Nesta seção, serão abordados conceitos gerais sobre essa técnica e serão enfocadas as principais utilidades desse exame na cardiologia veterinária de animais de grande porte.

Esse exame possibilita avaliar o coração e os grandes vasos próximos ao coração, tanto em relação à sua anatomia quanto ao seu funcionamento.

As principais finalidades ou indicações desse exame são:

- Avaliar espessura de paredes ventriculares, bem como a sua movimentação
- Mensurar as câmaras cardíacas
- Avaliar as valvas cardíacas e seu funcionamento
- Avaliar os grandes vasos proximais ao coração.

Uma variedade mais sofisticada desse exame é a ecocardiografia com Doppler, também denominada ecodoppler, a qual possibilita avaliar, além de outros fatores, o fluxo sanguíneo entre as câmaras cardíacas e pelos vasos sanguíneos. O Doppler também possibilita:

- Detectar movimentos anômalos valvares
- Mensurar volume sanguíneo ejetado e índices de contratilidade
- Detectar defeitos valvares como orifícios valvares incompetentes, crescimentos vegetativos e presença de massas tumorais
- Detectar a presença e a extensão de derrames pleural e pericárdico, além de outras alterações físicas.

O exame ecocardiográfico torna possível realizar o diagnóstico de certas doenças, as quais não podem ser analisadas por outros meios e métodos semiológicos; além disso, tem a vantagem de ser um exame que não representa perigo nem para o animal nem para o examinador, haja vista que ainda não se constatou que a energia sonora produzida pelo ultrassom provoque alterações teciduais ou orgânicas nos seres humanos. Trata-se de um exame que não necessita de contenção química e de nenhum tipo de anestesia ou sedativo, com exceção de alguns animais mais agitados ou assustadiços, nos quais uma leve sedação é feita quando necessário.

A partir da ecocardiografia, é possível, por exemplo, detectar acúmulo de fluido pericárdico ou pleural, bem como a existência de lesões massivas dentro e nas adjacências do coração.

Para obter mais informações sobre ultrassom, aparelhos e exames ultrassonográficos, recomenda-se buscar informações em literaturas especializadas. Nesta seção, serão passadas apenas algumas noções elementares sobre o assunto.

A utilidade da ecocardiografia é limitada pela qualidade da imagem a ser obtida em cada paciente.

O diagnóstico ultrassonográfico emprega ondas sonoras pulsáteis de alta frequência (> 20.000 Hz – ou seja, inaudíveis ao ouvido humano), as quais são refletidas de volta para o aparelho pelas diversas estruturas e tecidos, sendo processadas como imagem pelo aparelho de ultrassom. Diferentes cargas de ultrassom são emitidas pelo transdutor, sendo esse também o receptor das ondas refletidas pelas diferentes estruturas e tecidos. Conforme a quantidade de onda que retorna ao transdutor, uma imagem é produzida com determinada ecotextura. Isso tem como base as leis de reflexão, transmissão e refração de ondas. O aparelho transdutor registra apenas as ondas refletidas (ecos).

O princípio pelo qual o aparelho de ultrassonografia obtém imagens baseia-se em:

- As distâncias entre as estruturas são obtidas pelo tempo que demora a emissão do ultrassom pelo transdutor – fonte geradora do ultrassom – voltar até ele
- A densidade das diferentes estruturas e tecidos especifica a quantidade de ultrassom que é refletida por eles e sua resistência acústica. A quantidade de ultrassom que cada tecido é capaz de refletir determina sua ecotextura ou ecogenicidade.

Assim, se certa estrutura ou tecido ecoa muito ultrassom, é chamado hiperecogênico; se refletir pouco, hipoecogênico;

caso não reflita ultrassom, anecogênico. Quando uma estrutura reflete totalmente o ultrassom, abaixo ou além dessa estrutura forma-se uma área que não recebe e, portanto, não reflete o ultrassom, chamando-se esse fenômeno de sombra acústica. Somente para citar alguns poucos exemplos, os ossos são hiperecogênicos e os líquidos, em geral, pouco ou nada refletem o ultrassom, sendo, portanto, considerados hipo-ecogênicos ou anecogênicos, respectivamente. Portanto, avaliar os órgãos, tecidos e estruturas dentro da cavidade torácica é algo bastante limitado, uma vez que as costelas impedem a passagem do ultrassom, sendo apenas possível utilizar os espaços intercostais para a aplicação do ultrassom. Os pulmões também prejudicam a imagem por conterem ar em seu interior.

Como as costelas impedem e os pulmões prejudicam a passagem do ultrassom, a imagem obtida do coração fica restrita. O ar prejudica a formação de imagem abaixo do mesmo; portanto, é imprescindível que não haja ar entre o transdutor e a pele do animal. Para isso, utiliza-se um gel específico e sempre realizar a tricotomia da área a ser examinada para se obter uma imagem de alta qualidade. Além disso, um correto posicionamento do transdutor é necessário para que seja possível visualizar adequadamente as estruturas circulatórias e realizar as mensurações necessárias. O transdutor costuma ser colocado na área de choque cardíaco (no quarto ou quinto EIC do lado esquerdo do tórax) e posicionado de modo a encontrar uma boa "janela acústica" – região entre uma costela e outra que possibilita a passagem adequada do ultrassom. Se necessário um posicionamento do transdutor e do animal em que este não colabora adequadamente, utiliza-se então um tranquilizante leve. Boa regulagem dos ajustes do aparelho, sala adequada ao exame, bom aparelho registrador de imagem, boa impressora *laser* e unidade gravadora de imagens estanques ou em movimento são fundamentais.

O ultrassonografista precisa estar familiarizado com os vários artefatos que podem mimetizar anormalidades cardíacas. Um modo auxiliar para diferenciar artefato de real anormalidade é procurar obter imagens em mais de um plano; com isso, uma visualização suspeita encontrada em mais de um plano diminui a chance de ser um artefato.

É importante ressaltar o fato de que não se deve determinar um diagnóstico apenas com base na ecocardiografia, por exemplo, quando diante de um caso de falha cardíaca congestiva (pois, nesse caso, associar o Doppler) ou quando houver insuficiência valvar.

Existem diferentes tipos de ecocardiografia. Os principais são:

- *Ecocardiografia em modo M*: propicia a formação de imagens em apenas uma dimensão (profundidade). As imagens são registradas por um osciloscópio em relação ao tempo. Esse método possibilita mensurar as dimensões cardíacas de câmara e espessura de paredes. No entanto, um cálculo preciso e acurado não é adequadamente obtido por esse método (Figura 7.36)
- *Ecocardiografia bidimensional*: possibilita obter uma imagem em dois planos, ou seja, profundidade e largura. Portanto, possibilita imagens mais adequadas para serem analisadas que o modo M. Com isso, é possível observar com mais facilidade a relação anatômica e de orientação de várias estruturas. Obtém imagens em tempo real
- *Ecodoppler (colorida – a mais indicada e usada pelos especialistas em diagnóstico por imagem ou por cardiologistas – ou não, em escala de cinza)*: o Doppler possibilita visualizar o padrão de fluxo sanguíneo, sua velocidade e sua direção – inclusive

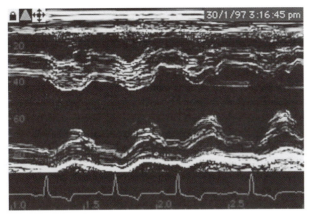

Figura 7.36 Ecocardiografia em modo M, que possibilita mensurar as dimensões cardíacas de câmara e espessura de paredes.

com a detecção de refluxos valvares decorrentes de anomalias e doenças valvares, mensurando a porcentagem de refluxo e estimando a gravidade do processo patológico para a saúde do animal. Portanto, torna possível documentar e quantificar uma insuficiência ou estenose valvar e os *shunts* cardiovasculares. É possível presumir o fluxo sanguíneo, a quantidade de sangue ejetada e a velocidade de fluxo pelo coração. Ecodoppler baseia-se na detecção de alteração de frequência que ocorre nas ondas refletidas por células sanguíneas individuais. Há dois tipos utilizados comumente na clínica: os de ondas pulsáteis e os de ondas contínuas

- *Ecocardiografia contrastada*: é realizada mediante microbolhas que são injetadas em veias periféricas ou seletivamente dentro do coração. Com isso, muitos pontinhos de eco são formados no sangue, produzindo minúsculos pontos brilhantes cintilantes que se movem com o fluxo sanguíneo, possibilitando visualizar a direção e o fluxo de sangue. Contudo, para melhor observar o fluxo, como para diagnosticar os *shunts* (pontes) arteriovenosos e interventricular, deve-se realizar a injeção de contraste ecogênico ou utilizar a ecodoppler.

As imagens ecocardiográficas são exibidas em uma tela osciloscópica e costumam ser gravadas ou registradas em fitas de vídeo, papel (mediante impressoras especiais, de alta qualidade e que imprimam em cores, principalmente no caso de ultrassonografia com Doppler), *pendrive*, discos ou filmes radiográficos.

Há diferentes frequências utilizadas nos transdutores, o que possibilita a avaliação dos tecidos em profundidades diferentes. Ondas ultrassônicas de alta frequência possibilitam imagens melhores de estruturas pequenas e mais próximas da superfície em que se coloca o transdutor. Portanto, ele não apresenta alta penetrabilidade, ou seja, obtém imagens de estruturas e tecidos não muito profundos. Já um transdutor de baixa frequência propiciará imagens de estruturas mais profundas, mas menos definidas. As frequências mais utilizadas em ecocardiografia veterinária variam de 2,25 a 3,5 MHz, para animais de grande porte, e 3,5 a 7,5 MHz, para pequenos animais, neonatos, caprinos e ovinos. Somente para curiosidade da relação entre a frequência do transdutor e a qualidade de imagem, um transdutor de 5 MHz transmite 5 milhões de ciclos por segundo a 0,31 milímetro (mm) por ciclo de qualidade de imagem; enquanto um transdutor de 2 MHz transmite 2 milhões de ciclos por segundo a 0,77 mm por ciclo.

Para mais informações e aprendizado, recomenda-se ler livros especializados em ecodoppler, principalmente os de diagnóstico, os quais incluem capítulos iniciais de explicação detalhada do que é o exame ecocardiográfico, com todas as suas modalidades, imagens que ilustram o que é fisiológico/normal em cada espécie animal e muitas das possíveis alterações encontradas nesses exames.

Exame radiográfico

Indubitavelmente, esse exame tem sua importância na prática clínica em pequenos animais, uma vez que, com ele, é possível detectar diversas alterações circulatórias que normalmente passariam despercebidas pelo exame clínico menos elaborado e completo. No entanto, em grandes animais, há uma limitação técnica, levando em consideração os aparelhos e a distância que há entre o emissor e a placa para conversão da imagem.

Muitas vezes, apenas realizando uma boa auscultação, chega-se a um diagnóstico provável da doença que afeta o paciente, ou mesmo a indicação correta do exame complementar. Contudo, o mais comum é que sejam necessários outros meios diagnósticos (chamados "exames auxiliares" ou "complementares") para que seja possível efetuar um correto diagnóstico.

Em bovinos, esse exame é comumente feito nos casos em que há suspeita de reticulopericardite traumática. Em equinos, principalmente em neonatos, é frequentemente efetuado em suspeitas de alterações morfológicas cardíacas, hidrotórax ou outros derrames pleurais, bem como em caso de suspeita de formações massivas em cavidade torácica, como certas neoplasias. Porém, o ecocardiograma é o exame de eleição para a avaliação dessas suspeitas clínicas.

Contudo, em animais de grande porte, esse exame apresenta certas limitações e dificuldades próprias de uso.

Dentre suas limitações, estão as técnicas e as econômicas como as mais importantes. As principais dificuldades técnicas são:

- Diâmetro ou espessura da cavidade torácica de animais de grande porte, particularmente em bovinos e equinos adultos
- Custo do aparelho
- Necessidade de se levar o animal até o centro radiológico, pois os aparelhos portáteis não são adequados para exame do coração (e também dos pulmões e cavidade abdominal em animais adultos)
- Tamanho ou porte do animal e dificuldade de seu posicionamento de maneira adequada.

É certo que esse exame representa riscos para a saúde de médicos-veterinários e técnicos em radiologia. Quanto maior o porte do animal, maior a carga de radiação necessária para se obter uma imagem radiográfica. Portanto, cada vez mais são utilizados outros métodos diagnósticos em vez deste na medicina veterinária de animais de grande porte.

Uma variedade do exame radiográfico em cardiologia é a angiografia, feita com injeção de contraste radiopaco por via intravenosa, para se detectar problemas em grandes e pequenos vasos. No entanto, em virtude dos riscos, da onerosidade e das dificuldades técnicas em realizar a angiografia em animais de grande porte, essa técnica não é realizada, a não ser em grandes centros de pesquisa e diagnóstico, como em certas universidades (Figura 7.37).

Fonocardiografia

Por meio deste exame, é possível obter um registro gráfico dos ruídos cardíacos, além de alguns sopros. Os ruídos são captados por um microfone especial, sendo então filtrados adequadamente para que um audioamplificador e um galvanômetro registrador acoplado a um sistema de registro de tempo e um

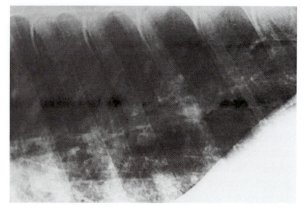

Figura 7.37 Imagem radiográfica de área pulmonar em animal de grande porte com o intuito de se avaliarem os pulmões diante da suspeita de problemas cardíacos que possam levar a distúrbios pulmonares.

osciloscópio possam registrar, como ondas, os ruídos normais e patológicos cardíacos em papel ou enviá-los para que uma tela de projeção ou visualização de imagem possa evidenciar as ondas.

Tal técnica é de uso limitado na prática clínica, sendo mais comumente utilizada em centros de pesquisa e de ensino, mais particularmente em pequenos animais e equinos.

Pericardiocentese

A punção da cavidade pericárdica (pericardiocentese) é indicada para dilatação cardíaca ou, mais comumente, em casos em que se constata uma área de macicez absoluta em bovinos.

A pericardiocentese é um ato cruento, com certos riscos para o animal, e que, portanto, deve ser realizada por um profissional experiente e de modo bastante asséptico, como é indicado ser feito em todo procedimento cirúrgico.

Primeiramente, é realizada a tricotomia da área a ser puncionada – detectar a área de macicez absoluta e demarcar sua margem caudal, realizando a punção no primeiro espaço intercostal caudal a essa área. Efetua-se a assepsia da área a ser puncionada, com polipovidona (PVP), iodo ou clorexidina ou álcool iodado a 5%, procurando-se esfregar bem, até que esteja completamente livre de sujidade. Utiliza-se agulha com mandril, calibre 15 ou 20, com 15 a 20 cm de comprimento, introduzida craniomedialmente até que se obtenha o fluido pericárdico. O local de entrada da agulha é próximo ao ângulo entre a cartilagem xifoide e o arco costal esquerdo.

O líquido obtido mediante a punção pericárdica é então analisado em laboratório, semelhante ao que é feito com o líquido peritoneal.

Demais exames complementares

Há exames que ainda são utilizados, mas que, devido ao custo altíssimo ou à grande dificuldade de acesso, são muito pouco realizados e, portanto, não foram abordados. Em literatura cardiológica especializada, há informações suficientes para um aprofundamento.

Apenas para citar alguns desses, há as seguintes possibilidades de exame:

- Cateterismo
- Angiocoronariografia (angiocardiografia)
- Angiografia
- Cintilografia
- Angiocardiografia nuclear.

Exame anatomopatológico

Muitas vezes, não é possível fechar o diagnóstico da enfermidade que afeta o animal e este vem a óbito ou então é sacrificado e, somente após a realização da necropsia e/ou do exame histopatológico, passa a ser possível efetuar o diagnóstico da doença que acometia o animal. Chama-se *diagnóstico pós-morte*, mas deve-se reiterar que ele somente pode ser fechado se for corretamente associado a todos os demais dados obtidos a partir do exame clínico como um todo. Por isso, diz-se que todo diagnóstico é clínico e jamais histopatológico, laboratorial ou outro.

Ainda é possível que os dados anatomopatológicos não sejam elucidativos ou conclusivos o suficiente para que se possa realmente fechar o diagnóstico. Assim, fica-se com o diagnóstico a esclarecer ou inconcluso.

Necropsia

Na necropsia, conclui-se, muitas vezes, tratar-se de doença circulatória ou não, somente pelos dados macroscópicos. No entanto, tais dados podem não representar a *causa mortis* do animal, mas apenas um achado de necropsia (Figura 7.38). Por isso, é necessário um exame clínico o mais completo possível e realizar uma análise bem detalhada dos dados obtidos por ele, a fim de não induzir um diagnóstico errôneo.

Assim, muitas vezes, é preciso coletar os fragmentos de tecidos e órgãos, para que seja possível realizar o exame histopatológico, o qual levará ao diagnóstico definitivo.

Exame histopatológico

A partir dos dados deste exame, conclui-se sobre a existência ou não de lesões circulatórias; mas, havendo tais lesões, isso

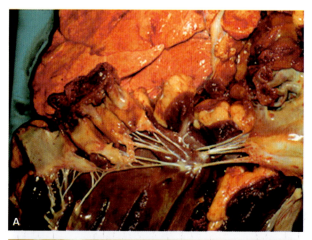

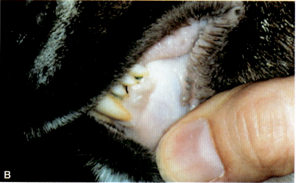

Figura 7.38 A. Formações nodulares envolvendo as valvas cardíacas, caracterizando uma endocardite, a qual pode ser apenas um achado de necropsia sem realmente estar relacionada diretamente com a *causa mortis*. **B.** Mucosa.

não é garantia de que o animal necropsiado realmente tenha morrido em decorrência delas. É necessário verificar sinais e outros dados clínicos que confirmem se tratar verdadeiramente de doença circulatória detectada e que efetivamente levou o animal ao óbito.

Avaliar ou coletar material cardíaco, além de amostras de tecido pulmonar, renal e hepático, a fim de avaliar também se esses órgãos sofreram danos como os decorrentes de isquemia (p. ex., infarto e necrose), trombos e outros.

DIAGNÓSTICO

Essa parte da sequência do exame clínico pertence à alçada da clínica mais que semiológica, haja vista que há necessidade de se conhecerem as principais doenças que afetam cada espécie animal para que seja possível inferir um diagnóstico preciso e correto. Nessa etapa, o clínico, tendo realizado todos os exames necessários, chega à conclusão sobre qual doença afeta o seu paciente e, se estiver correto seu diagnóstico, o conduzirá à escolha do tratamento mais adequado, de maneira consciensiosa e que seja viável, com o intuito de se curar o animal ou mesmo manter seu estado geral equilibrado, amenizando ou eliminando seu sofrimento e prolongando sua vida, desde que com qualidade.

A partir do grau de acerto diagnóstico, o clínico se mostra tecnicamente um bom profissional. Por esse motivo, essa parte do exame clínico é a mais valorizada pelos profissionais da saúde, pois, quanto mais acertos diagnósticos se obtêm, mais reconhecido e respeitado será o médico.

PROGNÓSTICO

Esta parte do exame clínico é a que mais interessa ao proprietário do animal, pois o diagnóstico apenas satisfará sua curiosidade sobre o que está levando seu animal a padecer. Com isso em mente, ele enriquecerá seu conhecimento sobre os mais diversos problemas que afligem seu animal ou outros da mesma espécie, além de lhe propiciar contar para os amigos e familiares o que se passa com seu animal. No entanto, o que realmente tranquilizará seu coração e acalmará o seu espírito é saber as respostas para algumas de suas possíveis indagações:

- Seu animal ficará bom? Há cura para a sua enfermidade?
- Ele voltará às suas atividades normais e exercer satisfatoriamente sua função?
- Quanto tempo levará para que ele fique saudável?

TRATAMENTO

O tratamento é o escopo da clínica médica. Portanto, deve-se procurar livros especializados em clínica cardiológica para aprender os conhecimentos básicos a fim de realizar um tratamento consciencioso e eficaz. No entanto, é necessário ressaltar que o tratamento somente surtirá o efeito desejado caso o clínico tenha chegado a um diagnóstico definitivo preciso sobre o problema que afeta este sistema em particular e conheça os meios terapêuticos apropriados para o tratamento dele. Caso contrário, terá de efetuar o tratamento sintomático ou paliativo – que visará tratar os sintomas principais que o animal manifesta. Ou, ainda, lançará mão de uma terapia que seja adequada ao tratamento da doença que o clínico supõe afetar seu paciente, com chances ou não de levá-lo à cura.

PROFILAXIA

Caso o clínico saiba exatamente o que ou quais fatores causaram a doença em questão ou propiciaram o seu desenvolvimento, ele recomendará medidas profiláticas, as quais evitarão que o animal volte a manifestar a doença depois de sua recuperação ou que outros animais da mesma casa contraiam a mesma enfermidade.

Seção B

Cães e Gatos

Aparecido Antonio Camacho, Carlos Jose Mucha e Evandro Zacché

INTRODUÇÃO

O exame físico do paciente cardiopata (identificação do animal, anamnese, inspeção, palpação, percussão e auscultação) é o começo da avaliação clínica do paciente e, indubitavelmente, o procedimento mais importante, pois é o crivo que estabelecerá se o paciente será rotulado como cardiopata ou não. Os exames complementares (eletrocardiograma, radiografias torácicas, ecocardiograma, Holter, dentre outros) são não mais que isso; complementares, ou seja, complementam o exame físico e sua função real seria a de confirmar a suspeita clínica, determinar a gravidade da enfermidade, estadiar a doença e orientar a conduta terapêutica. Um exemplo ilustrativo disso é o paciente que se apresenta para consulta e, na auscultação, é detectada uma arritmia cardíaca. Nesse caso, o eletrocardiograma (ECG) será o exame subsidiário que irá confirmar e caracterizar o tipo de arritmia.

Essa é a ordem lógica e a sequência a ser seguida a partir do correto exame físico quando se detecta uma anormalidade, que será confirmada por meio de outros exames. Por esse motivo, acredita-se que o exame físico é a base fundamental da cardiologia na medicina veterinária e que, na realidade, trata-se de uma arte, na qual é necessário saber inspecionar, auscultar, palpar e interpretar tudo o que esse organismo está demonstrando. O notável cardiologista americano Robert Hamlin, professor da Ohio University, diz que a partir de um exame físico adequado e, logicamente, boa experiência, 85% das alterações cardíacas são diagnosticadas. No entanto, para quantificar a gravidade dessas alterações e identificar os 15% restantes, são necessários os exames complementares. Provavelmente, no começo da prática na cardiologia veterinária, esses números possam parecer fora da realidade; no entanto, o tempo e a experiência tornam possível aprender bem os segredos dessa arte e, atualmente, corroborar essas estatísticas.

IDENTIFICAÇÃO DO PACIENTE | RESENHA

Ao ler uma resenha de um animal, muitas vezes, sem conhecer o paciente, já procura-se, de certa maneira, diagnosticar a possível cardiopatia, de sorte que alguns raciocínios clínicos são feitos tentando prever a doença. Por exemplo, diante de um paciente da espécie canina, de raça de pequeno porte, com idade entre 9 e 12 anos, com histórico de tosse crônica, é claro que um dos prováveis diagnósticos a serem lembrados é endocardiose da valva mitral, por ser uma cardiopatia muito frequente nessa espécie. Por outro lado, no caso de um cão adulto da raça Dogue Alemão, com sinais clínicos de dispneia intensa e/ou ascite, geralmente considera-se a possibilidade de cardiomiopatia dilatada. Ou seja, o grande objetivo do exame físico é a arte de diagnosticar; assim, a resenha inclui dados gerais que oferecem muitas informações sobre o paciente. Dentre elas, é possível mencionar: espécie, idade, sexo, raça e meio ambiente.

Espécie

Na medicina de pequenos animais, algumas doenças se apresentam com maior frequência em cães, e outras, em gatos. A cardiomiopatia dilatada congestiva idiopática é uma cardiopatia relativamente comum em cães e de infrequente apresentação em gatos, provavelmente em virtude da suplementação de taurina nos alimentos balanceados, que é a principal etiologia nessa espécie. Por sua vez, a degeneração mixomatosa mitral (endocardiose), mencionada no item anterior, é comum em cães, mas não em felinos, ao passo que a cardiomiopatia hipertrófica é a cardiopatia de maior prevalência em gatos, sendo infrequente em cães.

Idade

Conhecendo a idade do animal, tem-se uma ideia geral do problema. A ocorrência de um sopro (murmúrio) em um filhote de 3 meses sugere cardiopatia congênita; por outro lado, um sopro em um cão de 10 anos é sugestivo de cardiopatia adquirida. É importante reiterar que sempre existem exceções, pois um cão de 5 anos pode apresentar um sopro devido a uma cardiopatia congênita de baixo gradiente de pressão, compensada e sem sinais clínicos de insuficiência cardíaca congestiva. Outro caso seria o sopro decorrente de uma alteração valvar adquirida ou secundária a uma cardiopatia primária. Nesses casos, o clínico deverá utilizar toda sua capacidade para diferenciar o problema.

Sexo

Embora existam poucas cardiopatias geneticamente ligadas ao sexo do animal, essa informação sugere certas enfermidades, mas nem sempre de maneira precisa. Por exemplo, em determinadas raças, as fêmeas são mais afetadas, como no caso da persistência do ducto arterioso; no entanto, as estatísticas apontam maior incidência nos cães machos para as duas afecções cardíacas adquiridas de maior apresentação, ou seja, a degeneração mixomatosa da valva mitral e a cardiomiopatia dilatada. Nos felinos, por sua vez, nenhuma prevalência está relacionada com o sexo do animal. Não obstante, acredita-se que muitas vezes a maior prevalência de determinadas doenças com relação ao sexo do animal esteja obscurecida pela ausência de diagnósticos mais precisos.

Raça

Algumas raças apresentam predisposição para alguma cardiopatia específica. Sempre é conveniente considerar o país, a região e a cidade de origem, pois a população animal varia muito de um lugar para outro. Na Argentina, a população de Pastores-Alemães é muito grande; portanto, a incidência de afecções circulatórias congênitas ou adquiridas nessa raça é muito alta. Para citar outro exemplo, a maior predisposição ao tromboembolismo aórtico (TEA) do Maine Coon ou mesmo da cardiomiopatia hipertrófica decorrente do hipertireoidismo, relatados nos EUA, contrasta com os dados que se têm no Brasil e na Argentina, onde existem poucos exemplares dessas raças e a maior prevalência de TEA é observada em gatos domésticos de pelo curto ou em Siameses e Persas.

Existem também condições aplicáveis a todos os lugares, por exemplo, a persistência do ducto arterioso é comum em Poodles, Pastores-Alemães e Collies; a estenose subaórtica em Rottweilers e Boxers; e a estenose pulmonar em Buldogues, Schnauzers e Beagles. Dentro das cardiopatias caninas adquiridas, a cardiomiopatia dilatada idiopática afeta animais de raças grandes e gigantes (Boxer, Dobermann, Dogue Alemão, dentre outros) e a degeneração mixomatosa da valva mitral afeta mais comumente cães de pequeno porte (Fox, Pinscher Miniatura, Pequinês, Teckel, Lulu-da-Pomerânia, dentre outros). É necessário sempre lembrar-se de que, acima de tudo, trata-se de doentes e não doenças, por isso, é importante ter cautela em relacionar automaticamente uma raça a determinada doença, pois, muitas vezes, pode ocorrer uma surpresa desagradável.

Meio ambiente

É importante conhecer a região na qual o animal vive, bem como se este viajou para regiões endêmicas de dirofilariose. Esses dados são de grande valia na suspeita clínica de uma parasitose cardíaca. Do mesmo modo, pensar para as regiões endêmicas com a doença de Chagas, a leishmaniose ou até a erliquiose.

 Você sabia?

- O corpo não pode descartar os glóbulos vermelhos "velhos", porque contêm ferro, muito valioso para fabricar mais eritrócitos. Em vez disso, certas células extraem o ferro e, ao mesmo tempo, geram bilirrubina, que é enviada ao fígado. Este órgão a excreta na forma de bile para o sistema digestório, em que é posteriormente transformado em uma substância chamada "urobilinogênio", que posteriormente dá às fezes sua cor característica.

SINAIS CLÍNICOS DE INSUFICIÊNCIA CARDÍACA CONGESTIVA

A princípio, ao examinar um animal, é necessário pensar que muitos dos sinais clínicos apresentados se assemelham a sinais de outros sistemas. Por outro lado, quando diante de um animal com sinais clínicos de insuficiência cardíaca congestiva (ICC), esses sinais costumam estar relacionados com a circulação pulmonar, se a cardiopatia for no lado esquerdo do coração, ao passo que, se o problema estiver localizado no lado direito cardíaco, os sinais clínicos refletirão a congestão venosa da grande circulação.

Em síntese, os sinais clínicos congestivos à esquerda representam a congestão venosa pulmonar com sintomatologia de tosse e/ou dispneia/taquipneia, terminando com um quadro de edema pulmonar. Nesses casos, procurar diferenciar dos quadros respiratórios. Pelo lado direito, os sinais clínicos congestivos irão se apresentar como coleções de líquidos, ou seja, efusões, devendo o clínico diferenciar dos quadros efusivos decorrentes de outros órgãos como, por exemplo, o fígado.

Dispneia e taquipneia

A taquipneia (aumento da frequência respiratória) normalmente precede a dispneia (dificuldade respiratória). Por esse motivo, quase todos os pacientes dispneicos são também taquipneicos. A frequência respiratória normal no cão em repouso é menor que 30 movimentos respiratórios/min. Provavelmente, a taquipneia seja um dos primeiros sinais clínicos de insuficiência cardíaca congestiva em felinos.

A American Thoracic Society define dispneia como "uma experiência subjetiva de desconforto respiratório que consiste em sensações qualitativamente distintas que variam em intensidade". Como o termo é usado para transmitir uma sensação descrita pelo paciente, alguns autores o consideram tecnicamente inapropriado para emprego em animais e sugerem o uso dos termos dificuldade, angústia ou distrição respiratória.

O padrão e o momento do ciclo em que a dificuldade respiratória ocorre auxiliam na identificação da estrutura mais provavelmente responsável por essa manifestação clínica. Os pacientes com dificuldade exclusivamente inspiratória são aqueles com obstrução do trato respiratório extratorácico, ou seja, nas vias respiratórias superiores. Já os pacientes com dificuldade expiratória ou mista (que ocorre tanto na inspiração quanto na expiração) são aqueles que apresentam doenças nas porções intratorácicas do trato respiratório ou, ainda, condições metabólicas.

Os pacientes com dificuldade puramente expiratória são aqueles com obstrução das vias respiratórias intratorácicas devido a doenças das vias respiratórias inferiores como, por exemplo, bronquite crônica nos cães e asma nos gatos. Nesses pacientes, o padrão respiratório se caracteriza pelo aumento do esforço durante a fase expiratória da respiração. Já o padrão restritivo é aquele apresentado pelos animais que apresentam redução da complacência pulmonar devido a doenças de parênquima pulmonar, pleura ou parede torácica. Nesses pacientes, o padrão respiratório se caracteriza pelo aumento da frequência respiratória, acompanhado por aumento do esforço respiratório e movimentos respiratórios superficiais.

Nos casos mais graves de angústia respiratória, o animal adota posturas que otimizam a oxigenação e minimizam a resistência ao fluxo de ar. Tipicamente os cães e os gatos preferem ficar de pé, sentar ou deitar em decúbito esternal. A abdução dos cotovelos é outra adaptação que otimiza a habilidade de expandir maximamente a parede torácica. Além disso, a cabeça e o pescoço podem estar esticados; as narinas, dilatadas; e é possível observar uma expressão de angústia na face do animal. Esse quadro representa uma grave congestão pulmonar, na qual o animal procura, com essa postura, favorecer o ingresso de ar aos pulmões (Figura 7.39).

É necessário ressaltar que, nesses casos, é muito importante evitar o estresse do animal. O primeiro passo será compensar o paciente (oxigênio, diuréticos, vasodilatadores etc.) para, posteriormente, começar com as manobras ou exames subsidiários.

Tosse

A tosse é um mecanismo natural de defesa que serve para prevenir a inalação de partículas estranhas e expelir secreções das vias respiratórias e ocorre pela ativação de um complexo arco reflexo que envolve, inicialmente, a estimulação dos receptores da tosse. Esses receptores são encontrados em maior número nas vias respiratórias superiores, da laringe até a carina, e nos brônquios. Estruturas como faringe, pleura, pericárdio e diafragma tendem a apresentar receptores da tosse, porém em menor número. A intensidade da tosse é classificada como alta ou baixa e, de modo geral, a tosse é alta quando o estímulo ocorre nas regiões em que há maior concentração de receptores, ou seja, da traqueia até os brônquios, e é baixa quando o estímulo ocorre nas extremidades distais das vias respiratórias.

Classicamente, nos pacientes cardiopatas, a tosse é atribuída ao edema pulmonar e à compressão do brônquio principal esquerdo devido ao aumento da câmara atrial esquerda. Em estudos que avaliaram os fatores de risco para tosse em pacientes cardiopatas, não foi observada associação entre o quadro congestivo, mais especificamente edema pulmonar, e a tosse, pois os receptores da tosse não ocorrem em quantidade considerável nos alvéolos e no interstício pulmonar. Assim, o edema pulmonar no paciente cardiopata causa, eventualmente, tosse; porém, quando essa ocorre devido ao edema, será de baixa intensidade. É importante lembrar que as manifestações clínicas mais significativas nos pacientes com edema pulmonar importante são a taquipneia e a dificuldade respiratória.

Nas doenças cardíacas em que há aumento considerável da câmara atrial esquerda, a tosse pode ocorrer devido à compressão do brônquio principal esquerdo, e, como essa região apresenta grande quantidade de receptores, a tosse gerada nessa condição será de alta intensidade, sendo, muitas vezes, a queixa principal da consulta clínica (Figura 7.40). Mais recentemente tem sido sugerido que a pressão gerada pelo átrio aumentado só causa compressão do brônquio quando este se apresenta primariamente comprometido; portanto, nos pacientes cardiopatas que apresentam tosse alta, é prudente a investigação de doenças que causem fragilidade das vias respiratórias. A dirofilariose canina também ocasiona tosse, devido à lesão e à inflamação pulmonar e vascular.

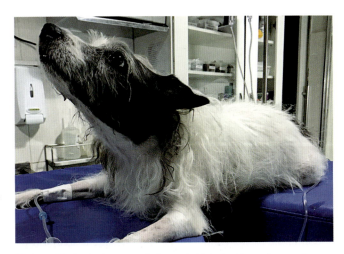

Figura 7.39 Paciente em angústia respiratória devido a edema pulmonar cardiogênico. Notar decúbito esternal, abdução dos cotovelos e extensão da cabeça e do pescoço.

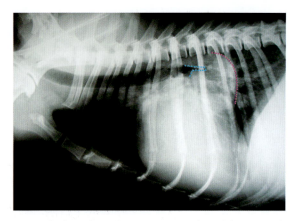

Figura 7.40 Radiografia torácica em projeção lateral de um cão da raça Teckel com endocardiose valvar mitral. Notar a cardiomegalia com evidente aumento da câmara atrial esquerda (*pontilhado rosa*), deslocamento dorsal da porção caudal da traqueia e compressão parcial do brônquio principal esquerdo (*pontilhado azul*).

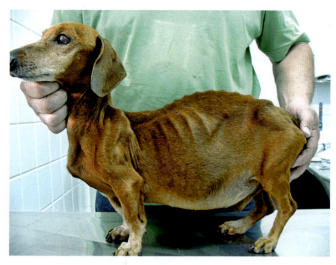

Figura 7.41 Paciente canino com endocardiose valvar mitral e tricúspide, evidenciando grave caquexia e abaulamento abdominal devido à ascite.

Do ponto de vista gráfico, a tosse cardíaca costuma ser seca e ruidosa, muitas vezes confundida pelo tutor com um processo digestivo, pois, logo depois do acesso de tosse e por irritação da faringe, o cão apresenta mímica de vômito. Por esse motivo, em várias ocasiões, o motivo da consulta é referido pelo tutor como ingestão de ossos e obstrução digestiva.

A tosse cardíaca se apresenta em repouso ou em exercício, mas normalmente piora com a atividade física. Os tutores relatam maior intensidade durante a noite; contudo, esse fato é subjetivo, pois é nesse período que os donos costumam estar em casa. Em poucas ocasiões, a tosse nos felinos é um sinal de doença cardíaca.

As causas respiratórias de tosse são variadas e abundantes; traqueíte, colapso traqueal, problemas inflamatórios ou infecciosos bronquiais e/ou pulmonares. De modo diferente, as afecções das vias respiratórias anteriores caracterizam-se por descarga nasal e espirros.

Muitas vezes, encontram-se alterações pulmonares e cardíacas de modo concomitante, como no caso hipotético de um cão de raça pequena com sopro de regurgitação mitral e, adicionalmente, colapso traqueal ou fibrose pulmonar. Nesse momento, o correto e minucioso exame físico, junto aos exames complementares, possibilitará diagnosticar e estabelecer a gravidade dos processos que afetam o paciente.

Ascite

A ascite (acúmulo de líquido livre no abdome) ocorre devido a causas cardíacas e extracardíacas. Um exame físico correto e o uso de provas adequadas facilitam o diagnóstico.

A ascite de causa cardíaca indica grave disfunção do coração direito e pode ser causada por cardiopatias congênitas (displasia tricúspide), adquiridas (cardiomiopatia dilatada, degeneração mixomatosa da valva tricúspide) ou secundária a efusão e tamponamento cardíaco (Figura 7.41). No último caso, o aumento da pressão intrapericárdica afetará a câmara que trabalha com menor pressão de enchimento (direita), produzindo falha congestiva retrógrada direita e desencadeando aumento da pressão venosa caval caudal, hepatoesplenomegalia, congestão venosa abdominal e ascite. É importante ressaltar que o acúmulo de líquido na doença cardíaca é lento e crônico e, muitas vezes, passa despercebido pelos donos (principalmente em animais de pelo longo) ou é confundido com obesidade.

Os pacientes com ascite grave demonstram taquipneia e dificuldade respiratória, devido à pressão que exerce o líquido abdominal sobre o diafragma.

Nos casos de doença cardíaca, o líquido ascítico apresenta as características físico-químicas de um transudato modificado, sendo muito importante a avaliação do líquido obtido pela centese abdominal para determinar a possível causa.

Síncope

A síncope é definida como a perda súbita e transitória da consciência e do tônus postural, devido ao fornecimento insuficiente de substrato energético e oxigênio ao cérebro.

As causas são cardíacas ou extracardíacas. Dentre as causas cardíacas, podem ser mencionadas as cardiopatias congênitas, sendo a mais comum a estenose subaórtica (produzindo a síncope por obstrução do fluxo sanguíneo de saída e por estimulação dos mecanorreceptores ventriculares) e outras, como a estenose pulmonar e a tetralogia de Fallot (por obstrução do fluxo sanguíneo e hipoxemia). Também costumam ser citadas as cardiopatias adquiridas, como a cardiomiopatia dilatada canina, a cardiomiopatia arritmogênica normalmente nos cães da raça Boxer, a degeneração mixomatosa mitral (por diminuição do débito cardíaco) e as arritmias cardíacas, sejam bradiarritmias (bloqueio atrioventricular grave de segundo e terceiro graus, síndrome do seio enfermo etc.) ou taquiarritmias (taquicardia ventricular ou supraventricular).

Dentre as causas extracardíacas de síncope, encontram-se colapso de traqueia, distúrbios neurológicos, hemorragias, anemia, transtornos metabólicos, hipoglicemia, hipertensão pulmonar e síncope vasovagal. Em muitas ocasiões, é possível acontecer síncope devido à tosse (comumente em pacientes com degeneração mixomatosa mitral). Nesses casos, durante a tosse, aumenta a pressão intratorácica, o que eleva a pressão das veias craniais e, consequentemente, a pressão intracraniana, ocasionando a síncope.

Outro fator importante é obter as informações completas sobre toda a medicação cardiológica que o paciente está recebendo (fármacos e doses), pois muitas substâncias utilizadas (vasodilatadores, diuréticos, digitálicos, betabloqueadores etc.) estão sendo sobredosificadas, induzindo arritmia ou hipotensão que, eventualmente, podem produzir síncope, nesse caso, farmacológica.

Perda de peso

Na cardiopatia crônica, os pacientes costumam ser magros ou caquéticos (ver Figura 7.41), principalmente pelas alterações metabólicas nas quais se observa aumento notável do catabolismo, pois sabe-se que a caquexia cardíaca é mediada por substâncias como o fator de necrose tumoral alfa (TNF-α) e outros agentes pró-inflamatórios.

EXAME FÍSICO GERAL

Com relação ao estado geral do cardiopata, é possível afirmar que tudo está relacionado, obviamente, com a gravidade do quadro. Os cardiopatas são animais que demonstram diminuição da atividade física, intolerância ao exercício e certo grau de letargia e sonolência. Alguns desses sinais são observados assim que o animal entra na sala de exame ou ao pedir que o tutor o faça caminhar. É importante verificar o paciente de modo geral, ver sua postura, se existe edema periférico ou ascite, observar o padrão respiratório; ritmo e profundidade dos movimentos respiratórios e determinar se existe taquipneia, tosse ou dificuldade respiratória.

O exame físico cardiológico integra o exame físico convencional e dispõe dos mesmos procedimentos. Sempre é importante ressaltar que o exame físico é um método e, portanto, segue uma sequência de manobras. Assim, inicia-se o exame a partir da avaliação da cabeça, depois pescoço, tórax e abdome. No exame da cabeça, o clínico inicialmente inspeciona se existe simetria; nas narinas, é verificado se as trufas estão úmidas e brilhantes sem qualquer secreção (Figuras 7.42 e 7.43). Em seguida, determinar a cor e a perfusão das membranas mucosas, pois possibilitará uma ideia geral da circulação periférica (Figuras 7.44 a 7.46). Em geral, em um animal normal, as mucosas gengivais apresentam cor rosa-intenso e, depois de se fazer uma leve pressão com o dedo, a cor volta rapidamente (2 s), sendo esse exame chamado tempo de preenchimento capilar (ver Figura 7.46). No caso em que há vasoconstrição periférica considerável, as mucosas estarão pálidas e o tempo de preenchimento capilar excederá 2 ou 3 s. Nesses casos, é importante realizar o diagnóstico diferencial de anemia. Quando as gengivas aparecem de cor azulada ou acinzentada (cianose), pode-se inferir que há 5 g/dℓ ou mais de oxi-hemoglobina não conjugada. A cianose costuma ser central (pressão parcial de oxigênio baixa), como ocorre nos casos de *shunt* da direita para a esquerda (tetralogia de Fallot) ou periférica (pressão parcial de oxigênio arterial normal, pressão de oxigênio tecidual baixa). Avalia-se, também, a orofaringe e possíveis obstruções das glândulas salivares (Figura 7.47). Por fim, ainda no exame da cabeça, é importante que o clínico faça palpação dos linfonodos submandibulares a fim de observar aumentos no volume dessas estruturas que, eventualmente, indicarão inflamação regional ou um processo linfático a ser esclarecido.

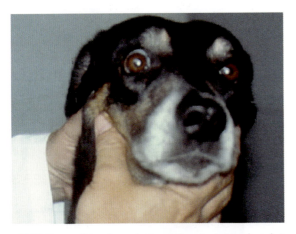

Figura 7.42 Exame físico do paciente cardiopata, iniciando pela inspeção da cabeça e avaliação da simetria das estruturas anatômicas externas.

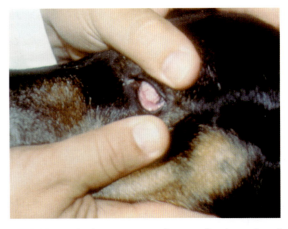

Figura 7.44 Inspeção das mucosas oculares, avaliando a coloração e a ocorrência de secreções.

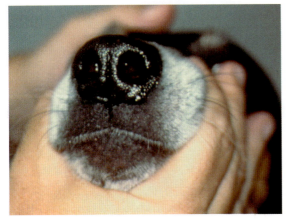

Figura 7.43 Inspeção das narinas, procurando verificar a umidade natural com ou sem secreções.

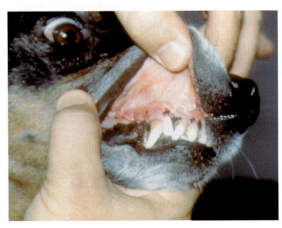

Figura 7.45 Inspeção das mucosas da boca e dos dentes, avaliando a coloração e a existência de processos inflamatórios dentários.

Na região do pescoço, o clínico deve inspecionar aumentos de volume, como também tentar visualizar e caracterizar o pulso jugular (Figura 7.48). Nesse procedimento, a visualização do pulso jugular depende do porte do animal. Muitas vezes, animais emagrecidos e de grande porte apresentam pulso jugular bastante evidente, ao passo que um cão de pequeno porte e com muito pelo dificultará a visualização. Nessa etapa, ainda, o clínico pesquisa o reflexo de tosse pela palpação da traqueia, para evocar e avaliar o tipo de tosse apresentado pelo animal (Figura 7.49).

Na região do tórax, o clínico observará, inicialmente, o tipo de respiração apresentado pelo animal que, em condições normais, deve ser toracoabdominal. Animais que apresentam processos torácicos relevantes costumam manifestar, de modo compensatório, um tipo de respiração mais abdominal. O clínico precisa checar também se há aumento de volume torácico ou, ainda, diante de certo grau de emaciação, tentar visualizar a ocorrência de choque precordial. A partir da palpação do tórax, avalia-se aumentos de volume, enfisema e fraturas de costelas, como também sentir o ponto de máxima intensidade dado pelo batimento cardíaco, que irá nortear a etapa da auscultação cardíaca (Figuras 7.50 e 7.51). Por último, antes da auscultação, o clínico executará a percussão do tórax, no sentido de tentar definir as áreas cardíaca e pulmonar (Figura 7.52). Para esse procedimento, o clínico utilizará a percussão do tipo digitodigital, com intuito de criar, pelo menos, três linhas imaginárias de cima

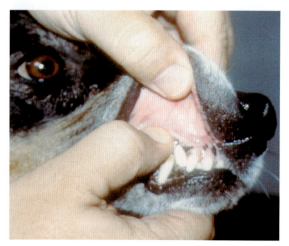

Figura 7.46 Determinação do tempo de preenchimento capilar.

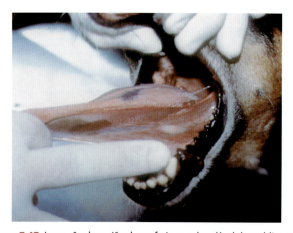

Figura 7.47 Inspeção da região da orofaringe e das glândulas sublinguais.

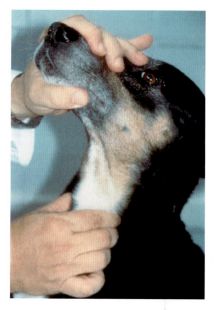

Figura 7.49 Palpação da traqueia, objetivando avaliar o reflexo de tosse.

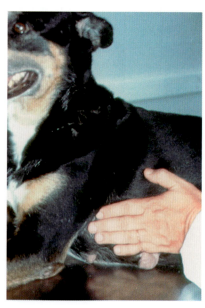

Figura 7.50 Palpação do tórax, objetivando determinar o choque precordial.

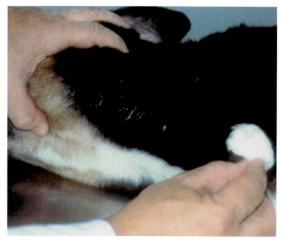

Figura 7.48 Inspeção do pulso jugular com auxílio de algodão umedecido com álcool para melhor visualização.

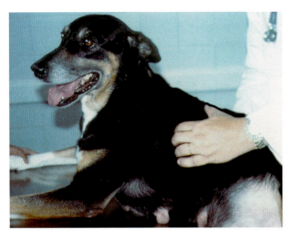

Figura 7.51 Palpação do tórax, objetivando encontrar aumento de volume, fraturas ou enfisema.

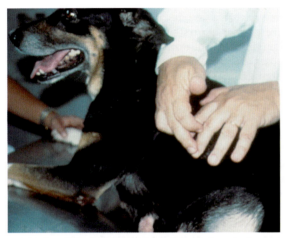

Figura 7.52 Percussão torácica digitodigital objetivando determinar, a partir dos sons, as áreas das estruturas torácicas, bem como a existência de efusões, massas etc.

para baixo e de ambos os lados da caixa torácica. Com base na experiência, o referido procedimento tem melhor aproveitamento em animais de grande porte, como os de produção (bovinos e equinos). Contudo, para cães e gatos, a manobra é contraditória em decorrência do tamanho do animal.

 Você sabia?

- Os cães têm 13 tipos de grupos sanguíneos principais, e os gatos, 3. O que determinam essas diferenças? De maneira simplista, os grupos sanguíneos são definidos por um tipo específico de proteína localizada na superfície das hemácias. Embora cães não tenham anticorpos naturais contra a maior parte dos tipos sanguíneos (ao contrário dos gatos e dos humanos), é importante lembrar que a regra adotada para a transfusão em humanos também vale para os animais, que só receberão sangue se for de um grupo compatível com o seu; se não houver compatibilidade, o sangue é rejeitado pelo organismo, e o animal corre risco de vir a óbito. No caso dos cães, o sangue diferente não será rejeitado pelo corpo logo no primeiro contato, apenas em uma segunda transfusão, quando já houver a sensibilização do sistema imune, com possibilidade de haver rejeição.

Auscultação cardíaca

Como comentado no início, a auscultação cardíaca é, certamente, a base do exame cardiológico dos pacientes em medicina veterinária. Uma auscultação correta possibilitará identificar um paciente com cardiopatia, determinar a frequência cardíaca, a ocorrência de sopros, a sua intensidade e também o foco de origem.

Vários pontos-chave devem ser observados durante a realização de uma auscultação correta. Dentre eles, destacam-se a utilização de um bom estetoscópio (tubos não muito longos com olivas de fácil acomodação aos ouvidos), ambiente tranquilo e sem ruídos externos que perturbem a concentração durante a auscultação, a colaboração adequada do tutor (permanecendo calado durante a auscultação, posicionando corretamente o paciente e fechando a boca e/ou a narina do animal, quando necessário ou solicitado).

O estetoscópio consta de duas peças: o diafragma, que possibilita identificar ruídos de alta frequência, e o cone, utilizado para determinar ruídos de baixa intensidade. Atualmente, existem estetoscópios que combinam o cone e o diafragma em uma única peça e, conforme a intensidade da pressão exercida pelo clínico sobre o tórax do animal, ausculta-se como diafragma ou como cone.

Durante o exame auscultatório, o primeiro passo será a determinação dos focos valvares, que se localizam no lado esquerdo do tórax e apresentam como regra prática para sua localização a sigla PAM-345 (pulmonar, aórtico e mitral, terceiro, quarto e quinto espaços intercostais), ao passo que, no lado direito, quarto espaço intercostal para o foco valvar tricúspide (Figura 7.53). Outra maneira interessante de se iniciar a localização dos focos valvares é pela localização do choque precordial cardíaco do lado esquerdo do tórax. Essa possibilidade viabiliza, por meio do choque precordial, determinar pela palpação o ponto de máxima intensidade cardíaca (Figuras 7.54 e 7.55), que irá revelar:

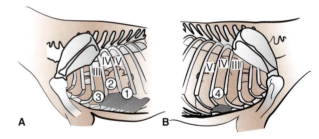

Figura 7.53 A. Simulação da localização dos focos cardíacos de cães e gatos do lado esquerdo. 1 = foco da mitral; 2 = foco da aórtica; 3 = foco da pulmonar. **B.** Simulação da localização dos focos cardíacos de cães e gatos do lado direito. 4 = foco da tricúspide.

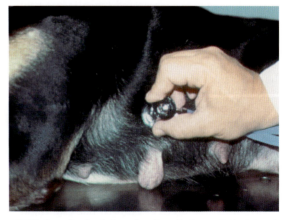

Figura 7.54 Auscultação do foco da valva mitral a partir da determinação do choque precordial com o cão em decúbito esternal.

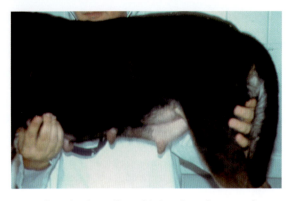

Figura 7.55 Auscultação cardíaca objetivando avaliar outros focos cardíacos com o cão em posição quadrupedal.

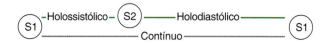

Figura 7.56 Diagrama esquemático dos sons cardíacos e da classificação dos sopros de acordo com o momento de sua ocorrência.

- O ponto de auscultação do foco valvar mitral, posteriormente localizado
- O foco aórtico, em uma posição mais dorsal e cranial ao foco mitral
- O foco pulmonar, em uma posição mais ventral e cranial ao foco aórtico
- O foco valvar tricúspide, localizado no lado direito na mesma posição do foco valvar mitral.

Ao se iniciar a auscultação, é fundamental a determinação das bulhas cardíacas, que normalmente são facilmente auscultáveis e conhecidas como primeira e segunda bulhas (S1 e S2). A origem da primeira bulha cardíaca praticamente relaciona-se diretamente com o fechamento das valvas atrioventriculares mitral e tricúspide, com o turbilhonamento do sangue dentro das câmaras ventriculares e pela contração dos ventrículos. Por sua vez, a segunda bulha origina-se do fechamento das valvas semilunares aórtica e pulmonar. Como uma regra prática para identificação das bulhas cardíacas, o clínico deverá auscultar detalhadamente os silêncios entre as duas bulhas, visto que, entre a S1 e a S2, o silêncio é pequeno, correspondendo à fase sistólica ventricular do batimento cardíaco, ao passo que, entre a S2 e a S1, o silêncio é maior, correspondendo à fase diastólica. Essa regra possibilita facilmente entender a relação do fechamento das valvas atrioventriculares com a S1 e o fechamento das semilunares com a S2, somente observando os espaços entre ambas.

Os ruídos ou as bulhas cardíacas auscultáveis são conhecidos como primeira e segunda bulhas, ou também abreviadamente como S1 e S2, respectivamente. No entanto, também existem ruídos de baixa frequência, que são a terceira bulha ou S3 (relacionada com a vibração do enchimento ventricular rápido) e a quarta bulha ou S4, relacionada com a vibração da sístole atrial em casos de elevada frequência cardíaca, como na fibrilação atrial. Essas bulhas são de difícil auscultação em pequenos animais; contudo, sua ocorrência indicará um preenchimento ventricular anormal, comum nos casos de cardiomiopatia dilatada congestiva idiopática. O som auscultado lembrará um ritmo de galope.

A determinação correta das bulhas cardíacas, como também das fases do ciclo cardíaco, possibilitará a especificação da ocorrência dos sopros cardíacos e a fase do ciclo cardíaco em que se localizam. O sopro cardíaco, por sua vez, é definido com um som causado por uma turbulência durante o ciclo cardíaco. Uma vez auscultado o sopro, deve-se determinar o foco valvar de origem, a fase do ciclo cardíaco que este ruído ocupa (Figura 7.56), sua configuração e sua intensidade. A intensidade do sopro é medida em uma escala de 1 a 6, sendo:

- *Grau 1*: sopro muito suave, detectado somente após um longo período de auscultação em um ambiente muito tranquilo
- *Grau 2*: sopro suave, auscultado imediatamente em um foco valvar
- *Grau 3*: sopro de intensidade leve a moderada
- *Grau 4*: sopro de intensidade moderada a grave, sem a ocorrência de frêmito (sensação tátil dada pelo sopro)
- *Grau 5*: sopro claro à auscultação, com um frêmito palpável e que não se detecta ao afastar o estetoscópio do tórax
- *Grau 6*: sopro grave, com frêmito detectável e auscultado mesmo quando o estetoscópio é afastado um pouco do tórax.

Com relação à fase do ciclo cardíaco que o sopro ocupa, é possível afirmar que o sopro pode ser sistólico (como nos casos da regurgitação mitral ou tricúspide – congênita ou adquirida –, estenoses das valvas pulmonar ou aórtica etc.), diastólico (regurgitação das valvas aórtica ou pulmonar), ou ocupará o período da sístole e da diástole, como no caso da persistência do ducto arterioso. O mesmo acontece em relação ao foco de origem de onde o sopro se irradia, ou seja, seu ponto de máxima intensidade. Assim, o foco será aórtico, pulmonar, mitral ou tricúspide, estando relacionado com a cardiopatia de base.

A configuração do sopro varia em relação à cardiopatia, tendo como exemplo um sopro holossistólico, no caso da degeneração valvar mixomatosa; um sopro em diamante (crescente-decrescente), nos casos de estenoses valvares (aórtica ou pulmonar); ou um sopro contínuo ou em maquinaria, nos casos de persistência do ducto arterioso.

Um ponto a ser ressaltado, que muitas vezes leva à confusão do clínico menos experiente, é o dos chamados sopros inocentes, que não estão associados a qualquer cardiopatia, apresentando-se em cães sem cardiopatia e decorrentes de um aumento na força de ejeção ventricular. Em geral, são sopros sistólicos e de baixa intensidade, sendo mais bem auscultados no hemitórax esquerdo. Outro tipo de sopro também encontrado com facilidade é o fisiológico, presente em corações normais e decorrente de processos febris, anemia, nos casos de tônus adrenérgico aumentado, de bradicardia extrema etc. Apresentam características similares aos funcionais, porém com intensidade um pouco maior. Não obstante, o clínico deparar-se-a, eventualmente, com algumas cardiopatias sem a existência de algum tipo de sopro. Para tanto, deverá atentar-se durante a auscultação para outros tipos de sons, como arritmias, som de fricção e abafamento de bulhas. A ausência de sopros acontecerá em condições como cardiomiopatia dilatada congestiva, dirofilariose, efusão pericárdica, hipertensão arterial e tetralogia de Fallot com hipoplasia da artéria pulmonar e policitemia.

É de suma importância realizar, sempre que possível, simultaneamente, a auscultação cardíaca e a determinação do pulso femoral (artéria femoral). Normalmente, cada batimento cardíaco auscultado deve ser acompanhado de um pulso palpável. Um déficit de pulso indicará arritmia cardíaca e um pulso de amplitude irregular muitas vezes também está associado às arritmias (Figura 7.57). Em geral, o pulso aumenta rapidamente e diminui gradualmente. Pulsos mais proeminentes são

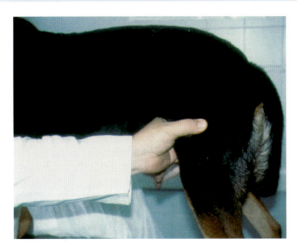

Figura 7.57 Determinação do pulso femoral com o cão em posição quadrupedal.

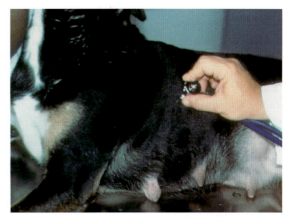

Figura 7.58 Auscultação torácica, objetivando avaliar os ruídos respiratórios.

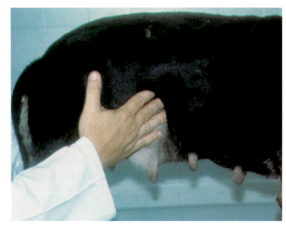

Figura 7.59 Palpação abdominal com o cão em posição quadrupedal, objetivando avaliar os órgãos cavitários e a ocorrência de efusão abdominal.

denominados hipercinéticos (p. ex., aumento do volume ventricular esquerdo ejetado, como no caso da persistência do ducto arterioso); por outro lado, os pulsos fracos são denominados hipocinéticos (associados a uma redução do débito cardíaco, como nos casos de insuficiência cardíaca congestiva, hipovolemia, arritmias etc.).

Como já comentado, cada batimento produzirá um pulso palpável, devendo ser normalmente na relação de 1:1, de maneira que a determinação da frequência cardíaca em cães apresentará valores entre 60 e 180 bpm (de acordo com raça, idade, conformação física e estado geral do paciente) e em felinos entre 140 e 240 bpm, lembrando sempre que, nessa espécie, muitas vezes serão encontrados valores elevados devido ao estresse que esses animais costumam apresentar.

Durante o procedimento de auscultação, o clínico optará por auscultar primeiramente o coração e depois os pulmões ou vice-versa, a fim de avaliar detalhadamente os sons respiratórios (Figura 7.58). Outro procedimento ou passo importante a ser seguido após a auscultação torácica é a palpação abdominal (Figura 7.59), que objetiva avaliar a ocorrência de efusão ou alterações dos órgãos abdominais, como no caso de hepatoesplenomegalia decorrente de insuficiência cardíaca congestiva direita.

Você sabia?

- As rações têm grandes quantidades de proteína animal saudável para o coração, por ser este órgão um músculo composto de proteínas. A taurina, um aminoácido que os cães produzem (mas não os gatos), auxilia sobremaneira no bombeamento cardíaco.

Considerações gerais

Em síntese, ressalta-se a importância do exame físico e do aprendizado para a detecção do que o paciente expressa por meio das alterações fisiológicas e dos sinais clínicos. O clínico deve ter o tempo necessário para avaliar completa e detalhadamente o paciente, com dedicação, paciência, em um ambiente tranquilo e, a partir dos achados do exame físico, confirmar o diagnóstico com o exame complementar adequado, sempre que possível.

Provavelmente, como acontece na medicina humana, a supervalorização dos exames complementares serve de exemplo para a medicina veterinária, em que cerca de 40 a 50% dos exames subsidiários pedidos resultam em achados normais, indicando, muitas vezes, um erro clínico. Em um futuro não muito distante, esse fato também acontecerá na medicina veterinária, principalmente se for deixada de lado a ferramenta mais útil e econômica de que o clínico dispõe: o exame físico.

Você sabia?

- Por terem o coração com estrutura similar à dos humanos, os pets estão vulneráveis às mesmas doenças, sendo a cardiomiopatia dilatada e a doença valvular crônica as mais comuns. Cães são mais propensos a desenvolvê-las do que gatos. De fato, cães e pessoas compartilham mais de 400 doenças e enfermidades diversas.
- Os cães têm uma proporção maior do coração em relação à massa corporal comparativamente a todos os outros mamíferos.

EXAMES COMPLEMENTARES

Determinação da pressão arterial

É possível definir a pressão arterial (PA), do ponto de vista físico, como a pressão exercida pelo sangue sobre a superfície interna de um vaso arterial. No entanto, quanto ao aspecto hemodinâmico, a PA é estabelecida como o produto do volume sanguíneo pela resistência vascular periférica:

PA = volume sanguíneo × resistência vascular periférica

Assim como o volume sanguíneo pode ser considerado débito cardíaco, representado pela fórmula geral:

Débito cardíaco = volume sistólico × frequência cardíaca

A função fundamental do sistema circulatório como bomba propulsora de sangue é manter a PA dentro de certos limites. Por sua vez, a adequada PA acarretará a correta perfusão sanguínea de todo o organismo.

Existem muitos mecanismos que trabalham para a manutenção da pressão dentro dos valores normais e todos atuam ou sobre o volume sanguíneo ou sobre a resistência vascular periférica. Dentre os mecanismos reguladores da PA, há os mecanismos de regulação rápida:

- *Barorreceptores*: localizam-se no arco aórtico e na carótida, captando as mudanças de pressão, e atuam por via reflexa simpática (aumentando o inotropismo, a frequência cardíaca e a resistência periférica)
- *Quimiorreceptores*: captam variações nas concentrações de oxigênio, dióxido de carbono e hidrogênio, atuando de modo similar aos barorreceptores
- *Hormônio antidiurético (vasopressina)*: atua aumentando a volemia, pela retenção de sódio e água
- *Catecolaminas*: atuam por meio da estimulação simpática
- *Fator natriurético atrial*: favorece a eliminação de sódio e, consequentemente, de água
- *Endotélio vascular*: participa na regulação, a partir da formação de substâncias vasoativas, podendo ser vasodilatadoras (óxido nítrico, fator hiperpolarizante derivado do endotélio) ou vasoconstritoras (endotelina ET-1)
- *Angiotensina II*: formada pelo sistema renina-angiotensina, é um potente vasoconstritor e estimula a liberação de aldosterona.

Na regulação da PA ao longo do tempo, outros mecanismos também participam, como:

- *Aldosterona*: substância liberada pela estimulação da angiotensina II, que atua aumentando a volemia por meio da retenção de sódio e água
- *Sistema renal e de líquidos corporais*: nos casos de diminuição da PA, retém sódio e água; ao passo que, nos casos de aumento da PA, favorece a natriurese.

Todos esses mecanismos que, continuamente e durante a vida normal dos animais, atuam regulando a PA, são os mesmos que se ativam durante a insuficiência cardíaca congestiva, com a finalidade de manter a PA dentro dos valores da normalidade e que, no início das cardiopatias, compensam o organismo. Contudo, são os mesmos que irão descompensar o paciente, em função de sua ativação prolongada.

Métodos de determinação da pressão arterial

Em animais, diferentemente do que ocorre na medicina, a definição da PA não constitui uma prática de uso rotineiro, devido, principalmente, ao método usado em seres humanos, ou seja, o método auscultatório que, em pequenos animais, não é tão sensível e prático de ser realizado, sobretudo pela conformação anatômica dos membros dos animais. Esse é o motivo pelo qual são necessários métodos mais sofisticados para realizar a determinação da PA em pequenos animais.

A especificação da PA é obtida pelos seguintes métodos: (1) invasivo; e (2) não invasivos (Doppler, oscilométrico, fotopletismografia).

O método invasivo consiste na introdução de um cateter heparinizado em uma artéria periférica (sublingual, metacárpica, metatársica etc.) com conexão a um aparelho de determinação de PA e um monitor em que o registro é efetuado. Trata-se de método cruento, utilizado em procedimentos cirúrgicos ou em experimentação, que não apresenta utilidade clínica diária; contudo, é o mais preciso de todos e referencial para valores de normalidade.

Os métodos não invasivos apresentam uma grande vantagem por serem menos cruentos, utilizados tanto na cirurgia como na clínica diária e têm uma correlação muito próxima com o método invasivo.

Método Doppler

O princípio físico é semelhante ao da ecografia. Trata-se de um pequeno transdutor que emite um sinal de ultrassom, o qual atravessa os tecidos, captando a passagem do sangue pelo vaso sanguíneo e, ao mesmo tempo, obtém o sinal de retorno, sendo transformado em um sinal audível (Figura 7.60).

A técnica consiste em depilar a área sobre uma artéria periférica, colocando o transdutor com gel e fixando com uma braçadeira. Acima do transdutor e conectado a um manômetro aneroide, coloca-se o manguito, que é insuflado com uma pressão suprassistêmica (o som desaparece) e, quando desinsuflado, o som volta a surgir. O aparecimento de um som indica pressão sistólica, ao passo que a determinação da pressão diastólica está relacionada com a mudança de som que, muitas vezes, é de difícil observação.

Método oscilométrico

Os aparelhos oscilométricos de mensuração da pressão arterial podem ser automáticos, quando todo o processo é realizado sem a interferência do avaliador, ou semiautomáticos, quando a insuflação do manguito é realizada pelo avaliador e o restante do processo é automático (Figura 7.61). Quando o manguito é insuflado a uma pressão superior à sistólica, o fluxo pela artéria cessa. No momento da desinsuflação, quando a pressão do manguito se reduz, o fluxo é restabelecido e gera uma vibração detectável na parede da artéria. Essa vibração ocorre sempre que a pressão do manguito é suficientemente alta a ponto de o sangue precisar forçar a abertura da artéria para fluir. Quando a pressão do manguito fica abaixo da pressão diastólica, o sangue flui de maneira usualmente suave, sem gerar vibração da

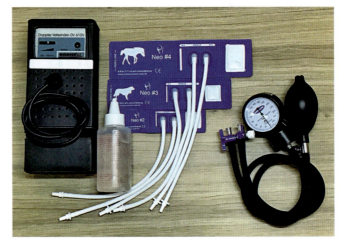

Figura 7.60 Aparelho Doppler para aferição de pressão arterial não invasiva.

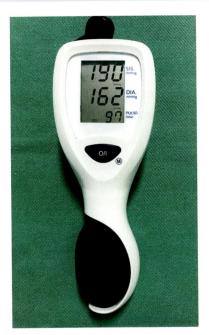

Figura 7.61 Aparelho oscilométrico para aferição de pressão arterial não invasiva.

parede da artéria. As vibrações são transferidas da parede da artéria para o ar dentro do manguito e, então, para o transdutor dentro do aparelho, que converte as mensurações em sinais elétricos. O processador no aparelho calcula, então, as pressões sistólica, diastólica e média, com base nas alterações de pressão do oscilograma (gráfico das ondas de oscilação). O valor obtido é confiável, porém este aparelho apresenta certas dificuldades em cães muito pequenos, filhotes de gatos e animais com intensa hipotensão.

Método fotopletismográfico

É um aparelho que tem sido usado na medicina veterinária e atua de maneira semelhante aos oxímetros. Trata-se da emissão de raios infravermelhos para determinação da PA. É um equipamento caro e serve principalmente em animais de pequeno porte com menos de 10 kg.

Independentemente do método utilizado, é conveniente relembrar que se necessita de pelo menos 5 a 7 determinações da PA, eliminando os valores exagerados e discrepantes, para mais e para menos, sendo a PA resultante da média dos demais. Outro ponto importante é ressaltar que os manguitos utilizados em pequenos animais são utilizados em neonatologia ou pediatria de seres humanos, visto que o tamanho do manguito deve ser de 40% do diâmetro do local a ser colocado no cão e 30% no gato. Os locais mais frequentemente utilizados para a determinação da PA são a artéria metatársica, a metacárpica e a coccígea.

Em 2018, o American College of Veterinary Internal Medicine (ACVIM) publicou um consenso sobre identificação, avaliação e manejo da hipertensão sistêmica em cães e gatos e estabeleceu que os animais com pressão arterial < 140 mmHg (sistólica) são aqueles que apresentam mínimo risco para disfunção orgânica em decorrência da pressão arterial, e esses valores foram, então, sugeridos como ponto de corte para o diagnóstico de hipertensão no cão e no gato e também como meta de tratamento para os pacientes em uso de terapia anti-hipertensiva. Os pacientes com pressão arterial entre 140 e 159 mmHg são aqueles classificados como pré-hipertensos, com risco baixo de lesão orgânica. Já os pacientes com pressão arterial entre 160 e 179 mmHg são hipertensos com risco moderado de lesão em órgãos-alvo. A classificação de hipertensão grave (portanto, com alto risco de lesão orgânica) se dá com pressão arterial > 180 mmHg.

 Você sabia?

- Ao contrário das pessoas, cães e gatos raramente têm ataques cardíacos por artérias entupidas, já que ambas as espécies animais são muito eficientes na digestão de gorduras. Eles carregam mais colesterol em HDL vs. LDL; portanto, gorduras saturadas não são um problema, mas uma excelente fonte de energia.

Eletrocardiografia

Anatomofisiologia

O coração é um órgão muscular oco, cuja principal função é o bombeamento do sangue para todo o organismo e, assim, cobrir a demanda de oxigênio e nutrientes nos tecidos, removendo os catabólitos produzidos.

O bombeamento do sangue acontece por meio de uma ação mecânica com enchimento das câmaras cardíacas durante a diástole e a expulsão do sangue durante a sístole.

No entanto, para cumprir adequadamente essa ação mecânica, necessita-se de uma atividade elétrica específica, que possibilita cumprir as distintas fases do ciclo cardíaco.

O adequado funcionamento do coração relaciona-se com a formação dos impulsos (no caso da excitação cardíaca) e na condução dos mesmos.

A excitação e a condução dos impulsos elétricos devem seguir um sincronismo ou uma sequência normal de eventos. O marca-passo do coração é denominado nó sinusal (NSA), que se encontra imbricado no átrio direito, próximo à entrada da cava superior. O impulso elétrico cardíaco origina-se no NSA, despolarizando primeiro o átrio direito e passando em seguida para o átrio esquerdo. Na junção entre átrios e ventrículos, a excitação do nó atrioventricular (NAV) sofre um processo de retardo, que possibilita a despolarização atrial e depois a ventricular. Nos ventrículos, o impulso chega ao fascículo atrioventricular (feixe de His) e progride até os ramos direito e esquerdo, chegando finalmente aos ramos subendocárdicos (fibras de Purkinje) para que, assim, possa despolarizar a massa ventricular (Quadro 7.12).

Durante a sequência normal no ECG, observa-se inicialmente uma onda P, que indica a despolarização dos átrios, um intervalo PR que indica o tempo utilizado pelo impulso elétrico desde o NSA até chegar ao NAV e, posteriormente, o QRS, que representa a despolarização ventricular (Figuras 7.62 e 7.63).

No complexo QRS, a onda Q indica a despolarização do septo interventricular, enquanto a onda R é a primeira deflexão positiva e indica principalmente a despolarização do miocárdio, do endocárdio ao epicárdio. Por sua vez, a onda S expressa a despolarização das porções basais dos ventrículos.

O segmento ST se mede do fim da onda S até o começo da onda T, e serve para avaliar o infra ou supradesnível do segmento.

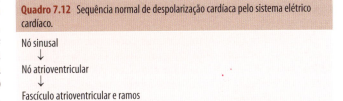

Quadro 7.12 Sequência normal de despolarização cardíaca pelo sistema elétrico cardíaco.

Nó sinusal
↓
Nó atrioventricular
↓
Fascículo atrioventricular e ramos
↓
Ramos subendocárdicos

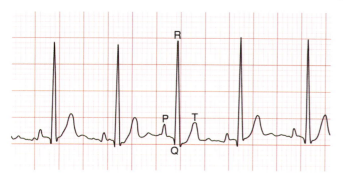

Figura 7.62 Registro eletrocardiográfico computadorizado da derivação II, obtido a partir de um cão normal (50 mm/s, 1 mV = 1 cm).

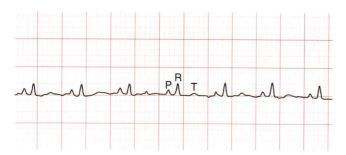

Figura 7.63 Registro eletrocardiográfico computadorizado da derivação II, obtido a partir de um gato normal (50 mm/s, 1 mV = 1 cm).

A onda T indica a repolarização ventricular, ao passo que o intervalo QT, que vai do começo da onda Q até o fim da onda T, indica todo tempo utilizado pelo impulso elétrico na despolarização e na repolarização ventricular.

Desse modo, como observa-se no ECG, há o registro de ondas no tempo e amplitude. De acordo com o quadro de valores normais, é possível saber se os valores obtidos dos pacientes estão dentro dos parâmetros normais para espécie (Quadros 7.13 e 7.14).

Conceito

A eletrocardiografia é o estudo da atividade elétrica cardíaca, registrado em papel milimetrado ou em osciloscópio, sendo um registro gráfico que leva em consideração o tempo e a amplitude.

É um método de exame complementar de fácil obtenção e que apresenta várias indicações, dentre elas:

- Detecção de arritmias
- Alterações anatômicas das câmaras
- Resposta à medicação antiarrítmica
- Monitoramento pré e transcirúrgico
- Elaboração de prognóstico.

Posicionamento do paciente

A indicação do posicionamento do paciente para o registro eletrocardiográfico é o decúbito lateral direito e todos os valores normais são padronizados para essa posição durante a derivação II (DII) (Figura 7.64).

Os eletrodos apresentam distintas cores, que indicam em que membro será colocado cada um deles. Uma vez posicionados, a pele é umidificada com álcool ou gel de ultrassom, para se obter melhor contato entre a pele e o eletrodo e, dessa maneira, melhor registro.

Sempre antes de começar a registrar as derivações, calibrar o eletrocardiógrafo, no qual 1 milivolt deve corresponder a 1 cm. Contudo, em alguns casos, ajustar a amplitude para mais ou para menos, quando as características físicas do animal interferem no registro.

Nos registros eletrocardiográficos realizados em aparelho monocanal, no qual se obtém um registro de cada derivação por vez, é interessante que o clínico consiga registrar, pelo menos, quatro ou cinco complexos centrados no papel em cada derivação para, em seguida, passar para outra derivação até o fim do registro, no qual será feito um registro mais prolongado da DII, a fim de se observar melhor o ritmo cardíaco.

Quadro 7.13 Parâmetros eletrocardiográficos normais em cães (DII).

Frequência cardíaca	Cães: 70 a 220 bpm
	Raças *toy*: 70 a 180 bpm
	Raças *standard*: 70 a 160 bpm
	Raças grandes: 60 a 140 bpm
Ritmo	Sinusal/arritmia sinusal/marca-passo migratório
Onda P	Altura máxima: 0,4 mV
	Largura máxima: 0,04 s (raças grandes: 0,05 s)
Intervalo PR	0,06 a 0,13 s
QRS	Altura — Raças grandes: máximo 3 mV
	Raças pequenas: máximo 2,5 mV
	Largura — Raças grandes: máximo 0,06 s
	Raças pequenas: máximo 0,05 s
Segmento ST	Infradesnível inferior a 0,2 mV
	Supradesnível inferior a 0,15 mV
Intervalo QT	0,15 a 0,25 s com frequência cardíaca normal
Onda T	Positiva, negativa ou bifásica
Eixo elétrico médio no plano frontal: +40 a +100°	

DII = derivação II.

Quadro 7.14 Parâmetros eletrocardiográficos normais em gatos (DII).

Frequência cardíaca	Gatos: 120 a 240 bpm
Ritmo	Sinusal/taquicardia sinusal
Onda P	Altura máxima: 0,2 mV
	Largura máxima: 0,04 s
Intervalo PR	0,05 a 0,9 s
QRS	Altura máxima: 0,9 mV
	Largura máxima: 0,04 s
Segmento ST	Isoelétrico
Intervalo QT	0,15 a 0,25 s com frequência cardíaca normal
Onda T	Positiva, negativa ou bifásica, até 0,3 mV
Eixo elétrico médio no plano frontal: 0° a +180°	

DII = derivação II.

Capítulo 7 ♦ Semiologia do Sistema Circulatório   267

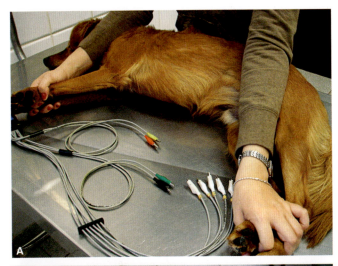

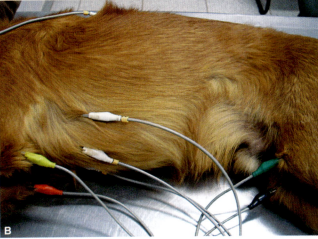

Figura 7.64 Posicionamento padrão em decúbito lateral direito (**A**) e pontos de colocação dos eletrodos para o registro eletrocardiográfico (**B**).

As derivações unipolares com voltagem aumentada (aVR, aVL e aVF) utilizam-se de três eletrodos e comparam o eletrodo positivo colocado em um dos membros em relação a outros dois membros com eletrodos negativos.

Existem também as chamadas derivações precordiais ou unipolares, como mostra o Quadro 7.15.

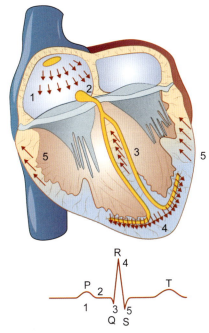

Figura 7.65 A sequência, a direção e o sentido da despolarização das células miocárdicas determinam, de acordo com os polos dos eletrodos, as características das deflexões eletrocardiográficas. *1* = despolarização atrial e geração da onda P; *2* = despolarização do nodo atrioventricular, gerando o intervalo PR; *3* = despolarização do septo interventricular e geração da onda Q; *4* = despolarização dos ventrículos e geração da onda R; *5* = despolarização da base dos ventrículos, gerando a onda S.

Atualmente, os registros eletrocardiográficos são realizados e analisados mediante aparelhagem acoplada a computadores, podendo o registro ser mantido em arquivos digitais.

Princípios da eletrocardiografia

A aparelhagem de eletrocardiografia é um voltímetro composto de eletrodos positivos e negativos, que são colocados no corpo do paciente e possibilitam avaliar a atividade elétrica cardíaca decorrente da despolarização e da repolarização do coração.

O traçado que se obtém durante o ECG é a somatória de todos os potenciais de ação produzidos pelas fibras cardíacas, e as características das deflexões ou ondas eletrocardiográficas dependem da sequência, da direção e do sentido da despolarização e da repolarização das células miocárdicas (Figura 7.65).

Como citado anteriormente, os eletrodos são colocados em distintos pontos do corpo, para que se possa avaliar a atividade elétrica por diversos ângulos, possibilitando um diagnóstico mais preciso, maior compreensão das arritmias e melhor localização da lesão cardíaca. Por isso, têm-se basicamente dois tipos de derivações, ou seja, as bipolares e as unipolares com voltagem aumentada (Figura 7.66).

As derivações bipolares são denominadas DI, DII e DIII e avaliam a atividade elétrica entre dois membros. A derivação II (DII) é a que se utiliza para realizar medidas das ondas, intervalos e segmentos (PQRST).

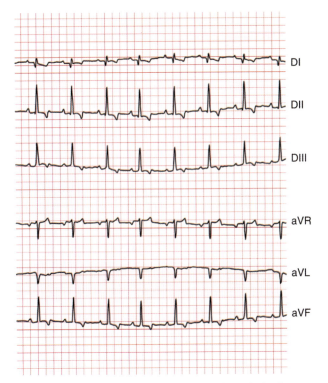

Figura 7.66 Registro eletrocardiográfico computadorizado das derivações bipolares e unipolares obtidas de um cão. D = derivação.

Quadro 7.15	Derivações precordiais ou unipolares.
Derivação	**Localização do eletrodo explorador**
CV5RL	Tórax direito, 5º EIC, próximo ao esterno, chamada RV2
CV6LL	Tórax esquerdo, 6º EIC, próximo ao esterno, chamada V2
CV6LU	Tórax esquerdo, 6º EIC, próximo à junção costocondral, denominada V4
CV10	Tórax dorsal sobre o processo espinhoso da 7ª vértebra torácica, denominada V10

Alguns itens devem ser observados durante avaliação de um ECG. São eles:

- Avaliar o registro da esquerda para a direita
- Identificar as ondas
- Calcular a frequência cardíaca (por meio de marcas no papel ou técnicas computadorizadas)
- Determinar o ritmo
- Medir altura e a amplitude das ondas e dos complexos
- Estabelecer o eixo elétrico no plano frontal
- Comparar a FC, o ritmo e o tamanho das ondas com relação a idade, raça e tamanho do paciente com os valores de normalidade tabulados.

Avaliação das ondas eletrocardiográficas

Onda P

- Aumento em tempo, maior que 0,04 s, denominada P mitral (na eletrocardiografia convencional)
- Aumento em amplitude, maior que 0,4 mV, denominada P pulmonar.

Intervalo PR

- Diminui quando há aumento de FC ou nos casos de vias acessórias
- Aumenta nos casos de bloqueio atrioventricular de primeiro grau.

QRS

- Aumento ventricular esquerdo
  - R maior que 2,5 mV em raças pequenas ou 3 mV em raças grandes, em DII ou aVF
  - R maior que 1,5 mV em DI. R de DI + aVF maior que 4 mV
  - QRS maior de 0,06 s em raças grandes ou 0,05 s em raças pequenas (na eletrocardiografia convencional)
  - Infradesnível do segmento ST em forma descendente ou inclinada
- Aumento ventricular direito
  - Ondas Q e S maiores que 0,5 mV em DI, DII, DIII e aVF
  - Onda T positiva em V10 (com exceção de cães Chihuahuas).

Segmento ST

- *Supradesnível*: hipoxia de miocárdio, efusão pericárdica, intoxicação por digitálicos
- *Infradesnível*: hipoxia de miocárdio, hipo ou hiperpotassemia, digitálicos.

Onda T

- Não deve ser maior que 25% da onda R, podendo ser positiva, negativa ou bifásica e sempre negativa em V10

- T altas podem acontecer nos casos de hipoxia
- T pontiagudas relacionam-se com casos de hiperpotassemia
- T pequenas e bifásicas, nos casos de hipopotassemia
- Mudanças não específicas, nos casos de hipoglicemia, anemia, febre, choque, intoxicação digitálica e enfermidades neurológicas.

Avaliação de arritmias cardíacas

São distúrbios na formação e/ou na condução dos impulsos elétricos cardíacos.

A avaliação da arritmia cardíaca inclui:

- Determinar se a onda P está presente
- Verificar se para cada onda P há um complexo QRS correspondente
- Verificar se a onda P existe sem QRS
- Avaliar se o intervalo PR é sempre constante
- Avaliar se a duração do intervalo PR está dentro da normalidade
- Analisar se a largura do complexo QRS está normal
- Analisar se todos os complexos QRS são iguais
- Verificar se os intervalos RR são iguais.

Ritmo sinusal normal

FC dentro dos parâmetros normais, ritmo cardíaco regular, variação do intervalo RR pode ser de até 10%, cada onda P tem um QRS correspondente (Figura 7.67).

Arritmia sinusal

Variação normal do ritmo cardíaco em cães, apresentando aumento da FC com a inspiração e diminuição durante a expiração. A variação do intervalo RR é superior a 10% e é decorrente da influência vagal, sendo mais exagerada em transtornos respiratórios e gastrointestinais (Figura 7.68).

Marca-passo migratório

O local de origem do impulso elétrico cardíaco encontra-se dentro do NSA, do tecido atrial ou do NAV. Essa variação de local de origem produz mudança na conformação das ondas P, sendo um achado normal em cães (Figura 7.69).

Bradicardia sinusal

Ritmo sinusal com uma FC abaixo dos parâmetros normais. As causas mais frequentes são:

- Aumento do tônus vagal
- Coração de atleta
- Terapia com digitálicos, betabloqueadores ou xilazina
- Hipotermia
- Hipotireoidismo (Figura 7.70).

Taquicardia sinusal

Ritmo sinusal com aumento da FC acima dos parâmetros normais. As causas mais frequentes são:

- Excitação
- Medo
- Estresse
- Exercício
- Terapia com atropina ou broncodilatadores
- Febre

- Anemia
- Hipertireoidismo
- ICC (Figura 7.71).

Complexos atriais prematuros

São complexos que se originam fora do NSA e interrompem o ritmo normal. São prematuros e sua configuração se assemelha à configuração normal. As causas mais frequentes são:

- Doença degenerativa valvar mixomatosa
- Cardiomiopatia dilatada
- Neoplasia atrial (Figura 7.72).

Taquicardia atrial

Trata-se de uma taquicardia paroxística que se caracteriza por apresentar ondas P diferentes da configuração normal sinusal. Geralmente, são complexos QRS paroxísticos com um tipo de configuração semelhante ao normal (Figura 7.73).

Fibrilação atrial

É uma das arritmias de maior ocorrência, em que numerosos focos ectópicos de origem atrial estimulam o NAV, produzindo, assim, uma FC ventricular aumentada, com intervalos RR irregulares. Não se observa a ocorrência de ondas P, apenas uma linha de base irregular denominada ondas f. As principais causas da fibrilação atrial são:

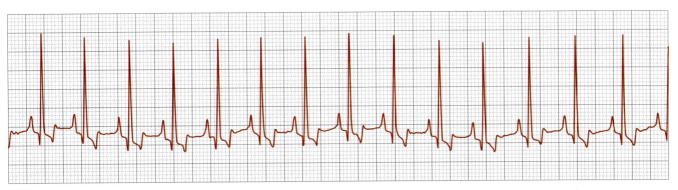

Figura 7.67 Registro eletrocardiográfico computadorizado de um cão apresentando ritmo sinusal normal (derivação DII, 25 mm/s, 1 mV = 1 cm).

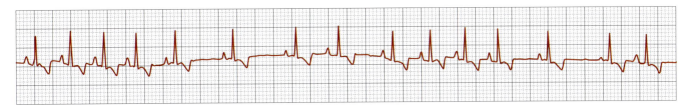

Figura 7.68 Registro eletrocardiográfico computadorizado de um cão apresentando arritmia sinusal respiratória (derivação DII, 25 mm/s, 1 mV = 1 cm).

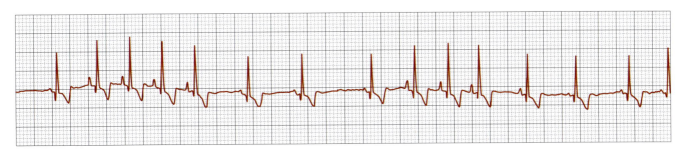

Figura 7.69 Registro eletrocardiográfico computadorizado de um cão apresentando arritmia sinusal respiratória associada a marca-passo migratório (derivação DII, 25 mm/s, 1 mV = 1 cm).

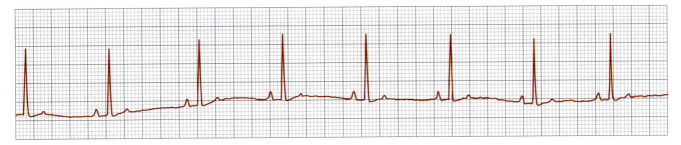

Figura 7.70 Registro eletrocardiográfico computadorizado de um cão apresentando bradicardia sinusal (derivação DII, 25 mm/s, 1 mV = 1 cm).

- Cardiomiopatia dilatada
- Doença degenerativa valvar mixomatosa
- Terapia medicamentosa
- Afecções da tireoide (Figura 7.74).

Complexos juncionais prematuros

A extrassístole origina-se no NAV ou próximo ao nó. A onda P é negativa e pode aparecer em frente ou posteriormente ao QRS. As principais causas são:

- Cardiomiopatia dilatada congestiva idiopática
- Intoxicação por digitálicos (Figura 7.75).

Complexos ventriculares prematuros

Trata-se de um batimento ectópico que se origina em um dos ventrículos e antecipa o tempo e, em geral, é seguido por uma pausa compensatória. Pode ser unifocal ou multifocal, conforme os locais de origem. Não apresentam onda P associada a um complexo QRS, que normalmente são largos e bizarros com alteração de onda T e segmento ST. As principais causas são:

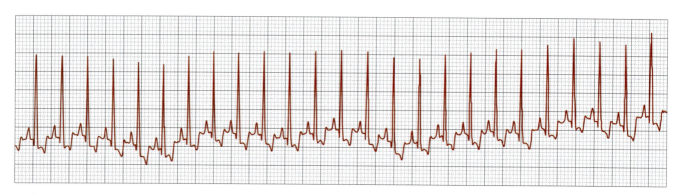

Figura 7.71 Registro eletrocardiográfico computadorizado de um cão apresentando taquicardia sinusal (derivação DII, 25 mm/s, 1 mV = 1 cm).

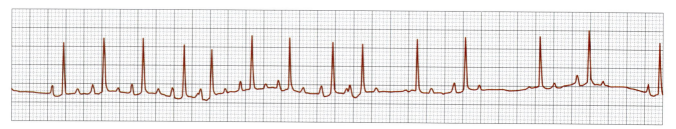

Figura 7.72 Registro eletrocardiográfico computadorizado de um cão apresentando complexos atriais prematuros, 5º e 9º complexos a partir da esquerda (derivação DII, 25 mm/s, 1 mV = 1 cm).

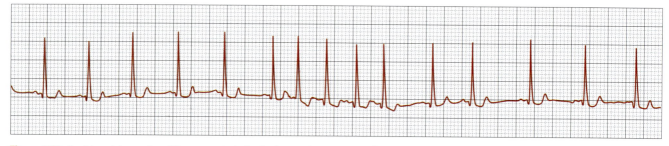

Figura 7.73 Registro eletrocardiográfico computadorizado de um cão apresentando taquicardia atrial paroxística, do 7º ao 10º complexo a partir da esquerda (derivação DII, 25 mm/s, 1 mV = 1 cm).

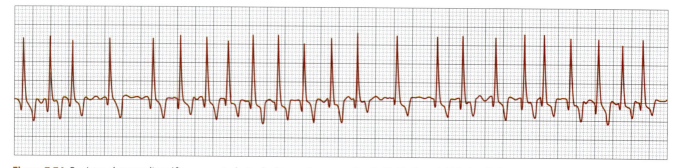

Figura 7.74 Registro eletrocardiográfico computadorizado de um cão apresentando fibrilação atrial (derivação DII, 25 mm/s, 1 mV = 1 cm).

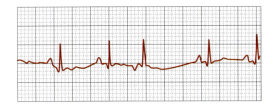

Figura 7.75 Registro eletrocardiográfico computadorizado de um cão apresentando complexos juncionais prematuros (derivação DII, 50 mm/s, 1 mV = 1 cm).

- Cardiomiopatia dilatada congestiva idiopática
- Neoplasias
- Traumatismos torácicos
- Miocardites
- Hipoxia
- Anemia
- Uremia
- Torção volvulogástrica
- Pancreatite
- Fármacos como atropina e digitálico.

Tipos de complexos prematuros ventriculares:

- Isolados
- Aos pares
- Triplos
- Bigeminismo
- R/T (Figura 7.76).

Taquicardia ventricular

É uma salva de complexos ventriculares em sucessão, com FC ventricular superior a 100 bpm, contínua ou paroxística. As principais causas são semelhantes ao item anterior, podendo ser consequência de insuficiência orgânica significativa, tendo que ser tratada como emergência cardíaca importante (Figura 7.77).

Bloqueio atrioventricular de primeiro grau

Trata-se de um atraso na condução do impulso elétrico cardíaco por meio do NAV, aumentando a duração do intervalo PR, superior a 0,13 s. As principais causas são terapia com fármacos, como digitálicos, enfermidade degenerativa do sistema de condução, estimulação vagal e distúrbio de eletrólitos (Figura 7.78).

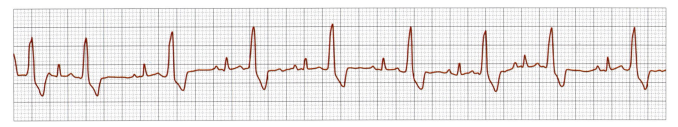

Figura 7.76 Registro eletrocardiográfico computadorizado de um cão apresentando complexos ventriculares prematuros em padrão bigeminado (derivação DII, 25 mm/s, 1 mV = 1 cm).

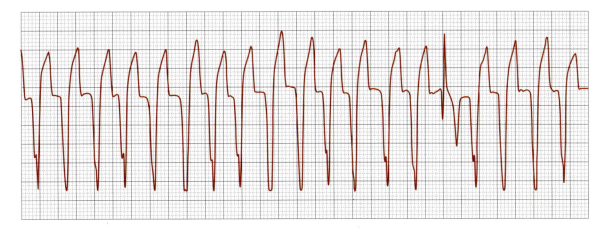

Figura 7.77 Registro eletrocardiográfico computadorizado de um cão apresentando taquicardia ventricular (derivação DII, 25 mm/s, 1 mV = 1 cm).

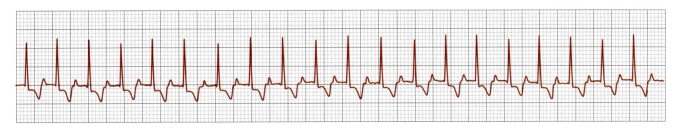

Figura 7.78 Registro eletrocardiográfico computadorizado de um cão apresentando bloqueio atrioventricular de primeiro grau (derivação DII, 25 mm/s, 1 mV = 1 cm).

Bloqueio atrioventricular de segundo grau

Trata-se de uma falha na condução por meio do NAV, resultando na ausência da ativação ventricular. Assim, uma ou mais ondas P não são seguidas pelo complexo QRS; no entanto, a última onda P de uma sequência deverá conduzir o aparecimento do complexo QRS. Existem dois tipos de bloqueio atrioventricular de segundo grau: (1) Mobitz I, em que o intervalo PR aumenta até ocorrer o bloqueio do impulso para o ventrículo; e (2) Mobitz II, em que o PR é constante e o bloqueio acontece espontaneamente. O tipo II está associado à enfermidade orgânica com risco de progredir para um bloqueio completo (Figura 7.79).

Bloqueio atrioventricular de terceiro grau

Todos os estímulos do NSA são bloqueados no nível do NAV, de modo que os átrios e os ventrículos atuem de maneira independente. Não há relação entre as ondas P e os complexos QRS, e estes últimos apresentam frequência e morfologia dependentes do local de origem do impulso elétrico. As principais causas são: intoxicação digitálica, fibrose do NAV, neoplasias e amiloidose (Figura 7.80).

Eletrocardiografia ambulatorial | Sistema Holter

A eletrocardiografia ambulatorial foi desenvolvida pelo investigador norte-americano Norman Holter, nos anos 1950. O objetivo era estudar as ondas eletroencefalográficas a distância; contudo, ao notar a regularidade e a uniformidade das ondas elétricas cardíacas, começou a estudar a eletrocardiografia a distância.

O sistema Holter de eletrocardiografia é um equipamento colocado no paciente, capaz de registrar a atividade elétrica cardíaca durante longos períodos, sendo os estudos normalmente realizados por 24 a 48 h.

O aparato para o monitoramento Holter consiste em monitor Holter, bateria, cabos de derivações, eletrodos adesivos e material para proteção e acomodação dos equipamentos. Embora os dispositivos de monitoramento Holter utilizassem inicialmente técnicas de registro em fitas magnéticas, atualmente os registros são feitos em cartões de memória instantânea, os chamados *flash cards*, o que possibilita melhor qualidade de registro, gravações de maior duração, edição e armazenamento em computador, além de envio de dados pela internet (Figura 7.81).

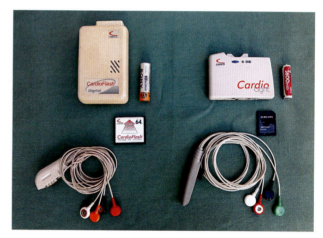

Figura 7.81 Monitores Holter, cabos de derivações, cartões de memória (*flash cards*) e baterias, parte do aparato para monitoramento eletrocardiográfico contínuo.

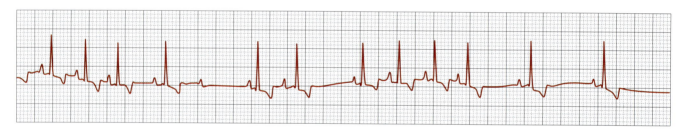

Figura 7.79 Registro eletrocardiográfico computadorizado de um cão apresentando bloqueio atrioventricular de segundo grau (derivação DII, 25 mm/s, 1 mV = 1 cm).

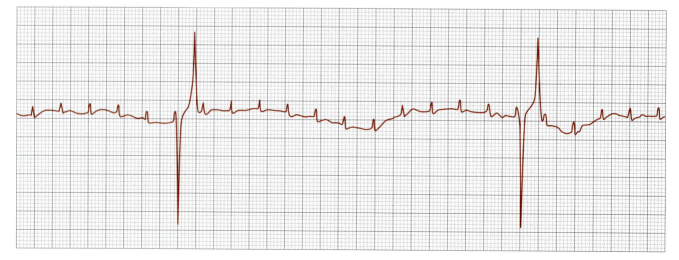

Figura 7.80 Registro eletrocardiográfico computadorizado de um cão apresentando bloqueio atrioventricular de terceiro grau (derivação DII, 25 mm/s, 1 mV = 1 cm).

Dentre as indicações clínicas para solicitar um registro de ECG Holter, têm-se os casos de:

- Síncopes
- Avaliação das cardiomiopatias assintomáticas (nas raças Boxer e Dobermann Pinscher)
- Intolerância ao exercício
- Correlação entre sinais clínicos e arritmias
- Arritmias esporádicas
- Determinação da necessidade de terapia antiarrítmica
- Avaliação da terapia antiarrítmica.

O monitoramento Holter é geralmente bem tolerado pelos cães, porém é possível causar algum desconforto nos felinos devido à colocação da bandagem de proteção; por esse motivo, eles podem apresentar relutância à movimentação durante o período de registro. Atualmente, os dispositivos de registro não apresentam problema para acomodação na maioria dos pacientes, mesmo naqueles de pequeno porte, devido a seus reduzidos tamanho e peso.

Mais comumente, os cabos de derivação são de 4, 5 ou 7 vias; por esse motivo, existem diferentes padrões de colocação dos eletrodos. De maneira geral, é recomendada a técnica que melhor se adapte ao aparato disponível e que forneça registro de boa qualidade. Instruções específicas são geralmente fornecidas pelas empresas desenvolvedoras dos aparelhos.

Para colocação dos eletrodos, o pelo é raspado de acordo com o padrão determinado, o que garante melhor contato com a pele e também facilita a retirada. Após a raspagem, a pele é limpa com o objetivo de remover debris, oleosidade e sujidades. Isso pode ser feito esfregando gentilmente na pele uma gaze embebida em álcool ou éter. É importante permitir completa secagem antes da colocação dos adesivos. Os botões dos cabos de derivação são acoplados nos eletrodos adesivos antes de estes serem colocados na pele. Após esse procedimento, é fundamental proteger os eletrodos com bandagem. O uso de um colete feito de material leve que permita mobilidade e seja confortável para o paciente é indicado para fornecer proteção adicional aos cabos, adesivos e bandagem e também acomodar de maneira segura o aparelho de registro Holter (Figura 7.82).

Após o período de registro, os dados são, então, transferidos para o computador onde, com *software* específico, podem ser diretamente interpretados ou enviados via internet para interpretação terceirizada. Em regra, os *softwares* de leitura realizam interpretação automática inicial na qual são observadas regularidade de ritmo, prematuridades, pausas, nivelamento do segmento ST e classificação morfológica dos complexos QRS, de acordo com algoritmos previamente estabelecidos (Figura 7.83). Subsequentemente, o registro deve ser submetido a nova avaliação, agora por profissional especializado que conheça as particularidades eletrocardiográficas da espécie em questão, a fim de corrigir eventuais

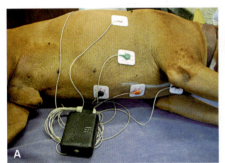
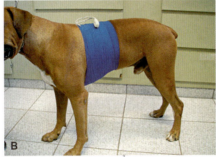
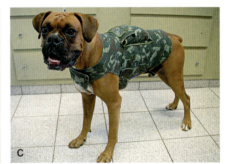

Figura 7.82 Posicionamento dos eletrodos (**A**), bandagem de proteção (**B**) e colete para acomodação do dispositivo de registro Holter (**C**) em um cão.

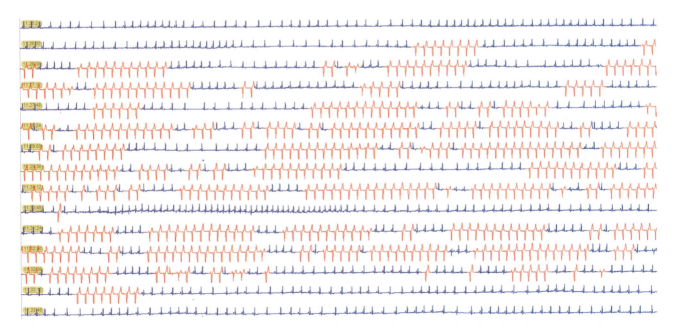

Figura 7.83 Eletrocardiograma comprimido de um trecho do registro Holter de 24 h de paciente canino. Complexos QRS normais estão coloridos em azul, e complexos ventriculares estão coloridos em vermelho.

falhas de interpretação da análise automática. Número maior de erros de interpretação é esperado quando a análise é feita por técnicos sem conhecimento sobre eletrocardiografia veterinária. Ao fim da análise, o *software* disponibiliza duração do registro, quantidade de artefatos, gráficos de frequência cardíaca, total de tempo que o paciente permaneceu em bradicardia e taquicardia, distribuição das arritmias e também exemplos de morfologias de QRS e trechos de ritmo selecionados pelo avaliador (Figura 7.84).

Adicionalmente, alguns *softwares* permitem avaliar a variabilidade da frequência cardíaca (VFC), que se refere às oscilações dos intervalos entre batimentos cardíacos consecutivos, chamados intervalos R-R, que ocorrem devido a influências do sistema nervoso autônomo sobre o nó sinusal. Dessa maneira, a VFC é uma ferramenta não invasiva que pode ser utilizada para avaliação do tônus autonômico em diversas condições fisiológicas e patológicas (Figura 7.85).

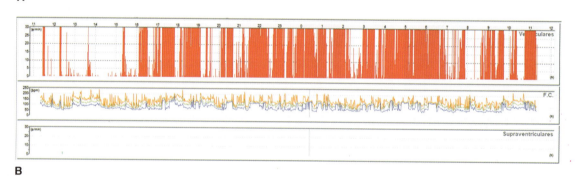

Figura 7.84 Apresentação dos resultados do registro Holter em tabela e gráficos. **A.** Tabela apresentando frequências cardíacas mínima, média e máxima; quantidade e padrão de apresentação das arritmias ventriculares e supraventriculares; e número de pausas. **B.** Gráficos apresentando distribuição das arritmias ventriculares ao longo do período de registro (*gráfico superior*); linhas de frequências cardíacas mínima, média e máxima (*gráfico do meio*); e distribuição das arritmias supraventriculares (*gráfico inferior*).

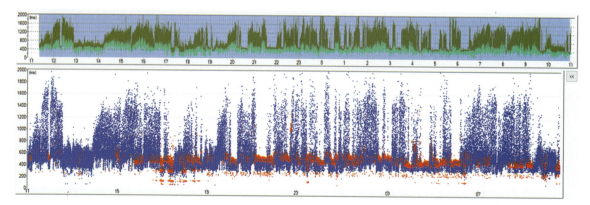

Figura 7.85 Representação da variabilidade da frequência cardíaca (VFC) pelo tacograma (*gráfico inferior*). Cada ponto se refere ao intervalo RR de batimentos sucessivos ao longo do período de registro, mantendo estes as cores dos complexos QRS analisados.

Radiologia torácica

Apesar de a ecocardiografia ser considerada a modalidade de diagnóstico por imagem mais importante para as doenças cardíacas, o exame radiográfico do tórax permanece como uma ferramenta complementar de suma relevância na avaliação de cães e gatos com suspeita de cardiopatias. Além de fornecer informações acerca do tamanho e da forma do coração, a radiografia torácica é a melhor ferramenta de primeira escolha para avaliar os vasos pulmonares, examinar os pulmões em busca de evidências de edema ou outras anormalidades e também acessar espaço pleural, mediastino e diafragma (Figura 7.86). Além disso, a radiografia torácica auxilia na identificação de doenças respiratórias que apresentam manifestações clínicas semelhantes àquelas apresentadas pelas doenças cardíacas.

É importante lembrar que, radiograficamente, o coração aparece como uma estrutura única de opacidade tecido/fluido em que valvas, miocárdio e sangue não são discerníveis, da mesma forma que efusão pericárdica e cardiomegalia não são diferenciadas.

Projeções radiográficas

Ao menos duas projeções são avaliadas: laterolateral (LL) e dorsoventral (DV) ou ventrodorsal (VD). Pequenas variações ocorrem na aparência do coração nas diferentes projeções. A projeção LL direita geralmente é preferível para a avaliação cardíaca em cães e gatos. A projeção DV fornece melhor definição da área hilar e dos vasos pulmonares caudais, além de ser mais bem tolerada pelos pacientes com dificuldade respiratória. O coração tende a parecer mais alongado na projeção VD em comparação com a DV, mas a VD é geralmente melhor para identificação de doenças pulmonares e detecção de pequenas quantidades de efusão pleural.

O posicionamento adequado dos pacientes é fundamental para uma acurada interpretação do tamanho e da forma do coração, assim como do parênquima pulmonar. As recomendações básicas são descritas a seguir.

Incidência laterolateral
- Inspiração máxima
- Membros anteriores estirados cranialmente
- Corpo em hiperextensão
- Perfeito posicionamento do tórax (as costelas de um lado devem coincidir com as do outro lado do tórax).

Incidência dorsoventral
- Inspiração máxima
- Membros anteriores estendidos
- Perfeito alinhamento entre as vértebras torácicas e o esterno.

Parâmetros cardíacos na projeção lateral

Mesmo sabendo que a projeção radiográfica lateral define os aspectos craniocaudal e dorsoventral do tórax, a forma com que o coração do cão e do gato se apresenta anatomicamente permite que os aspectos direito e esquerdo sejam detalhados nessa projeção, visto que o coração dessas espécies é ligeiramente rotacionado em seu eixo ápico-basilar de modo que as câmaras cardíacas direitas se posicionem cranialmente e as câmaras esquerdas se posicionem mais caudalmente.

A silhueta cardíaca do cão e do gato é ovoide, tendo o ápice uma conformação mais pontuda que a base. Essa diferença de conformação entre a base e o ápice é mais acentuada nos felinos. Cães de raça que apresentam tórax raso e em forma de barril como, por exemplo, Lhasa Apso e Buldogue tendem a ter o coração naturalmente mais globoso, com aumento do contato entre a borda cranial cardíaca e o esterno. As câmaras cardíacas podem ser definidas de maneira aproximada traçando uma linha imaginária entre o ápice do coração e a bifurcação da traqueia e uma segunda linha, perpendicular a essa, posicionada ao nível do aspecto ventral da veia cava caudal (Figura 7.87).

Assim, as margens cardíacas dorsais incluem os dois átrios, artérias e veias pulmonares, a veia cava cranial e caudal e o arco aórtico. A borda cranial é formada por apêndice atrial direito e ventrículo direito. Já a borda caudal é formada por átrio e ventrículo esquerdos.

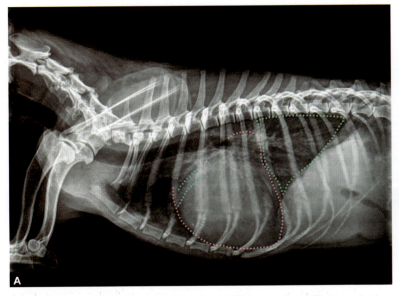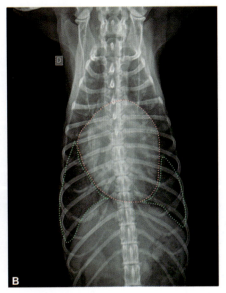

Figura 7.86 Imagens radiográficas em projeções lateral (**A**) e ventrodorsal (**B**) de um cão da raça Poodle de 14 anos evidenciando dilatação da veia lobar cranial direita (*pontilhado azul*), cardiomegalia (*pontilhado rosa*) e aumento da opacidade dos campos pulmonares caudais (*pontilhado verde*), sugerindo edema pulmonar cardiogênico.

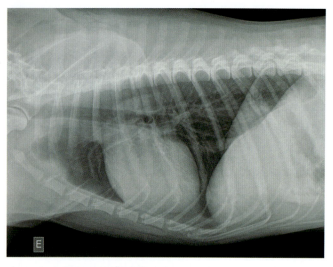

Figura 7.87 Imagem radiográfica em projeção lateral de um cão da raça Golden Retriever evidenciando estruturas torácicas normais.

Escore cardíaco vertebral ou VHS

Existe uma boa relação entre o comprimento do corpo e o tamanho do coração, independentemente da conformação torácica. Com base nessa relação, o VHS (do inglês, *vertebral heart score*) pode ser usado para quantificar a presença e o grau da cardiomegalia no cão e no gato. Para tanto, deve-se medir com uma régua por meio de uma linha imaginária entre a bifurcação da traqueia até o ápice cardíaco, anotando em centímetros quanto foi obtido dessa aferição. A segunda aferição é obtida por uma linha perpendicular à primeira, tomada da borda ventral da veia cava caudal, dividindo o coração em átrios e ventrículos (Figura 7.88). A partir dos resultados obtidos em centímetros nas duas posições estudadas, o clínico deverá aferir quantos corpos vertebrais estão contidos dentro de cada uma das medidas, a partir do início da quarta vértebra torácica. Uma vez obtidos os valores para cada uma das medidas, eles precisam ser somados e não devem ultrapassar o valor de 10,5 corpos vertebrais, o que representa o valor máximo, ou seja, sem aumento de área cardíaca para o cão. Para os gatos, os valores normais são de 6,7 a 8,1.

Silhueta cardíaca em dorsoventral

Na posição DV, para determinar as estruturas de um modo prático, compara-se o coração com um relógio analógico, e assim avaliar as estruturas, conforme demonstrado no Quadro 7.16.

Dessa maneira tão simples, é possível identificar as estruturas cardíacas, verificar a relação do tamanho da câmara e determinar o aumento de alguma câmara específica (Figura 7.89).

Ecocardiografia

A ecocardiografia é um método de diagnóstico não invasivo, que possibilita avaliar a anatomia e a funcionalidade do coração. É possível afirmar que a ecocardiografia revolucionou a cardiologia em seres humanos e animais, pelo fato de se observar em tempo real a atividade mecânica cardíaca, quantificar o tamanho cardíaco e determinar cardiopatias que, muitas vezes, antes do surgimento da ecocardiografia, somente eram diagnosticadas durante a necropsia.

Os estudos ecocardiográficos em medicina veterinária remontam aos últimos 20 anos, e seu uso ajudou a descartar técnicas invasivas, complexas e perigosas, como a cateterização e a angiografia.

A ecocardiografia é definida como o estudo ecográfico ou ultrassonográfico do coração, no qual um transdutor emite ondas de som de alta frequência (em uma variação entre 2 e 10 MHz) e, uma vez que atravessa o tecido cardíaco, retorna ao transdutor, que a transforma em uma imagem visível em uma tela.

A ecocardiografia é um método não invasivo, seguro (não emite radiação) e de ampla utilização na clínica diária.

Basicamente, dispõe-se de três modalidades ecocardiográficas (modo M, modo B e Doppler), utilizadas para diagnóstico das distintas cardiopatias e avaliação da resposta a um tratamento empregado. No entanto, de modo semelhante ao que se passa em outros exames complementares, deve-se sempre relembrar que a realização de boa anamnese, exame físico e de outros exames complementares (ECG, raios X, exames laboratoriais) também é importante para determinar o diagnóstico.

Para um diagnóstico ecocardiográfico perfeito, é necessário um adequado conhecimento da anatomia cardíaca, das principais afecções circulatórias que afetam os cães e os gatos e suas consequências fisiopatológicas, como também certo grau de experiência em cardiologia geral.

Modo B

Também conhecido como bidimensional, é um método de ecocardiografia em tempo real, que viabiliza a obtenção de uma imagem plana do coração. Trata-se da modalidade mais conhecida e torna possível determinar as estruturas anatômicas cardíacas e suas relações, possibilitando a identificação de massas,

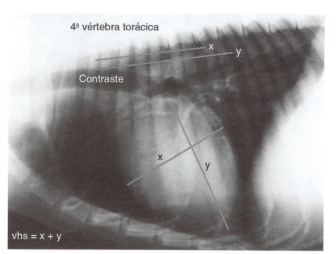

Figura 7.88 Imagem radiográfica de tórax de um cão normal na projeção laterolateral com desenho esquemático para verificação do tamanho da área cardíaca.

Quadro 7.16 Analogia entre a projeção das estruturas cardíacas posicionadas dorsoventralmente e os ponteiros de um relógio.

Horas	Estrutura cardíaca
12 h	Arco aórtico
1 a 2 h	Artéria pulmonar
2 a 3 h	Átrio esquerdo
3 a 6 h	Ventrículo esquerdo
6 a 9 h	Ventrículo direito
9 a 12 h	Átrio direito

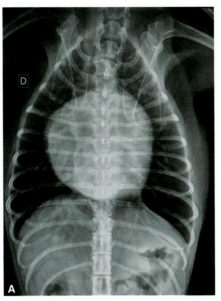
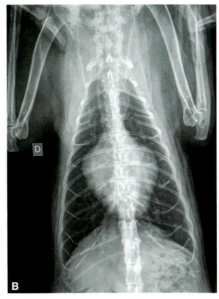

Figura 7.89 Imagens radiográficas em projeção ventrodorsal. **A.** Canino de 11 anos da raça Pinscher apresentando aumento global da silhueta cardíaca. **B.** Felino de 14 anos da raça Persa apresentando aumento da silhueta cardíaca entre 9 h e 3 h, indicando aumento das câmaras atriais, sugerindo doenças como cardiomiopatia hipertrófica ou cardiomiopatia restritiva.

grandes vasos, efusões e também melhor avaliação do lado direito cardíaco (em relação ao modo M) (Figura 7.90). O modo B facilita também a colocação do cursor para realização do modo M.

Modo M

O modo M utiliza somente uma onda de ultrassom, que enfoca uma porção muito pequena do coração e se caracteriza por representar a imagem dos ecos como um movimento de barras. Essa técnica possibilita a correta aferição das dimensões das câmaras cardíacas, das espessuras das paredes e os movimentos valvares. Além disso, esse modo torna possível determinar as medidas da câmara ventricular direita, do septo interventricular, da câmara ventricular esquerda e da parede livre do ventrículo esquerdo, tanto em sístole como em diástole. Índices de capacidade de rendimento cardíaco, como a fração de encurtamento e de ejeção, são determinados nesse modo. Esses índices relacionam os diâmetros internos do ventrículo esquerdo em sístole e diástole e dá uma ideia da capacidade contrátil cardíaca (Figura 7.91).

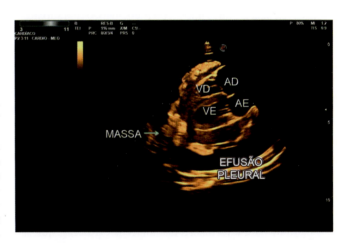

Figura 7.90 Imagem ecocardiográfica em modo bidimensional permitindo a observação de câmaras cardíacas, efusão pleural e massa adjacente ao coração. AE = átrio esquerdo; VE = ventrículo esquerdo; AD = átrio direito; VD = ventrículo direito.

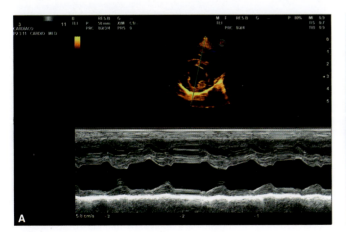
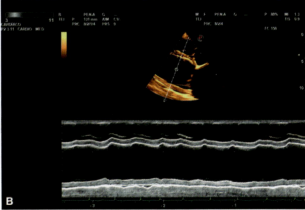

Figura 7.91 Imagem ecocardiográfica em modo M de um cão com mobilidade adequada das paredes ventriculares indicando função sistólica normal (**A**) e um cão com hipocinesia ventricular indicando disfunção sistólica (**B**).

Principais alterações determinadas pela ecocardiografia

Ventrículo esquerdo
- Dilatação, como nos casos de cardiomiopatia dilatada canina, insuficiências valvares, persistência do ducto arterioso etc.
- Hipertrofia, como nos casos de estenose subaórtica, hipertensão arterial sistêmica, cardiomiopatia hipertrófica, hipertireoidismo, enfermidade miocárdica infiltrativa etc.

Ventrículo direito
- Dilatação, como na insuficiência da valva tricúspide congênita ou adquirida, defeitos de septo atrial ou ventricular, cardiomiopatia dilatada etc.
- Hipertrofia, como na estenose pulmonar, tetralogia de Fallot, hipertensão pulmonar, *cor pulmonale*, cardiomiopatia hipertrófica e restritiva felina etc.

Septo interventricular
- Hipertrofia, cardiomiopatia hipertrófica, estenose pulmonar ou aórtica, hipertensão arterial etc.
- Adelgaçamento, cardiomiopatia congestiva dilatada idiopática, infartos etc.
- Anormalidades do movimento hipercinético (como na insuficiência da valva mitral) ou hipocinético (paradóxico), como nos casos de sobrecargas do ventrículo direito.

Átrios
Em geral, são avaliados o tamanho, a existência de massas intracavitárias ou de defeitos de septo. O átrio esquerdo tem risco de aumentar em consequência de insuficiência crônica da valva mitral, cardiomiopatia dilatada, persistência do ducto arterioso etc. O átrio direito pode aumentar como consequência de insuficiência da valva tricúspide, cardiomiopatia dilatada congestiva idiopática, dirofilariose etc.

Imagens ecocardiográficas

A realização do exame ecocardiográfico conta com obstáculos naturais para a formação das imagens cardíacas, que são as costelas e o pulmão. Portanto, para esse exame devem ser identificados pontos que ofereçam pouca obstrução à propagação das ondas de ultrassom e podem ser utilizados como rotas para a formação de imagem e identificação do coração e suas estruturas. Esses pontos são chamados de janelas acústicas ou, no jargão ecocardiográfico, simplesmente janelas, e são localizados em ambos os lados da parede torácica.

Janela paraesternal direita
Localiza-se entre o terceiro e o sexto espaço intercostal, entre o esterno e a junção costocondral.

Possibilita uma imagem longitudinal em quatro câmaras, no qual se observam os dois átrios, os dois ventrículos e as valvas atrioventriculares. Com um leve movimento do transdutor, torna possível a visão da via de saída do ventrículo esquerdo e a raiz da aorta (Figura 7.92).

Rotacionando o transdutor no sentido anti-horário nessa janela, são obtidos os eixos curtos cardíacos (perpendiculares ao eixo longo), que possibilitam visualizar o ápice cardíaco; os músculos papilares; as cordas tendíneas; a valva mitral; o átrio esquerdo e o tronco da aorta; a via de saída do ventrículo direito; e o tronco da artéria pulmonar (Figura 7.93).

Janela paraesternal esquerda cranial
Localiza-se entre o terceiro e o quinto espaço intercostal, entre o esterno e a junção costocondral. Possibilita, de maneira similar à janela à direita, uma projeção longitudinal (eixo longo) do trato de saída do ventrículo esquerdo. Com a adequada inclinação do transdutor, é possível observar a via de saída do ventrículo direito, a valva semilunar pulmonar e a artéria pulmonar, assim como o átrio direito, a valva tricúspide e o ventrículo direito.

Janela paraesternal esquerda caudal
Localiza-se entre o quinto e o sétimo espaço intercostal, o mais próximo possível ao esterno. Possibilita uma projeção longitudinal das quatro câmaras cardíacas. Girando levemente o transdutor, tem-se um corte em cinco câmaras (as quatro câmaras mais a aorta) (Figura 7.94). Essa imagem torna possível a colocação do sensor para o método Doppler. Essa janela também possibilita a realização de uma imagem oblíqua do lado esquerdo (átrio e ventrículo) do coração.

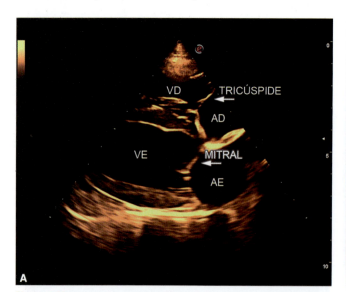
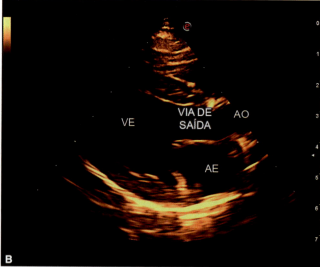

Figura 7.92 Imagens ecocardiográficas obtidas a partir da janela paraesternal direita. **A.** Imagem longitudinal 4 câmaras permitindo a observação das câmaras cardíacas e valvas atrioventriculares. **B.** Imagem longitudinal da via de saída do ventrículo esquerdo. AE = átrio esquerdo; VE = ventrículo esquerdo; AD = átrio direito; VD = ventrículo direito; AO = aorta.

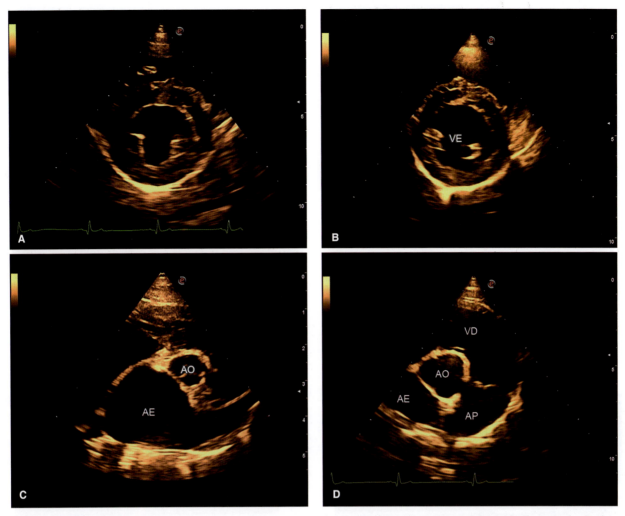

Figura 7.93 Imagens ecocardiográficas transversais ou em eixo curto obtidas a partir da janela paraesternal direita. **A.** Plano papilar. **B.** Plano cordal. **C.** Átrio esquerdo-aorta. **D.** Via de saída do ventrículo direito. VE = ventrículo esquerdo; VD = ventrículo direito; AE = átrio esquerdo; AO = aorta; AP = artéria pulmonar.

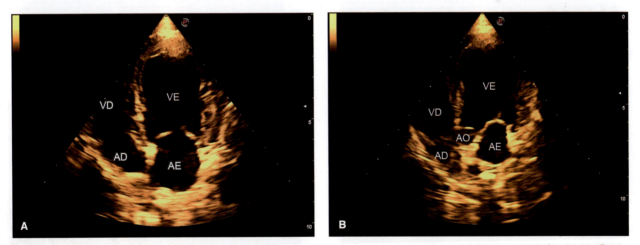

Figura 7.94 Imagens ecocardiográficas em eixo longo obtidas a partir da janela paraesternal esquerda caudal. **A.** Imagem apical 4 câmaras. **B.** Imagem apical 5 câmaras. AE = átrio esquerdo; VE = ventrículo esquerdo; AD = átrio direito; VD = ventrículo direito; AO = aorta.

Doppler

O Doppler aumentou significativamente a capacidade diagnóstica da ecocardiografia, permitindo detecção e análise da movimentação do sangue e do miocárdio. Mediante a interrogação com o Doppler, é possível determinar a direção, a velocidade, a característica e o tempo do fluxo sanguíneo e da movimentação do músculo cardíaco. Atualmente, todos os aparelhos modernos oferecem essa modalidade diagnóstica.

O princípio do efeito Doppler estabelece que a frequência de uma onda sonora é alterada quando a fonte emissora (ou refletora) se move em relação ao observador (ou dispositivo receptor). Em um exemplo aplicado, imaginando que o transdutor emita um feixe de ultrassom em uma frequência X, quando esse ultrassom é refletido por hemácias paradas, a frequência de retorno do som é a mesma da emissão. Quando o reflexo se dá em hemácias se movendo em direção ao transdutor, a frequência de retorno é maior que a frequência de emissão, portanto, > X. Já quando o reflexo se dá em hemácias se afastando do transdutor, a frequência de retorno é menor que a de emissão, ou seja, < X. Essa alteração de frequência é chamada de desvio Doppler.

O primeiro formato de Doppler clinicamente utilizado foi a exibição espectral dos desvios Doppler, que utiliza uma linha zero ou linha de base para gerar um gráfico de velocidade em função do tempo que possibilita determinar a direção dos fluxos (Figura 7.95). A aquisição de imagens espectrais com Doppler pode ser feita utilizando o método de onda contínua ou pulsada, cada um com aplicações diagnósticas e limitações distintas.

Outro formato com enorme utilidade clínica é o Doppler com fluxo colorido. A aquisição de imagens com fluxo colorido é feita por meio da avaliação simultânea de múltiplas regiões de interrogação com Doppler dentro de uma área de interesse. Porém, em vez de exibir os desvios Doppler no formato espectral, as mudanças de frequência são transformadas em cores. Mais tradicionalmente, os aparelhos traduzem o desvio Doppler negativo (que indica o fluxo se afastando do transdutor) em tonalidades de azul e o desvio Doppler positivo (que indica o fluxo se aproximando do transdutor) em várias tonalidades de vermelho. Fluxos turbulentos que apresentam variação de velocidade e direção são traduzidos em padrão de mosaico de cores (Figura 7.96).

Também é possível estudar os aspectos da movimentação do músculo cardíaco com as mesmas características da avaliação de fluxo, ou seja, direção, velocidade e tempo mediante a utilização do Doppler tecidual ou tissular. Essa técnica utiliza os mesmos princípios da análise com Doppler de fluxo, porém emprega filtros ajustados para detectar a movimentação do tecido e não das hemácias (Figura 7.97).

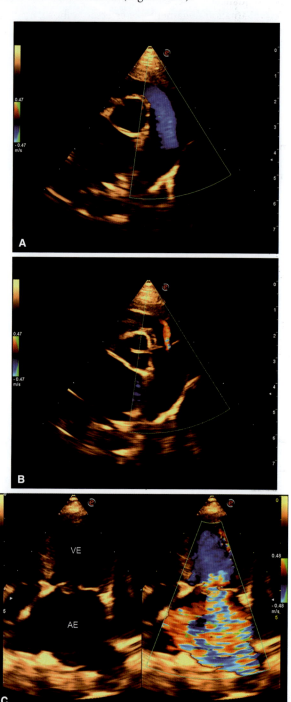

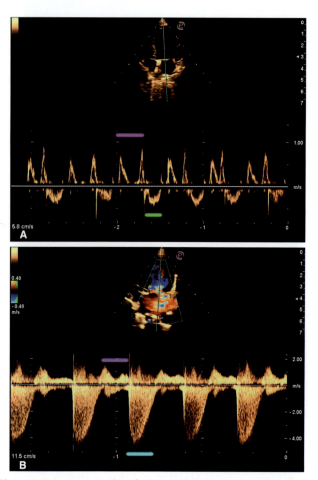

Figura 7.95 Imagens com Doppler espectral. **A.** Doppler de ondas pulsadas caracterizando, simultaneamente, os fluxos de enchimento ventricular, representados pelas ondas positivas, isto é, acima da linha de base (*linha lilás*) e o fluxo de ejeção ventricular, representado pela onda negativa (*linha verde*). **B.** Doppler de ondas contínuas representando, simultaneamente, os fluxos de enchimento ventricular (*linha lilás*) e o fluxo de regurgitação mitral de alta velocidade (*linha azul*).

Figura 7.96 Imagens com Doppler colorido traduzindo o fluxo de ejeção do ventrículo direito, com desvio Doppler negativo, em tons de azul (**A**), a regurgitação valvar pulmonar, com desvio Doppler positivo, em tons de vermelho (**B**), e o fluxo turbulento e de alta velocidade da regurgitação valvar mitral em padrão de mosaico de cores (**C**).

Rastreamento de pontos (speckle tracking)

A técnica de rastreamento de pontos ou *speckle tracking* foi recentemente desenvolvida para caracterizar e quantificar a deformação miocárdica. Essa técnica mensura movimentos miocárdicos regionais e permite o cálculo da porcentagem de deformação do segmento miocárdico, chamado *strain*, e também a velocidade com que essa deformação ocorre, chamada *strain rate*. A técnica se baseia na criação de marcadores acústicos (*speckles*) pelo aparelho de ultrassom que podem ser marcados e seguidos quadro a quadro ao longo do ciclo cardíaco. Mediante a formação de imagens bidimensionais em diferentes planos, é determinada a deformação miocárdica nos eixos radial, longitudinal e circunferencial, fornecendo informações que não estão disponíveis em nenhum parâmetro ecocardiográfico rotineiramente utilizado (Figuras 7.98 e 7.99).

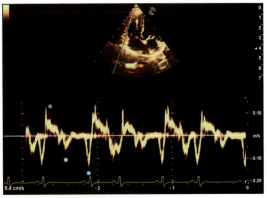

Figura 7.97 Imagem com Doppler tecidual em formato espectral avaliando ponto de interesse na parede do ventrículo direito em região do ânulo da valva tricúspide. Movimentação sistólica indicada pelo *ponto lilás* e movimentações diastólicas indicadas pelos *pontos azuis*.

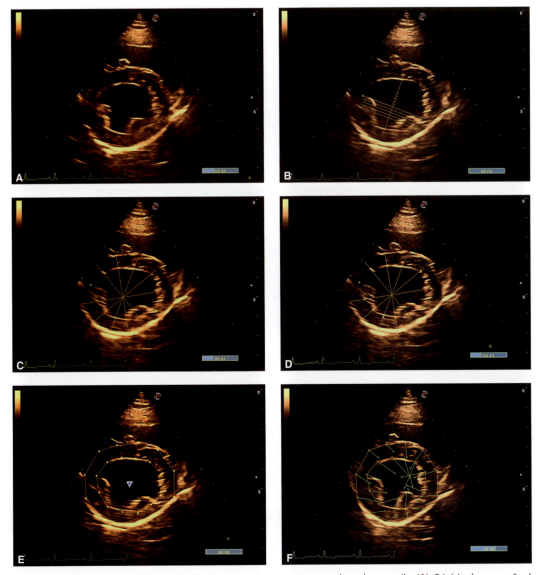

Figura 7.98 Sequência de marcação para rastreamento de pontos em imagem transversal no plano papilar (**A**). O início da marcação dos pontos se dá manualmente pela colocação de duas referências em plano médio, imediatamente acima dos papilares (**B**). Após essa etapa, o *software* fornece um guia de marcação penta-axial para a marcação de 10 segmentos, totalizando, assim, 12 pontos de marcação (**C** e **D**). Depois da seleção de todos os pontos, o *software* divide automaticamente o miocárdio em segmentos e, então, traça automaticamente a borda epicárdica, possibilitando ajuste manual, caso necessário (**E**). Vetores de velocidade são, então, exibidos e auxiliam na observação da qualidade da perseguição dos pontos (**F**). A direção e o comprimento das flechas indicam, respectivamente, a direção e a velocidade da movimentação.

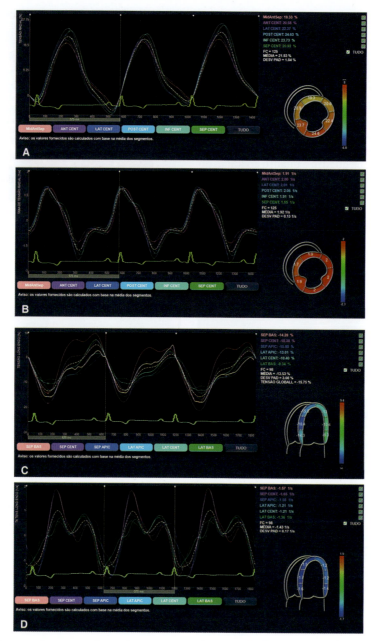

Figura 7.99 Exemplos dos gráficos gerados com o *software* de rastreamento de pontos. **A** e **B.** *Strain* e *strain rate* radial. **C** e **D.** *Strain* e *strain rate* longitudinal endocárdico.

BIBLIOGRAFIA

Seção A: Ruminantes e Equídeos

ALBERNAZ, R. M. *et al.* Respostas eletrocardiográficas de equinos ao treinamento com base na curva velocidade-lactato determinada em esteira rolante. Brazilian Animal Science, v. 12, n. 1, 2011.

AYALA, I. *et al.* Aportaciones al estudio electrocardiográfico del caballo. AN. VET, Murcia, n. 9-10, p. 25-35, 1994.

AYALA, I. *et al.* Morphology and amplitude values of the electrocardiogram of Spanish-bred horses of different ages in the Dubois leads system. Veterinary Research, v. 31, n. 3, p. 347-54, may-jun, 2000.

BELLO, A. A. O. *et al.* Avaliação eletrocardiográfica de equinos após exercício de polo (baixo handicap). Pesquisa Veterinária Brasileira, v. 21, n. 1, p. 47-52, 2012.

BODEN, E. Equine Practice. London: Baillière Tindall, 1991.

BODEN, E. Equine Practice 2. London: Baillière Tindall, 1993.

BOON, J. A. Veterinary Echocardiography. 2. ed. Oxford: Wiley-Blackwell, 2011.

BRAZ, M. B. Semiologia Médica Animal. 2. ed. 2 v. Lisboa: Fundação Calouste Gulberikian, 1981.

COSTA, C. F. Aquisição eletrocardiográfica em equinos: definindo uma nova e mais adequada metodologia para a espécie. Tese (Doutorado em Cardiologia) – Faculdade de Medicina, Universidade de São Paulo, São Paulo, 2017.

DARKE, P.; BONAGURA, J. D.; KELLY, D. F. Atlas Ilustrado de Cardiologia Veterinária. Barueri: Manole, 2000.

DINIZ, M. P.; MICHIMA, L. E. S.; FERNANDES, W. R. Perfil eletrocardiográfico de equinos de salto sadios. Pesquisa Veterinária Brasileira, v. 31, n. 4, abr. 2011.

KELLY, W. R. Veterinary Clinical Diagnosis. 3. ed. London: Baillière Tindall, 1984.

PASTORE, C. A. *et al.* III Diretrizes da Sociedade Brasileira de Cardiologia sobre Análise e Emissão de Laudos Eletrocardiográficos. Arquivos Brasileiros de Cardiologia, v. 106, n. 4 supp 1, 2016.

PIÑEROS, L. A. C. G.; AGUDELO, J. M. P. La lidocaína en terapéutica veterinaria: posibles nuevos usos desde la perspectiva farmacocinética y farmacodinâmica. Universidad de Caldas. Veterinaria Y Zootecnia, v.12, n.2, p. 82-90, 2018.

RADOSTITS, O. M.; MAYHEW, I. G. J.; HOUSTON, D. M. Exame clínico e diagnóstico em veterinária. Rio de Janeiro: Guanabara Koogan, 2002.

ROSENBERGER, G. *et al.* Exame Clínico dos Bovinos. 3. ed. Rio de Janeiro: Guanabara Koogan, 1993.

SCARPA, R. G. Descargas atmosféricas em meio rural e suas implicações nos seres vivos. 64 p. Trabalho de Conclusão de Curso (Graduação em Engenharia Elétrica) – Universidade de Brasília, Distrito Federal, 2017.

SPEIRS, Victor C.; BARROS, Cláudio S. L. de. Exame clínico de equinos. Porto Alegre: Artmed, 1999. 366 p. ISBN 8573075430.

VERHEYEN, T. *et al.* Electrocardiography in horses - part 1: how to make a good recording. Vlaams Diergeneeskundig Tijdschrift, Merelbeke, v. 79, n. 5, p. 331-6, 2010.

VIANNA, E. S.; FERREIRA NETO, J. M.; MAGALHÃES, L. M. Semiologia. 1. ed. Belo Horizonte: Universidade Federal de Minas Gerais, 1974.

BIBLIOGRAFIA

Seção B: Cães e Gatos

BALFOUR, G. W. On the evolution of cardiac diagnosis from Harvey's days till now. Edinburgh Medicine Journal, v. 32, p. 1065-81, 1997.

BEDFORD, D. E. Auenbrugger's contribution to cardiology: History of percussion of the heart. British Heart Journal, v. 33, p. 817-21, 1971.

BEDFORD, D. E. Cardiology in the days of Laennec. British Heart Journal, v. 34, p. 1193-98, 1972.

BODEY, A.; MICHELL, A. Epidemiological study of blood pressure in domestic dogs. Journal of Small Animal Practice, v. 37, p. 116-25, 1996.

BROWN, S.; HENIK, R. Diagnostic and treatment of systemic hypertension. Veterinary Clinics of North America, v. 28, n. 6, p. 1481-94, 1998.

CONSEJO ARGENTINO DE LA HIPERTENSIÓN ARTERIAL "EDUARDO BRAUN MENENDEZ". Criterios de Clasificación, Diagnostico y Tratamiento de la Hipertensión Arterial. Buenos Aires, 1987.

DARKE, P. G. G. Historia y examen fisico. *In:* FUENTES, V. L., SWIFT, S. T. Manual de Medicina y Cirurgia Cardiorespiratoria. Harcout, 2000. p. 39-46.

GOMPF, R. E. The clinical approach to heart disease: history and physical examination. *In:* FOX, P. R. Canine and Feline Cardiology. Churchill Livingstone, 1998. p. 29-42.

HAMLIN, R. L. Physical Diagnosis of the Cardiovascular System. *In:* The 18th Annual Waltham/OSU Symposium for the Treatment of Small Animal Diseases, p. 7-9, 1994.

JONES, R. M. American doctors and the Parisian medical world, 1830-1840. Bulletin of the History of Medicine, v. 47, p. 40-65, 177-204, 1973.

KALLET, A. J.; COWGILL, L. D.; KASS, P. H. Comparison of blood pressure measurements obtained in dogs by use of indirect oscilometry in a veterinary clinic versus at home. Journal of the American Veterinary Medical Association, v. 210, n. 5, p. 651-4, 1997.

KAPLAN, N. M. Clinical Hypertension. 6. ed. Williams & Wilkins, 1994.

KITTLESON, M. D. Signalment, history and physical examination. *In:* KITTLESON, K. Small Animal Cardiovascular Disease. St. Louis: Mosby, 1998. p. 36-46.

KITTLESON, M.; KIENLE, R. Pulmonary arterial and systemic hypertension in Small Animal Cardiovascular Medicine. St. Louis: Mosby, 1998. p. 433-48.

LEATHAN, A. Auscultation of the Heart and Phonocardiography. J & A. Churchill, 1970.

LITTMAN, M. Spontaneous systemic hypertension in 24 cats. Journal of Veterinary Internal Medicine, v. 8, n. 2, p. 79-86, 1994.

LITTMAN, M.; FOX, P. Systemic hypertension: recognition and treatment. *In:* FOX, SISSON, MOISE. Texbook of Canine and Feline Cardiology. 2. ed. W. B. Saunders, 1999. p. 795-817.

LUDMERER, K. M. Learning to heal: the development of American medical education. New York: Basic Books, 1985.

MOHRAN, D. E.; HELLER, L. J. Cardiovascular Physiology. 4. ed. Mc Graw-Hill, 1997.

OHARA, V.Y. Aproximación al paciente cardiopata. *In:* BELERENIAN, G.; MUCHA, C.J.; CAMACHO, A.A. Afecciones Cardiovasculares en Pequeños Animales. Intermedica, p. 19-25, 2001.

REISER, S. J. The medical influence of the stethoscope. Scientific American, v. 240, n. 2, p. 148-50,153-56, 1979.

Semiologia do Sistema Respiratório

*O pessimista se queixa do vento;
o otimista espera que o vento mude;
o realista ajusta as velas.*

William George Ward

PALAVRAS-CHAVE

- Corrimento nasal
- Delimitação pulmonar
- Dispneias inspiratória, expiratória, mista
- Oxigenação sanguínea
- Ruídos normais e adventícios
- Tipo respiratório
- Toracocentese
- Tosse

Seção A
Ruminantes e Equídeos

Francisco Leydson F. Feitosa e Roberto Calderon Gonçalves

INTRODUÇÃO

O conjunto de atividades físicas por meio do qual o ar é levado aos pulmões, e daí expelido, denomina-se "respiração". O sistema respiratório é capaz de desenvolver várias funções no organismo animal. A mais importante delas está relacionada com as trocas gasosas, por meio das quais são realizadas a oxigenação sanguínea e a liberação de gás carbônico nos alvéolos pulmonares. A troca gasosa é chamada "hematose", e, para que ocorra, é necessária a aproximação do ar inalado com o sangue na barreira alveolocapilar. Outras funções do sistema respiratório são: (1) manutenção do equilíbrio ácido-básico; (2) atuação como um dos reservatórios sanguíneos do organismo; (3) filtração e, provavelmente, destruição de êmbolos sanguíneos; (4) metabolização de substâncias como serotonina, prostaglandina, corticosteroides e leucotrienos; e (5) ativação de outras substâncias, como a angiotensina. Atua ainda como um dos órgãos importantes para as funções de termorregulação dos animais e na fonação.

As funções básicas do sistema respiratório são:

- Oxigenação sanguínea
- Eliminação de CO_2
- Equilíbrio ácido-básico
- Termorregulação.

O sistema respiratório constitui-se, anatomicamente, de: (1) narinas; (2) cóanas; (3) seios paranasais; (4) laringe; (5) traqueia; (6) brônquios principais; (7) brônquios segmentares; (8) bronquíolos; e (9) alvéolos.

As passagens de condução do ar para as unidades fisiológicas de trocas gasosas são chamadas "vias respiratórias". Dividem-se arbitrariamente na altura da borda caudal da cartilagem cricoide em vias respiratórias anteriores e posteriores. O ar inalado entra pelas duas narinas, é aquecido e umidificado nas cóanas e nos seios paranasais, vai à laringe e, daí, à traqueia. Essas estruturas situam-se fora do tórax. A porção final da traqueia, já no tórax, divide-se em dois brônquios principais, que dão origem aos brônquios lobares ou principais, os quais, por sua vez, originam várias gerações de brônquios segmentares. Esses brônquios, próximo ao hilo pulmonar, são chamados "grandes brônquios", pois são visíveis em qualquer corte transversal do pulmão e têm cartilagem espessa em suas paredes. Os brônquios dividem-se continuamente em vários segmentos, cada vez mais finos, até os pequenos brônquios, que apresentam diâmetro de 1 a 2 mm. Sua cartilagem é tão esparsa que eles podem ser confundidos em um corte transversal do pulmão. Desses brônquios saem os bronquíolos (que não apresentam cartilagem nas paredes), finalizando em bronquíolos terminais, que são as menores vias respiratórias condutoras de ar.

Os bronquíolos respiratórios são as últimas divisões bronquiolares e são assim denominados porque alvéolos emergem de suas paredes. Dessa maneira, eles apresentam funções tanto respiratórias como condutoras de ar. A unidade funcional respiratória pulmonar, chamada "ácino", é suprida por um bronquíolo terminal, sendo constituída de bronquíolos respiratórios, ductos alveolares e alvéolos.

Os pulmões são divididos anatomicamente em lobos, segmentos, lóbulos e ácinos, em ordem decrescente de magnitude.

As divisões da artéria e das veias pulmonares e da artéria brônquica e dos linfáticos em geral acompanham o mesmo sistema de ramificação das vias respiratórias intrapulmonares. Os ramos de artéria e veia pulmonares e da artéria brônquica acompanham a árvore brônquica até os bronquíolos terminais. A artéria brônquica supre os linfonodos do hilo pulmonar, da pleura e dos brônquios, formando *vasa vasorum* com a artéria pulmonar e, em alguma extensão, com a veia pulmonar antes de se ramificar aos bronquíolos terminais distais. Os ramos da artéria pulmonar suprem principalmente os bronquíolos terminais, os ductos alveolares e os alvéolos. Um leito capilar único, que começa nos bronquíolos terminais, mistura o sangue originado das artérias pulmonar e brônquica, embora exista um pequeno número de anastomoses arteriais nesse nível.

O sangue arterial, de maneira geral, é drenado pela veia pulmonar, com exceção das primeiras duas a três divisões da traqueia, que vão ao coração pelo sistema da veia ázigo. Uma das grandes consequências da proximidade dos brônquios com ramos da artéria pulmonar são os casos de hemoptise, causados por trombose da veia cava caudal, em bovinos cuja alimentação contínua apresente grande quantidade de carboidratos.

Os pulmões são inervados por fibras parassimpáticas do vago e por fibras simpáticas dos gânglios torácicos cranial e cervical. As fibras acompanham as vias respiratórias e os vasos sanguíneos até os ácinos e a pleura. No entanto, poucas fibras são encontradas no septo interalveolar. Os reflexos nervosos são essenciais para a manutenção do controle da respiração e para a defesa do sistema respiratório contra agentes irritantes inalados. O tônus da musculatura lisa das vias respiratórias e dos vasos sanguíneos e as funções secretórias do sistema mucociliar também estão sob controle do sistema nervoso. Os receptores de pressão estão localizados nos músculos lisos da traqueia e dos grandes brônquios. Esses receptores respondem às alterações de pressão transmural das vias respiratórias e estão envolvidos no reflexo de Hering-Breuer. O seu estímulo produz dilatação das vias respiratórias, diminuição da resistência inspiratória e taquipneia. Receptores sensíveis para produtos irritantes são encontrados no epitélio das vias respiratórias e supridos por fibras nervosas mielinizadas de pequeno calibre, sendo estimulados por partículas irritantes, como poeira e aerossóis, ou por estímulo mecânico. Esses receptores estão envolvidos na produção da tosse e na estenose reflexa das vias respiratórias. Eles estimulam também o aumento da respiração com a abertura das vias respiratórias adjacentes aos ácinos colapsados por alguma doença pulmonar. As fibras não mielinizadas do nervo vago estão associadas aos receptores justacapilares no interstício do septo alveolar. Esses receptores são estimulados por gases irritantes e por congestão e edema do espaço intersticial, causando taquipneia.

A drenagem linfática do pulmão se faz pelos dois seguintes sistemas:

- Linfáticos profundos: iniciam-se nos ductos alveolares, acompanham as vias respiratórias e artérias em direção aos linfonodos e tecidos linfoides e estão associados aos linfáticos justa-alveolares que drenam a parte mais profunda do pulmão
- Linfáticos superficiais: drenam a pleura visceral por um plexo que converge para o hilo pulmonar.

 Você sabia?

- As narinas dos cavalos são grandes e, por isso, chamam bastante atenção. São realmente muito importantes para esses animais, pois eles dependem exclusivamente delas para respirar. Isso mesmo! Os cavalos não têm a opção de respirar pela boca, como outros animais.

MECANISMOS DE DEFESA DO SISTEMA RESPIRATÓRIO

Os mecanismos de defesa do trato respiratório são variados e têm como função a inativação das partículas e dos microrganismos inalados. Conforme o tamanho e peso específicos das partículas, elas penetram mais ou menos no trato respiratório. Partículas grandes, em aerossol, são filtradas nas próprias cavidades nasais, e somente as menores são capazes de atingir os pulmões. Cem por cento das partículas maiores que 10 μm e 80% das partículas com 5 μm depositam-se nas superfícies das mucosas do trato respiratório superior, sendo removidas posteriormente. Partículas entre 0,3 e 2 μm de diâmetro conseguem alcançar os ductos alveolares e alvéolos. Gases, vapores e partículas menores que 0,3 μm não são filtrados nas vias respiratórias, mas alcançam os alvéolos e podem voltar a ser eliminados pelo ar expirado.

Dependendo da localização, do tamanho e da composição do material estranho depositado nas mucosas, é possível haver estimulação de diferentes tipos de mecanismos de limpeza do trato respiratório. Assim, materiais irritantes grandes ou acúmulos de secreções nas vias respiratórias altas são removidos rapidamente pelo reflexo de tosse ou espirro. As partículas de menor tamanho podem ser depositadas na superfície do trato respiratório, coberta pelos cílios das células cilíndricas ciliadas.

Os cílios revestem todo o trato respiratório, com exceção da parte rostral do nariz e parte da faringe, do ducto alveolar e alvéolo, sendo as células cilíndricas ciliadas esparsas nos bronquíolos terminais e respiratórios. As partículas depositadas na zona coberta pelos cílios são removidas pelo mecanismo de limpeza mucociliar. O muco, que se deposita sobre os cílios, é produzido por células pertencentes ao epitélio de revestimento das vias respiratórias e por glândulas peribronquiais e, nos bronquíolos próximos aos alvéolos, por secreção dos pneumócitos tipo II. Assim, esse muco se apresenta em duas camadas: uma em contato com os cílios, menos viscosa (fase sol), que permite a movimentação desses cílios, e outra mais viscosa (fase gel), disposta sobre a camada de menor viscosidade, que facilita a aderência das partículas inaladas em sua superfície.

Os cílios apresentam movimento constante em sentido oral, de tal maneira que há movimentação do muco desde as partes mais profundas do pulmão até a faringe, levando essas partículas para a região superior da árvore respiratória, na qual elas serão deglutidas ou eliminadas pela tosse. Dessa maneira, um dos primeiros mecanismos de defesa do sistema respiratório inicia-se com a divisão anatômica da árvore traqueobrônquica, que permite melhor impactação e remoção das partículas inaladas pelo sistema mucociliar.

Outro mecanismo de defesa das vias respiratórias se dá pelos macrófagos alveolares, que desempenham papel importante na limpeza de partículas inaladas, pois, sob condições de normalidade, liquidam em poucas horas as bactérias que penetram no sistema respiratório. Os macrófagos, contendo material fagocitado no espaço alveolar, direcionam-se para o bronquíolo terminal, sendo levados para fora do trato respiratório pelo sistema mucociliar. Outros macrófagos são levados pelos linfáticos até os linfonodos. Outras partículas podem penetrar no espaço interstícial, alcançando os vasos linfáticos, diretamente para os linfonodos, sendo, então, eliminadas.

As proteínas de defesa do sistema de complemento e os anticorpos também representam forte barreira à penetração de microrganismos no pulmão, ocorrendo grandes secreções de imunoglobulinas A (IgA) no trato respiratório anterior. Nos pulmões, é maior a quantidade de imunoglobulinas do tipo G (IgG).

Todos esses mecanismos de defesa são afetados por vários fatores endógenos e exógenos (agentes químicos, ar poluído, desidratação, friagem, infecções concorrentes, desnutrição, distúrbios metabólicos associados a doenças agudas ou crônicas do tipo uremia, acidose, desequilíbrio hormonal). Além disso, o sistema fagocitário pode estar deprimido por substâncias imunossupressoras, citotóxicas e por radiações que provocam depleção da medula óssea, fonte de macrófagos e neutrófilos.

AVALIAÇÃO DO SISTEMA RESPIRATÓRIO

O diagnóstico e o tratamento das doenças respiratórias em animais são uma constante e uma das principais atuações na clínica veterinária. Algumas doenças que afetam o sistema respiratório requerem poucos recursos elucidatórios, enquanto outras exigem até o auxílio da necropsia. É de grande importância a conclusão precoce de uma afecção para a instituição de tratamento e prevenção de novos episódios de doença, não só no animal examinado, mas no rebanho como um todo.

As doenças manifestam-se por sinais clínicos identificados no exame semiológico, os quais devem ser interpretados corretamente. Dessa maneira, para a conduta diagnóstica adequada, é importante um apropriado exame físico, uma vez que nenhum exame auxiliar permite substituí-lo com eficácia. Apesar disso, muitas vezes, após o exame físico pormenorizado, é inevitável realizar exames complementares para o diagnóstico diferencial de doenças respiratórias.

Uma das primeiras finalidades do exame clínico é saber se a manifestação respiratória em questão é de fato um problema do sistema respiratório. Problemas como anemia intensa, por exemplo, podem mimetizar problemas respiratórios, pois o animal terá de respirar com maior rapidez e profundidade para compensar a falha na oxigenação sanguínea. Da mesma maneira, problemas cardíacos têm potencial de exigir mecanismos de compensação respiratória, para suprir a diminuição de oxigenação decorrente das alterações circulatórias.

Outra finalidade necessária é localizar o processo no sistema respiratório, ou seja, definir se está restrito às vias respiratórias anteriores ou às posteriores e, ainda, se inclui o interstício pulmonar. As vias respiratórias anteriores incluem narinas, seios paranasais, faringe, laringe e traqueia. Às vias respiratórias posteriores pertencem os brônquios maiores, os brônquios segmentares e os bronquíolos, que levam o ar inalado até os sacos alveolares e alvéolos, para a realização das trocas gasosas (hematose). A localização da lesão é feita utilizando-se os métodos semiológicos.

Embora o exame clínico seja encarado como arte por alguns autores, ele depende de cuidado, técnicas apropriadas, paciência e rotina lógica de exame que venham a cobrir todas as possibilidades eventuais. Essas técnicas podem ser realizadas em conjunto ou separadamente. Pelo exame semiológico, considerando-se história ou anamnese, inspeção, palpação, percussão, auscultação e olfação, o clínico deve ter como finalidade: (1) *localizar o processo* dentro do sistema respiratório; (2) *estabelecer a sua natureza*; e (3) se possível, sua *etiologia*.

Identificação e anamnese | História clínica

Existem variações fisiológicas marcantes entre as diferentes espécies. Os bovinos, por exemplo, são propensos à drenagem retrógrada da faringe e estão predispostos à hipertensão pulmonar. Eles têm pulmões relativamente pequenos, assimétricos e segmentados, com baixo volume corrente e capacidade residual funcional, sendo mais sensíveis às mudanças nas temperaturas ambientais do que a maioria das outras espécies. Algumas deficiências na função pulmonar, como desenvolvimento insuficiente dos pulmões, pequena capacidade nas trocas gasosas, compartimentação anatômica, bem como presença de septo interlobular espesso, não permitem a ventilação colateral e a eficiência de trocas gasosas, o que favorece, portanto, a ocorrência de anoxia e acidose metabólica. Além da área endotelial ser relativamente pequena para a eliminação de toxinas, os bovinos têm orientação anatômica dependente e má perfusão de oxigênio nos lobos anteroventrais, superfície grande e rugosa nas tonsilas faringianas, o que funciona como fonte para instalação microbiana no trato respiratório inferior. Além de suas particularidades anatômicas, a produção de gases tóxicos, como metano e amônia, pelas bactérias ruminais, expõe todo o seu trato respiratório a fluxos irritativos constantes. No entanto, o déficit respiratório é compensado pelo aumento da frequência respiratória e pelo fluxo de ar mais rápido. Algumas enfermidades respiratórias estão restritas a determinadas espécies. Os problemas das bolsas guturais, por exemplo, estão restritos particularmente aos equinos. Além da espécie, a raça carece ser também verificada. A hemiplegia laringiana parece ser mais frequente em equinos machos da raça Puro-Sangue Inglês. Os animais jovens são mais predispostos às infecções de trato respiratório, ao passo que as doenças degenerativas são mais recorrentes em animais mais velhos. As anomalias congênitas do trato respiratório são raras, mas ocorrem. Exemplos incluem a hipoplasia traqueal, conchas nasofaríngeas e pulmões acessórios.

A anamnese é a conversa que se tem com o acompanhante do animal, no intuito de obter informações que deem suporte ao clínico no estabelecimento do diagnóstico. Por ser uma interlocução, ela tem de ser direcionada, de acordo com o problema do animal e o tipo de tutor que o conduziu para o atendimento. Evidentemente, na anamnese, há necessidade de coletar informações de modo regrado, para não se perder de vista o objetivo e a fim de conseguir todos os dados necessários para o esclarecimento do caso clínico.

Quando se trata de enfocar o sistema respiratório, é importante extrair da história se o problema é individual ou coletivo. Doenças em um único indivíduo estão relacionadas somente com ele, como também representar o início de um processo que afete o rebanho. Dessa maneira, há sempre a necessidade de atenção quanto ao surgimento de novos casos. Se o problema constatado for coletivo, o que se deve obter da história é o quanto ele está afetando o rebanho. Isso é feito por meio do cálculo dos índices de morbidade e de letalidade, ou seja, do número de animais doentes no total de animais e quantos desses morreram.

Outros pontos importantes são as informações sobre o início do processo: se foi um surto ou se ocorreram casos esporádicos ao longo do tempo. O tempo e o tipo de evolução precisam ser levados em consideração, estabelecendo-se há quanto tempo iniciou-se o problema e se o animal adoeceu rapidamente ou apresentou evolução lenta, progressiva ou estacionária dos sinais clínicos. A finalidade dessas observações é verificar a gravidade do caso, a patogenicidade do agente agressor e o seu potencial de transmissibilidade.

Tratamentos anteriores ao atendimento necessitam ser explorados para eventuais modificações do plano terapêutico a ser adotado. Por exemplo, um animal portador de uma infecção respiratória em curso, recebendo determinado tipo de antibiótico sem alteração do processo infeccioso, não deverá tomar o mesmo tipo de antimicrobiano, a não ser que testes de laboratório confirmem a sensibilidade do microrganismo ao agente terapêutico utilizado.

Acerca dos problemas respiratórios, é importante se conhecer, pela história, todos os sintomas clínicos observados e estabelecer a existência de relação estreita entre os sinais clínicos apresentados e o momento em que ocorrem com maior intensidade durante o manejo do animal. Algumas perguntas básicas precisam ser feitas quando há suspeita do envolvimento respiratório, como: Quando observou o problema? De que forma (tosse, dispneias, secreção nas narinas)? A tosse é seca ou com expectoração? Como se apresenta a dispneia (cansaço, boca aberta, narinas dilatadas)? Qual o tipo de corrimento (purulento, sanguinolento)? Ocorre em uma ou em ambas narinas? Onde esse animal fica? Existe proteção contra o sol, o vento e a chuva? Tem poeira? Onde dorme (chão úmido, baia)? Qual é o tipo de cama? O animal foi vacinado e vermifugado? Algum outro animal na mesma propriedade apresenta o mesmo problema?

As principais manifestações de doenças do sistema respiratório ocorrem como resultado de obstruções, troca reduzida de oxigênio e dióxido de carbono, inflamações, infecções, toxemia e septicemia.

As mais importantes e frequentes alterações observadas nas afecções do sistema respiratório de animais pecuários são:

- Tosse (seca ou produtiva)
- Corrimento nasal (uni ou bilateral)
- Cansaço ou menor tolerância ao exercício (observado principalmente em animais atletas: equinos de corrida, touro de rodeio etc.)
- Ruídos respiratórios anormais (crepitações, sibilos, roncos, tosse, entre outros)
- Dispneias (inspiratória, expiratória, mista), respiração laboriosa, difícil etc.
- Febre.

A tosse é a expiração explosiva, acompanhada de ruído característico, podendo estar exacerbada ou se apresentar somente durante a alimentação e, nesse momento, devem-se obter informações e estabelecer relações entre o problema e o tipo de alimentação (se é pulverulenta ou não) – bem como a altura do cocho de alimentação –, já que a tosse tem potencial de promover traumatismos constantes na traqueia ou laringe. Tosses secas e constantes, principalmente durante exercícios, em geral, estão relacionadas com problemas inflamatórios traqueais ou traqueobrônquicos. A tosse associada à eliminação de exsudato (muco, pus) é chamada "produtiva", e o mecanismo denomina-se "expectoração".

O corrimento nasal mostra-se mais intenso quando o animal abaixa a cabeça para comer. Ressalta-se que isso nem sempre se relaciona com o efeito da alimentação sobre a secreção nasal, mas sim como resultado do efeito físico de facilitação de sua drenagem para o exterior. Entretanto, é, possivelmente, um dos primeiros sinais de alteração do sistema respiratório, seja em casos de rinite ou de aumento de secreção na árvore respiratória.

Da mesma maneira, é de suma importância observar o local onde o animal permanece. Deve-se avaliar a umidade, temperatura interna, ventilação, insolação e tipo de cama utilizada nessas instalações, se é pulverulenta ou apresenta agentes irritantes, desde palhas, maravalhas ou feno mofado, no caso de grandes animais. Todos esses são fatores predisponentes às infecções respiratórias, em especial nos animais mais novos.

Em geral, tudo que for irritante às vias respiratórias é capaz de provocar alterações nas células que as recobrem ou interferir nas células de defesa, facilitando o crescimento de agentes microbianos que induzem a inflamação local e a instalação da doença clínica respiratória. As principais manifestações de afecção no sistema respiratório ocorrem como resultado de obstruções, troca reduzida de oxigênio e dióxido de carbono, inflamação, septicemia e toxemia.

Exame físico

Inspeção

A *inspeção* é o método semiológico em que se faz a observação do animal como um todo – nesse caso, particularmente, do sistema respiratório. Deve-se observar o animal preferencialmente sem tocá-lo e sem excitá-lo, pois isso pode provocar modificações na frequência respiratória (FR) e até no tipo de respiração. Se o exame estiver sendo realizado em animal de grande porte, o examinador tem de olhá-lo obliquamente, colocando-se, de preferência, na parte posterior ou na parte dianteira do animal, de tal modo que se observe o ponto de transição costoabdominal. Em ruminantes de pequeno tamanho (ovinos e caprinos), essa avaliação é realizada com o examinador posicionando-se sobre a região torácico-abdominal, observando-se sua simetria e seu padrão respiratório.

É possível aferir a FR em 1 min e verificar o tipo e o ritmo respiratórios. Contudo, a obtenção do número da FR pela movimentação da cavidade torácica não é recomendada, haja vista o provável insucesso de se perceber possíveis ruídos anormais localizados no parênquima pulmonar, levando a erros no estabelecimento de qual sistema está primariamente envolvido, na identificação da alteração, bem como na determinação do diagnóstico nosológico. No Quadro 8.1 estão ilustradas as FR de adultos, nas diferentes espécies animais.

Oscilações fisiológicas da frequência respiratória

Quanto mais jovem o animal, maior será a FR, que diminui com o avanço da idade; animais obesos e em repouso prolongado

Quadro 8.1 Frequência respiratória em animais domésticos (movimentos por minuto [mpm]).		
Espécie	**Jovens**	**Adultos**
Bovinos	24 a 36	10 a 30
Ovinos	36 a 48	20 a 30
Caprinos	36 a 48	20 a 30
Equinos	Até 7 dias – 20 a 40 Até 6 meses – 10 a 25	12 a 20

apresentam FR menores que as observadas, por exemplo, em animais de pequeno porte e magros. A FR aumenta gradativamente durante a gestação e é mais elevada durante o exercício, em ambientes quentes e úmidos e em situações de estresse, especialmente nos suínos.

Oscilações patológicas da frequência respiratória

São caracterizadas por taquipneia, bradipneia ou apneia:

- *Taquipneia*: é o aumento da FR. Ocorre em situações de febre, dor ou diminuição da oxigenação sanguínea
- *Bradipneia*: é a diminuição da FR. Pode ocorrer nas depressões do sistema nervoso central ou próximo à morte do animal
- *Apneia*: é a ausência total de respiração.

Outra particularidade que carece ser observada durante a inspeção é o *ritmo respiratório*. Ao aferir a FR, observar se o ritmo respiratório está nos padrões considerados normais ou se há variações que possam ajudar o clínico no diagnóstico da lesão respiratória. A respiração é composta de duas fases. A inspiratória (quando ocorre a captação de oxigênio) é uma fase ativa e de menor duração. A expiratória (quando há captação de oxigênio e eliminação de CO_2) é um período inicialmente passivo e, ao final, ativo e de maior duração. Desse modo, o ritmo normal é observado como uma inspiração, uma pequena pausa, uma expiração e uma pausa maior, voltando, em seguida, a uma inspiração. Qualquer alteração no ritmo respiratório é tida como sendo "arritmia respiratória".

Existem alterações clássicas de ritmo, como a respiração de Cheyne-Stokes, em que se observa FR crescente até alcançar um auge, diminuindo em seguida até apneia, acompanhada, posteriormente, de FR novamente crescente. Esse tipo de respiração ocorre nas fases finais de insuficiência cardíaca, em intoxicações por narcóticos e lesões cerebrais. A respiração de Biot, em que há dois ou três movimentos respiratórios, apneia, um ou dois movimentos, outra apneia e assim por diante, ocorre por afecções cerebrais ou de meninges. Outro tipo de ritmo é o de Kussmaul, observado como inspiração profunda e demorada, apneia, expiração prolongada, repetindo-se o ciclo. É visto no coma e na intoxicação por barbitúricos (Figura 8.1). De maneira geral, esses tipos de ritmos respiratórios estão associados à hipoxia ou depressões cerebrais.

Pela observação da respiração, ou seja, da relação entre inspiração e expiração, dos movimentos do tórax e abdome e da postura adotada pelo animal, classifica-se a *atividade respiratória* como normal (eupneia) ou dificultosa (dispneia) (Figuras 8.2 e 8.3). Na respiração normal, o movimento inspiratório é ativo e mais rápido que o expiratório, que é passivo e mantém uma relação temporal de 1:1,2, respectivamente.

A classificação da *dispneia* é de grande auxílio na localização do processo respiratório. A *dispneia inspiratória* está relacionada com alterações das vias respiratórias anteriores por estenoses, corpos estranhos ou inflamações que diminuam o lúmen das vias respiratórias, dificultando a entrada de ar. Isso é facilmente entendido, pois as vias respiratórias anteriores apresentam pouca sustentação e, por conseguinte, quando o animal faz inspirações forçadas, a tendência das vias respiratórias, que estão fora da cavidade torácica, é o "colabamento"; portanto, diminuições em seu calibre intraluminal dificultarão a entrada de ar na árvore respiratória.

A *dispneia expiratória* relaciona-se com processos mórbidos que diminuam a elasticidade de retorno pulmonar ou que provoquem obstruções das pequenas vias respiratórias, dificultando a saída do ar, como ocorre no enfisema pulmonar, nas bronquites e bronquiolites. Pode-se entender o processo observando se, durante a inspiração, há pressão negativa intratorácica e, portanto, expansão das vias respiratórias que estão dentro do tórax. Durante a expiração, como a pressão negativa diminui, ocorre compressão das paredes torácicas sobre o pulmão e, consequentemente, sobre as vias intratorácicas. A presença de corpos estranhos, muco em excesso ou qualquer outro problema que diminua o lúmen dessas pequenas vias, ocasionará dificuldade de saída do ar alveolar e, consequentemente, maior esforço para expirar.

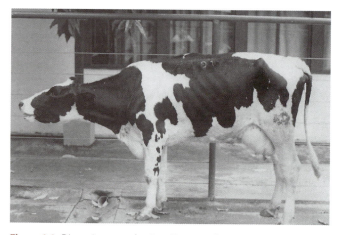

Figura 8.2 Dispneia em um bovino. Notam-se boca entreaberta e distensão de pescoço.

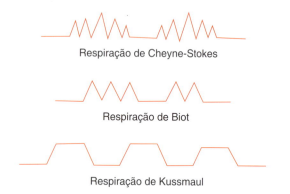

Figura 8.1 Esquema de alguns tipos de arritmias respiratórias.

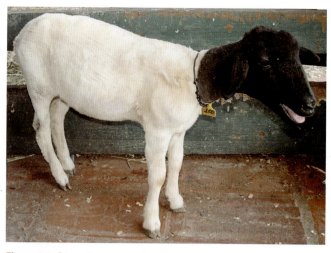

Figura 8.3 Dispneia em um ovino com pneumonia. Atentar para a respiração com a boca entreaberta.

No edema pulmonar, a dispneia é do tipo mista, pois o pulmão, pela presença de líquido no interstício, terá dificuldade de expansão e, em decorrência, se estabelece a dispneia inspiratória. Com a saída de líquido dos vasos sanguíneos para o interior dos bronquíolos, haverá também prejuízo na saída de ar dos alvéolos, caracterizando a dispneia mista. Apesar disso, nessa doença, em especial, observam-se predominância de dispneia inspiratória pela maior dificuldade de trocas gasosas e grande hipóxia resultante. A hipóxia é definida como o aporte insuficiente ou inadequado de oxigênio para manter as funções metabólicas normais. Um animal com hipóxia apresentará sintomas de dificuldade respiratória, causados por: 1) redução da capacidade de transporte de oxigênio do sangue (hipóxia anêmica, provocada pela diminuição do número de glóbulos vermelhos); 2) hipoperfusão (hipóxia de hipoperfusão causada pela redução do débito cardíaco); 3) hipóxia-hipóxica (*shunt* anatômico, *shunt* fisiológico, decréscimo do oxigênio inalado, incompatibilidade de ventilação/perfusão, comprometimento da difusão ou hipoventilação); 4) incapacidade dos tecidos de utilizar o oxigênio disponível (hipóxia histotóxica, como em casos de envenenamento). Na broncopneumonia, a dispneia é do tipo mista, pois existe dificuldade de expansão pulmonar (dispneia inspiratória), decorrente da congestão provocada pela inflamação e saída de exsudato nos brônquios e bronquíolos, que determina dificuldade na expiração (dispneia expiratória) (Figura 8.4). A avaliação da musculatura oblíqua abdominal externa também é importante. Se estiver hipertrofiada, ou seja, com a presença de uma linha de elevação, significa que o esforço respiratório foi, presumivelmente, maior que o normal (hiperpneia). Isso é particularmente perceptível em casos de doença pulmonar obstrutiva crônica (DPOC) ou asma.

O pulmão responde de modo funcional à diminuição das trocas gasosas por dois mecanismos compensatórios: aumentando frequência (*taquipneia*) e amplitude (*hiperpneia*) respiratórias. A taquipneia não ajuda a localizar a alteração no sistema respiratório, pois pequenas alterações anatômicas, como observadas nas pneumonias focais, já provocam alterações nas trocas gasosas, estimulando esse modo de compensação. A hiperpneia, por sua vez, está relacionada principalmente com processos que dificultam a expansão pulmonar, como o pneumotórax ou, temporariamente, logo após o exercício.

Durante a inspiração, há a dilatação ativa da cavidade torácica por contração dos músculos intercostais externos e do diafragma. A contração do diafragma, por empurrar ou afastar os órgãos abdominais em direção caudal, promove a dilatação do tórax, bem como da parede abdominal. Quando da expiração, o tórax relaxa (músculos intercostais e diafragmático), com posterior contração dos músculos abdominais, deslocando os órgãos abdominais em sentido cranial contra o diafragma

relaxado, o que promove, portanto, a redução simultânea dos volumes torácico, pulmonar e do diâmetro abdominal. Assim, o *tipo respiratório* é outra característica que facilita a localização da alteração patológica dentro do sistema respiratório. O tipo respiratório normal nos animais domésticos é o costoabdominal, em que o tórax e o abdome participam, ao mesmo tempo e com a mesma intensidade, tanto da inspiração quanto da expiração, sendo capaz, no entanto, de sofrer alterações para o tipo costal e o abdominal. Os animais portadores de processos que manifestam dor torácica, como fraturas de costela ou pleurite, apresentam o tipo respiratório ou a respiração predominantemente abdominal, como forma de defesa contra a dor. Aqueles que têm dor abdominal, como nos casos de peritonite ou nas grandes compressões sobre o diafragma (p. ex., nas dilatações ruminais), manifestam respiração do tipo costal.

A *inspeção nasal* é de grande importância no exame do sistema respiratório. Recomenda-se que as mucosas, de maneira geral, sejam avaliadas antes de aferir a temperatura retal, pois possibilita a contaminação das mãos do veterinário com material fecal, potencializando o desenvolvimento de outras desordens clínicas. É imperioso observar alterações do espelho nasal, também chamado "muflo", se há ressecamento, como nos casos de febre, desidratações ou hipovolemias; erosões, como na febre catarral maligna, ou, ainda, quaisquer outros tipos de lesões que possam indicar ou causar alterações na respiração. No conduto, também chamado "fossa nasal", é possível verificar modificações na coloração e umidade da mucosa e procurar lesões como úlceras, erosões, pólipos, tumores e corpos estranhos que, geralmente, são vistos na inspeção direta da cavidade nasal. A mucosa nasal sadia é de cor rósea, úmida e sem lesões visíveis. Em geral, a mucosa nasal em grandes animais é pigmentada; por isso, é de grande utilidade para a observação de possíveis corrimentos, mas não para visualização de alteração em sua coloração. A inspeção adequada da mucosa nasal é facilmente realizada nos equinos, pois suas narinas são amplas e flexíveis. Nesses animais, os ductos nasolacrimais, um de cada lado, bastante amplos e visíveis, estão situados na transição entre a pele e a mucosa das narinas.

Na inspeção das narinas, o *corrimento nasal* fornece informações sugestivas da localização do processo mórbido sendo oriundo do trato respiratório anterior ou posterior. Se unilateral, pode indicar alterações na narina correspondente. Os processos mais comuns são corpos estranhos, úlceras e ferimentos locais. Se for bilateral, representa comprometimento de ambas as narinas, especialmente em processos inflamatórios que aumentem a secreção nasal, sendo capaz, também, de originar-se em locais situados posteriormente à narina, como laringe, traqueia e brônquios, acometidos por afecções que aumentem a quantidade de secreções inflamatórias nessas vias respiratórias.

O corrimento nasal precisa ser analisado quanto ao tipo, sendo classificado como: (1) seroso; (2) mucoso; (3) purulento; e (4) hemorrágico ou suas combinações. O tipo *seroso* é observado normalmente nos bovinos, que lambem constantemente as narinas (Figura 8.5). Esse é mais intenso em animais deprimidos e está, invariavelmente, relacionado com afecções do sistema respiratório. O corrimento seroso ganha significado clínico quando se apresenta em excesso, em qualquer espécie de animal. O corrimento nasal *mucoso* relaciona-se, principalmente, com a produção exacerbada de muco pelas glândulas das narinas, consequente a inflamações, viroses ou alergias. O corrimento nasal torna-se purulento quando há contaminação bacteriana e migração de células leucocitárias e restos celulares para o muco. Por sua vez, lesões vasculares provocadas por corpos estranhos, ferimentos, úlceras ou pólipos determinam

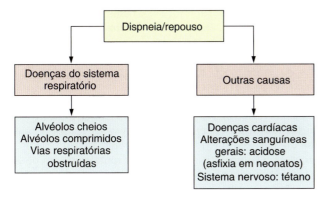

Figura 8.4 Principais causas da dispneia em grandes animais.

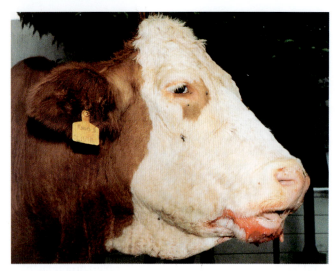

Figura 8.5 Hemoptise em um bovino, causada por trombose da veia cava caudal. Na hemoptise, o sangue sai pela boca e pelas narinas, geralmente associado à tosse.

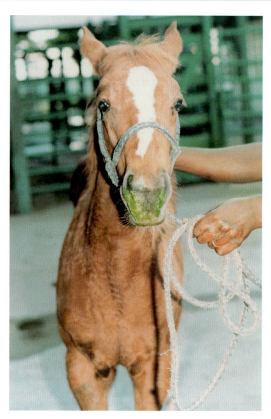

Figura 8.6 Corrimento nasal esverdeado (conteúdo alimentar) em um equino.

corrimento hemorrágico. Deve-se caracterizar, quando há secreção sanguinolenta, se está ocorrendo hemoptise ou epistaxe. A hemoptise é a tosse com sangue, que é expelida pela boca e/ou pelas narinas, por comprometimento das vias respiratórias inferiores. O sangue mostra-se oxigenado, vermelho vivo e espumoso. Às vezes, pode apresentar coágulos sanguíneos ou secreção catarral tingida por sangue. Geralmente, indica quadro grave (tuberculose, neoplasias, bronquites, hemorragias pulmonares pós-exercício, distúrbios sistêmicos de coagulação etc. Já a epistaxe é a exteriorização de sangue, uni ou bilateral, pelas narinas, mas sem a presença de tosse. O sangue é escurecido, desprovido de oxigênio, pois é proveniente das veias sanguíneas, e diz respeito às alterações das vias aéreas superiores. Observa-se em casos de lesão da mucosa nasal (uni ou bilateral), micose de bolsas guturais, parasitas (*Oestrus ovis*), intoxicação por dicumarínicos, entre outros.

Às vezes, os herbívoros apresentam corrimento nasal com conteúdo alimentar, geralmente de coloração esverdeada (Figura 8.6). É importante ressaltar que, em bovinos, pelo hábito de lamberem as narinas, as secreções nasais muitas vezes não são observadas, devendo-se buscar indícios de extravasamento nos bebedouros e comedouros, em virtude da facilitação de sua exteriorização quando da ingestão de água ou comida pelo abaixamento da cabeça. O odor é variável, indo desde a ausência de cheiro até odor pútrido. Esse tipo de corrimento revela defeitos na deglutição por lesões na faringe ou processos obstrutivos de esôfago, e o animal se permite apresentar refluxo nasal ao deglutir. O exame bucal torna-se importante especialmente em potros e bezerros com história de refluxo nasal de leite, situação que é agravada quando há doença respiratória, em decorrência da aspiração secundária. Embora existam várias razões para essa alteração, os recém-nascidos necessitam sempre ser examinados para fissura ou fenda palatina. A pneumonia aspirativa secundária é uma complicação relativamente comum em pacientes pecuários, especialmente quando a deformidade da fissura é grave. É possível que cavalos com pneumonia ou pleuropneumonia apresentem membranas mucosas congestas em decorrência do choque endotoxêmico; aqueles com hemotórax, por sua vez, são capazes de apresentar mucosas pálidas. Se houver petéquias, aconselha-se verificar outros indícios clínicos e laboratoriais de coagulopatia intravascular disseminada.

As assimetrias faciais revelam, muitas vezes, possíveis fraturas, enfisema subcutâneo, tumores, sinusites, abscessos e distúrbios nutricionais, como osteodistrofia fibrosa, também conhecida como "cara inchada". Acomete, em especial, equinos e caprinos por erros no manejo alimentar, o que induz a menores concentrações circulantes de cálcio em relação aos de fósforo no organismo. Tal desequilíbrio resulta na remoção de cálcio dos ossos da face, tornando-os moles, esponjosos e deformados, na tentativa de reajustar os níveis dos referidos minerais. O exame dos seios paranasais é frequentemente negligenciado; porém, como são fontes em potencial de acúmulo de secreções nos processos infecciosos do sistema respiratório ou após a realização de descornas em bovinos, precisam ser examinados em conjunto com as narinas. Deve-se examinar os seios frontais e os rostrais. Os seios rostrais são divididos em frontais rostrais e frontais caudais, com a presença de septo mediano, o qual separa ambos os seios em direito e esquerdo. Os seios frontais rostrais ficam entre as órbitas; os caudais, por trás das órbitas. Os seios maxilares situam-se no maxilar superior e nos ossos lacrimais e zigomáticos. Ventralmente, encontram-se localizados sobre a arcada dentária; cranialmente, na altura do forame infraorbitário. É necessário atentar para alterações da forma, ferimentos, fístulas ou tumefações. Recomenda-se efetuar a palpação da tumefação para evidenciar consistência, mobilidade e sensibilidade. Tumefações ósseas com alguma mobilidade, sensíveis à pressão na região do seio frontal ou maxilar, são indicativas de sinusite purulenta. A percussão é possível ser realizada com o cabo do martelo (bovinos) ou com a ponta do dedo médio. A percussão é comparativa, ou seja, confronta-se o som obtido do lado direito em relação ao do lateral esquerdo. Geralmente, as regiões percutidas emitem ressonância clara. Um seio nasal preenchido de secreção viscosa, denotará som abafado, com características de submaciço e grande sensibilidade à percussão. A abertura da boca do animal facilitará a avaliação das características sonoras dos seios paranasais.

No exame das narinas, atentar para o *odor da respiração* e para o fluxo do *ar exalado*. Para tanto, é interessante individualizar o ar expirado, promovendo o desvio do mesmo com a mão em forma de concha (Figura 8.7), impedindo, com essa manobra, que o animal, ao tossir, dissemine o material expectorado na mão do examinador ou em seu rosto. O examinador de preferência, posta-se lateralmente à cabeça do animal. O ar expirado dos animais domésticos é agradável, um tanto adocicado, principalmente em ruminantes. Odor pútrido da respiração está relacionado com lesões em que há destruição tecidual, como na laringite necrótica, abscessos pulmonares, corpos estranhos, infecções dos seios paranasais, pneumonias ou na pneumonia por aspiração. É preciso determinar se o odor anormal provém do sistema digestório ou de estruturas vizinhas (estômago, rúmen, esôfago, boca, em virtude do acúmulo de alimento entre os dentes ou lesões bucais).

Você sabia?

- Entre os animais domésticos, os equinos se diferenciam pela anatomia das narinas, pois têm, na parte dorsal dessas, uma saculação denominada "divertículo nasal". Essa estrutura parece não exercer importância à passagem de ar, mas auxilia na dilatação das narinas, permitindo maior captação de oxigênio e, consequentemente, maior potência e ampliação de movimentos. Essa particularidade, também conhecida como "falsa narina", é afeita aos equinos.

A força de expulsão do ar deve ser igual em ambas as narinas. *Fluxo de ar* desigual perceptível pela colocação das costas das mãos defronte das narinas, implica diminuição do calibre de uma das narinas. Isso ocorre devido a obstruções por corpos estranhos, secreções, tumores ou quaisquer outros problemas que provoquem estenoses no lúmen da narina com menor fluxo de ar. Da mesma maneira, é importante sentir, também com as costas das mãos, a temperatura do ar exalado (Figura 8.8). O aumento da temperatura no fluxo de ar saído de uma das narinas é indicativo de processo inflamatório na cavidade nasal correspondente.

A *tosse* é um dos mecanismos de limpeza do sistema respiratório e ocorre quando há irritação das terminações nervosas da laringe e traqueia, provocada pela inflamação da mucosa, seja por ação direta do agente agressor sobre a mucosa ou pela produção excessiva de muco. *Tosse seca e constante*, geralmente, indica alteração inflamatória nas vias respiratórias superiores, como na faringite e na laringite, podendo ocorrer também nas traqueítes. *Tosse úmida ou produtiva*, por sua vez, está relacionada com o aumento de exsudato broncopulmonar, como nas broncopneumonias, pois o líquido inflamatório se movimenta nas vias respiratórias com a respiração, estimulando a tosse. Muitos equídeos tossem por envolvimento do trato respiratório inferior, e essa tosse é verificada, sobretudo, durante o exercício físico.

Para confirmar a informação recebida do acompanhante do animal e verificar o tipo de tosse, deve-se proceder ao reflexo de tosse (Figura 8.9) que, nos grandes animais, é realizado de duas maneiras: beliscando-se ou esfregando-se os primeiros anéis traqueais logo abaixo da glote ou, como é feito principalmente nos adultos, por problemas de enrijecimento dos anéis cartilaginosos e pela sua difícil compressão, pela obliteração do ar

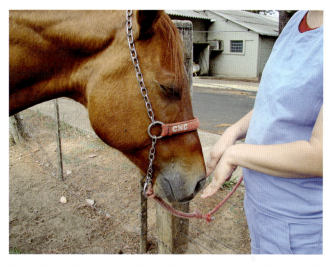

Figura 8.8 Avaliação da força de expulsão e da temperatura do ar expirado em um bovino.

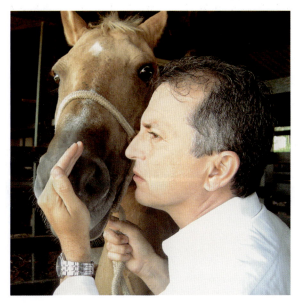

Figura 8.7 Desvio lateral do ar expirado com a mão para avaliação quanto ao odor.

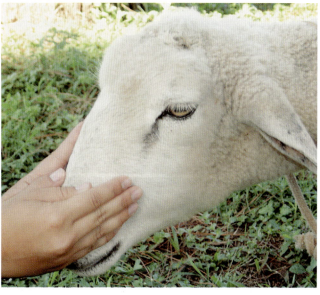

Figura 8.9 Obliteração das narinas de um ovino com as mãos para estimular o reflexo da tosse.

inalado (tapando-se as narinas do animal com as duas mãos) até que o animal comece a reagir, soltando-se em seguida. O animal inspirará grande quantidade de ar rapidamente, tendendo a tossir se houver inflamação das vias respiratórias. O estímulo do reflexo da tosse em equinos oferece resultados melhores do que em ruminantes. Em bovinos, a tosse é mais bem induzida tapando-se as narinas com as palmas das mãos, toalha relativamente úmida ou com saco plástico, por período entre 30 e 60 s.

A laringe situa-se abaixo e caudalmente à faringe. A inspeção externa com o intuito de evidenciar aumento de volume por edemas, abscessos, presença de corpos estranhos e neoplasias é insatisfatória. A inspeção interna é feita abrindo-se a boca do animal adequadamente e utilizando-se de aparelho de iluminação. A exploração interna permite revelar congestão e edema por processos inflamatórios e/ou infecciosa, além de acúmulo de secreções e crescimento neoplásico. Uma boneca de algodão ou gaze pode ser utilizada para colher a expectoração retida na faringe ou laringe, realizando-se exames macroscópico e microscópico. Contudo, tal procedimento em animais pecuários é realizado mais adequadamente por meio da endoscopia. A traqueia apresenta posição ventral na região cervical e relaciona-se com a parte proximal do esôfago. Examina-se a porção cervical da traqueia, inspecionando-se a pele e a pelagem que a revestem, capazes de revelar alterações na forma ou na posição do órgão, cicatrizes ou ferimentos de traqueostomia (recidivas).

As *bolsas guturais* existem somente nos equinos. São divertículos da tuba auditiva, delimitados dorsalmente pelo atlas e cranioventralmente pela faringe, com a qual se comunicam pelo orifício guturofaríngeo, que tem 2,5 cm de diâmetro. As paredes das bolsas guturais são sobrepostas e formam o septo medial. Trata-se de um compartimento isolado, aproximadamente do tamanho da mão fechada. O equino, contudo, apresenta duas bolsas guturais, uma direita e uma esquerda. A função dessas bolsas ainda não é completamente conhecida. Antigamente, acreditava-se que elas existissem para aquecer o ar expirado. Acredita-se que elas sirvam para resfriar o sangue durante a sua passagem pela artéria carótida interna antes de sua chegada ao cérebro, em virtude da menor eficiência do seu centro termorregulador, principalmente quando os animais são expostos a situações de estresse térmico (p. ex., temperaturas elevadas e ambientes pouco ventilados, exercícios extenuantes). Animais atletas devem manter o cérebro com temperatura abaixo da do restante do corpo durante o exercício, porque esse órgão é capaz de ser prejudicado irreversivelmente pela hipertermia.

O exame físico das bolsas guturais limita-se, na maioria das vezes, à inspeção externa, no intuito de observar qualquer abaulamento na base da orelha até a faringe, por acúmulo de pus (consequência da adenite equina, por exemplo) ou por acúmulo de ar (timpanismo da bolsa gutural), devido à inflamação, ao pregueamento da mucosa, à disfunção muscular e aos defeitos congênitos, verificados, geralmente, em potros recém-nascidos. Aumento de volume flutuante, não inflamatório, indolor e complacente, na região da parótida, associado ou não a dispneia, é o principal sinal clínico do timpanismo de bolsa gutural. A distensão é muito proeminente no lado afetado, com possibilidade de estender-se pelo pescoço, dando a impressão de envolvimento bilateral. Quando a distensão se torna marcante, o potro apresentar-se-á com respiração estertorosa, corrimento nasal, disfagia e desconforto respiratório ou evidência de pneumonia secundária à aspiração. Pode ser evidente, também, regurgitação de leite pelas narinas.

Atentar, no caso de processo infeccioso, ao aumento de volume dos linfonodos, principalmente dos retrofaríngeos, bem como à presença de secreção purulenta nas narinas. Por meio da palpação, pode-se evidenciar o tipo de consistência e aumento de sensibilidade. Quando necessário, realizar a inspeção indireta, por meio de endoscópio ou de imagens radiográficas.

 Você sabia?

- Quando os cavalos levantam o lábio superior, muitos acham que eles estão expressando algum sentimento ou até sorrindo, mas não é isso que acontece. Ao fazer esse movimento, o animal modifica o formato das narinas e consegue captar odores presentes no ar.

Palpação

Além do reflexo de tosse descrito anteriormente, que já é uma manobra de palpação da traqueia, palpar todas as partes externas do sistema respiratório à procura de depressões (afundamento do osso nasal, fratura de anel traqueal cervical, fratura de costelas) ou aumentos de volume que possam ou não ter sido verificados à inspeção. Nessas alterações superficiais, observam-se sempre os sinais clássicos da inflamação (dor, calor, rubor, tumor) e, conforme o local, é possível relacioná-los com processos inflamatórios localizados, como abscessos. Sentir esses sinais de inflamação nos espaços intercostais, sem aumentos de volume na região, é uma indicação importante de pleurite. Se houver piotórax associado à pleurite haverá, além do aumento da temperatura, abaulamento dos espaços intercostais, visto à inspeção nos animais magros.

A palpação do tórax é feita com a mão espalmada e com as pontas dos dedos apoiadas nos espaços intercostais (Figura 8.10). Aumenta-se gradativamente a pressão dos dedos e observa-se a reação do animal; com essa manobra, evita-se confundir a reação própria do animal à pressão brusca sobre o costado. Em seguida, exercer força moderada sobre as costelas, na tentativa de observar reação dolorosa causada, particularmente, por fraturas. Verifica-se a temperatura colocando-se o dorso das mãos em ambos os lados do tórax (fisiológico: temperaturas ambientais elevadas, falta de ventilação, pós-exercícios; patológico: processos febris sistêmicos, pleurite, formação de abscessos intratorácicos).

Se, à palpação, os linfonodos submandibulares se revelarem aumentados e houver ânsia de vômito ou tosse à palpação da laringe, a suspeita é de inflamação da região orofaringeana, caracterizando processos como faringite, laringite ou abscessos.

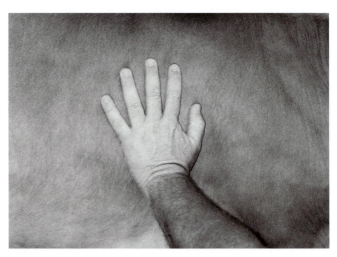

Figura 8.10 Palpação do tórax de um bovino.

Esse exame precisa, portanto, ser acompanhado da inspeção interna da faringe, seja por inspeção direta com abridores de boca e abaixadores de língua ou com auxílio de endoscopia.

À palpação, avalia-se a presença de vibração na altura da laringe ou traqueia, chamada frêmito laríngeo ou traqueal, o que é indicativo de líquido em quantidade excessiva ou membranas que vibram à passagem do ar. Da mesma maneira, o frêmito torácico é avaliado, o que tem como significado clínico a presença de líquido (inflamatório ou não) nos brônquios, de atrito pleural (roce pleural) ou, quando sentido sobre a área cardíaca, de sopro cardíaco ou roce pericárdico.

Percussão

A percussão é um dos métodos semiológicos que fornecem informações a respeito do estado físico do sistema respiratório. Importante ser realizada desde os seios paranasais até a porção posterior do tórax.

Nos seios paranasais (frontal, lacrimal e maxilar), a percussão deve ser feita com o cabo do martelo de percussão (Figura 8.11) ou com a ponta do dedo médio (digital) (Figura 8.12) de modo comparativo entre os lados esquerdo e direito da face do animal. A principal alteração que se consegue ouvir é a modificação do som normal (claro) para maciço, indicando que uma cavidade antes vazia está sendo preenchida por alguma substância, por exemplo, pus. Esse sinal sugere sinusite ou tumorações em seio paranasal, ou seja, lesões que ocupam espaço. Por outro lado, se houver acúmulo de gás, o som é modificado para timpânico, como nos casos de infecção da cavidade sinusal por bactérias anaeróbias, produtoras de gás.

As alterações ósseas deformantes da face do animal (Figura 8.13) podem interferir no som provocado pela percussão dos seios paranasais, de tal maneira que se recomenda associar esse exame com a inspeção e a palpação do local a ser examinado.

Percussão do tórax

O tórax é a segunda maior cavidade corporal e a que apresenta a localização mais cranial. A parte dorsal é composta de vértebras torácicas, massas musculares e ligamentos. Suas paredes laterais são formadas por costelas e músculos intercostais. A porção cranial do tórax é delimitada, a cada lado, pela escápula e úmero, bem como pela musculatura dos membros anteriores. A porção posterior da cavidade torácica, é separada da cavidade abdominal pelo diafragma. A resposta sonora à percussão do tórax pode variar desde o *som normal* (*claro*) até as alterações sonoras com significado clínico. Áreas de sons submaciços ou maciços indicam preenchimento do parênquima pulmonar por tecidos sólidos ou que, pelo menos, diminuam a quantidade de ar no órgão, como nos casos de pneumonia, abscessos ou tumores pulmonares. Áreas de som timpânico implicam em maior preenchimento do pulmão por ar e podem se relacionar com enfisema pulmonar ou pneumotórax.

As alterações patológicas devem estar próximas à parede torácica e ter tamanho suficiente para que possam ser percebidas por meio desse método semiológico, pois o som produzido pela percussão tem penetração em torno de 4 a 7 cm no pulmão.

Técnica

A percussão é feita, de preferência, com o animal em posição quadrupedal, em ambiente silencioso, comparada bilateralmente. Emprega-se o meio digital (seios paranasais) ou martelo-plessimétrica (tórax). A percussão digitodigital do tórax é utilizada em animais recém-nascidos ou jovens. É feita dorsoventral e craniocaudalmente, em toda a área torácica, deslocando-se o plessímetro nos espaços intercostais.

Limites

- *Anteriores*: musculatura posterior da escápula (som maciço)
- *Superiores*: musculatura dorsal (som maciço)
- *Posteriores*: de acordo com a espécie animal, observando-se o cruzamento de linhas que passam, imaginariamente, nos espaços intercostais (EIC) com linhas imaginárias e horizontais que passam sobre as tuberosidades ilíaca (linha ilíaca) e isquiática (linha isquiática) e na articulação escapuloumeral (linha do encontro) (Quadro 8.2).

O som normal obtido à percussão pulmonar na região central do tórax é denominado "claro", em decorrência do ar contido nos pulmões, bem como do seu arcabouço ósseo. Esse som altera-se de acordo com a relação entre a quantidade de ar e de tecido. Assim, os sons induzidos podem variar em intensidade,

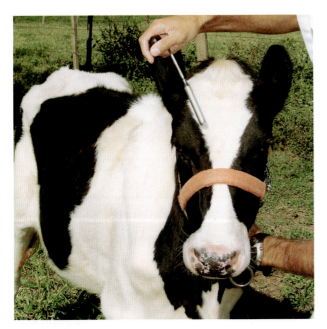

Figura 8.11 Percussão dos seios paranasais com o cabo do martelo. Deve ser comparativa, ou seja, percutir os seios laterais esquerdo e direito simultaneamente.

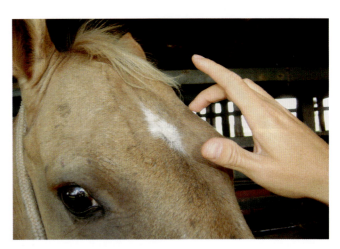

Figura 8.12 Percussão digital dos seios paranasais de um equino. A abertura simultânea da cavidade bucal aumenta a intensidade da resposta sonora.

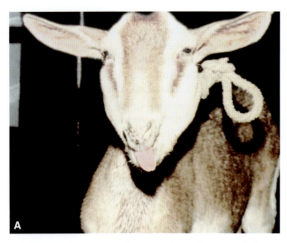 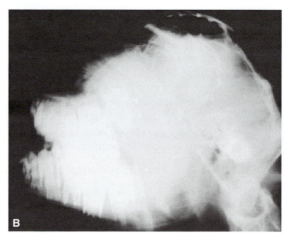

Figura 8.13 Deve-se estar atento às alterações de conformação da face antes da realização da percussão. Observar abaulamento assimétrico dos ossos da face no caprino (**A**) e áreas de rarefação óssea demonstradas na radiografia do mesmo animal (**B**), pelo desenvolvimento de osteodistrofia fibrosa.

Quadro 8.2 Limites posteriores de percussão da área pulmonar nos animais domésticos.

Espécie animal	Linha ilíaca	Linha isquiática	Linha do encontro
Equinos	17º EIC	14º EIC	10º EIC
Ruminantes	12º EIC	11º EIC	8º EIC

EIC = espaço intercostal.

no mesmo indivíduo, de uma região torácica para outra. Avançando para trás, no limite posterior, passa a ser timpânico ou submaciço (na dependência de haver mais ou menos conteúdo de gás nas estruturas abdominais). Na região inferior do tórax, o som é submaciço. Deve-se recordar que, em ruminantes, a área de percussão do hemitórax direito é maior (cerca de uma vértebra torácica), devido à inexistência do compartimento ruminal no referido lado, o que evita a compressão dos bordos pulmonares e o seu deslocamento em sentido cranial.

Outra possibilidade de realizar a delimitação pulmonar é demonstrada na Figura 8.14, em que se adota, como referência, três linhas imaginárias referenciais, levando-se em consideração, como anteriormente mencionadas, as tuberosidades ilíacas (porção caudodorsal), articulação escapuloumeral (porção mediana do tórax) e a articulação úmero-rádio-ulnar (porção cranioventral).

Variação patológica dos sons à percussão

Ampliação da área de percussão. Em geral, é indicativo de enfisema pulmonar. Nessa afecção, o som claro modifica-se para timpânico.

Som metálico. Quase sempre caracteriza o estiramento ou esgarçamento de paredes cavitárias por quantidade exagerada de gás, associada ou não a líquidos. Pode aparecer nos casos de cavernas pulmonares cheias de ar, como na tuberculose, no pneumotórax e na hérnia diafragmática com penetração de alças intestinais no tórax.

Maciço ou submaciço. A variação do som claro para maciço ou submaciço é indicativa de áreas de condensação ou compressão pulmonar por tumores ou grandes abscessos, atelectasia ou preenchimento dos espaços intersticiais por líquido, inflamatório ou não, como no edema pulmonar e nas pneumonias.

Linha de percussão horizontal. Quando se realiza a percussão do tórax e há modificação do som claro para submaciço ou maciço em linha reta, paralela ao local onde o animal está em pé, há indicação de líquido na cavidade torácica, seja por exsudato, em casos de pleurisia com derrame transudato no hidrotórax, ou sangue, mais raramente, no hemotórax. Para verificar a horizontalidade da percussão, desloca-se o animal, levantando-se ou abaixando-se a sua parte anterior. Essa manobra é mais bem executada em grandes animais colocando-os em uma rampa ou em terreno íngreme.

 Você sabia?

- Os cavalos de corrida vivem, em média, cerca de 30 anos, mas geralmente se aposentam por volta dos 15 anos.
- A velocidade máxima de um cavalo de corrida já registrada foi de 71 km/h.

Auscultação

A auscultação é o método diagnóstico que fornece mais informações a respeito do funcionamento do sistema respiratório. A interpretação correta dos ruídos respiratórios pressupõe conhecimentos sobre a produção dos ruídos e sua transmissão no trato respiratório, bem como dos efeitos que modificam o padrão normal dos ruídos por ele produzidos.

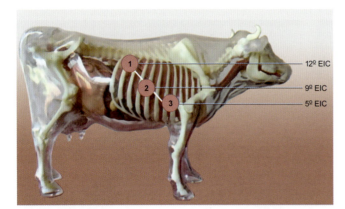

Figura 8.14 Delimitação do campo pulmonar posterior de ruminantes (lado direito). Levar em consideração, de acordo com os espaços intercostais [EIC]), as linhas imaginárias, sobre: 1. Protuberância ilíaca; 2. Articulação escapuloumeral; 3. Articulação umerorradioulnar. Equídeos: 16º EIC, 14º EIC e 6º EIC, respectivamente.

É preciso auscultar as vias respiratórias superiores e a região torácica separadamente, embora não seja recomendável esquecer de que pode haver interferência da auscultação de uma área sobre a outra, sobretudo dos ruídos produzidos nas vias respiratórias anteriores, dificultando, por vezes, a ausculta pulmonar. Em vista disso, é bom lembrar que o local em que se ouve o ruído com maior intensidade corresponde à origem provável de sua produção.

As principais finalidades da auscultação pulmonar são:

- Contribuir para um diagnóstico apropriado à sua intervenção
- Identificar a localização e a gravidade de alterações nas vias respiratórias
- Determinar a provável causa das alterações (secreções e/ou broncoespasmo)
- Estabelecer diagnóstico nosológico e diferencial
- Selecionar protocolo adequado e avaliar os resultados obtidos
- Acompanhar a resposta ao tratamento e a remissão ou não da enfermidade.

Técnica

O animal deve ser auscultado preferencialmente em posição quadrupedal e em repouso. A auscultação pode ser feita diretamente, com o ouvido sobre uma toalha no tórax, ou indiretamente, com um aparelho de auscultação. Ausculta-se todo o tórax, de frente para trás e de cima para baixo, sendo ideal realizar, também, a auscultação de baixo para cima e de trás para frente, esquadrinhando-se, dessa maneira, toda a área pulmonar. É recomendável auscultar, em cada local, no mínimo, dois movimentos respiratórios (Figura 8.15). Para um diagnóstico mais preciso, faz-se necessária a aplicação de exercício leve (caminhada) ou a inibição temporária da respiração do animal, manobras que intensificam os ruídos respiratórios produzidos. Indica-se, ainda, adaptar um saco plástico no focinho, chamado "saco respiratório", sem, no entanto, obliterar as narinas, visando, tão somente, aumentar o teor de CO_2 no ar inalado. Ainda que as referidas manobras sejam feitas para exacerbar os ruídos pulmonares, é sempre melhor a auscultação do animal em repouso, para que se tenha a padronização dos ruídos ouvidos com esse valioso método semiológico.

Os ruídos pulmonares e traqueais normais de equídeos geralmente não são adequadamente discernidos quando sons externos, ou no local da ausculta, são produzidos. Entretanto, em local tranquilo, é possível ouvir os ruídos pulmonares em cavalos ou bovinos sem cobertura adiposa ou musculatura torácica excessivas. A ausculta torácica em equinos é dificultosa, pois são animais que apresentam respiração suave, com pouca amplitude e baixa frequência. Em pequenos ruminantes, como a parede torácica é relativamente delgada, os ruídos respiratórios são auscultáveis com certa facilidade. O clínico precisa estar ciente da inter-relação entre os sistemas respiratório e circulatório, já que a detecção de alteração de um requer a avaliação pormenorizada do outro. Isso posto, a auscultação cardíaca simultânea fornece informações valiosas. É importante avaliar se há taquicardia e se está relacionada com outros indícios clínicos consistentes com doença respiratória. Deve-se pesquisar a existência de arritmias em cavalos com suspeita de doença respiratória ou com taquipneia e/ou dispneia. Se sopros cardíacos forem detectados sozinhos ou em combinação com arritmia, ou se o pulso jugular for visível em mais de um terço da região cervical, principalmente quando a cabeça do cavalo está inclinada para o chão, é mais provável que seja doença cardíaca primária (e não algum problema respiratório inicial). Isso não significa que o desconforto respiratório não possa ocorrer em casos de insuficiência cardíaca. Cavalos que desenvolvem insuficiência cardíaca, com aumento da pressão atrial esquerda, são capazes de desenvolver edema pulmonar e sinais respiratórios graves.

Os ruídos a serem auscultados são divididos em duas categorias: (1) *normais*, com suas variações patológicas; e (2) os ditos *patológicos*, também chamados de ruídos respiratórios adventícios.

Ruídos normais

Quando o examinador se aproxima de um animal sem forte envolvimento do sistema respiratório, a respiração mostra-se silenciosa e discreta. Os ruídos normais são produzidos pela turbulência do fluxo de ar nas vias respiratórias com diâmetro superior a 2 mm, podendo variar na qualidade, dependendo da localização do aparelho de auscultação, da velocidade do ar durante a respiração e da quantidade de tecido sobre a área que se está ouvindo. Os ruídos inspiratórios são causados pela passagem de ar pelos brônquios, bronquíolos terminais e alvéolos. É semelhante ao som produzido ao se pronunciar a letra "V". Os ruídos expiratórios normais referem-se à saída de ar dos alvéolos, bronquíolos e brônquios, bem como à passagem de ar pela glote estreitada, quando auscultado sobre a traqueia, sendo similar ao proferir a letra "F".

Ruído laringotraqueal

É o ruído provocado pela vibração das paredes da laringe e traqueia, sendo ouvido sobre a região da traqueia cervical, quando da passagem do ar. Patologicamente, é possível ouvir nessa região o estridor traqueal, como se fosse o ranger de uma porta se abrindo, associado a casos de estenose de laringe ou traqueia, e as crepitações de traqueia, provocadas por acúmulo de líquido ou muco nesses locais, como se fosse um estourar de bolhas.

Na área torácica, ouve-se o *ruído traqueobrônquico* ou, como chamado antigamente, *ruído brônquico, sopro glótico ou tubário*, produzido pela passagem do ar pelos grandes brônquios e pela porção final da traqueia, com vibração de suas paredes. É um ruído rude, ouvido no terço anterior do tórax, tanto na inspiração quanto na expiração.

Outra manifestação sonora ouvida na área torácica é o *ruído broncobronquiolar* ou, como chamado antigamente, *murmúrio*

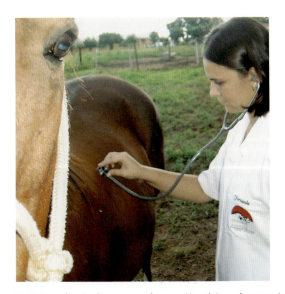

Figura 8.15 Auscultação do campo pulmonar. No mínimo, duas movimentações respiratórias em cada ponto.

vesicular, que é o ruído respiratório produzido pela vibração das paredes de brônquios menores e bronquíolos. É suave, ouvido nos dois terços posteriores do tórax durante a inspiração.

> **Você sabia?**
>
> • Para competir, os cavalos devem cumprir a inspeção e estar totalmente saudáveis. No entanto, esse não foi o caso do cavalo de corrida britânico chamado Humorist. Depois de vencer o Derby na Grã-Bretanha em 1921 – a corrida de cavalos mais rica do país –, descobriu-se que ele estava sofrendo de tuberculose e competiu (e, o melhor, venceu) com apenas um pulmão saudável.

Variações dos ruídos respiratórios normais

Aumento de intensidade dos ruídos respiratórios normais

Basicamente, o aumento de intensidade dos ruídos normais do pulmão à auscultação significa aumento na quantidade de ar que penetra nesse órgão e, consequentemente, maior vibração das paredes das vias respiratórias. Sempre que houver aumento na intensidade da respiração por aumento na FR (taquipneia), na amplitude (hiperpneia) ou, ainda, por dificuldade respiratória (dispneia), haverá exacerbação na auscultação dos ruídos respiratórios.

Os ruídos respiratórios normais estarão exacerbados, também, nos casos em que haja facilitação de sua transmissão, especialmente quando houver líquido no interstício pulmonar, aumentando sua densidade (Figura 8.16). Os processos patológicos que causam deposição de líquido no interstício pulmonar, aumentando assim a transmissão sonora, são as pneumonias, a congestão e o edema pulmonar.

Outro caso em que se observa intensidade aumentada dos ruídos respiratórios normais é quando há aproximação do ouvido com o órgão produtor da manifestação sonora, ou seja, nos animais com parede torácica delgada.

O *ruído broncobronquiolar*, portanto, estará *aumentado fisiologicamente* nos animais jovens (maior FR e menor espessura torácica), nos magros, nos de pelos curtos e naqueles que realizarem exercícios físicos. Encontrar-se-á *aumentado patologicamente* na hipertrofia vicariante ou compensadora das áreas normais, quando há hepatização pulmonar em áreas vizinhas àquelas que se está auscultando; nas dispneias, pois os movimentos respiratórios são mais amplos; e nos casos de infiltração líquida do pulmão, em presença de brônquios pérvios.

Da mesma maneira, o *ruído traqueobrônquico* pode estar *aumentado em intensidade* quando houver estenose de vias respiratórias anteriores e nos casos de infiltração líquida do interstício pulmonar, quando os brônquios menores passam a ter paredes rígidas, que refletem melhor o som. Nessas situações, as regiões do interstício pulmonar preenchidas por líquido devem ter extensão adequada e conter brônquios pérvios, próximos à parede torácica. Além do aumento na intensidade, observa-se, nesses casos, *aumento da área de auscultação* do ruído traqueobrônquico, notado em toda a área pulmonar, na qual normalmente não é ouvido. Em cavalos adultos, excetuando-se os magros, ausculta-se somente o ruído broncobronquiolar na área torácica, considerando-se patológica a auscultação do ruído traqueobrônquico. O significado clínico desse tipo de sonoridade é congestão local, de origem inflamatória ou não.

Diminuição de intensidade dos ruídos pulmonares normais

Verificar diminuição dos ruídos à auscultação pulmonar sempre que: (1) houver *interferência na transmissão* desses ao ouvido de quem está auscultando; (2) houver diminuição da velocidade de penetração de ar nas vias respiratórias, seja por obstruções ou por diminuição da atividade respiratória; ou (3) nos casos que ocorrerem obstruções nas vias respiratórias anteriores, prejudicando a velocidade do ar nas vias respiratórias posteriores e diminuindo a vibração das paredes dessas estruturas.

Assim, *o ruído broncobronquiolar e o traqueobrônquico* apresentar-se-ão *diminuídos fisiologicamente* nos animais gordos, de pelos longos, com maior espessura da parede torácica, musculosos (maior distância do ouvido ao órgão produtor do som) e nos que estão há muito tempo em repouso (menor FR). Estarão *diminuídos patologicamente* em afecções dolorosas do tórax, causando respiração superficial, diminuição da elasticidade pulmonar, nas aderências pulmonares extensas (menor entrada de ar), nos exsudatos fibrinosos, edemas ou enfisemas subcutâneos, nas coleções de ar ou líquido na cavidade pleural (dificultam a capacidade de auscultação do indivíduo, já que afastam o órgão produtor do ruído do ouvido do examinador).

As estenoses das vias respiratórias, abrangendo até os grandes brônquios, diminuem a intensidade do ruído broncobronquiolar. Essa característica sonora pode até *desaparecer (área de silêncio)* quando os alvéolos, bronquíolos e pequenos brônquios estão cheios de exsudato ou quando há grande área de compressão por tumor, abscessos e na atelectasia pulmonar.

Outro fenômeno sonoro detectado é a chamada *inspiração interrompida* ou *murmúrio vesicular interrompido* (denominação antiga), que é o ruído provocado pela interrupção na inspiração, ouvido em animais sadios e nos excitados, nos casos de enfermidades dolorosas da pleura e de bronquite com exsudato (obstrução sequencial de brônquios, interrompendo a corrente de ar).

Os equinos que apresentam ruídos respiratórios anormais durante o período de descanso ou, com menor frequência, após a realização de exercícios físicos (com notório prejuízo ao seu desempenho), na maioria das vezes, apresentam lesões obstrutivas ou estenóticas do trato respiratório superior (infecções: edema da laringe ou da faringe; hemiplegia laríngea: falha das cartilagens aritenoides em se abduzirem durante a inspiração, por lesão de nervos laríngeos resultante de traumatismos, neoplasias, inflamações, cicatrizações, doenças congênitas etc.).

> **Você sabia?**
>
> • O olfato da vaca é um dos mais poderosos do reino animal. Seu focinho tem cerca de 1.186 receptores olfativos, o que permite a esse animal detectar odores a quase 10 quilômetros de distância. Essa qualidade é muito útil para um herbívoro, que precisa detectar seus predadores quando ainda estão distantes.

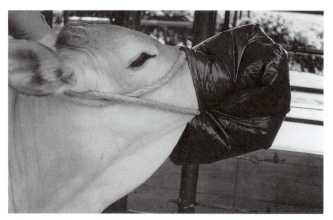

Figura 8.16 Utilização do "saco respiratório" para aumentar a intensidade dos ruídos respiratórios.

Ruídos patológicos ou adventícios

Crepitação grossa ou estertor úmido (termo antigo). Clinicamente, significa aumento de líquido no interior de brônquios, inflamatório ou não. Ao passar pelos brônquios, que estão com quantidade exagerada de líquido, o ar determina a formação de uma onda suficiente para causar obstrução de seu lúmen. Como as pressões anterior e posterior a esta onda líquida são diferentes, a tendência é que haja desobstrução do lúmen brônquico para, em seguida, haver nova obliteração, já que o ar continua entrando. A sonoridade provocada por essas obstruções e desobstruções sequenciais assemelha-se ao estourar de bolhas; por isso, era chamado antigamente de estertor bolhoso, ou, então, como parecia com o som produzido ao soprar ar em líquido, era denominado "estertor úmido". Atualmente, por ser um ruído de crepitação, é chamado "crepitação grossa", sendo detectado nos casos de broncopneumonia e edema pulmonar.

Crepitação fina ou estertor crepitante (termo antigo). Ruído semelhante ao esfregar de cabelos próximo à orelha ou ao estourar de pequenas bolhas. Acreditava-se que esse tipo de ruído ocorresse durante a fase inspiratória da respiração, provocado pelo descolamento das paredes dos alvéolos preenchidos por líquido inflamatório. Hoje, sabendo-se que os ruídos são produzidos em tubos de, no máximo, 2 mm, deduz-se que esse ruído seja produzido durante o descolamento das paredes das pequenas vias respiratórias preenchidas por líquido ou muco em excesso. Se ele for inspiratório, significará edema pulmonar ou pneumonia; se expiratório ou inspiratório/expiratório (misto), doença pulmonar obstrutiva crônica, bronquiolite e enfisema pulmonar.

Inspiração interrompida ou murmúrio vesicular interrompido (denominação antiga). Pequenas interrupções na inspiração, como se fosse o soluçar de uma criança chorando. Se esse ruído for ouvido durante a inspiração, com a parede torácica movimentando-se de uma única vez, é indicação de obstrução sequencial de brônquios, com líquido em quantidade e viscosidade insuficientes para provocar a crepitação grossa. Se o ruído for ouvido com o tórax se movimentando em dois tempos, é sugestivo de dor à inspiração (pleurite) ou excitação psíquica do animal.

Sibilo. Manifestação sonora aguda, de alta intensidade, que se assemelha a um chiado ou assobio. Indica estreitamento de vias respiratórias, causado por deposição de secreção viscosa aderida, que deforma o lúmen tubular, como se fosse um bico de flauta, ou ainda broncospasmo. Se ocorrer no início da inspiração, está relacionado principalmente com processos extratorácicos, como estenose da laringe, compressão da traqueia ou muco espesso depositado nesses locais. Se aparecer no fim da inspiração ou expiração, é indicativo de obstrução das pequenas vias respiratórias, como nos casos de bronquite ou bronquiolite e doença pulmonar obstrutiva crônica.

Ronco. Ruído grave, de alta intensidade, produzido pela vibração de secreções viscosas aderidas às paredes de grandes brônquios durante a passagem de ar. Também indica broncopneumonia se sua origem, ou seja, seu ponto máximo de auscultação, estiver no tórax, ou mostrar laringite ou laringotraqueíte, se for ouvido melhor na região da laringe ou traqueia.

Roce pleural. Ruído provocado pelo atrito das pleuras visceral e parietal inflamadas, indicando pleurite. Em um animal sadio, as pleuras deslizam suavemente, uma sobre a outra, sem provocar ruído algum. Quando há inflamação e deposição de fibrina sobre elas, o atrito se transmite ao ouvido do examinador como se fosse o esfregar de duas folhas de papel, áspero como o esfregar de duas lixas ou de couro molhado, ou, ainda, como um gemido.

Sopro, roce ou ruído cardiopleural. Ruído rude, semelhante ao raspar de duas superfícies ásperas, ouvido durante a inspiração e coincidente com a movimentação cardíaca. Corresponde ao atrito da pleura sobre o pericárdio inflamado, indicando, portanto, pleurite associada a pericardite.

Sopro ou ruído cardiopulmonar. Ruído suave, de baixa intensidade, semelhante ao soprar com os lábios apertados. A entrada do ar que passa nos brônquios menores das áreas pulmonares que estão sobre o coração pode ser interrompida durante o período de contração isométrica da sístole ventricular. Quando ocorre a sístole, a passagem do ar é liberada, ouvindo-se esse tipo de ruído interrompido, de modo sequencial, a cada novo início da sístole. Ocorre em animais sadios ou naqueles em que haja excesso de produção de muco, como no caso de bronquiolites.

Broncofonia. Refere-se a ruídos propagados das vias respiratórias anteriores, como a voz, os gemidos, a tosse, as crepitações ou os estridores laríngeos. São ouvidos ora como zumbidos imprecisos, ora claramente, sobretudo na região anterior do tórax.

Ruídos acessórios que perturbam a auscultação. São os ruídos das contrações dos músculos cutâneos, crepitações dos pelos, ruídos de deglutição e ruídos gastroentéricos. Todos esses e mais os produzidos no ambiente são possíveis de ser ouvidos ao realizar auscultação do sistema respiratório, dificultando o diagnóstico. Por essa razão, é importante lembrar-se sempre de que todo ruído auscultado, para ser valorizado, deve estar relacionado com o movimento do órgão que se está ouvindo.

Percussão auscultatória

Outro método semiológico para o exame do sistema respiratório é a associação da auscultação com a percussão. Faz-se a percussão traqueal com o dedo ou com o cabo do martelo (em grandes animais) e a auscultação pulmonar conjuntamente, ou seja, produzimos um som e o escutamos na área pulmonar.

Dessa maneira, pode-se ouvir:

- *Em tecido normal*, um ruído débil, impreciso, distante e difuso
- *Em tecido atelectásico ou congesto*, ouve-se um ruído breve, seco e preciso, como nascido imediatamente debaixo do ponto que se está auscultando
- *Em coleções líquidas no espaço pleural*, o ruído se apresenta distante, mas preciso e breve.

A Figura 8.17 apresenta sugestões de localização das estruturas promotoras de alterações do sistema respiratório.

Punção exploradora ou toracocentese

É outro método exploratório que pode ser utilizado para diferenciar o diagnóstico de exsudato e transudato pleural e para coleta de líquido pleural, tanto para exame como para fins terapêuticos. Utiliza-se agulha de 6 a 8 cm × 2 mm ($60 × 20$; $80 × 20$) ou uma sonda mamária, depois de se fazer uma pequena incisão na pele anestesiada, para sua introdução na cavidade torácica.

> **Local da punção**
>
> A agulha deve ser introduzida acima da veia torácica e sempre no bordo oral da costela, para evitar nervos e vasos intercostais.
>
> - *Em equinos*: no 6º EIC (espaço intercostal) do lado esquerdo ou 5º EIC do lado direito do tórax
> - *Em ruminantes*: no 5º EIC no lado esquerdo ou 4º EIC no lado direito

Exames complementares

Apesar de o exame físico ter importância absoluta no diagnóstico das doenças respiratórias, alguns exames complementares são de extrema importância para o auxílio diagnóstico.

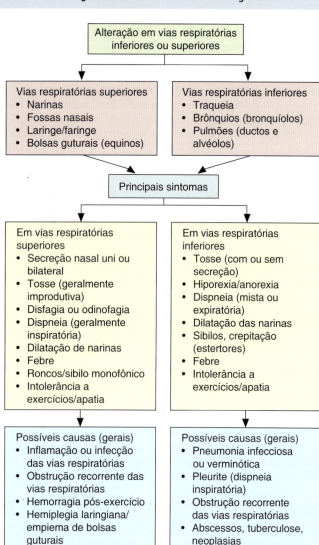

Figura 8.17 Sugestões de localização das estruturas promotoras de alterações do sistema respiratório. Obs.: a faringe é uma estrutura dos sistemas respiratório e digestório.

O *hemograma* fornece informações esclarecedoras, principalmente no sentido de indicar se a alteração respiratória é infecciosa ou não. No leucograma, o encontro de leucocitose com neutrofilia indica processo bacteriano; leucopenia com linfocitopenia sugere processo viral. Os processos inflamatórios do sistema respiratório provocam, na maioria das vezes, aumento de fibrinogênio, que pode ser aferido quando se faz o hemograma.

O *exame parasitológico* de fezes é indicado no diagnóstico de verminose pulmonar (equinos: *Dictyocaulus arnfieldi, Parascaris equorum*; bovinos: *Dictyocaulus viviparus*; pequenos ruminantes: *Muellerius* spp., *Dictyocaulus filaria*), utilizando-se, especialmente, técnicas para detecção de larvas dos parasitas.

A *titulação sorológica de anticorpos* é usada, principalmente, para detecção de anticorpos contra agentes virais, potencialmente patogênicos para o sistema respiratório. Embora seja de grande auxílio na definição da etiologia da doença, tem suas limitações. Um grupo de animais vacinado ou que tenha tido contato com o vírus que se está pesquisando pode apresentar sorologia positiva para aquele anticorpo sem significar que o animal esteja doente. Muitos animais têm título sorológico e, durante o episódio de um problema respiratório, a detecção de anticorpos não esclarecerá a sua etiologia. No entanto, a associação dos sinais clínicos com o resultado sorológico deverá fornecer fortes indícios para identificar o agente causal.

O *exame radiográfico* é um exame não invasivo de tórax, estruturas intratorácicas e seios paranasais, que ajuda na identificação e definição das doenças intratorácicas e do trato respiratório superior. O exame radiográfico do trato respiratório superior é importante na avaliação das áreas e estruturas inacessíveis pela análise física ou endoscópica. São obtidas informações sobre os seios paranasais, septo nasal, bolsa gutural, faringe e laringe. É indicado nos casos de secreção nasal uni ou bilateral, epistaxe, deformidades faciais e orofaciais, desvios de septo, fraturas, neoplasias, hematomas, abscessos e sinusite. A faringe e a traqueia cervical também são analisadas por radiografia lateral.

As radiografias torácicas possibilitam a visualização de estruturas densas e líquidas, em contraste com ar pulmonar. O aumento da radiodensidade pode indicar alteração vascular, brônquica, intersticial ou alveolar. Em grandes animais, essa técnica é mais utilizada em animais jovens ou de pequeno porte. Bovinos e equinos adultos exigem equipamentos especiais, disponíveis somente em grandes centros diagnósticos.

A *ultrassonografia torácica* possibilita detectar abscessos, tumores, enfisema e problemas de pleura, especialmente acúmulo de líquido na cavidade torácica, como no caso de pleurite com efusão.

A *endoscopia* é hoje importante auxílio no diagnóstico das doenças respiratórias em grandes animais. Esse exame permite ver e analisar as características físicas e funcionais do sistema respiratório, além de facilitar a coleta de secreções durante sua realização, as quais poderão servir para diagnóstico do agente causal.

Os *lavados traqueobrônquico e broncoalveolar* estão intimamente associados ao exame físico, pois fornecem acesso ao trato respiratório inferior, permitem coleta de células, de material para cultura microbiológica e exames imuno-histoquímicos. Por conseguinte, proporcionam o diagnóstico do agente causal, determinam a gravidade da resposta inflamatória, auxiliam na instituição do tratamento adequado e do prognóstico das doenças respiratórias (Figura 8.18).

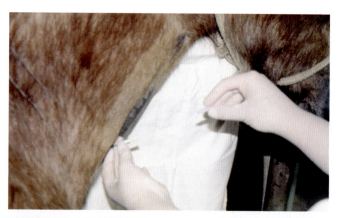

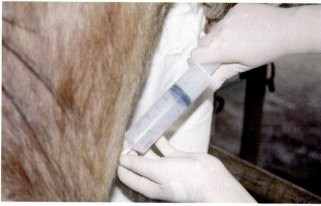

Figura 8.18 Realização de lavado traqueal em equinos.

As medidas de gases sanguíneos arteriais pela *gasometria* são indicadas para documentar a insuficiência pulmonar, diferenciar hipoventilação de outras causas de hipoxemia, ajudar a determinar a necessidade de terapia de suporte com oxigênio e monitorar a resposta ao tratamento. A amostra de sangue arterial é obtida, preferencialmente, em uma seringa de plástico, heparinizada, sem bolhas de gás. A agulha é introduzida em uma rolha de borracha, para que seja vedada e impeça o equilíbrio da amostra com o ar atmosférico. Indica ser conservada em gelo ou água gelada até o momento do exame, não ultrapassando 90 min do horário de coleta. Em processos respiratórios, esse exame mostra alterações da troca do ar alveolar com o sangue. Tem suas desvantagens relacionadas com o custo e com a complexidade dos equipamentos necessários para sua realização.

A *biópsia pulmonar*, por sua vez, é indicada para obtenção de amostra tecidual para diagnóstico histológico ou para informações prognósticas, principalmente em casos de moléstias pulmonares difusas. Em casos de lesões focais, como nas neoplasias, a coleta é guiada por ultrassom ou endoscopia, visto que a amostra obtida é muito pequena.

A biópsia pulmonar é contraindicada nos casos de hipertensão pulmonar, cistos, abscessos e coagulopatias, sendo evitada, também, em animais com depressão grave, dispneicos ou moribundos.

A *toracocentese* é indicada tanto para a coleta de amostras de líquido pleural, para realização de exames citológicos e microbiológicos, quanto como método terapêutico em animais com ventilação comprometida pela compressão pulmonar, por depósitos de líquido ou ar no espaço pleural. As complicações da toracocentese são o pneumotórax, causado pela laceração pulmonar, hemotórax ou piotórax iatrogênico (Figura 8.19).

Finalmente, a *necropsia* é método seguro na pesquisa etiológica das afecções pulmonares nos animais. Consegue-se, por meio dessa técnica, reconhecer as lesões que acometem o sistema respiratório e realizar a coleta do material necessário para análises diagnósticas, tanto para verificação do tipo de lesão como do agente causal.

Com o uso cada vez mais difundido dos métodos auxiliares, o clínico está adquirindo grande ajuda para o diagnóstico e o estudo das doenças respiratórias. Muitos desses métodos apresentam custos elevados ou são pouco práticos, justificando-se apenas em alguns casos. Outros necessitam de estudos mais profundos para que sejam usados na rotina diagnóstica. Sem dúvida, trabalhos futuros na área fornecerão cada vez mais meios para o diagnóstico rápido e seguro das doenças respiratórias dos animais.

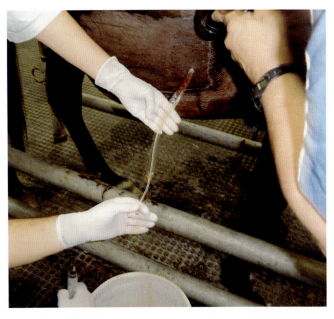

Figura 8.19 Toracocentese em um equino com hidrotórax.

Seção B
Cães e Gatos

Wagner Luis Ferreira e Guilherme Andraus Bispo

INTRODUÇÃO

Cães e gatos com distúrbios no trato respiratório são comumente atendidos na prática clínica, necessitando de um minucioso plano de exame clínico.

A principal função do sistema respiratório é promover a troca gasosa entre o meio interno e o externo. Esse processo é chamado "hematose" que tem por finalidade fazer com que o oxigênio (O_2) chegue até a região dos alvéolos, na qual estes, em íntimo contato com os capilares pulmonares, favorecem sua passagem à corrente sanguínea, com o dióxido de carbono (CO_2) realizando um mecanismo inverso, para posterior eliminação para o meio externo (Figura 8.20).

Outra importante função é a manutenção do equilíbrio ácido-básico. Se ocorrer acúmulo de CO_2 como consequência de hipoventilação, o resultado será o estabelecimento da acidose.

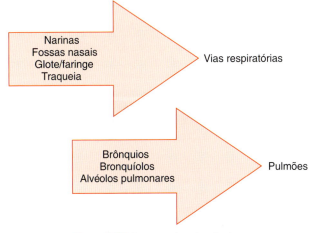

Figura 8.20 Percurso do ar inspirado.

A remoção excessiva de CO_2, provocada por hiperventilação, resultará, por sua vez, em alcalose respiratória. Do mesmo modo, o sistema respiratório compensa parcialmente (de maneira muito rápida) os distúrbios acidobásicos metabólicos primários. Hiperventilação e diminuição na pressão de CO_2 ocorrem em resposta à acidose metabólica. Nos casos de alcalose metabólica, ocorrem hipoventilação e aumento da pressão de CO_2.

O sistema respiratório também atua como um importante órgão na termorregulação. O processo de evaporação é um mecanismo importante na perda de calor. O ar expirado pelos pulmões, além de aquecido, é eliminado com alto teor de umidade, auxiliando na dissipação do calor produzido.

 Você sabia?

- Pesquisas recentes revelam que o ronronar está ligado ao aumento súbito na turbulência do sangue do sistema circulatório do gato. Essa turbulência seria mais intensa nos casos de desvio da circulação sanguínea para um vaso sanguíneo de diâmetro mais amplo, localizado na região torácica do animal. Quando ocorre a contração dos músculos circunvizinhos a esse vaso, as vibrações causadas pela turbulência são amplificadas pelo diafragma, antes de se deslocarem à traqueia e ressoarem na cavidade sinusoidal. Essa vibração (soa como um motorzinho) resulta na liberação de endorfina no cérebro, substância que é liberada em situações de alegria, prazer, medo e de dor, fato que explica por que os gatos domésticos ronronam em ambos os casos. De acordo com especialistas, a principal função do ronronar é firmar uma comunicação entre a mãe e os filhotes durante o período de amamentação, uma vez que nesse período se torna impossível mamar e miar simultaneamente. Porém, uma das curiosidades sobre os gatos é que o ronronar nem sempre é sinal de conforto.

REVISÃO ANATÔMICA

O sistema respiratório costuma ser dividido em trato respiratório superior (compartimento nasofaringolaríngeo) e inferior (compartimentos traqueobrônquicos e alveolares).

O trato respiratório superior é formado por: (1) narinas; (2) fossa nasal; (3) nasofaringe; (4) orofaringe; e (5) laringe. Além de importantes condutores respiratórios, essas estruturas promovem umidificação e filtragem do ar inspirado. O trato respiratório inferior, por sua vez, compreende: (1) traqueia; (2) árvore brônquica; (3) ductos alveolares; e (4) alvéolos.

A pleura é uma estrutura única formada pelos folhetos parietal e visceral. A pleura visceral recobre a superfície dos pulmões, ao passo que a parietal reveste o diafragma, a superfície costal e o mediastino. O espaço entre os dois folhetos é preenchido pelo líquido pleural, permitindo melhor deslizamento durante o movimento respiratório.

O mediastino é o espaço anatômico que divide o tórax em duas cavidades pleurais: direita e esquerda. Contém uma série de estruturas vitais, tais como: (1) coração; (2) traqueia; (3) esôfago; (4) timo; (5) nervos; e (6) grandes vasos. Comunica-se cranialmente com os planos periesofágicos, peritraqueais e perivascular, e caudalmente com o espaço peritoneal, via hiato aórtico. Tais comunicações podem propiciar a disseminação de doenças entre o pescoço, o tórax e as áreas peritoneais.

Os músculos respiratórios contraem-se de maneira coordenada, proporcionando o aumento (processo de inspiração) ou a redução (processo de expiração) de volume da cavidade torácica. O diafragma e os músculos intercostais externos, paraesternais, esternocleidomastóideo, trapézio, peitorais e abdominais exercem papel fundamental no processo de inspiração.

A artéria pulmonar conduz sangue venoso do ventrículo direito aos capilares pulmonares. Seus ramos mais periféricos ramificam-se cada vez mais até formarem anastomose com os capilares venosos. Estes se dirigem até as vênulas pulmonares, que se reúnem e formam as veias pulmonares, as quais desembocam no átrio esquerdo.

As artérias brônquicas, por sua vez, são ramos diretos da aorta torácica com importante papel na nutrição dos pulmões.

REVISÃO FISIOLÓGICA

As finalidades da respiração são a transferência do oxigênio do exterior até o nível celular e a eliminação do dióxido de carbono, transportado no sentido inverso.

O processo de movimentação dos gases respiratórios de uma região para outra (em razão da diferença de pressão) é chamado "difusão". O oxigênio é transportado até as vias respiratórias distais. Na membrana alveolocapilar, ocorre sua difusão para o sangue, e, nos capilares sistêmicos, difunde-se do sangue para as células, seguido pela saída de dióxido de carbono produzido nos tecidos.

A ventilação é o mecanismo pelo qual o ar chega até os alvéolos, sendo mantida por centros respiratórios no bulbo. A inspiração depende da contração dos músculos inspiratórios. A expiração é passiva e realizada pela força de retração elástica dos pulmões e pelo relaxamento dos músculos inspiratórios.

O volume de ar inspirado e que não participa da troca respiratória denomina-se espaço morto fisiológico.

 Você sabia?

- O Bulldog Francês e o Pug são, sem dúvida, duas das raças de cachorro mais suscetíveis a doenças. Isso se deve, principalmente, ao fato de serem braquicéfalos. Essa condição caracteriza-se por um crânio mais curto que o normal e outras alterações anatômicas, como focinho achatado e olhos saltados. Problemas respiratórios em cães dessas raças são frequentes, uma vez que as narinas não têm muito espaço para que o ar possa atravessar suas vias estreitas. Os olhos protuberantes do Bulldog Francês, por exemplo, ficam mais expostos a agentes externos, tornando-os mais sensíveis a doenças oculares e lesões na córnea.

IDENTIFICAÇÃO DO PACIENTE | RESENHA

Na avaliação do sistema respiratório, assim como em outros sistemas, informações quanto a espécie, raça, idade, sexo e procedência do animal apresentam grande importância no plano geral de exame clínico. A seguir, será exemplificado um pouco mais essa importância.

Estima-se que mais de 80% de todos os casos de doença do trato respiratório superior em gatos sejam atribuídos ao complexo respiratório felino (herpes-vírus felino tipo I e calicivírus). Alguns gatos com doença respiratória crônica muitas vezes são trazidos à clínica com início súbito de dificuldade respiratória (aparentando evolução aguda). Algumas particularidades anatômicas e funcionais das vias respiratórias dos felinos fazem com que a asma (obstrução reversível da árvore brônquica) ocorra mais frequentemente nessa espécie, acompanhando e agravando alguns quadros de doença brônquica crônica. Os gatos Siameses podem estar mais predispostos às manifestações clínicas da asma felina. Muitos quadros de piotórax (exsudato séptico na cavidade pleural) têm natureza idiopática na espécie felina.

Em geral, as anormalidades congênitas são detectadas com mais frequência em animais jovens. A discinesia ciliar primária, que acarreta prejuízo no transporte mucociliar nas vias respiratórias e subsequente recidiva de infecções respiratórias, é tipicamente diagnosticada em animais jovens, com maior incidência em cães da raça Bichon Frisé. Por sua vez, a paralisia laríngea idiopática afeta mais comumente raças caninas de grande porte em idade adulta. A fenda palatina pode ser causa de espirros e infecções respiratórias recorrentes, sendo mais frequente em raças braquicefálicas.

Alguns animais da raça Cocker Spaniel parecem mais predispostos à bronquiectasia (dilatação anormal e permanente dos brônquios), tendendo a apresentar recidivas nas infecções respiratórias.

Os animais jovens também estão mais predispostos às infecções de trato respiratório, ao passo que as doenças neoplásicas e degenerativas são mais frequentes em animais mais velhos. Em raças braquicefálicas (*braqui* = curto; *céfalo* = cabeça), ou seja, raças que apresentam focinho mais curto (p. ex., Boxer, Buldogue, Pequinês, Pug), observa-se mais frequentemente estenose congênita das narinas. Além disso, esses animais são predispostos à síndrome respiratória do cão braquicefálico, manifestando estenose de narina, prolongamento de palato e hipoplasia traqueal. A raça Buldogue Inglês é mais predisposta à ocorrência de hipoplasia de traqueia.

A neoplasia nasal, por sua vez, é mais comum em cães dolicocefálicos (focinho comprido). Os cães da raça Pastor-Alemão são aparentemente mais sensíveis às infecções causadas por *Ehrlichia canis* (erliquiose), acarretando, com frequência, episódios de sangramento pelas narinas (epistaxe).

Em cães de pequeno porte, a tosse representa um grande desafio diagnóstico. Principalmente cães de raças *toy* podem ser predispostos ao colapso de traqueia. Do mesmo modo, raças caninas de pequeno porte, em idade mais avançada, é possível apresentar endocardiose de mitral e sinais de insuficiência cardíaca congestiva, com compressão brônquica pelo átrio esquerdo, causando a sintomatologia respiratória. Esses mesmos animais são passíveis de ser mais predispostos à doença brônquica crônica, que proporciona tosse persistente.

Os quadros de fibrose pulmonar crônica também afetam mais comumente animais da espécie canina, em especial os cães da raça West Highland White Terrier, acarretando cianose pós-exercício e dispneia. A combinação de diminuição de exercício associada à mesma ingestão calórica agrava um estado de obesidade com aumento da intolerância ao exercício.

Nas cadelas, a neoplasia mamária é importante fonte de metástase pulmonar, acarretando sintomatologia respiratória.

Você sabia?

- A movimentação torácica tem pouco a ver com a passagem do ar. Apesar de o tórax subir e descer durante a respiração, essa movimentação não acontece por causa do ar entrando ou saindo dos pulmões. O que acontece é o seguinte: na inspiração, o diafragma (músculo que separa a cavidade torácica abdominal) se contrai e se move para baixo (bípedes) ou para trás (quadrúpedes), aumentando o espaço na cavidade torácica; na expiração, por sua vez, acontece justamente o contrário.

ANAMNESE | HISTÓRIA CLÍNICA

A anamnese constitui uma das etapas mais importantes do exame clínico e influencia as decisões diagnósticas e terapêuticas. Três perguntas são fundamentais para iniciar a anamnese:

- O que está acontecendo?
- Desde quando?
- Como está evoluindo?

Obtém-se, dessa maneira, uma queixa principal, que se refere à manifestação da doença que fez com que o tutor trouxesse o seu animal para avaliação. As doenças do sistema respiratório, em geral, produzem sinais clínicos facilmente aparentes para o tutor.

É importante tentar organizar uma cronologia dos acontecimentos, recompondo o que é chamado de histórico médico recente, analisando a evolução do(s) sintoma(s) ao longo de dias, semanas ou meses, até chegar à situação atual.

A seguir, o tutor deve ser questionado quanto a possíveis medicamentos administrados (dose, intervalo, via de administração, tempo de tratamento e efeito observado com o uso).

É importante a revisão dos sistemas orgânicos, registrando-se tanto os sintomas presentes quanto os negados pelo tutor. Para isso, é fundamental seguir um esquema ordenado de perguntas, com a finalidade de avaliar possíveis alterações nos sistemas. Muitos tutores podem negligenciar algumas informações importantes, e essa avaliação sistemática garante maior abrangência.

O próximo passo da anamnese é obter o histórico médico pregresso. Com isso, avalia-se o estado geral de saúde do animal antes de ele adoecer, doenças prévias (inclusive cirurgias realizadas) e programa de imunização (data, dose, produto utilizado, conservação do produto) e desverminação (data, dose e princípio ativo utilizado).

Um questionamento do ambiente em que o animal vive também é parte importante da anamnese. Avaliam-se o potencial para intoxicação, traumatismos, alergênios ambientais e transmissão de doenças infecciosas e parasitárias. Além disso, verifica-se a presença de contactantes (importante na avaliação de doenças contagiosas) e o manejo alimentar.

A seguir, serão destacados os principais sinais e sintomas comumente relacionados com distúrbios no sistema respiratório. O clínico deverá sempre enfatizá-los na anamnese.

SINAIS E/OU SINTOMAS DE DISTÚRBIO RESPIRATÓRIO EM CÃES E GATOS

Secreção nasal

Está mais associada a disfunções na cavidade nasal e nos seios paranasais, mas, ocasionalmente, é provável ter relações com distúrbios no trato respiratório inferior.

Hemorragia pura nas narinas externas (epistaxe) pode ser o resultado de lesão no trato respiratório ou manifestação de distúrbios hemorrágicos sistêmicos.

Espirro

Reflexo protetor manifestado pela liberação forçada e explosiva do ar dos pulmões pelo trato respiratório superior e que visa à remoção de irritantes na cavidade nasal. A ocorrência ocasional de espirros é considerada normal em alguns animais.

Os tutores precisam ser questionados a respeito de possível exposição do animal a corpos estranhos (grama, terrenos com farpas), poeiras e demais poluentes ambientais. É possível que o animal com corpo estranho nasal esfregue constantemente a pata no focinho.

Em felinos, histórico de exposição a outros gatos sugere ocorrência de infecção viral no trato respiratório superior.

Durante o espirro, a cabeça do animal costuma ser projetada para baixo. Tal observação auxilia o tutor a diferenciar o espirro comum do espirro reverso.

Espirro reverso

Esforço inspiratório forte e abrupto observado ocasionalmente em cães (em especial de pequeno porte). Costuma causar preocupação aos tutores pela natureza aguda, mas são crises passageiras. Normalmente, o espirro reverso apresenta curta duração e associa-se a processos envolvendo a nasofaringe, mas alguns episódios podem ter natureza idiopática. Esses episódios precisam ser diferenciados de crises associadas ao colapso de traqueia, em particular quando ocorrem após momentos de excitação.

Deformidade facial

A neoplasia e a criptococose (em gatos) são importantes causas de aumento de volume adjacente à cavidade nasal, proporcionando deformidade facial.

Ronco

É um som alto e grosseiro que resulta de quantidade excessiva de palato mole ou massas na região faríngea. É mais comumente observado em raças caninas braquicefálicas com prolongamento de palato mole e em animais obesos. Em gatos, é um achado mais raro, muitas vezes associado a pólipos na região retrofaríngea. Esses mesmos pólipos, ocasionalmente, indicam ser causas de sinais vestibulares em felinos (desequilíbrio, queda, nistagmo, cabeça pendente).

Estridor

Som inspiratório agudo (semelhante a um assovio fino), é indicativo de distúrbios na laringe, pouco comum em gatos. Associa-se mais habitualmente à paralisia de laringe em cães, com risco de ser acompanhado de angústia respiratória. Disfonia (mudança no latido do cão) pode estar presente em alguns animais. Em geral, os ruídos respiratórios que são audíveis para os tutores, sem a necessidade de um estetoscópio, devem-se quase sempre a disfunções no trato respiratório superior.

Tosse

Importante reflexo protetor deflagrado pelo centro da tosse (bulbo), que resulta da estimulação de receptores sensoriais do trato respiratório, caracterizado pela expiração explosiva de ar dos pulmões através da boca. Pode apresentar natureza produtiva ou não. A tosse produtiva resulta na liberação de muco, exsudato, líquido de edema ou sangue das vias respiratórias para a cavidade oral, sendo esse material geralmente deglutido pelo animal.

Em cães, a tosse alta (sonora) que piora após momentos de excitação, exercício físico ou quando a coleira exerce pressão no pescoço pode se relacionar com o colapso de traqueia ou traqueobronquite infecciosa. Normalmente, esses animais não têm outros sinais de doença sistêmica e apresentam-se em bom estado geral. Nos casos de colapso de traqueia, os sinais clínicos persistem por meses a anos, e a obesidade tende a ser um fator de agravamento do quadro. Na traqueobronquite infecciosa, é comum o histórico de contato com outros animais, hospitalização ou hospedagem em hotel para animais. Em quase todos os casos, a doença é autolimitante, com melhora dos sinais em aproximadamente 2 semanas. Outra importante causa respiratória que manifesta piora da tosse principalmente durante o dia, mas com progressão lenta por meses a anos, é a doença brônquica crônica. A tosse com piora à noite está mais associada a uma origem cardíaca.

Em casos de regurgitação (em que muitas vezes a queixa primária do tutor é confundida com vômito), histórico de apatia, tosse e secreção nasal mucopurulenta bilateral podem significar a ocorrência de pneumonia aspirativa. Raramente os quadros de pneumonia bacteriana são primários. Todo o esforço precisa ser direcionado na tentativa de identificar um fator predisponente. Em geral, a tosse que se origina em alvéolos ou vias respiratórias de pequeno calibre é precedida de uma inspiração profunda.

Em felinos, a manifestação da tosse é menos comum. Quando esse sintoma está presente, devem ser descartadas doença brônquica, parasitose pulmonar e dirofilariose.

Hemoptise

É uma séria manifestação clínica de afecção respiratória caracterizada pela eliminação de sangue pela boca e pelas narinas, proveniente do trato respiratório inferior. Os mecanismos patológicos responsáveis incluem hipertensão pulmonar (insuficiência cardíaca congestiva, tromboembolismo pulmonar e dirofilariose), perda da integridade vascular (neoplasias, inflamação e traumatismos) e lesão pulmonar cavitária. A hemoptise carece ser diferenciada da hematêmese.

Dispneia

Refere-se à dificuldade respiratória. Pode apresentar natureza inspiratória, expiratória ou mista, sendo muito importante essa determinação. O clínico deve se atentar durante a inspeção, avaliando cuidadosamente o paciente sob suspeita de apresentar uma dificuldade respiratória.

Ortopneia

É um quadro extremo de dispneia que impede o paciente de ficar deitado e o obriga a assumir posições que confiram algum alívio. No cão, geralmente é manifestado por abdução dos membros torácicos com pescoço esticado e respiração pela boca. O animal permanece andando ou sentado com um grau de inclinação que favoreça a expansão torácica e diafragmática. Os gatos geralmente não se sentam, mas se mantêm quase deitados (a poucos centímetros do chão) e respiram com a boca aberta.

Esses animais devem ser prontamente identificados, pois até mesmo manobras de contenção para exame físico, coleta de material ou posicionamento para realização de exames complementares podem proporcionar agravamento do quadro com risco de óbito.

Cianose

Refere-se à coloração azulada da pele e das membranas mucosas causada por níveis excessivos de hemoglobina reduzida (desoxigenada) no sangue. Sua ocorrência denota redução na pressão parcial de oxigênio no sangue arterial, resultando em hipoxia tecidual. Contrariamente, a ausência de cianose visível não significa que não haja um grau de hipoxia celular. Além do mais, a cianose pode ficar mascarada em pacientes gravemente anêmicos.

EXAME FÍSICO

O exame físico do paciente com suspeita de distúrbio respiratório necessita ser geral e completo, avaliando todos os sistemas corporais e permitindo uma visão de conjunto. Vale ressaltar que, em algumas circunstâncias, o clínico deve, inicialmente, afastar as condições que possam colocar em risco a vida do animal. Exemplos disso são os pacientes com grave dispneia. Após uma avaliação geral, realiza-se o exame físico específico do sistema respiratório, incluindo inspeção, palpação, percussão e auscultação.

Você sabia?

- Os cães da raça Basenji, oriunda da África Central, não sabem latir. No entanto, não são mudos. Segundo especificações da Confederação Brasileira de Cinofilia (CBKC), eles emitem um som próprio. Isso acontece porque a laringe deles tem um formato diferente das demais raças de cães.

Exame físico geral

A avaliação da temperatura corporal é de fundamental importância no exame físico do paciente. A maior prevalência de febre em cães e gatos provavelmente decorre de agentes infecciosos. A segunda causa mais comum são as doenças imunomediadas, cuja maioria ocorre em cães adultos. As neoplasias e os traumatismos teciduais também devem ser considerados como causas de processos febris.

Muitos pacientes com megaesôfago apresentam histórico de tosse e vômito, embora o caso seja, de fato, de regurgitação. A pneumonia aspirativa costuma ser uma complicação associada, e os animais frequentemente evidenciam quadro de subnutrição e febre ao exame físico.

Quadros de taquipneia e dispneia tendem a se manifestar em animais com anemia, aparentando um quadro primário de disfunção respiratória. A anormalidade mais facilmente identificável durante o exame físico de um animal anêmico é a palidez das mucosas aparentes. Icterícia pode estar presente em casos de hemólise aguda, e esplenomegalia (na palpação abdominal) sugerindo hemólise extravascular.

Em pacientes com epistaxe (principalmente bilateral), a inspeção direta da pele e das mucosas aparentes pode evidenciar a ocorrência de petéquias, caracterizando tendências hemorrágicas sistêmicas.

Em gatos com sinal de doença em trato respiratório superior, os achados de conjuntivite, quemose e ulceração na cavidade oral podem ser atribuídos ao complexo respiratório felino (herpes-vírus felino tipo I e calicivírus). Úlcera de córnea e poliartrite são outros achados possíveis.

Em cães com envolvimento respiratório, um quadro de ceratoconjuntivite seca (avaliado pelo teste da lágrima de Schirmer) é possível de ser observado em casos de cinomose. Além disso, alguns animais tendem a exibir irregularidade na superfície dentária, secundária à hipoplasia do esmalte. Pústulas abdominais podem estar presentes no abdome, sugerindo comprometimento do sistema imune. Mioclonias, ataxia, tremor intencional, vocalização (como se o animal estivesse com dor), cegueira e convulsões podem ser sinais neurológicos associados ao quadro viral.

Sinais neurológicos em paciente com evidência de lesão em seio nasal sugerem extensão da doença por meio da placa cribriforme para o cérebro.

Anormalidades neurológicas multifocais, febre persistente, perda de peso e distensão abdominal são observadas em gatos com a forma efusiva da peritonite infecciosa felina. Quadro de dispneia, como resultado de efusão pleural, pode ser a anormalidade respiratória considerada.

Na avaliação da cavidade oral, a presença de gengivite, cálculos dentários, dentes moles ou pus no saco gengival levanta-se a suspeita de abscesso de raiz dentária com fístula oronasal, em especial, em casos de secreção nasal unilateral. Do mesmo modo, a visualização de fusão incompleta do palato mole pode estar associada à ocorrência da fenda palatina em filhotes e ser causa de espirros e infecções respiratórias recorrentes. O lábio leporino (defeito unilateral no lábio) é observado ocasionalmente em conjunto com a fenda palatina (Figura 8.21).

Em gatos com linfoma mediastinal, a síndrome de Horner é descrita associada à neoplasia.

Nos casos de ascite, prenhez ou outra causa de aumento de volume abdominal, o tórax corre risco de ser comprimido causando padrão de restrição à expansão torácica, proporcionando padrão respiratório semelhante ao de algumas patologias pulmonares ou pleurais.

Tumores mamários malignos, por sua vez, frequentemente resultam em metástases pulmonares. Com possibilidade de ser constatados em qualquer uma das mamas, ao longo da cadeia mamária.

Deve ser avaliada a condição corporal do animal. Obesidade tem potencial para interferir na expansão da cavidade torácica e dos pulmões durante a inspiração. Em pequenos animais, efeitos benéficos são obtidos na redução de peso em animais com doença brônquica ou pulmonar crônica.

A avaliação do estado de hidratação é aspecto importante na terapêutica das afecções respiratórias, pois a desidratação pode tornar as secreções respiratórias mais viscosas, comprometendo sua eliminação e agravando progressivamente o quadro clínico.

Exame físico específico

Inspeção

A observação do animal é etapa importante na avaliação do sistema respiratório e, em muitas ocasiões, é complementada pela

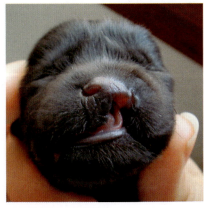

Figura 8.21 Lábio leporino em um cão neonato.

palpação. As narinas devem ser simétricas, e as pregas alares dispostas de modo que não cause estenose. A deformidade dos ossos da face é visível em alguns animais com neoplasia nasal (Figura 8.22). Determinados crescimentos neoplásicos desenvolvem-se em direção à órbita, causando exoftalmia.

Outro ponto fundamental é a avaliação quanto à presença de corrimentos nasais. É importante avaliar se a secreção nasal é uni ou bilateral. Os quadros unilaterais geralmente indicam processo intranasal, ao passo que os processos sistêmicos e em trato respiratório inferior são capazes de manifestar quadro bilateral. Neoplasias indicam provocar inicialmente secreção nasal unilateral e progredir para quadro bilateral após a destruição do septo nasal.

A secreção nasal é caracterizada como: (1) serosa; (2) mucoide; (3) purulenta (com ou sem hemorragia); e (4) puramente hemorrágica (epistaxe) (Figura 8.23). A secreção serosa é tipicamente clara e de consistência aquosa, considerada um achado normal em alguns animais (dependendo da duração e da quantidade) ou indicativa de infecção viral. Secreção nasal mucopurulenta apresenta consistência mais viscosa, com coloração mais amarelada ou esverdeada. Muitas das causas de secreção mucopurulenta podem inicialmente provocar secreção serosa. O aspecto mucopurulento implica quadro inflamatório mais acentuado. É importante lembrar que a maioria das enfermidades intranasais ocasiona inflamação e infecção bacteriana secundária. O quadro mucopurulento hemorrágico pode estar relacionado com várias etiologias, mas, em geral, associa-se a neoplasias ou infecções fúngicas capazes de proporcionar um quadro de evolução mais crônica. Os processos traumáticos e a presença de corpos estranhos nasais normalmente apresentam natureza aguda.

Hemorragia pura nas narinas externas (epistaxe) pode ser resultante de traumatismo, processos agressivos focais na cavidade nasal, hipertensão sistêmica e distúrbios hemorrágicos sistêmicos. O tutor deve ser questionado se, antes da ocorrência da epistaxe, o animal apresentava alguma secreção nasal (o que sugeriria neoplasia ou infecção micótica). Ocasionalmente, pode ocorrer melena decorrente da deglutição de sangue proveniente da cavidade nasal.

Para se fazer inspeção detalhada de palato mole, faringe e laringe, na maioria das vezes, é necessária contenção química do paciente.

Na inspeção da respiração, deve-se analisar a frequência, o ritmo e o tipo respiratório, conforme descrito a seguir.

Frequência respiratória

Recomenda-se contar o número de respirações por minuto. A frequência respiratória (FR) normal em cães e gatos é de 20 a 30 movimentos por minuto (mpm). Usa-se a seguinte terminologia para designar algumas alterações:

- *Taquipneia*: aumento da FR
- *Bradipneia*: diminuição da FR
- *Apneia*: ausência total de respiração.

Normalmente é observada respiração mais ofegante em cães e gatos normais como parte do mecanismo termorregulador.

A mensuração da frequência respiratória, em repouso ou durante o sono, tem se mostrado uma ferramenta importante para o diagnóstico precoce e para monitoramento de cães e gatos com edema pulmonar cardiogênico. Isso porque o aumento da pressão hidrostática pulmonar ativa mecanorreceptores no interstício e resulta no aumento da frequência respiratória.

Ritmo respiratório

O ritmo respiratório normal é constituído por inspiração, pequena pausa, expiração, pausa maior e, em seguida, nova inspiração. As durações da expiração e da inspiração são muito semelhantes.

Dispneia representa dificuldade respiratória, caracterizada por respiração mais difícil (Quadro 8.3). Ao inspecionar um animal com dispneia, é preciso caracterizar se a dificuldade respiratória é inspiratória ou expiratória.

Dispneia inspiratória está associada a alterações extratorácicas. A presença de ronco ou som estridor em conjunto com a dispneia provavelmente sinaliza disfunção em região de retrofaringe ou laringe, respectivamente. O animal precisa movimentar a região de palato mole ou de faringe para produzir o ronco, com possibilidade de ser achado comum nas raças caninas braquicefálicas. O gato que ronca pode apresentar pólipo na região faríngea. O estridor é um som inspiratório agudo, semelhante a um assovio, que

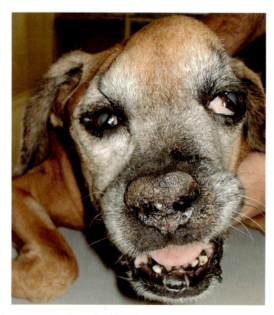

Figura 8.22 Deformidade facial em um cão com neoplasia nasal.

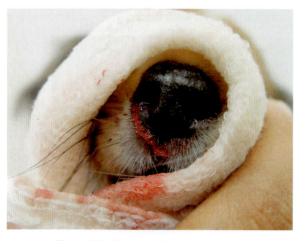

Figura 8.23 Epistaxe unilateral em um cão.

Quadro 8.3 Características apresentadas por pacientes com dispneia grave (ortopneia).

- Expressão facial de ansiedade
- Abdução dos membros torácicos
- Pescoço mantido em posição mais esticada (horizontal ao solo)
- Preferência por se manter em estação ou decúbito esternal

indica alteração em laringe. Correta inspeção da região retrofaríngea e da laringe geralmente se faz sob anestesia e com o auxílio de laringoscópio, broncoscópio ou espelho de dentista. Dependendo do plano anestésico, pode ocorrer interferência na movimentação das cartilagens da laringe, prejudicando a avaliação.

Outra causa de dispneia inspiratória é a estenose de narina. Vale enfatizar que, na suspeita de problemas na cavidade nasal, é necessário conduzir que o animal respire de boca aberta para verificar se a dispneia desaparece. A dispneia associada a alterações traqueais pode vir acompanhada de queixa de tosse em razão do grande número de receptores presentes nessa região. As alterações traqueais cervicais normalmente são avaliadas radiograficamente, em especial durante a inspiração.

A dispneia expiratória comumente se associa à alteração intratorácica. Cães e gatos gravemente acometidos com doença brônquica exibem fase expiratória mais prolongada, com aumento do esforço respiratório. Doença pulmonar infiltrativa, incluindo edema pulmonar, tende proporcionar dispneia inspiratória.

Respiração rápida e superficial pode caracterizar padrão respiratório restritivo. Normalmente, representa alterações no parênquima pulmonar (comprimindo o pulmão) ou na pleura. A auscultação pulmonar auxilia na diferenciação. Dispneia expiratória restritiva, com aumento dos sons pulmonares, indica lesão de parênquima pulmonar. Considerar os casos de edema pulmonar, pneumonia e fibrose pulmonar. Por outro lado, a dispneia associada à efusão pleural em geral é marcada por uma inspiração vigorosa com expiração demorada (às vezes, parecendo que o animal está prendendo a respiração), apresentando diminuição de sons à auscultação (o som sofre atenuação quando muda de meio).

Trepopneia é a dispneia que aparece em determinado decúbito lateral, em especial em pacientes com efusão pleural unilateral, ao se deitarem sobre o lado são.

Outras alterações no ritmo respiratório também podem ser observadas. A respiração de Cheyne-Stokes (Figura 8.24) caracteriza-se por FR crescente até atingir um pico, decrescendo, em seguida, até uma fase de apneia (hiperpneia alternada com apneia). Tal ritmo associa-se a lesões bilaterais dos hemisférios cerebrais ou em regiões diencefálicas. Na respiração de Kussmaul (Figura 8.25), observa-se padrão respiratório lento e profundo (inspiração e expiração prolongadas), comumente associado a quadros de acidose metabólica grave (sobretudo em animais com cetoacidose diabética).

Tipo respiratório

Para o reconhecimento do tipo respiratório, observa-se a movimentação do tórax e do abdome, procurando-se reconhecer em que regiões os movimentos são mais amplos.

O tipo respiratório em cães e gatos é o costoabdominal. Animais com fraturas de costela ou outros processos dolorosos em região de tórax podem apresentar respiração predominantemente abdominal. Por outro lado, pacientes com dor abdominal apresentam respiração mais costal.

Os felinos normalmente apresentam os movimentos respiratórios pouco visíveis. Gatos com movimentos torácicos mais evidentes e respiração com a boca aberta estão gravemente acometidos.

Denomina-se *hiperpneia* o aumento na amplitude respiratória. Normalmente, a expansibilidade é simétrica e igual nos dois hemitórax. Qualquer doença que afete a caixa torácica, sua musculatura, o diafragma, a pleura ou o pulmão de um lado pode ser precocemente percebida pela assimetria dos movimentos ventilatórios. Tal assimetria é mais facilmente reconhecida quando o paciente realiza inspiração mais profunda.

Palpação

Os seios nasais são palpados para verificação de comprometimento ósseo e evidência de dor. Alguns animais com neoplasia nasal ou aspergilose podem ficar ressentidos dessa palpação.

O pescoço é palpado em busca de evidência de massas ou doença adjacente que possa envolver a traqueia. Na maioria dos animais, a traqueia é palpada desde a laringe até a entrada do tórax. Em alguns animais mais obesos ou com musculatura mais desenvolvida, pode ser mais difícil esse reconhecimento. Normalmente, a traqueia é uma estrutura que não colaba e nenhuma borda evidente necessita ser palpada.

O reflexo de tosse é estimulado por meio da fricção dos anéis traqueais na entrada do tórax durante a palpação (Figura 8.26). Os animais que apresentam receptores de tosse ativados podem tossir em resposta à palpação traqueal, sem que isso caracterize uma afecção específica. A indução da tosse muitas vezes útil para que o tutor reafirme sua queixa clínica, diferenciando-a de outro sinal clínico (p. ex., engasgo, ânsia de vômito, espirro reverso).

Alguns animais, em particular cães, apresentam edemas acentuados na cabeça e em região cervical em decorrência da compressão feita pelo aumento do linfonodo mediastinal anterior (síndrome da veia cava anterior), em casos de linfoma mediastinal. Esses animais geralmente apresentam sinais de dispneia

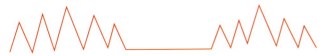

Figura 8.24 Esquema representativo da respiração de Cheyne-Stokes.

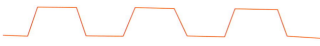

Figura 8.25 Esquema representativo da respiração de Kussmaul.

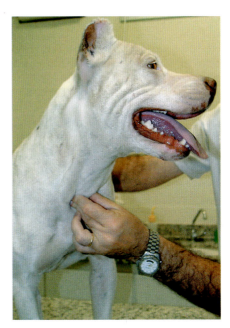

Figura 8.26 Palpação da traqueia na entrada do tórax para avaliar o reflexo de tosse.

e tosse provocados pela compressão em estruturas torácicas, embora derrame pleural possa contribuir com o desenvolvimento da dispneia.

O tórax é palpado para detectar ferimentos, fraturas de costelas e dor torácica. Algumas feridas penetrantes podem ser mascaradas pela pelagem. As lesões devem ser criteriosamente examinadas e avaliadas quanto à extensão do envolvimento.

Enfisema de subcutâneo pode ser caracterizado pela palpação de uma tumefação móvel e crepitante no tecido subcutâneo (semelhante a bolhas). Normalmente, é um processo indolor, com possibilidade de estar associado a traumatismos no trato respiratório.

Você sabia?

- Em cada pulmão, há milhões de alvéolos, que são pequenas estruturas responsáveis pelas trocas gasosas entre o meio ambiente e o organismo. Graças a eles, o pulmão é o único órgão com poder de flutuar na água, uma vez que o ar contido o deixa menos denso que a água.

Auscultação

A auscultação é um método simples e pouco dispendioso, mas que fornece preciosa informação quanto às diferentes enfermidades broncopulmonares. Parte importante do exame físico do tórax, não deve ser negligenciada na avaliação do paciente.

Durante a auscultação, o animal precisa ser mantido em local silencioso, a fim de mantê-lo o mais tranquilo possível. Aconselha-se a auscultação comparativa, em que os ruídos de um lado são comparados àqueles da mesma região do lado oposto (Quadro 8.4). O ronronar em gatos costuma atrapalhar a auscultação por obscurecer os sons respiratórios. Tal processo é resultante da ativação dos músculos laríngeos intrínsecos. Algumas vezes, um estímulo desagradável leve (como o odor de álcool) contribui para que o gato pare de ronronar.

Os ruídos são gerados pelo fluxo turbulento de ar nas grandes vias respiratórias (> 2 mm) e transmitidos ao longo do lúmen traqueobrônquico e perifericamente, através do tecido pulmonar, e para a parede torácica. As vias respiratórias menores (< 2 mm) transmitem mal as ondas sonoras e, possivelmente, não contribuem para a produção dos ruídos respiratórios. Uma vez sobre o tórax, é possível ouvir ruídos nasais, laríngeos, traqueais e pulmonares.

As características dos ruídos respiratórios normais variam de acordo com a idade do animal, a espessura da parede torácica, o padrão respiratório e o local de auscultação.

Atualmente, os termos ruídos bronquiais e vesiculares foram substituídos simplesmente por *ruídos respiratórios normais*.

Os ruídos respiratórios comumente são mais audíveis em animais magros. Além disso, maior audibilidade de ruídos respiratórios normais sobre o campo pulmonar é decorrente, com mais frequência, da hiperventilação (por aumentar a velocidade de fluxo respiratório). Exercício físico, febre, temperatura ambiental elevada e ansiedade são algumas causas de hiperventilação. Da mesma maneira, a velocidade de fluxo do ar pode estar aumentada em algumas doenças pulmonares, causando aumento de intensidade dos sons normais.

Por outro lado, a diminuição na audibilidade dos ruídos respiratórios sobre o tórax (sons abafados) é comum em animais obesos. Alguns processos pulmonares exsudativos, efusão pleural e hérnia diafragmática proporcionam quadro semelhante. É importante considerar que, ocasionalmente, alguns animais normais em repouso podem apresentar ruídos respiratórios quase inaudíveis (Quadro 8.5).

Os ruídos adventícios devem ser determinados quanto à fase do ciclo em que ocorrem e a localização de sua intensidade máxima.

Sibilos são ruídos contínuos mais agudos (> 250 ms) com característica musical (lembram um assovio), ocorrendo quando o ar flui através de vias respiratórias estreitadas e provoca a vibração de suas paredes. São vistos frequentemente durante a expiração, porque, ao longo da inspiração, a pressão pleural torna-se mais negativa, resultando em maior calibre das vias respiratórias. Sibilos expiratórios indicam obstrução parcial de vias respiratórias intratorácicas, como ocorre nas doenças bronqueais crônicas. Sibilos generalizados, em geral, ocorrem quando há estreitamento das vias respiratórias por broncospasmo, edema de mucosa ou grande quantidade de secreção. Quando localizados, costumam resultar de tumor endobrônquico, corpo estranho ou compressão extrínseca das vias respiratórias. Sibilos ocasionados em razão da presença de secreções nas vias respiratórias normalmente alteram sua intensidade após episódios de tosse ou expectoração. Obstrução grave das vias respiratórias extratorácicas costuma produzir um tipo particularmente alto de sibilo inspiratório, denominado estridor.

Os ruídos respiratórios descontínuos são de curta duração e não apresentam qualidade musical. São conhecidos como crepitações, que podem ser grossas ou finas. Os ruídos descontínuos são produzidos, provavelmente, por vários mecanismos. Um dos mais aceitos é a reabertura súbita e sucessiva das pequenas vias respiratórias. Por exemplo: um bronquíolo obstruído com secreção apresenta, na expiração, pressão caudal à secreção (dentro do alvéolo) cada vez mais negativa, que faz com que se rompa a barreira criada pela secreção, produzindo uma rápida equalização de pressão e uma série de ondas sonoras explosivas (sons descontínuos).

As crepitações grossas decorrem da reabertura de vias respiratórias menos distais. Por outro lado, as crepitações finas estão associadas ao envolvimento de vias respiratórias periféricas (pequenas vias respiratórias).

Quadro 8.5 Causas de alterações na audibilidade dos ruídos respiratórios.

- Aumento de audibilidade:
  - Animal magro
  - Exercício físico
  - Ansiedade
  - Febre
  - Temperatura ambiente elevada
  - Anemia grave
  - Acidose metabólica
  - Afecção respiratória
- Diminuição de audibilidade:
  - Animais obesos
  - Efusão pleural
  - Hérnia diafragmática
  - Estado de repouso

Quadro 8.4 Recomendações quanto à auscultação pulmonar em cães e gatos.

- Fazer a auscultação em sala silenciosa
- Manter o animal preferencialmente em estação sobre a mesa
- Delimitar o campo pulmonar a ser auscultado
- Auscultar o tórax da frente para trás e de cima para baixo (de maneira sistemática)
- Procurar auscultar, no mínimo, dois movimentos respiratórios em cada ponto de auscultação
- Fazer auscultação comparativa entre cada lado do tórax
- Toda área de anormalidade deverá ser auscultada novamente (para ter certeza da alteração) e comparada com áreas normais

A crepitação em fim de inspiração pode estar associada à enfermidade nas pequenas vias respiratórias ou no parênquima pulmonar. As afecções em vias respiratórias maiores normalmente proporcionam crepitações no início ou em toda a inspiração.

Descreveu-se anteriormente que alguns sinais de insuficiência cardíaca congestiva esquerda confundem-se com outras doenças respiratórias. Na avaliação cardíaca, a presença de arritmia respiratória sugere ainda compensação cardíaca. No cardiopata, a frequência cardíaca aumenta à medida que os barorreceptores são estimulados pela queda do débito cardíaco. A estimulação simpática progressiva faz desaparecer a arritmia respiratória.

A endocardiose de mitral é uma importante causa de sopro sistólico em foco mitral, mas é importante considerar que as afecções cardíacas e respiratórias podem coexistir em alguns pacientes. Em um cão com quadro de tosse, a auscultação de sopro mitral não necessariamente diagnostica a origem da tosse como cardíaca. O animal pode ser um cardiopata assintomático (mas já ter o sopro detectado no exame físico) e estar apresentando uma disfunção respiratória primária causadora da tosse.

Percussão do tórax

A percussão consiste em produzir vibrações na parede torácica que se transmitem aos tecidos subjacentes.

O tórax é composto das seguintes estruturas: (1) arcabouço ósseo; (2) partes moles (incluindo tecido pulmonar, musculatura, tecido subcutâneo e pele); e (3) ar contido nos pulmões. À percussão do tórax, todas essas estruturas, em conjunto, produzem um som chamado de som claro pulmonar ou, simplesmente, som normal. Esse som altera-se de acordo com a relação entre a quantidade de ar e de tecido. Assim, os sons produzidos podem variar de uma região para outra, no mesmo indivíduo e entre pessoas diferentes, dependendo de vários fatores. Quando existe desequilíbrio na relação normal ar:tecidos, a percussão resulta em sons diferentes. Havendo excesso da quantidade de ar em relação à quantidade de tecido, a percussão produz som mais ressonante e com duração maior do que o normal. O som produzido nessas condições é chamado de hipersonoro; quando o som é exageradamente ressonante, é chamado de timpânico. Se a relação ar:tecidos está reduzida, o som produzido à percussão do tórax é curto e seco, como se a percussão estivesse sendo realizada sobre um órgão sólido, como o fígado. O som assim produzido é chamado de submaciço ou maciço, dependendo do grau de ressonância.

Na delimitação do tórax (Figura 8.27), o limite superior é formado pela musculatura vertebral dorsal (som maciço), e o anterior, pela musculatura da escápula (som maciço). Na delimitação posterior, traça-se uma linha imaginária sobre a tuberosidade ilíaca até um ponto de cruzamento no 12º espaço intercostal (EIC). Outra linha imaginária é traçada sobre a articulação escapuloumeral até o ponto de cruzamento no 9º EIC. Do mesmo modo, um limite ventral é obtido pelo ponto de cruzamento entre uma linha imaginária um pouco acima do olécrano até o 5º EIC.

Em pequenos animais, a técnica mais utilizada é a indireta, em que a falange distal (em estreito contato com a parede do tórax) serve como um plessímetro (Figura 8.28). Ao proceder-se à percussão, apoia-se o segundo ou terceiro dedo da mão esquerda na parede torácica, preferencialmente sobre os espaços intercostais. A percussão é realizada com o terceiro dedo da mão direita, que golpeia a falange distal do dedo esquerdo, apoiado na parede (Figura 8.29). Aplicam-se dois golpes seguidos, rápidos e firmes, retirando-se instantaneamente o dedo, para não abafar o som. A percussão deve ser feita de maneira sistemática, começando na face craniodorsal do tórax e movendo-se no sentido dorsal para ventral dentro de cada espaço intercostal. A percussão também é um procedimento comparativo entre os dois hemitórax.

Vale considerar que as ondas provenientes da percussão penetram apenas alguns centímetros, sendo possível detectar apenas lesões pleurais ou parenquimatosas mais superficiais.

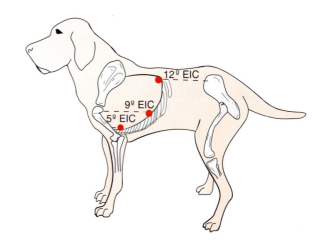

Figura 8.27 Esquema representativo da delimitação do campo pulmonar em cães. EIC = espaço intercostal.

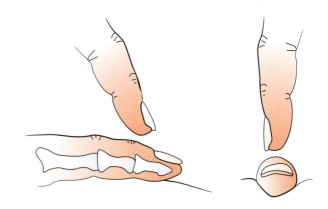

Figura 8.28 Representação do correto posicionamento para realização da percussão torácica. Notar o ângulo reto formado entre o dedo plexor e a falange que serve de plessímetro, mantendo-a pressionada na parede torácica.

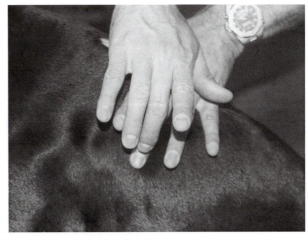

Figura 8.29 Percussão digitodigital da cavidade torácica na espécie canina.

Além disso, é necessária certa prática em sua interpretação diagnóstica, pois um som ressonante normal só é aprendido após várias experiências obtidas em cães normais.

EXAMES COMPLEMENTARES

Hemogasometria

A mensuração das pressões parciais de oxigênio e de dióxido de carbono no sangue arterial pode fornecer informações sobre a função pulmonar. Entretanto, é importante considerar que, por causa de potentes mecanismos que visam compensar alguns estados patológicos, o comprometimento respiratório deve estar acentuadamente afetado para que determinadas anormalidades sejam mensuradas.

O estado ácido-básico é influenciado pelo sistema respiratório e também pode ser avaliado pela hemogasometria. Tal avaliação permite, na maioria dos casos, identificar um distúrbio ácido-básico como sendo de natureza primariamente respiratória ou metabólica.

Oximetria de pulso

É um método não invasivo de monitoramento da saturação de oxigênio sanguíneo, particularmente útil para animais com doença respiratória e submetidos a procedimentos anestésicos.

O valor mensurado indica a saturação da hemoglobina na circulação local; portanto, esse valor pode ser afetado por outros fatores além da função pulmonar, como vasoconstrição, baixo débito cardíaco ou estase sanguínea local.

Broncoscopia

É uma técnica de diagnóstico por imagem utilizada na avaliação das vias respiratórias. Permite avaliar algumas anormalidades, como: colapso de traqueia, estenoses, massas, lacerações, torções de lobos pulmonares, hemorragias, inflamações, colapso brônquico, corpos estranhos e parasitas. Para sua realização, é necessário que o paciente seja anestesiado.

A broncoscopia também permite a coleta de material para avaliação citológica, histopatológica e microbiológica. Além disso, a lavagem broncoalveolar pode ser realizada após a avaliação visual da broncoscopia, utilizando-se o canal de biópsia do broncoscópio. Técnicas não broncoscópicas também permitem a obtenção do lavado. Tais técnicas (de baixo custo) são utilizadas principalmente na suspeita de doenças difusas, uma vez que a orientação visual não é possível. O lavado broncoalveolar fornece importante material destinado a citologia, cultura ou outras técnicas especiais, contribuindo para a avaliação diagnóstica de pacientes com doença em vias respiratórias menores, alvéolos ou interstício pulmonar.

Biópsia por punção aspirativa transtorácica

Está indicada principalmente no diagnóstico citológico de massas intratorácicas em contato com a parede torácica. O custo-benefício precisa ser analisado, pois, em casos de massas localizadas, a toracotomia deve ser considerada, uma vez que possibilita tanto o benefício da biópsia (avaliação histológica) quanto da completa excisão. A punção de massas mais afastadas pode significar risco aumentado de lesão em vasos, nervos ou laceração de órgãos. Evita-se esse procedimento em casos de suspeita de abscessos, coagulopatias e hipertensão pulmonar.

Toracocentese

A toracocentese é realizada mantendo-se o animal em uma postura menos estressante (normalmente em decúbito lateral ou esternal). É realizada no 7º ou 8º espaço intercostal, sendo o local submetido à tricotomia prévia e preparado assepticamente (Figura 8.30). Normalmente, a aspiração de qualquer lado do tórax drena adequadamente o lado contralateral. Contudo, em alguns casos de piotórax ou quilotórax podem ocorrer efusões unilaterais.

Utiliza-se cateter intravenoso (calibres 14, 16 ou 18) acoplado a válvulas de três vias e seringa. Algumas vezes, efetuar orifícios adicionais no cateter com o auxílio de uma lâmina cirúrgica (de maneira asséptica) amplia a drenagem pleural. Um cateter tipo borboleta (calibre 21) pode ser utilizado. Raramente é necessária a sedação.

A toracocentese tem finalidade diagnóstica e terapêutica. Após a obtenção de amostras para análise laboratorial, efetua-se a remoção da maior quantidade possível de líquido ou ar para possibilitar melhora na respiração. Exceção é feita em casos de hemotórax.

A avaliação da densidade, a mensuração da concentração proteica, a contagem de células nucleadas e a avaliação qualitativa das células são essenciais na classificação do líquido pleural. Além disso, análise citológica é indicada para avaliação diagnóstica dos animais com efusão pleural.

Lavado traqueal

Permite obter fluidos e celularidade, usados na avaliação de doenças do trato respiratório ou de parênquima pulmonar, evitando-se a flora normal das cavidades oral e faringeana. O lavado pode ser obtido pela via transtraqueal ou endotraqueal. Na técnica transtraqueal, o cateter é inserido no ligamento cricotireóideo, identificado como depressão acima da cartilagem cricoide (observada na palpação da traqueia como uma faixa elevada, lisa e estreita próxima à laringe). A técnica endotraqueal consiste em passar um cateter urinário através de uma sonda endotraqueal (animal anestesiado).

Em ambas as técnicas, o cateter ou a sonda devem atingir a região da carina (aproximadamente o 4º espaço intercostal); uma solução de NaCl 0,9% (média de 3 a 5 mℓ por aplicação) é injetada na forma de *bolus* dentro do cateter (ou da sonda), e são realizadas tentativas de aspiração. Segundo alguns autores,

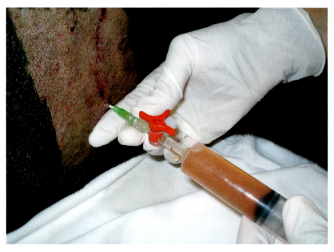

Figura 8.30 Toracocentese em um animal da espécie canina utilizando um cateter intravenoso acoplado a válvula de três vias e seringa.

podem ser necessárias de quatro a seis tentativas de infusão e aspiração. O material deve ser processado rapidamente, realizando-se avaliação citológica e microbiológica e pesquisa para larvas ou ovos de parasitas. É menos provável que o lavado traqueal ajude a identificar processos focais ou doenças envolvendo o interstício pulmonar.

Hemograma

Na progressão das doenças respiratórias, quadro persistente de hipoxemia, decorrente de prejuízo na hematose, tende acarretar estímulo para liberação de eritropoetina pelas células justaglomerulares, proporcionando aumento na eritropoese e quadro de policitemia (contagens eritrocitárias elevadas).

Leucocitose neutrofílica com desvio à esquerda é possível acompanhar casos de pneumonia bacteriana. Vale considerar que neutrofilia pode significar parte de hemograma de estresse.

Linfopenia é achado comum em quadros de infecção viral recente, estresse ou administração de corticoides. Alguns estímulos antigênicos crônicos, como erliquiose, leishmaniose e infecções fúngicas, podem acarretar linfocitose. Em gatos, esse achado sugere medo ou ansiedade. Vacinação recente também pode ser causa de linfocitose.

Eosinofilia é, algumas vezes, observada em animais apresentando afecção pulmonar caracterizada por infiltrado eosinofílico. Esses animais geralmente manifestam tosse e dificuldade respiratória, com possível descarga nasal serosa ou mucopurulenta. Devem ser realizados exames de fezes, a fim de descartar parasitismo intestinal, e teste para dirofilariose (em regiões endêmicas).

Radiografia

É exame complementar muito importante na avaliação de cães e gatos com sinais de disfunção do trato respiratório. Normalmente é útil na localização da doença e na respectiva determinação quanto a extensão, progressão e resposta ao tratamento. A avaliação radiográfica pode ser útil em animais com distúrbios da cavidade nasal associados a neoplasias ou infecções fúngicas.

Em gatos com secreção nasal serosa ou mucopurulenta e sinais de respiração estertorosa (roncos), evidência radiográfica de tecido mole acima da região do palato mole é sugestiva de pólipo nasofaringeano.

A avaliação radiográfica cervical e torácica é útil na suspeita de colapso de traqueia. Em casos de colapso traqueal extratorácico, as radiografias são obtidas preferencialmente durante a inspiração. Por outro lado, a avaliação da traqueia intratorácica é realizada durante a expiração (quando o aumento da pressão intratorácica torna o colapso mais evidente). O colapso deve ser diferenciado da hipoplasia traqueal, em que o diâmetro da traqueia é estreitado em toda a sua extensão.

A tosse provocada por traqueobronquite infecciosa, muitas vezes, não costuma estar associada a alterações radiográficas.

Padrão brônquico na radiografia torácica é geralmente observado em cães e gatos com doença brônquica. Entretanto, sinais clínicos podem preceder as alterações radiográficas, e as radiografias torácicas podem estar normais em alguns animais. Certos animais mais velhos é possível de apresentar calcificação de brônquios sem qualquer significado clínico.

Nas pneumonias, o padrão radiográfico varia. Padrão alveolar pode ser anormalidade típica. Em animais com doença brônquica primária, padrão brônquico pode estar mais evidente,

conferindo padrão misto. Um padrão intersticial pode estar presente na fase precoce da doença ou em processos mais discretos. Além disso, esse padrão é mais evidente quando a origem da pneumonia é hematógena e, nesses casos, pode também ocorrer padrão alveolar com distribuição caudodorsal.

A presença de cateter intravenoso é uma fonte em potencial para infecções de origem hematógena. As pneumonias aspirativas tendem a afetar principalmente lobos pulmonares mais craniais (distribuição cranioventral). A presença de megaesôfago deve ser sempre avaliada em casos de suspeita de pneumonia bacteriana. Os quadros pneumônicos e as neoplasias podem promover substituição do ar alveolar por material líquido e celular, acarretando uma consolidação do lobo afetado.

Opacidade nodular isolada pode representar neoplasia pulmonar primária. As metástases dos adenocarcinomas mamários normalmente exibem múltiplos nódulos pequenos e bem distribuídos. Por sua vez, as metástases de osteossarcomas exibem, com mais frequência, grandes opacidades circulares.

As doenças pulmonares eosinofílicas podem mostrar padrão intersticial leve ou densidades alveolares dispersas, formando áreas semelhantes a neoplasias ou granulomas fúngicos.

No edema pulmonar cardiogênico (principal causa de edema pulmonar), surgem densidades intersticiais acompanhadas de padrão alveolar. Nos cães, a lesão é mais evidente na região perihilar, ao passo que os gatos costumam apresentar padrão mais disseminado.

No diagnóstico diferencial da tosse, em especial em raças caninas de pequeno porte, os achados radiográficos de verticalização do coração esquerdo na projeção lateral – com perda da cintura cardíaca caudal e abaulamento no sentido de 2 a 3 h, estendendo-se além da margem cardíaca na projeção ventrodorsal – podem ser sugestivos de compressão do brônquio principal esquerdo nos casos de endocardiose de mitral.

Coração pulmonar (*cor pulmonale*) é o termo utilizado para descrever o aumento de tamanho do coração direito decorrente de anormalidades nos vasos ou no parênquima pulmonar.

Em pacientes com histórico de traumatismo, as contusões pulmonares são predominantemente caracterizadas como áreas localizadas de padrão intersticial, alveolar ou consolidação lobar. Em alguns animais, os sinais radiográficos podem não ser evidentes nas primeiras horas após o traumatismo.

ULTRASSONOGRAFIA PULMONAR

A ultrassonografia pulmonar é um exame complementar não invasivo útil na triagem de cães e gatos dispneicos, sobretudo na sala de emergência, por meio de técnicas denominadas *point-of-care*, quando uma abordagem diagnóstica precisa e rápida com mínima contenção física e menor estresse envolvido é necessária. Imagens e artefatos ultrassonográficos resultantes da interação do ultrassom com as estruturas torácicas e o ar presente nas vias respiratórias sugerem anormalidades estruturais associadas a afecções no parênquima pulmonar e complementam a ausculta dos campos pulmonares.

A interação do ultrassom com o ar presente no pulmão normal produz artefatos ultrassonográficos de reverberação da superfície pleural, caracterizados por linhas hiperecoicas, horizontais e paralelas denominadas "linhas A". Essas linhas se estendem por toda imagem ultrassonográfica gerada e caracterizam um pulmão "seco". Por outro lado, a síndrome interstício alveolar é caracterizada pela formação de artefatos hiperecoicos verticais que se estendem da interface pleural ao longo da imagem ultrassonográfica e são denominados "linhas B". Estas são originadas da interação do ultrassom com líquido presente nos alvéolos e geram um aspecto de "cauda de cometa".

Em cães e gatos cardiopatas, a identificação e a quantificação das linhas B auxiliam a prever, de maneira precoce, a formação do edema pulmonar cardiogênico (EPC), desfecho associado à insuficiência cardíaca congestiva. Além disso, fornece informações importantes sobre a resposta ao tratamento emergencial do EPC. Todavia, não é capaz de diferenciar o EPC de outras afecções que cursam com síndrome interstício alveolar, como pneumonias e bronquites crônicas, em que as linhas B também serão identificadas em decorrência do acúmulo de líquido nas vias aéreas.

Os felinos com insuficiência cardíaca congestiva podem desenvolver derrame de líquido cavitário, principalmente a efusão pleural. A ultrassonografia evidencia a presença de líquido livre anecoico no tórax e complementa o achado de hipofonese na ausculta torácica desses pacientes. Ademais, é de grande auxílio para guiar a toracocentese, a fim de gerar alívio dos sinais respiratórios e proporcionar coleta de material para avaliação citológica.

Em cães e gatos com neoplasias pulmonares, primárias ou metastáticas, a ultrassonografia é um método importante de diagnóstico, além de permitir guiar a citologia aspirativa e a biópsia incisional de consolidações ou nódulos pulmonares focais e periféricos.

Acidentes automobilísticos são descritos como causa frequente de contusão pulmonar em cães e gatos. A depender da extensão da lesão, o paciente pode ser assintomático e não apresentar alteração em exame físico. A ultrassonografia pulmonar tem alta sensibilidade e especificidade para identificar síndrome interstício alveolar e sinais de fragmentação na interface pulmonar com a pleura parietal decorrente de hemorragia e contusão pulmonar. Não obstante, não detecta lesões em tecidos pulmonares profundos em decorrência da baixa penetração do ultrassom em tecidos aerados.

O exame ultrassonográfico de pulmões normais em uma caixa torácica íntegra evidencia, durante a respiração, o deslizamento pleural, representado pelo movimento de vaivém com a interface pleural. Os traumas torácicos penetrantes, as afecções do parênquima pulmonar, bem como causas iatrogênicas levam ao desenvolvimento de pneumotórax em pequenos animais. Nesse cenário, há perda do deslizamento pleural ocasionado pelo acúmulo de ar entre as pleuras parietal e visceral. Assim, por meio do exame ultrassonográfico, é possível identificar a sobreposição de linhas horizontais, paralelas, dispostas acima e abaixo da linha pleural. Estas resultam em uma imagem semelhante a um "código de barras" observada com auxílio do modo movimento (modo M).

A angiostrongilose deve ser considerada como diferencial em canídeos domésticos e silvestres jovens residentes em áreas endêmicas que apresentem desconforto respiratório agudo e sinais de coagulopatias. O *Angiostrongylus vasorum* é um nematódeo parasita da artéria pulmonar e suas ramificações cujo hospedeiro intermediário são diferentes espécies de moluscos terrestres e aquáticos. Por meio da ultrassonografia, é possível identificar pequenos nódulos subpleurais hipoecoicos e sólidos, sugestivos de granuloma pulmonar, em pacientes infectados.

TOMOGRAFIA COMPUTADORIZADA

É uma técnica mais moderna de exame complementar, capaz de auxiliar o médico-veterinário na avaliação de pacientes com problemas respiratórios. É um exame que proporciona uma boa capacidade para detectar lesões discretas no pulmão, mediastino e na parede torácica, sendo mais sensível que a radiografia para detectar nódulos pulmonares, tornando-se um importante exame na pesquisa de metástases pulmonares, bem como na avaliação da origem e extensão de massas em tórax.

A tomografia computadorizada tridimensional possibilita a obtenção de imagens que contribuem para facilitar a localização de lesões em vias respiratórias inferiores. Em pacientes com doença bronquial, as aferições do calibre de vias respiratórias podem ser empregadas para quantificar alterações da parede brônquica. Da mesma maneira, a natureza tridimensional facilita a coleta de aspirados percutâneos com agulha fina para realização de biópsias.

Em razão da necessidade de permanecer imóvel durante sua realização, é imprescindível a anestesia ou sedação do paciente.

FLUOROSCOPIA

É uma técnica diagnóstica que emprega radiações ionizantes com a finalidade de obter imagens contínuas, possibilitando a visualização em tempo real de estruturas dinâmicas do trato respiratório superior e inferior.

Em pacientes com refluxo nasofaríngeo, podem ser feitos exames fluoroscópicos das vias respiratórias superiores durante a ingestão de alimento ou líquido misturado com contraste.

A fluoroscopia é uma técnica mais útil para detectar doença traqueal dinâmica, sendo mais sensível que radiografias inspiratórias e expiratórias para detectar colapso da traqueia. É ainda mais acurada para a estimativa da magnitude e a localização de colapso de via respiratória. Com a fluoroscopia durante a respiração normal, é possível avaliar se há colapso traqueal e/ou brônquico secundário à traqueobroncomalacia, assim como durante uma tosse induzida. Permite também acompanhar a colocação de extensores traqueais como tratamento do colapso de traqueia.

BIBLIOGRAFIA

Seção A: Ruminantes e Equídeos

AMES, T. R.; HMIDOUCH, A. Pathofisiology and diagnosis of respiratory disease. *In*: KOBLUK, C. N.; AMES, T. R.; GEOR, R. J. The horse: diseases and clinical management. Philadelphia: W. B. Saunders Company, 1995. v. 1. p. 199-212.

BARROS, M. S. R. M. *et al.* Colheita do fluido brônquioalveolar de bezerros através da traqueocentese transcutânea. Arquivo Brasileiro de Medicina Veterinária e Zootecnia, v. 46, p. 41-9, 1994.

BEECH, J. Cytology of tracheobronquial aspirates in horses. Veterinary Pathology, v. 12, p. 157-64, 1975.

BEECH, J. Equine respiratory disorders. Malven: Lea & Febiger, 1991. 458 p.

CORSTVET, R. E.; RUMMAGE, J. A.; HOMER, J. T. Recovery of pulmonary alveolar macrophages from nonanesthetized calves. American Journal of Veterinary Research, v. 43, p. 2253-54, 1982.

CRANE, S. A.; ZIEMER, E. L.; SWEENEY, C. R. Cytologic and bacteriologic evolution of tracheobronchial aspirates from clinically normal foals. American Journal of Veterinary Research, v. 50, p. 2042-48, 1989.

DERKSEN, F. J.; BROWN, C. M.; SONEA, I. *et al.* Comparison of transtractead aspirate and broncoalveolar lavage cytology in 50 horses with chronic disease. Equine Veterinary Journal, v. 21, p. 23-6, 1989.

DIXON, P. Collection of tracheal respiratory secretions in the horse. In Practice, v. 2, p. 66-9, 1995.

DIXON, P. M. Ancillary diagnostic techniques for the investigation of equine pulmonary disease. Equine Veterynary Education, v. 9, p. 72-80, 1997.

FREEMAN, D. E. Guttural pouch. *In*: AUER, J. A. Equine surgery. Philadelphia: Saunders, 1992. p. 481-482.

FREEMANN, K. P.; ROSZEL, J. F. Equine cytology patterns in respiratory conditions of probable or know infectious origin. Compendium: Continuing Education For Veterinarians, v. 19, p. 378-83, 1997.

GONÇALVES, R. C. Estudo clínico e citológico em bezerros clinicamente sadios e portadores de broncopneumonia moderada e grave. O lavado traqueobrônquico como complemento diagnóstico. Tese (Doutorado) – Faculdade de Medicina, UNESP, Botucatu, 1997.

GONÇALVES, R. C.; KUCHEMBUCK, M. R. G.; ALMEIDA, C. T. Lavagem traqueobrônquica por traqueocentese em Bovinos. Veterinária e Zootecnia, v. 2, p. 17-25, 1990.

GRIFFIN, B. Economic impact associated with respiratory disease in beef cattle. Veterinary Clinics of North America: Food Animal Practice, v. 13, p. 367-76, 1997.

HAWKINS, E. C.; DENICOLA, D. B. Collection of bronchoalveolar lavage fluid in cats, using an endotracheal tube. American Journal of Veterinary Research, v. 50, p. 855-8, 1989.

HINCHCLIFF, K. W.; BYRNE, B. A. Clinical examination of the respiratory system. Veterinary Clinics of North America: Equine Practice, v. 7, p. 1-25, 1991.

HUNNINGUAKE, G. M.; GADEK, J. E.; KAWANAMI, O. *et al.* Inflamatory and imune processes in the human lung in health and disease: evolution by bronchoalveolar lavage. The American Journal of Pathology, v. 97, p. 149-98, 1979.

KOTLIKOFF, M. I.; GILLESPIE, J. R. Lung sounds in veterinary medicine: Part I. Terminology and mechanisms of sound production. Compendium: Continuing Education For Veterinarians, v. 5, p. 634-44, 1983.

KOTLIKOFF, M. I.; GILLESPIE, J. R. Lung sounds in veterinary medicine: Part II. Deriving clinical information from lung sounds. Compendium: Continuing Education For Veterinarians, v. 6, p. 462-7, 1984.

LARKIN, H. A. Veterinary Citology – cytological diagnosis of diseases of respiratory tract in animals. Irish Veterinary Journal, v. 47, p. 304-12, 1994.

LOTTI, U.; NIEBAUER, G. W. Tracheobronchial foreign bodies of plant origin in 153 hunting dogs. Compendium: Continuing Education For Veterinarians, v. 14, p. 900-4, 1992.

MANSMANN, R.A.; KNIGHT, H.D. Transtracheal aspiration in the horse. Journal of the American Veterinary Medical Association, v. 160, p. 171-9, 1972.

MORRISON, H. M.; STOCKLEY, R. A. The many uses of bronchoalveolar lavage. British Medical Journal, v. 296, p. 1758, 1988.

PRINGLE, J. K. Ancillary testing for the ruminant respiratory system. Veterinary Clinics of North America: Food Animal Practice, v. 8, p. 243-55, 1992.

PRINGLE, J. K. Assessment of the ruminant respiratory system. Veterinary Clinics of North America: Food Animal Practice, v. 8, p. 233-43, 1992.

RADOSTITS, O. M.; BLOOD, D. C.; GAY, C. C. Veterinary medicine. 8 ed. London: Baillière Tindall, 1994. p. 1763 p.

ROLAPLESZCZYNSKI, M.; SIROIS, P.; BÉGIN, R. Cellular and humoral components of bronchoalveolar lavage in the sheep. Lung, v. 159, p. 91-9, 1981.

ROUDEBUSH, P. Lung sounds. Journal of the American Veterinary Medical Association, v. 181, p. 122-6, 1982.

STÖBER, M. Sistema respiratório. *In*: ROSENBERGER, G. Exame clínico dos bovinos. 3. ed. Rio de Janeiro: Guanabara Koogan, 1993. p. 139-65.

SWEENEY, C. R.; BEECH, J. Bronchoalveolar lavage. *In*: BEECH, J. Equine respiratory disorders. Malven: Lea & Febiger, 1991. p. 55-61.

SWEENEY, C. R.; HUMBER, K. A.; ROBY, K. A. Tracheal washes in health thoroughbred racehorces: cytology findings. Equine Practice, v. 15, p. 9-12, 1993.

SWEENEY, C. R.; SMITH, J. A. Moléstias do sistema respiratório. *In*: SMITH, B. P. Tratado de medicina interna de grandes animais. São Paulo: Manole, 1993. v. 1, p. 501-17.

WHITWELL, K. E.; GREET, T. R. C. Collection and evolution of traqueobronchial washes in the horse. Equine Veterinary Journal, v. 16, p. 499-508, 1984.

WILSON, J. H. The art of physical diagnosis. Veterinary Clinics of North America: Food Animal Practice, v. 8, p. 169-76, 1992.

PINSENT, P. J. N. Diagnosis and differential diagnosis in the cow. *In*: ANDREWS, A. H. *et al.* Bovine medicine: disease and husbandry of cattle. Oxford: Blackwell, 1992. p. 107-33.

BIBLIOGRAFIA

Seção B: Cães e Gatos

CLERCX, C.; PEETERS, D.; SNAPS, F. *et al.* Eosinophilic broncopneumopathy in dogs. Journal of Veterinary Internal Medicine, v. 14, p. 282, 2000.

COLE, L.; PIVETTA, M.; HUMM, K. Diagnostic accuracy of a lung ultrasound protocol (Vet BLUE) for detection of pleural fluid, pneumothorax and lung pathology in dogs and cats. Vet. Clin. v. 62, n. 3, p. 178-86, 2021.

DHUPA, N.; LITTMAN, M. P. Epistaxis. Compendium of Continuing Education, v. 14, n. 8, p. 1033-43, 1992.

DICKER, S. A. *et al.* Diagnosis of pulmonary contusions with point-of-care lung ultrasonography and thoracic radiography compared to thoracic computed tomography in dogs with motor vehicle trauma: 29 cases (2017-2018). Journal of Veterinary Emergency and Critical Care, v. 30, n. 6, p. 638-46, 2020.

ERLES, K.; DUBOVI, E. J.; BROOKS, H. W. *et al.* Longitudinal study of viruses associated with canine infectious respiratory disease. Journal of Clinical Microbiology, v. 42, n. 10, p. 4524-29, 2004.

ETTINGER, S. J.; FELDMAN, E. C. Tratado de Medicina Veterinaria: Doencas do Cao e do Gato. 8. ed. Philadelphia: W.B. Saunders, 2022. 2352 p.

GONÇALVES, R. C. Semiologia do sistema respiratório. *In*: FEITOSA, F. L. F. Semiologia veterinária: a arte do diagnóstico. São Paulo: Roca, 2004. p. 313-31.

HWANG, T. S.; YOON, Y. M.; JUNG, D. I. *et al.* Usefulness of transthoracic lung ultrasound for the diagnosis of mild pneumothorax. Journal of Veterinary Science, v. 19, n. 5, p. 660, 2018.

JOHNSON, L. R. Tracheal collapse: diagnosis and medical and surgical treatment. Veterinary Clinics of North America: Small Animal Practice, v. 30, p. 1253, 2000.

KOCH, D. A.; ARNOLD, S.; HUBER, M. *et al.* Brachycephalic syndrome in dogs. Compendium of Continuing Education, v. 25, n. 1, p. 43-53, 2003.

LEE, W. R.; TYLER, J. W.; CANTWELL, H. D. Identifying the cause of acute cough and respiratory distress in a toy poodle. Journal of Veterinary Medicine, v. 102, n. 1, p. 16-20, 2007.

MALINOWSKI, C. Canine and feline nasal neoplasia. Clinical Techniques in Small Animal Practice, v. 21, n. 2, p. 89-94, 2006.

MCGORUN, B. C. *et al.* Exame clínico do trato respiratório. *In*: RADOSTITS, O. M.; MAYHEW, I. G. J.; HOUSTON, D. M. Exame clínico e diagnóstico em veterinária. Rio de Janeiro: Guanabara Koogan, 2002. p. 231-269.

NELSON, R. W.; COUTO, C. G. Medicina interna de pequenos animais. 6. ed. Rio de Janeiro: Guanabara, 2023. 1560324 p.

PINK, J. J.; DOYLE, R. S.; HUGHES, J. M. L. *et al.* Laryngeal collapse in seven brachycephalic puppies. Journal of Small Animal Practice, v. 47, p. 3, p. 131-5, 2006.

TARANTINO, A. B. Sistema respiratório. *In*: PORTO, C. C. Semiologia médica. 4. ed. Rio de Janeiro: Guanabara Koogan, 2001. p. 319-418.

VENCO, L.; COLANERI, G.; FORMAGGINI, L. *et al.* Utility of thoracic ultrasonography in a rapid diagnosis of angiostrongylosis in young dogs presenting with respiratory distress. The Veterinary Journal, v. 271, p. 105649, 2021.

WARD, J.; LISCIANDRO, G.; KEENE, B. *et al.* Small Animals & Exotic Accuracy of point-of-care lung ultrasonography for the diagnosis of cardiogenic pulmonary edema in dogs and cats with acute dyspnea. Journal of the American Veterinary Medical Association, v. 250, p. 6, 2017.

WARD, J. L.; LISCIANDRO, G. R.; WARE, W. A. *et al.* Lung ultrasonography findings in dogs with various underlying causes of cough. Journal of the American Veterinary Medical Association, v. 255, n. 5, p. 574-83, 2019.

Semiologia do Sistema Reprodutor

Cada parto é um parto.
Paul Claudel

PALAVRAS-CHAVE

- Coleta e avaliação do sêmen
- Comportamento sexual
- Cópula
- Ejaculação
- Exames genital masculino e feminino
- Gestação
- Glândula mamária
- Libido
- Puberdade
- Testículos, pênis, prepúcio, vulva, vagina, útero
- Úbere

Seção A

Sistema Reprodutor Feminino

Nereu Carlos Prestes e Felipe Erison Medrado Rocha de Sousa

ANATOMIA GERAL BÁSICA

O sistema reprodutivo das fêmeas é formado por ovários, ovidutos, cornos e corpo uterino, cerviz, vagina, vestíbulo e vulva. As estruturas internas são sustentadas pelo ligamento largo: mesovário que sustenta o ovário; mesossalpinge que ancora o oviduto e o mesométrio, que mantém o útero. Nervos autônomos inervam o ovário, o oviduto e o útero, enquanto as fibras sensitivas e parassimpáticas do nervo pudendo distribuem-se pela vagina, vulva e clitóris. Embriologicamente, os ductos de Müller fundem-se na porção caudal para originar o útero, a cerviz e a porção anterior do canal vaginal. O oviduto torna-se sinuoso, adquirindo epitélio diferenciado e fímbrias pouco antes do nascimento.

As medidas dos ovários variam conforme alguns fatores, a saber:

- Idade
- Raça
- Número de partos
- Estado nutricional
- Fase do ciclo reprodutivo.

Na vaca, na ovelha e nas cabras, os ovários têm formato de azeitona; na porca, parecem cachos de uva e, na égua, têm aspecto de rim, contendo a fossa de ovulação. Nas gatas, o tamanho e o formato dos ovários lembram um grão de arroz, parcialmente cobertos por uma bursa e, nas cadelas, o tamanho varia de acordo com o ciclo estral, localizando-se próximo aos rins, sendo recobertos pela gordura periovárica. Desempenham dupla função, liberando os oócitos e promovendo a esteroidogênese.

É possível dividir as tubas ou ovidutos em quatro segmentos funcionais: (1) fímbrias; (2) infundíbulo; (3) ampola; e (4) istmo, vascularizados por ramos das artérias uterinas e ovarianas. Apresentam funções singulares de conduzir o oócito e os espermatozoides em direções opostas e, simultaneamente, possibilitar a fertilização e as primeiras clivagens e conduzir os embriões até o útero.

O útero é composto por dois cornos, um corpo curto e uma cerviz, também denominada colo, com formato, comprimento e diâmetro variáveis de espécie para espécie. As paredes são constituídas de mucosa interna, camada muscular lisa intermediária e serosa externa (peritônio parietal), inervadas por ramos simpáticos dos plexos uterino e pélvico. Os vasos sanguíneos são numerosos, espessos e sinuosos, representados principalmente pela artéria uterina média, um ramo da artéria ilíaca interna ou externa que supre o órgão e aumenta muito de diâmetro durante a gestação, o que torna possível palpar e sentir o frêmito nos grandes animais gestantes mediante manipulação por via retal.

O endométrio uterino é revestido por células epiteliais com típica função secretória e glândulas sinuosas e ramificadas. O volume e a composição do fluido uterino variam durante as fases do ciclo reprodutivo e apresentam as funções de viabilizar condições para a capacitação espermática, particularmente na inseminação artificial, e fornecer subsídios nutritivos ao embrião nas fases de mórula, blastocisto, gastrulação e organogênese, momento no qual passa a ser denominado feto até que se complete a implantação/placentação, ocorrendo em momentos específicos e diferentes para cada espécie animal.

O útero apresenta ampla capacidade de distensão, possibilitando a gestação; contrai-se fortemente no momento do parto, facilitando a expulsão dos produtos e involui rapidamente no puerpério, garantindo a depuração do órgão, preparando-se para nova prenhez.

A cerviz caracteriza-se pela espessa parede ligando o fundo vaginal ao corpo do útero, contendo saliências anelares na vaca e nos pequenos ruminantes, anéis em "saca-rolhas" na porca, anel único com dobras de mucosa e protrusão na égua e textura firme nas cadelas e gatas. Permanece firmemente fechada, exceto durante o cio, e apresenta um muco (tampão cervical) que é expelido pela vagina, constituído de macromoléculas de mucina de origem epitelial. A cerviz facilita o transporte espermático, atua como reservatório de espermatozoides e age na seleção de espermatozoides viáveis.

A cerviz da jumenta apresenta maior comprimento que a da égua, com diâmetro menor e maior flexibilidade, e colo do útero se projetando caudalmente para a vagina. Devido a essas características, a ejaculação intrauterina fica dificultada, bem como a inseminação artificial e a transferência de embriões, podendo também estar associada a alta incidência de aderências cervicais pós-parto distócico. Essa observação pode não ser relatada em certas regiões, dependendo da raça.

Você sabia?

- Big Bertha, a vaca mais fértil do mundo, entrou para o *Guinness Book* em duas ocasiões: por ter vivido 49 anos e por ter parido incríveis 39 bezerros. A vaca mais idosa do mundo nasceu no dia 17 de março de 1945, em plena Segunda Guerra Mundial. Ela e o seu dono eram frequentemente vistos em *pubs* tomando cerveja e até uísque. Em certa ocasião, ela chegou a arrecadar cerca de 70 mil euros para instituições de luta contra o câncer. Atualmente, a fêmea bovina encontra-se empalhada e está aberta à visitação em uma fazenda localizada no sudoeste irlandês.

O espaço vaginal é uma estrutura tubular de comprimento variável, constituída de superfície epitelial, uma fina camada muscular que possibilita os movimentos de contração e de uma serosa, exercendo papel de transporte e capacitação espermática na monta natural. Apresenta odor *sui generis* para cada espécie animal, sendo um forte atrativo sexual, lubrificado por secreções da própria parede vaginal, produtos de glândulas sebáceas e sudoríparas, muco cervical, fluido endometrial tubárico e células esfoliativas. Essa capacidade de descamação epitelial possibilita observação e tipificação celular características de cada momento hormonal do ciclo estral, na maioria das espécies domésticas. É o órgão copulatório e via fetal mole no momento do parto, apresentando pH e flora microbiológica típica. Na porção ventral do vestíbulo, abre-se o meato urinário externo.

O genital feminino exterior é formado por vulva, glândulas vestibulares e clitóris. Embora não faça parte do aparelho reprodutor, a região perineal tem enorme importância nos animais domésticos, pois eventuais defeitos de conformação acarretam posicionamento anômalo da vulva, refletindo-se no desempenho reprodutivo do animal (Figuras 9.1 a 9.6).

SINAIS E SINTOMAS REVELADORES DE PROBLEMAS DO SISTEMA REPRODUTOR FEMININO

A fisiopatologia da reprodução dos animais domésticos é um capítulo muito rico e altamente estudado. Os sinais e sintomas são exibidos isoladamente ou envolvendo outros sistemas orgânicos. É necessário lembrar a estacionalidade reprodutiva dos equinos, bubalinos e de algumas raças de pequenos ruminantes, que pode variar em algumas regiões do país em função do clima e do fotoperíodo. De modo geral, a referência do proprietário ou a observação do técnico detectam as seguintes anormalidades:

- Anestro prolongado
- Ciclos irregulares
- Ninfomania
- Estros curtos
- Comportamento masculinizado
- Defeitos anatômicos da genitália externa
- Aumento de volume no períneo ou projeções anormais exteriorizadas pela vulva
- Distensão abdominal
- Dor
- Contrações e esforços expulsivos
- Crostas aderidas na cauda e períneo
- Corrimento vaginal sanguinolento (fazer o diagnóstico diferencial com proestro e estro em cães)
- Folículo ovariano persistente
- Tumores ovarianos produtores de estrógeno
- Tumor venéreo transmissível (cães)
- Cistite
- Laceração vaginal
- Metrorragia
- Coagulopatias
- Corpo estranho vaginal

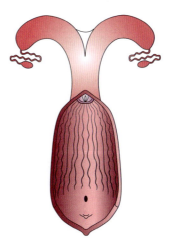

Figura 9.1 Ilustração esquemática do aparelho reprodutor da vaca; vista dorsal. Vulva, vestíbulo e conduto vaginal abertos, o que possibilita visibilizar cerviz, clitóris e meato urinário externo. (Ilustração: Médica-veterinária Diane Hama Sassaki.)

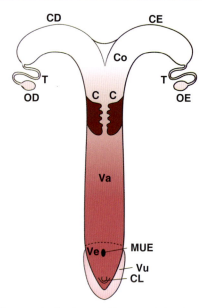

Figura 9.2 Representação do aparelho reprodutor da vaca. C = cerviz; CD = corno uterino direito; CE = corno uterino esquerdo; CL = clitóris; Co = corpo uterino; MUE = meato urinário externo; OD = ovário direito; OE = ovário esquerdo; T = tuba; Va = vagina; Ve = vestíbulo; Vu = vulva. (Ilustração: Médica-veterinária Diane Hama Sassaki.)

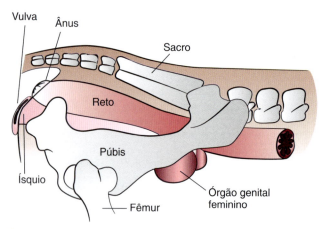

Figura 9.3 Disposição anatômica do reto e do aparelho reprodutor da vaca com relação aos ossos pélvicos. Vista lateral direita. (Ilustração: Médica-veterinária Diane Hama Sassaki.)

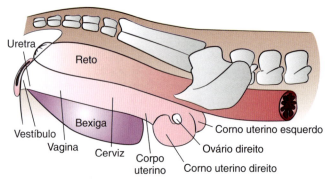

Figura 9.4 Vista lateral direita e a relação anatômica do aparelho reprodutor da vaca quanto ao reto e à bexiga, excluindo-se a representação óssea. (Ilustração: Médica-veterinária Diane Hama Sassaki.)

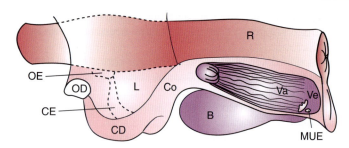

Figura 9.5 Representação esquemática da disposição anatômica do aparelho reprodutor da égua. B = bexiga urinária; CD = corno direito; CE = corno esquerdo; Co = corpo uterino; L = ligamento largo; MUE = meato urinário externo; OD = ovário direito; OE = ovário esquerdo; R = reto; Va = vagina; Ve = vestíbulo vaginal. (Ilustração: Médica-veterinária Diane Hama Sassaki.)

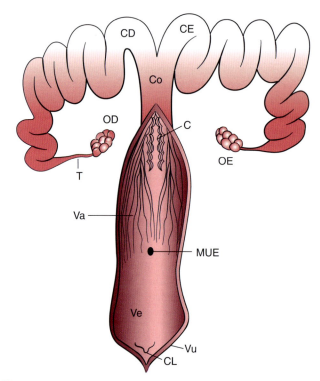

Figura 9.6 Representação anatômica do aparelho reprodutor da porca. Observar a sinuosidade dos cornos uterinos e a aparência dos ovários lembrando cacho de uva. C = cerviz "em saca-rolhas"; CD = corno uterino direito; CE = corno uterino esquerdo; CL = clitóris; Co = corpo uterino; MUE = meato urinário externo; OD = ovário direito; OE = ovário esquerdo; T = tuba; Va = vagina; Ve = vestíbulo vaginal; Vu = vulva. (Ilustração: Médica-veterinária Diane Hama Sassaki.)

- Descolamento placentário durante a gestação
- Subinvolução dos sítios placentários (cães).

Outras secreções vaginais incluem:

- Corrimento verde-escuro (puerpério inicial em cães)
- Secreção marrom fétida (morte com decomposição fetal)
- Secreção serossanguinolenta
- Secreção purulenta (infecções)
- Secreção marrom ou enegrecida (mumificação fetal).

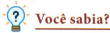 **Você sabia?**

- As vacas se revezam para cuidar dos seus filhotes: enquanto uma fica com os bezerros, as outras pastam.

Cuidado especial deve ser dado às hemorragias por via vaginal nos grandes animais, decorrentes de processos varicosos locais ou lacerações e rupturas extensas dos órgãos genitais. Distúrbios locais e aqueles de ordem metabólica podem influenciar sobremaneira as manifestações do aparelho reprodutor feminino. Polidipsia e poliúria são sinais mais relatados nos casos de piometra em cadelas. Sinais e sintomas dessa patologia são diferentes nas gatas, que apresentam mais baixa incidência de piometra quando comparadas à espécie canina.

Você sabia?

- A maioria das éguas para de ciclar durante as estações de outono e inverno, quando a luminosidade diária diminui. Esse período é chamado "anestro estacional". Os ovários se tornam inativos, uma vez que lhes faltam os estímulos oriundos da hipófise. De certa maneira, a luz do sol sinaliza para a égua quando é tempo de reproduzir, o que normalmente ocorre entre a primavera e o verão. Porém, muitas vezes, alguns criadores querem adiantar esse período, fazendo uso de luz artificial.

O material básico necessário para o exame do aparelho reprodutor compreende:

- Luva plástica descartável
- Lubrificante (não utilizar óleo vegetal)
- Água e sabão ou detergente neutro
- Papel toalha
- Faixa ou plástico para forrar a cauda
- Solução fisiológica
- Espéculo metálico ou descartável compatível
- Bandeja metálica estéril
- Pinça de biópsia uterina
- Aparelho para coleta de amostra para exame microbiológico
- Escovas para coleta citológica
- Lanterna
- Meios para transporte e fixação das amostras
- Seringas
- Pipetas
- Álcool
- Fósforo
- Solução antisséptica.

PROTOCOLO DE EXAME | GINECOLÓGICO E OBSTÉTRICO

Identificação do paciente | Resenha

Espécie, raça, nome, número, tatuagem, registro, idade, peso, eventuais particularidades (Quadro 9.1).

Anamnese | História clínica

A anamnese representa um desafio ao clínico, pois nem sempre as informações são fidedignas, e, para o profissional experiente, detalhes e achados durante o exame do animal devem gerar novas informações que foram previamente omitidas. A anamnese é inquiridora ou espontânea, procurando resgatar todo o histórico reprodutivo do animal. Anotar todas as observações do proprietário, tratador ou responsável e atentar para a alimentação, manejo sanitário, medidas preventivas, utilização de fármacos e a situação dos outros animais do grupo ou rebanho. Nesse momento, não é recomendável tirar conclusões ou negligenciar alguns aspectos.

Quadro 9.1 Sequência do exame clínico do aparelho reprodutor feminino.

- Identificação ou resenha: raça, espécie, idade, eventuais particularidades
- Anamnese: primípara, plurípara
- Exame físico: condição nutricional
  - Geral:
    - Corrimento
    - Coloração de mucosas, linfonodos
    - Parâmetros vitais: temperatura corporal, frequências cardíaca, respiratória e dos ruídos ruminais
  - Específico:
    - Distensão e tensão abdominal
    - Formato e dilatação da vulva
    - Aumentos de volume, cicatrizes
    - Exame retal
- Exames complementares: dosagem hormonal, exames microbiológicos e sorológicos, exames citológico e histológico, hemograma, ultrassonografia e, em casos especiais, tomografia computadorizada e ressonância magnética

Exame geral

Temperatura retal, linfonodos, pele e anexos, mucosas, exame convencional dos grandes sistemas e da glândula mamária (inspeção, palpação e eventual análise da secreção). Atentar para o estado nutricional e eventuais distúrbios circulatórios (edema localizado ou difuso, particularmente nos membros posteriores).

Exame específico externo

Baseia-se principalmente na inspeção e na palpação externa. Avaliar a distensão e a tensão abdominal, sinais de movimentos fetais ou contrações musculares e de timpanismo. Examinar a região perineal, vulva, cauda e glândula mamária, verificando o edema e a quantidade, a qualidade, o odor e a cor da secreção vaginal. Observar atentamente a posição, o formato, o grau de dilatação e o relaxamento da vulva e os ligamentos sacroisquiáticos. Aumentos de volume, cicatrizes, prolapsos e lesões devem ser criteriosamente anotados. Inspecionar os ossos pélvicos, particularmente nos casos em que o animal sofreu processo traumático, como atropelamento.

Embora a glândula mamária mereça um exame semiológico especial, a inspeção externa deve se ater ao tamanho, ao formato do úbere e dos tetos, à pele, à coloração e à observação de nodosidades. A palpação é essencial para as conclusões.

Exame específico interno

Nos animais em trabalho de parto, o exame obstétrico interno específico, quando necessário, é realizado por via vaginal com manipulação direta com luva, nos grandes animais, e pelo toque digital, nos pequenos animais, após prévia higienização do períneo do animal, dos braços do operador e do material necessário e sob intensa lubrificação. Nos pequenos ruminantes e na porca, esse procedimento deve ser cuidadoso e sob intensa lubrificação, devido ao seu tamanho e riscos de lacerações e ruptura uterina (Figuras 9.7 a 9.14).

Observar:

- Vias fetais: abertura e grau de lubrificação
- Bolsas fetais: ruptura, cor, odor e quantidade dos líquidos
- Feto: viabilidade, tamanho e apresentação, posição e atitude.

Para um exame ginecológico rotineiro, empregado fundamentalmente para animais não gestantes, sadios ou com problemas reprodutivos e para animais prenhes em situações especiais, inclui-se a palpação via retal, para equinos e bovinos; a palpação abdominal, para médios e pequenos animais, e a vaginoscopia. Nos suínos, ovinos, caprinos e grandes cães ou animais obesos, a manipulação do abdome é difícil, comprometendo, em algumas circunstâncias, o diagnóstico.

Exames complementares como os raios X, a ultrassonografia, a endoscopia, a dosagem hormonal, os exames hematológicos e bioquímicos são ferramentas essenciais.

Você sabia?

- A idade da égua à puberdade, quando da primeira exteriorização do estro e ovulação, se manifesta dos 14 a 18 meses, em média. Entretanto, a vida reprodutiva nas condições de criação começa efetivamente ao redor de 36 meses, fase em que já tem equilíbrio hormonal e desenvolvimento físico suficientes para levar a termo a gestação. O pico de maturidade e fertilidade das fêmeas ocorre entre os 4 e 15 anos.

Exame retal em ruminantes e equídeos

O examinador precisa estar convenientemente trajado com bota, avental ou macacão e luva comprida; é necessário utilizar lubrificante durante a limpeza do reto e manipulação sobre os órgãos internos. As unhas devem ser aparadas e os animais devidamente contidos em troncos, para evitar acidentes. O conhecimento de

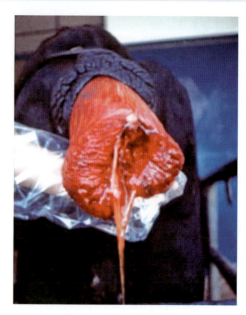

Figura 9.9 Vista posterior de uma vaca apresentando prolapso cervicovaginal anteparto, visibilizando-se o tampão mucoso.

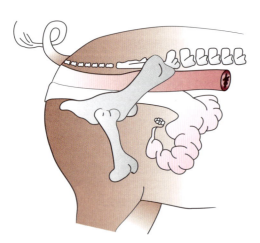

Figura 9.7 Esquema ilustrativo da disposição anatômica do aparelho reprodutor da porca na cavidade abdominal. (Ilustração: Médica-veterinária Diane Hama Sassaki.)

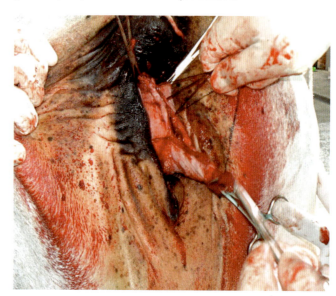

Figura 9.10 Aplicação dos pontos após colpoplastia em uma vaca de elite que foi submetida a múltiplas aspirações foliculares e apresentava hiperplasia da mucosa vaginal com consequente exteriorização.

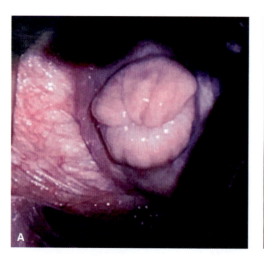
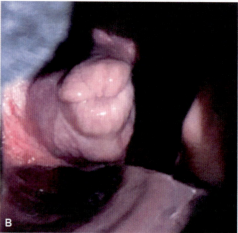

Figura 9.8 A. Cerviz de jumenta no estro. **B.** Cerviz de jumenta no diestro visibilizada por meio de vaginoscopia.

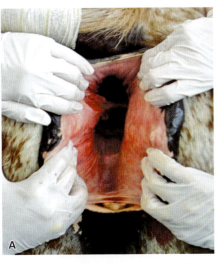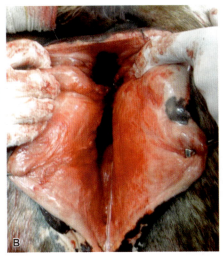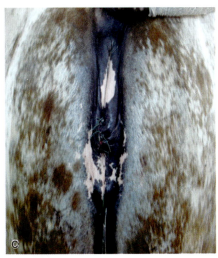

Figura 9.11 Procedimento cirúrgico da laceração perineal de 3º grau em uma égua. **A.** Momento pré-operatório. **B.** Momento transoperatório. **C.** Última etapa com reconstituição da vulva e do períneo.

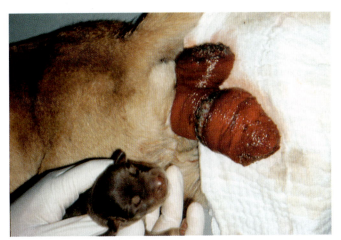

Figura 9.12 Prolapso vaginal de útero em uma cadela pós-parto.

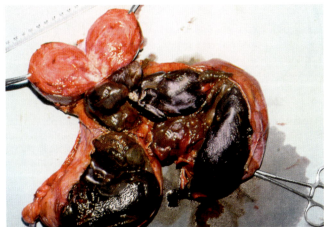

Figura 9.14 Tumor no corpo do útero, provocando bloqueio mecânico do parto.

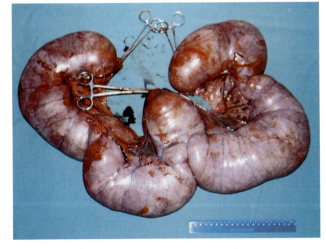

Figura 9.13 Útero de uma cadela com acúmulo de pus – piometra.

Para simetria:

- S = simétrico (ambos os cornos)
- AS = assimétrico
- AS+++ = corno direito maior que o esquerdo
- + AS = corno esquerdo ligeiramente maior que o oposto.

Contração:

- CI = relaxado
- CII = contratilidade média
- CIII = fortemente contraído.

Você sabia?

- A égua prenha de um jumento tem tempo de gestação maior do que a égua prenha de um cavalo. Quando a égua está prenha do jumento, seu tempo de gestação varia entre 360 e 375 dias.

anatomia e fisiologia é essencial para o reconhecimento das estruturas, para diferenciar útero vazio do gestante e a condição normal do estado patológico (Figuras 9.15 e 9.16).

Por convenção clássica, a espessura do útero da vaca vai de EI (1 dedo) até EVI, em que é impossível delimitá-lo manualmente.

A exploração retal deve incluir cerviz, útero e ovários. Em geral, a localização ovariana não apresenta dificuldades e o tamanho do órgão depende da idade, da raça dos animais, da estação do ano (éguas), da fase do ciclo estral e de eventuais situações patológicas, principalmente os cistos e os tumores.

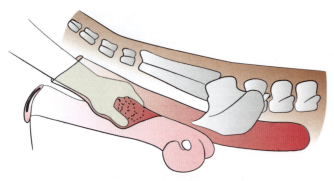

Figura 9.15 Corte esquemático, simulando a palpação do sistema reprodutor da vaca por via retal no local correspondente à cerviz. (Ilustração: Médica-veterinária Diane Hama Sassaki.)

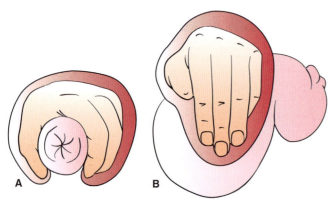

Figura 9.16 A. Vista craniocaudal da palpação cervical da vaca por via retal. Essa é a maneira de empunhar a cerviz para a inseminação artificial e nos tratamentos de infusão uterina. **B.** Vista craniocaudal da palpação por via retal do corno uterino direito. Notar a assimetria entre os cornos, compatível com gestação inicial. (Ilustração: Médica-veterinária Diane Hama Sassaki.)

Fundamentalmente, dedilhando o ovário, busca-se verificar a existência de folículos, de corpo lúteo ou aumentos de volume anômalos que, aliados a outros achados, auxiliam no diagnóstico.

Com o advento e o uso da ultrassonografia em larga escala, a mensuração do ovário e de cada folículo ficou fácil e altamente fidedigna, tornando possível o estudo do comportamento ovariano, melhorando a acuidade de observação e dos métodos diagnósticos. Para a consistência dos folículos ovarianos, utiliza-se a classificação:

- Sem flutuação
- Flutuação débil
- Flutuação média
- Folículo maduro
- Folículo rompido (ovulação).

 Você sabia?

- Ovelhas e cabras são também animais poliéstricos, ou seja, capazes de apresentar repetidos cios em uma mesma época do ano. Isso se explica pela duração do período de luz ao longo do ano, que age por meio do controle de liberação do hormônio estimulante do folículo (FSH) e do hormônio luteinizante (LH), provocando atividade ou inatividade ovariana. A atividade ovariana é mais intensa nas estações da primavera e do verão (outubro a fevereiro). O GnRH, hormônio que libera a gonadotrofina, atua na adeno-hipófise, promovendo a liberação do FSH e do LH, que produz o estrogênio. Dessa maneira, em meses de elevada luminosidade solar há desenvolvimento máximo do folículo e, consequentemente, pico estrogênico próximo à ovulação, induzindo o cio na égua.

Exame vaginal

Previamente à vaginoscopia, o técnico deve realizar o exame retal, preparar o material necessário, promover a bandagem da cauda, dispor o animal lateral ou dorsalmente, higienizar o períneo e os lábios vulvares e, eventualmente (nos animais com grande quantidade de pelo ou lã), aparar o necessário para possibilitar um exame limpo, evitando a introdução de material contaminante no espaço vaginal. Quando a lavagem for imposta, a água necessita ser aspergida sem pressão, de cima para baixo, evitando o ingresso de líquido. Secar a vulva e o períneo com papel toalha. Os exames manuais são executados ao parto ou em situações que não possam ser identificadas visualmente. Nos cães, utiliza-se o toque digital munido de luva, especialmente para palpar possíveis tumores vaginais.

Com o animal devidamente contido, o espéculo é introduzido no vestíbulo, afastando-se manualmente os lábios vulvares e, com suave movimento circulatório, o tubo é introduzido, obedecendo-se à curvatura dorsocranial da vagina. Para as éguas, utiliza-se o espéculo tubular ou o tipo Polanski, que possibilita visibilizar todo o trajeto vaginal. Se necessário, lubrifica-se o equipamento com solução fisiológica estéril. Nas cadelas, espéculos tubulares metálicos, plásticos, de acrílico ou do tipo bico-de-pato são empregados rotineiramente, bem como o toque digital nas cadelas de tamanho compatível. Nessa espécie, visibilizar a cerviz é difícil ou impossível pelas inúmeras dobras da mucosa vaginal. As gatas, de modo geral, não aceitam os exames vaginais devido a seu tamanho, comportamento ou dificuldade de contenção. Se for imprescindível, será necessário material de tamanho compatível sob sedação.

Em poucos segundos, utilizando-se boa iluminação, é possível a realização da vaginoscopia, descrevendo-se no prontuário todas as observações.

A existência de fezes caracteriza as fístulas retovaginais e lacerações perineais graves; a urina no fundo vaginal denuncia graves lesões do meato urinário externo e prega transversa; muito ar (pneumovagina) significa que a coaptação dos lábios vulvares é imperfeita. É importante qualificar e quantificar a secreção e atentar para aderências, cicatrizes, defeitos anatômicos, aumentos de volume, formato e posição da cerviz. Alguns animais sentem ligeiro desconforto ao exame pelo ingresso de ar na vagina ou abertura exagerada do espéculo. Merece atenção especial a cerviz da égua, pelo fato de poder apresentar lacerações únicas ou múltiplas de causas multifatoriais, como parto distócico ou iatrogenia. O exame manual é fundamental para o diagnóstico definitivo de descontinuidade do anel, localização e gravidade da laceração.

Para a vaca, adota-se a seguinte convenção clássica:

- Formato da cerviz:
  - C = cônica
  - R = roseta
  - E = espalhada
  - P = pendular
- Abertura cervical:
  - 0 = fechada
  - 1 = abertura mínima
  - 2 = diâmetro de lápis
  - 3 = 1 dedo
  - 4 = 2 dedos
  - 5 = 3 dedos
- Coloração da mucosa – cerviz/vagina:
  - A = anêmica

- B = pálida
- C = hiperêmica
- D-E = vermelho patológico
- Grau de umidade – cerviz/vagina:
  - I = seca
  - II = ligeiramente úmida
  - III = umidade média
  - IV = muito úmida
  - V = coleção de muco
- Característica do muco – cerviz/vagina:
  - Cl = claro
  - Sa = sanguinolento
  - MP = muco purulento
  - P = purulento.

Para estabelecer uma comparação entre o tamanho dos ovários nos grandes animais, adota-se a seguinte convenção:

- E = ervilha
- F = feijão
- A = avelã
- P = ovo de pomba
- N = noz
- G = ovo de galinha
- Pa = ovo de pata
- Ga = ovo de gansa.

Você sabia?

- A ovulação das gatas, ao contrário das cadelas, por exemplo, é induzida pela cópula (como nos coelhos e nos furões), podendo, em situações mais raras, ser espontânea (cerca de 30% dos casos). Se ocorrer ovulação, mesmo sem fecundação, é possível retardar o início de um novo cio por 40 a 60 dias.
- As gatas podem cruzar com inúmeros machos durante o mesmo ciclo reprodutivo, e tal comportamento permissivo é capaz de dar origem, na mesma ninhada, a filhotes de pais diferentes.
- Segundo alguns relatos, em 7 anos, um casal de gatos, seus filhos, os filhos dos seus filhos – e assim sucessivamente – podem gerar cerca de 420 mil filhotes. Por isso, a castração é muito importante.

Diagnóstico de gestação

O diagnóstico de gestação deve ser realizado o mais precocemente possível, a fim de orientar o criador, racionalizar serviços, aumentar a eficiência reprodutiva e produtiva e adotar procedimentos de manejo (Figuras 9.17 a 9.20). Com a utilização da ultrassonografia, é possível detectar a gestação de maneira fidedigna: aos 30 dias, nos pequenos ruminantes; aos 24 dias, nos bovinos; aos 12 a 15 dias, nas éguas, e entre 18 e 20 dias, nos pequenos animais (Quadro 9.2). É possível, inclusive, determinar o sexo do filhote visibilizando o tubérculo genital pela ultrassonografia em muitas espécies animais, em diferentes períodos gestacionais.

É necessário lembrar, contudo, que equipamentos não substituem os métodos semiológicos e a capacidade profissional do médico-veterinário.

A porca é o animal mais difícil para se detectar a gestação manualmente, tanto pela palpação abdominal quanto pela palpação retal, quando apresentar tamanho compatível. O mais forte indicativo da gestação nessa espécie é o não retorno ao cio, após a cobertura natural ou inseminação artificial. Aparelho ultrassonográfico adaptável ao braço do operador já está sendo utilizado, aumentando a eficiência diagnóstica. Outros métodos são demorados ou antieconômicos.

Para pequenos ruminantes, a palpação do abdome é pouco eficaz; para pequenos animais, dóceis, de abdome flácido e sem obesidade, a palpação abdominal em decúbito lateral, utilizando-se as mãos dispostas, uma de cada lado do abdome, torna

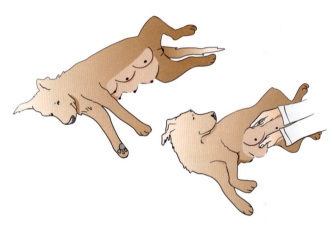

Figura 9.18 Cadela em final de gestação, colocada em decúbito lateral para exame. Observar o aumento típico do volume das glândulas mamárias e a posição das mãos do examinador efetuando a palpação abdominal. Posicionamento ideal para a execução da ausculta do batimento cardíaco do feto e a ultrassonografia. (Ilustração: Médica-veterinária Diane Hama Sassaki.)

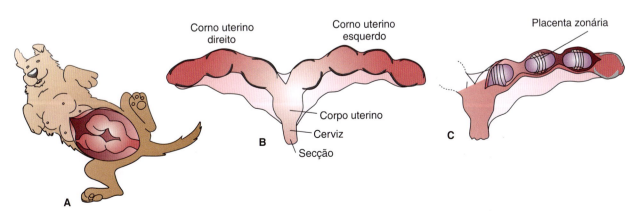

Figura 9.17 A. Corte esquemático do abdome de uma cadela, representando a disposição do útero gestante. **B.** Útero de uma cadela compatível com 30 dias de gestação. Três vesículas fetais de corno esquerdo e quatro no corno direito. **C.** Corte esquemático do corno uterino gestante. Observam-se a disposição dos fetos e a placenta do tipo zonária. (Ilustração: Médica-veterinária Diana Hama Sassaki.)

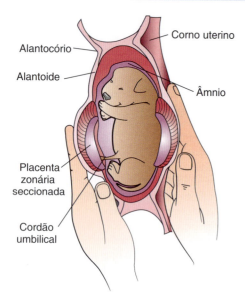

Figura 9.19 Palpação abdominal do feto de uma cadela nos períodos médio e final da gestação. Pela suave compressão manual, percebem-se partes do feto e de seus movimentos. Notar disposição do feto, envoltórios, cordão umbilical e placenta zonária. (Ilustração: Médica-veterinária Diane Hama Sassaki.)

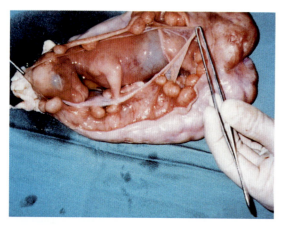

Figura 9.20 Peça anatômica do útero de uma ovelha gestante (70 dias). Notar o alantocório que constitui a porção fetal da placenta cotiledonária.

possível contornar as vesículas fetais a partir de 25 a 30 dias da prenhez, com segurança diagnóstica. A radiografia é empregada entre 40 e 45 dias, pois a calcificação esquelética possibilita quantificar o número de filhotes e identificar possível decomposição fetal, enfisema e eventual ectopia devido à ruptura uterina; contudo, deve ser evitado seu uso indiscriminado com radiação desnecessária, particularmente para o diagnóstico gestacional. O ultrassom constitui-se em método altamente seguro e pouco invasivo, sendo excelente para monitoramento do progresso gestacional e mensurações que possibilitam determinar a idade fetal bem como sua viabilidade.

O uso do estetoscópio possibilita a ausculta do batimento cardíaco dos produtos, a qual se caracteriza pelo alto ritmo.

Para bovinos e equinos, a palpação retal é amplamente utilizada, sendo um método seguro e econômico no diagnóstico da gestação. Nos bovinos, o período de gestação é assim caracterizado:

- *Fase assintomática*: a persistência do corpo lúteo e o não retorno ao cio 21 dias após a cobertura ou inseminação supõem uma gestação

Quadro 9.2 Duração média da gestação em animais.

Animais	Duração (dias)
Vacas	273 a 296
Éguas	327 a 357
Ovelhas	140 a 155
Porcas	111 a 116
Cabras	148 a 156
Cadelas	60 a 63
Gatas	56 a 65

- *Pequena bolsa inicial*: 5ª e 6ª semanas; apenas profissionais experientes conseguem um diagnóstico seguro nessa fase
- *Pequena bolsa característica*: 7ª e 8ª semanas. A existência de corpo lúteo, assimetria uterina e nítida duplicidade de parede torna possível diagnóstico eficaz
- *Grande bolsa inicial*: 9ª e 10ª semanas. Assimetria pronunciada, conteúdo flutuante, "prova de beliscamento positivo" e feto de 7 a 10 cm garantem diagnóstico definitivo
- *Grande bolsa característica*: 11ª a 14ª semanas
- *Fase de balão*: 14ª e 19ª semanas. Os placentomas são claramente palpáveis; percebe-se o pulso da artéria uterina média e o útero com tamanho de bola de futebol
- *Fase de descida*: 20ª e 24ª semanas. Devido ao peso, o útero aloja-se na porção mais baixa do abdome; diagnósticos equivocados podem acontecer. Tracionar a cerviz e perceber o peso, palpar o frêmito da artéria uterina média
- *Fase final*: 24ª a 40ª semanas. A palpação do útero aumentado, placentomas e partes do produto facilitam o diagnóstico.

Você sabia?

- Cadelas no cio podem desenvolver gravidez psicológica, mesmo sem terem acasalado. Durante essa fase, o animal manifesta sintomas como vômitos, retenção de líquidos, aumento das mamas e até produção de leite. Isso ocorre porque os ovários da cadela produzem hormônios destinados a preparar o útero para a gravidez assim que ela entra no cio. Mesmo quando não há gravidez, esses hormônios seguem circulando pelo organismo por 1 mês e podem causar alterações no seu corpo.

A palpação retal na espécie equina deve ser efetuada com extremo cuidado e sob intensa lubrificação, com o braço protegido por luva para evitar lacerações ou perfurações do intestino (Figuras 9.21 a 9.23). O útero da égua tem formato de ípsilon e os ovários são maiores que os da vaca e com formato e tamanho variáveis, de acordo com o ciclo ou a estacionalidade reprodutiva. A maioria das raças apresenta atividade reprodutiva nos dias longos, de maior luminosidade.

Durante o cio, o útero se mantém relaxado e os ovários aumentam de volume, devido ao crescimento folicular. Todo o órgão deve ser examinado com a mão disposta "em concha", partindo-se de um ovário, corno, corpo, corno e ovário contralaterais. Até a 4ª ou 5ª semana após a cobertura, o diagnóstico manual de gestação não é fácil e seguro, a menos que haja confirmação pela ultrassonografia. Nas fases iniciais da prenhez, o embrião se movimenta pelos cornos uterinos, tem rápida parada no corpo do útero para implantar-se permanentemente em um dos cornos, aumentado progressivamente pela existência dos líquidos fetais. Aos 2 a 3 meses, detecta-se uma vesícula do tamanho de uma "bola de futebol de salão". Aos 4 a 5 meses,

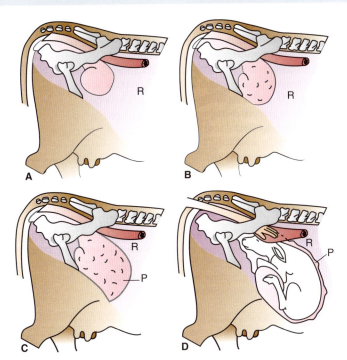

Figura 9.21 Representação esquemática da evolução da gestação aos 3 (**A**), 4 (**B**), 7 (**C**) e 9 (**D**) meses em uma vaca. Notar a disposição do útero gravídico em relação ao rúmen (R). P = placentoma. (Ilustração: Médica-veterinária Diane Hama Sassaki.)

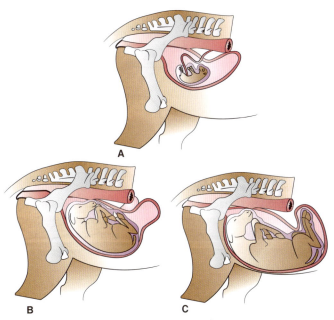

Figura 9.23 Corte esquemático ilustrativo da evolução da gestação na égua aos 120 (**A**), 210 (**B**) e 300 (**C**) dias da prenhez. Notar a disposição do âmnio, do alantoide e do cordão umbilical e o posicionamento particular adotado pelo feto equino no interior do útero. (Ilustração: Médica-veterinária Diane Hama Sassaki.)

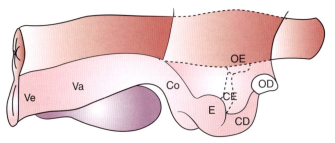

Figura 9.22 Representação esquemática da gestação inicial da égua. Observar o aumento de volume de tamanho compatível ao de uma bola de tênis (E) próximo ao corpo do útero (Co) – aproximadamente 30 dias após a fecundação. CD = corno uterino direito; CE = corno uterino esquerdo; OD = ovário direito; OE = ovário esquerdo; Va = vagina; Ve = vestíbulo vaginal. (Ilustração: Médica-veterinária Diane Hama Sassaki.)

tocam-se pelo reto as porções do feto, a parede do útero é fina, com flutuação, e o ligamento uterino fica tenso, devido ao peso do órgão. A partir da metade da gestação, não há grandes dificuldades para o diagnóstico de gestação nessa espécie.

Existem relatos de gestação prolongada em éguas ainda sem uma estatística confiável e de causas não bem definidas. Nesses casos, o clínico não deverá se precipitar na indução do parto, mantendo o animal sob vigilância e monitorando a viabilidade do feto.

Você sabia?

- Para ter certeza de que o parto terminou, recomenda-se contar o número de placentas que a cadela expulsou, devendo, logicamente, ser exatamente igual ao número de filhotes nascidos. É preciso também contar as placentas que a cadela possa ter ingerido.
- A maior ninhada de uma cadela ocorreu em 1944, quando uma American Foxhound deu à luz 24 filhotes.

Exames complementares

Dosagem hormonal

As dosagens hormonais são realizadas no soro, no plasma e, em situações especiais, no leite, na urina e nas fezes, sendo eficientes como método complementar de diagnóstico de um estado fisiológico ou distúrbios endócrinos. O material coletado, devidamente acondicionado, identificado e preservado, deverá ser encaminhado a laboratórios específicos, obedecendo-se a protocolos rígidos de tempo e transporte, a fim de evitar resultados errôneos. Na literatura especializada, existem valores de referência para os principais hormônios ligados à reprodução dos animais domésticos. O resultado emitido é sempre associado aos achados clínicos para estabelecer as suspeitas diagnósticas e apresentar validade confiável.

Exames microbiológicos e sorológicos

Quando houver suspeita de processo infeccioso ou inespecífico, a confirmação deverá ser feita pelo cultivo e antibiograma do material e por testes sorológicos, principalmente nos casos de infecções graves, não responsivas ao tratamento, episódios de abortamento e partos prematuros, tendo em vista a saúde animal e a saúde pública. Para a coleta da amostra, é necessário o máximo de assepsia. No mercado, existem equipamentos reutilizáveis e descartáveis, destinados principalmente aos grandes animais, para a coleta dessas amostras, incluindo meios especiais para o transporte até o laboratório. É possível coletar material de cada segmento do sistema reprodutor feminino.

O antibiograma indicará a sensibilidade ou resistência bacteriana ao princípio da substância, fundamentando a terapia a ser imposta.

Exames citológicos e histológicos

A característica descamativa do epitélio vaginal, acompanhando as mudanças hormonais do ciclo estral, fez do esfregaço vaginal um excelente complemento diagnóstico. A colpocitologia tornou-se rotineira nos exames ginecológicos dos carnívoros, equinos e bovinos, sendo empregada em menor escala nas outras espécies animais. As células são obtidas com o uso de cotonete, escova ginecológica ou lavado vaginal com auxílio de espéculo, depositadas em lâmina (esfregaço), fixadas e coradas pelas técnicas de tricome ou Diff-Quick® para exame ao microscópio óptico.

As citologias cervical e uterina são utilizadas em equinos e bovinos. A análise da morfologia celular, muco, leucócitos e bactérias auxilia no diagnóstico da fase do ciclo reprodutivo e fornece fortes indícios dos processos inflamatórios e tumorais.

Fragmentos de tecido vaginal e uterino são facilmente obtidos, particularmente nos grandes animais, com pinça de biópsia específica para análise histopatológica, fixados em solução de Bouin para transporte ao laboratório processador da amostra. Trata-se de em exame complementar mais demorado, porém indispensável em determinadas patologias.

Atualmente, a citologia aspirativa com agulha fina como método auxiliar de diagnóstico é amplamente utilizada. Constitui-se em exame simples e seguro de coleta de amostras em lesões sólidas ou fluidas no corpo do animal, tornando-se um complemento ao exame ginecológico. Por ser uma técnica rápida e de baixo custo, é também utilizada durante cirurgia, auxiliando o técnico nas condutas emergenciais, podendo ser executada em estruturas não visíveis, guiando-se a agulha com o ultrassom.

A amniocentese, rotineiramente empregada na espécie humana para exames bioquímicos, citogenéticos e análise da viabilidade e maturidade fetal, não é utilizada em medicina veterinária pela dificuldade de coleta das amostras, em virtude do tamanho, da localização anatômica do útero gestante, da disposição dos anexos e líquidos fetais e do risco do procedimento.

O aparelho de endoscopia tem sido utilizado em exames ginecológicos, o que possibilita visibilizar internamente a vagina e o útero; ao ser inserido pela parede abdominal, observa-se a porção serosa dos órgãos e os ovários.

Seção B
Glândula Mamária de Cadelas e Gatas

Francisco Leydson F. Feitosa

INTRODUÇÃO

Os animais que pertencem à classe dos mamíferos são caracterizados pelo corpo basicamente coberto por pelos e por serem capazes de amamentar suas crias pelo uso de estruturas denominadas *glândulas mamárias*. A capacidade que os mamíferos têm de alimentar as suas crias por meio da secreção das glândulas mamárias, durante a primeira parte da vida após o parto, proporciona maior perspectiva de sobrevivência a esses animais. O desenvolvimento dos dentes coincide com a necessidade de consumir outros alimentos além do leite.

É sabido que, nos últimos anos, houve incremento em quantidade e qualidade dos métodos diagnósticos, principalmente no que concerne às espécies caninas e felinas. Tal evolução proporcionou maior perspectiva de vida para os animais considerados de estimação (*pet*). Os clínicos buscam, a cada dia, se atualizar para melhorar as taxas de sucesso do diagnóstico das diferentes enfermidades, minimizando, com isso, possíveis erros. As alterações das glândulas mamárias são frequentes nos carnívoros domésticos, sobretudo em fêmeas idosas. O crescimento no número de casos de neoplasias mamárias em cadelas vem se intensificando nas últimas décadas, sendo comparável ao de mulheres. Os tumores impactam, negativamente, a qualidade de vida tanto dos animais como de seus tutores, sendo muitas vezes fatais por comprometerem a função de outras estruturas, em decorrência de complicações secundárias (metástases).

As glândulas mamárias são encontradas exclusivamente em mamíferos (classe Mammalia) e constituem o tecido glandular da mama (do latim – *mamma*). No sexo masculino elas são atrofiadas e no feminino são volumosas e ativas conforme a fase reprodutiva.

Conforme o número de glândulas mamárias, os animais domésticos são classificados em:

- *Dimásticos*: caprinos, ovinos e equinos (até 2)
- *Polimásticos*: bovinos (4), carnívoros (6 a 10), onívoros (10 a 14).

 Você sabia?

- Quando os cachorros nascem, a mãe começa a produzir leite de imediato. Além disso, a produção de leite ajusta-se ao número de filhotes da ninhada, bem como ao apetite deles.

ANATOMIA

A glândula mamária, assim como as glândulas sudoríparas e sebáceas, é uma glândula cutânea. Embora seja basicamente similar em todos os mamíferos, há amplas variações entre as espécies quanto à sua aparência e à quantidade relativa dos componentes secretados. A cadela tem quatro a cinco glândulas mamárias em cada lado da linha média, que se estendem desde a região ventral do tórax até a região inguinal. De acordo com a sua localização anatômica, elas são denominadas: (1) torácica cranial; (2) torácica caudal; (3) abdominal cranial; (4) abdominal caudal; (5) inguinal (Figura 9.24). Cerca da metade das cadelas não apresenta um dos pares da glândula abdominal cranial. As gatas apresentam quatro pares de glândulas mamárias e a sua nomenclatura é similar à usada para cadelas.

As mamas das cadelas e gatas, semelhantemente às das mulheres, têm uma estrutura tubuloalveolar embutida em tecido fibrovascular e adiposo. O sistema ramificado começa

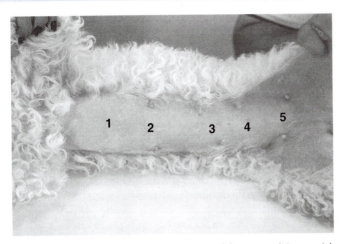

Figura 9.24 Glândulas mamárias em uma cadela. 1 = torácica cranial; 2 = torácica caudal; 3 = abdominal cranial; 4 = abdominal caudal; 5 = inguinal.

Você sabia?

- O ganho de peso na espécie felina durante a gestação é diferente do de outros mamíferos, como seres humanos e cães, por exemplo, em que a maior parte ocorre na fase final da gestação. As gatas exibem um padrão distinto caracterizado por ganho de peso linear durante toda a gravidez, independentemente do número de fetos. A gata produz, em média, cerca de 250 mℓ de leite ao dia.

Nos carnívoros domésticos, a glândula mamária é fixada, anatomicamente, na rede ventral torácica ou na parede abdominal; elas atuarão nos folhetos superficiais e profundos da fáscia superficial do tronco, que constituem o sistema de sustentação da mama. Esse sistema é constituído pela lâmina lateral superficial e pela lâmina medial elástica interna, das quais, por sua vez, se projetam as lamelas de sustentação no parênquima de sustentação.

No processo de mamogênese, denota-se que, ao nascimento, a glândula mamária consiste em um restrito sistema de ductos. O aumento do seu tamanho, do nascimento à puberdade, deve-se, sobretudo, ao aumento dos tecidos adiposo e conjuntivo. Com a proximidade da puberdade, o crescimento do sistema de ductos é estimulado. A velocidade do crescimento mamário é fisiologicamente proporcional ao crescimento corporal até o início da atividade ovariana que precede a puberdade. É, por isso, denominado "crescimento isométrico". Um crescimento considerável do sistema de ductos coincide com o primeiro cio, ao passo que, nos cios subsequentes esse desenvolvimento é mais tímido. Durante cada ciclo estral recorrente, a glândula mamária é estimulada pelo estrógeno do ovário e pela prolactina e somatotropina da adeno-hipófise. Enquanto tais hormônios estimulam o crescimento (alongamento e ramificação) dos ductos, os progestágenos, por sua vez, promovem o desenvolvimento lóbulo-alveolar da glândula. A progesterona, sintetizada pelo corpo lúteo, age sinergicamente com o estrógeno, a prolactina e a somatotropina para estimular a maturação e a diferenciação dos ductos mamários em sistema lóbulo-alveolar. Portanto, as glândulas mamárias são dependentes de hormônios, e a sua capacidade de crescer e evoluir é fortemente influenciada pelo ciclo estral e pela gravidez. Nos estágios iniciais da gestação, o sistema de ductos continua a progredir, acompanhado de rápida proliferação do sistema lóbulo-alveolar. O tecido adiposo (adipócitos) é substituído por tecido alveolar. O maior crescimento mamário ocorre durante o terço final da gestação. Durante o período de síntese e secreção do leite, a glândula mamária apresenta elevada atividade metabólica. Com o início da lactação, essa atividade é caracterizada por duas fases: a primeira é a de secreção intracelular, em que há uma distensão progressiva do alvéolo; a segunda consiste na expulsão dos produtos do leite para o lúmen alveolar. Durante essa última, as partículas de gorduras movem-se em direção à luz

nos alvéolos secretores, seguindo para os ductos intralobulares e extralobulares, atingindo, finalmente, os grandes ductos lactíferos. Esses terminam em um seio lactífero, que continua no seio mamilar que se abre na superfície do mamilo por meio dos ductos papilares. Cada mamilo possui entre 6 e 16 (até 22) orifícios nos ductos papilares. O número de aberturas (orifícios dos ductos papilares) é determinado pelo número de brotos presentes na glândula mamária. Cada um desses ductos forma um lobo da glândula mamária e atua como uma unidade funcional independente dentro da glândula. Os tetos de cada complexo mamário são cônicos e um pouco mais finos na direção lateral, mas o formato varia entre as raças. Os pelos da pele ao redor da glândula mamária são menos densos, e a seção externa do teto é coberta por uma epiderme ligeiramente mais espessa que à da pele adjacente.

As glândulas mamárias das cadelas e gatas são altamente vascularizadas. As glândulas M1 e M2 recebem sangue arterial através da artéria torácica interna, por meio de ramos secundários das artérias torácicas intercostais e laterais. A glândula M3 é irrigada pela artéria epigástrica superficial cranial. As glândulas abdominais caudais e inguinais (M4 e M5) recebem sangue das artérias epigástrica superficial caudal e pudenda externa. As veias encontram-se, em sua maioria, paralelas ao curso das artérias, com a drenagem venosa sendo semelhante ao suprimento arterial, embora pequenas veias possam cruzar a linha média entre as glândulas mamárias esquerda e direita. As veias epigástricas superficiais craniais e caudal são as principais veias das glândulas mamárias. A glândula mamária torácica drena para a veia epigástrica superficial cranial, já as glândulas mamárias abdominais e inguinais escoam para a veia epigástrica superficial caudal. Não há relação factível entre a vascularização anatômica normal da glândula mamária nas cadelas com o desenvolvimento de neoplasias. Todavia, os tumores são mais frequentes nas glândulas mamárias mais caudais e mais densas.

O sistema linfático da glândula mamária é uma rede difusa, variável e extensa de nódulos e vasos linfáticos que recebem linfa da glândula mamária. O sistema linfático é bastante complexo, albergando desde pequenos capilares a grandes vasos, e mostra-se abundante no tecido conjuntivo do lóbulo alveolar. Esse sistema é dividido em dois subgrupos: linfático superficial (drenagem da pele sobre a glândula mamária, exceto aréola e mamilo) e linfático profundo (glândula mamária, bem como aréola e mamilo), conforme Quadro 9.3.

Quadro 9.3 Drenagem linfática da glândula mamária de cadelas.

Glândulas mamárias	Drenagem linfática
M1: torácicas cranial	Linfonodos axilares
M2: torácicas caudal	Linfonodos axilares
M3: abdominais cranial	Linfonodos axilares e inguinal superficial
M4: abdominais caudal	Superficial inguinal
M5: inguinais	Superficial inguinal

do alvéolo, são envolvidas pela membrana apical da célula e, finalmente, liberadas. As proteínas e a lactose são providas por intermédio de vesículas denominadas "vesículas secretoras".

Antes do exame físico da glândula mamária, é importante que algumas informações sejam conhecidas, como espécie, raça, nome, número, tatuagem, registro, idade, peso e eventuais particularidades. A *anamnese* é inquiridora ou espontânea, procurando resgatar todo o histórico reprodutivo do animal. Deve-se, inicialmente, questionar:

- Quando observou a alteração?
- Quais alterações o animal apresentava? Evoluíram?
- Como era a saúde do animal antes do aparecimento do problema?
- Quantos partos a fêmea teve?
    - *Nulípara*: nunca pariu
    - *Primípara*: um trabalho de parto
    - *Plurípara*: vários trabalhos de parto
- Os partos foram normais ou distócicos (parto difícil, laborioso)?
- Cirurgias anteriores ou exames realizados (p. ex., ovariectomia, biópsia)
- Aparecimento e duração dos sintomas clínicos
- Uso prévio ou vigente de anticoncepcionais
- Tratamentos realizados e evolução. Foi medicado? (com o quê, por quem, qual medicação, dosagem, intervalo de tempo entre as medicações, por quanto tempo, melhorou?).

Você sabia?

- As cadelas geralmente param de produzir leite algumas semanas após o parto, quando os filhotes fazem a transição para alimentos sólidos. O momento exato varia com base no número de filhotes e suas necessidades de alimentação. Lembre-se de que a amamentação, além de importante para a nutrição, é uma atividade prazerosa, a qual propicia a união. Para prolongar a produção de leite, garanta um processo de desmame gradual e mantenha a saúde da mãe com nutrição e cuidados adequados. Caso haja preocupações sobre a produção de leite, é aconselhável consultar um veterinário.

EXAME FÍSICO ESPECÍFICO

Uma série de etapas importantes são incluídas nos exames físicos de cães e gatos, mesmo que a ordem ou a sequência não seja plenamente obedecida. Contudo, o(a) veterinário(a) deve disciplinar-se a adotar a mesma sequência de ações em seus diferentes pacientes. O exame físico das glândulas mamárias das cadelas e gatas inicia-se com a inspeção do paciente, na tentativa de observar a coloração da pele, a existência de lesões, secreções, o número e o tamanho das glândulas mamárias e dos tetos.

A cor da glândula mamária varia conforme a raça da cadela e da gata e depende do número de melanócitos, como também do número, do tamanho e da disposição dos grânulos de melanina dentro dos melanócitos. A pele da cadela e das gatas apresenta-se, em geral, marrom-clara (*pale tan*), mas pode ter manchas acinzentadas ou enegrecidas. Em geral, o aumento de volume fisiológico das mamas ocorre nos casos de gestação avançada, por acúmulo de colostro, e é mantido durante a lactação. Causas de aumento anormal de tamanho incluem infecção (mamite), abscessos e neoplasia (Figura 9.25). Qualquer aumento de volume é melhor avaliado com a prática simultânea da palpação, visto que se pode diferenciar um processo inflamatório e/ou infeccioso de outro neoplásico. Em cadelas e gatas, a técnica da palpação apresenta melhores resultados ao colocar o animal em decúbito lateral

(Figura 9.26), iniciando-se das glândulas "aparentemente" sadias para as "visivelmente" alteradas. Todos os pares de glândulas devem ser palpados.

A ausência total de secreção láctea é denominada *agalaxia*; ao passo que *galactostasia* é o acúmulo e a estase de leite caracterizados por glândulas firmes, quentes e edemaciadas. O leite é produzido com mais rapidez em relação ao que será comodamente armazenado. Tal acúmulo é considerado normal na gestação avançada e na lactação.

Durante a lactação, na pseudociese ou falsa gestação e, eventualmente, logo após o parto, esse acúmulo pode aumentar, a ponto de as mamas tornarem-se extremamente quentes e sensíveis à palpação. A *galactorreia* diz respeito à lactação não associada à prenhez, sendo o indício mais comum de pseudociese. Ocorre como resultado da elevada secreção de prolactina, em virtude do declínio da progesterona sérica associada ao fim do diestro.

Em felinos, a *hiperplasia mamária* caracteriza-se por rápido crescimento anormal de tecido. É mais comum em gatas jovens e o seu aspecto aparenta uma neoplasia mamária, sendo necessária avaliação histológica para que seja realizado o diagnóstico diferencial entre ambas. A hiperplasia mamária é uma condição benigna e não inflamatória que se apresenta de duas formas básicas. A primeira é chamada "hiperplasia lobular", caracterizada por uma massa palpável em uma ou mais glândulas mamárias em gatos intactos (não castrados) de 1 a 14 anos. A segunda forma é denominada "hiperplasia fibroepitelial", que ocorre em qualquer uma das seguintes fases: gatos jovens ou gestantes e fêmeas ou machos velhos; também observada em gatos castrados, incluindo machos mais velhos que receberam medicamentos progestacionais exógenos (acetato de megestrol).

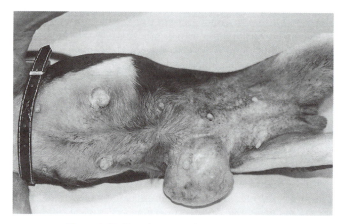

Figura 9.25 Neoplasia mamária em uma cadela.

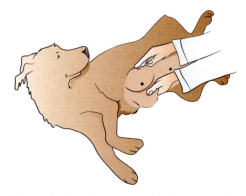

Figura 9.26 Palpação das glândulas mamárias de uma cadela. (Ilustração: Médica-veterinária Diane Hama Sassaki.)

O distúrbio é marcado clinicamente pelo rápido crescimento de uma ou mais glândulas mamárias. Ocorre no período de 1 a 2 semanas após o estro ou de 2 a 6 semanas após o tratamento com progesterona. As glândulas aumentadas apresentam-se avermelhadas e existe a possibilidade de parte do tecido da pele necrosar. É esperado, para a maioria dos casos, o desenvolvimento de edema nos membros posteriores. Na maioria das vezes, é indolor à palpação.

Você sabia?

- Durante a primeira semana de vida, os cachorros mamam entre 12 e 20 vezes ao dia. No entanto, naturalmente, com o passar do tempo, eles começam a mamar menos vezes. Assim, com 4 semanas de vida, os cachorros mamam cerca de 8 vezes por dia e, a partir da quinta ou sexta semana, mamam cerca de 5 vezes.

A *mamite* ou *mastite* (dependendo da origem, se latina – *mammae*, ou grega – *mastos*) é o processo inflamatório da glândula mamária, em grande parte, de origem infecciosa. Trauma no mamilo ou no canal do teto pode permitir a entrada de bactérias, que ascendem até a glândula mamária possibilitando, portanto, a sua infecção. Mesmo na ausência de trauma, uma cadela que vive em condições insalubres fica exposta a grandes quantidades de bactérias e outros irritantes, o que compromete a sanidade das mamas. Vários patógenos causam infecção intramamária, entre eles, destacam-se *Staphylococcus* spp., *Streptococcus* spp. e *Escherichia coli*. A mamite necrosante é uma afecção incomum em cadelas e gatas, sendo o *Staphylococcus* spp., *Streptococcus* spp., *Pseudomonas aeruginosa*, *E. coli* e *Clostridium* sp. os principais causadores desse tipo de afecção. É caracterizada por aumento de volume, elevação da temperatura local e dor acentuada à palpação. A mamite não é comum em cadelas e gatas; quando acontece, decorre, em parte, como sequela de danos traumáticos prévios. O quadro está associado à história de parto recente (entre 1 e 3 semanas) e abandono dos filhotes pela mãe. Na maioria das vezes, acomete apenas uma ou duas glândulas e, com maior frequência, as de localização abdominal e inguinal, pelo fato de serem mais produtivas. No entanto, no tipo agudo, particularmente quando se desenvolve no pós-parto imediato, é comum observar o comprometimento de várias mamas.

As glândulas mamárias também se permitem ficar ulceradas, com feridas abertas e crostas visíveis, com tonalidade roxa escura ou preta, à medida que os tecidos começam a necrosar devido à infecção avassaladora e à diminuição do suprimento sanguíneo. Em casos leves ou iniciais de mamite, o primeiro sinal de alteração é suspeitado quando os filhotes em amamentação não estão ganhando peso tão rapidamente quanto o esperado. Um exame cuidadoso revelará discreto edema ou inflamação da glândula mamária afetada. Nessas fases, a cadela geralmente não apresenta sinais de doença, mas apenas desconforto mínimo. O leite das glândulas afetadas pode parecer hemorrágico (sanguinolento) ou purulento mostrando-se mais viscoso que o leite normal. Cadelas e gatas não esterilizadas são capazes de apresentar sinais de doença como febre, apatia, falta de apetite e negligência com os filhotes. A mamite pode ser de dois tipos: séptica e não séptica. A mamite não séptica, por sua vez, ocorre mais comumente no desmame, pela estase do leite. Nesse caso, como acontece com a mamite séptica, as glândulas afetadas ficam aumentadas, quentes, edemaciadas e doloridas ao toque; entretanto, o animal está alerta e hígido. Em alguns casos, glândulas mamárias ingurgitadas e doloridas também são sugestivas de inflamação não séptica. Frequentemente, isso ocorre após o desmame agudo de filhotes de uma cadela em lactação ativa. A solução, nesse caso, talvez seja a reintrodução dos filhotes ou a interrupção da lactação. A cirurgia não é necessária para esses pacientes porque não há progressão para abscedação e necrose das glândulas. Se uma cadela ou gata no pós-parto apresentar algum sinal de doença sistêmica, o leite da(s) glândula(s) afetada(s) deve ser coletado para cultura bacteriana e sensibilidade.

Em muitos casos, a mamite é determinada com base em identificação, anamnese e exame físico específico. Ocasionalmente, são necessários exames laboratoriais para confirmar o diagnóstico e/ou descartar outras condições. Os exames laboratoriais incluem:

- Contagem de células sanguíneas. Esse exame de sangue avalia os níveis de glóbulos vermelhos, glóbulos brancos e plaquetas no sangue da cadela ou da gata. Alterações na contagem de glóbulos brancos indicam infecção, e a magnitude da alteração na contagem de células pode ajudar o veterinário a determinar a gravidade da infecção
- Citologia do leite. Nesse teste, uma pequena amostra de leite da glândula mamária afetada é examinada. A presença de glóbulos brancos (pus) ou bactérias confirma o diagnóstico de mamite
- Cultura bacteriana. Em alguns casos, em especial quando a mamite é de origem infecciosa e não responde aos antibióticos comumente usados, a identificação do agente causador da mamite mostra-se como prioridade. O leite, mais facilmente obtido de cadelas do que de gatas, é coletado da glândula mamária de maneira estéril e enviado ao laboratório para que a bactéria seja isolada e caracterizada. Após o isolamento bacteriano, é pertinente que se promova o teste de sensibilidade aos antibióticos disponíveis no mercado, visando uma terapia eficaz e definitiva.

A avaliação física geral do animal é importante e revelará elevação da temperatura corporal, taquicardia e taquipneia. O tipo crônico está associado a cistos mamários (galactocele) que resultam da obstrução dos ductos acinares. Os processos inflamatórios da glândula mamária são mais dolorosos ao manuseio que as neoplasias. O leite, ao exame citológico, mostra-se, em geral, purulento ou hemorrágico, com neutrófilos degenerados. O plano diagnóstico também deve incluir cultivo bacteriano e antibiograma do leite alterado.

Outro processo que altera a estrutura da glândula mamária é a neoplasia. De todos os animais domésticos, a cadela é o que apresenta maior incidência de tumores. A *neoplasia* do tecido mamário é uma entidade patológica comum em cadelas com mais de 5 anos e corresponde, aproximadamente, à metade de todos os tumores em fêmeas. Esses tumores são divididos em quatro grupos diferentes: benignos, malignos, tumores não classificados e hiperplasia ou displasia. A incidência de tumores mamários é relativamente baixa em cadelas castradas antes da manifestação do primeiro cio, mas aumenta progressivamente a partir do segundo cio. Embora sejam menos prevalentes em gatas, ainda constituem o terceiro tumor mais comum em felinos. Os tumores mamários são geralmente encontrados durante o exame físico realizado pelo veterinário, mas podem ser notados por tutores astutos que encaminham, com certa frequência, seus animais às clínicas para realizarem *check up* veterinário. Todavia, os tutores quase sempre identificam os tumores mamários nos animais, meses antes de recorrerem aos cuidados veterinários, e geralmente relatam que tiveram dois ou mais cios. O tamanho dos linfonodos inguinais e axilares deve ser considerado para que seja possível detectar eventuais metástases. Existem controvérsias entre os autores consultados sobre as vantagens e as desvantagens de realizar biópsia cirúrgica ou aspirativa (com agulha fina) para o diagnóstico cito e histopatológico, na tentativa de elucidar o tipo de tumor. O exame por punção aspirativa é feito com a inserção de uma agulha na massa tumoral, com a obtenção de células para posterior análise; esse procedimento é mais bem-procedido em hospital, em regime ambulatorial. Embora o padrão-ouro para o diagnóstico de tumores mamários em cães e gatos seja a histopatologia, os aspirados com agulha fina são simples, econômicos, fáceis de usar, relativamente não invasivos e fornecem resultados rápidos.

Geralmente, há suspeita de tumor mamário quando há palpação de uma massa durante o exame físico. O tamanho é extremamente variável: de alguns milímetros a vários centímetros de diâmetro. Em muitos casos, a condição está presente durante vários anos como um nódulo pequeno, semelhante a um grão de ervilha, que tende a passar despercebido tanto pelo tutor como pelo veterinário, até que, de repente, evolui rapidamente de tamanho. Em geral, esse aumento está associado ao estímulo do estro. O tempo em que a massa está presente, em geral, é desconhecido, mas a taxa de crescimento é útil na determinação do prognóstico. A palpação dos gânglios linfáticos regionais pode ajudar a determinar a extensão da propagação. O rápido crescimento neoplásico coincide, muitas vezes, com o desenvolvimento de lesões metastáticas que se espalham, por via linfática, aos nódulos linfáticos locais ou pelo sistema cardiovascular para fígado e pulmões. Radiografias torácicas, preferencialmente com três incidências (uma ventrodorsal e duas laterais), devem ser realizadas para detectar metástases pulmonares. Por entendimento, a maioria das neoplasias epiteliais malignas (carcinomas) metastatiza por meio da via linfática, e as neoplasias mesenquimais malignas (sarcomas) se disseminam através de capilares e veias. Existem suposições de que os carcinomas mamários que ocorrem na glândula inguinal (M5) conduzem à metástases retrógradas por meio do plexo linfático no subcutâneo da parte interna da coxa e nos gânglios linfáticos poplíteos. Casos ocasionais de disseminação metastática retrógrada de carcinomas mamários para a vagina também foram relatados em cadelas. Às vezes, cães com tumores mamários apresentam uma variedade de sintomas, como:

- Calor ou dor no local do tumor
- Letargia
- Diminuição do apetite e perda de peso
- Fraqueza
- Tosse.

Mais de 50% dos tumores mamários caninos são mistos benignos; uma menor porcentagem de tumores mistos malignos é observada. Nesses últimos, componentes epiteliais ou mesenquimais, isoladamente ou em combinação, são capazes de produzir metástases. Algumas massas benignas se transformam gradualmente em massas malignas ao longo do tempo, de muitos meses a anos. Histologicamente, os tumores da glândula mamária canina foram classificados como carcinomas (com seis tipos e subtipos adicionais), sarcomas (quatro tipos), carcinossarcomas (tumores mamários mistos) ou adenomas benignos. Os tumores mamários em gatas são mais comuns em fêmeas velhas (em média 11 anos). Gatas esterilizadas antes dos 6 ou 12 meses apresentam uma redução de 91 ou 86%, respectivamente, do risco de desenvolvimento de carcinoma mamário em comparação com gatas não esterilizadas. A parição parece não afetar o desenvolvimento do carcinoma mamário felino. Ao contrário dos cães, nos gatos, as duas glândulas anteriores ou torácicas estão mais frequentemente envolvidas do que as glândulas posteriores. Existem também diferenças tanto no comportamento biológico quanto na histologia das neoplasias mamárias em cães e gatos. Aproximadamente 90% dos tumores mamários em gatos são malignos, e apresentam menos tumores complexos e mistos do que os cães. A maioria dos tumores mamários felinos são adenocarcinomas, sendo os tipos tubulares ou papilares mais comuns do que os tipos sólidos ou mucoides. Tumores mamários mistos e sarcomas são menos comuns. Gatas com tumores com mais de 3 cm de diâmetro têm, geralmente, uma sobrevivência média de 6 meses, ao passo que com tumores com menos de 2 cm de diâmetro têm sobrevida média de mais de 4 anos.

Você sabia?

- O leite de cadelas tem o dobro de gordura presente no leite de vaca e no de cabra. Por esse motivo, os cachorros alimentados artificialmente com leite de vaca ou cabra não recebem a quantidade necessária de vitaminas.

Seção C
Glândula Mamária de Éguas, Mulas e Jumentas

Francisco Leydson F. Feitosa

INTRODUÇÃO

A lactação é, energeticamente, a fase mais exigente da vida das fêmeas equídeas. A glândula mamária é parte vital da anatomia reprodutiva de éguas, mulas e jumentas. Não há dúvida de que o leite é o alimento ideal para o potro, já que provê nutrientes importantes durante a fase de crescimento até o desmame (frequentemente por volta dos 8 a 9 meses). Além disso, a glândula mamária desempenha papel vital no fornecimento de proteção imunológica precoce aos neonatos por meio da produção de colostro rico em imunoglobulinas. Sem a produção eficaz de colostro de alta qualidade contendo anticorpos IgG (imunoglobulina G) apropriados, os recém-nascidos teriam chance de sobrevivência drasticamente reduzida. De todas as espécies domésticas, o potro é provavelmente o que mais depende da ingestão colostral para sobreviver nas primeiras semanas de vida extrauterina. A glândula mamária, ou úbere, é um órgão fascinante que, comparado a muitos outros, está sujeito a um nível incomumente alto de desenvolvimento pós-natal, durante a puberdade e o ciclo reprodutivo.

A glândula mamária equina é menos afetada por doenças do que o úbere de ruminantes, e de animais carnívoros de companhia por neoplasia. Contudo, tanto a mamite quanto os tumores mamários ocorrem em equídeos. A glândula mamária equina apresenta características interessantes de desenvolvimento, sendo notável a semelhança da glândula mamária dessa espécie com a mama humana.

ANATOMIA

As glândulas mamárias das fêmeas equídeas estão no alto da região inguinal. Seu tamanho relativamente pequeno e a posição protegida reduzem os riscos de trauma, queimaduras solares e infecções. Na égua seca (não lactante), as glândulas são pequenas, com suprimento sanguíneo insignificante, enquanto que em éguas multíparas e velhas, são maiores, com tetos longos e largos, estando a pele do úbere mais flexível ou frouxa; em éguas ou jumentas lactentes, as glândulas mamárias mostram-se grandes, e abundantemente irrigadas. Condições inflamatórias e outras doenças invariavelmente aumentam, ainda mais, o suprimento de sangue.

Você sabia?

- Uma jumenta produz, em média, 2 a 3 ℓ de leite por dia. Dentre as espécies domesticadas, o leite de jumenta é o mais doce e o de composição mais próxima ao leite materno humano em nível de lactose, proteínas, minerais e ômega 3, sendo, portanto, o melhor substituto para o leite humano por ter a vantagem de ser mais digerível em virtude dos menores teores de gorduras totais. Segundo algumas pesquisas, o leite de jumenta serve, inclusive, para o tratamento de doenças imunológicas.
- Surpreendentemente, o queijo mais caro do mundo é feito de leite de jumenta e foi desenvolvido em uma fazenda na Sérvia. O queijo chamado "Pule" tem reputação internacional de excelência e atinge o preço de US$ 1.000/kg.
- Com grande sucesso, o leite de jumenta também é utilizado na Jordânia para a produção de sabonetes. O início da aventura se deu em 2020 em uma pequena propriedade com apenas 12 asininos. Salma al-Zohbi, a mentora intelectual do cosmético, decidiu realizar tal façanha quando soube que as secreções lácteas das fêmeas dessa espécie ajudavam a regenerar as células da pele e reduziam os sinais de envelhecimento, além de curar doenças como o eczema.

O desenvolvimento da glândula mamária e a produção de leite são processos altamente complexos que exigem controle e coordenação. A produção de leite precisa estar estreitamente coordenada com o nascimento do potro. O processo de produção do leite exige suporte energético e requer uma estrutura celular mamária totalmente funcional e livre de inflamação. Esse mecanismo é amplamente governado pelas inter-relações entre o hipotálamo, a glândula pituitária anterior, os ovários e a placenta. Vários hormônios são responsáveis por aspectos individuais do desenvolvimento da glândula mamária e pela mudança de estrutura não secretora quiescente para que haja capacidade funcional especializada, visando a produção de colostro em sua fase inicial e, de leite, no período subsequente.

O desenvolvimento mamário (mamogênese) começa por volta de 1 mês antes do parto. Acredita-se que esse processo seja instigado por estrógenos ovarianos e adrenais, prolactina, hormônio do crescimento, insulina, hormônios da tireoide e ocitocina. Os estrógenos promovem o desenvolvimento do sistema de ductos; a progesterona estimula o desenvolvimento das células produtoras de leite, inibindo, contudo, a produção de leite; a concentração de prolactina aumenta acentuadamente na última semana de gestação permanecendo elevada até cerca de 3 meses após o parto – esta elevação é provavelmente estimulada pela cessação da liberação de fator inibitório no hipotálamo; o declínio da progesterona no fim da gestação e o aumento da prolactina nos últimos dias são provavelmente a base do gatilho para o início da produção de leite; a ocitocina, por vez, é secretada pela neuro-hipófise das glândulas pituitárias em resposta à estimulação de estruturas do úbere (geralmente pela amamentação).

Cada mama é drenada por duas árvores ductais mamárias independentes, embora, de forma rara, três possam ocorrer. Cada teto tem dois orifícios, por meio dos quais descarregam os ductos. A glândula mamária equina é caracterizada por um estroma fibroso no qual as estruturas epiteliais estão dispostas em unidades ductais lobulares terminais semelhantes às da mama humana. Uma unidade lobular é composta de um grupo, ou lóbulo, de ácinos mamários com terminação cega e porções intralobulares e extralobulares do ducto terminal subtendente, que juntos constituem a unidade funcional da glândula mamária. O tamanho das cisternas na égua é semelhante ao das ovelhas e cabras, mas menor do que o das vacas. O processo de "descida do leite" é liderado pela atividade da prolactina e ocitocina. Os níveis de prolactina elevam-se nos últimos 7 dias antes do parto e permanecem altos durante os primeiros 2 meses de lactação. A prolactina ativa o transdutor de sinal do fator de transcrição e ativador da transcrição 5 (STAT5), que inicia a expressão dos genes da proteína do leite nas células epiteliais mamárias. Quando os potros amamentam, a ocitocina liga-se ao receptor expresso nas células mamárias basais, estimulando a sinalização intracelular do cálcio, o que resulta na contração das células mioepiteliais e na expulsão do leite.

A mula é um animal híbrido, oriundo do cruzamento do cavalo com jumenta ou de égua com jumento. Como pertencem a espécies diferentes, mesmo sendo do mesmo gênero, são estéreis, devido à incompatibilidade no número de cromossomos entre as espécies genitoras. Contudo, possuem anatomia genital compatível com seus progenitores. São capazes de apresentar ciclos estrais – com atividade ovariana e produção hormonal – e de emprenhar, apesar de raro (existem por volta de 60 registros de mulas paridas em todo o mundo). Todavia, o uso de animais híbridos como receptoras de embrião se tornou uma alternativa rentável e acessível, em decorrência do diminuto número de éguas disponíveis e o crescente avanço das biotécnicas de transferência de embrião, além do fato de que são mais rústicos, possuem maior tempo de vida útil, têm menor custo de aquisição e habilidade materna elevada.

A capacidade mamária das mulas é inferior à das éguas, provavelmente em decorrência de menor produção de leite em comparação às éguas e às diferentes exigências nutricionais dos potros dessas duas espécies. Durante toda a lactação, para ambas as espécies, a produção e o pico da lactação dependem de fatores ambientais, estágio de lactação e raça. Em jumentas, dependendo da raça, o pico de lactação geralmente ocorre entre 40 e 60 dias de lactação, ao passo que, em algumas raças, a produção de leite parece constante ao longo da lactação. A fase de lactação em éguas é, em média, de 180 dias. Em éguas, as taxas máximas de lactação ocorrem entre 20 e 90 dias, com picos mais tardios nas raças pesadas em comparação àquelas destinadas para monta. Ressalta-se, que, ocasionalmente, éguas, mulas e jumentas que não estão prenhes são capazes de produzir leite.

Quanto menor a capacidade de produção e tamanho das mamas, menor será a possibilidade de ocorrer processos inflamatórios ou infecciosos. O úbere dos equídeos tem menor capacidade de armazenamento (< 2,5 ℓ), em comparação aos ruminantes, estando as éguas mais adaptadas à retirada rotineira de leite. Tal fato acha-se intimamente ligado à elevada frequência de amamentação dos potros (4 a 7 vezes/h) em comparação a ruminantes domésticos, o que poderia explicar a menor contagem de células somáticas (CCS) e a rara ocorrência de mamite em equinos em comparação às vacas, por exemplo.

 Você sabia?

- É sabido que leite de vacas, cabras, ovelhas, sojas e amêndoas se fazem maciçamente presentes nas prateleiras dos supermercados. Na Europa, todavia, o interesse está crescendo para o leite de uma fonte surpreendente: o de éguas! Embora a ideia de beber leite de égua possa soar incomum para os ocidentais, ele tem sido um alimento básico tradicional na Ásia Central, onde é frequentemente fermentado em "kumis", uma bebida levemente alcoólica que foi adotada por médicos russos em meados do século 19 como tratamento para tuberculose. Pacientes não menos ilustres que os escritores Anton Tchekhov e Leo Tolstoi juravam por seus poderes curativos.

EXAME FÍSICO ESPECÍFICO

A avaliação da égua ou jumenta com glândula mamária hipertrofiada deve ser direcionada para o exame físico geral (para constatar ou não alteração sistêmica), bem como específico, com ênfase na glândula mamária afetada. Dados importantes são obtidos na identificação do animal e na anamnese, incluindo tempo de lactação, histórico da utilização do animal – entretenimento, salto, corrida, tração, transporte –, doenças concomitantes presentes no plantel, situações de manejo ou uso de utensílios que predispõem a traumas ou injúrias nas mamas, além da avaliação da presença de vetores (moscas) e do ambiente onde se encontra o animal, como pastos altos e sujos, que favorecem a ocorrência de traumatismos e a veiculação de patógenos para a glândula mamária. Durante a anamnese é importante considerar informações acerca da ocorrência de eliminação de leite, muito antes da parturição. Ocasionalmente, éguas com mamite podem ter história de galactorreia pré-parto. Uma das causas é a produção anormal de hormônios por uma das glândulas produtoras e, às vezes, devido à formação e desenvolvimento de neoplasia na glândula. Outra causa é a ingestão de "fitoestrógenos" – hormônios presentes em plantas (alguns tipos de alfafa) que agem como estimuladores de leite nas éguas. Alimentos à base de soja têm grande quantidade de isoflavonas, como genisteína e daidzeína, e estas exercem a mais potente atividade estrogênica. A simples mudança alimentar possibilita a resolução do problema. Em éguas e jumentas gestantes, o desenvolvimento mamário precoce e a lactação estão frequentemente associados a aborto iminente, placentite ou descolamentos de placenta. A observação de incontinência láctea antes do nascimento do potro não é um processo normal e muitas vezes significa que o pequeno suprimento de colostro está sendo eliminado e desperdiçado para o solo, fazendo com que os potros fiquem suscetíveis a infecções em decorrência do diminuto volume colostral disponível nas mamas de suas mães. O exame das mamas deve incluir a observação (inspeção), palpação e visualização macroscópica do leite. Se anormalidades forem observadas no exame físico, diagnósticos adicionais, incluindo hematológicos, citológicos e bacteriológicos, necessitam ser realizados. A ultrassonografia torna-se boa opção, pois proporciona excelente visualização de toda a estrutura mamária. Contudo, não é prática usual.

 Você sabia?

- O teto é provido de numerosos receptores sensitivos, cuja excitação durante a ordenha ou a amamentação desencadeia estímulos nervosos de grande importância para a manutenção da lactação.

O exame do úbere de éguas deve ser feito, de preferência, com o animal posicionado de acordo com um tronco específico ou adaptado. A pele do úbere das éguas e jumentas é invariavelmente escura. A palpação da glândula mamária das fêmeas equídeas é feita com o clínico posicionado lateralmente ao animal (a certa distância da mama e, obviamente, dos membros posteriores), com uma das mãos no dorso do animal e a outra em direção à mama. Por exemplo, se o exame for feito pelo lado esquerdo, a mão esquerda é posicionada sobre o dorso, enquanto a direita é colocada no flanco e movimentada lentamente, em direção à glândula mamária. Alguns fatores prejudicam em demasia a detecção dos problemas das glândulas mamárias das fêmeas de equídeos, dentre eles destacam-se a não observância diária dos animais, a localização "escondida" pela inserção das glândulas entre os membros pélvicos, além do seu reduzido tamanho, sendo que qualquer alteração em seu volume e/ou sensibilidade é suspeitada, tão somente, quando a égua ou a jumenta restringe sua movimentação e/ou altera o seu padrão de locomoção. Essas mudanças comportamentais ocorrem particularmente nas fases iniciais dos processos inflamatórios e, mais raramente, nos processos crônicos; ressalta-se que raramente estão presentes nos processos neoplásicos. A palpação do parênquima glandular e dos tetos é o melhor método de avaliação específica, sendo efetuada com as pontas dos dedos de uma das mãos visando denotar alterações em volume, consistência e sensibilidade, características comumente observadas nos casos de mamite.

As principais causas do aumento de volume da glândula mamária são edema fisiológico pós-parto, acúmulo de tecido adiposo, mamite, galactorreia, abscesso, traumas, tumores, entre outras. O úbere tende a aumentar de volume entre 4 e 6 semanas antes do parto, porém isso pode variar de animal para animal e dependerá do número de partos anteriores. O edema da parede abdominal, imediatamente à frente do úbere, tende a surgir de 2 a 3 semanas antes do parto. As éguas raramente sofrem de mamite, mas é possível ocorrer em éguas solteiras, éguas estéreis, éguas em fase de amamentação, após o óbito do seu potro ou após o desmame. Éguas lactantes geralmente são afetadas por mamite nos 2 a 3 dias imediatamente após o parto ou ao fim da lactação. A baixa ocorrência de mamite na espécie equina é atribuída à pequena capacidade de armazenamento de leite. Os sinais de mamite incluem glândulas mamárias volumosas e edemaciadas, muitas vezes quentes e dolorosas ao toque e, em alguns casos, com secreção espessa ou tingida de sangue, consistência firme e edema de membros posteriores e região abdominal, cranial ao úbere. Algumas éguas mostram-se relutantes em se mover, mal-humoradas ou agressivas em resposta à dor. Invariavelmente, refugam as tentativas de sucção pelas suas crias ou as rejeitam completamente. Casos mais graves são acompanhados por sinais sistêmicos como febre, depressão, anorexia e até claudicação ipsilateral de um dos membros posteriores. É importante ressaltar que existe sobreposição considerável entre muitos desses sinais clínicos locais e sistêmicos em relação àqueles da neoplasia mamária. A mamite pode ocorrer em associação com acúmulo de leite relacionado com a não sucção por seu potro, com possibilidade de também ser diagnosticada em éguas prenhes, éguas secas não prenhes, bem como em potras jovens. Como na maioria das espécies domésticas, as bactérias são os agentes etiológicos mais comumente identificados na mamite equina. *Streptococcus* spp. são os patógenos mais frequentemente relatados. Há casos de mamite causada por *Corynebacterium* spp., *Streptococcus* spp. e *Staphylococcus* spp. progredindo para a formação de abscesso em alguns animais, sendo os mesmos percebidos na palpação.

As neoplasias da glândula mamária em éguas são pouco frequentes, com taxa relatada de 1 a 2%. Predominantemente de origem epitelial são, na maioria dos casos, malignas. As alterações da glândula mamária podem frequentemente passar despercebidas, visto que as massas não são prontamente detectadas pelos proprietários. Quando há qualquer indício de alteração, elas são comumente diagnosticadas erroneamente como mamite, em razão das semelhanças na apresentação inicial. É importante lembrar que as neoplasias mamárias evoluem lentamente, além de serem de difícil observação, por não promover alteração significativa nos quartos mamários, e apresentarem consistência dura, ao contrário dos processos inflamatórios e infecciosos da glândula mamária.

Com relação aos tetos, esses precisam ser avaliados tanto por inspeção como pela palpação, na tentativa de evidenciar atresia de um ou ambos os tetos, processo inflamatório (telite – canal do teto endurecido, espessado, com maior calibre), aumento de sensibilidade, presença de cálculos lácteos e de tecidos cicatriciais.

Traumas e lacerações nos tetos frequentemente estão envolvidos na transmissão de patógenos para o tecido glandular. Nas éguas, o canal do teto é mais curto, com dois ou três orifícios funcionais, fato que o diferencia da glândula mamária bovina. A presença de vários orifícios nos tetos poderia ser considerada fator anatômico facilitador da mamite em éguas, caso o conjunto glandular não fosse localizado na região pélvica e distante do solo. Portanto, em virtude de sua localização e tamanho, os tetos raramente se tornam alvos de processos traumáticos. Como cada orifício do teto está associado a um parênquima glandular independente, a utilização de bisnagas com antibiótico para o tratamento de mamite induz a necessidade de se identificar a glândula mamária que está efetivamente comprometida. Além disso, muitas cânulas de vacas utilizadas para o tratamento de infecções da glândula mamária de éguas apresentam diâmetros consideráveis, promovendo danos irreversíveis ao esfíncter e canal do teto.

 Você sabia?

- No Cazaquistão, o leite de égua é usado no tratamento de pacientes com tuberculose.

EXAMES COMPLEMENTARES

Da mesma maneira que fêmeas ruminantes são examinadas, a avaliação macroscópica do úbere e, posteriormente, da secreção láctea, carece ser realizada (Figura 9.27), a fim de se observar a presença de grumos, coágulos, sangue, pus, viscosidade

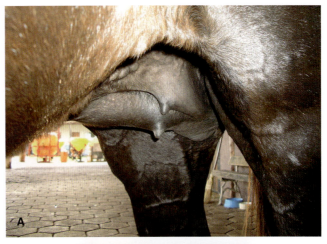

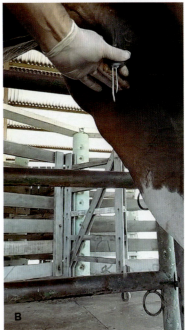

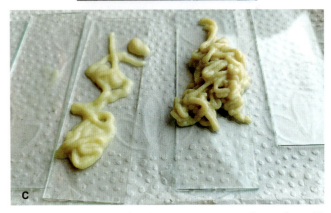

Figura 9.27 Mamite em égua (**A**). Mamite com secreção purulenta (**B**). Mamite estreptocócica em égua (**C**).

e odor. Na mamite crônica, constata-se, por vezes, a formação de fibrose e a perda da função do tecido mamário, associadas à alterações macroscópicas na secreção láctea. A caneca telada de fundo negro ou prova de Tamis, visando o diagnóstico da mamite, é realizada depositando os primeiros jatos de leite na caneca, com o objetivo de se observar a presença de alterações macroscópicas do leite, como aspecto "aquoso", entre outras.

Você sabia?

- Os mongóis precisaram usar quatro princípios básicos para o sucesso em combate: iniciativa, intensidade, agilidade e sincronização – além, é claro, de leite de égua, a arma secreta deles.

O California Mastitis Test (CMT) foi desenvolvido no fim da década de 1950 na Universidade da Califórnia, quando se descobriu que certos tipos de detergentes, quando adicionados ao leite, causavam gelificação que se correlacionava com maiores contagens de células somáticas (CCS). Todavia, a utilização desse teste com a finalidade de estabelecer o diagnóstico de mamites em éguas não é tão eficiente e confiável como em vacas, pois, além de ainda não ter sido padronizado, a sua interpretação é imprecisa, principalmente quando se deseja aferir a intensidade ou a severidade da infecção. Contudo, é útil como mais um indicador de processos inflamatórios no parênquima glandular.

O exame microbiológico do leite permite a identificação dos agentes causais da mamite e a realização do teste *in vitro* de sensibilidade microbiana frente aos antimicrobianos, com o intuito de respaldar o tratamento. Para a obtenção das amostras de leite com o objetivo de se realizar o exame microbiológico, é preciso higienizar rigorosamente os tetos, visto que as condições anatômicas da glândula mamária e o pequeno tamanho dos tetos nas éguas podem favorecer a contaminação da glândula e das amostras a serem obtidas. Outros exames de apoio para o diagnóstico da mamite equina incluem exames clínico-laboratoriais e de diagnóstico por imagem. A ultrassonografia possibilita diferenciar a mamite de outros processos patológicos, como tumores. Apesar do uso restrito na rotina de diagnóstico, a avaliação hematológica nas éguas com mamite clínica revela leucocitose por neutrofilia e elevação do fibrinogênio.

Seção D
Glândula Mamária de Ruminantes
Glândula Mamária de Cabras e Ovelhas

Francisco Leydson F. Feitosa

INTRODUÇÃO

A importância dos pequenos ruminantes produtores de leite aumentou significativamente nos últimos anos, especialmente nos países em desenvolvimento, nos quais constituem alternativa interessante e importante para o fornecimento de produtos lácteos para consumo humano. Nos países desenvolvidos são considerados opção mais saudável ao leite de vaca, com propriedades organolépticas significativas, quer para consumo direto, quer para produção de queijo. Uma cabra, na dependência de raça e manejo alimentar, chega a produzir até 8 ℓ por dia, sendo que, em condições corriqueiras, mostra-se, ainda, superior às ovelhas, que produzem, em média, 1,5 ℓ de leite por dia. O leite de cabra apresenta maior digestibilidade e menor potencial alergênico quando comparado ao leite de vaca, o que está associado à sua composição. Portanto, é fundamental compreender as modificações associadas à glândula mamária, a fim de desenvolver estratégias para melhorar a produção de leite ou reduzir o efeito de doenças que diminuem a produção e a qualidade da secreção láctea, com particular relevância para a mamite.

Você sabia?

- As cabras, ao contrário das vacas, não necessitam dos rebentos ao "pé" para que ocorra a ejeção do leite.

CONSIDERAÇÕES ANATÔMICAS IMUNOLÓGICAS

A estrutura mamária de ovelhas e cabras consiste em duas glândulas (metades) funcional e anatomicamente separadas, cada uma com um teto. Uma das adaptações anatômicas mais importantes do úbere, que permite às cabras e ovelhas suportar quantidades consideráveis de leite, é o desenvolvimento do sistema suspensor para o úbere. De modo geral, a suspensão da mama é feita por pele, músculos subcutâneos, tecido conjuntivo, ligamento médio e ligamentos laterais (que são os mais importantes). O úbere é sustentado por um ligamento suspensor medial e lateral; por sua vez, esses ligamentos se ramificam como lâminas secundárias que comportam o peso do tecido glandular. As duas metades do úbere são distintas e nutridas por artérias e veias separadamente. Cada metade do úbere consiste em múltiplos lóbulos glandulares que drenam para seis a nove dutos de leite. Esses se unem para formar a cisterna da glândula, que, por sua vez, drena para a cisterna do teto. Tal adaptação permitiu que as fêmeas dessas espécies, por exemplo, fossem capazes de sintetizar e armazenar maiores quantidades de leite do que seria possível. A maior parte do leite presente no momento da ordenha está armazenada no sistema de ductos da glândula mamária.

Os ligamentos suspensores mediais estão aderidos e correm na linha média desde o tendão sinfisial pré-púbico até a túnica abdominal. O sulco intermamário é formado onde os ligamentos suspensores mediais se inserem na pele do úbere ventralmente. O ligamento medial elástico deve manter o úbere fixado dorsalmente à parede abdominal, acima do nível dos jarretes. Os ligamentos suspensores laterais localizam-se profundamente à pele; e os superficiais, às estruturas neurovasculares e linfáticas mamárias. Esses ligamentos permitem que as glândulas mamárias, quando repletas, distendam-se para baixo e lateralmente, sem que haja, entretanto, um abaixamento exagerado do úbere, dando uma direção oblíqua aos tetos, ou seja, uma discreta divergência entre os tetos direito e esquerdo. O principal suprimento arterial para o úbere provém das artérias pudendas externas, que emergem dos anéis inguinais e são facilmente identificadas pelo seu trajeto tortuoso. As veias pudendas externas pareadas, abdominais subcutâneas ramificadas e perineais pareadas drenam o úbere e os linfonodos retromamários. O trajeto do sangue que sai do úbere para o coração se dá pelas veias pudendas externas e subcutâneas abdominal, que penetram no abdome e se unem às veias torácicas. A glândula é inervada pelo nervo genitofemoral com contribuições superficiais dos nervos cutâneos lombares (cranialmente) e do ramo mamário do nervo pudendo (caudalmente). Os linfonodos retromamários de drenagem (inguinal superficial) estão localizados na face dorsocaudal de cada glândula. A respeito da complexidade da glândula mamária dos mamíferos domésticos, a vaca, a ovelha e a cabra têm um sistema simples de glândula mamária, já que existem um só ducto terminal por glândula e uma única abertura em cada teto.

Do ponto de vista histológico, a glândula mamária é composta de dois tecidos: o parênquima e o estroma. O parênquima corresponde à parte secretora da glândula e origina-se do ectoderma do embrião. O estroma tem origem mesodérmica e é constituído por vasos sanguíneos e linfáticos e tecidos adiposos, conjuntivos e nervosos. Durante a gestação e ao longo da lactação, a glândula mamária sofre diversas alterações, não só em seu volume, mas também em sua estrutura, que têm forte impacto na produção de leite, tanto em quantidade como em qualidade. Ocasionalmente, as cabritas podem apresentar desenvolvimento do úbere nas fases iniciais de vida, de modo que as glândulas ficam tensas e cônicas. A proporção entre parênquima secretor e tecido conjuntivo é controlada por mecanismo hormonal. Durante a lactação, encontra-se maior proporção de parênquima do que de estroma e, fora da época de lactação (período seco), isto se inverte, pela diminuição no número de células epiteliais mamárias. Os espaços previamente ocupados pelos alvéolos são substituídos por células adiposas. Por muito tempo acreditava-se que havia correlação entre o tamanho do úbere e a capacidade de produção de leite. Contudo, essa afirmação foi posteriormente descartada, haja vista que a quantidade de produção de leite está mais fortemente relacionada com a seleção de animais com tal aptidão, dieta e com a taxa de proliferação e apoptose das células epiteliais mamárias. Além disso, o volume de leite produzido depende diretamente das normas de criação do animal. A elevada contagem de células somáticas no pós-parto possibilita ajuizar se o animal foi exposto à má condição ambiental (umidade, sujidades, insetos) antes do parto, ou ao inadequado tratamento de infecções durante o período seco.

Os mecanismos de defesa da glândula mamária contra infecções são atribuídos a fatores anatômicos, humorais e celulares. Tais fatores são fortemente condicionados pelo estado de bem-estar dos animais e por questões ambientais. O sistema imunológico local é de grande importância para a manutenção da saúde da glândula mamária. A quantidade e a distribuição dos leucócitos são fundamentais para o sucesso da proteção contra a invasão de organismos patogênicos. Linfócitos, macrófagos e polimorfonucleares desempenham papel indispensável à resposta imune. Durante a ordenha, o úbere é exposto a múltiplas influências físicas e estresses mecânicos que favorecem o estabelecimento de processos infecciosos, considerando-se, especialmente, um contexto ambiental em que existem vários potenciais de microrganismos patogênicos e contagiosos. Ressalta-se que as fêmeas ruminantes gostam de ser ordenhadas, desde que isso lhe seja agradável. Animais que urinam e defecam constantemente no local da ordenha, estão demonstrando nervosismo e desconforto, cujas causas devem ser identificadas e eliminadas. A inibição do reflexo de ejeção pode, muitas vezes, se tornar condicionada. Por exemplo, se toda vez que a cabra for ordenhada lhe acontecer algo desagradável (gritos, maustratos, açoites, ataques de cães), ela se tornará condicionada a sentir que o ato da ordenha é estressante. Qualquer situação de estresse (excitação nervosa, estímulo doloroso pelas unhas compridas do ordenhador, tetos com lesões, mamite, susto, medo, açoites etc.) a que o animal possa ser submetido, antes ou durante a ordenha, resultará na liberação de adrenalina, cuja ação vasoconstrictora reduzirá o fluxo sanguíneo e, consequentemente, a chegada da ocitocina às células mioepiteliais.

Outra defesa importante contra mamite bacteriana é representada pelo simples fechamento do canal do teto, um ativo processo mediado pela delgada musculatura de sua parede. Tal como nos bovinos, a parede do teto consiste em cinco camadas: mucosa, tecido conjuntivo vascular, camadas musculares circulares e longitudinais e epitélio. O anel venoso de Fürstenberg, uma estrutura venosa anular, estabelece a demarcação entre o úbere e o teto. Esse canal é barreira anatômica e fisiológica de real valor para o úbere, com seu revestimento de células epiteliais escamosas produtoras de queratina e o esfíncter muscular do teto. Esse músculo, controlado pelo sistema nervoso simpático, atua como um esfíncter ocluindo o canal do teto. Um canal estriado de 0,5 a 1 cm na extremidade distal do teto conecta a cisterna do teto ao orifício do teto e é identificado anatomicamente como roseta de Fürstenberg. O acúmulo de leite durante o intervalo entre as ordenhas faz com que o tônus muscular aumente e que diminua durante a ordenha.

Você sabia?

- Oito cabras consomem a mesma quantidade de alimentos que uma vaca. Além disso, proporcionalmente ao peso, são mais eficientes na produção de leite que as vacas.

CONSIDERAÇÕES SOBRE O SISTEMA NEUROENDÓCRINO

De maneira simplista e generalista, pode-se dizer que as funções do organismo são reguladas por dois sistemas de controle: a) sistema nervoso; e b) sistema hormonal. Esses dois sistemas são chamados "sistema neuroendócrino". De maneira geral, as respostas rápidas são controladas pelo sistema nervoso, ao passo que as lentas (como o processo de crescimento, reprodução, metabolismo, entre outras) são coordenadas pelo sistema endócrino. Existe, muitas vezes, uma inter-relação entre os dois sistemas, ora os hormônios agem sobre o sistema nervoso, ora o sistema endócrino é estimulado ou inibido pelos mensageiros químicos liberados pelo sistema nervoso. Um dos hormônios da neuro-hipófise de interesse primordial na lactação é a ocitocina. A descida do leite em animais sadios deve-se à ação da ocitocina, liberada por via reflexa do lóbulo posterior da hipófise, depois do estímulo da ordenha ter sido desencadeado (sistema nervoso). A ordenha, seja manual ou mecânica, é iniciada de 60 a 90 s após a remoção da imersão dos tetos. Esse período é ideal para que a ocitocina cause a descida do leite. Outros estímulos sensoriais que promovem liberação de ocitocina incluem os auditivos, os visuais e os olfatórios, que ocorrem próximo ou dentro da sala de ordenha. Curiosamente, o medo ou o estresse imediatamente antes da ordenha podem interferir na liberação de ocitocina e na descida do leite. Por essa razão, recomenda-se que a área da ordenha seja um local calmo e tranquilo, para que os animais não fiquem estressados ao entrar na sala. Gritos, música alta, açoites, pessoas desconhecidas ou qualquer mudança na rotina de ordenha podem interferir na descida do leite. Níveis elevados de estresse levam à produção de hormônios como adrenalina e cortisol, reduzindo a liberação de ocitocina. Cabras leiteiras, que parem anualmente, produzem leite durante 305 dias do ano. De modo semelhante às ovelhas, as cabras leiteiras apresentam pico de produção de leite entre 6 e 8 semanas pós-parto.

Para o diagnóstico das afecções do úbere, o examinador deve adotar sequência criteriosa de avaliação clínica, ressaltando-se a anamnese, os exames físicos, geral e específico, bem como a requisição de exames subsidiários (prova do fundo escuro, tipo de secreção, grumos, pus, sangue); CMT, CCS, cultivo bacteriano e ultrassonografia, sempre que necessário. Quando possível, é oportuno avaliar o úbere e os tetos nas diferentes fases da ordenha: previamente, durante e posteriormente a ela, para que haja raciocínio lógico em relação ao comprometimento das glândulas ou se o problema reside no(s) teto(s). Os úberes das cabras e ovelhas devem, rotineiramente, ser "vistoriados" após o desmame e antes da fase reprodutiva.

 Você sabia?

- Depois das vacas, as búfalas produzem 14% do leite mundial, seguidas das cabras (2%), ovelhas (1%) e fêmeas de camelos (0,3%).
- O leite de ovelha é usado há séculos pelos povos do Mar Mediterrâneo como alternativa ao leite de vaca. Em primeiro lugar, pelo fato de a região geográfica ser melhor para criação de ovinos; em segundo lugar, com o passar dos anos e o avanço da ciência, por conta do poder medicinal do leite de ovinos.

A anamnese é de grande importância e deve estabelecer relação com: produção anterior e atual (incluindo hipogalactia, agalactia, de um ou ambos os quartos), data do parto, condições de estabulação, tipo e manejo da ordenha, número de animais acometidos, realização ou não de tratamento e evolução do caso a ser investigado. A presença de sinais sistêmicos, como anorexia e apatia, deve ser indagada. As condições do animal durante o período seco necessitam ser cautelosamente investigadas. Recomenda-se considerar a possibilidade de qualquer animal adquirido estar potencialmente infectado e ser capaz de introduzir um novo patógeno no rebanho. Não é raro que os animais sejam relativamente abandonados (não observados) durante o período seco, condição que favorece a contaminação do úbere. Boa parte das infecções ocorrem durante a fase de involução da glândula mamária (período seco), já que as bactérias não são mais removidas pela ordenha; o processo de fagocitose não é tão eficiente para remover os materiais estranhos; e a desinfecção do teto já não é mais realizada.

EXAME FÍSICO ESPECÍFICO

O exame físico da glândula mamária carece ser minucioso, pois o prognóstico das inúmeras afecções que atingem a glândula e as estruturas correlatas depende de diagnóstico precoce. Sem dúvida, os problemas mais importantes envolvidos na produção de leite são aqueles causados pela inflamação da glândula, ou seja, a mamite. No caso particular da glândula mamária, a inspeção é feita, inicialmente, observando-se a atitude do animal em posição quadrupedal, como tentativa de constatar indícios de dor. Os processos inflamatórios agudos localizados no úbere são muito dolorosos, principalmente quando os quartos mamários estão acometidos simultaneamente. Ocasionalmente, o animal apresenta-se com os membros posteriores afastados lateralmente, para que não haja compressão dos quartos por estes. Além disso, o animal reluta em andar e, quando o faz, mostra-se lento e cuidadoso. Mantém-se, em alguns casos, um dos membros posteriores erguido, como se fosse manco, e impede que seus rebentos amamentem.

A inspeção do úbere inclui a observação dos seus quartos mamários se posicionando caudal e lateralmente ao úbere. Ao visualizar os dois quartos, deve-se comparar o tamanho deles, a simetria, o posicionamento dos tetos e demais alterações da glândula e da pele que os recobre. A conformação do úbere é uma característica hereditária, portanto, boas ou más conformações tendem a ser repassadas pelas gerações com facilidade.

O úbere deve se apresentar com formato uniforme e bem inserido ente os membros pélvicos. Se, por ventura, houver assimetria, a avaliação física específica precisa ser prontamente realizada e a possível causa determinada. As modificações da forma são consequentes à alteração do desenvolvimento da glândula ou mais frequentemente em animais com processo inflamatório agudo. Eventualmente, se observa úbere assimétrico em cabras, mas raramente em ovelhas. As cabras parecem mais propensas a esse tipo de alteração do que as fêmeas de outras espécies domésticas. O aumento de volume do úbere é visto em um ou nos dois quartos mamários (menos frequente). O edema pós-parto (fisiológico) ocorre esporadicamente em cabras e ovelhas, sendo mais comum em primíparas, muitas vezes sem necessidade de intervenção. O edema de úbere está associado com o desenvolvimento inadequado de drenagens venosa e linfática da glândula mamária; é ocasionado pelo excessivo acúmulo de líquido no espaço intersticial. Ocasionalmente, nota-se a presença de sangue no leite e supõe-se que seja decorrente da fragilidade vascular associada à congestão hidrostática. Caso persista, aconselha-se realizar o exame físico, a fim de observar alterações nos orifícios dos tetos por não estarem pérvios, em razão de cistos lácteos, estenose, papilomas, cistos lácteos ou atresia de tetos. O edema de origem inflamatória é caracterizado por aumento de volume e de temperatura (consequente à congestão, sendo mais bem avaliado colocando-se o dorso da mão sobre a pele do úbere), bem como coloração hiperêmica que, quando associados ao aumento de volume, dá-lhe um aspecto brilhante ou iluminado (particularmente naqueles animais com pouca pigmentação na pele do úbere). A dor, observada pelo posicionamento do animal, ou por palpação da área afetada, é resultado da liberação de serotonina decorrente do processo inflamatório que atua sobre as terminações nervosas sensitivas na pele. Geralmente, o edema fisiológico costuma ser simétrico, ao passo que o patológico se localiza somente em quartos inflamados. Um outro processo menos comum em cabras e ovelhas que altera a estrutura da glândula mamária são os abscessos e as neoplasias (raras). A diminuição do volume do úbere é menos frequente e é observada em algumas condições fisiológicas como em cabritas e cordeiras jovens, cabras e ovelhas velhas ou em período seco. Em condições anormais, esse fato é observado na atrofia da glândula mamária consequente às mamites crônicas ou ao desenvolvimento inadequado. Alguns caprinos machos, com forte genética para alta produção de leite, têm potencial de manifestar desenvolvimento do úbere (ginecomastia), secretar leite e, às vezes, desenvolver mamite. Nesses casos, é importante que seja averiguado o adequado balanceamento entre energia e proteína na dieta. Contudo, parece que a fertilidade nesses animais não sofre qualquer interferência.

O exame do parênquima glandular precisa ser individualizado, ou seja, a palpação de cada quarto deve ser realizada separadamente. A glândula alterada apresenta-se: firme ou dura (normal: pastosa – lactação; ou discretamente firme – período seco); sensível (normal: ausência de dor); com nódulos (normal: presença de granulações); e com perda de elasticidade (normal: elástica). A palpação do parênquima glandular é iniciada pelo pregueamento da pele que envolve o parênquima glandular. Em caso de normalidade, a pele retorna ao seu posicionamento original imediatamente após ser solta, ocorrendo o inverso quando há edema (apresenta maior demora em seu retorno), havendo inclusive dificuldade de ser pinçada em decorrência da perda da elasticidade. A pressão exercida, nesses casos, levará ao sinal de Godet positivo, representado pela depressão promovida pelos dedos da mão, indicador e/ou polegar.

Ovinos e caprinos compartilham de alguns pontos no que diz respeito à ocorrência e à frequência de infecções intramamárias; entretanto, do ponto de vista fisiopatológico eles diferem entre si. Em cabras, o período seco é curto ou até mesmo inexistente, a contagem de células somáticas pode sofrer influência de uma quantidade maior de fatores, infecções por lentivírus estão presentes e maior sensibilidade a estresse é atribuída a essa espécie. A mamite é caracterizada como o processo inflamatório da glândula mamária. Ela é causada por: lesão física (traumas); estresse (particularmente, antes e durante a ordenha, conduzindo à inadequada liberação de ocitocina e, consequentemente, ao acúmulo de leite em cisternas); ou por bactérias que invadem a glândula mamária. As bactérias conhecidas por causar mamite em ovelhas e cabras são *Staphylococcus* sp., *Streptococcus* sp., *Pasteurella* sp., bem como coliformes, como *E. coli*. A mamite é um dos problemas de saúde mais importantes nos pequenos ruminantes leiteiros e representa uma das principais causas de perdas econômicas nessa indústria em decorrência da diminuição na produção e na qualidade do leite.

A mamite geralmente ocorre após o parto até o período pós-desmame. Contudo, fêmeas velhas também são suscetíveis às infecções da glândula mamária, ocasionadas por lesões internas, bem como por desgaste sofrido pelo esfíncter do teto e pela própria glândula durante a sua vida produtiva. A mamite clínica (crônica ou aguda) envolve alterações físicas no úbere, diminuição na ingestão de alimentos (hiporexia) e do nível de consciência (apatia). O úbere fica edemaciado, quente e dolorido ao toque. Outros indícios incluem endurecimento do parênquima mamário e alterações macroscópicas do leite (coágulos, sangue, pus). Em casos graves, o suprimento de sangue ao úbere é afetado, podendo desenvolver necrose tecidual. Às vezes, esses sintomas clínicos resultam em septicemia e/ou toxemia (mamite gangrenosa, com coloração azulada ou enegrecida da pele), que provocam a perda do úbere e o óbito do animal. *Staphylococcus aureus* e *Pseudomonas aeruginosa* são os principais agentes causadores dessa forma clínica em decorrência da produção de exotoxinas e substâncias dermonecróticas/epidermolíticas.

Independentemente do agente isolado, as fêmeas com mamite devem ser separadas do rebanho e ordenhadas por último. Uma das consequências da mamite é a formação de tecido conjuntivo dentro do úbere, como resultado da tentativa da glândula mamária em se livrar da infecção. A glândula mamária é um exemplo de órgão (como o olho) em que a invocação de resposta a um processo inflamatório frequentemente prejudica a função da estrutura.

Você sabia?

- Pessoas alérgicas ao leite de vaca também costumam ser alérgicas ao leite de ovelha.
- A ovelha Dolly tem esse nome porque foi criada a partir da célula mamária da mãe e em homenagem aos grandes seios de Dolly Parton.

Áreas de fibrose localizada são fáceis de identificar à palpação profunda da glândula mamária, pois, em sua maioria, têm alguns centímetros de diâmetro e consistência firme. Ovelhas e cabras com mamite assintomática geralmente parecem saudáveis, mas há redução na produção de leite e desenvolvimento de nódulos (tecido cicatricial) nos úberes. Essa é provavelmente a forma de mamite considerada a mais "grave" para o produtor, haja vista que muitas vezes passa despercebida. É necessária observação cuidadosa para identificar esses casos e evitar danos econômicos potenciais, bem como ao plantel.

A conformação normal do úbere, tanto em ovinos quanto em caprinos, inclui a presença de dois tetos, um em cada metade do úbere; entretanto, alguns animais são identificados com três a seis tetos (politelia ou tetos supranumerários), fato indesejável para proprietários de animais produtores de leite com atribuição genética. Os tetos acessórios ou supranumerários são independentes, não ligados diretamente à glândula mamária principal, podem estar conectados à glândula ou teto principal, ou têm sua própria glândula. Quase sempre possuem uma glândula mamária funcional própria. Quando presentes em cabras e ovelhas, localizam-se comumente na porção caudal aos tetos principais. Muitos animais criados para a produção de carne, apresentam maior número de tetos, pois não são observados e manejados adequadamente pela pouca ou nenhuma ênfase dada à conformação e quantidade de tetos, fazendo com que tais anomalias se perpetuem no rebanho. Em ovelhas e cabras, a presença de tetos extras é considerada uma característica hereditária, provavelmente, poligênica. Tetos supranumerários agrupados e muito próximos uns dos outros dificultam a ordenha e são facilitadores de contaminação daqueles principais, particularmente se estiverem vinculados a uma glândula mamária independente (polimastia), em razão do gotejamento de leite para as mãos do ordenhador ou para os copos das teteiras, já que essa glândula independente também recebe estímulo para contração de células mioepiteliais e relaxamento do esfíncter do teto quando da liberação da ocitocina, como ocorre com as glândulas principais. Tetos bifurcados ou fundidos também são ocorrências consideradas como anomalias hereditárias.

Ressalta-se, mais uma vez, que o esfíncter do canal do teto constitui a primeira barreira contra os patógenos causadores de mamite, pois mantém o canal fortemente fechado no período entre as ordenhas, impedindo, dessa forma, a penetração dos microrganismos. Muitos desses habitam a orofaringe de ovelhas e, por conseguinte, colonizam a orofaringe dos cordeiros nas primeiras horas de vida durante a lambedura do neonato, bem como o teto da ovelha no momento da amamentação. Mesmo havendo relação simbiótica sem prejuízos à saúde dos animais na maior parte do tempo, poderá se transformar em relação doentia em razão de outros fatores. Como exemplo desses, destaca-se a colonização com carga microbiana excessiva em tetos lesionados, o que promove maior e constante desafio às defesas presentes no úbere. Em casos de tetos com lesões, a invasão de microrganismos resulta, invariavelmente, em mamite devido ao constante desafio provocado pelo aumento da colonização bacteriana indesejada e extenuação das defesas locais.

O uso inadequado da ordenhadeira ou a ordenha manual realizada de maneira errada contribui para a redução da capacidade de oclusão do canal do teto no período entre as ordenhas.

Como anteriormente descrito, os três ligamentos suspensores fornecem o suporte necessário para manter o úbere firmemente em contato com a parede do corpo, onde é menos provável que seja lesionado. Em muitas situações constata-se (particularmente em fêmeas idosas e/ou que foram altamente produtivas ao longo do tempo em relação à produção de leite) úbere pêndulo, caído, cujos tetos se encontram próximos ao solo, predispondo à ocorrência de traumas e processos infecciosos no parênquima glandular. Tais condições tornam-se perigosas em casos de animais com acesso à pastagens, dada a maior possibilidade de se ferirem em pedras, farpas de madeira, ferros, arames soltos no solo, além de outros objetos cortantes, tendo, como consequência, danos aos ligamentos suspensores do úbere, o que promovem movimentação e balanço excessivos durante a locomoção. Uma regra prática comumente usada é que, idealmente, o úbere deve ser mantido acima do nível do jarrete em animais lactantes. A inserção dos tetos deve ser o mais próximo possível a 45° para facilitar a ordenha mecânica ou manual e a mamada pelos cabritos e cordeiros. O porte excessivamente baixo do úbere muitas vezes torna-se difícil para os cordeiros ou cabritos recém-nascidos encontrarem os tetos de suas mães, pois, por natureza, eles tendem a olhar para cima, em direção à base do úbere, durante a sucção desses. Além disso, à medida que os cordeiros e cabritos crescem, a adoção de postura normalmente exercida para amamentação torna-se difícil ou impossível quando os tetos estão próximos depois de solo (Figura 9.28 A, B, C e E).

Você sabia?

- O leite de cabra tem sido usado há séculos na medicina tradicional para tratar várias doenças, como distúrbios digestivos, problemas respiratórios e de pele.
- Em 2023, a cabra Verão, natural da Cidade de Prata no Cariri da Paraíba, quebrou o recorde nacional de produção diária de leite durante sua participação no Torneio de Cabras Leiteiras da Exposição de Monteiro/PB. O animal produziu, em uma única ordenha, 14 kg de leite. É possível que a cabra Verão possa superar o recorde mundial caso o seu desempenho produtivo seja reconhecido pelo *Guinness World Records*.

A avaliação da integridade dos tetos é extremamente importante para a higidez das glândulas mamárias. Por isso, é necessário observar assimetria, tetos excessivamente grossos, pequenos ou bipartidos, presença de tetos acessórios funcionais e com cicatrizes, eliminação de leite em períodos que não antecedem a ordenha, entre outros. Torna-se imperativo analisar a disposição dos tetos.

A constante exposição dos tetos aos fatores de agressão (p. ex., ordenha que não segue os critérios higiênicos-sanitários, utilização de desinfetantes químicos inadequados ou muito diluídos) favorece as contaminações com consequente surgimento de rachaduras e lesões na pele. Outros fatores físicos, como pisoteios, unhas compridas, teteiras trincadas, borracha dos insufladores ressecada, áspera, retendo a gordura do leite e bactérias, podem lesionar a pele dos tetos, tornando-se fontes de infecções bacterianas por *Staphylococcus aureus*, *Streptococcus dysgalactiae*, *Arcanobacterium pyogenes*, bem como por nematoides do gênero *Stephanofilaria* spp. (mais prevalente no verão e transmitido por moscas).

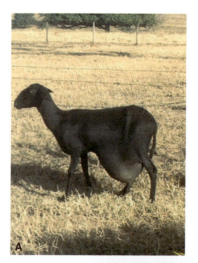
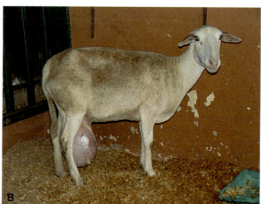
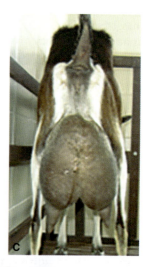
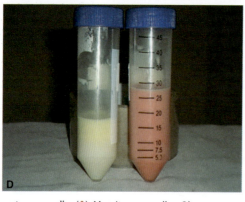
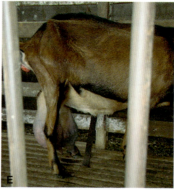

Figura 9.28 Edema pós-parto em ovelha (**A**). Mamite em ovelha. Observar aspecto luzidio em pele de úbere (**B**). Mamite em quartos mamários de cabra (**C**). Secreção de leite purulento e sanguinolento em ovelhas com mamite (**D**). Relaxamento dos ligamentos suspensores de úbere em cabra (**E**).

A observação dos tetos também permite constatar a presença de papilomas, que são formações tumorais papiliformes, de origem viral, localizadas sobre os tetos e/ou úbere, mas que podem atingir o animal de maneira generalizada; algumas apresentam localização intracisternal e são altamente transmissíveis. As fístulas, por sua vez, são ferimentos localizados nos tetos ou no parênquima glandular (menos frequente), que dão vazão ao leite; geralmente são de origem traumática; ocasionadas por pisões ou ferimentos causados por arame farpado.

O crescimento anormal da pele que reveste a extremidade do teto (hiperqueratose ou queratinização) frequentemente é causado por um conjunto de ações equivocadas durante o processo de ordenha, como a utilização da máquina de ordenha fora de seu adequado estado de funcionamento (pressão e/ou número de pulsações aumentadas), assim como elevada pressão manual por parte do ordenhador.

Os tetos são classificados como funcionais ou não funcionais, com base na presença de um único orifício do teto e na capacidade de excreção do leite. Os não funcionais têm o potencial de interferir significativamente na amamentação ou na ordenha se estiverem associados a uma glândula leiteira separada que não é drenada pelo teto primário. A presença de tais tetos pode levar à assimetria do úbere, com predisposição à ocorrência de processos infecciosos da glândula mamária. A cisterna do teto comunica-se com o exterior por uma abertura estreita no fim do teto, denominado "ducto papilar" (canal do teto), que se abre no óstio papilar que dispõe de fibras musculares lisas. O canal do teto pode permanecer dilatado por até 50 min após a ordenha. Portanto, o fornecimento de alimentos durante esse período faz com que as fêmeas permaneçam em posição quadrupedal (estação), sem contato com sujidades, até que os esfíncteres fechem completamente. No período entre ordenhas, o lúmen do canal é obstruído por queratina.

A retenção de leite é passível de ocorrer por alterações nos orifícios, podendo ser de origem congênita ou adquirida. A impossibilidade de se ordenhar na primeira lactação ocorre quando há imperfuração do teto (atresia), papilomas, cálculos ou cistos lácteos, ou mesmo por obstrução temporária causada por acúmulo de tampão de queratina. A dificuldade de amamentar ou ordenhar, caracterizada por jatos finos de leite, manifesta-se em qualquer fase da lactação, em decorrência de processos cicatriciais de feridas localizadas no orifício do teto, independentemente do número de lactações. Torna-se interessante a passagem de uma sonda (p. ex., vesical de cães e gatos) ou cânula mamária para avaliar e constatar obstruções, estenoses ou atresias. Inversamente, o não funcionamento do esfíncter do orifício do teto acarreta o escoamento persistente de leite através do orifício, sendo denominado "incontinência láctea". As fístulas de teto, geralmente traumáticas, comunicando-se com o seu canal, promovem a eliminação de leite para o meio exterior, independentemente da fase da ordenha.

À palpação dos tetos com os dedos polegares, indicador e médio, impondo movimentos giratórios a estes, tem-se a impressão de flutuação, pela presença de leite na cisterna do teto, caso as cabras e ovelhas estejam em lactação. Em casos de processos inflamatórios dos tetos, constatam-se maiores espessamento e sensibilidade. Sempre que possível, deve-se ordenhar o animal examinado para observar se existe dor no momento da ordenha.

A avaliação tátil dos linfonodos retromamários é relativamente fácil de ser realizada. Quando saudáveis, eles mostram-se com consistência firme, móveis, insensíveis, com tamanhos variáveis a depender da idade, raça e fase de lactação. Em processos inflamatórios agudos das glândulas mamárias, os linfonodos se alteram, pois drenam a linfa dessas glândulas. Essa alteração variará em maior ou menor grau, dependendo da intensidade do processo mórbido. Eles encontram-se quentes, sensíveis e aumentados de tamanho, ao passo que se apresentam duros e insensíveis nos processos inflamatórios crônicos ou neoplásicos.

Você sabia?

- O leite de cabra aumenta o uso nutricional do ferro, melhorando a habilidade do corpo de digerir e absorver esse mineral. Além disso, estimula a regeneração da hemoglobina, que sofre diminuição em casos de anemia.

EXAMES COMPLEMENTARES

A avaliação macroscópica do leite por meio do "teste da caneca de fundo escuro ou telada" visa observar alterações macroscópicas (como presença de grumos ou pus, sangue, coágulos, alterações de cor, viscosidade e odor), principalmente nos primeiros jatos. Quando presentes, essas alterações são avaliadas de acordo com a quantidade e intensidade que aparecem. Além disso, é importante remover os primeiros jatos de leite porque eles tendem a conter maior número de células inflamatórias, se estas estiverem presentes. Nunca permita que o leite esguiche no chão, na mão ou na bota, já que potencializa a disseminação de patógenos virulentos pela propriedade.

O CMT é o método mais comumente utilizado para estimar a celularidade do leite de vacas, cabras e ovelhas. Na realização do CMT, adicionam-se 2 mℓ de leite fresco (descartam-se os primeiros três jatos) em raquete apropriada (fundo branco) em 2 mℓ; em seguida, homogeneíza-se vagarosamente durante 1 a 2 min, observando-se a intensidade de coagulação e coloração. A interpretação do CMT se baseia na observação visual do leite após ser misturado ao reagente (violeta de bromocresol). Como ocorre independência entre os quartos, esse teste deve ser realizado individualmente para cada porção do úbere. Quando realizado precedendo a ordenha, o teste serve de estímulo para a ejeção do leite, e permite a eliminação de grande parte dos microrganismos contaminantes que estão presentes nas cisternas dos tetos. A reação se processa entre o reagente e o material genético das células somáticas presentes no leite, formando um gel, cuja concentração é proporcional ao número de células somáticas. Quando as bactérias alcançam os tecidos glandulares, o organismo do animal reage enviando um grande número de células sanguíneas ou células somáticas para o parênquima glandular. Essa população de células somáticas inclui neutrófilos, macrófagos e linfócitos que, agindo em conjunto, constituem um dos mais importantes mecanismos de defesa contra as infecções dos quartos mamários. O reagente do CMT reage com o DNA das células (leucócitos) existentes no leite e coagula sua proteína. O resultado do CMT é dado como negativo, suspeito, fracamente positivo, positivo e fortemente positivo. Ao misturar-se o reagente ao leite, o grau de coagulação será variável na dependência da agressividade do processo infeccioso.

A CCS do leite de uma fêmea ou do tanque de expansão tem sido utilizada em países desenvolvidos há mais de 25 anos como indicativo da qualidade do leite ou no diagnóstico de perdas da produção (mamite). Em animais sadios, a maior parte dessas células é composta por células de descamação do epitélio glandular. A mamite promove maior passagem de leucócitos do sangue para a glândula mamária, aliada a maior descamação do epitélio lesado, elevando-se o número de células somáticas. Em cabras e ovelhas, a CCS é menos indicativa de infecção intramamária do que quando realizada em vacas-leiteiras, pois a quantidade dos diferentes tipos de células somáticas é afetada de forma significativa por fatores fisiológicos, como o processo de secreção, do tipo apócrina, e o aumento da CCS no fim da lactação. Fisiologicamente, os pequenos ruminantes têm maior quantidade de células epiteliais quando comparados aos bovinos, o que pode interferir na interpretação dos resultados do CMT dessas espécies. Em cabras, os métodos de avaliação da quantidade de células somáticas no leite mais frequentemente utilizados se baseiam no teor de ácido desoxirribonucleico (DNA) e na microscopia eletrônica. Todavia, a elevação da CCS é utilizada como indicador de resposta inflamatória em cabras e ovelhas. O método de CCS apresenta algumas vantagens sobre o CMT, como o procedimento é automatizado, apresentando maior rapidez; as amostras são mantidas em temperatura ambiente, possibilitando o seu transporte a longas distâncias; não há influência de interpretação de quem o executa e o interpreta, como o CMT. Porém, devido ao alto custo dos equipamentos, distanciamento da propriedade, necessidade de diagnóstico precoce e dificuldade de encontrar laboratório para sua realização, a contagem manual das células somáticas por meio do microscópio ainda se faz necessária.

Outros exames subsidiários são bem mais específicos e baseiam-se principalmente no isolamento e na identificação do agente patogênico causador da mamite ou da resposta imune, como cultura bacteriológica do leite, testes bioquímicos, ELISA e reação em cadeia da polimerase (PCR). Cada técnica de diagnóstico tem suas vantagens e desvantagens; dessa maneira, o sucesso dos resultados depende de alguns fatores ligados a: coleta das amostras, tipo, conservação e manipulação no laboratório, intensidade da infecção, o estado do úbere, tipo do patógeno causador e sua virulência.

Glândula Mamária de Vacas

Eduardo Harry Birgel e Eduardo Harry Birgel Junior

INTRODUÇÃO

Em vista da utilização da produção promovida pela glândula mamária dos ruminantes na alimentação humana, são realizados muitos estudos de semiologia desse órgão de grande interesse clínico e acadêmico. A partir dos resultados do exame clínico do úbere, será tomada uma série de medidas para manutenção da produção e para que a matéria-prima seja adequada para o consumo do leite *in natura* ou haja elaboração de laticínios de excelente qualidade.

A participação do médico-veterinário especializado em clínica de bovinos, ou seja, dos buiatras, é fundamental e indispensável na cadeia produtiva de leite e seus produtos manufaturados, desde a produção até o consumo (ou seja, do balde das fazendas às mesas dos consumidores). É possível afirmar sem exageros que o buiatra é o *elo principal dessa cadeia produtiva*, pois tanto os erros como o não atendimento das recomendações feitas pelo profissional bem formado são, em geral, fontes de irreparáveis perdas econômicas, falhas na produção higiênica do leite e produtos lácteos sem a necessária qualidade tecnológica. Além disso, frequentemente causariam desarranjo no sistema de manejo e criação dos animais produtores de leite. Tais possibilidades exigem o aprimoramento do buiatra, em todas as áreas de sua atuação: o atendimento da criação dos bovinos (manejo e alimentação); a saúde animal (clínicas médica e cirúrgica, como também das doenças infectocontagiosas e parasitárias ou relacionadas com a reprodução – ginecologia e obstetrícia). O buiatra deve ter uma formação que possibilite não apenas a recuperação da saúde dos bovinos produtores de leite, mas que, sobretudo, mantenha a saúde dos animais e o nível de produção do rebanho. As medidas profiláticas de teor clinicoepidemiológico somente são implantadas adequadamente em um rebanho após o perfeito diagnóstico dos males que acometem os indivíduos que os constituem. Em contrapartida, caso as decisões do clínico veterinário estejam certas, com base em uma excelente formação profissional, e sendo suas recomendações acatadas pelo pecuarista, certamente o rebanho terá boa produtividade e o plantel será formado por indivíduos sadios.

Nessas considerações iniciais, presume-se que tenha ficado clara e de maneira definitiva a importância (para a saúde e a produção do rebanho) da completa formação do clínico, que dará atendimento à criação e à saúde dos animais. Desse profissional, são exigidos conhecimentos básicos de anatomia e fisiologia, alicerçando sua formação em clínica veterinária, com pleno conhecimento de suas especializações em medicina veterinária interna e externa, patologia das doenças infectocontagiosas e parasitárias, bem como da reprodução. Associam-se a tais especialidades fortes conhecimentos de criação, manejo e alimentação animal. Ressalta-se, por sua significativa importância, que todas essas áreas do conhecimento têm um fundamento ordenador e condutor de atitudes e decisões: a *semiologia ou propedêutica veterinária*. Essa ciência, por motivos epistemológicos, por si só se define (*pro + pedeutica* = ensinar antes; e *semion + logus* = estudo dos sintomas ou manifestações) e, assim, seria possível conceituar semiologia como o conjunto de conhecimentos necessários e introdutórios para o ensino de uma ciência maior. Assim, a semiologia poderia ser considerada uma ciência pré-profissionalizante, cujo ensinamento prepararia a formação do veterinário para o perfeito treinamento em uma ciência maior (considerada sua aplicação e uso na saúde animal), a clínica veterinária em suas mais variadas especializações.

 Você sabia?

- As vacas que recebem nomes e são tratadas com afeto e carinho por seus produtores produzem leite em maior quantidade e com melhor qualidade.

Pelo exposto, fica claro que a semiologia veterinária é a ciência e a arte do exame clínico dos animais doentes ou daqueles que não alcançaram adequadamente a perspectiva de sua produção, dentro dos limites de seu potencial genético e das normas regionais de criação, manejo e alimentação. Além disso, o ensino da semiologia ou propedêutica veterinária teria ainda a função de alertar ou preparar o buiatra para as demandas da sociedade, particularmente das populações rurais e dos pecuaristas, relacionando saúde animal com os fatores econômicos, enfatizando a produtividade e seu custo, como também correlacionando, de maneira direta, saúde e produção animal com saúde pública – atuando no controle das zoonoses ou na inspeção sanitária e tecnologia de produtos lácteos. Assim, haveria a possibilidade de a indústria de laticínios oferecer leite higienicamente produzido, o que resultaria em produtos de excelente qualidade.

No caso específico da produção leiteira, o clínico veterinário com a formação ideal em semiologia deve propugnar para que a produção de leite seja consumida pela população com preços aceitáveis, de acordo com seu poder aquisitivo, mas sem permitir que os criadores de bovinos leiteiros sejam obrigados a vender esse produto agropecuário primário por valores aviltantes. Além disso, os clínicos veterinários, de modo geral, e o buiatra, em particular, necessitam aperfeiçoar seu conhecimento em uma área à qual geralmente se dá pouca importância: a relação custo/benefício. Para tanto, esse profissional deve conhecer as despesas que comportam as técnicas utilizadas no diagnóstico (necessidade de saber diagnosticar); saber o custo e a duração dos tratamentos recomendados (pleno conhecimento das normas terapêuticas e capacidade de prognosticar e avaliar a evolução das doenças); ter plena consciência do valor do animal e de sua produção. Essa gama de conhecimentos fundamentais para a boa formação profissional do clínico veterinário, especialmente do buiatra, servirá para demonstrar, de modo incontestável, sua efetiva atuação na produção animal, garantindo o lucro do pecuarista e demonstrando sua real participação na melhoria da produtividade dos rebanhos.

Para tanto, o clínico deve se colocar ao lado do pecuarista, pois as corporações (laboratórios de produtos farmacêuticos, cooperativas agropecuárias e indústrias de laticínios) sabem se defender ou dispõem de equipe de técnicos com capacidade de manter em suas mãos a maior parte da lucratividade. O clínico veterinário deve se posicionar a respeito e, assim, talvez seja possível manter uma pecuária leiteira com melhor qualidade nos estados mais desenvolvidos cultural, técnica e economicamente, a fim de desativar o sistema intencionalmente preparado para a desestruturação dos excelentes plantéis de vacas-leiteiras, ainda criados em regiões periféricas das grandes cidades. Desse modo, poderia existir farta oferta de leite integral, estabilizado ou homogeneizado e pasteurizado nas próprias fazendas – leite de excelente qualidade higiênica e nutritiva – com o tradicional, mas já esquecido, sabor de leite. Em vez disso, a conjuntura econômica dominante nos oferece e nos obriga a consumir um "leite aguado", do qual se tirou tudo, mas que é de longa duração, com sabor que nem de leve lembra o agradável aroma do leite puro. Tal leite, empacotado, viaja mais de mil quilômetros para chegar à mesa do consumidor, como salienta a propaganda do produto (que se esquece de dizer o que se perdeu em termos de matéria-prima nesse percurso). Talvez por isso, como falsa compensação, são adicionadas inúmeras e desnecessárias substâncias a esse leite transformado (vitaminas, minerais, aminoácidos etc.). O consumidor, por comodismo, compra esse produto contemptível e, em consequência, são desativados inúmeros laticínios das pequenas e médias cidades, encerrando a atividade de vários plantéis produtores de leite, com a consequente diminuição da atividade autônoma dos buiatras. Assim, cabe ao clínico a responsabilidade de propagar e divulgar as qualidades do leite pasteurizado e integral, aceitando apenas sua homogeneização e o desejo do consumidor de diminuir seu teor de gordura. Dessa maneira, atuará de modo eficiente na defesa da saúde pública ao oferecer e recomendar o consumo de matéria-prima fundamental para boa alimentação e nutrição das populações, em detrimento de produtos industrializados e sem as desejadas qualidades.

Por tais motivos, em associação à necessidade de diferenciar as características fisiológicas do leite daqueles anormais por condições patológicas específicas da mama, ou por motivos de produção leiteira em condições não higiênicas, iniciaremos esta seção de semiologia da glândula mamária diferenciando, conceitualmente, o leite mamitoso do leite produzido em condições anti-higiênicas. Dessa diferenciação, dependerá, em muitas circunstâncias, o diagnóstico nosológico da enfermidade da glândula mamária.

CARACTERÍSTICAS HIGIÊNICO-ORGANOLÉPTICAS DO LEITE

Para a liberação do leite produzido em plantéis de bovinos e caprinos para o consumo humano, ele deverá apresentar características organolépticas *sui generis* e ser produzido, manipulado, manufaturado e/ou industrializado, da produção ao consumo, em condições higiênico-sanitárias ideais. Dentro desse conceito, é possível afirmar a existência de três tipos de leite: (1) *higiênico* (2) *anti-higiênico*; e (3) *mamitoso*.

Leite higiênico

É aquele produzido em condições ideais, por vacas e cabras saudáveis, submetidas a manejos adequados de criação e alimentação, bem como cuidados especiais no sistema de ordenha e conservação do leite produzido (cuidados higiênicos nos momentos que antecedem e sucedem a ordenha e adequada tecnologia da ordenha – manual ou mecânica). Pelo exposto, o conceito de leite higiênico está entre os objetivos da saúde pública e da produção econômica de alimentos de origem animal, pois:

- A população deve receber, para consumo, leite *in natura*, produzido e industrializado em condições ideais de higiene
- Apenas o leite higiênico possibilita a produção de laticínios de excelente qualidade, obedecendo a um adágio profissional – "nenhuma tecnologia que manipula ou industrializa produtos de origem animal melhora a qualidade da matéria-prima; quando essa técnica for de excelente nível, apenas não altera a qualidade e as propriedades primitivas do produto"
- A criação de ruminantes leiteiros saudáveis e a dedicação dos criadores na produção de leite higiênico resultam em maior produção e melhores resultados econômicos, além de efetiva participação no equacionamento da saúde pública.

 Você sabia?

- Um estudo realizado em 2009 na Universidade de Newcastle revelou que vacas que se sentem mais confortáveis no convívio com humanos mostram-se menos estressadas durante a ordenha. Isso reduz a produção de cortisol, um hormônio que inibe a produção de leite.

Leite anti-higiênico

Representa a antítese do leite que, em condições ideais, deveria ser distribuído para ser consumido pelas populações. Quanto às suas qualidades, esse tipo de leite poderia variar de sofrível a péssimo. Essa gradação, após avaliação sanitária competente, recomendará o uso do produto: consumo, industrialização ou descarte, por serem inadequadas as duas possibilidades anteriores. Independentemente do nível de qualificação do leite anti-higiênico, um fato é incontestável: ele foi produzido, manipulado e/ou industrializado em condições higiênico-sanitárias inadequadas e indesejáveis. Houve falha na criação, no manejo da ordenha e na conservação preliminar do leite; além disso, as condições sanitárias do rebanho deveriam ser reavaliadas por um clínico veterinário competente.

Leite mamitoso

Essa designação serve para caracterizar as amostras de leite obtidas de animais leiteiros acometidos por uma das apresentações clínicas de mamites, isto é, no caso particular das considerações deste trabalho, de vacas e cabras acometidas por um processo inflamatório das estruturas anatômicas do úbere – todos passíveis de um adequado diagnóstico clínico.

Inter-relação de leite higiênico e leite mamitoso

A correlação entre esses dois tipos de leite é imediata, pois o leite mamitoso nunca será considerado higienicamente produzido. Além disso, ao ser adicionado e misturado a outras quantidades de leite higiênico, haverá alteração em sua qualidade e na constituição da mistura homogeneizada, tornando, na maioria das vezes, esse leite de mistura inadequado para o consumo *in natura* ou para a produção de excelentes laticínios. Contudo, apesar de a correlação ser imediata, para o *leite mamitoso*, que sempre deve ser considerado um leite não produzido em condições higiênicas ideais, *o leite de produção anti-higiênica* nem sempre é ou deve ser considerado leite mamitoso. Existem, como se deduz, diferenças fundamentais, evidentes e facilmente diagnosticáveis por minucioso exame semiológico entre os dois tipos de leite considerados.

CONHECIMENTOS PRÉVIOS NECESSÁRIOS

O ensino da semiologia, em geral, ou de um órgão ou sistema orgânico específico dos animais domésticos, deve preparar os clínicos veterinários para que sejam capazes de responder quatro questões fundamentais:

- Onde?
- O quê?
- Por quê?
- Como?

Os compêndios de semiologia ou propedêutica clínica devem apresentar, em seus capítulos, um preâmbulo sumarizado e objetivo da anatomia topodescritiva, da fisiologia ou fisiopatologia e, quando pertinente, de anatomia patológica – principalmente patologia médica dos temas em questão, detalhando ao fim as considerações de semiotécnica e de clínica propedêutica. Assim, as questões preestabelecidas serão adequadamente respondidas:

- Pela recapitulação objetiva de anatomia descritiva e topográfica (*onde examinar*?)
- Pelo destaque dos conhecimentos fundamentais da fisiologia nos animais sadios e pelas informações de fisiopatologia para analisar a função de órgãos ou sistemas comprometidos por alguma enfermidade (*o que examinar*?)
- O conhecimento de patologia médica dos males que afligem os animais orienta o clínico – alertado pelo proprietário do paciente sobre a necessidade de ser submetido a exame clínico (obedecendo aos modernos conceitos da semiologia veterinária, o animal que não alcançar o nível programado de produção – no caso, de leite – deve ser submetido a elucidativo exame clínico) (*por que examinar*?)
- E, finalmente, *como examinar*?, cerne da semiologia veterinária: arte e ciência do exame clínico dos animais.

Este último item será o objetivo especial desta seção.

 Você sabia?

- O leite de búfala é mais branco e nutritivo que o de vaca. A verdadeira *mozzarella* italiana é feita somente com esse tipo de leite. O leite de búfala é acentuadamente branco devido à ausência de betacaroteno (precursor da vitamina A), responsável pela tonalidade amarelada característica no leite de vaca. É mais doce também, devido ao elevado extrato seco, evidenciado pelo maior teor de lactose.

MORFOLOGIA

Apesar de, aparentemente, os estudos básicos e estáticos da glândula mamária estarem definitivamente estabelecidos, serão apresentadas as dúvidas existentes e as recomendações consideradas mais pertinentes para o clínico no exercício de sua profissão.

As enfermidades da glândula mamária são responsáveis por enormes perdas econômicas e, apesar de a exatidão das estatísticas vitais não ser uma das características da ciência brasileira, já na década de 1950, Renato Lopes Leão, presidente da Sociedade Paulista de Medicina Veterinária, afirmou que entre 20 e 40% dos efetivos dos rebanhos leiteiros sofriam, constantemente, de mamites e que, nos EUA, essa doença foi considerada a principal inimiga da produção leiteira. Paradoxalmente, a ciência e as técnicas veterinárias evoluíram de modo marcante; no entanto, ainda hoje, esses números se repetem e é dado às mamites o mesmo destaque. Assim, na evolução da postura deste capítulo, ficará claro que as técnicas e manobras de semiotécnica, clínica propedêutica e patologia médica da glândula mamária visaram preparar o estudante e o médico-veterinário para que possam dar excelente atendimento às búfalas ou vacas acometidas por um tipo clínico de mamite (as demais doenças da mama, apesar de sua importância e significado em patologia e produção animal, serão consideradas fatores etiológicos predisponentes às mamites).

A melhor colocação e a situação do ensino da semiologia e/ou patologia da glândula mamária são assuntos que ainda não foram definitivamente elucidados. Para alguns tratadistas clássicos da medicina veterinária, como Sisson e Grossman (1953), Lesbories (1955), Leinati (1955) e Fincher (1956), o estudo da glândula mamária seria feito em conjunto ou como item anexo aos estudos do aparelho genital, tanto em seus aspectos morfológicos, fisiológicos, semiológicos e patológicos. Esses autores associaram a glândula mamária ao aparelho genital feminino, pois sua função estaria intimamente relacionada com a gestação e o parto, estando, ainda, a indução e a manutenção da lactação diretamente ligadas aos hormônios da esfera sexual. Além disso, a secreção láctea será utilizada na alimentação do rebento das matrizes produtoras de leite ou de carne. Outros autores, com destaque para os histologistas, estudam a glândula mamária em capítulo relacionado com a constituição da pele, como se a glândula fosse, simplesmente, um anexo da pele. Finalmente, alguns autores, como Kolb (1980), em seu tratado sobre fisiologia veterinária, dão destaque à fisiologia da glândula mamária, atribuindo-lhe um capítulo em particular; o mesmo se dá na presente publicação.

No entanto, para Costa e Chaves (1949), o ensino da histologia da glândula mamária deveria ser incluído no capítulo dedicado ao estudo da pele e anexos, devido à origem embrionária na crista mamária do espessamento epiblástico. Além disso, destacaram que, de acordo com conceitos histológicos, o órgão, que habitualmente é designado por glândula mamária, deveria ser considerado como um aglomerado de glândulas elementares e não como um órgão unitário. Essas glândulas elementares, histomorfologicamente, são classificadas como tubuloacinosas compostas com tipo secretório holomerócrino ou apócrino, separadas por abundante tecido conjuntivo (Figuras 9.29 e 9.30).

Vale ressaltar, contudo, que outros autores de compêndios, especialistas em morfofisiologia – anatomistas (Sisson e Grossman, 1953); histologistas (Maximov e Bloom, 1952; Junqueira e Carneiro, 1982); fisiologistas (Kolb, 1980) –, consideram a estrutura da glândula mamária como tubuloalveolar.

As diferentes estruturas da glândula mamária apresentam inúmeras configurações histológicas que merecem destaque e serão detalhadas a seguir.

Tetos

A parede das papilas da glândula mamária dos bovinos é delgada e sua epiderme é desprovida de pelos e de glândulas; contudo, internamente, contém um plexo vascular que se preenche de sangue, aumentando a pressão quando estimulado o teto, consequentemente ocorrendo sua ereção, o que facilita a ordenha (Figura 9.31).

Ductus papillaris

O canal do teto é curto e irregular, mais estreito em sua extremidade distal. O orifício do teto apresenta inúmeras particularidades anatômicas que impedem a penetração das bactérias na cisterna do teto. O epitélio escamoso de dupla camada do *sinus papillaris* sofrerá estratificações por estresse da ordenha ou por reação a lesões de diferentes origens, determinando o desenvolvimento de tecido fibroso cicatricial, com projeções para o lúmen da cisterna, sendo capaz até de obstruí-la.

Sinus lactiferous

A cisterna da glândula mamária tem volume de variada magnitude, de acordo com a constituição racial, podendo ser uma cavidade

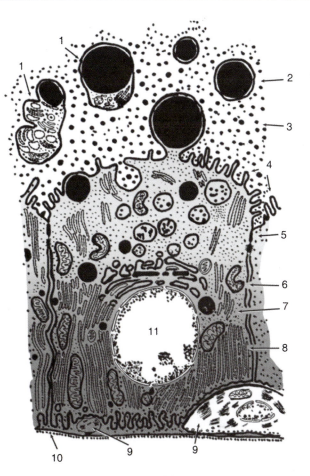

Figura 9.30 Célula secretora da glândula mamária: representação esquemática da imagem em microscopia eletrônica. 1 = gotículas de gordura com resquícios celulares; 2 = glóbulos de gordura; 3 = grânulos de proteína; 4 = microvilosidades; 5 = junções celulares; 6 = mitocôndrias; 7 = ribossomos; 8 = retículo endoplasmático; 9 = células mioepiteliais; 10 = membrana basal; 11 = núcleo celular.

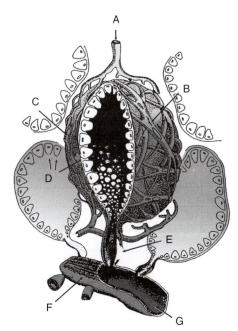

Figura 9.29 Estrutura de um ácino da glândula mamária: representação esquemática. A = artéria; B = célula mioepitelial; C = capilares; D = células secretoras; E = ducto galactóforo terminal; F = fibras musculares; G = ducto galactóforo interlobular.

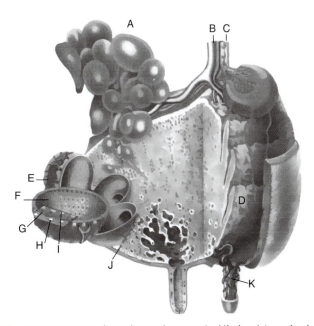

Figura 9.31 Esquema do arcabouço da mama. A = lóbulo e ácinos glandulares (aumentados); B = veia; C = artéria; D = lobos glandulares; E = cortes de ácinos; F = células secretoras; G = membrana basal e vasos sanguíneos; H = células secretoras e glóbulos de gordura; I e J = capilares; K = circulação sanguínea do teto.

simples e ampla ou subdividir-se por pregas e membranas, constituindo, então, múltiplas cavidades. O epitélio de revestimento também é formado por células dispostas em duas camadas.

Na cisterna da glândula, abrem-se entre 8 e 12 ductos galactóforos, que provêm do parênquima glandular. Esses ductos são mantidos em posição pelo tecido conjuntivo que forma o estroma da glândula, revestidos internamente por epitélio de dupla camada celular e circundados por musculatura lisa e tecido conjuntivo elástico sem, no entanto, formar uma estrutura de esfíncter.

Sistema acinolobular ou alveolotubular

O tecido secretor constitui a maior parte do parênquima glandular, que se divide em lobos, formado por vários lóbulos. Os ductos interlobulares permeiam o tecido conjuntivo do estroma entre lóbulos glandulares, dando origem aos ductos intralobulares, que chegam aos ductos terminais e aos ácinos/alvéolos secretores. Os ácinos (para alguns histologistas) ou os alvéolos (de acordo com outros) apresentam apenas uma camada de células cúbicas, que se achatam sob a ação do aumento da pressão do leite secretado. O tecido conjuntivo do estroma da glândula entre alvéolos/ácinos contíguos é frouxo na glândula sadia com lactação em condições normais. Ressalta-se que, nesse tecido conjuntivo, distribuem-se capilares sanguíneos, fibras reticulares e células mioepiteliais. Durante a involução da glândula mamária, na fase pós-lactação, ocorre retração do tecido glandular, sendo, por isso, mais perceptível o estroma glandular nas vacas secas. Nos processos inflamatórios, o estroma reage às ações irritantes com proliferação celular e formação de tecido fibroso cicatricial, sendo possível, nos casos mais graves, observar a atrofia e o endurecimento da glândula.

Na regressão do parênquima glandular pós-lactação, reduz-se o número de alvéolos/ácinos, permanecendo apenas o sistema galactóforo e lóbulos de tecido adiposo. No entanto, algumas estruturas secretoras permanecem, mas perdem, nessas oportunidades, a capacidade secretora e eventualmente retornam em atividade na próxima lactação, produzindo colostro. Condição normal e fisiológica das vacas-leiteiras é a de produzirem mais leite na segunda lactação que na primeira, pois um maior número de unidades secretoras entra em atividade. O potencial máximo de produção láctea será alcançado, em termos médios, na 5ª ou 6ª lactação.

ANATOMIA

Neste item da seção, a glândula mamária dos bovinos ainda será considerada como padrão de referência, mencionando especificações em outras espécies animais, caso seja necessário.

Na escala zoológica, os animais mamíferos, ou seja, aqueles incluídos na classe Mammalia, diferenciam-se pelo tipo e características de suas glândulas mamárias, órgãos secretores fundamentais para o desenvolvimento dos recém-nascidos em diferentes estágios de maturidade. Nessa evolução zoológica, existem variados tipos de mamas e maneiras dos lactentes mamarem ou se alimentarem da secreção das fêmeas lactantes. Essa variação compreende tanto as glândulas mamárias mais complexas, vistas nos mamíferos superiores, quanto os tipos mais primitivos e rudimentares de glândulas mamárias, descritos nos mamíferos da ordem Monotremata, cujos gêneros *Ornithorhynchus* e *Equidna* (*Tachyglossus aculeatus*) botam ovos. Esses ovos são colocados em uma bolsa diferente daquela dos marsupiais, em que um par de glândulas mamárias com

cerca de 120 tubos galactóforos abrem-se, separadamente, na base de longos pelos mamários que, umedecidos, alimentarão os filhotes. Nessa evolução, passa-se por tipos observados em animais da subclasse Metaterianos, mamíferos desprovidos de placenta, em que se destaca a ordem Marsupialia, com destaque à família Didelphidae, com animais portadores de bolsas (*Marsupium*). Esses animais nascem imaturos, mas com vivacidade suficiente para se transferirem para a bolsa e se fixarem de modo permanente ou não a um par de glândulas mamárias ali localizadas.

O grau máximo de evolução e desenvolvimento da glândula mamária é observado na ordem Mammalia, cujas fêmeas geram seus rebentos no útero, envoltos por uma placenta verdadeira. Esses animais são classificados pelo número de glândulas mamárias em *bimásticos* ou *polimásticos*, tendo, respectivamente, um ou vários pares de glândulas mamárias. Ainda em diferentes espécies de animais mamíferos, é característica específica o local e a distribuição das glândulas mamárias: peitorais, inguinais e na linha abdominotorácica; tal distribuição é detalhada no Quadro 9.4.

Glândula mamária dos bovinos

Para o perfeito estabelecimento de normas semiológicas do exame clínico da glândula mamária, é necessário, inicialmente, firmar o conceito do úbere, como recomendado por Cecilia (1956): nas vacas (também nas búfalas), o úbere é formado por quatro glândulas mamárias (dois pares) independentes morfológica e funcionalmente, localizadas na região inguinal. Com essa conceituação, ficam claras e definidas as rotineiras denominações que se referem a uma glândula mamária, chamando-a de "quarto" (o termo refere-se a um quarto do úbere ou da mama), considerando-a formada por quatro glândulas mamárias, assim designadas: anteriores e posteriores direita e esquerda. Nos pequenos ruminantes (cabras e ovelhas), o úbere é constituído de duas glândulas mamárias, geralmente designadas por metades – esquerda ou direita.

Observam-se, frequentemente, nas vacas e, mais raramente, nos demais ruminantes domésticos, glândulas mamárias ou tetos supranumerários ou acessórios. As quatro glândulas mamárias das vacas, anatômica e funcionalmente independentes, apresentam a separação entre quartos contralaterais, formada por lâmina de tecido fibroelástico, constituindo o ligamento médio do órgão, responsável por sua fixação na linha branca abdominal. Não existe, no entanto, uma estrutura anatômica definida separando os quartos anteriores dos posteriores (ver Figura 9.31, ver também Figura 9.38, mais adiante).

Quadro 9.4 Número e localização das glândulas mamárias em animais domésticos e selvagens.		
Número de pares	**Distribuição e localização**	**Espécimes**
Vários pares	Linhas toracoabdominal e inguinal	Porca (6 ou 7 pares, raramente 5 ou 8 pares); cadela (4 a 5 pares, raramente 6 pares); coelha (5 pares)
Vários pares	Linha toracoabdominal (os felinos, por serem animais trepadores, não apresentam glândulas na região inguinal)	Gata (4 pares)
Um par	Região peitoral	Aliá; primatas; morcegos
Um par	Região inguinal	Cabra; ovelha; égua; cobaia
Dois pares	Região inguinal	Vaca; búfala; corça

Formato e volume

A glândula mamária dos animais domésticos apresenta particularidades anatômicas relacionadas com o formato e o tamanho, que dependem de inúmeros fatores, intrínsecos e extrínsecos, como:

- Espécie
- Raça
- Idade
- Constituição individual
- Condições de manejo leiteiro
- Alimentação
- Criação
- Condições de sanidade do próprio órgão.

De modo geral, tomando como exemplo um animal de produção, é possível afirmar que, nos bovinos, o úbere pesa entre 11 e 15 kg, sendo as glândulas anteriores menores que as posteriores, produzindo entre 25 e 50% de leite a menos que o volume ordenhado dos quartos posteriores. Algumas características anatômicas da glândula mamária dos animais domésticos são apresentadas no Quadro 9.5. As Figuras 9.32 a 9.37 apresentam alguns formatos de glândula mamária e dos tetos de vacas-leiteiras.

Implantação

Pelo peso e pelo volume da glândula mamária, em associação ao posicionamento na região inguinal, em condições ideais, o órgão deve apresentar uma excelente estrutura para sua fixação

Quadro 9.5 Características anatômicas da glândula mamária dos animais domésticos.

Características	Vaca	Búfala	Cabra	Ovelha	Égua	Porca	Cadela	Gata
Número de glândulas	4	4	2	2	2	10 a 12	8 a 12	8
Formato da glândula	Hemisférico	Hemisférico	Cônico	Hemisférico	Hemisférico	Ovoide	Ovoide	Ovoide
Formato do teto	Cilíndrico	Cônico	Cônico	Cilíndrico	Cônico	Carnoso	Carnoso	Carnoso
Número de orifícios do teto	1	1	1	1	2	3	5 a 8	4 a 7
Número de ductos galactóforos na cisterna da glândula	5 a 20	–	6 a 9	6	–	–	–	–
Observações	Produção econômica de leite	Produção econômica de leite	Produção econômica de leite	Produção para as crias. Em algumas regiões, produção econômica de leite	Cisterna da glândula dividida. Produção para a cria	2 glândulas abdominais e 1 a 2 inguinais mais desenvolvidas. Produção para a cria, com reflexo da sucção (cada leitão tem seu teto para mamar)	Papila da glândula em formato de mamelão, apresentam aréola como nos primatas	Ausência de glândulas inguinais

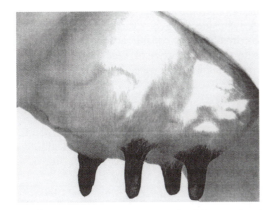

Figura 9.32 Úbere de uma vaca em lactação: glândulas mamárias hemisféricas, proporcionais, seios intraglandulares pouco evidentes, vasos sanguíneos plenos; tetos cilíndricos pequenos e simétricos, facilitando a ordenha.

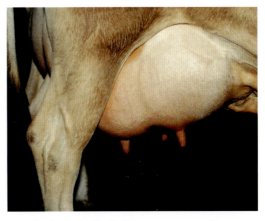

Figura 9.34 Boa implantação do úbere em uma vaca Jersey, na segunda lactação – 40 ℓ de leite por dia.

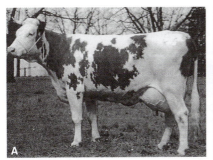
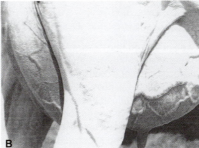
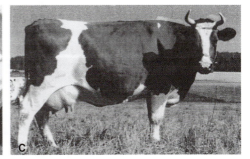

Figura 9.33 Características externas do úbere de bovinos. Apresentação e implantação. **A.** Úbere de uma vaca de primeira cria, boa implantação anterior e posterior, tetos pequenos facilitando a ordenha e protegendo a mama de traumatismos. **B.** Úbere de uma vaca multípara, boa implantação e tetos cônicos. **C.** Úbere com maior desenvolvimento dos quartos posteriores.

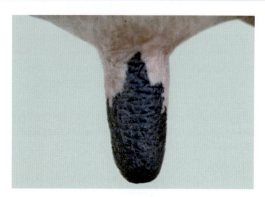

Figura 9.35 Teto cônico, bem conformado de uma vaca da raça Holandesa (o aspecto externo do teto deve-se ao momento de ereção).

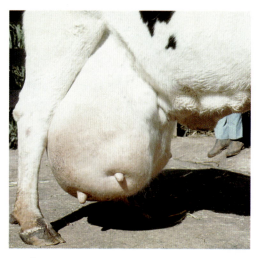

Figura 9.36 Úbere volumoso, pesado e pêndulo – vaca Holandesa com produção de 30 ℓ/dia. Há edema fisiológico pós-parto (aparência de os tetos estarem embutidos no parênquima).

na parede abdominal (Figura 9.37). Essa condição é fundamental para a criação e a seleção das vacas-leiteiras, pois a frouxidão dessa fixação faz com que o úbere se aproxime do solo, facilitando a ocorrência de traumatismos (mama pêndula).

Dentre os ligamentos suspensores da glândula mamária dos bovinos, cabe destacar os seguintes (Figura 9.38):

- Ligamento suspensor lateral da mama (Figura 9.39): tem origem no tendão subpélvico, projetando-se para as duas porções laterais do úbere. Nessa distribuição, subdivide-se em duas camadas: a superficial e a profunda, que se unirão distalmente ao ligamento médio. Sua constituição é fibrosa
- Ligamento médio: formado por tecido conjuntivo elástico, divide o úbere em duas porções: glândulas anterior e posterior direitas e glândulas mamárias anterior e posterior esquerdas. Insere-se na linha branca do abdome e, por sua constituição elástica, possibilita o abaixamento da glândula mamária, quando repleta de leite; contudo, por ação contrabalanceada com a dos ligamentos laterais, pouco extensíveis, ocorre a maior divergência dos tetos, não viabilizando suas aproximações do solo
- Cordões conjuntivos: localizam-se na superfície dorsal da mama, fixando-a à parede do abdome
- Fáscia superficial: estrutura formada pelo tecido conjuntivo que reveste as glândulas mamárias e suporta o peso do úbere de modo difuso
- Pele: na realidade, a maior função da pele está relacionada com a proteção do parênquima glandular e com a recepção de estímulos; no entanto, não se pode negar e menosprezar sua ação suspensora e fixadora do úbere.

Estruturas internas

As estruturas anatômicas internas da glândula mamária serão detalhadas considerando-se a vaca como padrão de referência, pois a maioria das considerações se equivale nas várias espécies de animais domésticos. Quando houver necessidade, serão feitos detalhamentos específicos (Figuras 9.40 e 9.41).

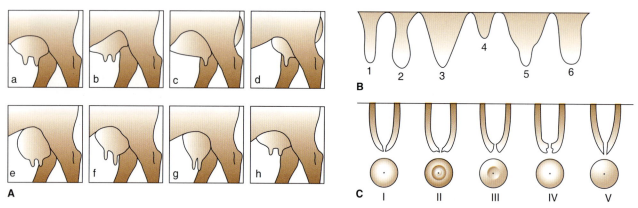

Figura 9.37 Esquema de alguns tipos de úbere, de teto e do orifício do teto de vacas. **A.** Tipos de úbere: (a) úbere típico para ordenha mecânica – as 4 glândulas do mesmo tamanho; (b) úbere abdominal – a inserção da glândula estende-se cranialmente na parede abdominal ventral; (c) úbere abdominocoxal – úbere volumoso, com base larga, inserção alongada anterior e caudalmente; (d) úbere coxal – localiza-se entre os membros posteriores, com pequena inserção abdominal e grande inserção caudal; (e) úbere esférico – mama pêndula por deficiente inserção cranial; traumatiza-se com a locomoção do animal; (f) úbere em escada – a posição das glândulas anteriores é mais elevada que as posteriores; (g) úbere de cabra – seios profundos separando os quartos anteriores dos posteriores, tetos cônicos e próximos uns dos outros; e (h) úbere pequeno e tetos diminutos. **B.** Tipos de tetos: (1) teto cilíndrico, 8 a 10 cm de comprimento, facilita a ordenha; (2) teto volumoso (dilatado na extremidade distal), denominado em formato de garrafa – dificulta a ordenha; (3) teto cônico; (4) teto pequeno, 2 a 4 cm de comprimento; (5) teto com dilatação da cisterna do teto, na porção proximal; e (6) teto volumoso e carnoso, dificulta a ordenha. **C.** Tipos de cúpula do teto e de seu orifício: (I) arredondada e orifício central (desejada); (II) cúpula em formato de prato e plana com depressão (acumula gotas de leite); (III) infundibuliforme, o orifício abre-se no meio de uma cavidade (acumula gotas de leite); (IV) em formato de bolsa, o orifício do teto abre-se em cavidade praticamente fechada (acumula leite após ordenha); e (V) cúpula pontiaguda, orifício de pequeno diâmetro e canal do teto longo (ordenha difícil, com jato fino). (Adaptada de Grunert, 1990.)

Capítulo 9 ♦ Semiologia do Sistema Reprodutor 343

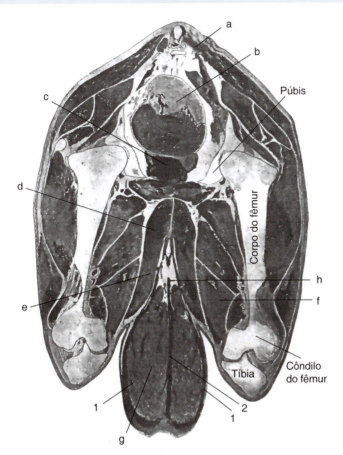

Figura 9.38 Implantação e suspensão da glândula mamária da vaca. Corte transversal na 4ª vértebra sacral – vista posterior. a = 4ª vértebra sacral; b = intestino grosso – reto; c = vagina e bexiga urinária; d = músculo reto interno; e = bainha lateral do tendão subpélvico; f = músculo semimembranoso; g = glândula mamária posterior esquerda; h = bainha medial do tendão subpélvico. 1 = ligamento lateral da glândula mamária (fibroso); 2 = ligamento medial da glândula mamária (elástico) (Figura 9.39).

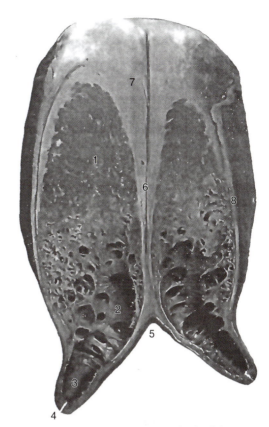

Figura 9.40 Estruturas anatômicas internas da glândula mamária de uma vaca; corte transversal. 1 = parênquima da glândula mamária; 2 = *sinus galactoforous*; 3 = *sinus papillaris*; 4 = *ductus papillaris*; 5 = seio – sulco intramamário; 6 = ligamento medial (fibroelástico); 7 = tecido adiposo; 8 = revestimento cutâneo.

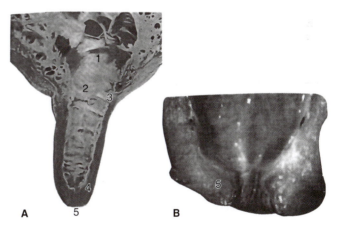

Figura 9.41 Estruturas internas das cavidades da glândula mamária. **A.** 1 = *sinus galactoforous*; 2 = divisória das duas cisternas, em que se abrem delicados lóbulos glandulares produtores de leite; 3 = anel de Fürstenberger (às vezes, obstruídos por membrana fibrosa); 4 = localização da prega de Fürstenberger; 5 = *ductus papillaris* e orifício externo do teto. **B.** Detalhe do *ductus papillaris*.

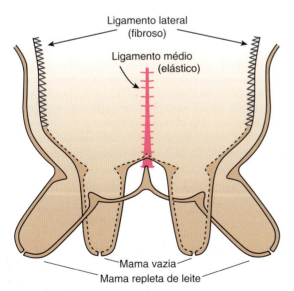

Figura 9.39 Ligamentos suspensores da glândula mamária: úbere com pequena quantidade de leite (tetos com posição simétrica e paralela); úbere repleto de leite (boa extensão do ligamento elástico medial); tetos simétricos com divergência, sem se aproximarem do solo.

Ductus papillaris

O conduto do orifício do teto tem entre 5 e 13 mm de comprimento. Seu epitélio de revestimento é secretor de muco, que contribui para o perfeito fechamento desse conduto, impedindo a penetração de bactérias para o interior das cavidades da glândula. O diâmetro do conduto papilar é irregular, variando entre 0,40 e 0,77 mm, sendo esse ducto delineado por um conjunto de fibras musculares lisas, dispostas em sentido longitudinal e circundadas por feixes circulares de músculo estriado, formando um verdadeiro esfíncter, cuja contração determina a hermética oclusão do *ductus papillaris*. Na porção proximal do orifício do teto (que apresenta o maior diâmetro), ocorre o pregueamento do epitélio de revestimento interno, de modo a formar a prega de Fürstenberger, a qual, supostamente, atuaria como uma válvula, reforçando o fechamento do orifício.

Sinus papillaris

A cavidade ou cisterna do teto tem capacidade para conter de 30 a 40 mℓ de leite, ou seja, o volume correspondente ao retirado por uma das pressões exercidas durante a ordenha. De modo geral, o formato do teto é cilíndrico, com capacidade de ereção quando excitado; esse formato modifica-se conforme características da espécie (cônico nos zebuínos), das raças (menores no gado Jersey), da idade (maiores nas vacas mais velhas) e em condições anormais, consequentes a distúrbios constitucionais hereditários ou congênitos e adquiridos (tetos carnosos, longos, dilatados etc.).

Apesar de o tecido epitelial de revestimento interno da cisterna do teto não formar longas pregas ou verdadeiras bolsas, há possibilidade de cristas epiteliais serem encontradas ou mesmo a formação de membranas, como ocorre em algumas circunstâncias na região divisória entre as cisternas do teto e da glândula (*sinus galactoforous*). A permanência dessa membrana impede, por obstrução, a descida do leite e o preenchimento da cisterna do teto. Tal evento é observado na primeira lactação, quando é capaz de ser diagnosticada, devendo então ser rompida, possibilitando que a novilha recém-parida seja ordenhada.

No espaço de separação das duas cisternas, observa-se a abertura de glândulas mamárias acessórias, fazendo saliências no epitélio de revestimento. Nas vacas, essas observações se manifestam pela visualização de pequenas elevações do derma; contudo, em vacas, as aberturas dessas glândulas acessórias se acompanham de grande quantidade de tecido secretor, podendo ser acometidas por processos inflamatórios infecciosos ou dar origem a cistos de retenção ou mesmo abscessos.

Nos processos inflamatórios do tecido epitelial de revestimento interno da cisterna do teto, há intensa proliferação e crescimento exuberante de tecido fibrocicatricial que, eventualmente, atua como válvula (dificultando a ordenha) ou forma cordões de espessamento de consistência firme, passível de detectar por palpação (cisternite).

Sinus lactiferous

A denominada cisterna da glândula ou do leite corresponde à cavidade dilatada, única ou múltipla, localizada acima e em contato direto com a cavidade do teto. É possível conter entre 100 e 400 mℓ de leite, conforme a produção láctea da vaca. Nessa cavidade, desembocam entre 8 e 12 ou, mais raramente, 20 condutos galactóforos, que veiculam o leite produzido nos alvéolos secretores. A partir da cavidade ou *sinus galactoforous*, os ductos principais se dicotomizam, formando uma verdadeira rede de túbulos galactóforos, finalizando-se os ductos terminais nos alvéolos ou ácinos secretores de leite. A estrutura anatômica dos *ductos galactoforous* principais e secundários fornece à glândula mamária uma condição especial de preenchimento e de reserva de leite produzido entre duas ordenhas: a glândula mamária preenche, inicialmente, suas porções dorsais, ou seja, os ductos que se localizam próximo às unidades secretoras e, finalmente, as cisternas do teto e da glândula.

 Você sabia?

- Quando há aumento acentuado da produção de leite, ocorre incremento concomitante na produção de calor no fígado e nas glândulas mamárias. O fígado aumenta a neoglicogênese e a síntese de lipoproteínas. Com o aumento da produção de leite, os bovinos ficam mais sensíveis à elevação da temperatura ambiente acima da zona térmica neutra e reduzem a secreção de tiroxina.

Circulação sanguínea

Os bovinos especializados para a produção leiteira, para manterem essa produção, devem apresentar um sistema vascular desenvolvido e que possibilite intensa circulação nas várias porções constituintes do úbere (Quadro 9.6). Para que uma vaca produza 1 ℓ de leite, deve receber no sistema circulatório da mama aporte de 300 a 400 ℓ de sangue. Fisiologistas como Scheunert *et al.* (1942) destacaram que a circulação sanguínea na mama é mais lenta que a observada na glândula salivar, sendo, no úbere, o sistema venoso mais desenvolvido que o arterial (50 a 100 vezes); assim, teria pressão sanguínea menor – assemelhando-se àquela dos grandes vasos da base do coração.

O sangue arterial que irriga a glândula mamária emana das artérias do tronco pudendo-epigástrico, procedente da artéria femoral. As artérias pudendas externas atravessam o anel inguinal e cada uma se dirige para um dos lados do úbere – quartos direitos e quartos esquerdos. Ao penetrarem no úbere, as artérias passam a se denominar artérias mamárias e se dividem em ramos craniais e caudais. Em seguida, esses ramos se subdividem inúmeras vezes, originando vasto sistema capilar, que alcança todas as estruturas anatômicas da glândula mamária. Outra possibilidade de irrigação da mama é pela artéria perineal; a parede dos tetos, apesar de delgada, apresenta desenvolvido plexo vascular, formando anel ao redor do ponto de inserção da base do teto na cisterna da glândula.

O sistema venoso forma um plexo na base do úbere (na fáscia entre a glândula e a parede abdominal), que deverá receber a maior parte do sangue circulante das quatro glândulas. Esse plexo se estende anteriormente, dos dois lados nas veias abdominais subcutâneas que emergem do ponto localizado na parede abdominal na base da mama, e se dirige anteriormente para penetrar na cavidade torácica, em local próximo ao apêndice xifoide do osso esterno, transformando-se na veia torácica interna para fixar-se na veia cava anterior. Esse mesmo plexo circulatório se estende posteriormente, formando outra via de circulação do sangue venoso do úbere, representado pelas veias pudendas externas. Por esses vasos, o maior volume de sangue circulante do úbere deixa o órgão, passando pelo canal inguinal, tendo trajeto paralelo às artérias, convergindo para a veia cava anterior, pela veia ilíaca externa.

Finalmente, o terceiro sistema venoso capacitado a circular o sangue venoso do úbere é representado pelas veias perineais;

Quadro 9.6 Variação do fluxo sanguíneo na glândula mamária em diferentes fases da lactação.

Fase da lactação	Produção ℓ/dia	Fluxo sanguíneo da mama ℓ/min	Fluxo sanguíneo da mama ℓ/dia	Massa da mama (kg)
Plena	20	–	10.000	–
Seca (14 dias antes do parto)	–	21	30.240	44
Pós-parto (14 dias)	–	12	17.280	33

Adaptado de Kolb, 1980.

extraordinariamente, em algumas vacas, é único para as duas metades do úbere. Essa veia se dirige em sentido dorsal e, sobre o ísquio, une-se à veia pudenda interna.

A distribuição do sistema vascular venoso do úbere, havendo um fluxo interno (veia pudenda externa e veia perineal) e outro externo (veia abdominal superficial), impossibilita a ocorrência de distúrbios circulatórios quando a vaca lactante se deita por longo período sobre a mama e a veia abdominal superficial.

Tanto o fluxo de circulação sanguínea como a pressão sanguínea do sistema vascular do úbere apresentam variações conforme a ordenha e a retenção de leite na mama: (1) a ordenha com retirada do leite acumulado, por mecanismo reflexo, aumenta o fluxo sanguíneo nas glândulas mamárias; e (2) o aumento da pressão intramamária por retenção do leite nas cisternas e ductos galactóforos da mama determina maior pressão sanguínea do sistema vascular (20 a 40 mmHg).

Sistema linfático do úbere

Nas vacas, o sistema linfático centraliza-se nos linfonodos retromamários ou inguinais superficiais, localizados na base dos quartos posteriores da mama. Na maioria das vezes, são representados por um par de linfonodos, em formato de disco, com cerca de 7 cm de diâmetro; raramente, essas unidades são subdivididas em 3 a 7 unidades. À medida que aumentam em número, diminuem em tamanho; esse sistema linfático nodular drena a linfa de todos os vasos linfáticos aferentes. Os vasos aferentes atravessam o canal inguinal e chegam ao linfonodo inguinal profundo, mas também podem alcançar o linfonodo ilíaco externo.

Um detalhe que deve ser ressaltado refere-se ao sistema linfático do úbere das éguas, pois, nessas fêmeas, o sistema é difuso, não se centralizando em linfonodos bem definidos.

Inervação do úbere

Os nervos que inervam as várias estruturas do úbere são mistos quanto à origem, pois emanam da medula espinal e do sistema simpático. Os nervos espinais emergem da coluna lombar e, por meio do canal inguinal, dão origem a terminações nervosas que inervam tanto a glândula mamária como a pele que as recobre. As fibras do sistema simpático provêm do plexo mesentérico. O sistema de inervação do úbere é essencial no reflexo responsável pela liberação da ocitocina do lobo anterior da hipófise e, consequentemente, pela descida do leite no momento da ordenha. Contudo, não apresenta qualquer influência sobre a produção de leite.

FISIOLOGIA

De acordo com Kolb (1980), as glândulas mamárias são uma característica específica dos animais da ordem Mammalia, classificadas, morfologicamente, como glândulas alveolares e, funcionalmente, com duas fases secretórias merócrina-apócrina, apesar de Sarda (1952), em seu compêndio *Elementos de Fisiología*, identificar a glândula mamária como tubuloacinosa com duas atividades secretoras merócrina e holócrina, considerando o leite uma secreção intracelular expulsa das células secretoras com pequena quantidade de material citoplasmático e, praticamente, nenhum conteúdo nuclear. A integridade basilar da célula é mantida durante o ciclo secretor.

No ciclo secretor de leite, uma vaca de 550 kg de peso vivo, produzindo 30 ℓ/dia de leite, com 3,7 g% de gordura, 4,8 g% de lactose e 3,3 g% de proteína total, tem uma necessidade energética de 48.000 kcal (Kolb, 1980).

As características físicas e organolépticas do leite são dadas por sua constituição química. A cor branca é determinada por pigmentos lipossolúveis e a opacidade é uma consequência da abundância de corpúsculos de gordura, pois 1 mℓ de leite contém 2 a 6 bilhões desses corpúsculos em suspensão, cujo diâmetro varia entre 1 e 22 μ (Scheunert *et al.*, 1942).

O leite produzido pelos animais ruminantes domésticos é rico em proteína, sendo considerado caseinoso, pois a caseína é a proteína predominante. Em contrapartida, o leite produzido por éguas, carnívoros e primatas é considerado globulínico, predominando na secreção a associação lactoalbumina e lactoglobulina. A constituição do leite de animais domésticos, adaptada de Scheunert *et al.* (1942), é delineada nos Quadros 9.7 e 9.8, e a composição proteica é apresentada no Quadro 9.9.

Desenvolvimento da glândula mamária, instalação e manutenção da lactação

Além do desenvolvimento embriológico da glândula mamária a partir da crista mamária, merece destaque, particularmente para embasamento dos conhecimentos da semiologia, o desenvolvimento da mama após o nascimento, na instalação da puberdade, durante a gestação e após o parto, bem como é necessário ressaltar a involução na fase de repouso de produção da vaca-leiteira (vaca seca) e na senilidade. Em qualquer uma dessas fases, a ação direta ou a interação de hormônios é fundamental para o pleno desenvolvimento da glândula mamária e da secreção láctea.

Quadro 9.7 Constituição do leite de alguns espécimes de animais domésticos.

Animais	Densidade a 15°C	Resíduo seco (g%)	Proteína total (g%)	Caseína (g%)	Lactoalbumina e globulina (g%)	Gordura (g%)	Lactose (g%)	Cinzas (g%)	Cloretos (g%)
Vacas dos vales	1,0310	12,0	3,30	2,50	0,60	3,20	4,60	0,80	0,1368
Vacas das montanhas	1,0327	12,8	3,34	2,75	0,70	3,64	4,96	0,76	0,1368
Cabras	1,0264 a 1,0341	9,3 a 14,3	3,76	2,69	1,16	2,00 a 5,90	4,40	0,85	0,1019
Ovelhas	1,0355	13,3 a 25,0	4,30 a 6,60	4,17	0,98	2,20 a 2,80	4,00 a 6,60	0,80 a 1,20	0,1297
Porcas	1,0412	17,1 a 20,5	5,30 a 7,30	–	–	3,90 a 9,50	3,10 a 6,10	0,80	0,0756
Éguas	1,0334 a 1,0450	9,4 a 10,4	1,60 a 2,10	–	–	0,40 a 1,10	6,30 a 7,10	0,30 a 0,48	0,0310
Cadelas	1,0340	23,0	9,72	4,15	5,57	9,26	3,11	0,91	0,1656
Gatas	–	–	18,37	9,08	3,12	5,96	3,33	4,91	0,51

Colostro das vacas: 74,67% água e 25,33% resíduo seco, sendo 4,04 g% de caseína, 13,60 g% de lactoalbumina, 3,6 g% de gordura, 2,67 g% de lactose e 1,56 g% de cinzas.
Adaptado de Scheunert *et al.*, 1942.

Quadro 9.8 Características físicas do leite de vaca.

Características	Vaca	Observações
Peso específico	1,027 a 1,034 g/dℓ	15°C
Viscosidade*	1,5 a 4,2 cP	Entre 15 e 20°C
Tensão superficial	0,7 a 0,8 dyn/cm	Considerando água = 1
Pressão osmótica	7,5 atmosferas	Pouca oscilação em relação à do sangue
Ponto de congelação	0,56°C	Menor que a da água
Índice de refração	1,347 a 1,351 Zeiss	40°C
Eletrocondutividade	4,6 a 5,8 S/cm	25°C

*Nas cabras e nas ovelhas, respectivamente, 2,1 a 2,5 e 2,4 a 2,7.
Adaptado de Scheunert et al., 1942.

Quadro 9.9 Composição proteica do leite de vacas.

Frações proteicas do leite	Valores relativos (%)
Alfacaseína	43 a 63
Betacaseína	19 a 28
Gamacaseína	3 a 7
Alfalactoalbumina	2 a 5
Betalactoglobulina	7 a 12
Albumina sérica	0,7 a 1,3
Imunoglobulinas	1,4 a 3,1

Adaptado de Kolb, 1980.

Dentre os referidos hormônios, merecem destaque: estrógenos, progesterona, prolactina ou hormônio lactogênico, ocitocina, tiroxina e epinefrina (Figura 9.42).

Fase pré-púbere

Antes da instalação da puberdade, há significativo desenvolvimento da mama. Essas manifestações serão evidentes apenas com a instalação da função ovariana, pois a secreção de estrógenos em níveis mínimos – insuficientes para estabelecimento de ciclos estrais – será suficiente para iniciar o desenvolvimento do sistema de ductos galactóforos no interior do tecido conjuntivo e coxim gorduroso. O desenvolvimento da glândula mamária varia conforme as características constitucionais próprias; contudo, nesses casos, o clínico experiente, por palpação da glândula imatura, já poderia selecionar as futuras excelentes produtoras de leite.

Desenvolvimento da mama na puberdade

Após a puberdade, haverá ocorrência de cios; portanto, ovulações e formação de corpos lúteos. Iniciam-se os ciclos estrais periódicos e intensificam-se a produção e a atividade dos hormônios sexuais: estrógenos e progesterona. Durante o anestro juvenil (pré-puberdade), o desenvolvimento da mama foi insignificante. Em seguida, o sistema constituído de ductos galactóforos se desenvolve por estímulo dos estrógenos e o sistema alveolar será pouco estimulado pela progesterona secretada pelo corpo lúteo; no entanto, esse hormônio sensibilizará os ductos galactóforos.

Desenvolvimento da mama na gestação

Nos primeiros meses da gestação, o nível de estrógenos aumenta gradativamente, havendo grande desenvolvimento do sistema tubular da glândula mamária. Após 4 meses de gestação, a progesterona elaborada pelo corpo lúteo gestacional passa a ter ação dominante, determinando a formação de lóbulos de tecido alveolar. As formações primordiais dos alvéolos dilatam-se e

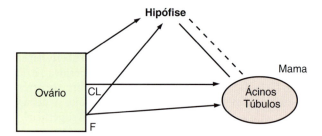

Figura 9.42 Desenvolvimento da glândula mamária. A ação da progesterona inibe a liberação de prolactina. A ação do estrógeno estimula a liberação de prolactina. CL = corpo lúteo; F = folículo.

passam a elaborar uma secreção com grande concentração de globulinas. No momento do parto, a vaca estará apta para a produção leiteira e, nos primeiros dias, haverá produção de colostro, contendo as necessárias imunoglobulinas para proteção imunológica dos bezerros recém-nascidos.

Involução da glândula mamária no período de reparação entre lactações

Quando a lactação cessa em uma vaca não gestante, instala-se um processo de involução glandular: o leite residual é reabsorvido; ocorre redução do tamanho dos alvéolos que, eventualmente, podem desaparecer, permanecendo apenas os ductos galactóforos e lóbulos de tecido gorduroso. A próxima gestação resultará na total restauração do sistema tubuloalveolar, como descrito anteriormente.

Quando o declínio da lactação corresponder a uma vaca gestante, observa-se uma sequência de fenômenos fisiológicos: a partir do período médio de gestação, observa-se gradativo e contínuo declínio da lactação; há depressão da ação da prolactina por ação da progesterona; mesmo em vacas de grande produção leiteira, deve-se favorecer a diminuição da produção e secar a vaca, dando-lhe, no mínimo, 55 a 60 dias de repouso sem produção láctea.

No sequencial descrito, inúmeros alvéolos podem permanecer durante o período de repouso glandular; eles deixam de produzir, mas, após o parto, estarão aptos a elaborar o colostro e, a seguir, leite. Paralelamente, novos alvéolos se formam e tal fato explicaria o aumento de produção láctea em vacas sadias, progressivamente, até a 5ª lactação (em torno de 7 anos).

Instalação e manutenção da lactação

Após o parto, a glândula mamária desenvolvida e maturada para a produção leiteira, suficiente para a criação de seu bezerro e para produção láctea economicamente viável, apresenta duas condições fisiológicas: (1) lactogênese e (2) galactopoese.

Lactogênese é o termo utilizado para representar o início ou a instalação da lactação; tal processo é induzido e conduzido por ação hormonal. Os estrógenos, em sua ação, estimulam a produção de prolactina (ou hormônio lactogênico), associada às ações de adrenocorticoides; ao contrário, essa produção é deprimida pela ação da progesterona. Assim, no fim da gestação, há predomínio de progesterona e, consequentemente, a concentração de prolactina é pequena. No momento do parto, desencadeia-se uma complexa interação de controle endócrino, havendo, nesse momento, liberação de ocitocina que, atuando sobre a glândula mamária, causaria a descida do leite.

Galactopoese designa a condição de manutenção da produção de leite durante o período de lactação; essa função é conduzida pela ação do hormônio hipofisário – a somatotropina (Quadro 9.10 e Figuras 9.42 e 9.43).

Quadro 9.10 Relações entre hormônios e desenvolvimento e função da glândula mamária.

Hormônio	Ação no desenvolvimento da mama	Ação na função da mama
Estrógeno	Crescimento dos ductos galactóforos; prepara o tecido mamário para a ação da progesterona	Estimula a secreção e a ação da prolactina Atua na lactogênese
Progesterona	Estimula a formação e o desenvolvimento dos alvéolos	Restringe a ação dos estrógenos sobre o lobo anterior da hipófise para produção de prolactina
Prolactina ou hormônio lactogênico	–	Estimula a produção de leite Determina a lactogênese
Ocitocina	–	Determina a descida do leite
Tiroxina	–	Atua sobre o metabolismo geral
Epinefrina	–	Impede a ação da ocitocina

Adaptado de Schalm *et al.*, 1971.

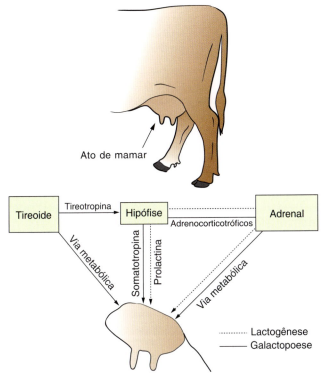

Figura 9.43 Lactogênese e galactopoese: ações hormonais determinantes. A progesterona inibe a liberação da prolactina e os estrógenos estimulam essa produção. A prolactina tem ação na instalação da lactação (lactogênese); a somatotropina garante a manutenção da lactação (galactopoese).

SEMIOLOGIA

O diagnóstico preciso das enfermidades da glândula mamária, especialmente das apresentações clínicas de mamite que acometem as espécies de animais domésticos produtores de leite, causadoras de sérios prejuízos econômicos para a pecuária leiteira, exige que o clínico veterinário utilize o cabedal de seus conhecimentos de semiologia, capacitando-o para a execução de minucioso e completo exame clínico. Para tanto, é necessário estabelecer duas condições preliminares que devem ser seguidas e obedecidas, rotineiramente, no exercício diuturno da clínica veterinária: (1) o plano de exame clínico da glândula mamária e (2) o domínio da semiotécnica da mama.

Para o exame clínico da glândula mamária, é recomendada a seguinte sequência:

- Identificação do animal
- Anamnese
- Exame físico específico
- Exame da glândula mamária:
  - Inspeção
  - Palpação
  - Exame macroscópico do leite
- Exames complementares do leite:
  - Microscópicos
  - Bioquímicos
  - Microbiológicos.

No transcorrer deste estudo da semiologia da glândula mamária, apenas os itens específicos do exame clínico do órgão serão considerados; outros, pelo fato de serem contexto de semiologia geral, foram detalhados em outros capítulos.

Na atividade clínica, o veterinário deve obedecer à semiotécnica específica dos órgãos e sistemas orgânicos; no caso da glândula mamária, são recomendadas as seguintes técnicas semiológicas:

- Inspeção direta e indireta do úbere
- Palpação direta e indireta do úbere
- Exames complementares do leite (microscópicos; bioquímicos; microbiológicos).

Além de dominadas, as técnicas mencionadas devem ser plenamente integradas à rotina clínica, para quando se quiser (ou for necessário) estabelecer um diagnóstico preciso, sobretudo, nas diferentes apresentações clínicas das mamites, nas inúmeras circunstâncias em que, além do diagnóstico nosológico, faz-se fundamental o diagnóstico etiológico, para orientar a terapia e estabelecer o prognóstico.

Após a leitura das considerações preliminares, introdutórias ao estudo da semiologia da glândula mamária, considerou-se este o momento de esclarecer algumas questões previamente apresentadas.

Por que examinar

- A glândula mamária apresenta relação direta com a produção leiteira
- A produção leiteira tem estreita relação com a saúde pública
- Nas enfermidades da glândula mamária, há necessidade de diagnóstico precoce
- As lesões do tecido glandular são irreversíveis
- Além do diagnóstico preciso, é necessário estabelecer o prognóstico das doenças e realizar o tratamento imediatamente
- A glândula mamária e/ou seus quartos devem ser minuciosamente examinados sempre que a produção estabelecida pelo potencial genético do animal não for alcançada.

Quando examinar

Ao contrário do que se afirmou no item anterior, quando os motivos que exigiam o exame da glândula mamária se caracterizavam por motivações zootécnicas, econômicas ou de saúde pública, o momento do exame da mama se estabelece, predominantemente, por condições de sanidade animal:

- Para diagnosticar enfermidades da mama
- Para estabelecer razão de quebra de produção leiteira
- Para avaliar causa de recusa do leite pela indústria de laticínios – leite ácido ou alcalino ou por excesso de cloretos
- Para estabelecer profilaxia das mamites nos rebanhos
- Para fazer levantamentos regionais das apresentações clínicas de mamites, prevalência e sensibilidade dos agentes etiológicos.

Onde e o que examinar

As súmulas de anatomia e de fisiologia da glândula mamária anteriormente apresentadas deram pleno conhecimento do que é necessário para a formação de um clínico veterinário, dedicado ao atendimento de vacas com alterações patológicas ou doenças da glândula mamária.

- A semiologia avalia de maneira dinâmica a anatomia e a fisiologia da mama, considerando suas particularidades, associando-as aos conceitos de patologia
- No exame clínico da glândula mamária, considera-se:
  - O parênquima glandular, *sinus galactoforous* e a pele que reveste essas estruturas
  - O teto, *sinus et ductus papillaris* e o revestimento epitelial interno e externo dessas estruturas
  - O leite produzido, caracterizando suas qualidades e alterações.

Como examinar

Esse exame baseia-se nas técnicas desenvolvidas para tal finalidade, assuntos pertinentes à *semiotécnica*, setor da semiologia que padroniza os métodos de exame clínico e que serão detalhados nos itens seguintes desta seção. As observações serão submetidas à análise dos conhecimentos fundamentais adquiridos, constituindo a propedêutica clínica ou a ciência da interpretação das manifestações clínicas observadas no exame. Quando for necessário, esses aspectos serão incluídos nos itens seguintes desta seção.

Em resumo, examina-se a glândula mamária a partir dos preceitos da semiologia e obedecendo-se aos princípios de matérias fundamentais.

Desenvolvimento preliminar do exame

Por motivos óbvios, é plenamente reconhecido que as primeiras medidas tomadas para o completo exame da glândula mamária pertencem às áreas gerais da semiologia veterinária e, por isso, foram convenientemente tratadas nos capítulos iniciais deste compêndio. Assim, os 4 itens iniciais do plano de exame clínico da glândula mamária são considerados como conhecidos; por esse motivo, tais itens (identificação do animal, anamnese ou histórico do animal enfermo, exame das funções vitais e avaliação do estado geral do paciente) serão apresentados em quadros resumidos. O reforço que se faz não visa aperfeiçoar o conhecimento do clínico veterinário, mas procura deixar bem claro que essas informações preliminares não devem faltar no levantamento detalhado das manifestações apresentadas pelo animal doente. Essa motivação é um dos princípios da semiologia moderna: *jamais um diagnóstico nosológico pode ser estabelecido com base no resultado de um único exame físico ou de uma prova complementar.* Atualmente, não se aceita a existência de manifestações clínicas ou sintomas patognomônicos, que, por si só, definiriam uma doença. Ao contrário, o diagnóstico clínico representa a conclusão de um exame completo do doente, do sistema ou do órgão afetado pela enfermidade.

A interpretação de todas as informações conseguidas no desenvolvimento do exame clínico resulta no diagnóstico, sendo, portanto, um exercício mental do profissional formado para a prática dessa função. A necessidade de raciocinar sobre o conjunto de sintomas amealhados transforma a semiologia em ciência e o clínico veterinário é, dentre muitos profissionais que atuam no campo da pecuária, aquele preparado para firmar o diagnóstico de uma doença animal, estabelecer o prognóstico e propor as medidas terapêuticas, tanto profiláticas quanto curativas.

Identificação do paciente | Resenha

Os animais submetidos ao exame clínico nas fazendas, nos ambulatórios ou nos hospitais veterinários devem ter uma ficha clínica, zootécnica ou de manejo, na qual serão registradas as informações pertinentes. Em casos especiais, o clínico veterinário deve ter consigo ou nas propriedades o registro pormenorizado de suas atividades e recomendações feitas (Quadro 9.11).

Anamnese | História clínica

Pelo questionamento do tratador do animal ou sua explanação espontânea, o clínico veterinário faz o levantamento do histórico do enfermo ou dos antecedentes mediatos ou imediatos da doença. Nessa avaliação, serão considerados os fatos relacionados com o rebanho (anamnese coletiva) como também aqueles com o indivíduo doente (anamnese individual) (Quadros 9.12 e 9.13).

Quadro 9.11 Identificação do animal.

- Nome, número e/ou registro
- Espécie, raça
- Características de pelagem
- Sexo
- Idade – peso – uso
- Proprietário – endereço

Quadro 9.12 Anamnese coletiva | Pertinente a enfermidades da glândula mamária.

- Sistema de criação, características do estábulo, tipo e condições de ordenha, normas para secar a vaca
- Produção leiteira: produção leiteira média dos animais e do plantel (por dia e por lactação); ocorrência de doenças da mama
- Alimentação: normas características da ração, suplementação, mineralização etc.
- Condições sanitárias do rebanho

Quadro 9.13 Anamnese individual | Referente a animais com alterações da mama.

- Antecedentes distantes: doenças anteriores, decurso da última lactação, distúrbios metabólicos, doenças infectocontagiosas etc.
- Antecedentes recentes: produção leiteira (anterior e atual), fase de lactação, início e evolução da enfermidade etc.
- Apetite, ruminação e atitudes (estação e locomoção)
- Tratamentos realizados

Avaliação do estado geral

Após o recebimento das informações preliminares das condições do animal doente, é necessário fazer sua avaliação preliminar por uma inspeção geral do animal. Essas informações são obtidas pelo conhecimento de seu desempenho, atitudes e comportamento em seu ambiente de criação (rebanho), se locomovendo ou em posição quadrupedal (ou especialmente em decúbito, quando o animal estiver impossibilitado de se erguer) (Quadro 9.14).

Exame das funções vitais

O perfeito funcionamento de órgãos vitais reflete a condição de sanidade de um animal. Em várias circunstâncias, enfermidades localizadas em órgãos ou sistemas orgânicos determinam alterações de algumas dessas funções vitais. Isso também ocorre nas enfermidades da glândula mamária, principalmente nos casos de mamites flegmonosas ou, em outras situações, como enfermidades sistêmicas que determinam modificações da glândula mamária, como nos exantemas da mama de origem alimentar.

Pelo exposto, torna-se obrigatório, no exame semiológico destinado à elucidação de casos clínicos de doenças da glândula mamária, o exame das funções vitais, ressaltando que deve ser feito antes da avaliação do sistema afetado pela enfermidade (Quadro 9.15).

Você sabia?

- A sigla UHT presente nas embalagens de leite "longa vida" significa "ultra high temperature" (temperatura ultra-alta). Isso porque, durante a produção, o leite escorre por 2 s em chapas de metal extremamente aquecidas para matar os microrganismos e, assim, manter o produto fresco nas prateleiras dos supermercados.

EXAME ESPECÍFICO

O diagnóstico preciso das enfermidades da glândula mamária e, particularmente, das mamites, exige que o clínico veterinário utilize todos os seus conhecimentos de semiologia, realizando exame clínico minucioso e completo.

O exame clínico da glândula mamária para diagnóstico das mamites comporta a seguinte metodologia:

- Exame físico – inspeção e palpação
- Aspecto macroscópico do leite – características da secreção láctea
- Pesquisa de leite mamitoso – avaliação clínica de modificações do leite: alcalinidade e celularidade
- Exame microscópico de leite – contagem e diferenciação das células somáticas
- Exame microbiológico do leite – isolamento de cepas e antibiograma.

Exame físico

O exame físico da mama é feito pelos tradicionais métodos da semiologia: inspeção e palpação, direta ou indireta, descritos de maneira sumária a seguir e no Quadro 9.16.

Inspeção

A inspeção é o método de exploração clínica com base no sentido da visão; por ele, inicia-se o exame de qualquer órgão ou sistema. No caso particular da glândula mamária, a inspeção é feita, inicialmente, observando-se as atitudes do animal em posição quadrupedal, em locomoção e, quando possível, em decúbito, para em seguida observar o úbere lateralmente, de ambos os lados e por trás.

Modificação da atitude

As mamites agudas, como já referido, são processos muito dolorosos, principalmente quando todo o úbere é acometido e, assim, o animal assume atitudes antiálgicas características:

- *Em posição quadrupedal*, o animal apresenta os membros posteriores em abdução e os desvia em sentido posterior, modificando o centro de gravidade do corpo. Desse modo, a glândula mamária fica livre da compressão exercida pelos membros posteriores
- *Em decúbito*, quando possível, observa-se que o animal evita se deitar sobre a região afetada. Nos casos graves, como mamites flegmonosas, a vaca demonstra o desconforto causado pela intensa dor deitando e erguendo-se inúmeras e repetidas vezes, ou escoiceando a mama
- *Em locomoção*, percebe-se que o animal movimenta-se com os membros posteriores muito afastados, evitando o balanço do úbere e seu choque contra os membros.

Quadro 9.14 Avaliação do estado de animal acometido por enfermidades da glândula mamária.

Hábito
- *Constituição*: edemas da mama; hipertrofia e atrofia nas mamites apostematosas; alterações articulares e das bainhas tendíneas
- *Temperamento*: inquietação – observada em casos de mamite aguda, principalmente nas flegmonosas
- *Estado de nutrição*: emagrecimento em mamites apostematosas crônicas

Atitude
- *Em estação*: atitude antiálgica nas mamites agudas (deslocamento do centro de gravidade – abdução dos membros posteriores)
- *Em locomoção*: anormal – claudicação – mamites agudas
- *Em decúbito*: sobre os quartos sadios; permanente – mamite paralítica

---

Quadro 9.15 Exame das funções vitais.

- Frequência e características da respiração pulmonar (1)
- Frequência e características dos movimentos do rúmen (2)
- Frequência e características do pulso e/ou batimentos cardíacos (3)
- Temperatura interna (4)
- Apetite (5) e defecação
- Micção

(1), (2) e (4) – nas mamites agudas, apostematosas e principalmente flegmonosas, há evidente taquipneia, taquicardia e febre alta, com até 41°C.
(2) e (5) – nas mamites flegmonosas, quando se instala o quadro de toxemia, altera-se a função digestiva, manifestada por hipotonia do rúmen e diminuição do apetite.

Quadro 9.16 Exame físico da glândula mamária | Inspeção do úbere.

- Apresentação da porção glandular: alteração de desenvolvimento e da sustentação (mama em escada, mama de cabra, dilatações da cisterna da glândula, mama pêndula)
- Apresentação e cúpula dos tetos: variável de acordo com diversos fatores (espécie, raça, idade, fase da lactação). Modificação da apresentação dos tetos (volumosos, dilatados e assimétricos)
- Número de tetos: aumento: politelia – polimastia (pseudofístulas); diminuição do número de tetos (fusão e agenesia)
- Aumento de volume da mama: generalizado – edemas pré e pós-parto ou inflamatórios; localizados e circunscritos – abscesso, cistos, hematomas e neoplasias
- Aumento de volume do teto: constitucional (dilatação); nos processos inflamatórios (telite)
- Diminuição de volume da mama e tetos: fisiológica (novilhas e vacas secas); patológica (hipoplasia, atrofia)
- Lesões cutâneas da mama e tetos: lesões primárias e secundárias da pele (eflorescências cutâneas)

Inspeção direta do úbere

Ao inspecionar o úbere de um animal, recomenda-se analisar todas as estruturas anatômicas que o constituem: parênquima glandular, tetos e pele que recobre a mama. Nesse exame, é necessário considerar inúmeros aspectos, que podem constituir sintomas das mamites (Figuras 9.44 e 9.45).

Modificações de formato da glândula mamária

Essas modificações são consequentes à alteração do desenvolvimento da glândula, constituindo as malformações, ou são adquiridas, determinadas por enfermidades anteriores.

Disposição e simetria dos tetos

Em vacas sadias e não portadoras de malformação do úbere, os tetos apresentam-se simétricos, acentuando-se uma divergência quando o úbere estiver repleto de leite, principalmente momentos antes da ordenha. Convergência ou divergência, na maioria das vezes, é causada por retrações consequentes à cicatrização de lesões do parênquima glandular ou das cisternas da glândula.

Aumento de volume da glândula mamária

Os aumentos podem ser generalizados ou localizados. Dentre os crescimentos de volume generalizados, destacam-se aqueles que acometem todo o úbere, como é possível observar nos edemas pós-parto e nos edemas inflamatórios causados por mamites agudas. Os aumentos podem ser generalizados, mas acometendo totalmente apenas uma das glândulas mamárias.

Os aumentos de volumes localizados caracterizam-se por serem circunscritos, dentre os quais se mencionam, obrigatoriamente, os abscessos, os cistos lácteos ou serosos e hematomas. Apresentam consistência flutuante e diferenciam-se por punção exploradora, drenando, respectivamente, pus, leite ou soro lácteo e sanguíneo.

Aumento de volume dos tetos

Duas são as circunstâncias que causam aumento de volume dos tetos: (1) dilatação da cisterna do teto; e (2) os processos inflamatórios de todas as estruturas do teto. A primeira é considerada uma malformação denominada por dilatação do *sinus papillaris*; a segunda é observada nas telites – inflamação das estruturas do teto, apresentando, o teto, aspecto luzidio, sendo extremamente doloroso à palpação.

Diminuição de volume da mama ou dos tetos

A diminuição de volume do úbere ou da glândula mamária é ocorrência mais rara, observada em algumas condições fisiológicas, como nas novilhas, nas vacas secas há muito tempo e nas vacas velhas. Em condições patológicas, esse fato é observado em atrofia da glândula e/ou dos tetos, consequente a mamites crônicas.

Palpação

A palpação é o método de exploração clínica com base na sensação tátil e na força muscular, utilizado para pesquisar a temperatura, a sensibilidade e a consistência das diferentes

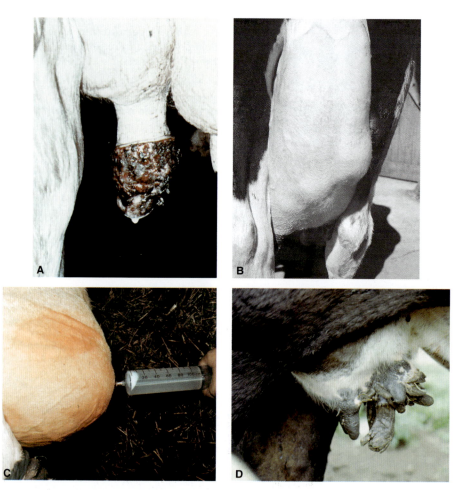

Figura 9.44 Inspeção do úbere: formato da mama, ferimentos do teto e aumentos de volume. **A.** Ferimento do teto (amputação do teto posterior). **B.** Abscesso intramamário. **C.** Cisto ceroso da mama. **D.** Papiloma do teto.

estruturas da glândula mamária. Nesse órgão, aplica-se, principalmente, a técnica direta ou imediata, palpando-se, inicialmente, todo o úbere, para em seguida avaliar o parênquima de cada um dos quartos da mama e, finalmente, examinar os tetos, procurando evidenciar o espessamento do tecido epitelial de revestimento interno do *sinus papillaris* (há evidente endurecimento, com formação de um cordão espesso nas cisternites), o *ductus papillaris* e sua permeabilidade, além das bordas distais do *sinus lactifer* (não há possibilidade da introdução do dedo na cisterna nos casos de galactoforites) (Figura 9.46 B).

Palpação do parênquima da glândula mamária

Antes de iniciar a palpação da mama (Quadros 9.17 e 9.18, e Figuras 9.46 A e 9.47), tenta-se preguear a pele que reveste o parênquima glandular; desse modo, a elasticidade da pele e do tecido celular subcutâneo é avaliada (Figuras 9.48 e 9.49).

Em condições normais, é fácil preguear a pele sobre a glândula e, uma vez cessada a pressão, a pele volta rapidamente às condições naturais (Figura 9.48). Nos edemas, tanto nos fisiológicos, que acometem a glândula mamária antes e/ou imediatamente após o parto, como nos inflamatórios, não há possibilidade de preguear-se a pele e, uma vez eliminada a pressão, percebe-se nitidamente uma depressão nesse local, ocorrendo o que se denomina prova de *Godet positiva* ou cacifo presente (Figura 9.49). O último fato descrito deve-se à perda de elasticidade dos tecidos por sua infiltração com plasma transudado. A consistência da glândula nessas circunstâncias é denominada pastosa. Em seguida, aumentando a pressão, palpa-se o parênquima mamário que, em condições normais, em vaca recém-ordenhada ou seca, é de consistência firme, sem apresentar nodulações duras, sendo possível palpar apenas granulação representada pelos ácinos glandulares.

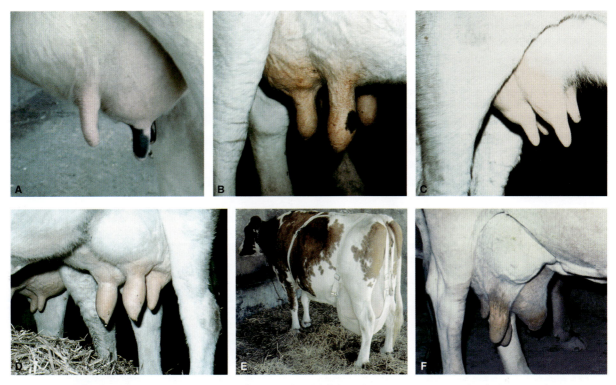

Figura 9.45 Inspeção da glândula mamária: vários tipos e formatos das glândulas e dos tetos. **A.** Mama em escada. **B.** Tetos volumosos (carnudos). **C.** Mama tipo de cabra. **D.** Tetos com cisterna dilatada. **E.** Mama volumosa e pêndula, com aplicação de sustentador do úbere. **F.** Mama e tetos com dilatações adquiridas das cavidades.

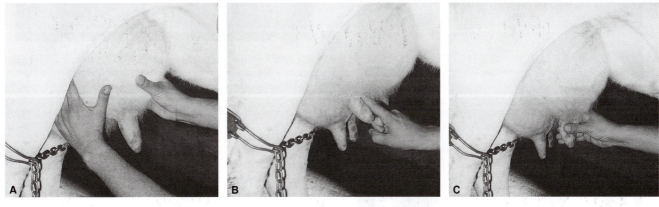

Figura 9.46 Palpação da glândula mamária. **A.** Palpação do parênquima – inicialmente, todo o parênquima e, a seguir, as glândulas, individualmente. **B.** Palpação da cisterna da glândula (introdução do dedo no *sinus galactoforous*). **C.** Palpação do teto (cisterna) por rolamento. (Demonstração do Prof. Dr. Leonardo Miranda de Araújo.)

Quadro 9.17 Exame físico da glândula mamária: palpação do úbere.

- Avaliar: temperatura, sensibilidade e consistência
- Técnica: palpam-se o úbere, as glândulas individualmente, o *sinus lactiferous*, os tetos (*sinus papillaris* e *ductus papillares*)
  - Palpação do parênquima: faz-se o pregueamento cutâneo, se houver cacifo ou prova de Godet positiva (edema); verifica-se a consistência (pastosa, firme, dura – com nodulações ou difusa); sensibilidade (processos inflamatórios agudos) – calor (edemas e processos inflamatórios)
- Notação de Hannover – I, II, II (consistências normais), IV, V (endurecimento de mamites crônicas), VI (processo inflamatório agudo), VII (edema pós-parto)
  - Palpação do teto: flutuante (normal); cordão endurecido (cisternite)
  - Palpação do *sinus lactiferous* – introdução do dedo demonstrando fibrosamento do anel de separação das cavidades, causado por processo inflamatório (galactoforites)

Quadro 9.18 Classificação dos resultados da palpação da glândula mamária. Notação de Hannover (Escola Superior de Veterinária).*

Notação	Observação/manifestação	Interpretação
AS	A mama recém-ordenhada apresenta-se firme à pressão com granulação	Normal
I	Nodulação grosseira, dura, mas pequena e localizada	Normal
II	Nodulação grosseira, dura e generalizada, com nódulos localizados de pequeno tamanho	Normal em vacas de várias lactações
III	Nódulos duros de tamanho médio, com distribuição generalizada no parênquima mamário	Vaca recuperada de mamite (com tecido cicatricial) ou caso de mamite atual
IV	Nódulos grandes e duros, confluentes, com endurecimento de lóbulos glandulares	Mamite em fase de cronificação
V	Endurecimento difuso do parênquima glandular – acomete lobos glandulares	Mamite crônica
VI	Edema inflamatório agudo da glândula mamária, rubor, calor, dor e tumor, consistência pastosa, além da alteração da função – quebra do leite	Mamite aguda. Edema e congestão
VII	Edema fisiológico da mama no pós-parto. O parênquima não deve ser palpado. Há sinais menos alarmantes, mas assemelhados aos dos processos inflamatórios. Leite sanguinolento	Pós-parto (fisiológico)

*A Escola Superior de Veterinária de Hannover apresenta uma notação para representar os resultados da palpação do parênquima mamário, sendo anotados em algarismos romanos.
AS = sem alteração.

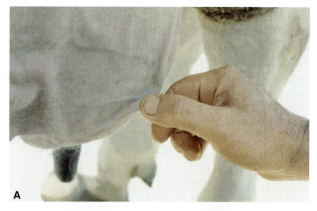
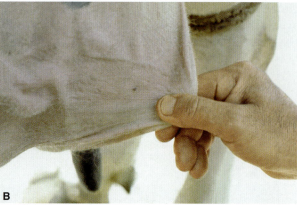

Figura 9.48 A. Pregueamento da pele; a pele elástica facilmente forma pregas. **B.** Desfeito o pregueamento, a pele rapidamente volta à condição normal (elasticidade da pele mantida).

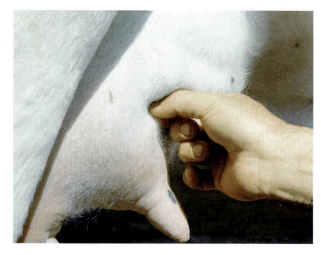

Figura 9.49 Pregueamento da pele, impossível de ser feito. Cessada a pressão, permanece uma depressão no local. Prova de Godet positiva (consistência pastosa – edema).

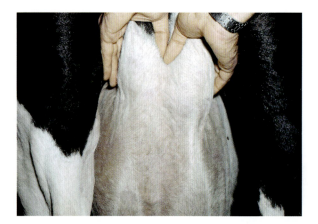

Figura 9.47 Palpação dos linfonodos retromamários (caso clínico de leucose enzoótica dos bovinos).

Por palpação direta, utilizando-se o dorso da mão, avalia-se a temperatura da pele que reveste o órgão: há aumento da temperatura local nos edemas inflamatórios e diminuição nas gangrenas (mamite flegmonosa do tipo gangrenoso).

Por esse método de exploração clínica, avalia-se também a sensibilidade da mama, que estará aumentada, em grau variável de intensidade, nas mamites agudas.

Palpação do teto

A palpação do teto de uma vaca lactante em condição normal revela consistência flutuante, pela existência de leite no *sinus papillaris*. Nos casos de telite, observa-se maior tensão do teto, com manifesta sensibilidade. O epitélio de revestimento interno da cisterna do teto é palpado rolando-se o teto entre os dedos polegar, indicador e médio; nas cisternites, ocorre espessamento do mencionado epitélio da cisterna do teto e, à palpação, há a sensação de ter sido formado um cordão endurecido no interior do teto (Figura 9.46 C).

Palpação do sinus lactiferous | Cisterna da glândula

Essa palpação é feita procurando introduzir a extremidade do dedo indicador no interior da cisterna da glândula. Nas mamites crônicas ou agudas, isso não é possível, pois inúmeros germes, no início do processo inflamatório, determinam uma galactoforite intensa, caracterizada por espessamento das pregas de epitélio, localizadas entre as duas cisternas da glândula mamária, fato que dificultará a realização da mencionada manobra (Figura 9.46 A).

Aspecto macroscópico do leite | Características da secreção

A avaliação do aspecto macroscópico do leite é feita pela inspeção de jatos de leite ordenhados, sobre placa ou bandeja de fundo escuro, como também em caneca telada (de maneira genérica, denomina-se prova do coador). Avaliam-se também as seguintes características do leite: (1) volume, (2) cor e (3) consistência. Além disso, é preciso (4) destacar outras características organolépticas, como sabor e odor, bem como (5) observar sobre o fundo da bandeja escura ou sobre a placa telada a existência de grumos ou massas representativas das exsudações características das mamites catarrais ou outras manifestações sintomáticas das mamites, como:

- Leite sanguinolento (congestão mamária)
- Pus (mamite apostematosa)
- Soro sanguíneo
- Flocos de pseudomembranas (mamite flegmonosa ou gangrenosa).

Ressalta-se que a ocorrência de grumos extremamente pequenos só poderá ser detectada pela centrifugação de amostras de leite, comprovando-se a sedimentação exagerada de muco e catarro (Quadro 9.19).

Volume de leite produzido

O volume de leite produzido varia de acordo com muitos fatores. Assim, a diminuição da produção láctea pode apresentar várias origens, dentre as quais se destacam:

> **Quadro 9.19** Avaliação do aspecto macroscópico do leite de bovinos.
>
> - Técnica: ordenha em caneca de fundo escuro ou telada
> - Avaliam-se: cor, consistência e existência de massas ou grumos e outras alterações
>   - Cor do leite: branco característico; amarelo (no colostro, nos animais da raça Jersey, ingestão excessiva de carotenos, existência de algumas bactérias – *Pseudomonas* spp., *M. flavum* e *Sarcina lutea*; contaminação por substâncias químicas e antibióticos – acriflavina e terramicina); vermelho (sangue – coágulos nas hemorragias e homogêneo nas congestões e diáteses hemorrágicas; hemorragias, diáteses hemorrágicas e pelo uso de fenotiazina)
>   - Consistência do leite: fluido-viscoso – densidade maior que 1 (normal); fluido-aquoso (alimentação deficiente e no fim da lactação); mucoso (colostro – normal; em condições patológicas nas mamites); caseoso (mamite apostematosa); com grumos (mamite catarral)

- Alimentares (deficiência ou mudanças das normas alimentares)
- Doenças sistêmicas ou localizadas (febres, distúrbios digestivos e, evidentemente, enfermidades da própria glândula)
- Excitações psíquicas (dores, ninfomania).

Na maioria dos exemplos citados, há diminuição proporcional do leite produzido nas quatro glândulas do úbere. Em casos de mamite, isso só ocorre nas manifestações flegmonosas ou quando, ocasionalmente, o processo inflamatório infeccioso acometer, simultaneamente, todo o úbere. Nos casos em que apenas uma glândula apresenta mamite, a comparação de sua produção com a obtida nas demais glândulas sadias demonstra evidente diminuição, causada pelo processo inflamatório. Apesar de não ser necessário alertar as pessoas relacionadas com a produção leiteira, é importante ressaltar que a diminuição da produção leiteira em um dos quartos ou de toda a mama é um sintoma significativo das mamites, pois os processos inflamatórios apresentam cinco sinais fundamentais:

- Tumor
- Calor
- Rubor
- Dor
- Perda da função (produção de leite, no caso da glândula mamária).

Nas mamites flegmonosas, há grande diminuição de produção leiteira, ocorrendo agalaxia em até 36 h. Os grumos formados apresentam baixa densidade e flutuam na excreção ordenhada, quando a amostra coletada é mantida em repouso; realmente, são flóculos e representam liberação de pseudomembranas formadas durante o processo inflamatório.

Cor da secreção láctea

A cor do leite depende de sua constituição e sofre alterações sob influência de inúmeros fatores, como:

- Fase da lactação
- Tipo de alimentação
- Características do agente bacteriano colonizado na glândula
- Elementos contaminantes.

Consistência do leite | Considerações gerais

Em condições normais, o leite de uma vaca fora do período puerperal imediato é uma mistura polifásica fluida, em que, em suspensão, encontram-se glóbulos de gordura e células somáticas (leucócitos e células de descamação), bem como, em solução aquosa, seus constituintes maiores – proteínas e glícides e sais minerais. O leite tem aspecto e viscosidade característicos; sua densidade é maior que 1, variando entre 1,0310 e 1,0327.

Em condições fisiológicas, específicas e patológicas, particularmente nas enfermidades da glândula mamária, modificam-se o aspecto e a consistência do leite. As anormalidades de consistência descritas a seguir devem ser destacadas (Figura 9.50):

- *Leite fluido-aquoso*: a densidade do leite diminui, dando-lhe consistência aquosa, em animais alimentados com rações de baixo valor nutritivo e, eventualmente, no fim da lactação
- *Leite mucoso*: em condições fisiológicas, o leite tem sua consistência aumentada, tornando-se mais denso, no colostro ou em condições patológicas, como enfermidades sistêmicas ou em algumas manifestações especiais e iniciais de mamites
- *Leite caseoso*: o leite transforma-se em uma excreção purulenta homogênea nas mamites apostematosas, causadas

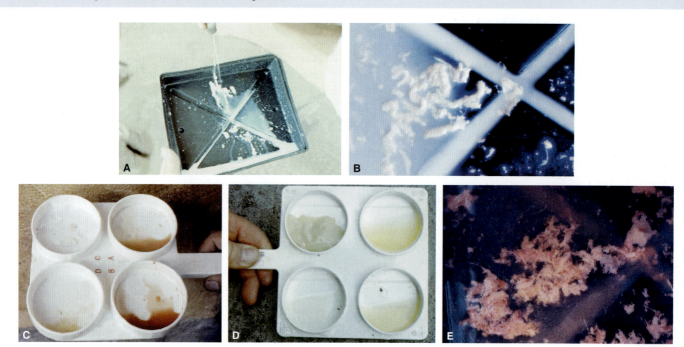

Figura 9.50 Características macroscópicas do leite. Inspeção avaliando jatos de leite ordenhado em bandeja de fundo escuro ou tamis. **A.** Ordenha de leite em bandeja de fundo escuro, mantido o caráter de leite. Observou-se a passagem de grumos ou massas. **B.** Leite com grumos grandes (mamite catarral). **C.** Secreção sanguinolenta da glândula mamária (congestão da mama ou mamite flegmonosa). **D.** Amostras de secreção da glândula mamária em bandeja do California Mastitis Test (CMT): superior esquerdo – pus homogêneo das mamites apostematosas por *Arcanobacterium pyogenes*; superior e inferior direito – colostro. **E.** Secreção da glândula mamária – fluido lácteo-sanguinolento, com tecido necrosado (mamites crônicas, em quartos já perdidos).

principalmente por *Arcanobacterium pyogenes* (anteriormente denominada *Corynebacterium pyogenes* ou *Actinomyces pyogenes*) e algumas cepas de *Staphylococcus*

- *Leite espumoso*: em mamites causadas por germes com grande atividade fermentativa, como algumas cepas de *Escherichia coli* e *Aerobacter* spp., observa-se produção de leite com excesso de espuma; em condições fisiológicas, no fim da lactação, é possível observar, durante a ordenha, formação excessiva de espuma
- *Leite sanguinolento*: o leite tem aspecto sanguinolento intenso nas mamites flegmonosas, que evoluem para uma gangrena (*E. coli, Clostridium* spp. e *Staphylococcus aureus*); a excreção da glândula perde sua característica de leite, transformando-se em um líquido cor de vinho ou apresenta essa característica, porém em intensidade tênue nas alterações congestivas da mama, causadas principalmente por processos inflamatórios agudos. Nos edemas e congestões fisiológicas pós-parto, é possível, de modo efêmero, observar leite avermelhado
- *Leite com grumos*: os grumos ou massas que aparecem no leite de vacas com mamite são decorrentes da precipitação de substâncias exsudadas durante a evolução do processo inflamatório (os grumos são formados principalmente por massas de fibrina, outras proteínas lácteas e células somáticas), constituindo-se em uma das principais manifestações sintomáticas das diferentes apresentações clínicas de mamites.

Características do leite conforme o aspecto da secreção observado por inspeção em bandeja de fundo escuro | Prova da caneca ou da coagem do leite

Como já destacado, as alterações de consistência do leite são manifestações sintomáticas de fundamental importância para o diagnóstico das mamites, tanto em bovinos, bubalinos, caprinos ou ovinos leiteiros. O aspecto e a consistência láctea são verificados por inspeção do leite obtido por ordenha manual em bandeja com fundo escuro ou caneca com placa escura ou telada. Brito Figueiredo, eminente especialista da Faculdade de Medicina Veterinária da Universidade Federal de Minas Gerais, recomenda que essa prova seja denominada "coação ou coadura do leite".

Nas mamites catarrais, a quantidade e o volume dos grumos ou massas não são diretamente proporcionais à gravidade do processo inflamatório ou à virulência do agente causador da infecção. No entanto, o aspecto e a quantidade de grumos podem possibilitar a análise da evolução de uma mamite, principalmente nos casos em tratamento; sendo considerada satisfatória a evolução de casos clínicos apresentando grumos numerosos e volumosos no leite, que se transformam na evolução do tratamento em secreção com menor quantidade de grumos de menor tamanho. Contudo, é preciso ressaltar que mamites catarrais crônicas e rebeldes às inúmeras terapias apresentam leite com grumos de pequeno tamanho, em número variável, eliminados durante todo o processo de ordenha.

Mamites catarrais que apresentam grumos volumosos apenas nos primeiros jatos de uma ordenha são consideradas casos clínicos com evolução mais favorável que aquelas apresentando quantidade de grumos pequenos durante todo o processo de ordenha.

Nas mamites flegmonosas, o tipo de secreção pode apresentar as seguintes variações:

- Mamites flegmonosas produzidas por cepas de germes coliformes patogênicos apresentam secreção láctea, que rapidamente se transforma em excreção serosa de cor amarelada, apresentando grumos em flocos de coloração acinzentada que, por serem de menor densidade, flutuam, quando a mostra coletada for mantida em repouso
- Nas mamites flegmonosas, produzidas por *Staphylococcus aureus*, com virulência exarcebada, ou *Pseudomonas aeruginosa* e *Yersinia pseudotuberculosis*, a secreção láctea transforma-se rapidamente em excreção serossanguinolenta, com

reduzida quantidade de grumos densos, evoluindo para agalaxia e, frequentemente, para manifestações gangrenosas (Quadro 9.20).

Você sabia?

- O leite de iaque é muito consumido na Ásia Central, onde esse animal é bem comum. Já o consumo do leite de camelo é bastante apreciado no Noroeste da África e em parte do Oriente Médio. Nos Andes, consome-se com frequência o leite de lhama e alpaca. Na Sibéria, em regiões como a Lapônia, a população costuma se alimentar de leite de rena.

Composição química do leite e suas implicações no diagnóstico das mamites

A constituição química e as características físicas do leite variam em condições fisiológicas, pois dependem das condições individuais ou inerentes aos sistemas de criação e manejo, como também das fases da lactação ou ordenha. Além disso, a secreção láctea sofre modificações características de sua constituição química durante a evolução dos processos inflamatórios da glândula mamária. No entanto, essa variação deve ser significativamente diferente daquelas consideradas fisiológicas, constituindo, assim, um conjunto de sintomas fundamentais para o diagnóstico clínico dessas enfermidades inflamatórias da mama.

Características físico-químicas do leite
Reação
O leite apresenta reação anfótera, isto é, apresenta-se tamponado, principalmente quando seu pH é ácido. O pH médio do leite varia entre 6,5 e 6,8, acentuadamente ácido no colostro (menos que 6,4), menos ácido no fim da lactação e alcalino na mamite. Nesse último caso, há aumento da permeabilidade da glândula aos componentes sanguíneos, principalmente aos íons bicarbonato, responsáveis pela elevação do pH, sobrepondo-se mesmo à ação acidificante dos germes fermentadores da lactose (Figura 9.51).

Composição química
A constituição do leite considerado normal para vacas e cabras, de acordo com Schmidt (1971), é apresentada no Quadro 9.21.

No colostro, a composição da secreção sofre alterações evidentes, aumentando as porções sólidas do leite, isto é, o extrato seco, sendo resultante do aumento do teor proteico do leite.

No fim da lactação, há modificação das características e da composição do leite: diminuição da acidez do leite (pH próximo a 6,8), aumentando os teores de gordura, caseína, lactoalbumina e modificações de constituintes em solução, com o decréscimo da concentração de lactose e de potássio, com aumento dos níveis lácteos de sódio e cloretos (Quadro 9.22).

Pesquisa do leite mamitoso

A fim de caracterizar as provas utilizadas rotineiramente, durante o exame clínico de animais leiteiros, com a finalidade de estabelecer o diagnóstico de mamite, é necessário estabelecer alguns conceitos que obedecem às normas da semiologia veterinária, tanto em seus aspectos de semiotécnica como também de clínica propedêutica.

Quadro 9.20 Aspecto e consistência da secreção láctea de bovinos, de acordo com a Notação de Hannover.*

Notação	Observação/manifestação da secreção láctea	Interpretação
AS	Secreção sem alteração – mantém-se o aspecto e a característica de leite	Normal
A	Secreção láctea mantém o aspecto de leite, porém menos viscoso; ou seja, é aquoso e sem grumos; na placa com fundo escuro, tem coloração azulada	Final de lactação Ração deficiente Vaca secando
B	Secreção láctea com aspecto de leite, menos viscoso (aquoso), azulado com pequenos grumos	Mamite catarral
C	Secreção láctea com características de leite menos viscoso, com alguns grumos grandes	Mamite catarral
D	Secreção láctea com características de leite conservadas, porém mais fluido e com inúmeros grumos grandes	Mamite catarral
E	Secreção láctea praticamente sem características de leite:	
	▪ Predomínio de flocos de pequena densidade e que flutuam na secreção	▪ Colimastite
	▪ Predomínio de massas purulentas	▪ Mamite apostematosa
F	A excreção da glândula mamária não tem qualquer característica de leite: soro sanguíneo (Sg) e sangue (Ssg)	Mamite flegmonosa-gangrenosa
	Pus (P)	Mamite apostematosa

*A Escola Superior de Veterinária de Hannover apresenta uma notação para representar as características da secreção láctea, sendo os resultados anotados com as seis primeiras letras do alfabeto.
AS = sem alteração.

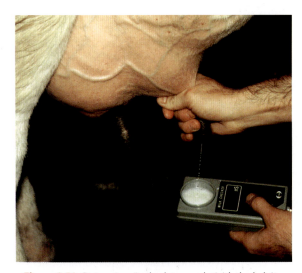

Figura 9.51 Determinação da eletrocondutividade do leite.

Quadro 9.21 Composição química do leite.

	Lactantes		Colostro
Composição	Cabra	Vaca	Vaca
Água	88%	87,2%	74,7%
Extrato seco	12%	12,8%	25,3%
Gordura	3,5%	3,6 g%	3,6 g%
Proteínas	3,1%	3,3 g%	17,6 g%
Lactose	4,6%	4,9 g%	2,6 g%
Cinzas	0,79%	0,8 g%	1,6 g%

> **Quadro 9.22** Composição físico-química e celular do leite de vaca.
>
> **Leite – mistura polifásica:** gordura e células em suspensão; glicídeos, proteínas e sais minerais em solução
> - pH 6,5 a 6,8, com reação anfótera
> - Fim da lactação – pH tende para a neutralidade
> - Colostro é ácido (pH 6,4); nas mamites, o leite é alcalino
>
> **Variação da composição do leite**
> - pH – alcalino nas mamites
> - Proteínas – aumento de lactoalbumina e globulinas nas mamites
> - Lactose – diminui nas mamites
> - Cloretos – aumenta nas mamites
> - Celularidade (células somáticas) aumenta nas mamites, principalmente os polimorfonucleares neutrófilos

Inicialmente, é preciso relembrar os preceitos definidores de "leite higiênico" ou "higienicamente produzido" e "leite mamitoso":

- *Leite higiênico*: aquele produzido em condições ideais de bovinos e caprinos saudáveis, submetidos a manejos adequados de criação e alimentação, bem como cuidados especiais no sistema de ordenha e conservação do leite produzido
- *Leite mamitoso*: essa designação serve para caracterizar as amostras de leite obtidas de animais leiteiros acometidos por uma das manifestações clínicas de mamites.

Neste item, serão consideradas as características do leite mamitoso – obtido de glândulas mamárias acometidas por um processo inflamatório.

Variações da composição do leite, utilizadas no diagnóstico das mamites

Para caracterização clínica do leite mamitoso, merecem destaque as modificações da composição do leite, a seguir detalhadas.
pH. O potencial hidrogeniônico do leite, que deve ser avaliado por inúmeras técnicas, demonstra que a diminuição da acidez com elevação nominal do pH (alcalinidade) caracteriza amostras do leite na maioria das mamites. Tal observação tem grande valor semiológico no diagnóstico desses processos inflamatórios.
Proteínas. Aumentos da lactoalbumina e lactoglobulina ocorrem nas mamites, responsáveis pela coagulação do leite mamitoso durante seu aquecimento ou fervura.
Lactose. A diminuição dos teores de lactose no leite de animais acometidos por mamite é um fato característico, resultante da ação de germes fermentadores da lactose, causadores de mamites. Facilmente demonstrado pela deficiência ou ausência de caramelização dessa secreção, o que é observado no leite normal (por esse motivo, foi idealizada e usada rotineiramente uma prova com base no aquecimento de leite alcalinizado com solução de hidróxido de sódio – a caramelização intensa demonstraria ser o leite normal).
Cloretos. Nas mamites, há transudação de cloreto de sódio do sangue para o leite, sendo esse cloreto responsável pelo sabor salgado do leite mamitoso. O leite no interior da glândula mamária deve manter a isotonicidade, que, nas mamites, estará alterada pelo consumo da lactose na fermentação bacteriana; para manter a mesma tensão osmótica da secreção láctea, há transudação de cloretos para o leite produzido. Nessas circunstâncias, no leite mamitoso, observa-se diminuição do teor da lactose (consumida na fermentação bacteriana), aumento da taxa láctea de cloretos (transudação de NaCl, para manter a osmolaridade da secreção) e, consequentemente, maior eletrocondutividade do leite (existência de íons cloro).

Avaliação

De acordo com os conceitos de clínica propedêutica e patologia médica veterinária, o leite de glândulas mamárias acometidas por processo inflamatório caracteriza-se por modificação do pH (alcalinidade) e aumento do número de células somáticas no leite (principalmente leucócitos polimorfonucleares granulócitos neutrófilos), sendo esses dois fatos associados à diminuição da produção de leite, sintomas evidentes das mamites.

As principais provas para demonstração de leite mamitoso em animais leiteiros são descritas a seguir.
Avaliação do pH do leite. O pH do leite mamitoso pode ser determinado pelo uso de papéis indicadores, com potenciômetros ou pelo uso de soluções indicadoras.

No exame clínico de vacas-leiteiras, costuma-se recomendar o uso de *papéis indicadores com o azul de bromocresol*, que oferecem boas indicações de alcalinidade acima de 7,2, ou avalia-se o pH ao se realizar a prova do CMT, cujo reativo apresenta como indicador a púrpura de bromocresol, que, em pH alcalino, desenvolve cor violeta intensa e, em pH ácido, a reação torna-se amarelada (Figuras 9.52 e 9.53). Além disso, quando oportuno, determina-se o pH do leite com potenciômetros (portáteis) ou em aparelhos fixos, quando o leite coletado for examinado no laboratório.
Determinação da lactose. O teor de lactose láctea, como já destacado anteriormente, decresce nas mamites, impossibilitando a perfeita caramelização do leite. Essa prova não é rotineiramente realizada devido a difícil interpretação e necessidade de aquecimento padronizado para sua realização; contudo, a técnica recomendada é detalhada a seguir.

A 2 mℓ de leite suspeito adiciona-se 1 mℓ de hidróxido de sódio a 2,5%; após a homogeneização, a mistura é aquecida em fogo fraco (espiriteira com álcool) durante 90 s. A interpretação do resultado ocorre pelo desenvolvimento de cor: na prova negativa, há caramelização do leite (a lactose do leite, aproximadamente a 4,6 g%, em meio alcalino e quente, carameliza-se) desenvolvendo a mistura de coloração rósea-cereja intensa; na prova positiva, há diminuição do teor de lactose (valores abaixo de 3 g%), não ocorrendo caramelização evidente e a cor da reação é esmaecida.
Avaliação semiquantitativa do número de leucócitos no leite. As provas que determinam indiretamente o número de leucócitos

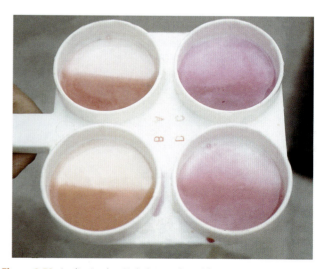

Figura 9.52 Avaliação do pH do leite pelo California Mastitis Test (CMT) – receptáculos à esquerda, pH ácido do colostro (coloração amarelada); à direita, pH próximo da neutralidade, sendo o inferior normal e o superior, ligeiramente alcalino.

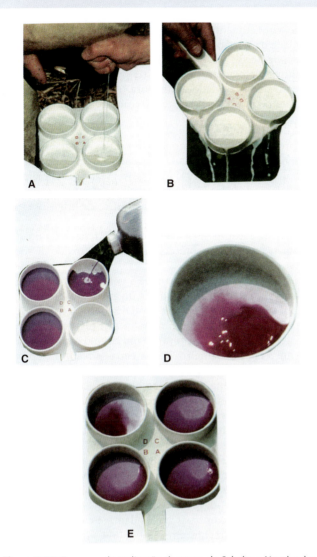

Figura 9.53 Esquema da realização da prova de Schalm e Noorlander – California Mastitis Test (CMT). **A.** Coleta do leite na bandeja do CMT. **B.** Inclinação de 45° para igualar os volumes de leite coletado. **C.** Adição de igual volume de reativo CMT. **D.** Homogeneização da mistura, verificando-se o aparecimento de sua viscosidade. **E.** Reação francamente positiva (reação intensa + + +).

A determinação da catalase é uma prova que não deve ser realizada no estábulo, durante o exame clínico, sendo necessariamente executada em laboratório. Tal fato desestimulou seu uso rotineiro no controle das mamites nos rebanhos de animais leiteiros. A prova baseia-se na capacidade da catalase de liberar oxigênio molecular do peróxido de hidrogênio:

$$2H_2O_2 + \text{catalase} \rightarrow O_2 + 2H_2O$$

É possível realizar a prova em tubos de fermentação ou em lâminas.

Prova da catalase em tubos de fermentação de Smith
Reativo. Solução *stock* de água oxigenada com concentração de 30%, que deverá ser mantida em frasco escuro e em refrigerador.

A solução de uso é feita no momento da realização da prova, recomendando-se uma solução de água oxigenada a 1%.

Técnica. O tubo de fermentação de Smith é preenchido com 5 mℓ de uma solução de água oxigenada a 1%, à qual se adicionam 15 mℓ de leite. O conjunto é incubado durante 3 h, em temperatura variando entre 35 e 37°C. Em seguida, avalia-se a quantidade de gás acumulada na extremidade fechada do tubo de fermentação, expressa em termos de volume de gás produzido (Quadros 9.23 e 9.24).

Interpretação. A interpretação está perfeitamente padronizada para leite de vaca; o leite higiênico desenvolve menos de 10% de gás (produção de 2 mℓ de gás). É importante destacar que o resultado será maior no colostro e no fim da lactação, alcançando, nas mamites, valores iguais ou superiores a 40% (produção de 8 mℓ de gás).

Prova da catalase em lâminas
A prova é simples de ser realizada, servindo de triagem; por isso, poderia ser realizada no estábulo, imediatamente após o exame físico da glândula mamária da vaca-leiteira ou no cabril, quando se examinam cabras.

Reativo. Solução *stock* de água oxigenada a 30%; solução de uso, feita no momento de realização da prova; recomenda-se a solução de água oxigenada a 3%, recente.

Técnica. Sobre lâmina de vidro lapidado, em geral utilizada para microscopia, colocam-se 5 gotas de leite, às quais se adicionam

no leite são: (1) prova da catalase, de Whiteside; (2) prova de Schalm e Noorlander (California Mastitis Test – CMT), relacionadas com a existência de DNA (ácido desoxirribonucleico celular) no leite. Nas vacas e nas búfalas, a prova é realizada sem contestação; contudo, nos caprinos, a secreção apócrina da glândula mamária libera, no leite, corpúsculos citoplasmáticos livres de DNA que, no entanto, morfologicamente, se assemelham aos leucócitos em tamanho e formato, dificultando as contagens das células somáticas do leite por meio de contadores eletrônicos.

Prova de catalase
A catalase é uma enzima encontrada em efusões orgânicas de animais (extravasamento de conteúdo sanguíneo ou linfático nos ductos e cavidades da glândula mamária) e vegetais. Sua quantidade é pequena no leite, exceto no leite produzido no início e no fim da lactação. Nas mamites, a ocorrência e a concentração láctea de catalase aumentam de modo evidente, revelando a existência de maior número de células somáticas nas amostras de leite.

Quadro 9.23 Pesquisa de leite mamitoso | Determinação de pH e celularidade pela prova da catalase.

Avaliação do pH
- Potenciômetro
  - papel de azul bromocresol – alcalinidade (7,2)

Avaliação da celularidade – leucócitos (neutrófilos)
- Prova da catalase ($2H_2O_2 + \text{catalase} \rightarrow O_2 + 2H_2O$)
- Prova de Whiteside
- Prova de Schalm Noorlander – CMT

CMT = California Mastitis Test.

Quadro 9.24 Interpretação da prova da catalase em tubo de fermentação.

O_2 despendido		Cél./mℓ × 10^3
< 20%	< 4 mℓ	< 500
20 a 30%	4 a 6 mℓ	500 a 1.000
> 30 a 40%	> 6 a 8 mℓ	> 1.000 a 2.000
> 40%	> 8 mℓ	> 2.000

2 gotas de solução de água oxigenada a 3%, realizando-se, em seguida, a homogeneização da mistura.
Interpretação. O resultado da reação é demonstrado pela formação de bolhas de gás no interior da mistura, facilmente evidenciada ao se colocar a lâmina sobre uma superfície plana escura. A produção de oxigênio molecular caracteriza-se pelo desprendimento de bolhas de gás, sendo a quantidade de gás produzida diretamente proporcional ao número de células somáticas do leite.

Prova de Whiteside

A prova de Whiteside, executada em lâminas ou em tubos de ensaio, teve como base o princípio descrito e aplicado no teste de *Donné*, idealizado por esse médico e microbiologista, no século 19, para quantificar pus no sedimento urinário, pois foi observado que a adição de hidróxido de potássio ao sedimento urinário contendo pus tornava a mistura espessa e viscosa (Figura 9.54).

Prova de Whiteside em tubos de ensaio

Essa prova é perfeitamente feita em amostras de leite de ruminantes leiteiros, no momento do exame clínico desses animais, pois não exige manipulações complexas. Originalmente, foi introduzida por Whiteside (1939), para o controle de mamites em rebanhos de vacas-leiteiras.
Reativo. Hidróxido de sódio normal (4%) e solução de bromocresol púrpura (1:300).
Técnica. Em um tubo de ensaio contendo 2 mℓ de solução normal de hidróxido de sódio, adicionam-se 2 a 3 gotas da solução de bromocresol púrpura e, a seguir, colocam-se 8 a 10 mℓ de leite (sem espuma); finalmente, a mistura é homogeneizada por inversão do tubo de ensaio adequadamente tampado.
Interpretação. Os resultados são assim anotados: (– – –) para resultado negativo e (± – –), (+ + –) e (+ + +), respectivamente, para as provas positivas, crescendo, conforme a intensidade da reação, com aumento do número de células somáticas. A positividade da reação e sua intensidade são demonstradas pelo aparecimento de precipitados que aderem à parede do tubo nos movimentos de inversão deste; simultaneamente, ocorre aumento de viscosidade da mistura. A leitura deve ser feita imediatamente após a homogeneização da mistura.

Prova de Whiteside em lâminas

Essa prova para avaliar o número de células somáticas do leite apresenta maior sensibilidade que a anterior e foi modificada por Murphy e Hanson (1941). É possível realizá-la em lâminas ou em placas de vidro lapidado, semelhantes às usadas no teste de soroaglutinação rápida para diagnóstico de brucelose (placas de Huddleson).
Equipamento e reativo. Placa de vidro com reticulado quadrado com 4 cm de lado e solução normal de hidróxido de sódio, ou seja, solução a 4%.
Técnica. No reticulado, colocam-se 5 gotas de leite, cuja temperatura deve se assemelhar àquela do ambiente. Em seguida, adiciona-se 1 gota de solução de NaOH a 4%, fazendo-se, durante 20 s, homogeneização com bastões de plástico ou de madeira, espalhando-se a mistura em um círculo com aproximadamente 3 cm de diâmetro. Recomenda-se realizar as provas com amostras de leite recém-ordenhado. Quando a amostra tiver temperatura maior que a ambiental, recomenda-se adicionar 2 gotas de solução de NaOH a 4%, em vez de 1 gota.
Interpretação. O resultado da reação, nos casos de provas positivas, demonstra a formação de massas viscosas que, sob atuação da homogeneização com bastão, reúnem-se em pequenos grumos brancos, dispersos em fluido translúcido, quando observados com iluminação colocada sob a placa de vidro. As anotações dos resultados são feitas da seguinte maneira: reação negativa (– – –); reação suspeita (± – –) e reações positivas, de acordo com suas intensidades e característica dos grumos, respectivamente, em (+ – –); (+ + –); (+ + + –); (+ + + +) (Quadro 9.25).

Prova de Schalm e Noorlander | California Mastitis Test

Essa prova foi padronizada por Schalm e Noorlander, em 1957, para determinar o número de células somáticas no leite produzido por grupos de vacas (leite de tambor ou tanques) e avaliar a higiene da produção, como também estimar a ocorrência e a influência da mamite sobre a produção leiteira dos rebanhos. A prova do CMT baseia-se nos princípios de reação do DNA nuclear com a soda, como já descrito para a prova de Whiteside; todavia, os dois autores citados verificaram que a adição de um agente tensoativo melhorava o poder de destruição das células somáticas, tornando as reações mais evidentes. Assim, Schalm e Noorlander (1957) associaram à soda um agente tensoativo amniótico, isto é, o alquil-aril sulfonato. Esse detergente também atua sobre os glóbulos de gordura, reduzindo seus volumes e facilitando sua dispersão, possibilitando melhor avaliação das reações.

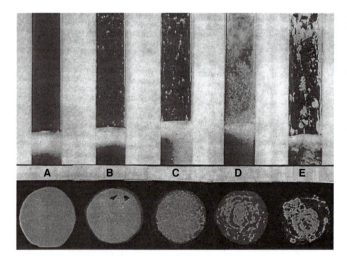

Figura 9.54 Resultados da prova de Whiteside realizada em placa. **A.** (– – –) A mistura se mantém opaca, sem grumos. **B.** (± – –) A mistura se mantém opaca, havendo percepção de partículas finas dispersas ou pequenos grumos aderidos à parede do tubo. **C.** (+ – –) A mistura apresenta coágulos – evidentes na homogeneização com bastão, inúmeros grumos de pequeno tamanho aderem à parede do tubo. **D.** (+ + –) A mistura apresenta coagulação e os coágulos acompanham o bastão de homogeneização; massas de grumos aderem à parede do tubo. **E.** (+ + +) A mistura coagula imediatamente e as massas movimentam-se com o uso do bastão homogeneizador; massas de grandes grumos coagulados aderem à parede do tubo.

Quadro 9.25 Pesquisa de leite mamitoso | Determinação da celularidade pela prova de Whiteside.*

Reativo: NaOH 4% + bromocresol púrpura 1:300
Em tubos – 2 mℓ NaOH + 3 gotas de bromocresol púrpura + 8 mℓ de leite
Cor violeta = alcalinidade
Maior viscosidade + grumos = celularidade
Em lâmina – 1 gota NaOH – 4% + 5 gotas de leite → grumos (+)

*Adaptado da prova de Donné.

O CMT foi modificado, no Brasil, por Fernandes, docente do Curso de Medicina Veterinária da Universidade Federal do Rio Grande do Sul, substituindo o detergente por produto comercial de limpeza doméstica, dando à prova a denominação de *Teste de Viamão*.

Reativo. O reativo de Schalm e Noorlander tem a seguinte constituição: hidróxido de sódio 13,5 g; púrpura de bromocresol a 0,4 g; alquil-aril-sulfonato de sódio 1,9 g; completando-se o volume com água q.s. 3,8 ℓ.

A reação é feita em bandejas especiais contendo quatro receptáculos, numerados e/ou identificados pelas letras B e A, para amostras de leite das glândulas anterior e posterior esquerdas; D e C, para amostras das glândulas anterior e posterior direitas. O sistema foi padronizado para vacas-leiteiras, podendo ser plenamente utilizado para búfalas; em cabras, tem sido utilizado com reservas (evidentemente, nesses casos, utilizam-se apenas dois receptáculos). Os resultados obtidos são controversos, pois os caprinos têm, em condições fisiológicas, maior número de células somáticas que vacas e búfalas.

Técnica. Nos receptáculos da placa, ordenham-se aproximadamente 2 mℓ de leite; a igualdade de volume é conseguida inclinando-se a placa 45°. Adiciona-se igual volume do reativo para, a seguir, homogeneizar a mistura com movimentos circulares (atualmente, essas placas trazem duas marcas elevadas que, quando na referida inclinação, indicam, aproximadamente, os volumes do reativo e da mistura total).

Natureza da reação da prova de Schalm e Noorlander. O princípio ativo da reação é o ácido desoxirribonucleico (DNA) liberado do núcleo das células somáticas, principalmente dos leucócitos, destruídos por ação da soda e do detergente amniótico, resultando na gelificação da mistura. O pH da reação será demonstrado pelo indicador – púrpura de bromocresol.

Interpretação. A avaliação dos resultados positivos na prova CMT é feita pela intensidade da viscosidade desenvolvida. Da mesma maneira, observam-se as modificações do pH: coloração violeta representa pH alcalino (alc. ≈ 7,2) e amarelada, o pH ácido (ác. = 5,2); esses dados devem figurar nos resultados da reação, com a avaliação da intensidade da reação (Figura 9.52).

É possível realizar a prova CMT, sem dificuldade de interpretação, nas fêmeas de bovinos e bubalinos (Figura 9.53). No entanto, destaca-se que, nas cabras e ovelhas, existem, no leite, corpúsculos citoplasmáticos resultantes do processo apócrino da secreção láctea, bem como maior número de células somáticas em condições fisiológicas. Contudo, os corpúsculos não apresentam reação com os reagentes utilizados na realização dessa prova, pois são desprovidos de DNA. Nesse momento, é conveniente fazer o primeiro alerta sobre o uso dos métodos semiquantitativos de avaliação de resultados, por provas que demonstram qualidades de reações, sem possibilitar sua exata quantificação. Essas provas dependem do virtuosismo do examinador, isto é, estão mais relacionadas com a capacidade do avaliador de diferenciar reações (e não com sua experiência) e, por isso, dependem de inúmeros fatores aleatórios.

Os resultados da prova de CMT em caprinos e ovinos devem ser interpretados com muito critério com relação ao tipo de secreção do leite e sua constituição, particularmente no que se refere ao número de células somáticas (exuberante quantidade de células epiteliais e de leucócitos). Assim, os resultados se caracterizam por evidente formação de grumos e aumento da viscosidade, quase sempre considerados como fortemente positivos. Tal restrição traz pelo menos uma vantagem: o método não possibilitará "o diagnóstico de mamite assintomática". Os especialistas Mary C. Smith e David M. Sherman, no livro *Goat Medicine* (1994), destacam: "o leite de cabra, naturalmente, apresenta maior quantidade de células epiteliais que o leite de vaca, sendo considerado que leite cujo resultado seja T (traços) ou 1 (fracamente positivo) representaria resultados de amostras com até 1 milhão de células somáticas por mililitro, não caracterizando motivo de preocupação".

Apesar de os referidos autores utilizarem no texto do livro a designação mamite assintomática, destacam: "a precariedade do uso do CMT (ou outro teste qualquer), para o diagnóstico da mamite assintomática, depende da prevalência da mamite no rebanho; em rebanho submetido a bom manejo sanitário, um resultado positivo pode ter valor diagnóstico insignificante."

Como destacado anteriormente, os resultados obtidos no leite de pequenos ruminantes devem ser interpretados com atenção, destacando: o resultado negativo é um bom indício de ausência do processo inflamatório da mama; os resultados ligeiramente positivos são observados em animais sadios e podem representar até $1,5 \times 10^6$ células somáticas por mℓ; os fortemente positivos indicam, seguramente, uma reação causada por um processo inflamatório da mama e resultados com até $5,0 \times 10^6$ células somáticas por mℓ.

Na avaliação dos resultados da prova de Schalm e Noorlander, devem ser considerados e destacados alguns detalhes. A maior intensidade de reação da prova é observada no fim da lactação ou durante enfermidades sistêmicas. Contudo, nessas circunstâncias, o resultado é observado no leite obtido em todas as glândulas que constituem o úbere; se houver resultados diferentes entre as amostras das metades ou dos quartos da mama, há indícios evidentes de inflamação no quarto ou metade que apresentar reação mais intensa.

Apesar dos resultados de pequeno valor apresentados pelo CMT em cabras e ovelhas leiteiras, é preciso apresentar, nesse momento, o sistema de apreciação dos valores dessas provas, delineado por Schalm *et al.* (1971), idealizadores do método, configurando nos Quadros 9.26 a 9.28 a interpretação dos resultados no leite de vacas, cabras e ovelhas.

Quadro 9.26 Avaliação da prova de Schalm e Noorlander (CMT) em leite de vaca.*

Resultado de acordo com os autores	Avaliação	Estimativa | Cél. somáticas/mℓ e amplitude de variação
(– – –) negativo	Mistura sem modificação	Até 200.000 (até 25% de Ne)
(± – –) traços	Mistura com viscosidade fugaz – desaparece com a movimentação	150.000 a 500.000 (30 a 40% de Ne)
(+ – –) levemente positivo	Reação demonstrando viscosidade da mistura	400.000 a 1.500.000 (40 a 60% de Ne)
(+ + –) fracamente positivo	Homogeneização da mistura demonstra ocorrência de sua gelificação	800.000 a 5.000.000 (60 a 70% de Ne)
(+ + +) fortemente positivo	Na mistura, além da gelificação, demonstra-se coagulação com formação de massas gelatinosas	Mais de 5.000.000 (70 a 80% de Ne)

*Reativo: NaOH 12,5 g + púrpura de bromocresol 0,4 g + detergente amniótico 1,9 g + H$_2$O q.s. 3,8 ℓ; prova em bandeja especial (2 mℓ de leite + 2 mℓ de reativo).

CMT = California Mastitis Test; Ne = leucócitos do tipo polimorfonucleares neutrófilos.

Quadro 9.27 Avaliação da prova de Schalm e Noorlander (CMT) em caprinos.

Resultado de acordo com os autores	Avaliação	Estimativa | Cél. somáticas/mℓ e amplitude de variação
(− − −) negativo	Reação sem modificação	60.000 (até 480.000)
(± − −) traços	Reação com líquido mucoso na periferia do receptáculo	270.000 (até 630.000)
(+ − −) levemente positivo	Reação com formação mucofloculenta, sem tendência a formar cume central	660.000 (240.000 a 1.440.000)
(+ + −) fracamente positivo	Reação com formação de gel semilíquido, com movimento em massas e formação de cume central	2.400.000 (1.080.000 a 5.850.000)
(+ + +) fortemente positivo	Reação com formação de massa gelatinosa convexa e presa ao fundo do receptáculo	Mais de 10.000.000

Na notação de resultados por cruzes, recomenda-se sempre deixar claro o número máximo considerado: − − = (−); ± ± = ((+) −); + + = (+ −); + + + = (+ + −); + + + + = (+ + +).
CMT = California Mastitis Test.
Fonte: Schalm *et al.*, 1971.

Quadro 9.28 Avaliação da prova de Schalm e Noorlander (CMT) em ovinos.

Resultado de acordo com os autores	Avaliação	Estimativa | Cél. somáticas/mℓ e amplitude de variação
(− − −) negativo	Reação sem modificação	30.000 (até 310.000)
(± − −) traços	Reação com líquido mucoso na periferia do receptáculo	200.000 (até 520.000)
(+ − −) levemente positivo	Reação com formação mucofloculenta, sem tendência a formar cume central	900.000 (200.000 a 2.800.000)
(+ + −) fracamente positivo	Reação com formação de gel semilíquido, com movimento em massas e formação de cume central	2.800.000 (1.144.000 a 4.800.000)
(+ + +) fortemente positivo	Reação com formação de massa gelatinosa convexa e presa ao fundo do receptáculo	9.500.000 (1.250.000 a 17.000.000)

CMT = California Mastitis Test.
Fonte: Schalm *et al.*, 1971.

 Você sabia?

- Poesia, uma vaca da raça Holandesa, escreveu seu nome na história em 2024 ao estabelecer um novo recorde de produção diária de leite. Quebrou esse recorde mundial na Exposição Agropecuária de Passos/MG, em que conquistou os holofotes do evento com o impressionante número de 144,2 kg de leite obtidos em menos de 24 h. A expectativa é que Poesia seja reconhecida e registrada no livro de recordes. O feito anterior foi ostentado por Marília FIV Teatro de Naylo, da raça Girolando, conquistado em 2019 com um total de 127,6 kg de leite, obtidos em três ordenhas, durante o 34º Torneio Leiteiro de Areias/SP, marcando presença no *Guinness World Record*.

Atenção

Na avaliação dos resultados do CMT, em amostras de leite de ruminantes, obtidas de glândulas mamárias sadias ou suspeitas, foi demonstrado, em inúmeras circunstâncias, que o aumento da celularidade do leite não se deve, seguramente, a processos inflamatórios de origem infecciosa. Sabe-se que há maior número de células somáticas quando há retenção de leite entre ordenha, no início e no fim da lactação, nos primeiros e nos últimos jatos de uma ordenha; no entanto, certamente, essa ocorrência é predominante nas mamites.

Exame microscópico do leite

O exame microscópico do leite, com finalidade de estabelecer o número de células somáticas por mililitro de leite, bem como para avaliar as características morfológicas dessas células, não é feito necessariamente em amostras estéreis de leite. Contudo, como esse é um exame semiológico mais complexo, exigindo utilização de laboratório especial, ele é feito na mesma amostra destinada aos exames microbiológicos, evitando-se assim a necessidade de outra coleta de amostra.

Coleta de amostras

As amostras de leite destinadas a exames laboratoriais, principalmente para realização de exames bacteriológicos, devem ser coletadas com cuidados de assepsia. As normas descritas a seguir são recomendáveis, pois obtiveram excelentes resultados em buiatria.

Inicialmente, faz-se a assepsia da extremidade do teto, particularmente do seu orifício. Com chumaço de algodão embebido em álcool a 70%, realiza-se a limpeza da extremidade do teto para, a seguir, passar com energia pequenos pedaços de algodão embebidos na mesma substância, inúmeras vezes, sobre o orifício do teto, recomendando-se a cada limpeza renovar o algodão (Figura 9.55). No entanto, pelo pequeno tempo de atuação do álcool a 70%, a assepsia seria mais mecânica que por ação asséptica. Não se recomenda deixar o teto molhado com álcool ou usar soluções assépticas enérgicas, pois, contaminando o leite, essas substâncias impediriam ou dificultariam o crescimento bacteriano.

O volume de leite a ser coletado varia entre 5 e 10 mℓ, de acordo com a capacidade do recipiente utilizado e as necessidades das provas. Recomendam-se tubos de centrífuga de vidro, com capacidade para 15 mℓ, providos de rolha de cortiça ou borracha, protegidos por papel-manilha e esterilizados em forno Pasteur. É conveniente ressaltar que é mais importante coletar uma amostra representativa que uma amostra volumosa; esse cuidado se aplica, particularmente, para animais rebeldes, quando a ordenha é mais difícil, em virtude das reações e indocilidade do animal.

Os primeiros jatos de leite, ou seja, o leite acumulado nas cisternas do teto, no período entre ordenhas, são desprezados, pois apresentam grande número de bactérias saprófitas e a ordenha prévia descontamina o *ductus papillaris*. Contudo, mais uma vez, cabe ressaltar que o exame da glândula mamária é um complexo semiológico no qual se inscrevem inúmeras provas, destacando avaliação macroscópica do leite, determinação do pH e realização da prova de Schalm e Noorlander. Por isso, no momento da coleta da amostra, já foi realizado previamente o escoamento do leite retido nas cisternas; portanto, houve uma limpeza mecânica do canal do orifício do teto.

A amostra é coletada por ordenha, em sentido horizontal, isto é, mantendo-se o tubo coletor paralelo ao solo, protegendo a parte estéril da rolha sob a mão que a segura, juntamente com o mencionado tubo (Figura 9.55). Assim, é evitado que pelos e outros detritos contaminem a rolha ou penetrem, inadvertidamente, no interior do tubo de coleta, alterando a qualidade semiológica da amostra.

Essa amostra deve ser enviada imediatamente ao laboratório, ou refrigerada, podendo ser utilizada dentro de 24 h, sem outros cuidados de conservação.

Contagem de número de células somáticas

A contagem de células somáticas do leite, em animais ruminantes de uso leiteiro, refere-se praticamente ao número de

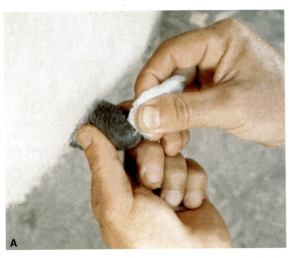 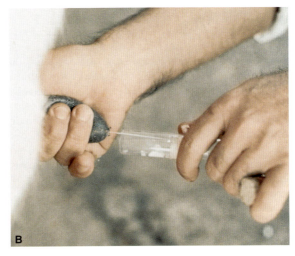

Figura 9.55 Coleta de amostras estéreis de leite. **A.** Assepsia da cúpula e orifício do teto. **B.** Coleta do leite mantendo o tubo em posição horizontal.

leucócitos; contudo, no caso particular dos caprinos, é conveniente ressaltar que o número de células somáticas é muito grande, pois aos leucócitos se associam as células de descamação do tecido epitelial de revestimento interno das várias estruturas da glândula mamária.

Cabe ressaltar, mais uma vez, a ocorrência dos corpúsculos citoplasmáticos no leite de vaca, partículas assemelhadas em tamanho e formato aos leucócitos e que dificultam a avaliação qualitativa e quantitativa das contagens de células somáticas, principalmente quando a contagem ocorre por contadores eletrônicos de partículas.

Dentre os leucócitos observados no leite, pelo significado diagnóstico que apresentam, destacam-se os polimorfonucleares granulócitos neutrófilos.

Foram inúmeras as técnicas recomendadas para a contagem total das células somáticas do leite, merecendo destaque as expostas no Quadro 9.29.

Método de Trommsdorff

Trata-se de uma técnica com base na centrifugação e separação das células por decantação, com auxílio de centrifugação em tubos especiais, com capacidade para 10 mℓ de leite. A avaliação do número de células é proporcional ao volume do sedimento, medido na porção capilar aferida, existente na extremidade desses tubos. A avaliação semiquantitativa é considerada pouco sensível, fornecendo, contudo, informações válidas para o diagnóstico clínico, principalmente se a coloração do sedimento for amarelada, revelando a existência de piócitos e, assim, detectando a ocorrência de um processo inflamatório catarral da glândula mamária (Quadro 9.29).

Método de Prescott e Breed

Esse método de contagem de células somáticas é feito em esfregaços de leite corados. De acordo com os autores citados, 0,1 mℓ de leite homogeneizado deve ser estendido sobre uma área de 1 cm^2 demarcada em uma lâmina de vidro lapidado, para, em seguida, ser seco e fixado em álcool metílico e corado com uma solução de azul de metileno, ou outro corante celular. As células são contadas sobre 100 diferentes campos microscópicos (utilizando-se objetiva de imersão). Para o número global de células somáticas por mℓ de leite, multiplica-se o número de células encontradas em 100 campos por 5 mil. Esse fator de multiplicação poderá variar conforme as características do microscópio utilizado (do fator do microscópio) (Quadro 9.29).

Contagem em câmaras hematimétricas

A contagem das células é feita em amostras diluídas em líquidos especiais, que possibilitem a fragmentação dos glóbulos de gordura e perfeita dispersão das células, em câmaras hematimétricas do tipo Neubauer, modificadas ou similares. A técnica assemelha-se à descrita para contagem de hemácias e leucócitos sanguíneos.

Contagem em contadores automáticos

Contagem eletrônica

A contagem eletrônica das células somáticas utilizando-se aparelhos como o *Coulter Counter* (contador eletrônico de partículas), apesar de facilitar e dar precisão e sensibilidade à contagem, exige um laboratório sofisticado e não deve ser recomendada para contagem de células somáticas do leite de caprinos. Tal restrição é consequente à ocorrência das partículas citoplasmáticas no leite de cabra (não existe no leite de vaca), com tamanho semelhante ao dos leucócitos e, por isso, as contagens assim determinadas apresentam valores que são praticamente o dobro do número real das células somáticas existentes na amostra de leite. Esse tipo de contagem em leite de vacas aplica-se, sobretudo, para avaliar a condição de produção higiênica do leite de consumo e para controle clinicoepidemiológico da mamite nos rebanhos leiteiros.

Quadro 9.29 Exame macroscópico do leite | Contagem de células somáticas.

- Coleta de amostras
  - Esterilidade – assepsia – evitar contaminação
- Contagem de células somáticas
  - Método de Trommsdorff – por centrifugação (avaliação do volume do sedimento)
  - Método de Prescott e Breed – contagem das células em esfregaço de leite corado × fator microscópico
  - Contagem em câmaras hematimétricas, contadores eletrônicos e avaliação do DNA do núcleo das células
- Mamite catarral por estafilococos coagulase (–): 700.000 a 5.000.000 cél./mℓ
- Mamite catarral por estafilococos coagulase (+): 600.000 a 1.000.000 cél./mℓ
- Mamite catarral por estreptococos: 1.500.000 a 4.500.000 cél./mℓ

DNA = ácido desoxirribonucleico.

Variações de quantidade

A contagem padrão de células no leite deve ser feita em amostras obtidas imediatamente antes da ordenha normal e seus valores, em termos médios, alcançam cifras maiores que 400 mil células/mℓ, para vacas, e 800 mil células/mℓ, para cabras. Observa-se aumento fisiológico no início e no fim da lactação (no fim da lactação, observa-se aumento de macrófagos e células epiteliais descamadas), sendo também maior o número de células somáticas, no início e no fim da ordenha; em condições patológicas, aumento nas congestões mamárias, na retenção de leite na mama (ordenha malfeita), nos traumatismos e, principalmente, nas mamites.

A interpretação da contagem de células somáticas do leite das vacas somente terá significado semiológico para o diagnóstico dos casos de mamite quando utilizados métodos apropriados (sensíveis, específicos e padronizados), pois o leite da vaca difere do leite da cabra, principalmente por resultar de secreção do tipo apócrino de secreção láctea, dando-lhe características próprias. Como citado na literatura consultada: "a aplicação de testes, provas e regulamentos padronizados e desenvolvidos para bovinos em caprinos leiteiros, frequentemente, leva os criadores e produtores comerciais a uma situação de pânico, ao interpretar o *grande número de células* contadas como evidência de sérios problemas de mamite no rebanho, ou se houver ameaças de sanções econômicas pelos órgãos de fiscalização da produção higiênica do leite" (Smith e Sherman, 1994).

Pelos motivos mencionados, as determinações do número de células somáticas no leite utilizando-se contadores eletrônicos do tipo *Coulter Counter* não são consideradas nem específicas nem sensíveis para o diagnóstico de mamites nos caprinos, pois, aproximadamente 1/3 dos resultados obtidos em animais sadios foi maior que 2 milhões de células por mililitro.

Método fossomático

Esse método de determinação automatizada de contagem celular em fluidos orgânicos utiliza uma técnica fluorescente, reagindo o leite com um corante que tem afinidade específica para o ácido desoxirribonucleico do núcleo das células; portanto, sensível e específico para determinar essas células. Por isso, atualmente, é recomendado por associações responsáveis pelo controle higiênico do leite. Nesse tipo de contagem, incluem-se as células epiteliais e os leucócitos. No caso do leite de cabra, não há interferência das partículas citoplasmáticas, oriundas da secreção apócrina de leite, pois as partículas citoplasmáticas são destituídas de DNA.

Diferenciação das células somáticas do leite

A diferenciação das células somáticas é feita sobre esfregaços corados, feitos com leite homogeneizado ou a partir de sedimento da amostra, após a centrifugação.

Técnica. O esfregaço é feito com a amostra utilizada para a contagem total de células somáticas ou com sedimento de leite, antes da realização do exame microbiológico do leite (a centrifugação da amostra do leite antes da realização do exame bacteriológico é um método de concentração que facilita o isolamento de bactérias). Nesse último caso, a amostra é centrifugada durante 10 a 15 min com 2.500 rpm; desprega-se o tampão de gordura por aquecimento; despreza-se o sobrenadante, coletando-se o sedimento com alça de platina estéril, distribuindo-o sobre lâmina lapidada, para, finalmente, deixar o esfregaço secar e, em seguida, fixá-lo durante 10 min em álcool metílico.

Em ambos os casos, a coloração é realizada com solução aquosa de azul de toluidina a 1:2.000, durante 1 min ou com corante de Rosenfeld (atuação entre 5 e 10 min). Em seguida, o esfregaço é lavado, seco e observado em microscopia de campo claro (aumentado em 800 vezes).

Interpretação. Nos esfregaços, são diferenciados os seguintes tipos de leucócitos: polimorfonucleares neutrófilos e eosinófilos; mononucleares linfócitos e monócitos (macrófagos). Além disso, no caso do leite de cabras, há inúmeros corpúsculos citoplasmáticos. No colostro, existem conglomerados de células com citoplasma espumoso, denominadas "corpúsculos de Nissen". Na contagem diferencial das células somáticas do leite de vacas, é descrito, ainda, um grande número de células epiteliais (descamadas, cilíndricas e cúbicas); em condições patológicas, descreve-se a existência de células gigantes (na tuberculose), hemácias e fragmentos de células desintegradas (Quadro 9.30).

Nas mamites agudas, predominam os leucócitos, principalmente os polimorfonucleares neutrófilos. Nas mamites catarrais crônicas, aparecem nos esfregaços, feitos com sedimento, conglomerados de neutrófilos, envolvidos por massas de fibrina. Nas mamites apostematosas, além das massas de fibrina, observa-se uma granulação escura, dando um aspecto de ponteado sobre o esfregaço.

No esfregaço do leite, destaca-se que, nos casos de amostras coletadas de glândula acometida por mamite, é possível observar grupos de bactérias; assim, esse exame tem a conotação de bacterioscopia.

Exame microbiológico do leite

Um dos conceitos fundamentais da semiologia e da patologia clínica, relacionados com as enfermidades das glândulas mamárias, é aquele salientando que seus diagnósticos devem ser precisos e precoces, pois as lesões de tecidos glandulares são irreversíveis e, mesmo que a evolução leve à cura completa, o tecido glandular destruído transforma-se em fibroso, deixando de ter capacidade secretora. Com base nessa afirmação, é possível concluir que as normas utilizadas no exame microbiológico do leite devem ser as básicas dessa ciência, submetidas, no entanto, a modificações, a fim de ser possível apresentar com brevidade (entre 36 e 48 h) o diagnóstico etiológico e a sensibilidade do agente microbiano causador da mamite aos antibióticos. As técnicas rotineiras que serão expostas a seguir são adaptadas do sistema de diagnóstico microbiológico das mamites padronizadas pelo laboratório especializado da clínica obstétrica e ginecológica dos bovinos, da Escola Superior de Veterinária – Hannover (Quadro 9.31).

Quadro 9.30 Exame microscópico do leite | Identificação das células somáticas do leite.

- Contagem diferencial de células somáticas
  - Técnica de esfregaço → fixação → exame microscópico com imersão (800 ×) – número médio = 150.000 (20.000 a 500.000) células somáticas/mℓ
  - Diferenciação
    - Polimorfonucleares neutrófilos: 50 a 70%
    - Polimorfonucleares eosinófilos: 0 a 3%
    - Mononucleares linfócitos: 25 a 35%
    - Mononucleares monócitos: 5 a 15%
  - Outras células: células epiteliais descamadas; células gigantes (na tuberculose da mama); hemácias e corpúsculos de Nissen (corpúsculos colostrais)

Fonte: Schönberg, 1951.

Capítulo 9 ◆ Semiologia do Sistema Reprodutor   363

> **Quadro 9.31** Exame microbiológico do leite, como norma rotineira para complementar o diagnóstico das mamites.
>
> - Coleta e preparo da amostra para o exame
> - Bacterioscopia: lâmina corada com azul de toluidina ou corante de Rosenfeld
> - Isolamento de microrganismos do leite
>   - Plaquear em ágar-sangue
>   - Semear em caldo glicosado
> - Pesquisa de sensibilidade aos antibióticos: antibiograma

> **Quadro 9.32** Frequência de bactérias patogênicas causadoras de mamite isoladas de amostras de leite.
>
> | Bactérias | Frequência (%) |
> |---|---|
> | *Staphylococcus* spp. | 52,4 |
> | *Streptococcus* spp. (*agalactiae, dysgalactiae* ou *uberis*) | 22,5 |
> | *Arcanobacterium pyogenes* | 9,1 |
> | Germes coliformes (bacilares) | 8,6 |
> | Fungos (leveduras) | 2,7 |
> | Germes indeterminados | 4,8 |
>
> Com base em 160 casos clínicos de mamite em vacas-leiteiras criadas na região de Campinas/SP.

Coleta de amostras

As amostras coletadas devem ser representativas do leite produzido pela glândula mamária, recomendando, para tanto, utilizar as normas e os cuidados de assepsia apresentados anteriormente.

Preparo de amostra para provas bacteriológicas

Antes da realização das provas, as amostras devem ser centrifugadas durante 10 a 15 min a 2.500 rpm; desprega-se o tampão de gordura por aquecimento; despreza-se o sobrenadante; restando o sedimento, concentrado para a realização dos exames microbiológicos: (1) bacterioscopia; (2) isolamento bacteriológico; e (3) avaliação da sensibilidade do agente bacteriano, frente a diferentes antibióticos e quimioterápicos.

Bacterioscopia. O exame microscópico do esfregaço do sedimento lácteo, fixado em álcool metílico e corado com azul de toluidina ou outro corante celular, utilizado para a avaliação das células somáticas, torna possível a evidenciação das bactérias (o uso do corante de Rosenfeld, como recomendado em hematologia, tem apresentado excelentes resultados), pois cora tanto o núcleo como o citoplasma das células somáticas. Nesses esfregaços, encontram-se principalmente estafilococos e estreptococos, que podem estar distribuídos entre as células ou observados no interior delas, representando então uma fase do processo de fagocitose.

Isolamento de bactérias do leite. Após a realização do esfregaço do sedimento lácteo para identificar as células somáticas ou evidenciar a existência de bactérias, a alça de platina deve ser esterilizada e reutilizada, semeando o sedimento lácteo em ágar-sangue e, posteriormente, em caldo glicosado. Os meios de cultura são a seguir incubados durante 18 a 24 h em estufas mantidas a 37°C. No uso rotineiro, as placas de ágar-sangue são subdivididas em quatro partes para possibilitar melhor aproveitamento do material de laboratório, e que quatro amostras sejam examinadas em apenas uma placa. Após a incubação, as placas são avaliadas anotando-se a ocorrência e o tipo de hemólise, as características e o tamanho das colônias. Das colônias evidenciadas, é possível fazer o isolamento do agente bacteriano causador da mamite e determinar a espécie do microrganismo isolado (Quadro 9.32).

Características das colônias em ágar-sangue:

- *Streptococcus*: colônias finíssimas, lisas e brilhantes, associadas a vários tipos de hemólise
- *Staphylococcus aureus*: colônias pequenas, elevadas, lisas, opacas ou brilhantes, descoloridas, com hemólise do tipo beta ou associada às hemólises alfa e delta
- *Micrococcus*: *Staphylococcus* coagulase-negativo, cuja morfologia é semelhante à anterior, podendo apresentar halo de hemólise do tipo beta com 1 mm de espessura

- *Coliformes*: colônias de tamanho médio, opaca, lisa, elevadas com odor de bolor
- *Arcanobacterium pyogenes* (anteriormente *Corynebacterium* e *Actynomices*): colônias finíssimas e com pequeno halo de hemólise, crescimento lento, devendo aguardar mais 48 h de incubação para que sejam obtidas melhores condições para a leitura do resultado. Destaca-se que o isolamento de microrganismos do gênero *Mycoplasma* exige meios sólidos ou líquidos especiais. Nos primeiros, crescem formando pequenas colônias típicas, com formato comparável ao de "ovos fritos" e, antes da realização da prova, devem ser mantidos em meios conservadores (de transportes) adequados.

Aspectos morfológicos das bactérias em esfregaços lácteos corados pelo Gram:

- *Streptococcus*: cocos unidos em cadeia de, no mínimo, cinco elementos arredondados ou ovais gram-positivos
- *Staphylococcus*: cocos unidos em grupos de, no mínimo, quatro elementos arredondados gram-positivos
- *Coliformes*: bacilos gram-negativos
- *Arcanobacterium pyogenes*: elementos pleomorfos, semelhantes a "caracteres chineses", podendo formar cadeias gram-positivas.

Características do crescimento em caldo glicosado. O crescimento em caldo glicosado é observado após 18 a 24 h de incubação a 37°C. As seguintes características devem ser destacadas:

- *Staphylococcus*: crescimento com turvação sem sedimento
- *Streptococcus*: crescimento com precipitações e formação de grumos e, raramente, com turvações
- *Coliformes*: crescimento com intensa turvação
- *Arcanobacterium pyogenes*: cresce mal nesse meio líquido de cultura.

Pesquisa de sensibilidade dos germes causadores de mamite aos antibióticos. A sensibilidade dos germes é avaliada por meio de antibiogramas, sendo possível empregar várias técnicas; uma dessas, realizada em placas de ágar-sangue, será descrita a seguir.

A cultura em meio líquido (caldo glicosado) é homogeneizada; algumas gotas são colocadas em placa com ágar-sangue e homogeneamente distribuídas com alça de Drigalsky. Feito isso, esperam-se alguns minutos, mantendo a placa sobre superfície nivelada, em posições equidistantes, e são colocados os discos contendo quantidades padrões de antibióticos. Recomenda-se a utilização de antibióticos que sejam facilmente encontrados no comércio e tenham indicação para uso intramamário ou intramuscular (penicilinas, cloxacilina, cefalosporina, lincomicina, neomicina, canamicina, tetraciclina, cloranfenicol, gentamicina, oleandomicina, eritromicina, entre outros). As placas para o antibiograma devem ser incubadas a 37°C durante 12 a 24 h, fazendo-se a leitura de acordo com o halo de inibição do crescimento bacteriano. De acordo com a espessura do halo de inibição e com a característica de antibióticos, os resultados são assim expressos: R = resistentes, S = sensíveis e MS = muito sensíveis.

A terapia deve ser recomendada conforme a sensibilidade apresentada pelas cepas de germes isolados. De acordo com a técnica descrita, o tratamento específico é preconizado em menos de 48 h. Caso tivesse sido feito o isolamento do agente, para, a partir de cultura pura, fazer o antibiograma, o resultado demoraria entre 72 e 96 h. Essa demora na exata indicação para terapia específica poderia tornar irreversível a evolução da infecção, impossibilitando a cura mesmo após uso de medicamentos adequados.

CONSIDERAÇÕES FINAIS

O perfeito diagnóstico das enfermidades da glândula mamária depende fundamentalmente de minucioso e adequado exame clínico do animal enfermo, alicerçado no conhecimento e na prática da metodologia técnica e normas da semiologia. Contudo, é necessário ressaltar que, no exercício rotineiro da profissão junto aos animais de produção, o médico-veterinário se submeterá a lento, mas eficaz, processo de formação, alcançando a maturidade necessária para o exercício da clínica veterinária.

Certamente, é possível afirmar que, no caso específico da semiologia da glândula mamária, com a utilização do plano de exame clínico apresentado neste capítulo, em associação à prática das técnicas recomendadas, o clínico veterinário estará apto a concluir seu exame clínico consistente e definitivo, estabelecendo o exato diagnóstico nosológico em todos os casos.

Seção E

Sistema Reprodutor Masculino

Marcelo Rezende Luz, Jeanne Broch Siqueira e Cely Marini Melo e Oña

INTRODUÇÃO

A maneira de avaliar os diferentes órgãos que compõem o sistema reprodutor masculino é pelo exame semiológico (ou andrológico), sendo possível verificar o potencial reprodutivo de um animal ou de um rebanho, sejam animais usados para monta natural ou para inseminação artificial.

No que diz respeito aos ruminantes, a maioria das propriedades rurais do Brasil ainda adota a monta natural como modo de reprodução. Nos bovinos, especificamente, a técnica de inseminação artificial é usada em apenas pouco mais de 10% do rebanho, com sêmen congelado proveniente de centrais de inseminação artificial ou congelado a campo. Considerando o tamanho do rebanho bovino nacional (aproximadamente 218,23 milhões de animais), fica evidente a importância do exame semiológico do sistema reprodutor masculino desses animais.

No mercado equino, a técnica de inseminação artificial com sêmen refrigerado ou congelado é cada vez mais usada no Brasil. Para tanto, os garanhões doadores de sêmen precisam ter sua fertilidade garantida e esporadicamente avaliada, a fim de manter boas taxas de prenhes nas éguas inseminadas.

Por outro lado, o mercado de animais de estimação (*pets*), especialmente dos cães, vem crescendo consideravelmente no Brasil, e os criadores já se preocupam com a possibilidade de incorporar genética em seus plantéis, com uso de inseminação artificial com sêmen fresco, refrigerado ou congelado. É necessário, portanto, que cães e gatos passem por avaliação reprodutiva antes de se tornarem potenciais reprodutores.

Além disso, independentemente da espécie abordada, o sistema reprodutor costuma ser alvo de lesões ou distúrbios que necessitam de tratamento, mesmo que o animal não seja usado para reprodução.

Nesta Seção serão abordados os principais aspectos do exame semiológico do sistema reprodutor masculino de ruminantes (bovinos, caprinos, ovinos e bubalinos), equinos, cães e gatos. Caso se busquem informações específicas para determinada espécie, é possível dedicar-se a determinadas subseções; no entanto, para conhecimento mais amplo, todo o capítulo deve ser lido, a fim de se conhecerem e compararem as diferenças entre as espécies.

RUMINANTES

Particularidades anatomofisiológicas

O sistema reprodutor dos ruminantes machos é constituído por escroto, testículos, epidídimos, cordões espermáticos, pênis, prepúcio e glândulas sexuais acessórias, incluindo ampolas dos ductos deferentes, próstata, glândulas vesiculares e glândulas bulbouretrais (Figura 9.56).

Escroto

O escroto, longo e penduloso em ruminantes, é uma bolsa cutânea composta por pele, fáscia escrotal e túnica dartos, adaptada ao tamanho e ao formato dos testículos contidos ali. A túnica dartos, constituída por camada fibroelástica subcutânea e muscular, está fundida ao folheto parietal da túnica vaginal (bolsa serosa que envolve os testículos) e envia uma bainha fibrosa para o plano mediano entre os dois testículos, formando o septo escrotal que divide o escroto em dois compartimentos, um para cada testículo. A pele fina e com poucos pelos (o que varia conforme a espécie), juntamente com a função da túnica dartos e o músculo cremaster, são importantes para a termorregulação testicular.

Em pequenos ruminantes, o escroto é recoberto por pelos e bipartido (separação externa parcial ou mesmo completa do escroto em uma linha medial), características relacionadas com

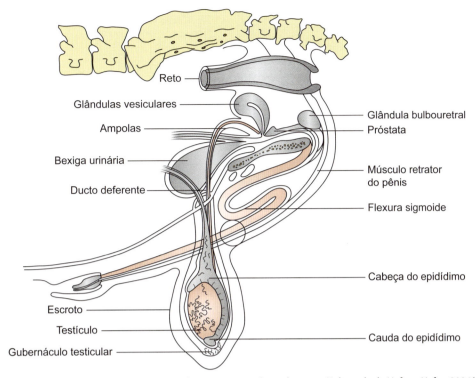

Figura 9.56 Ilustração dos componentes do sistema reprodutor do touro. (Adaptada de Hafez e Hafez, 2004.)

maior eficiência na termorregulação testicular, decorrente da maior quantidade de glândulas sudoríparas na pele escrotal e da maior vascularização na região bipartida.

Em búfalos, a região de inserção do escroto não sofre estreitamento evidente como em bovinos, sendo mais retilínea nas laterais, na região de transição escroto-abdome.

Testículos

Em ruminantes, os testículos localizam-se na região inguinal, em posição dorsoventral perpendicular à parede abdominal, no interior do escroto, próximos da flexura sigmoide, e são responsáveis pelas funções espermatogênica (produção de espermatozoides) e endócrina (produção de hormônios sexuais masculinos).

Cada testículo é revestido duplamente pela túnica vaginal, uma extensão do peritônio que passa pelo canal inguinal no momento em que os testículos migram da cavidade abdominal para a posição escrotal. São constituídos por uma massa de túbulos seminíferos enrolados (local da espermatogênese), circundada pela túnica albugínea, que envia septos para o seu interior, dividindo-os em lóbulos. Os túbulos seminíferos convergem para o mediastino dos testículos na rede do testículo (*rete testis*), que drena para os ductos eferentes, os quais se aglutinam em um único ducto epididimário ao chegarem ao epidídimo (Figura 9.57).

Durante o desenvolvimento fetal, as gônadas desenvolvem-se na região sublombar imediatamente caudal aos rins. A descida dos testículos para o escroto é orientada pelo gubernáculo, estrutura em forma de cordão que se estende do testículo através do anel inguinal para o escroto. O tempo de descida varia de acordo com a espécie, e nos ruminantes acontece durante a gestação, com 3,5 a 4 meses em touros e 3 meses em pequenos ruminantes.

Para uma produção adequada de espermatozoides pelos testículos, é necessário que a temperatura testicular esteja entre 4 e 6°C abaixo da temperatura corporal, o que é garantido pela termorregulação testicular, que ocorre pela ação de quatro mecanismos fisiológicos:

- Mecanismo de contracorrente no plexo pampiniforme do cordão espermático, onde ocorre troca de calor entre o sangue venoso resfriado, que sobe, e o arterial na temperatura corporal, que desce
- Contração da túnica dartos, que promove enrugamento e espessamento da pele escrotal
- Contração do músculo cremaster externo, que aproxima (por contração nas baixas temperaturas ambientes) ou afasta (por relaxamento nas altas temperaturas ambientes) os testículos do abdome do animal
- Transferência de calor por evaporação, pela ação das glândulas sudoríparas que respondem às elevações de temperatura. A pele escrotal contém termorreceptores que desencadeiam uma resposta local e sistêmica ao aumento da temperatura local.

É importante ressaltar que os taurinos (*Bos taurus taurus*), como Caracu, Charolês, Jersey, Limousin, Hereford e Holandês, são mais sensíveis ao estresse por calor do que os zebuínos (*Bos taurus indicus*), como Brahman, Gir, Guzerá, Indubrasil, Nelore e Tabapuã. Entre outros fatores, as características anatômicas observadas nos machos zebuínos possibilitam maior eficiência na termorregulação, se comparados aos taurinos. Dentre essas características estão: superfície de pele escrotal mais extensa e com maior número de glândulas sudoríparas, maior comprimento da artéria testicular, menor espessura da parede arterial e circulação arteriovenosa no plexo pampiniforme em íntimo contato.

Epidídimos

Os epidídimos são compostos pelo longo e tortuoso ducto do epidídimo, que conecta os ductos eferentes do testículo ao

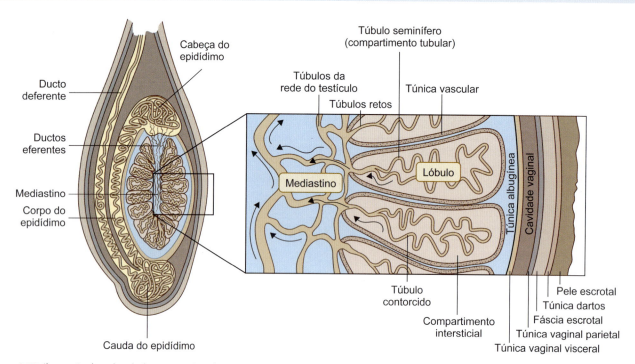

Figura 9.57 Ilustração da rede tubular percorrida pelos espermatozoides: túbulos seminíferos → túbulos retos → *rete testis* (mediastino testicular, também denominado rede do testículo) → ductos eferentes → cabeça do epidídimo → corpo do epidídimo → cauda do epidídimo → ducto deferente. (Adaptada de Senger, 2003.)

ducto deferente. Estão intimamente apostos sobre a superfície testicular, conectados pelo mesoepidídimo e pelo ligamento testicular próprio, podendo ser divididos em três partes: cabeça, corpo e cauda.

A cabeça do epidídimo está justaposta ao polo da glândula, próximo à inserção do cordão espermático. O corpo estende-se medialmente aos testículos e é de difícil palpação, por sua pequena espessura. Já a cauda, localizada no polo testicular oposto à cabeça, pode apresentar maior ou menor consistência de acordo com a reserva espermática existente.

Os epidídimos são responsáveis pelo transporte, armazenamento e maturação dos espermatozoides; por isso, qualquer alteração que interfira nessa função pode ocasionar infertilidade. O tempo de trânsito dos espermatozoides pela cabeça e pelo corpo do epidídimo não é afetado pela ejaculação. Na cauda do epidídimo, o tempo de permanência dos espermatozoides varia entre as espécies e é reduzido em machos sexualmente ativos. Não havendo ejaculação, o principal destino dos espermatozoides armazenados na cauda dos epidídimos é a descarga espontânea na uretra, sendo eliminados na urina.

Cordões espermáticos

Os cordões espermáticos, ou funículos espermáticos, contêm os vasos sanguíneos (artéria e veias testiculares), nervos, vasos linfáticos e o ducto deferente, e mantêm suspenso cada testículo dentro do escroto. No interior do cordão espermático, a artéria testicular é extremamente contorcida. No bovino, 10 cm de cordão espermático contêm aproximadamente 7 m de artéria. As veias testiculares formam o plexo pampiniforme, de elaboração complexa, semelhante a uma malha ao redor das alças arteriais. O amplo contato entre os vasos no interior do funículo refrigera o sangue dentro da artéria em sua descida para o testículo.

 Você sabia?

- O odor muitas vezes atribuído ao leite de cabra é, na verdade, proveniente de glândulas presentes apenas no bode reprodutor. Denominado "odor hircino", tem a função de atrair a fêmea no cio. Para evitar que o cheiro seja assimilado pelo leite, deve-se manter as cabras em lactação distantes do bode.

Pênis

É constituído pela glande ou extremidade livre, a parte principal ou corpo, e os dois ramos ou raízes que se inserem ao arco isquiático da pelve. O volume da estrutura interna do corpo do pênis é composto de colunas pares de tecido erétil, os corpos cavernosos. Cada corpo cavernoso está repleto de sinusoides sanguíneos divididos por lâminas de tecido conjuntivo denominadas "trabéculas", que formam o volume do pênis nas espécies com pênis fibrelástico (ruminantes), caracterizando um pênis firme mesmo quando não ereto. O sulco ventral na linha mediana entre os corpos cavernosos contém a uretra peniana e o corpo não pareado associado de tecido erétil, o corpo esponjoso.

Os touros jovens apresentam pênis com aproximadamente 75 cm de extensão, e os adultos, com 100 cm. Em repouso, o pênis é retraído pelo músculo retrator do pênis (musculatura lisa) e mantido no prepúcio, formando caudalmente o "S" peniano, ou flexura sigmoide, que se desfaz durante a ereção, exteriorizando o pênis por cerca de 30 a 45 cm além do orifício prepucial. As funções básicas desse órgão são depositar o sêmen no sistema reprodutor feminino e expelir a urina para o meio exterior.

Apresentando 10 a 12 cm de comprimento no touro, a glande está localizada na porção caudal da cavidade prepucial, é achatada dorsoventralmente, e coberta por um coxim de tecido mole, formando o bulbo da glande. Sua extremidade é pontiaguda e levemente espiralada, e nela está situado o óstio uretral externo. Em pequenos ruminantes, o pênis apresenta na sua extremidade o processo uretral, ou apêndice vermiforme, com comprimento de 3 a 4 cm, cujos rápidos movimentos rotatórios promovem melhor disseminação do ejaculado dentro do sistema reprodutor da fêmea.

No macho recém-nascido, o pênis e a bainha prepucial estão fundidos, com a separação ocorrendo no período anterior à puberdade. Durante o período pré-púbere, o desprendimento entre o pênis e a lâmina interna do prepúcio é um dos indicadores do começo da fase reprodutiva dos machos e está associado à quantidade de hormônios masculinos que atuam no pênis, podendo ser mecanicamente acelerado pela ereção, protrusão e monta. Esta particularidade anatômica reflete o desenvolvimento sexual e é considerada uma das características para definir a idade à puberdade. Em *Bos indicus*, a separação costuma ser mais tardia (entre 15 e 18 meses) do que nas raças europeias (aproximadamente aos 13 meses).

A ereção peniana é um reflexo neural iniciado pela estimulação tátil apropriada do pênis, por estímulos visuais ou ambientais, ou ainda como resultado de comportamento aprendido. Trata-se, portanto, de um evento psicossomático que envolve a ação concomitante dos sistemas vascular, neurológico e endócrino. A contração do músculo isquiocavernoso durante a ereção oclui o fluxo venoso. Ao mesmo tempo, o relaxamento do corpo cavernoso e do corpo esponjoso, mediado pelo sistema parassimpático, resulta em ingurgitamento desses espaços com sangue, e o pênis torna-se alongado e túrgido. As fibras dos nervos parassimpáticos que inervam os vasos sanguíneos do pênis iniciam a vasodilatação.

Conforme já mencionado, o diâmetro do pênis fibrelástico de ruminantes não aumenta muito durante a ereção, sendo o principal efeito da ereção o alongamento da flexura sigmoide. Antes da ejaculação, os espermatozoides saem de seu local de armazenamento nos epidídimos pelos ductos deferentes para a uretra pélvica (emissão), por meio da contração da musculatura lisa que reveste essas estruturas mediadas pelo sistema simpático. A ejaculação é a expulsão vigorosa do sêmen pela uretra estimulada pelo sistema parassimpático, que induz contrações rítmicas dos músculos bulboesponjoso, isquiocavernoso e uretral.

Prepúcio

É uma bainha longa e fina, composta externamente por pele e internamente pela cavidade prepucial, com 35 a 40 cm de comprimento e 3 cm de diâmetro nos touros. A lâmina interna apresenta pregas longitudinais com tecido linfoide, glândulas secretoras e epitélio estratificado pavimentoso. No óstio prepucial, a pele ou lâmina externa transforma-se na cavidade prepucial, que segue caudalmente como lâmina interna, para, finalmente, voltar-se envolvendo o pênis. Dispõe de glândulas sebáceas modificadas produtoras de esmegma, que facilita a introdução do pênis ereto na genitália feminina.

Em bodes e carneiros, o tamanho do prepúcio é reduzido e o óstio localiza-se próximo à parede abdominal. Geralmente, não é penduloso e apresenta poucos pelos.

Glândulas sexuais acessórias

São responsáveis por fornecer volume, nutrientes, tampões e outras substâncias apropriadas para a sobrevivência dos espermatozoides. Essas secreções são chamadas de plasma ou líquido seminal. A contribuição de cada uma das glândulas acessórias para o ejaculado varia entre as espécies, o que resulta em variações na concentração, no volume e nas características do ejaculado. Todas as glândulas acessórias apresentam cápsulas de tecido mole bem desenvolvidas e septos internos, ricos em fibras musculares lisas inervadas pelo sistema nervoso autônomo e responsáveis por expelir a secreção das glândulas. A testosterona tem efeito positivo sobre a produção de secreções.

Ampolas dos ductos deferentes

As ampolas são dilatações que se originam nas extremidades distais dos ductos deferentes. Nos touros, apresentam espessura que varia de 0,5 a 2 cm, conforme a idade do reprodutor. Situam-se medialmente no vértice interno do ângulo formado pelas glândulas vesiculares, sendo simétricas, com consistência tenso-elástica e superfície lisa.

Próstata

É composta por duas partes; uma é a parte disseminada, espalhada difusamente na parede da uretra pélvica, e a outra é um corpo compacto situado externamente à uretra. O touro possui ambas, mas o corpo é pequeno e plano. Os pequenos ruminantes apresentam apenas a parte disseminada.

Glândulas vesiculares

As glândulas vesiculares (antes denominadas vesículas seminais) são alongadas, lobuladas e relativamente grandes nos ruminantes. Apresentam tamanho variável e formato lobulado, consistência mais flácida e tamanho menor nos jovens, e são maiores e de consistência mais firme nos adultos. É a maior glândula acessória nos ruminantes. No touro adulto, mede de 10 a 12 cm de comprimento com 3 cm de espessura, enquanto em pequenos ruminantes, aproximadamente 3,5 cm de comprimento, 2 cm de largura e 1 cm de altura. As duas glândulas vesiculares formam uma estrutura em formato de "Y" cranialmente, e situam-se de cada lado da uretra pélvica.

Glândulas bulbouretrais

Situam-se na face dorsal da uretra pélvica, próximas à extremidade caudada, imediatamente anteriores ao músculo isquiocavernoso. Nos ruminantes, são pequenas e arredondadas. Sua secreção é viscosa e combina-se com a secreção das glândulas vesiculares durante a ejaculação. Não são palpáveis na via retal dos touros.

Puberdade e maturidade sexual

De maneira geral, a puberdade é definida como a idade em que o animal apresenta aumento da concentração de testosterona e início da produção gamética, com desprendimento do frênulo peniano. Em touros, a puberdade é definida como a idade em que o animal apresenta um ejaculado com, no mínimo, 10% de motilidade espermática e concentração espermática com, no mínimo, 50 milhões de espermatozoides. Em bodes, a puberdade está associada a um marcante aumento na secreção de testosterona, na espermatogênese e no comportamento sexual. De 30 a 40 dias após o nascimento, o crescimento dos testículos e dos epidídimos do caprino jovem processa-se em ritmo acelerado até a idade de 140 a 150 dias. Embora o cabrito já seja capaz de fecundar a partir do momento que começa a espermatogênese (quando se inicia a puberdade em torno de 4 a 6 meses, com o peso vivo de 22 a 28 kg), só deve ser usado como reprodutor a partir dos 8 a 9 meses.

A puberdade está sujeita a numerosos fatores ambientais externos e internos (manejo nutricional, sanitário e características climáticas), que interagem e influenciam o sistema nervoso central a modular o sistema endócrino e, por conseguinte, alterar a idade cronológica na qual o animal a manifesta. Animais zebuínos costumam atingir a puberdade mais tardiamente (25 a 28 meses) que taurinos (12 a 14 meses, quando criados em condições de trópicos). Idade ao parto, raça, habilidade materna e raça do pai são fatores diretamente relacionados com a idade à puberdade, tanto nos machos quanto nas fêmeas. Por isso, é importante a escolha criteriosa do pai e da mãe na definição do acasalamento, visto que pais precoces dão origem a descendentes também precoces.

A maturidade sexual é alcançada quando o crescimento gonadal e corporal, juntamente com concentrações de testosterona e desenvolvimento sexual, estabilizam-se. Em touros, acontece de 16 a 20 semanas após a puberdade, e pode ser definida como a idade em que os animais se apresentam com características seminais de, no mínimo, 50% de motilidade espermática progressiva e morfologia espermática com, no máximo, 10% de defeitos espermáticos maiores e 20% de defeitos espermáticos menores. Os zebuínos também são mais tardios em relação à maturidade sexual, atingindo-a somente entre 30 e 36 meses, quando criados em manejo extensivo. Tal como a puberdade, esta característica é altamente influenciada por fatores de ambiente, principalmente nutrição e condições climáticas.

Comportamento sexual

O comportamento sexual dos animais é caracterizado por diversos eventos, que garantem que a cópula ocorra com o parceiro ideal no momento e local mais apropriados. Tal comportamento é influenciado por fatores endócrinos, sociais e genéticos, e pela estacionalidade, raça e idade dos animais. Sua compreensão possibilita melhor bem-estar para o animal e o aperfeiçoamento das ferramentas de manejo e da reprodução.

O comportamento sexual é definido como o conjunto de eventos associados à detecção e fertilização de fêmeas receptivas. Os principais componentes do comportamento sexual de touros são a libido e a capacidade de serviço. A libido, ou desejo sexual, caracteriza-se pela espontaneidade do macho em identificar a fêmea em cio, montar e efetuar a cópula. A capacidade de serviço é uma medida do número de montas completas (cópulas) que o reprodutor é capaz de realizar em determinado período de tempo. Avaliar esses componentes é importante para se quantificar o número de fêmeas que um touro é capaz de cobrir (proporção touro/vaca) em determinado período de tempo, mantendo uma taxa de fertilidade satisfatória.

Para identificar o comportamento do animal durante os testes de libido e capacidade de serviço, deve-se compreender o comportamento reprodutivo do macho, dividido em três estágios distintos:

- Pré-cópula, que compreende cortejo, ereção e protrusão do pênis
- Copulatório de monta, com intromissão (entrada do pênis na vagina) e ejaculação (expulsão do sêmen no sistema reprodutor feminino)
- Pós-cópula, que engloba a desmonta e o período refratário.

O cortejo envolve uma série de comportamentos que caracterizam um período de intensa excitação sexual. Nesse período, o touro detecta as fêmeas no cio e permanece próximo a elas realizando várias tentativas de monta, com ereção e protrusão parcial e gotejamento de líquido das glândulas sexuais acessórias. Alguns comportamentos ajudam o macho a identificar fêmeas no cio, como cheirar ou lamber a genitália da fêmea e o reflexo de Flehmen, quando o macho adota uma postura em que eleva a cabeça e ondula o lábio superior, e o órgão vomeronasal consegue identificar feromônios.

Em pequenos ruminantes é fundamental considerar a influência da sazonalidade para exteriorização do comportamento sexual. Além dos comportamentos já descritos, eles ainda raspam o chão ou o posterior das fêmeas com o membro anterior como parte do ritual de cortejo sexual. Os machos caprinos também apresentam uma característica peculiar de elevada importância para o acasalamento: as glândulas odoríferas. Também denominadas glândulas de Schietzel, as glândulas odoríferas localizam-se atrás do ponto de inserção dos chifres, e produzem um odor característico (odor hircino), que aumenta na estação de monta e estimula o comportamento sexual da fêmea.

Durante a cópula propriamente dita, os ruminantes realizam o serviço ou monta completa, sendo a intromissão realizada de modo rápido, com duração de 1 a 3 segundos, e o arranque final feito com grande vigor. Segue-se a pós-cópula, quando, por determinado período (chamado de refratário), o macho não apresenta interesse pela fêmea, mas pode manifestar comportamentos exploratórios.

Nos últimos anos, muitos testes foram desenvolvidos para se avaliar a libido de touros. O teste ideal deve ser simples, rápido, com elevada repetibilidade. No entanto, ainda não há um teste-padrão bem estabelecido. Já foram realizados experimentos com animais livres (a campo) e em locais restritos (piquetes), com apenas uma ou várias fêmeas presentes, estando fora do cio ou em cio (induzido ou natural), contidas ou livres, e testes com duração de apenas alguns minutos até mais de 1 h. Nesses testes, as respostas comportamentais são registradas para serem usadas na classificação da libido dos touros.

Independentemente da metodologia adotada para avaliar o comportamento sexual, evita-se avaliar animais em repouso sexual ou em atividade excessiva, a fim de se analisar o verdadeiro potencial do reprodutor. O escore final de libido ou capacidade de serviço e o método de avaliação adotado, quando realizados, devem ser detalhados no laudo do animal.

Exame semiológico

No exame do sistema reprodutor masculino, quaisquer alterações dos órgãos genitais, de origem ambiental, genética, infecciosa ou traumática, podem resultar em subfertilidade (diminuição da capacidade fecundante) ou incapacidade de fecundar, seja por falha na fecundação (infertilidade), seja por falha na produção de espermatozoides (esterilidade). A subfertilidade ou a infertilidade por causas adquiridas podem ser temporárias (quando a causa é removida) ou é possível evoluir para esterilidade, caso haja persistência da condição negativa. Alterações genéticas que levam à subfertilidade permanente são indesejáveis nos rebanhos, pois os machos acometidos podem gerar descendentes, algo indesejável já que a condição será transmitida às próximas gerações.

Desse modo, a avaliação da aptidão reprodutiva do macho baseia-se em:

- Ausência de enfermidades extragenitais que possam interferir no estado geral ou na capacidade de realização de cópula (*potentia coeundi*)
- Ausência de defeitos hereditários que possam ser observados no fenótipo do animal
- Ausência de infecções genitais
- Capacidade de fecundação (*potentia generandi*).

Para tanto, a avaliação é realizada da seguinte maneira:

- Identificação do animal
- História clínica e anamnese

- Exame geral com ênfase no sistema locomotor, condição corporal, sistema respiratório, sistema circulatório, estado das mucosas e grau de hidratação, movimentos ruminais e aferição de temperatura
- Exames especiais, compreendendo os órgãos reprodutivos internos (glândulas sexuais acessórias) e externos (escroto, testículos, epidídimos, cordões espermáticos, pênis e prepúcio)
- Espermograma, incluindo coleta do sêmen, determinação da concentração espermática, avaliação física do sêmen (cor, aspecto, odor, pH, volume, turbilhonamento, motilidade e vigor espermáticos) e morfologia espermática (defeitos maiores, menores e totais).

Nesse contexto, além do diagnóstico de subfertilidade ou infertilidade, o exame semiológico do sistema reprodutor masculino tem como principais objetivos a seleção e comercialização de reprodutores, a avaliação do potencial reprodutivo pré-monta e durante estação de monta, o diagnóstico de ocorrência de puberdade e/ou maturidade sexual e, a preservação *in vitro* do sêmen.

Identificação do animal | Resenha

Durante o exame, após identificação do proprietário e da fazenda/local onde os animais são criados, devem-se registrar as informações de identificação do animal, como nome e/ou registro, idade e raça. Conhecer a idade possibilita planejar e prever quando ocorrerá ou ocorreu o início da vida reprodutiva do animal (puberdade e maturidade sexual), além disso, viabiliza a identificação de alterações que possam estar relacionadas diretamente com a idade. O frênulo em touros (feixe fino de tecido conjuntivo que liga a superfície ventral do pênis ao prepúcio), por exemplo, deve se desprender por volta dos 11 meses de vida. Caso isso não aconteça, configura-se o quadro de persistência de frênulo peniano, patologia de caráter hereditário. Esse quadro descarta o animal da reprodução, por não conseguir realizar a cobertura. Como é frequente o aparecimento de outros problemas de saúde em animais mais velhos, a capacidade física e funcional para a reprodução bem como a qualidade do sêmen e libido podem também ficar comprometidas.

Anamnese | História clínica

Após a identificação do animal, as informações obtidas com o proprietário, tratador e/ou responsável são fundamentais, visto que algumas afecções podem não ser observadas no quadro sintomático do animal durante o exame clínico. Para adquirir essas informações deve ser realizada a anamnese, que consiste no relato do proprietário acerca do histórico e dos hábitos do animal, do ambiente em que vive, entre outros dados que possam ajudar a reconhecer possíveis alterações do animal.

No caso de animais de rebanhos, é importante incluir perguntas relacionadas com o manejo sanitário, nutricional e reprodutivo. Nesses casos, perguntas devem ter como objetivo conhecer as aptidões e as características físicas, produtivas, adaptativas e comportamentais de cada raça ou cruzamentos realizados, assim como as instalações, o relato de afecções passadas e/ou atuais na propriedade ou região, a ocorrência de traumatismos, vacinações e tratamentos de doenças. Recomenda-se estabelecer uma cronologia da vida reprodutiva do animal, desde a puberdade até a fase adulta.

De maneira geral, algumas perguntas devem ser feitas, como:

- Qual a idade do animal?
- Acompanha certificado de exame andrológico?
- Foi adquirido recentemente?
- Quais são os antecedentes do animal?
- O animal já tem filhos?
- Como são os filhos do animal?
- Os filhos do animal apresentam alguma anormalidade?
- O animal apresenta desejo sexual? Consegue cobrir a fêmea?
- A penetração é completa ou o animal não consegue expor o pênis totalmente?
- A retração peniana ocorre normalmente?
- Qual o índice de prenhes?
- Apresenta comportamento anormal (submisso, agressivo, afeminado)?
- Ocorreu alguma mudança no manejo do animal (alimentação, mudança de tratador, transporte recente)?
- O animal foi ou está sendo medicado? Com o quê? Qual a dosagem? Há quanto tempo?
- Há quanto tempo apresenta o problema?
- Qual a evolução da afecção?
- Apresenta dificuldade para se locomover?
- Já foi vacinado e vermifugado? Quais vacinas tomou, quantas doses e período de cada dose? Qual vermífugo foi usado?

Exame físico geral

Embora para aptidão reprodutiva de ruminantes seja fundamental a ausência de infecções que acometam os órgãos genitais ou a capacidade fecundante, é importante avaliar as enfermidades extragenitais que possam interferir no estado geral ou na capacidade de realização de cópula e a ausência de defeitos hereditários que possam ser observados no fenótipo do animal que interfiram na função reprodutiva.

Deve-se, portanto, proceder ao exame físico geral, avaliando-se todos os parâmetros vitais dos animais e a coloração das mucosas. As condições corporal e muscular também precisam ser observadas, já que o mau desempenho reprodutivo está relacionado com dificuldades de monta associadas a quadros de subnutrição, parasitoses e/ou traumatismos. Lesões no sistema locomotor costumam interferir no desempenho reprodutivo dos machos, principalmente quando localizadas nos membros posteriores.

A observação do animal em repouso e caminhando promove, muitas vezes, a identificação de alguns problemas, como: laminite, traumatismos em região lombossacral, displasias, artrites, paresias espásticas, problemas nos cascos, nos dígitos ou nos coxins plantares, entre outros. A princípio, animais jovens com defeitos de conformação não devem ser usados como reprodutores.

Em pequenos ruminantes é importante dar atenção especial ao sistema locomotor (especialmente aprumos), ao sistema visual e aos linfonodos. Quanto ao sistema locomotor, além de doenças bacterianas que provocam importantes lesões de casco e região interdigital, deformações articulares são decorrentes de viroses e micoplasmoses de repercussão negativa no rebanho. Sequelas de ceratoconjuntivite infecciosa podem levar a ulcerações crônicas da córnea e, em casos extremos, a perfurações corneais, uveítes e *pannus* corneal, dificultando ao reprodutor a interação com as fêmeas e o reconhecimento do cio. Os linfonodos aparentes devem ser inspecionados, e sinais de aumento de volume e abscessos são investigados quanto à etiologia considerando que algumas doenças infectocontagiosas, como a linfadenite caseosa, prejudicam a condição sanitária e reprodutiva do rebanho. Atenção especial é dada a defeitos genéticos, como prognatismo, microagnatismo, determinadas hérnias e outros. O estado corporal do reprodutor também é referido no laudo, visto que animais obesos apresentam maior dificuldade à cobertura e, animais caquéticos, desnutridos, com distúrbios endócrinos ou sob estresse têm a qualidade espermática comprometida.

Em bodes, é necessário observar a presença ou ausência de chifres no macho (condição mocho), pela relação dessa característica com a intersexualidade. Quando mocho, é preciso investigar se o animal é homozigoto ou heterozigoto para esta característica, pois o caráter mocho só acarreta problemas de infertilidade quando ambos os pais o são (homozigoto). A fim de evitar futuros problemas na condução do rebanho, basta que um dos pais tenha chifres, de preferência o reprodutor, que deixa maior número de descendentes no rebanho. Não é recomendado, portanto, manter o reprodutor mocho no rebanho. Além disso, deve-se considerar a presença de tetos vestigiais como uma condição anatômica. No entanto, o crescimento dos tetos ou o desenvolvimento mamário está relacionado com a condição de intersexualidade de origem genética ou adquirida em gestações gemelares com fêmeas.

Muitas vezes, quando o veterinário é chamado à propriedade para avaliar grande número de animais, separados em lotes, negligencia-se a realização do exame geral de maneira criteriosa, ficando a cargo do veterinário que acompanha o animal diariamente na propriedade. Geralmente, apenas os animais pré-selecionados para venda ou com alteração específica são direcionados para investigação e realização do exame andrológico por veterinário especializado.

Exame dos órgãos reprodutivos externos

Esse exame deve ser feito com cautela, em ambiente adequado e seguro não só para o examinador como também para o animal, de preferência em tronco de contenção, no caso de bovinos, visto que muitos animais podem se estressar com a manipulação dos genitais (Figura 9.58).

De maneira geral, durante a avaliação dos órgãos reprodutivos externos, é necessário observar, por meio da inspeção e palpação, o tamanho, a forma, a simetria, a consistência, a temperatura e a posição desses órgãos.

Escroto

É possível ser avaliado com o animal em tronco de contenção, examinando-o por trás. Constitui a principal proteção dos testículos em relação ao meio externo e está comumente envolvido nos processos traumáticos. Pode apresentar formato bipartido, ou seja, uma divisão acentuada formando um sulco profundo entre a cauda do epidídimo direito e esquerdo,

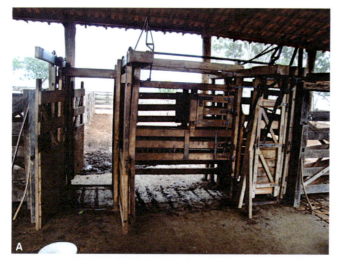
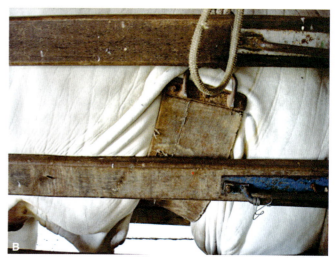
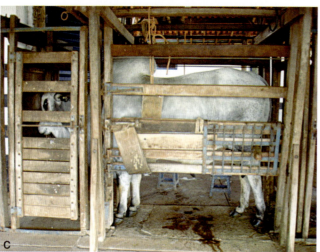
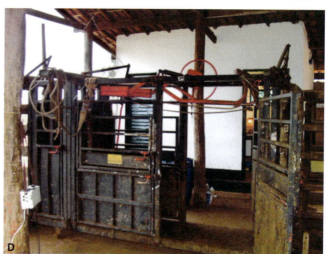

Figura 9.58 A. Tronco de contenção apropriado para exame andrológico de bovinos. **B.** Cinta de contenção posicionada na região torácica do animal com o objetivo de evitar que ele caia dentro do tronco durante os estímulos elétricos do eletroejaculador. **C.** Touro contido adequadamente em tronco de contenção. **D.** Tronco para contenção de bovinos do tipo Beckhauser.

o que não está associado a alterações ou comprometimento da função testicular. Ao exame clínico, verificam-se a sensibilidade, a espessura e as condições da pele quanto à existência de lesões, temperatura e presença ou não de pontos aderentes. Em alguns casos, há discreta torção para esquerda ou direita, sem afetar a circulação do plexo pampiniforme.

A pele escrotal deve ser íntegra, sem dermatite, lesão (solução de continuidade), protuberâncias (que tem relação cicatricial com traumatismos anteriores), aderências indesejáveis, lesões granulomatosas, edemas, fístulas e assimetrias acentuadas. Observam-se, ainda, a cor da pele e a presença ou não de pelos, o que pode influenciar a sensibilidade a ectoparasitos (ocasionando dermatite escrotal) e à intensidade solar. Nesses casos, e quando houver traumatismos anteriores, dependendo da intensidade do agente causador, pode haver prejuízos na termorregulação testicular, podendo resultar em alterações testiculares degenerativas, principal fator de subfertilidade em reprodutores bovinos criados nos trópicos.

Testículos

Para avaliação adequada, os testículos devem ser fixados um ao lado do outro, levemente tracionados (Figura 9.59 A), procurando deixar o escroto distendido, verificando-se presença, forma e simetria (auxiliadas pela aferição da biometria testicular), consistência, mobilidade, sensibilidade, temperatura e posição. O exame é realizado palpando-se os testículos individualmente (Figura 9.59 B), enquanto são imobilizados. Além da palpação, os testículos podem também ser examinados com auxílio de ultrassonografia, visando identificar alterações do parênquima testicular, por meio da sua ecotextura, inclusive para seleção de tourinhos jovens.

A ausência dos testículos no escroto pode ocorrer por uma alteração de desenvolvimento (agenesia) de um (monorquidismo verdadeiro) ou ambos os testículos (anorquidismo), ou ainda porque houve interrupção no seu trajeto normal de migração da cavidade abdominal para o escroto, nos casos de criptorquidismo uni ou bilateral.

Machos com apenas um dos testículos no escroto são férteis quando o testículo presente é funcional. Por isso, é importante identificar a causa dessa alteração para proceder de maneira adequada. Em casos de criptorquidismo unilateral, pelo caráter hereditário, os animais devem ser descartados da reprodução para evitar a disseminação desta alteração no rebanho. Durante a anamnese e a obtenção do histórico do animal, é preciso identificar se a presença de apenas um testículo no escroto foi decorrente de retirada cirúrgica devido a traumatismos. Nesses casos, o animal pode ser usado como reprodutor. Criptorquidismo bilateral é menos preocupante, pois os animais são estéreis por supressão térmica da espermatogênese nos testículos retidos.

Os testículos devem ser simétricos quanto ao tamanho e à forma (ver Figura 9.59 A). Quando assimétricos, sugere-se que a diferença no volume não deva ser maior do que 10% e que a diferença em comprimento ou largura não seja acentuada (Figura 9.60). Durante o exame, é preciso considerar se há diferença significativa no tamanho dos testículos de animais normais da mesma espécie (relacionada principalmente com idade e raça) e, como regra geral, observa-se normalmente discreta assimetria testicular. No entanto, quando a assimetria é acentuada (decorrente de alterações como orquite, hipoplasia testicular unilateral, atrofia, processos neoplásicos ou outros), deve ser registrada por aferição biométrica para posterior investigação das causas.

Após a palpação, a biometria testicular é usada para mensurar o perímetro escrotal, assim como o comprimento e a largura dos dois testículos (Figura 9.61). Esses registros são importantes, porque o tamanho dos testículos está relacionado com idade, raça, sistema de criação, peso corporal, processos inflamatórios, subnutrição, anormalidades de desenvolvimento adquiridas ou congênitas, hereditárias ou não, entre outros.

As mensurações para comprimento e largura testicular devem ser obtidas com auxílio de paquímetro ou exame ultrassonográfico, sendo o comprimento mensurado no sentido mais longo da gônada (dorsoventral), excluindo epidídimo, e a largura, na região mais larga da gônada, no sentido lateromedial, usando-se o corpo do animal como referência. Diferenças acentuadas nos comprimentos e/ou larguras testiculares podem sugerir alterações como hipoplasias testiculares, principalmente em animais na puberdade, devendo ser investigadas. Os animais apresentam hipoplasia uni ou bilateral, parcial ou total. Touros com hipoplasia unilateral (parcial ou total), ou bilateral parcial são férteis e apresentar libido e habilidade de serviço normal, sendo de difícil identificação nos rebanhos. Pela procedência genética da anormalidade, para animais com diagnóstico positivo ou suspeito de hipoplasia testicular, está recomendada a castração e/ou eliminação da atividade reprodutiva, visto que, no rebanho, transmitem a condição indesejável aos seus descendentes.

O perímetro escrotal é obtido com auxílio de fita métrica, após leve tracionamento ventrocaudal das gônadas e da região mais larga do escroto. É uma mensuração facilmente obtida e com alta repetibilidade entre avaliadores, além de ser uma característica de alta herdabilidade e correlação positiva com o ganho de peso e características reprodutivas de fêmeas e machos. Atualmente, este é o principal parâmetro reprodutivo incluído nos programas de melhoramento genético de bovinos de corte, por melhorar a eficiência reprodutiva e reduzir a idade à puberdade de machos e fêmeas.

O perímetro escrotal aceitável varia de acordo com as espécies, subespécies, raças dentro da subespécie e com a faixa etária em que se encontra o reprodutor. A decisão de descartar um animal da reprodução por apresentar baixo perímetro escrotal baseia-se, portanto, nas particularidades da subespécie, raça e idade do animal, assim como no manejo alimentar e na pressão de seleção da propriedade. Após a aferição da biometria testicular e seu registro adequado em fichas de campo, o examinador pode calcular, por meio de fórmulas matemáticas, o formato e o volume testicular do macho avaliado. O

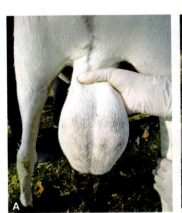 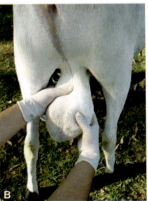

Figura 9.59 Exame dos testículos em um carneiro. **A.** Observar ambos os testículos simétricos e as caudas dos epidídimos repletas. **B.** Palpação dos testículos.

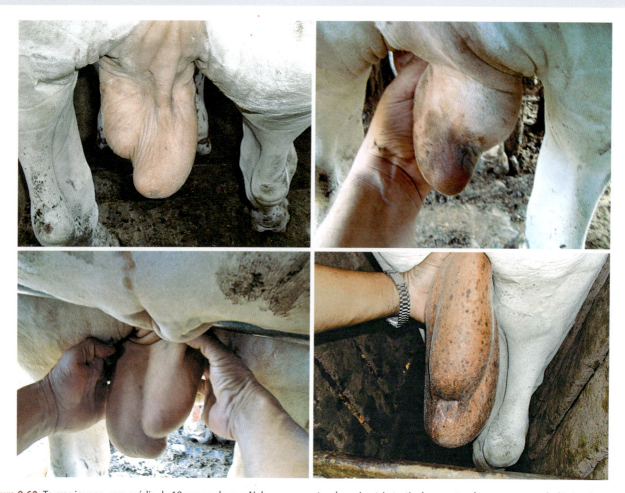

Figura 9.60 Touros jovens, com média de 18 meses, da raça Nelore, apresentando assimetria testicular acentuada em exame andrológico de rotina.

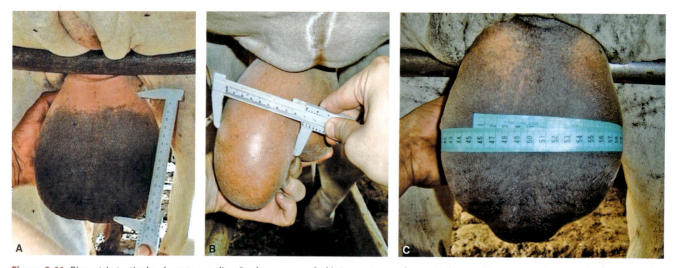

Figura 9.61 Biometria testicular durante a realização do exame andrológico em touro da raça Nelore. **A.** Mensuração do comprimento testicular. **B.** Mensuração de largura testicular no sentido lateromedial. **C.** Perímetro escrotal realizado na região de maior diâmetro testicular com auxílio de fita métrica.

conhecimento desses valores pode auxiliar o técnico na seleção de animais para uso em monta natural, determinando, por exemplo, a proporção touro/vaca a ser empregada na estação reprodutiva.

Os testículos são classificados em longo, longo/moderado, longo/oval, oval/esférico e esférico. A inclusão de cada animal nestas classes é realizada por meio da razão entre largura testicular média (média das larguras dos testículos esquerdo e direito) e comprimento testicular médio (média dos comprimentos dos testículos esquerdo e direito). A forma dos testículos costuma ser ovalada (longo/moderado), podendo ser mais arredondada em taurinos e mais alongada em zebuínos.

Os testículos mais longos dispõem de maior superfície de contato com o ambiente, o que facilita a termorregulação, além de apresentarem distribuição mais uniforme de vasos sanguíneos e tecido espermático. As formas testiculares mais alongadas (características de zebuínos) seriam, então, mais vantajosas à reprodução.

A consistência testicular normal do touro adulto deve ser tenso-elástica (fibrelástica) e, em condições adversas, é classificada como tensa, ligeiramente flácida, flácida e muito flácida. Testículos flácidos são indicativos de degeneração testicular e falta de adaptabilidade do animal ao meio ambiente ao qual foi introduzido, e testículos tensos são característicos de imaturidade sexual, hipoplasia testicular ou diversos graus de fibrose. O endurecimento testicular é sugestivo de neoplasias ou orquite crônica.

Quanto à mobilidade, o veterinário deve conseguir mover os testículos em todas as direções, movimentação possível graças à camada peritoneal que fornece uma superfície escorregadia e à túnica vaginal. Essa movimentação está restrita aos limites anatômicos do escroto, e o testículo normal não deve apresentar deslocamento excessivo para o canal inguinal. Os testículos não podem apresentar temperatura elevada, tendo-se cuidado para que o estresse do animal e a movimentação excessiva no tronco não sejam interpretados pelo veterinário como presença de dor ou sensibilidade testicular.

A posição dos testículos é possível ser alterada pela existência de pregas escrotais ou encurtamento dos cordões espermáticos. As rotações dos testículos são simplesmente anatômicas sem maiores consequências clínicas (quando menores que 90°), bem como causar estrangulamento do cordão espermático (se maiores de 90°, nos casos de torção testicular) com consequente diminuição do suprimento sanguíneo testicular, podendo evoluir para atrofia se não identificadas e tratadas.

Epidídimos

Devem ser cuidadosamente palpados com o polegar e o dedo indicador ao longo de seus três segmentos (cabeça, corpo e cauda) para verificação da consistência e do tamanho. Os epidídimos são simétricos em relação a tamanho, forma e posição e sua consistência deve ser tenso-elástica. De modo geral, as características a serem avaliadas nos epidídimos são as mesmas descritas para o exame testicular, resguardados os aspectos de tamanho e posição característicos da espécie.

A cabeça do epidídimo, localizada craniodorsalmente ao testículo, é de fácil palpação, não sendo incomum encontrar alargamento desta região causado por inflamação ou granuloma espermático, o que pode impedir o transporte espermático, resultando em cauda do epidídimo pequena, flácida e vazia.

O corpo é uma estrutura delgada que, em condições de normalidade, geralmente não é palpável. A cauda, de consistência ligeiramente firme, é bastante evidente e pronunciada na base dos testículos. Não deve apresentar nódulos, aumento de temperatura ou dor à palpação.

Entre as patologias do epidídimo encontram-se alterações de desenvolvimento, como agenesia, hipoplasia epididimária e aplasia segmentar, alterações inflamatórias (epididimite), disfunção epididimária, espermatocele e granuloma espermático. Em casos de hipoplasias, agenesias e aplasia segmentar do epidídimo (Figura 9.62), ao exame clínico, verifica-se a não formação de um segmento epididimário, causado pela interrupção do desenvolvimento do ducto mesonéfrico durante a embriogênese. São uni ou bilaterais e quase sempre evoluem para espermatocele (dilatação cística do conduto do epidídimo, com subsequente acúmulo de espermatozoides), podendo culminar no desenvolvimento de granulomas espermáticos. À palpação, o epidídimo apresenta-se com edema, consistência tensa e pouca mobilidade. Nesses casos, recomenda-se a eliminação do animal da reprodução. A hipoplasia epididimária ou mesmo aplasia segmentar do epidídimo é unilateral, e os touros têm sua fertilidade inalterada, ou bilateral, o que, inevitavelmente, torna o reprodutor estéril.

Quando detectados à palpação, edema, calor, dor, consistência tensa e fibrótica nos epidídimos, características de epididimites, possivelmente há redução da motilidade e aumento do número de espermatozoides anormais no ejaculado, resultando em queda de fertilidade do animal. Em carneiros, atenção especial é dada à consistência do epidídimo. Em determinados rebanhos, a epididimite ovina infecciosa constitui um fator limitante à fertilidade do macho, pois leva a um processo de inflamação e endurecimento dos epidídimos.

Cordões espermáticos

Os cordões espermáticos são examinados por palpação delicada na porção dorsal do escroto, usando o polegar e os demais dedos. É preciso observar aumentos de volume, sensibilidade e torções, com especial atenção à integridade do plexo pampiniforme. Embora não seja comum o diagnóstico de patologias importantes nos cordões espermáticos, é importante incluí-los no exame, por atuarem na termorregulação testicular. Os cordões espermáticos têm consistência firme e distensões de porte médio, possibilitando boa movimentação dos testículos. Cordões espermáticos curtos, assimétricos ou excessivamente distendidos são indesejáveis por predisporem à degeneração testicular. Além disso, cordões excessivamente distendidos também são mais suscetíveis a traumatismos, por serem mais

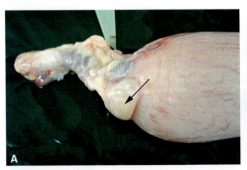
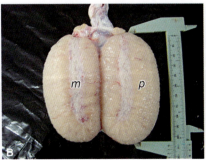
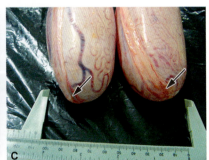

Figura 9.62 Aspecto macroscópico dos testículos de um búfalo apresentando aplasia segmentar bilateral da cauda do epidídimo. **A.** Cabeça do epidídimo do testículo direito com cistos (*seta*). **B.** Corte longitudinal do testículo com parênquima (*p*) e mediastino (*m*) edemaciados. **C.** Polo caudal dos testículos direito e esquerdo indicando ausência da cauda do epidídimo (*setas*). (Fonte: Siqueira *et al.*, 2012.)

pendulares. Aumento de volume e/ou dor indicam cistos, varicocele, hérnias, torções ou processos inflamatórios.

Os dois cordões devem ter tamanho uniforme. Sua simetria é de importância clínica, pois os desvios de normalidade são invariavelmente de significado diagnóstico. Embora raro, é possível o aparecimento de alterações inflamatórias inespecíficas, denominadas varicoceles e/ou funiculites. A varicocele é caracterizada por dilatação e tortuosidade das veias do plexo pampiniforme e das veias cremastéricas, raramente observada em bovinos, de causa desconhecida e normalmente acompanhada da formação de trombos, predispondo à degeneração testicular. A funiculite (rara em bovinos), ou inflamação do cordão espermático, pode ocorrer em consequência de castração.

Exame de prepúcio e pênis
Prepúcio
O prepúcio é preferencialmente inspecionado e palpado lateralmente, para evitar coices durante o exame, com o animal devidamente contido em tronco de contenção. Considera-se a situação da pele e do tecido subcutâneo quanto a aumento de volume e temperatura, existência de ferimentos e cicatrizes. O óstio prepucial deve possibilitar a passagem livre do pênis, examinando-se criteriosamente a mucosa. A pele do prepúcio apresenta-se fina, elástica e móvel, sem evidência de inflamação.

O tamanho e a forma do prepúcio apresentam características peculiares a cada espécie ou subespécie (Figura 9.63). Os zebuínos apresentam a extremidade livre do prepúcio longa e pendular, a qual, quando muito pronunciada, torna-se indesejável por expor a região a traumatismos frequentes, predispondo o animal a postite (inflamação da mucosa prepucial) e/ou acrobustite (processo inflamatório crônico do prepúcio). Algumas raças de bovinos apresentam prolapso crônico do folheto prepucial interno (Brahman, Santa Gertrudes, Angus e Hereford), o que favorece lesões traumáticas, como lacerações, contusões e abrasões resultando, muitas vezes, em inflamação e infecção secundária. Fatores complicadores, abscessos e microfilárias e larvas de *Dermatobia hominis* também podem estar presentes, resultando em fibrose e consequente estenose do óstio prepucial.

Por esse motivo, ao avaliar o animal durante o exame, no laudo devem ser registradas essas características, visto que esses animais precisam ser manejados de maneira diferenciada, principalmente quando a propriedade adota o manejo extensivo. Para isso, pode-se usar a seguinte classificação de prepúcios:

- Muito curtos, quando o óstio prepucial estiver localizado bem próximo ao abdome do animal
- Longos, quando ultrapassarem uma linha imaginária traçada entre o jarrete (articulação tibiotarsiana) e o cotovelo (articulação radiocarpiana)
- Médios, quando apresentarem tamanho intermediário entre os dois comprimentos anteriores.

Os proprietários devem ser alertados dos riscos das lesões prepuciais, do custo elevado no tratamento e do período de repouso sexual durante a convalescença, além de possível descarte prematuro desses touros.

A diminuição congênita ou adquirida do orifício prepucial pode ocasionar fimose, que caracteriza a retenção do pênis na cavidade prepucial impedindo sua exteriorização. Por inspeção e palpação costuma ser difícil avaliar esse estreitamento com segurança, sendo mais satisfatória a associação do exame com o relato de incapacidade de exteriorização do pênis durante a obtenção da anamnese e/ou pela observação do comportamento sexual. Muitas vezes, a alteração não é percebida pelo proprietário ou tratador, sendo identificada apenas quando o animal apresenta incontinência urinária em virtude de acúmulo de urina no prepúcio ou quando demonstra incapacidade de copular, por impedir a protrusão do pênis ereto.

A estenose do óstio prepucial, quando adquirida, também pode ocasionar parafimose, caracterizada pela exposição do pênis, com dificuldade de seu recolhimento. Essa alteração também está relacionada com traumatismos e paralisias nervosas, decorrentes de alterações ou doenças que possam debilitar o funcionamento da musculatura prepucial. A exposição permanente do órgão pode causar congestão, balanite e, em casos extremos, necrose da extremidade livre do pênis.

Pênis
O pênis é examinado em repouso (retraído) e exposto (após excitação sexual), verificando-se tamanho, mobilidade, mucosa, secreções e possíveis lesões, como úlceras, pústulas, abscessos e papilomas, assim como alterações congênitas e diferentes graus de aderência peniana. Para exposição do

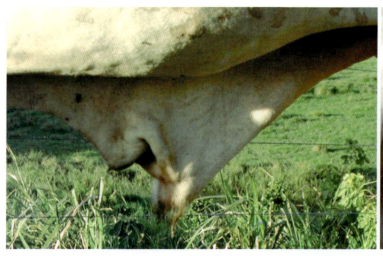 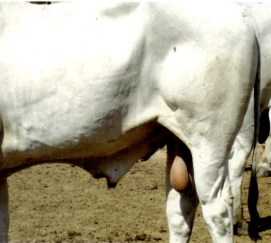

Figura 9.63 Vista lateral do prepúcio de touros da raça Nelore, com diferentes comprimentos.

pênis, é necessário que o animal monte em um manequim ou em uma fêmea em cio. No entanto, o uso de eletroejaculador em touros, com estímulos contínuos e de baixa amperagem, induz o animal a expor o pênis, e o avaliador pode mantê-lo exposto mediante leve tração com auxílio de uma gaze ou papel toalha, o que possibilita a inspeção e o exame completo da porção livre do pênis, em toda a sua extensão (Figura 9.64).

A exteriorização do pênis em pequenos ruminantes (Figura 9.65) é facilmente obtida colocando-se o animal sentado sobre a região glútea com o corpo em posição vertical. Com uma das mãos, retrai-se a extremidade da bolsa prepucial e, com a outra, fixa-se o pênis, exercendo pressão com os dedos para impedir que ele deslize dentro da bolsa. A seguir, exerce-se uma pressão de exteriorização do pênis, que é facilmente exposto. Com o auxílio de uma gaze, a glande é aprisionada e tracionada, completando a exteriorização do pênis. Esse exame costuma ser realizado em caso de suspeita de litíase no processo uretral (apêndice vermiforme).

Sempre que possível, palpa-se o pênis em toda a sua extensão na tentativa de detectar tumefações e aderências dos tecidos vizinhos. A palpação pode revelar fraturas, tumefações e neoplasias. Áreas endurecidas e dolorosas indicam periuretrite secundária à estenose uretral.

Em touros muito jovens, é comum a persistência concêntrica de aderência entre a parte livre do pênis e o prepúcio, podendo perdurar até a ocorrência da primeira cobertura, quando se rompe devido à tensão mecânica (Figura 9.66). Em animais adultos, esta persistência, que caracteriza aderências em variados graus, pode ser um problema na seleção de animais para a reprodução. O pênis se apresenta totalmente ou parcialmente aderido. Aderências penianas totais devem ajudar na eliminação do animal da reprodução, especialmente quando se está selecionando tourinhos para melhoramento genético do rebanho, visto que a persistência de aderências penianas em animais após a puberdade é indicativa de animais tardios.

Outra alteração, importante quando encontrada, é a persistência de frênulo peniano (Figura 9.67), alteração de caráter genético que impede a protrusão do pênis no momento da cobertura. Caracteriza-se por um feixe de tecido conjuntivo unindo o prepúcio à parte ventral da glande e normalmente é observado ao nascimento, iniciando o desprendimento com 4 semanas de vida e chegando à separação completa dos 8 a 11 meses. A persistência dessa estrutura além dos 11 meses é considerada patológica e, devido a sua causa, a correção cirúrgica não é indicada, descartando-se o animal da reprodução.

Diversos agentes bacterianos ou virais podem causar processos inflamatórios do pênis, como a balanite (inflamação da glande peniana) ou postite (inflamação prepucial). Quando associadas (balanopostite), o principal agente viral causador é o herpes-vírus tipo A, transmitido venereamente. Uma vez tratadas, as lesões regridem rapidamente. Entretanto, tratamentos pouco eficientes levam ao desaparecimento dos sintomas, porém os touros podem permanecer infectados, possibilitando a transmissão do agente para as fêmeas.

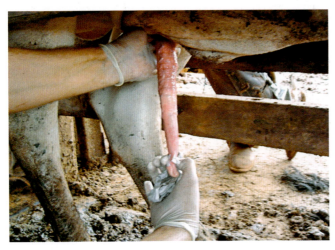

Figura 9.64 Exposição manual e avaliação do pênis de um touro da raça Nelore durante exame andrológico.

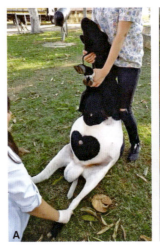 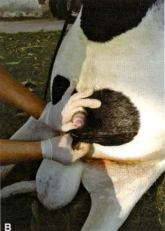

Figura 9.65 Exteriorização do pênis em um carneiro. **A.** Observar a posição do animal "sentado". **B.** Retração do prepúcio para expor o pênis. Observar o processo uretral (apêndice vermiforme) na glande.

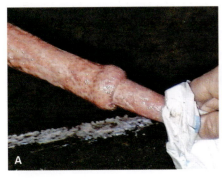 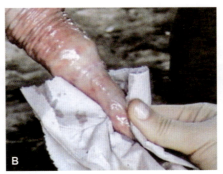 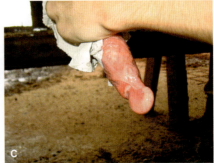

Figura 9.66 Patologias do pênis de tourinhos Nelore avaliados em exame andrológico de rotina. **A.** Pênis parcialmente aderido. **B** e **C.** Aderência peniana total.

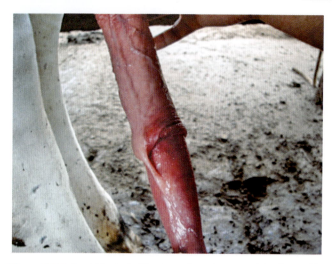

Figura 9.67 Persistência de frênulo peniano de um tourinho da raça Nelore avaliado em exame andrológico de rotina.

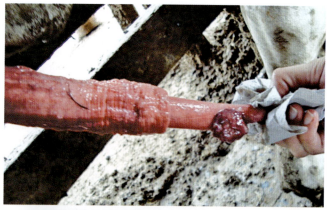

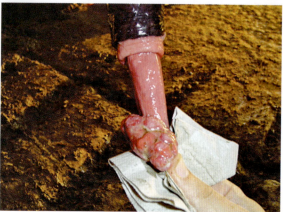

Figura 9.68 Patologias do pênis de tourinhos Nelore avaliados em exame andrológico de rotina. Observar papiloma peniano.

A mucosa peniana dos touros sofre alterações na superfície com o decorrer da idade. Em animais jovens, a mucosa é lisa e regular, enquanto em animais idosos é irregular, com formação de criptas. Em touros idosos, essas criptas se apresentam persistentemente colonizadas por *Tritrichomonas foetus* ou *Campylobacter foetus*, tornando esses animais fonte de infecção para transmissão desses agentes às fêmeas. Em animais jovens, a infecção é temporária, pois esses organismos não persistem na ausência das criptas.

O processo patológico caracterizado por cálculos ou concreções no sistema urinário é denominado "urolitíase". A doença ganha relevância clínica em ruminantes quando os cálculos causam obstrução do trato urinário, normalmente na uretra. A flexura sigmoide, a curvatura isquiática e o processo uretral de ovinos e caprinos constituem os locais mais comuns para os urólitos se alojarem e causarem obstrução. A remoção do processo uretral em pequenos ruminantes não interfere na eficiência das coberturas ou na fertilidade do reprodutor, e deve ser mencionada no laudo andrológico.

Hematomas, fraturas e desvios penianos podem ocorrer em consequência de desvio do pênis no momento do salto. Montas precoces e desordenadas e incompatibilidade de altura dos touros jovens em relação às fêmeas são fatores que podem dificultar a introdução correta do pênis na rima vulvar, direcionando a porção livre do pênis para a região perivulvar, lateral ou ventral à vulva, resultando em traumatismo. Consequências adversas ao hematoma incluem: colonização bacteriana, abscesso, aderência e insensibilização da glande devido à lesão do nervo dorsal do pênis, o que pode levar a impotência *coeundi*. Os animais devem ser descartados da reprodução, devido ao prognóstico desfavorável da intervenção cirúrgica.

Além das alterações citadas, as neoplasias também devem ser consideradas. Dentre elas, o fibropapiloma ou verruga, causado pelo papilomavírus, constitui a neoplasia mais comum em pênis de bovinos, acometendo, principalmente, animais jovens (Figura 9.68). Os fibropapilomas são múltiplos ou simples, em formações nodulares com aspecto de couve-flor com tendência a ulceração e a hemorragias. Sua localização preferencial é a glande e a junção pênis-prepúcio. Nesses casos, o animal deve ser afastado da reprodução para tratamento ou descartado.

Anomalias de pênis e prepúcio, de origem hereditária ou adquirida, mesmo não sendo causa direta de alterações na produção ou qualidade espermática, afetam a habilidade dos animais de efetuarem cobertura por causar dor, tanto no momento da ereção quanto no ato da monta, podendo causar distúrbios de ejaculação. Por isso, o diagnóstico preciso e o tratamento (quando indicado) são importantes, evitando-se a diminuição da fertilidade no rebanho.

Exame dos órgãos reprodutivos internos

As glândulas sexuais acessórias são constituídas pelas glândulas vesiculares (anteriormente denominadas vesículas seminais), ampolas dos ductos deferentes, próstata e glândulas bulbouretrais (Figura 9.69). Durante o exame em touros, realiza-se a palpação retal visando observar possíveis alterações. No caso dos caprinos e ovinos, essas estruturas não são palpáveis e são avaliadas por ultrassonografia.

Entre as principais patologias encontradas nas glândulas sexuais acessórias, incluem-se alterações de desenvolvimento, cistos, neoplasias e inflamações. Em touros, a inflamação da glândula vesicular (vesiculite) é a mais frequente, principalmente em animais jovens.

Glândulas vesiculares

São relativamente fáceis de localizar pela parede do reto, ocupando uma posição ventral. As glândulas vesiculares são palpadas e comparadas com relação a tamanho, simetria, consistência, mobilidade e sensibilidade dolorosa. A avaliação da simetria é realizada de maneira cuidadosa, e as glândulas vesiculares devem apresentar aproximadamente o mesmo tamanho. Quaisquer assimetrias devem ser analisadas e registradas em conjunto com as características clínicas (consistência, dor etc.) e do ejaculado. Essas glândulas apresentam aspecto lobulado, consistência tenso-elástica e seu tamanho normal varia consideravelmente com a idade do animal, sendo

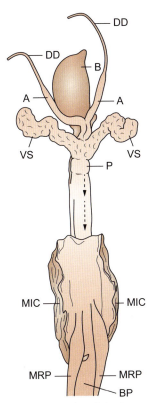

Figura 9.69 Ilustração da vista dorsal do sistema reprodutor do touro. P = próstata; VS = vesículas seminais; A = ampola do ducto deferente; DD = ductos deferentes; B = bexiga; MRP = músculo retrator do pênis; BP = base do pênis; MIC = músculo isquiocavernoso. As glândulas bulbouretrais localizam-se sob o MIC.

Ampolas dos ductos deferentes

Situam-se medialmente no vértice interno do ângulo formado pelas glândulas vesiculares, sendo simétricas, de consistência tenso-elástica e superfície lisa. São detectadas à palpação por via retal em touros, movendo-se a mão cranialmente ao longo da uretra pélvica até que os dois ductos sejam palpados dorsalmente à bexiga. Durante a excitação, dobram de tamanho, diminuindo após a ejaculação. Os casos de inflamação são caracterizados por assimetria, aumento de tamanho (espessura do dedo mínimo ou até do polegar), perda de elasticidade, rigidez, superfície irregular e mobilidade restrita. A sensibilidade dolorosa é observada somente nos processos inflamatórios agudos. O aumento exagerado devido a um processo inflamatório ou neoplásico induz ao acúmulo excessivo de secreções glandulares, podendo ocasionar obstrução parcial ou total dos ductos com consequente azoospermia.

Próstata

Encontra-se dorsal à intersecção da uretra pélvica e em posição caudodorsal em relação às glândulas vesiculares. Apresenta um corpo e uma porção disseminada ao longo da região pélvica da uretra. Nos touros, apenas o corpo em forma de anel com cerca de 1,5 cm de largura é palpável. As afecções são raras.

Glândulas bulbouretrais

São difíceis de serem palpadas por via retal em touros em virtude do espesso revestimento do músculo isquiocavernoso. As afecções são raras.

Avaliação seminal | Espermograma

A qualidade do sêmen, para machos em serviço natural ou em uso nas centrais de inseminação artificial, é um dos principais fatores avaliados ao se considerar um animal apto à reprodução. O exame do sêmen ou espermograma, segundo componente do exame especial, deve ser realizado de modo criterioso e sistemático, e consiste na avaliação macroscópica de volume, aspecto, odor, cor e pH; e na avaliação microscópica, observando turbilhonamento, motilidade espermática progressiva retilínea, vigor, concentração e morfologia espermática.

Métodos de coleta do sêmen

Para a coleta do sêmen, diferentes métodos são empregados, a depender da espécie e habilidade do veterinário. Dentre eles, destacam-se a eletroejaculação, a vagina artificial e a massagem transretal das ampolas dos ductos deferentes. Para os pequenos ruminantes, o método da vagina artificial conjugado com o manequim ou uma fêmea (em cio ou não) é o mais empregado. Para bovinos, em função das vantagens e desvantagens das diversas metodologias, e da praticidade, a eletroejaculação é mais aplicável à realidade diária de manejo a campo, e a vagina artificial, em centrais de inseminação. Em búfalos, a técnica da vagina artificial é a indicada. O método usado para coleta do sêmen deve ser descrito no laudo andrológico.

Eletroejaculação

O eletroejaculador é o equipamento usado para coleta do sêmen (Figura 9.70). É composto por uma central de comando (excitador), uma sonda (*probe*) retal com eletrodo (tamanhos variados que devem se adequar ao tamanho do animal) e uma fonte de energia (bateria ou cabo de força). O método de eletroejaculação compreende a introdução da sonda na ampola retal do animal e aplicação de estímulos elétricos sobre as glândulas sexuais

maiores e mais firmes nos animais em reprodução e menores e mais flácidas em animais jovens e/ou castrados. Os distúrbios de desenvolvimento embrionário podem levar à ausência de ambas as glândulas (raro), de apenas uma (mais comum), ou a um desenvolvimento insatisfatório (hipoplasia). O exame ultrassonográfico é de grande valia como exame complementar, especialmente nos casos de inflamação.

Um dos distúrbios mais frequentes é a vesiculite (inflamação da glândula), aguda ou crônica, ocasionada por bactérias, vírus, clamídias, fungos ou protozoários, sendo os machos jovens os mais suscetíveis, principalmente devido à prática da atividade homossexual. Ocorre principalmente quando há alta concentração de animais no mesmo local. A infecção pode ocorrer por via ascendente (uretral), descendente (testículo, epidídimo, próstata ou ampola) ou hematogênica, por meio de outros locais de infecção ou inflamação. Em alguns casos, os animais não apresentam sinais clínicos da doença, e a alteração é aparente apenas durante o exame andrológico, pois à palpação retal verifica-se perda de arquitetura lobular de uma ou ambas as vesículas, aumento no tamanho e consistência e, nos casos mais graves, aderências e reação de dor. O animal pode apresentar incapacidade de realizar as montas, mesmo com a manifestação da libido. A motilidade do sêmen é frequentemente reduzida, porém a morfologia espermática não necessariamente é afetada. Caso isso ocorra, possivelmente epidídimo(s), ampola(s) ou testículo(s) está(ão) comprometido(s). Grumos de pus e/ou leucócitos no ejaculado podem auxiliar no diagnóstico.

Considerada uma causa importante de perda econômica para o produtor, a vesiculite costuma resultar em descarte prematuro dos touros afetados e não tratados, principalmente aqueles com vesiculite crônica em centrais de inseminação artificial.

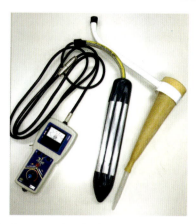

Figura 9.70 Conjunto completo de eletroejaculador manual para bovinos.

acessórias e os nervos simpáticos e parassimpáticos, com oscilações ou pulsações de tensão e amperagem relativamente baixas para induzir a exposição peniana e subsequente ejaculação. Antes de iniciar os estímulos, o operador deve provocar a micção do animal, para posterior higiene prepucial (casos nos quais o sêmen obtido será congelado) e retirada das fezes da ampola retal que possam dificultar o contato dos eletrodos da sonda com as glândulas sexuais acessórias. A maioria dos eletroejaculadores atuais fornece uma tensão máxima de 12 volts.

Quanto ao equipamento, existem vários modelos no mercado (manuais e/ou automáticos), com diferentes tipos de estimulação e desenho de sonda. Os melhores promovem menos reações musculares, porém o sucesso da coleta de sêmen depende da habilidade e da experiência do veterinário. Para isso, é importante que o veterinário conheça a localização das glândulas sexuais acessórias, bem como dos músculos envolvidos nos mecanismos de emissão, ereção e ejaculação.

A técnica de coleta consiste na aplicação inicial de estímulos preparatórios, para provocar a excitação sexual, seguidos por estímulos desencadeadores da emissão do sêmen. A graduação dos tempos e a quantidade de estímulos devem ser calibradas pela resposta do reprodutor e não pela observação do voltímetro do equipamento. Quando se usa o aparelho manual, em geral, se graduam os estímulos de acordo com a reação muscular do touro, iniciando lentamente e aumentando gradativamente a intensidade sem mudanças repentinas que causem contrações musculares que possam prejudicar a ereção e a exteriorização do pênis, além de estressar o animal. Durante a coleta, se o animal apresentar postura arqueada, um estímulo mecânico manual (pressão ou massagem) sobre a região lombar e dorsal da coluna vertebral relaxa o touro e facilita a ejaculação. A maioria dos touros ejacula sem necessitar de muita estimulação; porém, se não houver resposta na primeira sequência, um período de 2 a 3 min de descanso é necessário.

O uso de aparelho automático pré-programado (Figura 9.71) para liberação de estímulos elétricos de modo crescente pode reduzir o estresse do animal, proporcionar a obtenção de amostras mais homogêneas de sêmen e mais conforto ao operador, no entanto, o bom senso do operador quanto aos estímulos manuais tem demonstrado resultados positivos na qualidade do sêmen coletado.

Para evitar estresse excessivo do animal durante a coleta com eletroejaculação, o procedimento é realizado de maneira rápida, sem barulhos excessivos, agressões desnecessárias, sem instrumentos pontiagudos e choque. O animal deve estar adequadamente contido no tronco de contenção e, quando necessário (em touros mais agressivos), protegido com cintas ventrais sob o esterno, tomando o cuidado de não o sufocar com a pescoceira (ver Figura 9.58). As principais reações de desconforto observadas nos touros coletados com eletroejaculação são intensa reação muscular, debater-se procurando libertar-se da contenção, vocalização e, às vezes, decúbito.

Com relação à qualidade seminal, com exceção da produção de ejaculados com grande volume de sêmen quando o equipamento não é manipulado adequadamente (estímulos excessivos nas glândulas sexuais acessórias), não há comprometimento das outras características físicas do sêmen e morfológicas dos espermatozoides, sendo, portanto, um método seguro e confiável para coleta de sêmen.

Embora não seja possível detectar qualquer distúrbio de libido ou dificuldade de realização das fases da cópula com a eletroejaculação, esse método viabiliza a avaliação de um grande número de animais sem condicionamento prévio e em menor período de tempo, tendo a especial vantagem de poder ser empregado em animais mais agressivos. É indicado para a avaliação de reprodutores não condicionados à vagina artificial e usados em monta natural, como também para animais incapacitados de realizar a monta.

Poucos animais (1 a 2%) não respondem adequadamente à eletroejaculação. Estes reprodutores devem ser condicionados à coleta de sêmen com vagina artificial ou à massagem das ampolas dos ductos deferentes; em último caso, pode-se coletar o sêmen do fundo de saco vaginal, após a monta natural em fêmea no cio.

 Você sabia?

- O início da vida reprodutiva dos touros varia conforme a subespécie, *Bos taurus* ou *Bos indicus*, sendo os *Bos taurus* mais precoces (podendo iniciar por volta de 12 meses), e os *Bos indicus* mais tardios (entre 18 e 24 meses), conseguindo se prolongar até os 12 anos, se bem cuidados. Backup, um touro da raça Nelore, é sempre lembrado como um divisor de águas para a pecuária moderna. Ele morreu aos 15 anos e atingiu o recorde brasileiro de produção de sêmen, com quase 1 milhão de doses produzidas e mais de 450 mil filhos nascidos. Sozinho, ele movimentou uma receita bruta de pelo menos R$ 25 milhões em vendas de sêmen. O reprodutor também foi líder das avaliações genéticas nos diferentes sumários, tornando-se um ícone das provas.

Vagina artificial

A coleta de sêmen por vagina artificial (Figuras 9.72 a 9.74) é um método em que se mimetizam as condições fisiológicas da vagina da fêmea, assemelhando-se à condição de monta natural.

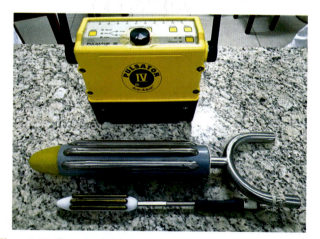

Figura 9.71 Eletroejaculador automático pré-programado com *probes* para bovinos e pequenos ruminantes. (Cortesia do Prof. Marc Henry – Escola de Veterinária da UFMG.)

Capítulo 9 ◆ Semiologia do Sistema Reprodutor 379

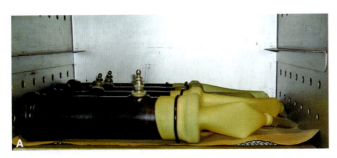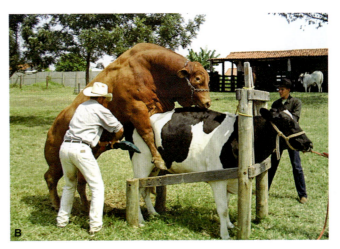

Figura 9.72 A. Vaginas artificiais preparadas para coleta de sêmen de bovinos. **B.** Vaca em estro, contida, durante a coleta de sêmen com vagina artificial em um touro.

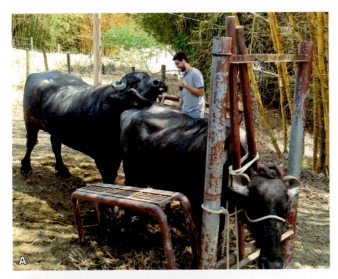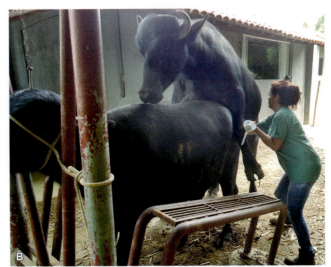
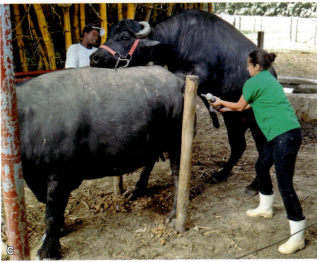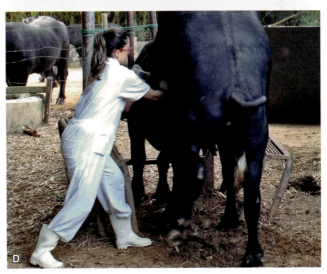

Figura 9.73 Coleta de sêmen em búfalo com vagina artificial. **A.** Visualizar o búfalo se aproximando e sentindo os odores da fêmea, que está contida. Observar que o profissional já está ao lado do animal, preparado, com a vagina artificial pronta. **B.** Observar o salto do búfalo sobre a fêmea manequim e o início do desvio do pênis para a vagina artificial. **C.** Búfalo montado sobre a manequim, ejaculando dentro da vagina artificial. **D.** Visão posterior da coleta de sêmen. (Cortesia do Prof. Marc Henry, Escola de Veterinária da UFMG.)

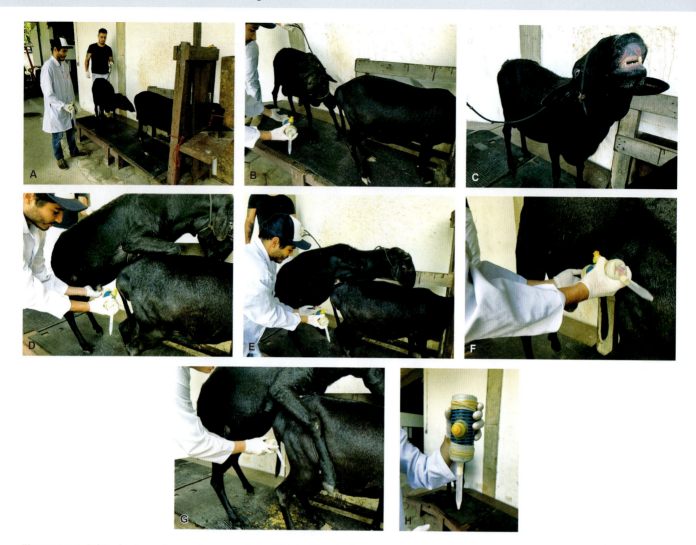

Figura 9.74 Coleta de sêmen de carneiro com vagina artificial, utilizando fêmea manequim contida em tronco. O tubo coletor de sêmen está descoberto para fins didáticos, de modo a permitir a visualização do pênis e do ejaculado. **A.** Fêmea contida e aproximação do macho. **B.** Macho cheirando a região vulvar da fêmea. **C.** Reflexo de Flehmen. **D.** Monta do macho sobre a fêmea e início do direcionamento do pênis para a vagina artificial. **E.** Direcionamento do pênis para a abertura da vagina artificial. **F.** Macho com pênis no interior da vagina artificial pronto para ejacular. **G.** Macho ejaculando no interior da vagina artificial. **H.** Observar o ejaculado no fundo do tubo graduado acoplado à vagina artificial.

Esse método exige adaptação e treinamento do macho a ser coletado e da fêmea usada como manequim, caso não se opte por manequim inanimado. A vagina artificial para coleta em touros é constituída por um tubo de borracha rígida (25 a 35 cm de comprimento por 6 a 8 cm de diâmetro) com uma válvula para preenchimento com água aquecida (entre 39 e 42°C), mucosa de látex ou plástico resistente, cone coletor de látex e tubo coletor graduado.

Para a coleta, o animal é condicionado a montar um manequim, fêmea no cio natural ou induzido (ver Figura 9.72 B), fêmea fora do cio ou, ainda, outro macho com porte compatível. Para coleta de machos não condicionados, é desejável usar uma fêmea em cio. No momento do salto, o pênis é desviado e introduzido pela abertura da vagina artificial de modo que a ejaculação ocorra no seu interior. O ambiente deve ser livre de fatores estressantes, como o citado para o método anterior de coleta, e o piso precisa ser antiderrapante.

Massagem transretal das glândulas vesiculares e ampolas dos ductos deferentes

A massagem transretal das glândulas vesiculares e das ampolas dos ductos deferentes é um método de coleta de sêmen em bovinos, mas seus resultados são muito variáveis e dependem da habilidade do técnico. É recomendada especialmente para animais não aptos à monta e não responsivos à eletroejaculação. Após contenção adequada, o técnico introduz a mão no reto do animal até ultrapassar um pouco o punho e localizar as glândulas vesiculares e ampolas dos ductos deferentes, para posteriormente iniciar o procedimento de massagem. Recomenda-se massagear as glândulas vesiculares (abraçando individualmente cada glândula com a mão) e, na sequência, massagear as ampolas (usando somente os dedos indicador e polegar), para obter amostra com boa quantidade de espermatozoides. A massagem em todas as estruturas é feita no sentido craniocaudal, e a resposta promove a obtenção do sêmen em volume dependente do grau de estimulação.

Durante a massagem, a amostra de sêmen é lançada na uretra pélvica e posteriormente é coletada, em gotas, pelo óstio prepucial. O tempo necessário para a coleta varia de indivíduo para indivíduo e da habilidade do veterinário, mas, em geral, não ultrapassa 10 min. Em virtude do tipo de estímulo, a coleta por massagem transretal proporciona a obtenção de uma amostra menos representativa em volume e concentração, embora confiável. Além disso, com esse método, a amostra seminal fica mais contaminada do que aquela obtida com eletroejaculação, pois há menos exposição peniana, levando a amostra seminal a entrar em contato com a mucosa prepucial.

A eficiência é de 80 a 95%, dependendo, em grande parte, da índole do animal e da habilidade do veterinário. Quando o operador tiver mais dificuldade de estimulação, pode-se manter uma fêmea no cio perto do animal durante o procedimento, para promover maior excitação do reprodutor.

Aspectos físicos do sêmen

Após a coleta do ejaculado, encaminha-se o sêmen para o laboratório o mais rapidamente possível, protegido da luminosidade e do ambiente externo. Recomenda-se que o laboratório seja próximo ao local de coleta e que os equipamentos e materiais necessários (placa aquecedora, platina aquecedora banho-maria, pipetas, ponteiras, lâminas/lamínulas) para manipulação do sêmen estejam preparados na temperatura adequada (35 a 37°C), para as análises. Quando não houver um laboratório específico na propriedade, pode-se usar sala próxima ao tronco/brete de contenção, previamente higienizada para realizarem-se as análises. A amostra de sêmen é colocada em banho-maria (35 a 37°C) e mantida aí durante todo o procedimento de avaliação. Caso o banho-maria não esteja disponível, a amostra deve ser protegida e aquecida sob suporte em cima da placa aquecedora, realizando-se o exame o mais rapidamente possível.

Adotam-se como parâmetros físicos de avaliação características macroscópicas (como volume, aspecto, odor, coloração e pH) e microscópicas (como turbilhonamento, motilidade espermática progressiva, vigor espermático e concentração espermática), além da morfologia espermática do ejaculado. Embora os resultados do exame das análises físicas do ejaculado denotem aspectos qualitativos para o sêmen, têm caráter subjetivo e, portanto, estão sujeitos a variações em função dos critérios adotados, do operador e sua experiência na avaliação do sêmen. Mesmo quando envolve profissionais treinados e com formação continuada em avaliação laboratorial da qualidade espermática, são observadas variações entre 10 e 15% para a estimativa de motilidade progressiva quando as mesmas amostras são avaliadas por diferentes técnicos. Para avaliações com maior acurácia, existem os sistemas computadorizados de análises espermáticas (*computer-assisted semen analysis*, CASA).

No Quadro 9.33, estão os valores de referência para as avaliações do sêmen coletado de touros, carneiros, bodes e búfalos, segundo o *Manual para exame andrológico e avaliação de sêmen animal* do Colégio Brasileiro de Reprodução Animal, de 2013.

Características macroscópicas

Volume. O volume (mℓ), dentre as demais características a serem descritas, não é o fator limitante para a execução da análise espermática quando se avalia apenas a aptidão reprodutiva do animal. Embora siga um padrão de normalidade para cada espécie (ver Quadro 9.32), o volume é menos importante do que o número de espermatozoides contido nele. Pode haver variação, dentro da normalidade, conforme tamanho do animal, época do ano, alimentação e método de coleta. Espera-se, por exemplo, maior volume quando se coleta o sêmen por meio da eletroejaculação em comparação com a vagina artificial. Diferenças marcantes podem ocorrer entre um animal em repouso sexual (maior volume) e outro em plena atividade sexual.

Quando o destino do sêmen coletado é o congelamento, o volume é característica importante, pois o maior volume associado a maior concentração espermática produz elevado número de doses inseminantes. Extremos de volume indicam distúrbios ejaculatórios. A ausência de sêmen (aspermia), embora rara, pode ocorrer após uso excessivo do reprodutor ou devido a alterações patológicas (estenose, obstrução) nos condutos de ejaculação. O teste de exaustão, usado em caso de suspeita de disfunção epididimária, reduz sensivelmente o volume coletado à medida que sucessivas ejaculações se sucedem.

Aspecto. O aspecto do sêmen, variando de aquoso (translúcido) a cremoso, passando pelo opalescente e leitoso, é indicativo subjetivo da concentração espermática e é uma característica que proporciona uma rápida ideia sobre a qualidade da amostra, logo após a coleta (Quadro 9.34). Uma amostra aquosa pode indicar pequena quantidade de espermatozoides (oligospermia) ou mesmo ausência (azoospermia).

Quadro 9.34 Estimativa de concentração espermática do sêmen de touros com base no aspecto macroscópico.

Classificação	Representação
Aquoso	< 200 milhões de espermatozoides/mℓ
Opalescente	200 a 500 milhões de espermatozoides/mℓ
Leitoso	500 milhões a 1 bilhão de espermatozoides/mℓ
Cremoso	1 bilhão de espermatozoides/mℓ

Adaptado de Deschamps e Pimentel, 1979.

Quadro 9.33 Características do ejaculado de touros, carneiros, bodes e búfalos coletados pelo método de vagina artificial.

Características	Touros	Carneiros	Bodes	Búfalos
Volume	5 a 8 mℓ	0,5 a 3 mℓ	0,5 a 1,5 mℓ	0,2 a 11 mℓ
Coloração	Branca ou amarelo-marfim	Branca ou amarelo-marfim	Branca ou amarelo-marfim	Branca ou marfim
Aspecto	Leitoso	Cremoso	Cremoso	Aquoso a cremoso
Odor	*Sui generis*	*Sui generis*	*Sui generis*	*Sui generis*
Turbilhonamento	≥ 3	≥ 3	≥ 4	≥ 3
Motilidade espermática	≥ 60%	≥ 80%	≥ 80 (70 a 90%)	≥ 70%
Vigor	≥ 3	≥ 3	≥ 3	≥ 3
Concentração espermática	≈ 350×10^6/mℓ	1 a 3×10^9/mℓ	2 a 5×10^9/mℓ	17,5 a 7.760×10^6/mℓ
Nº total de espermatozoides/ejaculado	3 a 5×10^9	3 a 5×10^9	3 a 5×10^9	3×10^9

Adaptado de Colégio Brasileiro de Reprodução Animal, 2013; Henry *et al.*, 2017b.

Odor. O odor característico do sêmen é *sui generis*; contudo, pode apresentar variações com odor característico em casos de contaminação por urina, pus e/ou sangue. Pode indicar problemas existentes nas vias geniturinárias ou na micção ao ato da ejaculação, fato não raro ao se coletar sêmen por eletroejaculação no touro. A simples contaminação por urina impede a continuidade dos exames, uma vez que afeta consideravelmente a viabilidade espermática, sendo necessário repetir a coleta.

Coloração. A coloração do sêmen varia de espécie para espécie e quando há alguma patologia específica. Ainda que na mesma espécie, pode haver alterações. Em ruminantes, a coloração varia de branca a branco-marfim, mas alguns animais necessitam a coloração amarela cítrica. A coloração do sêmen obtido pode indicar a presença de substâncias contaminantes, como sangue (hemospermia), urina (urospermia), pus (piospermia) e sujidades do pênis e prepúcio, apresentando colorações avermelhada, amarelada, esverdeada ou marrom. A coloração vermelha, variando de tonalidade, pode indicar a ocorrência de sangue fresco (vermelho vivo) ou já em degradação da hemoglobina (marrom), indicativos de hemorragia em algum ponto dos órgãos reprodutivos. As lesões inflamatórias podem contribuir para a presença de pus no ejaculado, conferindo coloração amarelada ou esverdeada e aspecto grumoso, como em orquites, epididimites, prostatites e vesiculites seminais bacterianas.

pH. O pH do sêmen de touros está normalmente na faixa de 6,5 a 6,9. Processos inflamatórios podem causar elevação do pH seminal, e contaminação com urina pode elevar em herbívoros ou diminuir em carnívoros o pH seminal, resultando em modificações na motilidade e no vigor espermáticos.

Características microscópicas

Turbilhonamento. Para o turbilhonamento, a estimativa é feita por análise de pequena gota de sêmen colocada em lâmina previamente aquecida a 37°C e levada para análise em microscopia convencional com menor aumento (objetiva de 4, 6 ou 10×). Os turbilhões formados, semelhantes a ondas, observados preferencialmente na borda da gota, são graduados de 0 (ausência de ondas) a 5 (ondas rápidas e escuras), conforme sua atividade. O turbilhonamento depende diretamente do número de espermatozoides (concentração), da motilidade e do vigor da amostra.

Quando o ejaculado é completo e dentro dos limites fisiológicos, o turbilhonamento é observado somente nos ruminantes. Em carneiros e bodes, em ejaculados que apresentam maiores graduações, é visto a olho nu. Será afetado por fatores extrínsecos, como método de coleta, condições de preservação, temperatura da amostra e modo de colocação da amostra na lâmina. Amostras mais diluídas, como as obtidas por eletroejaculação, apresentam turbilhonamento menor.

Motilidade espermática. É uma das principais características a se considerar na avaliação da capacidade fecundante do sêmen, visto que reflete o número de espermatozoides móveis no ejaculado. Para análise, uma alíquota de sêmen (10 μℓ) é colocada entre lâmina e lamínula, previamente aquecidas a 37°C, e levadas para avaliação em microscopia convencional com aumento de 200 a 400×. É classificada de 0 a 100% e representa a porcentagem de espermatozoides com movimentos progressivos retilíneos.

Na avaliação subjetiva, devem-se excluir os espermatozoides com movimentos circulares fechados, oscilatórios e vibratórios. Estes movimentos indesejáveis são decorrentes de alterações na morfologia dos espermatozoides, ou oriundos de fatores externos e erros na manipulação do ejaculado após a coleta, como choque térmico e ação de meios hipotônicos, os quais promovem o encurvamento da cauda, responsável pelo movimento do tipo circular. Movimentos oscilatórios estão relacionados com amostras envelhecidas ou demora na execução do exame.

Por estes fatores, a avaliação da motilidade é realizada imediatamente após a coleta do sêmen e os materiais usados para a avaliação, como lâmina, lamínula, tubos de ensaio, ponteiras, entre outros, devem estar devidamente limpos e esterilizados (em caso de sêmen destinado ao congelamento), bem como a uma temperatura entre 35 e 37°C. Do mesmo modo, o banho-maria e a placa aquecedora necessitam estar acertados à mesma temperatura, procedimentos que visam evitar o choque térmico.

É comum que amostras mais concentradas sugiram maior motilidade, o que induz ao erro, por ser uma variável estimada de maneira subjetiva. Para evitar a provável variação entre amostras, especialmente em pequenos ruminantes com alta concentração espermática em relação ao volume do ejaculado, pode-se diluir o sêmen na proporção 1:1 com uma solução isotônica, padronizando as observações. As mais comuns são as soluções de citrato de sódio 2,9%, cloreto de sódio a 0,9% ou, ainda, Ringer com lactato.

Vigor espermático. O vigor representa a intensidade do movimento espermático. É avaliado imediatamente após a motilidade espermática, na mesma lâmina preparada para ela. Em uma classificação variando de 0 a 5, o menor valor (0) implica amostra com ausência de movimento, enquanto o maior valor (5) indica que os espermatozoides exibem movimentos progressivos rápidos e enérgicos.

A motilidade e o vigor espermáticos são critérios importantes na avaliação da qualidade seminal, pois os espermatozoides precisam estar móveis e, quando na tuba uterina, hiperativos para alcançar e fertilizar o ovócito. Vale salientar que altos percentuais estimados para motilidade e vigor não são, necessariamente, indicativos seguros de melhor qualidade seminal, visto que ejaculados com altas concentrações de espermatozoides com alterações de cabeça e acrossoma, por exemplo, inviabilizam a fertilização, embora não comprometam a motilidade e o vigor espermático. Por outro lado, é muito comum, em animais em repouso sexual prolongado, que os aspectos físicos do ejaculado, especialmente motilidade e vigor espermáticos, apresentem valores muito baixos nas primeiras coletas de sêmen, sendo restabelecidos imediatamente após algumas ejaculações consecutivas em intervalos curtos.

Concentração. A concentração espermática (número de espermatozoides/mℓ) é avaliada, em milímetros cúbicos, após contagem de espermatozoides em câmara de Neubauer. Pode-se usar, ainda, a espectrofotometria ou métodos computadorizados.

A contagem dos espermatozoides se faz após adequada diluição do sêmen em formol salino tamponado ou água destilada, com o objetivo de matar os espermatozoides, imobilizando-os e diluindo-os, para facilitar sua identificação e contagem na câmara de Neubauer. A diluição empregada depende da concentração dos espermatozoides no ejaculado de cada espécie, de maneira que o número de espermatozoides em cada retículo não seja excessivo ou diluído demais, dificultando a sua contagem e aumentando a margem de erro. Recomenda-se para bovinos a diluição 1:200 (20 μℓ de sêmen em 4 mℓ da solução) e, para ovinos e caprinos, a diluição de 1:400 (10 μℓ de sêmen em 4 mℓ da solução). Após a contagem na câmara, o número de espermatozoides obtido é multiplicado por um fator de correção (dependendo da diluição usada), obtendo-se o número de espermatozoides/mℓ de sêmen, que, multiplicado pelo volume do ejaculado, fornece o número total de espermatozoides/ejaculado.

Para contagem, recorre-se a um microscópio óptico com objetiva de 40×. Os espermatozoides são contados em cinco quadrados grandes da câmara de Neubauer (à escolha do técnico), cada um composto de 16 quadrados menores, em cada lado da câmara, totalizando 10 quadrados grandes (Figura 9.75) ou quando muito diluído, devem-se contar todos os quadrados grandes. Uma diferença na contagem superior a 10% entre os dois retículos indica preenchimento ou homogeneização inadequada. A fórmula para cálculo da concentração é:

$$N^{\underline{o}} \text{ de espermatozoides} = \frac{A}{1/10 \times n/25 \times 1/B}$$

em que:
A = média no número de espermatozoides contados nos dois retículos
B = fator de diluição (1:200 ou 1:400)
n = número de quadrados grandes contados em um retículo
1/10 = altura entre a lâmina e a lamínula (0,1 mm).

O valor encontrado expressa a concentração por milímetro cúbico. Para obter a concentração por mililitro, o resultado obtido por milímetro cúbico deve ser multiplicado por 1.000.

A concentração espermática sofre variações por fatores extrínsecos, como método de coleta, frequência de atividade sexual do reprodutor e condicionamento, e por fatores intrínsecos, como idade, tamanho e estado de higidez testicular. O número de espermatozoides/ejaculado é indicativo da produção e emissão de espermatozoides pelo animal, o que deve ser interpretado com cautela. Animais em repouso sexual tendem a ter esse valor aumentado, e aqueles em atividade sexual intensa, diminuído. Do mesmo modo, animais cujas condições de coleta foram inadequadas apresentam oligospermia ou azoospermia falsa, por falha na ejaculação. A condição ideal de coleta é que o animal esteja adaptado ao procedimento, com estimulação sexual adequada e repouso de 5 a 7 dias, a fim de estimar sua real produção espermática.

Características morfológicas dos espermatozoides

A morfologia espermática é componente essencial para o exame do sêmen, pois fornece a estimativa do percentual de espermatozoides normais ou íntegros estruturalmente, assim como a distribuição dos diferentes defeitos morfológicos. A fertilidade depende da porcentagem de células anormais no ejaculado, sendo importante para se conhecer a eficiência reprodutiva do animal analisado.

Preparação das lâminas

Os aspectos morfológicos dos espermatozoides são avaliados com preparação de lâmina úmida ou esfregaços corados, associados ou não. Para cada amostra de sêmen devem-se contabilizar, no mínimo, 200 células (espermatozoides).

Preparação úmida. A amostra para preparação úmida (Figura 9.76) deve ser separada logo após a coleta do sêmen e acondicionada em 1 mℓ de solução de formol salino tamponado

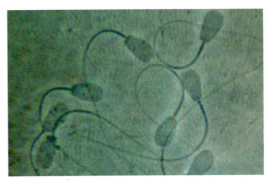

Figura 9.76 Microscopia de contraste de fase de lâminas úmidas. Preparação adequada de lâmina úmida apresentando espermatozoides íntegros de bovinos. Aumento de 1.000×.

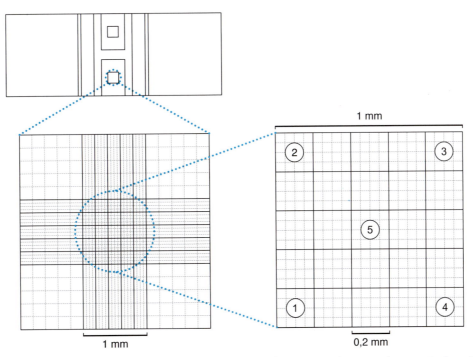

Figura 9.75 Câmara de Neubauer preparada para contagem dos espermatozoides. Esquema demostrando aumento dos retículos da câmara de Neubauer contendo os 25 quadrados centrais, cada um deles com seus 16 quadrados menores.

aquecida a 35 a 37°C, e armazenada para posterior análise. A temperatura indicada evita danos às células espermáticas, como cauda fortemente dobrada ou enrolada. Goteja-se o sêmen à solução de formol salino tamponado até que a solução apresente aspecto turvo. A depender do aspecto do sêmen e da concentração do ejaculado, a quantidade de sêmen a ser adicionada varia bastante; no entanto, deve-se ter cautela para que a amostra não fique muito concentrada, o que pode levar à aglutinação dos espermatozoides e a dificuldades posteriores de análise e visualização das células ao microscópio. É preciso avaliar sempre a qualidade do formol salino usado, pois, alterações no pH ou na osmolaridade da solução, por exemplo, podem alterar a estrutura da célula armazenada. Após o correto acondicionamento, esta amostra é armazenada sob refrigeração (4 a 6°C) por anos, mantendo-se a viabilidade da célula para posteriores exames ou reavaliações.

A montagem da preparação úmida consiste na colocação de uma gota da preparação prévia de sêmen com formol salino sobre lâmina limpa e seca, cobrindo-a de imediato com uma lamínula. Aplica-se sobre esse conjunto um papel-filtro pressionando suavemente a lamínula até que o excesso de líquido seja absorvido. Nesse procedimento, deve-se ter cautela na força aplicada para não haver deslocamento da lamínula sobre a lâmina (em caso de força excessiva), o que pode causar lesões aos espermatozoides, como maceração e cabeças decapitadas (artefatos da técnica), e para que o conjunto não retenha água entre lâmina e lamínula (em caso de pouca força), o que dificulta a contagem e avaliação das células, pois os espermatozoides podem se locomover na solução durante a avaliação.

Se o avaliador julgar necessário, especialmente em locais com temperaturas altas, a lamínula poderá ser fixada sobre a lâmina por meio de esmalte cosmético, aplicado sobre suas bordas com objetivo de aumentar o tempo em que a lâmina retém a umidade. A lâmina úmida é levada a um microscópio de contraste de fase, com aumento de 1.000 a 1.250×, para posterior avaliação da morfologia espermática. Também são consideradas as alterações de forma e estrutura de acrossoma e cauda dos espermatozoides.

Esfregaço corado. Para preparação do esfregaço corado (Figura 9.77), a gota de sêmen deve correr, no momento de seu estiramento, por trás da lâmina limpa elevada obliquamente a um ângulo de 45°C em relação à que receberá o esfregaço. Dessa maneira, a gota é puxada e não empurrada sobre a lâmina base. Esse procedimento evita lesões grosseiras sobre os espermatozoides, como desprendimento da cabeça e fraturas da peça intermediária ou peça principal (artefato de técnica). A qualidade do esfregaço também é afetada por sujeiras diversas, principalmente quando o procedimento é feito em currais. Por isso, sempre que possível, avalie o esfregaço imediatamente ao microscópio óptico (400×) para observar a disposição das células na lâmina, e se há a necessidade de nova preparação. Dependendo do corante em uso, o esfregaço é feito com o sêmen já misturado ao corante (p. ex., eosina-nigrosina) ou com sêmen puro para posterior coloração em laboratório. Analisa-se o esfregaço corado em microscópio óptico, com aumento de 1.000 a 1.250×, para posterior avaliação da morfologia espermática. Devem ser consideradas as alterações de forma e estrutura de cabeça e peça intermediária dos espermatozoides.

Durante a avaliação com lâmina úmida ou corada, contabilizam-se as células normais e apenas um defeito por célula anormal. No caso de duas ou mais patologias observadas em uma mesma célula, contabiliza-se a de ocorrência mais apical ou registra-se, em ordem de prioridade, o defeito maior em relação ao menor e, se observados dois defeitos de mesma classificação, descreve-se apenas o de maior frequência.

Preferencialmente, as técnicas devem ser associadas, contabilizando-se 100 espermatozoides na preparação úmida e 100 espermatozoides no esfregaço corado. Soma-se, então, o percentual de anomalias verificadas nos 200 espermatozoides das duas preparações de lâminas (úmida e corada) e classificam-se os defeitos espermáticos em maiores, menores e totais. Entretanto, com a evolução da qualidade das lentes de contraste de fase e do contraste com interferência diferencial, e com a redução dos custos de sua aquisição, sugere-se que toda a análise de sêmen possa ser feita em preparações úmidas, contabilizando-se todas as alterações de forma e estrutura de acrossoma, cabeça, peça intermediária e cauda dos espermatozoides em um único exame. Nesses casos, a experiência do andrologista viabiliza que o avaliador, em uma única lâmina, identifique corretamente as anormalidades espermáticas, e classifique-as posteriormente em seus defeitos maiores, menores e totais. Quando o avaliador usar apenas a preparação da lâmina úmida ou esfregaço corado para análise do sêmen, devem-se contar 200 células (espermatozoides) para não se perder a confiabilidade da amostragem do exame.

Você sabia?

- A clonagem pode gerar clones de animais adultos, mas tem alto custo e baixa eficiência na obtenção de animais vivos. Geralmente, menos de 10% dos embriões clonados se desenvolvem a termo. A síndrome do bezerro gigante ocorre quando nascem animais 10 a 15% mais pesados, e acomete uma parcela dos animais nascidos vivos, podendo acarretar uma série de complicações de saúde.

Anormalidades

As anormalidades dos espermatozoides foram primeiramente classificadas quanto à região morfológica em que se encontram (acrossoma, cabeça, peça intermediária e/ou cauda), ou local de origem em:

- Anomalias espermáticas primárias, agrupando aquelas de origem testicular, oriundas de falhas na espermatogênese
- Anomalias espermáticas secundárias, para aquelas células com anomalias de origem epididimária
- Anomalias espermáticas terciárias, que têm origem nas glândulas acessórias ou pós-ejaculação pela manipulação *in vitro* dos espermatozoides, durante a execução do espermograma e tecnologia de sêmen, como resfriamento, criopreservação e sexagem.

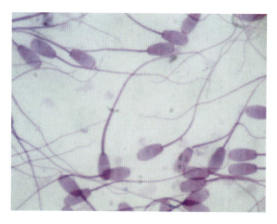

Figura 9.77 Microscopia óptica de esfregaço corado. Preparação adequada de lâmina corada apresentando espermatozoides íntegros de bovinos. Aumento de 1.000×.

A avaliação quanto à origem do defeito espermático em primário ou secundário auxilia no diagnóstico das causas dos defeitos, a partir do conhecimento de como se dá a formação das organelas espermáticas ao longo da espermatogênese, e do conhecimento dos processos ocorridos na maturação espermática durante o trânsito epididimário, armazenamento extragonadal (principalmente na cauda do epidídimo) e ejaculação.

Posteriormente, as patologias espermáticas passaram a ser classificadas de acordo com seu efeito na fertilidade, em defeitos maiores e menores. As anomalias espermáticas consideradas defeitos maiores têm origem tanto testicular quanto epididimária, e comprometem seriamente a fertilidade de um animal, e as classificadas como defeitos menores não interferem na qualidade fecundante das células espermáticas, sendo necessário que estejam em alta frequência para comprometer a fertilidade. Entre os defeitos espermáticos maiores, que comprometem seriamente a reprodução, os de caráter hereditário (p. ex., *Knobbed sperm*, *Dag defect*, *stump defect*) devem ser criteriosamente avaliados durante o exame androlólico, por serem transmitidos aos descendentes, aumentando significativamente o número de animais inférteis ou subférteis no rebanho.

São considerados defeitos maiores: formas abortivas (subdesenvolvido), formas duplas (teratológicos), defeitos de acrossoma (como o *Knobbed sperm*), cabeças decapitadas, diadema *defect* (*pouch formation*), cabeças piriformes, estreitas na base ou com contorno anormal, cabeça pequena anormal, cabeça isolada anormal, defeitos da peça intermediária (como *corkscrew* e *Dag defect*), gotas citoplasmáticas proximais, pseudogotas, e cauda fortemente dobrada e enrolada. Os defeitos menores incluem: cabeça delgada, pequena, larga, gigante e curta; cabeças isoladas normais; inserção abaxial de cauda; gota citoplasmática distal; e cauda simplesmente dobrada (Quadro 9.35). Entretanto, de acordo com o *Manual para exame andrológico de touros*, publicado pela Society for Theriogenology nos EUA (2018), as anomalias de inserção abaxial de cauda e gota citoplasmática distal não seriam mais classificadas como defeitos espermáticos.

Na contagem de 200 células espermáticas/espermatozoides, de acordo com as normas do *Manual para exame andrológico e*

avaliação de sêmen animal, do Colégio Brasileiro de Reprodução Animal, de 2013, o ejaculado de touros não deve ultrapassar 30% de defeitos espermáticos totais, 10 e 20% de defeitos maiores e menores, respectivamente, e não mais do que 5 e 10% de alterações individuais maiores e menores, respectivamente. Para caprinos e ovinos, recomenda-se que o ejaculado não apresente menos de 80% de espermatozoides morfologicamente normais. É importante ressaltar que a interpretação desses valores não é matemática, e sim biológica.

Mais recentemente, as anormalidades espermáticas também têm sido classificadas como compensáveis e não compensáveis. Essa classificação considera que os espermatozoides anormais eventualmente não transportados até a tuba uterina (por alguma alteração que comprometa a motilidade espermática) ou incapazes de penetrar no ovócito (por alguma alteração acrossômica) são compensados com o aumento da dose inseminante, configurando os denominados defeitos compensáveis. Já os espermatozoides capazes de penetrar na zona pelúcida, que induzem a falhas na clivagem e embriões inviáveis, não são compensados pelo aumento da dose inseminante, sendo considerados defeitos não compensáveis. São considerados defeitos não compensáveis aqueles que alteram significativamente o formato da cabeça espermática, bem como defeitos na estrutura da cromatina.

Independentemente do sistema adotado para interpretação do quadro seminal, como defeitos maiores e menores, primários e secundários, compensáveis ou não compensáveis, os resultados do laudo andrológico são considerados com base nos conhecimentos sobre espermatogênese, transporte e armazenamento epididimário, para fins de diagnóstico e prognóstico da função reprodutiva.

Além das células espermáticas, também são observados, nas lâminas, outros elementos, como:

- Medusas, aglomerados de células resultantes da degeneração do epitélio epididimário, comum em animais pré-púberes, portadores de hipoplasia testicular ou degeneração testicular grave
- Células primordiais, células da linhagem espermatogênica que se desprendem do epitélio germinativo
- Leucócitos
- Células epiteliais
- Sangue e/ou outras secreções.

A identificação e a quantificação desses outros elementos são importantes, pois a sua presença no ejaculado indica alguma alteração patológica do animal. A ocorrência deve ser expressa como: baixa (+), média (++) e alta (+++).

Variações nos padrões seminais podem estar associadas a fatores nutricionais, raciais, ambientais, farmacológicos, sanitários ou de manejo, ocorrendo de modo transitório ou permanente. Nesse sentido, em algumas situações, para se obter um resultado definitivo, é recomendável a realização de três exames consecutivos em intervalos de 30 dias, o que possibilita a comparação entre vários ejaculados coletados em intervalos regulares e também o estabelecimento de uma curva de produção gamética de determinado reprodutor. Esse acompanhamento é importante, pois viabiliza o diagnóstico diferencial entre diversas patologias, como degeneração testicular, hipoplasias, disfunções epididimárias e outros problemas reprodutivos.

Laudo andrológico

Quando um reprodutor é submetido a avaliação andrológica, é necessário chegar a um diagnóstico e/ou conclusão com vistas ao seu aproveitamento, sendo emitido um laudo andrológico (Figura 9.78). Os reprodutores são classificados, basicamente, em

---

Quadro 9.35 Patologias espermáticas classificadas de acordo com defeitos maiores e menores.

Defeitos maiores
- Defeitos de acrossoma
- Gota citoplasmática proximal
- Cabeça subdesenvolvida
- Cabeça isolada patológica (anormal)
- Cabeça estreita na base
- Cabeça piriforme
- Cabeça pequena anormal
- Cabeça com contorno anormal
- Cabeça com *pouch formation* ou diadema
- Defeitos de peça intermediária (*corkscrew*, *Dag defect*, *stump defect* e pseudogota)
- Cauda fortemente dobrada ou enrolada
- Cauda enrolada na cabeça
- Teratológicos
- Decapitado
- Contorno anormal

Defeitos menores
- Gota citoplasmática distal
- Cabeça delgada
- Cabeça gigante, curta, larga e pequena normal
- Cabeça isolada normal
- Cauda com inserção abaxial, retroaxial ou oblíqua
- Cauda simplesmente dobrada

Adaptado de Chenoweth, 2005.

Modelo
Certificado de exame andrológico

A. IDENTIFICAÇÃO DO REPRODUTOR		RG:
Nome:	Raça:	Data de nascimento:
Proprietário:		
Fazenda:		

B. EXAME CLÍNICO

Histórico e anamnese:

Geral:

Aprumos:

Genitais:

C. ESPERMOGRAMA

I – Método de coleta

II – Características físicas do ejaculado

Volume do ejaculado (mℓ):	Aspecto:	Turbilhonamento (0-5):
Motilidade (%):	Vigor (%):	

III – Características morfológicas (%)

1. Defeitos maiores		2. Defeitos menores	
Acrossoma		Cabeça delgada	
Gota citoplasmática proximal		Gigante, curta, larga, pequena normal	
Patologias de cabeça:		Isolada normal	
Subdesenvolvida		Abaxial, retroaxial, oblíqua	
Cauda enrolada na cabeça		Cauda dobrada ou enrolada	
Cabeça isolada patológica		Gota protoplasmática distal	
Estreito na base		**Total (defeitos menores)**	
Piriforme		**Total de defeitos**	
Pequena anormal			
Coloração anormal		**Outros elementos**	
Contorno anormal		Medusas	
Pouch formation		Células primordiais	
Formas teratológicas		Células gigantes	
Patologia de peça intermediária		Leucócitos	
Patologias de cauda:		Hemácias	
Fortemente dobrada ou enrolada		Células epiteliais	
Dobrada com gota citoplasmática distal			
Total (defeitos maiores)			

D. CONCLUSÃO

DATA

Assinatura do médico-veterinário responsável
CRMV:

Figura 9.78 Modelo de certificado de exame andrológico de um bovino, emitido para cada animal.

aptos, questionáveis ou inaptos para a reprodução (temporariamente ou não). Vale lembrar que, para a maioria das espécies de animais domésticos, a duração da espermatogênese e do trânsito pelo epidídimo (maturação espermática) é de aproximadamente 50 a 70 dias. Por isso, o intervalo desejável é, em média, de 60 dias entre os exames andrológicos para emitir resultados conclusivos. No entanto, algumas vezes, o andrologista pode optar por realizar quatro a seis exames consecutivos, intercalados por 10 a 15 dias, ou três exames intercalados mensalmente, para se obter um resultado seguro da aptidão reprodutiva do animal.

Aqueles aptos à reprodução devem apresentar todas as características físicas e morfológicas do sêmen adequadas e dentro dos padrões estabelecidos para a espécie, associadas à ausência de lesões clínicas na genitália, assim como no exame clínico geral.

Quando os machos não apresentam as condições desejáveis, seja dos órgãos genitais, de comportamento sexual, de qualidade seminal ou de capacidade de executar a monta, são classificados como questionáveis ou inaptos à reprodução. Essa condição, quando temporária, deve ser confirmada por meio de exames adicionais. Entretanto, verificada a estabilidade do quadro, o reprodutor classificado como questionável ou inapto será descartado da reprodução. Os reprodutores são descartados se for caracterizada condição indesejável irreversível por um ou mais exames.

EQUINOS

O exame semiológico (ou andrológico) do sistema reprodutor masculino de cavalos-machos não castrados, os garanhões, tem por objetivo avaliar a capacidade reprodutiva do animal, estimando indiretamente sua fertilidade potencial. Por definição, esse é o principal aspecto de um exame clínico de infertilidade ou subfertilidade.

O melhor indicador de fertilidade de garanhões é a taxa de gestação por ciclo após cobertura ou inseminação artificial de éguas férteis sob boas condições de manejo, mas no dia a dia esse processo pode ser longo e impraticável. Por isso, muitas vezes se realiza um exame com base em análises laboratoriais para prever a fertilidade de um garanhão. No sentido mais simples, os ensaios de fertilidade são projetados para responder à pergunta: "Este garanhão pode emprenhar éguas?" No entanto, a situação costuma ser significativamente mais complicada. A questão geralmente se expande para incluir: "Quantas éguas se pode esperar que um garanhão emprenhe em uma estação?", ou "O sêmen é usado em um programa de inseminação artificial com sêmen refrigerado e transportado?" À medida que as questões se ampliam, os métodos de teste de fertilidade também.

Outro ponto a considerar é que a definição de fértil pode variar, dependendo do uso projetado para o garanhão. Um garanhão é fértil o suficiente para emprenhar de modo eficiente uma ou algumas éguas por ano, por exemplo. No entanto, esse mesmo garanhão pode não ser bem-sucedido se tiver de cobrir ou emprenhar 40 ou 100 éguas por ano. Diante desse cenário, o teste de fertilidade sempre deve ser realizado à luz das exigências projetadas para o garanhão. O veterinário não só avalia a qualidade e a quantidade de espermatozoides no ejaculado, mas também testa a libido e a habilidade de acasalamento do garanhão, tenta reconhecer defeitos congênitos que são transmissíveis à prole ou diminuir a fertilidade, identifica doenças infecciosas que são transmitidas de maneira venérea e busca quaisquer outras lesões que possam reduzir a longevidade de um reprodutor.

A puberdade também é um fator importante a ser considerado. A definição universalmente aceita de puberdade é a aquisição da capacidade de se reproduzir sexualmente com êxito, o que geralmente é caracterizado pela maturação dos órgãos reprodutivos e pelo desenvolvimento de características sexuais secundárias e de aspectos psicossociais. Outros definem a puberdade como a idade na primeira ejaculação contendo 50 milhões de espermatozoides com $\geq 10\%$ de motilidade. De acordo com estudos que avaliaram as características seminais de garanhões da raça Quarto de Milha, a puberdade ocorre em 1 a 2,2 anos ou 1,1 a 1,9 ano. Ao se considerar o desenvolvimento testicular, a puberdade ocorre entre 1,4 e 1,8 ano em garanhões Anglo-Normandos.

Alguns garanhões alcançam a capacidade de acasalar, mas podem não demonstrar esta maturidade devido a hierarquia dos rebanhos, libido, restrições ambientais e/ou interações com o ser humano. A puberdade em si não é um único evento, mas uma coleção de eventos dinâmicos e interações ao longo do tempo que, em última instância, levam à capacidade de produzir descendentes.

Além disso, puberdade não deve ser confundida com maturidade sexual. A maturidade sexual, com base nos números de espermatozoides nos ejaculados, não ocorre até os 4 a 5 anos.

Como parte do gerenciamento de rotina, todos os garanhões em reprodução são submetidos ao exame andrológico completo pelo menos duas vezes por ano. Um exame deve sempre ocorrer antes da estação reprodutiva de modo que haja tempo hábil para resolver quaisquer problemas potenciais. Os garanhões com problemas em curso precisam ser examinados mensalmente para monitorar a progressão de doenças. Esta avaliação inclui exame físico completo (particularmente inspeção e palpação), ultrassonografia do escroto, testículos, epidídimos e cordões espermáticos, inspeção cuidadosa do pênis ereto e prepúcio, bem como ultrassonografia das glândulas sexuais acessórias. Testes adicionais, como exames de rotina para hemograma completo e perfil hormonal, são considerados em casos individuais. A detecção precoce de problemas possibilita alterações de manejo para prolongar a fertilidade dos garanhões.

Um fluxograma do exame semiológico do garanhão está apresentado na Figura 9.79. O detalhamento de cada item será abordado nos tópicos seguintes.

Particularidades anatomofisiológicas

O sistema reprodutor do garanhão (Figura 9.80) é composto pelos seguintes órgãos e estruturas:

- Escroto
- Dois testículos, cada um suspenso por um cordão espermático e músculo cremaster
- Dois epidídimos
- Dois ductos deferentes, cada um com uma ampola
- Glândulas vesiculares emparelhadas
- Uma glândula prostática
- Glândulas bulbouretrais emparelhadas
- Prepúcio
- Pênis
- Músculos que circundam a uretra, isquiocavernoso, bulboesponjoso e retrator do pênis.

Escroto

O escroto é composto pelas camadas: pele, túnica dartos e fáscia escrotal. A camada mais externa é a pele, a qual contém glândulas sebáceas e sudoríparas.

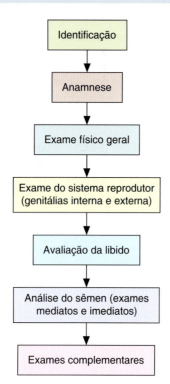

Figura 9.79 Fluxograma das etapas do exame andrológico de garanhões.

Epidídimos

O epidídimo é um ducto altamente enovelado, dividido em três partes: cabeça, corpo e cauda. A cabeça é uma estrutura achatada localizada na borda dorsomedial cranial do testículo. O corpo está posicionado dorsolateralmente e ligeiramente ligado à superfície dorsal do testículo. Diferentemente das demais espécies abordadas neste capítulo, em garanhões, os espermatozoides sofrem maturação na cabeça e no corpo do epidídimo. Já a cauda é uma estrutura esférica proeminente unida ao polo caudal do testículo pelo ligamento da cauda do epidídimo, e é o principal local de armazenamento de espermatozoides maduros. O tempo aproximado de trânsito dos espermatozoides no epidídimo é de 10 dias.

Glândulas sexuais acessórias

Glândulas vesiculares

As glândulas vesiculares (vesículas seminais) são estruturas emparelhadas, piriformes e de paredes finas, situadas lateralmente à ampola. A superfície das vesículas seminais é uniforme e suave, com 15 cm de comprimento e 4 a 5 cm de largura. O ducto excretor de cada vesícula se junta a ampola ipsilateral do ducto deferente, local denominado ducto ejaculatório (Figura 9.81).

Próstata

A próstata é uma glândula única, firme e nodular com dois lóbulos estreitos conectados por um istmo transversal. Localizada retroperitonealmente, a próstata mostra apenas a parte compacta, com dois lóbulos conectados por um istmo espesso. Cada lóbulo apresenta de 6 a 10 cm de comprimento e de 3 a 5 cm de largura (ver Figura 9.81).

Glândulas bulbouretrais

As glândulas bulbouretrais apresentam formato ovoide, com 4 a 6 cm de comprimento e de 2 a 3 cm de largura. Coberta

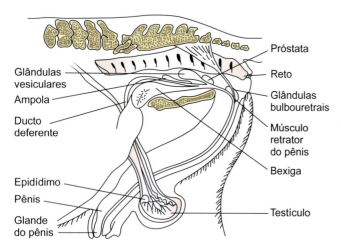

Figura 9.80 Ilustração dos componentes do sistema reprodutor de um garanhão.

Testículos

Os testículos dos garanhões são ovoides, com eixo longo quase horizontal. Quando um testículo é retraído, o eixo longo torna-se mais vertical e, então, a cauda do epidídimo posiciona-se ventralmente em vez de caudalmente. Os testículos de garanhões pós-púberes podem medir 8 a 14 cm de comprimento por 5 a 8 cm de largura e pesar aproximadamente 225 g. A espermatogênese no garanhão dura, em média, 57 a 58 dias.

Cordões espermáticos

Cada cordão espermático está envolvido na camada parietal da túnica vaginal, que se estende distalmente a partir do anel inguinal interno. Em cada cordão são encontrados: ducto deferente, artéria testicular, veias testiculares, vasos linfáticos e nervos. O músculo cremaster está situado nas bordas caudolaterais de cada cordão espermático.

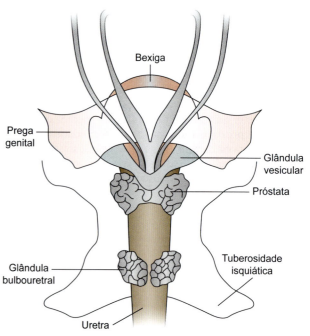

Figura 9.81 Ilustração das glândulas sexuais acessórias de um garanhão, vista dorsal.

pelo músculo bulboglandular, cada glândula abre-se dentro da uretra por meio de seis a oito ductos excretores (ver Figura 9.81).

Prepúcio

O prepúcio apresenta um dobramento duplo de pele, lâminas externa e interna, e, ainda, uma prega prepucial interna. No óstio prepucial, a pele, ou lâmina externa, transforma-se na cavidade prepucial, que segue caudalmente como lâmina interna, para, finalmente, voltar-se envolvendo o pênis. O prepúcio é movimentado pelos músculos prepuciais, que se originam no músculo cutâneo.

Pênis

Outra diferença anatômica no sistema reprodutor do garanhão em relação aos ruminantes é o tipo de pênis. O pênis do garanhão é musculocavernoso, composto por três partes: a raiz ou bulbo, o corpo ou o eixo (a parte principal) e a glande, a extremidade livre do pênis. Três corpos cavernosos são agregados ao redor da uretra peniana.

O corpo esponjoso do pênis é amplo. O corpo cavernoso do pênis surge como uma parte da cruz do arco isquiático, sendo recoberto por músculo isquiocavernoso. A túnica albugínea inclui os corpos cavernosos. No garanhão, os corpos cavernosos contêm espaços cavernosos grandes; durante a ereção, o considerável aumento de tamanho resulta do acúmulo de sangue nesses espaços.

Exame semiológico

Identificação do paciente | Resenha

O primeiro passo do exame andrológico é a identificação do animal, que deve ser a mais completa possível e conter informações como nome do animal, marcações artificiais (a quente, a frio, tatuagem etc.), número de registro (se houver), idade, peso, raça, sendo interessante incluir uma resenha descritiva do garanhão, tornando o laudo o mais fidedigno possível.

A identificação do garanhão deve ser bastante precisa, para evitar qualquer ambiguidade na identidade em uma data posterior, especialmente quando a venda do cavalo estiver envolvida. Fotografias do animal são recomendáveis para identificação permanente.

Anamnese | História clínica

A segunda e indispensável etapa do exame andrológico é a anamnese, quando se coletam informações sobre o histórico do cavalo. Abordam-se possíveis causas ambientais e hereditárias para o problema em questão, bem como a investigação das terapias anteriores para um problema existente, quando aplicável. O histórico dos garanhões a serem examinados inclui informações sobre o uso atual, o desempenho reprodutivo anterior, os resultados das avaliações prévias de fertilidade, doenças, lesões, administração de medicamentos e vacinas, com informações explícitas sobre programas de manejo reprodutivo e sanitário anteriores e atuais.

> **Você sabia?**
>
> - Os potros atingem a puberdade entre 10 e 24 meses de vida, podendo variar conforme raça, manejo e genética. No entanto, recomenda-se que sua vida reprodutiva tenha início somente após os 30 meses. Não é preciso ter pressa, já que esses animais são capazes de apresentar capacidade fértil até os 24 anos, em média.

São fundamentais a avaliação seminal (motilidade, vigor, concentração e morfologia espermática), e a capacidade de monta e ejaculação. Contudo, é pertinente ressaltar que a reprodução é influenciada por fatores como manejo, nutrição, saúde mental e ambiente. Resultados satisfatórios são obtidos com a harmonia entre esses fatores.

Exame físico geral

O exame físico completo para avaliar o estado geral de saúde do animal é necessário. Deve-se tomar nota de todos os parâmetros avaliados, pois são necessários para fins de compra e venda do animal. O coração é auscultado e a visão avaliada, bem como a capacidade do animal em movimentar-se livremente. Observar um animal solto no piquete facilita a avaliação de claudicações oriundas de degenerações articulares, laminite crônica ou lesões de coluna. É importante avaliar se existem alterações de alta herdabilidade, como criptorquidismo e bragnatia.

Exame do sistema reprodutor

Genitália externa

O conhecimento da anatomia genital normal é relevante para o exame físico do sistema reprodutor do garanhão. Um exame físico completo de órgãos genitais externos e internos deve ser sempre incorporado em procedimentos para a predição da fertilidade do animal.

Escroto

O escroto do garanhão é levemente pendular, globular e simétrico. A pele não deve evidenciar traumatismo, cicatrizes ou lesões cutâneas. A palpação do escroto de um garanhão normal revela uma cobertura fina e flexível, que desliza frouxamente e facilmente sobre os testículos e os epidídimos, com pequena quantidade de pelos.

Testículos

Apresentam-se em posição horizontal, com a cauda do epidídimo posicionada caudalmente. A consistência testicular é fibroelástica. Um testículo palpável mais suave ou mais firme é indicativo de condições degenerativas, neoplásicas ou traumáticas. Outra condição a ser observada é a rotação testicular de até 180° de um ou ambos os testículos dentro do escroto. Tais rotações ocorrem de modo intermitente, mas costumam ser permanentes. É importante diferenciar a rotação testicular da torção do cordão espermático em que o garanhão apresenta o testículo dolorido e edemaciado, podendo demonstrar sinais de cólica.

Os testículos (Figura 9.82) são mensurados com um medidor de testículos ou paquímetro, aferindo-se comprimento, largura e altura. A aferição das medidas testiculares é realizada também por ultrassonografia, fazendo-se um corte transversal do testículo, avaliando-se sua largura e seu comprimento.

Testículos de garanhões férteis e com mais de 4 anos geralmente apresentam 4,5 a 6,0 cm de largura, 5,0 a 6,5 cm de altura e 8,5 a 11,0 cm de comprimento. O perímetro escrotal (a maior medida tomada em ambos os testículos e o escroto) encontra-se entre 9,5 e 11,5 cm.

Com base nas medidas testiculares, é possível calcular o volume testicular e, consequentemente, a produção espermática, por meio das seguintes fórmulas:

$$\text{Volume testicular} = 0,5333 \times \text{altura} \times \text{comprimento} \times \text{largura}$$

$$\text{Previsão da produção diária de espermatozoides} = [0,024 \times (\text{vol D} + \text{vol E})] - 0,76$$

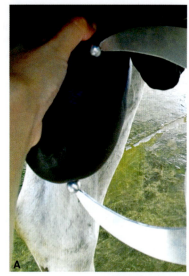

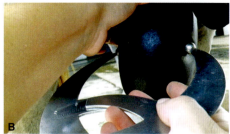

Figura 9.82 Mensuração dos testículos de um garanhão durante exame andrológico. **A.** Mensuração do comprimento testicular. **B.** Mensuração da altura testicular.

Ainda em relação aos testículos, deve-se observar a presença de ambos os testículos no escroto. A ausência de um ou ambos os testículos configura o quadro de criptorquidismo. O criptorquidismo é comum (2 a 8% dos cavalos), e geralmente é aceito como condição hereditária, embora isso ainda não seja comprovado. Muitas vezes, o criptorquidismo é uma condição unilateral ocorrendo com igual frequência em ambos os lados, mas ocorre bilateralmente em 10 a 15% dos casos. O potencial de espermatogênese em testículos criptórquidos é progressivamente reduzido à medida que o tempo da criptorquidia aumenta. O diagnóstico de criptorquidismo baseia-se em anamnese e exame físico adequados, associados à mensuração de testosterona e de sulfato de estrona antes e após um teste de estimulação com gonadotrofina coriônica humana (hCG).

Epidídimos
O epidídimo normalmente é palpável na sua totalidade. Desvios ou assimetria entre os dois podem justificar uma investigação mais aprofundada, com ultrassonografia.

Cordões espermáticos
O cordão espermático é avaliado por meio da palpação ou da ultrassonografia. Cordões espermáticos normais apresentam tamanho similar e diâmetro uniforme, de 2 a 3 cm. Animais com dor aguda na região próxima aos cordões espermáticos devem ser avaliados quanto a hérnia inguinal ou torção do cordão espermático. A hérnia inguinal é confirmada com exame ultrassonográfico que revele algum grau de hidrocele (acúmulo de líquido anecoico entre as camadas das túnicas vaginais) (Figura 9.83) com padrões de parede de intestino hiperecoico, em que o líquido dentro do lúmen intestinal é, por vezes, visível.

Pênis e prepúcio
A avaliação do pênis e prepúcio é realizada por meio de inspeção direta, verificando ferimentos, edemas, neoplasias ou qualquer alteração anatômica. Para avaliação, o pênis deve estar visível, o que pode ocorrer por meio da exposição do garanhão a uma égua no cio.

Em alguns casos, o pênis precisa ser limpo antes de inspecionado, em função do acúmulo de esmegma, que pode mascarar alguma lesão. O pênis é minuciosamente examinado, e quaisquer lesões palpáveis ou visuais devem ser registradas em formulário adequado. É preciso atentar, com especial cuidado, à fossa da glande e ao processo uretral, porque estão parcialmente ocultos, e ao esmegma, que se acumula nessas áreas. As lesões penianas mais comuns incluem as de origem traumática e vesículas ou pústulas de exantema coital equino, granulomas de habronemose, carcinoma de células escamosas e papilomas.

As lesões de habronemose no sistema reprodutor costumam ser diagnosticadas por sua aparência típica, porém, são confundidas com carcinoma de células escamosas, tecido de granulação exuberante ou fitomicose. Uma ferida não cicatrizante, granulada, acompanhada de eosinofilia circulante marcada é sugestiva da doença.

O carcinoma de células escamosas é um dos tumores mais comuns de pênis e prepúcio nos garanhões. Muitos proprietários percebem uma secreção prepucial com odor desagradável e solicitam avaliação veterinária. A duração da doença muitas vezes é desconhecida, pois a maioria dos proprietários raramente inspeciona o pênis e o prepúcio do cavalo. A lesão pré-cancerosa aparece como uma pequena placa queratinizada, já a lesão neoplásica, como uma ulceração pouco profunda com base rígida. As células neoplásicas proliferativas podem se assemelhar ao tecido de granulação. Carcinomas em estágios mais avançados frequentemente desenvolvem o aspecto de couve-flor, podendo apresentar áreas de necrose e ulceração.

Uma das principais lesões do prepúcio é a fimose, uma estenose do óstio prepucial que inviabiliza a exposição do pênis, podendo acarretar lesões, devido ao acúmulo de urina. A fimose pode ocorrer por hematomas, neoplasias, granulomas, infecções e traumatismos.

Genitália interna
O exame da genitália interna de garanhões não faz parte do exame semiológico de rotina do sistema reprodutor. Entretanto, é necessário em caso de hemospermia ou piospermia constatada

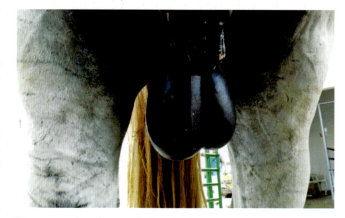

Figura 9.83 Garanhão com hidrocele. Observar o aumento de volume do lado direito do escroto.

após a coleta e a avaliação do sêmen. O exame é realizado por palpação retal associada à ultrassonografia, sendo a vesiculite a principal afecção encontrada.

A restrição do garanhão e a proteção do examinador são importantes, pois a maioria desses animais não está acostumada ao exame retal. No entanto, eles costumam tolerar o procedimento com sedação e abordagem lenta e cuidadosa.

A uretra pélvica é o melhor marco para a palpação da genitália interna e é identificada como uma estrutura cilíndrica que se localiza no assoalho da pelve com diâmetro de 3 a 4 cm. Na extensão cranial da uretra pélvica, a glândula prostática é palpada como uma estrutura glandular moderadamente firme, com lóbulos localizados em ambos os lados da uretra.

A ampola do ducto deferente está localizada ao longo da linha média cranialmente à próstata como ductos musculares de 1 a 2 cm de diâmetro e 10 a 20 cm de comprimento. As glândulas vesiculares são estruturas em formato de saco localizadas lateralmente às ampolas, as quais muitas vezes são difíceis de palpar, a menos que estejam distendidas por causa da estimulação sexual. Os anéis inguinais internos também devem ser avaliados durante o exame transretal do garanhão.

As glândulas bulbouretrais juntam-se à superfície dorsal da uretra pélvica, caudal à próstata cerca de 8 cm. Geralmente, elas não são palpáveis pelo reto, pois estão cobertas pelos músculos uretral e bulboglandular, mas são facilmente avaliadas por meio da ultrassonografia. As glândulas bulbouretrais aparecem como estruturas ovais, com espaços hipoecoicos no parênquima. A parede da glândula é representada por uma parede delgada e hiperecoica, circundada por uma camada hipoecoica representando o músculo bulboglandular que circunda a glândula. Com auxílio da ultrassonografia, uma imagem no nível do istmo prostático demonstra a relação anatômica entre a uretra pélvica, a ampola e a próstata.

Exame da libido

Muitos são os fatores que podem influenciar a libido dos garanhões, incluindo genética, manejo, ambiente e experiência reprodutiva prévia. Para avaliar a libido é imprescindível um ambiente limpo, confortável, com piso adequado e silencioso. O estímulo deve vir de uma égua cooperadora que apresente sinais de cio.

Normalmente, um garanhão com boa libido mostra desejo imediato e intenso para com a égua, manifestado por inquietação, movimento dos membros anteriores como se fosse cavar, vocalização e íntima atividade pré-copuladora, como cheirar, lamber e mordiscar a égua. Além disso, o garanhão manifesta o reflexo Flehmen (elevação do lábio superior após cheirar a genitália ou urina da égua) e desenvolve a ereção.

A capacidade de copular normalmente (desenvolver uma ereção, montar sem hesitação, inserir o pênis, fornecer impulsos intravaginais e ejacular) deve ser avaliada antes que seja considerado uma perspectiva satisfatória de reprodução. A anormalidade física mais comum associada à incapacidade de monta é a claudicação dos membros posteriores, como artrite degenerativa do casco ou laminite crônica. Já a causa específica de falha na ereção ou ejaculação, não relacionada com distúrbios psicológicos do animal, é difícil de determinar. Lesões do pênis, da medula espinal e disfunções orgânicas idiopáticas podem levar à impotência.

Nos garanhões com alterações na libido realizam-se exames dos órgãos sensoriais (olhos, ouvidos, nariz), e se verifica a existência de anormalidades no sistema reprodutor ou mesmo presença de dor. Esses fatores podem contribuir na redução da libido e também na capacidade de o garanhão realizar a monta confortavelmente.

Para que ocorra a ereção, são necessários: aumento do fluxo arterial sanguíneo do pênis, relaxamento dos espaços cavernosos para viabilizar o seu preenchimento com sangue, e restrição no fluxo de saída.

A libido suprimida pode acarretar falha na ereção, porém, garanhões com a libido normal podem não exibir tumescência completa. Nesses casos, é válido observar se o animal apresenta o comportamento de masturbação para verificar se a falha não está relacionada com a inibição pela vizinhança ou presença de pessoas. Quando o animal apresenta boa libido em associação com ausência de ereção, é necessária avaliação visando distúrbios neurológicos ou vasculares.

Quanto à disfunção ejaculatória, esta parece estar relacionada com alterações neurológicas e musculoesqueléticas que comprometem a monta e os movimentos copulatórios. Os garanhões com essas alterações podem voltar a copular caso seja identificada e removida a causa de desconforto e haja melhora na estabilidade e boa impulsão durante a monta.

Coleta de sêmen

Os diferentes métodos de coleta de sêmen atualmente disponíveis apresentam vantagens e desvantagens, a depender da situação. Alguns métodos usados são:

- Vagina artificial
- Preservativo
- Ejaculação farmacologicamente induzida
- Estimulação manual
- Coleta de sêmen do epidídimo.

Embora a eletroejaculação já tenha sido realizada em cavalos, ela requer sedação ou anestesia geral e não é considerada um método desejável de coleta de sêmen, por apresentar resultados inconsistentes e uma série de fatores complicadores que incluem contaminação urinária, ejaculação retrógrada, baixa motilidade espermática e risco de perfuração retal.

Dentre os métodos citados, a vagina artificial (Figura 9.84) é o mais prático e eficiente. A vagina artificial é viabilizada com camisa sanitária e um copo coletor de coloração âmbar, preenchido com água aquecida em torno de 43 a 45°C. O garanhão é estimulado antes da coleta, sendo exposto a uma égua no cio ou estrogenizada (Figura 9.85). A coleta é feita com um manequim natural (égua em cio) ou artificial, com regulagem da angulação para atender garanhões diferentes (Figura 9.86). Além disso, em situações específicas, como na laminite, por exemplo, a coleta do sêmen é realizada com o animal em posição.

Avaliação seminal

Deve ser realizada imediatamente após a obtenção do ejaculado (motilidade e vigor; ver subseções "Ruminantes" e "Cães e Gatos"), com exceção dos exames de concentração e morfologia espermática. A amostra de sêmen é filtrada, visando remover a fração de gel do ejaculado.

Os exames mediatos, que não precisam ser realizados imediatamente após a coleta, são a concentração e a morfologia espermática. Alguns parâmetros seminais do garanhão estão descritos no Quadro 9.36.

Concentração espermática. Para a contagem espermática em câmara de Neubauer, faz-se necessária a diluição do sêmen na proporção de 1:10 a 1:100, dependendo do aspecto da amostra. A concentração espermática nos equinos varia de 100 a 200×10^6 espermatozoides/mℓ, com aproximadamente 5×10^9 espermatozoides/ejaculado.

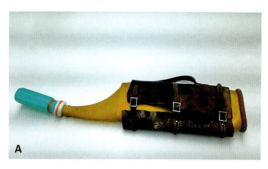
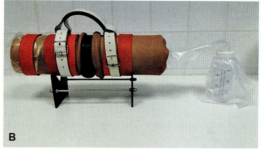
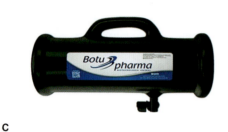
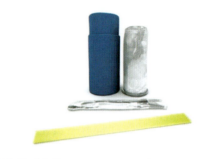

Figura 9.84 Modelos de vagina artificial. **A.** Modelo Missouri. **B.** Modelo Hannover. **C** e **D.** Modelo Botupharma.

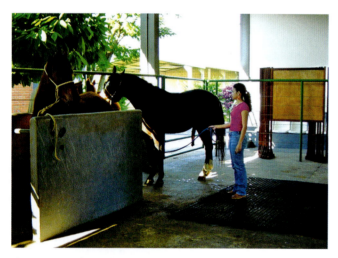

Figura 9.85 Rufiação de égua no cio, previamente à coleta do sêmen, com finalidade de estimular o garanhão. Observar o pênis exposto.

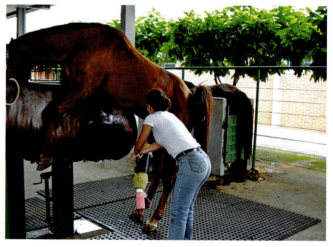

Figura 9.86 Coleta de sêmen de um garanhão com uso de manequim fixo com regulagem.

Quadro 9.36 Parâmetros espermáticos para os exames mediatos dos garanhões.

Parâmetros	Características
Volume	20 a 100 mℓ após a remoção da fração gel
Coloração	Varia entre branco-acinzentada e branco-leitosa
Densidade (aspecto)	Apresenta relação com a concentração espermática e pode variar de aquosa a leitosa
Odor	*Sui generis*
Motilidade espermática	Após a colocação de uma pequena gota de sêmen entre a lâmina e a lamínula previamente aquecidas a 37°C, é visualizada em microscópio no aumento de 200×. O resultado é expresso em porcentagem de células móveis, sendo o desejável ≥ 70%
Vigor espermático	O vigor é a velocidade de movimentação, analisado na mesma lâmina confeccionada para a motilidade e mesmo momento, e determinado em uma escala de 0 a 5, sendo o ideal ≥ 3

Adaptado de Papa *et al.*, 2014.

Morfologia espermática. Com relação à morfologia espermática, os melhores métodos para avaliação são: preparação úmida avaliada sob microscopia de contraste de interferência diferencial, esfregaços corados com eosina/nigrosina, e corante Karras modificado. São avaliados 200 espermatozoides e o percentual máximo de defeitos aceitável para o sêmen de garanhões é de 30% (ver tópico "Características morfológicas dos espermatozoides", na subseção sobre ruminantes).

Exames complementares

Um número adequado de espermatozoides móveis em um ejaculado não é garantia de fertilidade. Se os resultados do exame andrológico padrão não identificarem uma causa de subfertilidade ou infertilidade, são indicados testes de diagnóstico adicionais (Quadro 9.37).

A avaliação do escroto, dos testículos, epidídimos e cordões espermáticos por ultrassonografia em modo B tornou-se parte rotineira da avaliação reprodutiva do garanhão. Além disso, a

Quadro 9.37	Testes diagnósticos que são realizados em adição aos testes-padrão do exame andrológico de garanhões.
Teste	**Indicação**
Análise da estrutura da cromatina do espermatozoide (SCSA)	Avaliar a integridade estrutural da cromatina do espermatozoide, determinando a suscetibilidade do DNA à desnaturação *in vitro*
Sondas fluorescentes	Avaliar a integridade da membrana plasmática (5-CFDA e PI), a viabilidade (SYBR-14), a integridade acrossomal (PSA) ou a função mitocondrial (JC-1 e rodamina 123)
Teste hiposmótico	Determinar se a membrana plasmática do espermatozoide está intacta e osmoticamente ativa
Capacitação espermática	Determinar a porcentagem de espermatozoides capacitados e capazes de sofrer a reação acrossomal (ensaio CTC e merocianina 540)
Reação acrossomal	Determinar a porcentagem de espermatozoides com acrossoma intacto e os não reagidos em amostras não tratadas (FITC-PNA), e avaliar a capacidade dos espermatozoides de sofrer a reação acrossomal *in vitro* (ionóforo de cálcio A23187)
Microscopia eletrônica de transmissão	Avaliar o detalhe da ultraestrutura dos espermatozoides e seu estado acrossomal
Cariotipagem	Avaliar alterações numéricas ou estruturais nos cromossomos
Biópsia testicular	Avaliar histologicamente o parênquima testicular
Ultrassonografia	Avaliar glândulas sexuais acessórias, pênis, testículos e escroto, epidídimos e cordões espermáticos
Fosfatase alcalina	Avaliar a função ejaculatória em garanhões azoospérmicos
Endoscopia uretral	Avaliar a integridade da uretra em garanhões com hemospermia

Adaptado de McCue, 2014.

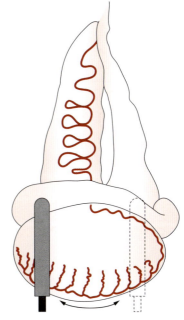

Figura 9.87 Ilustração de um exame ultrassonográfico dos testículos. (Adaptada de Monteiro, 2017.)

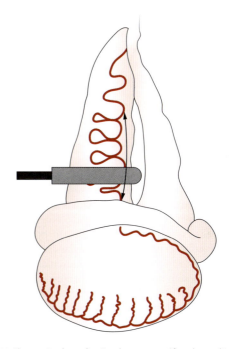

Figura 9.88 Ilustração da avaliação ultrassonográfica do cordão espermático. (Adaptada de Monteiro, 2017.)

ultrassonografia com Doppler também tem sido usada para avaliação de genitálias interna e externa do garanhão.

O exame ultrassonográfico dos testículos é realizado com o animal em estação (posição quadrupedal) e devidamente contido de modo a evitar riscos para o médico-veterinário, que deve se posicionar lateralmente ao animal e usar um transdutor linear ou setorial de 5,0 ou 7,5 MHz, com a aplicação de gel no local.

O testículo esquerdo é examinado segurando-se o *probe* em uma das mãos, colocando-o verticalmente na superfície lateral do escroto enquanto a outra mão empurra o testículo direito dorsalmente, segurando-se o cordão espermático do testículo esquerdo para manter o escroto em posição ventral, iniciando-se o escaneamento da região cranial para a região caudal (Figura 9.87).

O cordão (funículo) espermático é mais facilmente visualizado pela colocação do *probe* na posição horizontal, bem próximo ao testículo (Figura 9.88). O plexo pampiniforme apresenta-se como uma imagem manchada heterogênea, e a artéria testicular é identificada em cortes com aspecto de queijo suíço.

Para avaliar a cauda do epidídimo, é necessário posicionar o transdutor no sentido caudal, com os feixes voltados cranialmente (Figura 9.89). A textura do epidídimo varia de anecoica a hipoecoica com relação ao parênquima testicular.

Além disso, atualmente, uma grande variedade de sondas fluorescentes tem sido usada, tanto isoladamente quanto em associações, na andrologia. A combinação de várias sondas fluorescentes possibilita a avaliação de diversos compartimentos espermáticos simultaneamente. Portanto, com o uso de sondas fluorescentes em microscopia de epifluorescência, ou citometria de fluxo, é possível avaliar a integridade das membranas plasmática e acrossomal, o potencial mitocondrial, a translocação de fosfolipídeos de membrana, o índice de caspase ativada, o índice de fragmentação de DNA, a integridade do flagelo, a peroxidação lipídica, a fosforilação da tirosina, a reação acrossômica, entre outros.

CÃES E GATOS

Particularidades anatomofisiológicas

O sistema reprodutor dos cães e gatos é formado pelos órgãos e pelas estruturas descritos anteriormente para as demais

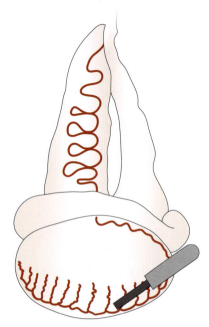

Figura 9.89 Ilustração da avaliação ultrassonográfica da cauda do epidídimo. (Adaptada de Monteiro, 2017.)

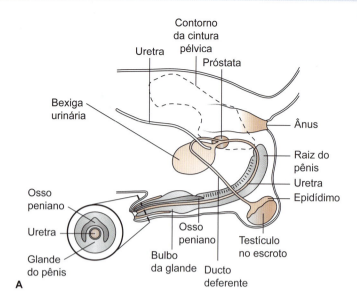

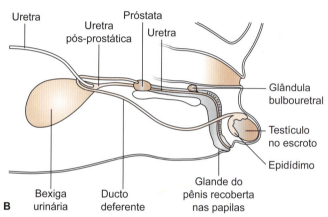

Figura 9.90 Ilustração dos componentes do sistema reprodutor de um cão (**A**) e de um gato (**B**).

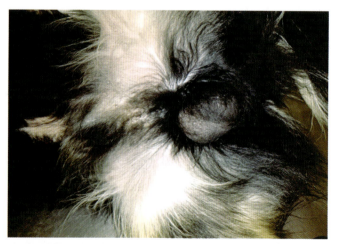

Figura 9.91 Escroto normal de um cão, recoberto por poucos pelos. Observe presença de ambos os testículos.

espécies: escroto, testículos, epidídimos, cordões espermáticos, pênis e prepúcio. Entretanto, há diferença em relação às glândulas sexuais acessórias. O cão possui apenas a próstata, e o gato, a próstata e as glândulas bulbouretrais (Figura 9.90).

Escroto

O escroto é uma continuidade da pele, delgada e macia, responsável por alojar e proteger os testículos, que se encontram fora da cavidade abdominal (Figura 9.91). Além disso, é uma das estruturas que participa do processo de termorregulação testicular, ao possibilitar a livre movimentação dos testículos no seu interior, associada à presença de glândulas sebáceas bem desenvolvidas e glândulas sudoríparas, e sua pele delgada. Nos cães, com exceção de algumas raças, o escroto é recoberto por poucos pelos. Nos gatos, é recoberto por muitos. Uma das camadas do escroto, a túnica dartos é composta por fibras musculares (musculatura lisa), que se contraem nos dias frios para aproximar os testículos do corpo, e relaxam nos dias quentes para afastar os testículos do corpo, favorecendo a termorregulação testicular.

Testículos

As gônadas masculinas são os órgãos responsáveis pela produção espermática e de hormônios esteroides sexuais (p. ex., testosterona, androstenediona, 17-beta-estradiol). O parênquima testicular é dividido em lóbulos, que apresentam túbulos seminíferos em seu interior, local de produção dos espermatozoides durante a espermatogênese, que dura aproximadamente 62 dias no cão e 47 dias no gato. Os túbulos seminíferos são sustentados por uma rede de tecido fibroso denominado mediastino testicular, visualizado por meio de exame ultrassonográfico. Dos túbulos seminíferos, os espermatozoides produzidos entram em um sistema de captação chamado "rede testicular" ou *rete testis*, chegando à cabeça do epidídimo por meio dos ductos eferentes (ver Figura 9.57).

Os cães nascem com ambos os testículos no interior do abdome e estes passam pelo canal inguinal por volta do 4º dia após o nascimento, chegando a sua localização definitiva, no interior do escroto, até 60 dias após o nascimento. Todavia, considera-se normal a descida testicular até os 6 meses, quando o anel inguinal se fecha. Os gatos nascem com ambos os testículos no escroto, mas antes da puberdade (7 a 10 meses) os testículos também movem-se livremente para cima e para baixo do anel inguinal.

Nos cães, os testículos têm formato esférico a ovoide, localizando-se mais longe (p. ex., Buldogue Francês) ou mais próximos do corpo do animal (p. ex., Terrier Brasileiro). O tamanho testicular varia conforme o peso do animal, que tem correlação positiva com peso e volume testicular. Os testículos estão localizados obliquamente dentro do escroto e o eixo longitudinal é orientado dorsocaudalmente. O testículo esquerdo canino é geralmente caudal ao testículo direito. Os testículos são mensurados quanto a comprimento, largura e espessura, e com essas medidas pode-se calcular o volume testicular pela fórmula elipsoide, que apresenta boa relação com a produção espermática total. Nos gatos, há pouca variação no tamanho testicular, e estes se localizam ventralmente ao ânus.

As seguintes medidas testiculares foram encontradas em cães sem raça definida, hígidos, com idade de 1 a 10 anos:

- Comprimento testicular direito e esquerdo de 3,08 ± 0,94 e 3,10 ± 0,88 cm
- Largura testicular direita e esquerda de 2,49 ± 2,08 e 2,25 ± 0,68 cm
- Altura testicular direita e esquerda de 1,87 ± 0,51 e 1,84 ± 0,82 cm.

Os testículos estão recobertos pelas túnicas albugínea e vaginal. A primeira é delgada e recobre diretamente o testículo, ligando-se ao mediastino testicular. Já a túnica vaginal, oriunda do peritônio, é mais espessa e se localiza externamente à túnica albugínea.

A irrigação testicular se dá principalmente pela artéria e pelas veias testiculares, que formam o plexo pampiniforme, um sistema de contracorrente capaz de resfriar o sangue arterial antes que ele adentre o testículo, favorecendo a termorregulação testicular. A inervação se dá pelo plexo testicular do sistema nervoso simpático.

Embora os cães iniciem o processo de espermatogênese por volta dos 4 meses, atingem a puberdade com 7 a 8 meses, e a maturidade sexual com 10 a 12 meses ou mais, variando conforme a raça. Cães de raças grandes são mais tardios. Nos gatos, a espermatogênese inicia-se por volta de 6 a 7 meses, mas apenas com 1 ano o testículo apresenta-se morfologicamente similar ao do gato adulto.

> **Atenção**
> O sistema de termorregulação testicular faz com que a temperatura do sangue arterial chegue ao interior dos testículos 4 a 6°C abaixo da temperatura corporal.

Epidídimos

Os epidídimos servem como locais de transporte, maturação e armazenamento espermático. Cada epidídimo é constituído por um ducto interno bastante tortuoso, denominado ducto epididimário. Os espermatozoides que saem dos testículos e chegam aos epidídimos não têm capacidade fecundante nem motilidade, e essas características são adquiridas ao longo do trânsito pelo epidídimo (maturação espermática), que dura aproximadamente 14 dias no cão. No gato, a duração desse período ainda não está totalmente esclarecida.

O epidídimo é dividido em três regiões: cabeça, corpo e cauda. A cabeça localiza-se na borda craniolateral do testículo e é palpável. O corpo fica na borda dorsolateral do testículo e não costuma ser palpável, exceto em algumas condições patológicas. A cauda localiza-se no polo dorsocaudal do testículo e é facilmente palpável.

Após o término da cauda do epidídimo, inicia-se o ducto deferente, estrutura tubular que conduz os espermatozoides do epidídimo até a uretra no momento da ejaculação. O ducto deferente localiza-se no interior do cordão espermático e atinge o abdome por meio do canal inguinal. No abdome, o ducto deferente passa cranialmente ao ureter, chegando à uretra pélvica na porção cranial da próstata. Em cães e gatos não há a dilatação do ducto deferente formando a ampola do ducto deferente, conforme descrito para ruminantes e equinos.

Cordões espermáticos

São estruturas que se localizam entre os testículos e a parede abdominal, pelos quais passam o ducto deferente, os vasos linfáticos, os nervos, a túnica vaginal, o músculo cremaster (musculatura estriada), a artéria testicular (que leva sangue da aorta para o testículo) e a veia testicular.

O músculo cremaster está ligado à túnica vaginal na altura do testículo e tem a função de aproximar ou afastar os testículos da parede abdominal de acordo com a temperatura ambiental, regulando a temperatura testicular. No gato, o músculo cremaster é inexistente, e sua função é realizada pelo músculo elevador do escroto.

A veia testicular é dividida em um complexo de pequenas veias ao redor da artéria espermática, formando o plexo pampiniforme, que, além de participar da termorregulação testicular, leva o sangue do testículo para a veia cava.

> **Você sabia?**
> - O pênis do gato adulto quase nunca fica exposto e tem espículas andrógeno-dependentes. São essas espículas que induzem a ovulação durante o coito, embora aproximadamente 30% das gatas podem apresentar ovulação espontânea. O pênis estimula a parede da vagina, que, por sua vez, estimula a liberação de GnRH pelo hipotálamo, o qual induz a síntese e a secreção de hormônio luteinizante (LH) da hipófise anterior, promovendo a ovulação. Além disso, em gatos, quanto mais cópulas no mesmo dia, maior a intensidade do pico de LH e maior a taxa de ovulação.

Pênis

Órgão copulatório, o pênis é dividido em três partes: raiz (base), corpo e glande peniana, sendo totalmente recoberto pela túnica albugínea. É formado por vários tecidos e estruturas, como:

- Corpo cavernoso e corpo esponjoso, que se enchem de sangue durante a ereção (estímulo parassimpático), fazendo com que seu tamanho aumente significativamente
- Osso peniano, que auxilia a penetração do pênis no canal vaginal, podendo apresentar mais de 10 cm de comprimento
- Glande peniana, dividida em duas porções, a distal (porção longa da glande) e a proximal. Esta última diz respeito ao bulbo da glande, tecido que se ingurgita durante a excitação, ficando esférico e firme, e mantendo o pênis aprisionado no interior da vagina no momento do acasalamento (Figura 9.92), o que estimula a subida dos espermatozoides para o útero e evita refluxo de sêmen
- Uretra (uretra peniana), recoberta pelo corpo esponjoso, que se localiza dentro do corpo do pênis de modo caudoventral, ao longo de um sulco ventral do osso peniano.

O pênis do cão é bastante flexível, tornando possível que, durante o acasalamento, o cão faça um giro de 180° em plano lateral e aguarde o fim da ejaculação e a detumescência do bulbo para se separar da fêmea. O cão é o único dos animais domésticos a apresentar esta característica (Figura 9.93).

O pênis do gato apresenta algumas particularidades, como sua posição com o ápice dirigido caudoventralmente. Ele é curto e conta com seis a oito fileiras de espículas (papilas queratinizadas), totalizando 120 a 150 espículas andrógeno-dependentes na glande (Figura 9.94). As espículas medem de 0,1 a 0,7 mm de comprimento e estão voltadas para a base do pênis. Em gatos castrados, as espículas penianas são atrofiadas. Alguns gatos podem possuir osso peniano, sendo sua presença mais detectada por tomografia computadorizada do que por radiografia, e não se deve confundi-lo com urólitos presentes na uretra peniana.

Prepúcio

É uma prega cutânea formada por uma invaginação da pele do abdome inferior, recoberta por pelos, responsável por abrigar e cobrir a porção livre do pênis quando este não está ereto. Na sua porção anterior, encontra-se o óstio prepucial, por onde o pênis exterioriza-se. É comum observar cães com esmegma, uma secreção esverdeada no óstio prepucial formada por secreção de glândulas da mucosa prepucial, células descamadas e bactérias.

Nos gatos, o prepúcio é curto e a pele é espessa. Assim como nos cães, é recoberto por pelos, e fica voltado caudalmente.

Próstata | Glândula prostática

É a única glândula acessória do cão, e uma das duas glândulas acessórias do gato, juntamente com as glândulas bulbouretrais. No cão, é uma estrutura bilobulada e simétrica, ovoide ou esférica, de consistência tenso-elástica (Figura 9.95). Até 1 ano e em cães obesos, está localizada no abdome e, após essa idade, costuma localizar-se na cavidade pélvica. Entretanto, sua localização e seu tamanho podem variar também conforme o tamanho do cão, a distensão vesical e em caso de afecções. A próstata tende a aumentar de tamanho com o avançar da idade do cão, posicionando-se cada vez mais no abdome. No seu interior passa a uretra (uretra pélvica), até que chegue à base do pênis.

A próstata é responsável por secretar o líquido prostático (ou plasma seminal), uma secreção clara, que juntamente com os espermatozoides forma o sêmen. A primeira e a terceira frações do sêmen canino são praticamente formadas apenas por líquido prostático. A próstata é uma glândula andrógeno-dependente, que sofre atrofia de até 70% de seu tamanho em 1 a 3 meses após a castração nos cães.

Glândulas bulbouretrais

Estão presentes nos gatos e ausentes nos cães. Apresentam formato piriforme, com 4 a 5 mm de diâmetro e localizam-se caudalmente à próstata.

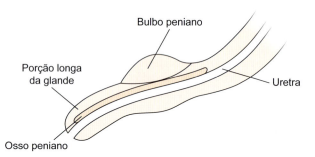

Figura 9.92 Ilustração do pênis de um cão. Observar a porção longa da glande, o bulbo peniano, o osso peniano e a uretra peniana.

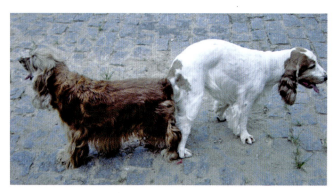

Figura 9.93 Acasalamento de cães da raça Cocker Spaniel Inglês. Observar que o macho (branco e dourado) está com o pênis ingurgitado e aprisionado na vagina da fêmea (dourada), o que impossibilita a separação dos dois por vários minutos.

Você sabia?

- Para garantir que o acasalamento seja efetivo, um casal de cães permanece "preso" fisicamente por até 60 min, a fim de estimular a subida dos espermatozoides ao encontro dos oócitos nas tubas uterinas. Esse processo é fisiológico, por isso eles não devem ser separados forçosamente. Uma separação forçada na hora do ato sexual pode causar sérios problemas para ambos os participantes, como ruptura vaginal ou lesão peniana.

Indicações para o exame semiológico

O exame semiológico do sistema reprodutor masculino de cães e gatos está indicado em caso de suspeita de problemas de

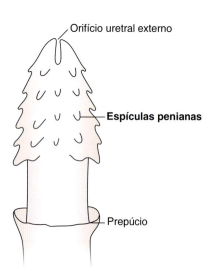

Figura 9.94 Ilustração de um pênis felino não castrado. Observar as espículas penianas. Podem ser vistos: orifício uretral externo; espículas penianas e prepúcio. (Adaptada de Paragon e Vaissaire, 2001.)

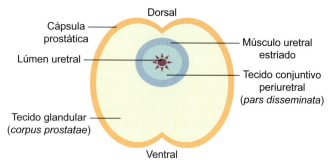

Figura 9.95 Ilustração de uma próstata canina. Observar que é uma glândula bilobulada, com cápsula externa, e com a uretra passando no seu interior.

fertilidade, ou não, como em exames do dia a dia do clínico de pequenos animais. Independentemente de a queixa clínica principal estar ou não relacionada com o sistema reprodutor, o exame físico deve ser completo, no que se refere a todos os órgãos e sistemas. Por outro lado, distúrbios em outros sistemas podem afetar secundariamente o sistema reprodutor, seja por contiguidade de infecções ou neoplasias, por exemplo, ou por meio do uso de medicamentos usados para o tratamento de certas afecções.

Dentre as principais indicações para este exame, complementando-se o exame geral, estão:

- Confirmação de que o macho já atingiu a puberdade
- Exame andrológico com foco na reprodução
- Diagnóstico de afecções em órgãos do sistema reprodutor
- Confirmação do estado reprodutivo (intacto ou castrado)
- Avaliação da libido
- Avaliação de efeitos secundários de outras afecções ou tratamentos sobre o sistema reprodutor
- Avaliação do potencial reprodutivo previamente à criopreservação do sêmen
- Para reprodutores que estejam em regime de acasalamento é recomendado que o exame seja repetido periodicamente, conforme a frequência de acasalamentos ou coletas de sêmen.

Exame semiológico

O exame semiológico do sistema reprodutor masculino, ou exame andrológico propriamente dito, busca avaliar o potencial reprodutivo do animal. Realizar-se em ambiente tranquilo e seguro, tanto para o animal como para o profissional, para tornar possível que todas as etapas do exame transcorram com facilidade, especialmente a coleta de sêmen. No local do exame não é recomendado estar presentes outros machos e nem animais de outras espécies. Em cães, a presença do tutor é de valia inicialmente, mas, na hora da coleta do sêmen, será mais fácil se ele não estiver no mesmo ambiente. Isto varia de animal para animal e deve ser verificado no momento específico. O exame é constituído por algumas etapas, descritas a seguir.

Você sabia?

- O cão consegue gerar filhotes por muitos anos. Cães de raças pequenas são mais precoces e apresentam maior longevidade reprodutiva que os de raças grandes. À medida em que machos envelhecem, a qualidade do sêmen decresce. As cadelas não apresentam menopausa, mas o intervalo entre cios aumenta em fêmeas mais velhas, e a fertilidade das fêmeas de todos os portes começa a declinar por volta dos 5 anos. Assim, deve-se otimizar a reprodução de cães jovens.

Identificação do paciente | Resenha

O animal é identificado em ficha ou programa de computador. Nessa identificação devem constar espécie, nome, raça, canil ou gatil de criação e/ou de origem, data de nascimento (idade), número do *microchip* (se houver), regime de atividade sexual (em atividade ou repouso), peso, dados acerca do *pedigree* (sempre que possível) (Figura 9.96), endereço e contatos.

Anamnese | História clínica

É fundamental que seja feita uma boa anamnese, pois a chave do problema pode ser descoberta nesse momento. Devem ser levantadas informações sobre o animal em questão, bem como sobre os demais animais que com ele convivem, e sobre

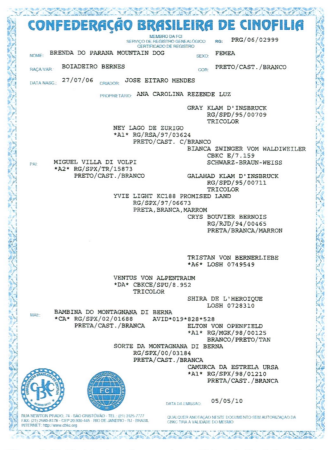

Figura 9.96 Modelo de *pedigree* canino emitido pela Confederação Brasileira de Cinofilia (CBKC).

o local onde são criados. As perguntas variam e são direcionadas a cada caso, mas de modo geral os principais questionamentos são:

- Qual o principal motivo que levou o animal a ser consultado?
- Há quanto tempo o animal apresenta este problema?
- Quais os principais sintomas observados? Como foi a evolução?
- Há outro(s) animal(is) com o mesmo problema na criação?
- O animal já foi tratado por outro profissional? Em caso afirmativo, quais foram o tratamento e o resultado?
- É vacinado? Para quais doenças?
- Qual é a alimentação fornecida (marca, quantidade, frequência)? Houve troca de alimentação recentemente?
- Qual o histórico reprodutivo do animal? Já acasalou? Já teve filhotes? Já teve seu sêmen coletado e avaliado? Já teve seu sêmen criopreservado?
- Qual o regime de acasalamento habitual?
- O animal apresenta boa libido?
- O animal consegue acasalar normalmente?
- É agressivo contra pessoas ou outros animais?
- É dominante no momento do acasalamento?
- Realiza exame andrológico periodicamente? Em caso afirmativo, qual o resultado do último?
- Participa de exposições? Em caso afirmativo, quando participou pela última vez?
- Já foi submetido a exame de brucelose (cão)? Qual o tipo de exame? Onde foi realizado? Quando foi realizado? Qual o resultado?

- Já foi submetido a exame de leishmaniose (cão e gato)? Quando foi realizado o exame? Qual o resultado? É vacinado contra leishmaniose? É ou já foi tratado para leishmaniose?
- Solicita exames de brucelose das cadelas com quem o cão acasala?
- Já recebeu tratamentos à base de contraceptivos hormonais? Em caso afirmativo, qual, quando e por quanto tempo?
- Está ou esteve recentemente em tratamento para alguma doença? Em caso afirmativo, qual o tratamento?
- Houve alguma mudança no manejo (alimentação, higienização, troca de funcionários, introdução de novos animais etc.) do canil ou gatil recentemente? Em caso afirmativo, qual?
- Já foi submetido à esterilização por remoção cirúrgica dos testículos, vasectomia ou injeção intratesticular de agente esclerosante?

É importante checar se o cão é castrado, pois já se sabe que, em algumas raças caninas, a castração e, consequentemente, a falta dos hormônios esteroides sexuais podem aumentar a incidência de várias doenças fora do sistema reprodutor, como: osteossarcoma, hemangiossarcoma, linfoma, mastocitoma, displasia coxofemoral, displasia de cotovelos, ruptura de ligamento cruzado cranial, doenças imunomediadas e hérnia de disco em Dachshunds.

Exame físico geral

O exame físico geral é importante para definir se há algum outro sistema afetado além do sistema reprodutor, e assim se chegar a um diagnóstico e prognóstico do quadro clínico, a fim de determinar um tratamento adequado às alterações desse sistema. Caso seja detectada alguma anormalidade em outro sistema, o exame desse outro sistema deve ser aprofundado. A avaliação da condição corporal precisa ser realizada, já que tanto a subnutrição quanto a obesidade interferem negativamente nos processos reprodutivos.

Exame do sistema reprodutor

Escroto

O escroto necessita ser inspecionado visualmente e palpado em busca de lesões que possam interferir na saúde geral e/ou reprodutiva do animal. Dentre as principais alterações passíveis de serem encontradas estão: dermatite escrotal, espessamento da pele, ulcerações (p. ex., ulceração oriunda da aplicação intratesticular de gliconato de zinco, agente aplicado para causar esterilização química), aumentos de volume compatíveis com neoplasias (p. ex., mastocitoma) e edema (p. ex., edema pós-castração). Cicatrizes de orquiectomia são visualizadas na pele após exame minucioso.

Testículos

Inicialmente torna-se necessário examinar os testículos quanto à presença de ambos no interior do escroto (ver Figura 9.91). A ausência de um ou ambos os testículos, quando este(s) está(ão) localizado(s) no anel inguinal ou na cavidade abdominal, em cães com mais de 6 meses, é indicativo de criptorquidismo unilateral (ausência de um testículo) ou bilateral (ausência de ambos os testículos), doença bastante frequente em cães. A ausência congênita dos testículos, quando ambos não estão presentes no animal, é chamada "anorquidismo" (anorquia), embora extremamente rara.

Os testículos devem ser palpados (Figura 9.97) gentilmente, de maneira que o animal não sinta dor e dificulte a continuidade do exame, e avaliados quanto a:

- Consistência, que normalmente é tenso-elástica (fibroelástica), podendo os testículos estar mais firmes do que o normal ou flácidos, indicativo, por exemplo, de fibrose/neoplasias ou degeneração testicular/senilidade, respectivamente
- Mobilidade, ou seja, os testículos apresentam-se móveis no interior do escroto, possibilitando a movimentação manual pelo examinador (a ausência ou diminuição da mobilidade pode ser indicativa de processo inflamatório)
- Simetria, pois os testículos devem apresentar tamanho similar, sendo aceitável discreta assimetria (no máximo 10%). Testículos muito assimétricos podem indicar, por exemplo, hipoplasia testicular, orquite, ou degeneração testicular (Figura 9.98).

Epidídimos

Deve ser examinada a presença de epidídimos, sendo importante lembrar que o corpo do epidídimo, quando normal, geralmente não é palpável, apesar de ser facilmente sentido quando aumentado

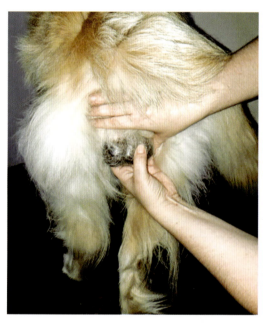

Figura 9.97 Palpação dos testículos de um cão durante exame andrológico.

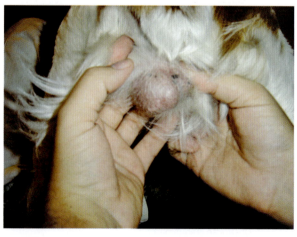

Figura 9.98 Assimetria testicular em um cão. Observar atrofia do testículo direito (menor que o esquerdo) decorrente de degeneração testicular.

de tamanho (p. ex., epididimite brucélica). A cabeça do epidídimo às vezes é palpável, sendo a cauda facilmente palpável, principalmente quando o animal está em repouso sexual e ela está repleta. Com os dedos é possível distinguir cabeça e cauda do epidídimo do testículo correspondente. Além disso, em afecções como aplasia segmentar do corpo do epidídimo, ele é palpado, bem como nos casos de obstrução epididimária, em que se encontra aumentado de tamanho (Figura 9.99).

Cordões espermáticos

Os cordões espermáticos dos cães são facilmente palpados, usando-se os dedos polegar e indicador, posicionados entre o polo dorsal dos testículos e o anel inguinal. Os cordões devem ser palpados ao mesmo tempo para que sejam comparados. Ao deslizar os dedos um sobre o outro, é possível sentir o cordão delgado (em cães pequenos) ou espesso (em cães grandes) e firme, que passa entre os dedos. Em gatos, a palpação dos cordões é mais difícil. Embora raro no cão e no gato, o aumento de volume do cordão espermático pode indicar quadro de varicocele das veias espermáticas.

Prepúcio

É inspecionado visualmente, sendo também palpado para detecção de anormalidades. É normal que alguns cães apresentem discreto ingurgitamento do bulbo peniano quando se palpa o prepúcio sobre a região do bulbo. Secreção prepucial (esmegma) em cães, de coloração esverdeada, é considerada normal, embora indesejável em cães reprodutores. Esta secreção costuma ser originária de um quadro brando de balanopostite. Já a secreção sanguinolenta é considerada anormal, podendo ser indicativa de doenças prostáticas ou tumor de Sticker (tumor venéreo transmissível ou TVT) peniano ou prepucial, por exemplo. Quando o pênis não está em ereção, o prepúcio deve recobrir todo o pênis, caso contrário, está configurado um quadro de prepúcio curto, mais facilmente observado em cães na posição de sentada, quando parte da glande do pênis fica exposta.

A abertura do óstio prepucial é inspecionada para anormalidades, pois em casos de estenose do óstio, neoplasias, inflamação e reações cicatriciais, o animal tem dificuldade de exteriorizar o pênis (fimose congênita ou adquirida), seja para urinar ou ejacular, ou de recolher o pênis totalmente para dentro do prepúcio (parafimose). Examina-se a mucosa prepucial para averiguar se não há prolapso, indicativo de condição patológica.

Você sabia?

- Cães de raça pura apresentam diferenças anatômicas nas suas proporções corporais. Em algumas raças, tanto o acasalamento como o parto não ocorrem naturalmente. Em determinadas raças braquicefálicas, os fetos têm cabeças grandes e as matrizes têm pelves estreitas e alterações de palato e narinas, sendo que esse conjunto de fatores torna o parto vaginal difícil. Uma pesquisa realizada em 2010, mostrou que Bulldogs Ingleses, alguns Terriers e Bulldogs Franceses nascem, em 80% dos casos, por meio de cesariana, geralmente eletiva (agendada). A pesquisa ainda revelou que outras oito raças também costumam fazer parte dessa lista, como o Pequinês, o Terrier Escocês e o Mastim Inglês.

Pênis

O exame deve ser inicialmente realizado, de preferência, quando o animal não estiver em ereção, embora também pode ser realizado quando estiver. Para tal, o cão é inicialmente examinado longe de cadelas, para facilitar seu manejo. Exterioriza-se o pênis com o cão em decúbito lateral ou em estação (posição quadrupedal). Com auxílio de ambas as mãos, realiza-se a retração caudal do prepúcio até caudalmente ao bulbo peniano. Para isso, segura-se firme com uma das mãos a porção do pênis caudal ao osso peniano e, com a outra mão, retrai-se o prepúcio. Os membros pélvicos do animal devem, preferencialmente, ficar soltos, e quanto mais relaxado o animal estiver, mais fácil a exteriorização (Figura 9.100). O pênis é avaliado quanto a abertura uretral normal ou anormal (p. ex., hipopasdia); inflamação; lesões (Figura 9.101); hemorragias; presença de massas tumorais (p. ex., tumor de Sticker ou tumor venéreo transmissível, geralmente na base do pênis, próximo ao bulbo peniano) (Figura 9.102) e frênulo peniano; e sensibilidade dolorosa à palpação do osso peniano. Fraturas de osso peniano são incomuns, mas são suspeitadas ao palpar o osso peniano, confirmando-se ou descartando-se essa possibilidade por meio de exame radiográfico. A presença de múltiplos folículos linfoides (Figura 9.103) na base do pênis é normal. Em reprodutores treinados para coleta de sêmen, o ato de retrair o prepúcio pode desencadear a ejaculação, podendo-se coletar uma amostra do sêmen.

Durante o processo de coleta do sêmen, com o pênis em ereção, é possível avaliar a integridade peniana, sua vascularização, o ingurgitamento do bulbo peniano, bem como algum desvio lateral ou ventral do pênis que atrapalhe ou impeça o acasalamento natural, geralmente por deformação congênita do osso peniano (Figura 9.104). Pode ocorrer discreta hemorragia durante ou imediatamente após a coleta do sêmen, por rompimento de pequenos vasos sanguíneos penianos. Durante a perda da ereção, em alguns cães, a glande é garroteada pelo prepúcio, o que leva à formação de edema local.

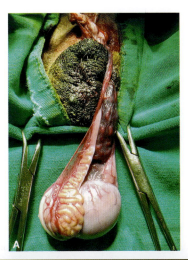

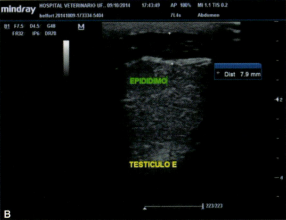

Figura 9.99 Obstrução epididimária em um cão. **A.** Imagem do epidídimo após realização da orquiepididectomia. **B.** Imagem ultrassonográfica do epidídimo obstruído.

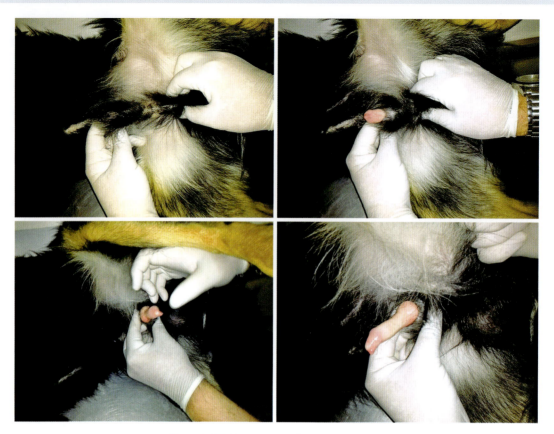

Figura 9.100 Exteriorização do pênis de um cão.

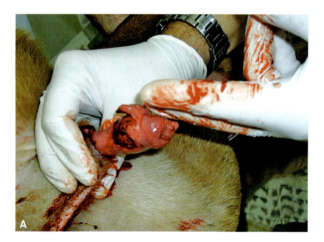

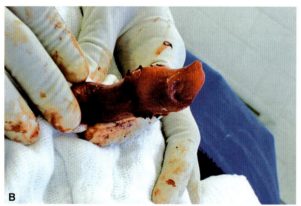

Figura 9.101 Pênis com lesão lacerante causada por arame farpado. **A.** Pênis ao exame clínico. **B.** Pênis após sutura da lesão.

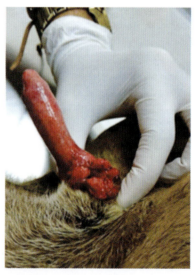

Figura 9.102 Tumor venéreo transmissível no pênis de um cão.

Uma condição pouco comum em cães e gatos é o priapismo, na qual o pênis encontra-se ereto mesmo na ausência de estímulo sexual.

Próstata

A próstata canina pode ser acometida por muitas doenças, especialmente em cães idosos. Por isso, o exame digital da próstata é recomendado em todos os cães com mais de 7 a 8 anos de idade, como rotina do exame clínico. As doenças prostáticas são responsáveis por diversos quadros de infertilidade em reprodutores. Já em gatos são muito raras as descrições de doenças

Capítulo 9 ♦ Semiologia do Sistema Reprodutor 401

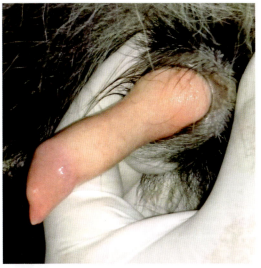

Figura 9.103 Folículos linfoides normais na base do pênis de um cão.

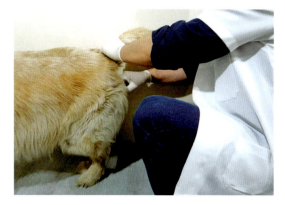

Figura 9.105 Palpação prostática em um cão durante exame andrológico.

cuidados são dispensados à próstata por meio de exames complementares, como a ultrassonografia, por exemplo.

Tanto no cão como no gato, a próstata atrofia após a orquiectomia.

Glândulas bulbouretrais

Estão presentes apenas nos gatos e, embora sejam detectadas lesões nessas glândulas em exames anatomopatológicos, elas não costumam estar associadas a sinais clínicos.

Avaliação seminal

Coleta

A avaliação do sêmen ou espermograma demonstra se as alterações no sistema reprodutor estão interferindo na qualidade seminal. Deve-se tomar cuidado ao avaliar o sêmen de animais em repouso sexual prolongado, já que a primeira amostra coletada apresentará características anormais.

Nos cães, o sêmen é coletado por dois métodos diferentes, a manipulação digital do pênis (método preferencial de escolha) e a eletroejaculação, método alternativo (restrito, basicamente, a projetos de pesquisa). A manipulação digital é facilmente realizada em quase todos os cães e, muitas vezes, até sem necessidade de treinamento prévio. A higienização prévia do prepúcio com gaze seca costuma ser suficiente. O cão é mantido em posição quadrupedal em uma mesa ou no próprio chão. O piso não deve ser escorregadio, e não é recomendada a presença de outros animais no local, exceto se for de uma cadela no cio. Embora uma fêmea no cio facilite a coleta e possa até melhorar a qualidade do sêmen (estando indicada em coletas destinadas a inseminação artificial), os cães não devem ser condicionados à coleta dessa maneira, pois na ausência da fêmea pode haver dificuldades na coleta.

O animal necessita estar contido com guia para não ficar se movimentando, mas os membros pélvicos devem ficar soltos. Realiza-se movimento de masturbação sobre o prepúcio, deslizando-o sobre o pênis, na altura do bulbo peniano. Assim que o animal apresentar ingurgitamento parcial do bulbo, seu prepúcio deve ser retraído para trás do bulbo. Imediatamente, segurar com uma das mãos sobre o bulbo ou ligeiramente atrás desse, alternando-se compressão e relaxamento, de modo que o animal inicie a ejaculação em jatos (Figura 9.106). O material básico usado para a coleta de sêmen em cães é um tubo graduado acoplado a um funil (Figura 9.107).

O ejaculado do cão é composto por três frações:

- Fração pré-espermática, de origem prostática, pouco volumosa e de aspecto translúcido

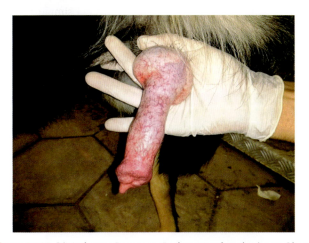

Figura 9.104 Pênis de um cão em ereção durante coleta de sêmen. Observar o bulbo da glande ingurgitado e a vascularização do pênis.

prostáticas, com exceção de um pequeno número de relatos de adenocarcinomas prostáticos.

Para o exame, posiciona-se o animal em estação (posição quadrupedal), calçando-se luva de procedimento e lubrificando-se o dedo indicador. O dedo indicador é gentilmente introduzido no ânus, desviando-se ventralmente das fezes localizadas sobre o assoalho pélvico. Ao fim do assoalho pélvico localiza-se a próstata com a ponta do dedo (Figura 9.105).

A próstata é palpada deslizando-se lentamente o dedo sobre a mesma, avaliando-se a simetria e firmeza dos lóbulos, o tamanho, a sensibilidade dolorosa, e a localização pélvica ou abdominal. O tamanho da próstata varia conforme a idade, a raça e o peso do animal. Doenças que causam aumento do tamanho prostático, bem como a bexiga repleta de urina, podem deslocar a próstata cranialmente em sentido ao abdome, e urina na bexiga geralmente facilita o exame prostático. Já em cães grandes, apenas a porção caudal da próstata é palpada.

Entretanto, diversas alterações de tamanho, simetria, dor e localização podem estar relacionadas com doenças como hiperplasia prostática benigna (HPB, a doença prostática mais comum em cães), prostatite (aguda ou crônica), neoplasias, cistos intra e paraprostáticos, abscessos, e metaplasia escamosa prostática. Além disso, mais de uma doença pode acometer a próstata simultaneamente. Em todos esses casos, maiores

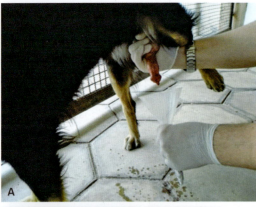

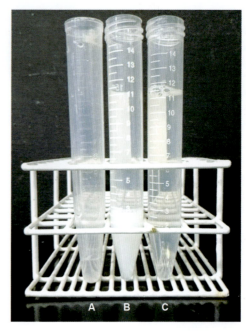

Figura 9.108 Frações do sêmen canino. **A.** Primeira fração, ou fração pré-espermática. **B.** Segunda fração, ou fração espermática. **C.** Terceira fração, ou fração prostática.

Figura 9.106 Coleta de sêmen em um cão. **A.** Observar que a coleta está sendo realizada ao lado do cão, que levantou o membro pélvico esquerdo, mimetizando o giro que faz durante o acasalamento. **B.** Após o giro, é comum que a coleta termine com as mãos do profissional atrás do cão.

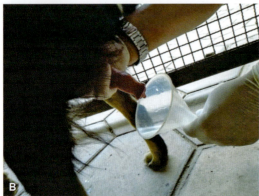

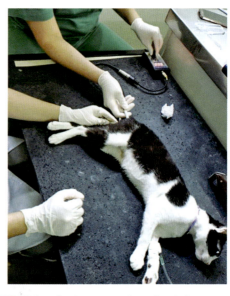

Figura 9.107 Material básico para coleta de sêmen em um cão. Observar o funil plástico acoplado a um tubo graduado, envolto por papel-alumínio, e um par de luvas de procedimento.

Figura 9.109 Coleta de sêmen com eletroejaculador em um gato. Observar que o gato está anestesiado, com o eletrodo introduzido no reto e recebendo estímulos. (Cortesia da Profª Maria Isabel Mello Martins – UEL.)

- Fração espermática, mais volumosa que a primeira fração, rica em espermatozoides e de coloração branco-acinzentada
- Fração prostática, a mais volumosa das três, também de aspecto translúcido (Figura 9.108).

Nos gatos, o sêmen é coletado por três métodos diferentes, a eletroejaculação, a vagina artificial, e a cateterização uretral. A eletroejaculação viabiliza a coleta em animais que não ejaculam na vagina artificial, agressivos, ou com baixa libido (Figura 9.109). Dentre os principais agentes anestésicos administrados estão: tiletamina, zolazepam, isoflurano, cetamina, diazepam; e os analgésicos morfina e tramadol. A desvantagem da eletroejaculação é a necessidade de anestesia e analgesia do animal para a coleta, bem como de treinamento da equipe envolvida.

Na técnica da vagina artificial é usado um tubo plástico do tipo Eppendorf com a tampa cortada, acoplado a um bulbo de borracha cortado. Há necessidade de condicionamento do animal à técnica e ao profissional, preferencialmente, com o uso de uma gata no cio. Durante a tentativa de acasalamento, o pênis do animal é direcionado de modo a ejacular na vagina artificial. Em geral, 80% dos gatos respondem ao treinamento positivamente.

A cateterização uretral é a técnica mais recentemente descrita para a espécie, embora também requeira sedação ou anestesia do animal. É realizada com introdução de sonda do tipo *tomcat* por 9 cm dentro da uretra (evitando a bexiga), após 20 min da aplicação do sedativo dexmedetomidina ou de outros anestésicos, pois esses fármacos causam emissão de sêmen para a uretra. Após 1 ou 2 min, a sonda é lentamente retirada com o sêmen. A sonda uretral é preenchida com sêmen, normalmente de boa qualidade, e com baixo risco de lesão uretral. A dose de dexmedetomidina usada, assim como o momento de inserção da sonda, podem influenciar o resultado da coleta.

Avaliação dos aspectos físicos
O sêmen coletado é avaliado quanto a características macro e microscópicas (Quadro 9.38).

Características macroscópicas
Consiste na avaliação do volume, do aspecto, do odor, da coloração e do pH.

Volume. O volume ejaculado é expresso em mililitros. Varia conforme a raça, a idade, a frequência de coletas, o método de coleta, e se todas as frações foram coletadas na totalidade (no cão, pode-se avaliar o volume de cada fração separadamente). Em cães, o volume encontra-se em torno de 1,5 a 80,0 mℓ, e em gatos, de 10 a 200 µℓ na eletroejaculação, 20 a 40 µℓ na vagina artificial e 10 a 400 µℓ na cateterização uretral.

Aspecto. O aspecto está relacionado com a concentração espermática do ejaculado e é classificado em aquoso, opalescente, leitoso ou cremoso.

Odor. O sêmen sem alterações apresenta odor *sui generis*. Caso haja contaminação por urina ou sangue, por exemplo, o sêmen passa a ter odor alterado.

Coloração. Branco-acinzentada.

pH. De 6,3 a 7,0 (cães); 6,6 a 8,8 (gatos).

Características microscópicas
Consiste na avaliação de motilidade, vigor e concentração espermática, além da morfologia espermática. Motilidade e vigor devem ser sempre avaliados imediatamente após a coleta do sêmen. Cães e gatos não apresentam turbilhonamento no sêmen, como os ruminantes.

Motilidade espermática. É a porcentagem de espermatozoides móveis na amostra. É avaliada no microscópio óptico de campo claro ou contraste de fase, no aumento de 200 ou 400×, colocando-se uma gotícula de sêmen fresco entre lâmina e lamínula, previamente aquecidas a 35°C (Figura 9.110). A amostra é classificada de 0 a 100%, sendo 0% a ausência de espermatozoides móveis, e 100% a totalidade de espermatozoides móveis. Uma amostra aceitável deve ter motilidade ≥ 70%. É uma avaliação subjetiva e requer prática do avaliador. Vale lembrar que, em gatos, o sêmen oriundo da segunda coleta consecutiva, com pequeno intervalo após a primeira, é de melhor qualidade quanto a motilidade e morfologia espermática do que o da primeira coleta.

Vigor espermático. É a intensidade ou velocidade de movimentação dos espermatozoides, influenciada pela força do movimento da cauda. É avaliado na mesma amostra preparada para o exame da motilidade. A amostra é classificada de 0 a 5, sendo 0 ausência de vigor, e 5, alta intensidade ou velocidade. Uma amostra aceitável deve apresentar vigor ≥ 3. Assim como a motilidade, esta é uma avaliação subjetiva e requer prática do avaliador.

Concentração. É a quantidade de espermatozoides por mililitro de sêmen. É realizada preenchendo-se uma câmara de Neubauer (ver Figura 9.75) com sêmen diluído a 1:20 (uma parte de sêmen para 19 partes da solução de diluição) até 1:100 (uma parte de sêmen para 99 partes da solução de diluição), geralmente em formol salino tamponado, glutaraldeído 2,5% tamponado ou água destilada. A câmara de Neubauer apresenta dois retículos de 25 quadrados (cada), recobertos por uma lamínula. Em microscópio óptico, com objetiva de 40×, contam-se todos os espermatozoides presentes em cinco quadrados grandes, e este número é aplicado na fórmula da concentração espermática. O valor obtido é a concentração por milímetro cúbico, que deve ser multiplicado por 1.000, para obtenção da concentração por mililitro.

Para obtenção do número de espermatozoides presentes no ejaculado, deve-se multiplicar a concentração obtida por mililitro pelo volume do ejaculado. Para obtenção do número de espermatozoides viáveis na amostra, deve-se multiplicar o número total de espermatozoides pela motilidade do ejaculado. Ressalta-se que o volume e a concentração espermática são inversamente proporcionais; portanto, quanto maior o volume coletado, menor a concentração. Idealmente, realiza-se o procedimento inicial de contagem dos espermatozoides nos dois retículos e calcula-se a média. Além disso, a diferença no número de espermatozoides entre retículos não deve ser superior a 10%.

A concentração espermática pode variar conforme o animal, a raça, o tamanho, a idade, a frequência de coletas ou acasalamentos e a nutrição. Em cães, a concentração espermática total pode variar de 6×10^6 a 5×10^9 espermatozoides totais. Em gatos, pode variar de 170 a 578×10^6 espermatozoides/mℓ na eletroejaculação, $1{,}7 \times 10^9$ espermatozoides/mℓ na vagina artificial e $1{,}8 \pm 1{,}0 \times 10^6$ espermatozoides/mℓ na cateterização uretral.

Características morfológicas dos espermatozoides
A morfologia espermática é rotineiramente avaliada por meio do exame de 200 células espermáticas. Para tal, podem-se avaliar dois a três esfregaços corados (ver Figura 9.77), confeccionados com sêmen fresco ou fazer a preparação úmida (câmara

Quadro 9.38 Características do ejaculado de cães e gatos.

Características	Cães	Gatos
Volume	1,5 a 80,0 mℓ	0,01 a 0,4 mℓ
Coloração	Branco-acinzentada	Branco-acinzentada
Aspecto	Aquoso a cremoso	Aquoso a leitoso
Odor	*Sui generis*	*Sui generis*
Motilidade espermática	≥ 70%	≥ 70%
Vigor	≥ 3	≥ 3
Concentração espermática média	20 a 300 × 10^6/mℓ	170×10^6/mℓ a $1{,}7 \times 10^9$/mℓ
Nº total de espermatozoides/ejaculado	6×10^6/mℓ a 5×10^9/mℓ	0,05 a 100×10^6

Modificado de Colégio Brasileiro de Reprodução Animal, 2013; Johnson, 2018.

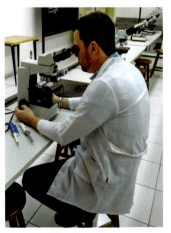

Figura 9.110 Avaliação microscópica do sêmen.

úmida) (ver Figura 9.76). Na técnica do esfregaço corado, uma gotícula de sêmen fresco é colocada sobre uma lâmina previamente aquecida a 35 a 37°C, e um esfregaço é confeccionado puxando-se a gota de sêmen com uso de outra lâmina histológica. O esfregaço é, então, corado com corante específico para sêmen (p. ex., Karras modificado, Vermelho Congo, Rosa Bengala etc.), deixado secar, e avaliado ao microscópio óptico de campo claro em aumento de 1.000×, sob imersão. Na técnica de preparação úmida, uma amostra de sêmen fresco é gotejada em solução de formol salino preaquecida (35 a 37°C) e uma amostra dessa solução é colocada sobre uma lâmina e recoberta com uma lamínula, de maneira que, entre a lâmina e a lamínula, se forme um compartimento denominado câmara úmida. A amostra é avaliada em microscópio de contraste de fase ou de interferência diferencial de fase. Em ambas as técnicas, devem-se avaliar morfologicamente 200 espermatozoides, analisando-se defeitos de forma e estrutura. Os espermatozoides são classificados em normais ou anormais. Uma amostra considerada viável deve apresentar, no mínimo, 70% de espermatozoides morfologicamente normais, em cães.

As anormalidades espermáticas podem ser de cabeça e/ou cauda (peça intermediária, peça principal e peça final) e classificadas em defeitos primários ou secundários (classificação de Blom e Christensen, 1951) ou em defeitos maiores e menores (classificação de Blom, 1972). Quando as anormalidades espermáticas são classificadas como defeitos, admite-se que uma amostra de sêmen fresco apresente, no máximo, 30% de defeitos, sendo até 10% de defeitos maiores, 20% menores, 5% maiores individuais e 10% menores individuais.

Já os gatos costumam apresentar maior porcentagem de defeitos espermáticos (teratospermia), sendo classificados como normospérmicos quando apresentam no máximo 40% de espermatozoides anormais. Gatos com maior porcentagem de anormalidades podem, ainda, ter boa fertilidade após monta natural. Em gatos, parece ser mais importante considerar a proporção dos diferentes defeitos do que a porcentagem de espermatozoides normais, pois defeitos diferentes têm impactos diferentes na fertilidade (ver tópico "Características morfológicas dos espermatozoides", na subseção sobre ruminantes).

Laudo andrológico
Ao término do exame semiológico do sistema reprodutor masculino, é emitido um laudo conclusivo, no qual o animal é classificado como apto, questionável ou inapto à reprodução. Como a espermatogênese do cão e do gato tem duração de aproximadamente 62 dias e 47 dias, respectivamente, recomenda-se a repetição do exame nesse intervalo de dias, sempre que necessário.

Comportamento sexual
Deve ser avaliado considerando-se as particularidades do cortejo da espécie, sempre na presença de uma fêmea em cio com o macho, preferencialmente em local familiar, tranquilo, seguro e com a mínima interferência externa possível. O contato prévio entre macho e fêmea pode ajudar a desinibir ambos e promover uma avaliação mais precisa da libido do macho. Para alguns cães, a presença do proprietário (tutor) pode inibi-lo ou ser necessária para que manifeste o interesse sexual.

Exames complementares
Diversos tipos de exames são realizados com o intuito de complementar o exame semiológico clássico e agregar mais informações sobre o funcionamento do sistema reprodutor de cães e gatos, como ultrassonografia, dosagens hormonais, exames radiográfico e bacteriológico, citologia aspirativa ou biópsia testicular ou prostática, dosagem de fosfatase alcalina e cariotipagem.

O exame ultrassonográfico do sistema reprodutor é um dos exames complementares mais usados, sempre bastante útil, e muito aplicado a próstata, testículos, epidídimos e cordões espermáticos. Esse exame viabiliza o diagnóstico de doenças como hiperplasia prostática benigna, prostatite, calcificação intratesticular, dentre outras. No exame testicular, por exemplo, imagens heterogêneas ou mais hipoecoicas que o normal estão associadas a baixa qualidade seminal. A ultrassonografia é muito útil nos casos de criptorquidismo (uni ou bilateral), para localização do(s) testículo(s) retido(s), de maneira a orientar o cirurgião-veterinário sobre o local de acesso cirúrgico. No caso das doenças prostáticas, a ultrassonografia (Figura 9.111) é essencial tanto para o diagnóstico como para o acompanhamento do tratamento instituído. Além disso, a ultrassonografia bidimensional com Doppler vem sendo cada vez mais usada no sistema reprodutor masculino.

As dosagens hormonais são exames complementares interessantes, pois demonstram o perfil endócrino do animal, promovendo a avaliação dos hormônios do eixo hipotalâmico-hipofisário-gonadal, como o hormônio folículo-estimulante (FSH) e

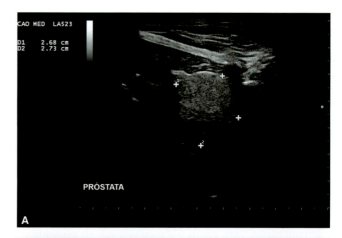

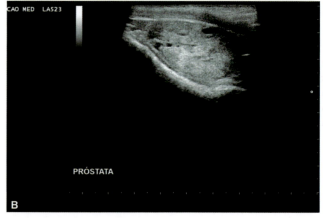

Figura 9.111 A. Próstata canina com ecogenicidade usual, parênquima homogêneo, dimensões de 2,68 × 2,73 cm, compatível com normalidade. **B.** Próstata canina com ecogenicidade aumentada e parênquima heterogêneo pela presença de múltiplas estruturas anecogênicas (cistos), relacionadas com hiperplasia prostática benigna. (Cortesia da Profª Anelise Carvalho Nepomuceno – EV-UFMG.)

o hormônio luteinizante (LH), a testosterona, o 17-beta-estradiol, e outros que possam influenciar o sistema reprodutor, como os tireoidianos, por exemplo. Entretanto, como a dosagem sérica dos hormônios basais nem sempre é diagnóstica, é possível a realização de testes de estímulo hormonal com uso de hormônio liberador de gonadotrofinas (GnRH) ou gonadotrofina coriônica humana (hCG), para avaliar o funcionamento do eixo reprodutivo, bem como a função gonadal. Vale lembrar que as gonadotrofinas hipofisárias, o FSH e o LH são hormônios proteicos, espécie-específicos, e só são mensurados em laboratórios de endocrinologia veterinária. Já os hormônios esteroides sexuais, testosterona e 17-beta-estradiol, são mensurados também em laboratórios humanos com curva validada para essas espécies. Além disso, a dosagem de FSH, LH, 17-beta-estradiol ou hormônio antimulleriano (AMH), por exemplo, também é usada para definir se um animal é castrado ou não, quando seus testículos não foram encontrados no exame clínico, e não há histórico de fertilidade ou cirurgia prévia.

O exame radiográfico serve, basicamente, para avaliar a integridade do osso peniano canino, se há obstruções uretrais ou compressão do cólon nos casos de hiperplasia prostática benigna em cães.

O exame bacteriológico, realizando-se cultivo e antibiograma, é de grande valia nas afecções prostáticas caninas, por exemplo. É realizado o cultivo da 3ª fração espermática, oriunda da próstata. Está indicado nos casos de prostatite bacteriana, no início e ao término do tratamento.

A dosagem de fosfatase alcalina (FA) em cães é útil para o diagnóstico de obstrução epididimária, sendo indicada em cães com azoospermia (ausência de espermatozoides no ejaculado). A fosfatase alcalina é uma enzima produzida em altas concentrações nos epidídimos, e sua concentração no sêmen deve ser superior a 5.000 UI/ℓ. Amostras de sêmen com azoospermia e baixas concentrações dessa enzima são indicativas de obstrução epididimária, ejaculação retrógrada (quando o sêmen cai na bexiga), ou ejaculação incompleta. A fosfatase alcalina é mensurada em laboratórios humanos.

A citologia aspirativa por agulha fina (CAAF) e a biópsia testicular são exames que, embora mais invasivos, são úteis no diagnóstico e prognóstico de casos de infertilidade. Esses exames costumam ser realizados quando já se esgotaram as demais técnicas diagnósticas. A citologia aspirativa por agulha fina possibilita a identificação de células como espermatogônias, espermatócitos, espermátides, espermatozoides, células de Sertoli e células de Leydig. A biópsia testicular torna possível avaliar como está ocorrendo a espermatogênese, bem como detectar processos inflamatórios e neoplásicos. A biópsia prostática, embora pouco realizada na rotina clínica, viabiliza a avaliação histopatológica da glândula, diferenciando processos neoplásicos. Embora sejam exames mais invasivos, normalmente não causam maiores problemas ao animal.

A cariotipagem é indicada quando há suspeita de anormalidades cromossômicas, principalmente em casos de infertilidade em que se observe genitália ambígua, como em hermafroditas ou pseudo-hermafroditas masculino ou feminino. Os cães possuem 78 cromossomos (ou 39 pares) e os gatos, 38 cromossomos (ou 19 pares). Para realização da cariotipagem, é necessário um laboratório que realize cariótipo especificamente para cães ou gatos (Figura 9.112).

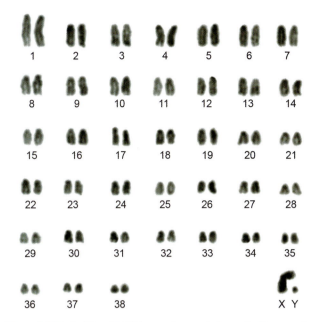

Figura 9.112 Cariótipo 78, XY de um cão pseudo-hermafrodita masculino.

BIBLIOGRAFIA

Seção A: Sistema Reprodutor Feminino

ALVARENGA, F. C. L. et al. Diagnóstico ultrassonográfico de piometra em cadelas. Brazilian Journal of Veterinary Research and Animal Science, v. 32, n. 2, p. 105-8, 1995.

APPARICIO, M.; VICENTE, W. R. R. Reprodução e obstetrícia em cães e gatos. 1. ed. São Paulo: Medvet, 2015. 458 p.

COUTINHO DA SILVA, M. A.; ALVARENGA, M. A.; CARNEVALE, E. M. Diagnosis of fungal endometritis in mares: efficacy of citology, histology and stain. Proceedings of Society for Theriogenology, San Antonio, Texas, USA, p. 171, p. 2000.

DALECK, C. R.; DE NARDI, A. B. Oncologia em cães e gatos. 2. ed. Rio de Janeiro: Roca, 2017. 746 p.

ETTINGER, S. J.; FELDMAN, E. C. Textbook of Veterinary Internal Medicine. 4. ed. v.1. Philadelphia, London, Toronto, Montreal, Sydney, Tokyo: W. B. Saunders Company, 1995. 1081 p.

GINTHER, O. J. Equine pregnancy: physical interactions between the uterus and conceptus. Proceedings of the annual convention of the American Association of Equine Practitioners. Baltimore, Maryland, v. 44, p. 73-104, 1998.

GRUNERT, E.; GREGORY, R. M. Semiologia do aparelho genital feminino. In: GRUNERT, E.; GREGORY, R. M. Diagnóstico e Terapêutica da Infertilidade na Vaca. 1. ed. Porto Alegre: Editora Sulina, 1984. p. 33-51.

GUINTARD, D.; VENDRAMINI, O. M.; TAINTURIER, D. Quelques éléments de l'anatomie Du col de l'utérus chez l'ânesse "Baudet Du Poitou". Reveu Médecine Vétérinaire, v. 147, n. 8-9, p. 599-606, 1996.

HAFEZ, E. S. E. Anatomia funcional da reprodução feminina. In: HAFEZ, E. S. E. Reprodução Animal. 6. ed. São Paulo: Manole, 1993. p. 32-69.

HARVEY, M. Conditions of the nonpregnant female. In: SIMPSOM, G. M.; ENGLAND, G. C. W.; HARVEY, M. Manual of Small Animal Reproduction and Neonatology. Chapter Four. United Kingdom: British Small Animal Vet. Association, 1998, p. 35-51.

JANIS, R. M.; GONZALEZ, M. S. Contribuição da ultrassonografia e radiologia na avaliação diagnóstica da cavidade abdominal em pequenos animais. Revista Clínica Veterinária, v. 10, p. 36-7, 1997.

LOPES, M. D. Técnicas de reprodução assistida em pequenos animais. Revista de Educação Continuada, v. 4, n. 1, p. 33-9, 2001.

MEIRA, C.; FERREIRA J. C. P.; PAPA, F. O. et al. Study of the estrous cycle in donkeys (Equus asinus) using ultrasonography and plasma progesterone concentrations. Biol. Reprod, 1: 403-10, 1995.

MEIRA, C.; FERREIRA, J. C. P.; PAPA, F. O. et al. Ultrasonographic evaluation of the conceptus from days 10 of 60 of pregnancy in Jennies. Theriogenology, v. 49, p. 1475-82, 1998.

PRESTES, N. C. O parto distócico e as principais emergências obstétricas em equinos. Revista de Educação Continuada, v. 3, n. 2, p. 40-6, 2000.

PRESTES, N. C.; ALVARENGA, M. A.; BANDARRA, E. P. *et al.* Tumor ovariano das células da granulosa em vaca Simental. Revista de Educação Continuada, v. 4, n. 1, p. 28-32, 2001.

PRESTES, N. C.; CHALHOUB, M. C. L.; LOPES, M. D. *et al.* Amniocentesis and biochemical evaluation of amniotic fluid in ewes at 70, 100 and 145 days of pregnancy. Small Ruminant Research, v. 39, p. 277-81, 2001.

PRESTES, N. C.; LANGONI, H.; CORDEIRO, L. A. V. Estudo do leite de éguas sadias ou portadoras de mastite assintomática, pelo teste de Whiteside, análise microbiológica e contagem de células somáticas. Brazilian Journal of Veterinary Research and Animal Science, v. 36, n. 3, p. 2-8, 1999.

PRESTES, N. C.; LOPES, M. D.; BICUDO, S. D. *et al.* Piometra canina: aspectos clínicos, laboratoriais e radiológicos. Semina, v. 12, n. 1, p. 53-6, 1991.

PRESTES, N. C.; MEDRADO, F. E.; RODRIGUES, L. T. *et al.* Total hysterectomy as treatment for recurrent chronic pyometra in mares with total cervical adhesion. Journal of Equine Veterinary Science, v. 63, p. 1-4, 2018.

PRESTES, N. C.; VULCANO, L. C.; MAMPRIM, M. J. *et al.* Níveis séricos no momento da cobertura de T_3, T_4 e progesterona em cabras da raça Saanen, durante o cio normal e induzido e de testosterona em 12 machos utilizados como reprodutores. Vet. e Zoot., São Paulo, 8: 15-26, 1996.

PUGH, D. G. Donkey reproduction. Proceedings of the Annual Convention of the AAEP, 2002. p. 113-4.

ROCHA, N. S.; RAHAL, S. C.; SCHMITT, F. *et al.* Citologia aspirativa por agulha fina como método auxiliar durante a cirurgia. Revista Cães e Gatos, v. 98, p. 22-23, 2001.

SARTORI FILHO, R.; PRESTES, N. C.; COELHO, K. I. F. Yolk sac remnant in a minipony foal. Equine Practice, v. 19, n. 4, p. 24-7, 1997.

SARTORI FILHO, R.; PRESTES, N. C.; THOMAZINI, I. A. *et al.* Use of fibrin glue derived from snake venom in testicular biopsy of rams. Journal of Venomous Animals and Toxins, v. 4, p. 24-8, 1998.

TONIOLLO, G. H.; VICENTE, W. R. R. Manual de obstetrícia veterinária. 1. ed. São Paulo: Editora Varela, 1993.

VENDRAMINI, O. M.; GUINTARD, C.; MOREAU, J. *et al.* Cervix conformation – a first anatomical approach in Baudet du Poitou Jenny asses. Animal Reproduction Science, v. 66, p. 741-4, 1998.

BIBLIOGRAFIA

Seção B: Glândula Mamária de Cadelas e Gatas

CUNNINGHAM, J. G. Tratado de Fisiologia Veterinária. 2. ed. Rio de Janeiro: Guanabara Koogan, 1999, p. 528.

DYCE, K. M.; SACK, W. O.; WENSING, C. C. S. Tratado de anatomia veterinária. 4 ed. Elsevier: Rio de Janeiro, 2010. 834 p.

FERREIRA, T.; GAMA, A.; SEIXAS, F. *et al.* Métodos de diagnóstico da neoplasia na glândula mamária em cães: revisão de literatura. Brazilian Journal of Health Review, Curitiba, v. 6, n. 2, p. 7898-7910, mar./apr., 2023.

HARDY, R. M. General physical examination of the canine patient. Veterinary Clinics of North America: Small Animal Practice, v.11, n. 3, p. 453-67, 1981.

KELLY, W. R. Diagnóstico Clínico Veterinário. 3. ed. Rio de Janeiro: Interamericana, 1986. p. 364.

KONING, H. E.; LIEBITCH, H. G. Anatomia dos Animais Domésticos. 4. ed. Porto Alegre: Artimed, 2011. 788 p.

MALCOLM, W.; BARNETTE, C. Mastitis in Dogs. VCA – Animal Hospital.

NELSON, R. W.; COUTO, C. G. Fundamentos de Medicina Interna de Pequenos Animais. Rio de Janeiro: Guanabara Koogan, 1992. p. 465-501.

OLIVEIRA, P. A. Mammary Glands of Women, Female Dogs and Female Rats: Similarities and Differences to Be Considered in Breast Cancer Research. Veterinary Sciences, v. 10, n. 6, p. 379, 2023.

RADOSTITS, O. M.; JOE MAYHEW, I. G.; HOUSTON, D. M. Veterinary Clinical Examination and Diagnosis. Saint Louis: W. B. Saunders, 2000. p. 771.

REECE, W. O. Lactação. *In:* GORDEM, P. J.; TIMMS, L. L. Dukes. Fisiologia dos Animais Domésticos. 13. ed. Rio de Janeiro: Guanabara Koogan, 2017. p. 674-94.

BIBLIOGRAFIA

Seção C: Glândula Mamária de Éguas, Mulas e Jumentas

BRENDEMUEHL, J. P. Mammary gland enlargement in the mare. Equine Veterinary Education, v. 20, n. 1, p. 8-9, 2008.

CHAVATTE-PALMER, P. Lactation in the mare. Equine Veterinary Education, v. 14, n. S5, p. 88-93, 2002.

DE PALO, P.; MAGGIOLINO, A.; CENTODUCATI, P. *et al.* Equid milk production: evaluation of Martina Franca jennies and IHDH mares by Wood's model application. Animal Production Science, v. 57, n. 10, p. 2110-6, 2017.

HOWARD, B. A.; GUSTERSON, B. A. Human breast development. Journal of Mammary Gland Biology and Neoplasia, v. 5, n. 2, p. 119-37, 2000.

HUGHES, K. Development and pathology of the equine mammary gland. Journal of Mammary Gland Biology and Neoplasia, v. 26, p. 121-34, 2021.

LANGONI, H. Agentes emergentes na etiologia da mamite. Revista Brasileira de Medicina Veterinária, v. 19, p. 238-40, 1997.

MACIAS, H.; HINCK, L. Mammary gland development. Wiley Interdisciplinary Review. Developmental Biology, v. 1, n. 4, p. 533-57, 2012.

MALACARNE, M.; CRISCIONE, A.; FRANCESCHI, P. *et al.* Summer A. New insights into chemical and mineral composition of donkey milk throughout nine months of lactation. Animals (Basel), v. 9, n. 12, p. 1161, 2019.

MCCUE, P. M.; AND SITTERS, S. Lactation. *In:* McKinnon, A. O. *et al* (ed.). Equine Reproduction. Wiley Blackwell: West Sussex, 2011. p. 2277-90.

MCCUE, P. M.; WILSON, W. D. Equine mastitis--a review of 28 cases. Equine Veterinary Journal, v. 21, n. 5, p. 351-3, 1989.

MOTTA, R. G.; NARDI JUNIOR, G.; PERROTTI, I. B. M. *et al.* Mamite infecciosa equina: uma visão geral da doença. Arquivo do Instituto de Biologia; v. 78, n. 4, p. 629-35, out./dez., 2011.

ROWSON, A. R.; DANIELS, K. M.; ELLIS, S. E. *et al.* Growth and development of the mammary glands of livestock: a veritable barnyard of opportunities. Seminars in Cell Developmental Biology, v. 23, n. 5, p. 557-66, 2012.

STEVENSON, A. J; VANWALLEGHEM, G.; STEWART, T. A. *et al.* Multiscale imaging of basal cell dynamics in the functionally mature mammary gland. Proceedings of the National. Academy of Science of the United State of American, v. 117, n. 43, p. 26822-32.

BIBLIOGRAFIA

Seção D: Glândula Mamária de Ruminantes

Glândula Mamária de Cabras e Ovelhas

ARAÚJO, G. D.; SOUZA, K. B.; OLIVEIRA, L. A. S. *et al.* Aspectos morfológicos e fisiológicos de glândulas mamárias de fêmeas bovinas – revisão de literatura. PUBVET, Londrina, v. 6, n. 36, ed. 223, art. 1478, 2012.

COELHO, H. E. Patologia Veterinária. 1 ed. São Paulo: Manole, 2002.

FRANDSON, R. D.; WILKE, W. L.; FAILS, A. D. Anatomia e Fisiologia dos Animais de Fazenda. 6 ed. Rio de Janeiro: Guanabara Koogan, 2003. 454 p.

KLEIN, B. G. Cunningham tratado de fisiologia veterinária. 5. ed. Rio de Janeiro: Elsevier, 2014.

LÉRIAS, J. R.; CASTELLANO, O. H.; TRUJILLO, A. S. *et al.* The mammary gland in small ruminants: major morphological and functional events underlying milk production--a review. Journal of Dairy Research, v. 81, n. 3, p. 304-18, ago. 2014.

MAHMMOD, Y. The Future of PCR Technologies in Diagnosis of Bovine Mastitis Pathogens. Advances in Dairy Research, v. 2, p. 1-2, 2013.

MAULDIN, J. Is "two teats" the best answer? Jack & Anita Mauldin's Boer goats. Disponível em: www.jackmauldin.com/management/two_teat_question.htm. Acesso em: 10 dez. 2010.

MELO, G. J. A. *et al.* Method thresholding automatic for somatic cell count in microscopic images. Revista Geintec: gestão, inovacão e tecnologias, v. 4, p. 1283-91, 2014.

MORAES, I. A. Fisiologia da glândula mamária. Disciplinas Fisiologia Veterinária I e II Universidade Federal Fluminense, 2016. Disponível em: http://fisiovet.uff.br/wp-content/uploads/sites/397/delightful-downloads/2018/07/Gl%C3%A2ndulas-mam%C3%A1rias.pdf. Acesso em: 20 ago. 2019.

MOYES, C. D.; SCHULTE, P. M. Princípios de Fisiologia Animal. 2. ed. Porto Alegre: Artmed, 2010.

PHILPOT, N.; NICKERSON, S. C. Mastitis: counter attack. Babson Bros: Naperville, 1991. 150 p.

PUGH, D. G. Clínica de ovinos e caprinos. São Paulo: Roca, 2005.

SANTOS, M. V.; FONSECA, L. F. L. Estratégias de controle de mastite e melhoria da qualidade do leite. Barueri: Manole, 2007.

SILVA, E. F.; LIMA, V. L. A. G.; SALGUEIRO, A. A. Avaliação microbiológica de leite da cabra pasteurizado e comercializado na cidade de Recife-PE. Higiene Alimentar, v. 12, n. 66/67, p. 3-6, 1999.

SMITH, M.; SHERMAN, D. Mammary system. *In:* SMITH, M.; SHERMAN, D. (eds.). Goat medicine. Ames, Iowa: Wiley-Blackwell, 1994.

WIGGANS, G. R.; HUBBARD, S. M. Genetic evaluation of yield and type traits of dairy goats in the United States. Journal of Dairy Research Science, v. 84, Suppl 1, p. E69-E73. 2001.

Glândula Mamária de Vacas

ADAMS, H. P.; ALLEN, N. N. The values of oxitocin for reducing fluctuations in milk and fat yields. Journal of Dairy Science, v. 35, p. 111725, 1952.

CECILIA, C. A. Enciclopedia de la Leche. Madrid: Espasa-Calpes, 1956.

COSTA, A. C.; CHAVES, P. R. Tratado Elementar de Histologia e Anatomia Microscópica. 2. ed. Lisboa: Luso-Espanhola, 1949. 2v.

FINCHER, M. G. et al. Diseases of Cattle. Illinois: American Veterinary Publications, Inc;. 1956.

GRUNERT, E. Weiblichen geschechtapparat. In: ROSENBERGER, G. Die Klinische Untersuchung des Rindes. 3. ed. Berlin: Verlag Paul Parrey, 1990. p. 472-543.

GRUNERT, E.; WEIGT, U. Euterkrankheiten. In: AHLERS, D. et al. Buiatrik. M. & H. Schaper, Hannover, 1985. p.

HEIDRIC, H. J.; RENK, W. Diseases of the Mamary Glands of Domestics Animals. Philadelphia: Saunders & Co., 1967.

JENNES, R. Composition and characteristics of goat milk: review 1968-1979. Journal of Dairy Science, v. 63, p. 1605-30, 1980.

JUNQUEIRA, L. C.; CARNEIRO, J. Histologia Básica. 5. ed. Rio de Janeiro: Guanabara Koogan, 1982.

KOLB, E. Fisiologia Veterinária. 4. ed. Rio de Janeiro: Guanabara Koogan, 1980.

LEINATI, L. Compendio di Anatomia Patologica Dagli Animali Domestici. 3. ed. Milão: Ambrosiana, 1955.

MAXIMOV, A.; BLOOM, W. Tratado de Histología. 3. ed. Buenos Aires: Editorial Labor, 1952.

MURPHY, J. M.; HANSON, J. J. A modified Whiteside test for the detection of chonic bovine mastitis. The Cornell Veterinarian, v. 31, p. 47, 1941.

POUTREL, B.; LERONDELLE, C. Cell content of goat milk: California mastitis test, Coulter counter and Fossomatic por predicting half infection. Journal of Dairy Science, v. 66, p. 2575-9, 1983.

ROSENBERGER, G. Exame Clínico dos Bovinos. Úbere. 2. ed. Rio de Janeiro: Guanabara Koogan, p. 329-41, 1977.

SARDA, J. M. Elementos de Fisiología. 6. ed. Barcelona: Editorial Científica Médica, 1952. 2v.

SCHALM, O. W.; CARROL, E. J.; JAIN, N. C. Bovine Mastistis. Philadelphia: Lea & Febiger, 1971.

SCHALM, O. W.; NOORLANDER, D. O. Experiments and observations leading to development of the Californian mastitis test. Journal of the American Veterinary Medical Association, v. 130, p. 199, 1957.

SCHEUNERT, A.; TRAUTMANN, A.; KRZYWANEK, F. W. Tratado de Fisiología Veterinária. Barcelona: Labor, 1942.

SCHMIDT, G. H. Biologia de la Lactacion. Zaragoza: Acribia, 1971.

SCHÖNBERG, F. Milchkunde und milch hygiene. Hannover: Verlag Schaper, 1951.

SCHÖNHERR, W. Manual Prático de Analisis de Leche. Zaragoza: Editorial Acribia, 1959.

SISSON, S.; GROSSMAN, G. P. H. Anatomia de los Animales Domesticos. 3. ed. Barcelona: Salvat, 1953.

SMITH, M. E.; SHERMAN, D. M. Mammary gland and milk production. In: SMITH, M. E.; SHERMAN, D. M. Goat Medicine. Philadelphia: Lea & Febiger, 1994. p. 465-94.

WHITESIDE, W. H. Observations on a new test for the presence of mastitis in milk Canadian Journal of Public Health, v. 30, p. 40, 1939.

BIBLIOGRAFIA

Seção E: Sistema Reprodutor Masculino

Ruminantes

AMARAL, T. B.; SERENO, J. R. B.; PELLEGRIN, A. O. (eds.). Fertilidade, funcionalidade e genética de touros zebuínos: dados eletrônicos. Corumbá: Embrapa Pantanal; Campo Grande: Embrapa Gado de Corte; Planaltina: Embrapa Cerrados, 2009.

ARRUDA, R. P.; CELEGHINI, E. C. C.; ALONSO, M. A. et al. Métodos de avaliação da morfologia e função espermática: momento atual e desafios futuros. Revista Brasileira de Reprodução Animal, v. 35, p. 145-51, 2011.

ARRUDA, R. P.; CELEGHINI, E. C. C.; GARCIA, A. R. et al. Morfologia espermática de touros: interpretação e impacto na fertilidade. Revista Brasileira de Reprodução Animal, v. 39, n. 1, p. 47-60, 2015.

BAILEY, T. L.; HUDSON, R. S.; POWE, T. A. et al. Caliper and ultrasonographic measurements of bovine testicles and a mathematical formula for determining testicular volume and weight in vivo. Theriogenology, v. 49, p. 581-94, 1998.

BAILEY, T. L.; MONKE, D.; HUDSON, R. S. et al. Testicular shape and its relationship to sperm production in mature Holstein bulls. Theriogenology, v. 46, p. 881-7, 1996.

BARTH, A. D. Evaluation of potential breeding soundness of the bull. In: YOUNGQUIST, R. S. (ed.). Current therapy in large animal theriogenology. s.l.: W. B. Sounders Company, 1997. p. 222-36.

BARTH, A. D.; OKO, R. J. Abnormal morphology of bovine spermatozoa. Ames: Iowa State University Press, 1989.

BICUDO, S. D.; SIQUEIRA, J. B.; MEIRA, C. Patologias do sistema reprodutor de touros. O Biológico, v. 69, p. 43-8, 2007.

BLOM, E. The ultrastructure of some characteristic sperm deffects and a proposal for a new classification of the bull spermiogram. In: Symposium Internationale de Zootecnie, v. 7, 1972, Milano, Italy. Proceedings... Milano: SIZ, 1972.

BLOM, E. The ultrastructure of some characteristic sperm deffects and a proposal for a new classification of the bull spermiogram. Nordisk Veterinaer Medicine, v. 25, p. 383-9, 1973.

CALCIOLARI, K.; BARROCO, V.; GRAVENA, K. et al. Principais doenças prepuciais e penianas em bovinos. Revista Investigação Medicina Veterinária, v. 15, n. 4, p. 83-90, 2016.

CALDAS, M. E.; PINHO, T. G.; PINTO, P. A. et al. Avaliação da biometria e morfologia testicular de touros jovens da raça Nelore (Bos taurus indicus). Revista Brasileira de Reprodução Animal, v. 23, p. 210-2, 1999.

CARROL, E. J.; BALL, L.; SCOTT, J. A. Breeding soundness in bulls – A summary of 10,940 examinations. Journal American Veterinary Medicine Association, v. 142, n. 10, p. 1105-11, 1963.

CHACÓN, J. C.; PEREZ, E.; MULLER, E. et al. Breeding soundness evaluation of extensively managed bulls in Costa Rica. Theriogenology, v. 52, p. 221-31, 1999.

CHENOWETH, P. J. Genetic sperm defects. Theriogenology, v. 64, p. 457-68, 2005.

CHENOWETH, P. J.; HOPKINS F. M.; SPITZER, J. C. et al. Guidelines for using the bull breeding soundness evaluation form. Theriogenology Handbook, B-10, 1993.

CLARKE, R. H.; HEWTSON, R. W.; THOMPSON, B. J. Comparison of the fertility of bovine semen collected by artificial vagina and electro-ejaculation from bulls with low libido. Australian Veterinary Journal, v. 49, p. 240-1, 1973.

COLÉGIO BRASILEIRO DE REPRODUÇÃO ANIMAL (CBRA). Manual para exame andrológico e avaliação de sêmen animal. 3. ed. Belo Horizonte: CBRA, 2013.

COSTA e SILVA, E. V. Capacidade reprodutiva de touros Nelore: exame andrológico, teste de comportamento sexual e desafio de fertilidade. [Dissertação.] Belo Horizonte: Universidade Federal de Minas Gerais – UFMG, 1994.

DESCHAMPS, J. C.; PIMENTEL, C. A. Exame de sêmen em touros. Pelotas: UFPEL, 1979. (Boletim técnico, 12.)

DIAS, J. C.; ANDRADE, V. J.; VALE FILHO, V. R. V. et al. Biometria testicular e aspectos andrológicos de touros Nelore (Bos taurus indicus), de dois e três anos de idade criados extensivamente. Veterinária Notícias, v. 13, p. 31-7, 2007.

DIRKSEN, G.; GRIINDER, H. D.; STOBER, M. Rosenberger: exame clínico dos bovinos. 3. ed. Rio de Janeiro: Guanabara Koogan, 1993.

DZIUK, P. J.; GRAHAM, E. F.; DONKER, D. J. et al. Some observations in collection of semen from bulls, goats boars and rams by electrical stimulation. Veterinary Medicine, v. 69, p. 455-8, 1954.

FERNANDES, C. E.; MORAES, J. C. F. Avaliação clínica e exame de sêmen no touro. In: AMARAL, T. B.; SERENO, J. R. B.; PELEGRIN, A. O. Fertilidade, funcionalidade e genética de touros zebuínos. Corumbá: Embrapa Pantanal; Campo Grande: Embrapa Gado de Corte; Planaltina: Embrapa Cerrado, 2009.

FONSECA, V. O.; SANTOS, N. R.; MALINSKI, P. R. Classificação andrológica de touros zebus (Bos taurus indicus) com base no perímetro escrotal e características morfológicas do sêmen. Revista Brasileira de Reprodução Animal, v. 21, n. 2, p. 36-9, 1997.

FOSTER, J.; ALMQUIST, J. O.; MARTIG, R. C. Reproductive capacity of beef bulls. IV. Changes in sexual behavior and semen characteristics among successive ejaculations. Journal American Science, v. 30, p. 245-52, 1970.

FRANDSON, R. D.; WILKE, W. L.; FAILS, A. D. Anatomia e fisiologia dos animais de fazenda. 7. ed. Rio de Janeiro: Guanabara Koogan, 2011.

FRENEAU, G. E. Aspectos da morfologia espermática em touros. Revista Brasileira de Reprodução Animal, v. 35, p. 160-70, 2011.

GETTY, R. Anatomia dos animais domésticos. 5. ed. Rio de Janeiro: Guanabara Koogan, 1986.

GUIMARÃES, J. D. Exame do potencial de fertilidade de touro: apto ou inapto à reprodução é suficiente? In: Anais da segunda Reunião da Associação Brasileira de Andrologia Animal (ABRAA), 2017. p. 44-8.

GUIMARÃES, J. D.; GUIMARÃES, S. E. F; SIQUEIRA, J. B. et al. Seleção e manejo reprodutivo de touros zebu. Revista Brasileira de Zootecnia, v. 40, p. 379-88, 2011.

GUIMARÃES, J. D. Maximização do uso de touros a campo. In: I Simpósio de produção de gado de corte. Viçosa: Simcorte, 1999. p. 271-96.

HAFEZ, E. S. E.; HAFEZ, B. Reprodução animal. 7. ed. São Paulo: Manole, 2004.

HENRY, M.; BRITO, M. F.; NEVES, B. P. et al. Exame andrológico de bubalinos. Revista Brasileira de Reprodução Animal, v. 41, p. 188-94, 2017.

HENRY, M.; BRITO, M. F.; NEVES, B. P. *et al.* Peculiarities of the buffalo species for andrological evaluation – results of four years of study and weekly semen collection schedule. Animal Reproduction, v. 14, (Suppl 1), p. 1225-33, 2017.

HILL, H. J.; SCOTT, F. S.; HOMAN, N. *et al.* Electroejaculation in the bull. Journal of the American Veterinary Medical Association, v. 128, p. 375-80, 1956.

JUNQUEIRA, L. C.; CARNEIRO, J. Histologia básica. 4. ed. Rio de Janeiro: Guanabara Koogan, 1979.

KASTELIC, J. P.; COOK, R. B.; COULTER, G. H. Scrotal/testicular thermoregulation and the effects of increased testicular temperature in the bull. Veterinary Clinics of North America: Food Animal Practice, v. 13, n. 3, p. 271-82, 1997.

KASTELIC, J. P.; THUNDATHIL, J. C. Breeding soundness evaluation and semen analysis for predicting bull fertility. Reproduction in Domestic Animals, v. 43, p. 368-73, 2008.

KLEIN, B. G. Cunningham. Tratado de fisiologia veterinária. 5. ed. Rio de Janeiro: Elsevier, 2014.

KONIG, H. E.; LEIBICH, H. G. Anatomia dos animais domésticos. v. 2. Porto Alegre: Artmed, 2004.

KOZIOL, J. H.; ARMSTRONG, C. L. Society for Theriogenology Manual for breeding soundness examination of bulls. 2. ed. Society for Theriogenology, 2018.

LAGERLÖF, N. Morphologische Untersuchungen uber Veranderungen im Spermabild und in den Hoden bei Bullen mit verminderter oder aufgehobener Fertilitat. Acta Pathologica et Microbiologica Scandinavica, v. 19, 1934.

LIMA, L. F.; TORTORELLA, R. D.; LEAL, D. R. *et al.* Coleta de sêmen ovino em estação ou decúbito lateral utilizando diferentes eletroejaculadores. Ciência Animal Brasileira, v. 11, n. 2, p. 410-6, 2010.

LISLE, G. W. Eletroejaculation: a welfare issue? Surveillance, v. 22, p. 15-7, 1995.

McENTEE, K. Reproductive pathology of domestic mammals. San Diego: Academic Press, 1990.

METZKER FILHO, G. D. Princípios da eletroejaculação. *In:* Anais da segunda Reunião da Associação Brasileira de Andrologia Animal (ABRAA), 2017. p. 49-52.

NASCIMENTO, E. F.; SANTOS, R. L. Patologia da reprodução dos animais domésticos. 3. ed. Rio de Janeiro: Guanabara Koogan, 2011.

PALMER, C. W. Welfare aspects of theriogenology: investigating alternatives to eletroejaculation of bulls. Theriogenology, v. 64, p. 469-79, 2005.

PEÑA ALFARO, C. E. Importância da avaliação andrológica na seleção de reprodutores a campo. Revista Brasileira de Reprodução Animal, v. 35, n. 2, p. 152-53, 2011.

PINTO, P. A.; SILVA, P. R.; ALBUQUERQUE, L. G. *et al.* Avaliação da biometria testicular e capacidade de monta em bovinos das raças Guzerá e Nelore. Revista Brasileira de Reprodução Animal, v. 13, n. 3, p. 151-6, 1989.

RABELO, R. E.; VULCANI, V. A. S.; CARDOSO, L. D. *et al.* Aspectos anatômicos e sua relação com as enfermidades do prepúcio e pênis no touro. Revista Científica Eletrônica de Medicina Veterinária, v. 18, 2012.

REICHENBACH, H. D.; MORAES, J. C. F.; NEVES, J. P. Tecnologia do sêmen e inseminação em bovinos. *In:* GONÇALVES, P. B. D.; FIGUEIREDO, J. R.; FREITAS, V. J. F. Biotécnicas aplicadas à reprodução animal. 2. ed. São Paulo: Roca, 2008. p. 57-82.

SALVADOR, D. F.; ANDRADE, V. J.; VALE FILHO, V. R. *et al.* Avaliação da libido de touros Nelore adultos em curral e sua associação com características andrológicas e desempenho reprodutivo a campo. Arquivo Brasileiro de Medicina Veterinária e Zootecnia, v. 55, n. 5, p. 588-93, 2003.

SENGER, P. L. Pathways to pregnancy and parturition. 2. ed. Washington: Currents Conceptions, 2003.

SEVERO, N. C. Eletroejaculação e massagem dos genitais internos: impacto sobre o bem-estar animal. *In:* Anais da segunda Reunião da Associação Brasileira de Andrologia Animal (ABRAA), 2017. p. 37-41.

SILVA, O. E. D. F.; UNANIAN, M. M.; CORDEIRO, C. M. T. *et al.* Relação da circunferência escrotal e parâmetros da qualidade do sêmen em touros da raça Nelore, PO. Revista Brasileira de Zootecnia, v. 31, n. 3, p. 1157-65, 2002.

SILVEIRA, T. S.; SIQUEIRA, J. B.; GUIMARÃES, S. E. F. *et al.* Maturação sexual e parâmetros reprodutivos em touros da raça Nelore criados em sistema extensivo. Revista Brasileira de Zootecnia, v. 39, n. 3, p. 503-11, 2010.

SIQUEIRA, J. B.; GUIMARAES, J. D.; PINHO, R. P. Relação entre perímetro escrotal e características produtivas e reprodutivas em bovinos de corte: uma revisão. Revista Brasileira de Reprodução Animal, v. 37, p. 3-13, 2013.

SIQUEIRA, J. B.; OBA, E.; BITTENCOURT, R. F. *et al.* Aplasia segmentar bilateral do epidídimo na espécie bubalina: relato de caso. Revista Brasileira de Reprodução Animal, v. 36, p. 133-5, 2012.

SIQUEIRA, J. B.; OBA, E.; PINHO, R. O. *et al.* Heritability estimate and genetic correlations of reproductive features in Nellore bulls, offspring of superprecocious, precocious and normal cows under extensive farming conditions. Reproduction in Domestic Animals, v. 47, p. 313-8, 2012.

SIQUEIRA, J. B.; OBA, E.; PINHO, R. O. *et al.* Testicular shape and andrological aspects of Young Nellore bulls under extensive farming. Revista Brasileira de Zootecnia, v. 41, n. 3, p. 612-7, 2012.

SWENSON, M. J.; REECE, W. O. Dukes fisiologia dos animais domésticos. 11. ed. Rio de Janeiro: Guanabara Koogan, 1996.

UNANIAN, M. M.; SILVA, A. E. D. F.; MCMANUS, C. *et al.* Características biométricas testiculares para avaliação de touros zebuínos da raça Nelore. Revista Brasileira de Zootecnia, v. 29, p. 136-44, 2000.

VALE FILHO, V. R.; ANDRADE, V. J.; AZEVEDO, N. A. Avaliação andrológica e seleção de tourinhos zebu para reprodução. *In:* VII Simpósio de Produção de Gado de Corte, Viçosa, MG, 2010. p. 363-412.

VALE FILHO, V. R.; PINTO, P. A.; FONSECA, J. *et al.* Patologia do sêmen; diagnóstico andrológico e classificação de Bos taurus e Bos indicus quanto à fertilidade para uso como reprodutores em condições de Brasil – de um estudo de 1088 touros. São Paulo: Dow Química, 1979.

VALENTIM, R.; ARRUDA, R. P.; BARNABE, R. C. *et al.* Biometria testicular de touros Nelore (Bos taurus indicus) e touros cruzados Nelore-Europeu (Bos taurus indicus x Bos taurus taurus) aos 20 e 24 meses de idade. Brazilian Journal of Veterinary Research and Animal Science, v. 39, p. 113-20, 2002.

VIU, M. A. O.; MAGNABOSCO, C. U.; FERRAZ, H. T. *et al.* Desenvolvimento ponderal, biometria testicular e qualidade seminal de touros nelore (Bos taurus indicus) criados extensivamente na região centro-oeste do Brasil. Archives of Veterinary Science, v. 11, n. 3, p. 53-7, 2006.

WILLIAMS, W. W. Technique of collecting semen for laboratory examination with a review of several diseased bulls. The Cornell Veterinarian, v. 10, p. 87-94, 1920.

Equinos

AMANN, R. P. Functional anatomy of the adult male. *In:* McKINNON, A. O. *et al.* Equine reproduction. 2. ed. West Sussex: Wiley-Blackwell, 2011. p. 867-80.

ARAÚJO, J. M.; AMORIM, G. B. G.; PIVATO, I. *et al.* Principais pontos abordados no exame andrológico do reprodutor equídeo à campo. Brazilian Journal of Equine Medicine, v. 59, p. 4-13, 2015.

ARRUDA, R. P.; SILVA, D. F.; AFFONSO, F. J. *et al.* Métodos de avaliação da morfologia e função espermática: momento atual e desafios futuros. Revista Brasileira de Reprodução Animal, v. 35, n. 2, p. 145-51, 2011.

BALL, B. A. Diagnostic methods for evaluation of stallion subfertility: a review. Journal of Equine Veterinary Science, v. 28, n. 11, p. 650-65, 2008.

BLANCHARD, T. L.; VARNER, D. D.; SCHUMACHER, J. *et al.* Examination of the stallion for breeding soundness. *In:* Manual of Equine Reproduction. 2. ed. St. Louis: Mosby, 2003. p. 143-64.

CHENIER, T. S. Anatomy and examination of normal testicle. *In:* SAMPER, J. C. Current Therapy in Equine Reproduction. Saint Louis: W. B. Saunders, 2007. p. 167-70.

CHENIER, T. S. Anatomy and physical examination of the stallion. *In:* Equine breeding management and artificial insemination. 2. ed. Saint Louis: W. B. Saunders, 2009. p. 1-16.

COLÉGIO BRASILEIRO DE REPRODUÇÃO ANIMAL (CBRA). Manual para exame andrológico e avaliação de sêmen animal. 3. ed. Belo Horizonte: CBRA, 2013.

CRABTREE, J. Prebreeding examination of the stallion1. Physical Examination. Equine Practice, v. 32, p. 22-8, 2010.

EDWARDS, J. F. Pathologic conditions of the stallion reproductive tract. Animal Reproduction Science, v. 107, n. 3-4, p. 197-207, 2008.

GRIFFIN, P. G. The breeding soundness examination in the stallion. Journal of Equine Veterinary Science, v. 20, n. 3, p. 168-71, 2000.

HAFEZ, E. S. E.; HAFEZ, B. Reprodução animal. 7. ed. São Paulo: Manole, 2004.

IMMEGART, H. M.; THREFALL, W. R. Distúrbios funcionais do garanhão. *In:* REED, S. M.; BAYLY, W. M. Medicina interna equina. Rio de Janeiro: Guanabara Koogan, 2016. p. 681-3.

LOVE, C. C. Ultrasonographic evaluation of the testis, epididymis, and spermatic cord of the stallion. Veterinary Clinics of North America: Equine Practice, v. 1, p. 167-82, 1992.

LOVE, C. C. Ultrasonography of the testes. *In:* KIDD, J. A.; LU, K. G.; FRAZER, M. L. Atlas of equine ultrasonography. Sussex: Wiley-Blackwell, 2014. p. 277-87.

McCUE, P. Breeding soundness evaluation of the stallion. *In:* DASCANIO, J.; McCUE, P. Equine reproductive procedures. West Sussex: Wiley-Blackwell, 2014. p. 321-5.

McDONNELL, S. M. Libido, erection and ejaculatory dysfunction in stallions. Compendium: Continuing Education for Veterinarians, v. 21, p. 263-6, 1999.

MEYERS, S. A. Sperm physiology. *In:* Equine breeding management and artificial insemination. 2. ed. Saint Louis: W. B. Saunders, 2009. p. 47-55.

MONTEIRO, G. A. Ultrasonografia aplicada ao exame andrológico em garanhões. Revista Brasileira de Reprodução Animal, v. 41, n. 1, p. 157-68, 2017.

PAPA, F. O.; ALVARENGA, M. A.; DELL'AQUA Jr, J. A. *et al.* Manual de andrologia e manipulação de sêmen equino. Botucatu, 2014.

SCHATTEN, H.; CONSTANTINESCU, G. M. The genital apparatus in the horse. *In*: Comparative reproductive biology. Oxford: Blackwell Publishing, 2007. p. 49-59.

SCHUMACHER, J. Penis and prepuce. *In*: AUER, J. A.; STICK, J. A. Equine surgery. 3. ed. St. Louis: Saunders Elsevier, 2006. p. 811-35.

SILVA, L. A. F.; RABELO, R. E.; GODOY, R. F. *et al.* Estudo retrospectivo de fimose traumática em equinos e tratamento utilizando a técnica de circuncisão com encurtamento de pênis (1982-2007). Ciência Rural, v. 40, p. 123-9, 2010.

TURNER, R. M. Current techniques for evaluation of stallion fertility. Clinical Techniques in Equine Practice, v. 4, n. 3, p. 257-68, 2005.

VARNER, D. D. Approaches to breeding soundness examination and interpretation of results. Journal of Equine Veterinary Science, v. 43, p. S37-44, 2016.

Cães e Gatos

ALBERS-WOLTHERS, C. H.; de GIER, J.; OEI, C. H. *et al.* Validation of a noninvasive diagnostic tool to verify neuter status in dogs: The urinary FSH to creatinine ratio. Theriogenology, v. 86, n. 5, p. 1376-81, 2016.

APPARÍCIO, M. Afecções do sistema genital masculino. *In*: APPARÍCIO, M.; VICENTE, W. R. R. Reprodução e obstetrícia em cães e gatos. São Paulo: MedVet, 2015. p. 93-104.

AXNÉR, E. Sperm maturation in the domestic cat. Theriogenology, v. 66, p. 14-24, 2006.

AXNÉR, E.; STRÖM, B.; LINDE-FORSBERG, C. Sperm morphology is better in the second ejaculate than in the first in domestic cats electroejaculated twice during the same period of anesthesia. Theriogenology, v. 47, n. 4, p. 929-34, 1997.

AXNÉR, E. Updates on reproductive physiology, genital diseases and artificial insemination in the domestic cat. Reproduction in Domestic Animals, v. 43, n. 2, p. 144-9, 2008.

COLÉGIO BRASILEIRO DE REPRODUÇÃO ANIMAL (CBRA). Manual para exame andrológico e avaliação de sêmen animal. 3. ed. Belo Horizonte: CBRA, 2013.

CUNTO, M.; KÜSTER, D. G.; BINI, C. *et al.* Influence of different protocols of urethral catheterization after pharmacological induction (Ur.Ca.P.I.) on semen quality in the domestic cat. Reproduction in Domestic Animals, v. 50, n. 6, p. 999-1002, 2015.

DINIZ, D. S. M.; SOARES, F. F.; El AOUAR, S. A. *et al.* Coleta de sêmen para inseminação artificial em cães com desvio ventral do pênis. Revista Brasileira de Reprodução Animal, v. 39, p. 399-401, 2015.

ECHEVERRI, A. M. L.; HENRY, M. Seleção de reprodutores: avaliação do potencial reprodutivo. *In*: HENRY, M.; ECHEVERRI, A. M. L. Andrologia veterinária básica. CAED/UFMG, 2013. p. 122-35.

ENGLAND, G. Dog breeding, whelping and puppy care. Willey-BlackWell, 2013.

ENGLAND, G.; von HEIMENDAHL, A. Manual of canine and feline reproduction and neonatology. 2. ed. BSAVA, 2010.

FELDMAN, E. C.; NELSON, R. W. Canine and feline endocrinology and reproduction. 2. ed. Saint Louis: W. B. Saunders, 1996.

FRANÇA, L. R.; GODINHO, C. L. Testis morphometry, seminiferous epithelium cycle length, and daily sperm production in domestic cats (Felis catus). Biology of Reproduction, v. 68, p. 1554-61, 2003.

GALINKIN, J. Avaliação de sêmen e medidas testiculares de cães de raça pura. [Monografia.] Brasília: Faculdade de Agronomia e Medicina Veterinária da Universidade de Brasília, 2014.

HENRY, M.; ECHEVERRI, A. M. L. Coleta e avaliação seminal em animais domésticos. *In*: Andrologia veterinária básica. Belo Horizonte: CAED/UFMG, 2013. p. 136-51.

JOHNSON, A. K. Assisted reproduction in the male cat. Veterinary Clinics of North América. Small Animal Clinics, v. 48, p. 511-21, 2018.

JOHNSTON, S. D.; KUSTRITZ, M. V. R.; OLSON, P. N. S. Canine and feline reproduction. Saint Louis: W. B. Saunders, 2001.

LUZ, M. R.; SILVA, A. R. Reprodução de cães. Barueri: Manole, 2019. p. 432.

MARTINS, M. I. M.; SOUZA, F. F.; ACKERMANN, C. L. Biotécnicas do sêmen. *In*: APPARÍCIO, M.; VICENTE, W. R. R. Reprodução e obstetrícia em cães e gatos. São Paulo: MedVet, 2015. p. 371-93.

PARAGON, B. M.; VAISSAIRE, J. P. Enciclopédia do gato. Paris: Aniwa Publishing, 2001.

PINHO, T. C. S. D. Mensuração testicular de cães (Canis familiaris) hígidos por meio do exame ultrassonográfico. [Dissertação.] Niterói: Universidade Federal Fluminense, 2010.

SILVA, C. A. O.; PERRI, S. H. V.; KOIVISTO, M. B. *et al.* Aspectos histológicos e morfométricos dos testículos de gatos domésticos (Felis catus). Pesquisa Veterinária Brasileira, v. 29, n. 4, p. 312-6, 2009.

SILVA, T. F. P. Avaliação andrológica, métodos de coleta e tecnologia do sêmen de gatos domésticos utilizando água de coco em pó (ACP-117*). [Tese.] Fortaleza: Universidade Estadual do Ceará, 2008.

SOARES, J. M.; AVELAR, G. F.; FRANÇA, L. R. The seminiferous epithelium cycle and its duration in different breeds of dog (Canis familiaris). Journal of Anatomy, v. 215, p. 462-71, 2009.

SOUZA, M. B. Ultrassonografia bidimensional e Doppler como ferramenta para avaliação de testículos de cães sadios. [Dissertação.] Fortaleza: Universidade Estadual do Ceará, 2011.

THEMMEN, A. P.; KALRA, B.; VISSER, J. A. *et al.* The use of anti-Müllerian hormone as diagnostic for gonadectomy status in dogs. Theriogenology, v. 86, n. 6, p. 1467-74, 2016.

TOBÓN RESTREPO, M.; ALTUZARRA, R.; ESPADA, Y. *et al.* CT characterisation of the feline os penis. Journal of Feline Medicine Surgery, v. 22, n. 8, p, 673-77, 2020.

ZAMBELLI, D.; PRATI, F.; CUNTO, M. *et al.* Quality and in vitro fertilizing ability of cryopreserved cat spermatozoa obtained by urethral catheterization after medetomidine administration. Theriogenology, v. 69, n. 4, p. 485-90, 2008.

10 Semiologia do Sistema Urinário

Marileda Bonafim Carvalho

Nós temos o tipo de meio interno que temos, porque temos o tipo de rim que temos

Homer William Smith

PALAVRAS-CHAVE

- Coleta e exame de urina
- Incontinência urinária
- Inervação motora e somática
- Micção e urina
- Polaquiúria, oligosúria, iscúria, disúria
- Poliúria, oligúria, anúria
- Rins, ureteres, uretra, bexiga
- Síndrome urêmica

INTRODUÇÃO

Você sabia?

- No século 13, Johannes Zacharias Actuarius (1275-1328) propôs o exame de urina em recipientes de vidro graduados.
- A detecção de proteinúria descrita em 1673 por Frederik Dekkers (1644-1720) foi praticamente ignorada até que Richard Bright (1789-1858) relacionou-a à doença renal.

Os órgãos urinários (*organa urinaria*) incluem os rins (*renes*), os ureteres (*ureteres*), a vesícula urinária (*vesica urinaria*) e a uretra (*urethra masculina* e *urethra feminina*). Os rins produzem a urina que, por meio dos ureteres, chega à bexiga, onde é temporariamente armazenada. Durante o esvaziamento vesical, a urina passa pela uretra, chegando ao meio externo. Para a produção de urina, os rins filtram o plasma, extraindo grande quantidade de um líquido chamado "ultrafiltrado", que é, então, processado para reabsorção de substâncias úteis e concentração dos rejeitos a serem eliminados. A maior parte da água do ultrafiltrado é reabsorvida, de modo a manter o volume plasmático em parâmetros normais. Assim, os rins movimentam um volume muito grande de líquidos a cada 24 h.

Em cães grandes (e animais de tamanho semelhante), os rins são perfundidos diariamente com 1.000 a 2.000 ℓ de sangue, dos quais são filtrados 200 a 300 ℓ (ultrafiltrado), que, por sua vez, são reduzidos, por reabsorção, para 1 a 2 ℓ de urina. As várias propriedades especiais dos rins fazem desses órgãos efetores essenciais para a homeostase de água, de eletrólitos e de dezenas de substâncias derivadas do metabolismo e do catabolismo. Não menos relevantes são as funções renais endócrinas relacionadas com o metabolismo de cálcio e fósforo, a produção de hemácias e o controle da pressão arterial.

RINS

O rim (*ren* em latim, *nephrós* em grego) é o órgão que repousa sob os músculos sublombares, um de cada lado da coluna vertebral. Os rins têm localização retroperitoneal, com a superfície dorsal em contato com os músculos sublombares, frequentemente circundada por gordura, e a superfície ventral coberta por peritônio transparente. Cada rim apresenta um polo cranial e um caudal, um bordo medial e um lateral, uma superfície dorsal e uma ventral. Tais referências devem ser empregadas para descrever a posição das alterações renais localizadas e para orientar procedimentos cirúrgicos. No bordo medial está localizado o hilo renal (*hilus renalis*), pelo qual passam ureter, veias e artérias renais, vasos linfáticos e nervos. O polo cranial de cada rim é coberto com peritônio em ambas as superfícies, dorsal e ventral, enquanto o polo caudal é coberto somente na superfície ventral.

O rim é revestido por uma cápsula fibrosa (*capsula fibrosa*), cuja rigidez restringe a habilidade de expansão do parênquima renal. O aumento de volume que ocorre em certas doenças renais tende a causar compressão do parênquima, estreitamento das vias internas e dor.

A cápsula adiposa (*capsula adiposa*), que reveste parcialmente o rim, estende-se através do hilo para dentro do seio renal. A visibilidade do bordo renal em radiografias é facilitada pela presença dos tecidos adiposos perirrenal e retroperitoneal, que podem variar em espessura, de acordo com a espécie e o estado nutricional do paciente.

O parênquima renal, localizado entre a cápsula e o seio renal, é constituído pela medula renal (*medulla renis*) e pelo córtex renal (*cortex renis*). No parênquima renal estão os néfrons, que são as unidades estruturais específicas dos rins. O néfron (*nephronum*) consiste em um longo túbulo que se inicia no corpúsculo renal (*corpusculum renale*) e termina em conexão com o ducto coletor. O corpúsculo renal, por sua vez, é constituído pela cápsula glomerular (*capsula glomeruli*), que envolve completamente uma rede capilar esférica, denominada glomérulo (*glomerulus*). As diferenças de tamanho dos rins, nas várias espécies animais, estão relacionadas com o número de glomérulos presentes nesses órgãos. Cada rim do rato contém aproximadamente 30.000 glomérulos; do gato, 190.000; do cão, 400.000; do homem, 1.300.000; do suíno, 2.200.000; e do elefante, 7.000.000.

Equinos. O rim direito tem formato de triângulo equilátero com os bordos arredondados (Figuras 10.1 A e 10.2 A). Mede de 13 a 15 cm de comprimento e está localizado no espaço compreendido entre a 15ª costela e a apófise transversa da 1ª vértebra lombar, não sendo acessível à palpação retal. O rim esquerdo tem formato de feijão, mede de 15 a 20 cm de comprimento e, em geral, seu polo caudal encontra-se em relação com a apófise transversa da 3ª vértebra lombar. Normalmente é mais caudal que o rim direito, mas, por ter mais mobilidade, o rim esquerdo tende a variar quanto à sua localização.

Bovinos, ovinos e caprinos. O rim direito está relacionado dorsalmente com a última costela e com as apófises transversas das três primeiras vértebras lombares, podendo, em alguns casos, ter localização mais caudal (cerca de 8 cm). O rim esquerdo tem posição muito variável; quando o rúmen está parcialmente cheio, o que ocorre em período de jejum, o rim repousa à esquerda do plano médio. Após a ingestão de alimentos, quando o rúmen está distendido, o rim esquerdo é pressionado para o plano médio e repousa abaixo e caudalmente ao rim direito, no espaço compreendido entre as 3ª e 5ª vértebras lombares. Nos bovinos, os rins são lobulados; o comprimento do rim direito varia de 18 a 24 cm e o do esquerdo entre 19 e 24 cm (Figuras 10.1 B e 10.2 B). Os ovinos e caprinos têm os rins muito semelhantes aos de cães (formato de feijão), com comprimento variando entre 5,5 e 7 cm (Figuras 10.1 C e 10.2 C).

Cães e gatos. Os rins de cães e gatos têm o formato típico de feijão. O comprimento é estimado por meio de radiografia lateral e varia entre 2,5 e 3,2 vezes o comprimento da 2ª vértebra lombar no cão e entre 2,5 e 3,0 vezes no gato. Adotando o mesmo critério de medida, a largura varia de 1,4 a 1,8 para os cães (ver Figuras 10.1 C e 10.2 C) e 1,6 a 1,9 para os gatos (Figuras 10.1 D e 10.2 C). No cão, o rim direito está comumente localizado no espaço correspondente ao intervalo entre a 13ª vértebra torácica e a 1ª vértebra lombar, enquanto o rim esquerdo, cuja posição pode variar mais, está localizado no espaço correspondente ao intervalo entre as 2ª e 4ª vértebras lombares. A fixação dos rins à parede dorsal é mais frouxa nos gatos do que nas demais espécies. Assim, os rins dos gatos são bem móveis, portanto, fáceis de palpar. O rim esquerdo dos gatos ocupa posição ligeiramente pendular, o que facilita ainda mais a palpação. Pela localização particular no gato, esse órgão é, algumas vezes, mal interpretado como massa abdominal anormal. O rim direito ocupa o espaço compreendido entre as 1ª e 4ª vértebras lombares, e o rim esquerdo se estende da 2ª até a 5ª vértebra lombar.

Você sabia?

- A urina do gato pode brilhar no escuro. Outra curiosidade é que gatos a usam como uma espécie de "arma química" para subjugar ratos, segundo um estudo do Instituto de Ecologia e Evolução, em Moscou, lançado em 2015. A equipe identificou uma substância na urina de felinos que "enganaria" o cérebro de roedores.

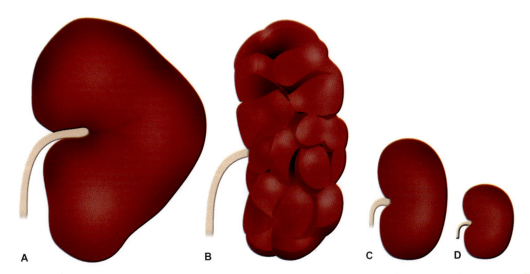

Figura 10.1 Representação esquemática das características externas de rins de mamíferos domésticos. **A.** Rim direito de um equino. **B.** Rim bovino. **C.** Rim canino, ovino ou caprino. **D.** Rim felino. Partindo do hilo renal estão representados os segmentos proximais dos ureteres. Os vasos renais não estão representados.

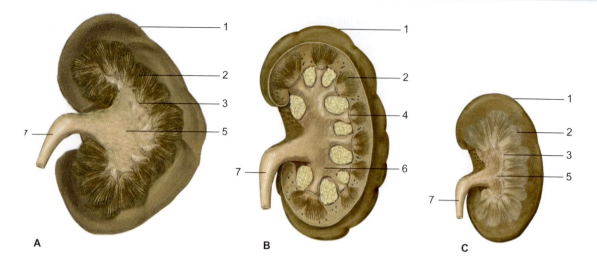

Figura 10.2 Representação esquemática das estruturas renais identificáveis em plano sagital medial (vasos renais não estão representados). **A.** Rim direito de um equino. **B.** Rim bovino. **C.** Rim canino, felino, ovino ou caprino. *1.* Córtex. *2.* Medula. *3.* Crista renal (estrutura única, equivalente às papilas dos rins multipiramidais, que se projeta no espaço pélvico). *4.* Papila renal (estrutura presente em rins multipiramidais; as diversas papilas se projetam nos espaços caliciais). *5.* Pelve renal. *6.* Ramificações tubulares, derivadas do ureter, que terminam em estruturas denominadas "cálices" (bovinos não têm pelve renal). *7.* Ureter.

URETERES

Os ureteres transportam urina dos rins para a bexiga. Eles são estruturas tubulares, contíguas à pelve renal ou estrutura equivalente, de acordo com a espécie animal (ver Figura 10.2). Assim como os rins, os ureteres são estruturas retroperitoneais. Cada ureter se projeta no sentido caudomedial, aposto à face ventral do músculo sublombar, em direção à bexiga, quando deixa a posição sublombar e ganha acesso à superfície dorso-lateral da bexiga, fixado pela prega peritoneal que forma o ligamento lateral da bexiga, um à direita e outro à esquerda. Os ureteres penetram a camada serosa da parede dorsal da bexiga, adentram a camada muscular, onde percorrem um trajeto oblíquo (trajeto intramural) e, finalmente, abrem-se para o lúmen vesical. A inserção da extremidade distal do ureter entre as fibras musculares previne refluxo de urina da bexiga para os ureteres, quando a pressão intravesical aumenta. A parede do ureter, assim como a da pelve renal, é composta por três camadas: (1) adventícia externa; (2) muscular média; e (3) mucosa interna. A musculatura ureteral apresenta movimentos peristálticos que ajudam a levar urina para a bexiga e, quando provocada por irritações como as determinadas por urólitos, pode entrar em espasmo localizado. Por se tratar de estrutura de difícil acesso, os ureteres correm o risco de ser negligenciados ao exame do paciente; entretanto, eles têm a possibilidade de ser sede de anomalias congênitas ou de processos obstrutivos adquiridos que resultam em lesões renais graves.

 Você sabia?

- A urina da vaca tem alta concentração de nitrato, substância que em contato com o solo polui terra e rios. Além disso, produz óxido nitroso, gás de efeito estufa 300 vezes mais potente que o dióxido de carbono. Combinado com as fezes, cria amônia, uma amiga poderosa das emissões tóxicas.

VESÍCULA URINÁRIA

A vesícula urinária e a uretra, como também a musculatura associada, compõem o trato urinário inferior. A vesícula urinária, também denominada "bexiga", é um órgão cavitário, musculo-membranoso que serve como reservatório temporário da urina produzida pelos rins. Na bexiga são distinguidas três partes: o colo vesical (*cervix vesicae*), que se conecta à uretra, o corpo vesical (*corpus vesicae*) e o ápice vesical (*apex vesicae*). O termo "ápice vesical" se aplica melhor aos primatas e pode ser substituído por "polo cranial da bexiga", quando se tratar de quadrúpedes. Na porção dorsal do colo vesical existe uma área triangular, diferenciada anatomicamente, compreendida entre os dois meatos ureterais e o início da uretra, que é denominada trígono vesical (*trigonum vesicae*). Em caso de alterações vesicais localizadas, para descrever o achado, deve-se fazer referência à parte afetada e, também, ao aspecto envolvido (lateral direito ou esquerdo, ventral ou dorsal).

A parede vesical é constituída por três camadas de fibras de músculo liso, dispostas em sentido longitudinal e transversal, de modo entrelaçado (*musculus detrusor urinae*). O músculo detrusor (geralmente referido apenas como detrusor) se relaxa para ampliar o lúmen vesical e acomodar a urina que vai sendo produzida pelos rins, durante o período de armazenamento. O arranjo especial das fibras do detrusor e do colágeno entremeado garante a complacência vesical, que mantém a pressão interna estável durante o aumento gradativo de volume de urina. Ao ser atingida a capacidade de reserva, o aumento da pressão vesical desencadeia o evento para evacuar a urina armazenada. Internamente, a camada muscular é revestida por submucosa e pela mucosa vesical (*tunica mucosa*), constituída por epitélio de transição. Existe um mecanismo de prevenção de perda de urina durante a fase de enchimento vesical, que envolve, principalmente, musculatura lisa do colo vesical e da própria uretra (derivada do detrusor), além da musculatura estriada disposta ao redor da uretra. Contudo, não existe uma estrutura caracterizada, anatomicamente, como esfíncter, e sim um arranjo especial de estruturas que desempenham a função de esfíncter. Durante a fase de esvaziamento vesical ocorre dilatação do colo vesical, provavelmente induzida por ação contígua do detrusor.

Cães e gatos. O tamanho e a posição da bexiga variam de acordo com a quantidade de urina nela contida. A bexiga vazia é pequena e tem formato globular. Quando distendida por urina, apresenta formato de pera. A bexiga distendida apresenta contorno regular; entretanto, se o enchimento for apenas parcial, o contorno poderá ser irregularmente moldado pela pressão exercida por órgãos vizinhos, como é observado em radiografias de pequenos animais. Em cães com aproximadamente 12 kg de peso corporal, a bexiga relaxada mede 17,5 cm de diâmetro por 18 cm de comprimento, e a bexiga contraída mede 2 cm de diâmetro por 3,2 cm de comprimento. Para o mesmo tamanho de cão, a bexiga pode conter de 100 a 120 mℓ de urina sem estar muito distendida. No cão, a bexiga tem localização quase inteiramente pélvica quando vazia e distende-se para o abdome com o enchimento. No gato, entretanto, esse órgão estende-se amplamente para a cavidade abdominal, mesmo quando vazia. A bexiga tem a possibilidade de distender-se pelo enchimento até que seu vértice alcance, ou mesmo ultrapasse o umbigo, e sua parede se torne tão fina quanto um papel. Em cães treinados para reter urina, a distensão da bexiga pode alcançar extremos que determinam risco de ruptura. A superfície ventral da bexiga, em sua porção imediatamente cranial ao púbis, é separada da parede abdominal apenas pelo omento maior, que geralmente está localizado entre o peritônio parietal e a camada adventícia da parede vesical. Esse fato favorece muito o exame vesical e, principalmente, a cistocentese em pequenos animais.

Ruminantes. A bexiga projeta-se cranialmente e, quando cheia, fica em contato com a parede ventral do abdome.

Equinos. A bexiga contraída é piriforme, tem cerca de 8 a 10 cm de diâmetro e repousa inteiramente sobre a porção ventral da cavidade pélvica. Quando cheia, pende sobre a rima pélvica e estende-se para a parede ventral do abdome. A capacidade da bexiga dos equinos varia de 2,8 a 3,8 ℓ.

Você sabia?

- O ato do cão elevar a pata no momento de urinar está relacionado com a forma de se comunicar. Eles usam a urina para demarcar território e quando levantam a pata para urinar, conseguem deixar o cheiro na altura do focinho de outros cães para que sua mensagem seja lida com mais facilidade. Isso ocorre, particularmente, se houver outros animais na casa ou se o cão sentir que seu território está sendo invadido.

URETRA

A uretra do macho leva urina, sêmen e secreções seminais para o orifício uretral externo (*ostium urethrae externum*), na extremidade distal do pênis. No macho, a uretra é constituída pelos segmentos pélvico (*pars pelvina*) e peniano (*pars penina*) ou parte esponjosa. A uretra feminina origina-se na bexiga e segue em sentido dorsocaudal, com sua parede dorsal em aposição à parede ventral da vagina, e adentra o sistema genital caudalmente à junção vestibulovaginal na linha média da superfície ventral da vagina (assoalho vaginal). A musculatura (*tunica muscularis*) da uretra feminina é formada por três camadas de músculo liso. A uretra é envolvida em quase toda sua extensão por musculatura estriada (músculo *urethralis*), cujo fascículo cranial circunda a uretra, enquanto o fascículo caudal forma um suporte em forma de "U" preso aos aspectos laterais e ventral da parede vaginal. A contração dessa musculatura, além de diminuir o lúmen vaginal, pressiona a uretra contra a vagina, causando fechamento uretral. A musculatura voluntária em forma de "U" desempenha a função de esfíncter bastante forte.

Cães e gatos. A primeira parte da uretra pélvica no gato é a porção pré-prostática (*pars preprostatica*), mas, no cão, o início da uretra está inteiramente circundado pela próstata (*pars prostatica*).

Em ambas as espécies, a uretra pélvica continua após a próstata. Em um cão adulto com aproximadamente 12 kg de peso corporal, a uretra tem 25 cm de comprimento, em média. No entanto, os parâmetros comprimento e diâmetro podem variar amplamente. Durante a micção ou ejaculação, a parede da uretra distende-se, mas a expansão é limitada na porção cavernosa da uretra, que passa pelo sulco ventral do osso peniano (*os penis*). Essa característica anatômica da uretra dos cães é fator predisponente para as obstruções uretrais por cálculos. Os gatos machos, por sua vez, apresentam afunilamento da uretra em direção à extremidade do pênis, característica que pode facilitar acúmulo de material sólido, resultando em obstrução uretral. Embora os gatos também apresentem osso peniano, a estrutura é delicada e flexível e, provavelmente, não concorre para a obstrução uretral.

A uretra da cadela tem cerca de 0,5 cm de diâmetro e 6 a 10 cm de comprimento, e a mucosa permite expansão considerável quando está sob pressão. Na cadela, pode ser visto o tubérculo uretral (*tuberculum urethrale*), uma elevação que demarca o orifício uretral externo. O tubérculo uretral está localizado cranialmente ao clitóris, cerca de 4 a 5 cm a partir da comissura vulvar. A cateterização da uretra é fácil nos cães e relativamente fácil na gata, mas é considerada mais laboriosa no gato, devido ao tamanho, formato e posicionamento do pênis, e ao diâmetro uretral pequeno e afunilado.

Equinos. A uretra dos machos é bastante longa, mas a uretra pélvica mede apenas de 10 a 12 cm. Na extremidade peniana dos equinos, a uretra termina em prolongamento cilíndrico de 1,5 a 3 cm de comprimento, denominado "processo uretral", que fica alojado dentro da fossa da glande (Figura 10.3 A). Nas fêmeas, a uretra mede de 5 a 7,5 cm, e o lúmen é suficientemente largo para permitir palpação digital direta.

Ruminantes. Nos bovinos machos, a uretra prolonga-se como processo de 2 a 3 cm, que fica encaixado no sulco localizado do lado direito da extremidade peniana (Figura 10.3 B). Nos pequenos ruminantes, existe o processo uretral que se projeta para além do pênis (Figura 10.3 C). A uretra tem cerca de 10 a 13 cm na vaca, 4 a 5 cm na ovelha e 5 a 6 cm na cabra. O orifício uretral externo abre-se no assoalho da vagina, sob formato de fenda delimitada, lateralmente, por pregas da mucosa. Caudalmente ao meato uretral externo, existe o divertículo suburetral, constituído de uma pequena bolsa, direcionada cranioventralmente, com cerca de 2 cm de diâmetro na vaca e de 1 a 1,5 cm na ovelha e na cabra. Ressalte-se que o divertículo deve ser evitado no momento de introdução de sonda uretral (Figura 10.4).

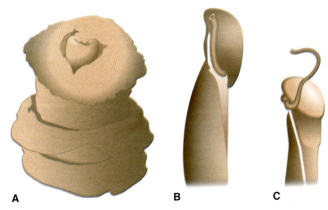

Figura 10.3 Representação de extremidades penianas e respectivos processos uretrais. **A.** Equino. **B.** Bovino. **C.** Ovino ou caprino.

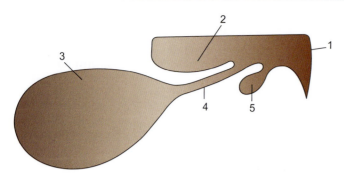

Figura 10.4 Representação do divertículo suburetral presente em vacas, ovelhas e cabras. *1.* Comissura vulvar. *2.* Vagina. *3.* Vesícula urinária. *4.* Uretra. *5.* Divertículo suburetral. Observar que os acessos ao divertículo suburetral e à uretra são muito próximos, o que exige cautela para a cateterização transuretral.

 Você sabia?

- Todos os mamíferos levam cerca de 21 s para urinar. Essa é a conclusão de pesquisadores norte-americanos. O tempo é sempre mais ou menos o mesmo porque, nos animais grandes que produzem mais urina, a uretra é maior, e isso faz com que o líquido saia mais rápido. Logo, uma situação compensa a outra.

CONTROLE DA MICÇÃO

A micção compreende o processo fisiológico de armazenamento e eliminação da urina. A bexiga e a uretra, em ação conjunta, propiciam o acúmulo da urina que vai sendo formada (fase de enchimento vesical), por meio de relaxamento do detrusor e contração do "esfíncter" uretral, evitando o fluxo de urina para o meio externo. Na etapa seguinte, quando a bexiga está suficientemente cheia, a contração vesical e a facilitação do fluxo de urina dada pelo relaxamento uretral propiciam o esvaziamento da bexiga (fase de eliminação de urina).

A micção é uma função reflexa que envolve ações integradas de vias parassimpáticas, simpáticas e somáticas, que se estendem desde o segmento sacral da medula espinal até o córtex cerebral. Esse processo envolve os nervos pudendo, pélvico e hipogástrico, em ações que estão sob o controle de neurônios da formação reticular pontina, que, por sua vez, são influenciados por neurônios do córtex cerebral e do cerebelo (Figura 10.5).

O detrusor (musculatura lisa da bexiga) e a musculatura estriada do esfíncter uretral externo recebem inervação simpática, parassimpática e somática para o controle neural da micção. A fase de armazenamento de urina é dominada por atividade neurológica autonômica simpática, que promove relaxamento do detrusor (atividade beta-adrenérgica), e permite distensão sem aumento significativo da pressão intravesical. Simultaneamente, ocorre contração do esfíncter uretral externo que promove a contenção da urina. A contração da musculatura estriada do esfíncter uretral externo, por estimulação voluntária, reforça a continência urinária quando necessário.

Uma vez atingidos os limiares de volume e pressão da bexiga, impulsos motores eferentes dão início à fase de eliminação de urina ou esvaziamento vesical. Nessa fase, impulsos autônomos do parassimpático estimulam a despolarização e a contração do músculo detrusor (efeito colinérgico pós-ganglionar), ao mesmo tempo que ocorre inibição da atividade simpática e somática dos esfíncteres uretrais e relaxamento da uretra. Uma vez esvaziada a bexiga, inicia-se uma nova fase de armazenamento (Quadro 10.1).

 Você sabia?

- Cientistas da Nova Zelândia e da Alemanha ensinaram bezerros a urinar em um cercadinho. No estudo realizado com 16 bezerros, toda vez que um deles urinava no lugar certo, era recompensado com comida. Quem errasse, levava um banho de água fria. Após 15 dias de treinamento, três quartos dos animais aprenderam o conjunto completo de habilidades. Isso é mais rápido do que o tempo que uma criança leva para adquirir um hábito, de acordo com os cientistas em um relatório publicado na revista *Cell Biology*.

Controle voluntário

As vias sensoriais que seguem da bexiga para a região pontina também chegam ao córtex cerebral, onde é integrado o controle voluntário da micção. Por meio dessa via de controle do reflexo do detrusor, o animal pode iniciar voluntariamente a micção, como no caso de marcação de território, ou inibi-la, como ocorre quando é treinado para urinar em

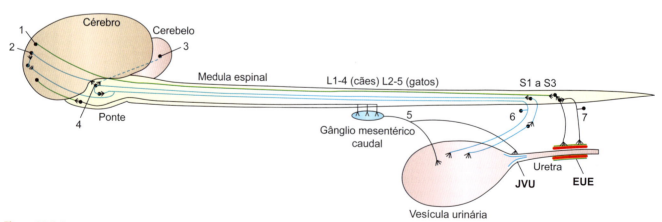

Figura 10.5 Representação esquemática do controle do sistema nervoso sobre o trato urinário inferior (cães e gatos). *1.* Neurônio cortical para controle voluntário do esfíncter uretral. *2.* Neurônio cortical para controle da micção. *3.* Neurônio cerebelar para inibição da micção. *4.* Neurônio reticular pontino envolvido no mecanismo de reflexo do detrusor. *5.* O nervo hipogástrico supre a bexiga e a uretra proximal com inervação simpática. *6.* Nervo pélvico que supre a bexiga com inervação parassimpática. *7.* Nervo pudendo (ramos aferente e eferente) que supre o esfíncter uretral externo, constituído por musculatura esquelética. JVU = junção vesicouretral (colo vesical e uretra proximal), que exerce função de esfíncter interno (musculatura lisa); EUE = esfíncter uretral externo (musculatura estriada); L = vértebra lombar; S = vértebra sacral.

Quadro 10.1 Resumo das inervações motora e sensorial da vesícula urinária e da uretra.

Tipo de inervação		Origem da inervação (medula espinal)	Nervo	Função da inervação
Inervação motora (eferente)	Somática	Segmento sacral (S1-S2)	Pudendo	Controle voluntário do esfíncter uretral externo e musculatura perineal
	Simpática	Segmento lombar (L1-L4 no cão, L2-L5 no gato)	Hipogástrico (após sinapse no gânglio mesentérico caudal)	Inervação adrenérgica da bexiga,* gânglio pélvico** e "esfíncter" uretral interno.*** Inervação do *urethralis*
	Parassimpática	Segmento sacral (S1-S3)	Pélvico (com sinapse no plexo pélvico e gânglio na parede vesical)	Contração do músculo detrusor (esvaziamento vesical). Inervação do *urethralis*
Inervação sensorial (aferente)		Segmento sacral	Pélvico	Percepção de tensão da parede vesical
		Segmento lombar	Hipogástrico	Percepção de distensão extrema da bexiga e provável receptor para dor
		Segmento sacral	Pélvico	
		Segmento sacral	Pudendo	Receptor para fluxo, distensão e dor da uretra

*Estímulo promove relaxamento do músculo detrusor (receptores beta-adrenérgicos) e contração da musculatura da região do trígono, do colo vesical e da uretra proximal (receptores alfa-adrenérgicos).
**A inervação simpática parece inibir a atividade parassimpática durante o enchimento vesical.
***Estimulação promove constrição do "esfíncter" (predomínio de receptores alfa-adrenérgicos).

locais e momentos determinados. O controle voluntário da micção tem risco de ser perdido nos casos de lesões do córtex cerebral. Por meio da inervação somática, pode haver contração da musculatura estriada do esfíncter uretral externo e da musculatura perineal, mecanismo voluntário que traz auxílio adicional para a contenção urinária, quando necessário (ver Figura 10.5).

Você sabia?

- Segurar a urina por muito tempo é prejudicial tanto para as pessoas quanto para os animais. Além do desconforto, essa prática pode trazer malefícios à saúde. Mas por quanto tempo um cachorro consegue segurar a urina sem que isso lhe cause algum transtorno? Geralmente, os cães são capazes de ficar sem urinar por cerca de 6 a 8 h. No entanto, existem fatores que influenciam a duração desse período. Para saber quanto tempo um cachorro pode segurar a urina, leva-se em conta cada fase da vida, mas isso varia de acordo com a idade do animal, tamanho, presença de doenças e quantidade de água ingerida. De maneira geral, os cães ficam de 6 a 8 h sem urinar. Ainda assim, o ideal é que o cão urine entre 3 a 5 vezes por dia. O limite de 12 h é considerado o tempo máximo que um adulto suporta segurando urina e fezes.

EXAME

Identificação do paciente | Resenha

Para avaliar o sistema urinário, assim como ocorre com outras partes do organismo, diversas informações sobre as características do animal têm grande relevância na definição do tipo de abordagem semiológica e na interpretação dos resultados dos exames para fins diagnósticos e prognósticos. A identificação deve incluir, necessariamente: (1) espécie, (2) raça, (3) sexo, (4) idade, (6) uso e (5) procedência.

O sistema urinário costuma ser acometido por grande variedade de afecções. Muitas doenças (pielonefrite, urolitíase e cistite, dentre outras) ocorrem em animais de todas as espécies, machos ou fêmeas, jovens ou adultos. Contudo, existem afecções que ocorrem especificamente em algumas espécies (p. ex., obstrução uretral por tampões nos felinos) e outras que acometem preferencialmente algumas raças (p. ex., displasia renal em cães Lhasa Apso e Shih Tzu). Considerando a idade do animal, o clínico pode conduzir os exames de maneira mais eficiente. Muitos problemas manifestam-se nos primeiros meses de vida, enquanto outros aparecem na vida adulta. Um exemplo interessante é a incontinência urinária em cadelas, cuja causa mais provável será ureter ectópico se o sinal for observado nos primeiros meses de vida; todavia, se for uma fêmea adulta, a causa mais provável, a ser investigada, seria cistite crônica ou distúrbio anatômico ou hormonal relacionados com castração.

Anamnese | História clínica

O primeiro aspecto a ser considerado na anamnese é o conhecimento de que diversas doenças que acometem os órgãos urinários resultam em comprometimento sistêmico. Por outro lado, muitas enfermidades com sinais sistêmicos (p. ex., diabetes melito, lúpus eritematoso, erliquiose, toxemia e miopatia de esforço, entre outras) e outras afecções localizadas (p. ex., piometra) correm o risco de ocasionar doença renal secundária, suficientemente grave para causar óbito. Assim, o paciente tende a apresentar sinais indicativos de alterações em diversos órgãos e sistemas, além daqueles especificamente relacionados com o aparelho urinário.

A anamnese deve, portanto, envolver todos os itens de caráter geral que compreendem a queixa atual (tipo, frequência e duração do problema) e informações sobre apetite, tipo de alimento consumido, vômito, características das fezes e defecação, comportamento, déficit neuromotor, funções e transtornos reprodutivos, doenças e tratamentos anteriores, administração de vacinas e anti-helmínticos, tratamentos em andamento ou efetuados nos últimos dias, possíveis cirurgias, acidentes ou esforço físico recentes e outros que possam ser particularmente importantes para o paciente em questão. Também são feitas perguntas sobre aspectos que, direta ou indiretamente, revelem o estado e a função dos órgãos urinários, explorando mais detalhadamente, inclusive, itens já questionados na anamnese geral (Quadro 10.2).

Exame físico geral

No momento do exame físico geral, os órgãos urinários devem ser considerados. Contudo, em função das particularidades anatômicas de cada espécie animal, tanto no que se refere à

Semiologia Veterinária ◆ A Arte do Diagnóstico

conformação geral como às peculiaridades dos órgãos urinários, os acessos semiológicos são distintos para cada caso. Com base nas informações obtidas na anamnese e nos resultados do exame físico geral, o clínico deve decidir sobre a necessidade de aprofundar a investigação por meio de exames especiais do sistema urinário, que incluem o exame específico e os complementares (Quadro 10.3).

Quadro 10.2 Resumo de itens importantes para a anamnese específica do trato urinário.

Itens investigados	Aspectos enfocados*
Urina	Volume em cada micção, aspecto (coloração, transparência/turvação, presença de material sólido ou semissólido, viscosidade, presença de sangue)
Micção	Frequência (número de vezes e intervalo), tipo (postura à micção, sinais de dificuldade, sinais de dor ou desconforto, tenesmo, incontinência)
Ingestão de água	Frequência e volume
Doenças urinárias anteriores	Histórico completo de doenças do trato urinário (com ou sem conclusão diagnóstica), incluindo tratamentos feitos
Sinais relacionados com outros órgãos	Detalhamento de informações referentes às manifestações que possam ter relação com as causas ou consequências da afecção urinária em curso

*O informante deve ser estimulado a comparar a situação atual com a que ocorria quando o animal parecia normal.

Quadro 10.3 Resumo da sequência de exame físico específico do sistema urinário, após resenha, anamnese e exame físico geral.

- Rins
  - Ambos são palpáveis?
  - Tamanho, simetria e posição?
  - Forma, contorno e consistência?
  - Dor?
- Bexiga
  - Posição?
  - Tamanho, formato, consistência?
  - Cálculos ou massas palpáveis?
  - Espessura da parede?
  - Dor?
- Próstata (importante em cães)
  - Posição, tamanho, simetria, consistência?
  - Dor?
- Uretra dos machos
  - Meato urinário
  - Secreção uretral ou prepucial?
  - Tamanho, formato e consistência das porções palpáveis?
  - Anormalidades periuretrais?
- Micção
  - Frequência?
  - Disúria?
  - Retenção?
  - Incontinência?
  - Hematúria macroscópica?
- Exames complementares
  - Análises de urina (urinálise, razão proteína:creatinina)
  - Urocultura
  - Diagnóstico por imagem
  - Cateterização uretral (obstrução?)
  - Provas de função renal
  - Biópsia
  - Investigação de possíveis causas primárias
  - Provas para diagnóstico diferencial

Exames específicos e complementares do trato urinário

Concluída a avaliação inicial do paciente, se for encontrado qualquer indício de doença do trato urinário, ficam indicados exames complementares que serão eleitos de acordo com as possibilidades diagnósticas aventadas. Dentre os exames especiais, a urinálise destaca-se por ser necessária em praticamente 100% dos casos. Outros exames incluem as provas de função renal, exames radiográficos, ultrassonografia e uretrocistoscopia.

A técnica de palpação destaca-se no exame físico de rotina. A palpação dos órgãos urinários, seja externa ou por via retal, é útil para verificação das características anatômicas e para avaliação da sensibilidade. É importante ressaltar que o examinador não pode executar movimentos bruscos. O contato de pelo menos uma das mãos do examinador com o corpo do paciente precisa sempre ser mantido durante as trocas de posição. A pressão necessária para palpar cada órgão é aplicada de maneira gradativa, até que se atinja o grau mínimo necessário. O término da pressão também é feito de maneira gradativa. Esses cuidados evitarão desconforto desnecessário ao paciente e, principalmente, impedirão que um grau normal de sensibilidade venha a ser erroneamente interpretado como dor decorrente de doença.

O aumento da sensibilidade ou dor, quando existir, será manifestado por gemidos ou reação de defesa, durante o toque suficientemente profundo, mas suave, da área afetada. Outro dado a ser destacado é que a ausência de sensibilidade dolorosa ou mesmo de alterações anatômicas detectáveis à palpação dos órgãos urinários não descarta a possibilidade de doença. Muitas afecções, várias de caráter grave, não cursam com alterações perceptíveis à palpação.

Exame dos rins

Para examinar os rins, deve ser realizado o exame físico de ambos os órgãos, sempre que possível, e do seu produto mais acessível, a urina. Os exames complementares dos rins incluem tanto avaliações feitas por inspeção e palpação, como exames laboratoriais e provas de função renal (Quadros 10.4 e 10.5).

Palpação externa dos rins em cães e gatos

A palpação externa dos rins é feita com as gemas dos dedos (indicador, médio e anular), posicionados um junto ao outro e ligeiramente flexionados. As gemas dos dedos são posicionadas o mais profundamente possível, abaixo das apófises transversas das vértebras lombares, a partir do ângulo formado com as últimas costelas, e vão sendo deslizadas em direção caudal e ventrocaudal. Esse procedimento é feito com ambas as mãos, simultaneamente, aplicadas cada uma em um dos lados do corpo do paciente, dirigidas uma contra a outra (como se as gemas dos dedos de uma das mãos fossem tocar as da outra). Uma vez localizados os órgãos, o examinador necessita avaliar tamanho, formato, características da superfície, consistência e sensibilidade.

Os rins podem apresentar diversos tipos de alterações, tanto congênitas quanto adquiridas (Quadro 10.6). Esses órgãos têm grande capacidade de reserva funcional e conseguem manter a produção de urina, como também suas demais funções, enquanto sofrem algum tipo de doença. Assim, ao serem examinados os rins, o clínico avaliará duas possibilidades: (1) a de existência de alguma doença renal em curso, sem comprometimento importante da função; e (2) a de haver déficit da função renal. Quando ocorre déficit da função renal, o exame do paciente deve ser conduzido de modo a elucidar a causa renal envolvida.

Quadro 10.4 Resumo das técnicas indicadas para o exame dos rins de cães, gatos, equinos e ruminantes.

Técnicas	Aplicabilidade
Exame físico de rotina	
Inspeção direta (região renal)	Eficiente somente em casos de aumento aberrante dos rins
Palpação externa	Possível para alguns animais pequenos (excelente para gatos)
Percussão dolorosa (região renal)	Indicada somente para grandes animais (feita com o martelo de percussão, para pesquisa de dor)
Exames específicos e complementares	
Inspeção indireta ou diagnóstico por imagem (radiografias simples e contrastadas, ultrassonografia)	Possível para animais de pequeno porte e para alguns filhotes de animais de grande porte
Palpação retal	Possível em grandes animais, mas nem sempre os rins são alcançados
Urinálise (análise física, química e sedimentoscópica da urina)	Exame extremamente importante que pode ser empregado em todos os animais
Provas de função renal	Indicadas sempre que houver suspeita de insuficiência renal; de modo geral, são aplicáveis a todos os animais, exceto para ruminantes machos quando houver necessidade de cateterização vesical
Cultura de urina	Indicada para os casos de suspeita de infecção do trato urinário. Deve ser realizada quando for possível coletar a urina de maneira asséptica
Biópsia renal	Indicada para os casos cuja definição precisa do tipo de doença renal possa ser útil para o prognóstico e tratamento

Quadro 10.5 Provas de função renal.

- Perfil bioquímico sérico (exames mais comuns)
  - Dosagens das concentrações séricas de creatinina, ureia, proteína total, albumina, potássio e fósforo, entre outros
- Avaliação da função glomerular
  - *Clearance* de creatinina
  - Razão proteína:creatinina urinária
- Avaliação da função tubulointersticial
  - Excreção fracionada de sódio
  - Densidade ou osmolalidade urinária
  - Teste de privação de água

Quadro 10.6 Resumo de doenças renais já descritas em animais.*

Causa ou origem	Doença renal
Congênita, familial ou hereditária	Displasia renal Glomerulonefrite Nefrite tubulointersticial (nefrite intersticial) Rim policístico Síndrome de Fanconi
Infecciosa	Glomerulonefrite associada a infecção viral Nefrite intersticial (nefrite tubulointersticial) na leptospirose Pielonefrite
Autoimune	Glomerulonefrite
Secundária a doença sistêmica	Glomerulonefrite (diabetes melito, lúpus eritematoso sistêmico, peritonite infecciosa felina, leucemia felina, erliquiose, dermatite crônica, brucelose, piometra, leishmaniose, cirrose hepática, entre outras) Nefropatia por pigmento endógeno (hemoglobinúria, mioglobinúria)
Fármacos, agentes químicos e isquemia renal	Lesão renal aguda química ou isquêmica (antes denominadas nefrose ou necrose tubular aguda) Nefrite tubulointersticial (nefrite intersticial)
Obstrução ureteral	Hidronefrose Nefropatia obstrutiva
Parasitária	Destruição do parênquima renal por *Dioctophyma renale*
Idiopática	Glomerulonefrite Lipidose glomerular
Outras causas	Amiloidose renal Doença renal cística adquirida Neoplasia renal Nefropatia hipercalcêmica

*Muitas das afecções relatadas foram observadas somente em cães e gatos.

Quadro 10.7 Causas de azotemia (aumento das concentrações séricas de ureia e de creatinina).*

- Causas pré-renais
  - Desidratação grave
  - Insuficiência cardíaca
  - Hipoadrenocorticismo
  - Outras
- Causa renal
  - Doença renal com comprometimento da função
- Causas pós-renais
  - Obstrução uretral (parcial ou total)
  - Obstrução de colo vesical (parcial ou total)
  - Ruptura de bexiga
  - Deslocamento de bexiga com impedimento de fluxo de urina (hérnia perineal)

*Podem ocorrer combinações das causas.

Nos casos de déficit funcional com comprometimento da capacidade de manter a homeostase (redução grave da filtração glomerular), o paciente apresenta aumento das concentrações séricas dos produtos do metabolismo de substâncias nitrogenadas, especificamente creatinina e ureia. A constatação laboratorial de aumento das concentrações séricas de creatinina e ureia é denominada "azotemia", cujas causas podem ser: (1) pré-renais; (2) renais; ou (3) pós-renais (Quadro 10.7). Na persistência de azotemia renal, o paciente sofrerá alterações orgânicas importantes em função da quebra da homeostase e passará a apresentar um conjunto de sinais clínicos e laboratoriais, que caracterizam o quadro conhecido como síndrome urêmica ou uremia (Figura 10.6 A a E). Essa condição pode surgir tanto sob a forma aguda como sob a crônica, de acordo com o tipo de doença renal em curso.

Outra condição bastante peculiar é a do paciente com glomerulonefrite crônica. Nesse caso, os rins perdem a capacidade de conservar proteína, o que pode levar a uma condição sistêmica denominada "síndrome nefrótica", caracterizada por proteinúria, hipoalbuminemia, edema e ascite (Figura 10.6 F).

Glossário semiológico

Síndrome urêmica (uremia). Conjunto de sinais e sintomas que caracterizam as manifestações sistêmicas resultantes de mau funcionamento dos rins. Na síndrome urêmica, existem comprometimentos gastrintestinais, neuromusculares, cardiopulmonares, endócrinos, hematológicos e oftálmicos. A azotemia também é um dos achados laboratoriais da síndrome urêmica.

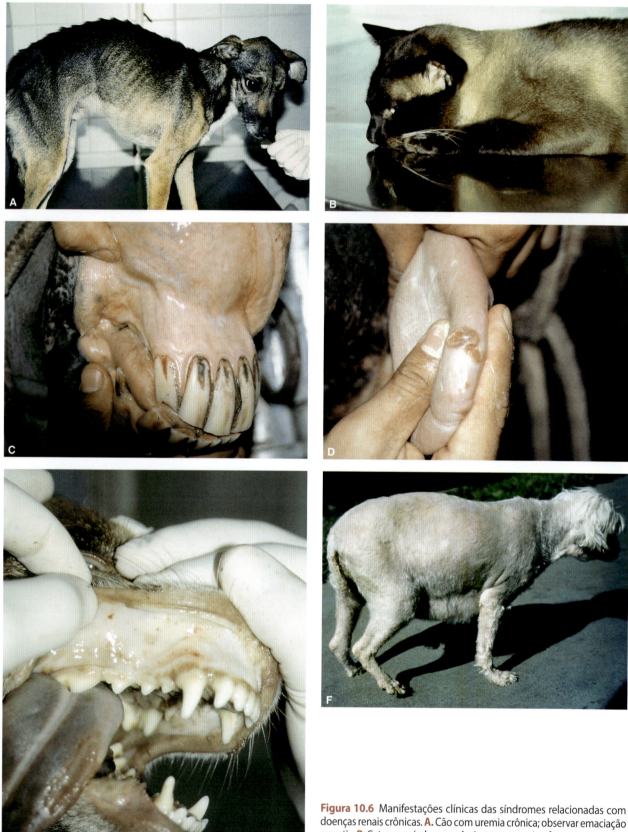

Figura 10.6 Manifestações clínicas das síndromes relacionadas com doenças renais crônicas. **A.** Cão com uremia crônica; observar emaciação e apatia. **B.** Gato com síndrome urêmica; notar apatia e fraqueza muscular. **C** e **D.** Equino com síndrome urêmica; notar úlcera de mucosa oral e de língua. **E.** Cão com síndrome urêmica; notar petéquias de mucosa oral e úlcera de língua. **F.** Cão com síndrome nefrótica; notar edema de região ventral e ascite.

Exame dos ureteres

Em animais de porte pequeno, o exame dos ureteres é possível somente por inspeção indireta, por meio de exames ultrassonográficos e radiográficos. O diagnóstico presuntivo pode ser concluído por meio de uma das técnicas de imagem, mas, comumente, os dois métodos são necessários, pois fornecem informações que se complementam. Para indicar o diagnóstico por imagem, são considerados sintomas relatados durante a anamnese e sinais observados ao exame físico, que costumam ser indicativos de problemas ureterais. O exame ultrassonográfico do trato urinário não é invasivo e deve ser a escolha inicial, juntamente com urinálise e urocultura, com o objetivo de identificar sinais específicos de transtorno ureteral, se houver, ou localizar outras causas e possíveis problemas associados. A avaliação radiográfica (técnicas especiais com contraste) é essencial para alguns tipos de diagnóstico (p. ex., localização de ruptura) e refinamento de diagnóstico necessário para estabelecer protocolo de tratamento cirúrgico.

Os ureteres são acometidos por defeitos congênitos, que resultam em processos obstrutivos parciais e acúmulo gradativo de urina em associação com dilatação ureteral suficientemente grave para caracterizar o quadro de megaureter. Essa condição cursa, invariavelmente, com incontinência urinária contínua, desde o nascimento. A anormalidade decorre de defeito na implantação do ureter na bexiga (ureter ectópico) e parece ser mais frequente em algumas raças de cães.

Alguns pacientes podem apresentar quadro peculiar de incontinência urinária, observada ao longo das 24 h do dia, com gotejamento regular e contínuo, acompanhado por episódios de micção normal (fases de armazenamento e de eliminação). Nesses casos, os sinais revelados pelo histórico, pela inspeção e pela palpação da bexiga são indicadores que sugerem falha na implantação de um único ureter (Figura 10.7 A e C). Se o paciente apresentar, desde o nascimento, incontinência urinária com gotejamento regular e contínuo e ausência de micção normal, a causa mais provável será a falha de implantação de ambos os ureteres. Nos casos de megaureter em grandes animais, a anormalidade, algumas vezes, é detectada por meio de palpação retal.

As obstruções ureterais adquiridas (parcial ou total) podem decorrer de passagem de urólitos desprendidos da pelve renal (ou estrutura correspondente), infecção purulenta renal e ureteral, compressão por massas neoplásicas ou granulomas ureterais ou de estruturas adjacentes, dentre outras causas. Nesses casos, o ureter afetado apresenta dilatação, leve ou moderada, do segmento cranial que antecede à área obstruída; não ocorre incontinência urinária e pode haver manifestação de dor intensa se o processo for agudo (p. ex., passagem de urólito).

Exame da bexiga e da uretra

Em pequenos animais, a palpação externa da bexiga é feita seguindo a mesma orientação das manobras já descritas para a palpação renal (Quadro 10.8). O paciente pode estar em estação ou em decúbito lateral. O local a ser acessado compreende as paredes laterais da porção mais caudal do abdome, imediatamente à frente do púbis, comumente entre as virilhas. As gemas dos dedos são deslocadas para a frente, para cima e para baixo, até a localização do órgão. Para gatos e cães pequenos, a palpação vesical também é feita com uma única mão, em forma de pinça, com a concorrência do polegar. Nos cães pequenos, a bexiga repousando no assoalho pélvico é acessada pela combinação de palpação retal ou vaginal (com um dedo) e de palpação externa (mão sob forma de pinça).

Durante a palpação vesical, verificam-se localização, volume, forma, consistência, tensão e sensibilidade. Caso a bexiga contenha pouco volume de urina, avalia-se a espessura da parede, e, muitas vezes, é possível detectar a presença de cálculos ou de massas anormais. Entretanto, a palpação da bexiga pode ser prejudicada ou inviabilizada nos casos de obesidade ou dor abdominal, dentre outros fatores.

Quando indicado, durante a palpação, é feita expressão manual da bexiga para verificar se a uretra está patente (sem obstrução) ou para coleta de amostra de urina. A bexiga também é examinada por meio de radiografias e ultrassonografia, que, na maioria dos casos, são imprescindíveis para conclusão diagnóstica (Figura 10.7 B, D a F).

Em pequenos animais, as grandes distensões de bexiga, causadas por retenção de urina, têm possibilidade de ser detectadas por inspeção direta do abdome. Nesses casos, o conteúdo líquido pode ser identificado e delimitado por meio de percussão digitodigital (som maciço). É importante salientar que, se a bexiga distendida estiver muito tensa, a palpação tem de ser interrompida e a continuação do exame deve ser voltada para a identificação de possível obstrução uretral.

Nos equinos e bovinos, a bexiga é examinada por via retal ou vaginal. A palpação permite acesso limitado, mas a ultrassonografia é efetiva.

O exame da uretra deve incluir inspeção do meato urinário externo, inspeção e palpação da uretra perineal (machos), palpação das uretras pélvica e peniana, palpação indireta por meio de sonda uretral e diagnóstico por imagem. Destaca-se a importância da uretrografia retrógrada, precedida ou combinada com o exame ultrassonográfico. O refinamento do diagnóstico pode exigir uretroscopia e biópsia (Quadro 10.9)

Ressalta-se que o exame da uretra requer avaliação conjunta da bexiga e da próstata, além de inspeção da micção. Durante a micção avaliam-se a emissão de urina (em jatos normais, em jatos finos, por gotejamento; com ou sem sinais de dor ou esforço exagerado) e a possível eliminação de sangue, urólitos, grumos ou muco no primeiro jato de urina. As tentativas de micção sem emissão de urina são sugestivas de processo obstrutivo total da própria uretra ou do colo vesical, causados por obstáculo luminal, parietal ou externo.

A uretra pode ser acometida por processo inflamatório (traumático ou infeccioso), ruptura, neoplasia, alojamento de urólito ou tampão uretral. Como consequência de qualquer uma das causas citadas, corre risco de haver obstrução uretral parcial ou total, que se manifestam por disúria ou iscúria, respectivamente. A obstrução uretral normalmente ocorre concomitantemente à causa (p. ex., urólito, neoplasia) ou como consequência tardia dos processos de reparação por cicatrização que resultem em estenose.

Avaliação da micção

Para avaliação da micção, são consideradas as informações obtidas durante a anamnese. A esse respeito, deve ser lembrado que são frequentes investigações imprecisas que, não raramente, decorrem de falta de clareza das perguntas formuladas pelo veterinário. O ideal é que a avaliação seja feita pelo próprio clínico (inspeção), assim que possível. Para identificar os transtornos da micção, é importante considerar a postura normal à micção, particular para cada espécie animal (Quadro 10.10).

As alterações da micção podem estar relacionadas com vários problemas que incluem tanto afecções do trato urinário como afecções extraurinárias. Com o exame clínico

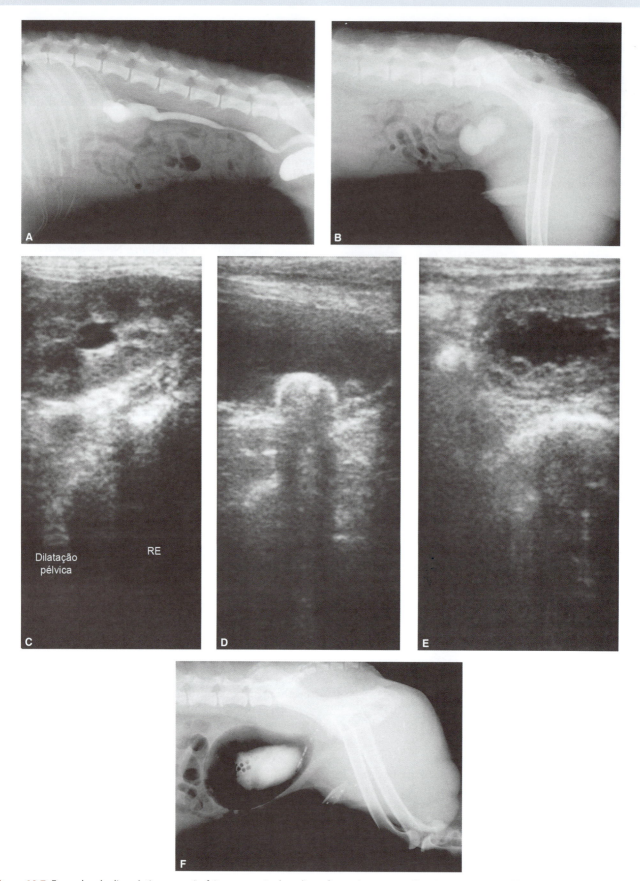

Figura 10.7 Exemplos de diagnósticos que são feitos por meio de radiografias e ultrassonografias. **A.** Megaureter e dilatação de pelve renal direita de uma cadela, diagnosticados por urografia excretora; notar a porção cranial do ureter contralateral normal. **B.** Cálculos radiopacos na bexiga de um cão detectados em radiografia simples. **C.** Ultrassonografia de rim esquerdo de uma cadela com dilatação pélvica resultante de ectopia ureteral. **D.** Cálculo vesical em uma cadela, detectado pela ultrassonografia. Notar a sombra acústica que se projeta abaixo do cálculo. **E.** Ultrassonografia de bexiga de um gato com cistite hemorrágica grave; notar o espessamento e a irregularidade da parede vesical. **F.** Cálculos vesicais não radiopacos na bexiga de um cão detectados em radiografia de contraste duplo. RE = rim esquerdo.

completo e o detalhamento na avaliação do trato urinário, é possível diagnosticar a causa do transtorno da micção. Os termos semiológicos apropriados para cada tipo de alteração da micção e suas possíveis causas estão apresentados no boxe "Glossário semiológico".

Glossário semiológico

Disúria. Caracteriza-se por sinais de desconforto ou de dor à micção, com possibilidade de haver dificuldade para eliminação da urina. De acordo com a causa e a intensidade do problema, as manifestações de disúria variam tanto quanto ao tipo como quanto à intensidade. Assim, a disúria é classificada como micção dolorosa, estrangúria ou tenesmo vesical. Causas possíveis: enfermidades dolorosas da bexiga, da uretra, da vagina ou do prepúcio; enfermidade dolorosa de outros órgãos comprimidos pela prensa abdominal durante a micção; peritonite aguda; tumores ou cálculos vesicais; obstruções uretrais.

Micção dolorosa. Durante os esforços de micção, o animal apresenta gemidos, desassossego, movimentos de um lado para o outro, olhares dirigidos para o ventre, agitação da cauda, "sapateado".

Estrangúria. Caracteriza-se por esforços prolongados, com intervenção enérgica da prensa abdominal, sem eliminação de urina, ou que acabam por produzir eliminação de poucas gotas ou de poucos jatos finos de urina, acompanhados de manifestação de dor (gemidos).

Tenesmo vesical. É um esforço involuntário, prolongado e doloroso para emissão de urina. Em casos extremos, o animal pode conservar a postura de micção por tempo longo. Nesse quadro, a vontade de urinar é constante, mesmo que a bexiga contenha volume de urina pequeno ou já esteja vazia.

Quadro 10.8 Resumo das técnicas semiológicas indicadas para o exame da vesícula urinária de cães, gatos, equinos e ruminantes.

Técnicas	Aplicabilidade
Exame físico de rotina	
Inspeção direta (região vesical)	Eficiente somente em animais pequenos e não obesos
Palpação externa	Eficiente somente em animais pequenos e não obesos
Exames específicos e complementares	
Palpação retal	Somente para animais de grande porte
Palpação retal digital combinada com palpação externa	Indicada para cães pequenos
Percussão digitodigital	Indicada para esclarecimento de casos de retenção de urina em animais pequenos
Cateterismo vesical com sonda flexível	Indicado para cães, gatos e cavalos-machos Em bovinos, o cateterismo não é possível, em razão do comprimento da uretra e da presença da flexura sigmoide do peniano
Cateterismo vesical com sonda flexível ou rígida	Possível para todas as fêmeas
Inspeção indireta ou diagnóstico por imagem (radiografias simples e contrastadas, ultrassonografia)	Possível para cães, gatos e alguns filhotes de animais grandes
Inspeção direta por cistoscopia	Eficiente para avaliação da face interna da bexiga e para biópsia; empregado em todos os animais (para machos de grande porte é necessária a uretrostomia perineal)
Urinálise (análises física, química e sedimentoscópica da urina)	Exame muito importante; empregado em todas as espécies
Citopatologia	É útil para detectar células neoplásicas obtidas em lavados vesicais; empregada quando for possível cateterização vesical

Quadro 10.9 Resumo das técnicas semiológicas indicadas para o exame da uretra de cães, gatos, equinos e ruminantes.

Técnicas	Aplicabilidade
Inspeção direta	Permite o exame do meato urinário externo em todos os animais. Nas fêmeas, o acesso para inspeção, requer o uso de espéculo vaginal; as gatas, na grande maioria dos casos, requerem contenção química prévia Para exame do meato urinário externo dos machos, faz-se necessária a exposição da extremidade peniana Essa manobra é realizada facilmente em cães, mas requer contenção física apropriada para as demais espécies. Os gatos geralmente requerem contenção química. Os equinos podem requerer intervenção farmacológica para expor o pênis. Os ruminantes, além da contenção física, requerem intervenção farmacológica para a exposição do pênis (é necessário desfazer a flexura sigmoide)

Exames específicos e complementares

Inspeção direta por uretroscopia	Eficiente para avaliação interna da uretra e para biópsia; empregada em todos os animais nos quais seja possível a cateterização vesical (como parte da cistoscopia transuretral)
Inspeção indireta (radiografias contrastadas, ultrassonografia)	Radiografias são úteis para animais pequenos A ultrassonografia é útil para o exame de alguns segmentos da uretra
Palpação indireta por meio de sonda uretral	Possível em todas as fêmeas e em cães, gatos e cavalos machos
Palpação retal	Útil para machos; permite examinar a parte pélvica da uretra
Inspeção e palpação perineal	Geralmente revela sinais de obstrução por urólito

Quadro 10.10 Posturas normais e atitudes comuns à micção.

Animais	Características
Equinos	Geralmente, só urinam quando não estão trabalhando. A postura para micção é similar para cavalos e éguas e consiste em extensão dos membros torácicos, seguida por abaixamento do abdome e inspiração, resultando em aumento da pressão intra-abdominal O cavalo expõe, ligeiramente, o pênis
Ruminantes	As vacas adiantam os membros pélvicos, arqueiam o dorso e elevam a cauda. Os bovinos machos urinam tanto quando estão parados como quando estão andando ou comendo. A urina é eliminada na cavidade prepucial, de onde escorre através do meato. Os ovinos adotam as mesmas posturas de micção observadas em bovinos
Caninos	As cadelas flexionam os membros pélvicos de modo que o períneo fique paralelo ao solo, faltando pouco para tocá-lo. Os cães levantam um dos membros pélvicos e direcionam o jato para um objeto selecionado. Quando filhotes, antes da maturidade sexual, os machos adotam a mesma postura de micção das fêmeas. Os cães adultos, principalmente os machos, normalmente urinam pequenas quantidades, muitas vezes seguidas, para marcar território
Felinos	A postura adotada, tanto pelas fêmeas como pelos machos, é a mesma das cadelas. Os felinos fazem uma pequena cova, onde depositam a urina, cobrindo-a após a micção. Machos e fêmeas sexualmente maduros costumam ter o hábito (indesejável) de eliminar urina sob a forma de *spray* (marcação de território). Primeiro, o animal cheira o alvo, e então se vira de costas e emite o jato. O alvo localiza-se sempre em uma superfície vertical, a cerca de 20 cm acima do solo

Frequência da micção

Para manter o equilíbrio de água, o volume da urina produzida em 24 h precisa ser proporcional ao volume de água ingerida. Entretanto, quando ocorre aumento de perda de água por vias extrarrenais (respiração, transpiração, defecação, lactação), deve haver diminuição do volume de urina produzida, a menos que haja aumento compensatório da ingestão de água. A frequência de micção, indicada pelo número de vezes que o animal urina em 24 h, necessita ser proporcional ao volume de urina produzida no mesmo período (Quadro 10.11).

Cada espécie animal tem um padrão para a frequência de micção (lembrar que os recém-nascidos sempre urinam muito mais que os adultos). Contudo, diversas condições fisiológicas ou patológicas podem implicar alteração do número de vezes que o animal urina. As variações na frequência de micção recebem denominações específicas, as quais incluem: (1) polaquiúria ou polaciúria; (2) oligosúria; e (3) iscúria ou retenção de urina (Quadro 10.12). Outra condição que também modifica a frequência de micção é a incontinência urinária (Quadro 10.13 e Figura 10.8).

Volume de urina

A análise do volume de urina requer acompanhamento por 24 h com mensuração de todos os volumes eliminados (Quadro 10.14). Isso pode ser feito colocando-se o animal em gaiolas metabólicas ou empregando bolsas coletoras. Entretanto, esses procedimentos em geral não são empregados na rotina. Mesmo assim, a avaliação por estimativa do volume de urina deverá ser feita. O proprietário ou tratador do animal pode inferir sobre possíveis aumentos ou diminuições do volume de urina produzida, considerando o número de vezes que o animal está urinando por dia e os tamanhos das "poças" de urina formadas a cada micção.

Nesse sentido, é importante que o veterinário conduza suas perguntas com muita clareza. Frequentemente, o informante se refere ao fato de que o "animal está urinando muito" não fazendo distinção entre polaquiúria (micção muito frequente, sinal típico de cistite aguda) e poliúria (aumento do volume de 24 h, comum na insuficiência renal crônica, entre outras afecções). As variações do volume de urina produzida em 24 h devem ser qualificadas obedecendo às denominações: poliúria (muita urina), oligúria (pouca ou pouquíssima urina) ou anúria (quantidade desprezível ou nenhuma urina) (Quadro 10.15).

Alterações macroscópicas da urina

Alguns tipos de alterações na composição da urina são verificados pelos proprietários ou tratadores dos animais. O veterinário deve obter informações sobre o aspecto da urina, levando em consideração que, na maioria das vezes, a resposta só será válida se a urina foi vista durante ou imediatamente após a micção. As alterações mais comumente descritas pelos informantes incluem urina anormalmente escura e de odor fétido. Também há relatos de presença de sangue, cálculos pequenos, muco, catarro ou pus.

Uma observação importante a ser feita é a de que, em nosso meio, várias vezes, os informantes descrevem como "pus na urina" o que, na realidade, seriam cristais eliminados em abundância; "odor fétido anormal" o que seria característico da espécie, além de outros equívocos. Independentemente da alteração descrita, a informação deve ser validada pela inspeção feita pelo próprio veterinário. Uma amostra de urina,

Quadro 10.11 Frequência normal de micções em 24 h, para adultos.

Animais	Frequência (vezes/dia)
Equinos e bovinos	5 a 7
Ovinos e caprinos	1 a 4
Cães	2 a 4*
Gatos	2 a 4

*Muito variável se houver necessidade de marcação de território, principalmente no caso de machos.

Quadro 10.12 Variações da frequência de micção.

Nomenclatura e definição	Causas
Polaquiúria – aumento marcante da frequência de micção (*diferenciar de poliúria*)	Inflamação de bexiga, uretra, vagina ou prepúcio; excitação reflexa da bexiga (meningite, raiva, neurites). Nesses casos, o volume a cada micção será pequeno ou muito pequeno Aumento da produção de urina (o enchimento vesical é mais rápido). Nesse caso, o volume a cada micção será normal ou aumentado
Oligosúria – micção rara em razão da diminuição do volume de urina produzida (*diferenciar de oligúria*)	Doença renal Desidratação, privação de água ou transtornos da sede
Iscúria (retenção de urina) – falta persistente de eliminação apropriada de urina, apesar de a bexiga encontrar-se cheia e de haver tentativas e esforço de micção. A iscúria é possível ser completa, incompleta (eliminação de gotas de urina) ou paradoxal (com eliminação de urina se exercida pressão sobre a bexiga) (*diferenciar de anúria*)	Obstrução uretral ou de colo vesical (urólitos, tumores, inflamações graves, estenoses, tampões uretrais) Dissinergia reflexa (transtorno neuromotor) Paresia do detrusor (transtorno neuromotor ou motor)

Quadro 10.13 Anormalidades de armazenamento de urina.

Nomenclatura e definição	Causas
Incontinência urinária – reflete perda total ou parcial da capacidade de conter (armazenar) a urina, que é, então, eliminada sem a postura normal de micção. A urina pode sair em gotas, em jorros breves ou escorrer. Em muitos casos, o paciente apresenta incontinência urinária, mas, também, tem micções normais	Comprometimento nervoso (medula sacral ou suas vias aferentes ou eferentes) Inflamação crônica grave da bexiga (pode coexistir micção normal) Distúrbios hormonais e perda muscular em animais idosos ou castrados Ureter ectópico (se for unilateral, também existirá micção normal) Fístula vesicovaginal (pode coexistir micção normal) Fístula vesicoumbilical (persistência de úraco) Micção imprópria, sinal de submissão ou estresse (comum em cães)
Enurese noturna – perda involuntária de urina durante o sono. Em estado de alerta o paciente é continente e apresenta micção normal	Com possibilidade de ocorrer pela associação de sono profundo com tônus muscular insuficiente para manter a função de esfíncter Outros fatores tendem a contribuir para desencadear a perda de urina (p. ex., poliúria, constipação)
Noctúria – necessidade de acordar durante a noite para urinar, uma ou mais vezes	Geralmente está relacionada com poliúria A condição é percebida somente em animais de estimação que compartilham o local de dormir dos proprietários

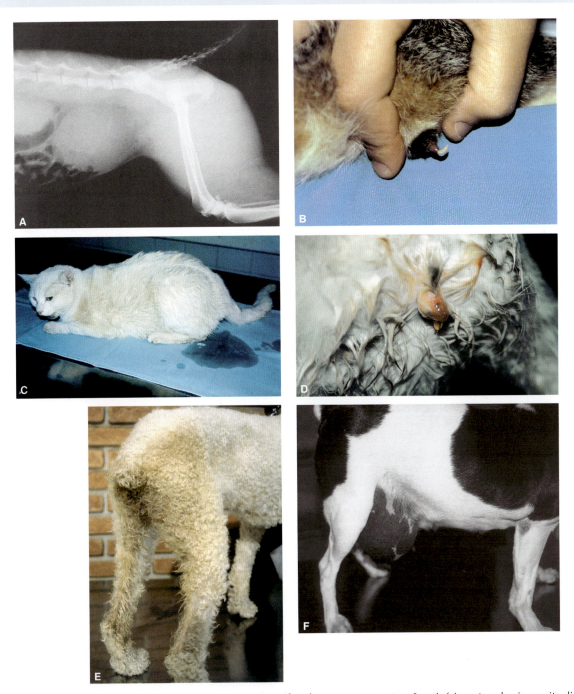

Figura 10.8 Alterações da frequência de micção. **A.** Imagem radiográfica de um gato com retenção urinária; notar a bexiga muito distendida. **B.** Extrusão de tampão que está causando obstrução uretral no gato da imagem anterior. **C** e **D.** Incontinência urinária em um gato. **E.** Cadela de 1 ano com incontinência urinária causada por ectopia de ureter. **F.** Cadela com retenção urinária causada por deslocamento da bexiga para saco herniário inguinal.

Quadro 10.14 Valores de referência para quantidade de urina produzida em 24 h, para adultos.

Animais	Quantidade de urina
Equinos	3 a 7 ℓ (máximo de 10 ℓ)
Bovinos	6 a 12 ℓ (máximo de 25 ℓ)
Ovinos e caprinos	0,5 a 2 ℓ
Cães grandes	0,5 a 2 ℓ
Cães pequenos e gatos	40 a 200 mℓ
Coelhos	180 a 400 mℓ

coletada adequadamente, deve ser enviada para exame laboratorial (urinálise e outros exames indicados). É importante, também, a certificação de que a amostra não esteja contaminada por material proveniente do sistema genital (secreções vaginais, uterinas, prostáticas e prepuciais).

A presença de sangue na urina merece investigação especial, feita por inspeção do paciente, tanto durante o ato da micção como durante um intervalo (lembrar que, muitas vezes, o informante observou atentamente e pode fornecer os detalhes, se for cuidadosamente arguido). Para essa inspeção, o clínico deve considerar três momentos distintos durante a micção: a fase inicial ou de eliminação do primeiro jato de urina, a fase intermediária ou do jato médio, e a fase de conclusão ou do jato final. Adicionalmente, considera-se a fase de repouso ou de intervalo entre as micções (Quadros 10.16 e 10.17, Figuras 10.9 e 10.10). A hematúria deve ser diferenciada da hemoglobinúria e da mioglobinúria.

Glossário semiológico

Hematúria (termo geral). Condição em que a urina contém hemácias em número acima do normal à microscopia (> 5 hemácias/campo de 400×).
Hematúria macroscópica. Presença de sangue na urina em quantidade suficiente para ser vista a olho nu.
Hematúria microscópica. Presença de hemácias na urina, visível apenas à microscopia, em quantidade acima do normal.
Hemoglobinúria. Presença de hemoglobina na urina em decorrência de hemólise intravascular (p. ex., babesiose, leptospirose, anemia hemolítica do recém-nascido, envenenamentos, acidente ofídico, queimaduras extensas). A urina apresenta-se avermelhada ou acastanhada.
Mioglobinúria. Presença de mioglobina na urina em decorrência de lesão muscular extensa (p. ex., miopatia de esforço). A urina tem coloração castanho-avermelhada.

Coleta de urina para exame laboratorial

A coleta de urina para exames laboratoriais deve ser feita obedecendo-se rigorosamente aos critérios necessários para cada caso. As amostras são obtidas por micção espontânea, por cateterização transuretral ou por cistocentese. No caso de coleta por micção espontânea, recomenda-se o aproveitamento da urina do jato médio. Entretanto, em casos específicos, é examinada a urina do primeiro jato (contém mais material proveniente da uretra) ou a do esguicho

final (contém mais material que esteja sendo sedimentado na bexiga), isoladamente ou em comparação com a urina do jato médio. Caso seja empregado o cateterismo vesical, também deve ser desprezado o volume inicial, que conterá maior abundância de material que tenha sido aprisionado na sonda durante sua passagem pela uretra e pela vagina no

Quadro 10.17 Causas de hematúria de acordo com a origem do sangramento.

Hematúria de origem renal

- Anormalidades vasculares
- Doença policística
- Glomerulopatias
- Idiopática
- Inflamação tubulointersticial
- Infarto renal
- Neoplasia
- Parasito renal
- Traumatismo
- Urolitíase

Hematúria proveniente do trato urinário inferior

- Cistite hemorrágica
- Divertículo
- Infecção do trato urinário
- Neoplasia
- Pólipo
- Traumatismo
- Tratamento com substâncias tóxicas (ciclofosfamida)
- Urolitíase

Hematúria secundária a causa sistêmica

- Coagulopatia
- Exercício intenso (*diferenciar de hemoglobinúria e de mioglobinúria*)
- Hipertermia
- Neoplasia
- Trombocitopenia

Perda de sangue do sistema genital

- Inflamação grave, neoplasia ou lesão traumática dos órgãos genitais
- Parto e puerpério
- Proestro nas cadelas (*diferenciar de hematúria verdadeira*)

Quadro 10.15 Variações do volume de urina produzida em 24 h, para adultos.

Nomenclatura e definição	Causas
Poliúria – aumento do volume de urina produzida em 24 h. Nesse caso, o paciente apresentará aumento da frequência de micção, e o volume a cada micção será normal ou acima do usual. A urina terá coloração bem clara, mas a densidade variará de acordo com a causa da poliúria. De modo geral, o paciente poliúrico apresenta polidipsia compensatória (*diferenciar de polaquiúria*)	Insuficiência renal crônica Pielonefrite crônica Diabetes, distúrbios adrenocorticais e outros endocrinometabólicos Piometra Insuficiência hepática Polidipsia psicogênica, encefalopatias, dor (a poliúria é compensatória ou secundária) Uso de diuréticos Resposta fisiológica a ingestão ou administração excessiva de água (a poliúria é compensatória)
Oligúria – diminuição do volume de urina produzida em 24 h. A densidade e a coloração da urina variam de acordo com a causa (*diferenciar de oligosúria*)	Doença renal grave (densidade e coloração da urina variam de acordo com o tipo de doença renal) Desidratação (a urina terá densidade alta e coloração mais intensa) Distúrbios nervosos com transtorno da sede (a urina terá densidade alta e coloração mais intensa) Resposta fisiológica à privação de água (a urina terá densidade alta e coloração mais intensa, se houver capacidade renal de concentrar a urina) Febre
Anúria – ausência de produção de urina ou produção de volume desprezível (*diferenciar de iscúria*)	Doença renal aguda grave ou fase terminal de insuficiência renal crônica Desidratação grave Hipovolemia aguda Hipotensão arterial sistêmica grave

Quadro 10.16 Referências para localização da origem de perdas de sangue do sistema geniturinário de acordo com o momento em que a perda de sangue é verificada ou fica mais evidente.

Origem da hemorragia	Momentos da micção			Intervalo entre as micções
	Início	Meio	Fim	
Uretra*	Presente	Ausente	Ausente	Pode haver perda discreta de sangue
Bexiga*	Variável	Variável	Intensa com possível eliminação de coágulos	Ausente
Rim	Presente	Presente	Presente	Ausente
Próstata/prepúcio/pênis Vulva/vagina/útero	Presente	Ausente	Ausente	Gotejamento de sangue ou de secreção serossanguinolenta pelo orifício prepucial ou pela vulva

*Hematúria acompanhada de disúria.

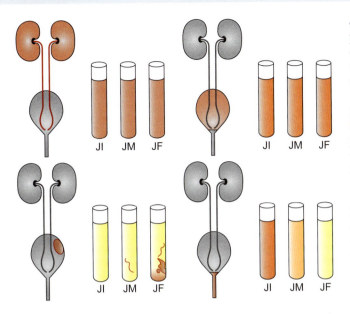

caso de fêmeas. Quando a urina for obtida por cistocentese, pode ser aproveitado todo o volume coletado. Os resultados dos exames realizados devem ser interpretados sempre considerando o jato de urina aproveitado e o tipo de coleta da amostra.

A amostra de urina necessita ser acondicionada em recipiente estéril e livre de resíduos químicos. O recipiente é hermeticamente fechado e refrigerado se a análise não puder ser imediata. O ideal é que não decorram mais de 40 min (máximo de 2 h) entre a coleta e realização dos exames desejados.

Os exames de urina ficam indicados em diversas situações (Quadro 10.18) e as avaliações mais frequentes incluem urinálise (análises física, química e sedimentoscópica), urocultura e estimativa da proteinúria (razão proteína:creatinina urinária). Os resultados esperados para amostras normais estão apresentados nos Quadros 10.19 e 10.20.

CONSIDERAÇÕES GERAIS

Como regras gerais para orientar o tipo e a sequência de procedimentos, bem como o raciocínio clínico para o diagnóstico de doenças do trato urinário, o examinador deve estar atento para as seguintes considerações:

Figura 10.9 Representação esquemática para localização da origem da hemorragia no trato urinário (*em vermelho*), de acordo com a quantidade de sangue, ou presença de coágulo, em cada amostra de urina. JI = jato inicial; JM = jato médio; JF = jato final.

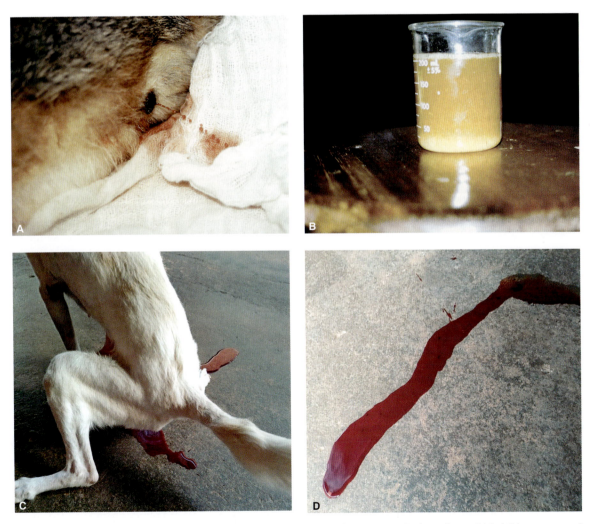

Figura 10.10 A. Gato com cistite intersticial após remoção do tampão; notar o jato de urina sanguinolenta (hematúria) obtido por expressão manual da bexiga. **B.** Urina de um equino com pielonefrite; notar floculação decorrente de piúria e depósito constituído principalmente por cristais. **C** e **D.** Hemorragia renal grave em cadela com neoplasia; notar o aspecto da urina durante a micção.

426 Semiologia Veterinária ◆ A Arte do Diagnóstico

Quadro 10.18 Casos em que se deve solicitar análise de urina.

- Quando o paciente apresentar sinais sugestivos de doença do trato urinário (superior ou inferior)
- Quando o paciente apresentar sinais de doença sistêmica
- Quando o paciente apresentar quadro clínico de doença grave de causa desconhecida
- Sempre que for examinado um paciente geriátrico
- Sempre que for feita avaliação antes de anestesias
- Sempre que for solicitado *check-up*

Quadro 10.19 Achados normais na urinálise de cães e gatos.

Parâmetros	Cães	Gatos
Exame físico		
Cor	Amarela	Amarela
Aspecto	Límpido a ligeiramente turvo	Límpido
Densidades mínima e máxima	1,001 e 1,065	1,001 e 1,080
Intervalo de variação mais comum	1,013 a 1,035	1,035 a 1,060
Exame químico		
pH	4,5 a 8,5	4,5 a 8,5
Glicose	Negativo	Negativo, positivo**
Cetonas	Negativo	Negativo
Bilirrubina	Negativo, traços, positivo*	Negativo
Sangue oculto	Negativo	Negativo
Proteína	Negativo, traços*	Negativo
Sedimentoscopia		
Hemácias/campo 400×	0 a 5	0 a 5
Leucócitos/campo 400×	0 a 5	0 a 5
Cilindros/campo 400×	Hialino ocasional	Hialino ocasional
Células epiteliais/campo 400×	Ocasional	Ocasional
Gotículas de gordura/campo 400×	Incomum	Comum
Bactérias/campo 400×	Negativo	Negativo
Cristais/campo 400×	Variável	Variável

*Somente na urina bem concentrada (> 1,035).
**Pode haver glicosúria transitória por estresse.

Quadro 10.20 Achados normais na urinálise de equinos, bovinos e caprinos.

Parâmetros	Equinos	Bovinos	Ovinos e caprinos
Exame físico			
Cor	Amarela	Amarela	Amarela
Aspecto	Turvo (muco e cristais)	Límpido	Límpido
Densidade	1,020 a 1,050	1,025 a 1,045	1,015 a 1,045
Exame químico			
pH	7,0 a 8,0	7,4 a 8,4	7,0 a 8,0
Glicose	Negativo	Negativo	Negativo
Cetonas	Negativo	Negativo	Negativo
Bilirrubina	Negativo	Negativo, traços	Negativo
Sangue oculto	Negativo	Negativo	Negativo
Proteína	Negativo, traços	Negativo, traços	Negativo, traços
Sedimentoscopia			
Hemácias	Ausentes, raras	Ausentes, raras	Ausentes, raras
Leucócitos	Ausentes, raros	Ausentes, raros	Ausentes, raros
Cilindros	Ausentes	Ausentes	Ausentes
Células epiteliais	Poucas	Ausentes, raras	Ausentes, raras
Filamentos de muco	Presentes (mais em fêmeas)	Negativo	Negativo
Bactérias	Ausentes ou poucas	Ausentes ou poucas	Ausentes ou poucas
Cristais	Comum (em abundância)	Variável	Variável

- Os sintomas relativos às alterações da micção são altamente relevantes para o diagnóstico de doenças do trato urinário. Os exames devem ser conduzidos criteriosamente para identificação dos sinais indicativos da origem do problema. As anormalidades da micção decorrem de problemas uretrais, vesicais ou ureterais. Em adição, também podem refletir transtornos neurológicos, doenças dolorosas localizadas no abdome ou na pelve, além de incapacitações musculoesqueléticas
- As doenças renais, exceto pela possibilidade de alterações do volume de urina produzida e, consequentemente, da frequência de eliminação de urina, não se manifestam por distúrbios da micção. As doenças renais são detectadas principalmente por meio das suas manifestações sistêmicas, observadas ao exame geral, em associação aos achados das análises de urina e, em parte dos casos, nos resultados de exames especiais, como provas de função renal e urografias excretoras. O exame ultrassonográfico, por não ser invasivo, deve preceder o exame radiográfico
- Os exames especiais do trato urinário são empregados, algumas vezes, apenas para conferir certo refinamento ao

diagnóstico (p. ex., biópsia renal para diagnóstico de um tipo específico de glomerulonefrite), mas, em grande número de casos, um ou mais exames especiais são requeridos, de modo imperativo, para o diagnóstico (p. ex., prova de função renal para diagnóstico de insuficiência renal crônica; cistografia de contraste duplo para diagnóstico de cálculos vesicais radiolucentes)

- Se, ao examinar o paciente, forem detectados sinais indicativos de doença do trato urinário, ou se for necessário diagnóstico diferencial, a urinálise (exames físico, químico e sedimentoscópico de urina) é imprescindível. Mesmo nos casos de processos mecânicos, como a obstrução uretral por cálculos já detectados, a urinálise deve ser feita no momento conveniente, a fim de verificar possível distúrbio concorrente ou predisponente
- As doenças do trato urinário, exceto nos casos dramáticos, como a obstrução uretral (iscúria e tenesmo vesical) e a nefrite intersticial aguda causada por leptospirose (sinais sistêmicos e alteração macroscópica de urina), entre outros, podem cursar de maneira insidiosa, ou serem "suportadas" pelos animais domésticos sem manifestações relevantes. O examinador deve estar atento para os detalhes da resenha e anamnese que, combinados a resultados por vezes aparentemente irrelevantes do exame físico, indiquem a necessidade de urinálise e de exames especiais para conclusão bem-sucedida do diagnóstico
- Informações sobre volume e aspecto macroscópico da urina comumente são obtidas com facilidade na anamnese ou durante o exame físico. É importante que o examinador considere que o relato ou a observação de urina em volume normal ou abundante e com aspecto macroscópico

"bom" (urina clara e límpida) não são informações que, por si mesmas, excluem a possibilidade de doença renal. A produção de urina com essas características, muitas vezes, está relacionada com doenças renais graves e possível insuficiência renal. Adicionalmente, esse tipo de urina pode estar relacionado com doenças como diabetes melito ou insípido, polidipsia psicogênica, uso de diuréticos não revelado pelo informante, dentre outros problemas

- A hematúria macroscópica é possível ser relatada durante a anamnese e observada ao exame físico do paciente. As hematúrias podem ocorrer por lesão mecânica (traumatismo acidental ou por urólitos), inflamação ou neoplasia de qualquer órgão do sistema urinário ou genital. A observação precisa do tipo e momento de ocorrência da perda de sangue traz informações, muitas vezes decisivas, para a localização do problema. Gotejamento de sangue ou de secreção sanguinolenta pela vulva ou óstio prepucial, fora dos momentos de micção, é indicativo de transtorno dos órgãos genitais (comum na doença prostática do cão). Nas fêmeas, também devem ser consideradas as manifestações fisiológicas de cio, parto e puerpério.

BIBLIOGRAFIA

CHRISTIE, B. A. Anatomy of the urinary tract. *In:* SLATTER, D. H. Small animal surgery, Philadelphia: Saunders, 1985. p. 1706-21.

DWORKIN, L. D.; BRENNER, B. M. Biophysical basis of glomerular filtration. *In:* SELDIN, D. W.; GIEBISCH, G. The kidney, physiology and pathophysiology. 2. ed. New York: Raven Press, 1992. p. 979-1016.

DYCE, K. M.; SACK, W. O.; WENSING, C. J. G. Veterinary anatomy. Philadelphia: W. B. Saunders, 1987. p. 162-441.

EVANS, H. E.; CHRISTENSEN, G. C. The urogenital system. *In:* EVANS, H. E. Millers's anatomy of the dog. 3. ed. Philadelphia: W.B. Saunders Company, 1993. p. 494-558.

FINCO, D. R.; DUNCAN, J. R. Relationship of glomerular number and diameter to body size of the dog. American Journal of Veterinary Research, v. 33, p. 2447-50, 1972.

Gatos usam 'arma química' para ajudar a subjugar ratos. Terra, jul. 2015. Disponível em: https://www.terra.com.br/byte/ciencia/gatos-usam-arma-quimica-para-ajudar-a-subjugar-ratos,410487fb4a1991a8cbde5065f2c1edaex29iRCRD.html. Acesso em: 27 mai. 2024.

KAWAMURA, S.; KUMASAKA, K.; NORO, K. *et al.* Ureteral function at the ureterovesical junction. Action potentials of the canine intramural ureter dur-ing bladder filling or bladder contraction. Nippon Hinyokika Gakkai Zasshi, Japan, v. 82, n. 11, p. 1754-60, nov. 1991.

KELLY, W. R. Diagnóstico clínico veterinário. 2. ed. México: Compañia Editorial Continental S. A., 1976. p. 249-77.

KRIZ, W.; KAISSLING, B. Structural organization of the mammalian kidney. *In:* SELDIN, D. W.; GIEBISH, G. The kidney, physiology and pathophysiology. 2. ed. New York: Raven Press, 1992. p. 707-78.

KUNKEL, P. A. The number and size of glomeruli in the kidney of several mammals. Bulletin of the John Hopkins Hosp, v. 47, p. 285-91, 1930.

LEE, R.; LEOWIJUK, C. Normal parameters in abdominal radiology of the dog and the cat. Journal of Small Animal Practice, v. 23, p. 251, 1982.

MOREOU, P. M.; LEES, G. E. Incontinence, enuresis, and nocturia. *In:* Textbook of veterinary internal medicine. 3. ed. Philadelphia: W. B. Saunders, 1989. p. 148-54.

NICKEL, R.; SCHUMMER, A.; SEIFERLE, E. The viscera of the domestic mammals. 2. ed. Berlin, Verlag Paul Parey, 1979. v. II. p. 282-304.

OLIVER, J. E.; LORENZ, M. D. Handbook of veterinary neurology. 2. ed. Philadelphia: W.B. Saunders Company, 1993, p. 73-88.

OSBORNE, C. A.; FINCO, D. R. Canine and feline nephrology and urology. Baltimore: Williams & Wilkins, 1995. p. 960.

OWENS, J. M. Radiographic interpretation for small animal clinician. Saint Louis: Ralston Purina Company, 1982. p. 173-81.

RYTAND, D. A. The number and size of mammalian glomeruli as related to kidney and body weight, and methods for their enumeration and measurement. American Journal of Anatomy, v. 62, p. 507-20, 1938.

SCHALLER, O. Illustrated veterinary anatomical nomenclature. Stuttigart: Ferdinand Enke Verlag, 1992. p. 194-225.

SELLWOOD, R. V.; VERNEY, E. B. Enumeration of glomeruli in the kidney of the dog. Journal of Anatomy, v. 89, n. 1, p. 63-8, 1955.

SMITH, B. J. Urogenital system. *In:* HUDSON, L. C.; HAMILTON, W. P. Atlas of feline anatomy for veterinarians. Philadelphia: W. B. Saunders, 1993. p. 169-88.

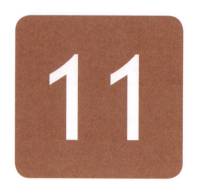

11 Semiologia do Sistema Nervoso

Qual é a tarefa mais difícil do mundo? Pensar.

Ralph Waldo Emerson

PALAVRAS-CHAVE
- Nervos cranianos
- Reações posturais
- Reflexos espinais
- Sistema nervoso central
- Sistema nervoso periférico
- Síndromes encefálicas
- Síndromes medulares

Seção A
Cães e Gatos

Mary Marcondes e Juliana Peloi Vides

INTRODUÇÃO

De todos os sistemas do organismo, o sistema nervoso é, muitas vezes, o menos compreendido pela maioria dos clínicos. Para que seja possível realizar corretamente o exame neurológico, bem como sua interpretação, é necessário conhecer a estrutura e o funcionamento de tal sistema. Sem o conhecimento das bases anatomofuncionais, ainda que elementares, não é possível trilhar o caminho da semiologia e da clínica neurológica; além disso, o diagnóstico topográfico é de fundamental importância em neurologia, seja para fins clínicos ou para o tratamento cirúrgico de algumas enfermidades.

 Você sabia?

- O cérebro de um gato é biologicamente mais similar ao de um humano do que o de um cão. Ambos, humanos e gatos, têm uma região idêntica no cérebro responsável pelas emoções. Quanto ao número de neurônios, os cachorros vencem. Enquanto os gatos têm "apenas" 250 milhões de neurônios corticais, os cães têm cerca de 530 milhões (mais do que o dobro). Acredite, os bichanos são mais inteligentes do que você imagina!

DIVISÕES DO SISTEMA NERVOSO

O sistema nervoso pode ser dividido em partes, considerando critérios anatômicos, embriológicos e funcionais. A divisão com base em critérios anatômicos é uma das mais conhecidas, e é demonstrada nas Figuras 11.1 e 11.2.

Sistema nervoso central

O *sistema nervoso central* (SNC) está localizado dentro do esqueleto axial (cavidade craniana e canal vertebral) e o *sistema nervoso periférico* (SNP) está fora. Essa distinção não é perfeitamente exata, pois, para se conectarem ao SNC, os nervos e as raízes nervosas penetram no crânio e no canal vertebral. Além disso, alguns gânglios (conjunto de corpos celulares, localizado fora do SNC) estão localizados dentro do esqueleto axial. O *encéfalo* é a parte do SNC que fica dentro do crânio; já a *medula* se localiza dentro do canal vertebral.

Encéfalo

O encéfalo é dividido em cérebro, cerebelo e tronco encefálico. O *cérebro* é a porção mais desenvolvida e mais importante do encéfalo, ocupando cerca de 80% da cavidade craniana;

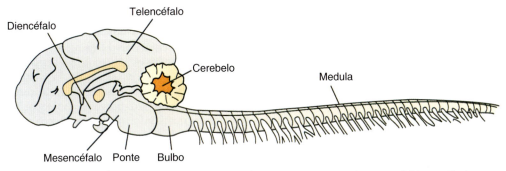

Figura 11.1 Divisões do sistema nervoso com base em critérios anatômicos.

Figura 11.2 Esquema demonstrando as divisões do sistema nervoso com base em critérios anatômicos.

os dois componentes que o formam, telencéfalo e diencéfalo, apresentam características próprias. O *telencéfalo* compreende os dois *hemisférios cerebrais*, direito e esquerdo, os quais são incompletamente separados pela fissura longitudinal do cérebro, cujo assoalho é formado por uma larga faixa de fibras comissurais, o corpo caloso, principal meio de união entre os dois hemisférios. Cada hemisfério cerebral contém quatro lobos cerebrais: (1) frontal; (2) temporal; (3) parietal; e (4) occipital (Figura 11.3).

No *lobo frontal* são processadas as atividades intelectuais, de aprendizagem e as atividades motoras finas e precisas. Em primatas, essa região também tem grande importância no processamento de atividades motoras básicas. O lobo frontal também influencia o estado de alerta e a integração do animal com o meio ambiente.

O *lobo parietal* é o responsável pelas informações sensitivas, como dor, propriocepção e toque. No entanto, os animais não parecem depender do lobo parietal para processar muitas sensações, como ocorre no homem, uma vez que o tálamo (localizado no diencéfalo) é capaz de processar mais informações sensitivas nos animais.

O *lobo occipital* é necessário para a visão e para processar a informação visual.

O *lobo temporal* processa a informação auditiva e é também responsável por alguns comportamentos complexos; partes do córtex dos lobos frontal e temporal estão incluídas no sistema límbico. Este é responsável por muitas emoções e por comportamentos inatos de sobrevivência, como proteção, reações maternais e sexuais. A área piriforme do lobo temporal é a responsável pela agressividade. A amígdala é um grande núcleo localizado sobre o lobo temporal, sendo parte do sistema límbico e responsável por muitas reações de medo.

Cada hemisfério cerebral contém uma camada superficial de substância cinzenta, o córtex cerebral, que reveste um centro de substância branca, no interior do qual existem massas de substância cinzenta, os *núcleos da base* do cérebro. Os principais núcleos da base são: (1) *claustrum*; (2) *corpo amigdaloide*; (3) *caudado*; (4) *putâmen* e (5) *globo pálido*; juntos, os três últimos constituem o *corpo estriado*. Esses núcleos contribuem para o tônus muscular e o início e o controle da atividade motora voluntária.

O *diencéfalo* compreende as seguintes partes: (1) *tálamo*; (2) *hipotálamo*; (3) *epitálamo* e (4) *subtálamo*. O *hipotálamo* modula o controle do sistema nervoso autônomo de todo o organismo; muitos dos neurônios motores simpáticos e parassimpáticos originam-se aí. Dentre as funções hipotalâmicas, há o controle do apetite, sede, regulação da temperatura, balanço hídrico e eletrolítico, sono e respostas comportamentais. O *tálamo* é um complexo de muitos núcleos com funções intrincadas, das quais as principais estão relacionadas com dor e propriocepção. Parte do sistema ativador reticular ascendente (SARA) (que será discutido mais adiante) projeta-se do mesencéfalo, pelo tálamo, difusamente, para o córtex cerebral.

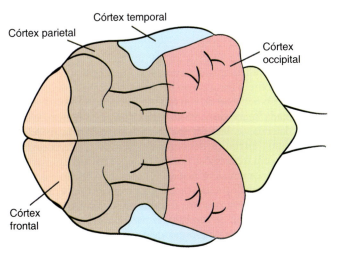

Figura 11.3 Vista dorsal dos lobos cerebrais de um cão.

Os nervos olfatórios (I par de nervos cranianos) estão localizados rostralmente ao diencéfalo. As fibras olfatórias projetam-se dentro do hipotálamo e em outras partes do sistema límbico para produzir uma resposta comportamental em decorrência do olfato. Os nervos ópticos e o quiasma óptico, necessários à visão e aos reflexos luminosos pupilares, estão localizados na superfície ventral do hipotálamo, próximos à hipófise.

Os hemisférios cerebrais apresentam cavidades revestidas de epêndima e contendo líquido cefalorraquidiano, denominadas *ventrículos cerebrais laterais* direito e esquerdo, que se comunicam pelos forames interventriculares com o *III ventrículo*, uma estreita fenda ímpar e mediana localizada no diencéfalo.

O *tronco encefálico* interpõe-se entre a medula e o diencéfalo, localizando-se ventralmente ao cerebelo, e divide-se em *mesencéfalo*, situado cranialmente; *bulbo*, caudalmente; e *ponte*, entre ambos. Na sua constituição, entram corpos de neurônios que se agrupam em núcleos (como núcleos, entende-se o conjunto de corpos celulares de neurônios dentro do SNC, sendo seu correspondente no SNP denominado "gânglio") e fibras nervosas, que, por sua vez, se agrupam em feixes denominados tratos, fascículos ou lemniscos. Pelo tronco encefálico, passam vias sensitivas responsáveis por propriocepção consciente, inconsciente e dor; e vias descendentes motoras para músculos flexores e extensores. Muitos dos núcleos do tronco encefálico recebem ou emitem fibras nervosas que entram na constituição dos nervos cranianos; por esse motivo, o tronco encefálico é uma área de grande importância no momento do exame neurológico, uma vez que, nele, estão localizados 10 dos 12 pares de nervos cranianos. Assim, uma lesão nesse local, mesmo que pequena, poderá acarretar dano ou perda de função de um ou mais pares de nervos cranianos, visto que é grande a proximidade entre eles.

O *mesencéfalo* é atravessado por um estreito canal, o aqueduto cerebral, que une o III ao *IV ventrículo*. O IV ventrículo fica entre o bulbo e a ponte, ventralmente, e o cerebelo, dorsalmente. O mesencéfalo contém importantes estruturas, dentre elas, a *formação reticular*, a qual é uma agregação mais ou menos difusa de neurônios de tamanhos e tipos diferentes, separados por uma rede de fibras nervosas, que ocupa a parte central do tronco encefálico. A formação reticular apresenta conexões amplas e variadas. Além de receber impulsos que entram pelos nervos cranianos, ela mantém relações nos dois sentidos com o cérebro, o cerebelo e a medula. A atividade elétrica do córtex cerebral, de que dependem os vários níveis de consciência, é regulada basicamente pela formação reticular, na qual existe um sistema de fibras ascendentes que se projetam no córtex cerebral, sobre o qual há uma ação ativadora – o sistema ativador reticular ascendente (SARA). A ação do SARA sobre o córtex ocorre por meio das conexões da formação reticular com o tálamo, como já foi mencionado anteriormente. O SARA é o responsável pela manutenção do sono e da vigília. Além de seguirem suas vias específicas, os impulsos sensoriais que chegam ao SNC pelos nervos espinais e cranianos também passam pela formação reticular e ativam o SARA. Dessa maneira, quando o SARA é estimulado por meio das vias visual, auditiva, dolorosa e tátil, ele mantém o animal em estado de alerta. Por outro lado, quando não recebe ou não processa esses impulsos, o animal dorme.

Por esse motivo, os animais acordam ao serem submetidos a fortes estímulos sensoriais como, por exemplo, um ruído muito alto. Isso não se deve à chegada de impulsos nervosos na área auditiva do córtex, mas à ativação de todo o córtex pelo SARA, o qual, por sua vez, foi ativado por fibras que se destacam da via auditiva. Assim, caso essas vias sejam lesadas depois de seu trajeto pela formação reticular, embora não

cheguem os impulsos na área auditiva do córtex, o animal acorda com o ruído (ele acorda, mas não ouve). Por outro lado, se forem mantidas intactas as vias auditivas e lesada a parte mais cranial da formação reticular, o animal dorme mesmo quando submetido a fortes ruídos, apesar de chegarem impulsos auditivos em seu córtex. Assim, lesões mesencefálicas ou de córtex cerebral podem produzir níveis alterados de consciência (p. ex., o coma). Os nervos oculomotor e troclear (III e IV pares de nervos cranianos) estão localizados no mesencéfalo. Existe ainda, no mesencéfalo, o *núcleo de Edinger-Westphal*, responsável pela inervação parassimpática do globo ocular, por meio do nervo oculomotor. Outra estrutura importante é o *núcleo rubro*, que participa do controle da motricidade somática, recebe fibras do cerebelo e de áreas motoras do córtex cerebral e origina o *trato rubrospinal*, o principal trato motor voluntário nos animais.

A *ponte* contém o nervo trigêmeo (V par de nervos cranianos); nela, também estão os *núcleos vestibulares*. Tais núcleos estão localizados no assoalho do IV ventrículo e recebem impulsos nervosos originados na parte vestibular da orelha interna, por meio do nervo vestibulococlear (porção vestibular), os quais informam sobre a posição e os movimentos da cabeça. Chegam ainda aos núcleos vestibulares fibras provenientes do cerebelo, relacionadas com a manutenção do equilíbrio. A partir dos núcleos vestibulares, saem tratos e fascículos, como o *trato vestibulospinal*, cujas fibras levam impulsos aos neurônios motores da medula e são importantes para a manutenção do equilíbrio, e o *fascículo longitudinal medial*, que está envolvido em reflexos que possibilitam que os olhos se ajustem aos movimentos da cabeça. O fascículo longitudinal medial é uma via de associação presente em toda a extensão do tronco encefálico, que liga todos os núcleos motores dos nervos cranianos, sendo especialmente importantes suas conexões com os núcleos dos nervos relacionados com o movimento do globo ocular e da cabeça. Desse modo, o fascículo longitudinal medial é importante para a realização de reflexos que coordenam os movimentos da cabeça com os dos olhos (Figura 11.4).

O *bulbo* contém os núcleos dos nervos abducente, facial e vestibulococlear (VI, VII e VIII pares de nervos cranianos), localizados na porção rostral, na junção com a ponte. Os nervos glossofaríngeo, vago, acessório e hipoglosso (IX, X, XI e XII pares de nervos cranianos) estão localizados na porção caudal. No bulbo, localizam-se centros vitais, como o *centro respiratório* e o *centro vasomotor*, que controlam não apenas o ritmo respiratório como também o ritmo cardíaco e a pressão arterial, funções indispensáveis à manutenção da vida. Portanto, lesões nessa região podem ser extremamente perigosas. Além desses, o *centro do vômito* também é encontrado no bulbo.

O *cerebelo* situa-se dorsalmente ao bulbo e à ponte, sobre três pares de estruturas denominadas "pedúnculos cerebelares", e repousa sobre a fossa cerebelar do osso occipital, sendo separado do lobo occipital do cérebro por uma prega da dura-máter, denominada "tenda do cerebelo"; além disso, é composto de duas massas laterais, os hemisférios cerebelares, cuja porção central contém uma estrutura denominada "vérmis". O cerebelo está organizado em três regiões principais: lobos rostral, caudal e floculonodular. Uma das principais funções do cerebelo é coordenar toda a atividade motora de cabeça, pescoço, tórax e membros. O cerebelo também controla o tônus muscular nos animais. O lobo floculonodular do cerebelo faz parte do sistema vestibular e mantém o equilíbrio do animal; desse modo, lesões do cerebelo podem causar incoordenação motora, perda do equilíbrio e diminuição do tônus da musculatura esquelética (hipotonia).

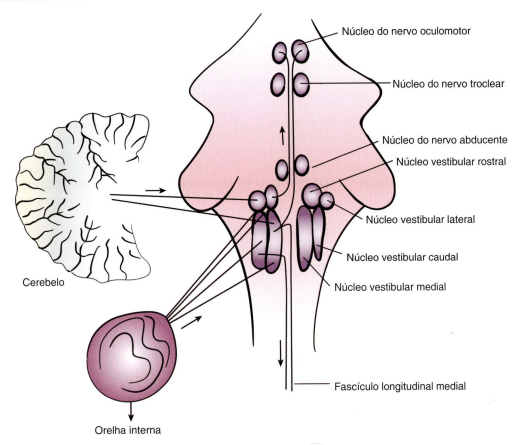

Figura 11.4 Núcleos vestibulares e suas conexões.

 Você sabia?

- Cães idosos têm risco de desenvolver a síndrome da disfunção cognitiva canina, quadro bastante semelhante ao Alzheimer em humanos.

Medula espinal

Etimologicamente, medula significa miolo e indica o que está dentro. A medula espinal é uma massa cilindroide de tecido nervoso, localizada dentro do canal vertebral, sem, contudo, ocupá-lo completamente. Cranialmente, a medula limita-se com o bulbo aproximadamente no nível do forame magno do osso occipital.

A medula espinal é morfologicamente e funcionalmente dividida em cinco regiões:

- *Região cervical* (compreendendo os segmentos medulares de C1 a C5)
- *Região cervicotorácica* (também denominada plexo ou intumescência braquial, segmentos de C6 a T2)
- *Região toracolombar* (correspondendo aos segmentos medulares de T3 a L3)
- *Região lombossacral* (plexo ou intumescência lombossacral, segmentos de L4 a S2)
- *Região sacrococcígea* (segmento S3 ao último segmento medular) (Figura 11.5).

Ressalta-se que essa divisão corresponde a segmentos medulares e não às vértebras propriamente ditas. Tal fato seria sem importância se o tamanho do segmento medular e a vértebra correspondente fossem iguais; no entanto, isso não ocorre em toda a medula espinal.

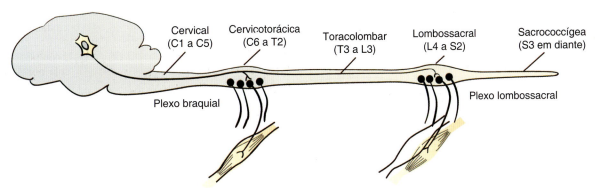

Figura 11.5 Vista lateral da medula espinal ilustrando as cinco regiões medulares.

No adulto, a medula não ocupa todo o canal vertebral, pois geralmente termina na altura da sexta ou sétima vértebra lombar, nos cães, e, nos felinos, equinos e bovinos, na altura da primeira ou segunda vértebra sacral. A medula termina afilando-se para formar um cone, o *cone medular*, que continua como um delgado filamento meníngeo, o *filamento terminal*. Abaixo desse nível, o canal vertebral contém apenas as meninges e as raízes nervosas dos últimos nervos espinais que, dispostas em torno do cone medular e do filamento terminal, constituem, em conjunto, a chamada *cauda equina*. A diferença de tamanho entre a medula e o canal vertebral, assim como a disposição das raízes dos nervos espinais mais caudais, formando a cauda equina, resultam, portanto, de ritmos de crescimento diferentes, em sentido longitudinal, entre medula e coluna vertebral. No início do desenvolvimento intrauterino, a medula e a coluna vertebral ocupam todo o comprimento do canal vertebral; e os nervos, passando pelos respectivos forames intervertebrais, dispõem-se horizontalmente, formando com a medula um ângulo aproximadamente reto. Contudo, com o desenvolvimento, a coluna vertebral começa a crescer mais que a medula, especialmente em sua porção caudal. Como as raízes nervosas mantêm suas relações com os respectivos forames intervertebrais, há o alongamento das raízes e a diminuição do ângulo que elas fazem com a medula. Esses fenômenos são mais pronunciados na parte caudal da medula.

A medula apresenta o mesmo número de segmentos que o de vértebras (com exceção da medula cervical, que é composta por oito segmentos medulares). Os segmentos são identificados morfologicamente, pois contêm um par de nervos espinais, cada um com uma raiz dorsal (sensitiva) e uma raiz ventral (motora).

Como consequência da diferença de ritmos de crescimento entre coluna e medula, há um afastamento dos segmentos medulares das vértebras correspondentes. Tal fato é de grande importância clínica para o diagnóstico, prognóstico e tratamento de lesões vertebromedulares. Portanto, é muito importante para o clínico conhecer a correspondência entre vértebra e medula. Em cães, por exemplo, existem 31 pares de nervos espinais, aos quais correspondem a 31 segmentos medulares assim distribuídos:

- 8 cervicais
- 13 torácicos
- 7 lombares
- 3 sacrais.

Existem oito pares de nervos cervicais, mas somente sete vértebras. O primeiro par cervical (C1) emerge acima da primeira vértebra cervical; portanto, entre ela e o osso occipital. Já o oitavo par (C8) emerge abaixo da sétima vértebra, o mesmo acontecendo com os nervos espinais abaixo de C8, que emergem, de cada lado, sempre abaixo da vértebra correspondente. Ao localizar uma lesão em certo segmento, essa diferença entre vértebras, segmento da medula espinal e raízes nervosas deve ser levada em consideração e, então, identificado o nível vertebral correspondente. Isso tem maior significado clínico na região toracolombar que na região cervical (Figura 11.6).

A medula não dispõe de um calibre uniforme, pois apresenta duas dilatações denominadas *intumescência cervical* e *intumescência lombar*, localizadas nas regiões cervicotorácica (C6 a T2) e lombossacral (L4 a S2), respectivamente. Essas intumescências correspondem às áreas em que fazem conexão com a medula as grossas raízes nervosas que formam os plexos braquial e lombossacro, destinadas à inervação dos membros anteriores e posteriores, respectivamente (ver Figura 11.5).

Na medula, a *substância cinzenta* está localizada por dentro da branca e apresenta o formato de um H. Nela, existem três colunas de cada lado, denominadas ventral, dorsal e lateral. A coluna lateral, no entanto, não aparece em toda a extensão da medula. No centro da substância cinzenta, localiza-se o canal central medular (Figura 11.7). A massa cinzenta central contém corpos celulares de neurônios motores inferiores, neurônios sensitivos e internunciais. As *colunas dorsais* contêm sinapses de neurônios sensitivos periféricos e corpos celulares de neurônios sensitivos ascendentes e internunciais. As *colunas ventrais* contêm muitos corpos celulares dos neurônios motores inferiores dos músculos estriados. Uma área de substância cinzenta intermediária contém corpos celulares de neurônios motores inferiores simpáticos.

A porção externa da medula espinal é composta de *substância branca*, formada por fibras, sendo a maioria mielínica, que se agrupam em tratos e fascículos, formando verdadeiros caminhos, ou vias, por onde passam os impulsos nervosos. Temos, assim, tratos e fascículos que constituem as vias descendentes e ascendentes da medula. Além disso, existem vias que contêm tanto fibras ascendentes quanto descendentes, as quais constituem as vias de associação medular, que formam os fascículos próprios da medula. As vias ascendentes e descendentes costumam ser denominadas conforme o local onde têm início e o local onde terminam.

As *vias descendentes* são formadas por fibras que se originam no córtex cerebral ou em várias áreas do tronco encefálico e terminam fazendo sinapse com neurônios medulares. Essas vias dividem-se em dois grupos: *vias piramidais* e *extrapiramidais*. As primeiras, antes de penetrarem na medula, cruzam obliquamente o plano mediano, constituindo a decussação das pirâmides bulbares, enquanto as segundas não o fazem. As vias piramidais na medula compreendem o trato corticospinal;

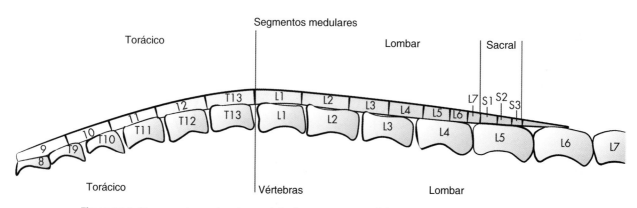

Figura 11.6 Diagrama demonstrando a posição dos segmentos medulares e dos corpos vertebrais em um cão.

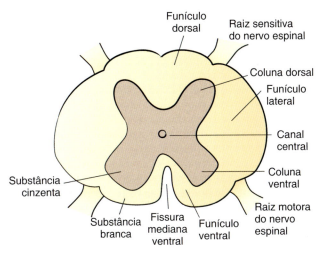

Figura 11.7 Corte transversal da medula espinal.

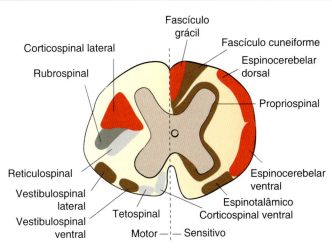

Figura 11.8 Corte transversal da medula espinal mostrando a localização dos tratos motores e sensitivos.

as vias extrapiramidais compreendem os tratos tetospinal, vestibulospinal, rubrospinal e reticulospinal. Os nomes referem-se aos locais em que se originam, respectivamente, o teto do mesencéfalo, os núcleos vestibulares, o núcleo rubro e a formação reticular. Todos esses tratos terminam na medula, em neurônios internunciais, por meio dos quais se ligam aos neurônios motores e assim exercem sua função motora.

As fibras que formam as *vias ascendentes* relacionam-se direta ou indiretamente com as fibras que penetram pela raiz dorsal, trazendo impulsos aferentes de várias partes do corpo, e incluem os tratos espinocerebelares, os fascículos grácil e cuneiforme, os tratos espinotalâmicos e o trato propriospinal (Figura 11.8).

 Você sabia?

- Algumas raças de cachorro sofreram alterações ao longo do tempo, principalmente por conta da influência humana. Muitas dessas variações causaram danos ao cérebro desses animais. O maior exemplo são os cachorros braquicéfalos. Cães das raças Pug, Shi Tzu e Buldogue Francês surgiram a partir de cruzamentos realizados com o intuito de criar espécies com o focinho menor. Esses cruzamentos fizeram com que o tamanho do crânio desses animais fosse mais curto e menor que o normal. Um outro exemplo são os cães que apresentam siringomielia, condição que causa o acúmulo do líquido cefalorraquidiano (liquor) na medula espinal. Isso causa a malformação de Chiari, que faz o tamanho do cérebro ser maior que o crânio. É como se o cérebro ficasse apertado dentro do crânio, causando grande pressão e, muitas vezes, dor. Essa condição é mais comum em cães pequenos, como Maltês, Chihuahua e Cavalier King Charles Spaniel.

Tratos motores

Os tratos motores são divididos em dois grupos: os responsáveis pelo movimento voluntário (flexores) e aqueles para postura e sustentação do corpo (extensores). O cerebelo modula a atividade dos sistemas flexores e extensores e produz flexão e extensão suaves e coordenadas.

Há algum tempo, as estruturas e vias que influenciam a motricidade somática eram agrupadas em dois grandes sistemas (piramidal e extrapiramidal), termos que foram amplamente empregados, especialmente na área clínica. O *sistema piramidal*, compreendendo os tratos corticospinal e corticonuclear, assim como suas áreas corticais de origem, seria o único responsável pelos movimentos voluntários. Já o *sistema extrapiramidal*, compreendendo todas as demais estruturas e vias motoras somáticas, seria responsável pelos movimentos automáticos, assim como pela regulação do tônus e da postura. A validade dessa divisão foi questionada ao ser verificado que os núcleos do corpo estriado, em humanos, por muitos considerado o sistema extrapiramidal propriamente dito, exercem sua influência sobre os neurônios motores pelo trato corticospinal, ou seja, por meio do próprio sistema piramidal. O mesmo raciocínio deve ser feito com relação ao cerebelo, frequentemente incluído no sistema extrapiramidal, cuja influência sobre o neurônio motor em grande parte ocorre por meio do trato corticospinal. Dados mais recentes, evidenciando que o chamado sistema extrapiramidal também controla os movimentos voluntários, vieram a mostrar que a conceituação de dois sistemas independentes, piramidal e extrapiramidal, não pode mais ser aceita. No entanto, é possível manter os termos piramidal e extrapiramidal para indicar, respectivamente, as vias motoras que passam ou não pelas pirâmides bulbares em seu trajeto até a medula. Dessa maneira, as vias piramidais compreendem dois tratos: o corticospinal e o seu correspondente, no tronco encefálico, o trato corticonuclear. Por outro lado, as vias extrapiramidais compreendem os tratos rubrospinal, tetospinal, vestibulospinal e reticulospinal.

O *trato rubrospinal* começa no núcleo rubro do mesencéfalo, imediatamente cruza para o lado oposto e desce, pelo tronco, para a medula espinal; é o mais importante trato motor voluntário ou de atividade muscular flexora em animais. Em cães e gatos, lesões mesencefálicas ou mais caudais podem causar paresia ou paralisia de membros. O trato rubrospinal localiza-se no funículo lateral da medula espinal, medialmente aos tratos espinocerebelares. Portanto, em compressões medulares externas progressivas, observa-se, inicialmente, incoordenação motora e, depois, paresia ou paralisia de membros.

O *trato corticospinal* origina-se na área motora do lobo frontal, desce pela cápsula interna e tronco encefálico, cruza para o lado oposto no bulbo caudal (decussação das pirâmides) e desce na medula espinal, próximo ao trato rubrospinal. Em compressões medulares, os dois tratos costumam ser afetados. O trato corticospinal é também voluntário ou motor flexor; é muito importante no homem e, quando ocorre uma lesão no córtex motor ou na cápsula interna, há hemiparesia ou hemiplegia contralateral. Quando essas lesões ocorrem em animais, há fraqueza discreta, mas transitória, e ocorrem distúrbios contralaterais de salto e posicionamento.

Os *tratos vestibulospinais* são os principais tratos de postura ou extensores em cães e gatos. Originam-se nos núcleos vestibulares da junção pontinomedular e descendem, sem cruzar, pelo bulbo e medula espinal. Os tratos vestibulospinais ficam no funículo ventral da medula espinal. Inicialmente, na evolução da compressão medular, o animal pode perder a habilidade em suportar o peso nos membros, devido ao envolvimento desses tratos.

Os *tratos reticulospinais* têm início na formação reticular da ponte e bulbo e descendem sem cruzar no tronco encefálico e medula espinal. Um dos tratos está associado principalmente à atividade motora extensora ou postural e localiza-se primariamente no funículo lateral da medula espinal. O outro trato reticulospinal influencia a atividade motora voluntária.

Tratos sensitivos

Os *tratos espinocerebelares* carregam informação proprioceptiva inconsciente para o cerebelo, fornecendo impulsos aferentes necessários para coordenar o movimento muscular. Esses tratos são afetados precocemente em compressões superficiais da medula espinal e produzem ataxia ou incoordenação motora.

Os *fascículos grácil e cuneiforme*, localizados no funículo dorsal da medula, são responsáveis pela propriocepção consciente, ou senso de posição dos membros e tórax. A informação carregada nessas vias capacita o animal a corrigir os membros quando em posições anormais. O fascículo grácil leva informações da cauda e membros posteriores; e o fascículo cuneiforme, informações dos segmentos torácicos, membros anteriores e região cervical. Os axônios penetram na medula espinal, ascendem em seus respectivos fascículos e fazem sinapse no núcleo grácil ou cuneiforme na junção da medula espinal e do bulbo. O segundo grupo de neurônios cruza para o lado oposto e ascende em um trajeto contralateral, no lemnisco medial, fazendo sinapse no tálamo. Um terceiro grupo de neurônios deixa o tálamo, passa pela cápsula interna e faz sinapse no lobo parietal do córtex cerebral. Como as fibras terminam em células do córtex cerebral, a propriocepção é chamada "consciente". Lesões no funículo dorsal da medula espinal produzem distúrbios proprioceptivos ipsilaterais nos membros afetados; lesões no lemnisco medial, cápsula interna e lobo parietal podem produzir alterações proprioceptivas contralaterais.

Outro sistema sensitivo é o *trato espinotalâmico*, que leva sensação de dor e temperatura dos membros e do corpo. Esse sistema é mais complexo em animais que no homem e apresenta vários tratos incluídos nele. A modalidade de dor profunda é levada nesse sistema. A fim de destruir esse tipo de dor, deve haver uma lesão profunda, grave e bilateral, da medula espinal. O teste de dor profunda é um guia prognóstico muito útil em um animal paralisado. Em geral, considera-se a ausência de dor profunda 72 h ou mais após lesão medular um indicativo de prognóstico grave.

O *trato propriospinal* leva informações entre os membros anteriores e posteriores, nos dois sentidos.

Você sabia?

- A convivência de cerca de 10 mil anos entre gatos e humanos resultou em uma mudança na anatomia felina. As cabeças e, por consequência, os cérebros dos gatos encolheram. Para alguns cientistas, o menor tamanho do cérebro de animais domesticados pode estar relacionado com a crista neural. Essa parte do sistema nervoso central teria ligação com a excitabilidade e o medo dos animais; não obstante, tal suposição não convenceu grande parte dos estudiosos.

Meninges e líquido cefalorraquidiano

O SNC é envolvido por três membranas conjuntivas, denominadas meninges *dura-máter*, *aracnoide* e *pia-máter*.

A *dura-máter* é a meninge mais superficial, espessa e resistente, formada por tecido conjuntivo muito rico em fibras colágenas, contendo vasos e nervos. A dura-máter encefálica difere da dura-máter espinal, por ser formada por dois folhetos, o externo e o interno, dos quais apenas o interno continua com a dura-máter espinal. O folheto externo adere intimamente aos ossos do crânio e comporta-se como um periósteo desses ossos. No entanto, diferentemente do periósteo de outras áreas, o folheto externo da dura-máter não tem capacidade osteogênica, o que dificulta a consolidação de fraturas no crânio. Essa peculiaridade, contudo, é vantajosa, pois a formação de um calo ósseo na superfície interna dos ossos do crânio pode constituir um fator de irritação do tecido nervoso. Em algumas áreas, os dois folhetos da dura-máter do encéfalo separam-se, delimitando cavidades revestidas de endotélio e que contêm sangue, constituindo os *seios da dura-máter*. O sangue proveniente das veias do encéfalo é drenado para os seios da dura-máter e, destes, para as veias jugulares internas. A dura-máter espinal envolve toda a medula, como se fosse um dedo de luva; cranialmente, a dura-máter espinal continua com a dura-máter craniana e, caudalmente, termina em um fundo de saco, o *saco dural*.

A *aracnoide* é uma membrana muito delicada, justaposta à dura-máter, da qual se separa por um espaço virtual, o *espaço subdural*, contendo pequena quantidade de líquido necessário à lubrificação das superfícies de contato das duas membranas. A aracnoide separa-se da pia-máter pelo *espaço subaracnoide*, que contém o líquido cefalorraquidiano, ou liquor. A aracnoide justapõe-se à dura-máter e ambas acompanham grosseiramente a superfície do encéfalo. A pia-máter, no entanto, adere intimamente a essa superfície, acompanhando todos os giros, sulcos e depressões. Desse modo, a distância entre as duas membranas (ou seja, a profundidade do espaço subaracnoide) é variável, formando, em alguns locais, dilatações denominadas *cisternas aracnoides*, as quais contêm grande quantidade de liquor. A maior e mais importante cisterna é a *cisterna cerebelomedular* ou *magna*, que continua caudalmente com o espaço subaracnoide da medula e liga-se ao IV ventrículo pela sua abertura mediana. Por meio de uma punção suboccipital, é possível realizar a coleta de liquor da cisterna magna. Em alguns pontos, a aracnoide forma pequenos tufos que penetram no interior dos seios da dura-máter, constituindo as *granulações aracnoides*, por meio das quais o liquor é absorvido e chega ao sangue (Figura 11.9).

A *pia-máter* é a mais interna das meninges e dá resistência aos órgãos nervosos, pois o tecido nervoso é de consistência muito mole; além disso, acompanha os vasos que penetram no

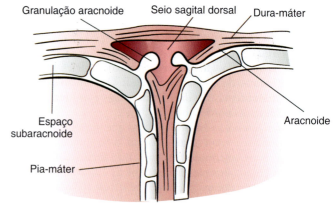

Figura 11.9 Corte transversal mostrando a posição de meninges, espaço subaracnoide e granulações aracnoides.

tecido nervoso a partir do espaço subaracnoide, formando a parede externa dos espaços perivasculares. Nesses espaços, há um prolongamento do espaço subaracnoide, contendo liquor, que forma um manguito protetor em torno dos vasos, importante para amortecer o efeito da pulsação das artérias sobre o tecido circunvizinho. Quando a medula termina no cone medular, a pia-máter continua caudalmente, formando um filamento esbranquiçado, denominado *filamento terminal*.

Portanto, com relação às meninges, existem três cavidades ou espaços denominados *epidural, subdural e subaracnoide*. O espaço epidural localiza-se entre a dura-máter e o periósteo do canal vertebral. O espaço subdural, localizado entre a dura-máter e a aracnoide, é uma fenda estreita, contendo uma pequena quantidade de líquido, suficiente apenas para evitar a aderência das paredes. O espaço subaracnoide é o mais importante e contém o *líquido cefalorraquidiano* ou *liquor*, um fluido aquoso e incolor que ocupa, além do espaço subaracnoide, as cavidades ventriculares. Sua função primordial é de proteção mecânica do SNC, formando um verdadeiro coxim líquido entre este e o estojo ósseo.

Além dessa função de proteção mecânica, o liquor contribui para a proteção biológica do SNC contra agentes infecciosos, possibilitando a distribuição mais ou menos homogênea de elementos de defesa, como leucócitos e anticorpos. A cavidade craniana é uma formação rígida preenchida por tecido nervoso, sangue e liquor. Havendo variação de volume de um desses componentes, o volume dos outros componentes se altera compensatoriamente, de modo a manter a pressão intracraniana constante. O liquor exerce também função compensatória de regulação do volume intracraniano. Por exemplo, se houver aumento de volume do parênquima encefálico, como no caso do crescimento de um tumor, há tendência de diminuir a produção do liquor ou de aumentar a sua absorção, com o objetivo de manter inalterada a pressão intracraniana. O mesmo ocorre em casos de hipertensão, em que há aumento do fluxo sanguíneo cerebral. Deve-se lembrar, no entanto, que a compensação feita pelo líquido cefalorraquidiano auxilia somente até certo ponto. Por exemplo, no caso do tumor, à medida que este aumenta muito de volume, o liquor já não consegue mais compensar a pressão intracraniana. O liquor é também um agente de troca de metabólitos entre o sangue e o cérebro, ajudando na nutrição cerebral durante o período embrionário e servindo para transferir produtos residuais do metabolismo do cérebro para a circulação.

Os espaços ocupados pelo liquor dividem-se em internos e externos. Os espaços internos correspondem aos quatro ventrículos cerebrais e ao canal central da medula; os espaços externos estão compreendidos entre a aracnoide e a pia-máter, dividindo-se em espaços subaracnoides cranianos e raquidianos.

O sistema ventricular é constituído de dois *ventrículos laterais*, o *III* e o *IV ventrículos* (Figura 11.10). Os ventrículos laterais localizam-se simetricamente dentro de cada hemisfério cerebral e comunicam-se por meio do forame interventricular (forame de Monro) com o III ventrículo, que fica localizado na linha mediana; continuando caudalmente pelo aqueduto cerebral (aqueduto de Sylvius) até o IV ventrículo, o qual, por sua vez, comunica-se com o canal central do bulbo e da medula espinal. Os ventrículos, o canal central do bulbo e o da medula são revestidos por uma camada simples de células ependimárias, que separa o liquor do tecido nervoso propriamente dito. O liquor do sistema ventricular comunica-se com o liquor do espaço subaracnoide no IV ventrículo, na região da cisterna magna, por duas aberturas laterais, os forames de Luschka.

A maior parte do liquor é formada nos plexos coroides (tufos de tecido conjuntivo, rico em capilares sanguíneos, que se projetam da pia-máter), principalmente nos ventrículos laterais. Daí, o liquor passa ao III e IV ventrículos, ganhando posteriormente o espaço subaracnoide e o canal central medular. A maior parte do liquor é absorvida por granulações aracnoides, situadas principalmente na parte superior do crânio (Figura 11.11). No espaço subaracnoide medular, o liquor circula em direção caudal, mas apenas uma parte retorna, pois há reabsorção liquórica nas pequenas granulações aracnoides existentes nos prolongamentos da dura-máter que acompanham as raízes dos nervos espinais. Como a produção de liquor nos ventrículos excede a sua absorção, o mesmo flui dos ventrículos para o espaço subaracnoide, em que costuma ocorrer a absorção. A taxa de absorção do espaço subaracnoide é diretamente proporcional à pressão intracraniana. A absorção liquórica também ocorre nas veias e vasos linfáticos localizados ao redor dos nervos cranianos e espinais; além disso, acredita-se que algum liquor entre no parênquima cerebral e seja absorvido pelos vasos sanguíneos de lá. Tal absorção ocorre mais frequentemente quando a pressão intracraniana está elevada.

A exploração clínica do espaço subaracnoide na medula é facilitada por certas particularidades anatômicas da dura-máter e da aracnoide na região lombar da coluna vertebral. A medula termina mais cranialmente que o saco dural e a aracnoide que o acompanha. Entre esses dois níveis, o espaço subaracnoide é maior, contém maior quantidade de liquor e, nele, estão apenas o filamento terminal e as raízes que formam a cauda equina. Não havendo perigo de lesão medular, essa área é ideal para a introdução de uma agulha, com a finalidade de retirada de liquor para fins terapêuticos ou diagnósticos. Além disso, é possível realizar punções nesse nível para

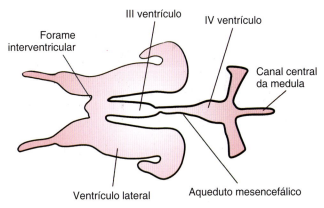

Figura 11.10 Ventrículos cerebrais do cão – vista dorsal.

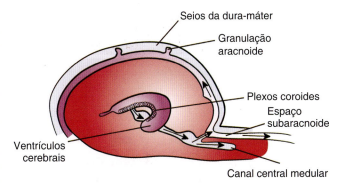

Figura 11.11 Formação e absorção do liquor.

introdução de meios de contrastes durante a realização de exames radiográficos (p. ex., nas mielografias) e para a introdução de anestésicos nas chamadas anestesias raquidianas.

Sistema nervoso periférico

Embora denominado "periférico", este sistema contém fibras nervosas que unem o SNC aos órgãos efetores e/ou receptores, situados na periferia. Essa união justifica a existência de elementos do SNP na medula e no encéfalo; conforme sua topografia, tal sistema pode ser dividido em nervos cranianos e espinais. De acordo com o tipo de neurônio envolvido, são denominados de efetores ou sensitivos. Os neurônios efetores dividem-se, de acordo com a sua função, em neurônios motores e autônomos, ambos eferentes, pois conduzem os estímulos centrais para a periferia.

O SNP inclui, portanto, os 12 pares de nervos cranianos e os 36 pares de nervos espinais.

Você sabia?

- Após diversos estudos histológicos sobre padrões às reações e acerca de atividades do cérebro dos animais, concluiu-se que os cachorros, assim como diversos outros animais, são capazes de experenciar apenas as emoções básicas, entre elas alegria, tristeza, medo, raiva, surpresa e nojo.

Neurônios sensitivos e motores

Dentre as estruturas celulares encontradas no sistema nervoso, o *neurônio* assume importância fundamental por apresentar a capacidade de excitação (polarização e despolarização), sendo responsável por todo o início e manutenção da atividade neurológica.

Os neurônios são funcionalmente divididos em sensitivos e motores, sendo estes últimos responsáveis pelo início e pela manutenção da atividade motora, sendo possível dividi-los em neurônios motores superiores (NMS) e neurônios motores inferiores (NMI) (Figura 11.12).

A associação entre neurônios sensitivos e neurônios motores torna possível a realização de arcos reflexos. Reflexos são respostas biológicas normais, espontâneas e praticamente invariáveis, sendo úteis ao organismo. O arco reflexo é uma resposta básica após a realização de um estímulo, e é por meio de suas várias modalidades (reflexos espinais, reflexos dos nervos cranianos) que parte do exame neurológico será realizada; trata-se de uma resposta motora involuntária (sem supervisão direta de estruturas ligadas à consciência) a um estímulo aplicado a determinada estrutura. Basicamente, três neurônios (em alguns arcos reflexos mais estruturas podem estar envolvidas) são responsáveis pela efetuação de um arco reflexo. Primeiramente, um neurônio sensitivo (aferente) irá captar a informação sensorial e conduzi-la até a medula ou tronco encefálico (dependendo se será um arco reflexo mediado por um nervo espinal ou craniano, respectivamente); depois, fará a conexão com um interneurônio que será responsável pela transmissão dessa informação para um neurônio motor (eferente), o qual, por sua vez, efetuará a estimulação de um músculo. Vários reflexos são utilizados para avaliação neurológica, como os reflexos patelar, palpebral e pupilar. A ocorrência de reflexos espinais depende da integridade de músculos, de seus nervos periféricos e dos respectivos segmentos medulares.

O *neurônio motor superior* tem seu corpo celular na substância cinzenta do córtex cerebral, nos núcleos da base ou em núcleos do tronco encefálico. Seu axônio termina em interneurônios que fazem sinapse com o neurônio motor inferior. O NMS é o responsável pelo início dos movimentos voluntários, manutenção do tônus muscular e regulação da postura.

O *neurônio motor inferior* é um neurônio eferente que liga o SNC ao órgão efetor, como um músculo ou uma glândula. Seu corpo celular é localizado em núcleos encefálicos (núcleos dos NMI dos nervos cranianos) ou na substância cinzenta da medula espinal, e seus axônios deixam a medula pelas raízes nervosas ventrais, em dois pontos da medula espinal, de C6-T2 e de L4-S3, nos chamados plexos braquial e lombossacral, respectivamente. Esses axônios irão fazer parte dos nervos periféricos, terminando em um músculo.

O neurônio motor superior exerce influência inibitória ou moduladora sobre o inferior e, por isso, ao ser lesado, ocorre aumento do tônus (como tônus, entende-se a contração muscular residual existente nos músculos) e dos reflexos, demonstrando hiperatividade do NMI. Também ocorre paresia (perda parcial da atividade motora) ou paralisia (perda total da atividade motora), visto que as informações produzidas nos núcleos motores (corpos celulares dos NMS) não chegam aos músculos. Nesses casos, as paresias geralmente são espásticas e com hiper-reflexia (sendo necessário considerar o tempo decorrido após a lesão, visto que a espasticidade diminui com o tempo).

Por sua vez, em lesões de neurônios motores inferiores, ocorre paresia ou paralisia com diminuição ou ausência dos reflexos (hipo ou arreflexia) e diminuição do tônus muscular. Isso ocorre pelo fato de as informações elétricas não estarem sendo encaminhadas ou por serem enviadas em menor número.

Nervos cranianos

Dos 12 pares de nervos cranianos, 10 fazem conexão com o tronco encefálico, com exceção apenas dos nervos olfatório e óptico, que se ligam ao telencéfalo e ao diencéfalo, respectivamente.

I par, nervo olfatório. Nervo sensitivo, cujas fibras conduzem impulsos olfatórios, originados nas fossas nasais.

II par, nervo óptico. Formado por um feixe de fibras nervosas, que se originam na retina e são responsáveis pela percepção visual, e por um componente sensitivo do reflexo pupilar à luz. Cada nervo óptico une-se com o do lado oposto, formando o quiasma óptico, no qual há cruzamento parcial de suas fibras.

A *via visual* inclui o nervo óptico, o quiasma óptico, os tratos ópticos, os corpos geniculados laterais, as radiações ópticas e o lobo occipital do córtex cerebral. Nos cães e nos gatos, 75 e 65% das fibras do nervo óptico cruzam, respectivamente, o quiasma óptico. Desse modo, a maior parte da sensação visual tem representação contralateral no córtex. As fibras provenientes dos tratos ópticos fazem sinapse com os corpos

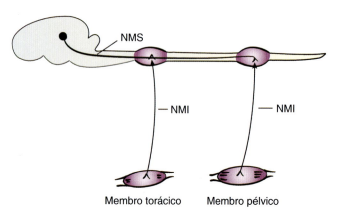

Figura 11.12 Localização dos neurônios motores superior (NMS) e inferior (NMI).

geniculados laterais e, daí, seguem pelas radiações ópticas até o lobo occipital do córtex cerebral. Algumas fibras saem do trato óptico e fazem sinapse no núcleo pré-tectal e, posteriormente, no núcleo de Edinger-Westphal no mesencéfalo. As fibras desse último passam pelo nervo oculomotor (III par), provendo inervação parassimpática para a musculatura lisa da íris. Portanto, ao testar o reflexo pupilar à luz, está sendo testada parte do II e do III par (Figura 11.13).

A *inervação simpática da pupila* parte do hipotálamo e região pré-tectal e desce pelo tronco encefálico até a medula espinal, pelo trato tetospinal, localizado próximo à substância cinzenta no funículo lateral. Os neurônios de primeira ordem fazem então sinapse na coluna cinzenta intermediolateral de T1-T3. Os neurônios de segunda ordem saem da medula espinal pelas raízes ventrais de T1-T3 e unem a cadeia simpática paravertebral e o tronco do nervo vagossimpático ao gânglio cervical cranial. Os neurônios de terceira ordem passam pelo gânglio cervical cranial, atravessam a orelha média, acompanham a divisão oftálmica do nervo trigêmeo quando este sai pela fissura orbital e, então, inervam a musculatura lisa das pálpebras, região periorbital e íris (Figura 11.14).

A *inervação parassimpática da pupila* parte do hipotálamo e desce uma pequena distância pelo tronco encefálico rostral, até o núcleo de Edinger-Westphal no mesencéfalo. Os neurônios de segunda ordem caminham juntamente com o nervo oculomotor pela fissura orbital até o gânglio ciliar. Os neurônios de terceira ordem passam pela região periorbital, indo inervar a musculatura lisa das pálpebras e íris (ver Figura 11.14).

Quando o sistema constituído de nervos ópticos e oculomotores é estimulado pela luz incidindo na retina, a pupila se contrai. Se o animal for cego e apresentar perda da resposta pupilar à luz, é possível que exista alguma lesão na retina, no nervo óptico, no quiasma óptico ou no trato óptico, antes da saída das fibras nervosas para o núcleo pré-tectal. Caso o animal seja cego, mas com pupilas fotorreagentes, então, a lesão deverá estar localizada na via visual após a saída das fibras dos tratos ópticos em direção ao núcleo pré-tectal. Esses achados indicam lesão do trato óptico, corpos geniculados laterais, radiações ópticas ou lobo occipital.

III par, nervo oculomotor; IV par, nervo troclear; VI par, nervo abducente. Nervos motores que penetram na órbita, distribuindo-se aos músculos extrínsecos do globo ocular, quais sejam:

- Elevador da pálpebra superior
- Reto dorsal
- Reto ventral
- Reto medial
- Reto lateral
- Oblíquo dorsal
- Oblíquo ventral.

Todos esses músculos são inervados pelo nervo oculomotor, com exceção do reto lateral e do oblíquo dorsal, inervados, respectivamente, pelos nervos abducente e troclear. Além disso, o nervo oculomotor contém fibras responsáveis pelo controle da constrição e acomodação pupilar por meio de suas fibras parassimpáticas, e o nervo abducente inerva a musculatura retrobulbar, produzindo movimentos de retração do globo ocular. Os núcleos dos nervos oculomotor e troclear estão localizados no mesencéfalo; os do nervo abducente, na ponte.

Quando a fixação do olhar em um objeto tende a ser rompida por movimentos do corpo ou da cabeça, existe um reflexo de movimentação dos olhos que tem por finalidade manter essa fixação. Por exemplo, se um animal está correndo e fixa os olhos em determinado objeto a sua frente, a cada trepidação da cabeça em decorrência da corrida, o olho se move em sentido contrário, mantendo o olhar fixo no objeto. Assim, quando a cabeça se move para baixo, os olhos se movem para cima, e vice-versa.

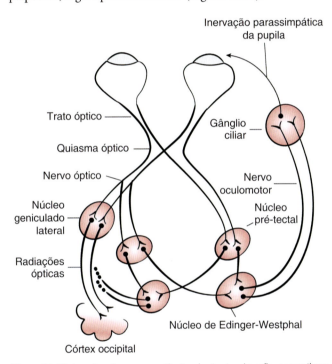

Figura 11.13 Localização neuroanatômica da via visual e reflexos pupilares.

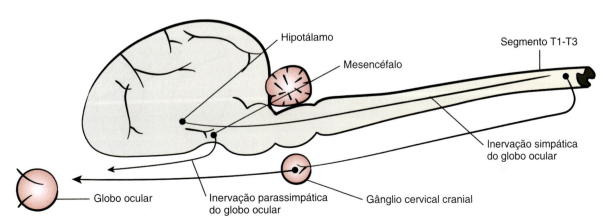

Figura 11.14 Esquema ilustrativo das inervações simpática e parassimpática da pupila.

Caso não houvesse esse mecanismo automático e rápido para a compensação dos desvios causados pela trepidação, o objeto estaria sempre saindo da mácula, ou seja, da parte da retina na qual a visão é mais distinta. Os receptores para esse reflexo são as cristas dos canais semicirculares da orelha interna, em que existe a endolinfa. Os movimentos da cabeça causam movimento da endolinfa dentro dos canais semicirculares, o que determina deslocamento dos cílios das células sensoriais das cristas. Isso estimula os prolongamentos periféricos dos neurônios do gânglio vestibular, originando impulsos nervosos que seguem pela porção vestibular do nervo vestibulococlear, por meio do qual chegam aos núcleos vestibulares. Desses núcleos saem fibras que ganham o *fascículo longitudinal medial* e vão diretamente aos núcleos do III, V e VI pares de nervos cranianos, determinando o movimento do olho em sentido contrário ao da cabeça.

 Você sabia?

- O gato é um animal que tem memória curta. A memória a curto prazo também é chamada "memória de trabalho" e dura somente o tempo suficiente para a execução de uma tarefa; depois, a informação é descartada. Algumas pesquisas estimam que a memória curta do gato dure em torno de 16 h. Para as memórias curtas passarem para a memória longa, precisam ter relevância vital para o animal. No entanto, a pesquisadora Saho Takagi da Universidade de Kyoto, Japão, realizou um trabalho para compreender como o cérebro e a memória do gato funcionam. Um total de 49 bichanos domésticos foram testados de diversas formas. Cada filhote foi exposto individualmente a quatro potes de comida com petiscos diferentes, mas só podia comer o que havia em dois deles. Depois de comer, ele era retirado do local e trazido de volta após 15 min. Os potes continuavam do mesmo jeito e a maioria dos gatinhos despendia mais tempo com as vasilhas que não haviam comido, o que indica que se lembrou do ocorrido. De acordo com o experimento, a pesquisadora pôde concluir que o gato tem memória episódica, pois os animais testados usaram a experiência adquirida. A memória episódica, a qual a pesquisadora se refere, é a mesma que os seres humanos possuem. Ela tem relação com experiências passadas de eventos que ocorreram em determinado local e momento.

Nistagmo é o movimento oscilatório dos globos oculares, caracterizado por um componente rápido e outro lento. Durante a movimentação da cabeça em um animal normal, os olhos desviam-se vagarosamente em direção oposta à da rotação da cabeça e, então, movimentam-se rapidamente de volta em sua direção. Isso causa nistagmo vestibular com um componente lento e outro rápido. Quando a cabeça é rodada para a direita, o canal semicircular desse lado é estimulado e o correspondente canal semicircular à esquerda é inibido. Os impulsos viajam das células ciliadas pelo nervo vestibular aos núcleos vestibulares e daí para o fascículo longitudinal medial. O núcleo oculomotor ipsilateral é estimulado causando a contração do músculo reto medial do olho direito, desviando-o para a esquerda. Simultaneamente, o núcleo abducente contralateral é estimulado, causando a constrição do músculo reto lateral do olho esquerdo, desviando-o para a esquerda. Dessa maneira, o componente lento do nistagmo é produzido. Depois de os olhos se desviarem a certa distância para a esquerda, eles se movimentam rapidamente de volta para a direita, em decorrência de um mecanismo compensatório central proveniente do tronco encefálico. A fase rápida do nistagmo é, portanto, para a direita, a direção para onde a cabeça está sendo girada. Por mecanismos similares, utilizando o fascículo longitudinal medial e suas conexões com o III, IV e VI pares de nervos cranianos, desenvolve-se o nistagmo vertical com uma fase rápida para cima (quando a cabeça é movida para cima) e uma fase rápida para baixo (quando a cabeça é movida para baixo).

Quando um animal sofre rotação, durante a aceleração inicial, a fase rápida ocorre na direção para a qual o animal está sendo rodado. Conforme a rotação continua, a velocidade de rotação torna-se constante e o nistagmo para, visto que não há mais fluxo endolinfático. Quando a rotação do animal é descontinuada, a desaceleração estimula o lado oposto. Um ligeiro nistagmo pós-rotatório é observado, com a fase rápida em direção oposta àquela vista durante a aceleração, ou em direção oposta à da rotação. Portanto, se um animal normal é girado para a esquerda, até que ele pare, será desenvolvido nistagmo pós-rotatório com fase rápida para a direita (Figura 11.15).

V par, nervo trigêmeo. O nervo trigêmeo é um nervo misto, contendo uma raiz sensitiva e uma raiz motora. A raiz sensitiva apresenta três ramos ou divisões: (1) nervo oftálmico, (2) nervo maxilar e (3) nervo mandibular, responsáveis pela sensibilidade dos pavilhões auriculares, pálpebras, córnea, face, cavidade oral e mucosa do septo nasal. A raiz motora do nervo trigêmeo inerva os músculos da mastigação. O nervo trigêmeo localiza-se na ponte.

VII par, nervo facial. O nervo facial contém uma raiz motora, responsável pela atividade dos músculos faciais, e uma raiz sensitiva e visceral, responsável pela inervação das glândulas lacrimal, submandibular e sublingual e pela inervação do palato e dos dois terços craniais da língua (fornecendo paladar). O nervo facial tem grande importância clínica em virtude de suas relações com o nervo vestibulococlear e com estruturas das orelhas média e interna, em seu trajeto intrapetroso, e com a glândula parótida em seu trajeto extrapetroso. O nervo facial passa pelo meato acústico interno, juntamente com o nervo vestibulococlear, passando depois pelo canal facial do osso petroso e orelha média, saindo do crânio pelo forame estilomastóideo.

VIII par, nervo vestibulococlear. Trata-se de um nervo sensitivo, composto de uma porção vestibular e uma coclear que, embora unidas em um tronco comum, têm origem, funções e conexões centrais diferentes. A parte vestibular conduz impulsos nervosos relacionados com o equilíbrio, originados em receptores da porção vestibular da orelha interna. A parte coclear é

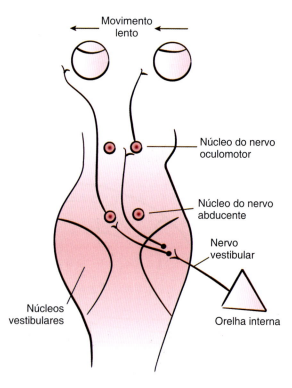

Figura 11.15 Formação da fase lenta do nistagmo horizontal.

constituída de fibras que conduzem impulsos nervosos relacionados com a audição.

IX par, nervo glossofaríngeo. Trata-se de um nervo misto, que inerva músculos da faringe e estruturas palatinas, em conjunto com algumas fibras do nervo vago e que supre a inervação sensitiva para o terço posterior da língua e mucosa faringiana. Este nervo também contém fibras parassimpáticas para as glândulas zigomática e parótida. Os nervos glossofaríngeo, vago e acessório originam-se de um núcleo comum, o núcleo ambíguo, localizado no bulbo.

X par, nervo vago. É o maior dos nervos cranianos – é misto e essencialmente visceral; emerge do crânio e percorre o pescoço e o tórax, terminando no abdome. Nesse trajeto, o nervo vago dá origem a numerosos ramos que inervam a laringe e a faringe, controlando também a vocalização e a função laringiana. Sua principal função é fornecer inervação parassimpática para as vísceras torácicas e abdominais, exceto aquelas da região pélvica.

XI par, nervo acessório. É formado por uma raiz craniana (bulbar) e uma raiz espinal (originária das raízes ventrais dos segmentos cervicais de C1-C5). Fibras da raiz craniana unem-se ao nervo vago e distribuem-se com ele, inervando músculos da laringe. Fibras da raiz espinal inervam os músculos trapézio e parte dos músculos esternocefálico e braquiocefálico. Esses músculos sustentam o pescoço lateralmente e participam dos movimentos dos ombros e parte superior dos membros torácicos.

XII par, nervo hipoglosso. Trata-se de um nervo motor; apresenta seu núcleo localizado no bulbo e inerva músculos extrínsecos e intrínsecos da língua.

Nervos espinais

As raízes dorsais da medula espinal são compostas primariamente de neurônios sensitivos. As raízes ventrais da medula espinal são constituídas de axônios de neurônios motores inferiores. As raízes dorsal e ventral unem-se para formar um nervo espinal periférico, o qual contém uma combinação de processos motores e sensitivos (Figura 11.16).

Inervação da bexiga urinária e do ânus

As raízes nervosas e os segmentos medulares de S1-S3 formam o *nervo pélvico*, que transmite informação sensitiva e inervação motora parassimpática para o músculo detrusor, o músculo liso da parede vesical. O nervo pélvico também transmite informação sensitiva e inervação parassimpática para o músculo liso do cólon descendente e reto. As raízes nervosas e segmentos da medula espinal de S1-S3 também formam o *nervo pudendo*, que transmite informação sensitiva ao esfíncter uretral externo, ao esfíncter anal e à região perineal. Além disso, o nervo pudendo determina a inervação motora do esfíncter uretral externo e do músculo estriado do esfíncter anal.

A contração reflexa da bexiga é conseguida por meio de uma série de eventos que envolvem os nervos pudendo e pélvico, e segmentos da medula espinal de S1-S3. Quando a bexiga se distende, são estimuladas terminações nervosas aferentes (sensitivas) da parede vesical e do esfíncter uretral externo, transmitindo-se impulsos para os nervos pélvico e pudendo e, por meio desses, para a substância cinzenta de S1-S3. Os núcleos detrusores na medula são estimulados e os impulsos parassimpáticos eferentes são transmitidos pelo nervo pélvico, ocorrendo contração do músculo detrusor. Simultaneamente, os núcleos pudendos são inibidos, o esfíncter uretral externo é relaxado e a urina é expelida da bexiga. Trata-se, portanto, de um reflexo automático, em nível medular.

À medida que a bexiga se distende, alguns impulsos sensitivos são levados para os segmentos sacrais da medula espinal e ascendem pela medula e pelo tronco encefálico, para a formação reticular, localizada na ponte e no mesencéfalo, em que se localiza o centro detrusor. Alguns impulsos continuam pelo tálamo e pela cápsula interna para o córtex somatossensorial, em que a sensação da bexiga distendida e a necessidade de urinar são percebidas. Caso a micção seja inapropriada no momento, impulsos do lobo frontal descem e inibem o centro detrusor do mesencéfalo e na ponte. Outros impulsos descem do lobo frontal para os segmentos sacrais da medula, por meio do trato reticulospinal, e estimulam os nervos e núcleos pudendos para produzirem contração e fechamento do esfíncter uretral externo. Por meio desses mecanismos e interações, a micção é inibida nos momentos apropriados. Quando o animal está em um local onde é permitido urinar, a inibição cortical no centro detrusor é liberada e ocorre a contração voluntária do esfíncter uretral externo.

A inervação simpática da bexiga origina-se na substância cinzenta de L2-L5, sai da medula espinal pelos nervos esplâncnicos lombares, faz sinapse no gânglio mesentérico caudal e chega à bexiga por meio dos *nervos hipogástricos*. A inervação simpática da bexiga aumenta o limiar de contração reflexa local e possibilita que o músculo detrusor se distenda e aumente o volume vesical, antes que a contração muscular ocorra. O nervo hipogástrico também promove inervação simpática do músculo liso da uretra proximal e produz dilatação uretral (Figura 11.17).

O reflexo de defecação envolve mecanismos parecidos com o de micção. A distensão estimula aferências do reto e do esfíncter anal que, por meio dos nervos pélvico e pudendo, chegam à substância cinzenta de S1-S3. O nervo pélvico estimula a contração do músculo liso do cólon descendente e do reto; o nervo pudendo é inibido, produzindo relaxamento do esfíncter anal, e as fezes são expulsas.

AVALIAÇÃO NEUROLÓGICA DE CÃES E GATOS

Objetivos

Os objetivos da avaliação neurológica são:

- Determinar se existe disfunção do sistema nervoso

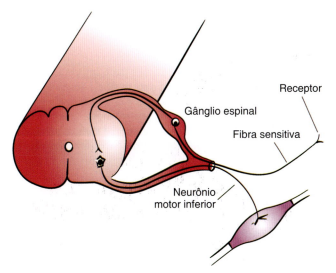

Figura 11.16 Representação da formação de um nervo periférico.

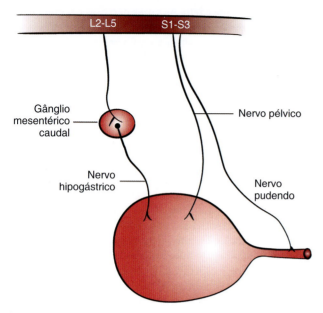

Figura 11.17 Inervação vesical.

- Estabelecer a localização e a extensão do envolvimento neurológico
- Tentar direcionar o diagnóstico e o prognóstico do animal.

Identificação do paciente | Resenha

Antes de iniciar a anamnese e o exame físico, é necessário prestar atenção à identificação do animal, incluindo espécie, raça, idade, sexo e cor da pelagem. Muitos distúrbios neurológicos apresentam predisposição racial. Por exemplo: epilepsia idiopática é mais relatada em cães das raças Border Collie, Cocker Spaniel, Dachshund, Schnauzer miniatura e Poodle; hidrocefalia no Chihuahua e neoplasias cerebrais primárias em Boxer e Boston Terrier. A idade do animal também é importante, pois, em geral, malformações congênitas produzem sinais clínicos em animais com menos de 1 ano. Por outro lado, processos neoplásicos, doenças vasculares e degenerativas são frequentemente observados em cães e gatos com mais de 5 anos. Intoxicações, infecções ou traumatismos não acometem uma idade específica, mas são mais comuns em animais jovens, com tendência a mastigar objetos estranhos, possível protocolo de vacinação incompleto ou pouca experiência com veículos em movimento.

Poucos distúrbios neurológicos apresentam predisposição sexual. Os adenocarcinomas mamários são passíveis de produzir metástases no SNC em fêmeas e os adenocarcinomas prostáticos também podem provocar metástase no SNC em cães machos. Em raras ocasiões, os distúrbios neurológicos genéticos estão relacionados com a cor da pelagem. Gatos brancos de olhos azuis podem ser surdos.

Anamnese | História clínica

A avaliação neurológica de qualquer paciente deve começar com uma anamnese cuidadosa e detalhada. Os sinais clínicos observados em pacientes com lesões ao tecido nervoso refletem o local em que ocorreu a lesão. A maneira como esses sinais começaram e o curso da doença refletem a causa da lesão. Por esse motivo, a anamnese é essencial para a avaliação do paciente, pois requer uma descrição completa do quadro.

É importante que se determine como foram o início e a evolução da doença. A seguir, a anamnese precisa ser conduzida na mesma sequência em que se realiza o exame neurológico. Inicialmente, o dono necessita ser inquerido sobre o nível de consciência do animal e a ocorrência de mudanças de comportamento, de personalidade ou convulsões. Depois, faz-se a avaliação dos nervos cranianos e da locomoção. Finalmente, são obtidas informações a respeito dos antecedentes mórbidos, do ambiente onde o animal vive, do manejo do animal e dos tratamentos anteriormente realizados. Existem muitos antecedentes mórbidos que podem ser relacionados com o quadro neurológico atual. Por exemplo, uma queda ou um atropelamento eventualmente provocam traumatismo cranioencefálico com posterior formação de um foco convulsivo imediatamente após o trauma ou semanas após o evento. Uma cirurgia prévia para retirada de adenocarcinoma mamário sugere, muitas vezes, a existência de metástase em SNC. A descrição do local em que o animal vive é muito importante para que seja possível detectar fontes de substâncias intoxicantes como tintas, inseticidas etc. O manejo incorreto do animal pode ser a causa de um problema neurológico (p. ex., intoxicações por banhos carrapaticidas). O tipo de dieta também é importante para avaliar possíveis deficiências nutricionais. Com relação aos tratamentos anteriormente preconizados, é fundamental saber quais o medicamento utilizado, a dose, o intervalo de administração e a duração do tratamento. Muitas vezes, o medicamento utilizado estava correto, mas houve subdosagem na administração.

Além de anamnese detalhada sobre o problema neurológico, deve-se seguir a rotina normal de anamnese dos outros sistemas, pois, muitas vezes, o quadro neurológico é secundário a um problema em outro órgão ou sistema. Como exemplos, citam-se: distúrbios eletrolíticos, hipoglicemia, encefalopatia hepática ou renal e infecções da orelha média. Além disso, algumas doenças infecciosas causam alterações em outros sistemas além do quadro neurológico, como exemplo, a cinomose, a toxoplasmose, a peritonite infecciosa felina e as retroviroses em gatos. História de distúrbios endócrinos e sinais de poliúria, polidipsia e polifagia podem indicar lesão hipotalâmica ou hipofisária. Essas informações devem ser consideradas ao localizar a lesão.

 Você sabia?

- A habilidade de um gato retornar ao seu lar é denominada "psi-viagem". Pesquisadores especulam que os felinos utilizam luz solar ou células magnéticas cerebrais como uma bússola.

Início da doença

A descrição do início da doença é um dado importante para o diagnóstico. Quando o início é súbito, os sinais desenvolvem-se rapidamente, geralmente alcançando sua intensidade máxima em 24 h. Assim, podem sugerir, por exemplo, traumatismos, intoxicações ou acidente vascular cerebral. Doenças subagudas costumam apresentar sinais que se desenvolvem progressivamente por período de vários dias a algumas semanas. Exemplos incluem a maioria das doenças inflamatórias, infecciosas e algumas doenças neoplásicas. Doenças crônicas são aquelas cujos sinais continuam a se desenvolver por período de meses ou anos (p. ex., distúrbios nutricionais, doenças degenerativas e algumas neoplasias). Outra informação importante é determinar a idade do animal no momento do aparecimento do quadro neurológico. Por exemplo, um animal é consultado aos 2 anos, mas o quadro existe desde os 4 meses de vida.

Evolução da doença | Progressão, estabilidade e melhora

A evolução da doença também está relacionada com o seu início, mas trata-se de um parâmetro um pouco diferente. Caso os sinais sejam estáticos, isto é, não se alterem com o curso da doença, geralmente sugerem anomalias congênitas do tecido nervoso. Caso os sinais sejam progressivos, isto é, ocorre aumento na gravidade dos mesmos, isso sugere inflamação, degeneração ou neoplasia do tecido nervoso que, enquanto não forem tratadas, evoluem progressivamente. Nos casos de melhora clínica sem tratamento, pode-se pensar em intoxicações não muito graves, em que houve eliminação do produto tóxico pelo organismo; em lesões vasculares, como um acidente vascular cerebral de pequena intensidade, em que não houve grave comprometimento às funções neurológicas e ocorre recuperação do tecido nervoso lesado; ou em lesões traumáticas leves, em que há recuperação da função cerebral. Há algumas situações em que há períodos de melhora e piora. Esses casos podem sugerir doenças metabólicas ou instabilidades de coluna vertebral (Figura 11.18).

Os medicamentos utilizados, suas respectivas dosagens, bem como a resposta à terapia prévia, também devem ser investigados. Se houve mudança no quadro clínico do animal durante o curso da doença, é importante que se determine se novos sinais clínicos apareceram ou se apenas os sinais anteriores pioraram. Por exemplo: um animal apresenta tetraparesia e torna-se tetraplégico após 2 semanas. Outro animal apresenta tetraparesia e, após 2 semanas, apresenta sinais de disfunção de nervos cranianos. No primeiro caso, houve piora da lesão, mas, no segundo caso, ocorreu progressão anatômica da lesão; ou seja, há envolvimento de outras partes do sistema nervoso.

Mudanças de comportamento

É necessário ter o máximo de informações do tutor (p. ex., se houve alguma mudança no comportamento do animal); pacientes com lesões no lobo piriforme, por exemplo, podem apresentar agressividade excessiva. Lesões no lobo frontal eventualmente incapacitam o animal em reconhecer o próprio tutor e causam incapacidade para o aprendizado. Animais epilépticos podem alterar seu comportamento um pouco antes ou logo após uma convulsão.

Convulsões

Convulsão é um distúrbio desencadeado por uma descarga elétrica neuronal anormal e excessiva, provocando ou não perda de consciência, movimentos motores e fenômenos viscerais, sensoriais e psíquicos, caracterizando-se, pois, por atividade nervosa qualitativa ou quantitativamente alterada, em parte ou em todo o cérebro. Pode ser desencadeada por um estímulo sensorial, químico ou elétrico, ou ainda por enfermidades intrínsecas do SNC. Devido às características eletroencefalográficas e clínicas, as convulsões são classificadas em *generalizadas* ou *focais*. As convulsões generalizadas manifestam-se principalmente em decorrência de distúrbios metabólicos, intoxicações, enfermidades intrínsecas do SNC e epilepsia idiopática ou da evolução do quadro focal. Caracterizam-se por uma descarga elétrica difusa no córtex cerebral, ocorrendo ao mesmo tempo manifestações clínicas simétricas e sincrônicas em todo o corpo, quase sempre com perda da consciência e presença de salivação, micção e/ou defecação. As convulsões focais originam-se de uma área focal de atividade neuronal anômala, no córtex cerebral. As manifestações clínicas dependem da área que contém o foco, podendo ter características motoras, autonômicas ou comportamentais. Se existirem relatos de convulsões, é importante obter uma descrição detalhada do quadro do paciente. A convulsão é dividida em três fases: (1) pródromo, (2) icto; e (3) pós-icto. *Pródromo* é um período de duração variável (de minutos a dias) que antecede a convulsão e que é possível ou não ser identificado pelo tutor; nessa fase, o animal pode exteriorizar nervosismo, ansiedade, temor inusitado ou extrema atividade física. *Icto* é o evento propriamente dito e tem duração variável, de segundos a minutos. Podem ocorrer várias manifestações, como perda de consciência, queda, movimentos tônico-clônicos, relaxamento de esfíncteres, salivação excessiva e movimentos mastigatórios. *Pós-icto* é a fase da convulsão muitas vezes confundida com o icto. Ela se manifesta por um quadro típico de exaustão ou sonolência, agressividade, desorientação, cegueira transitória, vocalização repetitiva e/ou fome ou sede excessivos.

É necessário perguntar ao tutor se ele percebe essas fases e o que ocorre com o animal. Deve-se determinar como começam as convulsões:

- São focais (apenas uma porção do corpo, por exemplo, um membro) e depois se tornam generalizadas (todo o corpo) ou se são generalizadas desde o início?
- Há ou não perda de consciência?
- O animal cai, urina, defeca ou vocaliza durante a convulsão?
- Existe salivação intensa?

Dependendo da característica da convulsão, é possível supor qual sua causa; por exemplo, um distúrbio metabólico não causará um quadro focal. A descrição do episódio focal auxilia a sugerir a porção do córtex cerebral envolvida ou responsável pelo foco da atividade anormal. Dessa maneira, animais com convulsões focais motoras apresentam a lesão no lobo frontal contralateral; é importante que a duração de cada fase também seja determinada.

Além da avaliação de cada uma das fases da convulsão, outras informações são de extrema importância. Deve-se determinar a idade do animal no momento da primeira convulsão e o intervalo entre os episódios (caso haja mais de uma convulsão). Esses dados implicarão na decisão do início da terapia e na escolha do anticonvulsivante.

A ocorrência de duas ou mais convulsões, não provocadas, em um intervalo de até 24 h, sugere a ocorrência de um quadro de epilepsia, definida como uma doença cerebral que gera convulsões recorrentes.

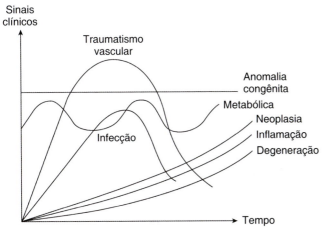

Figura 11.18 Evolução do quadro clínico ao longo do tempo de acordo com a etiologia da enfermidade.

Informações sobre nervos cranianos

Durante a anamnese, é necessário fazer perguntas a respeito dos pares de nervos cranianos, como: o animal está com dificuldade em encontrar o alimento por meio do olfato? Está enxergando bem ou tem batido o corpo contra objetos quando caminha pela casa ou por um lugar estranho? Foi observada alguma alteração na face do animal, como, por exemplo, o lábio mais caído de um dos lados, saliva escorrendo pelo canto da boca ou uma orelha caída em relação à outra? O animal apresenta dificuldade para abrir a boca ou apreender os alimentos? O animal apresenta inclinação da cabeça para um dos lados? Tem ouvido normalmente ou não percebe mais quando um carro ou uma pessoa se aproxima de onde está? A língua do animal fica caída constantemente para um dos lados da boca? Houve alguma mudança no latido do animal? Com essas perguntas, é possível ter uma ideia da existência ou não de lesões comprometendo os nervos cranianos.

Dificuldade em encontrar o alimento pode indicar problema com o olfato; colisões em objetos podem refletir deficiência visual. A assimetria da face com inabilidade para abrir a pálpebra ou mover o lábio ou orelha pode resultar de paralisia do nervo facial. Dificuldade em abrir a boca ou mastigar pode indicar um problema do nervo trigêmeo; a surdez costuma ser ocasionada por doença do nervo coclear. Dificuldade ou incapacidade para engolir estão relacionadas com a disfunção dos nervos glossofaríngeo e vago. Atrofia dos músculos da língua indicam problemas no nervo hipoglosso; vocalização alterada indicam lesões no nervo vago.

Informações sobre locomoção

Finalmente, é preciso obter informações a respeito da locomoção do animal. Se existe incoordenação motora; se ocorrem quedas no momento em que o animal vai se alimentar ou ao correr; se o animal apresenta tendências a andar em círculos ou se anda apoiando-se nas paredes. Deve-se perguntar se o tutor observou movimentos anormais da cabeça ou alterações na postura do animal, a fim de detectar uma possível disfunção cerebelar ou vestibular, respectivamente. Além disso, é necessário verificar se existem sinais evidentes de paresia ou paralisia, passada ou atual. A fase de início, o primeiro lado envolvido, o membro mais afetado, a duração, o curso e a recuperação, se aplicável, precisam ser averiguados para todos os problemas passados ou presentes nos membros. Dor na região cervical e na coluna toracolombar ou lombossacral pode ser manifestada por relutância em subir e descer escadas, sentar-se, subir em móveis, mover o pescoço ou inclinar-se sobre a tigela de comida.

Exame neurológico

Do mesmo modo que nos referimos a uma anamnese completa, o exame neurológico também deve ser precedido por uma avaliação física completa. Caso sejam detectadas anormalidades no ritmo e na frequência cardíaca e respiratória, no exame físico, isso pode ocorrer em virtude de lesões neurológicas.

O exame neurológico é usado para apoiar ou confirmar a informação coletada na história. O clínico tem de ser capaz de determinar se a disfunção do sistema nervoso é primária (tal como um processo infeccioso) ou secundária a uma doença em algum outro sistema (tal como uma alteração metabólica). Se a doença está ocorrendo no sistema nervoso, o local ou locais envolvidos podem ser determinados pelo exame neurológico. Exames neurológicos seriados são frequentemente os guias mais precisos de sucesso terapêutico e prognóstico.

A avaliação neurológica é organizada em uma sequência de observações e conduzida na mesma ordem em todos os pacientes, independentemente da queixa neurológica, a menos que prejudique o animal. Com um método padronizado em todos os pacientes, certos testes não são esquecidos e alterações menos óbvias não são negligenciadas. Com uma correlação anatômica em mente para cada observação, na conclusão do exame, os achados anormais são agrupados para localizar corretamente a lesão. Inicialmente, deve ser feita uma tentativa de correlacionar as alterações encontradas em uma lesão anatômica focal. Caso isso não seja possível, pode se tratar de uma doença multifocal ou difusa. Uma sequência sugerida para o exame neurológico são: avaliação do nível de consciência; avaliação da postura, atitude e da locomoção; exame dos nervos cranianos; avaliação das reações posturais, dos reflexos espinais, palpação e nocicepção.

Avaliação do nível de consciência

O animal pode estar alerta, em depressão, estupor ou coma. O nível de consciência é determinado pela resposta do animal a estímulos externos nocivos. A percepção consciente do meio exterior e de si mesmo caracteriza o estado *alerta*, que é resultante da atividade de diversas áreas cerebrais coordenadas pelo SARA. Entre o estado de alerta e o estado comatoso, no qual o paciente perde completamente a consciência e a capacidade de identificar os acontecimentos do meio que o circunda, é possível distinguir diversas fases intermediárias, em uma graduação cujo principal elemento indicativo é o nível de consciência. Quando a consciência é comprometida de modo pouco intenso, chama-se *obnubilação*. Na *sonolência*, o animal é facilmente acordado, mas logo volta a dormir. À medida que a lesão aumenta em intensidade, o paciente desenvolve *estupor*; nesse estágio, o animal só é possível de ser acordado por um estímulo doloroso. Finalmente, à medida que a lesão se torna muito grave, o animal entra em *coma*. Esse animal não tem como ser acordado, mesmo com um estímulo doloroso.

Qualquer lesão em tronco encefálico rostral, bem como muitas lesões cerebrais difusas, é capaz de produzir anormalidades de consciência. Lesões mesencefálicas geralmente produzem animais que são sonolentos, semicomatosos ou comatosos, com pupilas dilatadas ou semidilatadas, irresponsivas à luz (Quadro 11.1).

Exames neurológicos seriados devem ser executados para avaliar melhora ou piora do animal.

 Você sabia?

- Segundo estudiosos e veterinários, as raças de gatos mais espertas do mundo são: Siamês, Angorá, Abissínio, Bengal e Birmano (não necessariamente nessa sequência).

Quadro 11.1 Localização da lesão e achados no exame neurológico no animal comatoso.

Localização da lesão	Sinais neurológicos
Mesencéfalo	Coma, semicoma
	Arreflexia e dilatação pupilar (uni ou bilateralmente)
	Perda do nistagmo vestibular
	Estrabismo ventrolateral
	Rigidez extensora
Cérebro, diencéfalo	Coma, semicoma
	Miose ou pupilas normais
	Nistagmo vestibular normal

Avaliação da atitude e da postura

A atitude está relacionada com a posição dos olhos e da cabeça em relação ao corpo; a postura relaciona-se com a posição do corpo em relação à gravidade. Um animal sem alterações mantém a sua cabeça em um plano paralelo ao chão. Se o paciente apresenta uma orelha mais próxima do chão que a outra, isto é, se há inclinação lateral da cabeça, isso é chamado de *head-tilt* (Figura 11.19).

Tal anormalidade pode ser um reflexo de dor em algum ponto da cabeça, mas geralmente é um sinal de disfunção unilateral do nervo vestibular, dos núcleos vestibulares, do tronco encefálico ou do lobo floculonodular do cerebelo. O sistema vestibular altera a posição dos olhos, cabeça e membros em resposta a mudanças de posição do animal, mantendo o equilíbrio. De modo geral, o animal inclina a cabeça para o lado da lesão, com o lado afetado mais próximo do chão. A cabeça também pode estar rotacionada, ou seja, observa-se a rotação do plano nasal para os lados direito ou esquerdo, com a cabeça nivelada; definido como *head turn*. A coordenação da cabeça é quase totalmente regulada pelo cerebelo. Em lesões cerebelares, observa-se fino tremor da cabeça, regular durante o repouso, tornando-se pior à medida que o animal tenta executar uma tarefa específica, como farejar o solo ou se alimentar. Isso é denominado *tremor intencional ou tremor de intenção*, pois se agrava quando o animal tem a intenção de iniciar um movimento. Quanto à postura dos membros, espera-se que o animal seja capaz de se manter com os membros perpendiculares ao chão, com as patas na direção do ombro e bacia e com o peso igualmente distribuído nos quatro membros. Postura anormal pode ser causada por propriocepção alterada, por fraqueza ou por dor. Uma posição em que o animal mantém os membros muito afastados geralmente reflete perda de equilíbrio e é observada em lesões cerebelares, de tronco encefálico e distúrbios vestibulares periféricos (Figura 11.20). Animais com lesões cerebelares permanecem em estação com as patas muito afastadas e apresentam oscilação corporal para a frente e para trás, com a cabeça balançando suavemente.

Lesão em tronco encefálico ocasiona a postura definida como *rigidez de descerebração*. Nessa postura, o animal apresenta extensão de todos os membros, com diminuição do estado de consciência e, por vezes, com a presença do *opistótono* (dorsiflexão do pescoço e da cabeça). A presença do opistótono também pode ser evidenciada na *rigidez de descerebelação*, porém nesta não é observada alteração de consciência e nota-se a extensão dos membros torácicos com flexão de quadris, evidenciando uma lesão cerebelar aguda. A postura de *Schiff-Sherrington* corresponde à lesão no segmento medular espinal entre T2 e L5, e o animal apresenta extensão de membros torácicos com paralisia de membros pélvicos. Ainda, pode-se identificar posturas *plantígrada* ou *palmígrada*, relacionadas com doenças musculoesqueléticas ou neuromusculares, especialmente polineuropatias.

Avaliação da locomoção

Locomoção normal requer complexa integração entre o cérebro, os tratos motores descendentes no tronco encefálico e medula, os motoneurônios, os nervos periféricos, as junções neuromusculares e os músculos. Os movimentos corporais são iniciados pelo córtex cerebral e núcleos subcorticais. O cerebelo coordena esses movimentos e o sistema vestibular mantém a postura e o equilíbrio do corpo, enquanto os movimentos são realizados. A medula espinal e os nervos periféricos conduzem os impulsos sensitivos e motores.

A habilidade para se manter em estação e se mover depende da integridade dos sistemas motor e proprioceptivo. A propriocepção detecta a posição e o movimento das várias partes do corpo. Nos músculos, tendões e articulações, existem receptores sensitivos para movimento e tensão. Essas informações são levadas por nervos periféricos até a medula espinal, a qual integra os reflexos locais envolvidos na postura e nos movimentos. A informação proprioceptiva também caminha por meio de tratos medulares ascendentes até o tronco encefálico, cerebelo e cérebro, os quais integram um movimento coordenado. Qualquer lesão afetando o sistema motor ou o sistema proprioceptivo pode alterar a locomoção.

Enquanto se avalia a locomoção, deve-se incentivar o animal a andar e a correr, bem como caminhar em círculos; além disso, se houver escada por perto, o ideal é fazê-lo subir e descer, o que exige mais do sistema nervoso, possibilitando perceber mínimas anormalidades. Para essa avaliação, torna-se essencial que o exame seja realizado em superfície áspera, e não lisa. Ademais, é necessário verificar os coxins, para ver se há desgaste maior em um deles, que possa indicar problema de locomoção.

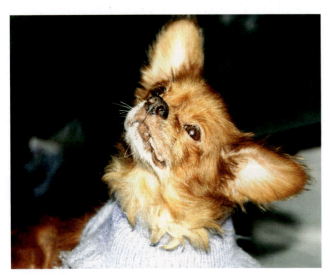

Figura 11.19 Animal com inclinação lateral da cabeça decorrente de vestibulopatia. (Imagem gentilmente cedida pelo Dr. Wagner Sato Ushikoshi.)

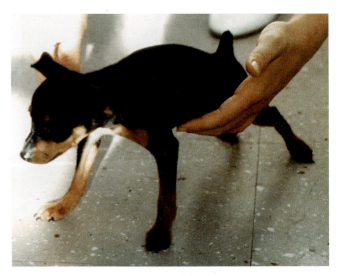

Figura 11.20 Animal com alteração de postura dos membros, decorrente de lesão cerebelar.

Coordenação adequada traduz o bom funcionamento de pelo menos dois setores do sistema nervoso: (1) o cerebelo (centro coordenador) e (2) a propriocepção. À sensibilidade proprioceptiva cabe informar continuamente ao centro coordenador as modificações de posição dos vários segmentos corporais. Distúrbios sensitivos – isto é, perda da propriocepção – costumam resultar em perda da coordenação motora.

A perda de coordenação motora é denominada *ataxia* e, nesses casos, os animais tropeçam, caem ou cruzam os membros ao andar (Figura 11.21). Nesse contexto, torna-se importante o clínico excluir causas que podem atrapalhar sua interpretação, como fraqueza ou doença musculoesquelética.

A ataxia pode ser de três tipos: (1) *cerebelar*; (2) *sensorial*; e (3) *vestibular*. Em lesões cerebelares, o andar é composto por uma série de movimentos incoordenados, espasmódicos, interrompidos, referidos como *dismetria*. Um animal com dismetria apresenta medição inexata da distância (o animal não consegue alcançar com precisão o alvo) ao realizar movimentos voluntários. Nesses casos, os movimentos dos membros podem ser exagerados (*hipermetria*) ou diminuídos (*hipometria*). Uma lesão cerebelar unilateral tende a produzir incoordenação do membro anterior e posterior do mesmo lado do corpo; o andar do animal é firme e não há paresia. A ataxia sensorial é causada por lesão que afeta as vias proprioceptivas gerais no nervo periférico, raiz dorsal, medula espinal, tronco encefálico e cérebro. Há perda da noção da posição dos membros e do corpo; isso causa incoordenação, resultando em postura com os membros afastados quando em estação e locomoção incoordenada. Pelo fato de as vias proprioceptivas estarem intimamente associadas às vias motoras, muitas vezes, a ataxia sensorial é acompanhada de paresia. Nas lesões da sensibilidade proprioceptiva, o paciente utiliza a visão para controlar os movimentos incoordenados. Se vendar os olhos do animal, acentua-se a ataxia; tal fato não ocorre nas lesões cerebelares. Disfunções vestibulares unilaterais podem resultar em ataxia vestibular, caracterizada por inclinação e queda para um dos lados. É possível observar outros sinais de distúrbio vestibular, como inclinação da cabeça e nistagmo.

No entanto, é preciso correta avaliação do paciente para sugerir o distúrbio vestibular, especialmente na presença de um sinal frequente que é o andar em círculos. Lesões em córtex frontal, núcleos da base, sistema vestibular central ou periférico podem levar a esse quadro.

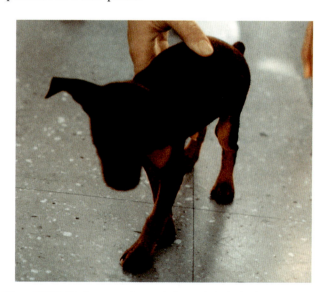

Figura 11.21 Ataxia em um cão com lesão cerebelar (animal cruza os membros anteriores ao andar).

Você sabia?

- Os cães não conseguem verbalizar aquilo que sentem, mas tentam por meio de expressões faciais, movimento do rabo e emitindo sons. Felicidade, curiosidade, agitação, confiança, timidez, submissão, agressividade, entre outros sentimentos, podem ser percebidos pelos tutores com o tempo.

Lesões do lobo frontal e projeções da cápsula interna relacionadas com o lobo frontal deixam o animal demente, que não reconhece mais o dono e torna-se incapaz de aprender. Os animais afetados costumam andar compulsivamente, perdem-se em lugares afastados e prensam suas cabeças contra objetos. Se a lesão for unilateral, o animal geralmente anda em círculos, largos ou apertados, em direção ao lado da lesão. Isso pode ser diferenciado do andar em círculos decorrente da lesão vestibular, porque a cabeça não está pendente, o animal é demente e frequentemente circula até ter um colapso por exaustão. Em lesões vestibulares unilaterais, a cabeça do animal está pendente, ele é mentalmente normal e a locomoção não é compulsiva.

Paresia é a perda incompleta da função motora voluntária e, muitas vezes, é evidenciada como uma fraqueza dos membros. O animal apresenta capacidade limitada para iniciar ou sustentar atividades motoras, como caminhar, podendo apresentar tropeços ocasionais. Quando apresenta perda total da função motora voluntária, ou seja, quando incapaz de andar, o quadro é denominado "*paralisia*" ou "*plegia*". A presença de paresia ou paralisia é indicativa de lesão em neurônios motores superior ou inferior.

Quando esses sintomas acometem todo um lado do corpo, trata-se de *hemiparesia* ou *hemiplegia*; quando afetam apenas os membros pélvicos, *paraparesia* ou *paraplegia*; quando acometem um único membro, *monoparesia* ou *monoplegia*; e, finalmente, se os quatro membros estão envolvidos, *tetraparesia* ou *tetraplegia*.

O modo de andar pode ser graduado de 0 a 5, sendo:

- 0 = paralisia completa
- 1 = paresia com algum movimento
- 2 = paresia com a capacidade de suportar o peso, mas sem dar passos
- 3 = paresia com a capacidade de suportar o peso e dar alguns passos
- 4 = paresia leve, apenas com tropeços ocasionais
- 5 = resistência normal.

A claudicação, comumente relacionada com doenças ortopédicas, também pode decorrer de lesões neurológicas. O clínico deve se atentar que presença da sensibilidade dolorosa, marchas rígidas e/ou caminhar com passos curtos necessitam ter como diagnósticos diferenciais compressões ou inflamação de raiz nervosa ou nervo espinal, ou ainda, comprometimento de neurônios motores.

Movimentos anormais, como mioclonia, miotonia ou tremores, também podem ser observados nas lesões neurológicas. A mioclonia é vista como espasmos rápidos e rítmicos em um músculo ou grupo muscular. Miotonia refere-se ao atraso no relaxamento depois de uma contração muscular, o que promove uma rigidez local. Os tremores ocorrem de maneira localizada em uma região do corpo (*tremor intencional*) ou generalizada, quando há o envolvimento de todo o indivíduo.

Os distúrbios locomotores, na ausência dos "sinais de cabeça", isto é, de alterações do nível de consciência, comportamentais ou de nervos cranianos, são provavelmente causados por lesões da medula espinal cervical, lesões multifocais ou difusas da medula espinal, lesões difusas do nervo periférico, lesões na junção neuromuscular e lesões musculares difusas.

Exame dos nervos cranianos

Com exceção da síndrome de Horner (perda da inervação simpática do globo ocular), distúrbio em um ou mais nervos cranianos confirma a existência de lesão acima do forame magno. Os nervos cranianos devem ser todos testados bilateralmente, verificando-se a existência de assimetria entre os lados. Existe a possibilidade de a lesão ser periférica, após a emergência do nervo e durante seu trajeto até inervar o músculo. Em geral, lesões periféricas são unilaterais e apenas um nervo craniano está envolvido.

I par | Olfatório

Este nervo é difícil de ser testado e distúrbios clínicos de olfação são raramente reconhecidos em veterinária. Animais com lesões do nervo olfatório apresentam dificuldade de encontrar alimentos e de caçar. A existência de capacidade olfatória é sugerida quando o animal explora o recinto do exame, cheirando o local em que outros animais permaneceram.

Diminuição da capacidade olfatória é denominada *hiposmia*, e perda total da olfação chama-se *anosmia*. A avaliação do nervo é realizada após verificar que as narinas não estejam obstruídas. Então, os olhos são vendados e uma substância não irritante ou um alimento é colocado próximo ao animal, para verificar se ele percebe. O uso de substâncias irritantes, como álcool ou éter, estimula terminações do nervo trigêmeo na mucosa nasal e confunde a interpretação do teste.

II par | Óptico

Para testar a via visual, deixamos um chumaço de algodão cair para ver se o animal é capaz de acompanhá-lo. O algodão é usado porque ele não fará barulho, o que estimularia o nervo coclear. Outra possibilidade é mover a mão na frente do animal para verificar se seus olhos a seguem. Mais uma maneira de avaliar a capacidade visual é fazer o animal andar em ambiente com pouca luz e com obstáculos no seu caminho, a fim de verificar sua habilidade em desviar de obstáculos. As condições mentais do animal devem ser cuidadosamente avaliadas, uma vez que um animal em quadro demencial com andar compulsivo irá chocar-se de encontro a obstáculos devido à falta de resposta aos estímulos ambientais. Um animal cego baterá em objetos no recinto de exame que não lhe é familiar.

Resposta à ameaça. A resposta à ameaça é usada para testar o nervo óptico (cuja função é sensitiva), o nervo facial (com função motora) e suas conexões centrais no córtex cerebral, tronco encefálico e cerebelo. O teste é realizado fazendo um gesto com a mão em direção à face do animal, a uma distância mínima de 15 cm para evitar correntes de ar pelo movimento das mãos, o que estimularia a córnea e não o nervo óptico (Figura 11.22). A resposta a esse teste também pode estar ausente em animais muito jovens (especialmente com menos de 12 semanas).

Resposta normal é o fechamento das pálpebras ou a retirada da cabeça. A perda da resposta à ameaça costuma indicar lesão nos seguintes locais:

- Retina
- Nervo óptico
- Trato óptico
- Córtex cerebral
- Tronco encefálico
- Cerebelo
- Nervo facial (Figura 11.23).

Uma vez determinado o grau do distúrbio visual, sua eventual assimetria e o lado primário da alteração, os reflexos pupilares são testados.

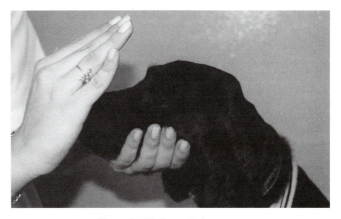

Figura 11.22 Resposta à ameaça.

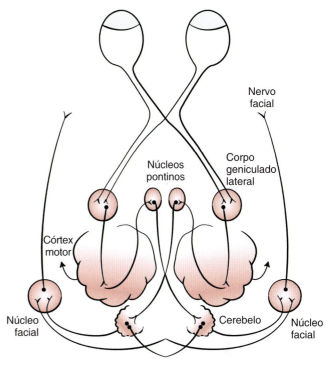

Figura 11.23 Representação esquemática das vias envolvidas na resposta à ameaça.

Reflexo pupilar à luz. Antes de testar o reflexo pupilar à luz, é necessário verificar o tamanho e a simetria das pupilas. As pupilas podem estar contraídas, isto é, em *miose*; dilatadas (em *midríase*) ou é possível haver *anisocoria* (uma pupila dilatada e uma contraída). A igualdade do diâmetro pupilar chama-se *isocoria*. A anisocoria é produzida tanto por lesão do sistema nervoso simpático como do parassimpático, devendo-se determinar qual pupila é anormal e qual sistema de inervação autônoma está afetado; então, é necessário localizar o dano dentro da via simpática ou parassimpática. Anisocoria leve é comum em gatos e ocasionalmente vista em cães. Na ausência de outros sinais neurológicos, é considerada como sem significado clínico.

O reflexo pupilar é examinado por meio de feixe luminoso (lanterna de bolso) em ambiente de pouca luminosidade; o examinador incide o feixe de luz em uma pupila e observa a resposta nos dois lados. Quando um olho recebe estímulo luminoso, há contração pupilar intensa neste e contração em menor grau no outro. A resposta no olho estimulado é o chamado *reflexo pupilar direto*, enquanto a resposta no outro é o *reflexo pupilar indireto* ou *reflexo consensual*, e ocorre em virtude do cruzamento das fibras dos nervos ópticos dos dois lados, em nível de quiasma óptico.

Pupilas muito dilatadas (midriáticas) podem ser resultado de influências simpáticas excessivas, como em um animal amedrontado ou hiperexcitado, ou de perda da inervação parassimpática do globo ocular. Se houver perda da inervação parassimpática, o animal vai apresentar midríase no olho afetado, sem resposta a estímulo luminoso, e miose no globo ocular normal por um reflexo consensual, em decorrência de excessiva quantidade de luz que entrará pela pupila anormalmente dilatada. Pode ainda ocorrer discreta ptose palpebral superior, se houver acometimento concomitante do nervo oculomotor.

Pupilas contraídas (mióticas) podem ser resultado de influências parassimpáticas excessivas, como é observado em intoxicações por organofosforados ou na perda da inervação simpática do globo ocular. Havendo perda da inervação simpática, o animal vai apresentar a chamada "síndrome de Horner", que se caracteriza por miose, ptose palpebral, enoftalmia e protrusão da terceira pálpebra.

 Você sabia?

- Um cão consegue ser mais objetivo e racional que um ser humano, tomando decisões mais assertivas. Mesmo que ele escolha um caminho que possa parecer mais longo, existe sempre uma lógica na preferência. Outro ponto que pode parecer incomum, é que os cães são bons em matemática básica, com uma capacidade que se assemelha à de uma criança pequena.

De acordo com os achados do exame neurológico, é possível localizar a lesão na via óptica (ver Figura 11.13). Se existir distúrbio visual ou cegueira unilateral, com reflexos fotomotor direto e consensual ausentes, conclui-se que a lesão se localiza no nervo óptico ipsilateral. Se o distúrbio visual ou a cegueira forem bilaterais e as pupilas se apresentarem dilatadas, irresponsivas à luz direta ou consensualmente, deve-se suspeitar de lesão do nervo óptico ou do quiasma óptico, sendo mais comum, no entanto, acometimento bilateral do nervo óptico. Se houver distúrbio visual ou cegueira unilateral com respostas pupilares normais, a lesão localiza-se no corpo geniculado lateral, na radiação óptica ou no córtex cerebral occipital contralateral. Se a cegueira for bilateral e a resposta ao estímulo luminoso for normal, deve-se suspeitar de lesão bilateral dos tratos ópticos, corpos geniculados laterais, radiações ópticas ou córtex occipital (Quadro 11.2).

Para localizar a lesão dentro da via simpática ou parassimpática, é necessário considerar outros achados do exame neurológico. Anormalidades pupilares causadas por lesões acima do mesencéfalo são de difícil localização; aquelas associadas a lesões de outros nervos cranianos podem localizar a lesão em determinado segmento do tronco encefálico. A hemiplegia acompanhada de síndrome de Horner, sem lesões de nervos cranianos, é mais comumente observada em lesões da medula espinal cervical, ipsilateral. A monoplegia de um membro dianteiro associada à síndrome de Horner ocorre comumente em virtude de lesão das raízes nervosas de C8-T2. A síndrome de Horner sem outro distúrbio neurológico pode ser causada por lesão do tronco vagossimpático na região do pescoço e quando associada a sinais de disfunção vestibular, por lesões da orelha média.

Caso a inervação parassimpática da pupila seja afetada por uma lesão mesencefálica extensa, corre-se o risco de também existir nível de consciência diminuído ou coma. Se a lesão mesencefálica for pequena, poderá ocorrer hemiparesia contralateral e pupila dilatada irresponsiva. Se a porção motora somática do nervo oculomotor também for afetada, será possível haver estrabismo com desvio ventrolateral do globo ocular. Se o único achado for uma pupila dilatada e irresponsiva, sem outras alterações neurológicas, mas acompanhada de paresia do globo ocular ou estrabismo, então a lesão deve estar localizada no nervo oculomotor após sua saída do mesencéfalo.

Uma série de distúrbios oftálmicos pode produzir anisocoria ou distúrbios visuais; por isso, todo paciente necessita passar por um exame oftalmológico completo, além do exame neurológico.

III, IV e VI pares | Oculomotor, troclear e abducente

A posição do globo ocular é dada pelo funcionamento harmônico dos vários músculos extraoculares. Havendo predomínio de um deles (por paresia ou paralisia de seu antagonista), ocorre o que se chama *estrabismo*, isto é, o desvio de posicionamento do globo ocular (Figura 11.24).

O nervo oculomotor inerva os músculos extraoculares, junto com os nervos troclear e abducente, e a pálpebra superior. Apresenta ainda um componente parassimpático, responsável pela acomodação visual à luz. Lesões no nervo oculomotor, afetando o componente parassimpático, podem causar estrabismo ventrolateral, ptose palpebral e midríase. Lesões no nervo troclear causam estrabismo dorsomedial e lesões no nervo abducente causam estrabismo medial. Esses três nervos são testados pela observação da posição e da mobilidade ocular. Para avaliar

Quadro 11.2 Distúrbios visuais e alterações de reflexos pupilares nas lesões ao longo da via visual.

Localização da lesão	Achados de exame neurológico
Nervo óptico unilateral	Distúrbio visual unilateral ou cegueira com ausência de reflexo fotomotor direto ou consensual do olho ipsilateral
Nervo óptico bilateral ou quiasma óptico	Distúrbio visual bilateral ou cegueira com ausência de reflexo fotomotor direto ou consensual de ambos os olhos
Trato óptico unilateral	Distúrbio visual contralateral com respostas pupilares variáveis conforme a porção envolvida do trato. Em geral, os reflexos pupilares são normais
Núcleo geniculado lateral unilateral, radiações ópticas e córtex cerebral occipital	Distúrbio visual contralateral com respostas pupilares normais
Núcleos geniculados bilaterais, radiações ópticas ou córtex do lobo occipital	Distúrbio visual bilateral com respostas pupilares normais à luz

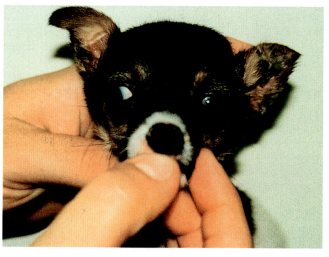

Figura 11.24 Animal com estrabismo ventrolateral.

a mobilidade do globo ocular e verificar a existência de estrabismo, o examinador deve manter inicialmente a cabeça na posição anatômica normal e, em seguida, movimentá-la para cima, para baixo e para os lados, sempre observando as alterações no posicionamento dos globos oculares (Figura 11.25). Para pacientes com sensibilidade dolorosa em região cervical, ou na suspeita desta, as manobras supracitadas são evitadas.

O estrabismo também pode ser observado em doenças do sistema vestibular. Ele é transitório e aparece somente com a cabeça em certas posições. Existe uma conexão do núcleo desses três nervos com o sistema vestibular, justamente para que haja acomodação visual quando ocorrem mudanças na posição do corpo. Por isso, em lesões do sistema vestibular, há o aparecimento do dito *estrabismo posicional*. Trata-se de um reflexo do desequilíbrio entre o sistema vestibular e sua ação sobre o III (oculomotor), IV (troclear) e VI (abducente) pares de nervos cranianos. Estrabismo causado por alterações de núcleos de nervos cranianos no tronco encefálico geralmente vem acompanhado de outros sinais de distúrbios neurológicos, uma vez que poderão ser afetadas estruturas anatômicas vizinhas. Além disso, é necessário lembrar-se de que animais com massas retrobulbares podem apresentar estrabismo caso a massa desloque o globo ocular.

V par | Trigêmeo

A porção sensitiva do nervo trigêmeo apresenta três ramos: oftálmico, maxilar e mandibular. Os dois primeiros serão avaliados após estimular, por meio do toque, os cantos medial e lateral das pálpebras durante o reflexo palpebral; isso deve ser feito de modo associado ao pinçamento do lábio superior lateral ao dente canino (Figura 11.26). A resposta ocorrerá em conjunto com a porção motora do nervo facial. Isso significa que, quando se provoca o estímulo sensitivo, a resposta motora que ocorre é uma ação do nervo facial.

Se essas porções se moverem após o estímulo, isso significa que tanto a porção sensitiva do nervo trigêmeo quanto a motora do nervo facial estão normais. Se não houver resposta, é preciso determinar qual dos dois nervos apresenta o problema. Se o nervo facial estiver lesado, a orelha e o lábio tendem a estar paralisados e caídos, pode haver desvio de posição do nariz e não haverá reflexo palpebral. Nesse caso, o animal sente o estímulo, mas não contrai a musculatura. No entanto, ele até vocaliza e/ou retira a cabeça para o lado ou para trás. Caso o problema seja no nervo trigêmeo, não haverá resposta alguma, porque o animal não percebe o estímulo.

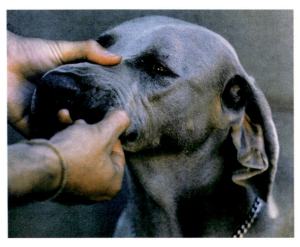

Figura 11.26 Avaliação da sensibilidade da face. Após a estimulação do lábio, o animal apresenta contração da musculatura facial.

Eventualmente, pode haver hiperestesia, isto é, resposta exagerada por um aumento da sensibilidade local.

Os ramos oftálmicos e maxilar também são avaliados quanto à sensibilidade na região nasal. Com o auxílio de uma haste de algodão, identifica-se o recuo ou o afastamento da cabeça após a estimulação do septo nasal e das partes externas da narina, bilateralmente.

A porção motora do nervo trigêmeo deve ser avaliada por intermédio da inspeção de assimetrias dos músculos temporal e masseter, além da palpação da região para identificar atrofias ou aumentos de volume. Ainda, é possível observar a resistência ao fechamento da mandíbula, especialmente com o envolvimento bilateral (Figura 11.27).

VII par | Facial

O nervo facial fornece a função motora para os músculos da expressão facial. O nervo é testado observando-se a simetria facial, o reflexo palpebral e, além disso, testando-se junto o nervo trigêmeo, como já foi comentado. Lesões do nervo facial geralmente resultam em paralisia das orelhas. Quando a lesão é unilateral, a orelha fica caída, em posição mais baixa que a do lado oposto, em decorrência da perda do tônus dos músculos afetados. Em casos de denervação crônica, os músculos auriculares fibrosam e a orelha do lado afetado

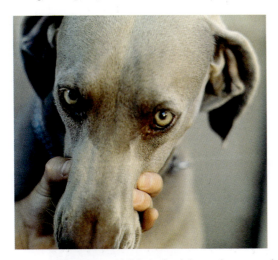

Figura 11.25 Avaliação da mobilidade do globo ocular, movendo-se o focinho na direção do solo.

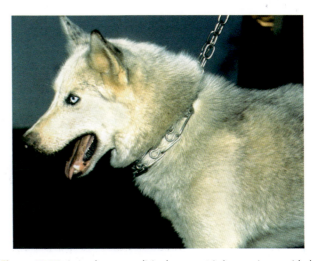

Figura 11.27 Animal com paralisia do nervo trigêmeo e incapacidade para fechar a boca.

fica retraída, assumindo posição mais elevada que a do outro lado. Os animais apresentam ptose labial e paralisia do nariz (Figura 11.28).

O nariz tende a desviar-se para o lado contrário da lesão; na denervação crônica e fibrose muscular, pode ficar elevado em direção ao lado da lesão e o lábio retraído, em virtude dos músculos fibrosados. É possível haver perda da saliva (sialorreia) pelo lado afetado. Caso haja lesão da porção parassimpática do nervo facial, responsável pela inervação das glândulas salivares, mandibular e sublingual, as mucosas do lado afetado podem ficar ressecadas. Observa-se ainda incapacidade para fechar as pálpebras; com lacrimejamento excessivo devido à exposição constante. Se a porção parassimpática do nervo facial, a qual inerva as glândulas lacrimais, também estiver acometida, haverá diminuição da produção do filme lacrimal, desenvolvendo-se ceratoconjuntivite seca com a ocorrência de úlceras de córnea. Infecções das orelhas média e interna podem produzir distúrbios combinados dos nervos facial e vestibulococlear.

VIII par | Vestibulococlear

A audição pode ser grosseiramente testada se, com o animal de olhos vendados, houver estímulos sonoros ambientais, como brinquedos barulhentos ou ainda assobios de forma inesperada. O animal deve virar a cabeça na direção do som. O tutor pode referir essa alteração na anamnese, indicando que o paciente continua dormindo após ruídos importantes, por exemplo. Lesões bilaterais resultam em ausência de resposta; no entanto, lesões unilaterais são muitas vezes difíceis de determinar. Uma avaliação mais objetiva e precisa inclui a utilização de testes eletrodiagnósticos (potencial evocado auditivo).

A porção vestibular é testada por meio da avaliação da mobilidade extraocular (ocorrência de estrabismo posicional ou nistagmo), postura da cabeça e locomoção. Lesão no nervo vestibulococlear pode causar surdez, inclinação da cabeça para o lado da lesão (quando for unilateral), queda, rolamento para o lado da lesão, andar em círculos para o lado da lesão, estrabismo posicional e nistagmo espontâneo. Doenças do lobo floculonodular do cerebelo podem causar os sinais vestibulares anteriormente mencionados.

No caso de nistagmo espontâneo, é preciso determinar se é horizontal, vertical ou rotatório. A cabeça e o corpo são colocados em várias posições como lateral esquerda e direita, em decúbito dorsal e esternal, para estabelecer a ocorrência e a qualidade do nistagmo. O nistagmo espontâneo ocorrendo em direção horizontal ou rotatória é visto frequentemente em doenças agudas do canal semicircular ou do nervo vestibular, mas também pode ocorrer em lesões vestibulares centrais. O nistagmo espontâneo vertical é observado em lesões vestibulares centrais, afetando os núcleos vestibulares e o lobo floculonodular do cerebelo.

Durante a maioria dos processos patológicos, o lado afetado é menos ativo que o lado normal; o nistagmo espontâneo resultante apresenta um componente rápido na direção oposta à da lesão. Nas lesões irritativas, o lado afetado será o mais ativo e a fase rápida se dará para o lado da lesão; no entanto, isso é raramente observado em medicina veterinária. A direção do nistagmo é dada pelo componente rápido. Isto é, se o animal apresenta um movimento rápido do globo ocular para a direita e lento para a esquerda, diz-se que ele se encontra com nistagmo horizontal à direita.

Nos distúrbios vestibulares bilaterais, a cabeça pendente e o nistagmo estão frequentemente ausentes. O animal pode estar atáxico pela perda de equilíbrio e esses sinais podem ser confundidos com aqueles dos distúrbios cerebelares. No entanto, em uma observação mais minuciosa, não haverá hipermetria, tremor de intenção ou a característica oscilação da cabeça, observados nas doenças cerebelares. Na doença vestibular bilateral, o animal cai para qualquer um dos lados.

Nos distúrbios vestibulares unilaterais, os animais podem andam em círculos fechados para o lado da lesão e apresentam relutância para virar na direção oposta. Ele ainda se inclina e pode andar ao longo de uma parede pelo lado afetado, buscando apoio (Figura 11.29).

No distúrbio vestibular periférico, há diminuição do tônus extensor do lado afetado e aumento do lado oposto; portanto, o animal se inclina para o lado da lesão. Essa inclinação não deve ser confundida com hemiparesia, em que se observa evidente perda da força muscular. O animal pode, ainda, esbarrar em objetos pela perda de equilíbrio. Animal com distúrbio vestibular periférico agudo está sempre tão desorientado que é possível observar o rolar contínuo e a incapacidade de se manter em estação.

Em uma infecção simples da orelha interna, a locomoção do animal é apenas levemente atáxica, podendo tropeçar para o lado da lesão. Ocasionalmente, especialmente em gatos, a infecção poderá ascender pelo nervo vestibular e causar abscesso

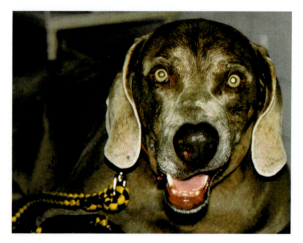

Figura 11.28 Animal com paralisia unilateral do nervo facial. (Imagem gentilmente cedida pelo Dr. Wagner Sato Ushikoshi.)

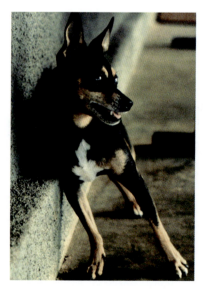

Figura 11.29 Animal com distúrbio vestibular unilateral.

no tronco encefálico ou um quadro de meningite. Se ocorrer ascensão da infecção, é possível observar hipermetria ipsilateral, hemiparesia e alterações nas reações posturais (Quadro 11.3).

IX par | Glossofaríngeo
O nervo glossofaríngeo é responsável pelo paladar, pela deglutição e está envolvido no reflexo do vômito. Ele é testado observando-se o reflexo de deglutição, por compressão externa da faringe (Figura 11.30), e de vômito, por estímulo digital direto da faringe. Lesões do nervo glossofaríngeo causam ausência do reflexo de vômito, diminuição do tônus faringiano, disfagia e regurgitação.

X par | Vago
O nervo vago é testado juntamente com o nervo glossofaríngeo. Lesões no nervo vago causam ausência do reflexo de vômito, disfagia, vocalização alterada e sinais gastrintestinais e cardiopulmonares. Lesões bilaterais podem causar paralisia laringiana com respiração estertorosa e dispneia inspiratória, além de megaesôfago.

XI par | Acessório
Não há uma maneira de testar este nervo a não ser por eletrodiagnóstico. Lesões podem causar atrofia da musculatura do pescoço.

XII par | Hipoglosso
O nervo hipoglosso é responsável pela inervação motora da língua. É testado indiretamente ao observar o animal ingerindo água, por exemplo. Lesões do nervo hipoglosso causam assimetria, atrofia e desvio da língua. No início da paralisia unilateral do hipoglosso, o desvio da língua ocorre para o lado oposto ao da lesão (a paralisia flácida dos músculos do lado lesado possibilita que a musculatura contralateral desvie a língua) (Figura 11.31).

Em fases mais crônicas, a atrofia e a consequente contração fibrótica resultam em desvio da língua para o lado afetado.

Após a avaliação da atitude, postura, da locomoção e dos nervos cranianos, deve-se tentar correlacionar as anormalidades observadas com a localização da lesão. Se existirem alterações, como mudanças comportamentais (córtex cerebral, sistema límbico, hipotálamo ou mesencéfalo), incoordenação da cabeça ou tremor de intenção (cerebelo) e disfunções de nervos cranianos (diencéfalo ou tronco encefálico), diz-se que o animal apresenta *sinais de cabeça*. Quando não houver sinal de cabeça, a lesão deve estar abaixo do forame magno, na medula espinal, nos nervos periféricos ou nos músculos.

Quadro 11.3 Sinais neurológicos da doença vestibular periférica e da doença vestibular central.

Doença vestibular periférica	Doença vestibular central
Cabeça pendente	Cabeça pendente
Andar em círculos, rolamento, inclinação	Andar em círculos, rolamento, inclinação
Nistagmo – horizontal ou rotatório	Nistagmo – horizontal, rotatório ou vertical
Nistagmo posicional – nenhuma alteração	Nistagmo posicional – variando entre horizontal, vertical ou rotatório
Estrabismo posicional	Estrabismo posicional
Lesões do VII par de nervos cranianos	Lesões dos V, VI e VII pares de nervos cranianos
Síndrome de Horner	Não ocorre síndrome de Horner
Locomoção: ataxia suave e desorientação	Locomoção: ataxia grave Hemiparesia ipsilateral ou tetraparesia Distúrbio de posicionamento ou de saltitamento Hipermetria ipsilateral Distúrbios da propriocepção consciente Tremores de cabeça no envolvimento cerebelar

💡 Você sabia?

- De acordo com Camilli Chamone, geneticista e especialista em comportamento canino, os estudos mais importantes para entender o cérebro dos animais são os da neurociência: "Para estudar as emoções, a neurociência utiliza várias abordagens e técnicas disponíveis, como eletrofisiologia, imagens do cérebro obtidas por meio de ressonância magnética, análise comportamental, anatomia comparada, estudos bioquímicos e genéticos, entre outros – isso dependerá da espécie animal e do aspecto a ser estudado." Para a pesquisadora, o estudo da neurociência em animais é um campo em constante evolução, com novas técnicas e abordagens surgindo a todo momento. A maior parte desses estudos, tem como objetivo entender o funcionamento do cérebro humano e não o dos animais em si – o que é possível porque vários mecanismos cerebrais entre os mamíferos são muito parecidos.

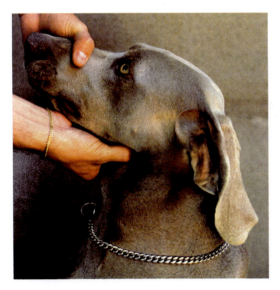

Figura 11.30 Avaliação do reflexo de deglutição.

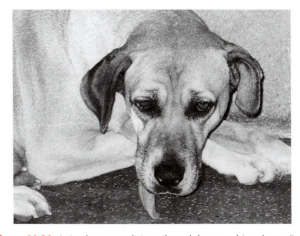

Figura 11.31 Animal com paralisia unilateral do nervo hipoglosso. (Imagem gentilmente cedida pelo Dr. Wagner Sato Ushikoshi.)

Reações posturais

As reações posturais são utilizadas principalmente para detectar distúrbios do sistema nervoso que não sejam graves o suficiente para causar uma alteração de locomoção. Como os animais se apoiam em quatro membros, pequena alteração em um ou dois membros pode ser facilmente compensada pelos demais. O que se espera ao realizar as reações posturais é retirar essa compensação, revelando deficiências assimétricas, sutis, não observadas durante a locomoção. O animal é avaliado em sua capacidade de corrigir a alteração postural. As técnicas envolvidas nesses procedimentos colocam o membro em uma posição anormal para verificar se o paciente retorna à posição normal (posicionamento proprioceptivo), ou fazem o paciente suportar mais peso que o normal em um ou dois membros (saltitamento), para constatar se ele continua utilizando os membros normalmente. Desse modo, avaliam-se o sistema proprioceptivo, os nervos periféricos, a medula (vias sensitivas, motoras e sistema vestibular), o cérebro, o tronco encefálico e o cerebelo. Se houver lesão cerebral, o distúrbio costuma ser observado nos dois membros contralaterais ao hemisfério afetado. Com lesões de tronco encefálico, os sinais clínicos são geralmente bilaterais, mas piores do mesmo lado da lesão no tronco. Com lesões no cerebelo, medula e nervos periféricos, os sinais clínicos são do mesmo lado da lesão (ipsilaterais). Com lesões cerebelares, o animal costuma realizar as reações, mas de maneira atáxica. Com lesões vestibulares, as reações são preservadas, mas o animal tende a apresentar inclinação, cair e rolar para o lado afetado.

Se não houver *sinais de cabeça*, mas os membros anteriores e posteriores apresentarem reações posturais anormais, a lesão pode estar localizada na medula espinal cervical, com possibilidade de ser multifocal, envolvendo a medula espinal cervical e toracolombar, ou difusa, afetando todas as raízes nervosas, nervos periféricos, junções neuromusculares ou músculos dos membros. Na doença difusa de todas as raízes nervosas, nervos periféricos ou junções neuromusculares, todos os reflexos espinais dos membros anteriores e posteriores estão deprimidos ou ausentes.

Caso não haja *sinais de cabeça* nem sinais dos membros anteriores e existam alterações somente nos membros posteriores, suspeita-se de que a lesão esteja localizada abaixo do plexo braquial na medula espinal toracolombar, raízes nervosas ou nos nervos do plexo lombossacral.

Posicionamento proprioceptivo

A propriocepção consciente avalia a habilidade do sistema aferente em reconhecer uma posição alterada de um membro e a capacidade do sistema eferente de retornar o membro à posição normal. Em geral, a extremidade do membro é fletida de modo que sua superfície dorsal toque a mesa ou o chão (Figura 11.32 A), com o cuidado de segurar o animal para evitar inclinação do corpo. O esperado é que o membro retorne à sua posição normal de 1 a 3 s após a manobra.

Outra maneira de testar a propriocepção consiste em colocar uma folha de papel ou cartolina abaixo da pata, com o animal em estação. O animal deve suportar o peso sobre o membro enquanto a prova é realizada. Para isso, é possível erguê-lo levemente na região torácica, quando os membros pélvicos forem testados, e erguê-lo na região pélvica, ao avaliar os membros anteriores. Assim, lentamente, movimenta-se lateralmente o papel ou cartolina, de modo que o membro também se desloque lateralmente. Quando o animal perceber a posição anormal do membro, deve colocá-lo novamente na posição normal (ver Figura 11.32 B).

A via para o posicionamento proprioceptivo envolve componentes da maioria do sistema nervoso. Quando a pata é colocada sobre seu dorso, ou o membro permanece em uma posição anormal, são estimulados os receptores sensitivos localizados nas articulações da pata ou do membro. Essa informação caminha pelos nervos periféricos para a medula espinal. O impulso vai pela medula até o tronco encefálico, tálamo e, finalmente, chega ao córtex sensitivo (parietal). Assim, o animal, presumivelmente, reconhece que o membro está em posição anormal; então, um impulso parte do córtex motor, volta pelo tronco encefálico, medula, nervo periférico motor e junção neuromuscular, com o objetivo de estimular os músculos necessários para a correção do posicionamento anormal. Essa correção é influenciada pelo cerebelo; no entanto, com um distúrbio puramente cerebelar, não ocorre retardo no início do movimento ou na correção do posicionamento do membro.

Se a propriocepção consciente é anormal nos membros pélvicos bilateralmente, denomina-se *paraparesia*; se a propriocepção é anormal em apenas um membro, *monoparesia*; se os quatro membros estiverem afetados, o animal apresenta *tetraparesia*; se apenas um lado do corpo estiver afetado, *hemiparesia*.

Hemiestação e hemilocomoção

Neste teste, os membros de um lado do corpo são erguidos do chão e o paciente é forçado a se manter parado sobre dois

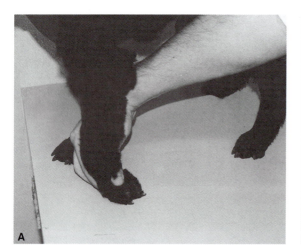 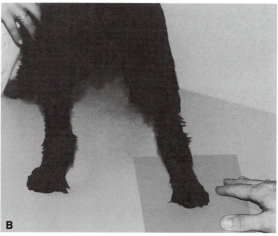

Figura 11.32 A e **B.** Avaliação da propriocepção consciente.

membros (*hemiestação*) e, em seguida, andar sobre os mesmos (*hemilocomoção*) (Figura 11.33).

Um animal normal não apresenta dificuldade para manter-se em pé nessa posição, nem para andar. O animal normal anda lateralmente e mantém seus membros posicionados adequadamente abaixo do corpo, em movimentos simétricos. Animais com lesões neurológicas podem apresentar incapacidade para suportar o peso do corpo, além de apresentar tropeços (cerebelo), hipermetria (cerebelo), queda (sistema vestibular) ou respostas lentas (cerebelo). Muitas vezes, animais com lesões unilaterais no córtex cerebral ou na cápsula interna podem apresentar locomoção aparentemente normal quando os quatro membros são utilizados; contudo, durante a hemilocomoção, frequentemente apresentam anormalidades contralaterais. Respostas exageradas ou incoordenadas indicam lesão cerebelar. É importante determinar se a falha está no início ou durante o movimento. Falhas no início referem-se à inabilidade do animal em perceber a mudança de posição do corpo no espaço. Isso é julgado por sua tentativa imediata em corrigir a alteração postural. Quando a falha ocorrer durante o movimento, o problema está na resposta motora.

Saltitamento

Nesse teste para animais de pequeno porte, o clínico eleva três membros e deixa somente um apoiado, fazendo o animal saltar em um único membro para os lados (Figura 11.34). Para cães de grande porte, a avaliação é realizada ao erguer o membro contralateral ao avaliado, deslocando o paciente para os lados.

Um animal normal consegue saltar na direção do deslocamento do corpo e suportar o peso sobre o membro. É importante repetir o teste com cada um dos membros e confrontar as respostas. Os membros pélvicos são comparados entre si e nunca com os torácicos, pois as respostas não ocorrem de maneira semelhante. Essa reação postural envolve cérebro, cerebelo, tronco encefálico, medula e receptores de tato e pressão em articulações, músculos e tendões. Lesões neurológicas podem causar incapacidade para suportar o peso do corpo, tropeços, hipermetria, quedas e respostas lentas, do mesmo modo que se observa na estação e locomoção bipedais.

Carrinho de mão

No carrinho de mão, segura-se o animal pelo abdome de modo que ele não apoie os membros pélvicos no chão, sendo forçado a caminhar com os membros torácicos (Figura 11.35).

Animais normais apresentam locomoção simétrica, alternada e com a cabeça estendida na posição normal. No caso de lesões neurológicas, os animais apresentam movimentos assimétricos (cerebelo), queda (sistema vestibular), tropeço (cerebelo) e flexão da cabeça com a região nasal próxima ao solo (lesão cervical grave). Se o distúrbio for discreto, pode-se erguer a cabeça do animal, o que acentuará a disfunção (Figura 11.36).

Colocação tátil e colocação visual

Por meio dessas provas, testa-se o sistema proprioceptivo e visual. Na colocação tátil, o animal é vendado e suspenso no ar, sustentado pelo abdome e tórax. Em seguida, é movido em direção à borda de uma superfície horizontal, como uma mesa, tocando-se a face dorsal das patas torácicas na superfície. O animal deve rapidamente levantar as patas e colocá-las sobre a mesa (Figura 11.37).

É necessário avaliar os membros individual e simultaneamente, para verificar possíveis assimetrias. Na colocação visual, o procedimento é o mesmo, mas com os olhos descobertos. Ao ver a superfície da mesa, o animal já estica as patas, antes mesmo de encostar na superfície indicada. As provas

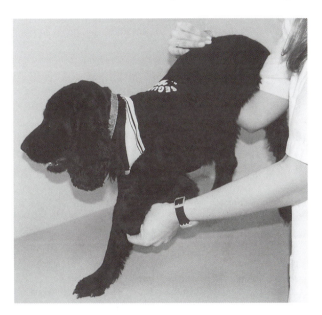

Figura 11.34 Saltitamento.

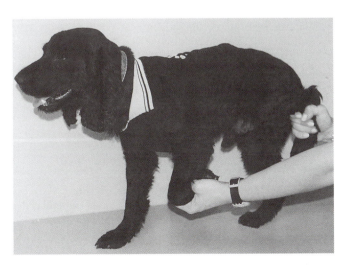

Figura 11.33 Hemiestação.

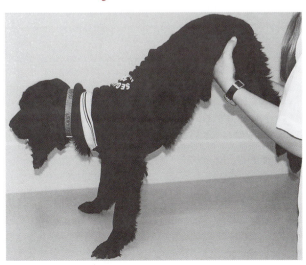

Figura 11.35 Carrinho de mão.

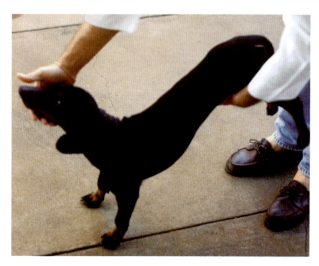

Figura 11.36 Carrinho de mão erguendo-se a cabeça, para acentuar possíveis distúrbios de locomoção.

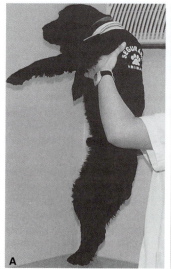 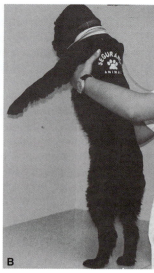

Figura 11.38 Propulsão extensora. O animal é suspenso pelo tórax (**A**) e abaixado até os membros tocarem a superfície (**B**).

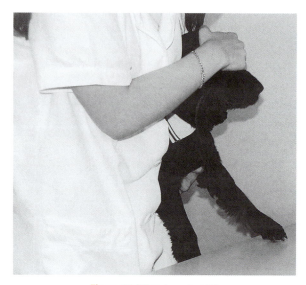

Figura 11.37 Colocação tátil.

de colocação são as que mais sofrem alterações dependendo da colaboração do animal e do modo como o examinador o segura. Respostas inadequadas devem ser testadas novamente segurando-se o animal no lado oposto do corpo do examinador. Essas provas são mais práticas em pequenos animais, os quais podem ser facilmente suspensos.

Propulsão extensora

Para a realização desta reação postural, o animal é suspenso pelo tórax e abaixado até os membros pélvicos tocarem o solo ou a mesa (Figura 11.38 A). Deve haver contração dos músculos extensores, isto é, extensão dos membros pélvicos para suportar o peso (ver Figura 11.38 B). O animal pode dar um ou dois passos para trás.

Nessa reação postural, os impulsos aferentes são iniciados por meio dos receptores de tato e pressão nos membros pélvicos e são enviados ao córtex cerebral. Os impulsos eferentes originam-se nas regiões corticais e subcorticais e são enviados para os músculos extensores, para suportarem o peso. Se a lesão for cerebral, o lado contralateral deve apresentar anormalidades; se houver lesão vestibular ou cerebelar, o lado anormal será o ipsilateral.

Os resultados das reações posturais devem ser semelhantes em um mesmo membro, porque todas as reações utilizam a mesma via neuroanatômica. A principal diferença entre as reações é a força necessária para suportar diferentes quantidades de peso e realizar cada uma das provas. Algumas vezes, os animais ainda apresentam força suficiente para realizar as reações de posicionamento proprioceptivo, mas estão muito fracos para realizar reações como saltitamento, o que faz desses dois testes a escolha inicial para todos os pacientes.

Reflexos espinais

Os reflexos espinais são testados para determinar se a lesão está localizada no neurônio motor inferior (NMI) ou no neurônio motor superior (NMS) e, assim, localizá-la melhor.

Lesões no NMI causam:

- Perda da atividade motora voluntária
- Perda dos reflexos medulares
- Perda do tônus muscular
- Atrofia muscular por denervação
- Paralisia flácida.

Lesões no NMS causam:

- Perda da atividade motora voluntária
- Reflexos exagerados, hiperativos
- Aumento do tônus muscular
- Atrofia muscular por desuso
- Aparecimento de reflexos espinais anormais
- Paralisia espástica (não confundir com rigidez extensora).

É possível graduar a resposta aos reflexos espinais com a seguinte escala:

- 0 = arreflexia ou reflexo abolido (ausente)
- +1 = presente, mas com hiporreflexia (diminuído)
- +2 = normorreflexia (normal)
- +3 = hiper-reflexia (exagerado)
- +4 = hiper-reflexia com existência de clônus (repetidas flexões e extensões das articulações em resposta a um único estímulo).

A avaliação será realizada inicialmente nos membros pélvicos, seguidos dos membros torácicos, testando-se sempre bilateralmente, para que seja possível comparar as respostas nos lados direito e esquerdo. Tônus muscular, reflexos miotáticos e reflexos flexores devem ser avaliados.

Avaliação do tônus muscular

Tônus muscular é o estado de relativa tensão em que se encontra permanentemente um músculo normal, tanto em repouso (tônus de postura) quanto em movimento (tônus de ação). Deve-se obedecer à seguinte técnica: inicialmente, realiza-se a inspeção das massas musculares; em seguida, é feita a palpação delas, verificando-se o grau de consistência muscular; e, finalmente, realiza-se movimentos naturais de flexão, aplicando suave pressão nas superfícies plantar e palmar dos membros, observando-se a resistência (tônus aumentado) ou a passividade aquém do normal (tônus diminuído). As alterações do tônus podem ser de três tipos: aumento (*hipertonia*), diminuição (*hipotonia*) ou ausência completa (*atonia*). Músculos normais apresentam certa resistência e tensão quando palpados (normotonia). É possível observar hipotonia ou atonia em lesões de neurônio motor inferior e hipertonia em lesões de neurônio motor superior.

REFLEXOS MIOTÁTICOS NOS MEMBROS PÉLVICOS

Os reflexos espinais dos membros posteriores são mais facilmente deflagrados quando comparados aos membros torácicos, especialmente o reflexo patelar. No entanto, muitos autores não pesquisam os reflexos tibial cranial e gastrocnêmio em suas rotinas, considerando-os de pouca valia na avaliação do paciente.

O *reflexo patelar* é deflagrado ao bater-se diretamente com o martelo de reflexo sobre o ligamento patelar, com o membro em uma posição relaxada e semifletida (Figura 11.39). Vale destacar que a presença de comorbidades, como luxação de patela em grau avançado, dificulta a avaliação e pode indicar diminuição na resposta desse reflexo.

Em um animal normal, o joelho se estenderá. O reflexo patelar é o mais facilmente testado e, consequentemente, o mais confiável na avaliação do membro pélvico. Em doenças do neurônio motor superior, é comum a observação de reflexo hiperativo com existência de clônus (+4). O joelho se estende em resposta à estimulação do reflexo e o membro vibra por poucos segundos após a resposta inicial. É importante salientar que qualquer lesão de neurônio motor superior, grave o suficiente para causar reflexo aumentado, quase sempre provoca algum grau de fraqueza. Hiperreflexia na ocorrência de locomoção e de reações posturais normais geralmente indica erro durante o exame neurológico ou paciente tenso e excitado. Esse reflexo fica diminuído ou ausente em lesões dos segmentos medulares de L4-L6 e acentua-se em lesões acima de L4.

Para deflagrar o *reflexo gastrocnêmio*, bate-se com o martelo sobre o dedo do examinador, colocado em cima do tendão do calcâneo (Figura 11.40). A resposta normal é a extensão do tarso (jarrete). Alguns autores relatam que cães normais podem apresentar flexão do tarso; por esse motivo, esse reflexo tem sido considerado de difícil interpretação e pouco utilizado na rotina clínica.

Para obter o *reflexo tibial cranial*, bate-se com o martelo diretamente sobre o músculo tibial cranial; a resposta normal é a discreta flexão da articulação tibiotársica (Figura 11.41). Alguns autores também não consideram esse reflexo viável.

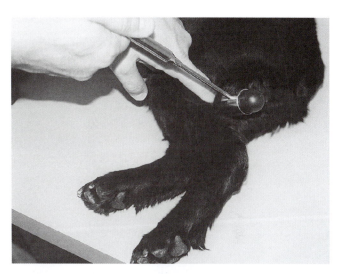

Figura 11.40 Reflexo gastrocnêmio.

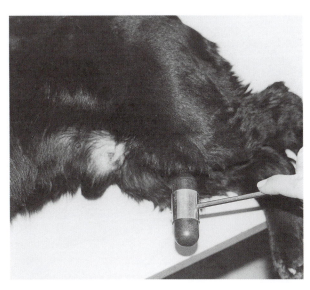

Figura 11.39 Reflexo patelar.

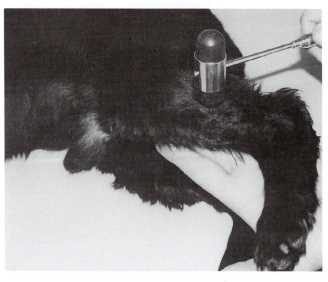

Figura 11.41 Reflexo tibial cranial.

Reflexos miotáticos nos membros torácicos

Os reflexos nos membros torácicos são difíceis de obter em animais normais e, portanto, considerados difíceis de serem interpretados ou ainda não confiáveis no exame neurológico em cães e gatos. Os reflexos são: (1) bicipital, (2) tricipital e (3) extensor radial do carpo.

O *reflexo bicipital* é deflagrado posicionando-se o dedo indicador no tendão de inserção do bíceps, na face anteromedial do cotovelo, com o membro tracionado no sentido caudal e, então, bate-se com um martelo sob o dedo (Figura 11.42). Resposta normal é a contração do músculo bíceps braquial. Se o reflexo estiver presente, os segmentos da medula espinal e as raízes dos nervos C6-C8 e o nervo musculocutâneo estão intactos. Esse reflexo pode se tornar hiperativo em lesões acima do C6.

O *reflexo tricipital* é deflagrado quando se segura um membro anterior relaxado com o cotovelo ligeiramente flexionado, após a rotação do ombro no sentido medial, de tal modo que a articulação do cotovelo seja abduzida. Uma leve percussão é feita sob o tendão do tríceps, na face medial acima do olécrano (Figura 11.43). Resposta normal é discreta extensão do cotovelo. Embora a resposta seja frequentemente pequena, é possível visualizar ou palpar ligeira extensão do cotovelo em animais normais. Se o reflexo estiver presente, os segmentos da medula espinal e as raízes dos nervos C7-T2 e o nervo radial estão intactos. Esse reflexo pode se tornar hiperativo acima do C7.

O *reflexo extensor radial do carpo* é deflagrado quando se segura um membro anterior relaxado, com o carpo ligeiramente fletido, e bate-se com o martelo sobre o músculo extensor radial do carpo, logo abaixo do cotovelo (Figura 11.44). Resposta normal é ligeira extensão do carpo. Essa reação torna-se diminuída ou ausente em lesões dos segmentos medulares C7-T1 e de raízes do nervo radial. A resposta pode também tornar-se hiperativa em lesões acima de C7.

Reflexo flexor

O reflexo flexor ou de retirada é iniciado pela compressão do espaço interdigital com os dedos e a resposta normal é a retirada do membro em direção ao corpo, com flexão de todas as articulações. A ocorrência desse reflexo não significa que o animal sinta conscientemente o beliscão; indica apenas que a medula e as raízes nervosas dos segmentos C6-T2 (membros torácicos) e de L6-S2 (membros pélvicos) devem estar intactas. O reflexo flexor dos membros torácicos é o reflexo medular mais facilmente testado, mas é composto por várias raízes nervosas. Para que haja depressão ou abolição desse reflexo, é necessário que haja lesão extensa.

Quando for testado o reflexo flexor em um membro do lado esquerdo, o membro do lado direito deve ser observado quanto à extensão. Se o membro oposto se estender enquanto o outro se fletir ao ser testado, denomina-se *reflexo extensor cruzado* ou de *extensão cruzada*, o que indica lesão grave da medula espinal acima do nível testado, envolvendo o neurônio motor superior; ele aparece por ausência da inibição contralateral. Tal reflexo não é encontrado em animais normais, apenas em neonatos.

REFLEXO PERINEAL

Esse reflexo é obtido por uma estimulação tátil, com o auxílio de uma haste de algodão, da região perineal. A resposta normal é uma contração do esfíncter anal externo. Esse reflexo é transmitido por meio das raízes nervosas e dos segmentos da medula espinal de S1-S3. Os músculos da cauda também podem se contrair em resposta ao estímulo da região perineal, indicando que C1-C5 estão intactos. Se as raízes nervosas ou os segmentos medulares S1-S3 forem lesados, o ânus torna-se dilatado e irresponsivo; se as raízes nervosas ou os segmentos

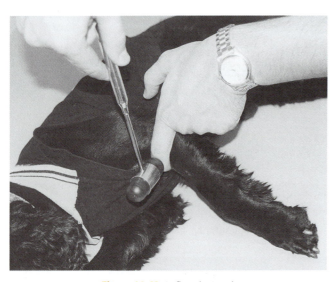

Figura 11.42 Reflexo bicipital.

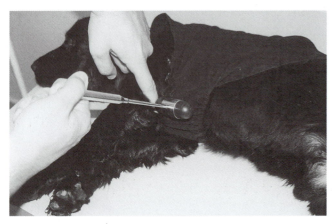

Figura 11.43 Reflexo tricipital.

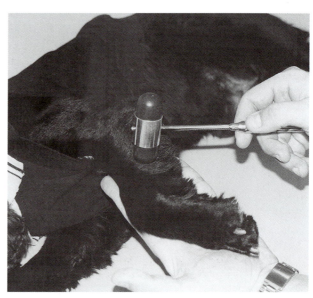

Figura 11.44 Reflexo extensor radial do carpo.

medulares C1-C5 estiverem lesados, a cauda fica flácida e irresponsiva. O abano voluntário da cauda em resposta à voz do dono ou do examinador é um sinal de integridade da medula espinal.

REFLEXO CUTÂNEO DO TRONCO

Este reflexo, também conhecido como reflexo do panículo, avalia a integridade da inervação da musculatura subcutânea do tronco e é iniciado pelo estímulo da pele da linha dorsal do tronco, lateralmente à coluna vertebral, de forma bilateral, com uma pinça hemostática (Figura 11.45).

O teste é feito com o animal em decúbito esternal ou estação desde a região lombossacral até a altura de T2. A via aferente é mediada pelos nervos sensitivos e o componente eferente é mediado pelos nervos motores entre C8 e T1, local de onde partem os neurônios motores inferiores que dão origem ao nervo torácico lateral, o qual inerva o músculo cutâneo. A resposta normal é uma contração reflexa da musculatura subcutânea no ponto de estimulação e indica que a medula está intacta desde o nível testado até T2. Pode haver resposta exagerada no nível da lesão ou um pouco acima, por irritação de terminações nervosas. Em casos de lesão medular, há ausência de resposta caudalmente ao local de estímulo e uma resposta normal cranialmente à lesão. Em alguns animais, esse reflexo pode estar ausente.

Reflexo espinal deprimido ou ausente é produzido por lesão do nervo periférico sensitivo, raízes dorsais, segmentos da medula espinal, raízes ventrais, nervos periféricos motores, junções neuromusculares ou músculos do arco reflexo específico. Os reflexos espinais hiperativos estão associados a lesões do neurônio motor superior em qualquer parte rostral ao arco reflexo na medula espinal, tronco encefálico e córtex cerebral do lobo frontal.

Palpação

É uma parte importante do exame neurológico e tem como objetivos detectar aumentos de volume, atrofia, áreas de luxação ou crepitação e sensibilidade dolorosa. Esta última pode ser evidenciada por meio de vocalizações e enrijecimento muscular da área explorada. Didaticamente, divide-se a palpação em três momentos: cabeça, coluna e membros.

Na região da cabeça, o examinador irá avaliar, especialmente, a calota craniana e os músculos mastigatórios. Quando possível, deve-se abrir a boca do animal para verificar se há resistência na abertura, além da presença de dor.

Em seguida, realiza-se a avaliação da coluna, iniciando pela palpação da musculatura paravertebral por meio de pressão digital direta dos espaços correspondentes desde a coluna torácica até a região lombossacra. Os processos espinhosos, articulares, transversos e as costelas devem ser palpados separadamente. Na ausência de manifestação de dor, inicia-se palpação delicada da articulação lombossacral e da região cervical.

Com o animal em estação e com as mãos do avaliador sob a região da pelve, é possível realizar a extensão da articulação lombossacral. A região da pelve é levantada e realiza-se uma pressão na sétima vértebra lombar.

Cuidados redobrados devem ser aplicados na palpação da região cervical, pois existem condições vertebrais potencialmente instáveis. Dito isso, a observação de enrijecimento muscular (manifestação da sensibilidade dolorosa) na região pode ser identificada de três formas. Com uma mão, delicadamente, o avaliador promove movimentos de flexão e extensão da área, enquanto a outra mão, posicionada na musculatura cervical, pode detectar o enrijecimento muscular. Outro método, considerado mais seguro, é oferecer petiscos ao animal e permitir que ele acompanhe com a cabeça movimentando em todas as direções. Para avaliação da dor cervical caudal, é preconizada a palpação pela região ventral: enquanto uma mão está apoiada sobre a região dorsal cervical, a outra mão afasta os tecidos moles da região ventral do pescoço e pressiona contra a superfície ventral da coluna.

Por último, aplica-se a palpação dos quatro membros, com o paciente em estação e em decúbito lateral.

Percepção de dor

Os animais podem apresentar dois tipos de distúrbios sensoriais. O primeiro deles é uma diminuição da capacidade de perceber a dor. Se a redução for discreta, ela é denominada *hipoalgesia* ou *hipoestesia*. Se a perda for total, ela é chamada *analgesia* ou *anestesia*. O segundo tipo de distúrbio sensorial é a resposta exagerada a um estímulo doloroso e é denominada *hiperestesia*. A sensibilidade superficial pode ser avaliada com uma agulha ou com uma pinça hemostática, em toda a superfície dos membros; o animal normal contrai a musculatura subcutânea. O examinador deve começar em uma área da pele em que se suspeite de que o animal tenha sensibilidade normal, para determinar a resposta normal à dor, tal como chorar ou tentar morder. Esse teste avalia os nervos periféricos, a medula e o cérebro. Lesões em *nervos periféricos* costumam causar perda sensorial focal, confinada ao território de inervação do nervo afetado. *Lesões medulares* causam perda sensitiva, bilateral e simétrica, caudalmente à lesão; *lesões cerebrais* produzem somente hipoalgesia. O distúrbio é unilateral e contralateral ao hemisfério afetado. A sensação superficial traduz uma dor localizada aguda, transmitida por axônios de grande diâmetro, os quais são mais suscetíveis à compressão que os axônios da dor profunda. Existe mais duplicação da inervação dos dermátomos cervicais que nos dermátomos toracolombares; portanto, as lesões não são tão facilmente localizadas na região cervical como na região toracolombar. A ocorrência de dor na região cervical ou espasmos musculares com a manipulação do pescoço são indicadores mais precisos de lesão cervical que as alterações da sensibilidade superficial. No membro anterior, abaixo do cotovelo, os dermátomos são definidos para os nervos radial, mediano, ulnar e musculocutâneo, e podem facilmente ser testados quanto à

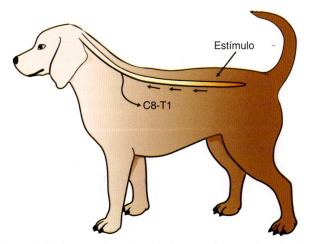

Figura 11.45 Esquema ilustrativo das vias envolvidas no reflexo cutâneo do tronco.

anestesia. A sensibilidade superficial é extremamente útil para localizar lesões toracolombares. Uma ligeira alfinetada sobre os dermátomos específicos, ou massagem e palpação de grupos musculares, pode ajudar a localizar uma área de irritação da raiz nervosa e meníngea e uma hiperestesia.

Durante o teste do reflexo de retirada, a avaliação da integridade da medula espinal pode ser executada aumentando-se a força do estímulo e observando-se uma reação comportamental, tal como o choro do animal com dor, ou a tentativa de morder o examinador. Essa resposta à dor profunda é conduzida por pequenos axônios não mielinizados, os quais são os mais resistentes aos efeitos da compressão. Em geral, a perda da dor profunda e do reflexo de retirada é causada por uma lesão da porção sensitiva dos nervos periféricos ou dos segmentos medulares correspondentes ao plexo braquial e ao plexo lombossacral. A perda da dor profunda com o reflexo flexor intacto indica lesão dos tratos ascendentes da medula espinal. Visto que esses tratos são múltiplos e bilaterais em animais, a perda da dor profunda costuma ocorrer apenas em lesões graves. Um reflexo de retirada intacto, com extensão cruzada e sem dor profunda 72 h após uma lesão aguda, indica lesão extensa da medula espinal e um prognóstico reservado de recuperação do animal. Em qualquer lesão aguda da medula, a sensibilidade dolorosa profunda pode ser perdida nas primeiras 24 a 48 h, mas a manutenção de sua ausência após esse período aponta grave prognóstico. Se o animal estiver com muita dor ou muito ansioso, a resposta ao teste da dor profunda pode ser mínima ou ausente, mesmo quando os nervos periféricos ou tratos da medula espinal estiverem intactos.

Em doenças compressivas da medula, há, primeiramente, perda da propriocepção consciente; depois, da função motora voluntária, da dor superficial e, finalmente, da dor profunda. Portanto, animais com perda da dor profunda apresentam um prognóstico reservado.

SÍNDROMES NEUROLÓGICAS E LOCALIZAÇÃO DAS LESÕES

O conceito de síndromes neurológicas é uma maneira didática de fornecer as bases para a localização das lesões do sistema nervoso. Uma vez que a lesão tenha sido localizada, torna-se mais fácil a determinação de sua possível etiologia. É importante lembrar-se, contudo, de que não é necessária a observação de todos os sinais descritos em cada uma das síndromes. Muitas vezes, ocorrem apenas alguns sinais, mas já é possível caracterizar a ocorrência de determinada síndrome. Existem seis síndromes encefálicas e quatro medulares distintas. As síndromes encefálicas são:

- Cerebral
- Hipotalâmica
- Mesencefálica
- Vestibular
- Cerebelar
- Pontinobulbar.

As síndromes medulares são:

- Cervical
- Cervicotorácica
- Toracolombar
- Lombossacral.

Síndrome cerebral

Caracteriza-se por movimentos anormais ou posturas anormais, como andar compulsivo, andar em círculos geralmente para o mesmo lado da lesão, pressão da cabeça contra uma parede e, às vezes, ocorrência de pleurótono (inclinação lateral do corpo). Frequentemente, são observadas alterações comportamentais e de consciência, como:

- Demência
- Incapacidade de aprendizado
- Apatia
- Desorientação
- Agressividade
- Hiperexcitabilidade.

A visão pode estar prejudicada (animal bate em objetos e apresenta diminuição da resposta à ameaça) no lado oposto da lesão; no entanto, o reflexo pupilar à luz está normal. Pode-se observar a ocorrência de convulsões motoras, psicomotoras, com sinais sensitivos ou com alucinações visuais. Embora os animais possam apresentar locomoção normal, as reações posturais, como saltitamento e hemilocomoção, encontram-se geralmente deprimidas em membros contralaterais à lesão. Em animais comatosos, a respiração pode se caracterizar por aumento e diminuição de sua profundidade, com períodos regulares de apneia (respiração de Cheyne-Stokes).

Síndrome hipotalâmica

Trata-se de uma síndrome pouco frequente e os animais apresentam comportamento e nível de consciência anormais, como agressividade, desorientação, hiperexcitabilidade ou coma. A visão está geralmente prejudicada e as pupilas ficam dilatadas, com pequena ou nenhuma resposta ao estímulo luminoso. Eventualmente aparecem distúrbios endócrinos, como diabetes insípido e síndrome de Cushing. Além disso, pode haver regulação anormal da temperatura corporal, manifestada por hipertermia, hipotermia ou pecilotermia; também podem ser observadas alterações no apetite, provocando polifagia e obesidade, ou anorexia e caquexia. A locomoção costuma ser normal.

Síndrome mesencefálica

Esta síndrome também é relativamente incomum. Os animais podem estar deprimidos ou comatosos, podendo ocorrer opistótono (espasmo de grupos musculares do pescoço e dos membros, que resulta na postura característica de decúbito lateral com dorsiflexão do pescoço e rigidez dos membros em extensão). Caso a lesão ocorra em um dos lados do mesencéfalo, os membros do lado contralateral apresentarão sinais de paresia espástica (hemiparesia). Muitos animais apresentam estrabismo ventrolateral, pupilas em midríase e irresponsivas à luz e ptose da pálpebra superior. Esses sinais são ipsilaterais ou bilaterais, dependendo da localização e extensão da lesão; a visão é normal e alguns animais apresentam hiperventilação.

Síndrome vestibular

A síndrome vestibular é de ocorrência frequente na prática clínica, particularmente de pequenos animais. Os sinais clínicos incluem inclinação da cabeça, quedas, rolamento, ataxia, alteração de consciência, presença de nistagmos, entre outros. Essa síndrome pode ser classificada como distúrbios vestibulares periféricos (orelha média ou interna) ou centrais (tronco encefálico).

Inclinação de cabeça, ataxia, queda e rolamentos estão presentes nas doenças periféricas e centrais. Alteração de consciência, déficits proprioceptivos e alterações cerebelares podem ser observados na doença central. Algumas vezes, observa-se o acometimento de outros pares de nervos cranianos. Na doença vestibular periférica, é comum o acometimento do VII par de nervo craniano; já na doença vestibular central, pode haver comprometimento dos V, VI e VII pares de nervos cranianos.

Nistagmo espontâneo horizontal e o rotatório estão presentes nas duas porções; no entanto, a presença do nistagmo vertical está relacionada com doença vestibular central. O nistagmo posicional altera sua direção na doença central, ao passo que na doença vestibular periférica essa mudança não é observada. Síndrome de Horner (miose, ptose palpebral, enoftalmia e protrusão da terceira pálpebra) ocorre mais comumente na doença vestibular periférica.

Síndrome cerebelar

Trata-se de uma das síndromes mais facilmente reconhecíveis na prática veterinária de pequenos animais. Os sinais clínicos incluem uma resposta exagerada dos membros quando um movimento é iniciado (hipermetria), ou durante as reações posturais, como o saltitamento. Às vezes, o animal "ultrapassa" a vasilha de alimentos ao tentar se alimentar. Todos os movimentos dos membros são espásticos (rígidos) e desajeitados. O animal assume uma base ampla de apoio quando em repouso (estação com os membros afastados) e, ao caminhar, o tronco pode oscilar (ataxia do tronco). O início do movimento é retardado e costuma ser acompanhado por tremores (tremor de intenção); os tremores da cabeça são facilmente evidenciados. Além disso, costumam estar presentes movimentos finos, pendulares ou oscilatórios dos globos oculares. A resposta à ameaça pode estar ausente. Se a lesão envolver apenas um lado do cerebelo, a deficiência na resposta à ameaça será ipsilateral. A visão não está afetada.

Síndrome pontinobulbar

Esta síndrome é caracterizada por múltiplos sinais de envolvimento de nervos cranianos em um animal que apresenta hemiparesia, tetraparesia ou tetraplegia. Os reflexos nos membros estão intactos, apresentando-se normais ou hiperativos. Os distúrbios de nervos cranianos incluem:

- Paralisia de mandíbula
- Diminuição da sensação facial e do reflexo palpebral (nervo trigêmeo)
- Estrabismo medial (nervo abducente)
- Inabilidade para fechar as pálpebras
- Paralisia labial e ptose do pavilhão auricular (nervo facial)
- Inclinação da cabeça, rolamento e nistagmo (nervo vestibular)
- Paralisia de faringe e laringe, resultando em disfonia, disfagia e diminuição do reflexo de vômito (nervos glossofaríngeo e vago)
- Paralisia da língua (nervo hipoglosso).

Em geral, a respiração é irregular e apneica ou rápida e superficial; é possível observar depressão mental.

Síndrome cervical

Lesão entre C1 e C5 produz a chamada "síndrome cervical". Da mesma maneira como na síndrome toracolombar, os sinais clínicos de doença da coluna cervical refletem primariamente uma lesão nas vias da substância branca. Por outro lado, síndromes cervicotorácicas e toracolombares refletem primariamente envolvimento da substância cinzenta das intumescências medulares, em que se originam os nervos para os membros torácicos e pélvicos. Na síndrome cervical, os sinais clínicos podem variar de paresia a paralisia espástica dos quatro membros (tetraparesia ou tetraplegia) ou de membros do mesmo lado do corpo (hemiparesia ou hemiplegia). Os reflexos e o tônus muscular estão intactos ou aumentados nos quatro membros; é possível observar ataxia em animais que conseguem se locomover. Em geral, as reações posturais estão deprimidas ou ausentes nos quatro membros.

Caso ocorra leve compressão lateral da medula espinal, os tratos espinocerebelares do funículo lateral podem ser afetados, causando ataxia ou incoordenação apendicular. Se somente os tratos da medula espinal forem afetados, e não as raízes dos nervos cervicais para o plexo braquial, os membros pélvicos podem estar mais atáxicos que os anteriores, os quais podem parecer normais em comparação com os posteriores. Nos tratos espinocerebelares, as fibras dos membros pélvicos são laterais às fibras dos membros torácicos e, portanto, as fibras dos membros posteriores são primeiramente afetadas em compressões leves. Nesse caso, exame cuidadoso dos membros anteriores é necessário para que se detectem sinais mínimos que localizem a lesão na região cervical em vez de localizá-la na região toracolombar. Dano localizado mais centralmente pode produzir sinais mais graves nos membros torácicos, porque os tratos motores dos membros torácicos ficam mais centralmente que os dos membros pélvicos. Se o funículo dorsal da medula estiver afetado, há alterações de propriocepção consciente dos quatro membros, e o animal se mantém em estação, apoiado sobre o dorso das patas.

Em alguns animais com lesão cervical grave, pode ocorrer aumento tão grande do tônus muscular a ponto de ocorrer rigidez extensora pronunciada. Não existe evidência de atrofia muscular em nenhum dos membros, a não ser que a paralisia permaneça por muito tempo e desenvolva-se atrofia por desuso. Os animais afetados apresentam graus variáveis de perda da percepção dolorosa nos quatro membros e no pescoço, caudalmente à lesão. Observa-se dor à palpação ou manipulação cervical e alguns animais resistem à flexão e extensão do pescoço, permanecendo com a cabeça em uma posição anormal, com o focinho próximo ao solo e as costas arqueadas. Lesões cervicais graves podem levar a graus variáveis de dificuldade respiratória. É possível observar síndrome de Horner ipsilateral em animais com destruição grave do segmento medular cervical.

Síndrome cervicotorácica

Lesões na intumescência cervical, isto é, de C6-T2, causam a chamada "síndrome cervicotorácica". Neste ponto, há a emergência do plexo braquial, dando origem a vários nervos, como supraescapular, musculocutâneo, axilar, radial, mediano e ulnar. Lesão nesse nível causa sinais de envolvimento de neurônio motor inferior para os membros torácicos e, para os membros pélvicos, de neurônio motor superior. As principais alterações são tetraparesia ou tetraplegia, sendo paresia ou paralisia flácida nos membros torácicos e paresia ou paralisia espástica nos membros pélvicos. Além disso, observa-se também hemiparesia ou hemiplegia (apenas de um lado do corpo), quando a lesão acomete apenas um lado da medula; ou até monoparesia ou monoplegia, quando o envolvimento é mais localizado apenas sobre a emergência do plexo nervoso de um dos membros torácicos. Observa-se ataxia em animais que conseguem se locomover. Outros sinais incluem diminuição ou ausência de reflexos nos membros torácicos, especialmente analisados pelo reflexo de retirada, junto a tônus muscular diminuído ou ausente. Após 1 ou 2 semanas do aparecimento dos sinais clínicos, observa-se atrofia muscular por denervação nos músculos correspondentes ao segmento medular envolvido. Nos membros pélvicos, os reflexos ficam normais ou hiperativos. As reações posturais podem estar deprimidas ou ausentes em todos os membros, especialmente nos torácicos. Conforme a extensão da lesão, o reflexo cutâneo do tronco pode estar deprimido ou ausente uni ou bilateralmente. Se forem afetados os segmentos de T1-T2, observa-se síndrome de Horner.

Lesões compressivas leves na porção caudal da região cervical podem não produzir depressão tão detectável dos reflexos espinais dos membros anteriores, como uma lesão compressiva na porção caudal da região lombar deprime os reflexos dos membros posteriores. Isso ocorre porque, geralmente, há mais espaço no canal vertebral cervical caudal em comparação com o canal vertebral lombar. Além disso, os reflexos tendíneos e as respostas musculares dos membros anteriores são frequentemente mais difíceis de serem obtidos em animais normais que aqueles de membros posteriores. Desse modo, a interpretação de uma resposta deprimida pode ser difícil.

Uma condição que mimetiza a síndrome cervicotorácica é a avulsão traumática do plexo braquial. As raízes nervosas são removidas ou separadas da medula espinal ou o próprio plexo é estirado ou dilacerado. Os nervos mais comumente afetados são: (1) radial; (2) mediano; e (3) ulnar; mas os nervos supraescapular, axilar e musculocutâneo também são acometidos às vezes. Animais com este distúrbio podem apresentar arreflexia, atrofia muscular, paresia ou paralisia de um membro torácico. Além disso, os animais podem manifestar sinais parciais de síndrome de Horner, apenas com a observação de miose no lado afetado (ipsilateral). Se o nervo musculocutâneo for acometido juntamente com os nervos radial, mediano e ulnar, o membro se arrasta no chão sem flexionar ou estender ativamente o cotovelo, o carpo e os dedos. Se o nervo musculocutâneo não for afetado, o membro pode permanecer flexionado no cotovelo, sem estender ativamente o cotovelo nem flexionar ou estender o carpo e os dedos. Nos casos de avulsão do plexo braquial, as reações posturais e os reflexos medulares ficam normais nos outros três membros.

Síndrome toracolombar

Lesão medular entre as intumescências cervical e lombar (T3-L3) irá produzir a síndrome toracolombar, a qual é a localização de lesão mais comumente encontrada em cães e gatos. Caracteriza-se por paresia ou paralisia espástica dos membros pélvicos (por lesão do neurônio motor superior para esses membros), com aumento do tônus muscular, principalmente dos músculos extensores. É possível observar ataxia dos membros pélvicos, nos casos em que os animais ainda conseguem caminhar. Os reflexos nos membros pélvicos ficam normais ou hiperativos, inclusive com clônus; no entanto, as reações posturais ficam deprimidas. Além disso, observa-se também a ocorrência do reflexo de extensão cruzada; a função dos membros torácicos é normal. Animais com doença do disco intervertebral toracolombar podem manter suas costas levemente arqueadas (cifose). Em geral, há diminuição da sensibilidade cutânea ao longo da medula espinal dorsal, caudalmente à lesão, mas a sensibilidade está aumentada no local ou imediatamente acima da lesão. Nesses casos, pressão digital sobre a coluna vertebral no local do disco extruído irá causar dor local e tensionamento da musculatura abdominal.

Nas lesões medulares agudas acima de S1-S3, particularmente no nível T13-L1, a bexiga pode estar repleta e ser incapaz de esvaziar por aproximadamente 1 semana. De modo geral, a bexiga não consegue ser esvaziada manualmente em virtude da grande espasticidade da uretra e dos esfíncteres. É difícil, e eventualmente perigoso, realizar compressão manual da bexiga na tentativa de esvaziá-la, devido à hipertonia do esfíncter uretral externo. O animal deve então ser cateterizado para esvaziar a bexiga. O esfíncter anal também pode estar espástico, de maneira que seja necessário o esvaziamento manual das fezes. Após aproximadamente 1 semana, os esfíncteres anal e uretral relaxam e há ocorrência de micção e defecação reflexas. Sem inibição simpática da parede da bexiga, a contração reflexa é hiperativa e a bexiga esvazia-se quando recebe pequenas quantidades de urina. A qualquer pressão abdominal que se faça, pequenos jatos de urina saem pela uretra; o reflexo de defecação também ocorre. Não há nenhum controle voluntário de micção ou defecação, e o animal defeca e urina em qualquer lugar.

Atrofia muscular segmentar, como observada nas síndromes cervicotorácica e lombossacral, não é um achado frequente na síndrome toracolombar; contudo, é possível observar atrofia por desuso em animais com paralisia prolongada ou persistente. Tal atrofia costuma ser generalizada e envolve todos os músculos da coluna caudalmente à lesão, bem como os músculos dos membros pélvicos. Os movimentos voluntários e as reações posturais nos membros torácicos são normais.

Ocasionalmente, lesão compressiva e aguda da medula toracolombar pode ser acompanhada da *síndrome de Schiff-Sherrington*, que se caracteriza por extensão rígida dos membros torácicos, acompanhando os outros sinais já mencionados. Se a lesão for muito grave, o animal pode permanecer em decúbito lateral com os membros anteriores estendidos. A coluna vertebral deve ser manipulada o menos possível, até que seja realizada uma radiografia para descartar a possibilidade de fratura de vértebra, pois, em geral, a síndrome se associa a traumatismo. Uma vez afastada a possibilidade de fratura ou instabilidade vertebral, o animal precisa ser examinado cuidadosamente. Quando colocado em posição adequada, ele consegue locomover-se apenas com os membros anteriores (como um carrinho de mão), apesar de a rigidez extensora ser capaz de inibir sua amplitude normal de flexão. Os membros posteriores ficam paralisados; se nenhum reflexo espinal estiver presente imediatamente após a paralisia, deve-se suspeitar de choque medular, o qual tem duração média de 1 a 3 h. Após esse tempo, os reflexos retornam e geralmente estão hiperativos. A ocorrência de choque medular se deve à lesão medular grave; assim, o prognóstico para esses animais é ruim. Atribui-se a origem da síndrome de Schiff-Sherrington à liberação da inibição ascendente, atuando sobre os músculos extensores dos membros anteriores, provenientes da medula lombar. Esses impulsos passam pelo funículo próprio, um trato que circunda a substância cinzenta profundamente na medula espinal, afetado somente em lesões profundas da medula.

Síndrome lombossacral

É produzida por lesões envolvendo segmentos medulares de L4-L5 até S1-S3 (além dos segmentos coccígeos) ou raízes nervosas lombossacrais que formam a cauda equina, incluindo os nervos femoral, obturador, glúteo cranial, glúteo caudal, ciático (peroneal e tibial) e pudendo. A síndrome lombossacral reflete vários graus de envolvimento dos membros pélvicos, bexiga, esfíncter anal e cauda. Os sinais clínicos variam de uma paresia a uma paralisia flácida dos membros pélvicos e cauda (por lesão do neurônio motor inferior para essas regiões). Os reflexos patelar, gastrocnêmio, tibial cranial e de retirada podem estar deprimidos ou ausentes; o reflexo perineal também é possível estar deprimido. O tônus muscular nos membros pélvicos estará diminuído ou ausente. Após 1 a 2 semanas do aparecimento dos sinais clínicos, observa-se atrofia muscular por denervação nos músculos correspondentes ao segmento medular envolvido. A sensibilidade nos membros pélvicos, cauda e períneo, encontra-se reduzida ou ausente; as reações posturais nos membros pélvicos ficam deprimidas. A função dos membros torácicos é normal. O esfíncter anal pode estar flácido e dilatado, resultando em incontinência fecal; as fezes movimentam-se por intermédio de contrações musculares intrínsecas do músculo liso da parede do cólon e saem pelo reto. Contudo, ocasionalmente, a atividade autônoma não é eficiente e é necessário retirar as fezes do reto manualmente. A bexiga está frequentemente paralisada, o que causa retenção e incontinência urinária; ela se distende e alcança tamanho maior, e a urina goteja pelo esfíncter relaxado, sendo possível esvaziá-la manualmente com facilidade.

Alguns animais com síndrome lombossacral podem apresentar paresia ou paralisia dos membros pélvicos, com diminuição dos reflexos e do tônus muscular, mas com função do esfíncter anal preservada. Em outros animais, a disfunção do esfíncter anal pode ser o principal sinal clínico, apenas com uma leve paresia de membros pélvicos. Os dois grupos de animais apresentam síndrome lombossacral, mas a lesão ocorre em níveis um pouco diferentes da medula espinal.

Eventualmente, lesão entre L6 e S1 ou no nervo ciático pode produzir reflexo patelar aumentado (pseudo-hiper-reflexia). Isso ocorre como resultado de diminuição no tônus dos músculos que flexionam o joelho e normalmente deprimem a extensão do joelho ao provocar o reflexo patelar. Tais lesões também podem diminuir o reflexo flexor.

AVALIAÇÃO NEUROLÓGICA DO NEONATO

O sistema nervoso não está totalmente desenvolvido ao nascimento, de modo que alguns testes de função neurológica não podem ser prontamente aplicados aos neonatos. A maturação do sistema nervoso ocorre por ação de vários fatores; há diferenciação contínua dos neuroblastos durante o período pós-natal imediato. Além disso, a mielinização continua até 6 semanas de vida em filhotes e o diâmetro dos axônios dos nervos periféricos aumenta durante as 6 primeiras semanas de vida. Esses processos podem apresentar variações dentro das diferentes raças de cães. À medida que ocorre o total desenvolvimento do SNC, algumas respostas reflexas passam a se alterar até tornarem-se como no adulto, por volta de 3 ou 4 semanas de vida.

Nível de consciência

O nível de consciência é determinado pela resposta a estímulos externos, reflexo de acordar subitamente quando o animal é retirado da mãe e a qualidade do choro do neonato. Durante o período neonatal, os filhotes permanecem a maior parte do seu tempo dormindo ou mamando; eles tendem a ficar amontoados com os seus irmãos ou com a mãe. Em geral, não dormem sozinhos até 5 ou 6 semanas de vida. Há atividade motora considerável durante o sono na primeira semana de vida, ou mais; esse sono é caracterizado por tremores, movimentos corporais, movimentos de coçar e, ocasionalmente, vocalização. A partir da segunda semana de vida, o padrão do sono já pode se alterar para um sono mais "tranquilo"; por volta de 2 semanas de vida, os animais tornam-se mais ativos e começam a brincar. O comportamento dos neonatos é muito influenciado por fatores, como fome e frio. Se o neonato estiver saciado e quente, irá permanecer quieto mesmo quando colocado em um ambiente estranho. Por outro lado, se estiver com fome e com frio, irá acordar mesmo se estiver junto com o resto da ninhada e começará a realizar movimentos e a vocalizar. Por isso, muitas vezes, é preciso observá-los em vários momentos do dia, para definir com precisão seu nível de consciência.

Postura e locomoção

Nos primeiros 4 ou 5 dias de vida, os neonatos mantêm o seu corpo em uma posição fletida, em virtude de dominância flexora (Figura 11.46) quando, então, os músculos extensores começam a se tornar mais dominantes. A dominância extensora (Figura 11.47) permanece até a terceira semana de vida, quando passa a ocorrer normotonia. Nos gatos, a dominância extensora é variável.

Os animais são capazes de elevar sua cabeça ao nascimento, mas não conseguem manter uma posição ereta até 2

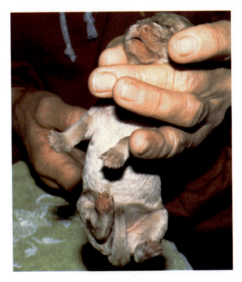

Figura 11.46 Dominância flexora em cão com 3 dias de vida.

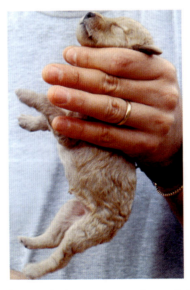

Figura 11.47 Dominância extensora em cão com 8 dias de vida.

ou 3 semanas de vida, com variações raciais. A função vestibular existe ao nascimento, mas a coordenação muscular ainda é muito falha. Inicialmente, o neonato arrasta seu abdome e tórax por meio de movimentos "natatórios", pouco coordenados. Esses movimentos são mais pronunciados antes da alimentação, mas os filhotes costumam ser auxiliados pela mãe para localizar as glândulas mamárias. Esse tipo de locomoção persiste por 2 ou 3 semanas de vida, quando se inicia locomoção ereta e incoordenada. Locomoção mais coordenada começa apenas na quarta semana de vida. O neonato é capaz de suportar o peso nos membros torácicos com 7 a 10 dias de vida e, nos pélvicos, com 10 a 24 dias. A coordenação motora e a postura dos animais são úteis para avaliar problemas cerebelares e vestibulares.

Avaliação dos nervos cranianos

O exame dos nervos cranianos do neonato é semelhante ao do adulto, com exceção de que, antes da segunda semana, não ocorrem respostas visuais e auditivas (Quadro 11.4).

I par | Olfatório

O olfato está presente ao nascimento, mas parece não ser totalmente desenvolvido.

II par | Óptico

Neonatos são cegos ao nascimento porque as pálpebras estão fechadas e a retina ainda não está totalmente desenvolvida. No entanto, um pequeno reflexo de piscar pode ser obtido incidindo-se um facho de luz através das pálpebras, especialmente após 24 a 48 h do nascimento. A retina não está totalmente desenvolvida antes de 28 dias. As pálpebras abrem-se normalmente entre 10 e 15 dias. Há um desenvolvimento concomitante do nervo óptico e de toda a via visual. Quando as pálpebras se abrem, os neonatos respondem de modo discreto à luz e não seguem ativamente o movimento de objetos, fazendo-o somente a partir de 3 a 4 semanas de vida. Os reflexos pupilares à luz também são pouco desenvolvidos em neonatos. O reflexo à ameaça ocorre quando as pálpebras se abrem, mas em menor grau em relação ao adulto. Em alguns animais, a resposta à ameaça não aparece até a terceira ou quarta semana de vida.

Quadro 11.4 Função, idade ao aparecimento da resposta, modo de avaliação e anormalidades das respostas à estimulação dos pares de nervos cranianos.

Nervo craniano	Função	Idade ao aparecimento da resposta	Modo de avaliação	Anormalidades
Olfatório (I)	Olfato	Ao nascimento	Oferecer alimentos ou colocar substâncias não irritantes próximo do animal	Hiposmia ou anosmia
Óptico (II)	Visão	Início da resposta visual e pupilar com 10 a 15 dias (abertura das pálpebras) e maior acuidade visual com 3 a 4 semanas	Verificar se o animal segue objetos em movimento, reflexo pupilar à luz e resposta à ameaça visual	Cegueira parcial ou total, reflexos pupilares diminuídos ou ausentes, ausência de resposta à ameaça visual
Oculomotor (III)	Inervação da musculatura extraocular, reflexo pupilar à luz (componente parassimpático), movimentação da pálpebra superior	Ao nascimento	Verificar ocorrência de estrabismo, reflexo pupilar à luz	Estrabismo ventrolateral, ptose palpebral superior, midríase
Troclear (IV)	Inervação da musculatura extraocular	Ao nascimento	Verificar ocorrência de estrabismo	Estrabismo dorsomedial
Trigêmeo (V)	Sensibilidade da face, córneas, pálpebras, língua, orelhas e vias nasais; função motora para os músculos mastigatórios, reflexo de sucção	Ao nascimento	Estimular face interna do pavilhão auricular, pálpebras, narinas e lábios, e verificar se existe movimentação reflexa (testado junto com o nervo facial), oferecer alimentos, pesquisar reflexo de sucção	Ausência de sensibilidade da face, dificuldade para apreensão e mastigação de alimentos, mandíbula caída, ausência de reflexo de sucção
Abducente (VI)	Inervação da musculatura extraocular	Ao nascimento	Verificar ocorrência de estrabismo	Estrabismo medial
Facial (VII)	Inervação motora das orelhas, pálpebras e musculatura facial	Ao nascimento	Estimular face interna do pavilhão auricular, pálpebras, narinas e lábios, e verificar se existe movimentação reflexa (testado junto com o nervo trigêmeo), verificar simetria de pálpebras, narinas, pavilhões auriculares e lábios	Ausência de movimentação da face, mas com ocorrência de sensibilidade (vocalização), ptose labial, ptose de pavilhão auricular, sialorreia, inabilidade para fechar as pálpebras
Vestibulococlear (VIII)	Equilíbrio (vestibular) e audição (coclear)	Função vestibular presente ao nascimento e função auditiva mais desenvolvida a partir do 10º ao 14º dia de vida	Testar habilidade do neonato em voltar ao decúbito esternal, quando colocado em decúbito lateral; realizar ruídos intensos	Incapacidade de voltar ao decúbito esternal, perda de equilíbrio, ocorrência de nistagmo, ausência total ou parcial de audição
Glossofaríngeo (IX)	Deglutição e vômito	Ao nascimento	Testar reflexo de deglutição e de vômito	Disfagia
Vago (X)	Deglutição, vômito e vocalização	Ao nascimento	Testar reflexo de deglutição e de vômito	Disfagia
Acessório (XI)	Função motora para musculatura do pescoço	Ao nascimento	Verificar se existe atrofia – sem importância clínica	Atrofia da musculatura em casos crônicos
Hipoglosso (XII)	Inervação dos músculos intrínsecos e extrínsecos da língua, relacionada com o reflexo de sucção	Ao nascimento	Friccionar o focinho para induzir o animal a lamber, verificar simetria da língua	Desvio lateral da língua, atrofia unilateral, perda da função motora

III, IV e VI pares | Oculomotor, troclear e abducente

Os nervos oculomotor, troclear e abducente podem ser testados da mesma maneira que no adulto, tão logo as pálpebras estejam abertas. É necessário lembrar-se, no entanto, de que nem sempre o estrabismo tem como causa lesão nesses nervos; animais com hidrocefalia congênita apresentam estrabismo com bastante frequência. Vale destacar que gatos podem apresentar estrabismo divergente até a oitava semana de vida.

V e VII pares | Trigêmeo e facial

Os nervos facial e trigêmeo estão bastante desenvolvidos ao nascimento porque são necessários à sobrevivência do animal e são testados do mesmo modo que no adulto.

O reflexo corneal se inicia com a abertura das pálpebras e continua a se desenvolver até a quinta semana de vida. O reflexo palpebral se desenvolve em 2 a 4 dias nos cães e em 1 a 3 dias nos gatos.

VIII par | Vestibulococlear

O sistema auditivo desenvolve-se relativamente tarde no cão e não pode ser totalmente avaliado até a terceira semana de vida. Os condutos auditivos começam a se abrir entre 10 e 14 dias de vida nos cães e entre 6 a 14 dias nos gatos, mas não estão totalmente abertos antes de 5 semanas. Os neonatos respondem discretamente a barulhos súbitos e altos logo após o nascimento e passam a responder de modo mais efusivo por volta de 12 a 14 dias de vida. Em muitos animais, esse reflexo não ocorrerá mais após 4 a 6 semanas, podendo permanecer em alguns indivíduos nervosos. A função vestibular desse nervo é importante para a sobrevivência dos animais; por isso, ela é desenvolvida ao nascimento, sendo necessária para o posicionamento e equilíbrio durante o aleitamento.

IX par | Glossofaríngeo

Trata-se do nervo responsável por deglutição e vômito, estando bastante desenvolvido ao nascimento.

X par | Vago

O nervo vago está também envolvido na deglutição e no vômito, sendo requerido ainda para a vocalização; está bastante desenvolvido ao nascimento.

XI par | Acessório

É o nervo motor para os músculos do pescoço; as lesões são raras, causando atrofia dessa musculatura, que quase nunca é observada em neonatos.

XII par | Hipoglosso

Também está relacionado com o reflexo de sucção; portanto, já é bastante desenvolvido ao nascimento.

Reflexo de sucção

Em geral, neonatos sugam qualquer objeto pequeno e quente, tal qual um dedo. Esse reflexo está presente ao nascimento, não sendo muito pronunciado nas primeiras 24 a 48 h. O reflexo de sucção é geralmente muito pronunciado até 4 e 5 semanas de vida, período em que a mastigação e o comportamento exploratório são bem proeminentes. Muitas vezes, o desmame precoce faz com que o neonato sugue objetos semelhantes a tetas quando colocados em sua boca, ou demonstre sucção não nutritiva deliberadamente.

Reflexo de procura

A mão do avaliador em forma de círculo, pela justaposição dos dígitos, se aproxima do focinho do neonato. Com o reflexo de procura, ele se encaixa rapidamente. Esse reflexo está presente até as 2 semanas de vida.

Reações posturais

Nos neonatos, as reações posturais são particularmente úteis na avaliação da simetria das funções neurológicas, porém a maioria delas apresenta difícil interpretação em decorrência da imaturidade do sistema (Quadro 11.5). Na rotina, os testes aprumo vestibular, reflexo magno, reflexo de extensão do pescoço, reflexo de Landau e colocação tátil podem ser mais facilmente avaliados.

Aprumo vestibular

Testa-se a habilidade do neonato em voltar ao decúbito esternal, quando colocado em decúbito lateral, com o objetivo de ficar em uma posição adequada para a amamentação; a resposta deve ser testada dos dois lados. Os membros do lado que está em decúbito precisam ser flexionados e os do lado oposto necessitam ser estendidos, para que o animal volte à posição normal. Tal teste avalia o sistema vestibular e o sistema proprioceptivo. Se houver lesão vestibular unilateral, a reação será anormal no mesmo lado da lesão. Essa resposta ocorre quase imediatamente após o nascimento, visto que é muito importante para a sobrevivência do neonato.

Reflexo magno

Quando o pescoço é rotacionado para um lado, com o neonato em decúbito dorsal, a resposta normal deve ser a extensão dos membros torácico e pélvico do lado para o qual a cabeça foi virada e a flexão dos membros do lado oposto (Figura 11.48).

Em geral, as respostas são mais evidentes nos membros torácicos; são manifestação de desenvolvimento incompleto do controle cortical dos reflexos motores. Assimetria ou resposta alterada sugerem lesão cerebral. O neonato consciente inibe esses reflexos após o período neonatal. No entanto, em alguns animais eles ainda são observados durante comportamento exploratório normal.

Reflexo de extensão do pescoço

O reflexo de extensão do pescoço é obtido suspendendo-se o neonato pela região mastoide. Durante o período de dominância flexora (até 4 ou 5 dias de vida), o neonato irá flexionar a coluna e os membros (ver Figura 11.46); durante o período de dominância extensora (5 a 21 dias), a coluna e os membros estarão estendidos (ver Figura 11.47).

Reflexo de Landau

Este reflexo é obtido suportando-se o neonato ventralmente ao esterno; haverá opistótono e extensão dos membros pélvicos e da cauda. Essa postura pode estar presente até 18 a 21 dias de vida e persistir em alguns adultos.

Quadro 11.5 Modo de avaliação, idade ao aparecimento e anormalidades das respostas às principais reações posturais avaliadas em neonato.

Reação postural	Idade ao aparecimento	Modo de avaliação	Anormalidades
Carrinho de mão	4 a 5 dias de vida	Segura-se o neonato pelo abdome e ele deve andar somente com os membros torácicos	Movimentos assimétricos, quedas, tropeços, paresia, paralisia, lentidão
Hemiestação	3ª a 4ª semana de vida	O animal é mantido parado, sustentando o peso apenas em dois membros do mesmo lado do corpo (os dois membros do outro lado são elevados)	Incapacidade para sustentar o peso corporal, quedas
Hemilocomoção	3ª a 4ª semana de vida	Com dois membros elevados do mesmo lado, move-se o animal para a frente, para trás e para os lados	Incoordenação motora, quedas, lentidão, paresia, paralisia
Saltitamento	2 a 4 dias nos membros torácicos, 6 a 8 dias nos membros pélvicos	Com três membros elevados, o animal deve andar em um membro só, sendo movido para a frente, para trás e para os lados	Incoordenação motora, quedas, lentidão, paresia, paralisia
Aprumo vestibular	Ao nascimento	Testar a habilidade do neonato em voltar ao decúbito esternal, quando colocado em decúbito lateral	Incapacidade de voltar ao decúbito esternal, perda de equilíbrio, quedas
Colocação tátil	2 dias nos membros torácicos, 4 dias nos membros pélvicos (mais tarde, segundo alguns autores)	Vendar os olhos do animal, suspendê-lo no ar e movê-lo em direção à borda de uma superfície lisa, tocando-se a face dorsal das patas na mesma	Animal não estica as patas para apoiá-las sobre a superfície
Colocação visual	4ª semana de vida	Com os olhos abertos, suspender o animal no ar e movê-lo em direção à borda de uma superfície lisa	Animal não estica as patas para apoiá-las na superfície
Propulsão extensora	12 a 14 dias	Suspender o animal verticalmente pelas axilas e abaixá-lo até os membros pélvicos tocarem o solo ou a mesa	Ausência de extensão dos membros pélvicos quando do contato com o solo
Reflexo magno	Do nascimento até 3 semanas de vida	Rotacionar o pescoço para um lado, com o neonato em decúbito dorsal	Ausência de extensão dos membros do lado para o qual a cabeça foi girada e ausência de flexão dos membros do lado oposto ou assimetrias na resposta
Reflexo de extensão do pescoço	Dominância flexora: do nascimento até 4 ou 5 dias; dominância extensora: 5 a 21 dias	Suspender o animal pela região mastoide	Ausência de dominância flexora ou extensora nos períodos determinados
Reflexo de Landau	18 a 21 dias	Suportar o animal ventralmente ao esterno	Ausência de opistótono e de extensão dos membros pélvicos e cauda

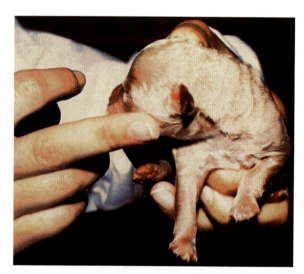

Figura 11.48 Reflexo magno.

Colocação tátil e visual

Enquanto alguns pesquisadores relatam que o reflexo de colocação tátil ocorre nos membros torácicos aos 2 dias de vida e, nos membros pélvicos, aos 4 dias, outros afirmam que ele somente aparece alguns dias mais tarde. A colocação visual desenvolve-se mais lentamente, observando-se resposta adequada apenas por volta da quarta semana de vida, quando se desenvolve a percepção visual profunda. As provas de colocação são as que mais sofrem alterações conforme a colaboração do animal e o modo como o examinador o segura. Respostas inadequadas devem ser retestadas, segurando-se o animal no lado oposto do corpo do examinador. Essa prova é difícil de ser avaliada nos membros pélvicos.

Reflexos espinais

Os reflexos espinais são testados em ambientes tranquilos, quando o animal estiver calmo e nunca assustado. Devem ser cuidadosamente avaliados no neonato, não apenas pelo fato de alguns desenvolverem-se mais lentamente que outros, mas também devido ao pequeno tamanho dos animais, o que dificulta a obtenção e avaliação do reflexo. Em decorrência dessas limitações, é preciso enfatizar a avaliação de certos reflexos que existem somente nos neonatos. Como nos adultos, os reflexos são avaliados principalmente para estabelecer a integridade funcional dos neurônios motores superior e inferior e dos segmentos medulares envolvidos. Lesões afetando o NMI causam hiporreflexia ou arreflexia, enquanto lesões do NMS causam hiper-reflexia.

Reflexos miotáticos

Os reflexos miotáticos estão presentes ao nascimento; no entanto, são difíceis de se avaliar em neonatos, em decorrência da dominância extensora. Somente hiper-reflexia extrema ou arreflexia são respostas miotáticas significativas em neonatos. Os reflexos miotáticos nos membros torácicos são difíceis, e, nos membros pélvicos, o reflexo mais facilmente avaliado é o patelar.

Reflexo flexor

O reflexo flexor e a percepção consciente da dor ocorrem ao nascimento. Após estímulo doloroso aplicado no espaço interdigital, o animal deve retirar o membro em direção ao corpo, com flexão das articulações. Há extensão concomitante do membro oposto até 3 semanas de vida (reflexo de extensão cruzada) quando, então, começa a aparecer a inibição do reflexo por neurônios motores. A persistência do reflexo além dessa idade é indício de lesão medular acima do segmento testado e representa ausência de inibição contralateral por neurônios motores superiores.

Reflexo cutâneo do tronco

O reflexo cutâneo do tronco ocorre ao nascimento.

Reflexo anogenital

Os neonatos não defecam nem urinam espontaneamente; a mãe lambe a região genital para estimular essas respostas e ingere os excrementos. A estimulação do ânus ou da genitália externa de um neonato por meio de cotonete úmido pode desencadear o reflexo de micção e defecação, observado até a terceira ou quarta semana de vida. Após essa idade, passa a haver controle cortical sobre essas funções.

O cérebro é mais amplo do que o céu.

Emily Dickinson

Seção B

Semiologia do Sistema Nervoso de Ruminantes e Equídeos

Alexandre Secorun Borges e Fabrício Moreira Cerri

INTRODUÇÃO

Inicialmente, questiona-se qual a relevância, e se é realmente possível realizar o exame neurológico em equinos, bovinos ou outros ruminantes. A resposta é bastante clara: sim, é viável e muito importante.

Examinar o sistema nervoso de animais de grande porte é essencial para a completa avaliação clínica. Essa avaliação deve ser realizada de forma adequada e sistemática, pois as alterações neurológicas são frequentes em todas as espécies. O exame neurológico é de fundamental importância para localização da lesão e determinação da lista de diagnósticos diferenciais das enfermidades do sistema nervoso. Caso ocorra a suspeita de disfunção neurológica durante a realização do exame físico, realizar a avaliação neurológica, que apresenta similaridades com o exame de um cão ou gato, respeitando, as limitações de tamanho e outras variações que serão relacionadas adiante.

Será que o prognóstico geralmente reservado ou ruim das enfermidades neurológicas compensa um exame detalhado do animal acometido? A resposta, novamente, é sim, pois é necessário estar ciente de que existem enfermidades que apresentam bons resultados ao tratamento quando diagnosticadas e tratadas precocemente (polioencefalomalacia dos bovinos, mieloencefalopatia por protozoários dos equinos etc.), além do fato de que o diagnóstico correto possibilitará a adoção de medidas que evitem o acometimento de outros animais. O diagnóstico das enfermidades deve ser adequadamente realizado, pois algumas podem ser importantes zoonoses que, quando corretamente conduzidas, evitam que pessoas sejam contaminadas (p. ex., raiva). O diagnóstico também direciona o tratamento e evita gastos desnecessários com medicamentos.

O exame neurológico deve ser conduzido de maneira sistemática, seguindo uma rotina estabelecida, o que facilita a eficiência e a agilidade na avaliação. Ainda é possível perguntar: quando precisa ser realizado o exame neurológico? É necessário realizá-lo sempre que existir a suspeita de que anormalidade do sistema nervoso esteja presente e possa ser a causa dos sinais apresentados pelo paciente.

Determinadas alterações, indicativas de anormalidade neurológica, chamam a atenção durante a avaliação rotineira de um paciente:

- Apatia muito mais grave do que anormalidades em outros sistemas poderiam causar
- Padrão locomotor diferente do produzido por anormalidades osteomusculares (com presença de ataxia) ou que responde de forma inadequada ao tratamento com anti-inflamatórios ou bloqueios
- Atonia de cauda associada à diminuição do tônus anal no momento da aferição da temperatura (Figura 11.49)
- Posicionamento anormal da cabeça
- Assimetria da musculatura
- Decúbito permanente
- Alterações comportamentais.

Como citado anteriormente, muitos sinais clínicos sugerem a presença de alterações neurológicas. Para simplificar, anormalidades neurológicas podem estar presentes quando os sinais clínicos apresentados não possam ser adequadamente explicados por alterações em outros sistemas.

Ressalta-se que, de modo diferente dos outros sistemas, o sistema nervoso não é geralmente visualizado (poucas exceções, como papila óptica ou nervos justapostos à bolsa gutural) (Figura 11.50), palpado ou auscultado. O exame neurológico, portanto, é avaliado ao observar desvios da normalidade de funções (andar, apreender alimentos, posicionamentos, comportamento etc.) ou por meio da interpretação de respostas obtidas *em provas específicas da avaliação funcional (i. e., as estruturas do sistema nervoso são estimuladas, e a resposta é observada, sendo classificada como normal ou anormal).*

O exame neurológico baseia-se na avaliação do comportamento, nível de consciência, postura, pares de nervos cranianos, locomoção (andar, trotar e galopar), reações posturais e, quando possível, na realização de reflexos espinais. Podem, ainda, serem solicitados exames complementares, como análise do líquido cefalorraquidiano (LCR) (Figura 11.51), radiografias simples ou contrastadas (mielografia), eletroencefalografia,

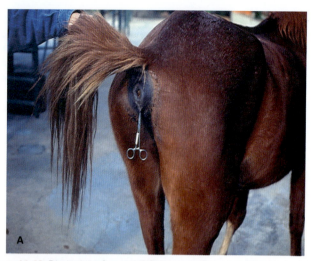 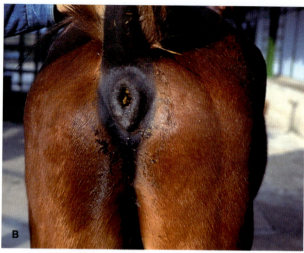

Figura 11.49 Diminuição da sensibilidade em região perianal (**A**). Diminuição de tônus anal em equino com fratura sacral e síndrome da cauda equina (**B**).

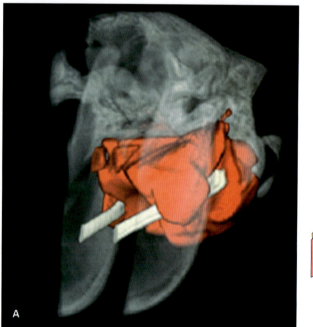 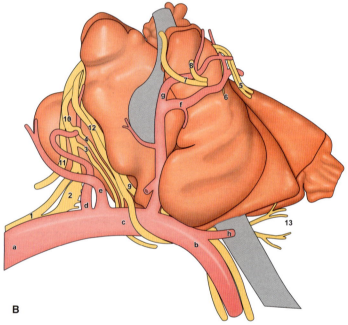

Figura 11.50 Reconstrução de tomografia computadorizada de bolsa gutural de equino de 6 meses (**A**). Esquema representando a localização da bolsa gutural; estruturas nervosas e artérias com associação direta com bolsa gutural (**B**). 1. Tronco vagossimpático; 2. Gânglio cervical cranial; 3. Nervo laríngeo cranial; 4. Ramo faríngeo do nervo vago; 5. Nervo mandibular; 6. Nervo da corda timpânica; 7. Nervo facial; 8. Nervo auriculotemporal; 9. Nervo glossofaríngeo; 10. Nervo vago; 11. Nervo acessório; 12. Nervo hipoglosso; 13. Ramo faríngeo do nervo glossofaríngeo. A. Artéria carótida comum; B. Tronco linguofacial; C. Artéria carótida externa; D. Artéria carótida interna; E. Artéria occipital; F. Artéria maxilar; G. Artéria temporal superficial; H. Artéria lingual. (Adaptada de Borges e Watanabe, 2011.)

eletroneuromiografia, tomografia computadorizada (Figura 11.52) e ressonância magnética (Figura 11.53) etc.

Ao realizar o exame neurológico e interpretar as respostas obtidas em provas específicas da avaliação funcional e com a familiarização dos procedimentos e testes utilizados, este passa a ser executado rotineiramente e com a mesma facilidade do exame dos outros sistemas. Sempre que se realiza corretamente um teste e se conhece qual a resposta normal do organismo, será possível identificar respostas anormais, passo fundamental para um exame bem-sucedido.

Durante o exame neurológico de grandes animais, deve-se extrair a maior quantidade de informações durante a anamnese e exame físico, principalmente quando os animais são avaliados a campo. É preciso aplicar o conjunto de informações referentes à neuroanatomia, apresentado inicialmente neste capítulo, pois facilitará a realização do exame neurológico. A correta localização das lesões é passo fundamental para estabelecimento dos diagnósticos diferenciais e, para isso, o conhecimento da anatomia é essencial. O Quadro 11.6 apresenta um breve resumo das principais divisões anatômicas e respectivas funções do encéfalo.

Os objetivos do exame neurológico são: confirmar a existência de alteração neurológica; localizar o problema; definir a lista de diagnósticos diferenciais; escolher os exames complementares; estabelecer o diagnóstico mais provável, prognóstico e instituição da conduta terapêutica (Quadro 11.7).

Paralelamente, é preciso adotar as medidas preventivas necessárias para que o problema não ocorra em outros animais; as informações devem ser inicialmente obtidas e posteriormente interpretadas. A tentativa precoce de interpretação, quando conduzida a um caminho errado, pode acarretar precipitação

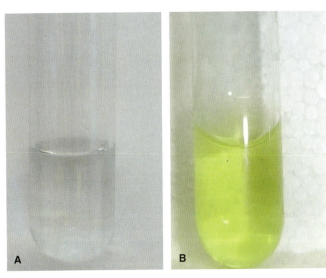

Figura 11.51 Líquido cefalorraquidiano de equinos translúcido (normal) (**A**) e xantocrômico (**B**) em caso de herpes-vírus equino (HVE-1).

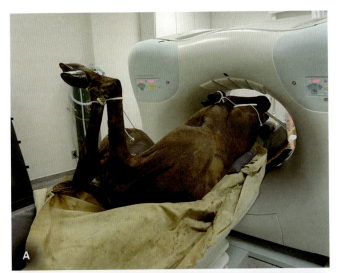
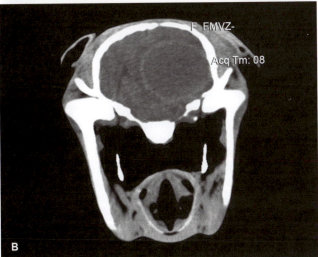

Figura 11.52 Equino sob anestesia geral inalatória para realização de tomografia computadorizada de região da cabeça. Apresentava clinicamente convulsões e se observa abscesso encefálico (**A**). Imagem axial revela assimetria grave dos dois hemisférios cerebrais decorrente de grande massa ocupante de espaço (abscesso) no lado esquerdo que causou um deslocamento da linha média (**B**).

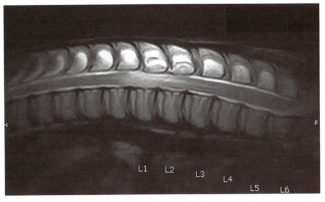

Figura 11.53 Corte sagital em ponderação T2 de ressonância magnética de região toracolombar de equino com presença de hipersinal em segmento L1 indicativo de edema medular. Este equino estava em decúbito após trauma na região.

Quadro 11.6 Principais divisões anatômicas e respectivas funções encefálicas.

Cérebro

- Telencéfalo: *córtex cerebral* (frontal: intelecto, comportamento e atividade motora refinada; parietal: nocicepção e propriocepção; occipital: visão; temporal: comportamento e audição) e *núcleos da base* (conjunto de corpos celulares localizados abaixo do encéfalo; por exemplo, caudado, putâmen etc.; com funções relacionadas com o tônus muscular e iniciação e controle da atividade motora)
- Diencéfalo: *hipotálamo* (modula o sistema nervoso autônomo, apetite, sede, regulação de temperatura e balanço de eletrólitos), *tálamo* (é um complexo de vários núcleos que, entre outras funções, estão relacionados com nocicepção, propriocepção e consciência), *subtálamo* (sistema ativador reticular relacionado com a consciência). O diencéfalo também é o local que abriga o núcleo dos nervos olfatório e óptico

Tronco encefálico

- Mesencéfalo: relacionado com a consciência (sistema ativador reticular ascendente, núcleos de nervos cranianos III e IV), apresenta também tratos ascendentes e descendentes com ocorrência de atividades motora e sensorial
- Ponte: local onde está o núcleo do nervo trigêmeo (V), formação reticular (centros vitais de respiração e sono), tratos ascendentes e descendentes com atividades sensorial e motora
- Bulbo: local com maior acúmulo de núcleos de nervos cranianos (VI, VII, VIII, IX, X, XI, XII), tratos ascendentes e descendentes com atividades sensorial e motora

Cerebelo

- Coordenação de movimentos, tônus muscular, propriocepção inconsciente e equilíbrio

Quadro 11.7 Objetivos do exame neurológico.

- Confirmar se existe anormalidade neurológica responsável pelos sinais clínicos apresentados
- Localizar lesão (focal, multifocal ou difusa)
- Preparar lista de diagnósticos diferenciais. Quais são os diagnósticos diferenciais mais prováveis para lesões com a localização neuroanatômica determinada? Para realização dessa lista, deve-se associar as informações relativas à identificação do paciente (idade, espécie, raça), evolução dos sinais clínicos e informações epidemiológicas
- Prognóstico, tratamento e prevenção. Qual é o prognóstico? O tratamento é possível e viável economicamente? Como prevenir a ocorrência da enfermidade em outros animais do rebanho?

na orientação do exame e consequentes perdas de informações que poderiam ser importantes para um diagnóstico correto.

É fundamental o uso de luvas durante o exame; tal procedimento dará maior segurança ao examinador, pois a raiva é importante zoonose que apresenta variação no tempo de evolução e diferentes manifestações clínicas, nem sempre fáceis de serem inicialmente identificadas. Além disso, eventualmente, o animal é examinado apenas uma vez, não sendo possível retornar para acompanhar a evolução do quadro clínico. O uso de luvas representa grande segurança, evitando aborrecimentos e preocupações futuras.

A utilização de protocolos possibilita a realização do exame, visto que dificilmente alguma etapa será esquecida, até que o profissional esteja completamente familiarizado com os procedimentos de avaliação, além de facilitar o acompanhamento e os exames subsequentes.

Em resumo, o exame neurológico é parte fundamental do exame clínico e deve ser realizado para estabelecer o diagnóstico mais provável, só assim será possível estabelecer terapia adequada e adotar medidas de prevenção.

Você sabia?

- Um grupo de cientistas da Universidade de Pisa, Itália, demonstrou que os cavalos não só são capazes de entender os gestos humanos, como também podem mudar a maneira como respondem a uma tarefa com base em suas próprias experiências. Os cavalos são animais muito diferentes dos seres humanos, por isso a sua maneira de perceber e interpretar o mundo dificilmente poderia ser idêntica.
- Apesar de serem associados a músicas regionais, como o sertanejo e o country, os cavalos, como já foi comprovado cientificamente, sentem-se absolutamente relaxados quando ouvem música clássica.

EXAME CLÍNICO

O exame neurológico deve seguir etapas que são bem estabelecidas para que possa ser mais preciso e eficiente (Quadro 11.8).

A sua primeira etapa é a *identificação do paciente* (espécie, raça, sexo, idade, finalidade, valor e local de origem). A correta identificação facilitará a seleção dos diagnósticos diferenciais mais prováveis. Isso pode ser facilmente percebido quando se tem consciência de que os diagnósticos diferenciais não são exatamente os mesmos para dois diferentes animais em decúbito: o primeiro, um bezerro de 15 dias; o segundo, um bovino com 5 anos.

A *anamnese* deve detalhar informações referentes ao início dos sinais clínicos, evolução, alimentação, vacinação, resposta aos tratamentos realizados, doenças anteriores, número de animais acometidos, ambiente, manejo dos animais e número de mortes. É necessário ressaltar que a anamnese é responsável pela maior assertividade no diagnóstico (Quadro 11.9).

Dentre as informações obtidas, ressalta-se o *início dos sinais clínicos e a evolução* (curso da doença). Deve-se saber há

Quadro 11.8 Etapas do exame neurológico.

- Identificação e anamnese
- Exame físico (funções vitais e exame dos outros sistemas)
- Identificação dos sinais neurológicos apresentados (p. ex., presença de nistagmo horizontal; anormalidade de posicionamento em reação postural)
- Interpretação das informações (p. ex., interpretar o que significa a presença de nistagmos, possivelmente indicando síndrome vestibular; posicionamento anormal em reação postural pode indicar perda proprioceptiva)
- Localização das lesões (p. ex., nistagmo horizontal pode indicar lesão no sistema vestibular periférico por acometimento de ouvido interno ou nervo vestibulococlear)
- Determinação da lista de diagnósticos diferenciais
- Exames complementares
- Diagnóstico mais provável
- Prognóstico
- Tratamento
- Recomendações de prevenção no rebanho

Quadro 11.9 Principais informações que devem ser obtidas na anamnese.

- Principais anormalidades observadas
- Início dos sinais clínicos (há quanto tempo apresenta os sinais relacionados com a anormalidade atual)
- Evolução dos sinais apresentados (tempo de duração dos sinais, estabilidade, piora ou melhora dos sinais com o passar do tempo)
- Principais anormalidades observadas
- Alimentação
- Vacinação
- Tratamentos realizados
- Doenças anteriores
- Número de animais afetados e se existem animais de outras espécies acometidos com sinais semelhantes
- Ambiente e tratamento dos animais
- Número de mortes
- Tratamentos já efetuados e resposta

quanto tempo começaram as alterações e como eram no início do processo, pois, eventualmente, serão atendidos animais com processos neurológicos graves, podendo estar em decúbito, comatoso ou semicomatoso, dificultando a obtenção de informações. É comum o atendimento de bovinos em decúbito há vários dias, muitas vezes sem que água seja oferecida durante esse período (a desidratação pode dificultar o exame); nesse caso, as informações da anamnese são fundamentais.

A evolução é importante, pois diferentes enfermidades são agrupadas em categorias e apresentam, de modo geral, um padrão de evolução semelhante (Quadro 11.10). Isso será eficiente durante a realização do diagnóstico, pois, muitas vezes, processos localizados no mesmo local do SNC produzirão sinais clínicos semelhantes, mas serão diferenciados pela sua evolução. Exemplifica-se da seguinte maneira: um paciente com um processo traumático afetando o cerebelo e outro com um abscesso localizado também no cerebelo provavelmente apresentarão sinais muito semelhantes (quando as áreas e a extensão da lesão forem parecidas), porém a evolução dos processos será muito diferente – o primeiro, com início agudo e estacionário, e o segundo, com evolução lenta. Equinos com mieloencefalopatia por protozoário geralmente apresentam evolução de mais de 15 dias na sua incoordenação motora, ao passo que aqueles com mieloencefalopatia por herpes-vírus geralmente apresentam sinais que evoluem rapidamente. É muito importante saber se ocorreram óbitos em animais com a mesma sintomatologia, pois algumas enfermidades poderão ser incluídas no diagnóstico diferencial, assim como é importante saber se ocorreu recuperação clínica de animais na mesma propriedade com a mesma suspeita.

Quanto maior for o conhecimento das enfermidades que acometem os animais, melhor será a anamnese realizada, pois é possível fazer questionamentos específicos. Assim, questionamentos para saber se os animais tiveram contato com baterias de carro somente devem ser feitos quando se tem o conhecimento de que eles lamberam as placas internas impregnadas por chumbo (Pb) e essa intoxicação pode acarretar danos ao sistema nervoso. Ovinos jovens podem apresentar degeneração de nervo óptico

Quadro 11.10 Início e progressão dos sinais e sua correlação com as enfermidades.

- Agudo não progressivo: enfermidades traumáticas e vasculares
- Agudo progressivo e simétrico: enfermidades metabólicas nutricionais e tóxicas
- Sinais progressivos e assimétricos: enfermidades inflamatórias (infecções), degenerativas e neoplásicas

quando recebem doses tóxicas de closantel, vermífugo frequentemente utilizado em virtude de sua eficácia para *Haemonchus* spp. porém, com baixo índice de segurança (dose tóxica próxima a dose terapêutica).

O exame físico de todos os sistemas deve sempre preceder o exame neurológico, pois torna possível diferenciar problemas concomitantes, assim como descartar alterações que possam sugerir anormalidades neurológicas. Portanto, os animais são avaliados também quanto ao grau de desidratação, coloração de mucosas, palpação detalhada de todos os membros e coluna vertebral. A impotência funcional de um membro pode ter como causas fratura ou paralisia nervosa periférica; um animal em decúbito lateral com grande apatia pode apresentar lesão medular ou anemia e desidratação graves. Esses aspectos podem parecer grosseiros na maioria das vezes, mas devem ser lembrados. Ptialismo ou disfagia pode ser resultado de encefalites, botulismo ou existência de um corpo estranho na faringe ou esôfago. A dificuldade visual pode ser resultado de encefalopatias de diferentes origens, de descolamento de retina ou de grave catarata. Nesse contexto, o exame neurológico possibilitará detectar eventuais alterações em outros sistemas que podem relacionar-se com as anormalidades neurológicas (p. ex., coloração ictérica das mucosas em alguns casos de encefalopatia hepática dos equinos).

Você sabia?

- Estudos científicos indicam que vacas e bois expressam seu humor com diversos comportamentos. Eles demonstraram, por exemplo, insatisfação ao serem expostos a uma caixa de madeira retangular em que um vidro os impedia de alcançar a comida. As vacas também mostram sinais de frustração bem claros quando são separadas de seus filhotes.

AVALIAÇÃO DA INTEGRIDADE ENCEFÁLICA

Para verificar a existência de alterações encefálicas, é preciso avaliar os seguintes aspectos: (1) comportamento; (2) nível de consciência; (3) posição da cabeça; e (4) integridade nas funções dos nervos cranianos (Quadro 11.11). Em geral, quando existem anormalidades encefálicas, ao menos dois dos itens precisam apresentar alterações. A função encefálica é a primeira a ser avaliada, sendo o comportamento e o nível de consciência os primeiros aspectos observados. Ambos estão intimamente relacionados e devem ser avaliados preferencialmente na presença de alguém familiarizado com o animal, possibilitando a obtenção de informações relevantes sobre o histórico clínico. Esse acompanhamento possibilita diferenciar animais extremamente dóceis daqueles com apatia. O comportamento considerado normal é extremamente variável em meio a espécies, raças e indivíduos. Os comportamentos considerados anormais incluem:

- Emitir sons anormais
- Andar de modo compulsivo
- Andar em círculos
- Apoiar a cabeça contra obstáculos (*head pressing*)
- Morder animais ou objetos inanimados (agressividade)
- Adotar posturas bizarras (opistótono e pleurotótono).

Anormalidades comportamentais geralmente estão associadas a alterações cerebrais. O nível de consciência deve ser avaliado cuidadosamente, pois animais com enfermidades em outros sistemas ficam muito apáticos, sendo tais sinais muitas vezes confundidos com diminuição no nível de consciência. Nesse contexto, é essencial corrigir alterações hidroeletrolíticas e/ou metabólicas, pois podem confundir o examinador. Anormalidades cerebrais (tálamo, cápsula interna ou região frontal) e mesencefálicas são responsáveis por acentuada diminuição do nível de consciência, chegando até o coma. Alterações corticais podem ser responsáveis por hiperexcitabilidade.

Em seguida, deve ser avaliada a posição da cabeça; a rotação da cabeça (*head tilt*) (Figura 11.54) é sinal clínico indicativo de lesão vestibular. A pressão da cabeça contra obstáculos (*head pressing*) (Figura 11.55) pode ser observada em diversas encefalopatias que afetam a função cerebral como, a polioencefalomalacia de ruminantes, a encefalopatia hepática e encefalites virais dos equinos ou o trauma craniano. Em geral, o andar em círculos pode ser observado em lesões unilaterais ou assimétricas na região frontal.

Após essas etapas, deve ser realizada a avaliação dos nervos cranianos. Os 12 pares de nervos cranianos com seus respectivos nomes, funções e os testes a serem realizados são apresentados no Quadro 11.12. É possível notar que os 12 pares de

Quadro 11.11 Como verificar rapidamente se existe comprometimento dos nervos cranianos.

Os nervos cranianos podem ser rapidamente avaliados quando se observam:
- Simetria facial
- Integridade da função visual
- Movimentação de orelhas, pálpebras e lábios
- Mastigação, movimentação da língua e deglutição

Se essas funções estiverem íntegras, dificilmente existirão alterações nos nervos cranianos. A ocorrência de anormalidades em dois ou mais pares de nervos cranianos é indicativa de anormalidades encefálicas, ao passo que alterações em apenas um par são sugestivas de lesões periféricas

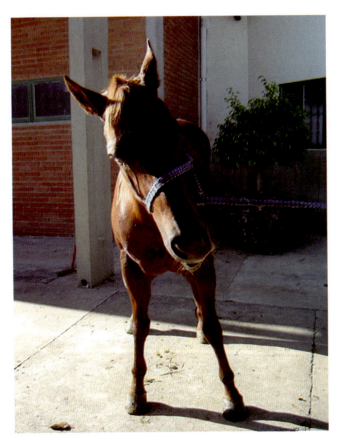

Figura 11.54 Equino com rotação de cabeça (*head tilt*) em decorrência de alterações vestibulares periféricas no lado direito.

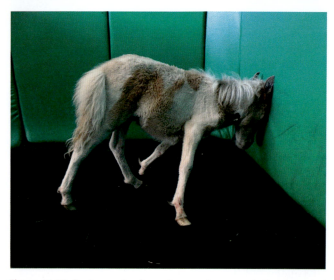

Figura 11.55 Equino apoiando a cabeça contra a parede (*head pressing*) demonstrando anormalidade da integridade encefálica.

nervos cranianos podem ser rapidamente avaliados; no conjunto, são responsáveis por:

- Olfação
- Visão, diâmetro pupilar e movimentação ocular
- Movimentação de orelhas, pálpebras, lábios
- Simetria e tônus da musculatura e sensibilidade facial
- Apreensão e mastigação de alimentos
- Movimentação de língua e deglutição

Se todas essas funções estiverem íntegras, dificilmente haverá alteração nesses pares de nervos cranianos; no entanto, se alguma delas estiver alterada, é possível realizar provas mais específicas para localizar a anormalidade em um ou mais pares de nervos cranianos (Quadros 11.12 e 11.13).

Algumas observações são úteis na avaliação da função dos nervos cranianos (Quadro 11.12) (Figura 11.50). O nervo olfatório (I par) é difícil de ser avaliado em grandes animais, não apresentando importância clínica, pois disfunções são raras e, quando ocorrem, as interpretações são dificultadas por anormalidades no comportamento do animal. Mesmo assim, quando

Quadro 11.12 Função, testes de avaliação e sinais de anormalidades dos nervos cranianos.

Nervo craniano	Função	Testes	Anormalidades	Observações
I – olfatório	Olfação	Oferecimento, com a mão fechada, de alimentos com odor atrativo	Incapacidade total ou parcial de sentir odores	Difícil de ser interpretado, principalmente quando se examinam animais não acostumados a serem manuseados ou quando anormalidades encefálicas concomitantes estiverem presentes
II – óptico	Visão	Acuidade visual (acompanha objetos em movimento ou desvia de obstáculos), resposta de ameaça visual, reflexo pupilar	Cegueira total ou parcial, deve ser sempre interpretado de modo associado com a avaliação do terceiro par de nervo craniano	Animais cegos não apresentam necessariamente anormalidades no nervo óptico; podem ocorrer cegueiras em decorrência de lesões no córtex occipital ou em outras estruturas condutoras das informações visuais (quiasma óptico, tratos ópticos etc.) ou mesmo em razão de graves alterações oculares. Avaliar a integridade das estruturas oculares incluindo exame de fundo de olho quando necessário
III – oculomotor	Inerva músculos extraoculares e contém fibras parassimpáticas para o controle da pupila e da acomodação visual. É uma combinação de nervo motor e autônomo. Realiza também inervação dos músculos que elevam a pálpebra superior	Realização do reflexo pupilar, avaliação da movimentação da pálpebra superior e observação do posicionamento e da movimentação do globo ocular	Anormalidade no reflexo pupilar, ptose palpebral e estrabismo lateral	O reflexo pupilar é interpretado correlacionando-se integridade ocular e das vias visuais (incluindo-se aí o II par de nervos cranianos). Deve-se ter cuidado com a quantidade de luz presente no ambiente, no momento do exame, para correta interpretação do teste. É preciso lembrar que o medo ou a excitação dos animais podem interferir na resposta apresentada. Lesões no VII par de nervos cranianos são muito mais frequentes e com possibilidade de causar ptose palpebral, podendo ser diferenciadas, pois a ptose palpebral decorrente de lesões no nervo facial será acompanhada por paralisia e ptose labial
IV – troclear	Inerva músculo ocular oblíquo superior, responsável pela movimentação dos globos oculares	Observar posicionamento dos globos oculares e coordenação de movimentos destes durante movimentação da cabeça do animal	Anormalidades de posicionamento (estrabismo)	Deve-se inicialmente ficar de frente para o animal e observar a posição dos globos oculares e depois movimentar o pescoço de um lado para o outro, observando a correção do posicionamento dos globos. Observar posição da fissura pupilar; em caso de lesões verificar presença de estrabismo dorsomedial
V – trigêmeo	Informação sensorial de córnea, pálpebras e face; motora dos músculos faciais relacionados com a mastigação e supraoculares	Oferecimento de alimento para os animais e teste de sensibilidade na face, verificar presença de atrofias no masseter	Dificuldade para apreensão de alimentos (mandíbula caída em lesões bilaterais) atrofia de masseter (atrofia neurogênica) e anormalidades sensoriais faciais	É muito mais fácil e prático observar a função motora do que a sensitiva. Dificuldades para fechar e movimentar a mandíbula em virtude de lesão neste nervo devem ser diferenciadas daquelas decorrentes de anormalidades osteomusculares (fraturas etc.). Após 2 semanas do início da paralisia, pode ocorrer atrofia muscular (masseter e temporal). A parte sensorial pode ser avaliada com maior sensibilidade testando-se a parte interna das narinas
VI – abducente	Inerva músculos retolateral e retrator ocular, responsáveis pela movimentação dos globos oculares	Observar posicionamento dos globos oculares e coordenação de movimentos destes durante movimentação da cabeça do animal	Lesões resultam em estrabismo medial e inabilidade para retrair o globo	Idem IV par

(*continua*)

Quadro 11.12 Função, testes de avaliação e sinais de anormalidades dos nervos cranianos. (*continuação*)

Nervo craniano	Função	Testes	Anormalidades	Observações
VII – facial	Inervação motora de orelhas, pálpebras e musculatura relacionada com a expressão facial (movimentação de narina e lábio); tem influência sobre as glândulas lacrimais e salivares e função gustativa no terço inicial da língua	Observar simetria de posicionamento de pálpebras, orelha, narinas e lábios. Produção normal do filme lacrimal. Deve ser realizado o reflexo palpebral. Produção de sons para observar a movimentação das orelhas	Diminuição ou ausência de movimentação das orelhas, ptose palpebral, anormalidades na movimentação da narina e do lábio (ptose labial). Pode ocorrer diminuição na secreção lacrimal	Anormalidades do nervo facial logo após sua saída do encéfalo devem originar alterações em orelhas, pálpebras e lábios, já as lesões compressivas faciais abaixo da região ocular podem ocasionar apenas ptose labial (decorrente de lesão no ramo bucal). Alguns animais acabam desenvolvendo queratites, resultantes do não fechamento palpebral correto, associadamente à diminuição de produção de filme lacrimal. Lesões que acometem o nervo facial geralmente acarretam o acúmulo de alimentos entre os dentes e a bochecha. Em função da sua superficialidade, equinos podem desenvolver lesões por compressão após decúbito, sendo mais comum apenas o desvio do lábio
VIII – vestibulococlear	Equilíbrio (vestibular) e audição (coclear)	Posição da cabeça, ocorrência de nistagmos, captação de estímulos auditivos; realizar endoscopia da bolsa gutural (este exame possibilita a visualização da bula timpânica e da articulação temporo-hióidea). Porção auditiva do VIII par pode ser testada avaliando os potenciais auditivos evocados	Ocorrência de rotação da cabeça, dificuldade de captação de sons, eventualmente ocorrência de nistagmos, anormalidade locomotora decorrência da diminuição do tônus extensor ipsilateral e nistagmo. É interessante observar que nistagmos horizontais na síndrome vestibular de equinos geralmente desaparecem após uma semana da lesão	A principal anormalidade observada na maioria das vezes é a rotação da cabeça para um dos lados (ipsilateral à lesão), sendo difícil determinar a acuidade auditiva de um paciente com lesão unilateral. São frequentes as alterações de nervo facial associadas a lesões vestibulares (principalmente decorrentes de otites internas), pois o nervo facial, ao deixar o seu núcleo na régio de bulbo, entra no meato acústico interno junto ao nervo vestibulococlear. Grande parte das anormalidades no nervo vestibulococlear envolvem otite ou osteoartropatia temporo-hióidea, sendo a endoscopia e a radiografia na posição ventrodorsal exames complementares importantes. Animais com paralisia do VIII par, quando vendados, perdem o equilíbrio após alguns minutos. Os sinais de comprometimento deste nervo craniano estão associados também à fraqueza dos músculos extensores do lado afetado, resultando em locomoção assimétrica (casos mais avançados) e nistagmo espontâneo com fase rápida contrária à lesão. A lesão do VIII par acarreta síndrome vestibular periférica e pode ser diferenciada da central, visto que não ocorre perda proprioceptiva e o nível de consciência está normal. Equinos com lesão deste nervo podem apresentar um comportamento anormal, de movimento rotacional da cabeça, similar a estereótipos de cavalos que permanecem muito tempo em baia
IX – glossofaríngeo	Responsável pela inervação da faringe e sensibilidade da porção caudal da língua	Oferecimento de alimentos e passagem de sonda nasogástrica para observar deglutição. Sensibilidade de língua utilizando-se substâncias irritantes. Realização de endoscopia	Disfagia	Existe participação do IX e do X pares de nervos cranianos na inervação de faringe e laringe; os dois são avaliados de maneira conjunta quando relacionados com deglutição e movimentação de faringe. Raramente são realiados testes para avaliação da sensibilidade da língua. Endoscopia é parte importante do exame
X – vago	Função motora e sensorial para vísceras torácicas e abdominais, e motora, da laringe e faringe	*Slap test* (reflexo que testa a abdução da cartilagem aritenoide após a percussão da região da escápula durante a expiração), oferecimento de alimentos, avaliação de sons anormais durante a respiração. Endoscopia laringe	Disfagia e sons inspiratórios anormais (equinos em exercício) em razão da flacidez laringeana, timpanismo recorrente em bovinos	A avaliação da sensibilidade da língua é muito subjetiva e não costuma ser realizada; o *slap test* pode ser realizado com auxílio do endoscópio ou mesmo com a palpação manual externa. A via eferente deste teste envolve o nervo laríngeo recorrente. Endoscopia em repouso ou dinâmica são fundamentais para avaliar a função desse par de nervo craniano
XI – acessório	Motora para músculos do pescoço (músculo trapézio)	Avaliação da simetria da musculatura do pescoço e eletromiografia	Atrofia dos músculos do pescoço	Avaliado por inspeção e eletromiografia da musculatura afetada
XII – hipoglosso	Função motora da língua	Oferecimento de alimentos, movimentação da língua, simetria	Perda de função motora da língua	Lesões unilaterais do nervo ou do núcleo resultam em atrofia unilateral da língua com dificuldade de retração, porém esta não deverá ficar fora da boca. Lesões bilaterais acarretam dificuldade de apreensão e deglutição, e o animal não consegue recolher a língua para dentro da boca

Quadro 11.13 Correlação entre anormalidades observadas no exame neurológico e respectivas estruturas envolvidas.

Anormalidades	Estruturas acometidas
Déficit visual	*II*, córtex cerebral occipital (ou as vias entre os dois), olhos
Resposta de ameaça visual ausente ou diminuída	*II* (sensorial), VII (motora), cérebro e cerebelo
Midríase, miose e anisocoria	*II*, III, sistema nervoso simpático
Estrabismo	III, IV, VI, VIII
Atrofia e assimetria da musculatura facial	V
Reflexo palpebral ausente ou diminuído	*V*, VII
Ptose de orelha, pálpebra e lábio	VII
Sensibilidade facial diminuída	*V*
Tônus mandibular diminuído ou ausente	V
Pálpebras são mantidas abertas em posição anormal	III, VII e sistema nervoso simpático
Resposta anormal (diminuída) aos sons	VII
Disfagia, movimentação inadequada da língua	IX, X, XII
Musculatura de cabeça e pescoço	V, VII e XI
Tônus lingual diminuído e a musculatura da língua assimétrica	XII

Observação: os nervos cranianos em itálico apresentam função sensitiva para as provas anteriormente citadas. Notar que o V par apresenta função mista, isto é, contém componentes sensitivos e motores.

se quer testar este par, pode-se oferecer alimento com os olhos vendados e observar se o animal se interessa, demonstrando que sentiu o odor. Essa prova só oferece informações confiáveis em animais habituados a conviver com pessoas e com adequado nível de consciência.

O segundo par de nervos cranianos (óptico) pode ser avaliado por meio da percepção da integridade visual e associado ao diâmetro pupilar (III par) (Figura 11.56). Dificuldades parciais de visão decorrentes de anormalidades no sistema nervoso são difíceis de serem observadas e diagnosticadas; no entanto, os casos mais graves podem ser determinados com maior facilidade. Inicialmente, deve-se deixar o animal locomover-se livremente em ambiente diferente daquele a que está acostumado, de forma cuidadosa para não se machucar; os animais cegos tendem a esbarrar ou ir de encontro a obstáculos.

A alteração visual é verificada utilizando-se a prova de ameaça visual, a qual necessita ser realizada com um gesto de ameaça em direção ao globo ocular do animal que, como resposta, deve fechar a pálpebra (mecanismo protetor). Durante a realização dessa prova, evita-se a produção de deslocamento de ar em direção ao globo ocular ou mesmo o toque manual, o que acarretaria reflexo palpebral não relacionado com o processo visual, e sim à captação sensitiva da região ocular e palpebral (nervo trigêmeo). É importante ressaltar que animais com graves alterações cerebelares podem apresentar diminuição ou ausência da resposta de ameaça visual, pois existem vias cerebelares importantes na sua modulação. A via aferente (impulsos que chegam ao SNC) da resposta de ameaça visual envolve as estruturas íntegras das vias visuais e sua interpretação no córtex occipital. A oclusão da pálpebra depende da via eferente (impulsos que deixam o SNC) composta pelo córtex visual contralateral e pelo sistema motor (ipsilateral ao estímulo) do nervo facial.

O reflexo pupilar também pode ser utilizado para avaliação do nervo óptico e do nervo oculomotor. Esse reflexo é desencadeado devido à integração das informações transmitidas pelo nervo óptico e nervo oculomotor, acarretando miose ou midríase. A retina capta a informação luminosa e a transforma em impulsos elétricos, que serão conduzidos pelo nervo óptico até o quiasma óptico, em que grande percentual de fibras sofre decussação (aproximadamente 90% das fibras trocam de lado dentro do SNC). A partir do quiasma óptico, essas informações trafegam pelo trato óptico, passando pelo mesencéfalo e indo posteriormente ao córtex occipital (formação de imagens). Durante a passagem pelo mesencéfalo, ocorre o estímulo do núcleo do nervo oculomotor (III par de nervo craniano) ali localizado. O estímulo do núcleo do nervo oculomotor irá produzir informações (transmitidas pelo nervo oculomotor) que provocarão diminuição do diâmetro pupilar (miose). Quando o ambiente está escuro, ocorrerá dilatação da pupila, denominada "midríase". A midríase e a miose são importantes para a maior ou menor captação de luz, melhorando a acuidade visual em ambientes com menor luminosidade ou protegendo as estruturas oculares em ambientes com grande quantidade de luz, respectivamente.

Este é exemplo de arco reflexo mediado por um nervo sensitivo (óptico) e um nervo motor (oculomotor), que possibilita a avaliação da integridade das estruturas envolvidas. Para que ocorra a miose após estímulo luminoso, tem de haver integridade dessas vias até a efetuação do reflexo. Reflexo pupilar adequado não implica necessariamente que o animal esteja enxergando, pois, para que isso ocorra, as vias devem estar íntegras, incluindo o córtex occipital.

Ao colocar um animal em uma sala escura e iluminar o olho direito com uma lanterna, deverá ocorrer a diminuição do diâmetro da pupila testada (miose ipsilateral) e miose discreta na pupila esquerda (reflexo consensual). O contrário ocorre ao iluminar o outro olho. Esse mecanismo de fechamento consensual da pupila deve-se ao cruzamento das fibras, ocorrido no quiasma óptico. Lesões encefálicas localizadas na região de córtex occipital podem acarretar cegueira sem anormalidades do reflexo pupilar, visto que as vias que envolvem esse reflexo estão localizadas mais rostralmente, sendo exemplo disso a polioencefalomalacia dos bovinos.

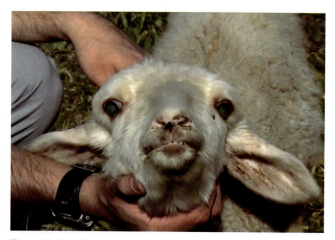

Figura 11.56 Ovino com cegueira de origem neurológica em função da degeneração do nervo óptico (II par) em caso de intoxicação por closantel. Observe a midríase bilateral.

Na maioria das vezes, esses animais são observados em ambiente aberto e não em uma sala escura; assim, é necessário fazer uma modificação no procedimento do exame. Devem-se fechar os dois olhos com a mão e observar o reflexo pupilar de cada um individualmente (ao expor apenas um deles à luz, mantendo o outro fechado), com o posicionamento da cabeça do animal em direção ao sol. Não se deve fechar apenas um olho e, em seguida, abri-lo, pois o reflexo consensual originado no olho deixado aberto irá diminuir o reflexo a ser testado. O exame de fundo de olho (fundoscopia) possibilita a avaliação da papila óptica e deve ser realizado quando os animais apresentarem-se cegos e com diminuição do reflexo fotomotor. Pacientes com deslocamento de retina podem estar cegos, dessa maneira, esse exame é muito importante para excluir anormalidades no sistema nervoso. Esse exame é realizado quando há suspeita de aumento de pressão intracraniana, pois a papila pode refletir essa modificação, apresentando alterações como perda da definição da sua borda.

O diâmetro pupilar também é influenciado pelos músculos dilatadores da pupila, inervados por fibras simpáticas originadas do gânglio cervical cranial (devido a esse fato, ocorre a dilatação pupilar quando os animais estão com medo ou excitados). Lesões simpáticas (os locais mais frequentes são bolsa gutural ou lesões cervicais) podem acarretar a denominada "síndrome de Horner", que consiste em discreta ptose da pálpebra superior, miose e discreta protrusão da terceira pálpebra. Associada a esses sinais, em equinos, observa-se sudorese na base da orelha e pescoço (Figura 11.57). Em bovinos com síndrome de Horner também se observa diminuição da produção de gotículas de umidade no espelho nasal (Figura 11.58).

A descrição do exame do IV (Figura 11.59), V (Figuras 11.60 e 11.61) e VI pares de nervos cranianos está resumida no Quadro 11.12.

O VII par de nervo craniano é o mais frequentemente observado com alterações em animais de grande porte; apresenta seu corpo celular localizado no tronco encefálico, sendo responsável pela função motora da orelha, pálpebra e lábios (Figuras 11.62 e 11.63). É importante diferenciar as lesões localizadas no corpo celular das ocorridas no seu trajeto neuronal. Lesões localizadas na região de tronco encefálico são acompanhadas por envolvimento de outros pares de nervos cranianos em virtude da proximidade na localização de seus núcleos. Lesões periféricas podem ocorrer devido a alterações

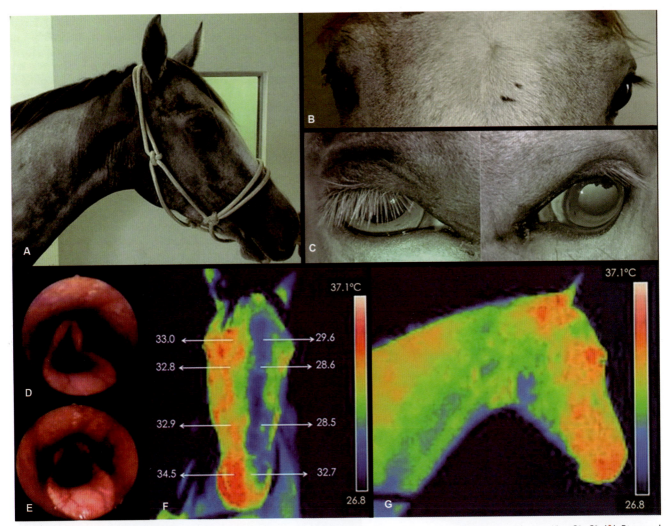

Figura 11.57 Equino com síndrome de Horner. Sudorese equina na base auricular, face e terço cranial do pescoço até as regiões C2–C3. (**A**). Ptose palpebral superior do lado direito, alterações no ângulo dos cílios, enoftalmia leve e leve protrusão do terceiro pálpebra (**B**, **C**). Vista endoscópica durante movimentos adutórios (**D**) e abdutórios (**E**) da laringe. Observe que a cartilagem aritenoidal direita permanece em posição medial, e a cartilagem aritenoidal esquerda realiza o movimento normal de abdução, indicando hemiplegia laríngea direita. Termografia mostrando aumento da temperatura no lado direito da face. Temperaturas (°C) observadas nos diferentes pontos da face (**F**). Note que as regiões com maior sudorese apresentaram temperaturas mais baixas no lado afetado (**G**). (Fonte: Palumbo et al., 2011.)

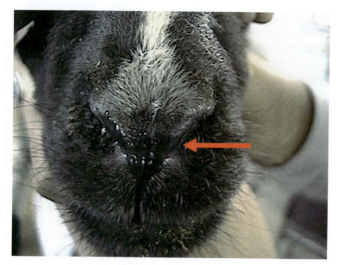

Figura 11.58 Ovino com síndrome de Horner do lado esquerdo. Observa-se a diminuição da produção de gotículas (muflo) no espelho nasal do lado esquerdo e consequentemente ressecamento (seta); esta é uma característica de ruminantes.

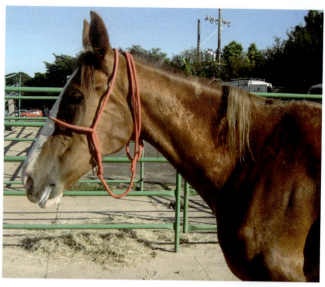

Figura 11.60 Equino com atrofia do músculo masseter em função de alterações na porção motora do núcleo do nervo trigêmeo (V) em decorrência de mieloencefalite por protozoário (EPM).

durante o trajeto desse nervo, que é bastante superficial. O reflexo palpebral serve para avaliar a função motora do nervo facial. A descrição do exame e alterações encontradas nos VIII, IX, X, XI e XII pares estão no Quadro 11.12.

As anormalidades observadas dependem principalmente do local afetado. A identificação do local (neurolocalização), portanto, é importante para a caracterização do processo. O Quadro 11.14 apresenta os principais sinais neurológicos observados quando diferentes áreas encefálicas são acometidas. Os processos infecciosos, metabólicos, tóxicos ou degenerativos promovem lesões difusas, acometendo grandes extensões do encéfalo.

O sistema vestibular tem a função de integrar animal e ambiente no que diz respeito à gravidade, equilíbrio e aceleração no espaço, além disso, ajuda a manter a posição dos olhos, tronco, membros e cabeça durante movimentos. Esse sistema contém receptores no ouvido interno (*labirinto*), além de ser composto de nervo vestibular, núcleo vestibular, cerebelo e tratos vestibulares na medula espinal. Os dois principais sinais de alteração vestibular são a rotação de cabeça (Figura 11.54) e os movimentos involuntários anormais do globo ocular (nistagmos).

A existência de nistagmo é indicativo da ocorrência de lesões vestibulares e deve ser avaliada quanto à direção de movimento rápido. Em lesões vestibulares periféricas e geralmente em enfermidades vestibulares centrais, a fase rápida do movimento é contrária ao lado da lesão. O nistagmo originado de doenças vestibulares periféricas pode ser horizontal ou discretamente rotatório, enquanto, na doença central, pode ocorrer em qualquer direção. Apesar de ser possível, durante as fases agudas de doenças vestibulares, que ocorra nistagmo espontâneo com a cabeça em posição de descanso, as vezes é necessário, nessas ocasiões, manter a cabeça em postura anormal para a sua indução (denomina-se este nistagmo de "posicional"). O nistagmo em animais de grande porte desaparece mais rapidamente que em animais de pequeno porte. Levando-se isso em consideração, recomenda-se induzir o nistagmo com a colocação da cabeça em posição flexionada ou estendida (nistagmo posicional).

Alterações encefálicas podem acarretar distúrbios locomotores variando de discreta incoordenação motora, andar compulsivo ou até o decúbito permanente. Essas alterações ocorrem em

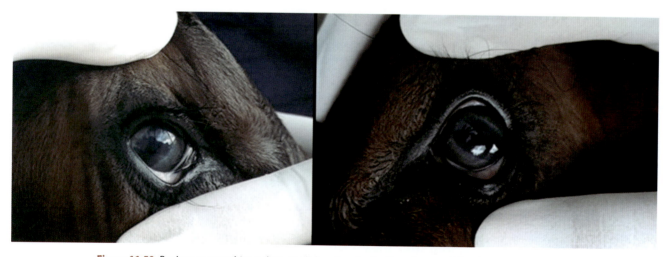

Figura 11.59 Bovino com estrabismo dorsomedial em função de alterações no núcleo do nervo troclear (IV).

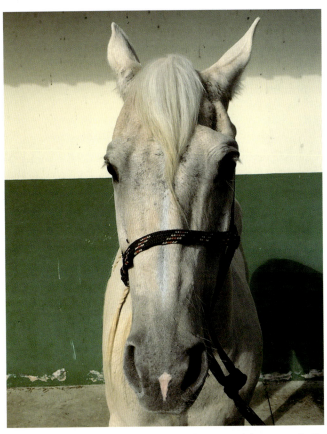

Figura 11.61 Equino com atrofia de músculo temporal decorrente de disfunção do nervo trigêmeo (V).

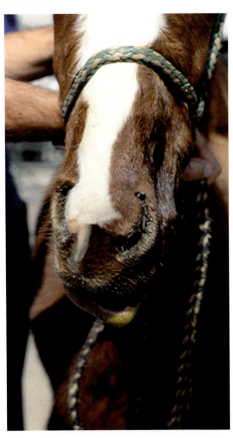

Figura 11.63 Equino com ptose e desvio labial em função de acometimento do ramo bucal dorsal do nervo facial (VII) esquerdo após compressão por cabresto (direita).

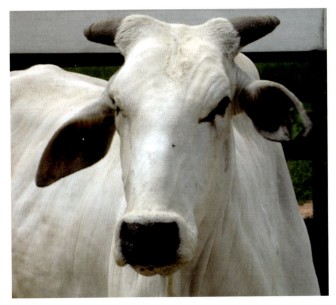

Figura 11.62 Bovino com paralisia de nervo facial (VII) do lado direito. Observa-se redução do tônus da musculatura da face. (Imagem gentilmente cedida pelo Professor Dr. Diego José Zanzarini Delfiol/UFU.)

Quadro 11.14 Principais sinais neurológicos observados quando diferentes áreas encefálicas são acometidas.

- Síndrome cerebral: anormalidades locomotoras (podem ser discretas), nível de consciência (depressão) e comportamento alterados, respiração irregular, cegueira (reflexo pupilar normal), pressão da cabeça contra obstáculos, andar em círculos (geralmente, lesões unilaterais)
- Síndrome mesencefálica: anormalidades locomotoras, depressão mental, midríase não responsiva ou miose (visão normal), estrabismo
- Síndrome pontinobulbar: anormalidades locomotoras, alteração em diversos nervos cranianos, depressão mental
- Síndrome vestibular: *central*, nistagmo horizontal, rotatório, vertical ou posicional, anormalidades nos nervos cranianos: V, VI e VII; podem ocorrer sinais cerebelares. *Periférica*, nistagmo horizontal ou rotatório, possível anormalidade no VII par de nervo craniano. Tanto a síndrome central quanto a periférica podem apresentar perda de equilíbrio, quedas, rotação de cabeça e estrabismo
- Cerebelar: tremores de intenção na cabeça, anormalidades locomotoras (hipermetria), nistagmos, alteração na resposta de ameaça visual, aumento da área de sustentação do corpo (ampla base)
- Multifocal: ocorrência de sinais clínicos que refletem mais de uma síndrome

Observação: é importante ressaltar que nem todos os sinais estarão presentes em determinadas situações e que as anormalidades caracterizadas por sinais multifocais são as mais frequentemente encontradas em animais de grande porte.

virtude das lesões nos núcleos motores. Assim, um equino com abscesso ou com leucoencefalomalacia pode apresentar alterações no padrão de locomoção variando de discreta incoordenação até decúbito. Na presença de alterações locomotoras (de origem neurológica) sem outras anormalidades encefálicas, o local de alteração deve estar localizado na medula espinal ou nervo periférico. Nesse contexto, é preciso primeiramente determinar se a localização da lesão é encefálica ou medular, visto que essa informação é importante, considerando que a lista de diagnósticos diferenciais é diferente para cada segmento.

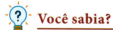

Você sabia?

- Cabras desmaiam. A condição real é chamada "miotonia congênita" e é resultado de uma extrema rigidez dos músculos após algum susto. Essa característica é genética e não acontece com todas as cabras. A paralisia normalmente dura apenas alguns segundos.
- Os cérebros de vacas domesticadas são 26% menores que os de seus ancestrais. Além disso, as que foram criadas com seres humanos, em contato diário, registraram tamanho ainda menor. Por outro lado, touros permaneceram com o mesmo tamanho ao longo do tempo.

LESÕES MEDULARES | INCOORDENAÇÃO MOTORA

Introdução

Como referidas anteriormente, anormalidades encefálicas podem acarretar alterações locomotoras que variam desde discreta incoordenação até o decúbito permanente. Isso ocorre devido ao fato de os centros motores, localizados no encéfalo e responsáveis pelo início da atividade motora, terem sido afetados. A partir de agora, será avaliado o paciente com anormalidade locomotora sem alteração encefálica. Nos animais de grande porte, a avaliação clínica das anormalidades locomotoras devido às alterações na medula espinal é amplamente realizada na rotina clínica. Esse procedimento objetiva definir a localização da lesão em determinada região da medula espinal. Dessa forma, os diagnósticos diferenciais podem ser definidos com maior segurança. Lesões graves causam incapacidade locomotora e consequente decúbito, enquanto processos mais brandos acarretam anormalidade locomotora, caracterizada por diminuição proprioceptiva e motora, para a qual será utilizado o termo de incoordenação motora.

O Quadro 11.15 apresenta alguns aspectos que, quando observados durante o exame físico de qualquer animal, podem fornecer indícios suficientes para que seja realizado exame neurológico.

Procura-se facilitar o exame físico e seguir sempre os objetivos básicos do exame neurológico (Quadro 11.16):

- Definir a existência ou não de anormalidade neurológica
- Confirmar se a origem da anormalidade está localizada na medula espinal
- Definir qual a região (segmento medular) afetada
- Elaborar a lista de diagnósticos diferenciais
- Realizar os exames complementares e definir o diagnóstico mais provável
- Determinar o prognóstico
- Instituir o tratamento.

Considerações anatômicas e funcionais

A medula espinal tem várias funções e uma delas é a integração entre o encéfalo e o SNP (e vice-versa). É possível avaliar a sua integridade ao observar a capacidade motora de determinado animal e a capacidade de percepção de estímulos sensoriais (captados nos membros e interpretados no encéfalo). No entanto, a medula é muito mais que um carreador de informações motoras do encéfalo para o SNP, ou sensoriais do SNP para o encéfalo; ela contém centros de integração responsáveis pela postura e coordenação de movimentos nas regiões de C6-T2 (cérvico-torácica) e L4-S2 (lombossacra). Exemplo da complexidade da medula espinal pode ser observado em lesões medulares cervicais, em que ocorre a síndrome de Horner (Quadro 11.17) (Figura 11.57).

O início da atividade motora voluntária normal depende de estímulos originados nos centros motores superiores localizados no encéfalo. Esses impulsos serão, no fim, transmitidos para as estruturas musculares. Para isso, é necessária a integridade medular e do SNP (nervos espinais).

Quando a atividade motora apresenta alterações devido a anormalidades no sistema nervoso, é necessário considerar que parte da transmissão das informações originadas nos centros motores encefálicos e sua passagem para a estrutura efetora (neste caso, um músculo) não estão adequadas. Também considera-se que, quando algum estímulo sensorial (tátil, térmico, dor e pressão) ou proprioceptivo não está sendo adequadamente levado ao encéfalo para interpretação, a causa pode estar em uma lesão medular, dificultando a transmissão dessas informações (Quadro 11.18). Logicamente, anormalidades

---

Quadro 11.15 O que observar no exame físico que pode ser indicativo de anormalidade neurológica?

Durante o exame físico de qualquer animal, a atenção a alguns aspectos que podem revelar a necessidade de um exame neurológico com a finalidade de detectar anormalidades na medula espinal. Deve-se prestar atenção à simetria da musculatura corporal, à simetria de pescoço e tronco, ao tônus anal e da cauda, às posturas adotadas em descanso e ao padrão de locomoção. Quando a medula espinal apresenta anormalidades, alguns dos itens anteriores podem estar alterados

---

Quadro 11.16 Objetivos do exame neurológico do paciente com incoordenação motora (paresia e ataxia).

O exame neurológico tem como objetivos iniciais confirmar a existência ou não de anormalidades neurológicas e verificar a localização anatômica do problema. A localização pode ser focal ou multifocal. A medula pode ser funcional e morfologicamente dividida em C1-C5, C6-T2, T3-L3, L4-S2, S3-Co. As lesões focais que acometem os conjuntos de segmento citados anteriormente produzirão sinais semelhantes, isto é, lesão que acomete T8 ou T18 produzirá os mesmos sinais clínicos nos membros pélvicos

---

Quadro 11.17 Algumas informações sobre a síndrome de Horner.

Determinadas lesões na região cranial da medula espinal cervical ou torácica podem provocar a síndrome de Horner (ptose da pálpebra superior, miose e protrusão da 3ª pálpebra, geralmente acompanhada de sudorese unilateral da região facial em equinos e diminuição de gotículas no mufló em ruminantes). Esses sinais ocorrem em decorrência da lesão dos nervos simpáticos do tronco vagossimpático, que cursa da medula espinal torácica cranial até próximo à órbita. É importante lembrar que essa síndrome também pode decorrer de lesões na bolsa gutural, avulsão do plexo braquial ou neoplasias próximas à região orbital

---

Quadro 11.18 O que é e como avaliar a propriocepção?

- A propriocepção é a capacidade de percepção do posicionamento dos membros, sendo realizada pela integração das informações obtidas por receptores periféricos com os núcleos encefálicos. As vias proprioceptivas são aferentes e estão presentes na medula espinal, divididas em tratos e fascículos, podendo ser consciente ou inconsciente
- A maneira mais adequada de avaliar a propriocepção é parando o animal subitamente após a locomoção em linha reta, círculos ou após afastá-lo e observar o tempo que os membros demoram para retornar a uma posição adequada. Algumas vezes, quando se examinam animais mansos em estação e se desloca apenas um dos membros para o lado, este membro pode permanecer em posição anormal durante período considerado maior que o normal, sem que isso signifique anormalidade
- A perda proprioceptiva acarreta ataxia e pode ser caracterizada por sinais como: balanço exagerado da pelve, abdução do membro ao andar em círculos, pisar no membro oposto, cruzar os membros abaixo do corpo e pivô

encefálicas poderão acarretar tanto alterações motoras quanto sensoriais, porém o exame neurológico deve ser realizado para excluir o encéfalo como sede da lesão.

Por exemplo, para que um animal tenha padrão locomotor adequado, a atividade motora é iniciada nos centros motores encefálicos, esses estímulos são transportados à medula espinal. Em alguns centros encefálicos, essa informação é integrada com as vias proprioceptivas ascendentes, que fornecem dados da periferia, informando a posição dos membros. Esses dados associados possibilitam a modulação do estímulo encefálico que viabilize a adequada iniciação e manutenção dos movimentos. Para que estes sejam adequadamente efetuados, a integridade medular é essencial, tornando possível que as informações produzidas cheguem até os músculos. Qualquer alteração significativa nesse processo pode deflagrar anormalidades locomotoras que variam desde anormalidades discretas a graves, que provocam o decúbito (Quadro 11.19).

As etiologias das anormalidades medulares são diversificadas e, para melhor apresentação do exame, será discutido inicialmente o exame da incoordenação motora, caracterizada inicialmente por lesão parcial da medula espinal; portanto, em animais que continuam a se locomover, porém cuja locomoção não é normal.

Lesões medulares discretas ou parciais causam anormalidades locomotoras e sensoriais. De maneira geral, as anormalidades locomotoras de origem neurológica envolvem sinais de:

- Fraqueza muscular (será utilizado o termo *paresia*, que significa incapacidade parcial de realizar movimentos voluntários)
- Ataxia (frequentemente utilizado em português como sinônimo de incoordenação motora de modo geral, aqui será utilizado como anormalidade proprioceptiva, que é o mais correto em termos neurológicos)

- Espasticidade
- Hipermetria.

Na maioria das vezes, esses sinais estarão associados, sendo difícil a sua identificação individual. O importante é que as anormalidades locomotoras de origem neurológica sejam caracterizadas por dois ou mais desses sinais, acometendo um ou mais membros que, como consequência, apresentarão padrão locomotor anormal (Quadro 11.20).

Apenas para relembrar, é importante ressaltar que existem vários tipos de ataxia:

- Vestibular: ligada a anormalidades das vias vestibulares (ouvido interno, porção vestibular do VIII par de nervo craniano ou núcleo vestibular no tronco); quando anormalidades nesses locais gerar ataxia, esta será acompanhada de sinais vestibulares (rotação de cabeça, nistagmos)
- Cerebelar: resulta de anormalidades no cerebelo e consequentemente sinais cerebelares estarão também presentes (hipermetria, tremor de cabeça, ampla base)
- Proprioceptiva: resulta de anormalidades na medula espinal e é exatamente a que será abordada nesta parte do capítulo.

Incoordenação motora

Conceituação

Inicialmente, deve-se conceituar o que é a incoordenação motora. Será utilizado o termo *incoordenação motora* para o padrão de locomoção apresentado por animais portadores de anormalidades locomotoras de origem neurológica (componentes de paresia e ataxia). Tal termo refere-se a um conjunto de sinais que ocorrem em virtude da inadequada integração, formulação ou transmissão das informações motoras (gerando paresia) e proprioceptivas (gerando ataxia).

As lesões medulares geralmente são compressivas ou inflamatórias e acabam desencadeando anormalidades em tratos ou fascículos motores e proprioceptivos. Isso acarreta, na

---

Quadro 11.19 Do que depende o padrão normal de locomoção?

De maneira bem simples, é possível afirmar que o padrão locomotor normal depende da integridade de todos os componentes que participam do processo de locomoção: encéfalo, medula espinal, nervos, músculos, ossos, tendões, ligamentos e receptores nervosos localizados em articulações, tendões e ligamentos. Quando uma dessas estruturas estiver comprometida, o padrão locomotor poderá estar afetado. Também é importante lembrar que, para um correto padrão locomotor ser elaborado, é preciso haver integração com as informações obtidas da periferia, informando o posicionamento dos membros (propriocepção), sendo essa integração realizada no encéfalo (podendo ser uma integração consciente, realizada no tronco encefálico, ou inconsciente, realizada no cerebelo). A anormalidade locomotora de origem neurológica decorre de inadequada integração, formulação ou encaminhamento dos estímulos motores e proprioceptivos, sendo que isso pode ocorrer em diversos locais:

- Anormalidade em centros motores superiores no encéfalo, alterando a formulação dos estímulos responsáveis pela iniciação dos movimentos
- Anormalidade no tronco encefálico, dificultando a integração dos estímulos motores com os estímulos proprioceptivos conscientes
- Anormalidades no cerebelo, acarretando anormalidades motoras e proprioceptivas inconscientes
- Anormalidade na medula espinal, afetando a transmissão de estímulos motores (eferentes) e de estímulos proprioceptivos (aferentes)
- Anormalidades nos nervos espinais periféricos, impedindo a chegada de estímulos motores até os grupos musculares, ou impedindo a transmissão de estímulos proprioceptivos captados na periferia (músculos, tendões, ligamentos e articulações) até a medula espinal

Lesão em qualquer uma dessas estruturas do sistema nervoso irá acarretar anormalidades locomotoras de origem neurológica, manifestadas por sinais de fraqueza, ataxia, hipermetria e espasticidade

---

Quadro 11.20 O que caracteriza os padrões de locomoção do equino com incoordenação motora?

De modo geral, os equinos com incoordenação motora apresentam padrões anormais de locomoção, em razão de ataxia, paresia, espasticidade e hipermetria. Esses sinais frequentemente estão associados, dificultando a sua identificação, e são caracterizados por:

- Paresia – a fraqueza muscular pode ser reconhecida observando-se: diminuição do arco durante a troca do passo, passos mais curtos, retardo na troca do passo, pisar sobre o boleto, tocar a pinça no chão, tropeçar em objetos, falta de sustentação corporal (mais evidente quando presente nos quatro membros), falta de força para resistir a deslocamentos laterais quando puxado pela cauda ou empurrado na garupa (especialmente durante movimento), tremores musculares durante o apoio do membro
- Ataxia: caracterizada pelo aumento dos deslocamentos laterais do tronco e por garupa. Por exemplo: passo mais largo, abdução do membro posterior posicionado externamente durante o movimento em círculos, cruzar os membros abaixo do corpo e pisar no membro oposto, pivô sobre o membro interno durante a manobra de andar em círculos fechados
- Espasticidade: diminuição de flexão articular, podendo acarretar passos mais longos. É necessário realizar manobras de deslocamento lateral; nessa manobra, os animais com paresia serão facilmente deslocados, ao passo que aqueles com espasticidade, não. Este tipo de anormalidade é principalmente observado em lesões dos neurônios motores superiores na substância branca da medula espinal
- Hipermetria: caracterizada principalmente por exagerada flexão articular, sendo particularmente observada em lesões do trato espinocerebelar na medula espinal ou lesões cerebelares no encéfalo

maior parte das vezes, especialmente em equinos, um misto de sinais de paresia e ataxia:

- Balanço exagerado da pelve durante a locomoção (ataxia) (Figura 11.64)
- Falta de firmeza ou capacidade de sustentação do peso nos membros torácicos e/ou pélvicos (paresia)
- Passo mais curto (paresia)
- Abdução exagerada dos membros quando o animal anda em círculos (ataxia)
- Membros cruzados sob o corpo (ataxia) (Figura 11.65)
- Pisar no membro oposto ou anterior (ataxia)
- Movimento de rotação sobre o próprio eixo sem tirar o pé do chão localizado internamente durante a locomoção em círculos fechados, denominado "pivô do membro" (ataxia)
- Hipermetria
- Arrastar da pinça durante a troca do passo (paresia).

Esses sinais são classificados em um dentre quatro grupos: (1) paresia; (2) ataxia; (3) espasticidade; e (4) hipermetria. Para que um animal apresente anormalidade locomotora de origem neurológica, ao menos dois dos grupos anteriormente citados devem estar presentes (Quadro 11.21). Ressalta-se que a presença de sinais de ataxia ajuda a diferenciar anormalidades osteomusculares de anormalidades neurológicas.

A incoordenação motora é uma anormalidade mais comum nos equinos que em outras espécies de grande porte. Portanto, a maior parte das informações fornecidas estará relacionada com o exame desta espécie. O exame nas outras espécies pode ser realizado com modificações e interpretado da mesma maneira, levando-se em consideração que os diagnósticos são diferentes para cada espécie (Quadro 11.22).

Muitas vezes, a incoordenação motora equina é denominada "bambeira", ataxia ou síndrome de Wobbler. O termo Wobbler ainda é erroneamente citado como sinônimo da incoordenação motora equina; porém, utiliza-se apenas como uma de suas várias causas (malformação vertebral cervical

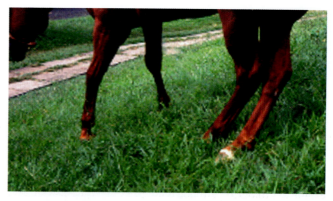

Figura 11.65 Equino pisando no membro oposto, durante movimento de rotação sobre o próprio eixo, sem tirar do chão o pé localizado internamente, denominado "pivô do membro" (ataxia).

Quadro 11.21 Por que ocorrem sinais de ataxia, paresia, hipermetria e espasticidade em lesões localizadas na medula espinal?

Esses sinais ocorrem isoladamente ou associados, dependendo do local da medula espinal lesionado. Por exemplo: os sinais de paresia são mais frequentes e intensos quando ocorrem lesões nos corpos celulares dos neurônios motores inferiores localizados na substância cinzenta da medula espinal (H medular), especialmente na região C6-T2 ou L4-S2. A paresia também pode ser observada quando os axônios dos neurônios motores superiores localizados na substância branca da medula espinal apresentarem anormalidades; em geral, quando isso ocorre, são observados concomitantemente sinais de espasticidade (em equinos, a lesão é mais frequentemente observada na região C1-C5). A hipermetria é geralmente observada quando ocorrem lesões dos tratos espinocerebelares. A ataxia pode ser observada tanto em lesões do trato espinocerebelar quanto do vestibuloespinal

Quadro 11.22 Por que ocorre a incoordenação motora?

A incoordenação motora ocorre em decorrência de anormalidades neurológicas proprioceptivas e motoras que provocam alterações no padrão normal de locomoção. Pode ser provocada por anormalidades encefálicas, medulares ou no sistema nervoso periférico. A identificação da ocorrência dos sinais clínicos sugestivos é o primeiro passo para confirmação do problema e para o diagnóstico

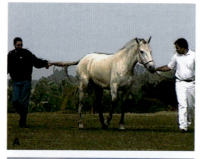
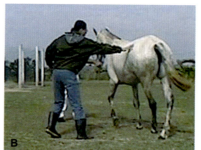
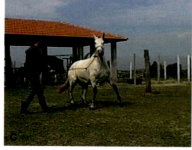
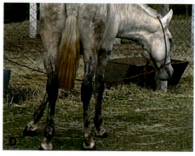

Figura 11.64 Equino demonstrando facilidade de deslocamento lateral durante movimento em linha reta (paresia) (**A, B**); Dificuldade de manter-se em posição quadrupedal (paresia) durante a realização de manobras especiais (andar em círculos) (**C**); Aumento da área de sustentação em membros torácicos e equilíbrio da cabeça (ataxia) (**D**).

com consequente estenose no canal medular e compressão do tecido nervoso).

A incoordenação motora equina é mais frequente que as anormalidades encefálicas, e sua importância se deve ao fato de incapacitar o animal para suas funções mais básicas. Um equino com incoordenação motora, mesmo discreta, pode apresentar queda de *performance* em provas esportivas; sua intensidade moderada impossibilita o animal de ser montado devido aos riscos de queda e, por último, nos casos mais graves, sua função como reprodutor ou matriz estará comprometida (desde a coleta de sêmen até a sustentação de seu peso durante a gestação). Esses pacientes devem ser submetidos ao exame neurológico para que o diagnóstico seja estabelecido e as condutas terapêuticas adotadas.

Um dos maiores desafios do exame dos animais apresentando incoordenação motora é a dificuldade de diferenciação entre determinadas posturas e padrões de locomoção presentes nos animais com alterações osteomusculares e aqueles apresentando apenas anormalidades neurológicas. Para que essa diferenciação seja possível, é necessário realizar exame do sistema osteomuscular e observar atentamente o padrão de locomoção, procurando caracterizar os sinais sugestivos de anormalidades neurológicas. Para auxiliar o avaliador nessa diferenciação, lembrar que:

- Alterações osteomusculares geralmente ocasionam anormalidades na locomoção que são regulares, ou seja, as alterações encontradas se repetem a cada passo. Por outro lado, as anormalidades neurológicas da medula espinal geram também ataxia, o que faz com que ocorram anormalidades irregulares, ou seja, a cada passo observa-se um tipo diferente de movimento
- Anormalidade osteomusculares não ocasionam ataxia. Ataxia significa perda proprioceptiva e são relacionadas com anormalidades em vias proprioceptivas; portanto, ao identificar sinais de ataxia, como os citados, significa que uma anormalidade neurológica está presente.

Eventualmente, discretas anormalidades neurológicas podem estar encobertas por alterações osteomusculares e, outras vezes, há associações entre problemas osteomusculares (osteocondrose) e neurológicos, afetando a medula espinal (mielopatia vertebral cervical estenótica).

Você sabia?

- Os equinos têm memórias marcantes de locais em que foram maltratados ou em que levaram um grande susto; por isso, alguns animais apresentam resistência a realizar alguma tarefa ou seguir por determinado caminho. Porém, nem só de más lembranças vive a memória de um equino. Eles são capazes de se lembrar de pessoas que os trataram bem mesmo que fiquem muito tempo afastados. O mais interessante é que o cérebro de um cavalo adulto pesa cerca de metade do peso do cérebro de um ser humano. A natureza é fascinante, atribuindo características impressionantes a animais que, em teoria, não têm estrutura física para tal.

Incoordenação motora

Exame neurológico

Atualmente, com o uso intenso dos animais, as queixas dos proprietários ocorrem logo após queda de *desempenho* em animais utilizados em provas esportivas. Outras vezes, os sinais são apenas relatados quando mais acentuados, chegando inclusive a provocar quedas nos animais. Além disso, é necessário questionar a respeito do manejo, esquema de vacinações e tratamentos já realizados.

É fundamental sempre seguir um protocolo para o exame da incoordenação motora de origem neurológica, pois isso facilitará a obtenção de informações, impedindo o esquecimento de partes importantes do exame. De maneira geral, o exame craniocaudal (iniciando na cabeça e terminando na posterior) é bastante eficiente e facilita a interpretação dos resultados obtidos.

O primeiro passo para um exame detalhado é a suspeita de que o problema realmente exista. Com essa finalidade, deve-se observar o padrão de locomoção do animal, determinar se está apresentando os sinais de incoordenação motora e proceder o exame físico. O exame físico e o exame osteomuscular, incluindo exames complementares (RX, ultrassom, bloqueios periféricos), são fundamentais para excluir anormalidades osteomusculares.

Não existindo anormalidades osteomusculares, ou caso estas não justifiquem o padrão locomotor apresentado, é preciso, durante o exame do sistema nervoso, procurar sinais sugestivos de comprometimento neurológico.

O exame neurológico deve ser iniciado avaliando-se a integridade das estruturas encefálicas, considerando que os centros motores estão localizados no encéfalo; portanto, a incoordenação motora pode ter sede em lesões encefálicas. Com relação aos centros motores existentes no encéfalo, é necessário ressaltar a diferença que existe entre os primatas e os equinos. Nos primatas, o trato cerebrospinal apresenta grande importância na iniciação e manutenção do padrão locomotor; enquanto, em equinos, essa importância é reduzida, sendo que animais com lesões cerebrocorticais apresentarão anormalidades apenas em atividades mais refinadas de locomoção, por exemplo, o salto de obstáculos. A observação do padrão de locomoção deve ser feita inicialmente com o animal ao passo, que é a atividade mais simples, e, posteriormente, se o grau de incoordenação não for muito grave, é preciso colocá-lo para se locomover em maior velocidade. A sequência do exame e as manobras a serem realizadas estão indicadas no Quadro 11.23.

Quadro 11.23 Principais observações ou manobras a serem realizadas para avaliar a locomoção e a postura.

Postura
Simetria de pescoço e tronco
Andar em linha reta
Trotar em linha reta
Afastar
Andar em círculos abertos
Andar em círculos fechados
Descer e subir rampas
Ultrapassar pequenos obstáculos durante a locomoção
Observar o andar com o animal montado
Andar com o pescoço estendido e flexionado
Palpação do pescoço e coluna dorsal
Manipulação do pescoço
Resposta cervical e cervicofacial
Sensibilidade do pescoço
Reflexo musculocutâneo
Slap test
Deslocamento lateral dos membros torácicos
Observar atrofias musculares
Deslocamento da garupa com o animal parado e durante a locomoção
Observar tônus anal, movimentação da cauda e sensibilidade perineal
Palpação retal

Observar que a dificuldade das provas aumenta ou diminui conforme a manobra realizada (p. ex., descer uma rampa requer integridade muito maior das vias responsáveis pela condução das informações que andar em superfície plana, visto que existem inúmeras informações sendo captadas e processadas para que o animal se posicione com o membro em plano diferente de outro, o mesmo ocorrendo quando o animal está sendo colocado para andar para trás ou andando em círculos). Anormalidades locomotoras discretas durante a locomoção a passo ou trote serão acentuadas ao longo das provas mais complexas.

Ao longo da realização dessas provas, devem-se procurar sinais que indiquem a ocorrência de incoordenação motora. Esses sinais ocorrem em virtude da ausência ou diminuição de atividade motora e/ou proprioceptiva adequadas, produzindo sinais de paresia, ataxia, hipermetria ou espasticidade.

Todos os sinais descritos anteriormente podem estar ou não presentes. Em diversas situações, apenas alguns deles são observados. Em animal com alteração do padrão locomotor decorrente de anormalidades neurológicas, dois ou mais dos sinais anteriormente citados deverão ocorrer. É importante observar o padrão de locomoção para identificar esses sinais clínicos. A presença de pessoas familiarizadas com a locomoção do animal durante o exame é importante para saber se o padrão de locomoção apresentado é o normalmente observado. De maneira geral, o trote é o padrão de locomoção mais útil na diferenciação de lesões osteomusculares e neurológicas. A presença de sinais de ataxia proprioceptiva (cruzar os membros sob o corpo, balanço exagerado da pelve, pivô, abdução exagerada dos membros durante curvas fechadas) (Figuras 11.66 e 11.67) auxiliam na confirmação de que a anormalidade apresentada decorre de alteração na medula espinal.

É necessário que, após a realização dos testes, o examinador identifique a existência de fraqueza (paresia), ataxia, hipermetria ou espasticidade em cada um dos membros do animal examinado.

Em muitas ocasiões, as anormalidades são evidentes; em outras, não. Portanto, todas as manobras citadas necessitam ser realizadas para que seja possível identificar os sinais clínicos presentes, verificar a intensidade e determinar quais os membros acometidos. Manobras que coloquem em risco a integridade dos animais e possam ocasionar quedas precisam ser evitadas. Nunca se deve colocar em decúbito um animal adulto de grande porte com incoordenação motora para realizar os reflexos espinais de membros torácicos e pélvicos, pois pode trazer riscos ao animal e aos examinadores, ao mesmo tempo que as informações obtidas seriam de pouca relevância, visto que se

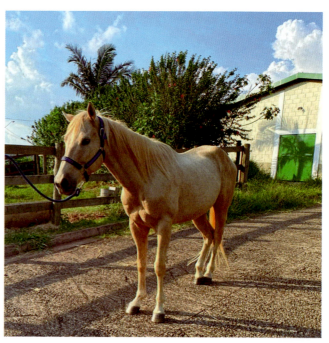

Figura 11.67 Equino com déficit proprioceptivo em membros pélvicos na prova de descida em rampa. Observa-se repouso do membro pélvico direito sobre membro contralateral.

espera normalidade dos reflexos espinais nos membros dos animais com incoordenação motora (ao contrário dos animais de pequeno porte, nos animais de grande porte, é difícil observar anormalidades nos reflexos realizados nos membros em animais ainda capazes de realizar locomoção).

Durante a avaliação dos animais, o padrão de anormalidade deve ser graduado para cada membro de acordo com a classificação de 0 a 5 para a incoordenação motora equina (Quadro 11.24). Esse procedimento possibilita saber quais os membros acometidos, o grau de acometimento de cada membro e facilita o acompanhamento neurológico do tratamento instituído. Além disso, ajudará no diagnóstico diferencial, pois determinadas enfermidades apresentam características de assimetria lateral.

Anormalidades mais discretas podem ser evidenciadas com as manobras especiais apresentadas no Quadro 11.23; em geral, as mais úteis são:

- Aumentar a velocidade da locomoção
- Observar o paciente ao descer rampa.

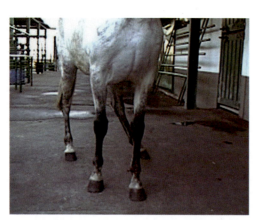

Figura 11.66 Equino com déficit proprioceptivo (abdução) em membro pélvico esquerdo (ataxia).

Quadro 11.24 Graduação para análise da locomoção e postura de equinos com anormalidades neurológicas, esta graduação deve ser realizada para cada membro considerando-se principalmente ataxia e paresia*

0. Padrão normal de locomoção
1. Anormalidades dificilmente observadas durante a locomoção em linha reta, mas confirmadas após a realização de manobras especiais
2. Anormalidades facilmente observadas durante a locomoção em linha reta e exacerbadas após a realização de manobras especiais (andar em círculos fechados, descer rampa, afastar etc.)
3. O animal pode cair quando manobras especiais são realizadas e geralmente apresenta posturas anormais mesmo quando parado devido ao déficit naquele membro
4. O déficit acarreta quedas espontâneas durante a locomoção
5. Incapacidade funcional

*Este quadro é adotado pelos autores para avaliar a locomoção e a postura do equino com incoordenação motora. (Modificado de MAYHEW, [1989] e REED [1998].)

- Andar com o equino em círculos fechados com uma mão na cauda e outra no cabresto.

Alguns aspectos merecem consideração especial durante a realização dessas manobras; assim, seguem algumas informações adicionais sobre o *slap test*, o reflexo cervicofacial e o reflexo cutâneo do tronco, nos Quadros 11.25 a 11.27.

A partir do momento em que as anormalidades foram evidenciadas, e fica evidente que o animal apresenta incoordenação motora, o próximo passo é localizar a lesão. A medula pode ser dividida em cinco regiões (cervical, cervicotorácica, toracolombar, lombossacral e sacrococcígea). A Figura 11.68 correlaciona a região medular afetada à anormalidade observada. Essa localização segue o mesmo conceito de lesões de neurônio motor superior (paresia espástica) e neurônio motor inferior (paresia flácida), apresentados no início deste capítulo.

Quadro 11.25 O que é e para que serve a realização do *slap test* ou a resposta toracolaríngea?

O *slap test* é um método útil para avaliar a integridade medular e a integridade do nervo laríngeo recorrente. O teste é realizado com estímulo sobre a região anterior do costado, logo após a escápula, observando-se a movimentação da cartilagem aritenoide contralateral. Essa observação pode ser realizada tanto manualmente (palpação externa) como por visualização das estruturas utilizando-se o endoscópio. A diminuição ou a ausência da movimentação da cartilagem pode ser encontrada em três situações:

- Impossibilidade de chegada de estímulos aferentes ao bulbo, decorrente de lesões significativas na medula espinal cervical e cranial torácica
- Anormalidades na transmissão de estímulos eferentes até a musculatura, em decorrência da lesão no nervo laríngeo recorrente
- O reflexo pode estar abolido em cavalos tensos ou assustados, em razão da interferência de núcleos encefálicos

Quadro 11.26 O que é e para que serve o reflexo cervicofacial?

O reflexo cervicofacial é realizado após a percussão da região ventral das segundas e terceiras vértebras cervicais, produzindo resposta ipsilateral de contração labial. Apesar de esse reflexo ser citado como verificador da integridade medular, o autor não observou utilidade na avaliação clínica dos animais apresentando incoordenação motora

Quadro 11.27 Conceitos referentes ao reflexo cutâneo do tronco (anteriormente denominado "reflexo panículo").

O reflexo musculocutâneo pode ser realizado como auxílio na localização das lesões medulares. Normalmente, estímulos (toque) captados por receptores sensoriais periféricos, localizados na pele dos animais, são encaminhados à medula espinal (aproximadamente na mesma altura que são captados). Na medula espinal, caminham cranialmente até o segmento C8-T1 (lembrando sempre que são sete vértebras e oito segmentos medulares cervicais). Nesse local, ocorre um arco reflexo em que os novos estímulos produzidos serão conduzidos pelo nervo torácico lateral em direção ao músculo. Esse estímulo irá provocar movimentação da musculatura (músculo cutâneo do tronco) e pele em praticamente todo o costado. Esse mecanismo pode ser utilizado como auxílio na localização de lesões torácicas. Para isso, leves toques com um objeto pontiagudo (caneta) poderão ser realizados em sentido caudocranial. Assim, todos os toques em um animal normal provocarão movimentações da pele. Os animais portadores de lesões medulares não apresentarão esse reflexo quando o estímulo for realizado caudalmente à lesão. Portanto, a realização dos estímulos de maneira caudocranial tornará possível evidenciar que, no ponto cranial à lesão, o estímulo novamente irá realizar o arco reflexo e produzir movimentação de pele. Na experiência do autor, esse tipo de reflexo pode ser útil na localização da lesão em animais com graves lesões medulares (geralmente em decúbito), visto que lesões medulares menos graves não são geralmente suficientes para provocar anormalidades na resposta observada

A localização dos casos de incoordenação motora será apresentada como algoritmo. A partir do momento que a lesão foi localizada em um ou mais segmentos da medula espinal, deve-se verificar se existe simetria lateral ou não. Observando os sinais clínicos apresentados por determinado animal e, então, seguindo o caminho sugerido pelo algoritmo apresentado na Figura 11.69, é possível localizar a lesão em determinado segmento espinal.

Outro aspecto a ser relembrado é que a medula cervical apresenta tratos e fascículos em locais separados para os membros torácicos e pélvicos. As fibras responsáveis pelo encaminhamento, para o encéfalo, das informações proprioceptivas dos membros pélvicos estão localizadas mais superficialmente na medula espinal cervical. Por isso, compressões externas no tecido medular cervical provocam alterações mais evidentes nos membros pélvicos que em membros torácicos (no máximo, 1 grau de diferença). Em determinadas ocasiões, o animal pode apresentar anormalidades de grau 1 nos membros pélvicos, sem mostrar alterações perceptíveis nos membros torácicos, e essa lesão pode estar localizada na região cervical.

Com o exame de vários animais incoordenados, passa a ser mais fácil a identificação dos sinais; contudo, em geral, permanece com o decorrer do tempo a dificuldade em determinar o grau de anormalidade quando o membro contralateral ou mesmo os torácicos apresentam determinado déficit que pode ser compensatório para dar equilíbrio ao animal. A observação das respostas obtidas durante a realização das manobras especiais pode ajudar na diferenciação. A manobra de elevação de um dos membros torácicos, associada ao deslocamento lateral do animal com o ombro e verificação da resposta de normalidade (deslocar lateralmente o membro contralateral apoiado no chão), poderá ser útil para verificar se existe ou não comprometimento dos membros torácicos ou se as posturas adotadas são unicamente compensatórias frente às anormalidades existentes nos membros pélvicos.

A partir da confirmação da existência de incoordenação motora de origem neurológica, combinada com a localização da lesão, sua evolução, identificação do paciente e dados

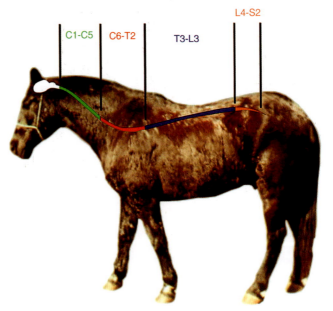

Figura 11.68 Divisões da medula espinal e seus segmentos correspondentes: C1-C5 = região cervical; C6-T2 região cervicotorácica; T3-L3 = região toracolombar; L4-S2 região lombossacral.

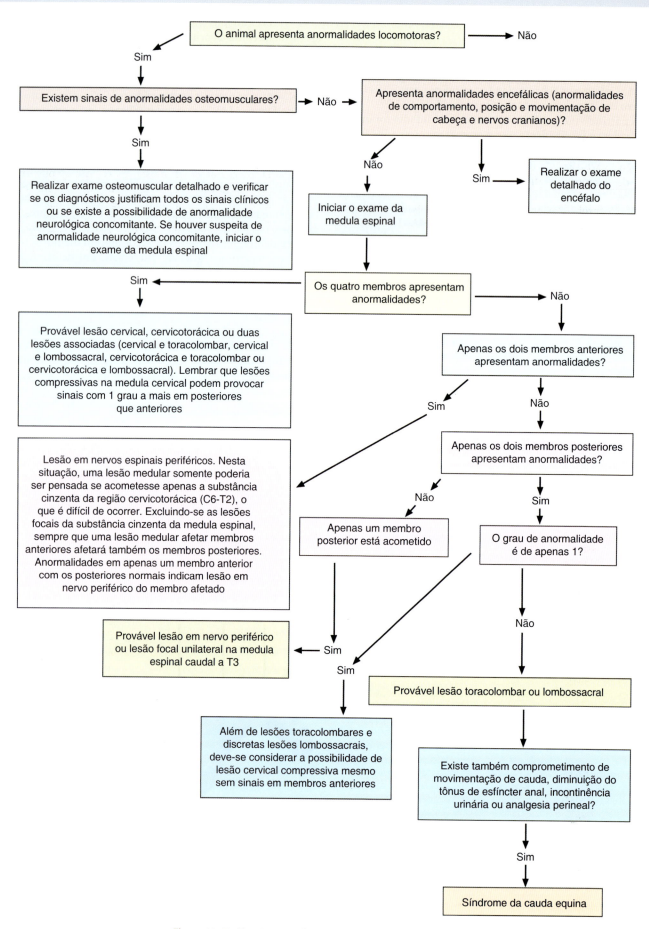

Figura 11.69 Algoritmo para localização da lesão na medula espinal.

epidemiológicos, é possível determinar a lista de diagnósticos diferenciais para os problemas medulares mais comuns e proceder à realização de exames complementares.

Lesões medulares | Avaliação neurológica do paciente em decúbito

Os animais em decúbito devem ser avaliados seguindo o mesmo esquema descrito anteriormente. É necessário determinar se há ou não anormalidades encefálicas; isso é fundamental, pois a lista de diagnósticos diferenciais é completamente diferente para os animais em decúbito com anormalidades nesse local. Excluindo problemas encefálicos, procura-se localizar a anormalidade em determinado segmento da medula espinal. Com essa finalidade, é importante verificar quais os membros afetados e qual a intensidade da lesão.

Avaliar a existência ou não de paresia ou paralisia em um bezerro, ovino, potro ou caprino não é uma tarefa difícil, pois é fácil colocá-los em posição quadrupedal e avaliar cada membro individualmente. Em bovinos e equinos adultos, essa tarefa é difícil, pois, com paresias intensas em mais de um membro, esses animais não conseguirão adotar a posição quadrupedal, sendo difícil identificar quais membros estão afetados e qual intensidade. Nesses casos, a informação do proprietário ou tratador é fundamental, pois pode indicar como era a lesão inicialmente. Para determinar quais são os membros afetados, é necessário que o animal seja colocado em posição quadrupedal, com auxílio de um sistema de suporte (Figura 11.70). É importante lembrar que animais em decúbito há mais de 24 h já apresentam lesão muscular, principalmente quando deitados em local rígido. Quanto maior o tempo de decúbito, maior é a lesão muscular; portanto, recomenda-se aguardar algum tempo com o animal sustentado em sistema de elevação, mas a instituição de condutas terapêuticas auxiliares (fluidoterapia, controle da dor e reposição de eletrólitos) deve ser feita antes que seja possível ter certeza de que a paresia seja decorrente de lesão neurológica.

Após esse tipo de avaliação, quando os animais forem colocados em decúbito novamente, é preciso testar os reflexos espinais. O teste dos reflexos pode ser feito imediatamente após a avaliação dos outros sistemas e avaliação da integridade encefálica. A realização dos reflexos espinais pode oferecer muitas informações, é possível observar se existem ou não lesões em neurônios motores superiores (NMS) ou neurônios motores inferiores (NMI) e localizar as lesões em determinados segmentos da medula espinal.

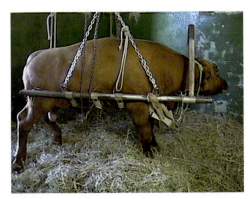

Figura 11.70 Bovino com incapacidade para se manter em posição quadrupedal (paresia) necessitando de sistema de sustentação. Apresentava hematoma subdural medular.

Os reflexos espinais expressam respostas perante a integridade de músculos, de seus nervos periféricos e dos respectivos segmentos da medula. O reflexo espinal baseia-se na resposta involuntária a um estímulo que manteve mínima integração com o SNC. Para evidenciar resposta do reflexo espinal, torna-se necessário estimular um ramo nervoso periférico (aferente ou neurônio sensitivo), que encaminhará o impulso até o segmento da medula espinal correspondente. Nesse ponto, ocorre sinapse com um interneurônio e, deste, com o neurônio eferente (neurônio motor) levando a resposta ao órgão efetor (geralmente, músculo), em que se observará flexão ou extensão dos grupos musculares, respostas estas interpretadas com relação a intensidade e ocorrência.

A resposta ao reflexo é processada por neurônios motores, os quais podem ser classificados como superiores ou inferiores. Os corpos celulares dos NMS estão localizados nos sistemas motores no encéfalo e controlam os neurônios motores inferiores. O axônio do neurônio motor superior passa pelo tronco encefálico e medula espinal, em feixes de fibras chamados de tratos. São responsáveis, após sua sinapse aos neurônios motores inferiores, pela iniciação dos movimentos voluntários, manutenção do tônus, suporte do corpo e regulação da postura necessária para iniciar a atividade voluntária.

Os NMI são neurônios eferentes que ligam o SNC a um órgão efetor como um músculo ou uma glândula. Seus corpos celulares estão localizados em núcleos dos nervos cranianos (núcleos dos neurônios motores inferiores dos nervos cranianos) ou na substância cinzenta da medula espinal (corpos celulares dos neurônios motores espinais). O axônio do neurônio motor inferior encontra-se no nervo periférico e passará informações ao músculo.

Os reflexos espinais mais utilizados nos membros torácicos incluem o carporradial, o bicipital, o tricipital e o flexor; nos membros pélvicos, destacam-se o patelar, o tibial cranial, o gastrocnêmio, o isquiático e o flexor.

O reflexo carporradial avalia os segmentos C6-T2 pela estimulação do nervo radial, por meio da porção musculotendínea do músculo carporradial, resultando em extensão do carpo. O reflexo bicipital é observado pela contração dos músculos braquial e bicipital, e flexão da articulação umerorradioulnar, avaliando assim os segmentos espinais C7-C8 e a integridade do nervo musculocutâneo. O reflexo tricipital é avaliado pela extensão da articulação umerorradioulnar, após estimulação da porção distal da cabeça do tríceps na altura do olécrano, demonstrando a integridade do nervo radial e dos segmentos espinais C7-T1. O reflexo flexor, no membro torácico, em associação a respostas nociceptivas, possibilita avaliar a integridade dos nervos periféricos axilar, musculocutâneo, mediano e ulnar nos segmentos C6-T2. A resposta é a contração muscular e a retirada do membro ao pinçamento da região coronariana.

Para realização do reflexo patelar, é necessária a integridade das vias aferentes e eferentes do nervo femoral e segmentos L4-L5 da medula espinal, pela estimulação do ligamento patelar resultando na extensão da articulação femorotibial. O reflexo tibial cranial avalia os segmentos L6-S1 por meio da estimulação da região do músculo tibial cranial e do ramo do nervo fibular, conferindo flexão do tarso. O reflexo gastrocnêmio produz a contração do músculo gastrocnêmio e extensão do tarso por meio da estimulação do nervo ciático e do nervo tibial pelos segmentos L5-S3. O reflexo flexor no membro pélvico avalia os segmentos de L5-S3 e o nervo ciático pela resposta de retirada ao pinçamento da região coronariana do casco.

O Quadro 11.28 apresenta os segmentos medulares, os nervos envolvidos e a resposta esperada para cada reflexo avaliado. Quanto maior o animal, mais difícil será a realização de alguns reflexos; assim, nesses casos, os mais confiáveis são o reflexo carporradial, o flexor e o patelar.

Quadro 11.28 Comportamento dos reflexos em diferentes locais de lesão medular.

Segmento medular lesionado	Reflexos no membro torácico	Reflexos no membro pélvico
C1-C5	Normo ou hiper-reflexia	Normo ou hiper-reflexia
C6-T2	Hipo ou arreflexia	Normo ou hiper-reflexia
T3-L3	Normorreflexia	Normo ou hiper-reflexia
L4-S2	Normorreflexia	Hipo ou arreflexia

Em grandes animais, os reflexos apresentam intensidades variáveis. A quantificação desses é de fundamental importância para a interpretação dos resultados obtidos. A interpretação fica mais difícil ao avaliar animais pesados e em decúbito prolongado, pois os reflexos podem estar diminuídos devido à lesão nervosa periférica ou mesmo muscular, comprometendo o reflexo e mimetizando lesão do tipo NMI.

Conclui-se que ocorre lesão do tipo NMI em um ou mais membros quando existe diminuição do tônus muscular, diminuição da intensidade do reflexo testado e paresia ou paralisia. Para que ocorram lesões desse tipo nos membros anteriores, é possível haver lesão na intumescência braquial (C6-T2) e, nos membros posteriores, deve haver lesão nos segmentos de L4-S2 (Quadro 11.29).

Ao avaliar os animais em decúbito, é necessário lembrar-se de que diversas anormalidades musculares e neuromusculares, quando presentes, podem mimetizar anormalidades medulares, sendo o exame físico fundamental para o diagnóstico diferencial.

Quadro 11.29 Segmento medular, nervo envolvido e resposta esperada para cada reflexo avaliado.

Reflexo	Segmento medular	Nervo envolvido	Resposta observada
Reflexo carporradial*	C6-T2	Radial	Extensão do carpo
Reflexo bicipital	C7-C8	Musculocutâneo	Flexão da articulação umerorradioulnar
Reflexo tricipital	C7-T1	Radial	Extensão da articulação umerorradioulnar
Reflexo flexor torácico	C6-T2	Axilar, musculocutâneo, mediano e ulnar	Contração e retirada do membro
Reflexo patelar	L4-L5	Femoral	Extensão da articulação femorotibial
Reflexo tibial cranial*	L6-S1	Fibular	Flexão do tarso
Reflexo gastrocnêmio	L5-S3	Ciático e tibial	Contração do músculo gastrocnêmio e extensão do tarso
Reflexo isquiático	L5-S2	Ciático	Abdução
Reflexo flexor pélvico	L5-S3	Ciático	Retirada do membro

*Estudos estão sendo realizados para que sejam denominados de resposta muscular idiopática e não de reflexos espinais propriamente ditos.

Seção C

Exames Complementares

Mary Marcondes e Juliana Peloi Vides

INTRODUÇÃO

Além da história e dos exames físico e neurológico, algumas investigações diagnósticas auxiliares são feitas no paciente com distúrbio neurológico. Os testes considerados necessários para a avaliação apropriada do paciente variam de acordo com o clínico, mas geralmente incluem alguns procedimentos laboratoriais de rotina, como hemograma completo, urinálise, exame de fezes, determinação da glicemia e dosagem de enzimas séricas. Além disso, podem ser realizados exames específicos, como avaliação do líquido cefalorraquidiano, exames por imagem (radiografia simples, mielografia, epidurografia, tomografia computadorizada e ressonância nuclear magnética) e testes eletrodiagnósticos (eletroencefalografia e eletroneuromiografia).

LÍQUIDO CEFALORRAQUIDIANO

Coleta

A coleta e o exame laboratorial do líquido cefalorraquidiano (LCR) ou liquor devem ser realizados sempre que houver indicação clínica sugestiva de doença do SNC. Ocasionalmente, o exame do LCR pode ser de valor como um método prognóstico para a evolução da doença e a resposta ao tratamento.

O LCR é retirado por uma das três vias: (1) cisternal, por punção da cisterna magna; (2) lombar, por punção do fundo do saco dural; (3) ventricular, por punção dos ventrículos cerebrais laterais. A punção ventricular constitui uma via de exceção, pois os dados obtidos neste local são muito escassos em informações, uma vez que as alterações que ocorrem no LCR subaracnoide em diversas condições mórbidas, em geral, não repercutem sobre o LCR ventricular. No neonato, a punção ventricular pode ser feita diretamente pela fontanela bregmática, de fácil execução quando houver dilatação ventricular; porém, torna-se difícil quando o ventrículo for normal.

A escolha do nível de punção depende da indicação clínica e da espécie animal. Nas síndromes relativas à patologia raquidiana, a punção lombar é obrigatória; nas síndromes relativas à patologia meningoencefálica, pode ser feita a punção cisternal ou lombar. A indicação de punção lombar nas síndromes relativas à patologia raquidiana é absoluta, pois, procedendo-se de outra maneira, prejudica-se o paciente por ignorar a situação do LCR lombar, em relação direta com o processo mórbido. Por exemplo, um paciente com tumor raquidiano obstruindo completamente o espaço subaracnoide apresenta o LCR lombar xantocrômico e rico em proteínas; enquanto o LCR cisternal pode ser incolor, com a taxa de proteínas normal ou discretamente alterada. Nos casos em que a sintomatologia clínica sugerir um processo intracraniano, a punção mais recomendada é a cisternal. Em alguns casos clínicos complexos, há indicação para se proceder simultaneamente à punção lombar e à cisternal para o estudo comparativo das duas amostras de LCR, pois as variações de pressão e a taxa de proteínas podem proporcionar valiosas informações diagnósticas.

Antes da realização da punção, deve-se fazer a tricotomia e a antissepsia do local, sendo totalmente contraindicada se houver uma infecção de pele que esteja próxima ou sobre o local da punção. Pacientes desidratados ou com sinais sugestivos de aumento de pressão intracraniana (anisocoria, pupilas dilatadas e não responsivas, alteração no estado de consciência, alteração do padrão respiratório ou ritmo cardíaco) ou, ainda, com histórico recente de crises convulsivas devem ter sua coleta reagendada após estabilização do quadro.

A punção cisternal é realizada no centro de um triângulo imaginário, formado pelas duas asas do atlas e pela protuberância occipital, com a cabeça do animal flexionada de modo a formar um ângulo reto com o pescoço (Figura 11.71). A punção lombar é realizada na linha média da coluna, no nível das últimas vértebras lombares ou na transição lombossacral.

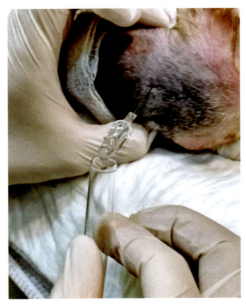

Figura 11.71 Coleta de liquor por punção da cisterna magna de um cão. (Fotografia de Marcos Mota B. Pereira.)

Pode-se retirar aproximadamente 1,0 mℓ de LCR para cada 5 kg de peso corporal. Nos gatos, a punção recomendada é a cisternal, lembrando-se que não deve ser retirado mais que 1 a 1,5 mℓ de fluido, uma vez que esses animais são muito suscetíveis a hemorragias meningeanas ao retirar muito liquor. Em filhotes, a coleta é de, no máximo, 10 a 20 gotas para não comprometer a pressão intracraniana.

O liquor da cisterna magna pode ser coletado com uma agulha hipodérmica, preferencialmente longa e de calibre pequeno. Em alguns cães de raças grandes e gigantes, é necessária a utilização de agulhas mais longas para se atingir a cisterna magna. Nesses casos, pode-se fazer uso de agulhas com mandril, as quais também devem ser utilizadas nas punções lombares.

Nos animais de grande porte, o exame do liquor é um dos métodos auxiliares de diagnóstico mais utilizados na rotina clínica. A coleta na região cisternal (espaço atlanto-occipital) é realizada quando os animais estão em decúbito ou nos portadores de anormalidades encefálicas. Para que a coleta seja realizada de maneira segura, os animais devem ser adequadamente imobilizados, evitando-se movimentação da cabeça ou pescoço durante o procedimento. Animais com marcante diminuição no seu nível de consciência não precisam ser sedados. A coleta deve ser rapidamente realizada, evitando que animais com anormalidades encefálicas permaneçam muito tempo com o pescoço flexionado, visto que essa posição proporciona um risco de parada respiratória. O procedimento é bastante seguro e é realizado com agulha de 6 a 8 cm de comprimento, com mandril. A existência do mandril é importante, pois evita o entupimento da agulha durante o trajeto, assim como minimiza a contaminação da amostra com sangue obtido pela lesão de pequenos vasos. Nessa região, a coleta dispensa o procedimento de aspiração com seringa, pois o LCR fluirá assim que o espaço for atingido. A coleta também pode ser realizada no espaço lombossacral, com os animais em decúbito ou em posição quadrupedal. Este local é escolhido quando houver suspeita de lesões medulares nos animais. Os equinos adultos com incoordenação motora decorrente de lesões medulares são os pacientes nos quais essa técnica é mais frequentemente utilizada. Nesses animais, utiliza-se uma agulha com até 18 cm de comprimento, com mandril, para que o espaço seja atingido. Nesses casos, indica-se a aspiração do liquor com seringa (de, no máximo, 3 mℓ de capacidade), pois a pressão é menor, retardando sua saída. Não são utilizadas seringas com capacidade muito maior que esta, pois podem, em virtude da pressão exercida, romper pequenos vasos e contaminar a amostra a ser obtida. Nos bovinos, o espaço costuma ser atingido utilizando-se uma agulha de aproximadamente 6 a 8 cm.

Pressão liquórica

A pressão liquórica normal de cães e gatos é menor que 180 e 100 mmH$_2$O, respectivamente. Quando não for possível a utilização de um manômetro para a determinação da pressão liquórica, deve-se ter em mente que, em animal com pressão intracraniana normal, o liquor goteja no momento da inserção da agulha na cisterna magna. Em animais com aumento da pressão craniana, o fluxo do liquor passa a ser contínuo, às vezes até jorrando da agulha, evidenciando o aumento da pressão. Nesses casos, a coleta deve ser imediatamente interrompida. Em tais casos, a remoção do LCR da cisterna magna cria ali um lugar de baixa pressão: o tronco encefálico desloca-se caudalmente e o vérmis do cerebelo pode se herniar pelo forame magno. A herniação cerebelar comprime o bulbo e os centros vitais do tronco encefálico, resultando em morte.

Características do liquor

Aspecto

Um liquor normal deve ser claro e límpido quanto ao aspecto, cuja determinação é realizada comparando-se um tubo com água destilada frente ao tubo contendo LCR, ambos contra uma superfície branca e uma folha com letras impressas. O liquor normal é transparente e as letras têm que ser facilmente lidas através dele. A turbidez no liquor geralmente ocorre devido a aumento na celularidade e na taxa de proteínas da amostra.

Cor

O liquor normal é incolor, lembrando água destilada. A determinação da cor é realizada comparando-se um tubo com água destilada e um tubo de liquor previamente centrifugado contra uma superfície de cor branca. A alteração mais comum na cor é o vermelho resultante da existência de sangue no liquor. Desse modo, o LCR avermelhado indica uma hemorragia preexistente ou simplesmente um acidente de punção com ruptura de um vaso sanguíneo durante a penetração da agulha, de que resulta mistura de sangue com liquor. A diferenciação desses dois tipos de LCR hemorrágico é de grande importância na prática diária e pode ser feita de duas maneiras: faz-se sempre a coleta em três frascos; se a intensidade de coloração e de turvação for idêntica nos três, trata-se de hemorragia preexistente; se, contudo, a intensidade variar de um tubo para o outro, a mistura do sangue é atual e, portanto, produzida por traumatismo da agulha no ato da punção. Outra maneira de fazer a diferenciação é realizar a centrifugação da amostra. As hemácias serão separadas imediatamente após a coleta. Se o líquido sobrenadante for incolor, será indicativo de punção traumática; se, no entanto, estiver avermelhado ou amarelo, indicará hemorragia preexistente.

Xantocromia é a palavra habitualmente usada para indicar a cor amarela, que pode ter três origens: (1) hemolítica; (2) serogênica e (3) biliar. A xantocromia de origem *hemolítica* está associada à fase inicial do acidente hemorrágico, que diminui progressivamente. O líquido xantocrômico de origem *serogênica* caracteriza a compressão raquidiana ou encefálica. Em virtude da estase circulatória, há um processo transudativo e consequente passagem de proteínas do soro sanguíneo para o liquor. Frequentemente, ambos os mecanismos, hemorragia e transudação estão agindo ao mesmo tempo, um ou outro predominando em determinado momento. A xantocromia de origem *biliar* ocorre em virtude da passagem de bilirrubina do sangue para o LCR em pacientes com icterícia intensa.

É possível observar xantocromia também quando a proteína do LCR estiver acima de 400 mg/dℓ. Em condições supurativas, o LCR pode estar cinza ou verde.

Coagulação

O LCR normal não coagula. Se ocorrer lesão da barreira hematencefálica, é possível a passagem de proteínas de peso molecular elevado do sangue, como o fibrinogênio. O fibrinogênio do LCR pode ter duas origens, procedendo do sangue por passagem da barreira hematencefálica juntamente com outras frações proteicas, ou por passagem seletiva decorrente de um estímulo infeccioso ou irritativo. O retículo fibrinoso é observado no LCR em casos de processos inflamatórios (p. ex., meningite, abscesso veterinário) e em casos de processos compressivos. Em geral, a coagulação está associada à taxa de proteínas aumentada no LCR. Caso esteja contaminado com grandes quantidades de sangue, o LCR também coagulará.

Densidade

A densidade do liquor é determinada por refratometria e, em cães sadios, varia de 1,003 a 1,008; a elevação da densidade indica basicamente aumento nos sólidos totais da amostra, evidenciados em casos de altos níveis proteicos, hiperglicorraquia ou de pleocitose.

pH

Os valores de pH podem ser determinados pela tira reagente. O liquor normal é alcalino, com pH variando de 7,4 a 7,6; há correlação entre o pH encefálico, o pH liquórico e o pH sérico. Em geral, o pH do liquor reflete o pH encefálico e alterações no mesmo ocorrem principalmente por mudanças na pCO_2, como as verificadas na alcalose e na acidose respiratórias. Na acidose e na alcalose metabólicas, ocorrem somente pequenas alterações no pH liquórico, em virtude da baixa permeabilidade da barreira hematencefálica ao bicarbonato.

Citologia do liquor

Há algum tempo, admitia-se que as células do liquor tinham origem no sangue; estudos posteriores, no entanto, demonstraram a origem histiocitária como a de maior importância. Nas leptomeninges, parecem existir células mesenquimais indiferenciadas, com propriedades potenciais de dar origem às células linfocitárias, monocitoides e plasmocitárias. As células fagocitárias também têm a sua origem em células jovens, existentes normalmente nas leptomeninges. No entanto, em estados patológicos, além da formação de outros tipos celulares pelas células indiferenciadas das meninges, pode haver também um infiltrado celular proveniente do sangue.

As células presentes no LCR degeneram-se rapidamente e, portanto, a contagem total de células deve ser realizada o mais rápido possível, dentro de 20 a 30 min após sua coleta, devido à ocorrência de rápida desintegração celular por causa do pequeno conteúdo proteico.

Quando houver mistura acidental de sangue, ocorrerá falso aumento do número de células do LCR. Para fazer a correção, é necessário determinar o número de hemácias e de leucócitos no sangue circulante. Esse método deve ser usado somente quando não for possível obter amostras não contaminadas. O mais indicado seria coletar uma nova amostra após 24 h e comparar os resultados obtidos. A contagem do número total de células pode ser realizada em câmara de Fuchs-Rosenthal, com liquor não diluído.

Apesar de existirem discordâncias na literatura com relação ao número total de leucócitos de um liquor normal, a maioria dos autores concorda que esse número deve ser menor que 8 leucócitos/$\mu\ell$. Em geral, assinala-se a ausência de hemácias, porém o estudo cuidadoso desta revela a existência de raros eritrócitos em muitas das amostras.

O conceito de normalidade varia ligeiramente de acordo com o nível do qual é obtida a amostra. A contagem do número de células do liquor é de grande auxílio no diagnóstico de processos inflamatórios, irritativos ou infecciosos do SNC, visto que, nesses casos, pode ocorrer pleocitose (aumento do número total de células).

Contagem diferencial de células

A contagem diferencial das células é o componente indispensável no exame quantitativo, pois define o tipo de reação celular. Ela deve ser feita em todos os casos em que houver pleocitose e também nos casos com contagem global normal, no caso de estudo mais aprofundado.

Duas das maiores dificuldades encontradas na realização da análise citológica do liquor são a baixa concentração de elementos celulares e a preservação de suas características morfológicas.

Um liquor normal é muito escasso em células, as quais são de dois tipos básicos. A maioria é representada por elementos figurados que não diferem fundamentalmente dos linfócitos do sangue periférico; o seu tamanho é ligeiramente maior que o da hemácia normal. A maioria das células linfocitárias é do tipo pequeno; o outro tipo de célula, por vezes erroneamente denominado "monócito", assemelha-se ao do sangue apenas pelo seu tamanho e contextura geral, porém não ao exame minucioso. Essa célula provavelmente representa tipos diversos e não tem sido muito compreendida histologicamente, por isso deve ser denominada célula mononuclear, monocitoide ou monocitária; ela é maior que o linfócito.

Em condições patológicas, surgem modificações quantitativas e qualitativas dos linfócitos e das células monocitoides, bem como podem aparecer outros tipos celulares, como plasmócitos, macrófagos, células gigantes, neutrófilos, eosinófilos, basófilos, células ependimárias, células do plexo coroide e células neoplásicas.

Tipos de reação celular

A função das células do liquor pode ser considerada em três itens principais: defesa antimicrobiana, que é feita na fase aguda pelos neutrófilos; fagocitose, que representa uma reação de defesa inespecífica das células do sistema reticuloendotelial e que é desempenhada pelas células monocitoides ativadas que se transformam em macrófagos; formação de anticorpos, desempenhada pelas células linfoides e plasmocitárias.

Como o hemograma, o liquorcitograma torna possível observar a evolução da doença e proporciona dados importantes para deduções diagnósticas e prognósticas e para decisões terapêuticas. Até certo ponto, pode-se considerar para o liquor as mesmas regras gerais da reação citológica de defesa estabelecidas em hematologia, como as fases de luta, resistência e cura. De modo geral, interpreta-se pleocitose neutrofílica como sugerindo um processo inflamatório agudo, e linfocitária como indicando um processo crônico, com exceção de infecções virais, que apresentam uma fase neutrofílica muito fugaz. Não se sabe ao certo qual o papel dos basófilos no liquor e a sua relação com as doenças do SNC, mas acredita-se que eles façam parte das alterações citológicas indicadoras de reação imunoalérgica em sua fase aguda.

Quando as leptomeninges são atingidas diretamente, observam-se reações celulares mais intensas e variadas. Quando o processo patológico estiver localizado no tecido nervoso, com repercussão sobre as meninges, as reações celulares são de pouca expressão quantitativa; contudo, por vezes, com grande expressão no estudo diferencial. A reação por células linfocitárias é a mais frequente em patologias neurológicas, pois estas são as células da fase inflamatória subaguda e aparecem também como elementos dominantes nos processos crônicos. Isso indica um domínio relativo das forças de defesa sobre o processo mórbido e a evolução para a cronicidade ou cura. A reação celular linfocitária é observada nas meningites virais, crônicas (como a tuberculose) e na criptococose. Esses processos leptomeningeanos crônicos com reação linfocitária predominante estão associados a células linfoides, plasmocitárias e monocitoides, inclusive fagócitos. A reação por células monocitoides e fagocitárias apresenta um significado amplo. Processos irritativos leves já determinam o aumento do número de células monocitoides. A maior importância dessas células se verifica nos processos hemorrágicos intracranianos, em que ocorre uma ação irritante do sangue sobre as leptomeninges, devido particularmente ao ferro contido no pigmento hemático. A reação celular por células linfoides e plasmocitária indica uma reação antígeno-anticorpo e é verificada nas fases subaguda e crônica dos processos inflamatórios, como na panencefalite, fase de cura da meningite bacteriana e na fase de reparação da hemorragia subaracnóidea. A reação celular eosinofílica é considerada uma expressão de um estado de hipersensibilidade. Quando em pequena quantidade, seu significado é de valor semiológico nulo. Os basófilos são observados no LCR de pacientes com processos agudos diversos do SNC, em porcentagens de 0,1 a 20%, também em quadros de processo inflamatório em virtude de um corpo estranho (parasito, sangue) e em reações alérgicas. A existência do basófilo no LCR é de duração efêmera ao longo do curso da doença. Parece que eles fazem parte das alterações citológicas indicadoras de reação imunoalérgica em sua fase aguda.

ANÁLISE BIOQUÍMICA

Avaliações bioquímicas determinam valores de enzimas bioquímicas no liquor. A concentração da maioria dessas é controlada pela barreira hematencefálica e representa cerca de um a dois terços de suas respectivas concentrações séricas. Entre os principais elementos bioquímicos a serem avaliados, merece destaque a dosagem de proteínas, glicose, lactato, creatinofosfoquinase (CK), aspartato aminotransferase (AST) e desidrogenase láctica (LDH).

Proteínas

Liquor normal apresenta quantidade muito pequena de proteínas (10 a 40 mg/dℓ), consistindo basicamente em albumina, uma vez que, em animais normais, somente essa fração consegue atravessar a barreira hematencefálica, enquanto as grandes moléculas de globulina são excluídas. As globulinas são a fração de maior interesse na determinação dos níveis proteicos do LCR, visto que essas estão aumentadas em processos patológicos do SNC. As proteínas estão aumentadas em processos patológicos devido à alteração da permeabilidade capilar que possibilita a passagem de todas as proteínas do sangue para o LCR, ou como resultado de produção local de anticorpos. Quando houver grande quantidade de sangue na amostra, as globulinas séricas podem resultar em falso-positivo. Uma correção coerente para esse aumento de proteínas exigiria que se fizesse simultaneamente a contagem global das hemácias e a dosagem de proteínas totais no soro sanguíneo do paciente.

Determinações repetidas no conteúdo de proteínas do LCR podem dar informação confiável com relação ao progresso de uma condição inflamatória. Se a condição começa a ceder, a quantidade de proteínas diminui progressivamente. Nas encefalites bacterianas e virais, nas meningites e nas neoplasias, o aumento das proteínas varia de 40 a 500 mg/dℓ. A elevação da concentração de proteínas no LCR é mais acentuada nos tumores de evolução rápida que nos de crescimento lento. Nas doenças vasculares que acometem o SNC de modo agudo, lesando grande área e determinando edema cerebral difuso, observa-se aumento acentuado de proteínas. Nas primeiras 24 h, a taxa é muito alta, decrescendo rápida e progressivamente nos casos de evolução favorável, muito mais depressa que o número de hemácias. Por vezes, há dúvida no diagnóstico diferencial entre um processo vascular e um processo tumoral. No tumor, a taxa de proteínas persiste elevada ou tende a aumentar nas amostras subsequentes, ao contrário do acidente vascular cerebral.

Exames de LCR realizados durante ou logo após uma crise convulsiva violenta podem mostrar transitoriamente um pequeno aumento da taxa de proteínas. Em pacientes que sofrem crises convulsivas frequentes e de longa duração, é possível verificar pequenos aumentos com caráter permanente. Grandes aumentos de proteínas são observados no LCR lombar de pacientes com bloqueio do espaço subaracnoide raquidiano por tumor, fratura de vértebra etc., em que há separação entre o LCR lombar e o cisternal, de que resulta uma impossibilidade de renovação do LCR lombar e subsequente elevação progressiva da taxa de proteínas.

Glicose

Os níveis de glicose no LCR variam de 60 a 80% dos níveis séricos na maioria das espécies. No caso da glicose, o LCR funciona como um ultrafiltrado do sangue, mas mudança no sangue somente é observada no liquor 1 a 3 h após. Devido a esse inter-relacionamento, uma análise do sangue e do LCR é feita simultaneamente. Tanto a glicose do LCR quanto a do sangue são analisadas pelo mesmo método. A concentração de glicose no LCR depende do nível de glicose sanguínea; da permeabilidade seletiva da barreira hematencefálica e da existência ou não de microrganismos glicolíticos.

Diminuição nos níveis de glicose (hipoglicorraquia) pode ocorrer em associação à hipoglicemia sistêmica ou como resultado de infecção piogênica aguda, consequência de atividade glicolítica dos microrganismos infectantes como, por exemplo, em casos de meningite bacteriana. Quando existem bactérias no LCR, os leucócitos são estimulados a realizar fagocitose, que é uma atividade que consome glicose. Outra hipótese para a explicação da hipoglicorraquia é a teoria tecidual. O aumento do consumo de glicose seria em virtude de hiperatividade celular diante de estímulo grave, tal como atividade bacteriana, neoplasia ou a existência de sangue no espaço subaracnoide. Outra teoria seria a perturbação da barreira hematencefálica, que dificulta a passagem de glicose do sangue para o LCR. Aumento nos níveis de glicose (hiperglicorraquia) é visto em associação a qualquer doença que cause hiperglicemia. Discreta hiperglicorraquia pode ser vista associada a encefalite, compressão medular, tumores cerebrais ou abscessos cerebrais, por alteração da barreira hematencefálica.

Lactato

Diferentemente da glicose, os níveis de lactato encontrados no liquor não têm relação com os valores séricos. O consumo da glicose no SNC por agentes bacterianos ou fúngicos acarreta glicólise anaeróbica, aumentando os valores de lactato (produção intratecal).

Creatinofosfoquinase

Apesar de as enzimas liquóricas serem importantes no estabelecimento do diagnóstico de dano ao tecido do SNC, elas não auxiliam no diagnóstico diferencial das várias doenças, e seus valores normais não eliminam a possibilidade de uma lesão tecidual. A creatina fosfoquinase (CK) é uma enzima presente nos músculos esqueléticos, cardíaco e no tecido nervoso, contendo,

portanto, três isoenzimas. A isoenzima cerebral está envolvida na manutenção dos níveis de ATP necessários para manter o potencial de membrana do tecido nervoso; a isoenzima encontrada no LCR corresponde àquela dita cerebral e seus níveis independem da atividade enzimática sérica; a CK plasmática não costuma ultrapassar a barreira hematencefálica e a CK liquórica pode ser derivada exclusivamente do SNC. Apesar de a dosagem de enzimas liquóricas ser útil no estabelecimento de lesões do SNC, os achados de valores normais não descartam a possibilidade de uma lesão encefálica. Quando o tecido nervoso é destruído, há aumento na concentração de CK no liquor. Os níveis de CK liquórica podem estar elevados também quando houver uma grande degeneração da bainha de mielina. Em pacientes com epilepsia, há aumento dos níveis de CK no liquor, observado principalmente nas primeiras 48 h após o último episódio convulsivo. Em gatos, a CK do liquor é de auxílio no diagnóstico de toxoplasmose e peritonite infecciosa felina, doenças nas quais os níveis enzimáticos são elevados.

Aspartato aminotransferase

A aspartato aminotransferase (AST) é uma enzima intracelular que pode estar elevada no momento de processos patológicos do SNC, como na degeneração da bainha de mielina e em estados convulsivos. Doenças que afetam cronicamente a substância cinzenta e doenças agudas e extensas do SNC podem causar elevação nos níveis de AST. Ela encontra-se elevada, por exemplo, em cães com cinomose, em meningites bacterianas e em casos de acidente vascular cerebral.

Desidrogenase láctica

A desidrogenase láctica (LDH) pode estar aumentada em doenças que afetam cronicamente a substância cinzenta e em doenças agudas e extensas do SNC. Ela aparece aumentada nos casos de meningite bacteriana, neoplasias, hemorragia subaracnoide e infarto cerebral.

NEURORRADIOGRAFIA

O exame radiográfico apresenta limitações com relação à exploração do SNC. Em alguns casos, os estudos simples permitem ser conclusivos para fechar o diagnóstico; em outros, são insuficientes, sendo necessária a realização de uma técnica radiográfica especial ou de outro método diagnóstico por imagem mais complexo.

RADIOGRAFIA SIMPLES

Do crânio

Os elementos neurais do crânio não são visíveis em radiografias simples. Sem o uso de procedimentos especiais, o diagnóstico neurorradiográfico baseia-se, na maioria das vezes, indiretamente no reconhecimento de anormalidades ósseas do crânio.

As radiografias simples do crânio são frequentemente utilizadas no plano de diagnóstico quando houver suspeita de lesão acima do nível do forame magno. Contudo, das diversas alterações cerebrais, poucas são as que podem ser avaliadas por meio de radiografias de rotina do crânio. O estudo radiográfico do crânio varia conforme a localização da lesão. Se existirem sinais vestibulares e estes forem compatíveis com doença da orelha interna, então, será necessário realizar radiografias para avaliar a bula timpânica e a porção petrosa do osso temporal. No entanto, é um exame de difícil interpretação devido a áreas de sobreposições na região. Em casos de suspeita de traumatismo cranioencefálico, utiliza-se a radiografia simples de crânio para diagnosticar possíveis fraturas. Nos casos de neoplasias de SNC, apenas os meningiomas são visíveis em estudos simples, apresentando-se como calcificações dentro da calota craniana.

Anestesia geral é essencial para perfeita imobilização do animal, possibilitando posicionamento correto, imprescindível para a realização de exame radiográfico do crânio.

Da coluna vertebral

As radiografias simples da coluna vertebral costumam ser indicadas quando houver suspeita de doença focal ou multifocal da medula espinal e de uma raiz nervosa. No entanto, se o clínico seguir algumas regras simples, a qualidade do diagnóstico de qualquer radiografia pode apresentar melhoras significativas. Recomenda-se que o animal seja anestesiado sempre que possível, para que a coluna vertebral possa ser estendida e mantida em linha reta; somente pequenos segmentos vertebrais devem ser radiografados por vez. Se a lesão puder ser localizada em uma região vertebral específica por meio de exames neurológicos e pela eletroneuromiografia, então essas vértebras devem estar no centro do feixe de raios X. As radiografias podem auxiliar muito no diagnóstico de inúmeras alterações da coluna vertebral que secundariamente afetam a medula espinal. A avaliação radiográfica simples é um exame importante para auxiliar no diagnóstico de fraturas e luxações de vértebras, protrusões de discos intervertebrais, tumores e deformidades ósseas, mas apresenta limitações e deve ser complementada com outros exames de imagem.

MIELOGRAFIA

Mielografia é um exame radiográfico realizado após a introdução de um meio de contraste no interior do espaço subaracnoide medular. A literatura referente aos meios de contraste utilizados é muito extensa e deve ser consultada. Essa técnica é usada para delimitar o contorno da medula, pois ela não é visível em radiografias convencionais; além disso, a mielografia é útil na definição da localização e da extensão das doenças medulares antes de intervenções cirúrgicas e, assim, também na determinação do prognóstico do animal. Ela tem valor na avaliação de pacientes com mielopatias que produzem alteração no contorno medular, como hérnias de disco intervertebral, estenose do canal vertebral, neoplasias e hematomas. Para a realização de mielografia, é necessária anestesia geral; o local da punção é cirurgicamente preparado e uma análise do LCR precede a mielografia se o diagnóstico diferencial incluir meningite, visto que a mielografia é contraindicada nesses casos, uma vez que o meio de contraste pode disseminar a infecção e exacerbar o processo inflamatório. A técnica também é contraindicada na suspeita de doenças inflamatórias e de aumento de pressão intracraniana. O contraste é injetado na região lombar ou cervical, com a mesma técnica empregada para a coleta de liquor. Se o objetivo for uma mielografia total ou cervical, o contraste deve ser injetado na cisterna magna; caso o objetivo seja uma mielografia toracolombar ou lombar, o contraste necessita ser injetado na região lombar. Para aplicar a injeção na

região cervical, a mesa é inclinada em um ângulo de 45 a 60° e a cabeça é elevada de modo a promover um fluxo caudal do contraste. Tanto durante a aplicação do contraste como após o término da injeção, a cabeça precisa estar elevada acima do plano da mesa, mesmo com a mesa inclinada; entre as exposições radiográficas, a cabeça deve permanecer nessa posição. No caso de injeção lombar, a mesa pode ser inclinada em torno de 10 a 20°, evitando que o contraste atinja o espaço subaracnoide encefálico. O meio de contraste é injetado lentamente; os efeitos colaterais do uso desses contrastes incluem convulsões focais ou generalizadas, exacerbação dos sinais neurológicos, apneia transitória durante sua injeção, vômitos e morte. Além disso, existem riscos inerentes à técnica, como o traumatismo medular com a agulha.

O meio de contraste é visualizado como uma delgada coluna na periferia da medula. Dessa maneira, os espaços subaracnoides dorsal e ventral são visualizados na projeção lateral e os espaços esquerdo e direito, na projeção ventrodorsal. A coluna de contraste deve ser relativamente uniforme pelo seu curso, podendo haver discreto estreitamento da coluna ventral sobre os espaços intervertebrais. A coluna ventral costuma ser mais estreita que a coluna dorsal, especialmente na região toracolombar.

Por meio da mielografia, é possível evidenciar lesões focais da medula, como protrusão do disco intervertebral para dentro do canal vertebral, causando adelgaçamento do espaço subaracnoide e estreitamento da medula espinal nesse ponto. Por outro lado, lesões intramedulares, como edema ou neoplasia, geralmente produzem dilatação medular, o que causa desvio para o exterior e diminuição do espaço subaracnoide. Em casos graves, é possível observar uma área com total ausência de meio de contraste.

EPIDUROGRAFIA

É o estudo radiográfico contrastado do espaço epidural, utilizando contraste positivo, para avaliar a região da cauda equina. A mielografia tem valor limitado quando realizada no fim da medula, porque o espaço subaracnoide se afasta das margens do canal vertebral. Nesses casos, realiza-se a epidurografia. O local de injeção do contraste é entre S3 e C1, mas qualquer espaço intervertebral entre as primeiras vértebras coccígeas pode ser usado; quase não existem efeitos colaterais quando o contraste é injetado neste ponto.

A epidurografia não produz a coluna de contraste linear bem-definida como é vista na mielografia. A coluna de contraste costuma ser relativamente larga e não uniforme em densidade. As anormalidades observadas pela epidurografia lombossacral precisam ser cuidadosamente correlacionadas com os outros achados neurológicos. Podem aparecer como recortes focais ou estreitamentos abruptos da coluna de contraste. Tais lesões ocorrem em virtude da existência de massas, como protrusão de disco intervertebral, neoplasias ou ligamentos hipertrofiados, projetando-se para dentro do canal vertebral.

TOMOGRAFIA COMPUTADORIZADA

Tomografia computadorizada (TC) é uma técnica que emprega raios X para a obtenção da imagem. O advento da TC revolucionou o diagnóstico de muitos distúrbios neurológicos. O procedimento é seguro, não invasivo e possibilita obter imagens em distintos planos anatômicos, visualizando estruturas tissulares de vários tipos, como ossos e cartilagens, além de tecidos menos densos, como o parênquima encefálico. Dessa maneira, apresenta melhor capacidade de diagnóstico que as outras técnicas radiográficas empregadas para avaliação do cérebro e da medula espinal.

O aparelho é composto por ampolas de raios X, as quais emitem raios em feixes estreitos, tornando possível uma sequência de exposições. O paciente é colocado sobre uma mesa, a qual é introduzida em um túnel que compõe o aparelho e, à medida que a mesa vai se deslocando, o paciente vai passando pelo feixe de raios, proporcionando uma sequência de imagens em "fatias" das estruturas. A fonte de radiação é movida em rotação em torno do paciente, produzindo projeções multiangulares de cada porção analisada. Essas diversas projeções são montadas por um computador em uma única imagem de cada corte. Diferentemente dos raios X convencionais, cada corte tomográfico contém profundidade, ou seja, espessura que pode ser determinada. Os tecidos de menor densidade apresentam imagem mais escura, enquanto os de maior densidade aparecem mais claros na imagem tomográfica, como ocorre nos raios X convencionais. A utilização de meios de contraste por via intravenosa possibilita, muitas vezes, melhor diferenciação entre as estruturas normais das alteradas. Pelo estudo tomográfico, é possível visualizar lesões como neoplasias primárias ou metastáticas do cérebro e cerebelo, além de neoplasias de estruturas adjacentes como a calota craniana, os seios paranasais e as cavidades nasais. Além disso, é possível observar lesões próprias do encéfalo, como a dilatação ventricular nos casos de hidrocefalia, hipoplasia cerebelar, lesões produzidas por acidentes vasculares cerebrais isquêmicos ou hemorrágicos. Considerando-se que muitas doenças, como as neoplasias e os processos inflamatórios, apresentam vascularização mais abundante que os tecidos normais, sua identificação pode ser facilitada com o uso de contrastes. Do mesmo modo, em casos de um infarto isquêmico, sua identificação será facilitada com o uso de meios de contraste, pois haverá maior destaque do tecido normal, que circunda a lesão, enquanto esta não será realçada, por se tratar de um tecido com pouca ou nenhuma vascularização. Lesões granulomatosas e abscessos podem ser visualizados com ou sem o uso de contrastes intravenosos. Além disso, há possibilidade de evidenciar edema cerebral e fraturas de estruturas ósseas. Na medula espinal, é possível a visualização de estenoses do canal medular, principalmente as produzidas por protrusão e extrusão de disco intervertebral; também é possível visualizar em detalhes as estruturas ósseas da coluna vertebral, identificando espondilite (inflamação do corpo vertebral) ou espondilose (formação de osteófitos que se originam das margens ventrais ou laterais das faces articulares vertebrais e que se projetam pelos espaços intervertebrais), fraturas e neoplasias de corpos vertebrais.

RESSONÂNCIA MAGNÉTICA

Ressonância magnética é um método de diagnóstico por imagem que não utiliza radiação ionizante. Proporcionando imagens em cortes, de modo semelhante à tomografia computadorizada, determina informações diferentes dessa técnica, sendo de alto valor em estudo de distúrbios neurológicos, com incrível potencial para a visualização de tecidos moles. A técnica é, de modo geral, o método mais indicado para avaliar afecções da coluna vertebral e mielopatias. O equipamento é composto de um magneto, um conjunto de anéis transmissores, receptores de radiofrequência e um computador. Esse sistema é mantido em sala blindada contra interferência de radiofrequência. O magneto determina intenso e uniforme campo magnético em torno do paciente, que fica sobre uma mesa no interior de um túnel. Os anéis de radiofrequência emitem energia, que é detectada pelos anéis receptores e convertida em sinais elétricos digitalizados. Este padrão específico de energia produz a imagem da ressonância magnética; a força do sinal e, consequentemente, o padrão da imagem são determinados pela quantidade de água livre nos diferentes tecidos e pela liberação de prótons de hidrogênio contidos nos lipídeos e proteína, em resposta ao sinal de radiofrequência.

Com o uso da ressonância magnética, é possível diagnosticar, em pequenos animais, anormalidades congênitas, como hipoplasia cerebelar, hidrocefalia e anormalidades vasculares. A ressonância magnética substituiu a mielografia em medicina humana, uma vez que apresenta maior sensibilidade e poder de resolução, colocando em evidência protrusões de disco que nem sempre são visualizadas por meio de mielografia. Além disso, como é possível observar o parênquima medular, determina-se, por exemplo, se uma enfermidade compressiva já causou lesão isquêmica irreversível, facilitando a definição do prognóstico do animal; também é capaz de diagnosticar doenças desmielinizantes ou metabólicas de depósito lisossômico. Como pontos negativos da ressonância magnética, estão a baixa definição que se obtém de tecidos ósseos (pois o tecido ósseo é escasso em hidrogênio, que é o elemento utilizado para gerar as imagens), e o alto custo do exame. As contraindicações incluem a presença de marcapasso cardíaco e de metais na área do estudo.

ULTRASSONOGRAFIA DOPPLER TRANSCRANIANA

A ultrassonografia Doppler transcraniana (USDTC) é um exame seguro, não invasivo e rápido, utilizado em animais de pequeno porte, que depende diretamente de um profissional preparado, de um aparelho adequado e de mais estudos.

As principais indicações são os quadros de malformações congênitas, tal como a hidrocefalia. Alterações traumáticas ou hipóxico-isquêmicas, presença de abscessos ou coleções líquidas, neoplasias, encefalites e vasculites também podem ser identificadas. O uso do Doppler colorido favorece a avaliação do fluxo sanguíneo intracraniano.

O exame é capaz de detectar lesões focais e difusas; possibilita monitoramento contínuo sem prejuízo ao paciente e é capaz de monitorar o tratamento clínico de algumas afecções.

ELETROENCEFALOGRAFIA

A eletroencefalografia é o registro da atividade elétrica cortical; um exame indireto que registra e avalia os potenciais elétricos produzidos pelo cérebro e obtidos na superfície do crânio. Por meio da utilização de eletrodos de contato, registram-se a voltagem (amplitude) e o tempo resultante de mudanças nos potenciais pós-sinápticos neuronais.

O padrão anormal registrado nesse traçado é influenciado por afecções neurológicas, distúrbios metabólicos e por medicamentos; diante disso não é possível definir a etiologia apenas com esse exame. Assim, eletroencefalografia deve ser sempre realizada com exames de imagem, como tomografia computadorizada ou ressonância magnética, que evidenciarão problemas estruturais.

Atualmente, utiliza-se a eletroencefalografia quantitativa, cujos traçados obtidos de um aparelho analógico (eletroencefalograma) são digitalizados com disposição de gráficos quantitativos das ondas, separados por frequência e amplitude. Os dados podem ser analisados visualmente ou transformados em histogramas, gráficos ou mapeamento cerebral. A interpretação baseia-se na existência de ritmos ou ondas de formato e duração similares, rápidas de baixa amplitude e lentas de alta amplitude.

Sua maior aplicabilidade é permitir a avaliação do funcionamento elétrico cerebral. Embora a descrição de eletroencefalografia na veterinária já ocorra há décadas, seu uso ainda é limitado. Parte da limitação se justifica pela captação excessiva de sinais, promovendo influências no exame que dificultam a interpretação. Ainda assim, trabalhos e consensos incentivam o uso da técnica, o que se justifica por sua contribuição em: diagnóstico da epilepsia idiopática; avaliação do impacto de doenças na atividade elétrica, tal como a hidrocefalia; monitoração de pacientes em unidades de terapia intensiva; e ainda procedimentos anestésicos para avaliar a profundidade adequada na anestesia.

ELETRONEUROMIOGRAFIA

Eletroneuromiografia é o registro da atividade elétrica muscular e nervosa. É um tipo de eletrodiagnóstico que possibilita pesquisar a existência de patologias que comprometem a unidade motora e os nervos sensitivos. A eletroneuromiografia consiste em provas de neurocondução (velocidade de condução nervosa), chamada *eletroneurografia*, e em provas de avaliação muscular, denominada *eletromiografia*. Dessa maneira, é possível fazer a avaliação de mielopatias, radiculopatias, neuropatias, distúrbios das junções neuromusculares e de miopatias. Além disso, tais avaliações viabilizam determinar a distribuição e a gravidade das lesões, estipular um prognóstico e determinar a necessidade de realizações de outros exames, como biópsias musculares e de nervos. Na realização dos testes eletrodiagnósticos, utiliza-se um eletromiógrafo, aparelho capaz de detectar as trocas elétricas que ocorrem em nível celular durante a transmissão nervosa e a contração muscular. Esses fenômenos são transformados em sinais elétricos que, após amplificações, são registrados na tela de um osciloscópio e transformados em ondas sonoras, audíveis por alto-falantes.

Eletromiografia

O objetivo da eletromiografia (EMG) é demonstrar alterações qualitativas e quantitativas na atividade elétrica de um músculo em repouso, após a estimulação elétrica direta ou indireta ou, ainda, durante ativação voluntária ou reflexa. Para tanto, uma agulha é inserida diretamente no músculo a ser examinado e é usada como um eletrodo exploratório, a fim de avaliar a atividade elétrica muscular intrínseca, enviando ao eletromiógrafo sinais elétricos que correspondem a trocas iônicas ocorridas em nível celular. Os potenciais de ação detectados pelo eletrodo são amplificados e registrados na tela do osciloscópio, no qual são analisados. Na análise dos potenciais, levam-se em conta o formato, o tamanho, a duração, o som e a frequência destes.

Conforme o tipo de eletrodo exploratório utilizado, é necessária também a utilização de um eletrodo referência e um terra. Os locais para aplicação dos eletrodos exploratórios são os pontos dentro dos músculos associados a uma alta densidade de terminais motores nervosos (pontos motores) ou pontos sobre nervos motores. A distribuição dos pontos motores da maioria dos músculos caninos já foi mapeada por vários autores.

Para se obterem amostras representativas, a agulha deve ser inserida em vários locais dentro de cada músculo, preferencialmente na porção central e, se possível, também em seus segmentos proximal e distal. A atividade elétrica visualizada e ouvida durante a eletromiografia tem três origens: (1) induzida, (2) espontânea e (3) voluntária.

Atividade elétrica induzida. Durante a introdução da agulha em determinado músculo, os potenciais elétricos que surgem rapidamente na tela do osciloscópio resultam das trocas elétricas que ocorrem em nível intra e intercelular, produzidas pela passagem do eletrodo. Por esse motivo, são conhecidas como *atividade insersional*, que se trata de um reflexo da irritabilidade muscular. A inserção do eletrodo de agulha em um músculo é, na verdade, uma maneira de estimular as membranas de suas fibras. Esse estímulo em um músculo normal não é capaz de provocar a despolarização de suas fibras; no entanto, nas enfermidades em que ocorrem distúrbios eletrolíticos, metabólicos ou denervações, as membranas das fibras musculares entram em um estado de hiperexcitabilidade e o potencial de repouso passa a ficar mais próximo do limiar de despolarização. Nesses casos, o estímulo provocado pelo eletrodo de agulha, que antes era insuficiente para promover a despolarização celular, passa a ser capaz de fazê-lo. A inserção do eletrodo provoca o desencadeamento de potenciais de ação das fibras musculares. No músculo normal, a atividade insersional é um som semelhante a um breve estouro, que cessa logo que o eletrodo para de se mover. Em músculos denervados, inflamados ou degenerados, a atividade insersional é prolongada e continua quando o eletrodo para, indicando um estado de hiperexcitabilidade. Quando as fibras musculares são substituídas por tecido conectivo ou gordura, é possível observar atividade insersional diminuída.

Atividade elétrica espontânea. Descargas espontâneas são outras fontes de atividade elétrica na eletromiografia. Quando o eletrodo é mantido parado em um músculo normal e relaxado, a linha de base no osciloscópio fica parada e visualiza-se o *potencial de repouso da membrana*, sem que se escute nenhum som. Em extrema irritabilidade muscular, em virtude dos músculos denervados ou gravemente inflamados, descargas espontâneas, chamadas potenciais de fibrilação ou potenciais de fasciculação, aparecem durante o potencial de repouso da membrana.

Atividade elétrica voluntária. A terceira fonte de atividade elétrica da eletromiografia é a contração reflexa ou voluntária do músculo, e é referida como *potencial de ação da unidade motora* (PAUM); ela ocorre com o animal acordado. Apesar de não ser possível solicitar a um animal que produza uma contração muscular mínima ou máxima, a simples manipulação do membro é usada para visualizar vários graus de contração. O PAUM de um músculo flexor é avaliado quando o animal é posicionado em decúbito lateral e estimula-se um reflexo de flexão no membro; o de um músculo extensor é avaliado quando o animal é mantido em estação e exerce-se pressão sobre seus ombros ou bacia. É possível examinar facilmente o PAUM na musculatura paravertebral, pois o animal acordado reage à inserção da agulha nessa musculatura. Cada disparo de um PAUM promove um som agudo, parecendo um estouro de arma de fogo. Muitos fatores influenciam as características dos potenciais da unidade motora, incluindo fisiológicos (p. ex., tipo de músculo, idade do indivíduo, temperatura muscular, posição do eletrodo dentro do músculo, força de contração do mesmo) e não fisiológicos (p. ex., tipo de eletrodo e características do amplificador utilizado). A amplitude, o formato e a duração do potencial da unidade motora podem ser úteis na diferenciação entre miopatias e neuropatias.

Avaliação de pacientes com mielopatias

A eletromiografia apresenta duas aplicações principais em doenças da medula espinal: a localização de uma mielopatia pelo achado de potenciais de fibrilação indicando fibras musculares denervadas e a diferenciação entre polineuropatias ou polimiopatias e mielopatias. As mielopatias causam denervação das fibras musculares por meio de seus efeitos nos corpos celulares da substância cinzenta da medula espinal ou na raiz ventral dos nervos espinais.

Inicialmente, avaliam-se os vários níveis da medula espinal, colocando-se os eletrodos exploratórios nos músculos paraespinais. Tais músculos são inervados pela correspondente raiz nervosa dentro de um ou dois segmentos medulares. A existência de potenciais anormais nesses músculos irá indicar uma doença na área medular correspondente, no nervo periférico ou no músculo. Em seguida, avaliam-se os músculos dos membros torácicos e, depois, dos pélvicos. Desse modo, além da avaliação muscular em si, examina-se também os nervos periféricos dos plexos braquial e lombossacral. Os músculos esqueléticos inervados por nervos cranianos, como língua, laringe, músculos da face e extraoculares também podem ser examinados. Se a eletromiografia for normal em um animal paralisado, é devido ao fato de a lesão envolver preferencialmente tratos da substância branca e não neurônios motores inferiores da substância cinzenta. Dessa maneira, lesões focais são, de modo geral, facilmente localizadas em seu segmento envolvido.

Eletroneurografia

A eletroneurografia é o estudo dos potenciais de ação dos nervos periféricos e é utilizada quando se suspeita de uma doença desses nervos ou da junção neuromuscular, após ter sido realizada eletromiografia. A eletromiografia pode determinar que o componente nervoso da unidade motora está envolvido. A eletroneurografia pode diferenciar entre a raiz nervosa, o nervo periférico e a junção neuromuscular. Em cães, esses estudos são realizados sob anestesia geral. Esse segundo tipo de exame implica estimulação direta do nervo e o traçado de uma resposta evocada no músculo (*condução nervosa motora*) ou a estimulação direta do nervo e captação de um potencial de ação no próprio nervo (*condução nervosa sensitiva*).

Condução nervosa motora

Para estimular uma fibra nervosa a fim de determinar sua velocidade de condução, coloca-se um catodo (negativo) e um ânodo (positivo), sob a apresentação de eletrodos, a, pelo menos, 3 cm de distância um do outro. O catodo é colocado distalmente para assegurar uma condução máxima do impulso na direção do músculo. Em geral, utiliza-se um eletrodo manual, que contém duas barras fixas (um catodo e um ânodo) separadas por uma distância de 3 cm. Durante a captação das respostas motoras, o eletrodo registrador ou ativo (negativo), sob a apresentação de agulha ou eletrodo de superfície (jacaré), deve ser colocado sobre o músculo, o mais próximo possível de sua placa motora, para evitar deformações no formato do potencial. Para o registro em músculos dos dedos, são usados anéis de metais, eletrodos de agulha ou eletrodos tipo jacaré. Se o registro for feito em um músculo maior, é possível utilizar uma agulha de eletromiografia como eletrodo registrador. Utiliza-se também um eletrodo referência (positivo), colocado a cerca de 3 cm distalmente ao eletrodo ativo, preferivelmente fora do músculo, sobre uma proeminência óssea ou um tendão. Em algum ponto entre o eletrodo registrador e o local de estimulação, coloca-se um eletrodo terra. Tanto o eletrodo referência quanto o terra podem ser eletrodos de agulha ou de superfície.

Dependendo do autor e do nervo estimulado, existe na literatura a descrição de vários locais para estimulação e captação, quando se trata de velocidade de condução nervosa motora. Os pontos mais frequentemente utilizados e mais facilmente exequíveis para avaliação do nervo radial são: a face cranial da articulação umerorradioulnar e o terço médio do rádio, em sua face cranial, próximo à veia cefálica, como locais estimuladores, e a face dorsal da articulação carporradial, como locais registradores (Figura 11.72).

Para o nervo ulnar, utiliza-se a face medial da articulação umerorradioulnar e um ponto situado no terço distal da ulna, em sua face caudal, como locais estimuladores, e os músculos interósseos palmares, como ponto de captação (ver Figura 11.72). Já para o nervo tibial, os pontos de estimulação são a região do trocanter maior do fêmur e a face lateral do terço distal da tíbia, próximo à veia safena. O registro dos potenciais é feito nos músculos interósseos plantares (Figura 11.73). Finalmente, para o nervo peroneal, utilizam-se a região do trocanter maior do fêmur e a face caudal da articulação femorotibial como locais estimuladores, e o músculo tibial cranial como ponto de captação (ver Figura 11.73).

Quando o eletrodo estimulador é ativado, as diferenças de potenciais são amplificadas e, simultaneamente, apresentadas em um osciloscópio para um monitoramento visual e processadas por um audioamplificador para um monitoramento acústico. Obtém-se, inicialmente no osciloscópio, um artefato de choque; depois, um período de latência, e, finalmente, um potencial de ação evocado. Além da latência, analisam-se, durante a realização do exame, a amplitude e a duração das respostas (Figura 11.74).

Após o primeiro estímulo, este deve ser aumentado até que a latência seja mínima e a amplitude da resposta evocada seja máxima. Esta é a chamada estimulação supramáxima. Outras variações na intensidade do estímulo não devem resultar em encurtamento das latências ou em aumento na amplitude do potencial, e essa resposta necessita ser constante. Dessa maneira, a resposta supramáxima ocorre quando não houver mais aumento na amplitude ou diminuição na latência com pequenos aumentos na intensidade do estímulo.

Estimulando-se repetidamente um músculo, é possível obter várias respostas contráteis, cujas ondas são identificadas pelas letras M, H e F. Primeiramente, o músculo responde produzindo potenciais de ação conduzidos ortodromicamente (condução de um impulso ao longo de um axônio na direção normal, em direção à sinapse axônica) pelas fibras nervosas, com uma onda de mais alta amplitude e menor latência, chamada *onda M* (Figura 11.75).

Este potencial evocado representa a somação de muitos potenciais de unidade motora que aparecem de maneira relativamente sincrônica. Nesse caso, o período de latência representa o tempo necessário para a condução por meio do axônio, da junção neuromuscular e do músculo. A segunda onda, ou *onda F*, tem menor amplitude e maior latência e é vista alguns milissegundos após a onda M. Ela corresponde à resposta indireta do músculo, como resultado de condução antidrômica (condução ao longo de um axônio no sentido oposto, para longe da sinapse axônica) nos nervos motores. Essa atividade retrógrada excita o neurônio motor inferior, que produz novos potenciais de ação, os quais passam novamente pelas mesmas fibras motoras. O terceiro tipo de onda, *onda H* ou reflexo H, é de baixa amplitude, vista alguns milissegundos após a onda F, mas somente se o estímulo for de baixa voltagem. A onda H parece ser produzida por um impulso elétrico que viaja pelo nervo sensitivo para, reflexamente, estimular o nervo motor e promover resposta muscular. A onda H pode ser usada para avaliar a integridade do nervo sensitivo, da raiz dorsal da medula e do segmento medular.

A *velocidade de condução nervosa motora* não é constante ao longo de todo o nervo, pois o impulso alentece à medida

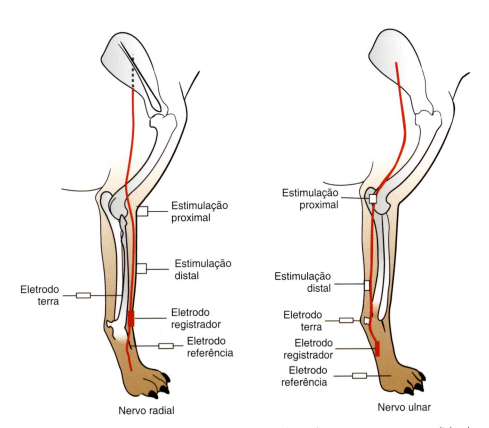

Figura 11.72 Pontos de colocação de eletrodos para avaliação de condução nervosa nos nervos radial e ulnar.

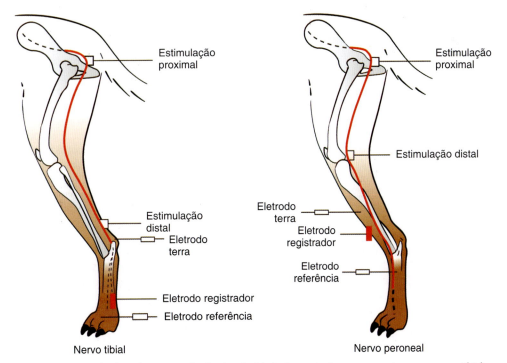

Figura 11.73 Pontos de colocação de eletrodos para avaliação da velocidade de condução nervosa motora nos nervos tibial e peroneal.

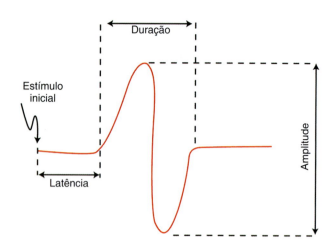

Figura 11.74 Tempo de latência, duração e amplitude de um potencial de um cão.

Quadro 11.30 Velocidade de condução nervosa motora (VCN) e sensitiva (m/s) dos nervos radial, ulnar, tibial e peroneal.		
Nervo	**VCN motora (m/s)**	**VCN sensitiva (m/s)**
Radial	66	61
Ulnar	60	70
Tibial	58	62
Peroneal	71	65

A *duração*, em milissegundos, é medida do início do potencial até o ponto em que sua deflexão retorna à linha isoelétrica, e é um parâmetro mais utilizado nas respostas motoras. Fibras nervosas isoladas variam consideravelmente em diâmetro e, portanto, na sua velocidade de condução. Essa variação na velocidade de condução resulta em diferenças no tempo em que um impulso demora para chegar no eletrodo registrador, o que acaba resultando em dispersão temporal do potencial de ação, isto é, em sua duração. A duração da onda M é um reflexo da sincronia com que as fibras musculares sofrem descargas no tempo; ela informa sobre a integridade das fibras de condução lenta, enquanto a latência informa sobre a integridade das fibras de condução rápida. Assim, retardos de latência podem indicar comprometimentos de fibras rápidas e o aumento na duração sugerem comprometimento de fibras lentas.

A *amplitude* do potencial é a medida do seu pico negativo ao seu pico positivo ou, de acordo com alguns autores, a medida da linha de base ao pico negativo. A amplitude dos potenciais serve para determinar se existe ou não diminuição do número de axônios funcionantes, uma vez que ela está relacionada com o número de unidades motoras ativadas. Trata-se de um parâmetro importante e deve ser cuidadosamente avaliado, porque possibilita estimativa da porcentagem de fibras motoras sobreviventes no caso de lesões. Como a amplitude dos potenciais diminui gradativamente por aproximadamente 6 a 8 dias após degeneração axonal, em uma lesão parcial, é possível estimar a porcentagem de fibras motoras sobreviventes comparando-se a amplitude logo após a lesão e 10 dias depois. A amplitude depende também do tamanho do músculo escolhido e da posição e do tipo de eletrodo. Em doenças da junção neuromuscular, observa-se também resposta com baixa amplitude.

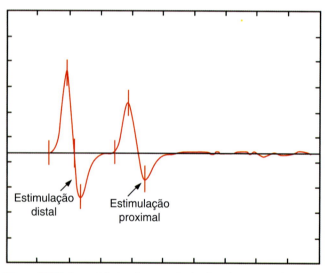

Figura 11.75 Potenciais de ação muscular (ondas M), por meio de estimulação nervosa motora proximal e distal.

que chega à porção distal, em que existem ramos terminais não mielinizados e a junção neuromuscular. Para determinar a velocidade de condução nervosa eliminando-se esse retardo (conhecido como latência residual), o nervo motor pode ser consecutivamente estimulado em dois pontos. Após as estimulações, são obtidos dois potenciais de ação. O período decorrido entre o estímulo do nervo e o aparecimento do potencial de ação é o tempo de condução ou de latência. A diferença entre os dois tempos obtidos é o tempo gasto para o impulso percorrer a distância entre os dois pontos estimulados. A fórmula para determinar a velocidade de condução nervosa em metros por segundo é a distância em milímetros, dividida pelo tempo em milissegundos. O comprimento desse segmento (mm) dividido pela diferença nos tempos (ms) fornece a velocidade de condução nervosa em metros por segundo (m/s).

A velocidade de condução nervosa é o maior auxílio no diagnóstico e monitoramento de neuropatias periféricas. Os valores médios da velocidade de condução nervosa motora dos nervos radial, ulnar, tibial e peroneal são, respectivamente, 66 m/s, 60 m/s, 58 m/s e 71 m/s (Quadro 11.30).

Nas neuropatias desmielinizantes, a perda da mielina afeta diretamente a condução nervosa, observando-se alentecimento ou bloqueio na condução. O alentecimento da condução é resultado ou de atraso na excitação de nódulos sucessivos, mesmo quando a condução permanece saltatória, ou de uma reversão para uma condução contínua. Em processo de desmielinização, nem todas as fibras são afetadas com a mesma intensidade. Assim, as fibras afetadas irão conduzir em diferentes velocidades, resultando em dispersão temporal do potencial de ação evocado. Essa redução pode chegar a 70% dos valores normais, observando-se até velocidades de 5 a 10 m/s. Em casos de degeneração axonal, a disfunção do neurônio torna-o incapaz de manter seu axônio. Enquanto um dos dois processos tende a predominar, ambos costumam estar presentes em vários graus, conforme o estágio da doença. Na degeneração axonal, há perda de fibras nervosas e, portanto, diminuição na amplitude do potencial de ação muscular evocado, pois menor número de fibras musculares é inervado. Teoricamente, a velocidade de condução nervosa pode permanecer normal, no limite inferior da normalidade ou um pouco diminuída, até que muitas fibras de grande diâmetro sejam afetadas. Se a lesão for grave o suficiente para causar perda da maioria ou de todas as fibras mielinizadas, a condução obviamente não ocorrerá. O segmento distal de um nervo seccionado conduz a uma velocidade normal por período grosseiramente proporcional à distância entre a lesão e o músculo. Durante o intervalo entre o dano e a parada da função, a duração dos potenciais aumenta enquanto a amplitude diminui.

Condução nervosa sensitiva

Os fundamentos dos estudos sensoriais são os mesmos empregados na avaliação da condução motora. O que varia é a calibração do equipamento. Como as respostas sensoriais são bem menores que as motoras, para que seja possível captá-las, é necessário usar maior sensibilidade, o que também causa maior interferência nos traçados. No caso da velocidade de condução nervosa sensitiva, como não existem as junções neuromusculares, o retardo terminal não é importante e a neurocondução pode ser obtida estimulando-se um único ponto e dividindo-se a distância pela latência encontrada. A velocidade de condução nervosa sensitiva pode ser determinada por meio das técnicas ortodrômica e antidrômica. Na técnica ortodrômica, estimulam-se, por exemplo, os dedos; o potencial de ação é registrado na região da articulação carporradial ou na articulação umerorradioulnar. Na técnica antidrômica, estimulam-se pontos distais e proximais do nervo, sendo que a colocação dos eletrodos estimuladores é a mesma daquela utilizada para a estimulação nervosa motora. Esse método tem a vantagem de produzir um potencial de ação maior com menos intensidade de corrente; no entanto, em muitos casos, existe a possibilidade de se registrarem potenciais musculares intrínsecos, o que torna o uso da técnica desaconselhável. Para evitar a ativação de fibras motoras, o estímulo deve ser aplicado em uma região que apresente grande densidade de fibras sensitivas e pequena densidade de fibras motoras, como, por exemplo, os dedos. A técnica ortodrômica é a mais utilizada, pois se obtém um potencial puramente sensorial.

Para o estudo do nervo radial, a estimulação pode ser realizada no músculo extensor comum dos dedos, com o catodo sobre a articulação carpofalângica do segundo dedo e o ânodo colocado a uma distância de aproximadamente 3 cm do catodo sobre a falange distal do segundo dedo. A captação é feita sobre o terço proximal do rádio, em sua face cranial, próximo à veia cefálica, com o eletrodo referência em posição proximal em relação ao registrador, e o eletrodo terra colocado entre o registrador e o estimulador, na face dorsal da articulação carporradial. O nervo ulnar pode ter como local de estimulação os músculos interósseos palmares (catodo), com o ânodo colocado sobre uma falange do segundo dedo. O registro pode ser feito na face medial da articulação umerorradioulnar com o eletrodo referência em posição proximal em relação ao registrador, e o eletrodo terra posicionado sobre o osso acessório do carpo (Figura 11.76).

Na avaliação do nervo tibial, o eletrodo estimulador (catodo) é colocado nos músculos interósseos plantares, com o ânodo sobre uma falange do quinto dedo. O eletrodo registrador pode permanecer sobre a face lateral do terço distal da tíbia, próximo à veia safena, com o eletrodo referência 3 cm proximalmente ao registrador e o eletrodo terra sobre a tuberosidade calcânea. O nervo peroneal pode ter como local de estimulação (catodo) o tendão do músculo tibial cranial, com o ânodo colocado sobre um osso do tarso. O eletrodo registrador é colocado caudalmente à articulação femorotibial; o eletrodo referência a 3 cm de distância do registrador, sobre o fêmur, e o eletrodo terra entre o registrador e o estimulador, sobre a tíbia (Figura 11.77). Os valores médios da velocidade de condução nervosa sensitiva dos nervos radial, ulnar, tibial e peroneal são, respectivamente, 61 m/s, 70 m/s, 62 m/s e 65 m/s.

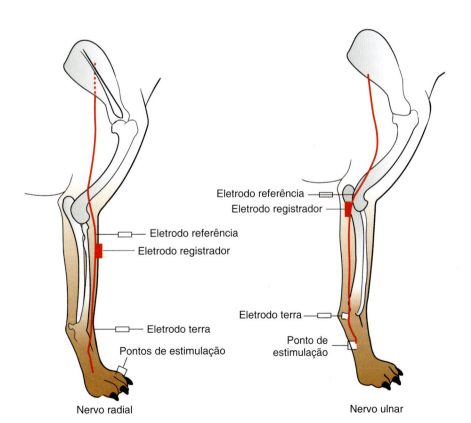

Figura 11.76 Pontos de colocação de eletrodos para avaliação da velocidade de condução nervosa sensitiva nos nervos radial e ulnar.

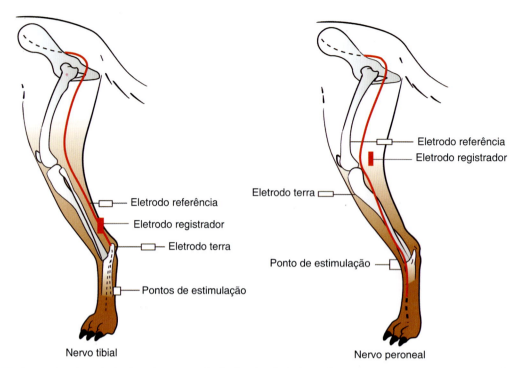

Figura 11.77 Pontos de colocação de eletrodos para avaliação da velocidade de condução nervosa sensitiva nos nervos tibial e peroneal.

BIBLIOGRAFIA

Seção A: Cães e Gatos

AVERILL JR., D. R. The neurologic examination. Veterinary Clinics of North America: Small Animal Practice, v. 11, n. 3, p. 511-21, 1981.

BAGLEY, R. S. Recognition and localization of intracranial disease. Veterinary Clinics of North America: Small Animal Practice, v. 26, n. 4, p. 667-709, 1996.

BERENDT, M.; FARQUHAR, R. G.; MANDIGERS, P. J. J. et al. International veterinary epilepsy task force consensus report on epilepsy definition, classification and terminology in companion animals. BMC Veterinary Research, v. 182, p. 11, 2015.

BRAUND, K. G. Clinical Syndromes in Veterinary Neurology. 2. ed. St. Louis: Mosby. 1994. 477 p.

BRAUND, K. G. Localizing lesions to the brain based on neurologic syndromes. Veterinary Medicine, v. 90, n. 2, p. 139-56, fev. 1995.

BRAUND, K. G. Localizing lesions using neurologic syndromes-1: brain syndromes. Veterinary Medicine, v. 80, p. 40-54, jul. 1985.

BRAUND, K. G. Using neurologic syndromes to localize lesions in the spinal cord. Veterinary Medicine, v. 90, n. 2, p. 157-67, fev. 1995.

CHRISMAN, C. L.; MARIANI, C.; PLATT, S. et al. Neurologia para o Clínico de Pequenos Animais. São Paulo: Roca, 2005. 336 p.

CHRISMAN, C. L. Problems in Small Animal Neurology. 2. ed. Philadelphia: Lea & Febiger, 1991, 526 p.

COOK, L. B. Neurologic evaluation of the ear. Veterinary Clinics Small Animal Practice, v. 34, p. 425-35, 2004.

DEWEY, C. W.; DA COSTA, R. C. Neurologia canina e felina – guia prático. 3. ed. São Paulo: Guará, 2017. 752 p.

DORETTO, D. Fisiopatologia clínica do sistema nervoso. Fundamentos de Semiologia. 2. ed. Rio de Janeiro: Atheneu, 2001, 496 p.

FEITOSA, M. M.; CIARLINI, L. D. R. P. Exame neurológico de cães neonatos. Revista Cães e Gatos, v. 89, p. 20-26, 2000.

FISCHER, A. Interpreting postural reactions. Journal of American Veterinary Medical Association, v. 205, n. 10, p. 1394, 1994.

GELATT, K. N. Veterinary Ophthalmology. 2. ed. Philadelphia: Lea & Febiger, 1991. 765 p.

HOERLEIN, B. F. Canine Neurology – Diagnosis and Treatment. Philadelphia: Saunders, 1978. 791 p.

HOSKINS, J. D.; SHELTON, O. D. The nervous and neuromuscular system. In: HOSKINS, J. D. Veterinary Pediatrics: Dogs and cats from Birth to Six Months. 3. ed. Philadelphia: Saunders, 2001, p. 425-462.

LAVELY, J. A. Pediatric neurology of the dog and cat. Veterinary Clinics Small Animal Practice, v. 36, p. 475-501, 2006.

LORENZ, M. D.; KORNEGAY, J. N. Neurologia Veterinária. 4. ed. São Paulo: Manole, 2006, 467 p.

MACHADO, A. Neuroanatomia Funcional. 2. ed. São Paulo: Atheneu, 2000. 363 p.

MAYHEW, I. G. Neuro ophtalmology. In: BARNETT, K. C. et al. Color Atlas and Text of Equine Ophtalmology. London: Molsby-Wolfe, 1995. p. 215-22.

MELO SOUZA, S. E. Exame clínico. In: PORTO, C. C. Semiologia Médica. 2 ed. Rio de Janeiro: Guanabara Koogan, 1994. p. 1120-1148.

MELO SOUZA, S. E. Noções de anatomia e fisiologia. In: PORTO, C. C. Semiologia Médica. 2. ed. Rio de Janeiro: Guanabara Koogan, 1994. p. 1103-19.

O'BRIEN, D. Neurological examination and development of the neonatal dog. Seminars in Veterinary Medicine and Surgery (Small Animal), v. 9, n. 2, p. 62-7, 1994.

PARENT, J. Clinical approach and lesion localization in patients with spinal diseases. Veterinary Clinics Small Animal Practice, v. 40, p. 733-53, 2010.

PELLEGRINO, F.; SURANITI, A.; GARIBALDI, L. El Libro de Neurologia para La Practica Clinica. Buenos Aires: Inter-Medica, 2003, 708 p.

PLATT, S. R.; OLBY, N. J. Manual of Canine and Feline Neurology. 3. ed. BSAVA, 2004, 432 p.

ROSSMEISL JR., J. H. Vestibular disease in dogs and cats. Veterinary Clinics Small Animal Practice, v. 40, p. 81-100, 2010.

SHELL, L. G. The cranial nerves of the brain stem. Progress in Veterinary Neurology, v. 1, n. 3, p. 233-45, 1990.

SHORES, A. Neurologic examination of the canine neonate. The Compendium on Continuing Education, v. 5, n. 12, p. 1033-41, 1983.

SIMPSON, S. Watchwords of the neurologic examination. Progress in Veterinary Neurology, v. 1, n. 1, p. 8-27, 1990.

THOMAS, W. B. Evaluation of veterinary patients with brain diseases. Veterinary Clinics Small Animal Practice, v. 40, p. 1-19, 2010.

THOMAS, W. B. Initial assessment of patients with neurologic dysfunction. Veterinary Clinics of North America: Small Animal Practice, v. 30, n. 1, p. 1-24, 2000.

WHEELER, S. J. Manual of Small Animal Neurology. 2. ed. United Kingdom: BSAVA, 1995. 256 p.

BIBLIOGRAFIA

Seção B: Semiologia do Sistema Nervoso de Ruminantes e Equídeos

ALEMAN, M. The neurological recumbent horse, a field guide. *In:* BEVA. Annual Congress - British Equine Veterinary Association, 2019. p. 167-196.

ANDREWS, F. M.; MATTHEWS, H. K. Localizing the source of neurologic problems in horses. Veterinary Medicine, v. 85, p. 1107-020, 1990.

ANDREWS, F. M.; REED, S. M. Ataxia bizarre gaits and recumbency. *In:* BROWN, C. M. Problems in Equine Medicine. Philadelphia: Lea & Febiger, 1989. p. 205-228.

AVERILL JR., D. R. The neurologic examination. Veterinary Clinics of North America: Small Animal Practice, v. 11, n. 3, p. 511-21, 1981.

BARBER, D. L.; OLIVER JR, J. E.; MAYHEW, I. G. Neuroradiography. *In:* OLIVER JR, J. E.; HOERLEIN, B. F.; MAYHEW, I. G. Veterinary Neurology. Philadelphia: Saunders, 1987. p. 65-110

BEDENICE, D.; JOHNSON, A. L. Neurologic conditions in the sport horse. Animal Frontiers, v. 12, n. 3, p. 37-44, 2022.

BLYTHE, L. L.; CRAIG, A. M. Equine degenerative myeloencephalopaty. Part. 1. Clinical signs and pathogenesis. The Compendium of Continuing Education, v. 14, n. 9, p. 1215-21, 1992.

BOORMAN, S.; SCHERRERM N. M.; STEFANOVKSI, D. L. *et al.* Facial nerve paralysis in 64 equids: Clinical variables, diagnosis, and outcome. Journal Veterinary Internal Medicine, v. 34, n. 3, p. 1308-20, 2020.

BORGES, A. S. *et al.* Espinha bífida com meningomielocele e mielodisplasia em ruminantes. Arquivo Brasileiro de Medicina Veterinária e Zootecnia, v. 49, n. 6, p. 685-92, 1997.

BORGES, A. S.; LISBÔA, J. A. N.; BRAGA, P. R. C. *et al.* Doenças neurológicas dos ruminantes no Brasil: exame e diagnóstico diferencial. Revista Brasileira de Buiatria, v. 1, n. 3, p. 63-99, 2021.

BORGES, A. S. Moritz Schiff, Charles Sherrington, border cells, frogs, cats and a zebra with abnormal clinical signs. Equine Veterinary Education, v. 35, n. 2, p. 78-81, 2023.

BORGES, A. S.; MENDES, L. C. N.; KUCHEMBUCK, M. R. G. Exame neurológico de grandes animais. Parte I – Encéfalo. Revista de Educação Continuada do CRMVSP, v. 2, n. 3, p. 41-6, 1999.

BORGES, A. S.; MENDES, L. C. N.; KUCHEMBUCK, M. R. G. Exame neurológico de grandes animais. Parte II – Medula Espinhal: equino com incoordenação motora. Revista de Educação Continuada do CRMVSP, v. 3, n. 2, p. 3-15, 2000.

BORGES, A. S.; SAPATERA, A. C.; MENDES, L. C. N. Avaliação dos reflexos espinhais em bezerros. Ciência Rural, v. 27, n. 4, p. 613-17, 1997.

BORGES, A. S.; WATANABE, M. J. Guttural Pouch Diseases Causing Neurologic Dysfunction in the Horse. Veterinary Clinics of North America: Equines Practice, v. 27, n. 3, p. 545-72, 2011.

BRAUND, K. G. Clinical Syndromes in Veterinary Neurology. 2. ed. St. Louis: Mosby. 1994. 477 p.

BRAUND, K. G. Localizing lesions to the brain based on neurologic syndromes. Veterinary Medicine, v. 90, n. 2, p. 139-56, 1995.

BRAUND, K. G. Localizing lesions using neurologic syndromes –1: brain syndromes. Veterinary Medicine, v. 80, p. 40-54, 1985.

BRAUND, K. G. Using neurologic syndromes to localize lesions in the spinal cord. Veterinary Medicine, v. 90, n. 2, p. 157-67, 1995.

BREWER, B. D. Examination of the bovine nervous system. The Veterinary Clinics of North America. Bovine Neurologic Diseases, v. 3, n. 1, p. 18-27, 1987.

BRYANT, J. O. Rabies. The Horse, p. 51-3, jul. 1999.

DE LAHUNTA, A.; GLASS, E. Veterinary Neuroanatomy and Clinical Neurology. 3. ed. Philadelphia: Saunders, 2009. 540 p.

FECTEAU, G.; PARENT, J.; GEORGE, L. W. Neurologic Examination of the Ruminant. Veterinary Clinics of North America: Food Animal Practice, v. 33, n. 1, p. 1-8, 2017.

FISHMAN, R. A.; GAROSI, L. S.; LOWRIE, M. L. *et al.* Tympanic bulla, petrous temporal bone, and hyoid apparatus disease in horses. The Compendium of Continuing Education, v. 10, n. 6, p. 740-755, 1988.

GELATT, K. N. Veterinary Ophthalmology. 2. ed. Philadelphia: Lea & Febiger, 1991. 765 p.

GREEN, S. L., COCHRANE, S.M., SMIETHMAXIE, L. Horner's syndrome in ten horses. Canadian Veterinary Journal, v. 33, p. 330-3, 1992.

GREET, T. R. C.; JEFFCOTT, L. B.; KATHERINE, E. *et al.* The slap test for laryngeal adductory function in horses with suspected cervical spinal cord damage. Equine Veterinary Journal, v. 12, n. 3, p. 127-131, 1980.

HAHN, C. Neurological Examination of Horses. Veterinary Clinics of North America: Food Animal Practice, v. 38, n. 20, p. 155-69, 2022.

JOHNSON, A. L. How to Perform a Complete Neurologic Examination in the Field and Identify Abnormalities. AAEP Proceedings, v. 56, p. 331-7, 2010.

KNOTTENBELT, D. C. Equine neurological disease and dysfunction: a diagnostic challenge for the practitioner. Part 1: Objectives and limitations of a neurological examination. Equine Veterinary Education, v. 8, n. 4, p. 196-99, 1996.

KNOTTENBELT, D. C. Equine neurological disease and dysfunction: a diagnostic challenge for the practitioner. Part 2: The clinical neurological examination. Equine Veterinary Education, v. 8, n. 5, p. 260-70, 1996.

MARTIN, C. L.; KASWAN, R.; CHAPMAN, W. Four cases of traumatic optic nerve blindness in the horse. Equine Veterinary Journal, v. 18, p. 133-37, 1986.

MAYHEW, I. G. Large Animal Neurology: a Handbook for Veterinary Clinicians. Philadelphia: Lea & Febiger, 1989. 380 p.

MAYHEW, I. G. Neuro ophtalmology, *In:* BARNETT, K. C. *et al.* Color Atlas and Text of Equine Ophthalmology. London: MolsbyWolfe, 1995. p. 215-222.

MAYHEW, I. G. The healthy spinal cord. *In:* Annual AAEP Convention. Proceedings... Albuquerque: American Association of Equine Practitioners, New Mexico, p. 56-66, 1999.

NAGY, D.W. Diagnostics and Ancillary Tests of Neurologic Dysfunction in the Ruminant. Veterinary Clinics of North America: Food Animal Practice, v. 33, p. 9-18, 2017.

PALUMBO, M. I. P.; MOREIRA, J. J.; OLIVO, G. *et al.* Right-sided laryngeal hemiplegia and Horner's syndrome in a horse. Equine Veterinary Education, v. 23, n. 90, p. 448-52, 2011.

REED, S. M. The neurological examination of the horse. *In:* New Perspectives in Equine Medicine. Georgia. Proceedings... Athens: Georgia Center for Continuing Education, p. 11-4, 1998.

ROONEY, J. R. Two cervical reflexes in the horse. Journal of American Veterinary Medical Association, v. 162, n. 2, p. 117-18, 1973.

SIMPSON, S. Watchwords of the neurologic examination. Progress in Veterinary Neurology, v. 1, n. 1, p. 8-27, 1990.

SMITH, B. P. Large Animal Internal Medicine. St. Louis: Mosby Company, 1990. 1787 p.

SMITH, J. M.; COX, J. H.; DEBOWES, R. M. Central nervous system disease in adult horses. Part I. A data base. The Compendium of Continuing Education, v. 9, n. 5, p. 561-67, 1987.

WASHBURN, K. E. Localization of Neurologic Lesions in Ruminants. Veterinary Clicns of North America: Food Animal Practice, v. 33, n. 1, p. 19-25, 2017.

BIBLIOGRAFIA

Seção C: Exames Complementares

BAGLEY, R. S. Recognition and localization of intracranial disease. Veterinary Clinics of North America: Small Animal Practice, v. 26, n. 4, p. 667-709, 1996.

BAKER, J. C. Bovine neurologic diseases. The Veterinary Clinics of North America, v. 3, n. 1, p. 21-6, 1987.

BEAR, M. F.; CONNORS, B. W.; PARADISO, M. A. Neuroscience Exploring the Brain. Baltimore: Williams & Wilkins, 1996, 666 p.

CHRISMAN, C. L.; MARIANI, C.; PLATT, S. *et al.* Neurologia para o Clínico de Pequenos Animais. São Paulo: Roca, 2005. 336 p.

CHRISMAN, C. L. Problems in Small Animal Neurology. 2. ed. Philadelphia: Lea & Febiger, 1991, 526 p.

COHEN, L. A. Role of eye and neck proprioceptive mechanisms in body orientation and motor coordination. Journal of Neurophisiology, v. 24, p. 1-11, 1961.

COOK, L. B. Neurologic evaluation of the ear. Veterinary Clinics Small Animal Practice, v. 34, p. 425-35, 2004.

CURTIS, N. C. Computed tomography of intracranial disease. Australian Veterinary Practitioner, v. 28, n. 3, p. 98-109, 1998.

DORETTO, D. Fisiopatologia clínica do sistema nervoso. Fundamentos de Semiologia. 2. ed. Rio de Janeiro: Atheneu, 2001, 496 p.

FEITOSA, M. M.; CIARLINI, L. D. R. P. Exame neurológico de cães neonatos. Revista Cães e Gatos, v. 89, p. 20-6, 2000.

FEITOSA, M. M.; USHIKOSHI, W. S. Utilização de eletroneuromiografia em medicina veterinária. Revista de Educação Continuada – CRMVSP, v. 4, n. 3, p. 48-62, 2001.

FISCHER, A. Interpreting postural reactions. Journal of American Veterinary Medical Association, v. 205, n. 10, p. 1394, 1994.

HAUSSLER, K. K.; STOVER, S. M.; WILLITS, N. H. Pathologic changes in the lumbosacral vertebrae and pelvis in thoroughbred racehorses. American Journal Veterinary Research, v. 60, n. 20, p. 143-53, 1999.

HOERLEIN, B. F. Canine Neurology – Diagnosis and Treatment. Philadelphia: Saunders, 1978. 791 p.

HOSKINS, J. D.; SHELTON, O. D. The nervous and neuromuscular system. *In:* HOSKINS, J. D. Veterinary Pediatrics: Dogs and cats from Birth to Six Months. 3. ed. Philadelphia: Saunders, 2001. p. 425-62.

JERICÓ, M. M.; ANDRADE NETO, J. P.; KOGIKA, M. M. Tratado de Medicina Interna de Cães e Gatos. 2. ed. Rio de Janeiro: Guanabara Koogan, 2023.

LAVELY, J.A. Pediatric neurology of the dog and cat. Veterinary Clinics Small Animal Practice, v. 36, p. 475-501, 2006.

LORENZ, M. D.; KORNEGAY, J. N. Neurologia Veterinária. 4. ed. São Paulo: Manole, 2006. 467 p.

MACHADO, A. Neuroanatomia Funcional. 2. ed. São Paulo: Atheneu, 2000. 363 p.

MELO SOUZA, S. E. Exame clínico. *In:* PORTO, C. C. Semiologia Médica. 2. ed. Rio de Janeiro: Guanabara Koogan, 1994. p. 1120-48.

MELO SOUZA, S. E. Exames complementares. *In:* PORTO, C. C. Semiologia Médica. 2. ed. Rio de Janeiro: Guanabara Koogan, 1994. p. 1149-68.

MELO SOUZA, S. E. Noções de anatomia e fisiologia. *In:* PORTO, C. C. Semiologia Médica. 2. ed. Rio de Janeiro: Guanabara Koogan, 1994. p. 1103-19.

O'BRIEN, D. Neurological examination and development of the neonatal dog. Seminars in Veterinary Medicine and Surgery (Small Animal), v. 9, n. 2, p. 62-7, 1994.

PARENT, J. Clinical approach and lesion localization in patients with spinal disases. Veterinary Clinics Small Animal Practice, v. 40, p. 733-53, 2010.

PELLEGRINO, F.; SURANITI, A.; GARIBALDI, L. El Libro de Neurologia para La Practica Clinica. Buenos Aires: InterMedica, 2003. 708 p.

PINTO, L. C. Neurosisiologia Clínica: Princípios Básicos e Aplicações. São Paulo: Atheneu, 2006. 644 p.

PLATT, S. R.; OLBY, N. J. Manual of Canine and Feline Neurology. 3. ed. BSAVA, 2004. 432 p.

ROSSMEISL JR., J. H. Vestibular disease in dogs and cats. Veterinary Clinics Small Animal Practice, v. 40, p. 81-100, 2010.

SHELL, L. G. The cranial nerves of the brain stem. Progress in Veterinary Neurology, v. 1, n. 3, p. 233-45, 1990.

SHORES, A. Diagnostic imaging. The Veterinary Clinics of North America. Small Animal Practice, v. 23, n. 2, p. 235-480, 1993.

SHORES, A. Neurologic examination of the canine neonate. The Compendium on Continuing Education, v. 5, n. 12, p. 1033-41, 1983.

THOMAS, W. B. Evaluation of veterinary patients with brain diseases. Veterinary Clinics Small Animal Practice, v. 40, p. 1-19, 2010.

THOMAS, W. B. Initial assessment of patients with neurologic dysfunction. Veterinary Clinics of North America: Small Animal Practice, v. 30, n. 1, p. 1-24, 2000.

WHEELER, S. J. Manual of Small Animal Neurology. 2. ed. United Kingdom: BSAVA, 1995. 256 p.

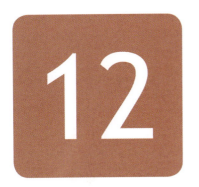

Semiologia do Sistema Locomotor

Primeiro, aprenda a andar e, depois, a correr.

Andrew Parkes

PALAVRAS-CHAVE
- Anatomia funcional
- Avaliação de dígitos
- Avaliação dos cascos
- Avaliação dos coxins
- Claudicação
- Impotência funcional
- Líquido sinovial
- Termografia

Seção A

Ruminantes

Celso Antonio Rodrigues e Bruno Fornitano Cholfe

INTRODUÇÃO

As informações contidas neste capítulo têm a intenção de servir como um guia preliminar no exame do aparelho locomotor de bovinos. A busca incessante pelo incremento da eficiência produtiva, observada nas últimas décadas, na bovinocultura de corte e leiteira, tem resultado no aumento da produtividade. Esse manejo cada vez mais intensivo dos bovinos resulta no aumento na variedade e na frequência com que as enfermidades do aparelho locomotor ocorrem. Já quando são avaliados outros seguimentos de produção da bovinocultura, podem-se levar em consideração animais de exposição e animais de pulo que diferem parcialmente das afecções dos animais confinados com relação a localização e tipo de lesão, bovinos esses que apresentam em sua maioria as lesões inflamatórias, degenerativas e fraturas devido ao seu peso e *performance* atlética. O reconhecimento e o adequado tratamento dessas afecções obtém grande importância ao considerar estudos em países da Europa e América do Norte, que revelam prejuízos significativos, em decorrência de enfermidades podais em bovinos – números superados somente pelas doenças ligadas ao sistema reprodutivo. Assim, esse estudo torna-se extremamente pertinente e importante para estudantes e veterinários que atuam ou pretendam atuar na buiatria.

Preliminarmente, as claudicações na espécie bovina são definidas como um distúrbio do padrão biomecânico de locomoção em um ou mais membros, causado frequentemente pela ocorrência de dor. Frequentemente, a ocorrência de processos dolorosos em um membro induz movimentos compensatórios discretos nos outros membros, cabeça e garupa, durante o andamento, manifestada durante a progressão ou quando o animal permanece em posição quadrupedal; esses movimentos compensatórios podem auxiliar na localização da lesão.

 Você sabia?

- As vacas podem parecer calmas e tranquilas, mas são animais ágeis e podem correr a uma velocidade de até 25 km/h.

ANATOMIA FUNCIONAL

O conhecimento das diversas estruturas que compõem o membro do bovino é fundamental para o desenvolvimento de estudos envolvendo biomecânica, bem como para a compreensão das enfermidades que resultam em claudicações nessa espécie. Assim, qualquer estudo do aparelho locomotor dos bovinos baseia-se em um perfeito conhecimento anatomofisiológico e na etiopatogenia dessas enfermidades.

É fundamental a familiaridade com as estruturas do dígito, incluindo a nomenclatura das regiões do casco, com as características morfológicas e bioquímicas dos tecidos que constituem essas regiões, pois o dígito é a área do membro em que ocorre a maioria das afecções na espécie bovina, que resultam em claudicação em animais de produção intensiva.

A muralha, a sola e os talões dos cascos são compostos de uma camada epidermal de queratina não sensitiva (Figura 12.1). A queratina, também chamada "tecido corneificado", é formada primariamente pelos aminoácidos histidina, lisina, arginina e, em especial, por metionina, sendo este último sulfurado. Sua composição apresenta ainda 30% de água, aproximadamente 1% de minerais e uma pequena quantidade de ácidos graxos. A constituição bioquímica das regiões que compõem o casco reflete diretamente seu estado de saúde. Alterações dessa composição (p. ex., dessecação) podem predispor a fissuras verticais ou horizontais.

A formação de queratina e o subsequente crescimento do casco são processados a partir do cório coronário presente na coroa do casco. A muralha abaxial cresce mais rapidamente que a axial, sendo esse crescimento maior na região dos talões. Dessa maneira, a tendência natural durante o crescimento do casco é o deslocamento do centro de gravidade da região abaxial da muralha e talão em direção aos bulbos do casco. Esse deslocamento do centro de gravidade, associado ao maior crescimento natural na região dos talões, pode agravar o desequilíbrio das forças de sustentação de peso, resultando em indesejável apoio nos bulbos dos cascos.

Os cascos crescem aproximadamente 5 mm por mês, quando submetidos a condições normais de temperatura e umidade; essa taxa de crescimento pode sofrer variações para mais ou para menos, conforme a estação do ano e as condições ambientais. Assim, a maior e a menor taxas de crescimento são observadas no verão e no inverno, respectivamente. Outro ponto a ser observado são as taxas de crescimento naturalmente maiores para os membros pélvicos.

A sola apresenta basicamente a mesma composição da muralha; contudo, sua textura é mais macia, devido a sua maior porcentagem de água. Em virtude da espessura reduzida da sola, cerca de 1 cm, são observadas com frequência perfurações, as quais costumam ser decorrentes de corpos estranhos ou instrumentos utilizados indevidamente no casqueamento dos animais. A perfuração da sola, seja qual for a sua origem, resulta em exposição do cório solear sensitivo, hemorragia e claudicação.

Entre a muralha e a sola do casco existe uma estrutura delimitada, denominada "linha branca". A linha branca apresenta aproximadamente 2 cm de largura e representa a união do epitélio laminar da muralha com a sola do casco. Em decorrência de sua constituição mais macia em relação às demais estruturas que compõem o casco, costuma ser frequentemente acometida pelo acúmulo de sujidades, corpos estranhos e rachaduras, que podem desencadear processos sépticos como, por exemplo, os abscessos subsoleares.

Ao examinar os cascos dos bovinos de diferentes faixas etárias, considera-se que estes, fisiologicamente, são submetidos a variações nas forças de sustentação do peso do animal. Em virtude dessas variações, ocorre maior deposição de queratina em muralha, sola e talões do casco mais exigido. Assim, observa-se que não existem variações entre os cascos medial e lateral de animais jovens. Contudo, os cascos laterais dos membros pélvicos exibem maior deposição de queratina, sendo o inverso verificado nos membros torácicos de animais adultos.

Similarmente, a sustentação do peso do animal não é distribuída de maneira igual pelas diferentes regiões da superfície da sola do casco, sendo o terço médio abaxial da muralha e o talão as principais regiões de sustentação do peso. Ao examinar bovinos com cascos demasiadamente longos, deve-se considerar que essas forças de sustentação são deslocadas em direção aos bulbos. Desse modo, o animal mantido em piso abrasivo pode sofrer desgaste excessivo dos bulbos e consequente claudicação.

O dígito também é composto por falanges, ligamentos, articulações, tendões e bainhas tendíneas (Figuras 12.2 e 12.3). As falanges proximal e média são semelhantes, mas a proximal é cerca de duas vezes mais longa que a média. A falange distal apresenta em sua totalidade proximal um sulco articular, responsável pela acomodação e articulação da falange média. Sua borda dorsal é formada por pronunciada eminência, denominada processo extensor, na qual se insere o tendão extensor digital comum.

Na articulação interfalângica distal está o osso sesamoide distal (navicular), firmemente fixado à superfície flexora da falange distal pelo ligamento interósseo. O osso navicular e o tendão flexor digital profundo protegem a articulação interfalângica distal contra a penetração de corpos estranhos por meio da sola. A região solear da falange distal é levemente côncava, apresentando proeminência que corresponde à tuberosidade flexora, na qual se insere o tendão flexor digital profundo e que corresponde ao local na sola em que normalmente se observa a úlcera.

Dentre os vários ligamentos contidos no dígito, destaca-se o interdigital distal (cruzado). Esse ligamento, localizado na face palmar ou plantar dos dígitos, une as faces axiais das falanges médias e distais, incluindo os sesamoides distais (Figura 12.4). Os ligamentos interdigitais distal e proximal e a pele do espaço interdigital são as principais estruturas responsáveis pela união dos dígitos e devem ser considerados no momento da decisão do nível de amputação digital (Figuras 12.5 e 12.6).

As bainhas tendíneas estão normalmente localizadas sobre as articulações, pois desempenham papel fundamental na facilitação do deslizamento, suporte e lubrificação dos tendões nessas regiões. As articulações metacarpo e metatarsofalângicas apresentam bainhas tendíneas em suas faces dorsal,

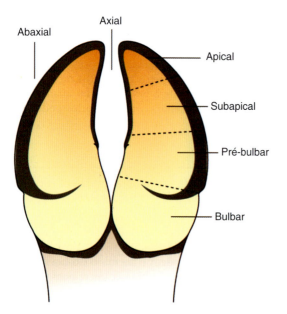

Figura 12.1 Regiões da sola.

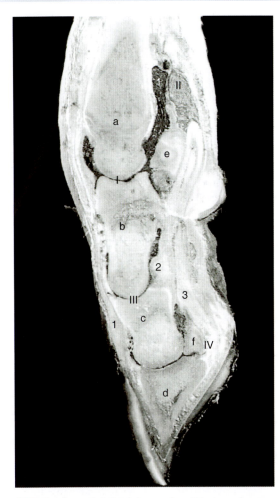

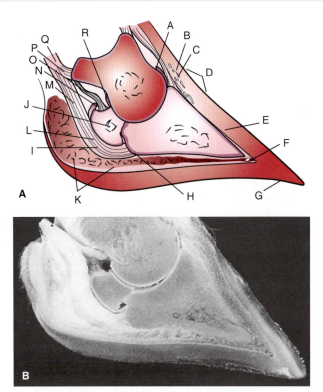

Figura 12.2 Secção sagital distal do membro. Estruturas ósseas: a = metatarso; b = falange proximal; c = falange média; d = falange distal; e = sesamoide proximal; f = sesamoide distal. Estruturas sinoviais: I = articulação metatarsofalângica; II = bainha do tendão flexor digital profundo; III = articulação interfalângica proximal; IV = bursa do navicular. Estruturas tendíneas: 1 = tendão extensor digital comum; 2 = tendão flexor digital superficial; 3 = tendão extensor digital profundo. (Cortesia de Desrochers e Anderson, 2001.)

Figura 12.3 A. Secção sagital do dígito: A = cápsula articular interfalângica distal; B = cório perióplico; C = coxim coronário; D = banda coronária (epiderme perióplica); E = lâminas; F = artéria marginal; G = linha branca; H = processo flexor da falange distal; I = inserção do tendão flexor digital profundo; J = sesamoide distal (navicular); K = coxim digital; L = tendão flexor digital profundo; M = bainha tendínea; N = bursa podotroclear; O = ligamento suspensor do sesamoide distal; P = recesso retroarticular; Q = bainha tendínea do flexor digital profundo, parcialmente formada pelo flexor digital superficial; R = bursa flexora da articulação interfalângica distal. **B.** Fotografia de secção sagital do dígito. (Cortesia de Greenough, 1997.)

palmar e plantar. Na face dorsal, localizam-se as bainhas dos tendões extensor digital comum e extensor digital longo, referentes aos membros torácicos e pélvicos, respectivamente. Trata-se de uma única bainha na porção proximal que se divide distalmente ao longo dos dígitos lateral e medial. As bainhas tendíneas dos flexores digitais superficiais e profundos estendem-se da face palmar ou plantar do metacarpo ou metatarso, terminando em duas porções distintas no aspecto distal da falange média, podendo haver comunicação entre as bainhas axial e abaxial em suas regiões proximais. As bainhas tendíneas devem merecer atenção especial durante o exame clínico, na ocorrência de processos sépticos podais, em decorrência da sua íntima correlação com as estruturas geralmente envolvidas (Figura 12.7).

Quando são avaliadas outras formas de produção e utilização de bovinos, esses conhecimentos anatômico e biomecânico necessitam ser expandidos para regiões nas articulações metacarpo e metarsofalângicas, região do carpo e do tarso e pode, inclusive, abordar regiões proximais como ombro, soldra, região coxofemoral e coluna vertebral.

A flexão e a extensão das articulações que compõem os membros são determinadas pela contração e pelo relaxamento das unidades musculotendíneas flexoras e extensoras. O músculo tríceps e sua inervação exercida pelo radial desempenham papel crucial na habilidade para sustentação do peso do animal, pois esse músculo é requerido para extensão da articulação umerorradioulnar. Função similar é realizada pelo músculo quadríceps e sua inervação pelo femoral (que determinam a extensão da articulação femorotibial e femoropatelar) e pelo músculo gastrocnêmio e nervo tibial, responsáveis pela extensão da articulação do tarso. É de suma importância, ao pensar na região do grande metacarpo ou metatarso, comparar e diferenciar dos equinos, nos quais há a divisão em que o maior osso é o terceiro metacarpiano e apresenta como acessórios o segundo metacarpino (medial) e o quarto metacarpiano (lateral), enquanto que no bovino há a fusão do terceiro e do quarto ossos metacarpianos formando o grande metacarpo e há o resquício do quinto metacarpiano. Já as articulações metacarpofalângicas podem ser divididas em medial e lateral, porém em 98% dos bovinos há a comunicação entre ambas, o que facilita uma possível lavagem ou infiltração articular. Nas articulações do tarso e carpo, é possível ocorrer desde deformidades angulares e flexoras, assim como degenerações, processos sépticos e fraturas decorrentes de traumas que podem ser decorrentes de coices em ferragens e brigas. As regiões como as das articulações femorotibial e femoropatelar são extremamente acometidas em touros de pulo e animais de exposição devido ao peso e aos movimentos de hipertensão e rotação que

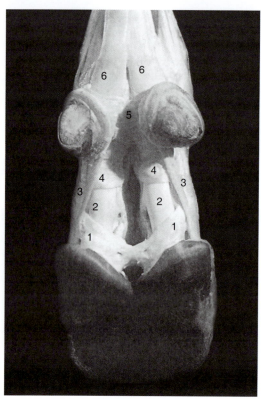

Figura 12.4 Vista plantar do membro pélvico. 1 = ligamento interdigital distal; 2 = tendão flexor digital profundo; 3 = ligamentos suspensórios dos dígitos acessórios; 4 = ligamento anular digital; 5 = ligamento anular plantar; 6 = tendão flexor digital superficial. (Cortesia de Desrochers e Anderson, 2001.)

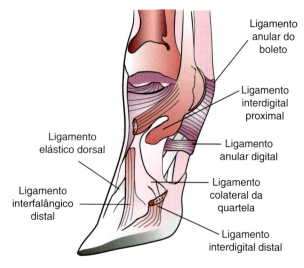

Figura 12.5 Ligamentos da superfície axial do dígito. (Cortesia de Greenough, 1997.)

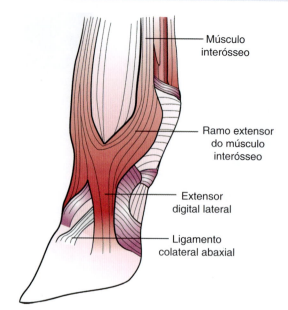

Figura 12.6 Ligamentos da superfície abaxial do dígito. (Cortesia de Greenough, 1997.)

Você sabia?

- A corrida de touros em Pamplona começou como uma brincadeira durante a festa de São Firmino em 1881 e se tornou tradição na cidade espanhola. Todos os anos, no mês de julho, são realizadas oito corridas, uma a cada dia, mas que só duram 3 min. Na véspera de qualquer corrida, seis touros fortes são conduzidos para o curral de largada. Junto com eles vão seis novilhos treinados, que têm a função de guiar o grupo no trajeto. Até 3,5 mil voluntários aparecem para correr com os animais. Para mostrar coragem, alguns tentam se manter à frente dos touros e tocar seus chifres. O desfecho nem sempre vale a pena contar.

IDENTIFICAÇÃO DO PACIENTE | RESENHA

A identificação dos animais a serem examinados é feita individualmente (Quadro 12.1), sendo necessário conter o nome ou número no rebanho. A numeração é obtida de várias maneiras, dentre as quais são citadas: brincos, tatuagens, marcas a ferro quente ou, mais recentemente, *microchips*, implantados no subcutâneo. Esses últimos são capazes de fornecer inúmeras informações pela sua leitura óptica. A raça do animal é outro dado importante, pois algumas afecções podem apresentar maior prevalência em determinadas raças, em virtude de fatores hereditários ou características raciais que atuam predispondo a determinadas doenças. Algumas enfermidades ocorrem mais frequentemente em machos ou fêmeas. Nos touros, as enfermidades costumam ocorrer com maior frequência nos membros pélvicos, sendo exemplo clássico a gonite em consequência do esforço para realização da monta, resultando em sobrecarga nas articulações femorotibial e femoropatelar e desencadeamento de processo degenerativo. Nas vacas-leiteiras, em decorrência das adversidades dos pisos contidos nos diversos sistemas de produção utilizados nas propriedades, as enfermidades localizadas nos dígitos apresentam prevalência mais elevada. Em touros de pulo, as lesões parecem estar relacionadas com os movimentos dos saltos, com risco de afetar desde os dígitos, articulações interfalângicas e metacarpo/tarso falângicas, carpo, tarso e femorotibial e femoropatelar, além da região coxofomoral e a coluna. O protocolo de exame deve

podem levar a lesões meniscais e de ligamentos intra-articulares (cruzado cranial) e extra-articulares (ligamentos colaterais e patelares), além de lesões articulares degenerativas. Outra região que vem sendo estudada e é responsável por um grande número de lesões é a lombar. Tanto a coluna quanto a musculatura são frequentemente acometidas em animais de central de coleta de sêmen e touros atletas devido à monta e aos pulos, principalmente na região lombossacral são notadas lesões inflamatórias e degenerativas.

Capítulo 12 ♦ Semiologia do Sistema Locomotor 501

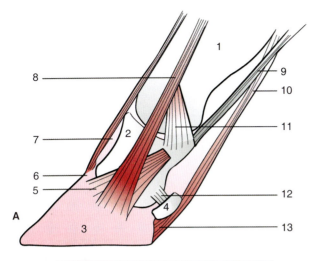

Quadro 12.1 Etapa | Dados observados.

Identificação do paciente | Resenha	Raça, idade, sexo, procedência
Anamnese | Exame clínico	Sistema de produção utilizado na propriedade Produção diária de leite de vaca Quantidade e qualidade da alimentação fornecida Tipo de manejo Ocorrência de doenças infecciosas Duração da claudicação Tipo e intensidade da claudicação Tratamentos realizados Resultados obtidos com os tratamentos
Exame físico geral	Frequência cardíaca Frequência respiratória Coloração das membranas mucosas Turgor da pele Auscultação pulmonar, cardíaca e do trato digestório Palpação de linfonodos
Exame físico específico	Inspeção em posição quadrupedal Inspeção em movimento Contenção física e/ou medicamentosa Limpeza dos dígitos Inspeção e palpação do espaço interdigital Pinçamento dos cascos Palpação dos ossos, articulações, tendões e músculos Bloqueios anestésicos
Exames complementares	Hemograma, líquido sinovial, radiografia e ultrassonografia

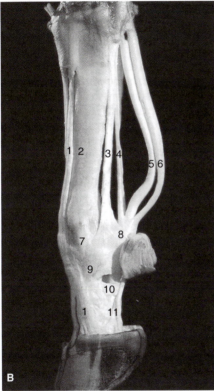

Figura 12.7 A. Vista lateral distal do membro torácico. 1 = falange proximal; 2 = falange média; 3 = falange distal; 4 = sesamoide distal; 5 = ligamento colateral lateral da articulação interfalângica distal; 6 = ligamento elástico dorsal; 7 = tendão extensor digital comum; 8 = tendão extensor digital lateral; 9 = tendão flexor digital superficial; 10 = tendão flexor digital profundo; 11 = ligamento colateral lateral da articulação interfalângica proximal; 12 e 13 = ligamentos colateral e distal abaxiais do sesamoide distal. **B.** Vista lateral distal do membro pélvico. 1 = tendão extensor digital lateral; 2 = metatarso; 3 = ligamento suspensor do boleto; 4 = ligamento acessório do tendão flexor digital profundo; 5 = tendão flexor digital profundo; 6 = tendão flexor digital superficial; 7 = ligamento colateral lateral do boleto; 8 = ligamento anular plantar do boleto; 9 = ligamento acessório do ligamento suspensor do boleto; 10 = ligamento anular digital; 11 = ligamento suspensor dos dígitos acessórios. (Cortesia de Desrochers e Anderson, 2001.)

conter, além de informações referentes ao sexo do animal, dados relativos à idade aproximada ou à data de nascimento, uma vez que bovinos jovens em crescimento e supernutridos apresentam maior predisposição às doenças ortopédicas do desenvolvimento (p. ex., osteocondrose). Vacas de peso elevado e alta produção, alimentadas com altos níveis de carboidratos e fibra de baixa digestibilidade, podem apresentar alterações estruturais nas diversas camadas que constituem o casco, ocasionando deformações no crescimento, enfraquecimento e formação de anéis longitudinais na muralha desses cascos, sem, contudo, caracterizar um quadro de laminite. O peso e o escore corporal também devem fazer parte de um protocolo de exame, uma vez que refletem diretamente a gravidade da enfermidade, bem como a efetividade do tratamento instituído.

Como mencionado, é extremamente desejável anotar todos os dados coletados com relação ao animal que apresente algum tipo de claudicação. Assim, sugere-se a adoção do protocolo proposto por Greenough *et al.* (Figura 12.8), no qual se observa a possibilidade de uma completa tomada de dados, que vai desde a identificação do animal até o tratamento utilizado e os resultados obtidos. Além disso, a utilização desse protocolo propicia a exportação dos dados para *softwares*, possibilitando, dessa maneira, diagnóstico rápido e preciso da situação, bem como a elaboração de levantamentos epidemiológicos. Podem ser adotados outros protocolos que se adaptem a condições particulares; estes conteriam dados como, período entre partos, produção diária de leite, número de inseminações ou montas naturais, ganho de peso durante o tratamento e custo da terapia.

Você sabia?

- A vaquejada é uma tradição nordestina que surgiu no século 18. O boi utilizado é especialmente treinado para a atividade e recebe cuidados especiais. Esse esporte equestre foi regulamentado por leis estaduais e federais, que estabeleceram regras visando à proteção dos animais. Além da competição, também é uma festa popular que movimenta a economia local. Desde 2016, a vaquejada é considerada patrimônio cultural imaterial do Brasil.

502 Semiologia Veterinária ◆ A Arte do Diagnóstico

Identificação do animal Brinco_____ Tatuagem_____ Identificação da fazenda_____
Data de exame ___/___/____ Escore corporal _____ Peso _____kg

Data de nascimento___/___/____ Sexo:| Macho | Fêmea | Novilho | Data de descarte ___/___/____
Razão do descarte: Claudicação | Produção | Infertilidade | Mastite | Morte | Outro_____

① Escore da Claudicação [ ]
1. *NORMAL*
2. *ANORMALIDADE LEVE*
   xxxxxxxxxxxxxxxxxx
3. *CLAUDICAÇÃO LEVE*
   xxxxxxxxxxxxxxxxxx
4. *CLAUDICAÇÃO ÓBVIA*
   xxxxxxxxxxxxxxxxxx
5. *CLAUDICAÇÃO GRAVE*
   xxxxxxxxxxxxxxxxxx

② Membro/Dígito Afetado

1. Escápula ou pelve
2. Úmero ou fêmur
3. Rádio ou tíbia
4. Carpo ou tarso
5. Metacarpo ou metatarso
6. Falange proximal
7. Falange intermédia
8. Falange distal
9. Sesamoide distal
10. Interdigital

1. Sola do casco
2. Muralha do casco
3. Talão do casco
4. Osso
5. Músculo
6. Articulação
7. Pele
8. Nervo
9. Tendão
10. Ligamento

Fotografia

Sim	N ã o
Marca	**cm**

⑧ Tecido ⟶
⑦ Região do Corpo ⟶

NÚMERO DA LESÃO

TORÁCICO ESQUERDO 12		TORÁCICO DIREITO 34		PÉLVICO ESQUERDO 56		PÉLVICO DIREITO 78		1	2	3	4
LAT. 1	MED. 2	LAT. 3	MED. 4	LAT. 5	MED. 6	LAT. 7	MED. 8 ⟶				

Lesões da sola
1. Hemorragia de sola
2. Úlcera de sola
3. Doença da linha branca
4. Erosão de talão
5. Desgaste/Abrasão de sola
6. Sola dupla
7. Trauma de sola
8. Abscesso de sola

Lesões interdigitais
9. *Foot rot*/necrose
10. Dermatite interdigital
11. Hiperplasia interdigital
12. Corpo estranho

Lesões digitais
20. Dermatite digital
21. Artrite séptica
22. Abscesso retroarticular

Fissuras na muralha do casco
30. Fissura vertical tipo I
31. Fissura vertical tipo II
32. Fissura vertical tipo III
33. Fissura vertical tipo IV
34. Sulco horizontal (gravidade = cm)
38. Fissura horizontal/dedal
39. Fissura horizontal/fratura apical

Anormalidades da muralha
40. Crescimento acima do normal
41. Casco achinelado
42. Casco em forma de saca-rolha
43. Casco em forma de tesoura
44. Casco em forma de gancho
45. Superfície reativa irregular
    (gravidade = cm)
46. Alterações na banda coronária

Lesões proximais no membro
50. Fratura/ruptura
51. Hematoma

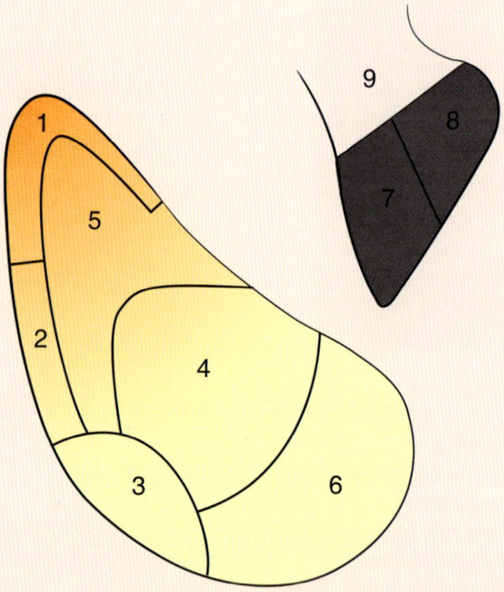

④ Gravidade da Lesão ⟶
1. Moderada, traços
2. Sinais diagnósticos distintos
3. Lesão clínica marcante
4. Complicada, séria ou infectada

③ Classificação da Lesão ⟶
⑤ Zona do Dígito

⑥ Tratamento
1. Tópico
10. Penicilina G procaína
11. Penicilina G benzatina
12. Lincomicina
13. Tetraciclina
14. Oxitetraciclina
15. Eritromicina
16. Tilosina
30. Sulfadimetoxina
31. Sulfaclorpiridazina
32. Sulfadiazina
40. Analgésico
45. Fenilbutazona
46. Dexametasona
47. Prednisolona
50. Bandagem/bota
60. Amputação
61. Ressecção
62. Artrodese
70. Casqueamento
71. Elevação/taco
90. Veterinário
91. Tratador
92. Técnico/estudante

Tratamento: _____ Data da recuperação ___/___/____
Substância usada: _____ Dosagem _____ Frequência de aplicação _____ Nº dias _____
Substância usada: _____ Dosagem _____ Frequência de aplicação _____ Nº dias _____
Outros tratamentos_____

Cortesia de Greenough *et al.*, 1997.

Figura 12.8 Protocolo para obtenção de dados sobre claudicação.

Instruções para preenchimento do protocolo de obtenção de dados sobre claudicação

Inicialmente, anote a identificação do animal e do rebanho (a identificação do rebanho deverá consistir em um identificador de três letras para a pessoa que administra a investigação, mais um número) e a data de exame. Então, complete o formulário, seguindo a ordem numérica.

1. Escore de claudicação (Manson e Leaver, 1988)

1.0. Abdução/adução mínima, nenhuma desigualdade de andamento e nenhuma sensibilidade

1.5. Abdução/adução leve, nenhuma desigualdade ou sensibilidade

2.0. Abdução/adução presente, andamento desigual e possível sensibilidade

2.5. Abdução/adução presente, andamento desigual, sensibilidade podal

3.0. Claudicação leve, não afetando comportamento

3.5. Claudicação óbvia, dificuldade em virar, não afetando comportamento

4.0. Claudicação óbvia, dificuldade em virar, afetando comportamento

4.5. Alguma dificuldade em aclives e ao caminhar, comportamento afetado

5.0. Dificuldade extrema em aclives e ao caminhar, comportamento afetado.

O examinador pode usar o escore completo ou uma modificação simplificada. No protocolo de obtenção de dados sobre claudicação, usa-se a seguinte indicação:

1. Normal – não claudica

2. Anormalidade leve – andamento desigual, rígido, e sensibilidade

3. Claudicação leve – claudicação moderada e consistente

4. Claudicação óbvia – claudicação óbvia, afetando comportamento

5. Claudicação grave – claudicação muito marcante.

2. Membro/dígito afetado

Os dígitos são numerados em sentido horário, começando pela lateral do membro torácico esquerdo. Os números destinados aos dois dígitos são usados para designar o membro afetado (p. ex., torácico esquerdo = 12; torácico direito = 34; pélvico direito = 78 e pélvico esquerdo = 56).

3. Classificação da lesão

Caso o escore de claudicação seja preenchido, o número da lesão causal deve aparecer na primeira coluna (número da primeira lesão). Lesões (fissuras horizontais, crescimento excessivo, borda coronária anormal e reação edematosa) que estejam presentes em vários dígitos necessitam ser ranqueadas como comprometendo somente um deles. O protocolo é provido de espaço para até quatro lesões, listadas em ordem de importância. Uma lesão nova é registrada se ocorrer no mesmo dígito ou em outro diferente, depois de 28 dias.

4. Gravidade da lesão

A maioria dos graus de gravidade é ranqueada de 1 a 4 ou 5. No caso de uma fissura horizontal e reação edematosa, a anotação da figura compreende a distância em centímetros a partir da junção pele-casco. O campo no banco de dados pode ser formulado para calcular automaticamente a data da lesão e o tempo da evolução.

5. Zona do dígito

A delimitação das zonas do dígito usadas neste protocolo é concordante à estabelecida pelo 6º Simpósio Internacional em Doenças Digitais do Ruminante, Liverpool, Reino Unido, 1990.

6. Tratamento

Este campo propicia flexibilidade, possibilitando a anotação dos tratamentos, sendo que alguns se encontram descritos. A data de recuperação é útil quando se lida com flegmão, porque se este não apresentar melhora em 3 dias, o diagnóstico pode ser questionável.

7. Região do corpo (normalmente opcional)

Este campo, em combinação com o campo de membro, designa a região anatômica e é usado principalmente para condições que afetem o membro proximalmente. Note que o "espaço interdigital" está incluído aqui.

8. Tecido do corpo (normalmente opcional)

Este campo é usado principalmente em combinação com o campo Região do corpo. Uma articulação ou ligamento é identificado, considerando o osso ou músculo mais próximo, bem como a inserção de seu tendão.

> ### Atenção
>
> Caso a lesão seja fotografada, faça a anotação apropriada na caixa, no topo direito do protocolo. Na mesma caixa, é possível fazer medidas para crescimento do casco, criando uma marca 3 cm a partir da junção pele-casco na superfície dorsal do dígito e, a partir de registros subsequentes, uma fórmula pode automaticamente calcular a taxa de crescimento. Essa é uma estratégia útil para conferir a taxa de crescimento do casco.

IDENTIFICAÇÃO DO PROPRIETÁRIO E DA PROPRIEDADE

O protocolo de exame clínico deve conter informações relativas a nome, endereço e telefone do proprietário, favorecendo contatos rápidos e produtivos para elaborar uma estratégia de tratamento ou para o intercâmbio de informações durante a execução deste. Dados relativos à propriedade de origem do animal facilitam a elaboração de estudos epidemiológicos nos rebanhos e possibilitam a pronta identificação de surtos de enfermidades infecciosas, a instituição precoce de tratamentos e a tomada de medidas profiláticas para os animais e rebanhos não acometidos. Em algumas situações, a localização geográfica da propriedade pode apresentar importante papel na etiologia da enfermidade.

Você sabia?

- Acupuntura, sessões de ozonioterapia e lava-pés. Esse é o dia a dia do Acesso Negado, touro de pulo, avaliado em mais de R$ 2 milhões e com genética de puro campeão. Esse craque dos rodeios tem apenas 5 anos e pesa 560 kg muito bem distribuídos. É um touro leve e ágil, com habilidade de manter o pulo e o giro por mais tempo no ar. Um verdadeiro Ronaldinho para seus montadores! Por ser uma estrela, é monitorado por câmeras durante 24 h, além de receber cuidados de quatro veterinários, nutricionistas e tratadores.

ANAMNESE | HISTÓRIA CLÍNICA

É necessário elaborar e executar um amplo e detalhado questionamento, contemplando os diversos sistemas, mas enfatizando o aparelho locomotor, sendo este preferencialmente realizado antes do exame clínico geral e específico. As mesmas questões carecem ser formuladas de diferentes maneiras, visando confrontar informações ou mesmo facilitar sua compreensão. A linguagem utilizada na formulação das questões precisa ser condizente com o nível cultural da pessoa que fornece as informações. As anotações costumam ser realizadas por meio de um vocabulário técnico, sem provocar distorções ou direcionamento das informações fornecidas. Ao adotar esse procedimento, é possível obter algumas diretrizes referentes à etiologia do problema, condutas a serem tomadas e até mesmo prováveis diagnósticos. No entanto, conclusões precipitadas devem ser evitadas, pois podem acarretar diagnósticos imprecisos ou incompletos. O fato de se deixar sugestionar por informações distorcidas, e até mesmo um diagnóstico previamente estabelecido pela pessoa que fornece as informações, é outro ponto importante que frequentemente resulta em diagnósticos errôneos.

Dentre os diversos aspectos abordados durante a formulação das questões, destacam-se:

Sistema de produção utilizado na propriedade. Deve-se dar atenção especial ao sistema de produção adotado em cada propriedade (p. ex., *freestal, tiestall, compost barn*), pois sistemas de criação como esses, que mantêm os animais confinados e submetidos a pisos úmidos e abrasivos, resultam em maior incidência de enfermidades podais. Caso o piso utilizado seja concreto, atentar-se para sua abrasividade (quando associado à umidade elevada, favorecerá o desgaste irregular dos cascos). Outro ponto importante a ser conferido é o poder antisséptico, bem como a capacidade irritativa aos tecidos, dos produtos empregados na higienização das instalações, especialmente do piso. Um exemplo interessante a ser mencionado são as soluções contendo formol; as quais, apesar de apresentarem custo reduzido e boa ação antisséptica, são extremamente lesivas para as feridas podais, além de promoverem irritação no trato respiratório e nos olhos das pessoas envolvidas no tratamento dos animais.

Quando os bovinos são mantidos em regime de semiconfinamento ou em piquetes, é necessário ter atenção com o tipo de piso ao redor dos cochos. O acúmulo de lama e água nesse local servirá como fonte de infecção, favorecendo a disseminação de microrganismos patogênicos, além de produzir enfraquecimento do casco em consequência da umidade elevada. A colocação de entulho e pedras, no intuito de controlar umidade, pode levar a lesões cortocontusas nos cascos e nos tecidos moles adjacentes.

Produção diária de leite do animal (exclusiva para vacas-leiteiras em lactação). Vacas de produção leiteira elevada estão sujeitas a maior número de enfermidades, pois necessitam e recebem mais quantidade de concentrado; em geral, são animais pesados e apresentam úbere volumoso. A somatória de características – peso elevado, supernutrição e estresse causado pelo manejo intensivo – é tida como um dos fatores predisponentes para as enfermidades podais, bem como a qualidade de minerais, como cobre e zinco, e suplementos vitamínicos, como a biotina. O número de ordenhas diárias também precisa ser conhecido, pois refletirá diretamente a frequência com que a vaca é manejada.

Quantidade e qualidade da alimentação fornecida. O questionamento não deve se limitar às informações referentes à qualidade e à quantidade de concentrado e volumoso fornecido ao bovino, mas também tem que abordar a procedência, o modo de armazenamento e as alterações recentemente promovidas. Esses quesitos apresentam ênfase especial quando se suspeita de laminite, que ocorre em consequência de ingestão excessiva de carboidratos solúveis e volumosos de baixa digestibilidade. O número de ordenhas diárias também precisa ser conhecido, pois refletirá diretamente na frequência com que a vaca é manejada.

Tipo de manejo. Alterações que podem ser responsáveis pelo aumento do número de animais acometidos – bem como pela diversidade de enfermidades podais na propriedade – muitas vezes passam despercebidas pelo tratador. Entre elas, considerar:

- Tempo de permanência em piquetes e qualidade destes
- Piso dos currais e ao redor dos cochos
- Frequência de utilização do pedilúvio, casqueamento
- Tipos de piso e cama nos caminhões de transporte e distâncias percorridas
- Qualidade das baias e pavilhões em recintos de exposição e querências em rodeios
- Manejo reprodutivo como biotécnicas de reprodução, aspiração folicular e coleta de sêmen.

O pessoal envolvido no manejo direto com os bovinos não deve sofrer mudanças frequentes, pois o contato diário com os animais aguça a sensibilidade do tratador ou ordenhador e, assim, sinais sutis de algumas enfermidades podem ser observados precocemente.

A utilização de pedilúvios contendo, separadamente, soluções de sulfato de cobre 5 a 10%, formalina 3 a 10% ou sulfato de zinco 10 a 20%, acrescidos ou não de um surfactante (lauril sulfato de sódio), merece atenção especial, uma vez que propriedades que fazem uso correto desse sistema apresentam menor incidência de enfermidades podais. A utilização de soluções contendo formalina tem sido desaconselhada em consequência de sua ação irritativa indesejável às feridas, aos olhos e ao trato respiratório dos animais e das pessoas que manejam os bovinos.

Ocorrência de doenças infecciosas. Caso a incidência de doenças infecciosas como mamites, pneumonias, diarreias e conjuntivites seja elevada em determinada propriedade, existem sérios indícios de que esta apresente condições precárias de higiene e sanidade.

Duração da claudicação. Claudicações de início repentino indicam inflamação aguda, como flegmão interdigital, abscesso subsolear e penetração de corpos estranhos na sola ou espaço interdigital. O lento e gradual agravamento da sintomatologia referente ao sistema locomotor sugere a ocorrência de doença degenerativa, citando como exemplos a osteocondrose e a osteoartrite. O curso da sintomatologia, apesar de menos frequente, pode apresentar-se de maneira intermitente; no entanto, é importante procurar diferenciar enfermidade intermitente de processo recidivante, sendo este último comumente caracterizado pela ineficácia do tratamento utilizado. Podem estar presentes fraturas secundárias a traumas em decorrência de coices, brigas e problemas estruturais ou de manejo. Já as fraturas patológicas são secundárias a problemas endócrinos, nutricionais ou afecções que possam causar o enfraquecimento ósseo. É possível ocorrer também lesões musculares por falhas da estrutura da propriedade ou falta de preparo da equipe, o que leva os animais a reações bruscas que podem culminar em escorregões e tentativas de fugas, além de ocasionar inflamações e rupturas musculares, capsulares, ligamentares e tendíneas.

Tipo e intensidade da claudicação. Essas informações buscam localizar regionalmente a origem da claudicação e sugerir a esta níveis de gravidade, com base nas manifestações clínicas e na intensidade de acometimento dos diversos tecidos que compõem o membro do animal e que são observadas pelas pessoas envolvidas no manejo diário dos animais.

Tratamentos realizados. Deve-se indagar sobre o tipo de antimicrobiano administrado, dose, via, intervalo de administração e duração da terapia utilizada. Além disso, o questionamento necessita abranger a utilização de tratamentos locais, bem como a utilização de outras substâncias, especialmente anti-inflamatórios.

Resultados obtidos com os tratamentos. Questões devem ser formuladas com o propósito de mensurar a eficiência dos tratamentos utilizados e, principalmente, determinar se houve alguma melhora do quadro. A resposta positiva ou negativa com relação a tratamentos instituídos pode nortear a localização da lesão e servir como guia para condutas terapêuticas.

Você sabia?

- Quem não lembra do touro Bandido? O mais temido entre os touros de rodeio do mundo! Ele começou a brilhar nas arenas em 2001 e participou de mais de 200 competições. Bandido pesava 1 t, fazia exames constantes, tinha alimentação balanceada e treinos com caminhadas, natação e pista especial para dar seus famosos pulos. Apenas uma vez, o peão Carlos de Jesus Boaventura conseguiu ficar sobre ele por 8 s. O touro terminou a carreira em setembro de 2008 e, entre os seus feitos, ficou popular por levantar o peão Neyliowan Tomazeli a 6 m do chão, no rodeio de Jaguariúna em 2001. A história inspirou Gloria Perez na novela América e a cena foi recriada na obra. O animal contracenava com Murilo Benício, que fazia o peão Tião na trama, em 2005. Infelizmente, esse magnífico animal veio a óbito em 2009, vítima de câncer, aos 15 anos, e encontra-se enterrado no Parque de Peão de Barretos.

EXAME FÍSICO GERAL

A elaboração de um histórico e anamnese abrangentes e de um criterioso exame clínico geral deve sempre preceder o exame específico do aparelho locomotor, pois alguns distúrbios sistêmicos podem resultar em comprometimentos locais, culminando em claudicação, como ocorre com a laminite.

EXAME FÍSICO ESPECÍFICO

Deve abranger desde o exame do aparelho locomotor até a coleta e a anotação de todos os dados referentes ao animal, seguindo assim uma conduta sistemática e minuciosa, na qual o objetivo principal é o diagnóstico da afecção.

Dentre os tipos de claudicações, podem ser destacados aqueles que são observados quando o animal está em posição quadrupedal e imóvel, manifestada por alterações posturais ou mesmo comportamentais. A atribuição de valores à intensidade de claudicação deve ser preferivelmente realizada com o bovino em movimento.

Ao considerar a intensidade da claudicação, é necessário, preferencialmente, orientar-se por métodos simplificados, como o apresentado no protocolo proposto, em que a claudicação é graduada em níveis de 1 (ausência de claudicação) a 5 (grave e marcante). Contudo, são utilizados outros métodos que atribuem ao grau de claudicação, níveis que variam de 0 (ausente) a 4 (imobilidade e decúbito), como observado no Quadro 12.2.

O exame clínico específico do aparelho locomotor deve ser realizado de maneira objetiva, otimizando as condições disponíveis para observação e contenção do animal, utilizando racionalmente o tempo de exame despendido para cada animal.

Inspeção estática do ruminante

Ao inspecionar um animal com suspeita de claudicação, deve-se, inicialmente, observar o porte físico, o estado corporal e a conformação geral do animal, a qual precisa ser analisada com ênfase especial aos membros e cascos. É preciso atentar para desvios nos eixos ósseos dos membros, alterações das angulações articulares, deformações nos cascos (decorrentes de crescimento exagerado da região apical ou bulbar), lesões no espaço interdigital, edemas, feridas, fístulas e atrofias musculares, especialmente dos músculos glúteos (Figura 12.9) e da escápula. Qualquer alteração postural deve ser analisada, sendo importante observar o animal pela vista anterior avaliando a conformação dos membros torácicos com relação a desvios angulares e pela vista caudal com o mesmo intuito, além de avaliar lateralmente para verificar se o bovino descansa o membro cranialmente ou caudalmente, sempre enfatizando a simetria anatômica, que pode ser perdida em casos de ruptura de grupos musculares, como o do músculo do tendão gastrocnêmio (Figura 12.10). Devido ao fato de o bovino apresentar um apoio predominante nos membros pélvicos principalmente nos dígitos laterais, quando ocorre lesão nessas estruturas, o animal tende a afastar os membros com o intuito de dispensar o peso nos dígitos mediais, que, por sua vez, são na maioria das vezes menos acometidos. Já quando se trata dos membros torácicos, o seu maior apoio ocorre nos dígitos mediais. Então os bovinos com essa estrutura lesada tendem a cruzar os membros, fazendo com que o peso seja predominante nos dígitos laterais.

Quadro 12.2 Classificação do grau de claudicação.		
Escore	Anormalidade de andamento	Descrição
0	Ausente	Anormalidade de andamento não visível ao caminhar; animal não relutante em caminhar
1	Leve	Variação leve no andamento ao caminhar; incluindo andamento assimétrico intermitente leve e pequena restrição bilateral ou quadrilateral em movimentos livres
2	Moderado	Assimetria moderada no andamento e consistente ou andamento simétrico, mas anormal, porém hábil para caminhar
3	Grave	Andamento variando de assimetria marcante a grave anormalidade simétrica
4	Imobilidade	Decúbito

Fonte: Desrochers et al., 2001.

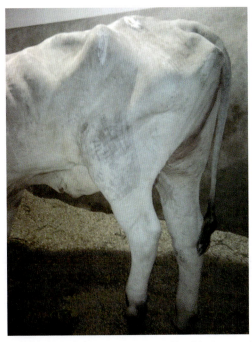

Figura 12.9 Atrofia do membro pélvico secundária à lesão em articulação femorotibial.

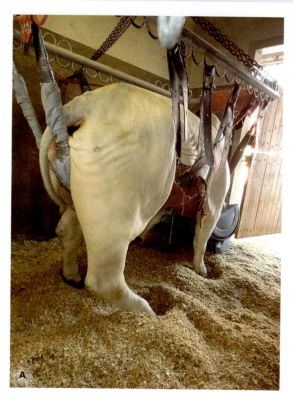 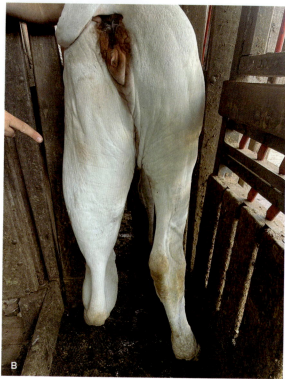

Figura 12.10 Ruptura do músculo do tendão gastrocnêmio com rebaixamento do tarso (**A**). Edema pós-ruptura de músculo do tendão gastrocnêmio (**B**).

Inspeção dinâmica do ruminante

Importante ressalva deve ser feita antes de qualquer tentativa de extrapolar os métodos de inspeção dinâmica, utilizados no exame de equinos para o exame dos bovinos. Aptidões, temperamento, peso e tratamento dos equinos possibilitam ampla maneabilidade do animal, durante o exame clínico, conforme visto na Seção B, *Semiologia do Sistema Locomotor de Equídeos*. Dentre essas, são destacadas as possibilidades de fazer o equino caminhar, trotar, galopar, em linha reta ou em círculos. É possível, ainda, executar essas variáveis com o animal sendo puxado ou montado.

Ao inspecionar um bovino em movimento, deve-se obedecer ao pré-requisito básico de respeitar o temperamento do animal, evitando, dessa maneira, qualquer tipo de acidente. As possibilidades de um bom exame serão maiores, quanto mais manejado e dócil for o animal. Em algumas situações, especialmente ao examinar, bovinos criados extensivamente de temperamento indócil, recomenda-se observá-lo em um curral ou em seu ambiente natural, sem que seja realizado qualquer tipo de contenção, sendo possível realizar essa avaliação preliminarmente em qualquer animal que apresente claudicação. Sempre que possível, deve-se fazer com que o animal caminhe em pisos que promovam maior e menor concussão, concreto e gramado, respectivamente, pois essa alternância de dureza de superfícies ao andamento pode apresentar melhores resultados a respeito de certos tipos de claudicações.

O objetivo do exame durante o movimento é tentar localizar a origem da lesão e determinar a intensidade da claudicação. Sempre que possível, a inspeção indica ser realizada com o bovino caminhando sobre um piso áspero, impossibilitando que os cascos deslizem ao tocarem o solo. O examinador precisa estar atento e apto a individualizar os componentes do passo, incluindo: posição do dígito ao tocar ou deixar o solo; trajetória e o tempo despendido em cada fase do andamento.

As afecções que acometem a sola dos cascos, como úlcera de sola e abscessos subsoleares, podem causar encurtamento da fase de sustentação do peso durante o passo e prolongamento da fase de não sustentação do peso no membro acometido. Assim, o animal relutará em apoiar os cascos desse membro no solo e, contrariamente, tenderá a remover a pressão exercida sobre a sola, promovendo sua elevação o maior tempo possível. Simultaneamente, o bovino também busca remover o apoio do dígito e da região solear lesada, transferindo esse apoio para o dígito sadio, bem como para a região íntegra do dígito acometido. Ao analisar esses aspectos, é possível compreender facilmente que ocorrerá maior desgaste do dígito sadio, e o dígito sede da lesão apresentará os cascos demasiadamente compridos ou até mesmo deformados, em decorrência do menor desgaste.

Ainda durante o exame dinâmico, atentar-se aos movimentos de cabeça e da garupa, em que é possível notar que toda vez que o bovino toca o solo com o membro torácico acometido ele elevará a cabeça, tirando assim o peso desse membro como uma reação antálgica. Por outro lado, quando ele toca o solo com o membro contralateral sadio, ele abaixará a cabeça em um movimento compensatório. Já quando o exame foca o membro pélvico, dois eventos são importantes: o movimento de cabeça ocorre de forma contrária quando se compara ao membro torácico, em vista que, quando o bovino toca o membro pélvico acometido no solo, ele abaixa a cabeça para aliviar o peso e evitar a dor no membro acometido; e outro movimento antálgico que é de extrema relevância é a elevação da garupa, que ocorre quando o animal evita o apoio do membro dolorido. Uma interessante opção para registro e avaliação na inspeção dinâmica é a filmagem e utilização do modo câmera lenta, visto que a tecnologia dos *smartphones* nos permite realizar a captura e edição das imagens evitando o excesso do manejo que, como supracitado muitas vezes, se torna dificultoso.

É sempre importante avaliar, além das lesões podais e ortopédicas, as incoordenações e a impotência funcional, pois é comum touros de centrais de reprodução se apresentarem incoordenados devido a lesões na região lombossacral decorrentes dos movimentos da monta para coleta de sêmen. Nas fêmeas e nos animais machos de confinamento que sofrem sodomia, a lesão nessa região pode ocorrer devido ao peso do animal que está realizando a monta. A impotência funcional ocasionada pela paralisia dos nervos periféricos deve ser diferenciada das lesões dolorosas pelo exame neurológico de sensibilidade e exames de imagem com radiografia e ultrassonografia que excluirão fraturas, luxações e rupturas musculotendíneas e ligamentares.

Você sabia?

- O touro Reza a Lenda é, atualmente, o mais temido dos peões. A Liga de Rodeio Professional "Bull Riders (PBR) Brazil" premiou o animal em 2022, em Barretos, como o melhor touro da temporada. Nove peões profissionais tentaram montá-lo e todos caíram. Um deles chegou a bater a cabeça e ficou desmaiado na arena. Reza a Lenda tem 6 anos e foi adquirido pela companhia "Red Bucking Bulls", em 2019, por R$ 500 mil. Desde então, as propostas pelo animal já superam R$ 1 milhão.

Contenção

Antes de proceder ao exame dos dígitos, ossos, articulações, tendões e músculos, é necessário certificar-se de que o bovino esteja adequadamente contido. Essa contenção pode ser realizada de várias maneiras, sempre considerando o temperamento do animal e o tipo de exame a ser feito.

Ao examinar animais dóceis, é possível realizar simples elevação manual do membro comprometido, sendo essa técnica restrita aos membros torácicos (Figura 12.11), ou elevação e amarração com o auxílio de cordas com o animal contido em um brete (Figura 12.12). Esses métodos, realizados com o animal em posição quadrupedal, além de limitados ao temperamento do bovino, são indicados para procedimentos rápidos e simples.

A utilização de bretes e de troncos para o exame do aparelho locomotor apresenta-se como uma ótima alternativa de contenção, pois possibilita a inspeção, a palpação e os exames complementares sem a necessidade imediata de sedação ou anestesia. Existem vários modelos de bretes e troncos; no entanto, recomendam-se os destinados ao casqueamento de bovinos em posição quadrupedal (Figuras 12.13 e 12.14) ou em decúbito lateral (Figura 12.15). Em geral, esses bretes apresentam melhores condições de contenção segura e posição

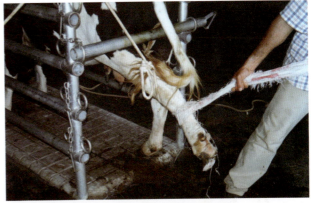

Figura 12.12 Elevação e amarração do membro pélvico de um bovino. Notar que o procedimento é realizado com o auxílio de cordas, com o animal contido em brete.

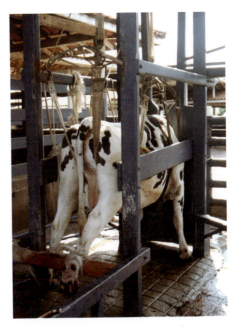

Figura 12.13 Bovino contido em brete especificamente destinado ao casqueamento em posição quadrupedal. Notar a elevação parcial do bovino, por meio de correias e roldanas. Essa elevação tem como objetivo a remoção de apoio, facilitando o manejo do animal.

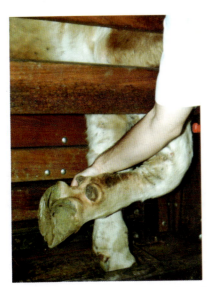

Figura 12.11 Elevação manual do membro torácico de um bovino contido em um brete convencional.

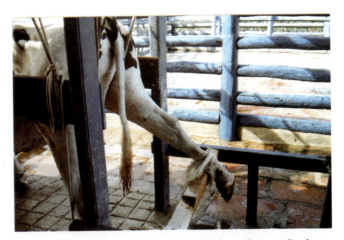

Figura 12.14 Detalhe da contenção do membro pélvico, realizada por meio de travessa de madeira, na qual o membro é amarrado com o auxílio de "corda" torcida de ráfia.

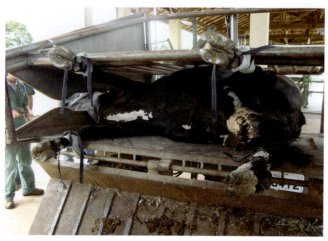

Figura 12.15 Bovino em decúbito lateral direito, contido em tronco hidráulico tombador móvel.

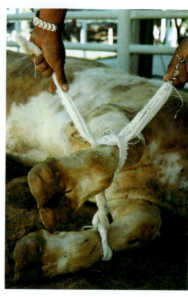

Figura 12.17 Detalhe da utilização de tiras de ráfia torcida, evitando o garroteamento das extremidades dos membros.

ergonômica para o examinador e o conforto para o animal. Além disso, possibilitam o exame de animais dos mais variados temperamentos e pesos, podendo, inclusive, ser móveis e adaptados em carretas, tornando possível seu deslocamento até locais onde seu uso se faça necessário. Outra possibilidade de contenção, quando não houver esses bretes, seria o posicionamento em decúbito lateral, sobre o solo, por meio de cordas ou protocolos de sedação, com risco de evoluir para anestesia intravenosa total (Figura 12.16).

Em todos os métodos de contenção descritos, salienta-se a necessidade de proteger os locais nos membros em que serão posicionadas as cordas. Com essa finalidade, prefere-se a utilização de tiras de ráfia torcida (Figura 12.17), obtidas facilmente a partir de sacos utilizados para embalar grãos e rações. Esse material, em decorrência de sua estrutura física e sua confecção, impede que ocorra o garroteamento da extremidade do membro, frequentemente causado pela utilização de cordas convencionais. Outra opção são as caneleiras específicas com acolchoamento em lã ou as fitas de carga, que têm uma área de contato mais larga, evitando assim o garroteamento e as lesões cutâneas.

Ao executar qualquer um dos métodos de contenção física, objetivando o exame do aparelho locomotor, deve-se, a princípio, evitar a utilização de sedativos e analgésicos que possam influenciar o resultado dos testes de sensibilidade a serem utilizados. No entanto, determinadas situações exigem a administração de sedativos e anestésicos, em virtude da agressividade do animal e/ou necessidade de derrubamento para contenção em decúbito lateral sobre o solo. Nessas situações, os resultados dos testes de sensibilidade realizados necessitam ser criteriosamente analisados, uma vez que as manifestações dolorosas podem ser abolidas ou minimizadas.

A manutenção dos bovinos em decúbito lateral, especialmente no momento da administração de tranquilizantes, sedativos e anestésicos, deve ser o mais breve possível e restringir-se ao menor tempo necessário para que o procedimento seja realizado, reduzindo, dessa maneira, os riscos de miopatias, neuropatias, regurgitação e pneumonias por falsa via. Animais muito pesados ou demasiadamente magros precisam receber cuidados redobrados, como optar por locais com piso macio. Além disso, atentar-se para o posicionamento dos membros, sempre tracionando cranialmente os membros torácicos ou elevando-os no intuído de evitar a compressão do nervo radial.

Exame do dígito

Exame adequado do dígito é precedido por ampla limpeza (Figura 12.18) de toda a região com água e sabão, auxiliada por uma escova. Assim, promove-se a remoção de fezes e lama que se acumulam especialmente no espaço interdigital, sola e região axial do casco. Um limpador de cascos pode ser bastante útil nessa tarefa, em consequência de ressecamento do material acumulado nessas regiões.

Objetivando a localização de determinada lesão, especialmente na região solear, realiza-se o pinçamento dos cascos. Esse procedimento, com base na exacerbação da sensibilidade, é realizado aplicando-se pressão compressiva constante, por meio de pinça de casco. Inicialmente, essa técnica deve contemplar, de modo sequencial, toda a superfície solear, na qual uma haste da pinça é pressionada contra a região abaxial da muralha e a outra, contra a sola (Figura 12.19). O próximo passo é a compressão entre as regiões axial e abaxial da muralha (Figura 12.20). A pressão exercida em cada ponto necessita ser constante, pois caso seja excessiva em um ponto, pode determinar uma falsa interpretação de sensibilidade.

Posteriormente, realiza-se um casqueamento corretivo ou, simplesmente, a remoção de uma fina camada da sola

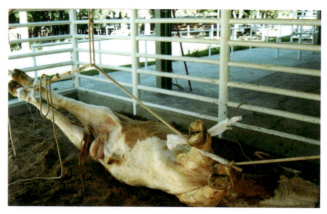

Figura 12.16 Touro sedado com xilazina e contido no solo em decúbito lateral, com auxílio de cordas.

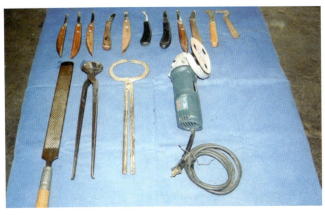

Figura 12.18 Materiais utilizados na limpeza, no exame e no casqueamento de bovinos. Na parte superior, diferentes tipos de rinetas; abaixo, da esquerda para a direita: grosa, turquês, pinça de casco e lixadeira elétrica.

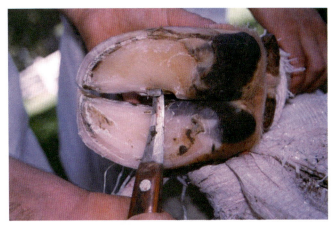

Figura 12.21 Exame da região solear por meio da remoção de delgada camada, com o auxílio de uma rineta.

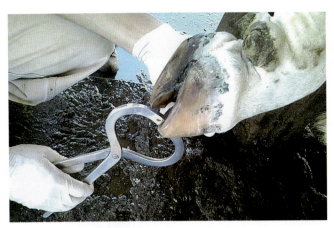

Figura 12.19 Pinçamento sola/muralha.

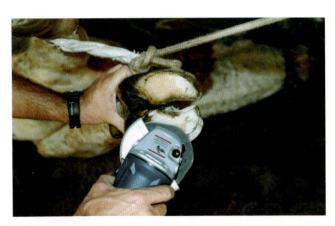

Figura 12.22 Utilização de uma lixadeira elétrica para desgaste de delgada camada da sola.

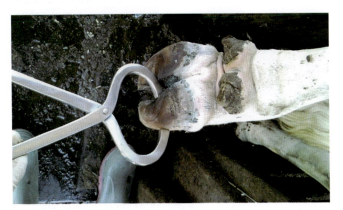

Figura 12.20 Pinçamento regiões axial e abaxial.

(Figuras 12.21 e 12.22). Esse procedimento objetiva a detalhada inspeção solear, especialmente da linha branca, região apical e pré-bulbar. Qualquer ponto enegrecido nessas regiões precisa ser explorado, uma vez que pode evidenciar a ocorrência de abscessos, úlceras e hematomas (Figuras 12.23 e 12.24). A existência de pequenas ou amplas cavidades, preenchidas por fezes e lama, associadas a material necrótico, também necessita de limpeza e exploração adequada, objetivando seu dimensionamento. O exame da região bulbar é capaz de revelar, entre outras enfermidades, ocorrência de erosões, úlceras, separações de pele e tecido córneo, lesões proliferativas, sendo estas sugestivas de dermatite digital (12.25). As lesões associadas a fístulas são exploradas com o auxílio de uma sonda flexível ou cânula mamária, visando ao dimensionamento das regiões acometidas.

O exame do dígito deve abranger o espaço interdigital, sendo este realizado por meio de inspeção e palpação. Durante esse exame, atentar-se para a existência de hiperplasia e flegmão interdigitais, feridas ou corpos estranhos, vesículas e dermatite digital (Figura 12.26).

A articulação interfalângica distal de cada um dos dígitos pode ser examinada por movimentos individualizados de extensão, flexão e rotação; o mesmo procedimento precisa ser executado no dígito contralateral (Figura 12.27). Posteriormente, recomenda-se forçar a separação dos dígitos, objetivando testar a sensibilidade do ligamento interdigital distal. Durante a realização desse exame, qualquer sinal doloroso deve ser corretamente interpretado.

Exame de ossos, articulações, tendões e músculos

Este exame consiste primordialmente na palpação do membro acometido pela claudicação. O examinador deve estar atento a qualquer reação do animal que demonstre dor. Dentre essas reações, podem ser citadas: contração muscular, retração do

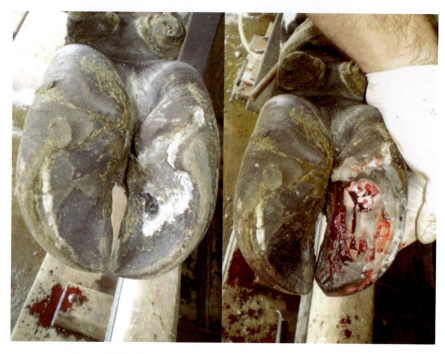

Figura 12.23 Abscesso subsolear antes e depois do casqueamento.

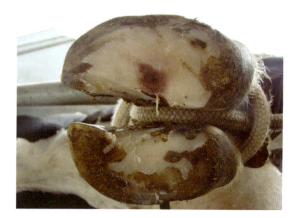

Figura 12.24 Estágio inicial de uma úlcera de sola, evidenciada após a remoção de camada solear, por rineta. Localização típica da lesão, acometendo o dígito lateral do membro pélvico direito.

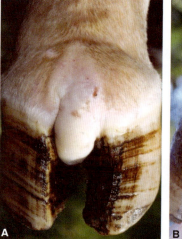 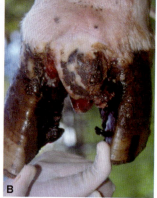

Figura 12.26 Exame específico dos dígitos, revelando hiperplasia interdigital sem (**A**) e com ulceração (**B**).

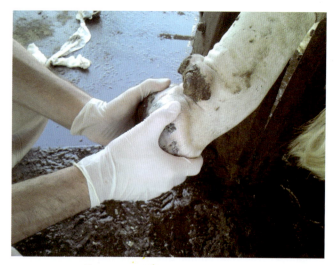

Figura 12.25 Palpação das quartelas.

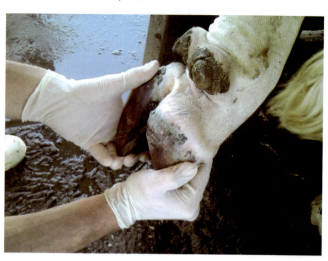

Figura 12.27 Extensão e flexão dos dígitos.

membro, mugidos e coices. A determinação de edemas, crepitações, calor e a existência de feridas são aspectos a serem explorados e podem, inclusive, dar noções das dimensões da lesão. O exame do membro acometido de claudicação deve, preferencialmente, ser realizado com o animal em posição quadrupedal, contido em um brete convencional ou de casqueamento, conforme mencionado anteriormente. A utilização de sedativos ou anestésicos necessita ser evitada, pois isso causa prejuízo nas respostas aos estímulos dolorosos.

A palpação do membro acometido precisa obedecer a uma sequência lógica das regiões a serem examinadas, preferencialmente iniciada pela quartela do bovino. Após inspeção minuciosa da região, começar pela palpação dos talões e bulbos dos cascos; posteriormente, é avaliada a superfície palmar ou plantar da quartela, enfatizando especialmente os tendões e as bainhas dos flexores digitais superficial e profundo. É importante se atentar à palpação dos paradígitos, visto que animais que são frequentemente transportados e machos confinados são sujeitos a lesões nessa região (Figura 12.28). A mensuração da gravidade de uma enfermidade podal é preliminarmente realizada pela análise da integridade da pele, ocorrência e intensidade de sinais inflamatórios e sensibilidade à compressão digital.

Nas articulações que compõem o membro, avaliar a presença de efusões e essas devem ser palpadas preferencialmente com o animal em posição quadrupedal. A essas articulações, individualmente impõem-se movimentos de flexão, extensão, adução e abdução, simultaneamente à palpação, procurando exacerbar a dor nessa região, além de verificar a mobilidade articular. Esses procedimentos objetivam, dentre outros, o diagnóstico de luxações, subluxações, osteoartrites e fraturas articulares.

As flexões devem ocorrer nas articulações metatarsofalângicas (Figura 12.29), carpo (Figura 12.30), tarso, e, se possível, extensão e flexão das articulações proximais, como femorotibial e femoropatelar (Figura 12.31), escapuloumeral e umerorradioulnar. Nessas últimas, utiliza-se a barra do brete de contenção e cordas para facilitar o procedimento.

Os diversos ossos que compõem o membro são palpados por meio de uma firme pressão sobre sua extensão, especialmente nas regiões com pequena cobertura de tecidos moles (p. ex., metacarpo, metatarso, face medial da tíbia e do rádio). A palpação realizada dessa maneira pode provocar suspeita de fraturas incompletas, em virtude de respostas que mimetizam dor.

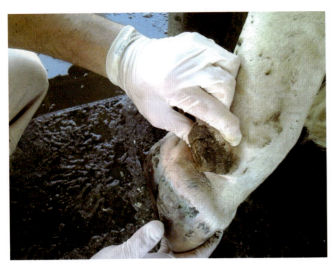

Figura 12.28 Avaliação dos paradígitos.

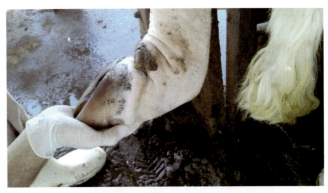

Figura 12.29 Flexão das articulações metatarsofalângicas.

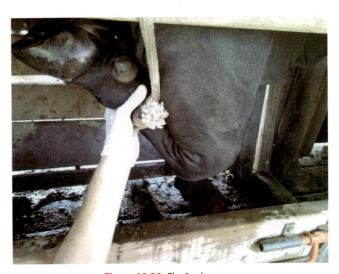

Figura 12.30 Flexão do carpo.

Uma avaliação que confirma a estabilidade da articulação é, por exemplo, o teste de gaveta (Figura 12.32), no qual se abraça o membro pélvico na região da patela tracionando caudalmente, o que possibilita ao examinador perceber o deslizamento cranial do platô tibial, além de facilitar a percepção de creptações.

No exame da pelve, além da inspeção para avaliar a simetria óssea e possíveis atrofias musculares, há a possibilidade de realizar movimentos de adução e abdução com palpação da articulação coxofemoral em busca de limitação ou instabilidade articular ou creptações. Outra maneira de avaliar essa região seria a palpação retal, na qual é possível perceber sinais de dor, além de irregularidades no assoalho pélvico e adjacências.

Durante o exame das articulações e ossos, qualquer resposta que mimetize dor deve ser cautelosamente interpretada, pois trata-se de um instinto de autodefesa. Assim, em caso de dúvida na interpretação da resposta dolorosa, é importante repetir o procedimento no membro contralateral sadio e comparar as respostas.

A auscultação, com o auxílio de um estetoscópio, torna-se um artifício extremamente útil no diagnóstico de lesões ósseas e articulares, especialmente nos casos de fraturas. Esse procedimento simples deve ser realizado simultaneamente à movimentação da região a ser examinada. Nos casos em que as suspeitas recaem sobre as articulações com ampla cobertura muscular, como as articulações femorotibial, femoropatelar e coxofemoral, essa auscultação pode ser realizada durante o lento caminhar do animal. Quando passível de ser realizada, essa técnica evita o derrubamento, contenção ou sedação de um animal que apresente déficit de locomoção.

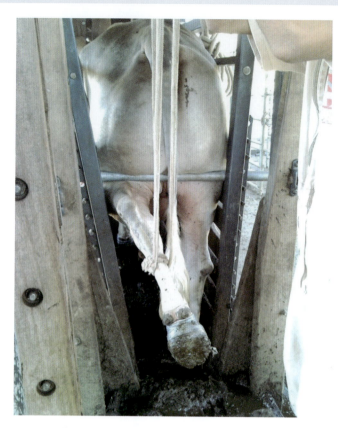

Figura 12.31 Extensão do tarso e flexão do joelho.

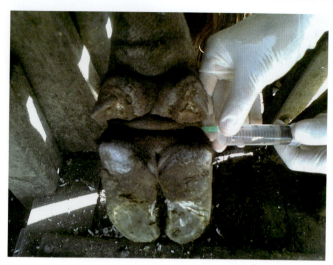

Figura 12.33 Bloqueio anestésico do nervo digital palmar.

EXAMES COMPLEMENTARES

Análise do líquido sinovial

A inspeção visual do líquido sinovial no momento da coleta pode ser extremamente útil no diagnóstico preliminar das enfermidades articulares. O líquido sinovial normal apresenta-se com coloração amarelo-pálida, claro e desprovido de flocos ou debris. A existência de sangue no líquido aspirado está frequentemente correlacionada com a hemartrose produzida pela artrocentese com agulhas.

A análise do líquido sinovial objetiva principalmente a diferenciação entre artrites sépticas e assépticas ou degenerativas (Quadro 12.3). A caracterização do processo, propiciada pelo exame do líquido sinovial, apresentará implicação direta na condução do tratamento. Assim, recomenda-se que bovinos apresentando contagens totais de células nucleadas > 20.000 células/mℓ, polimorfonucleares > 18.000 células/mℓ ou > 85% e valores de proteína total > 4,5 g/dℓ sejam considerados acometidos de artrite séptica.

O isolamento dos microrganismos causadores de artrite séptica é realizado pela cultura do líquido sinovial. Contudo, estudos em equinos evidenciaram 70% de resultados positivos na combinação da cultura do líquido e membrana sinovial nas articulações avaliadas. A coleta de amostras da membrana sinovial é obtida simultaneamente com a do líquido sinovial, por meio de raspagem da ponta de uma agulha hipodérmica 40 × 10 na superfície da membrana sinovial, realizada simultaneamente à aspiração pela seringa. Após o isolamento do agente, procede-se a um antibiograma, visando ao adequado tratamento da artrite.

Inicialmente, as artrites causam alteração nas propriedades do líquido sinovial. Dentre essas propriedades, destaca-se a viscosidade, que é analisada por teste do precipitado de mucina, o qual consiste na adição de 0,5 mℓ de líquido sinovial a 3 mℓ de solução de ácido acético a 2%. O resultado do líquido normal será representado pela formação de coágulo firme e denso, ao passo que fragmentação do coágulo e partículas flutuando na solução refletirão um líquido sinovial anormal.

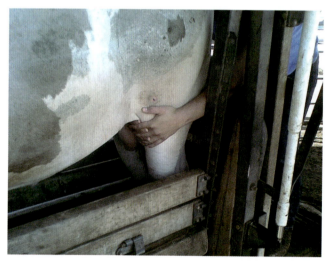

Figura 12.32 Teste de gaveta para verificar instabilidade da articulação femorotibial.

Durante o exame da região lombar, é importante se atentar à deambulação buscando dismetria ou hipermetria dos membros ou incoordenação. Além disso, é relevante realizar o teste do panículo em toda a região muscular, buscando atrofias e pontos de dor e avaliar se há deslocamentos laterais ou elevações das vértebras. A região cervical deve ser avaliada com relação a movimentos de cabeça dorsoventrais e lateralizações, bem como aumento de volume e dor.

Em caso de dúvidas com relação à localização do sítio da claudicação, pode-se utilizar os bloqueios perineurais (Figura 12.33) visando melhorar a acurácia do diagnóstico e utilizar recursos de imagem de forma mais assertiva.

Exame radiográfico

A radiografia é o mais comum e importante método de diagnóstico por imagem na medicina veterinária. Dentre os vários

Quadro 12.3 Características físicas e citológicas do líquido sinovial de bovinos normais e acometidos de artrites.

	Aparência	Grumos	Total	Leucócitos/mℓ Polimorfonucleares	%	Mononucleares (%)	Proteína (g/dℓ)	Precipitado de mucina
Normal	Claro	–	< 250	*	< 10	Ausentes	< 1,8	Firme, denso
Artrite séptica	Turbidez marcante	+	85.049 ± 8.127	79.622 ± 7.854	89,16 ± 1,63	9,41 ± 1,29	5,58 ± 0,163	Flocos
Artrite asséptica	Turbidez marcante	+ ou –	5.254 ± 2.288	3.624 ± 1.720	31,91 ± 4,63	68,55 ± 4,49	3,32 ± 0,21	Normal ou levemente anormal
Artrite degenerativa	Claro ou levemente túrbido	–	< 250	*		Ausentes	< 2	Normal ou levemente anormal

* Valores demasiadamente baixos, normalmente observados após centrifugação.
Modificado de Weaver, 1997.

aspectos que depõem favoravelmente para esse exame, destacam-se: uso de aparelhos portáteis; custo relativamente baixo do equipamento; ensino e treinamento técnico ministrado nos cursos de medicina veterinária. Além disso, a radiografia oferece excelente contraste entre osso e tecidos moles, possibilitando a fácil identificação da origem da claudicação.

Os exames radiográficos de regiões proximais ao carpo e tarso apresentavam limitações, especialmente se os animais adultos com musculatura extremamente desenvolvidas ou acima do peso. Porém, com a modernização dos equipamentos digitais já é possível propiciar boa qualidade de imagens, o que melhora a acurácia do diagnóstico das lesões podais e ortopédicas. No entanto, devido ao comportamento de alguns animais, faz-se necessária a utilização de sedação e anestesia geral.

Por meio da radiografia, as infecções podais são as mais frequentemente diagnosticadas na ortopedia bovina. Contudo, a utilização desse exame deve ser analisada criteriosamente na fase inicial da afecção, em virtude da inexistência de comprometimento ósseo preliminarmente na maior parte das doenças ortopédicas. O exame radiográfico apresenta-se extremamente útil nas fases mais evoluídas dos processos infecciosos (Figura 12.34), principalmente em animais em regime intensivo de produção, favorecendo inclusive a elaboração de um prognóstico.

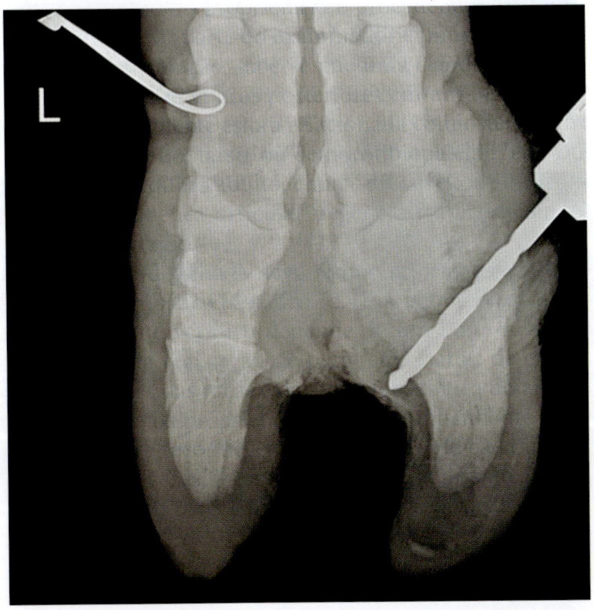

Devido à crescente demanda de atendimento de animais de maior valor, como animais de exposição que apresentam peso elevado, e de touros atletas que desempenham exercícios de explosão, esses animais frequentemente são acometidos por afecções degenerativas (Figura 12.35) e fraturas articulares (Figura 12.36), afecções essas nas quais as radiografias são

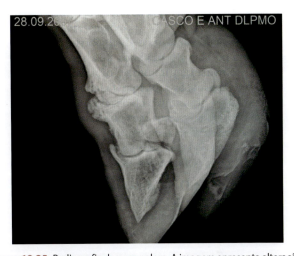

Figura 12.35 Radiografia de vaca nelore. A imagem apresenta alterações radiográficas de doença articular degenerativa em interfalângica proximal e distal do dígito medial.

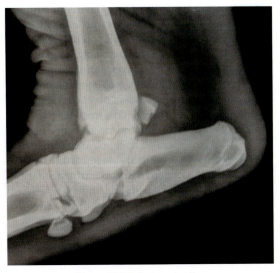

Figura 12.34 Radiografia transcirúrgica do fresamento da articulação interfalângica distal com atrite séptica.

Figura 12.36 Fratura do tálus.

imprescindíveis para precisão do diagnóstico e tratamento. Além disso, o exame radiográfico pode ser utilizado como exame pré-compra, como é extremamente utilizado nos equinos de esporte.

Exame ultrassonográfico

Este exame destina-se especialmente à avaliação de tecidos moles, sendo altamente vantajoso em consequência da análise da lesão e obtenção de seu resultado em tempo real. Suas limitações incluem a inacessibilidade a regiões profundas, recobertas ou não por estruturas ósseas, e locais em que haja gás. Contudo, esse exame possibilita avaliação detalhada dos tecidos moles nas adjacências dos ossos, como tendões e ligamentos, bem como análise detalhada de efusões articulares e acúmulos de coleções líquidas. As estruturas ósseas são mais bem observadas pelo exame radiográfico; no entanto, o ultrassom pode ser utilizado com o objetivo de visualizar alterações periosteais que evidenciam inflamação, corpos estranhos, traumatismo ou fraturas por avulsão. Dentre as várias aplicações do exame ultrassonográfico, destaca-se a possibilidade de confirmar o diagnóstico de ruptura de ligamento cruzado. (Figura 12.37) e nas articulações femorotibial e femoropatelar com sedação e posicionamento do animal em decúbito lateral (Figura 12.38) ou com a utilização da barra do brete de contenção e tracionamento caudal flexionando a soldra (Figura 12.39), o que dinamiza o exame. Além da avaliação dos ligamentos, inspeciona-se os meniscos (Figura 12.40), que normalmente são afetados quando há lesão em ligamento cruzado. Outra estrutura que deve ser avaliada nessa região é o fibular terceiro se houver suspeita clínica de hiperextensão do tarso. Recentemente, a avaliação da região coxofemoral e da coluna vem sendo realizada por meio de ultrassom enfatizando-se os ligamentos inter e supraespinais e por via transretal a região ventral da coluna lombossacra (Figura 12.41) e o osso coxal (Figura 12.42). A ruptura do músculo gastrocnêmio pode ser avaliada e é importante fazer a comparação com o membro colateral. Bem como nos equinos atletas, os bovinos, principalmente os mais pesados, estão sujeitos a lesão dos tendões e ligamentos da região palmar do grande metatarso e metacarpo (Figura 12.43), estruturas essas que têm relevância no exame ultrassonográfico.

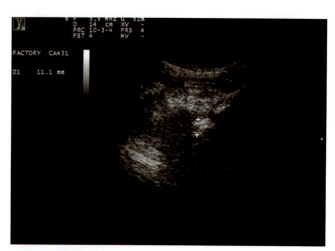

Figura 12.37 Ultrassonografia evidenciando calcificação em coto de LCCR distal após ruptura.

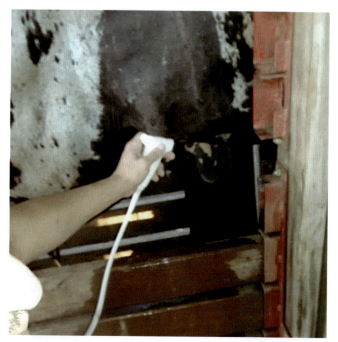

Figura 12.39 Ultrassonografia do ligamento cruzado com flexão da femorotibial em estação quadrupedal e flexão da soldra com auxílio de barra e corda no brete de contensão de parede móvel.

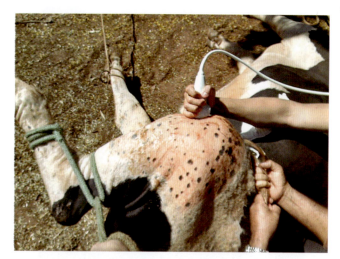

Figura 12.38 Ultrassonografia do ligamento cruzado com flexão da femorotibial em decúbito e sedação com 0,1 mg/kg de xilazina 10%.

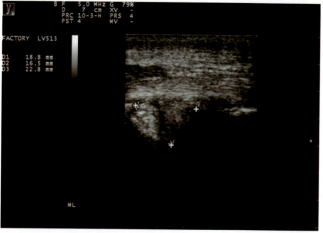

Figura 12.40 Ultrassonografia evidenciando fratura de menisco.

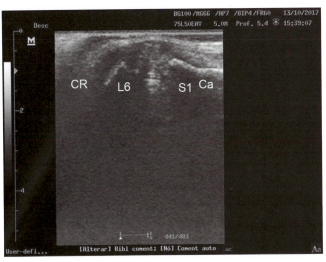

Figura 12.41 Ultrassonografia transretal para avaliação da coluna lombossacra.

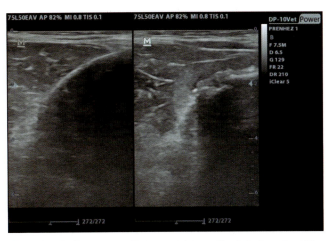

Figura 12.42 Ultrassonografia transretal da região da incisura isquiática maior. Sem alteração (lado esquerdo). Com irregularidade (lado direito).

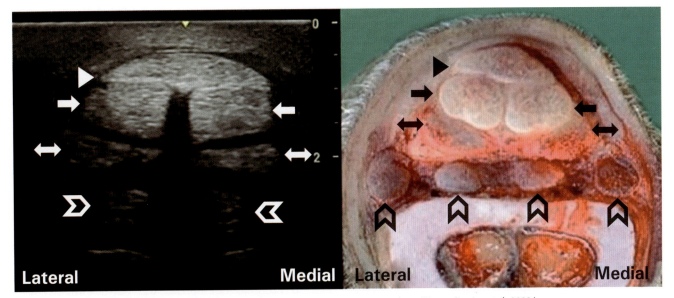

Figura 12.43 Ultrassonografia da região metacarpiana palmar. (Fonte: Pereira *et al.*, 2023.)

Seção B
Semiologia do Sistema Locomotor de Equídeos

Ana Liz Garcia Alves e Marcela dos Santos Ribeiro

INTRODUÇÃO

A incorporação de tecnologias produzidas em crescimento geométrico fez com que a ortopedia equina experimentasse uma das mais rápidas transformações dentre as especialidades referentes à espécie equina. Exames complementares de última geração foram incorporados à rotina diagnóstica em um curto espaço de tempo. A necessidade de obtenção de diagnósticos objetivos, que justifiquem os diferentes procedimentos, foi estimulada para possibilitar maior precisão terapêutica em um mercado que se caracteriza pela exigência de atendimento com resultado positivo.

A medicina veterinária não pode se afastar de um dos pilares da arte de curar – o exame físico. Desenvolvido ao longo dos séculos e fruto do pensamento lógico de homens e mulheres com apurada sensibilidade, o exame físico teve grande prestígio no passado, mas vem sendo lentamente substituído pela impessoal e dispendiosa solicitação de exames complementares, muitas vezes inconclusivos e desnecessários. A maioria dos aparelhos utilizados nos exames complementares obedece a esquemas rígidos e lógicos, enquanto os animais têm individualidades, sendo muitas vezes indóceis e não cooperativos durante o exame físico. Isso exige do veterinário certa flexibilidade na conduta e na capacidade de adaptação.

É necessário resgatar o exame físico do paciente em diversos aspectos; pois, por meio dele, a observação e o raciocínio para o diagnóstico são conduzidos, o que possibilita definir o exame auxiliar diagnóstico mais indicado.

O exame do aparelho locomotor equino deve ser realizado de maneira ordenada a fim de minimizar os riscos de um erro diagnóstico. O aumento de volume significativo em um membro equino parece não ter significado clínico relacionado com a claudicação do momento e interferir na interpretação do exame. O profissional especialista em equinos pode ter dificuldade em realizar um exame físico minucioso em função da pressão exercida por resultado imediato pelo proprietário ou treinador, o que resulta em se optar por tratamento imediato antes mesmo de se chegar a um diagnóstico.

Neste capítulo, apresenta-se uma sequência de eventos que costumam ser utilizados na rotina do exame do aparelho locomotor dos equinos. Cabe ao examinador, com base em sua experiência e no caso a ser examinado, escolher a melhor conduta a seguir.

INSPEÇÃO/AVALIAÇÃO DE DOR EM EQUÍDEOS

Iniciar a avaliação do equino pela observação do comportamento, postura, movimentação, expressão facial e atitude do animal em repouso, sem estímulos externos, fornece-nos informações sobre o possível desconforto que o animal está experimentando. Além disso, é importante correlacionar os sinais de dor observados em repouso com aqueles manifestados durante a movimentação verificando se há aumento dos sinais de dor com o movimento ou se ocorrem alterações na biomecânica.

Ter conhecimento dos sinais de dor que os equinos podem apresentar auxilia na avaliação direta do paciente e fornece informações sobre a intensidade da dor. Existem diversos estudos sobre a avaliação do desconforto ou da dor na espécie equina com o objetivo não apenas de estudar a influência do desconforto no comportamento, mas também de criar escalas para avaliar os animais, graduadas conforme a intensidade do desconforto observada por meio dos sinais de dor. Essas escalas são úteis na associação com o exame ortopédico de rotina. Além disso, as escalas ajudam no manejo analgésico de animais lesados ou em recuperação pós-operatória.

Na Faculdade de Medicina Veterinária e Zootecnia da Unesp de Botucatu, um grupo de pesquisadores vem, há mais de uma década, trabalhando para ampliar o conhecimento que permita identificar, avaliar e tratar a dor em animais. Parte desse conhecimento foi disponibilizado na forma de um aplicativo (Vetpain) que permite avaliar a dor em diversos tipos de animais, desde os pets (cães, gatos, coelhos) até os animais de produção (bovinos, equinos, suínos e ovinos). A ideia, segundo o Professor Stelio Pacca Loureiro Luna, anestesiologista e professor do Departamento de Cirurgia Veterinária e Reprodução Animal da Unesp, é popularizar o conhecimento sobre a dor nas diferentes espécies.

Você sabia?

• O Galileo, um equino da raça Puro-sangue inglês, é o cavalo mais caro do mundo. Ele é altamente valorizado devido aos seus títulos obtidos em corridas, sendo atualmente utilizado para reprodução, gerando mais descendentes campeões. Seu valor é atualmente estimado em 200 milhões de euros.

• Os equinos primitivos apresentavam cinco metacarpianos e metatarsianos que originavam cinco dedos. Os metacarpianos I e V se tornaram ausentes durante a evolução da espécie. Por serem presas e necessitarem de maior velocidade (membros mais compridos), o metacarpiano III e o metatarsiano III passaram a apresentar maior comprimento, tornando-se maiores que os metacarpianos II e IV, que regrediram e se uniram ao metacarpiano III e ao metatarsiano III, compondo o dedo único dos equinos.

ANATOMIA FUNCIONAL DO APARELHO LOCOMOTOR EQUÍDEO

Os membros dos equinos formam um conjunto perfeitamente harmônico com participação ativa de cada componente. O esqueleto (Figura 12.44) se constitui no arcabouço de todo o organismo do cavalo, sendo o alicerce para o sistema de alavanca que as articulações exercem. Os músculos atuam como transmissores da cinética do movimento aos tendões, possibilitando então a movimentação de todas as estruturas que formam e mantêm a estabilidade da articulação.

Osso

São duas as principais funções corporais do osso: a primeira é a formação do esqueleto, que atua como suporte mecânico protegendo os órgãos vitais, atribuindo formato aos tecidos moles e possibilitando o movimento dos músculos e a locomoção dos equinos; a segunda função dos ossos no organismo está relacionada com a importância na homeostase do cálcio.

O osso tem dois constituintes principais: células e matriz. Apesar da aparência não vital, o osso é uma estrutura viva com células cercadas por suprimento sanguíneo. As três principais células são osteoblasto, osteócito e o osteoclasto. Os osteoblastos são células arredondadas com abundante retículo endoplasmático, sendo responsáveis pelo depósito de minerais na matriz. Eles são encontrados na superfície da região de formação óssea, no periósteo, no endósteo e dentro do sistema de Havers, que é circundado por vasos sanguíneos no interior da matriz óssea. Após a calcificação, os osteoblastos tornam-se osteócitos – células maduras que se comunicam umas com as outras e com os osteoblastos por meio de canalículos. A função dos osteócitos não está muito definida; no entanto, eles se relacionam com a manutenção da homeostase de cálcio juntamente com os osteoclastos, que são células grandes, multinucleadas e diretamente responsáveis pela remoção de minerais e da matriz.

A matriz óssea consiste em componentes orgânicos (35% da matriz) constituídos de 95% de colágeno e 5% de uma substância não estrutural da matriz; o restante (65%) é inorgânico e representado por cálcio, fósforo, magnésio, sódio e flúor, apresentados como sais fosfato tricálcico e carbonato.

A estrutura óssea é mais bem descrita pela utilização de um osso longo como exemplo, o qual apresenta três porções: (1) epífise; (2) metáfise; e (3) diáfise. Cada extremidade do osso é denominada epífise tanto proximal como distal. A *epífise* é uma área de expansão composta por osso esponjoso (medular) e é coberta por cartilagem articular, que faz parte de sua articulação comunicante. A *metáfise* compreende a zona de crescimento e osso neoformado; na fase adulta, a metáfise é unida à epífise. A *diáfise* do osso é composta de osso compacto (cortical).

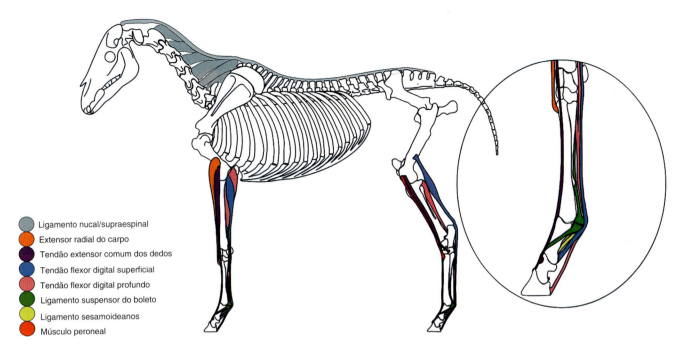

Figura 12.44 Esqueleto equino e os principais tendões e ligamentos relacionados com a locomoção.

O periósteo é o tecido conjuntivo fibroso que reveste o osso, com exceção das superfícies articulares. Nos ossos longos, o periósteo prende-se à metáfise justafiseal, não alcançando, portanto, a epífise. Apresenta duas camadas: uma fibrosa, que lhe confere resistência; e outra celular, com capacidade osteogênica, que fica em contato com a cortical. O periósteo é responsável pelo crescimento do osso em diâmetro e desempenha importante papel na consolidação das fraturas. Em condições normais, raramente é visto nas radiografias.

A cortical é formada por osso compacto, envolve o canal medular na diáfise, prolonga-se contornando a metáfise e segue envolvendo a epífise abaixo da cartilagem articular, sendo por isso conhecida como osso subcondral.

A esponjosa é observada em corte ao nível da metáfise e da epífise. O osso esponjoso é formado por uma rede tridimensional de finas trabéculas, que se anastomosam entre si deixando espaços que são preenchidos pela medula óssea.

A medula óssea ocupa o canal medular da diáfise e os espaços intratrabeculares dos ossos de estrutura esponjosa; sua principal função é a hematopoese e a produção de elementos de defesa. Há dois tipos de medula: a amarela, com alto conteúdo de gordura e sem função hematopoética (a não ser por estímulos patológicos); e a vermelha, que é a medula ativa e se localiza principalmente na extremidade superior do fêmur e do úmero.

A vascularização óssea é formada pela artéria nutridora do osso, que o penetra através da cortical. No osso longo, isso ocorre na diáfise e, ao chegar ao canal medular, a artéria se divide em dois ramos: um que vascularizará a medula e o outro a parte interna da cortical. A região externa da cortical é nutrida pelos vasos periosteais. À metáfise, os vasos não atravessam a cartilagem de conjugação, terminando então como sinusoides. A epífise tem vascularização própria; fechada a linha fisária, esses vasos se anastomosam. Os vasos sanguíneos, paralelamente aos filetes nervosos, percorrem os espaços intertrabeculares, mas não penetram na trabécula óssea.

As trabéculas ósseas não são vascularizadas e sua nutrição faz-se à custa dos canalículos dos osteócitos, que se abrem na superfície da trabécula.

A fise, também chamada de cartilagem de conjugação ou crescimento, é responsável pelo crescimento do osso em comprimento.

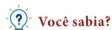

Você sabia?

- Os cavalos têm sido grandes aliados da polícia desde o século 17, sendo que a primeira unidade oficial de polícia montada foi fundada em 1805. Essa unidade, com base em Londres, foi um grande sucesso e, após alguns anos, tanto a Austrália quanto os EUA adotaram a ideia de ter a sua própria polícia montada.

Articulações

As articulações realizam a união de um ou mais ossos; os músculos esqueléticos se inserem por meio de seus tendões nos ossos, os quais atuam como alavancas em movimento. Essa união pode ser (1) móvel, (2) pouco móvel ou (3) imóvel.

Nas articulações *móveis*, é possível distingui-las pela grande mobilidade que possibilita o deslocamento do osso em três dimensões: (1) plano sagital com flexão e extensão; (2) plano frontal com adução e abdução; bem como (3) giro ao redor de seu próprio eixo para dentro e para fora provocando movimentos de rotação. As articulações que apresentam essas condições são denominadas *diartrodiais*; têm cavidade articular e grande quantidade de líquido sinovial, visto que suas necessidades fisiológicas são exigentes. Um exemplo dessas articulações é a articulação escapuloumeral.

Articulações *pouco móveis* são as *anfiartroses*, as quais não possuem cavidade articular e têm-se como exemplo as vértebras. Finalmente, as *sinartroses*, que são articulações *imóveis* cujas superfícies ósseas apresentam somente tecido fibroso ou cartilagíneo entre elas, sendo desta categoria as articulações do crânio. Em algumas articulações, há entre as cartilagens meniscos fibrocartilagíneos com funções de oferecer maior estabilidade articular e absorver impacto; por exemplo, no joelho, que, além dos meniscos, contam ainda com ligamentos cruzados para maior estabilização da articulação.

O formato das superfícies articulares determina a direção dos movimentos. Dentre as articulações móveis, estão aquelas que podem efetuar movimentos em um único ou vários planos. Os ligamentos e a cápsula articular atuam como estruturas limitantes reduzindo o grau de liberdade dos movimentos. As estruturas anatômicas geralmente se adaptam a essa mecânica funcional, criando então uma amplitude fisiológica articular ótima.

A enfermidade articular provoca disfunções mecânicas que levam a claudicações. A casuística das artropatias é mais frequente nas articulações móveis, o que é esperado, visto que apresentam um movimento mais intenso.

Todos os componentes de uma articulação são formados por tecido conjuntivo constituído de fibras colágenas, elásticas e reticulares, sendo, portanto, de origem mesenquimal. Os componentes de uma articulação sinovial típica são cartilagem articular, epífises ósseas, cápsula articular e membrana sinovial.

A cartilagem articular é constituída principalmente de colágeno e proteoglicanos. Os proteoglicanos são poliânions que se ligam a vários cátions por eletrovalência; são muito hidrófilos e cada molécula liga-se a um grande número de moléculas de água, tendo, assim, importante função no transporte de água e eletrólitos. Ligam-se também a moléculas de tropocolágeno, participando então da produção de fibras colágenas.

A superfície lisa da cartilagem torna possível o deslizamento das extremidades articuladas com um mínimo de atrito; suporta pressões elevadas, como ocorre na articulação femorotibiopatelar. Sua estrutura consiste em células, denominadas condrócitos, que são dispostas em zonas de abundante substância fundamental e de poucas fibras colágenas. As células sintetizam os componentes da matriz, como colágeno, proteoglicanos, glicoproteínas, condronectinas e enzimas (colagenase e proteinases).

A substância fundamental da cartilagem é rica em proteoglicanos com funções específicas; é um gel, o condromucoide, constituído de proteínas, ácido hialurônico, sulfato de condroitina A e B, lactatos, sais minerais, cálcio e água, formando 70% de seu tecido.

As fibras colágenas formam um firme esqueleto e são responsáveis pela elasticidade. A nutrição da cartilagem ocorre principalmente pelo líquido sinovial, visto que a vascularização é precária.

As epífises ósseas revestidas de cartilagem (osso subcondral) constituem os pontos de apoio das alavancas que produzem o movimento das articulações. Elas apresentam uma estrutura de tecido ósseo esponjoso. A transição entre o osso e a cartilagem é uma lâmina calcificada de tecido cartilagíneo; nessa região, a medula óssea é muito vascularizada e inervada. Quando o fluxo sanguíneo aumenta em decorrência de inflamação, há rarefação óssea; quando o fluxo diminui ou há isquemia, o osso se condensa.

A camada mais externa da articulação é fibrosa, densa e contínua com a membrana periosteal do osso. A camada mais interna da cápsula articular é vascular e contém um tecido conjuntivo frouxo chamado "membrana sinovial"; essa membrana reveste toda a área articular, com exceção das áreas cobertas por cartilagem articular. A sinóvia possibilita um limite entre a cavidade articular ou sinovial, que é preenchida com um líquido espesso, amarelado e lubrificante produzido por células da membrana sinovial (os sinoviócitos) e denominado "líquido sinovial". Este é considerado o único tecido líquido do organismo. A distribuição de eletrólitos e a maioria dos elementos não eletrólitos entre o plasma e o líquido sinovial estão de acordo com o equilíbrio denominado GibbsDonnan, o qual indica que o líquido sinovial é um dialisado do plasma com adição de ácido hialurônico. O espaço intercelular entre os sinoviócitos na membrana sinovial atua como uma barreira permeável no processo de filtração. Existem dois tipos de sinoviócitos: tipos A e B. Os sinoviócitos do tipo A se assemelham a macrófagos e têm receptores de membrana para componentes do complemento, participando, assim, do mecanismo inflamatório sinovial; enquanto os do tipo B são similares a fibroblastos. As funções da membrana sinovial são manutenção da estabilidade articular, sede de receptores de sensibilidade, fagocitose e depuração, diálise de líquido sinovial, produção de nutrientes, barreira de filtração e de trocas entre a cavidade articular e os tecidos, e regeneração tecidual. Por ser intensamente vascularizada, a membrana sinovial tem grande poder de dialisar o plasma, transformando-o então em líquido sinovial, cujo principal componente é o ácido hialurônico, substância de fundamental importância para a lubrificação da cartilagem e absorção de impacto. A viscosidade é uma propriedade do líquido sinovial que depende da concentração e do peso molecular do ácido hialurônico.

Algumas articulações sinoviais também contêm pequenas bolsas periarticulares fechadas com conteúdo líquido, as quais são denominadas bursas; estas facilitam a movimentação, tornando então os movimentos suaves e quase sem atrito.

Você sabia?

- A primeira corrida oficial de cavalos, até onde se sabe, foi realizada nos Jogos Olímpicos da Grécia. Depois disso, o esporte se tornou um entretenimento popular, apreciado pelas antigas populações grega e romana.
- Os cavalos estão entre os animais mais velozes do planeta. O recorde de velocidade registrado por um cavalo, até o momento, é de surpreendentes 70,76 km/h.

Tendões e ligamentos

Os tendões e os ligamentos localizados na região distal dos membros dos equinos têm notória importância anatômica, funcional, clínica e patológica.

Durante a filogênese, os membros dos equinos desenvolveram adaptações especiais para se locomover em altas velocidades, que incluem a simplificação da extremidade distal para um único e forte dígito, a redução dos componentes musculares no membro distal e o desenvolvimento dos ligamentos acessórios para reforçar o comportamento passivo e automático dos membros. Os tendões e os ligamentos dos equinos tornaram-se estruturas anatômicas extremamente resistentes, capazes de sustentar cargas e tensões elevadas. Essa seleção para aumentar a velocidade deve ter ocorrido inicialmente buscando a própria sobrevivência do animal e, posteriormente, sua domesticação para o transporte e o lazer.

O tendão é composto de tecido conjuntivo denso regularmente modelado com baixa celularidade, cuja unidade básica se refere às fibras colágenas, que estão direcionadas longitudinalmente ao eixo tendíneo. Apesar de apresentarem particularidades funcionais e estruturais, os diversos tipos de colágeno têm estrutura química e organizacional semelhantes. Além do colágeno, os tendões apresentam em sua composição proteínas estruturais, como a elastina e os glicosaminoglicanos, que fazem parte da matriz extracelular.

O tendão é uma estrutura de transmissão de forças que une o tecido muscular ao esqueleto.

Na parte distal do ramo muscular na proporção em que as fibras musculares tornam-se progressivamente menores com uma área transversal reduzida, endomísio, perimísio e epimísio se unem, originando então a estrutura tendínea. A continuação da rede colágena do músculo forma o tendão que se insere no osso na parte distal do esqueleto.

Os tendões são extremamente complexos em termos de estrutura e características mecânicas funcionais. Da estrutura tendínea completa até as moléculas de colágeno, há um complexo hierárquico estrutural compreendendo uma série de subunidades progressivamente menores.

A análise da superfície tendínea em corte transversal revela a existência de fascículos, os quais são feixes de fibras colágenas que variam em tamanho e forma e são separados por um tecido conjuntivo frouxo formando um septo interfascicular. A facilidade com a qual os fascículos são visualizados varia de acordo com o tendão específico. Por exemplo, o ligamento carpal inferior apresenta um fascículo definido em decorrência do fato de o tecido interfascicular ser mais abundante quando comparado com o tendão flexor digital superficial.

Quando a superfície do tendão é iluminada com baixo ângulo de incidência, observa-se uma banda escura e outra clara, o que indica certa irregularidade da superfície devido à ondulação característica das fibras colágenas.

O tendão é composto de células e matriz extracelular. A unidade básica de força funcional é a fibrila colágena, que é um componente da matriz extracelular.

Os fibroblastos ou tenócitos secretam as fibras colágenas, controlando então a produção e a manutenção da matriz extracelular. Entre os fascículos de fibras colágenas, existem os capilares sanguíneos e o tecido conjuntivo frouxo.

A população de tenócitos compreende três tipos de células: células com núcleos alongados, planos e densos; células localizadas em agrupamentos lineares com núcleos mais arredondados e densos; e células imaturas com núcleos menos densos. A caracterização dessas células e suas respectivas funções no metabolismo tendíneo não são de conhecimento e esclarecimento adequados, podendo, no entanto, representar diferentes estágios de maturação dos tenócitos. A distribuição e a densidade dos diferentes tipos de células em relação à matriz podem estar relacionadas com a estrutura tendínea, com a função dessa estrutura, com a força mecânica ou com os diferentes níveis de reposição tecidual. Embora a reposição de colágeno esteja bastante determinada em pequenos animais, não há dados sobre equinos na literatura.

A orientação celular influencia a organização e o alinhamento das macromoléculas da matriz extracelular. Sabe-se que há relação entre a força mecânica predominante e a orientação da matriz e das células. O eixo principal das células, juntamente com o alinhamento de fibras colágenas, coincide com a orientação da força de tensão ao longo do eixo tendíneo.

Há pouca informação sobre os receptores celulares e transmissores de sinais para o interior das células. É possível que a deformação mecânica da membrana celular conduza à ativação dos canais de íons. Além disso, há evidências de que o formato das células e a pressão possam mediar o controle mecânico da composição da matriz extracelular, particularmente

em regiões de compressão, nas quais se observa um aumento da quantidade de cartilagem na matriz extracelular que se apresenta como fibrocartilagem.

A unidade estrutural das fibras colágenas apresenta-se ondulada quando está relaxada. As características do plano ondulado, em termos de comprimento e ângulo de onda, podem se diferenciar dentro de um fascículo e também em toda região transversal do tendão. A medida dessas ondulações é realizada pelo exame microscópico com luz polarizada.

A idade e a atividade física da estrutura tendínea podem ter influência nas configurações das ondulações. Ondulações menores são vistas em tecidos lesados ou imaturos. Estudos recentes em equinos mostraram que a idade interfere nos perfis das ondulações entre as regiões centrais e periféricas das fibrilas do tendão flexor digital superficial. Essa configuração faz com que as fibras centrais de cavalos mais velhos esgarcem antes das periféricas, com risco de se romper primeiramente com características similares às observadas nas tendinites.

Sabendo-se que o exercício influencia direta ou indiretamente a configuração das ondulações das fibras colágenas, é difícil elucidar os mecanismos precisos envolvidos nas mudanças regionais do perfil das ondas dentro das estruturas flexoras de equinos idosos que foram atletas quando jovens. O ambiente mecânico dentro dos tendões e dos ligamentos é heterogêneo. Assim, fibrilas com ondulações de intensidades distintas serão deformadas diferentemente pelo mesmo nível de estresse; esses fatores são importantes para o conhecimento dos mecanismos de lesão.

Os fascículos das bandas tendíneas são envoltos por fina camada de tecido conjuntivo frouxo, denominado "endotendão", o qual contém vasos sanguíneos e linfáticos de pequeno calibre, além de plexos nervosos. Inicia-se na superfície interna do epitendão, que é uma camada mais espessa de tecido conjuntivo frouxo, envolvendo toda a superfície tendínea e continuando com o epimísio do músculo correspondente. Além do epitendão, a estrutura tendínea pode ser envolta por uma bainha tendínea ou um tecido conjuntivo vascular, o paratendão – ambos possibilitam a mobilidade e a nutrição do tendão.

No local em que o tendão muda de direção abruptamente, ou onde ocorre um aumento da fricção, o epitendão é encoberto por uma bainha. Esta é contínua com a membrana sinovial e consiste em uma camada tendínea firmemente ancorada ao epitendão. Essas duas camadas são separadas por uma cavidade revestida internamente com membrana sinovial e contendo líquido sinovial. O mesotendão conecta as camadas tendíneas e parietais da bainha tendínea e contém vasos sanguíneos que suprem o segmento do tendão que passa através da bainha.

Na região do terço médio do metacarpo, na qual o tendão é mais reto, o epitendão é circundado por um tecido conjuntivo altamente especializado, o paratendão, constituído de tecido conjuntivo frouxo, adiposo e elástico que possibilita a movimentação do tendão abaixo do subcutâneo, e seus vasos suprem a porção basal do tendão.

Os tendões normais de animais adultos têm baixa necessidade nutricional, principalmente pelo fato de que os tenócitos maduros são células relativamente inativas.

O leito capilar longitudinal no endotendão de tendões longos é relativamente escasso. Pequenos vasos sanguíneos são encontrados entre os fascículos de fibras colágenas, porém alguns segmentos de tendões longos parecem ser avasculares. O tendão recebe um suprimento vascular de pequenas arteríolas de músculos adjacentes que se ramificam longitudinalmente entre os fascículos e são acompanhadas por veias e vasos linfáticos. A segunda fonte de suprimento vascular vem do local da inserção óssea com vasos originados do osso e do periósteo.

O músculo e o osso contribuem com apenas 25% do aporte de sangue para o tendão nas regiões proximais e distais; portanto, a maior parte do tendão recebe suprimento sanguíneo regional ou segmentar de vasos provenientes do mesotendão ou do paratendão se não houver bainha na região.

O fluxo sanguíneo em um tendão normal apresenta valores similares aos da musculatura em repouso. No tendão flexor digital superficial, o valor aferido foi $1,08 \pm 0,42$ mℓ/100 g/min, sem nenhum aumento significativo durante a atividade física, o que demonstra que o exercício produz pouco aumento no suprimento intratendíneo, ao passo que o aumento na demanda metabólica pode comprometer o suprimento sanguíneo; além disso, o requerimento metabólico de um tendão diminui com a idade.

Experimentos recentes sugerem que, durante o repouso, o nível de tensão de oxigênio nos tendões e nos ligamentos é equivalente ao da musculatura; no entanto, os efeitos do exercício ou de lesão na tensão tissular de oxigênio são pouco estudados. O aumento na demanda metabólica nesse quadro pode levar a um consequente comprometimento no suprimento sanguíneo.

Pela angiografia, muitos experimentos elucidam o suprimento sanguíneo dos tendões flexores digitais. Todos os autores relataram que o tendão flexor digital superficial é menos vascularizado na região do terço médio do metacarpo (na qual o tendão não é recoberto por bainha) em comparação com as regiões mais proximais ou distais, que passam, respectivamente, pelo canal cárpico e pela bainha digital. De acordo com esses autores, a relativa falta de vascularização poderia ser a causa das lesões tendíneas. Essa vascularização escassa e o pequeno número de células por unidade de massa de tecido também sugeririam explicar por que a cicatrização tendínea é demorada e incompleta nas estruturas tendíneas.

O suprimento nervoso dos tendões é fundamentalmente sensitivo, e não há evidências de controle vasomotor. As terminações sensitivas neurotendíneas permanecem próximas às junções musculotendíneas.

Músculo

Os músculos atuam ativamente na locomoção, no movimento dos membros, na postura e na estabilidade articular.

O sistema muscular é constituído de aproximadamente 500 músculos, que correspondem de 40 a 45% do peso corporal, sendo importantes no sistema de sustentação da espécie equina.

Os músculos são formados por uma série de células alongadas conhecidas como fibras musculares. Um grupo de fibras imerso em tecido conjuntivo (endomísio) e limitado pelo mesmo tecido com estrutura mais densa (perimísio) constitui um fascículo; vários fascículos são envolvidos pela mesma camada de tecido conjuntivo (epimísio), formando então um músculo. Vasos sanguíneos, linfáticos e nervos, que suprem o músculo, correm nessas faixas de tecido conjuntivo e vão se ramificando sucessivamente até envolver cada fibra muscular isolada.

Três tipos de fibras musculares podem ser identificados com base nas suas características metabólicas demonstráveis por técnicas histoquímicas:

- SO (*slow oxidative*), representando as células musculares de contração lenta e metabolismo oxidativo
- FOG (*fast oxidative glycolytic*), de contração rápida e metabolismos oxidativo e glicolítico
- FG (*fast glycolytic*), rápida e glicolítica; as diferentes fibras musculares apresentam características que promovem sua individualidade.

À adaptação da capacidade metabólica dessas fibras musculares ao treinamento, com consequente alteração do modo de obtenção energética, dá-se o nome de modulação. Na literatura, há muitas contradições a respeito da modulação de fibras musculares e expressão das isoformas de miosina.

Muitos autores relataram que o treinamento de resistência aumenta a capacidade oxidativa de todas as unidades motoras envolvidas; além disso, referem que esses regimes de treinamento não são suficientes para alterar o tipo de fibra ou a expressão das isoformas de miosina, ao passo que o exercício pode induzir modificação nas características de contração, promovendo então modulação das fibras musculares ou até mesmo aumento na massa muscular pela considerável plasticidade fenotípica exibida pela musculatura esquelética.

Uma propriedade desse tecido que possibilita adaptações a uma enorme variedade de padrões de contração é a grande capacidade de acomodação de algumas unidades motoras a certos tipos de atividade quando comparada com outras. Por exemplo, o grande potencial oxidativo das unidades SO e FOG em relação às unidades FG as adapta a atividades prolongadas, quando a reserva energética pode ser usada com maior vantagem. Por outro lado, as fibras FG são mais bem-adaptadas a um curto e intenso padrão de contratilidade, no qual a produção de lactato, assim como a sua tolerância, é exigida. Como resultado dessas diferentes propriedades, não é surpreendente que, em cavalos de enduro, haja alta proporção de fibras SO e FOG, enquanto animais que realizam exercícios de alta velocidade tendem a ter altas proporções de fibras FOG e FG. Diversos estudos vêm sendo realizados nas últimas décadas na tentativa de esclarecer se as composições das fibras são resultado de herança genética ou se é possível alterá-las por programas de treinamento específico.

 Você sabia?

- Independentemente do dia de nascimento de um cavalo Puro-sangue, ele será considerado 1 ano mais velho no dia 1º de janeiro do respectivo ano. Ao estabelecer uma data de nascimento padrão para todos os Puros-sangues, torna-se mais fácil determinar a aceitabilidade de cada cavalo para corridas com base na sua idade. A data de 1º de janeiro foi escolhida porque a maioria das éguas entra no cio pouco depois do início do novo ano. O período de gestação dura cerca de 11 meses, o que significa que a maioria dos potros nasce na primavera, o que torna esse dia uma escolha prática para o seu aniversário comum.
- Os equinos são utilizados como modelo experimental para diversas pesquisas com foco translacional, que visa estabelecer uma base para o desenvolvimento de pesquisas em humanos. As alterações no sistema locomotor e seus tratamentos estão entre as principais linhas de pesquisas.

Exame para diagnóstico de claudicação

Claudicação é o sinal clínico de um distúrbio estrutural ou funcional que se manifesta em um ou mais membros, geralmente durante a locomoção.

A claudicação na espécie equina é um assunto de grande importância tanto do ponto de vista médico como financeiro. Em equinos atletas, as enfermidades osteomusculares são a principal causa de diminuição de desempenho e de interrupção precoce da carreira, o que resulta em perdas econômicas significativas na criação.

O examinador, ao realizar diagnóstico de claudicação, necessita de um conhecimento específico de anatomia, fisiologia, biomecânica, além de clínica das enfermidades locomotoras dos equinos. É necessário diferenciar também se a claudicação resulta de alteração locomotora relacionada com a dor ou de disfunção mecânica com restrição de movimentos ou, ainda, de disfunção neurológica.

As principais causas de enfermidades ortopédicas que levam à claudicação são: trauma, excesso de exercício, anomalia congênita ou adquirida, infecção, distúrbio metabólico, alteração circulatória ou nervosa, ou, ainda, a combinação desses.

O exame clínico quase sempre fornece a principal contribuição para o diagnóstico das enfermidades do aparelho locomotor. Seguir à risca a técnica semiológica e ser tolerante com as dificuldades que o animal possa apresentar são condições indispensáveis para que seja possível obter um diagnóstico preciso. De modo geral, a sequência adotada é inicialmente a identificação do animal e a anamnese realizada com o acompanhante do equino (proprietário, tratador ou treinador). Observa-se o equino em repouso e em exercício a fim de determinar o membro claudicante. A seguir, para determinar a fonte da dor, o examinador realiza a palpação e manipula o membro do equino. O veterinário deve realizar a palpação no sentido distoproximal do membro utilizando também a palpação indireta por meio da pinça de casco. Os bloqueios anestésicos perineurais e o diagnóstico por imagens são métodos utilizados como exames complementares em auxílio da determinação do local da lesão e também da extensão desta.

Identificação e anamnese

A identificação do animal é realizada ao verificar as características ou a aparência externa utilizando aspectos como raça, idade, sexo, nome do proprietário e procedência. O conhecimento da idade por parte do examinador é importante, pois, a partir dessa informação, sabe-se que uma claudicação moderada bilateral dos membros posteriores em um equino de 1,5 a 2 anos provavelmente estará relacionada com osteocondrose nas articulações do tarso ou femorotibiopatelar. Por outro lado, se for um equino adulto, é mais provável que o diagnóstico seja uma doença articular degenerativa acometendo as articulações do tarso.

A anamnese detalhada deve reunir informações a fim de auxiliar no diagnóstico (Quadro 12.4). A obtenção de um histórico completo e verídico depende de um bom ouvinte, do interpretador, da realização de perguntas claras, de entender as peculiaridades das raças e da atividade atlética do animal.

Infelizmente, os proprietários ou o acompanhante do animal nem sempre reconhecem o significado de cada informação e podem, às vezes, mesmo não intencionalmente, fornecer informações falsas ou enganosas, atrapalhando até a condução do exame.

A obtenção de informações pode ser realizada por perguntas diretas ou sugestões sutis na tentativa de obter fatos essenciais para o diagnóstico.

Quadro 12.4 Resumo de informações importantes obtidas na anamnese.

- Início da claudicação
- Duração dos sinais clínicos
- Se a claudicação teve aparecimento súbito ou gradativo
- Se a causa da claudicação é conhecida ou se há relato de traumatismo
- Evolução da claudicação
- Se o grau de claudicação se altera durante o período de trabalho
- Se o proprietário notou aumento de volume ou alteração na postura do animal
- Se o animal foi casqueado ou ferrado recentemente

Inicialmente, deve-se, em poucas palavras, registrar a queixa principal que levou o proprietário a procurar o hospital ou o veterinário. Nos casos em que o proprietário já vem com o suposto diagnóstico feito, o cuidado na interpretação precisa ser reforçado, pois, muitas vezes, como consequência de tal procedimento, pode ocorrer erros na condução do exame. Por exemplo, o proprietário refere que o animal apresenta miosite por esforço após longa caminhada, com risco de ele estar com tétano, o que perderá a oportunidade de receber um tratamento imediato caso não seja detectado a tempo.

A sequência do interrogatório deve ser realizada a fim de proporcionar ao examinador levantar possibilidades e descartar enfermidades que não tenham relação com o quadro de sinais clínicos apresentados.

O tempo decorrido desde o início dos sinais clínicos torna possível considerar se a condição é aguda ou crônica, se já houve alguma alteração estrutural permanente e também a decisão sobre a conduta terapêutica adequada.

Muitas vezes, a evolução da claudicação indica o seu prognóstico, pois o animal que vem apresentando melhora provavelmente terá um prognóstico mais satisfatório que o equino que se mantém estável ou que apresenta piora.

Dentre as perguntas mais importantes, estão:

- Qual foi a causa da claudicação? O proprietário pode ter visto o que ocorreu ou, ainda, as circunstâncias que são possíveis de ter levado à claudicação
- A respeito da modalidade esportiva que o equino desenvolve, é importante conhecer o grau de dificuldade e a sua frequência, bem como suas características específicas capazes de provocar qualquer tipo de lesão no aparelho locomotor. Alguns exemplos estão descritos no Quadro 12.5
- O animal tropeça frequentemente? O tropeço pode resultar de alguma interferência na ação sinérgica dos músculos e tendões flexores ou extensores, bem como da ocorrência de dor na região do talão, de enfermidade neurológica, ou ainda por apresentar a pinça do casco muito longa
- Quando o cavalo foi ferrado e/ou casqueado pela última vez? Eventualmente, com a turquês ou grosa, retira-se uma porção exacerbada do casco e se atinge até a região sensitiva. Ocorre também a possibilidade de se inserir um cravo na região sensitiva ou próximo dela, o que geralmente é revelado pelo teste da pinça do casco
- Quais são os tratamentos realizados e o efeito produzido? É importante registrar dose e frequência de administração de fármacos. Se o animal recebeu terapia apropriada, mas sem ter causado efeito benéfico, provavelmente o prognóstico será reservado. Além disso, é necessário saber se o animal está sob efeito de analgésico por aplicação de algum antiinflamatório não esteroide ou esteroide que possa mascarar os sinais clínicos.

Quadro 12.5 Influência da atividade esportiva na claudicação.		
Modalidade	**Fatores predisponentes**	**Lesões**
Corrida (Figura 12.45 A)	Animais jovens Alta velocidade Estresse Fadiga	Fraturas por estresse Tendinite do flexor digital superficial Desmite do suspensor do boleto Fraturas de carpo e sesamoides proximais
Salto (Figura 12.45 B)	Alto impacto após o salto Obstáculo	Síndrome do navicular Tendinites Fraturas de carpo
Polo (Figura 12.45 C)	Ferraduras com rampão Rápidos movimentos de giro	Fraturas de sesamoide proximal e I falange
Enduro (Figura 12.45 D)	Percursos de longa distância Pisos duros ou com pedregulhos Fadiga	Miosites Osteíte podal Lesões no casco Laminites Fraturas por estresse
Apartação (Figura 12.45 E)	Balanço e giro sobre os membros posteriores com força e torque Batidas intermitentes com os membros anteriores	Contusão de sola nos membros anteriores Fraturas em I e II falanges Artrite e esparavão no tarso Gonites
Tambor e laço	Velocidade e giro Torque e *twist*	Artrite no boleto (sinovite, capsulite) Fratura de III falange Síndrome do navicular Exostoses nas falanges Desmites
Rédeas (Figura 12.45 F)	Influência do treinador e treinamento sobre o tipo de problema apresentado Esbarro	Tendinites Tendossinovites Miopatia fibrótica Osteoartrite tarsal

Exame físico

O exame físico do paciente compreende inspeção, palpação e manipulação dos membros em repouso e em movimento, além da utilização de alguns instrumentos que facilitem a avaliação. Tais procedimentos necessitam de conhecimento anatômico e do desenvolvimento de sensibilidade do examinador no sentido de perceber todos os sinais e respostas do paciente no decorrer do exame. Assim, é importante o treinamento prático do examinador para se familiarizar com os aspectos normais e ter condições de reconhecer uma enfermidade. Os principais objetivos do exame do aparelho locomotor são: determinar qual é o membro claudicante, localizar a lesão no membro e diagnosticar a enfermidade.

Inicialmente, realiza-se inspeção panorâmica do equino em estação, seguida de inspeção localizada dos segmentos corporais fixando-se a atenção em áreas restritas. Nessa fase, é possível observar assimetrias de conformação e aprumos, deformações, aumentos de volume, atrofias musculares, soluções de continuidade, cicatrizes ou posturas anormais, visualizados de frente, de ambos os lados e de trás (Figura 12.46).

As anormalidades encontradas durante o exame físico necessitam ser observadas, relacionadas com a provável enfermidade e registradas para serem confirmadas por outros procedimentos semiológicos. Para verificar a simetria, o membro deve ser seinspecionado e comparado ao contralateral.

Nos membros anteriores, aquele com menor casco, talão alto e atrofia da musculatura externa é geralmente o membro claudicante. O casco é menor em virtude da alteração crônica

no aprumo; e a atrofia muscular decorre da diminuição funcional do membro. Nos membros posteriores, a atrofia do glúteo médio e/ou músculo grácil indica o desuso do membro.

É necessário examinar detalhadamente a região distal do membro que envolve o pé do equino (casco), pois 70% das afecções que causam claudicações em equinos têm origem nessa região.

Na sequência, o equino será examinado em movimento, uma vez que algumas enfermidades exibem seus sinais clínicos apenas nesse estado. O examinador deve ser capaz de observar todos os membros em conjunto inicialmente, e então cada um individualmente para facilitar o diagnóstico de claudicação.

O principal objetivo durante o exercício é identificar o membro ou membros envolvidos e o grau de claudicação, além de uma possível incoordenação do animal em movimento.

Na maioria dos exames, o movimento inicial será em linha reta, em superfície plana e terreno duro, seguido de observação em outros tipos de terreno e em movimentação circular.

Inicia-se com andamento a passo para que a sequência lenta do movimento do pé possibilite ao examinador inspecionar cuidadosamente o seu trajeto durante a progressão do membro e o modo de apoio do pé ao solo. Posteriormente, o animal será conduzido ao trote lento e rápido.

O equino é encaminhado com sua cabeça centrada em relação a seu corpo e se exercitar a uma velocidade constante em linha reta. O condutor não deve olhar para o equino; este precisa acompanhar lateralmente o animal para não obstruir a visão do examinador.

A movimentação da cabeça do animal durante o exercício é um meio auxiliar no diagnóstico da claudicação e, em virtude disso, é muito importante a participação do condutor no exame de claudicação. Geralmente, nas claudicações de apoio do membro anterior, o animal eleva a cabeça quando apoia o membro lesado no solo na tentativa de aliviar o peso aplicado sobre ele na fase de apoio e, em seguida, abaixa a cabeça quando apoia o membro normal. Já nas claudicações do membro posterior, a garupa do lado afetado se eleva ao apoio do membro lesado e desce ao apoio do membro são. Nos casos de claudicação bilateral, quando a movimentação da cabeça é mínima, o equino compensa a dor reduzindo a fase de sustentação para ambos os membros, produzindo, assim, um andar geralmente arrastando a pinça do casco.

A condução do equino em círculos acentua as claudicações de grau leve com sede em estrutura óssea normalmente no membro interno ao círculo. No caso de acentuação quando o membro está externo ao círculo, suspeita-se de lesões em tecidos moles. O equino deve ser mantido ao trote iniciando com um círculo longo e fechando-o com diminuição gradual.

Animais com claudicação bilateral dos membros anteriores não observados em linha reta ao trote apresentarão com frequência claudicação no membro anterior interno. Se a claudicação persistir quando o membro estiver externo ao círculo, deve ser considerada bilateral, que geralmente envolve o ligamento suspensor do boleto, lesão no ligamento colateral, alterações nos ossos do carpo radial e enfermidades do II metacarpal. O círculo também é possível de acentuar claudicações nos membros posteriores, principalmente quando o membro lesado está no lado interno do círculo. O equino pode demonstrar a claudicação por meio de avanço lento do membro, fase cranial do passo menor em maior tempo com o membro sem apoio, e arrastando a pinça com maior frequência.

Na maioria das vezes, a avaliação da claudicação é mais fidedigna em superfícies duras, pois estas fornecem maior

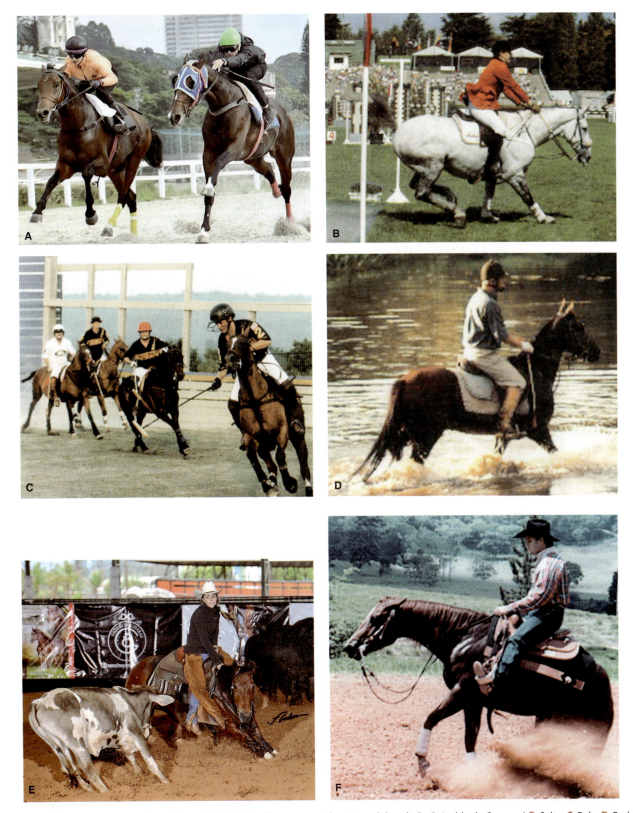

Figura 12.45 Atividade esportiva (Quadro 12.5). **A.** Corrida. (Imagem gentilmente cedida pelo Dr. Reinaldo de Campos.) **B.** Salto. **C.** Polo. **D.** Enduro. **E.** Apartação. **F.** Rédeas.

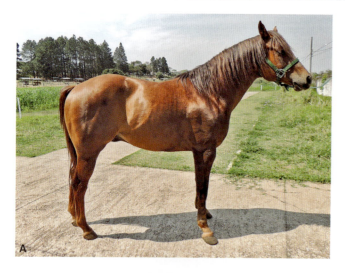

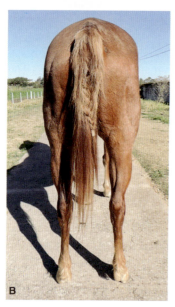

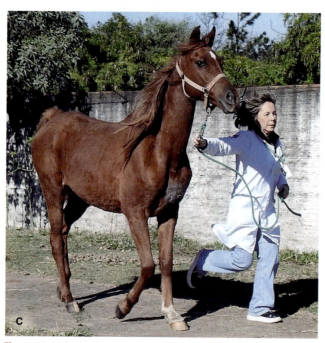

Figura 12.46 Inspeção em repouso, vista lateral (**A**). Inspeção em repouso, vista posterior (**B**). Inspeção em movimento (**C**).

concussão que superfícies moles, e tornam possível ao examinador escutar tão bem como visualizar o deslocamento do pé. O membro lesado faz menos ruído porque menos peso é colocado sobre esse apoio; ao contrário, o membro sadio recebe maior peso e, consequentemente, faz maior ruído (cascalho).

Em virtude de a superfície dura não pressionar a sola ou a ranilha, equinos com suspeita de apresentar enfermidade no pé devem ser submetidos ao exercício tanto em superfície irregular como em cascalho.

As claudicações dos membros posteriores costumam ser caracterizadas por aumento de movimentação da garupa em virtude do aumento da amplitude de elevação e depressão desta. O andar com o membro rígido é típico da maioria das claudicações dos membros posteriores, independentemente do local da dor, em virtude da reciprocidade dos movimentos articulares do membro posterior. A altura da elevação e o arco do pé são frequentemente reduzidos, o que pode resultar no arrasto da pinça do casco. Alguns equinos não condicionados costumam arrastar a pinça do casco, mesmo sem apresentar nenhuma claudicação.

Em alguns casos, a claudicação, especialmente a queda de desempenho, relacionada com os membros posteriores somente se torna evidente com o equino montado. Cuidados devem ser tomados com cavaleiros inexperientes, pois podem forçar movimentos irregulares no animal ou até movimentar exageradamente suas mãos sobre a rédea, o que atrapalha a interpretação do exame.

Graduação da claudicação

Embora seja suficiente a classificação em leve, moderada ou grave, o ideal é que o grau de claudicação seja registrado. O padrão de avaliação mais objetivo se baseia na graduação da Associação Americana de Profissionais de Equinos (AAEP). Essa graduação auxilia em uma reavaliação posterior por qualquer outro examinador, e conta com cinco níveis:

- Grau 0: claudicação não perceptível em nenhuma circunstância
- Grau 1: a claudicação é dificilmente observada ao trote e não é consistente independente das circunstâncias
- Grau 2: a claudicação é dificilmente vista ao passo, mas pode ser observada ao trote, em movimentos circulares ou sob superfície dura
- Grau 3: a claudicação é consistente, observada claramente ao trote, com movimentações de cabeça
- Grau 4: a claudicação é óbvia ao passo, com movimentação característica de cabeça
- Grau 5: impotência funcional do membro.

Em geral, as claudicações de graus 4 e 5 estão associadas a fraturas, luxações, abscessos subsolares, tendinites e artrites graves.

Testes de flexão

Os testes de flexão auxiliam na identificação do membro e/ou do local afetado; no entanto, em alguns casos, a interpretação tende a ser confusa, principalmente se houver um resultado falso-positivo (Figura 12.47).

Nessa fase do exame, devem ser realizados movimentos passivos de flexão a fim de exacerbar um foco de dor, principalmente em tecidos moles ou regiões subcondrais quase sempre associados a processos articulares, tendíneos ou ligamentares.

A dor pode ser exacerbada por flexão passiva de uma articulação com sinovite e efusão. Na flexão, a capacidade do volume

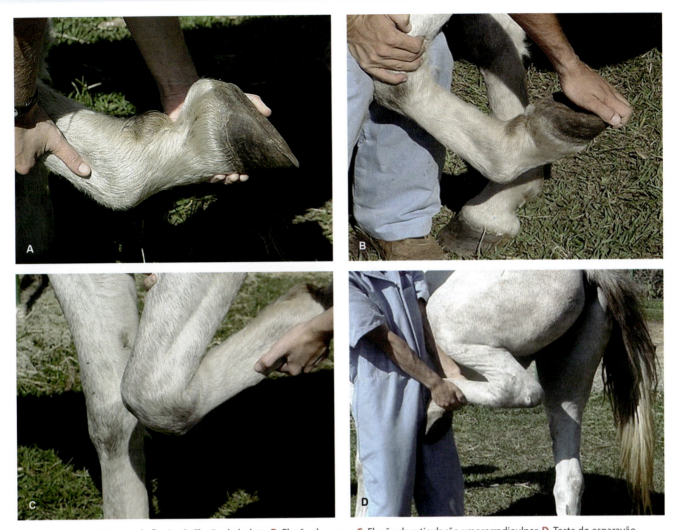

Figura 12.47 Testes de flexão. **A.** Flexão do boleto. **B.** Flexão do carpo. **C.** Flexão da articulação umerorradioulnar. **D.** Teste do esparavão.

intrassinovial é reduzida e o líquido sinovial exerce pressão na membrana sinovial e na cápsula sensitiva, causando então dor pela ativação de receptores de dor.

Após a flexão das articulações, o cavalo é submetido ao trote ou até mesmo ao passo. Na maioria dos testes, a flexão é feita por 30 a 60 s, à exceção do teste da articulação társica. A flexão é realizada inicialmente no membro sadio, seguido pelo membro suspeito, sempre no sentido distoproximal. A força (pressão) e o tempo da flexão devem ser os mesmos em todas as articulações para não distorcer a interpretação dos resultados.

As articulações são flexionadas lentamente para possibilitar a acomodação dos mecanorreceptores à tensão. Esse procedimento faz com que o animal aceite melhor a manipulação realizada. Após a flexão, o condutor deve estar preparado para sair imediatamente ao trote com o animal deixando a cabeça deste com a guia de condução livre. Uma resposta positiva é obtida quando o animal apresenta uma exacerbação da claudicação nos primeiros três a quatro passos após liberar a flexão do membro. É importante lembrar que uma resposta positiva não significa, necessariamente, que o local submetido ao teste de flexão é a fonte primária de dor.

A flexão de determinadas articulações proporciona sobreposição de pressão em outras articulações (p. ex., ao flexionar a articulação metacarpo ou metatarsofalângica, a manobra de flexão pode envolver também as articulações interfalângicas proximal e distal).

Nos membros posteriores, os testes de flexão são realizados de maneira semelhante iniciando-se sempre nas articulações distais do membro. Para flexionar as articulações interfalângicas e a metatarsofalângica, o examinador apoia o membro distal em sua perna deixando as mãos livres para flexionar as articulações. A flexão da articulação do tarso, conhecida como "teste do esparavão" ou flexão global, é realizada segurando-se o metatarso paralelo ao solo sem flexão ativa sob a articulação metatarsofalângica. Essa posição deve ser mantida por 1 a 2 min e, então, o cavalo inicia o trote rapidamente. Qualquer exacerbação de claudicação é um resultado positivo para o teste. Em virtude da flexão conjunta das articulações femorotibiopatelar e tibiotarsal, lesões nas articulações femoropatelares, femorotibiais, tibiotarsais e intertarsais devem ser consideradas em uma resposta positiva do teste do esparavão.

Os movimentos de extensão, adução e abdução também são utilizados, principalmente na suspeita de lesões nas regiões proximais como umerorradioulnar e escapuloumeral, nos membros anteriores, e femorotibiopatelar, nos posteriores.

Exame por inspeção e palpação específicas

O examinador, após realizar a inspeção do animal, pode optar por examiná-lo em exercício e submetê-lo à palpação, ou o inverso. O importante é definir uma metodologia sistemática, específica e lógica para realizar a palpação, iniciando geralmente pela região distal do membro. O examinador deve desenvolver o hábito de utilizar uma sequência rígida no exame clínico para ser o mais eficiente possível e evitar a omissão inadvertida de informações.

Para realizar esses procedimentos, o examinador deve apresentar amplo conhecimento em anatomia, biomecânica e nas diversas enfermidades que podem sediar cada região.

Pé

As enfermidades podais são as causas mais comuns de claudicação. As principais queixas são as alterações no formato e no suporte da carga corporal, como também o excessivo contato da sola com o terreno, além da região da linha branca, resultando em uma pressão demasiada em área não designada para suporte de peso.

O tamanho e o formato do casco podem estar relacionados com a variação racial e com o modo de casqueamento e ferrageamento, bem como ao crescimento anormal em virtude de lesões dolorosas crônicas.

O desnivelamento mesolateral (diferença de altura entre a face e o casco) observado com o animal de frente e de trás pode estar associado a alterações crônicas de casqueamento e defeito de conformação dos membros.

De modo geral, o casco deve ser inspecionado para assimetria, conformação, altura do talão, espaço entre os talões, anéis de crescimento, rachaduras do estojo córneo e drenagem de exsudato da região coronária. O pé é um dos órgãos que apresentam maior complexidade de estrutura e função; por ser a base da sustentação do corpo, está naturalmente exposto, por sua função e situação, à ação mecânica de diversos agentes distribuídos na superfície do próprio solo com o qual está em contato permanente.

O pé do equino é formado pelo casco e as estruturas presentes no seu interior: cório, coxim digital, articulação interfalângica distal, inserção dos tendões flexor digital profundo e extensor digital, bursa podotroclear, cartilagem da falange distal, vasos e nervos.

A inspeção deve basear-se em conformação, tamanho, desgastes anormais, solução de continuidade, linhas ou anéis de crescimento irregulares, posição da saída dos cravos da ferradura, comprimento da pinça, eixo podofalângico e altura e contração dos talões (Figura 12.48).

O exame detalhado do pé do animal é realizado após a remoção das ferraduras; contudo, na maioria das vezes, deve-se retardar esse procedimento para o animal ser examinado inicialmente em movimento.

Prossegue-se com o exame físico realizando-se a pressão e a percussão aplicadas na sola e na parede do casco pela pinça de casco (Figura 12.49). A percussão costuma ser realizada com um martelo apropriado ou com a própria pinça de casco. Uma reação localizada pode representar um cravo inserido em região sensitiva, lâminas inflamadas ou um abscesso submural. Sensibilidade difusa na sola costuma representar uma fratura da III falange, osteíte podal ou ainda laminite. A existência de uma área de maior sensibilidade no sulco da ranilha costuma caracterizar um quadro de sesamoidite distal (enfermidade do navicular).

O modo mais eficaz de sentir a resposta à pressão, realizada com a pinça de casco, é quando o examinador posiciona o membro do equino a ser examinado por entre as pernas, como se fosse casqueá-lo. A pinça de casco é então segurada com as duas mãos, inicia-se o exame de um dos lados e se percorre por todo o casco do animal aplicando pressão entre a parede e a sola (Figura 12.50). Inicialmente, faz-se uma leve pressão com a pinça, intensificando conforme a resposta do animal; a dor do animal pode ser manifestada desde uma simples puxada do membro até um murchar de orelha com tentativa de morder o examinador. É importante mapear a área de maior sensibilidade, bem como graduar a resposta dolorosa. Esse teste da pinça deve ser repetido várias vezes a fim de distinguir a real dor de uma simples reação de desconforto do animal.

Quartela

A amplitude do pulso das artérias digitais palmares e plantares laterais e mediais na quartela pode ser palpada principalmente em inflamações podais, como laminite, sesamoidites, infecções ou fraturas da III falange. A pressão muito forte obliterará o pulso arterial; portanto, deve-se realizar uma pressão leve, adequada, comparando-se sempre com o pulso contralateral.

À inspeção e à palpação, podem ser observados aumentos de volume seguidos de aumentos discretos de temperatura

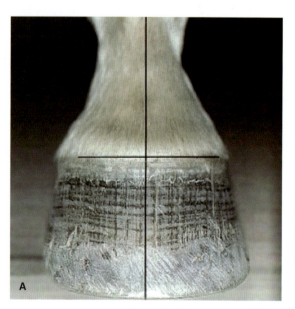
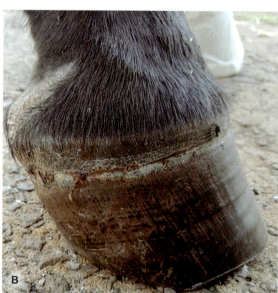

Figura 12.48 Casco normal (**A**). Convergência dos anéis de crescimento (**B**).

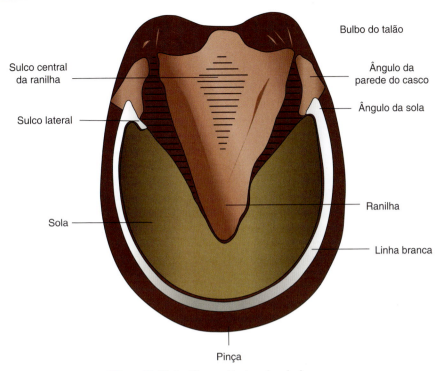

Figura 12.49 Regiões anatômicas da sola do casco.

e sensibilidade nas superfícies dorsais, medial e lateral da articulação interfalângica proximal indicando osteoartrite ou exostose. Raramente observa-se distensão da cápsula articular da articulação interfalângica proximal, sendo mais frequente notar distensão da cápsula articular interfalângica distal, observada pelo aumento de volume na linha média dorsal imediatamente proximal à região coronária. A existência de cicatrizes está frequentemente associada a neurectomias antigas, com risco de haver também neuromas dolorosos nos nervos digitais.

A palpação profunda da quartela auxilia revelar ocorrência de dor nos ligamentos sesamoides retos ou oblíquos, bem como nos ramos do tendão flexor digital superficial em sua inserção e no tendão flexor digital profundo. Desmites e tendinites dessas estruturas ou tenossinovites do tendão flexor digital profundo (TFDP) podem ser identificadas por aumento de volume e sensibilidade dessa região. Essa palpação costuma revelar também a existência de fratura das asas lateral e medial da II falange (Figura 12.51).

Outro procedimento importante a ser realizado é a rotação dessas articulações para promover a exacerbação de sensibilidade dolorosa, principalmente nos ligamentos colaterais e sesamoides da região.

Boleto | Articulação metacarpofalângica

A inspeção do boleto deve ser realizada visando detectar aumento de volume nas regiões dorsal e palmar dessa estrutura. As "bolsas" palmares estão localizadas entre os ramos do ligamento suspensor do boleto e o aspecto palmar do 3º metacarpal. Quando houver processo inflamatório, pode ocorrer distensão sinovial da bolsa palmar, que é idiopática com frequência em animais idosos ou após trabalho forçado.

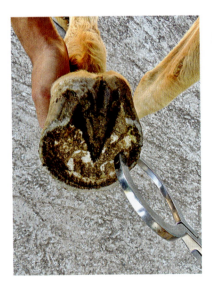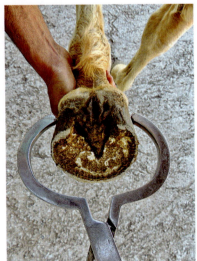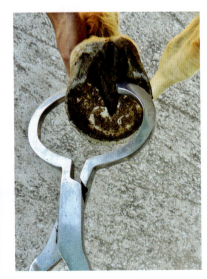

Figura 12.50 Teste de pressão com pinça de casco.

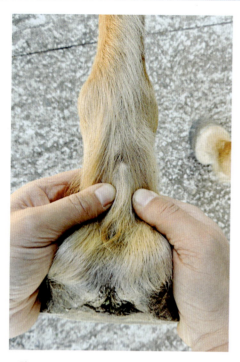

Figura 12.51 Palpação da região da quartela.

de dor; da existência de líquidos, fibroses ou tecidos calcificados no interior das cavidades sinoviais; e do grau de espessamento da cápsula articular e da bainha do tendão. Os ossos sesamoides devem ser palpados em suas regiões de ápice e base para verificação de dor, podendo estar associados a uma fratura de sesamoide, sesamoidite proximal ou ainda à desmite do suspensor do boleto ou sesamoides distais (Figura 12.53).

A articulação do boleto deve ser flexionada para testar a amplitude de movimento (em geral, 90°) e avaliar qualquer aumento de sensibilidade que possa estar presente.

O boleto é flexionado por 1 min e então o animal é submetido ao trote, com resultado positivo caso claudique. Na interpretação desse teste, é importante considerar que a flexão do boleto envolve também a flexão das articulações interfalângicas proximal e distal.

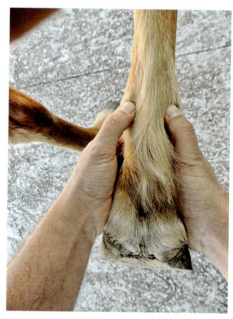

Figura 12.53 Palpação de ossos sesamoides proximais.

Caudal a essa região, proximal ou distal à articulação, o espessamento e a distensão da bainha do tendão flexor digital profundo podem indicar tenossinovite (Figura 12.52). Essas distensões sinoviais são conhecidas também como "ovas".

O aumento de volume generalizado da articulação com espessamento da cápsula articular geralmente ocorre em processos crônicos causados por fibrose (artrite, capsulite) que podem evoluir a partir de lesões intra ou periarticulares, como as osteoperiostites.

A ocorrência de aumento de volume específico na região dorsal da articulação pode indicar também sinovite vilonodular. A palpação dessa articulação auxilia na avaliação do grau

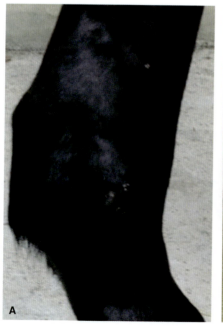
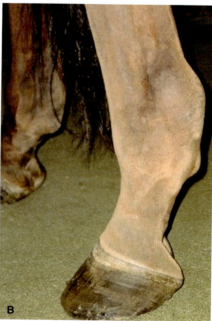

Figura 12.52 Tenossinovite (**A**). Tendinite (**B**).

Região do III metacarpo

Esta região está limitada proximalmente pela articulação do carpo e distalmente pela articulação metacarpofalângica. Tem direção vertical, é levemente cilíndrica e de configuração mais achatada em sua extremidade proximal. A base óssea é integrada pelo III metacarpal, que é circundado lateralmente pelo IV metacarpal e medialmente pelo II metacarpal. Na face palmar, corre próximo ao III metacarpal o ligamento suspensor do boleto, seguido pelo ligamento carpal inferior (terço proximal – membros anteriores), tendão do músculo flexor digital profundo e tendão do músculo flexor digital superficial. Na face dorsal, há os tendões extensores, que são os extensores digitais comum e lateral.

Por sua superficialidade, a inspeção e a palpação dos planos anatômicos que integram essa região são de fácil exploração visual e sensitiva.

As lesões visíveis nessa região incluem um aumento de volume envolvendo a região dorsal do 3º metacarpal e a região proximal dos II e IV metacarpais; ou, ainda, na face palmar, envolvendo os tendões flexores ou bainhas sinoviais da região (Figura 12.54).

A palpação é realizada inicialmente com o membro em apoio e, posteriormente, com o membro semiflexionado e elevado, quando os tendões e ligamentos se apresentam sem tensão e são mais facilmente palpáveis (Figura 12.55). É necessário registrar qualquer aumento de volume, ocorrência de dor ou aderência, pois isso pode indicar um processo inflamatório. É importante identificar com movimentos de flexão do membro o deslizamento entre os tendões flexores superficial e profundo.

A continuidade dos tendões e dos ligamentos é palpada para verificação de eventual ruptura ou fibrose. Aumentos de volume de consistência dura na face dorsal são palpados firmemente para verificar se são dolorosos. Resposta à dor indica que provavelmente há inflamação ativa (periostite) em face plantar ou palmar e também pode ser indicativa de fratura (II ou IV metacarpo/metatarso).

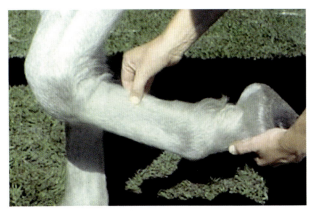

Figura 12.55 Palpação da face palmar do metacarpo.

Região da articulação do carpo

Com a flexão do carpo, realiza-se mais facilmente a palpação da articulação do carpo e estruturas ósseas relacionadas. Com o membro flexionado, é possível sentir mais facilmente as duas fileiras ósseas (Figura 12.56), bem como as superfícies articulares entre elas (radiocarpal e intercarpal), o que facilita a detecção de depressões acentuadas, crepitações, espessamentos de ligamentos, existência de líquido intra-articular em excesso e exostoses.

Qualquer aumento de volume na face dorsal ou palmar da articulação cárpica deve ser visualizado. Distensões localizadas associadas às articulações radiocarpais e intercarpais que ocorrem na região medial ao tendão extensor carpo radial podem indicar pequenas fraturas (*chips*). Um aumento no

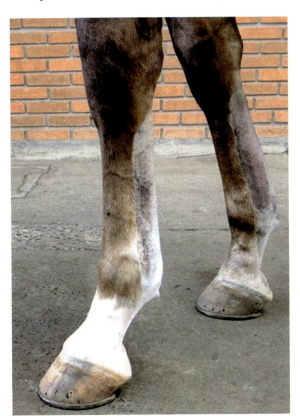

Figura 12.54 Aumento de volume localizado na face palmar do metacarpo.

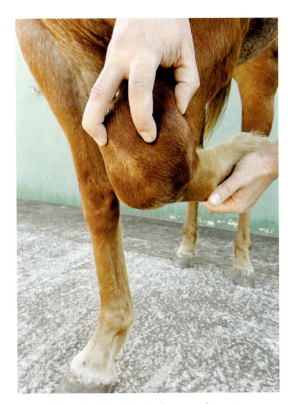

Figura 12.56 Palpação dos ossos do carpo.

volume difuso dessa articulação ocorre nos casos de sinovites/capsulites, fraturas com fragmentos maiores, doença articular degenerativa ou exostose proliferativa. As bainhas dos tendões extensores sobre o carpo podem estar distendidas em função de sinovite, tenossinovite e/ou, principalmente, ruptura do tendão extensor digital, que é comum em potros. O aumento de volume flutuante e difuso sobre a superfície dorsal do carpo (região de subcutâneo) é compatível com hematoma/seroma ou higroma (bursite pré-cárpica). Muitas vezes, é difícil fazer o diagnóstico diferencial entre uma lesão intra-articular e extra-articular, o que leva à necessidade do auxílio de um exame ultrassonográfico ou radiográfico contrastado.

O aumento de volume na região palmar pode indicar fratura do osso acessório do carpo ou tenossinovite (síndrome do canal carpal).

O teste de flexão do carpo é realizado frequentemente na avaliação do grau da flexão e em um eventual agravamento da claudicação após a realização de flexão por aproximadamente 50 s e condução do animal ao trote.

Região das articulações umerorradioulnar e escapuloumeral

Alguns animais apresentam massa muscular densa nessa região, o que pode dificultar a detecção de uma lesão em local específico. Atrofias nos músculos supra e infraespinhosos costumam ser consequências de paralisia no nervo supraescapular ou de claudicação crônica do membro. A musculatura sensível à palpação necessita ser avaliada para possível contribuição na claudicação; à palpação do olécrano, pode-se detectar dor ou mobilidade óssea nos casos de fratura.

O teste de extensão deve ser realizado com o examinador posicionado à frente do animal realizando a extensão e a elevação do membro e forçando o local de inserção do músculo tríceps no olécrano e também a articulação escapuloumeral. O teste de flexão tracionando-se o membro caudalmente, semiflexionado, geralmente revela sensibilidade aumentada por enfermidades como osteoartrite escapuloumeral, fratura da tuberosidade do úmero ou da escápula e bursite do bicipital. Os movimentos de abdução ou adução com o carpo flexionado forçam as estruturas intra e periarticulares, como cartilagem, cápsula articular e ligamentos colaterais. É importante ressaltar que, se houver suspeita de fratura, todos esses testes devem ser realizados de maneira cuidadosa.

No caso de fraturas completas de ulna, epífise do olécrano e de úmero, ocorre claudicação aguda e grave ou impotência funcional do membro, que se apresenta semiflexionado e com grande sensibilidade à manipulação. A crepitação óssea pode ser de difícil percepção nos animais adultos de musculatura muito desenvolvida.

Postura semelhante é encontrada em casos de paralisia de nervo radial, nos quais o animal não consegue avançar o membro, mesmo não apresentando sensibilidade dolorosa, porém o apoia ao ser afastado (Figura 12.57).

Região do tarso | Jarrete

As lesões no tarso decorrem principalmente de traumas nas estruturas ósseas da região plantar em função da escassez de tecidos moles protegendo esse local. Essa região é um importante sítio de enfermidades locomotoras nos membros posteriores. A articulação tarsotibial, pela amplitude de movimentos de flexão e extensão que realiza, é mais vulnerável a lesões do que as articulações intertarsal e tarsometatarsal, por estas serem planas e realizarem menor movimento.

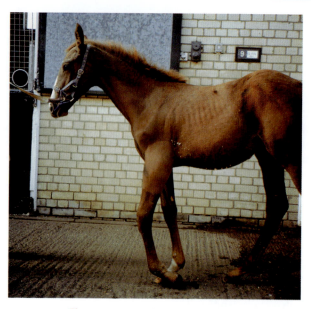

Figura 12.57 Paralisia de nervo radial.

O objetivo do exame dessa região é visualizar distensão da cápsula articular tarsotibial, dorsomedial ou plantar, medial e lateral (que caracteriza as artrites serosas, hidroartroses társicas ou "esparavão mole") e espessamentos ósseos localizados sobre a face dorsomedial decorrentes de processos ósseos degenerativos que evoluem para lesões ósseas proliferativas nas osteoartrites társicas ou esparavão duro, que muitas vezes antecedem a fusão dos ossos (anquiloses). Outro ponto de observação importante é a face plantar proximal de metatarso, que pode apresentar aumento de volume na bainha do tendão flexor digital profundo resultante de sinovite ou tenossinovite ou, ainda, aumento de volume por desmite do ligamento plantar.

O teste de flexão forçada do tarso, também conhecido como "teste do esparavão", resulta em flexão de outras articulações como o boleto, a femorotibiopatelar e a coxofemoral em função da integridade do aparelho recíproco que coordena a flexão e a extensão do membro posterior, que assegura que todas as articulações flexionem e estendam juntas. Esse teste, portanto, não pode ser considerado específico para essa articulação; contudo, em virtude da alta incidência de osteoartrite társica, um teste de flexão positivo no tarso é frequentemente indicativo dessa enfermidade.

A perda da integridade desses movimentos pode ser diagnosticada como a ruptura dos componentes dorsal (músculo peroneal ou fibular III) ou caudal (tendão do músculo gastrocnêmio) eliminando o movimento de flexão e extensão recíproca das articulações femorotibiopatelar e társica. Na ruptura do músculo peroneal III (enfermidade pouco frequente), passa a ser possível a extensão do tarso quando a femorotibiopatelar é flexionada; na ruptura do músculo gastrocnêmio, o membro encontra-se com o tarso hiperflexionado e sem nenhuma condição de sustentar o apoio do corpo sobre ele (Figura 12.58).

Região da articulação femorotibiopatelar

A articulação femorotibiopatelar é formada pelas articulações femorotibial e femoropatelar. Essa região é acessada facilmente pela localização cranial da crista da tíbia e proximal a esta pela identificação dos ligamentos patelares medial, médio e lateral, do tendão do músculo extensor digital longo e dos ligamentos colaterais medial e lateral da articulação femorotibial.

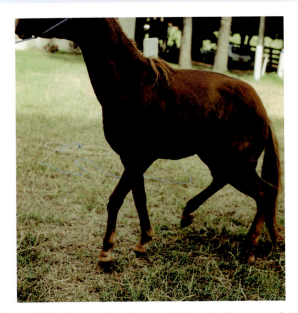

Figura 12.58 Ruptura bilateral do tendão do músculo gastrocnêmio.

Inicialmente, nessa articulação deve ser observado o aumento de volume ou a atrofia da musculatura. A distensão da articulação femoropatelar é mais bem visualizada na face lateral; já a distensão da articulação femorotibial medial é mais bem observada cranialmente (Figura 12.59).

Os três ligamentos patelares são palpados profundamente para o diagnóstico de desmite e, no ligamento patelar medial, deve ser checada a existência de irregularidade ou descontinuidade no caso de esse animal ter sido submetido a uma desmotomia prévia. Os resultados do exame devem sempre ser comparados com o membro contralateral. Em geral, quanto maior a distensão fluida e quanto mais espessa a cápsula articular, mais grave deve ser a enfermidade. Nos equinos em treinamento atlético ativo, é normal a ocorrência de distensão leve e capsulites. Uma distensão significativa com consistência

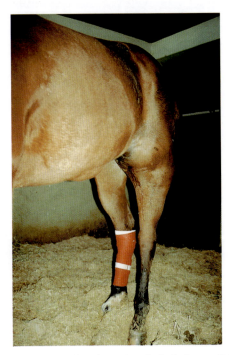

Figura 12.59 Aumento do volume da articulação femorotibiopatelar.

flutuante da articulação femoropatelar sugere desmite ou ruptura do ligamento cruzado, lesão do menisco ou do ligamento colateral medial, fratura intra-articular, doença articular degenerativa e osteocondrite dissecante da tróclea.

Uma patela fora da posição tem risco de apresentar dor, crepitação e mobilidade. Um deslocamento lateral da patela pode ocorrer em potros e está relacionado com claudicação grave. No teste de deslocamento patelar, em casos de fixação superior da patela, classicamente denominada "luxação de patela", o membro exibe a posição característica de hiperextensão, ou seja, distensão para trás; à locomoção, o animal arrasta a pinça por incapacidade de flexionar espontaneamente o membro ou o faz de maneira espástica e intermitente. Quando essa enfermidade é intermitente, muitas vezes é possível produzir manualmente a fixação; para isso, o membro deve estar em extensão, e o teste consiste em segurar a patela entre o polegar e os outros dedos, puxando-a lateralmente, concomitantemente à condução do animal para andar a passo. No resultado positivo, a capacidade de flexionar o membro é perdida momentânea ou por tempo prolongado.

Os casos de claudicação grave de origem súbita relacionados com essa articulação devem ser investigados para ruptura de ligamento cruzado. O teste de ruptura dos ligamentos cruzados é realizado com a seguinte manobra: posicionando-se o animal com apoio sobre o membro suspeito, o examinador se coloca à frente dele e, com ambas as mãos colocadas na crista da tíbia, tenta bruscamente deslocar esse osso na direção caudal. O membro é liberado após cada movimento, possibilitando então o reencaixe voluntário do osso. O teste é repetido de 10 a 20 vezes, e se observa crepitação, aumento de sensibilidade ou mobilidade anormal. Não é realizado de rotina, mas apenas nos equinos com claudicação grave e dor localizada nessa articulação, e com a possibilidade de ter a ruptura do ligamento cruzado cranial.

A lesão em menisco medial associada à ruptura de ligamento cruzado cranial e à ruptura do ligamento colateral medial pode causar claudicação grave de grau 4, embora a ocorrência ou o diagnóstico sejam raros. O teste para avaliar a integridade do ligamento colateral medial é realizado com o examinador segurando o metatarso, pressionando seu ombro contra a face lateral da articulação femorotibial e abduzindo o membro distal. Nos casos positivos, o teste causa muita dor e, além disso, é possível detectar uma separação entre o fêmur e a tíbia na face medial por meio da palpação associada. Nos casos de lesões leves no ligamento, o membro é abduzido de cinco a 10 vezes e, então, o animal aumenta o grau de claudicação ao ser submetido ao trote.

A musculatura ao redor do fêmur deve ser examinada para aumentos de volume e atrofia. Fraturas completas de fêmur produzem sinais como edema local associado à impotência funcional do membro, que parece estar mais curto que o contralateral. A crepitação óssea é muitas vezes imperceptível, mesmo com a ajuda de um estetoscópio. Na região da coxa, os músculos semimembranáceo e semitendíneo devem ser palpados para verificação de aumentos de volume de consistência flutuante (que pode indicar abscessos) ou firme em áreas de fibrose muscular, como ocorre na miopatia fibrótica.

Coluna vertebral e pelve

A coluna vertebral, arcabouço da medula espinal (segmento motor), que é responsável por conectar e transmitir estímulos nervosos e comandos até os membros posteriores e vice-versa, é parte fundamental do sistema locomotor. Lesões na coluna podem originar claudicação e a claudicação tende a gerar dor na região lombar da coluna. Fazer do exame físico da coluna parte da avaliação ortopédica de rotina é de extrema importância para a qualidade de vida do equino e para o melhor desempenho no esporte, visto que esses animais são expostos diariamente a fatores que podem predispor ao desenvolvimento de enfermidades vertebrais, como o uso da sela, ferrageamento, atividade física e idade, entre outros fatores.

As lombalgias (ou dor lombar), sejam elas de origem primária ou secundária, são causa importante para a queda de desempenho atlético nos equinos. Elas englobam a dor presente desde a primeira vértebra torácica até a articulação lombossacra, o que totaliza 24 vértebras (T18, L6). Assim, o conhecimento da anatomia dessa região é de grande importância para a semiologia toracolombar. O ideal é que o examinador conheça as alterações congênitas presentes nos equinos para que não haja um diagnóstico errôneo durante o exame da coluna (como a fusão da última vértebra lombar).

As vértebras são formadas por corpo, arco e processos, que variam segundo sua localização. Os processos vertebrais contam com um processo espinhoso, dois processos transversos e dois pares de processos articulares. A comunicação entre duas vértebras, responsável pela formação do processo articular, cria uma articulação sinovial, conferindo então características reológicas ao movimento, estabilidade e segurança à medula espinal.

O diagnóstico das lombalgias se faz por meio do exame físico e dos exames complementares, representados pelos métodos de diagnóstico por imagem, como a termografia (rastreamento), a radiografia e a ultrassonografia. As principais enfermidades causadoras das lombalgias nos equinos são o contato entre processos espinhosos, a desmite supraespinhosa, a osteoartrite dos processos articulares, e as lesões dos corpos e discos vertebrais.

As lombalgias podem ser mais evidentes em algumas modalidades esportivas, principalmente o hipismo rural, as provas de rédeas, a apartação e o laço de bezerros, a baliza e os três tambores. Nessas modalidades, observam-se exigências para exercícios em alta velocidade, mudanças bruscas de direção e/ou paradas abruptas, consideradas únicas no meio atlético equino, o que gera um constante desafio ao sistema musculoesquelético que, muitas vezes, ultrapassa o limite fisiológico com consequente comprometimento da higidez do aparelho locomotor.

O exame físico é essencial para o diagnóstico das lombalgias, e é de grande importância a avaliação do equino como um todo, a fim de identificar enfermidades que possam estar contribuindo para a claudicação, relutância à existência de carga, sela ou do cavaleiro, atrofia muscular, assimetria da musculatura dorsal e desigualdade das tuberosidades sacrais.

Inspeção. A avaliação da região lombar é realizada inicialmente com a observação da conformação lateral e do alinhamento dorsal axial do animal. Escaras e marcas de sela na região lombar ou qualquer curvatura excessiva da coluna devem ser notadas, uma vez que costumam estar relacionadas com a enfermidade. As alterações estruturais mais comuns de serem encontradas nos equinos são a cifose lombar e a lordose torácica, e estas as vezes são encontradas em conjunto. A atrofia muscular deve ser investigada e diferenciada em relação à sua causa, que pode ser de origem neurogênica ou por desuso. A atrofia dos músculos vepaxiais (músculos situados dorsalmente à coluna) na região lombossacra resulta na proeminência dos processos espinhosos e aparente cifose da coluna lombar. A atrofia dos músculos epaxiais é um dos sinais de um animal potencialmente portador de lesões toracolombares, pois a atrofia reflete a redução de movimento nas áreas de dor. O uso de selas mal ajustadas pode causar a compressão e a atrofia dos músculos longuíssimo dorsal, iliocostal, trapézio torácico, supra e infraespinhoso. As atrofias neurogênicas estão associadas aos músculos pélvicos e à musculatura de membros pélvicos, que possuem inervação por ramos nervosos a partir de L4, formando então o plexo lombossacro. A lordose torácica pode ser observada em animais clinicamente sadios e não implica necessariamente na presença de dor lombar. Ainda é importante observar a presença de contração abdominal (posição antálgica) e o posicionamento da cauda.

Palpação. A palpação da região toracolombar deve ser realizada com o animal em estação com apoio quadrupedal. O ideal é que o animal esteja calmo e que sejam diferenciadas as respostas aos estímulos como dor ou rejeição ao examinador. É preciso observar a reação dos cavalos à discreta palpação com os dedos sobre o dorso desde a cernelha até a cauda (Figura 12.60). A pressão sobre as estruturas superficiais, como o ligamento supraespinhoso e os músculos epaxiais, é útil para a localização de pontos de dor, presença de massas, fibroses e sinais de desmite. Alguns animais respondem a estímulos digitais leves, outros necessitam de um estímulo mais intenso, que pode ser realizado com um instrumento de ponta romba, que é deslizado sobre o dorso do animal no sentido craniocaudal. O tamanho dos músculos epaxiais impede a palpação de estruturas profundas. Qualquer edema, assimetria ou atrofia é registrado. As extremidades dos processos espinhosos dorsais são palpadas para verificação de alinhamento, protrusão, depressão e distância interespinhosa. O desalinhamento desses processos pode revelar fratura, luxação, subluxação ou protrusão dos processos espinhosos dorsais. Após esses procedimentos, aplica-se uma pressão firme nos músculos dorsais do mesmo modo realizado anteriormente. Na maioria dos animais, as respostas a essa pressão é uma ventroflexão do dorso e uma

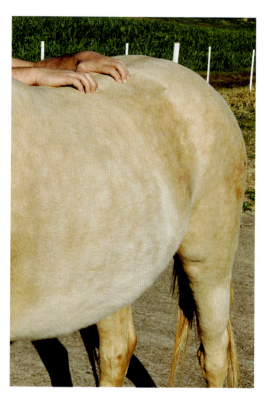

Figura 12.60 Palpação da região lombar.

dorsiflexão no caso de uma pressão semelhante na altura da garupa. Outro método para produzir respostas semelhantes é pressionar uma caneta ao longo do dorso em qualquer dos lados da linha média. Um movimento livre e relaxado é indicativo de ausência de dor. Uma resposta excessiva, chegando ao ponto de o cavalo cair no chão, indica dor ou algum tipo de hipersensibilidade. Podem-se identificar como sinais de desconforto a elevação do pescoço e da cabeça e a extensão da coluna e dos espasmos musculares.

Teste de mobilidade. É realizado o estímulo musculocutâneo com o intuito de obter como resposta a movimentação da coluna em seus três segmentos. São avaliadas a amplitude de movimento e a manifestação de dor durante o exame. A presença de dor pode ser observada com tensão, fasciculação da musculatura epaxial, movimentação da cauda e tentativa de fuga do local do exame. Para esse exame, é feita uma pressão digital prolongada sobre pontos ao longo da região da coluna toracolombar, podendo ser observadas e avaliadas as flexões e as extensões torácica, lombar e lombossacra, como também a lateroflexão e a rotação toracolombar.

Teste de extensão e flexão. O teste de extensão é realizado a partir da pressão digital em três pontos específicos da coluna toracolombar (T10-torácica; T16-toracolombar; região lombossacra) provocando a extensão correspondente a cada ponto. No caso de lesão, o equino irá apresentar sinais de dor ou evitará o movimento. Assim como no exame de extensão, será realizada pressão digital em dois pontos (cartilagem xifoide-torácica; base da cauda lombar e lombossacra) e será observada a resposta a esses estímulos, sendo ela a flexão da região avaliada.

Lateroflexão/rotação. Esses exames são realizados simultaneamente, pois esses dois movimentos estão associados. O procedimento é realizado bilateralmente a partir de um estímulo digital na penúltima costela (empurrando) enquanto com a outra mão o examinador traciona a base da cauda no sentido contrário (puxando). Deve ser avaliada no decorrer desse exame a movimentação realizada pelo animal (sua mobilidade) e se ele apresenta desconforto ou sinais de dor durante a execução.

Exame durante o movimento: a avaliação do animal a passo, trote e galope é essencial para se identificar a presença de dor e alterações funcionais, como diminuição de mobilidade intervertebral em determinada área. O animal deve ser examinado em movimentos em linha reta e em círculos ao passo e trote em piso duro e ao trote e galope em piso macio para a identificação de alterações de mobilidade.

A dor nessa região pode representar uma anormalidade estrutural ou funcional na coluna vertebral dos equinos. Nos casos agudos de dor lombar, a dor à palpação da área sacral, da musculatura lombar e da região costal são achados comuns. Nos casos crônicos, o único sinal clínico é a visualização de diferenças no ângulo pélvico. A diminuição da *performance* é atribuída ao fato de o animal evitar algum movimento específico ligado a dor toracolombar. Nos animais de provas de três tambores, por exemplo, a reação mais comum é a abertura excessiva em volta do tambor e a relutância em sair em alta velocidade para a próxima etapa. Já nos animais de apartação, a principal reação é o "avanço" do equino sobre o bovino.

Inicialmente, o exame externo da pelve deve contemplar a observação da simetria das tuberosidades coxal, isquiática e sacral em cada lado do animal. A assimetria das tuberosidades coxal e isquiática pode indicar uma fratura em suas proeminências (Figura 12.61). A assimetria da tuberosidade sacral sinaliza uma provável luxação sacroilíaca. A disparidade das distâncias entre as tuberosidades isquiática e sacral e o trocanter maior pode indicar luxação coxofemoral. Em virtude de a cabeça do

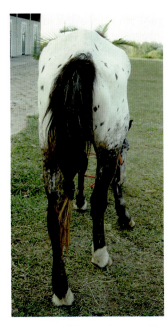

Figura 12.61 Atrofia muscular da região coxal.

fêmur luxar cranial e dorsal ao acetábulo, a distância entre a tuberosidade isquiática e o trocanter maior aumenta e diminui a distância entre a tuberosidade sacral e o trocanter maior em comparação com o membro contralateral. Quando o animal se desloca a passo, é característico o andar com a articulação femorotibiopatelar para fora, o tarso para dentro e a pinça do casco para fora. À observação lateral, o membro afetado aparecerá mais reto que o contralateral. À manipulação, não se consegue rotacionar o membro no sentido craniomedial.

Nos casos de ruptura do ligamento redondo sem luxação coxofemoral, o cavalo ainda andará com características semelhantes de quando apresenta a luxação, porém as medidas originárias do trocanter maior não serão afetadas e o comprimento do membro permanecerá normal.

Os movimentos de flexão, extensão e abdução, associados à auscultação com estetoscópio, podem auxiliar na detecção de crepitação. Se esta ocorrer, o examinador deve suspeitar de fratura de colo de fêmur ou fratura acetabular quando o animal estiver com impotência funcional do membro, ou ainda uma doença articular degenerativa associada a uma claudicação moderada. Nas enfermidades degenerativas dessa articulação, a abdução do membro é dolorida e provavelmente exacerbará a claudicação.

As fraturas de íleo e acetábulo podem ser diagnosticadas por palpação retal. Essa palpação deve ser realizada com o animal parado e em movimento, o que facilita a verificação de mobilidades ósseas anormais.

A identificação de pulso fraco ou ausente das artérias ilíacas, palpado por via retal, pode auxiliar no diagnóstico de trombose.

EXAMES COMPLEMENTARES

Anestesias perineural e intra-articular no diagnóstico de claudicação

Para localizar o ponto da dor, utiliza-se anestesia local diagnóstica pelo bloqueio anestésico perineural (infiltração perineural de nervos sensitivos nos membros) ou anestesia intra-articular, pois, uma vez que a lesão dolorosa seja dessensibilizada, provavelmente a claudicação desaparecerá ou diminuirá de intensidade. Assim, é possível localizar a região da lesão e continuar com os procedimentos de exame físico e auxiliares, como radiografia e ultrassonografia, para finalizar o diagnóstico.

O bloqueio anestésico perineural deve ter início na porção distal do membro com progressão proximal até determinar a região sede da dor. Esse sentido distoproximal é realizado porque a anestesia perineural em uma região proximal do membro deve mascarar o efeito de injeções distais, pois já estarão dessensibilizadas todas as estruturas distais ao local da(s) primeira(s) injeção(ões). Além disso, outro motivo é o fato de que, estatisticamente, a maioria das lesões ocorre nas porções distais do membro e, caso o diagnóstico do local da dor seja realizado já nos primeiros bloqueios, haverá considerável ganho de tempo no exame. Exceções a esses procedimentos ocorrem nas anestesias intra-articulares ou infiltrações locais, pois estas dessensibilizam apenas alguns locais específicos.

Os bloqueios referentes às regiões distais do membro são semelhantes nos membros anteriores e posteriores; apenas há maior distinção no bloqueio da região proximal e nas anestesias intra-articulares.

A melhor escolha anestésica para a realização dos bloqueios é a mepivacaína, pois ela tem efeito duradouro de 120 a 180 min e é menos irritante aos tecidos. No Brasil, o anestésico mais utilizado é a lidocaína nas concentrações de 1 a 2%, que apresentam aproximadamente 60 e 120 min de duração, respectivamente. O início da ação ocorre geralmente em 5 min, embora a anestesia completa necessite de 10 a 15 min. Outro agente anestésico utilizado é a bupivacaína, um potente anestésico local com pico de ação de aproximadamente 10 min e efeito analgésico com duração de 3 a 8 h; é mais utilizado no pós-operatório de cirurgias ortopédicas em virtude de seu efeito prolongado e por não interferir na função motora. A utilização de epinefrina pode prolongar a ação anestésica; no entanto, é necessário ter cautela ao utilizar anestésicos locais associados a vasoconstritores em extremidades dos membros devido ao risco de isquemia local e necrose tissular.

O procedimento deve ser iniciado após a realização de tricotomia e antissepsia e se associando à utilização de luvas estéreis, principalmente nas anestesias intra-articulares, para evitar o risco de artrite iatrogênica. Utiliza-se uma agulha adequada, geralmente a 30 × 7, porém o tamanho desta depende do local a ser anestesiado. A seringa deve ser de plástico e não estar previamente acoplada à agulha, pois é usual inserir-se a agulha e soltá-la por causa da movimentação do animal. Os acoplamentos do tipo rosca em seringas necessitam ser evitados, pois impedem a separação rápida entre seringa e agulha, caso haja movimentação do animal.

O equino deve ser adequadamente contido de modo a preservar o examinador de qualquer reação do animal.

Para avaliar o resultado positivo do teste, pressiona-se um objeto rombo à pele do membro do animal até que seja evidente que a dessensibilização foi obtida. É importante também realizar esse teste com o examinador posicionado no lado contralateral ao membro bloqueado para que o cavalo não movimente o membro somente pela aproximação do examinador.

Motivos para não se conseguir um resultado positivo na anestesia:

- Localização errônea do nervo
- Volume inadequado de anestésico
- Fibras nervosas aberrantes

- Tecido fibroso
- Lesão dolorosa não associada à região injetada.

Complicações da anestesia local:

- Inflamação/infecção tecidual
- Quebra de agulhas
- Necrose da pele quando se utilizam soluções anestésicas com epinefrina.

Bloqueio do nervo digital palmar

Os nervos digitais palmares medial e lateral são responsáveis pela inervação distal do membro. Na altura dos ossos sesamoides proximais, esses nervos se dividem em nervos digitais dorsal e palmar.

Os nervos digitais dorsais são responsáveis pela inervação sensorial de dois terços craniais do pé. Esses ramos podem exibir variação anatômica de cavalo para cavalo. A anestesia desses nervos é realizada pela infiltração da circunferência dorsal da quartela em conjunto com a anestesia dos nervos digitais palmares dessensibilizando o pé e a região das articulações interfalângicas distal e proximal. Nos membros posteriores, existe uma inervação dorsal adicional originária dos nervos metatarsianos dorsais lateral e medial com origem no nervo peroneal profundo. A anestesia circular é necessária caso seja preciso o examinador dessensibilizar todo o pé posterior.

Já os ramos medial e lateral palmar emitem fibras sensoriais para o terço plantar do pé do equino. Esses nervos seguem distalmente para o pé paralelos às veias e às artérias digitais. O nervo digital é a estrutura mais caudal dentro do plexo neurovascular. As estruturas dessensibilizadas pela anestesia desses nervos são: osso navicular e bursa, a sola, a ranilha e a região caudal do pé (talão).

O plexo neurovascular pode ser palpado em ambas as faces medial e lateral da quartela distal, pois é o local da injeção proximal às cartilagens colaterais (Figura 12.62). Com uma agulha 25 × 7 e 3 mℓ de anestésico, injeta-se em cada lado. Uma pressão digital sobre o local ajuda a distribuir o anestésico.

Bloqueio perineural do sesamoide abaxial

Trata-se de um bloqueio do nervo digital palmar ou plantaromedial e lateral, localizado nas superfícies abaxiais ventrais (basilar) medial e lateral da borda proximal dos sesamoides proximais acompanhado por artéria e veia. A anestesia nesse nervo dessensibiliza grande área do membro distal. No entanto, as claudicações resultantes de lesões na articulação do boleto podem inadvertidamente melhorar com esse bloqueio. Veias, artérias e nervos são palpados ao longo da superfície abaxial dos ossos sesamoides proximais. A anestesia é realizada com uma agulha 25 × 15 inserida nas superfícies abaxiais ventrais medial e lateral e 3 mℓ de anestésico são injetados em cada face do membro (Figura 12.63).

Bloqueio baixo de quatro pontos anestesiados por nervos palmares medial e lateral e nervos metacarpais palmares

Os bloqueios dos nervos palmares medial e lateral, localizados entre o tendão flexor digital profundo e o ligamento suspensor do boleto, e dos nervos metacarpais medial e lateral, localizados entre o ligamento suspensor do boleto e o II e o IV ossos metacarpais, anestesiam todas as estruturas distais à

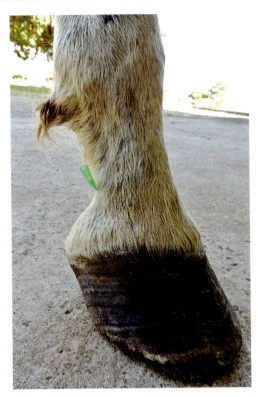
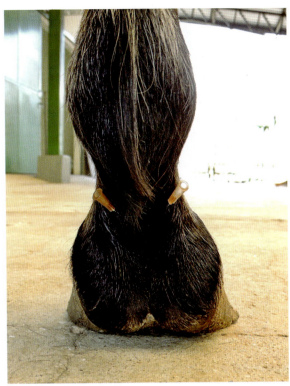

Figura 12.62 Bloqueio perineural do digital palmar.

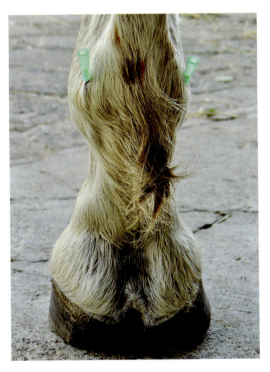

Figura 12.63 Bloqueio perineural do sesamoide abaxial.

extremidades desses ossos. Com isso, deve-se introduzir a agulha paralela à pele logo após o término de cada um dos metacarpais acessórios, paralela à pele.

Bloqueio alto de quatro pontos

A analgesia regional do metacarpo é obtida com o bloqueio dos nervos metacarpais palmar e palmar proximal. Essa anestesia dessensibiliza os nervos palmar e metacarpal palmar, os quais inervam as estruturas profundas da região do metacarpo. Os bloqueios são efetuados acima do ramo palmar comunicante dos nervos palmares e abaixo do carpo. Os nervos se localizam adjacentes às superfícies dorsolateral e dorsomedial do tendão flexor digital profundo, porém estão sob uma espessa fáscia subcarpal. A injeção pode ser feita nas faces lateral e medial ou apenas na face medial com agulha 40 × 8 depositando 5 mℓ por local.

Os nervos metacarpais palmares correm paralela e axialmente ao II e ao IV ossos metacarpais. A agulha é inserida imediatamente axial ao osso metacarpal acessório e então é direcionada no sentido dorsoaxial entre o osso e o ligamento suspensório. A solução de 5 mℓ é injetada com agulha 40 × 8 adjacente ao III metacarpal (Figura 12.64).

Bloqueio dos nervos mediano, ulnar e musculocutâneo

Estes bloqueios não são muito utilizados na rotina diagnóstica de exame do sistema locomotor. Apenas o são quando há suspeita de lesões originárias distais ou proximais ao carpo. Em geral, prefere-se realizar uma anestesia intra-articular carpal, pois a frequência de lesões é bem maior nesse local.

O nervo ulnar está localizado na face posterior, na transição entre as faces lateral e medial do membro, no terço caudal do rádio, 10 cm acima do osso acessório do carpo. A injeção

articulação do boleto e a própria articulação. Uma agulha 30 × 8 deve ser inserida no sentido perpendicular à pele entre o ligamento suspensor do boleto e o tendão flexor digital profundo a 1 cm proximal ao término do II e do IV metacarpais, respectivamente; 3 mℓ de anestésico são administrados no local. A mesma quantia deve ser injetada para anestesiar os nervos metacarpais, que acompanham os ossos metacarpais acessórios (II e IV), e passam a ser mais superficiais nas

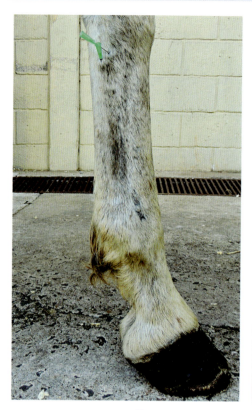
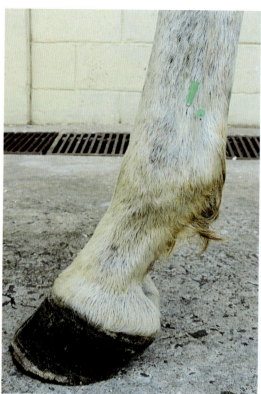

Figura 12.64 Bloqueio perineural alto de quatro pontos.

de aproximadamente 10 mℓ de anestésico é realizada com uma agulha 40 × 10 a uma profundidade de 0,5 a 1 cm entre os músculos flexor carpo ulnar e ulnar lateral, e pode efetivamente dessensibilizar a área metacarpal proximal. Esse bloqueio é utilizado para diagnosticar claudicações com sede na origem do ligamento suspensor do boleto. O nervo mediano localiza-se próximo à veia e à artéria medianas nos terços proximal e médio do rádio e da ulna, na borda posterior do rádio, em uma profundidade de até 4 cm.

O bloqueio dos nervos ulnar e mediano juntos dessensibiliza as estruturas do carpo e distais a este. A sensação cutânea pode persistir devido à inervação do músculo cutâneo; no entanto, para a avaliação de claudicação, geralmente não é necessária a anestesia desse nervo.

Bloqueio dos nervos tibial e fibulares superficial e profundo

Em geral, esses dois nervos são anestesiados ao mesmo tempo, pois são responsáveis pela maioria das inervações na região abaixo do tarso. O nervo fibular se origina do ciático e é responsável pela função extensora do membro posterior; o nervo tibial também se origina do ciático e é responsável pela inervação da face plantar do tarso, incluindo o calcâneo.

Os nervos fibulares superficial e profundo são anestesiados no mesmo local, porém em profundidades diferentes. O local para a injeção é sobre a face lateral do membro, cerca de 10 cm acima do jarrete, no sulco entre os músculos extensores digitais longo e lateral. O ramo superficial é anestesiado primeiro, depositando-se no subcutâneo 15 mℓ de solução anestésica (Figura 12.65). Essa injeção também facilita a inserção de uma agulha maior para a anestesia do ramo profundo, que fica próximo à tíbia, na qual se deve introduzir 15 mℓ do anestésico.

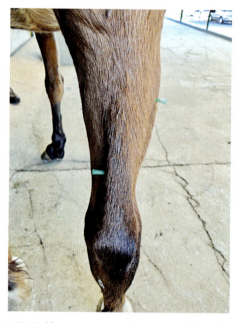

Figura 12.65 Bloqueio perineural dos nervos tibial e fibulares.

O nervo tibial é geralmente bloqueado próximo aos nervos fibulares injetando-se inicialmente 2 mℓ de anestésico no subcutâneo e, posteriormente, 20 mℓ do anestésico na face medial do membro, 10 cm proximais ao ápice do jarrete, imediatamente caudal ao tendão flexor digital profundo.

Bloqueio na região lombar

Bloqueios anestésicos regionais podem ser úteis na identificação do significado clínico de lesões superficiais, como desmites supraespinhosos e conflito dos processos espinhosos. O volume de anestésico utilizado é de 3 a 4 mℓ por ponto (lidocaína 2%) utilizando-se uma agulha de 4 a 5 cm. As infiltrações são realizadas na região paravertebral, bilateralmente a cada 6 cm, na área ou áreas suspeitas de lesão, observando-se a resposta ao bloqueio após 15 a 20 min. A agulha entra paralela ao processo espinhoso no músculo longuíssimo dorsal.

O bloqueio de estruturas mais profundas, como dos processos articulares, pode gerar interpretações confusas, pois o anestésico é possível de se difundir até atingir os ramos ventral e dorsal dos nervos espinhais. Os bloqueios anestésicos possuem pouco valor no diagnóstico de lesões nos discos intervertebrais e espondiloses, pois não é possível a infiltração das estruturas hipaxiais, pois estas se encontram abaixo do gradil costal e processos transversos.

Anestesia intra-articular

Os bloqueios anestésicos intra-articulares podem ser indicados durante a avaliação de claudicação, a fim de se isolar uma fonte de dor em determinada articulação do membro do animal.

As indicações para a anestesia intra-articular são:

- Localização regional da dor após anestesias perineurais
- Efusão articular
- Dor à mobilização passiva da articulação
- Mobilização limitada da articulação
- Exacerbação da claudicação à flexão da articulação
- Em articulações proximais em que a anestesia perineural é impraticável.

É importante que o profissional faça um treinamento em artrocentese e técnicas de injeção articular antes de empregá-las na rotina diagnóstica, e deve tomar as seguintes precauções:

- Boa contenção do paciente
- Tricotomia da área a ser injetada
- Técnicas de antissepsia
- Utilização de material estéril
- Utilização de frasco novo do anestésico.

Essas precauções são requisitos para o sucesso da técnica, pois há sempre o risco de ocorrer artrite séptica iatrogênica.

A lidocaína e a bupivacaína são anestésicos locais frequentemente utilizados nas anestesias intra-articulares. Os anestésicos com vasoconstritores associados costumam ser utilizados, porém eles prolongam o acúmulo local do anestésico, podendo então exacerbar uma reação inflamatória adversa.

A seguir, é feita uma revisão de algumas técnicas de artrocentese e injeção articular dos membros dos equinos destacando-se sugestões práticas para algumas dificuldades que possam ser encontradas.

Articulação interfalângica distal

Existem duas técnicas viáveis para a realização da anestesia da articulação interfalângica distal. A convencional é a abordagem dorsal com o membro em apoio. Palpa-se o tendão extensor digital comum na linha média dorsal da quartela até a banda coronária. Uma agulha 40 × 8 deve ser direcionada de modo oblíquo com um ângulo de 120° em relação à parede dorsal do casco, aproximadamente 1 cm acima da borda coronária e 1 a 2 cm lateral ou medial à linha média dorsal, a fim de evitar o processo extensor da falange distal (Figura 12.66). Na profundidade de 2 cm, já é comum se observar uma gota de

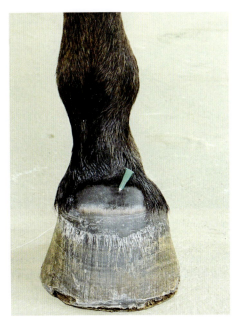

Figura 12.66 Bloqueio da articulação interfalângica distal.

líquido sinovial na ponta da agulha, a qual deve ser drenada, seguida da aplicação de 6 a 8 mℓ de anestésico.

A articulação interfalângica distal pode ter comunicação com a bursa do navicular; portanto, o examinador precisa ficar atento para uma possível anestesia também da bursa do navicular, por essa via de acesso.

Bursa do navicular

Técnica. Uma agulha 40 × 7 é direcionada no sentido caudocranial entre os bulbos do talão, próximo à região coronária. A agulha tem de penetrar inicialmente o coxim digital e então seguir ao longo da linha mediana até tocar no osso; esta deve ser discretamente retraída do osso aspirando-se normalmente pouco líquido do local (Figura 12.67).

Articulações metacarpo/metatarsofalângica | Articulação do boleto

São articulações frequentemente anestesiadas em animais atletas. Há basicamente três locais para se realizar a artrocentese da articulação do boleto. O mais utilizado é pela depressão palmar ou plantar da cápsula articular na face lateral logo abaixo do IV metacarpal/metatarsal, que pode ser palpado com o membro parcialmente flexionado ou em apoio ao solo, ou na face dorsolateral da articulação (Figura 12.68). Uma agulha 40 × 8 em um ângulo de 45° é possível de ser utilizada. A penetração da articulação ocorrerá na metade do comprimento da agulha, quando aparecerá o líquido sinovial. A quantidade a ser injetada é de 8 a 10 mℓ e o tempo para observação deve ser de 10 a 30 min.

A desvantagem dessa técnica é a possibilidade de contaminação do líquido sinovial com sangue em virtude da intensa vascularização da membrana sinovial.

Articulação carpal

Carporradial e intercarpal

A abordagem convencional é realizada com o carpo flexionado; o local da inserção da agulha é medial ao tendão extensor

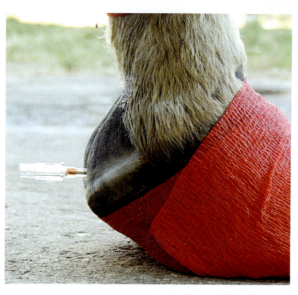
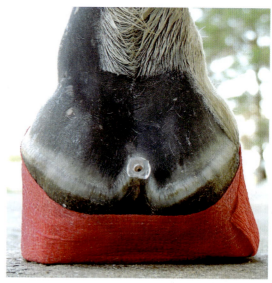

Figura 12.67 Bloqueio da bursa do navicular.

carporradial, pois lateral a este está o tendão extensor digital comum. É necessário localizar a borda distal do rádio e a borda proximal do osso carpo radial posicionando a agulha no centro dessas duas estruturas. Uma agulha 30 × 7 deve ser introduzida em sua metade e, então, direcionada no sentido proximal a fim de evitar o contato com a cartilagem articular

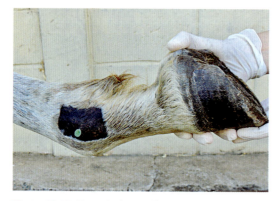

Figura 12.68 Bloqueio da articulação metacarpofalângica.

do osso carporradial (Figura 12.69). O líquido sinovial é facilmente aspirado com essa técnica e é possível injetar aproximadamente 10 mℓ de anestésico, e espera-se 10 a 30 min para observação.

A abordagem da articulação intercarpal é semelhante. A agulha deve ser introduzida medial ao tendão extensor carporradial na depressão palpável entre o aspecto distal do osso carporradial e o III carpal.

Articulação umerorradioulnar

Após a palpação do côndilo lateral do úmero e da tuberosidade lateral do rádio, uma agulha (cateter) 60 × 15 é inserida aproximadamente 4 cm proximais e 3 cm craniais à tuberosidade lateral do rádio e direcionada medial e levemente caudal até a profundidade de 5 cm.

Articulação escapuloumeral

Apesar de a articulação escapuloumeral ser protegida por uma grande massa muscular, seu acesso pode ser facilitado pela

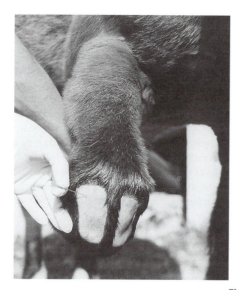
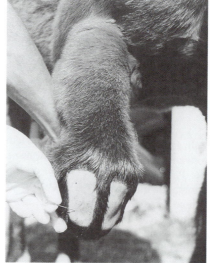
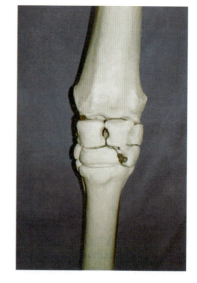

Figura 12.69 Bloqueio da articulação carpal.

palpação de marcos facilmente identificáveis. Em alguns equinos, há comunicação entre a articulação umerorradioulnar e a bursa do bicipital, o que possibilita melhora da claudicação associada à bursa do bicipital após anestesia da articulação umerorradioulnar.

O local de inserção da agulha na articulação escapuloumeral é na sinuosidade localizada entre as projeções cranial e caudal do tubérculo maior do úmero proximal. O tubérculo maior do úmero é a proeminência óssea existente na altura dessa articulação. O tendão do músculo infraespinal pode ser palpado como uma banda tensa entre a escápula e a região do úmero. Uma agulha de punção medular ou de cateter 75 × 15 é direcionada em plano horizontal cranial ao tendão e proximal ao trocanter maior do úmero. A penetração da cavidade articular ocorre após a introdução de 8 cm da agulha (Figura 12.70). A aspiração de líquido sinovial nem sempre é produtiva. Um volume de 20 a 35 mℓ de solução anestésica pode ser administrado nessa articulação.

Articulação do tarso

O tarso equino é composto de quatro articulações: tarsotibial, intertarsal proximal, intertarsal distal e tarsometatarsal. As articulações intertarsal distal e tarsometatarsal são frequentemente acometidas por lesões que provocam claudicação. Em alguns animais, essas articulações podem se comunicar. As articulações tarsotibial e intertarsal proximal comunicam-se e são injetadas por uma única via. Já as intertarsais proximal e distal não se comunicam (Figura 12.71).

Tibiotarsal

É provável que esta seja uma das articulações mais fáceis de serem injetadas; ela se comunica livremente com a articulação intertarsal proximal (Figura 12.53). A face lateral ou medial pode ser utilizada, porém deve-se ter cuidado com o ramo medial da veia safena que cruza na face dorsomedial do "curvilhão". Introduz-se uma agulha 30 × 8 medial ou lateral à veia

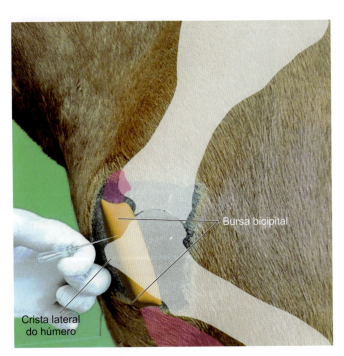

Figura 12.70 Bloqueio da articulação escapuloumeral.

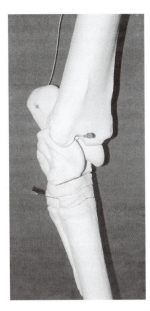

Figura 12.71 Bloqueio da articulação do tarso.

safena 2 cm distais ao proeminente maléolo medial da tíbia. A profundidade de meia agulha é suficiente para penetrar a articulação; o líquido sinovial é facilmente obtido por essa via.

Tarsometatarsal

A articulação tarsometatarsal é uma das articulações mais injetadas em equinos. Essa articulação é facilmente abordada pela face plantaromedial do membro. Uma agulha 40 × 8 deve ser inserida na posição craniomedial em um ângulo de 60° em uma pequena depressão localizada entre a margem proximal do IV metatarsal e a margem distal do IV tarsal. Após a drenagem do líquido sinovial, de modo geral, 4 a 6 mℓ podem ser injetados sem encontrar resistência.

Articulação femorotibiopatelar

Esta é a maior articulação dos equinos e é constituída de três compartimentos (bolsas) separados. A articulação femoropatelar é de localização central e é a maior delas. É circundada pela femorotibial, que é dividida em compartimentos medial e lateral. Na maioria dos animais, as articulações femoropatelar medial e femorotibial se comunicam.

Os espaços podem ser injetados com uma agulha 60 × 15 entre os ligamentos patelares medial e médio a uma profundidade de 2 a 6 cm (femoropatelar) ou medial a estes, proximal ao côndilo da tíbia (Figura 12.72). Já a "bolsa" lateral, que pode ser injetada caudal e abaixo da inserção do ligamento patelar lateral, não se comunica com as outras duas.

Articulação coxofemoral

Trata-se de uma das articulações mais difíceis de serem injetadas em equinos adultos. A massa muscular sobre a articulação dificulta a identificação do local exato da inserção da agulha. Para essa abordagem, é imprescindível uma contenção adequada, pois há risco de deformar ou quebrar a agulha com o movimento do animal. O animal deve estar em posição quadrupedal e, se necessário, ser submetido a sedação leve.

O marco palpável é o trocanter maior do fêmur proximal, localizado cranial à tuberosidade isquiática.

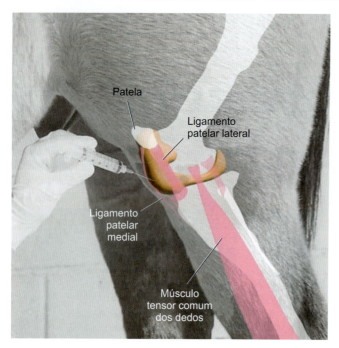

Figura 12.72 Bloqueio da articulação femorotibiopatelar.

Uma agulha 120 × 15 é inserida de modo oblíquo e direcionada craniomedial entre as faces dorsal ou caudal e ventral ou cranial do trocanter maior (Figura 12.73).

RADIOLOGIA EQUINA

A radiologia equina é um método auxiliar diagnóstico que está em pleno desenvolvimento. O exame radiográfico das alterações ósseas e articulares é necessário para o complemento do diagnóstico. Para obter um diagnóstico confiável, é necessário conhecimento da técnica, dos equipamentos utilizados e da anatomia, bem como ter capacidade de interpretação radiográfica.

Os aparelhos de raios X mais utilizados no meio veterinário são os portáteis, de pequeno tamanho e pouca potência (100 kV × 35 mA), os quais podem ser deslocados com facilidade até o animal a ser radiografado. No entanto, conforme a região a ser radiografada, é necessária a utilização de aparelhos fixos com alta potência (100 kV × 200 mA), os quais possibilitam radiografar os ossos envolvidos por grandes musculaturas. Os equipamentos de raios X são formados por um painel de comando, por um cabeçote, o qual protege a ampola em que são formados os raios, e por um colimador ou cone, que direciona e delimita a incidência dos raios X.

A nomenclatura utilizada para o posicionamento radiográfico é dada a partir da incidência (de onde entra e por onde sai) dos raios X (p. ex., dorsopalmar [DPa]); a nomenclatura das posições oblíquas é dada da mesma maneira acrescentando-se a angulação da incidência (p. ex., dorsolateral-palmaromedial oblíqua a 45°– D45LPaMO).

As posições necessárias para um exame radiográfico de qualidade devem possibilitar a visualização de todas as dimensões da estrutura radiografada. As posições radiográficas mais convencionais são: dorsopalmar (DPa) ou dorsoplantar (DPl), lateromedial (LM) (Figura 12.74) e oblíquas (DLPaMO, DMPaLO, DMPlMO e DLPlLO). Além dessas, há radiografias realizadas com o membro flexionado em várias angulações para melhor visualização do local acometido (p. ex., lateromedial flexionada – LM flexionada). Todas essas posições citadas são realizadas com o animal em estação.

Além dos exames radiográficos convencionais, podem ser realizados alguns exames radiográficos especiais, para os quais é necessária a utilização de contrastes radiopacos. Esses contrastes são injetados no local a ser analisado e se difundem dentro de aberturas e lúmen de tecidos moles, devendo-se ter cuidado com a antissepsia do local de aplicação. Os vários métodos de radiografia contrastada são:

- *Artrografia*, na qual o contraste radiopaco é injetado na articulação para melhor visualização do espaço intra-articular

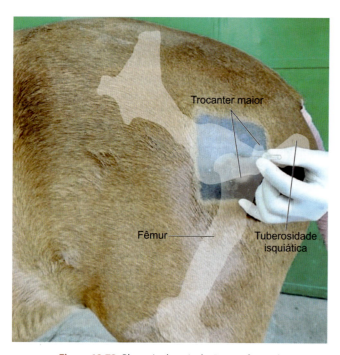

Figura 12.73 Bloqueio da articulação coxofemoral.

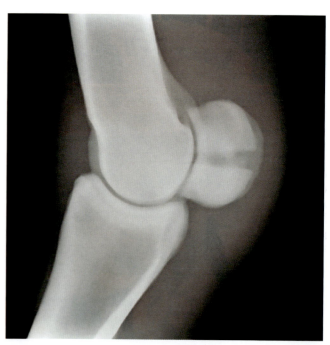

Figura 12.74 Radiografia evidenciando fratura do osso sesamoide proximal.

- *Mielografia*, em que o animal é submetido a anestesia geral e o contraste é injetado no espaço subaracnóideo para visualização dos limites do canal medular, tornando então possível verificar se há ou não sua compressão
- *Tenografia*, em que o contraste possibilita delimitar a bainha tendínea
- *Fistulografia*, técnica na qual o contraste é injetado no lúmen das fístulas para possibilitar a visualização do seu trajeto
- *Tendografia*, realizada para delinear ligamentos e tendões.

Ultrassonografia

A ultrassonografia é uma técnica de imagem em tempo real que utiliza a propagação de ondas sonoras por meio de tecidos moles, onde as ondas sonoras são refletidas de volta quando interagem com diferentes tecidos, o transdutor detecta as ondas sonoras refletidas e essas ondas são convertidas em energia elétrica, formando então a imagem ultrassonográfica. A onda sonora é produzida a partir da vibração de cristais piezoelétricos. Também são eles que recebem e transformam as ondas sonoras em energia. Os transdutores de alta frequência possuem cristais de menor tamanho, enquanto os transdutores de baixa frequência possuem cristais de maior tamanho. O tamanho dos cristais influencia no tamanho da onda, e os menores, por apresentar menos espaço entre eles, são responsáveis por produzirem ondas mais curtas.

A ultrassonografia tem contribuído significativamente para o diagnóstico das lesões dos tecidos moles dos membros dos equinos. Essa técnica diagnóstica não invasiva possibilita que o veterinário determine a localização exata da lesão, quantifique sua extensão, a gravidade das lesões e monitore o processo de reparação. A ultrassonografia também pode proporcionar a visualização de pequenas lesões agudas que, muitas vezes, ainda não apresentaram expressão clínica para serem diagnosticadas nos exames de rotina.

Essa técnica auxiliar, assim como as outras, deve ser uma complementação dos exames clínicos tradicionais como inspeção e palpação, e não uma substituição destes, pois a interpretação conjunta aumenta a qualidade do diagnóstico.

A principal aplicação da ultrassonografia diagnóstica no sistema locomotor equino é nas enfermidades dos tendões e dos ligamentos das regiões metacarpal e metatarsal, seguida das avaliações de regiões articulares e ósseas.

Equipamento e técnica

O exame ultrassonográfico do aparelho locomotor pode ser realizado com transdutores entre 3 e 7,5 MHz. Geralmente, frequências de 7,5 MHz têm melhor resolução e são utilizadas para avaliar tendões e ligamentos em equinos, enquanto as de 5 ou 3 MHz, que têm maior poder de penetração, mas pior resolução, são utilizadas em tecidos musculares ou ósseos. Na prática, os transdutores lineares de 5 MHz utilizados em ginecologia podem prestar serviços apreciáveis em patologia tendínea se associados a um anteparo de silicone (conhecido como *standoff*).

Os transdutores podem ainda ser lineares ou setoriais. O desenvolvimento desse equipamento com esses dois tipos de transdutores proporcionou maior variabilidade focal, melhorou significativamente a resolução da imagem e, consequentemente, a acurácia dos diagnósticos. O transdutor linear contém os cristais dispostos paralelamente, o que promove uma imagem retangular. Esse tipo de transdutor é indicado para o exame da maioria dos tendões e ligamentos da região metacarpal, pois produz uma imagem com grande área próxima à superfície da pele. O transdutor setorial é indicado principalmente para o exame de estruturas mais profundas, nas quais o raio sonoro diverge a partir de uma pequena área no transdutor para chegar à estrutura-alvo. No aparelho locomotor dos equinos, esse transdutor é utilizado principalmente nos exames do ligamento suspensor do boleto, dos ligamentos sesamoides e das articulações.

Os raios sonoros devem ser direcionados sob um ângulo perpendicular às fibras a serem examinadas, a fim de obter uma boa imagem. A ecogenicidade das fibras diminui à medida que o ângulo de incidência difere de 90°.

As fibras dos tendões e dos ligamentos da região palmar abaixo das articulações metacarpo e metatarsofalângica, bem como as fibras dos ligamentos da maioria das articulações, não são paralelas. Como resultado, a posição do transdutor deve variar durante o exame, o que possibilita que essas estruturas sejam visualizadas corretamente, evitando, assim, a ocorrência de artefatos que possam ser confundidos com lesões.

Com o uso da função Doppler, presente em alguns aparelhos de ultrassom, é possível ainda observar o fluxo sanguíneo na musculatura e se pode detectar uma neovascularização e um aumento do fluxo sanguíneo indicando processo inflamatório, o que possibilita classificar a cronicidade de uma lesão.

A observação do apoio do animal também é importante, pois artefatos hipoecoicos podem ser obtidos quando a estrutura examinada não está sob tensão. O relaxamento de um tendão ou ligamento induz ao enrugamento das fibras no local de inserção, possibilitando então que os feixes das fibras colágenas expressem ondulações sob outras partes intermediárias, interpretadas como um típico artefato hipoecoico, o que impede a interpretação correta da imagem.

Protocolo e interpretação de exame

O procedimento necessário ao exame ultrassonográfico tem início com a realização de tricotomia na região a ser examinada, pois a existência de pelos interfere na transmissão das ondas sonoras; em seguida, é feita aplicação de gel com o objetivo de eliminar o ar presente entre o transdutor e a superfície da pele.

O examinador segura, então, o transdutor contra o membro do animal e a imagem aparecerá na tela; ao observar alguma anormalidade, a imagem deverá ser congelada e fotografada. Caso a região a ser examinada seja uma estrutura superficial ou de superfície irregular, utiliza-se um anteparo de silicone *standoff* entre o transdutor e a pele para melhorar a qualidade da imagem.

A habilidade para obter imagens apropriadas e interpretá-las de maneira confiável depende de um bom conhecimento anatômico, dos artefatos de técnica, das enfermidades que acometem o sistema locomotor e dos aspectos das imagens.

Cada estrutura tem sua própria densidade com base, em parte, em sua composição celular, alinhamento das fibras e suprimento sanguíneo. Quanto mais densa a estrutura, mais ecos retornarão ao transdutor e mais ecoica será a imagem projetada na tela.

A aparência dessas estruturas é constante em determinada faixa etária; portanto, ao iniciar o exame de um animal, já se tem a expectativa da ecogenicidade que será encontrada. A existência de alguma alteração, a qual pode estar representada por hipo ou hiperecogenicidade (que pode ser graduada de 1 a 4), indica enfermidade no local.

É importante lembrar que a interpretação das imagens deve ser sempre correlacionada com os dados obtidos no exame clínico do animal.

Para facilitar a interpretação das imagens da região metacarpal dos equinos, divide-se essa área em sete zonas: 1A, 1B, 2A, 2B, 3A, 3B, 3C (Figura 12.75). No sonograma realizado na zona 1A, observa-se da extremidade superior da tela até a inferior: derme, tendão flexor digital superficial, tendão flexor digital profundo, bainha carpal, ligamento carpal inferior, uma parte do ligamento suspensor do boleto e, finalmente, o contorno do aspecto palmar do III metacarpal (Figura 12.76).

Nas diferentes zonas que prosseguem distalmente na região metacarpal, existem particularidades anatômicas das estruturas a serem consideradas.

O exame é feito por meio de imagens tranversais e longitudinais. Ao fazer uma exploração longitudinal, deve-se mover o transdutor no sentido lateromedial de modo que seja possível visualizar todas as estruturas e, principalmente, o alinhamento das fibras. As estruturas tendíneas e ligamentares são compostas de fibras colágenas, que estão alinhadas em uma configuração paralela definida, denominada "alinhamento axial". A ecogenicidade normal e o alinhamento axial indicam que as estruturas estão normais ou totalmente recuperadas. O grau de alinhamento axial é um critério importante para o acompanhamento do processo de cicatrização.

As lesões nos tendões, nos ligamentos e nos músculos são reconhecidas ultrassonograficamente por alterações nos planos teciduais com mudanças no tamanho, no formato, na ecogenicidade, como também por modificações em estruturas vizinhas ou associadas. Com o uso da função Doppler, é possível avaliar o fluxo sanguíneo, já que nos processos inflamatórios há a tendência de estar aumentado, e pode-se observar o processo prematuramente ou classificá-lo nos casos de lesões crônicas.

A avaliação ultrassonográfica do tamanho das estruturas anatômicas deve ser realizada comparando-se com a mesma estrutura no membro contralateral, uma vez que existe variação individual muito grande. Um aumento da área transversal dos tendões ou dos ligamentos indica inflamação aguda ou crônica que, persistindo, forma um tecido cicatricial preenchendo todo o local da lesão. Eventualmente, o tamanho dos tendões e dos ligamentos pode diminuir, o que indica atrofia em função do desuso, ou redução de tamanho aparente decorrente de lesão periférica.

As lesões dos tendões e dos ligamentos acompanhadas de hemorragias e edema formam áreas hipoecoicas entre as fibras (Figura 12.77). Durante o processo cicatricial, a fibroplasia e o desarranjo entre as fibras reduzem a ecogenicidade; já a existência de tecido fibroso, calcificação e metaplasia óssea ou cartilagínea produz imagens hiperecoicas.

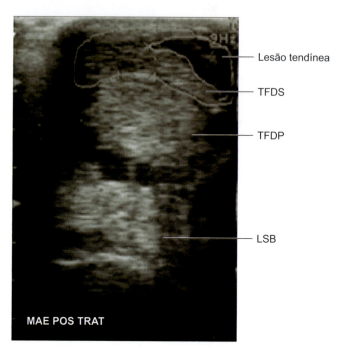

Figura 12.76 Sonograma transversal realizado na região 2B da extremidade superior da tela até a inferior: derme, tendão flexor digital superficial (TFDS), tendão flexor digital profundo (TFDP), ligamento suspensor do boleto (LSB) e o contorno do aspecto palmar do osso do III metacarpo.

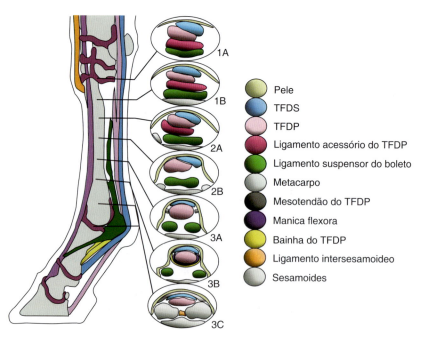

Figura 12.75 Divisão da região metacarpal de equinos em sete zonas. (Adaptada de Redding, 2020.)

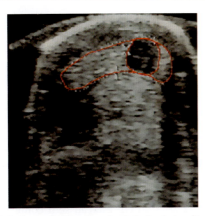

Figura 12.77 Delimitação da extensão da lesão do tendão flexor digital superficial (TFDS) em corte transversal.

Qualquer lesão observada em determinada estrutura deve ser documentada pelas suas exatas localização e extensão. É necessário estimar a quantificação da extensão da lesão, bem como o cálculo de sua área em relação à área total da estrutura envolvida.

A ecogenicidade de determinada lesão pode estar correlacionada com a porcentagem de área afetada calculando-se o grau de intensidade, que é o produto do percentual da área total do tendão lesado e o grau de ecogenicidade. Utilizando esse parâmetro, o diagnóstico ultrassonográfico torna possível avaliar a gravidade das lesões, o que facilita o monitoramento destas durante o processo de reparação, além de possibilitar a detecção de eventual recidiva.

A regeneração tecidual dos tendões e dos ligamentos deve ser avaliada periodicamente enfocando: a ecogenicidade da lesão, o grau de alinhamento axial das fibras colágenas, o tamanho da estrutura, e a existência ou não de aderências das estruturas relacionadas.

A ultrassonografia tem favorecido alguns diagnósticos de lesões articulares, como efusão articular, espessamento da membrana sinovial, proliferação de vilosidades e aderências, irregularidades na superfície da cápsula articular, fragmento ósseo no interior da cápsula articular e rupturas dos ligamentos articulares.

Dentre as articulações mais examinadas, estão a femorotibiopatelar, a umerorradioulnar, a tibiotarsal, a carpal, e a metacarpofalângica e metatarsofalângica com o objetivo de diagnosticar lesões articulares.

Os principais benefícios da ultrassonografia perante a radiografia são: a visualização de anormalidades de tecidos moles e sinoviais, como patologias na membrana sinovial, bem como espessamentos capsular e periarticular, e a eficiência no diagnóstico de efusão. A ultrassonografia revela-se sensível na identificação inicial da remodelação periarticular e da osteofitose.

Na rotina diagnóstica, utiliza-se o exame ultrassonográfico articular em duas principais situações: quando o exame clínico indicou que o foco de dor é articular (porém o exame radiográfico não demonstrou alterações) e quando o exame radiográfico revela irregularidades (porém, a avaliação dos tecidos moles locais necessita ser realizada para a complementação do diagnóstico).

No exame da região lombar, é possível visualizar todas as estruturas epaxiais, como: o processo espinhoso e os ligamentos associados, as articulações sinoviais intervertebrais e a junção lombossacra. A imagem dos processos espinhosos e dos ligamentos associados pode ser realizada com transdutores de 7,5 MHz ou 10 MHz. Uma almofada acústica é útil no exame das estruturas mais superficiais. O exame dos processos articular e transverso pode ser realizado com transdutores de 5 MHz até 2,5 MHz. Imagens longitudinais medianas e paramedianas devem ser combinadas com imagens transversais para se examinar todas as estruturas vertebrais.

No exame dos processos espinhosos, pode-se visualizar remodelamento ósseo, alinhamento anormal, fraturas por avulsão e conflito dos processos espinhosos, o qual é caracterizado por uma continuidade na linha óssea entre processos espinhosos adjacentes.

As lesões dos ligamentos supra e interespinhosos também costumam ser diagnosticadas pela ultrassonografia, por meio da qual podem se observar alterações na ecogenicidade e paralelismo das fibras, além de reações ósseas associadas nos pontos de inserção.

As articulações intervertebrais dorsais acometidas por osteoartrite apresentam com maior frequência proliferações periarticulares, lise óssea, esclerose e fraturas. A maioria das lesões é encontrada nas vértebras lombares ou na junção toracolombar, e o achado mais frequentemente encontrado é a proliferação óssea periarticular.

Outra região possível de ser examinada pela ultrassonografia é a articulação lombossacra devido ao fato de o exame radiográfico convencional não ser eficiente na localização de lesões dessa região.

O exame ultrassonográfico também auxilia o diagnóstico de fraturas, principalmente as da região pélvica; essa técnica tem proporcionado o diagnóstico de fraturas da asa e corpo do íleo e da tuberosidade coxal. Em muitos casos, a extensão da fratura pode ser determinada, o que possibilita o prognóstico e a prescrição de um possível tratamento a ser adotado; o monitoramento do processo cicatricial também é possível por meio de exames seriados.

Existem algumas limitações para a utilização desse método no diagnóstico de fraturas da região pélvica. Dentre as principais, está a dificuldade de se conseguirem imagens adequadas da asa do sacro, da articulação sacroilíaca e da cabeça do fêmur; de fraturas com deslocamento mínimo ou com desenvolvimento inicial de calo ósseo; e de cavalos obesos, nos quais o acúmulo de gordura no subcutâneo atenua as ondas sonoras. As sombras acústicas decorrentes de vários vasos sanguíneos calibrosos presentes na musculatura da região podem ser confundidas com uma descontinuidade da superfície óssea. Deve ser realizada uma comparação entre os lados direito e esquerdo da pelve a fim de auxiliar a interpretação das imagens.

O exame ultrassonográfico acompanhado por um minucioso exame clínico pode proporcionar um diagnóstico seguro de eventual fratura na região pélvica.

A realização de aproximadamente 2 mil exames ultrassonográficos para avaliações de enfermidades oriundas do aparelho locomotor equino proporcionou um maior conhecimento das imagens anatômicas e patológicas do sistema locomotor equino, promovendo então maior confiabilidade na interpretação das imagens.

A possibilidade de visualização de uma lesão precisa, da estimativa do grau de intensidade, do acompanhamento do processo de regeneração e da avaliação da eficácia de diferentes regimes terapêuticos melhora, de maneira significativa, o diagnóstico e o prognóstico das enfermidades locomotoras.

Termografia

Termografia é a representação gráfica da irradiação de energia de um objeto em sua superfície, e a intensidade da energia é representada por cores na imagem termográfica.

O calor gerado pelo corpo é dissipado através da pele por radiação, convecção, condução e evaporação. Dessa maneira, a temperatura da pele costuma ser 5°C mais fria que a temperatura corporal. A pele tem como fonte de calor a circulação local e do metabolismo tissular. Este geralmente é constante, porém a temperatura da pele está sujeita a alteração devido a mudanças na perfusão tecidual local, metabolismo tecidual, comprimento da cobertura de pelos, temperatura e umidade ambiente, fármacos que agem no sistema cardiovascular e energia radiante externa.

A câmera infravermelha é uma tecnologia versátil, pois o contato entre a pele e o instrumento é desnecessário, e pode-se ainda, com o uso de uma câmera potente, capturar a emissividade de uma distância segura, e ainda, varrer todo o corpo do animal de uma só vez retratando as regiões examinadas como um termograma.

O padrão circulatório e o fluxo sanguíneo relativo ditam a expressão térmica, que é a base para a interpretação da termografia; o padrão térmico normal de qualquer área pode ser pressuposto com base na sua vascularização e no contorno de superfície. As áreas mais quentes dos membros observadas na termografia acompanham os grandes vasos, nos membros anteriores as artérias palmar e digital e as veias palmares das faces lateral e medial, nos membros posteriores as artérias plantares e digitais e as veias plantares nas faces lateral e medial. A pele que recobre a musculatura está sujeita a aumento de temperatura durante a atividade muscular. Com base nesses fatos, algumas generalizações podem ser realizadas a respeito do modelo térmico do equino.

Como um dos sinais inflamatórios do tecido lesado é o calor (resultado do aumento da intensidade circulatória), áreas associadas a processos inflamatórios costumam ser identificadas no termograma como uma expressão térmica aumentada. Conseguem ainda ser observadas lesões com expressão térmica diminuída devido a edema, trombose ou infarto tecidual. Assim, o objetivo da termografia é detectar essas variações de temperatura. A interpretação baseia-se na diferenciação entre as alterações resultantes de enfermidades tissulares e a temperatura básica de referência (Figura 12.78).

Para que o exame seja realizado de forma fidedigna, o cavalo deve ser contido em estação sem contenção química adicional e ser aclimatado por cerca de 20 min. Os pelos longos podem reduzir a perda de calor e a temperatura aparente da pele; portanto, as regiões recentemente submetidas a tricotomia apresentam temperatura maior. As imagens termográficas devem ser realizadas em diferentes posições, o que assegura a identificação correta das regiões da pele com diferentes variações de temperatura.

A termografia é um exame complementar não invasivo e deve ser utilizada em associação ao exame ortopédico e, se possível, a outros exames complementares (p. ex., a ultrassonografia). Ela é indicada como ferramenta em avaliações de casco, como nos casos de laminite e abscesso subsolear, nas inflamações articulares, em lesões tendíneas e ligamentares onde o local da lesão é observado como um ponto com

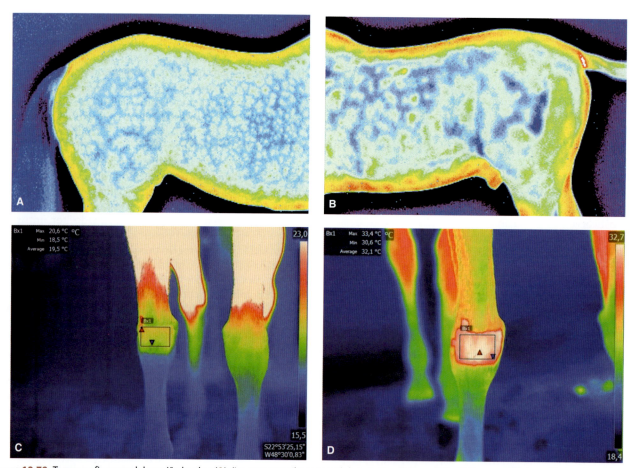

Figura 12.78 Termografia normal da região lombar (**A**). (Imagem gentilmente cedida pela Dra. Solange Mikail.) Termografia da região lombar inflamada (**B**). (Imagem gentilmente cedida pela Dra. Solange Mikail.) Termografia da articulação do carpo normal (**C**). Termografia da articulação do carpo com sinovite induzida experimentalmente (**D**).

temperatura aumentada, em lesões ósseas (quando o osso não possui cobertura muscular) e, principalmente, na localização de lesões musculares e em coluna quando há o indício de lesão, mas não é possível localizá-la, podendo então ser feita a varredura do animal como um todo em busca de regiões com aumento da temperatura. É ainda importante salientar que a termografia localizará apenas regiões com alterações na temperatura, e o momento ideal do seu uso é na busca por processos inflamatórios em lesões agudas ou no monitoramento do processo de recuperação. Assim, adequa-se o tratamento de acordo com a fase de recuperação.

Para controlar fatores cutâneos e relativos ao aumento da taxa de metabolismo tecidual, a obtenção da imagem deve ser realizada em ambientes cobertos, longe da luz solar ou correntes de ar e com o animal em repouso. Alguns modelos de câmeras possuem aplicativos para escolha da região ou ponto focal a ser aferida a temperatura e para a correção de acordo com a umidade e a temperatura do dia.

Cintigrafia

A cintigrafia, ou cintilografia nuclear, na medicina equina é mais comumente utilizada na ortopedia para se avaliar o fluxo sanguíneo e a atividade óssea. Ela fornece informações não captadas em outros exames de imagem, ajuda em um diagnóstico precoce quando unida à avaliação locomotora, como também identifica um estresse ósseo, o que auxilia na prevenção de fraturas.

O exame consiste na administração de um radiotraçador (substância radiofarmacêutica) produzido a partir de um radionuclídeo (sendo o mais utilizado o tecnécio) e um rastreador tecidual (metilenodifosfonato [MDP], difosfonato de hidroximetileno [HDP], 3,3 difosfonato-1,2-propanodicarboxílico [DPD]) por via intravenosa. Os sais de difosfonato ligam-se à hidroxiapatita (constituinte ósseo) no osso e marcam as áreas fisiologicamente (ou metabolicamente) ativas (atividade osteoblástica aumentada), onde a intensidade da captação é proporcional à atividade metabólica no local, o que pode sugerir, em locais com maior captação, um processo inflamatório e/ou um remodelamento ósseo.

O radiotraçador emite raios gama a começar de um átomo instável (tecnécio) na tentativa de chegar a um estado estável. Diferente dos raios X, em que a emissão dos raios atravessa o organismo, neste exame a emissão de raios gama acontece a partir do radiotraçador de dentro do organismo, e a imagem é capturada por uma câmera gama.

O tecnécio tem meia-vida de 6 h e, por meio do portador em que está ligado, é substituído por fosfato no osso. Isso ocorre basicamente em três fases:

- Primeiros 30 s após a injeção, quando o agente ainda está nos grandes vasos
- Entre 2 e 15 min, o material deixa os vasos para entrar no compartimento extracelular e nos tecidos moles
- Entre 2 e 2,5 h, eliminação dos tecidos moles e penetração no osso.

Geralmente, a terceira fase é interessante no diagnóstico de enfermidades ortopédicas. A extensão da emissão de raios gama depende do fluxo sanguíneo e da atividade metabólica do osso. Com isso, foi demonstrado que o exame apresenta melhores resultados após atividade física quando realizado em extremidades. Como o tecido ósseo sofre remodelamento, cada osso específico tem uma atividade básica, que varia conforme a idade e a atividade física. Essa modalidade de diagnóstico necessita de um técnico treinado e experiente para a interpretação dos exames.

A cintilografia nuclear tem indicações específicas no exame do aparelho locomotor. A recomendação desse exame inclui principalmente as situações em que há dificuldade em se encontrar o local da lesão mesmo após a utilização de bloqueios anestésicos, animais com claudicação aguda sem alteração radiográfica, avaliação de áreas difíceis de serem radiografadas, cavalos com resposta positiva ao bloqueio intra-articular, mas que não apresentam alteração radiográfica visível, cavalos com suspeita de claudicações multifocais, animais em que a localização da lesão impeça o uso de bloqueio ou ainda aqueles que, devido ao risco associado ao grau de claudicação, não possam receber o bloqueio perineural para diagnóstico.

A técnica exige um local adaptado conforme as normas estritas de radioproteção, em que devem ser seguidas rigorosamente as restrições e as normas de manipulação de radioelementos e dos animais examinados.

Tomografia computadorizada

A tomografia computadorizada (TC), assim como o exame radiográfico, utiliza raios X para a formação da imagem, sendo o contraste referente à diferença na densidade dos tecidos examinados. A TC é realizada com um gerador de raios X que gira em torno do objeto a ser examinado produzindo imagens de todas as faces do corpo (de diferentes ângulos) e fornecendo uma visão tridimensional do objeto.

Assim como a radiografia, a TC apresenta melhores resultados na avaliação óssea, com ossos mais densos resultando em imagens brancas (hiperatenuação), tecido mole em cinza e ar em preto (menor atenuação). A TC apresenta maior sensibilidade na diferenciação de pequenas mudanças na densidade dos tecidos, tornando então possível no exame do sistema locomotor revelar estruturas tendíneas, tecido conjuntivo e líquido sinovial. Outra vantagem do uso da TC é a eliminação da sobreposição de estruturas, o que proporciona maior clareza na interpretação em comparação com o exame radiográfico.

A TC é indicada no diagnóstico de estruturas que sejam difíceis de serem avaliadas por radiografia, como ossos cuboides do carpo, tarso e falanges. Também é indicada para avaliação de sesamoides e lesões relacionadas com os ligamentos colaterais. A TC é uma boa escolha na obtenção de imagens mais complexas que podem apresentar mais de uma alteração, como nas falanges ou na inserção do ligamento suspensor do boleto.

É um excelente exame na avaliação do osso subcondral e nos achados radiográficos clássicos da osteoartrite, como osteófitos, esclerose óssea e estreitamento do espaço intra-articular. A TC é recomendada ainda para o exame de estruturas adjacentes à articulação, na bainha do tendão e na bursa, e para identificar alterações nas estruturas tendíneas. A TC com angiografia (com o contraste intra-arterial) é comumente utilizada para avaliar a perfusão do casco nos casos de laminite.

O uso da TC na coluna cervical está em pleno avanço, e tem apresentado resultados satisfatórios, apesar de haver poucos relatos.

Devido a ser um exame dispendioso, que em muitos casos necessita de sedação para sua realização, não é um exame de triagem, sendo então normalmente utilizado quando se sabe a região afetada e na necessidade de observar com maiores detalhes determinada lesão, seja para esclarecimentos, tratamentos ou para planejamento cirúrgico.

Ressonância magnética

A ressonância magnética (RM) consiste no mapeamento de uma estrutura a partir dos átomos de hidrogênio que fazem parte da composição dos tecidos. A RM produz uma imagem com base nos prótons de hidrogênio presentes nos tecidos colocando-os em um campo magnético, deixando-os expostos a um pulso de radiofrequência e medindo a ressonância magnética causada nos tecidos em resposta a esse pulso. O computador interpreta os dados criando uma imagem que apresenta as diferentes características de ressonância dos diferentes tipos de tecidos em escala de cinza.

Devido à qualidade do exame em retratar não só os ossos, mas também os tecidos moles, a RM caminha para se tornar o exame padrão-ouro para o diagnóstico de lesões musculoesqueléticas da porção distal dos membros.

A RM não é um exame de triagem diagnóstica. Sua indicação acontece quando a área da lesão responsável pela claudicação é conhecida e outros exames complementares não foram capazes de fornecer um diagnóstico consistente.

Artrocentese

O líquido sinovial é um ultrafiltrado sanguíneo que fornece lubrificação e características reológicas à articulação. Uma lesão localizada na articulação pode acarretar em mudança fisiológica desse importante constituinte articular, fazendo com que ele deixe de cumprir suas funções de proteção à articulação.

A colheita e a análise de líquido sinovial são indicadas no auxílio ao diagnóstico de enfermidades articulares. A análise convencional de rotina não é capaz de revelar um diagnóstico específico por si só; no entanto, oferece informações valiosas sobre o ambiente articular, sendo então possível observar o grau de sinovite e as alterações metabólicas das articulações, das bainhas tendíneas e das bursas dos equinos. Algumas informações básicas sobre o líquido sinovial que auxiliarão na interpretação dos resultados foram descritas no início desta seção em Anatomia funcional do aparelho locomotor equino.

Os valores dos constituintes do líquido sinovial considerados normais ou patológicos podem variar significativamente dentre as várias articulações do equino e nos diferentes laboratórios, que têm seus próprios valores de referência de acordo com a metodologia empregada para análise.

O exame seriado de amostras de líquido sinovial beneficia o monitoramento da resposta a um tratamento instituído.

A colheita deve ser realizada de modo estéril com seringa e agulha esterilizadas para se evitar infecção iatrogênica ou contaminação da amostra conduzindo a uma interpretação errônea dos resultados (Figura 12.79). O procedimento é realizado com o animal em estação, com exceção dos animais indóceis que, às vezes, necessitam de tranquilização prévia ou até mesmo de anestesia geral. A antissepsia precisa ser realizada rigorosamente para evitar contaminação da articulação. As amostras devem ser colocadas em frascos estéreis secos e com EDTA para avaliações química e citológica (Figura 12.80).

A análise e a interpretação do líquido sinovial baseiam-se em valores de referência, os quais estão descritos adiante; cada parâmetro fornece subsídios para uma avaliação do grau de inflamação presente. O examinador não deve definir limites exatos para os valores de líquido sinovial em cada enfermidade; pois, nos casos de osteocondrites e sinovites idiopáticas, apresentam valores semelhantes. Já nas artrites traumáticas e infecciosas, há alta variação.

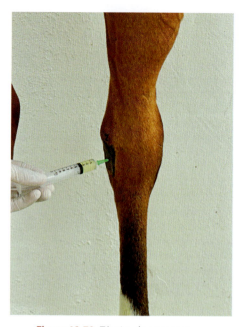

Figura 12.79 Técnica de artrocentese.

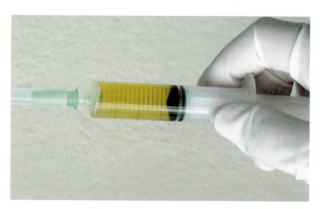

Figura 12.80 Líquido sinovial.

As características observadas no líquido sinovial em exame de rotina deverão incluir:

- Aspecto
- Volume
- Formação de coágulo
- Precipitado de mucina
- Proteína
- Atividade da fosfatase alcalina (FA), da desidrogenase láctica e da aspartato aminotransferase (AST)
- Viscosidade
- Ácido hialurônico
- Citologia
- Cultura bacteriana.

Alguns valores de referência estão listados a seguir.

Aspecto

O aspecto do líquido sinovial é avaliado pela inspeção visual no momento da colheita. O líquido sinovial é claro, ligeiramente amarelado e sem floculações (Figura 12.80).

Debris sanguíneos encontrados no líquido sinovial aspirado indicam hemorragia da agulha de punção. A hemorragia difusa uniforme representa uma situação traumática aguda. A coloração amarelo-escura (xantocromia) costuma ser encontrada nas artrites traumáticas crônicas. O líquido opaco ou turvo, floculento, é encontrado nas artrites sépticas. Uma forma de avaliar a opacidade do líquido é sobrepor o tubo sobre um texto. Se possível ler sem alteração da visualização, o líquido é considerado límpido. Conforme a dificuldade de leitura aumenta, maior é o grau de turbidez.

Volume

O volume do líquido sinovial em condições fisiológicas está relacionado com o tamanho e a função da articulação. Ele está aumentado na maioria dos casos de sinovite e artrite infecciosa (dependendo ainda do grau de evolução) e diminuído nos casos de doença articular degenerativa, muitas vezes associado até a um quadro de fibrose da membrana sinovial.

Formação de coágulo

O líquido sinovial normal não apresenta formação de coagulo devido à ausência de fibrinogênio e outros fatores de coagulação. Caso haja um processo inflamatório pela presença de fibrinogênio, o líquido sinovial coagula, e o tamanho do coágulo está diretamente relacionado com o grau de sinovite.

Proteína

A concentração proteica do líquido sinovial é de aproximadamente 25 a 35% da concentração de proteína plasmática do mesmo animal. O valor normal para equinos é de $1,81 \pm 0,26$ $g/d\ell$, o que se aproxima de 2 $g/d\ell$. A proteína total aumenta nos casos de inflamação e se aproxima dos valores do plasma, ou seja, acima de $2,5$ $g/d\ell$; acima de 4 $g/d\ell$ indica grave inflamação ou até infecção. No exame de rotina, a dosagem de proteína total já é suficiente; contudo, para uma exploração mais específica, é necessária a dosagem das diferentes frações proteicas realizadas pela eletroforese.

Viscosidade

A viscosidade do líquido sinovial é diretamente proporcional à quantidade e ao peso molecular do ácido hialurônico, ou ao seu grau de polimerização. A medida da viscosidade é realizada por um viscosímetro, no qual a viscosidade do líquido sinovial é comparada com a da água destilada. Na avaliação de rotina, pode-se simplesmente observar uma gota de líquido sinovial saindo de uma seringa. No líquido sinovial fisiológico, a gota chega a esticar 5 a 7 cm antes de se separar. Se o líquido sai da seringa como uma gota de água, é sinal de que está diluído, com viscosidade baixa. Esse método é subjetivo, mas costuma auxiliar em uma análise geral.

Viscosidade baixa pode indicar processo inflamatório, embora a correlação entre a viscosidade e a inflamação não seja absoluta. Sabe-se que durante o processo inflamatório há a degradação do ácido hialurônico quebrando em moléculas menores, o que corrobora para o processo inflamatório, já que moléculas de baixo peso molecular são pró-inflamatórias.

Esse parâmetro não oferece avaliação completa do comportamento reológico do líquido sinovial, não sendo possível realizar uma estimativa direta qualitativa ou quantitativa do conteúdo de ácido hialurônico. Algumas amostras de líquido sinovial de articulações com lesões de grau leve apresentam diminuição significativa da viscosidade do líquido.

A avaliação específica do ácido hialurônico pode ser feita por meio da eletroforese ou ELISA, sendo então possível fazer a quantificação do ácido hialurônico presente no líquido sinovial e do seu peso molecular.

Qualidade de precipitação de mucina

Este teste reflete a qualidade da polimerização do ácido hialurônico e, consequentemente, a qualidade do líquido sinovial. O líquido sinovial é misturado a 2 mℓ de ácido acético a 2% em um bastão de vidro. A precipitação formada (coágulo de mucina) com líquido límpido ao redor é denominada convencionalmente por boa mucina. Uma precipitação fraca com fragmentos misturados à solução é tida como um resultado fraco ou ruim e, em geral, ocorre nas artrites traumáticas. Um resultado péssimo, em que haja pequenos traços de mucina em suspensão, pode ser encontrado nas artrites sépticas.

Enzimas

De modo geral, é boa a correlação entre o aumento das atividades da fosfatase alcalina, da aspartato aminotransferase e da desidrogenase láctica e a gravidade clínica das doenças articulares. Alguns experimentos realizados na articulação do carpo demonstraram um aumento proporcional entre a atividade enzimática e a gravidade da sinovite. O aumento de enzimas no líquido sinovial inflamado ocorre em virtude de sua liberação pelos leucócitos e pelo tecido sinovial inflamado ou necrótico.

Outros testes bioquímicos

A mensuração da concentração da glicose e do lactato, assim como do pH, pode auxiliar no diagnóstico de sepse no líquido sinovial. A diferença entre a concentração da glicose sérica em relação ao líquido sinovial é alta nas articulações sépticas. A diminuição do pH e o aumento do lactato do líquido sinovial também corroboram para o diagnóstico de artrite séptica.

Citologia e cultura bacteriana

Quando houver suspeita de infecção articular, é necessário realizar a avaliação citológica e a cultura bacteriana. As células são mais bem preservadas quando coletadas com EDTA; a contagem total de leucócitos pode ser realizada com hemocitômetros.

A existência de hemácias não é considerada normal nos constituintes do líquido sinovial; em pequeno número, pode estar relacionada com a contaminação no ato de coleta.

O conteúdo fisiológico de leucócitos no líquido sinovial varia de 87 células/mm^3 até 167 células/mm^3. Alterações qualitativas ou quantitativas nos leucócitos podem indicar a magnitude da inflamação do líquido sinovial. Sinovites idiopáticas e osteocondroses geralmente apresentam conteúdo de leucócitos inferior a 1.000 células/mm^3.

Os casos de artrite séptica têm uma grande quantidade de leucócitos, que em geral é superior a 50.000 células/mm^3, enquanto valores acima de 100.000 células/mm^3 são patognomônicos. Os neutrófilos são quase sempre a célula predominante e, na maioria dos exames, não é observada a existência de bactérias.

A amostra com suspeita de estar infectada deve ser enviada para a realização de cultura e antibiograma para bactérias aeróbias e anaeróbias; porém, na maioria das vezes, mesmo nos casos de artrite séptica, o resultado é negativo. Os fatores responsáveis por esse resultado falso-negativo são:

- Presença de antibióticos
- Sequestro de bactérias pela membrana sinovial
- Qualidade bactericida normal do líquido sinovial.

Biópsia da membrana sinovial

Nas artrites sépticas, muitas vezes não é possível isolar bactérias no líquido sinovial, já que as bactérias apresentam a tendência de formar biofilme, o que leva a um resultado falso-negativo. Portanto, recorre-se à biópsia sinovial a fim de aumentar a probabilidade de identificação de bactérias. Esse procedimento é indicado principalmente quando o tratamento de artrite séptica não está tendo resultado e há a necessidade de realizar um antibiograma para alterar a antibioticoterapia. Essa biópsia pode ser realizada com uma agulha ou com um artroscópio associado a uma pinça de biópsia (procedimento considerado mais seguro). A amostra de tecido sinovial deve ser submetida a cultura ou, ainda, à avaliação histopatológica. As alterações histológicas agudas consistem em edema, acúmulo de fibrina e infiltrado neutrofílico. As alterações crônicas revelam infiltrados neutrofílico e linfocítico, hipertrofia de vilosidade e formação de tecido de granulação. Essa avaliação histológica não possibilita diferenciar uma artrite séptica de uma que não seja séptica.

Artroscopia

A artroscopia é o procedimento padrão-ouro para o diagnóstico e o tratamento de distúrbios intra-articulares. O diagnóstico artroscópico é utilizado para a avaliação de estruturas intra-articulares quando a articulação é proposta como o local sede da lesão, mas não foi possível realizar um diagnóstico específico.

O procedimento tem como padrão ser realizado com o paciente sob anestesia geral e em decúbito; porém, tem sido muito utilizada a técnica com o paciente em estação. Por ser um procedimento cirúrgico, é imprescindível que todos os cuidados com antissepsia sejam tomados, evitando o risco de contaminação e desencadeamento de um processo infeccioso, visto a gravidade de uma infecção intra-articular (artrite séptica).

As características morfológicas da membrana sinovial e as vilosidades são prontamente examinadas durante a artroscopia. As sinovites podem se manifestar por diversas alterações da membrana sinovial: hiperemia, edema, deposição de fibrina, petéquias, espessamento e aumento da densidade das vilosidades, atrofias de vilosidades e formação de aderências.

A artroscopia também é utilizada para o exame da cartilagem articular e de alterações ósseas nas superfícies articulares. É possível realizar a caracterização de defeitos da cartilagem e defeitos subcondrais para auxiliar na interpretação da evolução e da extensão das lesões.

Além do exame articular, pode-se realizar o exame de estruturas adjacentes à articulação, sendo a tenoscopia o exame da bainha do tendão e a bursoscopia o exame da bursa sinovial.

Por ser um exame invasivo, a escolha por esse procedimento deve ser feita com cautela. Ele é indicado principalmente quando o examinador acredita que, simultaneamente ao diagnóstico, poderá realizar o tratamento do processo. Além do risco que a anestesia geral traz ao paciente, outras complicações sugerem acompanhar este exame, como hemartrose, obstrução da visão pelos vilos, extravasamento do líquido sinovial, danos iatrogênicos à cartilagem articular e outras estruturas, e sinovite. É importante a escolha por um especialista capacitado para a realização desse exame.

O registro das imagens por meio de impressões, fotos ou filmes possibilita até mesmo a realização de estudo ou apresentações posteriores (Figura 12.81).

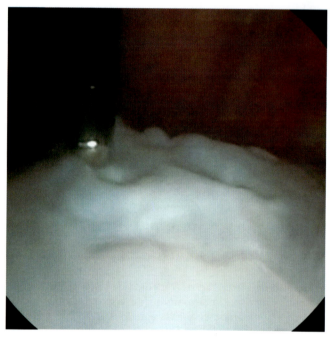

Figura 12.81 Foto de artroscopia.

Seção C
Cães e Gatos

Flávia de Rezende Eugênio

INTRODUÇÃO

Como constituintes do sistema locomotor estão os músculos, juntamente com sua inervação, tendões e ligamentos, ossos e a associação entre essas estruturas, caracterizadas pelas articulações, limitadas por cápsula articular e banhadas por líquido sinovial (sinóvia).

Embora esses componentes desempenhem as funções de sustentação e movimentação do corpo, jamais deve ser desconsiderado o seu papel como órgão hematopoético (medula óssea) e na homeostase de alguns minerais contidos nos ossos, como cálcio, fósforo, magnésio, dentre outros.

Entre felinos e cães, existem diferenças quanto à função de determinados grupos musculares e seus movimentos, devendo o clínico estar atento a essas sutilezas durante o exame semiológico. Sabe-se que os movimentos de supinação e pronação, realizados pelos membros torácicos de felinos, são muito mais desenvolvidos e completos que em cães; e a massa muscular presente nos membros pélvicos de cães é infinitamente mais desenvolvida que em felinos.

No entanto, cães e gatos, quando se locomovem em condições normais, podem realizar os movimentos de marcha, trote, galope, além do salto e, quando em inércia, seu sistema locomotor os mantém em posição quadrupedal (Figura 12.82).

Você sabia?

- Os gatos conseguem correr a uma velocidade de mais de 40 km/h. Eles têm mais vértebras que a maioria dos mamíferos e discos amortecedores extremamente elásticos, prontos para dar agilidade e força durante a caça. Um gato doméstico poderia, portanto, ultrapassar o famoso velocista Usain Bolt em uma corrida.

CONSIDERAÇÕES ANATOMOFISIOLÓGICAS

Osso

O osso é um tecido conjuntivo especializado, formado por células (osteoblastos, osteoclastos e osteócitos) incluídas em uma substância gelatinosa que se torna mineralizada. Os componentes da matriz óssea constituem a maior parte da massa tecidual. A matriz extracelular ocupa entre 92 e 95% do volume tecidual e é formada por colágeno, açúcares, glicoproteínas, proteoglicanas, glicosaminoglicanas, peptídeos, lipídeos, íons orgânicos e inorgânicos e água. A matriz orgânica (osteoide) constitui aproximadamente 22% do peso ósseo e é formada por estroma fibroso (90% de colágeno) e pela substância fundamental amorfa. O componente mineral da matriz inorgânica é constituído, predominantemente, de cristais de hidroxiapatita. O crescimento aposicional é o único mecanismo de crescimento ósseo. O osso satisfaz alguns requerimentos metabólicos importantes em virtude de sua natureza lábil. Uma vez formada, a porção mineral do osso não permanece irreversivelmente imobilizada; ela pode ser mobilizada por diversos mecanismos. O osso atua, portanto, como importante reserva dinâmica (depósito) de cálcio e fosfato, além de outras substâncias que se depositam. Trata-se de uma estrutura metabolicamente ativa, estando em constante mudança e sofrendo a interação com diversos hormônios. A intensa irrigação vascular fornece condições para sua viabilidade e sua atividade metabólica. As forças mecânicas que atuam influenciam a quantidade de osso no esqueleto, assim como em sua distribuição tridimensional. O osso é primário (imaturo, fibroso) ou secundário (maduro, lamelar); ambas as apresentações estão organizadas como osso esponjoso (trabecular) e osso compacto, e são visíveis anatômica, radiográfica e microscopicamente.

As propriedades tensoras do osso estão diretamente relacionadas com as das fibras colágenas que o constituem. A capacidade de um osso resistir ao estiramento corresponde à metade de sua capacidade de resistir à compressão; as propriedades compressivas estão relacionadas com o conteúdo mineral.

Você sabia?

- Os saltos que os gatos fazem são impressionantes e podem chegar a 2 m de altura. Eles têm a habilidade de saltar até sete vezes a altura de seu corpo, graças à flexibilidade de sua coluna vertebral e aos seus poderosos membros traseiros. Só não é verdade que eles têm sete vidas!

Propriedades piezelétricas

O osso tem a capacidade de reagir à energia mecânica, convertendo (transduzindo) a energia em um sinal (estímulo) utilizável. A propriedade transdutora do osso é uma função da natureza dos cristais altamente ordenados de hidroxiapatita e do arranjo ordenado do colágeno. A informação transduzida está como energia elétrica, que afeta o ambiente elétrico das células e controla o seu comportamento. Possivelmente, a produção de um potencial elétrico resulta da separação de cargas pelo movimento de íons. Tal produção em resposta ao estímulo mecânico é denominada "piezeletricidade", o que explica a previsibilidade da resposta do osso à sobrecarga mecânica.

Propriedades biomecânicas

Tensão e deformação: magnitude, direção, duração e taxa de uma força (tensão) aplicada ao osso influenciam a sua resposta. A força tem vias de ser suficiente para fraturar a estrutura ou pode alterar as suas relações tridimensionais com o resto da massa esquelética. O osso responde à força aplicada deformando-se de acordo com ela; a deformação é uma medida de distorção que ocorre na estrutura. Se a força deformadora resulta no alongamento da estrutura, ela é denominada de tensora; se resultar em encurtamento, ela é compressiva. A flexão, a tração e a força de torção também são tensões que atuam sobre o osso. As fibras colágenas do osso lhe configuram resistência à tração, enquanto os cristais de hidroxiapatita lhe cedem resistência quanto à compressão. Uma vez que as propriedades compressivas do osso são maiores que as propriedades tensoras, a fratura óssea geralmente ocorre na tração.

A aplicação ao osso de uma força flexionadora de magnitude suficiente pode causar a curvatura da estrutura. Quando isso ocorre, a deformação compressiva se desenvolve ao longo da superfície côncava, enquanto a deformação tensora se desenvolve na superfície convexa.

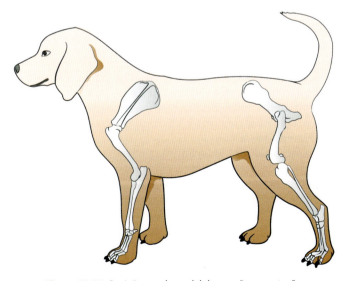

Figura 12.82 Posição quadrupedal de um cão em estação.

Propriedades biológicas

Ossificação endocondral, remodelação, modelação, reparação e metabolismo de cálcio são as propriedades biológicas mais importantes desenvolvidas pelo tecido ósseo.

Cartilagem

A cartilagem é constituída de células (condroblastos, condrócitos e condroclastos) imersas em uma substância amorfa e gelatinosa; os produtos de secreção dos condrócitos formam matriz firme, porém elástica. Essas qualidades tornam a cartilagem adequada para o seu papel funcional na sustentação de pesos, movimentação e na estrutura de órgãos. A maioria das cartilagens utiliza tanto o crescimento aposicional quanto o intersticial. A cartilagem é um tecido avascular e os metabólitos devem se difundir da periferia; os condrócitos conseguem sobreviver em um ambiente com baixas tensões de oxigênio. O destino natural da cartilagem é tornar-se mineralizada.

Grande parte da massa cartilaginosa do feto e do organismo recém-nascido está envolvida intimamente com o sistema musculoesquelético. Algumas estruturas, como os discos cartilagíneos intervertebrais e as inserções fibrocartilaginosas dos ligamentos e tendões ao osso, continuam a se desenvolver e se tornam parte integral das estruturas da locomoção e sustentação do sistema musculoesquelético. Os condroblastos secretam colágeno e glicosaminoglicanas.

Em circunstâncias variáveis, tecido conjuntivo fibroso, cartilagem e osso podem ocorrer em regiões incomuns. Essa transformação anormal de um tecido adulto específico completamente diferenciado em outro tipo de tecido é chamada "metaplasia". Cartilagem e osso neoformados podem ocorrer no tecido conjuntivo; o osso e o tecido conjuntivo fibroso tendem se formar nos locais ocupados pelo osso. As células-tronco associadas a esses tecidos são sensíveis a alterações sutis, mas significativas nos seus microambientes.

Há três tipos de cartilagem identificados com base na quantidade de matriz amorfa e nos tipos de fibras imersas no material amorfo: (1) cartilagem hialina; (2) cartilagem elástica; e (3) fibrocartilagem. Conforme o tipo de cartilagem, sua matriz poderá conter quantidades variáveis de fibras colágenas e elásticas. Os constituintes primários da substância fundamental são as glicosaminoglicanas (sulfato de condroitina 4 e 6), além de ácido hialurônico e queratossulfato. As glicosaminoglicanas formam complexos com núcleos proteicos para formar as proteoglicanas, as quais, por sua vez, têm a capacidade de formar grandes agregados, que dependem da quantidade de ácido hialurônico. Os agregados de proteoglicanas apresentam três funções significantes na cartilagem: (1) estabilização da matriz; (2) definição do volume da matriz; e (3) produção das forças compressivas da matriz. A estabilidade da matriz é realizada pela ligação química das proteoglicanas ao ácido hialurônico e às fibras colágenas.

Líquido sinovial

O líquido sinovial se forma como um transudato do sangue, modificado pela atividade secretora das células sinoviais de revestimento. As glicosaminas, principalmente o ácido hialurônico, são adicionadas ao líquido sinovial por essas células. A viscosidade do líquido sinovial se deve, principalmente, ao ácido hialurônico; as proteínas de baixo peso molecular, que apresentam ação imunológica, também estão presentes em baixa concentração nesse líquido, assim como enzimas lisossomais.

A renovação e a absorção do líquido sinovial não são totalmente compreendidas. As substâncias podem passar entre ou através das células para retornarem ao leito vascular ou acompanharem os vasos linfáticos de maneira semelhante ao mecanismo responsável pela renovação do líquido extracelular. São atribuídas três funções ao líquido sinovial: lubrificação das superfícies articulares, nutrição da cartilagem articular e proteção das superfícies articulares.

Correlações funcionais

Os tecidos sinoviais são bem vascularizados e grandes capilares garantem uma troca rápida do líquido tissular. A cápsula fibrosa e os ligamentos associados são bastante inervados; a dor e a propriocepção são importantes modalidades sensoriais transmitidas pelos prolongamentos nervosos. As fibras pós-ganglionares do sistema nervoso simpático, desempenhando função vasomotora, também estão presentes. A caracterização do líquido sinovial traz uma ajuda inestimável para o diagnóstico de várias anormalidades articulares.

Articulações

A maneira pela qual dois ou mais ossos se juntam é chamada "articulação". Essa estrutura modifica-se morfologicamente para desempenhar várias funções, todas elas relacionadas, direta ou indiretamente, com sustentação de peso, locomoção e estabilidade.

Algumas articulações é possível ser formadas por um único tipo de tecido conjuntivo, enquanto outras podem ser formadas por mais de um tipo. Contribuem para a formação das articulações: cartilagem hialina, fibrocartilagem, tecido conjuntivo denso, tecido conjuntivo frouxo, osso e tecido adiposo. Assim, as articulações são classificadas como fibrosas, cartilaginosas, ósseas e sinoviais.

As articulações, de modo geral, desempenham as funções de estabilizar e unir dois ou mais ossos sem movimento, estabilizar e unir dois ou mais ossos com algum movimento, facilitar o movimento entre dois ou mais ossos, facilitar o crescimento ósseo e resistir à tensão predominante, exercida sobre a superfície articular.

Tipos de articulações:

- *Sindesmose*: união das superfícies ósseas pelo tecido conjuntivo denso; a união entre os ossos do crânio compõe um importante exemplo (Figura 12.83 A)
- *Sincondrose*: união de dois ossos pela cartilagem hialina; o exemplo mais comum é o disco epifisário dos ossos longos (Figura 12.83 C)
- *Sínfise*: tecido predominante na sínfise é a fibrocartilagem e os locais de maior ocorrência são mandíbula (Figura 12.83 B), púbis e articulações intervertebrais
- *Sinostose*: fusão de osso com osso (Figura 12.83 D)
- *Diartrose*: tipo mais comum de articulação, possibilitando movimentos de maior amplitude. Seus componentes básicos são a cartilagem articular e a cápsula articular; esta última é formada por uma cápsula fibrosa e pela membrana sinovial (Figura 12.83 E e F).

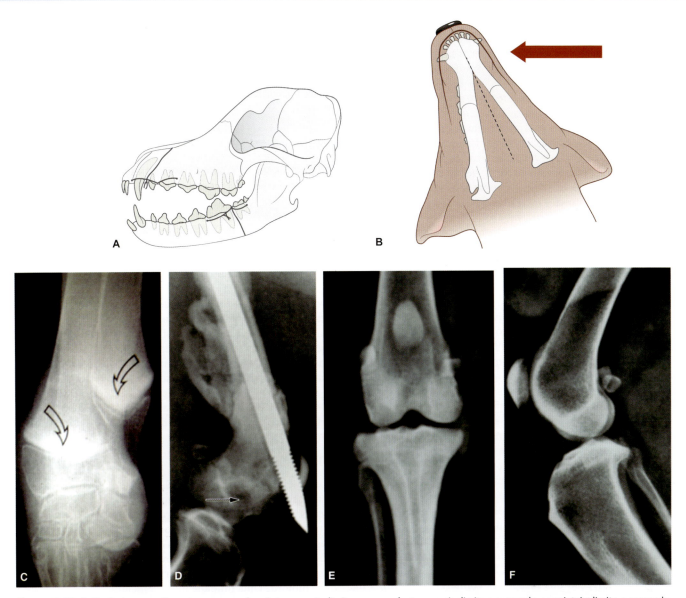

Figura 12.83 A. Sindesmose: união entre os ossos do crânio – nasais direito e esquerdo, temporais direito e esquerdo, e parietais direito e esquerdo. **B.** Sínfise: notar a união (*seta*) entre as porções frontais do ramo mandibular. **C.** Sincondrose: radiografia na projeção anteroposterior demonstrando união dos discos epifisários (*setas*) nas epífises distais de rádio e ulna. **D.** Sinostose: radiografia na projeção lateromedial da articulação femorotibial demonstrando fusão entre ossos (*seta*) em suas superfícies articulares (também denominada anquilose), decorrente de inserção incorreta de pino intramedular, causando processo inflamatório crônico no local. **E** e **F.** Diartrose: radiografia da articulação femorotibial, projeções anteroposterior (**E**) e lateromedial (**F**), demonstrando a relação entre as superfícies articulares de ossos fêmur, tíbia e patela.

Ligamentos

Ligamentos são bandas flexíveis e resistentes de tecido fibroso que unem os ossos. São classificados como tecido conjuntivo denso, orientados regularmente, sendo compostos por fibras colágenas (70%), fibroblastos e substância fundamental (proteínas, polissacarídeos, glicoproteínas e água).

O colágeno é responsável pela força de tensão, sendo do tipo I, também encontrado nos ossos, tendões e pele.

As proteoglicanas fornecem a lubrificação dentro da arquitetura ligamentosa e conferem propriedade viscoelástica do ligamento.

Os ligamentos se inserem aos ossos por interdigitações das fibras colágenas. A mudança abrupta do tecido ligamentoso flexível para o osso rígido ocorre pela mediação de uma zona transicional de fibrocartilagem e de fibrocartilagem mineralizada. Essa mudança gradual de configuração tecidual evita a concentração de estresse e dureza.

O suprimento sanguíneo dos ligamentos é oriundo do plexo arterial periarticular e a inervação, da ramificação nervosa proveniente da musculatura próxima.

As fibras colágenas são arranjadas em um padrão ondulado, no estado relaxado (repouso). Quando a tensão é aplicada sobre o ligamento, ocorre alinhamento progressivo em suas fibras; a maioria das fibras torna-se unida (alinhada). Assim, o ligamento é capaz de conferir elasticidade com resistência aumentada para pressão de tensão, tornando-se ideal para sua função como modulador do movimento articular.

Você sabia?

- O Galgo Inglês é a raça de cão mais rápida do mundo, chegando a atingir uma velocidade de 72 km/h. Também conhecido como Greyhound, o Galgo Inglês é facilmente identificado pelo seu porte físico. Ele é relativamente magro, mas sua estrutura corporal é bastante resistente e preparada para atividades físicas. Um Galgo é capaz de ultrapassar um cavalo em corridas, isso porque ele acelera muito rapidamente. O cavalo é apto para atingir uma velocidade máxima de 55 km/h; contudo, se a corrida for longa o suficiente, o Galgo vencerá. A explicação sobre a velocidade de um cão pode ser encontrada na teoria da evolução. Diferentemente de nós, eles não conseguem manusear ferramentas ou fazer armadilhas elaboradas para capturar alimentos. Na natureza, a saída é farejar e correr atrás da presa para capturá-la e se alimentar. Por isso, o corpo dos cachorros é adaptado para as corridas com uma musculatura que se expande e se contrai com facilidade e maior flexibilidade na articulação das patas, entre outros fatores.

Músculos

Os constituintes dos músculos, vistos como órgãos, incluem o músculo esquelético, os tecidos conjuntivos frouxo e denso, os vasos linfáticos e os nervos. As fibras musculares individuais são as unidades estruturais das massas musculares anatômicas. Elas são separadas pelo tecido conjuntivo denso chamado "fáscia". Os elementos estruturais são a célula muscular ou a fibra muscular, que contém miofilamentos de actina e miosina. As fibras musculares estão envolvidas pelo sarcolema e por finas fibras reticulares. O sarcoplasma (citoplasma) contém organelas típicas, bem como elementos contráteis. Esses miofilamentos são compostos por proteínas – actina e miosina – que, quando agrupadas, formam as miofibrilas.

A contratilidade do músculo é o meio pelo qual o trabalho é realizado. A musculatura que compõe o sistema locomotor é estriada e apresenta caráter voluntário.

A contração do músculo esquelético inicia-se na placa motora. O potencial de ação chega à região pré-sináptica, na qual é liberada a acetilcolina, um neurotransmissor colinérgico. A ativação dos receptores colinérgicos culmina na produção de potenciais na placa motora, que resultam na transmissão do potencial de ação a partir desse local, ao longo da membrana celular e para o interior da célula, pelo sistema sarcotubular transverso. Essa interiorização da onda de despolarização provoca a liberação de cálcio do retículo sarcoplasmático, iniciando a contração. Esses eventos compreendem o acoplamento entre a excitação e a contração. O cálcio é sequestrado no interior do retículo sarcoplasmático ligado a uma proteína e depois liberado para o sarcoplasma. Isso desencadeia uma série de interações de troponina, tropomiosina, trifosfato de adenosina (ATP) e difosfato de adenosina (ADP), provocando o deslizamento entre as fibras de actina e miosina, caracterizando, assim, a contração muscular.

As fibras musculares esqueléticas estão morfologicamente adaptadas às demandas funcionais que lhe são requeridas. O uso elevado resulta no aumento do tamanho anatômico do músculo, levando a hipertrofia das fibras musculares individuais.

A doença de um músculo ou de um grupo de músculos resulta na atrofia, com consequente diminuição do tamanho das fibras individuais e a perda de proteínas contráteis. A atrofia pelo desuso pode resultar do confinamento, da imobilização associada à localização de uma fratura ou da perda da inervação motora.

Pelo fato de a contração muscular ser essencial para a manutenção da integridade dos elementos esqueléticos aos quais os músculos se associam, a atrofia muscular decorrente da imobilização de uma fratura resulta na perda de massa esquelética na área local. Assim, a estimulação nervosa e o exercício são essenciais para a manutenção da massa muscular.

Tendões

O tendão, composto por tecido conjuntivo denso modelado, liga os músculos aos seus pontos de inserção. A força tensora de um tendão é aproximadamente 225 vezes maior que a de um músculo. A capacidade de realizar trabalho depende do movimento ou do deslizamento dos tendões por longas distâncias entre os tecidos moles associados.

Os tendões são formados por feixes de fibras colágenas unidas por tecido conjuntivo; os vasos sanguíneos e os nervos também estão presentes. O tendão está completamente envolvido por uma bainha de tecido conjuntivo e tem como tecidos vizinhos: tecido adiposo, bainhas sinoviais e tecido conjuntivo frouxo. As bainhas sinoviais (bainhas tendíneas), que envolvem os tendões nas regiões de fricção ao longo de suas passagens, contêm duas camadas, as quais são preenchidas por um líquido lubrificante semelhante ao sinovial.

A fibrocartilagem, geralmente o tecido de transição entre o tendão e a sua inserção no osso ou na cartilagem, ajuda a fortalecer o ponto de origem ou de inserção.

Unidade motora

Fibras nervosas grandes entram no tecido conjuntivo, ramificam-se por entre as fibras musculares e emitem suas terminações. As altas taxas de inervação caracterizam os músculos antigravitacionais ou os responsáveis pelos movimentos amplos do corpo. As baixas taxas de inervação caracterizam os músculos responsáveis pelos movimentos delicados. O nervo e as fibras musculares por ele inervadas são chamados de "unidade motora". Uma unidade motora inclui:

- Corpo celular localizado na coluna ventral cinzenta da medula espinal
- Axônio (enquanto ele passa pela substância branca da medula espinal)
- Continuidade do axônio na raiz ventral
- Axônio no tronco encefálico
- Ramos dorsal e ventral dos nervos espinais
- Placa motora
- Fibras musculares.

Placa motora

A junção entre a terminação nervosa e a fibra muscular é chamada "placa motora" ou "junção neuromuscular". Quando o axônio de um neurônio aproxima-se da fibra muscular, a bainha de mielina desaparece; todavia, a célula de Schwann continua e reveste o ponto de contato com a fibra muscular. A arborização terminal do axônio continua para o interior dos recessos musculares, os quais são denominados depressões sinápticas.

A junção neuromuscular é uma sinapse química altamente direcionada. As vesículas sinápticas contêm a substância neurotransmissora, a acetilcolina, que é liberada para a fenda sináptica quando o nervo é estimulado. Uma vez que o neurotransmissor é liberado, a vesícula é reciclada para ser usada pelo neurônio. A acetilcolina liga-se aos receptores no ápice das dobras junccionais do aparelho subneural. A interação do neurotransmissor com o receptor abre canais de sódio, quimicamente controlados, que possibilitam a corrida de sódio para o interior da célula muscular; a rápida entrada de sódio provoca elevação do potencial de membrana da placa motora (potencial de placa motora). Quando o potencial da placa motora elevou o potencial de membrana local até o limite, resulta em um potencial de ação. A despolarização posterior se espalha a partir desse ponto como um potencial de ação e ativa a célula muscular. A placa motora ou junção mioneural é uma sinapse.

Relações neurotendíneas

As terminações tendíneas proprioceptoras estão localizadas nos tendões, próximo às suas inserções na massa muscular. Elas são formadas por fibras colágenas que estão contidas no interior de uma cápsula de tecido conjuntivo; numerosas células e terminações aferentes também estão presentes. Elas transmitem informações sobre a intensidade de estiramento ou da tensão dos tendões e, portanto, indicam a intensidade de contração da massa muscular.

As terminações nervosas livres estão imersas no tecido conjuntivo das cápsulas articulares e sujeitas à compressão e à tensão, associadas ao movimento articular; desempenham a função de informação cinestésica, ou seja, informação referente às posições relativas às várias partes do corpo.

Você sabia?

- Os gatos caem "em estação" ou de forma quadrupedal graças ao seu grande equilíbrio, garantido por suas terminações nervosas. Eles têm um sistema de equilíbrio inserido chamado "reflexo de endireitamento", que permite se posicionar e cair em posição quadrupedal. Mas, embora os gatos consigam geralmente "pousar" com a parte certa para cima, não é verdade que eles caiam sempre.

EXAME ORTOPÉDICO

Identificação do paciente | Resenha

Assim como ocorre em afecções de alguns sistemas, as informações sobre raça, idade e sexo são extremamente relevantes para o início da investigação do problema ortopédico, uma vez que determinadas enfermidades apresentam predileção ou maior incidência para uma das três informações (Quadros 12.6 e 12.7 e Figura 12.84). Assim, se o clínico estiver previamente ciente desses dados, comparando com a queixa principal, será possível, já em um primeiro momento, descartar algumas possibilidades diagnósticas, sendo capaz de concentrar as suas suspeitas clínicas.

Anamnese | História clínica

Muitas vezes, a obtenção de informações, por parte do clínico, sobre as alterações locomotoras ocorridas torna-se frustrante, principalmente pelo fato de a maioria dos tutores não estar presente em sua residência a maior parte do dia.

Hábitat

Quando a suspeita da causa concentra-se em traumatismos, a investigação sobre os hábitos de esse cão ou gato ter acesso

Quadro 12.6 Enfermidades ortopédicas mais frequentes em cães, de acordo com a faixa etária.

Faixa etária	Doença ortopédica
Jovem	Luxação congênita medial de patela Necrose asséptica da cabeça do fêmur Falta de união do processo ancôneo Osteocondrite dissecante da cabeça do úmero Displasia coxofemoral Hiperparatireoidismo secundário nutricional Osteodistrofia hipertrófica
Adulto	Displasia coxofemoral Ruptura do ligamento cruzado cranial
Idoso	Neoplasias ósseas (osteossarcoma) Doenças do disco intervertebral (protrusão ou extrusão) Osteoartropatia hipertrófica pulmonar

Quadro 12.7 Enfermidades ortopédicas mais frequentes em cães, de acordo com a raça e o sexo.

Raça	
Poodle, Yorkshire, Lhasa Apso, Pinscher	Luxação congênita medial de patela Necrose asséptica da cabeça do fêmur
Pastor-Alemão, Rottweiler, Labrador	Displasia coxofemoral Osteocondrite dissecante da cabeça do úmero
Fila Brasileiro, Golden Retriever	Displasia coxofemoral Osteodistrofia hipertrófica Falta de união do processo ancôneo
Dachshund	Doenças do disco intervertebral (protrusão ou extrusão)
Sexo	
Macho	Osteocondrite dissecante da cabeça do úmero

à rua pode revelar a possibilidade de atropelamentos ou brigas, lembrando que animais que estejam no cio e que tenham acesso livre certamente estarão mais propensos aos traumatismos por mordeduras. Por outro lado, aqueles restritos ao domicílio poderão se contundir quando houver degraus de escadas ou obstáculos que tenham de vencer ou, ainda, quando houver materiais de construção ou outros tipos de entulhos que possam cair próximo ao animal.

Em grandes centros urbanos, é comum que cães e gatos sejam mantidos, a maior parte do dia, confinados em apartamentos, tendo pouco acesso ao sol. Não obstante, cães, geralmente de grande porte, são mantidos, para a função de guarda, nos fundos de fábricas ou depósitos, sem incidência da luz solar. Assim, doenças metabólicas, como a hipovitaminose D (raquitismo), podem afetar esses animais em sua fase de crescimento, acarretando sérias alterações de mineralização e crescimento ósseo.

Frequência de exercícios

Com relação à espécie canina, o adestramento com finalidade de ataque e guarda, quando iniciado de maneira precoce, é uma das principais causas de problemas articulares coxofemorais e umerorradioulnares, podendo também acelerar a manifestação clínica de doenças congênitas, como osteocondrite dissecante da cabeça do úmero, displasia coxofemoral, fragmentação do processo coronoide medial e falta de união do

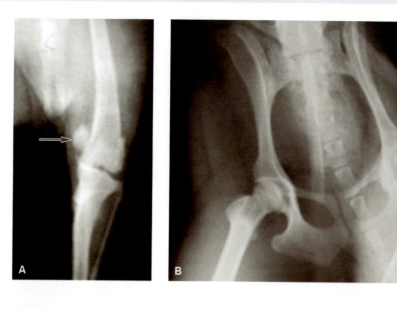
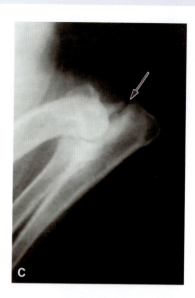
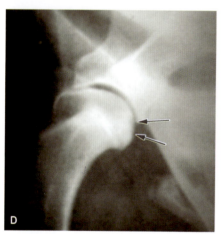
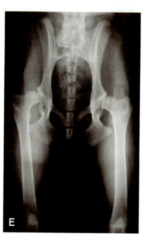
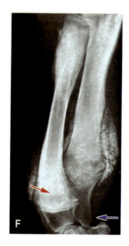
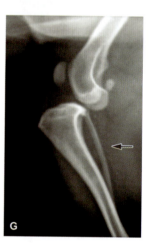
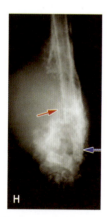
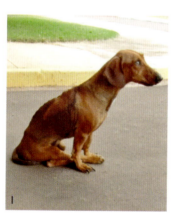
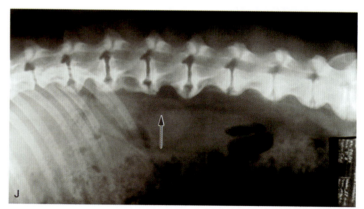

Figura 12.84 A. Luxação medial de patela: radiografia na projeção anteroposterior da articulação femorotibial de um cão. Notar o posicionamento medial da patela (*seta*) em relação ao côndilo femoral. **B.** Necrose asséptica da cabeça do fêmur esquerdo. Radiografia na projeção ventrodorsal das articulações coxofemorais de um cão. Notar a irregularidade da superfície articular da cabeça do fêmur esquerdo (*seta*) com diminuição de sua mineralização. **C.** Não união do processo ancôneo. Radiografia na projeção lateromedial da articulação umerorradioulnar de um cão. Nota-se o processo ancôneo não unido à face articular da ulna (*seta*). **D.** Osteocondrite dissecante da cabeça do úmero. Radiografia na projeção lateromedial da articulação escapuloumeral de um cão. Notar área radioluzente (*setas*) na face posterior da cabeça do úmero com depressão local na superfície articular. **E.** Displasia coxofemoral. Radiografia na projeção ventrodorsal das articulações coxofemorais demonstrando arrasamento das cavidades acetabulares direita e esquerda e achatamento das cabeças dos fêmures direito e esquerdo. **F.** Osteodistrofia hipertrófica. Radiografia na projeção lateromedial. Notar a proliferação óssea em periósteo (*seta vermelha*) próximo às epífises distais de rádio e ulna e o alargamento da metáfise distal (*seta azul*). **G.** Ruptura de ligamento cruzado cranial. Radiografia na projeção lateromedial Arta articulação femorotibial. Notar deslocamento cranial da tíbia (*seta*) em relação ao fêmur. **H.** Osteossarcoma. Radiografia na projeção anteroposterior demonstrando áreas de lise óssea (*seta vermelha*) e de proliferação óssea (*seta azul*) em porção distal de rádio e ulna. **I** e **J.** Doenças do disco intervertebral. Observar a posição de extensão dos membros pélvicos (**I**) e radiografia na projeção lateromedial da coluna torácica (**J**). Notar a diminuição dos espaços intervertebrais e a presença de osteófitos ventrais em "ponte" (*seta*).

processo ancôneo, em animais predispostos. Tutores de cães de raça grande ou gigante, no anseio de que seu animal logo adquira hábitos de guarda e ataque, com comportamento mais agressivo, tendem a dar início ao adestramento com 5 ou 6 meses de vida, fase em que, estruturalmente, os componentes articulares (ligamentos, superfícies ósseas e tendões) ainda estão em fase de formação.

Alimentação

O fornecimento de alimentos caseiros à base de carne bovina ou de aves e vísceras, como moela e fígado, para cães e gatos em fase de crescimento ósseo, é a principal causa de distúrbios nutricionais que podem afetar o sistema locomotor. Os altos teores de fósforo, juntamente com a baixa taxa de cálcio em sua constituição, desencadearão o hiperparatireoidismo nutricional secundário, caracterizando desvios de eixos ósseos (ortostáticos) (Figura 12.85 A), fraturas espontâneas (patológicas ou "em galho verde") (Figura 12.85 B) e estreitamento de pelve (em felinos) (Figura 12.85 C), com distúrbios de defecação. Felinos com dieta restrita a fígado bovino ou de galinha poderão desenvolver hipervitaminose A, com importantes alterações do córtex ósseo e das articulações de vértebras cervicais. Cães adultos e idosos superalimentados com dietas predominantemente compostas por carboidratos desenvolvem obesidade e estarão sujeitos a manifestar doenças do disco intervertebral, com ocorrência de herniações e calcificações. Nesse particular, raças condrodistróficas, como o Dachshund, seguramente compõem a primeira linha de frequência. Em cães, a superalimentação com cálcio, em raças gigantes, pode acarretar calcificação precoce da linha fisária distal da ulna, com desvios ósseos importantes.

Doenças sistêmicas

No cão, alterações posturais e de marcha as vezes são causadas tão somente por algumas enfermidades sistêmicas (Quadro 12.8) que, a princípio, podem ser manifestadas por meio de outros sinais clínicos que não os locomotores. O clínico deve, então, investigar sobre atualização da imunização, existência de ectoparasitas como carrapatos, de contactantes que tenham apresentado sintomatologia semelhante, além de verificar a possibilidade de ingestão de alimentos em decomposição. Além disso, alterações sistêmicas que culminem em processos toxêmicos de origem hepática ou renal, muitas vezes determinam a instalação de encefalopatias.

Quadro 12.8 Doenças sistêmicas em cães capazes de afetar o sistema locomotor.

Doença	Local de alteração do sistema locomotor
Cinomose	Encefalite e neuropatia periférica
Erliquiose	Meningite por vasculite
Barreliose (doença de Lyme)	Artrites sépticas (principalmente em articulações femorotibiais e carporradiais)
Meningite bacteriana	Alterações supurativas no sistema nervoso central e medula espinal
Botulismo	Placa neuromotora
Leishmaniose	Artrites e osteoperiostites

Queixa principal | Alterações de postura e marcha

Em geral, a maioria dos tutores apresenta certa dificuldade em revelar ao clínico se o seu animal claudica ou apresenta impotência funcional de um ou mais membros. Por outro lado, a apresentação em decúbito, seja esternal ou lateral, é muito mais fácil de ser observada.

Claudicação. Queixa mais frequente, caracteriza-se pelo apoio parcial e cuidadoso do membro, devendo sua ocorrência ser investigada quanto ao surgimento, relação com a realização de exercícios, periodicidade de apresentação e sua evolução. Ela é definida como uma interferência na locomoção normal, resultando em alteração estrutural e/ou funcional, frequentemente envolvendo o mecanismo de propulsão de um ou mais membros, alterando, assim, a qualidade de progressão e de atitude de posicionamento. Assim, claudicações de surgimento agudo e intenso e que apresentem evolução benigna podem sugerir contusões musculares, processos inflamatórios tendíneos ou ligamentosos. Quando está relacionada com o início de exercícios, sendo inicialmente insidiosa, de caráter intermitente e de evolução crônica e progressiva, o clínico deverá suspeitar de problemas articulares, como em algumas doenças de desenvolvimento e em algumas alterações articulares adquiridas. Se a claudicação for migratória e, portanto, alternando sua manifestação em membros diferentes, existe compatibilidade com doenças autoimunes, nutricionais e infecciosas (Quadro 12.9). As claudicações que evoluem para impotência funcional indicam agravamento do processo doloroso e podem ser decorrentes de instalação de doença articular degenerativa ou de neoplasias ósseas.

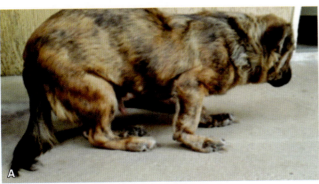
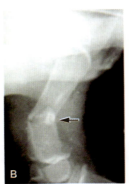
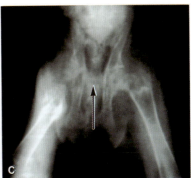

Figura 12.85 A. Hiperparatireoidismo nutricional secundário. Notar as posições palmígradas (membros torácicos) e plantígradas (membros pélvicos) demonstrando os desvios ortostáticos com calcâneos e carpos próximo ao solo. **B.** Radiografia na projeção lateromedial de região de fêmur de um cão. Notar a fratura incompleta ("galho verde") e a desmineralização óssea com adelgaçamento do córtex e aspecto radioluzente (*seta*). **C.** Radiografia na projeção ventrodorsal da região da pelve de um felino. Notar o estreitamento do canal pélvico e a desmineralização óssea generalizada com aspecto radioluzente dos ossos (*seta*).

Quadro 12.9 Enfermidades ortopédicas mais frequentes em cães que caracterizam claudicação.

Tipo de claudicação	Doença
Intermitente e crônica	Luxação congênita medial ou lateral de patela Luxação adquirida medial ou lateral de patela Ruptura de ligamento cruzado cranial Necrose asséptica da cabeça do fêmur Osteocondrite dissecante da cabeça do úmero Displasia coxofemoral Fragmentação do processo coronoide medial Falta de união do processo ancôneo
Migratória	Infecciosas • Osteoartrite e osteoperiostite por leishmaniose • Artrite por borreliose Nutricionais • Hiperparatireoidismo nutricional secundário • Osteodistrofia hipertrófica Imunológicas • Pan-osteíte eosinofílica

Impotência funcional. Como descrito no item anterior, é indicativa de processo doloroso intenso e se caracteriza pela incapacidade de apoio de um ou mais membros ao solo (Figura 12.86). É a apresentação mais comum nos casos de fratura, luxação, entorse, neoplasia óssea em estágio avançado e instalação de doença articular degenerativa. Quando a impotência funcional apresenta caráter aditivo, ou seja, manifesta-se em outros membros, o clínico deverá suspeitar de doenças do disco intervertebral, processos tóxico-infecciosos, como botulismo, e doenças autoimunes, como miastenia *gravis*. A apresentação de impotência funcional dos membros pélvicos, de surgimento agudo, deve suscitar a suspeita de polifratura de pelve ou compressão neurológica da cauda equina.

Decúbito. A manutenção do decúbito esternal, por parte do animal, pode ser indicativa de compressões medulares por fraturas, luxações ou deslocamentos do disco intervertebral que, geralmente, apresentam surgimento agudo. Já o decúbito lateral pode advir de doenças neurológicas sistêmicas como cinomose, caquexia acentuada por diversas causas e alterações isquêmicas do SNC, como traumatismo cranioencefálico. O caráter crônico e progressivo da manutenção do decúbito, seja esternal ou lateral, pode estar relacionado com doenças autoimunes, como miastenia *gravis* ou com processos tóxico-infecciosos, como botulismo.

Tratamentos prévios

É provável que as doenças que afetem o aparelho locomotor de cães e gatos compreendam as situações em que, mais frequentemente, o tutor lança mão de seu "arsenal" de medicamentos disponíveis em casa, com o intuito de minimizar o principal problema apresentado por esses animais: a dor. Assim, a administração errônea e inadvertida de analgésicos e anti-inflamatórios pode, de maneira colateral e direta, afetar o estado geral do paciente, com modificações posturais, alterações de comportamento (principalmente apatia), hipotensão arterial e hipotermia. Todas essas alterações, certamente, dificultarão ou até mesmo modificarão sinais clínicos importantes em que o clínico poderia se basear para direcionar de maneira mais precisa sua suspeita diagnóstica.

Inspeção visual

A simples observação, por parte do clínico, da atividade locomotora ou da postura adotada pelo animal, é capaz de determinar a possível localização da lesão. A percepção de soluções de continuidade ou de hematomas na pele (Figura 12.87), mesmo que negadas pelo tutor, revela a ocorrência de traumatismos por mordeduras ou por atropelamento. Cães e gatos de pelos longos necessitam ser avaliados com critério e o local suspeito precisa ser submetido a tricotomia. Essa conduta também auxilia na observação de atrofia muscular de determinado membro e, invariavelmente, sua massa muscular deve ser comparada à do membro contralateral, para dirimir quaisquer dúvidas.

O encontro de onicogrifose (crescimento exagerado das unhas) em um ou mais membros indica o desuso, muitas vezes decorrente de processos dolorosos crônicos, enquanto o membro sadio apresenta desgaste acentuado das unhas. No entanto, o clínico deve estar atento a doenças sistêmicas, como leishmaniose, que comumente se caracterizam por onicogrifose generalizada.

A manutenção de afastamento dos espaços interdigitais em um membro, quando em apoio, caracteriza o deslocamento do peso para o membro sadio, em decorrência de processos dolorosos do membro contra ou ipsilateral.

Assimetria

Anormalidades na simetria de volume entre dois membros (torácicos ou pélvicos) podem indicar tanto alterações inflamatórias/infecciosas como ocorrência de flegmão ou quadros

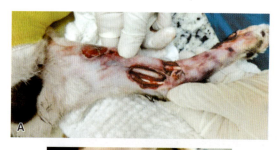
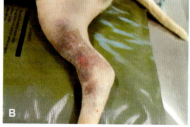

Figura 12.87 A. Fratura exposta de tíbia observada na face medial, com ferida lacerativa e secreção sanguinolenta local. **B.** Ferida contusa na face medial de tíbia, com presença de hematomas no local.

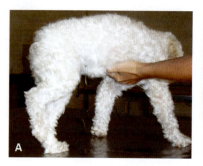
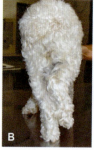

Figura 12.86 Impotência funcional do membro pélvico direito de um Poodle decorrente de luxação coxofemoral. **A.** Vista lateral. **B.** Vista caudal.

graves de neoplasias (Figura 12.88). A atrofia muscular, característica dos processos articulares crônicos, também compõe um tipo de assimetria; do mesmo modo, desvios ortostáticos estão relacionados com fraturas ósseas (Figura 12.89 A e B), consolidações errôneas de fraturas (Figura 12.89 C), luxações ou alterações de mineralização óssea decorrentes de problemas nutricionais.

Desvios ortostáticos

O desvio varo é comumente observado em membros torácicos de cães e gatos em fase de crescimento que apresentem distúrbios metabólicos caracterizados por deficiência na mineralização óssea. É caracterizado pelo desvio lateral com "arqueamento" da região média de rádio e ulna. Esse tipo de desvio é mais bem observado quando o clínico se posiciona diante do animal. Também nesses distúrbios metabólicos, o desvio valgo ocorre nos membros pélvicos, caracterizando uma aproximação medial das regiões tarsais, sendo essa alteração melhor visualizada pelo aspecto posterior do animal.

O desvio cranial de ossos longos pode ser observado em cães de raças gigantes superalimentados com cálcio em sua fase de crescimento, em decorrência do fechamento precoce da linha fisária distal da ulna, provocando desvio anterior do rádio; essa condição pode ser uni ou bilateral.

Embora não caracterize, propriamente, o desvio de conformação de corpos vertebrais, mas sim alteração no alinhamento entre as vértebras, a lordose (desvio ventral), a escoliose (desvio lateral direito e/ou esquerdo) e a cifose (desvio dorsal) (Figura 12.90) estão comumente presentes em felinos e cães em fase de crescimento, que apresentem desmineralização óssea consequente a distúrbios nutricionais. A observação desses desvios é facilmente conseguida quando o clínico posiciona seu olhar sobre o aspecto dorsal da região lombar, tomando, posteriormente, a base da cauda como referência, observando a linha plana do dorso.

É necessário levar em consideração o fato de que há diferenças normais de alinhamento de coluna em determinadas raças de cães e isso não deve apresentar significado clínico. Assim, os cães das raças Fila Brasileiro, São-Bernardo e Mastim apresentam elevação do plano das vértebras lombares em relação às torácicas, com manutenção de discreta hiperextensão das articulações femorotibiais e tibiotarsais. Por outro

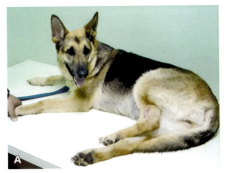
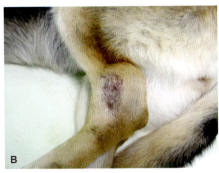
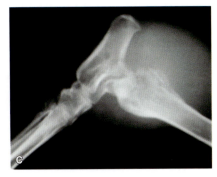

Figura 12.88 Pastor-Alemão com aumento de volume na região tibiotarsometatarsiana (**A**). Imagem ampliada (**B**) e radiografia (**C**) na projeção lateromedial da referida articulação demonstrando áreas de lise óssea na porção metafisária distal da tíbia – imagem compatível com osteossarcoma.

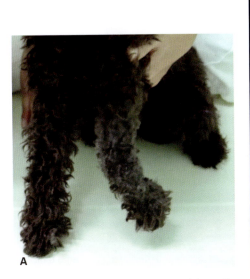
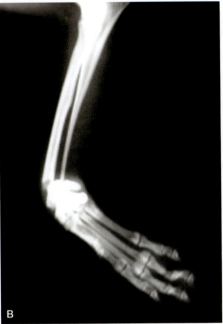
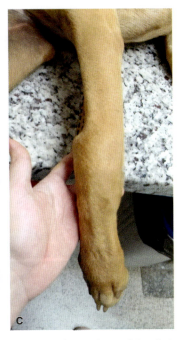

Figura 12.89 A. Desvio ortostático lateral da região carporradioulnar direita. **B.** Radiografia na projeção anteroposterior do membro torácico direito, demonstrando fratura completa do terço distal do rádio e uma com desvio lateral da extremidade distal da fratura. **C.** Desvio ortostático anterior e medial decorrente de fratura do terço distal do rádio e uma consolidada erroneamente.

lado, cães da raça Pastor-Alemão e Pastor-Belga apresentam o plano das vértebras lombares mais ventral em relação às torácicas, com visível flexão das articulações femorotibiais e tibiotarsais.

Alterações posturais

Decúbito

Como descrito nos relatos de queixa principal, a observação da manutenção do decúbito, seja esternal ou lateral, por parte do animal, pode indicar a gravidade do comprometimento do sistema locomotor. No entanto, o clínico deve estar atento a causas, que não de origem locomotora, que acarretem decúbito: o uso inadvertido de anti-inflamatórios e analgésicos com ação hipotensora, caquexia acentuada e doenças que acarretem grave desidratação com hipotensão.

O decúbito esternal ou lateral com início súbito pode ser encontrado nos casos de compressões medulares por fraturas (Figura 12.91), luxações e nos deslocamentos do disco intervertebral. O decúbito lateral pode também advir de doenças neurológicas sistêmicas, como cinomose e listeriose, e de alterações isquêmicas do SNC, decorrentes de traumatismo cranioencefálico. O caráter crônico e progressivo da manutenção do decúbito, seja esternal ou lateral, pode estar relacionado com doenças autoimunes, como miastenia *gravis*, ou com processos tóxico-infecciosos, como botulismo.

Elevação do membro ao solo

Animais que apresentam impotência funcional e que, quando em estação, mantêm o membro afetado em posição exageradamente elevada em relação ao piso, podem apresentar processo doloroso localizado em posição bastante distal (Figura 12.92), sendo características de fraturas ou luxações de falanges, metacarpos e metatarsos, ou até mesmo em consequência de onicocriptose (unha "encravada"), alteração comum em cães com dedos supranumerários ou, ainda, pela existência de corpos estranhos ou ferimentos na região interdigital ou de coxins. Já o posicionamento semifletido, com discreta aproximação do membro, tanto torácico quanto pélvico, ao solo, pode sugerir processo doloroso localizado mais dorsalmente, como em fraturas de fêmur, escápula e úmero (Figura 12.93) e nas luxações coxofemoral e escapuloumeral. Essa postura assumida reflete a incapacidade de manter um tônus muscular permanente que eleve o membro do solo, em virtude de intensidade do processo doloroso.

Déficit proprioceptivo

É comumente observado em membro torácico, nos casos de avulsão do plexo braquial, por traumatismos; quando se

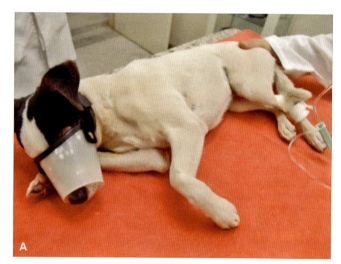

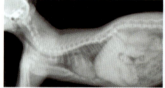 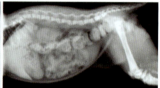

Figura 12.90 Radiografia na projeção lateromedial da coluna vertebral torácica e lombar de um gato de 6 meses demonstrando desvios de cifose torácica e lordose lombar.

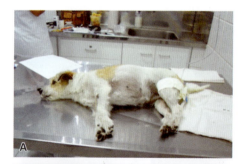

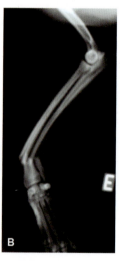

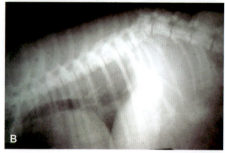

Figura 12.91 A. Cão com apresentação em decúbito lateral direito instantes após atropelamento. **B.** Radiografia na projeção lateromedial da coluna vertebral toracoabdominal demonstrando fratura por compressão de 12ª vértebra torácica com deslocamento dorsal.

Figura 12.92 A. Cão com impotência funcional do membro torácico esquerdo. Notar o desvio lateral de metacarpos e falanges, resultando na elevação do membro em relação ao solo. **B.** Radiografia na projeção lateromedial de rádio e ulna demonstrando fratura completa em terço distal desses ossos.

Capítulo 12 ◆ Semiologia do Sistema Locomotor 559

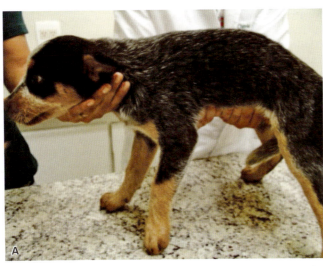
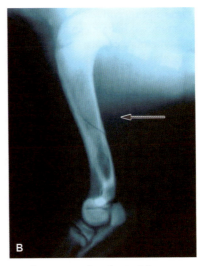

Figura 12.93 A. Blue Heeler com impotência funcional do membro torácico esquerdo. Notar a discreta aproximação das falanges em relação ao solo. **B.** Radiografia na projeção lateromedial do úmero demonstrando fratura incompleta em terço médio do osso (seta).

apresenta nos membros pélvicos, decorre de processos compressivos ou por lesão da inervação ciática e/ou fibular (Figura 12.94), geralmente por causas traumáticas diretas. O déficit proprioceptivo de membros torácicos e pélvicos caracteriza-se pela semiflexão do membro, com apoio da face anterior da região de falanges e metacarpos (ou metatarsos) ao solo, tanto durante a marcha quanto em estação, com desgaste acentuado das falanges distais e a existência de feridas ulcerativas na área de atrito (transição metacarpo ou metatarsofalângica). Diferentemente do que ocorre nos processos dolorosos localizados mais dorsalmente, a semiflexão observada nos déficits proprioceptivos é decorrente de denervação, e o exame neurológico completo dessa afecção está descrito no Capítulo 11, *Semiologia do Sistema Nervoso*.

Alterações de marcha ou de locomoção
Claudicação
A observação do apoio parcial e cuidadoso de um ou mais membros pode passar despercebida tanto para o tutor como para o clínico; contudo, em geral, quando o animal é incentivado à marcha ou ao trote, pode-se evidenciar o tipo de claudicação. As fases de oscilação e posicionamento do membro afetado estão diminuídas, resultando em menor tempo de apoio e passada mais curta. Em estação, o membro sadio tende a se posicionar mais próximo à linha mediana, em uma tentativa de minimizar o peso sobre a região dolorida, enquanto o membro afetado será mantido mais afastado da linha média do corpo. Nos casos de traumatismos da pelve ou de dor articular coxofemoral, o comprometimento bilateral dos membros pélvicos pode caracterizar postura de revezamento da sustentação do peso (ora para o lado direito, ora para o esquerdo), sendo o desvio do peso deslocado cranialmente, com abdução dos cotovelos e discreta cifose toracolombar, além de promover marcha do tipo "bamboleio", caracterizada por deslocamento lateral e de maneira alternada dos membros pélvicos, quando em marcha.

Os processos dolorosos localizados em membros torácicos, exemplificados pela displasia do cotovelo e pela osteocondrite dissecante da cabeça do úmero, revelam, além da claudicação, troca de peso para os membros pélvicos, de tal modo que o cão assume postura de afastamento dos membros pélvicos de sua linha mediana (base larga), quando em estação. Na espécie felina, a avaliação da claudicação pode ser dificultada pelo comportamento "peculiar e independente" que esse animal apresenta; para minimizar esse problema, a dica é encorajá-lo a andar, soltando-o no centro da sala de exame, posicionando sua caixa ou gaiola no canto do recinto. Assim, instintivamente, o animal irá se encaminhar até a extremidade da sala, momento no qual o clínico deverá avaliar mentalmente os eventos constatados.

Impotência funcional
Caracteriza-se pela incapacidade de apoio de um ou mais membros ao solo e, em geral, indica a intensidade do processo doloroso. O clínico não deve apenas concluir que haja impotência funcional de determinado membro pelo simples fato de o animal não apoiá-lo ao solo, quando em estação. Muitas vezes, essa atitude apenas decorre de situação de medo e estresse que o animal sofre por estar em um ambiente diferente do habitual. Assim, o clínico deve sugerir ao tutor que caminhe com seu animal, submetendo-o a marcha, trote e corrida, para daí concluir que, de fato, o membro é poupado do apoio. Em casos duvidosos, é possível manter o animal em posição bipedal, segurando-o pelos membros torácicos, na

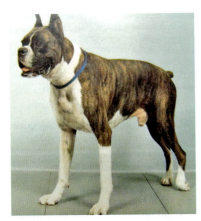

Figura 12.94 Boxer apresentando "déficit" proprioceptivo no membro pélvico esquerdo. Notar a face anterior das falanges em semiflexão, direcionada ao solo.

altura dos metacarpos, incentivando-o a andar, para verificar, de maneira mais precisa, se há incapacidade ou apenas restrição de apoio pelo membro pélvico suspeito. Por outro lado, se a dúvida de claudicação ou impotência funcional recai sobre um membro torácico, o teste oposto é realizado com o tutor ou clínico posicionando-se atrás do animal, tendo que suspender os membros pélvicos, segurando-os pelos metatarsos, até a altura de sua cintura e, novamente, o animal deve ser incentivado a marchar.

A impotência funcional é a apresentação mais comum nos casos de fratura (Figura 12.95), luxação, entorse, neoplasia óssea em estágio avançado e instalação de doença articular degenerativa. Quando ela se caracterizar por paraparesia (Figura 12.96), paraplegia, tetraparesia ou tetraparalisia, o clínico deve suspeitar de doenças do disco intervertebral, de processos tóxico-infecciosos, como botulismo; de doenças infecciosas, como cinomose; ou de doenças autoimunes, como miastenia *gravis*. Testes de reações posturais, de reflexos espinais, exames dos nervos cranianos e avaliação da capacidade motora voluntária, bem como estado sensorial, auxiliam na diferenciação de distúrbios neurológicos dos de origem musculoesquelética (estão descritos, em detalhes, no Capítulo 11, *Semiologia do Sistema Nervoso*).

Palpação

Tem como finalidade principal o auxílio na localização da dor e na avaliação de tumefações, de mobilidades ósseas e de instabilidades articulares. Em particular, a avaliação da localização da dor pode ser dificultada, uma vez que há grande variedade no tipo de resposta que os animais costumam apresentar diante de estímulo doloroso. Assim, mesmo em grandes estímulos dolorosos, raças como Fila Brasileiro, Husky Siberiano, São-Bernardo e Mastim demonstram pouca ou nenhuma resposta; enquanto os cães de raças Pastor-Alemão, Pinscher, Poodle e a maioria dos felinos podem exacerbar a resposta à dor. Em ambos os casos, se o clínico não for experiente o suficiente para considerar essas nuances e tampouco se preocupar em repetir o exame ortopédico quantas vezes forem necessárias, o risco de supervalorização ou de subestimação do problema poderá ocorrer.

Com o intuito de minimizar incorreções ou dúvidas nos achados obtidos durante a palpação, o hábito de realizar o mesmo exame no membro contralateral sadio proporciona maior confiança e fidelidade nas conclusões clínicas.

A palpação de todos os componentes do sistema musculoesquelético é realizada, de preferência, sem a utilização de sedação ou anestesia, uma vez que esses procedimentos podem mascarar a manifestação do processo doloroso e dificultar a localização exata da lesão. Estes somente deverão ser indicados quando o animal demonstrar comportamento irascível, manifestação de dor tão intensa capaz de impedir a abordagem semiológica ou caso forem procedidos exames invasivos de artrocentese ou biópsia, e ainda para realização de posicionamento doloroso durante exames radiográficos.

Para maior conforto e facilidade do examinador, o animal deve, preferencialmente, ser mantido sobre a mesa de exame clínico, em decúbito lateral, o que possibilita melhor relaxamento muscular, facilitando, dessa maneira, a realização de manobras ortopédicas. A manutenção do animal sobre o chão e em estação para realização do exame ortopédico deverá se restringir a cães de raça gigante que, devido ao seu tamanho corporal avantajado, demonstram desconforto e inquietação ao serem colocados sobre a mesa de exame clínico.

Palpação superficial

Quando, à inspeção, são observadas alterações de volume e simetria de um membro ou soluções de continuidade em pele, a palpação superficial deve ser realizada para avaliar as seguintes características:

Tumefações

- *Flutuação*: sugere acúmulo de líquidos em cavidades neoformadas, com possibilidade de ser consequente a seromas, hematomas ou processos supurativos (flegmão) ou, se localizados na região articular, pode indicar efusão articular, comum em artrites
- *Sinal de Godet positivo*: indica a existência de edema e geralmente está relacionado com os processos inflamatórios consequentes de fraturas ou processos compressivos secundários a neoplasias
- *Consistência firme ou dura*: pode ocorrer, beneficamente, em casos de formação de calo fibroso e ósseo, como reparação de uma fratura, ou ser indicativo de processos neoplásicos
- *Crepitação*: quando localizada em tecidos moles (subcutâneo ou muscular), decorre de acúmulo de gás, caracterizando enfisema, e está associada às infecções por bactérias anaeróbias (traumatismo por mordeduras ou por corpos estranhos perfurantes). Se for observada no tecido ósseo, pode ser indicativa de fraturas ou luxações (ver descrição mais detalhada adiante).

Temperatura local

É mais bem investigada utilizando-se o dorso da mão, não enluvada, sobre a área suspeita; deve-se, sempre, comparar com o membro contralateral. Quando houver aumento de temperatura local, geralmente ocorre dor e indica a existência de processo inflamatório, infeccioso ou neoplásico no local. Se, por outro lado, for observada diminuição da temperatura, deve-se suspeitar de transtorno circulatório com diminuição

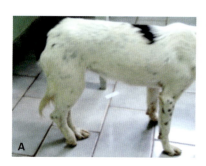
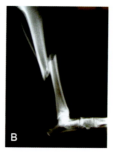

Figura 12.95 **A.** Cão com impotência funcional do membro pélvico direito. **B.** Radiografia na projeção lateromedial de tíbia e fíbula demonstrando fratura no terço médio da diáfise óssea.

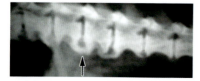

Figura 12.96 Radiografia na projeção lateromedial da coluna torácica demonstrando osteófitos ventrais (*seta*) indicativos de hérnia de disco intervertebral.

da perfusão sanguínea, comum nos casos de gangrenas. Nesses casos, alterações de coloração e diminuição de sensibilidade também ocorrerão.

Proeminências ósseas
São sentidas facilmente com as palmas das mãos, comparando-se com o membro contralateral sadio, e concluem a suspeita de atrofia muscular observada ao exame de inspeção.

Ossos longos
A palpação deve ser realizada obedecendo-se a uma mesma sequência para todos os ossos, a fim de se observar o início de manifestação da dor e o local em que ela ocorre de maneira mais acentuada, quando, posteriormente, volta a diminuir de intensidade. Assim, o paciente costuma manifestar maior cooperação quando o exame é iniciado pela extremidade mais distal do membro, finalizando na sua porção mais dorsal; portanto, das falanges até o fêmur ou até a escápula.

Obedecendo-se à sequência de cada osso, o clínico deverá aplicar suas mãos nas extremidades proximal e distal da região óssea a ser investigada, posicionando seus polegares sobre a face lateral e os quatro dedos restantes de cada mão sobre a face medial. Assim, como a massa muscular da maioria dos ossos longos é menor na face medial, o posicionamento de um número maior de dedos facilitará a percepção tátil de irregularidades ósseas. Isto é particularmente verdadeiro para ossos como metatarsos, tíbia e fíbula, metacarpos e rádio e ulna. Após o posicionamento das mãos, o clínico deverá "correr" suas mãos por toda extensão do osso a fim de verificar irregularidades em sua superfície, como tumefações ou alteração de consistência.

A verificação de fraturas é obtida realizando-se movimento de alavanca com uma das mãos, fixando-se a outra (Figura 12.97).

O fêmur e o úmero são ossos com vasta massa muscular, tanto em sua face lateral como medial e, dessa maneira, o exame de palpação é diferenciado. Para o fêmur, após a localização, pela face lateral, dos epicôndilos (em sua porção mais distal) e do trocanter maior (em sua porção mais proximal) (Figura 12.98), realiza-se o afastamento da musculatura com auxílio das mãos espalmadas, "correndo-as" simultaneamente pelas faces medial e lateral, a fim de percorrer toda a extensão óssea.

Para o úmero, o movimento a ser realizado com as mãos é o mesmo, e o ponto de referência, em sua face cranial e na porção mais dorsal, é a cabeça do úmero; e em sua porção mais distal, na face lateral, os côndilos (Figura 12.99).

A escápula, além de conter intensa massa muscular em sua face lateral, caracteriza-se por reduzido acesso em seu aspecto medial, por estar intimamente relacionada com a região torácica lateral. Assim, quando se localiza a cavidade glenoide logo acima da cabeça do úmero, o clínico poderá, com a mão espalmada, sentir toda extensão da espinha da escápula, com o intuito de verificar qualquer descontinuidade óssea. Mesmo nos casos de fraturas, é difícil a percepção de crepitação, uma vez que a musculatura local impede maior movimentação dos focos de fratura (Figura 12.100).

As falanges proximal, média e distal podem ser avaliadas "dedilhando-se" a superfície óssea em suas faces anterior e posterior e pelo afastamento lateral dos dígitos, para observação de cada espaço interdigital. Essa manobra também auxilia na investigação de ferimentos ou existência de corpos estranhos (Figura 12.101).

Independentemente do osso afetado, quando mobilidade dos fragmentos for observada, crepitação também poderá ser um sinal facilmente sentido e escutado. Nesse momento, a dor

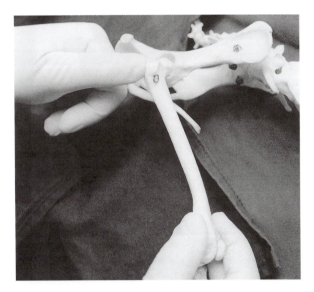

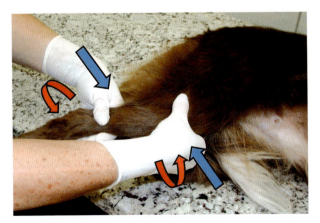

Figura 12.97 Posicionamento das mãos para palpação de ossos longos (tíbia e fíbula) com os polegares na face lateral e os dedos restantes na face medial (*setas azuis*). As *setas vermelhas* mostram o movimento de alavanca para verificação de mobilidade.

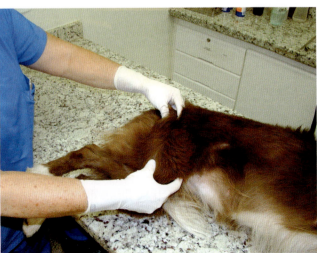

Figura 12.98 Posicionamento sobre o trocanter maior do fêmur e o epicôndilo lateral.

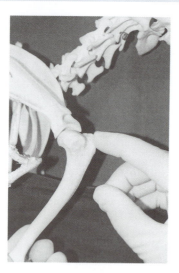
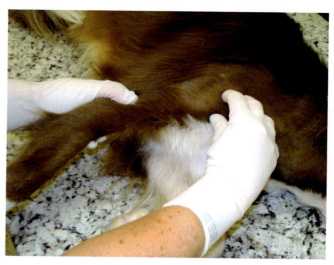

Figura 12.99 Posicionamento sobre a cabeça do úmero e o epicôndilo lateral.

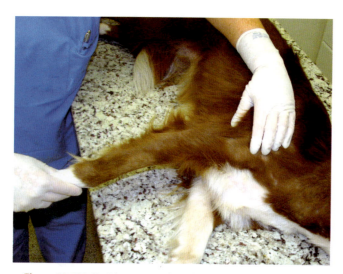

Figura 12.100 Posicionamento digital sobre a espinha da escápula.

será manifestada pela atitude de rosnar e morder (para cães) e miar, morder e arranhar (para gatos).

Toda e qualquer avaliação óssea deverá ser acompanhada pelos exames radiográficos (Figura 12.102), preferencialmente em duas projeções e, no caso de suspeita de neoplasias, é necessário realizar biópsia por punção aspirativa.

Pelve

Os ossos ílio, ísquio e púbis, que compõem a pelve (ou coxal), são amplamente envolvidos e sustentados por fibras musculares, o que dificulta a abordagem semiológica. A evidenciação das cristas ilíacas e das tuberosidades isquiáticas constitui o ponto de referência para que o clínico realize o exame ortopédico. Posicionando-se lateralmente ao animal, o examinador deverá localizar, com os dedos indicador e polegar de uma das mãos, as cristas ilíacas direita e esquerda, aplicando-os de maneira paralela. As tuberosidades isquiáticas também são seguradas pelo indicador e polegar da outra mão. Realizada essa vabordagem, o clínico deverá movimentar lateralmente, e de maneira alternada, ora a região isquiática, ora a região ilíaca (Figura 12.103 A e B). Nos casos de fratura, serão evidentes mobilidade local, manifestação de dor e, eventualmente, crepitação. Como é frequente a compressão neurológica da cauda equina decorrente de processo inflamatório local, a paraparesia é um achado importante e a maioria dos animais deve ser examinada em decúbito esternal.

Para a avaliação do púbis, é necessário o toque transretal, no qual o clínico posiciona o dígito por meio do lúmen retal, direcionado-o ao "assoalho" do canal pélvico. Por essa abordagem, o examinador conseguirá determinar o grau de afastamento da sínfise púbica (ramo vertical) e a existência de assimetria entre as concavidades dos ramos acetabulares direito e esquerdo (ramos horizontais) (Figura 12.103 C).

Como os traumatismo de pelve comumente culminam em polifraturas, durante o toque transretal, é necessário avaliar se há desvios mediais de fragmentos ósseos de ílio ou ísquio, caracterizando o estreitamento do canal pélvico. Essa manobra é conseguida rotacionando-se o dígito, que inicialmente estava posicionado sobre o púbis, em 90° para a direita e para a esquerda (laterais do reto).

Toda e qualquer avaliação óssea da pelve tem que ser acompanhada pelos exames radiográficos, preferencialmente em duas projeções e, no caso de suspeita de neoplasias, a biópsia por punção aspirativa deverá ser realizada.

Sacro

Embora o sacro não faça parte da pelve, a sua abordagem semiológica também é dificultada pelo fato de suas três vértebras estarem posicionadas dorsalmente e entre as cristas ilíacas. Elas são fundidas entre si e estão ligadas aos ílios por meio de sínfises. Portanto, a observação de mobilidade em relação ao ílio (disjunção ou luxação sacroilíaca) ou entre as vértebras (fraturas) é indicativa de anormalidade. Nos processos inflamatórios sacrais, ocorre compressão da cauda equina e o animal frequentemente apresenta paraparesia flácida, podendo haver diminuição do tônus de esfíncter anal e de cauda. A palpação deve ser realizada externamente, sobre o aspecto dorsal do animal e de maneira análoga à abordagem do púbis. A abordagem externa caracteriza-se pela localização do processo espinhoso da última vértebra lombar (L7) e das cristas ilíacas; no triângulo de espaço formado por essas estruturas, estará posicionado o sacro. Assim, o clínico posiciona com um ou mais dígitos as vértebras sacrais sobre seus processos, pressionando-as ventralmente (Figura 12.104 A e B).

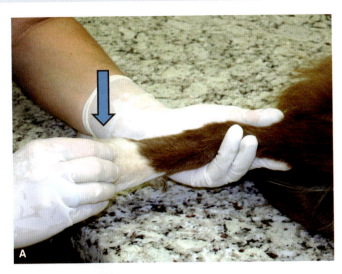

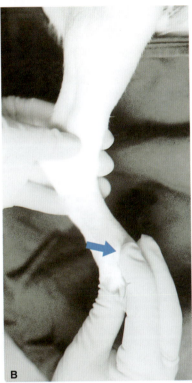

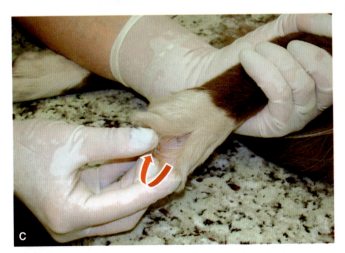

Figura 12.101 **A** e **B.** Palpação da região metatarsofalangiana (*setas azuis*), em seu aspecto cranial. **C.** Afastamento lateral de falanges média e distal para avaliação da região interdigital (*seta vermelha*).

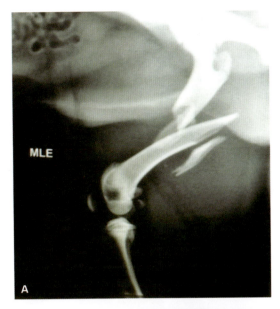

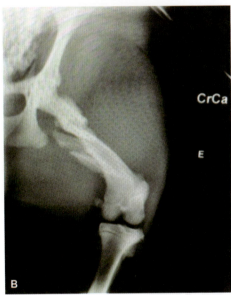

Figura 12.102 Radiografias nas projeções lateromedial (**A**) e anteroposterior (**B**) do fêmur demonstrando fratura do terço médio da diáfise com presença de esquírolas. Notar melhor visualização das esquírolas na projeção lateromedial.

Paralelamente, o acesso por via retal é realizado por meio do direcionamento digital pelo canal do reto, posicionando o dígito dorsalmente, para que alcance o "teto" da cavidade pélvica. Após essa manobra, o dígito deve pressionar o sacro em sentido dorsal. Realizando as duas abordagens (externa e por via retal), simultaneamente, o clínico consegue avaliar, com maior precisão, as alterações de mobilidade e crepitação (Figura 12.104 C).

Toda e qualquer avaliação óssea do sacro tem que ser acompanhada pelos exames radiográficos, preferencialmente em duas projeções.

Vértebras

A palpação deve ser realizada obedecendo-se a uma mesma sequência para os segmentos espinais, a fim de se observar o início da manifestação da dor, o local em que ela ocorre de maneira

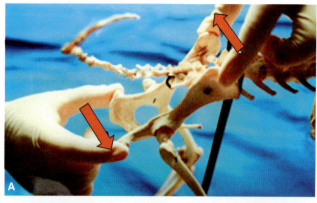

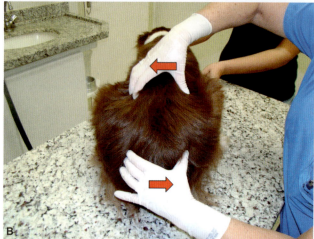

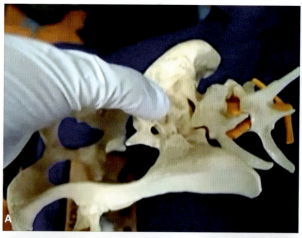

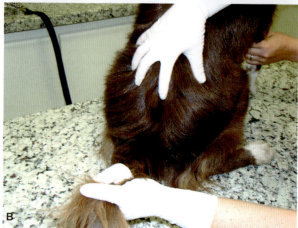

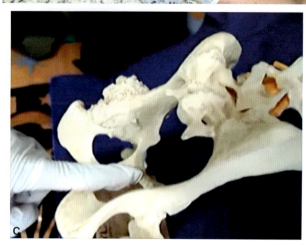

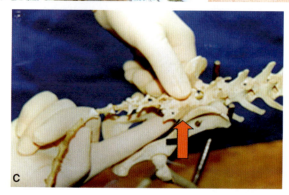

Figura 12.103 A e **B.** Palpação das cristas ilíacas e tuberosidades isquiáticas. As *setas vermelhas* indicam o movimento alternado de lateralidade. **C.** Toque transretal com palpação da sínfise púbica.

Figura 12.104 A e **B.** Exame externo das vértebras sacrais com localização entre as cristas ilíacas (*dedo indicador*) e realização de pressão digital no sentido ventral, tocando a face dorsal do sacro. **C.** Abordagem transretal do sacro, com palpação do aspecto dorsal do canal pélvico (*seta*).

mais acentuada e quando ela torna a diminuir em intensidade. Assim, o exame costuma ser iniciado pelas vértebras cervicais, seguidas das torácicas e, finalmente, as lombares. O exame ortopédico das vértebras sacrais já foi explorado anteriormente.

Neste capítulo, não se pretende discorrer sobre os testes de reações posturais, de reflexos espinais, exames de nervos cranianos, avaliação da capacidade motora voluntária e do estado sensorial (embora estejam intimamente ligados às alterações compressivas de medula), uma vez que estão descritos no Capítulo 11, *Semiologia do Sistema Nervoso*.

A abordagem das vértebras pela palpação deve ser realizada respeitando-se o decúbito ou a atitude postural que o animal assume no momento da consulta, pois a simples tentativa de posicionar o animal em determinado decúbito poderá agravar o processo compressivo medular. Assim, quer o animal se mantenha em decúbito lateral, em esternal, ou ainda com apoio apenas pelos membros torácicos, o clínico deverá iniciar a palpação posicionando-se e inclinando-se sobre o animal, de modo que lhe permita uma abordagem dos processos espinhosos sobre o aspecto dorsal da coluna.

Toda e qualquer avaliação óssea das vértebras necessita ser acompanhada pelos exames radiográficos, preferencialmente em duas projeções.

Segmento cervical

As sete vértebras cervicais de cães e gatos estão fortemente envolvidas por grupos musculares, o que dificulta a abordagem clínica de suas apófises. Por esse motivo, o examinador deverá segurar a face do animal com uma das mãos posicionada, envolvendo as regiões mandibular e nasal; com a outra mão, envolver dorsalmente e no formato de arco, a musculatura cervical, próximo à articulação atlantoccipital (Figura 12.105).

Após esse posicionamento, o clínico deverá realizar movimentos de extensão (elevando a cabeça o mais dorsal possível – Figura 12.106 A), flexão (com aproximação da face à região cervical ventral – Figura 12.106 B) e lateralidades direita e esquerda (aproximando a porção lateral do focinho na face lateral cervical – Figura 12.106 C). A dor cervical é manifestada por contração exacerbada e permanente da musculatura cervical, bem como incapacidade ou relutância em efetuar um ou mais movimentos. A dor intensa também pode ser manifestada pelas atitudes de rosnar e morder (para cães) e miar, morder e arranhar (para gatos).

Segmentos torácico e lombar

Nessas regiões, a apófise espinhosa (processo espinhoso) de cada vértebra é facilmente palpável. O clínico necessita, portanto, posicionar dois dedos, paralelos entre si e que estejam dispostos lateralmente ao processo espinhoso, sobre cada par de processos articulares (Figura 12.107). Precisam ser realizados movimentos de pressão ventral sobre os processos articulares, em sentido craniocaudal, a fim de palpar todas as 13 vértebras torácicas e as 7 vértebras lombares. Se a pressão digital exercida sobre a região for intensa, esse exame poderá determinar, de maneira incorreta, que há processo doloroso. Para minimizar esse problema, o clínico deverá realizar a palpação da coluna quantas vezes forem necessárias, provocando aumento gradual de sua pressão digital sobre as áreas a serem palpadas, até que se observe ou não resposta à dor. Mesmo assim, essa abordagem caracteriza relativa subjetividade de "até que ponto" a intensidade de pressão digital pode ser

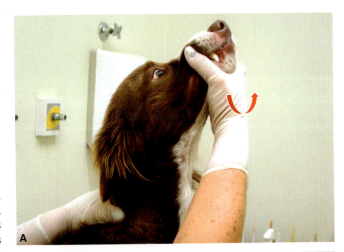

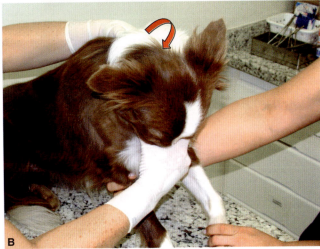

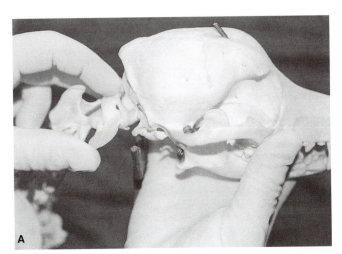

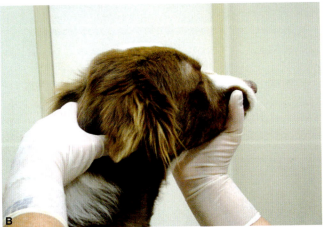

Figura 12.105 Palpação das vértebras cervicais: articulação atlantoccipital palpada dorsalmente (**A**) e mantida em posição de repouso (**B**).

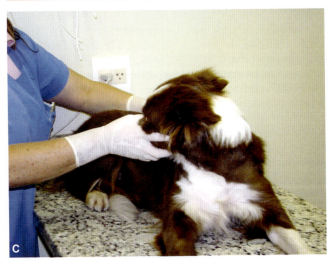

Figura 12.106 Palpação das vértebras cervicais: articulação atlantoccipital sendo submetida aos movimentos de extensão (**A**), flexão (**B**) e lateralidade (**C**).

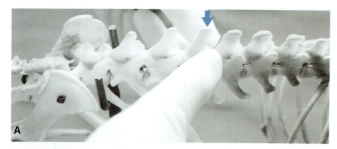
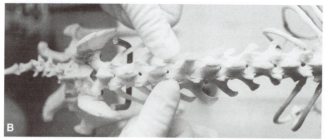
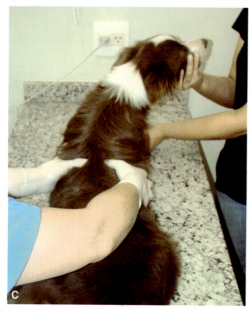

Figura 12.107 Vistas lateral (**A**) e dorsal (**B**) da palpação de vértebras lombares, sobre os processos articulares – a *seta* indica movimento de pressão ventral sobre os locais. **C.** Vista dorsal da palpação de vértebras torácicas.

considerada adequada para apenas evidenciar o local dolorido, ou se a intensidade exercida ultrapassa o limiar normal de dor em uma área sadia.

De todo modo, mobilidade, assimetria, crepitação e instabilidade vertebral são achados frequentes nas diversas afecções medulares, e a dor consequente é caracterizada por contração miocutânea, deslocamento ventral ou até mesmo queda da região de maior sensibilidade, e o cão volta-se para o examinador, podendo rosnar e morder, e os felinos manifestam atitudes de miar, morder e arranhar.

Articulações

Em geral, as articulações existentes nos membros torácicos e pélvicos devem ser palpadas, explorando-se os movimentos possíveis em condições normais.

Assim, as alterações mais comuns são: restrição de movimento articular, mobilidade exacerbada e diferente para o tipo de articulação, aumentos de sensibilidade e temperatura locais, tumefações e crepitações.

Para auxiliar o examinador na determinação de anormalidades localizadas nas articulações, o uso de goniômetros (artesanais ou não) oferece mensurações precisas sobre o ângulo de determinada articulação, devendo ser comparado com os seus valores normais, dirimindo eventuais dúvidas sobre a ocorrência de alterações (Quadro 12.10).

Toda e qualquer avaliação articular tem que ser acompanhada pelos exames radiográficos e, nos casos de tumefações, de centese articular.

Embora existam movimentos específicos em algumas articulações (o que será objeto de discussão mais adiante), todas possibilitam que se realizem os movimentos de flexão e extensão. Desse modo, na busca de alterações, o clínico deverá aplicar uma das mãos envolvendo toda a articulação a ser examinada e, com a outra mão, apoiá-la em um osso distal à região, realizando os movimentos de flexão (diminuição da angulação entre os ossos) e extensão (aumento da angulação entre os ossos) (Figura 12.108).

Nesse momento, o examinador deverá se ater a sinais de crepitação, que podem indicar luxação, alterações inflamatórias ou neoplásicas; tumefações e aumento de temperatura local, indicativo de artrites infecciosas; restrição ou exacerbação de movimento, sugestivo de luxações e, por último, dor, que sempre estará relacionada com os processos citados anteriormente. A comparação com a articulação contralateral sadia deverá sempre ser realizada a fim de esclarecer dúvidas.

Palpação específica de algumas articulações

Articulação coxofemoral

Além de flexão e extensão, esta articulação possibilita os movimentos de abdução, adução, rotações interna e externa

Quadro 12.10 Ângulos normais máximos para movimentação das articulações de membros torácicos e pélvicos em cães e gatos.

Local da articulação	Movimentos possíveis	Ângulo do movimento (graus) Cão	Gato
Escapuloumeral	Flexão	60 a 70	60 a 70
	Extensão	65 a 75	90
	Hiperextensão	0	20 a 30
	Adução	40 a 50	20 a 30
	Abdução	40 a 50	80 a 90
	Rotação interna	40 a 50	30 a 40
	Rotação externa	40 a 50	30 a 40
Umerorradioulnar	Flexão	70 a 75	50 a 60
	Extensão	70 a 75	80 a 90
	Hiperextensão	0	0 a 5
	Supinação	80 a 90	90 a 110
	Abdução	40 a 50	40 a 50
Carporradioulnar	Flexão	155 a 160	130 a 140
	Extensão	20 a 30	30 a 40
Coxofemoral	Flexão	70 a 80	50 a 60
	Extensão	80 a 90	100 a 110
	Adução	70 a 80	60 a 70
	Abdução	30 a 40	20 a 30
	Rotação interna	51 a 60	35 a 45
	Rotação externa	80 a 90	80 a 90
Femorotibial	Flexão	65 a 75	50 a 60
	Extensão	65 a 75	90
	Hiperextensão	0	10 a 20
Tibiotarsometatarsal	Flexão	65 a 75	50 a 60
	Extensão	90 a 110	90 a 110
	Inversão	40 a 50	10 a 20
	Eversão	40 a 50	30 a 40

Capítulo 12 ♦ Semiologia do Sistema Locomotor 567

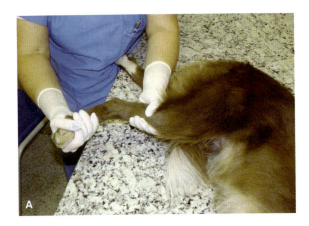
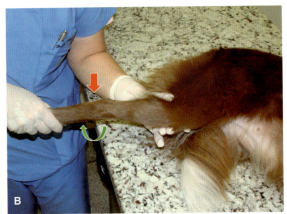
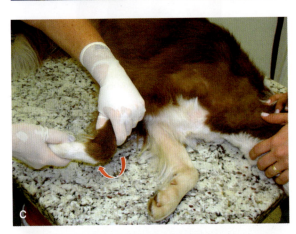
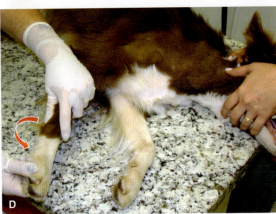

e hiperextensão. Para realizá-los, o clínico deverá abranger a articulação femorotibial com uma das mãos e localizar o trocanter maior, apoiando-o com a outra mão (Figura 12.109). Em animais obesos, nos quais a identificação do trocanter maior seja dificultada, o encontro da tuberosidade isquiática e crista ilíaca facilita a palpação trocantérica, uma vez que esta se localiza, aproximadamente, no espaço médio entre elas.

A luxação coxofemoral, bem como as fraturas de colo e cabeça do fêmur (Figura 12.110), são as alterações mais comuns e, quando realizados os exames anteriormente descritos, é possível observar restrição de um ou mais movimentos e crepitação.

Teste de hiperextensão para avaliação do comprimento dos membros

Como a maioria das luxações coxofemorais ocorre no sentido dorsocranial (Figura 12.111), sempre haverá o encurtamento do membro luxado. Esse teste é realizado quando o examinador fica atrás do animal, que está em estação, aplicando os polegares em cada uma das tuberosidades isquiáticas (Figura 12.112 A) e, simultaneamente, os quatro dedos restantes de cada mão sobre a face anterior do terço médio

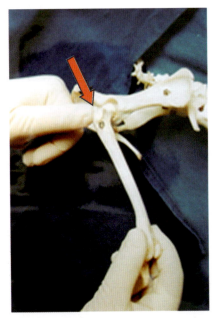

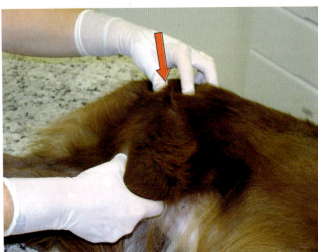

Figura 12.108 Palpação da articulação tibiotarsometatarsal em flexão (**A**), extensão (**B**) e da articulação carporradioulnar em flexão (**C**) e extensão (**D**). As *setas vermelhas* mostram os movimentos de flexão, e a *seta verde*, o movimento de "extensão" da articulação.

Figura 12.109 Localização do trocanter maior (*setas*) e do epicôndilo lateral.

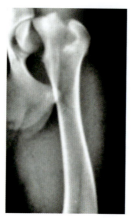

Figura 12.110 Radiografia na projeção ventrodorsal da pelve demonstrando fratura do colo do fêmur esquerdo com deslocamento dorsal de diáfise e colo femorais.

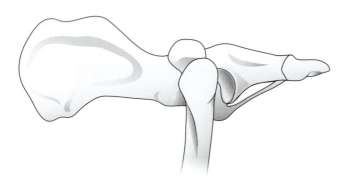

Figura 12.111 Esquema demonstrando o sentido de deslocamento dorsocranial do fêmur em relação à cavidade acetabular.

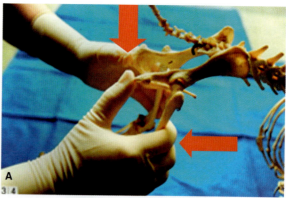

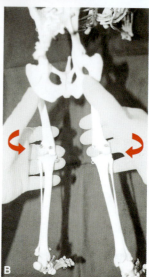

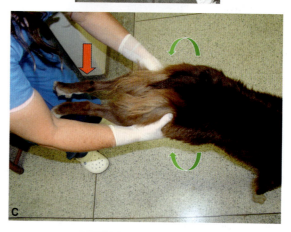

Figura 12.112 Teste de hiperextensão da articulação coxofemoral. **A.** Aplicação de polegares (*seta vertical*) e os demais dedos na face anterior dos fêmures (*seta horizontal*). **B.** Movimento de hiperextensão (*setas em curva*), comparando-se a simetria entre os calcâneos (*seta reta*) (**C**).

dos fêmures direito e esquerdo. Assim posicionadas as mãos, o clínico eleva os membros pélvicos em relação ao solo, deixando-os paralelos entre si, com o animal apoiando-se apenas com os membros torácicos em posição de aclive. Então, compara-se a simetria dos membros, tomando-se como referência ou os calcâneos ou as extremidades distais das falanges (Figura 12.112 B e C). Nesse caso, o membro luxado estará mais curto (Figura 12.113).

Teste de compressão trocantérica
É utilizado para avaliar se há instabilidade articular coxofemoral (subluxações e luxações), tanto de origem traumática quanto nos casos graves de displasia. O paciente é posicionado em decúbito lateral, com o membro a ser examinado do lado oposto ao decúbito. O clínico estabiliza a articulação femorotibial com uma das mãos e, com a outra mão espalmada, aplica-a sobre o trocanter maior. Com movimentos simultâneos, o examinador realiza força de pressão contra a cavidade acetabular, pelo trocanter maior, e abduz a articulação em aproximadamente 45°, tracionando-se lateralmente o joelho. Quando há instabilidade, ouve-se e sente-se uma crepitação, momento em que ocorre, temporariamente, a redução da cabeça do fêmur na cavidade acetabular (Figura 12.114).

Articulação femorotibial
Dois exames principais são realizados nesta articulação e destinam-se a avaliar instabilidades entre patela e fêmur e entre fêmur e tíbia.

Avaliação de instabilidade patelar
Seu objetivo é diagnosticar subluxações ou luxações de patela. O animal deve ser posicionado em decúbito lateral, com o membro pélvico a ser examinado do lado oposto ao decúbito. Com a articulação em repouso (semifletida), o examinador aplica uma das mãos sobre a face anterior da articulação femorotibial, individualizando a patela entre o polegar e o indicador; a outra mão é posicionada posteriormente à articulação tibiotarsal. Assim, são realizados movimentos de extensão (Figura 12.115 A e B) e flexão (Figura 12.115 C e D), partindo-se dos tarsos, simultaneamente à tentativa de

Capítulo 12 ♦ Semiologia do Sistema Locomotor 569

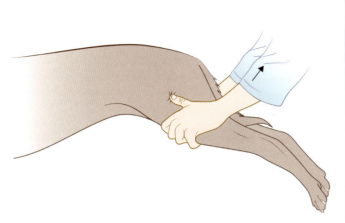

Figura 12.113 Teste da extensão dos membros pélvicos. Notar a simetria de calcâneos e falanges.

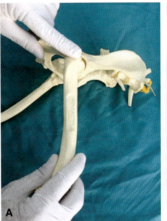 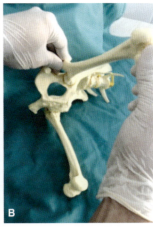

Figura 12.114 Modelo coxofemoral posicionado em decúbito lateral. **A.** Posicionamento de uma das mãos na articulação femorotibial e posicionamento de um dedo sobre o trocanter maior do membro em repouso. **B.** Abdução do fêmur e observação do deslocamento medial do trocanter maior com "afundamento" do dedo.

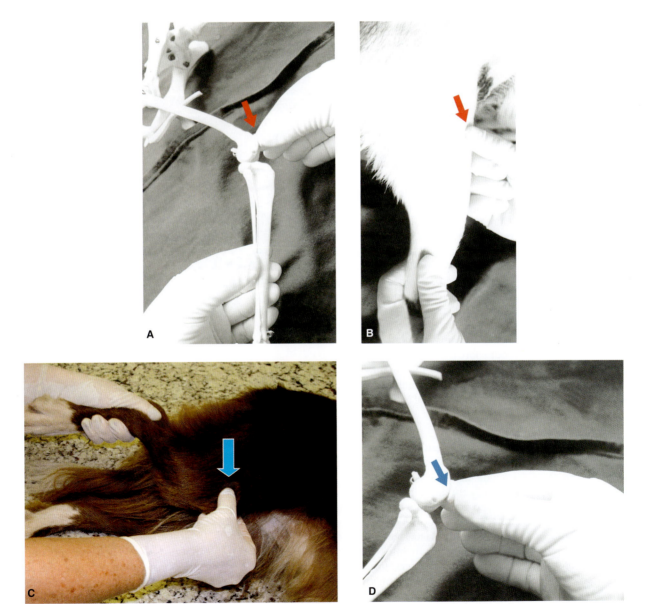

Figura 12.115 Avaliação de instabilidade patelar. **A** e **B.** Identificação da patela (*setas vermelhas*), com o membro em extensão. **C.** Movimento de flexão (*seta azul*), com aprisionamento da patela (*seta azul*) (**D**).

movimentos lateral e medial da patela, em relação à fossa troclear. A luxação ou subluxação patelar é mais facilmente palpada quando a articulação está em extensão. Nesse momento, o clínico aproveita o deslocamento patelar para palpar o sulco troclear e avaliar o seu grau de arrasamento, grau de saliência dos côndilos e inserção medial da crista tibial; todos fatores anatômicos que influenciam o desenvolvimento das luxações congênitas de patela.

Caso o animal seja obeso ou muito pequeno, haverá dificuldade de identificar a patela. O clínico poderá se nortear palpando a crista tibial, deslizando o seu dedo dorsalmente até que note uma depressão de consistência firme (ligamento retopatelar inferior) e, logo em seguida, uma estrutura dura, ovalada, que é a patela.

Teste de "gaveta" e teste de compressão tibial

Destinam-se a diagnosticar instabilidades (distensão ou ruptura) dos ligamentos cruzados cranial e caudal.

Teste de "gaveta". O animal deve ser posicionado em decúbito lateral, com o membro pélvico a ser examinado do lado oposto ao decúbito. Com a articulação em repouso (semifletida), o examinador aplica uma das mãos lateralmente ao fêmur, na sua porção intermediária; a outra mão é posicionada sobre a tíbia, aplicando-se o polegar lateral e caudalmente à fíbula, no seu aspecto mais proximal, e os quatro dedos restantes apoiados na face anterior do osso. Após esse posicionamento, são realizados movimentos anteroposteriores da tíbia, em relação ao fêmur (Figura 12.116). Se houver um deslocamento cranial, eventualmente seguido de crepitação da tíbia, o teste é considerado positivo e designa alterações no ligamento cruzado cranial. Se o deslocamento tibial ocorrer no sentido posterior, o teste também é considerado positivo e indicativo de anormalidades no ligamento cruzado caudal.

Teste de compressão tibial. O animal deve ser posicionado em decúbito lateral, com o membro pélvico a ser examinado do lado oposto ao decúbito. Com a articulação femorotibial em repouso (semifletida), o examinador aplica uma das mãos cranialmente ao fêmur, de tal forma que a palma da mão "abraça" o músculo quadríceps, enquanto o dedo indicador toca a crista tibial, indicando-a. Já a outra mão é posicionada na região metatarsiana, com a palma da mão na face posterior dos metatarsos. Em seguida, são realizados movimentos de flexão e extensão da articulação tibiometatarsiana e, concomitantemente, observa-se se há deslocamento cranial da tíbia em relação ao fêmur. Se o dedo indicador sobre a crista tibial deslocar-se cranialmente toda vez que for realizado o movimento de flexão, o teste será considerado positivo e, portanto, sugere que há instabilidade do ligamento cruzado cranial (Figura 12.117).

Articulação umerorradioulnar

Os movimentos de flexão e extensão objetivam avaliar a ocorrência de luxação, falta de união do processo ancôneo e fragmentação do processo coronoide medial.

O animal deve ser posicionado em decúbito lateral, com o membro torácico a ser examinado do lado oposto ao decúbito. Com uma das mãos posicionadas na face posterior da tuberosidade do olécrano, e com a outra localizada na face anterior da porção distal do rádio, o clínico realiza movimentos de extensão e flexão (Figura 12.118). Nos casos de luxação umerorradioulnar, o examinador observará restrição de movimento, principalmente para extensão, crepitação, rotação medial de rádio e ulna e proeminência na face medial da articulação, indicando o deslocamento medial dos côndilos umerais.

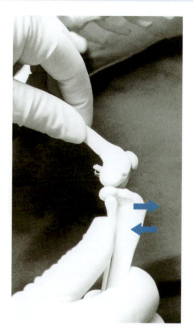

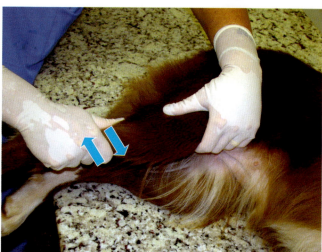

Figura 12.116 Teste de "gaveta": as mãos estão posicionadas sobre o fêmur e a tíbia, com o polegar pressionando a face lateral e posterior da fíbula, em sua porção mais proximal. As *setas* indicam a tentativa de movimento anteroposterior da tíbia, em relação ao fêmur.

Quando houver suspeita da falta de união do processo ancôneo, em cães, os mesmos movimentos e posicionamento descritos anteriormente deverão ser realizados, com especial atenção à ocorrência de crepitação e dor articular.

A fragmentação do processo coronoide medial caracteriza-se por discreta crepitação articular, às vezes imperceptível, com restrição ao movimento de flexão e dor manifestada, principalmente quando o examinador, ao palpar a articulação, posiciona e pressiona medialmente, com um de seus dedos, a face medial entre rádio e ulna, na região mais proximal possível.

Articulação escapuloumeral

Além da flexão e extensão, essa articulação possibilita os movimentos de abdução, adução e rotações interna e externa. Para realizá-los, o clínico deverá posicionar o animal em decúbito lateral, com o membro torácico a ser examinado do lado oposto ao decúbito. A seguir, com uma das mãos, deverá localizar o processo acromial, que designa a porção mais inicial da

Capítulo 12 ♦ Semiologia do Sistema Locomotor 571

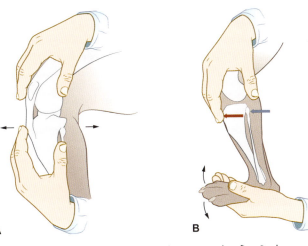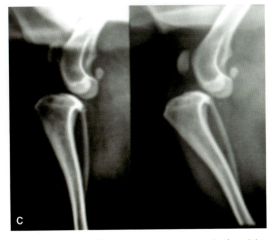

Figura 12.117 A. Teste de gaveta: esquema demonstrando a fixação de uma das mãos sobre a porção final do fêmur, enquanto a outra mão é posicionada sobre a porção proximal da tíbia, com movimento craniocaudal. **B** e **C.** Teste de compressão tibial: esquema demonstrando o posicionamento das mãos sobre a região de crista tibial e metatarsos (**B**) e radiografias nas projeções lateromediais de articulação femorotibial em repouso e sob compressão, demonstrando o deslocamento cranial da tíbia em relação ao fêmur e indicando ruptura de ligamento cruzado cranial (**C**).

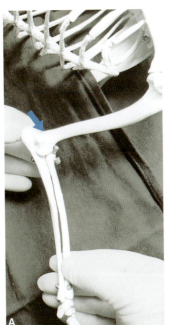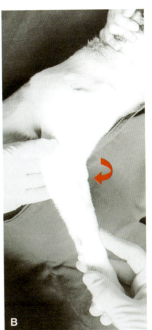

crista escapular e, a seguir, distalmente, a cavidade glenoide. Em uma posição ventroanterior, a porção anterior da cabeça umeral será localizada. Nesse momento, o examinador posiciona dois dedos (indicador e polegar) sobre a cabeça umeral com o intuito de apreendê-la, para, com a outra mão, aplicada caudalmente à articulação umerorradioulnar, realizar os movimentos já descritos (Figura 12.119).

Embora as luxações escapuloumerais sejam pouco frequentes devido à proteção fornecida pelo tórax e musculatura lateral, durante a palpação, será observada restrição de movimento, principalmente para flexão e extensão, além de dor.

Já nos casos de osteocondrite dissecante da cabeça do úmero, o clínico observará intensa manifestação de dor e crepitação, principalmente quando realizar os movimentos de rotações interna e externa. A pressão digital profunda sobre o aspecto caudal da cavidade glenoide também evidencia, quando em extensão, o processo doloroso e a percepção de crepitação, nessa enfermidade.

Tendões, ligamentos e músculos

A palpação dessas estruturas pode revelar, apenas subjetivamente, nos casos de processos inflamatórios, aumento de sensibilidade e tumefações. Assim, os exames auxiliares de ultrassonografia são mais úteis pelo fato de fornecerem com exatidão a identificação de descontinuidade do padrão das fibras, bem como a evidenciação de exsudação de líquido inflamatório e na avaliação de alterações no padrão tecidual.

PLANOS, POSIÇÕES E DIREÇÕES

A seguir são apresentados os termos mais utilizados para a compreensão de planos, posições e direções relativas ao corpo de um animal:

- *Plano*: é uma superfície, real ou imaginária, ao longo da qual dois pontos quaisquer podem ser conectados por uma linha reta
    - *Plano mediano*: divide longitudinalmente a cabeça, o corpo ou os membros em metades iguais, direita e esquerda
    - *Plano sagital*: passa através da cabeça, do corpo ou dos membros, paralelamente ao plano mediano

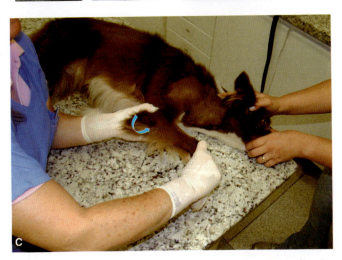

Figura 12.118 Palpação da articulação umerorradioulnar. **A.** Localização do olécrano (*seta azul*). **B.** Movimento de extensão (*seta vermelha*). **C.** Movimento de flexão (*seta azul*).

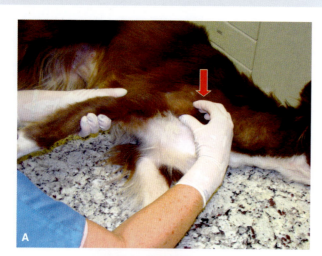
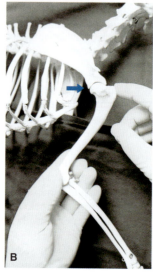

Figura 12.119 Palpação da articulação escapuloumeral. **A.** Identificação e aprisionamento da cabeça do úmero (seta) e movimento de flexão. **B.** Identificação da porção caudal da cabeça do úmero (seta), em que ocorre crepitação evidente na osteocondrite dissecante da cabeça do úmero.

- *Plano transversal*: corta transversalmente a cabeça, o corpo ou os membros em um ângulo reto ao longo do seu eixo maior, ou transversalmente, pelo eixo maior de um órgão ou de uma região anatômica
- *Plano dorsal*: passa em ângulos retos aos planos mediano e transversal e, consequentemente, divide o corpo, ou a cabeça, em porções dorsal e ventral
- *Dorsal*: na direção ou relativamente próximo ao dorso e às superfícies correspondentes da cabeça, do pescoço e da cauda; quanto aos membros, indica a face superior do carpo, metacarpo, tarso, metatarso e dedos (lado oposto ao dos coxins)
- *Ventral*: na direção ou relativamente próximo ao abdome e às superfícies correspondentes da cabeça, do pescoço, do tórax e da cauda. Não deve ser empregado para os membros
- *Medial*: na direção ou relativamente próximo ao plano mediano
- *Lateral*: estrutura distante ou relativamente afastada do plano mediano
- *Cranial*: na direção ou relativamente próximo à cabeça; nos membros, usa-se como proximal para o carpo e o tarso. Quando se refere à cabeça, o termo é substituído por rostral
- *Rostral*: na direção ou relativamente próximo ao nariz; termo usado somente para a cabeça
- *Caudal*: na direção ou relativamente próximo à cauda; nos membros, aplica-se distal para o carpo e o tarso
- *Proximal*: relativamente próximo à raiz ou à origem principal; utilizado para a extremidade fixa dos membros e cauda, unidos ao corpo
- *Distal*: afastado da raiz ou origem principal; nos membros e cauda, usa-se para a extremidade livre
- *Palmar*: face da mão em que os coxins estão localizados – a face que entra em contato com o solo quando o animal está com os quatro membros em estação
- *Plantar*: a face do pé em que os coxins estão localizados, ou seja, face que entra em contato com o solo quando o animal está com os quatro membros em estação*
- *Eixo*: a linha central do corpo ou de qualquer de suas regiões
- *Axial e abaxial*: relativo ou pertencente ao eixo. Quando se referir aos dedos, o eixo funcional dos membros deve passar entre o terceiro e o quarto dedos. A face axial de cada dedo volta-se para o eixo, enquanto a face abaxial afasta-se dele
- *Flexão*: movimento de um osso em relação a outro, de tal modo que o ângulo formado por sua articulação é reduzido
- *Extensão*: movimento de um osso sobre o outro, de maneira que o ângulo por sua articulação aumenta. A extensão além de 180° é denominada hiperextensão
- *Abdução*: movimento de uma porção do corpo afastando-se do plano mediano
- *Adução*: movimento em direção ao plano mediano
- *Rotação*: movimento de uma porção ao redor do seu eixo logitudinal. A direção de rotação de um membro ou do segmento de um membro sobre o seu eixo longitudinal é designada pela direção do movimento de sua face cranial ou dorsal
- *Supinação*: rotação lateral de um apêndice, de maneira que a face palmar ou plantar de membros torácicos e pélvicos volta-se em sentido medial ou dorsal
- *Pronação*: rotação medial de um apêndice da posição supina, de modo que a face palmar ou plantar fique voltada ventralmente.

BIBLIOGRAFIA

Seção A: Ruminantes

ANDERSON, D. E.; ROGERS, G. M. Prevention of lameness in cowcalf operations. The Veterinary Clinics of North America: Food Animal Practice, v. 17, n. 1, p. 209-223, 2001.

ANDERSON, D. E.; STJEAN, G. Diagnosis and management of tendon disorders in cattle. The Veterinary Clinics of North America: Food Animal Practice, v. 12, n. 1, p. 85-116, 1996.

ANDERSON, D. E.; STJEAN, G.; MORIN, D. E. et al. Traumatic flexor tendon injuries in 27 cattle. Veterinary Surgery, v. 25, n, 4, p. 320-326, 1996.

BAGGOT, D. G.; RUSSEL, A. M. Lameness in cattle. British Veterinary Journal, v. 137, n. 1, p. 113-132, 1980.

BAGLEY, C. V.; HEALEY, M. C.; HURST, R. L. Comparison of treatments for ovine foot rot. Journal of the American Veterinary Medical Association, v. 191, n. 5, p. 541-546, 1987.

BAXTER, G. M.; LAKRITZ, J.; WALLACE, C. E. et al. Alternative to digit amputation in cattle. The Compendium, v. 13, n. 6, p. 1022-1035, 1991.

BERGSTEN, C. Effects of conformation and management system on hoof and leg diseases and lameness in dairy cows. The Veterinary Clinics of North America: Food Animal Practice, v. 17, n. 1, p. 1-24, 2001.

BOGAN, J. A.; WEAVER, A. D. Lidocaine concentrations associated with intravenous regional anesthesia of the distal limb of cattle. American Journal of Veterinary Research, v. 39, n. 10, p. 167-273, 1978.

BORGES, J. R. J.; GARCIA, M. Cattle Lameness Bayer's Guide. Rio de Janeiro: Sony Music Entertainment, 1997. 1 CDROM.

BULGIN, M. S.; LINCOLN, S. D.; LANE, V. M. et al. Comparison of treatment methods for the control of contagious ovine foot rot. Journal of the American Veterinary Medical Association, v. 189, n. 2, p. 194-196, 1986.

BUTSON, R. J. *et al.* Treatment of intrasynovial infection with gentamicinaimpregnated polymethylmethacrylate beads. Veterinary Record, v. 138, n. 19, p. 460-464, 1996.

CASEY, R. H.; MARTIN, P. A. Effect of foot paring of sheep affected with footrot on response to zinc sulphate/sodium lauryl sulphate foot bathing treatment. Australian Veterinary Journal, v. 65, n. 8, p. 258-259, 1988.

CHOLFE, B. F.; SILVA, J. R. B; FILHO, A. M. *et al.* Retrospective study of radiographic changes in athletic bulls with orthopedic disorders. Pesq Vet Bras [Internet]. 2019, nov.; v. 39, n. 11, p. 858-862. Disponível em: https://doi.org/10.1590/1678-5150-PVB-6412. Acesso em: 9 ago. 2024.

CLARKSON, M. J.; DOWNHAM, D. Y.; FAULL, W. B. *et al.* Incidence and prevalence of lameness in dairy cattle. Veterinary Record, v. 8, n. 23, p. 563-567, 1996.

DESROCHERS, A.; ANDERSON, D. E. Anatomy of the distal limb. The Veterinary Clinics of North America: Food Animal Practice, v. 17, n. 1, p. 25-38, 2001.

DESROCHERS, A.; ANDERSON, D. E.; STJEAN, G. Lameness examination in cattle. The Veterinary Clinics of North America: Food Animal Practice, v. 17, n. 1, p. 39-52, 2001.

DESROCHERS, A.; STJEAN, G.; ANDERSON, D. E. Use of facilitated ankylosis in the treatment of septic arthritis of the distal interphalangeal joint in cattle: 12 cases (1987-1992). Journal of the American Veterinary Medical Association, v. 206, n. 12, p. 1923-1927, 1995.

DIAS, R. O. S.; MARQUES Jr., A. P. Atlas Casco em Bovinos: Identifique as lesões, as novas técnicas de tratamento e os principais métodos de controle. São Paulo: Lemos Editorial, 2001. 64 p.

DIRKSEN, G. Sistema locomotor. *In*: DRIKSEN, G.; GRÜNDER, H.; STÖBER, M. Rosenberger – Exame Clínico dos Bovinos. 3. ed. Rio de Janeiro: Guanabara Koogan, 1993, cap. 11, p. 315-340.

ELMORE, R. G. Food Animal Regional Anesthesia – Bovine blocks: intravenous limb block. Veterinary Medicine/Small Animal Clinician. 1980.

FEHLINGS, V. K. Intravenöse regionale Anästhesie na der V. digitalis dorsalis communis III: eine brauchbare Möglichkeit zur Schmerzausschaltung bei Eingriffen na den Vorderzehen des Rindes. Deutsche Tierärztliche Wochenschrift, v. 87, p. 4-7, 1980.

FERGUSON, J. G. Surgery of distal limb. *In*: GREENOUGH, P. R.; WEAVER, A. D. Lameness in Cattle. 3. ed. Philadelphia: W. B. Saunders, 1997, cap. 16, p. 248-261.

GAUGHAN, E. M. Arthroscopy in food animal practice. Veterinary Clinics of North America: Food Animal Practice, v. 12, n. 1, p. 233-247, 1996.

GREENOUGH, P. R. Applied anatomy. *In*: GREENOUGH, P. R.; WEAVER, A. D. Lameness in Cattle. 3. ed. Philadelphia: W. B. Saunders, 1997, cap. 2, p. 219-232.

GREENOUGH, P. R.; BROOM, D. M.; ESSLEMONT, R. J. *et al.* Basic concepts of bovine lameness. *In*: GREENOUGH, P. R.; WEAVER, A. D. Lameness in Cattle. 3. ed. Philadelphia: W. B. Saunders, 1997, cap. 1, p. 3-13.

GREENOUGH, P. R. Sand cracks, horizontal fissures, and other conditions affecting the wall of the bovine claw. Veterinary Clinics of North America: Food Animal Practice, v. 17, n. 1, p. 93-110, 2001.

GUARD, C. Investigating herds with lameness problems. Veterinary Clinics of North America: Food Animal Practice, v. 17, n. 1, p. 175-188, 2001.

HAUCKBAUER, R. Untersuchungen über den therapeutichen Nutzender regionalen intravenösen Verabreichung von Oxytetrazyklin in die Vv. digit. dors. comm. III et IV bei Klauenerkrankungen des Rindes. Vet. Med. Diss., Hannover, 1977.

HIRSBRUNNER, G.; STEINER, A. Treatment of infectious arthritis of the radiocarpal joint of cattle with gentamicinaimpregnated collagen sponges. Veterinary Record, v. 142, n. 15, p. 399-402, 1998.

KASARI, T. R.; MARQUIS, H.; SCANLAN, C. M. Septic arthritis and osteomyelitis in a bovine digit: a mixed infection of Actinomyces pyogenes and Fusobacterium necrophorum. Cornell Veterinarian, v. 78, n. 3, p. 215-19, 1988.

KASARI, T. R. The principles of trimming the bovine hoof. Veterinary Medicine, v. 86, n. 12, p. 1218-1226, 1991.

KOFLER, J. Arthrosonography – The use of diagnostic ultrasound in septic and traumatic arthritis in cattle – A retrospective study of 25 patients. British Veterinary Journal, v. 152, n, 6, p. 683-698, 1996.

KOFLER, J. Septic arthritis of the pastern in cattle – clinical, radiological and sonographic findings and treatment. Berliner und Munchener Tierärztliche Wochenschrift, v. 108, n. 8, p. 281-289, 1995.

LILLIE, P. E.; GLYNN, C. J.; FENWICK, D. G. Site of action of intravenous regional anesthesia. Anesthesiology, v. 61, p. 507-510, 1984.

MANSON, F. J.; LEAVER, J. D. The influence of concentrate amount on locomotion and clinical lameness in dairy cattle. Onim Prod, v. 47, p. 185-190, 1988.

MORCK, D. W.; OLSON, M. E.; LOUIE, T. J. *et al.* Comparison of ceftiofur sodium and oxytetracycline for treatment of acute interdigital phlegmon (foot rot) in feedlot cattle. Journal of the American Veterinary Medical Association, v. 212, n. 2, p. 254-257, 1998.

NAVARRE, C. B.; ZHANG, L.; SUNKARA, G. *et al.* Ceftiofur distribution in plasma and joint fluid following regional limb injection in cattle. Journal of Veterinary Pharmacology & Therapeutics, v. 22, n. 1, p. 13-19, 1999.

NUSS, K.; WEAVER, M. P. Resection of the distal interphalangeal joint in cattle: an alternative to amputation. Veterinary Record, v. 128, n. 23, p. 540-543, 1991.

O'BRIEN, R. T.; BILLER, D. S. Clinical applications of radiography and ancillary imaging. The Veterinary Clinics of North America: Food Animal Practice, v. 12, n. 1, p. 263-276, 1996.

PEJSA, T. G.; STJEAN, G.; HOFFSIS, G. F. *et al.* Digit amputation in cattle: 85 cases (19711990). Journal of the American Veterinary Medical Association, v. 202, n. 6, p. 98-184, 1993.

PEREIRA, D. G.; FERRAMTE, M.; PEREIRA, R. N *et al.* Ultrasonographic anatomy of the distal flexor structures of the thoracic members of rodeo bulls, v. 158, p. 65-75, 2023.

PHARR, J. W.; BARGAI, U. Radiology. Lameness in Cattle. 3. ed. Philadelphia: W. B. Saunders, 1997, cap. 3, p. 24-40.

PYMAN, M. F. S. Comparison of bandaging and elevation of the claw for the treatment of foot lameness in dairy cows. Australian Veterinary Journal, v. 75, n. 2, p. 132-135, 1997.

ROHDE, C.; ANDERSON, D. E.; DESROCHERS, A. *et al.* Synovial fluid analysis in cattle: a review of 130 cases. Veterinary Surgery, v. 27, n. 5, p. 515-516, 1998.

SHAVER, R. D.; BROOM, D. M.; GALINDO, F. A. Nutrition, behavior, and housing. *In*: GREENOUGH, P. R.; WEAVER, A. D. Lameness in Cattle. 3. ed. Philadelphia: W. B. Saunders, 1997, cap. 2, p. 14-23.

SHEARER, J. K.; VAN AMSTEL, S. R. Functional and corrective claw trimming. The Veterinary Clinics of North America – Food Animal Practice, v. 17, n. 1, p. 53-72, 2001.

SOUZA, F. A. A. Prevalência de lesões podais em vacas da raça holandesa preta e branca em lactação mantidas em regime de estabulação permanente (freestall e tiestall). Botucatu, 2001. 77 p. Tese (Doutorado em Medicina Veterinária – Cirurgia Veterinária) – Faculdade de Medicina Veterinária e Zootecnia, Universidade Estadual Paulista.

STANEK, C. Basis of intravenous regional antibiosis in digital surgery in cattle. Israel Journal of Veterinary Medicine, v. 49, n. 2, p. 53-58, 1994.

STANEK, C.; KRIEGEL, A.; AWADMASALMEH, M. *et al.* Blood serum and milk serum levels of sodium benzylpenicillin after intravenous regional antibiosis in surgery of the claw area in cattle. Berliner und Munchener Tierarztliche Wochenschrift, v. 107, n. 8, p. 266-271, 1994.

STANEK, C. Examination of the locomotor system. *In*: GREENOUGH, P. R.; WEAVER, A. D. Lameness in Cattle. 3. ed. Philadelphia: W. B. Saunders, 1997, cap. 2, p. 14-23.

STANEK, C.; FESSL, L.; AWADMASALMEH, M. Penicillinund Ampicillinspiegel in pathologisch veräderten Geweben nach intravenöser Stauungsantibiose an der Rinderextremität. Berl. Münchn. Tierärztl. Wschr, v. 97, p. 162-166, 1984.

STANEK, C. Septic arthritis of the hoof joint in the horse: diagnosis, radiologic changes and therapy. Schweizer Archiv fur Tierheilkunde, v. 139, n. 3, p. 134-143, 1997.

STANEK, C.; FESSL, L. Zum EinfluB der intravenösen Staungsanästhesie und: antibiose auf den Gewebeph an der Rinderextremität. Dtsch. Tierärztl.Wschr, v. 92, p. 89-90, 1985.

STEINER, A.; OSSENT, P.; MATHIS, G. A. Di eintravenöse Staungsanästhesieantibiose beim RindIndikationen, Technik, Komplikationen. Schweiz. Arch. Tierheilk, v. 132, n. 5, p. 227-237, 1990.

STOKKA, G. L.; LECHTENBERG, K.; EDWARDS, T. *et al.* Lameness in feedlot cattle. The Veterinary Clinics of North America: Food Animal Practice, v. 17, n. 1, p. 189-208, 2001.

THURMON, J. C.; KO, J. C. H. Anesthesia and chemical restraint. *In*: GREENOUGH, P. R.; WEAVER, A. D. Lameness in Cattle. 3. ed. Philadelphia: W. B. Saunders, 1997, cap. 4, p. 41-55.

TRENT, A. M.; REDICKILL, K. A. Clinical pharmacology. *In*: GREENOUGH, P. R.; WEAVER, A. D. Lameness in Cattle. 3. ed. Philadelphia: W. B. Saunders, 1997, cap. 5, p. 56-70.

TROSTLE, S. S.; HENDRICKSON, D. A.; STONE, W. C. *et al.* Use of antimicrobialimpregnated polymethyl methacrylate beads for treatment of chronic, refractory septic arthritis and osteomyelitis of the digit in a bull. Journal of the American Veterinary Medical Association, v. 208, n. 3, p. 404-407, 1996.

TROTTER, G. W.; McILWRAITH, C. W. Clinical features and diagnosis of equine joint disease. *In*: McILWRAITH, C. W.; TROTTER, G. W. Joint Disease in the Horse, Philadelphia: W. B. Saunders, 1996, cap. 8, p. 120-144.

VAN AMSTEL, S. R.; SHEARER, J. K. Abnormalities of hoof growth and development. The Veterinary Clinics of North America: Food Animal Practice, v. 17, n. 1, p. 73-92, 2001.

VERSCHOOTEN, F.; De MOOR, A.; STEENHAUT, M. *et al.* Surgical and conservative treatment of infectious arthritis in cattle. Journal of the American Veterinary Medical Association, v. 165, n. 3, p. 271-275, 1974.

WEAVER, A. D. Joint conditions. *In*: GREENOUGH, P. R.; WEAVER, A. D. Lameness in Cattle. 3. ed. Philadelphia: W. B. Saunders, 1997, cap. 11, p. 162-180.

WHITAKER, D. A.; KELLY, J. M.; SMITH, E. J. Incidence of lameness in dairy cows. Veterinary Record, v. 113, p. 60-62, 1983.

BIBLIOGRAFIA

Seção B: Semiologia do Sistema Locomotor de Equídeos

ALVES, A. L. G.; BARROS, B. J.; BORGES, A. S. Ultrassonografia em equinos. Revista Brasileira Reprodução Animal, v. 8, p. 157-160, 1997.

ALVES, A. L. G. Ultrassonografia diagnóstica do sistema locomotor equino. Revista de Educação Continuada em Medicina Veterinária e Zootecnia do CRMV-SP, v. 1, n. 1, p. 31-35, 1998.

ALVES, A. L. G.; DA FONSECA, B. P. A.; THOMASSIAN, A. *et al*. Lombalgia em equinos. Brazilian Journal of Veterinary Research and Animal Science, v. 44, n. 3, p. 191-199, 2007.

ALVES, A. L. G.; NICOLETTI, J. L. M.; THOMASSIAN, A. *et al*. Ultrassonografia do aparelho locomotor dos equinos: diagnóstico. Comun. Cient. Fac. Med. Vet. Zootec. Univ. São Paulo, n. 17, p. 57-63, 1993.

ALVES, A. L. G.; RODRIGUES, M. A. M.; BORGES, A. S. *et al*. Influência do fumarato de beta-aminopropionitrila associada ao exercício na cicatrização tendínea equina: avaliação clínica e ultrassonográfica. Revista de Educação Continuada em Medicina Veterinária e Zootecnia do CRMV-SP, v. 4, n. 1, p. 19-27, 2001.

ALVES, A. L. G.; STEWART, A. A.; DUDHIA, J. *et al*. Cell-based therapies for tendon and ligament injuries. Veterinary Clinics: Equine Practice, v. 27, n. 2, p. 315-333, 2011.

ANDRADE, Z. Tecido conjuntivo: reparo, regeneração e cicatrização. *In*: MONTENEGRO, MR, ERANCO, M. Patologia: Processos Gerais. São Paulo: Atheneu, p. 123-135, 1992.

ASK, K.; ANDERSEN, P. H.; TAMMINEN, L. M. *et al*. Performance of four equine pain scales and their association to movement asymmetry in horses with induced orthopedic pain. Frontiers in Veterinary Science, v. 9, p. 9380-22, 2022.

AUER, J. A.; STICK, J. A.; KÜMMERLE, J. M. Timo prange. Equine surgery, Philadelphia: W. B. Saunders Company, 5th ed, 2019.

AUER, U.; KELEMEN, Z.; VOGL, C. *et al*. Development, refinement, and validation of an equine musculoskeletal pain scale. Frontiers in Pain Research, v. 4, 2023.

BAXTER, G. M. (Ed.). Adams and stashak's lameness in horses. John Wiley & Sons, 2020.

BELKNAP, J. K.; GEOR, R. J. (Eds.). Equine laminitis. John Wiley & Sons, 2017.

BIGGI, M. Equine scintigraphy: basic principles and interpretation. UK-Vet Equine, v. 4, n. 3, p. 84-86, 2020.

BOSTMAN, O. M. (1991). Osteolytic changes accompanying degradation of absorbable fracture fixation implants. The Journal of Bone & Joint Surgery British Volume, v. 73, n. 4, p. 679-682.

BOWKER, R. M.; LINDER, K.; VANWULFEN, K. K. *et al*. Distributions of local anesthetics injected into the distal interphalangeal joint and podotrochlear bursa: an experimental study. Pferdeheilkunde Equine Medicine, v. 12, n. 4, p. 609-612, 1996.

BUTTLER, J. A.; COLLES, C. M.; DYSON, S. J. *et al*. Clinical radiology of the horse. Oxford: Blackwell Scientific Publications, 549 p. 1993.

CARPENTER, R. E.; BYRON, C. R. Equine local anesthetic and analgesic techniques. Veterinary Anesthesia and Analgesia: The Fifth Edition of Lumb and Jones, p. 886-911, 2015.

CARTER, G. K.; HOGAN, P. M. Use of diagnostic nerve blocks in lameness evaluation. *In*: American Association of Equine Practitioners, 1996.

CARVALHO, A. M.; ALVES, A. L. G.; DE OLIVEIRA, P. G. G. *et al*. Use of adipose tissue-derived mesenchymal stem cells for experimental tendinitis therapy in equines. Journal of Equine Veterinary Science, v. 31, n. 1, p. 26-34, 2011.

CONRADO, F. O.; BEATTY, S. S. Fluid analysis in the equine patient: cerebrospinal, synovial, and peritoneal fluids. Veterinary Clinics: Equine Practice, v. 36, n. 1, e1-e28, 2021.

CRECAN, C. M.; PEȘTEAN, C. P. Inertial sensor technologies: their role in equine gait analysis, a review. Sensors, v. 23, n. 14, p. 630-1, 2023.

DAHLBERG, J. A.; ROSS, M. W.; MARTIN, B. B. *et al*. Clinical relevance of abnormal scintigraphic findings of adult equine ribs. Veterinary Radiology & Ultrasound, v. 52, n. 5, p. 573-579, 2011.

DAL PAI, V. Histoenzimologia: Teoria e prática. Instituto de Biociências. 1995.

DA ROCHA, P. B.; DRIESSEN, B.; MCDONNELL, S. M. *et al*. A critical evaluation for validation of composite and unidimensional postoperative pain scales in horses. PloS One, v. 16, n. 8, 2021.

DENOIX, J. M. Essentials clinical anatomy of the equine locomotor system, 1. ed. CRC Press, 2019.

DI SALVO, A.; CHIARADIA C.; NANNARONE S. *et al*. Intra-articular use of analgesic/antinflammatory drugs in dogs and horses. Research in Veterinary Science, v. 134, p. 159-170, 2021.

DODD, S.; Blanchard, G. Musculoskeletal system disorders. Equine Clinical Nutrition. 2023.

DOLL, C. U.; BOHNER, M.; BERNER, D. *et al*. Approaches to standardising the magnetic resonance image analysis of equine tendon lesions. Veterinary Record Open, v. 10, n. 1, e257, 2023.

DYCE, K. M.; SACK, W. O.; WENSING, C. J. G. Tratado de anatomia veterinária. Rio de Janeiro: Guanabara Koogan, 1990.

DYSON, S. An approach to hindlimb lameness 1. History and physical examination. In Practice, v. 18, n. 10, p. 458-467, 1996.

DYSON, S. Comparison of responses to analgesia of the navicular bursa and intraarticular analgesia of the distal interphalangeal joint in 102 horses. Proc. Am. Assoc. Equine Pract., v. 41, p. 234-239, 1995.

DYSON, S. J. Desmitis of the accessory ligament of the deep digital flexor tendon: 27 cases (1986–1990). Equine Veterinary Journal, v. 23, n. 6, p. 438-444, 1991.

DYSON, S. J.; PILSWORTH, R. C.; TWARDOCK, A. R. *et al*. Equine scintigraphy. Equine Veterinary Journal Ltd., 2003.

DYSON, S. Equine lameness: clinical judgement meets advanced diagnostic imaging. *In*: Proc. Am. Ass. Equine Practnrs, p. 92-122, 2013.

DYSON, S. Lameness and poor performance in the sports horse. Proc. Am. Assoc. Equine Pract., v. 46, p. 308-15, 2001.

DYSON, S. Problems associated with the interpretation of the results of regional and intra-articular anaesthesia in the horse. The Veterinary Record, v. 118, n. 15, p. 419-422, 1986.

ESSEN-GUSTAVSSON, B.; McMIKEN, D.; KARLSTORM, K. *et al*. Muscular adaptation of horses during intensive training and detraining. Equine Vet. J., v. 21, p. 27-33, 1989.

FLOYD, A. E.; RICHARD, A. M. Equine Podiatry. 1st ed. Sauders, 467 p. 2007.

FOLAND, J. W.; TROTTER, G. W.; POWERS, B. E. *et al*. Effect of sodium hyaluronate in collagenase-induced superficial digital flexor tendinitis in horses. American Journal of Veterinary Research, v. 53, n. 12, p. 2371-2376,1992.

FONSECA, B. P. A.; ALVES, A. L. G.; HUSSNI, C. A. Protocolo de exame físico para a coluna toracolombar de equinos. Brazilian Journal of Veterinary Research and Animal Science, p. 271-280, 2011.

FONSECA, B. P. A.; ALVES, A. L. G.; NICOLETTI, J. L. M. *et al*. Thermography and ultrasonography in back pain diagnosis of equine athletes. Journal of Equine Veterinary Science, v. 26, n. 11, p. 507-516, 2006.

FONSECA, B. P. A. Diagnóstico e tratamento das afecções da coluna de equino. 1. ed. São Paulo: Troféu, 2021.

FRISBIE. D. D. Biologic therapies: *In*: MCILWRAITH, C. W. *et al*. Joint disease in the horse. Elsevier Health Sciences, 2015. p. 229-235.

FRISBIE, D. D.; JOHNSON, S. A. Synovial joint biology and pathobiology. *In*: Equine surgery. W. B. Saunders, 2019. p. 1326-1348.

FRISBIE, D. D. Stem cells. *In*: MCILWRAITH, C. W. *et al*. Joint disease in the horse. Elsevier Health Sciences, 2015. p. 236-42.

GAUGHAN, E. M. Managing tendinitis in horses. Veterinary Medicine. 1994.

GENOVESE, R. L.; SIMPSON, B. S.; SIMPSON, D. M. *et al*. Clinical experience with quantitative analysis of superficial digital flexor tendon injuries in Thoroughbred and Standardbred racehorses. Veterinary Clinics of North America: Equine Practice, v. 6, n. 1, p. 129-145, 1990.

GETTY, R. *et al*. Sisson [e] Grossman: anatomia dos animais domésticos. Guanabara Koogan, 1986.

GOODRICH, L. R.; MCILWRAITH, C. W. Complications associated with equine arthroscopy. Veterinary Clinics of North America: Equine Practice, v. 24, n. 3, p. 573-589, 2008.

GOODSHIP, A. E. The pathophysiology of the flexor tendons in the equine athlete. *In*: Dubai Equine International Symposium Proceedings. Mattew R. Rantanen Design, Bonsall, 1996, p. 83-107.

GUY, P.; SNOW, D. Fiber type and enzyme activities of the gluteus medius in maginge breed of horse. Biochemistry of exercise IV-B. University Park Press, Baltimore, p. 271-282, 1981.

HALL, J. E. Tratado de fisiologia médica. Tradução: Arthur C. Guyton. p. 832-850, 2014.

HAUSSLER, K. K. Equine manual therapies in sport horse practice. Veterinary Clinics: Equine Practice, v. 34, n. 2, p. 375-389, 2018.

HENNINGER, R. Treatment of superficial digital flexor tendinitis. Vet. Clin. North Am. Equine Pract., v. 10, p. 409-24, 1994.

HENRY, G. A.; PATTON, C. S.; GOBLE, D. O. Ultrasonographic evaluation of iatrogenic injuries of the equine accessory (carpal check) ligament and superficial digital flexor tendon. Veterinary Radiology, v. 27, n. 5, p. 132-140, 1986.

HENSON, F. M. Equine back pathology: diagnosis and treatment. 1. ed. Wiley-Blackwell, 2009.

HOSKINSON, J. J. Equine nuclear scintigraphy: indications, uses, and techniques. Veterinary Clinics of North America: Equine Practice, v. 17, n. 1, p. 63-74, 2001.

JEFFCOTT, L. B. Diagnosis of back problems in the horse. Cont. Educ., v. 3, n. 134, 1981.

JONES, W. E. World experts discuss tendons and ligaments. Journal of Equine Veterinary Science, v. 4, n. 16, p. 148-151, 1996.

KAWCAK, C. Biomechanics in joints. In: MCILWRAITH, C. W. et al. Joint disease in the horse. Elsevier Health Sciences, 2015. p. 25-32.

KAWCAK, C. E. et al. Principles of Diagnosis. In: MCILWRAITH, C. W. et al. Joint disease in the horse. Elsevier Health Sciences, 2015. p. 119-132.

KAWCAK, C. E. Pathologic manifestations of joint disease. In: MCILWRAITH, C. W. et al. Joint disease in the horse. Elsevier Health Sciences, 2015. p. 49-52.

KAWCAK, C. E. Pathologic manifestations of joint disease: In: MCILWRAITH, C. W. et al. Joint disease in the horse. Elsevier Health Sciences, 2015, p. 49-55.

KIDD, J. A.; FULLER, C.; & BARR, A. R. S. Osteoarthritis in the horse. Equine Veterinary Education, v. 13, n. 3, p. 160-168, 2001.

KOEPPEN, B. M.; Stanton, B. A. Berne y Levy. Fisiología. Elsevier Health Sciences, p. 163-171, 2018.

LINDGREN, C. M.; WRIGHT, L.; KRISTOFFERSEN, M. et al. Computed tomography and myelography of the equine cervical spine: 180 cases (2013-2018). Equine Veterinary Education, v. 33, n. 9, p. 475-483, 2021.

LINDHOLM, A.; PIEHL, K. Fibre composition, enzyme activity and concentrations of metabolites and electrolytes in muscles of standardbred horses. Acta Veterinaria Scandinavica, v. 15, n. 3, p. 287-309, 1974.

MAGEED, M.; DYAB, S.; SWAGEMAKERS, J. H. et al. The impact of different bone tracers and acquisition times on image quality of equine bone scintigraphy. Veterinary Radiology & Ultrasound, v. 63, n. 5, p. 593-600, 2022.

MAY, S. A.; WYN-JONES, G. Identification of hindleg lameness. Equine veterinary journal, v. 19, n. 3, p. 185-188, 1987.

MCILWRAITH, C. W.; WRIGHT, I.; NIXON, A. J. Diagnostic and surgical arthroscopy in the horse. Elsevier Health Sciences, 2014.

MEIJER, M. C.; BUSSCHERS, E.; VAN WEEREN, P. R. Which joint is most important for the positive outcome of a flexion test of the distal forelimb of a sound horse? Equine Veterinary Education, v. 13, n. 6, p. 319-323, 2001.

MERRIAN, J. G. Hind limb lameness in the dressage horse. Proc. Am. Assoc. Equine Pract., v. 32, p. 669-679, 1986.

MORGAN, R. E.; FISKE-JACKSON, A.; CHANG, Y. M. Comparison of ultrasonographic and computed tomographic imaging of equine thoracolumbar articular process joints. Equine Veterinary Journal, 2023.

NEWMAN, A. P. Articular cartilage repair. The American journal of sports medicine, v. 26, n. 2, p. 309-324, 1998.

NIMNI, M. E.; HARKNESS, R. D. Molecular structure and functions of collagen, Boca Raton: CRC, 1988.

NIXON, A. J. et al. Equine Fracture Repair. John Wiley & Sons, 2020.

NYROP, K. A. et al. The role of diagnostic nerve blocks in the equine lameness examination. Compendium on Continuing Education for the Practicing Veterinarian, v. 5, n. 12, S669-S676, 1983.

OLIVEIRA, J. M. et al. Osteochondral tissue engineering: challenges, current strategies, and technological advances. Springer, 2018.

ORSINI, J. A.; GRENAGER, N. S.; DE LAHUNTA, A. Comparative veterinary anatomy: a clinical approach. Academic Press, 2021.

PARRY, D. A.; & CRAIG, A. S. Growth and development of collagen fibrils in connective tissue. In: Ultrastructure of the connective tissue matrix. Boston, MA: Springer US. p. 34-64, 1984.

PASQUINI, C. Guide to equine clinics: lameness. Sudz Pub. v. 2. 1995.

RABBA, S.; GRULKE, S.; VERWILGHEN, D. et al. B-mode and power Doppler ultrasonography of the equine suspensory ligament branches: A descriptive study on 13 horses. Veterinary Radiology & Ultrasound, v. 59, n. 4, p. 453-460, 2018.

REDAELLI, V.; BERGERO, D.; ZUCCA, E. et al. Use of thermography techniques in equines: Principles and applications. Journal of Equine Veterinary Science, v. 34, n. 3, p. 345-350, 2014.

REDDING, W. R. Ultrasound. In: BAXTER, Gary M. Adams and stashak's lameness in horses. John Wiley & Sons, 2020. p. 301-335.

REKOFF, K. C. A Retrospective study of the mechanism, diagnoses, treatments and prognoses of osteochondritis dissecans and an analysis of the different treatments' effectiveness in the horse. Dissertação (Doutorado), 2023.

RIEGEL, R. J.; & HAKOLA, S. E. Illustrated atlas of clinical equine anatomy and common disorders of the horse. Volume 1: Musculoskeletal and lameness, 3 ed., 2010.

RIGGS, C. M. Computed tomography in equine orthopaedics: the next great leap? Equine Veterinary Education, v. 31, n. 3, p. 151-153, 2019.

ROBBINS, S. L. et al. Inflamation and repair. In: ROBBINS, S. L. et al. Pathologic Basis of Disease, 10. Ed. Pennsylvania: Elsevier, 2018.

ROCHA, P. B.; DRIESSEN, B.; MCDONNELL, S. M. et al. A critical evaluation for validation of composite and unidimensional postoperative pain scales in horses. PloS One, v. 16, n. 8, p. e0255618, 2021.

ROSE, R. S.; HODGSON, D. R. Manual of equine practice, 2. ed., Philadelphia: W. B. Saunders Company, 1999. p. 95-185.

ROSS, M. W.; DYSON, S. J. Diagnosis and management of lameness in the horse. Elsevier Health Sciences, 2010.

RUGGLES, A. J.; GABEL, A. A. Injuries of the proximal sesamoid imaging. In: WHITE, N. A., & MOORE, J. N. (1998). Current techniques in equine surgery and lameness, 1998.

SCHRAMME, M.; SEGARD-WEISSE, E. Magnetic resonance imaging. In: BAXTER, Gary M. (Ed.). Adams and Stashak's lameness in horses. John Wiley & Sons, 2020. p. 387-424.

SELBERG, K.; ACUTT, E.; VALDÉS-MARTINEZ, A. Nuclear medicine/scintigraphy. In: BAXTER, Gary M. (Ed.). Adams and Stashak's lameness in horses. John Wiley & Sons, 2020. p. 342-373.

SERRA, B. F. M.; RHODIN, M.; WIESTNER, T. et al. Quantification of the effect of instrumentation error in objective gait assessment in the horse on hindlimb symmetry parameters. Equine Veterinary Imaging, v. 50, n. 3, p. 370-376, 2018.

SNOW, D. H.; GUY, P. S. Muscle fibre type composition of a number of limb muscles in different types of horse. Research in Veterinary Science, v. 28, n. 2, p. 137-144, 1980.

SOROKO, M., HOWELL, K. Infrared thermography: Current applications in equine medicine. Journal of Equine Veterinary Science, v. 60, p. 90-96, 2018.

SPOORMAKERS, T. J. P.; GEORGE, L. St.; SMIT, I. H. et al. Adaptations in equine axial movement and muscle activity occur during induced fore-and hindlimb lameness: a kinematic and electromyographic evaluation during in-hand trot. Equine Veterinary Journal, v. 55, n. 6, p. 1112-1127, 2023.

SPRIET, M. Computed tomography. In: BAXTER, Gary M. (Ed.). Adams and stashak's lameness in horses. John Wiley & Sons, 2020. p. 376-383.

SULLIVAN, H. M. et al. Ultrasonographic evaluation of the suspensory ligament in quarter horses used for cutting. Journal of Equine Veterinary Science, v. 119, p. 104-139, 2022.

SWANSON, T. D. Guide for veterinary service and judgind of the equestrian events, 3. ed., Golden: American Association of Equine Practitioners, 1984.

TODHUNTER, R. J.; LUST, G. Sinovial joint anatomy, biology and pathology. In: AUER, J. A. (ed.). Equine Surgery, 5. ed. Philadelphia: W.B. Saunders, 2019. p. 844-866.

TORRE, F.; MOTTA, M. Incidence and distribution of 369 proximal sesamoid bone fractures in 354 Standardbred horses (1984-1995). Equine practice, 1999.

TURNER, T. A. Thermography. In: BAXTER, Gary M. (Ed.). Adams and stashak's lameness in horses. John Wiley & Sons, 2020.

VELOSO, G. A.; BORGES, C. A.; SILVA, N. A. et al. Sistema locomotor. In: PORTO, C. C. Semiologia Médica, 3. ed., Rio de Janeiro: Guanabara Koogan, 1997. p. 847-926.

VERMEULEN, R.; PLANCKE, L.; DE MEEÛS, C. et al. Effects of training on equine muscle physiology and muscle adaptations in response to different training approaches. Vlaams Diergeneeskundig Tijdschrift, v. 86, n. 4, p. 224-231, 2017.

VERSCHOOTEN, F.; VERBEECK, J. Flexion test of the metacarpophalangeal and interphalangeal joints and flexion angle of the metacarpophalangeal joint in sound horses. Equine veterinary journal, v. 29, n. 1, p. 50-54, 1997.

WEEREN, R. V. General anatomy and physiology of joints. In: MCILWRAITH, C. W. et al. Joint disease in the horse. Elsevier Health Sciences, 2015. p. 1-24, 2015.

WOOD, C. H.; ROSS, T. T.; ARMSTRONG, J. B. et al. Homogeneity of muscle fiber composition in the M gluteus medius of the horse. Journal of Equine Veterinary Science, v. 8, n. 4, p. 294-296, 1988.

WRIGHT, I. M. Fractures of the proximal sesamoid bones. Equine Fracture Repair, p. 341-377, 2019.

BIBLIOGRAFIA

Seção C: Cães e Gatos

ANDERSON, W. D.; ANDERSON, B. G. Atlas of Canine Anatomy, Philadelphia: Lea & Febiger, 1994. 1230 p.

BANKS, W. J. Histologia Veterinária Aplicada. 2. ed. São Paulo: Manole, p. 629.

BARDET, J. F. Claudicação em cães. *In*: ETTINGER, S. J. Tratado de Medicina Interna Veterinária. 3. ed. São Paulo: Manole, v. 1, p. 170-73, 1992.

BARDET, J. F. Claudicação em gatos. *In*: ETTINGER, S. J. Tratado de Medicina Interna Veterinária. 3. ed. São Paulo: Manole, v. 1, p. 174-75, 1992.

BARSANTI, J. A. Botulism. *In*: GREENE, C. E. Infectious Diseases of the Dog and Cat. 2. ed. Philadelphia: W.B. Saunders, p. 515-520, 1990.

BENNET, D.; MAY, C. Moléstias articulares de cães e gatos. *In*: ETTINGER, S. J. Tratado de Medicina Interna Veterinária. 4. ed. São Paulo: Manole, v. 2, p. 2085-2066, 1997.

BRAUND, K. G.; SHORES, A.; BRAWNER JR., W. R. Symposium on acute spinal cord trauma. Veterinary Medicine, n. 7, p. 68343, 1990.

BRAUND, K. G. Symposium on diagnosing neurologic disease. Veterinary Medicine, n. 2, p. 138-179, 1995.

BRINKER, W. O.; PIERMATTEI, D. L.; FLO, G. L. Manual de Ortopedia e Tratamento de Fraturas em Pequenos Animais. 3. ed. São Paulo: Manole, 1999. 694 p.

BUORO, I. B. J.; KANUI, T. I.; ATWELL, R. B. *et al.* Polymyositis associated with Erlichia canis infection in two dogs. Journal of Small Animal Practice, v. 31, p. 624-627, 1990.

BURACCO, P.; ABATE, O.; GUGLIELMINO, R. *et al.* Osteomyelitis and arthrosynovitis associated with Leishmania donovani infection in a dog. Journal of Small Animal Practice, v. 38, n. 1, p. 20-30, 1997.

CARDINET, G. H.; KASS, P. H.; WALLACE, L. J. *et al.* Association between pelvic muscle mass and canine hip dysplasia. Journal of American veterinary medical Association, v. 210, n. 10, p. 1466-1472, 1997.

CARTEE, R. E. Practical Veterinary Ultrasound. Philadelphia: Waverly Co., 340 p., 1995.

CHIERICHETTI, A. L.; ALVARENGA, J. Afecção degenerativa do disco intervertebral toracolombar – revisão. Clínica Veterinária, São Paulo, v. 22, p. 25-30, 1999.

DE BIASI, F.; MOTTA, T.; BERGAMO, F. M. M. Afecções ortopédicas de cães e gatos em crescimento – parte 3. Cães e Gatos, v. 95, p. 16-21, 2000.

EUGÊNIO, F. R. R.; RANZANI, J. J. T.; AGUIAR, A. J. A. *et al.* Estudo retrospectivo dos casos de fraturas atendidos na FMVZ, UNESP, Borucatu (1979-1989). Ars Veterinária, Jaboticabal, v. 6, p. 15-22, 1990.

EVANS, H. E.; LAHUNTA, A. Guia para a Dissecção do Cão. 3. ed. Rio de janeiro: Guanabara Koogan, p. 206, 1988.

FEITOSA, M. M.; IKEDA, F. A.; LUVIZOTTO, M. C. R. *et al.* Manifestações clínicas de cães com leishmaniose visceral no município de Araçatuba – São Paulo (Brasil). Clínica Veterinária, São Paulo, v. 28, p. 36-44, 2000.

FOX, S. M.; WALKER, A. M. Symposium on osteochondrosis in dogs. Veterinary Medicine, v. 2, p. 116-153, 1993.

GREENE, C. E.; APPEL, M. J. Canine distemper. *In*: GREENE, C. E. Infectious Diseases of the Dog and Cat, Philadelphia: W.B. Saunders Co. 2. ed. p. 226-241, 1990.

GREENE, R. T. Lyme borreliosis. *In*: GREENE, C. E. Infectious Diseases of the Dog and Cat, Philadelphia: W.B. Saunders Co. 2. ed. p. 508-514, 1990.

GREENE, R. T. Streptococcal and other gram-positive bacterial infection – Listeriosis. *In*: GREENE, C. E. Infectious Diseases of the Dog and Cat, Philadelphia: W.B. Saunders Co. 2. ed. p. 607-608, 1990.

HARARI, J.; SEGUIN, B.; PADGETT, S. L. Principles of external skeletal fixation in small-animal surgery. Veterinary Medicine, v. 5, p. 443-472, 1998.

HAZEWINKEL, H. A. W. Nutrition in relation to skeletal growth deformities. Journal of Small Animal Practice, v. 30, p. 625-630, 1989.

HENNEY, L. H. S.; GAMBARDELLA, P. C. Premature closure of the lunar physis in the dog: A retrospective clinical study. Journal of American Animal Hospital Association, v. 25, n. 5, p.573-581, 1989.

LEACH, D.; JACOBS, K. Normal arthrology. Canine Orthopedics. Philadelphia: Lea & Febiger. 2. ed. p. 42-60, 1990.

LEIGHTON, E. A. Genetics of canine hip dysplasia. Journal of American Veterinary Medical Association, v. 210, n. 10, p. 1474-1479, 1997.

LUST, G. An overview of the pathogenesis of canine hip dysplasia. Journal of American Veterinary Medical Association, v. 210, n. 10, p. 1443-1456, 1997.

MARIA, P. P.; FILHO, J. G. P.; ALMEIDA, T. L. Luxação medial de patela em cães – revisão. Clínica Veterinária, São Paulo, v. 34, p. 25-32, 2001.

NOGUEIRA, S. R.; TUDURY, E. A. Exame clínico ortopédico de cães e gatos – parte 1. Clínica Veterinária, São Paulo, v. 36, p. 34-35, 2002.

NOGUEIRA, S. R.; TUDURY, E. A. Exame clínico ortopédico de cães e gatos – parte 2. Clínica Veterinária, São Paulo, v. 37, p. 30-39, 2002.

NUNAMAKER, D. M.; BLAUNER, P. D. Normal and abnormal gait. *In*: NEWTON, C. D.; NUNAMAKER, D. M. Textbook of the Small Animal Orthopaedics. Philadelphia: J. B. Lippincot Co., p. 1083-1096, 1985.

ROBINSON, R. Legg-Calve-Perthes disease in dogs: Genetic aetiology. Journal of Small Animal Practice, v. 33, p. 275-276, 1992.

ROCHAT, M. C.; PAYNE, J. T. Symposium on fracture management. Veterinary Medicine, v. 10, p. 945-979, 1993.

SCHIMID, V.; LANG, J. Measurements on the lumbosacral junction in normal dogs and those with cauda equine compression. Journal of Small Animal Practice, v. 34, p. 437-442, 1993.

SCHRADER, S. C.; PRIEUR, W. D.; BRUCE, S. Diagnosis: historical, physical and ancillary examinations. *In*: OLMSTEAD, M.L. Small Animal Orthopedics. St. Louis: Mosby, p. 3-23, 1995.

SELCER, R. R.; BUBB, W. J.; WALKER, T. L. Management of vertebral column fractures in dogs and cats: 211 cases (1977-1985). Journal of American Veterinary Medical Association, v. 11, p. 1965-1968, 1991.

SELMI, A. L.; BARBUDO, G. R.; FILHO, J. G. P. Displasia do cotovelo em cães – revisão. Clínica Veterinária, São Paulo, v. 34, p. 42-48, 2001.

STEDMAN, T. L. Dicionário Médico. 23. ed. Rio de Janeiro: Guanabara Koogan, 1791 p., 1979.

SUMNER-SMITH, G. Análise da locomoção e exame ortopédico. *In*: Manual de Cirurgia de Pequenos Animais. 2. ed. São Paulo: Manole, v. 2, p. 1869-1880, 1998.

TANGNER, S. H. Managing cases of traumatic canine hip luxation. Veterinary Medicine, 4:314-324, 1992.

THRALL, D. E. Textbook of Veterinary Diagnostic Radiology. 2. ed. Philadelphia: W.B. Saunders, 1994, 728 p.

TODHUNTER, R. J.; ZACHOS, T. A.; GILBERT, R. O. *et al.* Onset of epiphyseal mineralization and growth plate closure in radiographically normal and dysplastic Labrador Retrievers. Journal of American Veterinary Medical Association, v. 210, n. 10, p. 1458-1462, 1997.

TOMLINSON, J.; CONSTANTINESCU, G. M. Symposium on stifle injuries in dogs. Veterinary Medicine, v. 1, p. 31-56, 1994.

TOMLINSON, J.; McLAUGHLIN Jr., R. Symposium on CHD: surgical management. Veterinary Medicine, v. 1, p. 25-53, 1996.

TROY, G. C.; FORRESTER, S. D. Canine ehrlichiosis. *In*: GREENE, C. E. Infectious Diseases of the Dog and Cat, Philadelphia: W.B. Saunders. 2. ed. p. 404-414, 1990.

ULLMAN, S.; TODOROFF, R. J. Shoulder. *In*: BOJRAB, M. J., ELISSON, G. W.; SLOCUM, B. Currents Techniques in Small Animal Surgery. 4. ed. Maryland: Willians & Wilkins, p. 1063-1082, 1998.

WATSON, A. D. J. Diseases of muscle and bone. *In*: WHITTICK, W.G. Canine Orthopedics, Philadelphia: Lea & Febiger. 2. ed. p. 657-692, 1990.

WHITEHAIR, J. G.; RUDD, R. G. Osteochondritis dissecans of the humeral head in dogs. The Compendium of the Continuing Education in Practide Veterinary, v. 12, n. 2, p. 195-203, 1990.

WHITEHAIR, J. G.; VASSEUR, P. B.; WILLITS, N. H. Epidemiology of cranial cruciate ligament rupture in dogs. Journal of American Veterinary Medical Association, v. 203, n. 7, p. 1016-1019, 1993.

WHITTICK, W. G.; SIMPSON, S. Examination of the orthopedic patient. *In*: WHITTICK, W. G. Canine Orthopedics, Philadelphia: Lea & Febiger. 2. ed. p. 61-98, 1990.

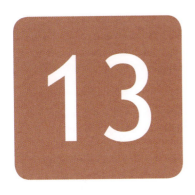

Semiologia da Pele

Ronaldo Lucas

*O homem é o único animal que se ruboriza.
O pior é que tem motivos.*

Mark Twain

PALAVRAS-CHAVE

- Abscesso, flegmão
- Citologia
- Classificação das lesões
- Dermatites
- Diascopia ou vitropressão
- Estruturas da pele
- Prurido
- Tricograma

INTRODUÇÃO

A pele é o maior órgão de um organismo – aquele que determina as formas, dá características às raças e mantém o recobrimento piloso, tão nobre em algumas espécies que, por décadas, e ainda hoje, queremos usá-las ou imitá-las como vestimenta.

Trata-se da barreira anatômica e fisiológica entre o organismo e o meio ambiente, promovendo proteção contra lesões físicas, químicas e microbiológicas. É sensível ao calor, ao frio, à dor, ao prurido e à pressão.

Justamente por ser um órgão tão exposto, o tegumento sofre várias agressões, refletindo na casuística das clínicas e dos hospitais veterinários grande parte do atendimento destinado a casos de dermatologia. Dependendo do autor consultado, estima-se que os casos de dermatologia em medicina veterinária, mormente na clínica de pequenos animais, representem 30 a 75% de todos os atendimentos, quer como queixa principal, quer secundária. Em nosso território, os levantamentos são escassos, porém aqueles pouco realizados revelam resultados semelhantes aos estrangeiros.

Esse sistema costuma, ainda, apresentar-se alterado quando outros órgãos são acometidos. A pele pode ser considerada o "espelho do organismo", refletindo processos instalados internamente, aumentando ainda mais as queixas de processos cutâneos indicados pelos proprietários dos animais.

FUNÇÕES DA PELE

Relacionam-se inúmeras funções ligadas ao tegumento:

- Proteção contra perdas: possibilita um meio interno adequado para outros órgãos e impede a perda de água, eletrólitos e macromoléculas
- Proteção contra lesões externas, químicas, físicas ou microbiológicas, contando, neste último caso, com diversas bactérias e vários fungos que fazem parte da flora e impedem a "ocupação de seu hábitat" por agentes oportunistas
- Produção de estruturas queratinizadas, como pelos, unhas e a camada córnea, que também irão colaborar com as funções de proteção contra lesões, frio e com a movimentação e obtenção de alimentos
- Flexibilidade: além da colaboração clássica com a proteção contra lesões físicas, essa propriedade, mais observada nos mamíferos, é a que permite às espécies grande capacidade de realizar diferentes movimentos
- Termorregulação: pela sustentação do manto piloso, regulação dos vasos sanguíneos e da função glandular. Reservatório: pode estocar eletrólitos, água, vitaminas, ácidos graxos, carboidratos, proteínas, entre outros
- Imunorregulação: apresenta imunidade celular e humoral capaz de controlar infecções ou inibir o desenvolvimento de neoplasias

- Pigmentação: processada na pele, a melanina determina a coloração dos pelos e da pele, promovendo proteção contra os efeitos dos raios solares não só pela absorção, como também pela difusão da radiação ultravioleta
- Secreção: as glândulas sudoríparas e sebáceas apresentam diferentes funções ligadas à manutenção e à lubrificação do recobrimento piloso, termorregulação e determinação de odores, entre outras
- Produção de vitamina D: para que possa ser utilizada pelo organismo, essa importante vitamina necessita de ativação cutânea
- Identificação: estudos comprovam que as superfícies das narinas, o espelho nasal, apresentam características individuais e podem, a exemplo das impressões digitais dos humanos, ser utilizadas como nasolabiogramas na identificação e no reconhecimento de determinado animal
- Percepção: por meio da complexa e especializada rede nervosa cutânea, a pele é o órgão receptor sensitivo do calor, do frio, da dor e do tato.

Você sabia?

- Independentemente da raça, os cães apresentam tipos de pelos diferentes. Em algumas regiões do corpo, como ao redor dos olhos, dispõem de pelos mais alongados e de espessura mais grossa. Isso acontece com cachorros de pelos longos ou curtos. Existem pelos que têm a função tátil. A pelagem lisa é mais espessa que a de outros tipos, além de ter terminações nervosas. Já os pelos de revestimento é a maioria no corpo do cão, com a função de fazer a cobertura corporal. Entre as raças de cães mais peludas do mundo, destaca-se a Bobtail (Old English Sheepdog). Um pouco esquecido nos últimos anos, esse cachorro peludo ficou conhecido no Brasil graças à personagem Priscila, do antigo programa infantil *TV Colosso*. Essa raça teve origem na Inglaterra e foi selecionada para ajudar fazendeiros e pastores com o rebanho. Com pelagem densa e felpuda, pode ser muito calorenta.
- Os longos e sedosos "cabelos" de Tea, uma cadela da raça Galgo Afegão, causou sensação nas redes sociais em 2016. A cadela, à época com 5 anos e a atração na página de seu dono, Luke Kavanagh, foi apontada por alguns sites da imprensa internacional, como a revista *People* e o jornal *The Daily Telegraph* como a "cadela mais bonita do mundo". Tea já era bastante famosa na Austrália onde participou de campanhas de marcas de comida e xampu para *pets*. Para o site *NewsLocal*, o tutor de Tea comentou: "Até em nossas caminhadas no fim de semana atraem uma multidão. Ela finge não querer atenção, mas ela definitivamente ama isso, como qualquer outra supermodelo".

REVISÃO ANATOMOFISIOLÓGICA

A pele se insere ou dá continuidade às mucosas em todos os orifícios do organismo (digestivo, respiratório, ocular e urogenital). A pele e os pelos variam quantitativa e qualitativamente entre as diferentes espécies, entre as raças em uma mesma espécie e individualmente entre animais de uma mesma raça. Existem ainda diferenças entre regiões anatômicas de um mesmo indivíduo, além daquelas determinadas por identificação sexual e etária.

Em geral, a espessura da pele decresce ventralmente, é mais espessa nas regiões cervical dorsal, torácica dorsal, cefálica e base da cauda, sendo mais delgada nas regiões das orelhas, axilar, inguinal e perianal. Nessas observações, excluem-se os coxins palmoplantares. De maneira geral, a espessura da pele varia de 0,4 a 2 mm em felinos e de 0,5 a 5 mm em caninos; nos grandes animais, apresenta-se com 2,2 mm em suínos, 2,6 mm em ovelhas, 2,9 mm em caprinos, 3,8 mm em equinos e 6 mm em bovinos. O recobrimento piloso costuma acompanhar o comportamento da pele, sendo mais denso nas áreas mais espessas e mais rarefeito nas regiões de pele fina.

pH da pele

O pH da pele tem fundamental importância na escolha de um xampu destinado à higienização ou nos ditos xampus terapêuticos. Um xampu é considerado neutro quando tem o mesmo pH da pele.

A superfície cutânea dos mamíferos é, de maneira geral, levemente ácida. O pH cutâneo dos carnívoros domésticos varia de 5,5 a 7,5; na pele de bovinos, o pH apresenta-se ao redor de 5,5; entretanto, nos equinos, ocorre a maior variação, apresentando-se entre 4,8 e 6,8, chegando ao limite de 7,9 quando há sudorese exacerbada. Em estudos realizados com cães, observou-se que o pH sofre várias interferências, podendo inclusive variar em um mesmo animal em diferentes dias. Claramente, o pH varia conforme a região anatômica, o tipo de manto piloso, a identificação sexual, o *status* sexual e a raça.

Estrutura da pele

A pele compõe-se, essencialmente, de três grandes camadas de tecidos: (1) superior – epiderme; (2) intermediária – derme; e (3) profunda – hipoderme ou tecido celular subcutâneo.

Epiderme

A epiderme é composta de múltiplas camadas celulares de queratinócitos em diferentes estágios de diferenciação. Esses estágios são diferenciados pela posição, polaridade e morfologia dessas células. Além dos queratinócitos, que correspondem a 85% das células da epiderme, encontram-se melanócitos (aproximadamente 5%), células de Langerhans (cerca de 3 a 8%) e, finalmente, células de Merkel (2%).

A epiderme é dividida em camadas denominadas a partir da derme para o meio externo: (1) camada basal; (2) camada espinhosa; (3) camada granulosa; (4) camada lúcida (presente apenas em coxins palmoplantares e narinas); e (5) camada córnea.

Camada basal

É a mais profunda das camadas da epiderme, constituída por dois tipos celulares, as células basais e os melanócitos. As células basais têm forma cilíndrica e dispõem-se com seu eixo maior perpendicular à linha formada pela junção dermoepidérmica. Têm citoplasma basófilo e núcleos grandes, alongados, ovais e hipercromáticos.

A camada basal é essencialmente germinativa, originando as demais camadas da epiderme por meio de progressiva diferenciação celular. As "células-filhas" são introduzidas nas outras camadas e, progressivamente, vão-se transformando para, por fim, apresentarem-se como células queratinizadas mortas na camada córnea. Observam-se, com frequência, figuras de mitose e queratinócitos apoptóticos na epiderme.

As células basais estão unidas entre si e às células espinhosas suprajacentes, estas também ligadas entre si, por intermédio das chamadas pontes intercelulares (desmossomos). No nível da camada basal, há uma única placa de aderência disposta sobre a membrana basal, ligando a membrana plasmática basocelular à lâmina basal. Essas estruturas de conexão, por serem constituídas de uma única placa e aderência, são denominadas *hemidesmossomas*.

A membrana basal habitualmente não é evidenciada pela microscopia óptica comum, com a coloração H&E, mas pode ser visualizada especialmente pela coloração com ácido periódico de Schiff (PAS). A junção dermoepidérmica é uma estrutura altamente complexa, constituindo o que se denomina *zona da membrana basal*, com importante participação em várias condições patológicas, como epidermólise bolhosa, penfigoide bolhoso e lúpus eritematoso sistêmico. As análises histopatológica e imunopatológica são, portanto, muito importantes para a definição de uma série de diagnósticos e da patogenia de certas dermatoses.

Ultraestruturalmente, a *zona da membrana basal* é formada por quatro componentes: (1) membrana plasmática das células da camada basal e seus hemidesmossomas; (2) lâmina lúcida; (3) lâmina densa; e (4) zona da sublâmina densa. A *zona da membrana basal* desempenha várias funções, como:

- *Aderência dermoepidérmica*: condições patológicas ou experimentais associadas à dissociação entre a derme e a epiderme revelam alterações dessa zona
- *Suporte mecânico*: função realizada pela ação estabilizadora da lâmina densa sobre a membrana plasmática basocelular
- *Barreira protetora*: impede a passagem de moléculas de elevado peso, que são aquelas com maior poder de estimulação imunológica. Essa mesma função é exercida sobre células, fato importante nos processos proliferativos da epiderme, porém processos neoplásicos ou inflamatórios têm risco de lesar a lâmina densa, comprometendo tal função
- Manutenção funcional e proliferativa da camada basal
- Manutenção da arquitetura epidérmica
- Função reguladora do transporte nutricional entre a epiderme e a derme.

Camada espinhosa

Também denominada "camada malpighiana", é composta pelas "células-filhas" da camada basal, em regiões cobertas por pelos, e formada por uma ou duas camadas de células. Nas regiões de coxins, transições mucocutâneas e plano nasal, pode apresentar-se com até 20 camadas de células. Tais células têm configuração poliédrica, achatando-se progressivamente em direção à superfície; são nucleadas e levemente basófilicas e conectam-se umas às outras pelas pontes intercelulares (denominadas *desmossomos* na microscopia eletrônica).

Os desmossomos são formados por duas saliências opostas, originadas das membranas celulares de duas células contíguas chamadas "placas de aderência", das quais emana um tufo de tonofibrinas, que se estende para o citoplasma das células. As placas de aderência são compostas de polipeptídeos, placoglobina e desmoplaquinas I e II. Nos pontos de inserção dos tonofilamentos na placa de aderência, existem proteínas que interferem na regulação do cálcio, indispensável à manutenção dos desmossomos.

São ainda importantes na estrutura dos desmossomos algumas moléculas glicoproteicas transmembrânicas denominadas "desmogleínas", com igual importância na adesão entre essas células. O estudo de todas essas estruturas tem fundamental importância na compreensão da patogenia do complexo pênfigo. Os queratinócitos dessa camada sintetizam grânulos lamelares, que terão importância na barreira de proteção oferecida pela epiderme.

Camada granulosa

É assim denominada porque suas células caracterizam-se pela presença de grande quantidade de grânulos, de tamanho e forma irregulares, compostos por querato-hialina. Em pele recoberta por pelos, apresenta de duas a quatro camadas; já em peles desprovidas de pelame, apresenta-se com quatro a oito camadas. As células dessa camada apresentam-se nucleadas, achatadas e basófilicas, contendo, em seu citoplasma, grânulos basófilicos e irregulares. Esses grânulos são compostos de polifilagrina e citoqueratinas, precursores da filagrina e do envelope queratinizado da camada córnea, respectivamente. A filagrina desempenha duas funções: (1) agrega e alinha os filamentos de queratina, além de produzir a matriz que interpõe tais filamentos no corneócito (célula da camada córnea); e (2) é fonte de aminoácidos livres que garantem a hidratação normal da camada córnea.

Camada lúcida

É uma camada fina completamente queratinizada, composta por células anucleares e mortas. Está situada entre a camada granulosa e a camada córnea, apresenta-se homogênea, e suas células contêm uma substância semifluida, denominada "eleidina". Essa camada celular ocorre exclusivamente em coxins palmoplantares e planos nasais, inexistindo em outras regiões do corpo.

Camada córnea

É a mais externa da epiderme, composta por queratinócitos em sua fase final de desenvolvimento. É formada basicamente por algumas camadas de células envoltas por uma matriz lipídica. As células, chamadas "corneócitos", apresentam-se anucleares e de coloração eosinófila. Os corneócitos são constantemente perdidos por um processo denominado "descamação". O número de corneócitos perdidos, assim como a espessura da epiderme, é mantido pela velocidade de reprodução da camada basal. Em seu último estágio de diferenciação, o queratinócito apresenta uma estrutura altamente especializada em sua periferia, chamada de envelope celular, com funções protetoras por conter polímeros insolúveis, desenvolvidos a partir de proteínas sintetizadas na camada espinhosa. Esse envelope queratinizado e impermeável oferece suporte estrutural às células e resiste à invasão de microrganismos e agentes ambientais deletérios.

Os corneócitos apresentam-se cobertos por um filme homogêneo, formado a partir de secreção sebácea e lipídeos intercelulares, e tendem a ocultar a estrutura das escamas e suas junções intercelulares. Os lipídeos têm importante papel na diferenciação, estruturação e função da epiderme. Sua constituição muda dramaticamente durante o processo de queratinização. No início, as células contêm grande concentração de fosfolipídeos e, finalmente, predominam ceramidas, colesterol e ácidos graxos. As células da camada córnea contêm seis vezes a concentração de lipídeos encontrados nas células da camada basal. Essas evidências sugerem que os lipídeos de superfície de animais são de origem epidérmica, ao passo que, nos humanos, originam-se das glândulas sebáceas. Todos os elementos, quais sejam, a queratina intracelular, o envelope celular queratinizado e os lipídeos intercelulares, assumem papel importante na estabilidade estrutural e funcional da epiderme, principalmente da camada córnea.

Barreira cutânea

Ao considerar a epiderme, mais especificamente a camada córnea, como um muro, haverão, no lugar de tijolos, corneócitos, e, no lugar de cimento, lipídeos. Fica claro observar que um muro bom é aquele com bons tijolos e bom cimento, ambos na proporção ideal. Havendo qualquer falha em um dos dois elementos, o muro pode ruir.

Tipos celulares

Melanócitos

Segundo tipo celular encontrado na camada basal – encontrados também na matriz dos folículos pilosos e nos ductos de glândulas sebáceas e sudoríparas –, os melanócitos são células que, à coloração habitual por H&E, aparecem como células claras, com núcleo pequeno e hipercromático, além de citoplasma transparente, levemente basófilo. Colorações pela prata evidenciam a natureza dendrítica dos melanócitos (Figura 13.1), com numerosos prolongamentos longos e ramificados que se relacionam com células da camada espinhosa suprajacente. Em geral, existe um melanócito para cada 10 a 20 queratinócitos. Os melanócitos, juntamente com os queratinócitos, com os quais funcionalmente se relacionam, constituem as unidades epidermomelânicas da pele.

Essas células apresentam, no seu citoplasma, organelas especializadas denominadas "melanossomas", nas quais ocorrem a síntese e a deposição de melanina pelo armazenamento de tirosinase armazenada pelos ribossomos. Os melanócitos também têm algumas funções bem determinadas: promovem a coloração responsável pela proteção e atração sexual; protegem contra radiações, especialmente a radiação ultravioleta (UV); participam nos processos inflamatórios. Há teorias que propõem que, apesar de absorver as UVA e UVB, a melanina não consiga absorver todas as frequências de radiação UV; porém, parece participar da fotoproteção, inativando radicais livres produzidos em resposta às demais faixas de UV.

A melanina é responsável pela pigmentação da pele e dos pelos. A pigmentação cutânea se dá de duas maneiras: aquela decorrente de informação genética, sem influência de outros fatores, e a pigmentação facultativa, na qual a pigmentação é influenciada por vários fatores, entre eles, a radiação UV, desequilíbrios hormonais e processos inflamatórios. O pigmento melânico compreende dois tipos de melanina que, habitualmente, apresentam-se em mistura: a eumelanina, polímero marrom derivado da tirosina, e as feomelaninas, compostos amarelo-avermelhados que também se originam da tirosina, porém com um composto intermediário, a dopaquinona. Os queratinócitos influenciam a proliferação, o número de dendritos e a produção melânica dos melanócitos por meio de fatores solúveis, sendo o mais ativo o fator de crescimento de fibroblastos (FGF, do inglês *fibroblast growth factor*), produzido pelos queratinócitos em fase de divisão celular intensa.

Outros fatores que interferem na atividade melanocítica são hormonais (MSH – hormônio estimulador do melanócito – e hormônios sexuais), mediadores de inflamação, vitamina D_3, além dos já citados fatores genéticos. Particularmente, o α-MSH é um peptídeo neuroimunomodulador e anti-inflamatório sintetizado e liberado pelos queratinócitos, células de Langerhans, fibroblastos e células endoteliais, além dos próprios melanócitos. Os receptores para esse peptídeo podem ser encontrados também nessas células. O α-MSH diminui a produção de citocinas pró-inflamatórias, funciona como antagonista da interleucina I, modulando assim a inflamação cutânea e as doenças hiperproliferativas da pele. Esses efeitos parecem ser mais significativos que os efeitos de pigmentação que esse peptídeo provoca na epiderme.

Hiperpigmentação

Observando as ações do α-MSH na epiderme, é possível compreender melhor o fato de grande parte das dermatopatias inflamatórias crônicas apresentar-se hiperpigmentada.

Além dos melanócitos, existem outras células dendríticas na epiderme, as *células de Langerhans*.

Células de Langerhans

São células desprovidas de tirosina, que não aumentam de tamanho por estimulação pelo ultravioleta e que se coram pelo cloreto de ouro. Possuem os corpúsculos em formato de raquete de tênis, que recebem o mesmo nome das células. Atualmente, são consideradas células monocitárias macrofágicas, atuando no processamento primário de antígenos exógenos que atingem a pele. Originam-se na medula óssea e são mantidas não somente a partir de reservatórios da medula óssea, mas também pela atividade mitótica de uma pequena parcela na própria epiderme.

As células de Langerhans apresentam receptores para a porção Fc da IgG, IgE e C_3. Graças a essa estrutura imunológica, essas células são capazes de reconhecer antígenos, processá-los e apresentá-los aos linfócitos T, iniciando, assim, sua ativação. É possível que, por meio dessas propriedades imunes, tais células participem não somente nas reações de sensibilização das dermatites de contato, mas também da rejeição de enxertos, na proteção às infecções virais e, também, na eliminação de células neoplásicas originadas na pele. Alterações qualitativas e quantitativas têm sido registradas em várias doenças, como lúpus eritematoso, vitiligo, micose fungoide e atopia.

Células de Merkel

Encontram-se na epiderme, mormente na camada basal e em folículos pilosos táteis especializados. As células de Merkel não são visualizadas na microscopia óptica convencional, porém, são evidenciadas na microscopia eletrônica, por meio da qual podem ser evidenciados grânulos que contêm substâncias neurotransmissoras, como a enolase neurônio-específica. Sua origem é discutida, considerada como neural, pois estão associadas a terminações nervosas e desempenham funções táteis e sensitivas.

Derme

A derme compreende um verdadeiro gel rico em mucopolissacarídeos, fibras colágenas e elásticas, além de diferentes tipos celulares. É um complexo sistema formado de material insolúvel (colágeno e elastina) que protege a pele de forças provocadas por tensão, ao passo que a substância solúvel (os mucopolissacarídeos) protege a pele de forças compressivas. Nessa camada de pele, estão alojadas suas estruturas anexas, como as glândulas sudoríparas, os folículos de pelos, as glândulas sebáceas e o músculo eretor do pelo, além de vasos sanguíneos, linfáticos e estruturas nervosas. Como a epiderme de animais não forma cones à semelhança daqueles observados na humana, não há a presença de derme papilar e reticular. Nos animais, a derme é dividida em superficial e profunda. A derme também está envolvida na regulação do crescimento e na proliferação celular. O material extracelular da derme é produzido pelos fibroblastos, que respondem a vários estímulos provenientes dos queratinócitos, células inflamatórias e estímulos próprios.

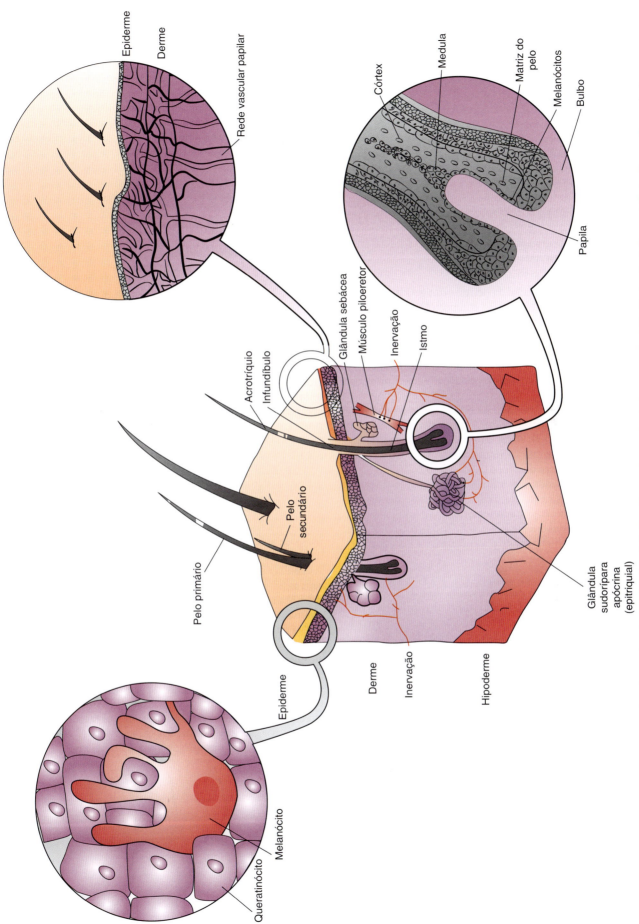

Figura 13.1 Esquema de corte histológico de pele, com detalhes do bulbo piloso, rede vascular da derme e melanócito. (Ilustração de Fernando Tadeu Tavares Fernandez.)

As fibras dérmicas são produzidas pelos fibroblastos e dividem-se em três tipos: (1) colágenas; (2) reticulares; e (3) elásticas. As fibras colágenas correspondem a 90% das fibras da derme e são divididas em 14 tipos de colágeno, alguns com funções bem caracterizadas, outros com funções ainda pouco definidas, porém, de maneira geral, respondem pela estruturação, pelo arranjo arquitetônico da pele e pelas suas estruturas anexas, além de participarem da adesão dermoepidérmica e permitirem a comunição entre as diferentes camadas do tecido. As fibras elásticas que constituem o sistema elástico da pele estão envolvidas: as mais superficiais, na ligação entre epiderme e derme; as mais profundas, pelo seu maior teor de elastina, atuam na absorção de choques e distensões que se produzem na pele.

> **Mucina**
> O aumento da mucina, um mucopolissacarídeo da derme, confere aos cães da raça Shar-Pei sua aparência pregueada.

A substância fundamental da derme é um gel viscoso e elástico originado nos fibroblastos e composto basicamente por mucopolissacarídeos, entre eles a mucina, a fibronectina e a tenascina. Essas substâncias têm importante função no desenvolvimento e no ciclo da epiderme, membrana basal, nos folículos pilosos e na própria derme, nas relações intercelulares, na adesão celular ao substrato, na integridade e na permeabilidade vascular. Essa substância preenche os espaços e envolve todas as estruturas da derme, permitindo que eletrólitos, nutrientes e mesmo células possam passar dos vasos dérmicos para a epiderme, que é avascular. Participa, ainda, da estocagem e homeostasia da água, no suporte da estrutura dérmica, na lubrificação e na orientação, no crescimento e na diferenciação das fibras colágenas.

A derme é ocupada por células esparsamente dispostas. Encontram-se nessa camada os fibroblastos, os dendrócitos dérmicos, que são células apresentadoras de antígenos, e os mastócitos. Ocasionalmente, observam-se os neutrófilos, eosinófilos, linfócitos, histiócitos e plasmócitos.

Pelos e folículos

Os pelos são estruturas filiformes constituídas por células queratinizadas produzidas pelos folículos pilosos. Compõem-se de uma parte livre, a haste, e uma porção intradérmica, a raiz. Anexam-se ao folículo piloso: a glândula sebácea e o músculo eretor do pelo.

Os pelos desenvolvem-se a partir dos folículos pilosos. Não há formação de novos folículos pilosos após o nascimento. Nos filhotes, apenas o tipo de pelo produzido é diferente e, posteriormente, substituído pelo pelame do adulto. As porções do folículo piloso encontram-se pormenorizadas na Figura 13.1. É considerada a existência de dois tipos de pelos, o primário e o secundário. Cada pelo primário possui uma glândula sebácea e o músculo eretor, além de emergir separadamente por um poro; já os pelos secundários são acompanhados apenas pela glândula sebácea e emergem em grupos por um mesmo poro. De 5 a 20 pelos secundários acompanham cada pelo primário. As diferenças proporcionais e qualitativas entre os dois tipos determinam os tipos de pelames observados nas diferentes raças de animais, independentemente da espécie.

Entre as diferentes espécies domésticas, sabe-se que os felinos, caninos, caprinos, suínos e ovinos apresentam pelos primários e secundários; já os bovinos e equinos apresentam apenas os pelos primários compondo o recobrimento piloso.

Os folículos pilosos de animais com pelos lisos apresentam-se retos e, naqueles animais com pelame crespo, encontram-se com conformação espiral.

A haste dos pelos é composta pela cutícula externa, pelo córtex e pela medula. A camada cortical é composta de células fortemente compactadas, que contêm o pigmento do pelo, determinando sua coloração, ao passo que, na medula, os queratinócitos se agregam mais frouxamente; também nessa região pode haver a presença de pigmento, porém este não será determinante na coloração do pelo. A cutícula é composta por células cornificadas e anucleadas.

Os pelos secundários têm medula menos desenvolvida e cutícula mais proeminente. Por sua vez, o lanugo não apresenta medula. O principal componente dos pelos é a queratina, e participam de sua estrutura cerca de 20 aminoácidos.

Os pelos são estruturas características dos mamíferos, importantes na termorregulação e na percepção sensorial, além de exercerem funções igualmente protetoras àquelas referidas na pele. Apresentam ainda relevante função na preservação do organismo contra os raios solares. A habilidade dos pelos em regular a temperatura corporal está diretamente ligada à sua espessura, ao seu comprimento e à sua densidade. A coloração e o brilho do pelo estão igualmente relacionados com a regulação térmica e com a reflexão dos raios solares.

Os pelames crescem em uma inclinação de 30 a 60°, e a direção do crescimento é geralmente craniocaudal e dorsoventral. Essa disposição particular facilita a movimentação dos animais, bem como o escoamento da água, promovendo uma secagem mais rápida.

Ciclo do pelo

Os pelos não crescem continuamente, havendo alternâncias de fases de crescimento e repouso, as quais constituem o ciclo do pelo (Figura 13.2). A fase de crescimento, denominada *anágena*, caracteriza-se pela intensa atividade mitótica da matriz. Nessa fase, o pelo está na máxima expressão estrutural. Segue-se a fase *catágena*, durante a qual os folículos regridem a 1/3 de suas dimensões anteriores, interrompem-se a melanogênese na matriz e a proliferação celular, até esta cessar. As células da porção superior do bulbo continuam sua diferenciação à haste do pelo, constituída somente por córtex e membrana radicular interna até que o bulbo se reduza a uma coluna desorganizada de células.

Na última fase, a *telógena*, a extremidade do pelo assume a forma de clava, constituindo o "pelo em calva", ainda aderido ao saco folicular por retalhos de queratina. Isso significa que o pelo está prestes a se desprender, os folículos estão quiescentes, com menos da metade de seu tamanho original, e há uma desvinculação completa entre a papila dérmica e o pelo em eliminação. A duração de cada uma das fases do ciclo varia com a idade, a região do corpo, a raça e o sexo e pode ainda ser modificada por fatores fisiológicos e patológicos.

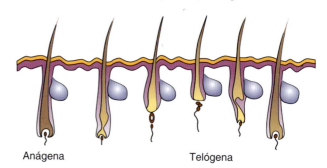

Figura 13.2 Representação esquemática das fases de crescimento do pelo.

O ciclo do pelo e, consequentemente, o manto piloso dos animais, sofre influência de uma série de fatores, como o fotoperíodo, a temperatura ambiente, a nutrição, os hormônios, o estado geral de higidez e a genética, além de fatores intrínsecos, que incluem fatores de crescimento e citocinas produzidas pelos folículos, papila dérmica e outras células.

Em climas bem definidos, há maior queda de pelos na primavera e no outono, porém esse fenômeno parece não se repetir em climas tropicais, nos quais há exposição contínua a grandes períodos de luz e consequente queda constante de pelos em algumas raças de animais. Porém, mesmo no clima brasileiro, é observado que animais, especialmente os cães de pelo longo, como o Poodle, por exemplo, apresentam pouca queda de pelos; já os animais de pelo curto, como o Boxer, apresentam queda constante de grande quantidade de pelos, a qual, muitas vezes, faz com que os proprietários procurem atendimento veterinário. Como isso pode ser explicado? Existe diferença no ciclo de pelos de animais de diferentes raças?

Apesar de existirem poucos trabalhos com ciclos de pelos, há uma definição muito precisa do comportamento do couro cabeludo em humanos, no qual a fase anágena dura de 2 a 5 anos, a catágena com duração de cerca de 3 semanas, e a telógena, de 3 a 4 meses.

Importante observar que os pelos não se encontram todos na mesma fase; há troca de pelos em mosaico tanto no couro cabeludo de humanos como no manto piloso de animais. Observa-se que, em humanos, 85% dos pelos encontram-se em fase anágena, 1% na catágena e 14% em telógena. Sabe-se que, em cães, a catágena também é a fase em que o pelo está em menor proporção – de 2 a 4%, independentemente do comprimento do pelame –, porém, há diferenças entre as proporções das fases anágena e telógena em animais de pelo longo e curto.

> ### Pelos e saúde
>
> A assertiva: "...o pelo reflete o estado de saúde de um animal..." fica facilmente explicável quando se observam todos os fatores que podem interferir no ciclo dos pelos. Da mesma maneira, entende-se melhor por que os quadros hormonais estão frequentemente associados a falhas (alopecia) no recobrimento piloso.

Por analogia, acredita-se que o mesmo comportamento em termos de duração e proporção das fases observado nos humanos ocorre em animais de pelo longo. Observações clínicas revelam que animais com esse tipo de pelame demoram cerca de 18 a 24 meses para recuperar a pelagem quando submetidos a tosa. Estudo recente realizado em nosso meio comprova que, no caso de animais de pelo curto (utilizaram-se nesse experimento Beagles), a proporção é de 30% dos pelos em fase anágena e 70% em fase telógena. Além disso, pela mesma observação já referida, animais de pelo curto submetidos a tosa recuperam o manto piloso em 4 a 8 semanas. Essas observações são suficientes para explicar por que animais de pelo curto perdem maiores quantidades de pelos que os de pelo longo. É possível que o proprietário de um animal de pelo curto tenha trabalho em higienizar o ambiente, enquanto o de um animal de pelo longo terá trabalho em higienizar o pelo de seu animal com escovação e tosa. Esse último recurso é totalmente dispensado em animais de pelame curto.

Glândulas anexas

Glândulas sebáceas

Estão presentes em toda a pele, à exceção dos coxins e plano nasal. Desembocam sempre no folículo piloso (unidade pilossebácea). Apresenta-se em maior número nas junções mucocutâneas, no espaço interdigital, nas regiões cervical dorsal, mentoniana e dorsal da cauda dos carnívoros.

A secreção das glândulas sebáceas é do tipo holócrina, denominada *sebum*, que mantém a pele macia, formando uma película de emulsão que se espalha por toda superfície cutânea e tende a manter a camada córnea hidratada, impedindo sua perda de água. Essa secreção também se encontra como um filme, envolvendo os pelos, possibilitando maciez e brilho a essas estruturas. O *sebum* colabora também, juntamente com a secreção das glândulas sudoríparas, na formação de uma barreira física e química contra patógenos.

As glândulas sebáceas sofrem influência nutricional e controle hormonal, os andrógenos causam hipertrofia e hiperplasia, e os estrógenos e glicocorticoides causam involução.

Glândulas sudoríparas

As glândulas sudoríparas, anteriormente classificadas como apócrinas e écrinas, são atualmente classificadas em epitriquiais e atriquiais.

As epitriquiais estão presentes na pele recoberta por pelame, apresentam-se em geral espiraladas e saculadas ou tubulares. Estão localizadas abaixo das glândulas sebáceas, e a abertura de seu ducto é acima da abertura dessas glândulas (ver Figura 13.1). São maiores e mais numerosas próximo às junções mucocutâneas, no espaço interdigital e na região cervical dorsal. Essas glândulas não são inervadas e, aparentemente, exercem funções antimicrobianas e de feromônios. Essas glândulas estão presentes em caninos, felinos, suínos, caprinos, ovinos, equinos e bovinos.

As atriquiais, por sua vez, são encontradas exclusivamente nos coxins palmoplantares, apresentam-se levemente espiraladas e estão localizadas na derme profunda ou no tecido subcutâneo. Nesse caso, as glândulas são fortemente inervadas. Estão presentes nos carnívoros domésticos.

Sudorese

A frequência da sudorese e as circunstâncias em que ocorre em caninos e felinos são pouco compreendidas. Alguns autores consideram que os cães, especialmente o Pastor-Alemão e o Golden Retriever, apresentam uma discreta sudorese em região axilar, inguinal e abdominal ventral. Outros autores consideram que a sudorese somente ocorre em estados de excitação ou febre extrema. Finalmente, há aqueles que consideram que não há sudorese de glândulas epitriquiais em cães e gatos. No entanto, todos concordam que ambas as espécies apresentam sudorese em coxins palmoplantares decorrente da função das glândulas atriquiais.

Os equinos apresentam sudorese intensa em resposta a exercícios. Na verdade, equinos e humanos são as únicas espécies capazes de produzir grandes quantidades de suor, que é o principal elemento na termorregulação dessas espécies. Os bovinos também têm a sudorese como importante componente na perda de calor, embora possa haver variação na densidade de glândulas sudoríparas de uma raça para outra. As espécies ovina e caprina também apresentam sudorese em resposta ao calor, mas esta é produzida em pequena quantidade e de maneira intermitente. Após alguns episódios de sudorese, as glândulas podem entrar em fadiga e não mais produzir o suor.

Glândulas especializadas dos carnívoros domésticos

Incluem as glândulas perianais, os sacos anais, as glândulas das orelhas e as glândulas da cauda. As glândulas perianais ou circum-anais são glândulas sudoríparas que se desenvolvem desde o nascimento nas faces interna e externa do ânus e também podem ser encontradas no prepúcio e nas faces dorsal e ventral da cauda.

A glândula supracaudal dos cães está localizada na face dorsal da cauda entre a quinta e a sétima vértebras coccígeas; visível em apenas 5% dos cães machos, ocorre também em cães selvagens e parece envolvida com o reconhecimento olfatório. Quando há uma disfunção, essa região se torna visível, e os pelos, oleosos e com possível aspecto graxento. O aspecto histológico dessas glândulas é o mesmo das perianais; são compostas de células ditas hepatoides. No caso dos felinos, há uma concentração de glândulas sebáceas na região dorsal da cauda, denominada "órgão supracaudal". A testosterona apresenta ação estimuladora de todas as glândulas citadas.

Glândulas especializadas dos animais de esporte e produção

Estruturas glandulares especializadas têm sido observadas na região nasolabial de bovinos, caprinos e ovinos e mantêm secreção abundante nessas espécies e constante nos bovinos. São glândulas seromucoides com função de lubrificação. Entre os suínos, podem ser evidenciados aglomerados de glândulas na região mentual, denominados órgão mandibular, compostos de grandes glândulas sebáceas e sudoríparas, além de pelos sensitivos e espessos.

 Você sabia?

- Os gatos se limpam durante aproximadamente 8 h/dia. Eles são conhecidos como um dos animais domésticos mais higiênicos que existem, pois passam o dia tomando o seu "banho de gato" com suas lambidas. É prazeroso para o bichinho lamber o próprio corpo, mas isso faz com que seu estômago e garganta se encham de pelos, que são arrancados durante as lambidas. Esses pelos se alojam no estômago ou intestinos e formam bolas de pelo (tricobezoares), os quais prejudicam o animal na hora de comer e digerir os alimentos.

Vascularização da pele

A circulação cutânea se dá por meio de redes de capilares em todas as regiões do corpo dos vertebrados, a partir de "ilhas sanguíneas" no mesoderma esplâncnico do embrião. À medida que essas ilhas vão se tornando ocas, as células periféricas formam o endotélio vascular, ao passo que as células localizadas centralmente formam as células sanguíneas primitivas. Produz-se um plasma sanguíneo primitivo, aparentemente a partir das células das ilhas sanguíneas. À medida que o feto se desenvolve, esses espaços vasculares separados unem-se, formando plexos vasculares. O crescimento proliferativo do endotélio une os espaços vasculares simples em canais contínuos e, por fim, novos vasos originam-se dos vasos preexistentes. As artérias e veias definitivas surgem pela seleção, ampliação e diferenciação apropriada dos trajetos nessas redes com base nos fatores hemodinâmicos e hereditários.

O sistema vascular cutâneo está dividido em três níveis interconectados:

- Plexo profundo, subdérmico ou subcutâneo
- Plexo intermediário ou cutâneo
- Plexo superficial ou subpapilar.

Em cães e gatos, esse suprimento vascular primário da pele resulta da artéria cutânea direta. Os vasos cutâneos diretos correm paralelamente na pele por meio do plexo profundo, enviando ramificações para os plexos intermediário e superficial. Exceções nesse arranjo vascular geral são notadas na orelha externa canina, nos coxins palmoplantares, nos mamilos e nas junções mucocutâneas da narina, do lábio, da pálpebra, do prepúcio, da vulva e do ânus. O plexo profundo é a principal rede vascular para pele sobrejacente. A preservação desse plexo é crucial para a sobrevivência da pele. Esses vasos correm geralmente na parte superficial da gordura subcutânea e no tecido areolar da face profunda da derme. No local em que houver uma camada de músculo cutâneo, o plexo subdérmico situa-se tanto superficial quanto profundamente a ele. Nas áreas de pele solta dos pequenos animais, as artérias cutâneas diretas ficam acentuadamente elásticas e acomodam-se juntamente com alterações da pele.

O plexo subdérmico irriga o bulbo e o folículo piloso, as glândulas tubulares e partes mais profundas dos ductos e também o músculo eretor dos pelos. Ramos do plexo subdérmico ascendem até a derme, formando o plexo intermediário ou cutâneo, localizado no nível das glândulas sebáceas. Ramos do plexo ascendem e interiorizam a derme, irrigando as glândulas sebáceas e reforçando as redes capilares ao redor dos folículos pilosos, ductos das glândulas tubulares e músculo eretor dos pelos. O plexo intermediário mostra variações evolutivas e posicionais, variando de acordo com a distribuição dos folículos pilosos na pele. O plexo superficial é irrigado por raízes do plexo intermediário e situa-se na camada externa da derme. Alças capilares desse plexo projetam-se nos corpos capilares da derme, irrigando as papilas epidérmicas. Esse sistema de alças capilares e corpos papilares é pouco desenvolvido em cães e gatos, ao contrário do que ocorre no homem, nos macacos e nos suínos, nos quais exerce uma importante função termorreguladora. Essa diferença anatômica explica por que a pele dos caninos geralmente não forma bolhas nas queimaduras superficiais.

Nos seres humanos, macacos e suínos, dois tipos de artérias irrigam a circulação cutânea: (1) artérias musculocutâneas; e (2) artérias cutâneas diretas. As artérias perfuradoras enviam vários ramos para massa muscular subjacente antes de terminarem como artérias musculocutâneas perpendiculares à pele e irrigam pequena área. Em comparação, as artérias cutâneas diretas originam-se de artérias perfuradoras que enviam alguns ramos para massa muscular subjacente antes de ascenderem ao plexo subdérmico. As artérias cutâneas diretas correm paralelamente à pele e em direção ao plexo subdérmico, em comparação a uma artéria musculocutânea isolada, mas desempenham papel secundário na circulação cutânea total dos seres humanos.

Músculo eretor do pelo e inervação da pele

O músculo eretor do pelo está presente em toda a superfície da pele recoberta por pelos, origina-se na derme superficial e insere-se nos pelos primários. Recebe inervação colinérgica e contrai em resposta à epinefrina, produzindo piloereção. Esse músculo está envolvido na termorregulação e no esvaziamento de glândulas sebáceas.

As fibras nervosas cutâneas têm ações sensitivas, controladoras do tônus vasomotor, reguladoras da secreção glandular e estão em contato direto com os vasos dérmicos, mastócitos, fibroblastos, queratinócitos e células de Langerhans. Associam-se a órgãos sensitivos da pele, como os discos pilares (estruturas ricas em células de Merkel), os corpúsculos de Pacini (sensibilidade à pressão), Meissner (sensibilidade tátil) e Ruffini (sensibilidade térmica), glândulas sebáceas e músculo eretor do pelo, além de penetrarem em terminações livres diretamente na epiderme. Além de importantes funções como percepção (toque, calor, frio, pressão, dor e prurido), os nervos dérmicos proporcionam sobrevivência e funcionamento adequados da epiderme.

Hipoderme

A hipoderme é a camada mais profunda da pele e, geralmente, a mais fina. É também chamada de tecido celular subcutâneo ou, ainda, de panículo adiposo, pois é constituída basicamente de adipócitos (células repletas de gordura). Relaciona-se, em sua porção superior, com a derme profunda, por meio de projeções que "invadem" a derme, formando a papila adiposa ou derme papilar, constituindo-se a junção dermo-hipodérmica, envolvendo os folículos pilosos, as glândulas sudoríparas e a vascularização, protegendo assim essas estruturas. Funcionalmente, a hipoderme, além de depósito nutritivo de reserva, participa do isolamento térmico e na proteção mecânica do organismo às pressões e aos traumatismos externos e, finalmente, facilita o deslizamento da pele em relação às estruturas subjacentes.

EXAME DA PELE

A pele não irá diferir dos outros sistemas em termos de exame. É, entre todos os sistemas, aquele que mais sofre erros de abordagem pelo clínico que, guiado pela ansiedade do proprietário, muitas vezes ignora ou subtrai passos importantes no exame do paciente. Deve conter todos os pontos-chave de uma análise clínica: identificação, anamnese, exame físico, além dos exames complementares ou subsidiários.

Identificação do paciente | Resenha

A preocupação com a identificação do animal em questão deve abranger a espécie, pois algumas doenças são características, como o sarcoide, bastante comum em equinos; o complexo granuloma eosinofílico, particular aos felinos; as piodermites, muito mais incidentes entre os caninos.

Ainda dentro de uma mesma espécie, a identificação etária, racial, sexual e de coloração apresenta importância singular para que o clínico possa iniciar a compilação dos dados rumo ao diagnóstico definitivo.

Identificação etária. Existem determinadas doenças que ocorrem exclusivamente ou muito mais frequentemente em determinadas idades, como a demodiciose dos cães, que é mais frequente em animais jovens. Alguns levantamentos indicam que cerca de 70% dos cães com essa enfermidade chegam ao atendimento com menos de 12 meses. A dermatofitose, a celulite juvenil, a papilomatose dos bezerros e o impetigo canino também são exemplos de doenças que acometem igualmente animais jovens, refletindo provavelmente o frágil estado imunológico dos filhotes. Os quadros alérgicos, assim como as doenças de queratinização, atingem animais adultos jovens e animais maduros. Os quadros hormonais, em cães e gatos, acometem principalmente animais entre 6 e 10 anos. Finalmente, as neoplasias, assim como as doenças autoimunes, acometem animais idosos, na sua maioria, independentemente da espécie em questão.

Identificação sexual. Há, obviamente, quadros dermatológicos relacionados com a identificação sexual; como exemplos, podem ser citadas as dermatopatias associadas a neoplasias testiculares em machos e as neoplasias ovarianas em fêmeas. No entanto, há quadros em que a relação não é tão óbvia assim, como os de fístulas perianais, que acometem quase exclusivamente os machos caninos, provavelmente por influência hormonal; os de abscessos dos felinos, que são mais frequentes em machos, possivelmente adquiridos em brigas por disputa territorial. Essa mesma relação é observada na escabiose dos cães que, migrando de longas distâncias ao encontro de uma fêmea no cio, deparam-se com outros machos com o mesmo objetivo, formando um ambiente promíscuo, facilitando a disseminação do *Sarcoptes scabiei*.

Além da identificação do sexo do paciente, é necessário observar o *status* sexual (animais castrados ou não), principalmente as fêmeas, pois pode haver quadros que se relacionam com o cio ou não. O clínico deve estar atento a esse detalhe, pois poucos eventos são tão marcantes na vida de uma fêmea como o estro e, muitas vezes, aos olhos do proprietário: "...o quadro se instalou antes, durante ou após o último cio...". É interessante que o veterinário tenha em mente que poucos são os quadros dermatopáticos verdadeiramente relacionados com o cio, e aqueles que apresentam essa relação costumam ser raros, como os de hipersensibilidade hormonal.

Identificação racial. Dentro de uma mesma espécie, existe a predisposição de determinadas raças a tipos específicos de dermatopatias. Os Quadros 13.1 e 13.2 relacionam alguns exemplos de raças de animais predispostas a doenças dermatológicas.

Coloração do pelame. Há dermatopatias diretamente relacionadas com a coloração do pelame dos animais. Como exemplos, citam-se a doença do mutante de cor em cães de pelo azulado, o carcinoma espinocelular em felinos brancos, a fotossensibilização em gado de coloração clara ou branca e a maior incidência de melanoma em equinos de coloração tordilha.

Anamnese | História clínica

Como referido anteriormente, a anamnese pode ser responsável, segundo alguns semiologistas, por até 50% do diagnóstico final. Nas dermatopatias ocorre o mesmo, embora este talvez seja o item mais esquecido ou erroneamente mais resumido pelos clínicos veterinários. Destaca-se que não existe anamnese dermatológica, porém, neste capítulo, serão destacadas as perguntas mais relacionadas com as enfermidades do tegumento.

Queixa principal. Na opinião do autor, deve ser a primeira etapa no questionamento do proprietário ou tratador do animal, pois é justamente aquilo que a pessoa busca ao procurar o médico-veterinário. O clínico necessita coletar as informações passivamente e, então, complementar os dados acerca da queixa principal com perguntas como:

- Tempo de evolução?
- Início do quadro?
- Tratamentos efetuados?
- Consequência do tratamento efetuado?

Antecedentes. Antes da sequência da anamnese, é importante determinar os antecedentes do animal, tanto os recentes como os distantes. Os termos recentes e distantes são relativos e diretamente ligados à idade do animal submetido ao exame. No caso de um animal idoso, os antecedentes distantes podem significar alguns meses ou até anos, ao passo que, em filhotes, podem significar alguns dias ou semanas. Essas informações obtidas visam:

- *À procedência do animal dentro de uma mesma cidade*: propriedades ou criadouros que, muitas vezes, possuem um ambiente propício à perpetuação de algumas doenças, como a aglomeração de cães em feiras de animais, o que facilita a disseminação de sarnas e dermatofitose. Isso faz com que o veterinário passe a associar algumas doenças com determinadas localidades

Quadro 13.1 Alguns exemplos de predileção racial a dermatopatias em animais carnívoros domésticos.

Espécie	Raça	Dermatopatia
Canina	Akita	Adenite sebácea Síndrome uveodermatológica
Canina	Boxer	Atopia Demodiciose Hipotireoidismo
Canina	Bull Terrier	Foliculite-furunculose Acrodermatite letal Hipozincemia
Canina	Buldogue Inglês	Piodermite das dobras Atopia Demodiciose
Canina	Collie	Dermatomiosite Lúpus eritematoso
Canina	Cocker Spaniel	Astenia Hipersensibilidade alimentar Piodermite das dobras labiais Otite externa Seborreia primária
Canina	Dachshund	Acantose *nigricans* Demodiciose Alopecia padrão Celulite juvenil
Canina	Golden Retriever	Dermatite psicogênica Atopia Foliculite-furunculose Hipotireoidismo
Canina	Pastor-Alemão	Atopia Eritema multiforme DAPP Otite externa Seborreia Síndrome foliculite-furunculose-celulite
Canina	Poodle	Reações a injeções subcutâneas Hiperadrenocorticismo Hipossomatotropismo
Canina	Rottweiler	Foliculite-furunculose Vitiligo
Canina	Shar-Pei	Síndrome do Shar-Pei Atopia Demodiciose Mucinose *cut*
Canina	Yorkshire	Displasia folicular Dermatofitose
Felina	Siamês	Hipersensibilidade alimentar Vitiligo
Felina	Persa	Dermatofitose Complexo granuloma colagenolítico
Felina	Abissínio	Displasia folicular

DAPP = dermatite alérgica à picada de pulgas.

- À procedência geográfica do animal: como exemplo, a leishmaniose, que não ocorre em todas as cidades do Brasil; muitas vezes, dentro de um mesmo Estado, há cidades em que tal enfermidade ocorre e, em outras, não há casos relatados.
- Ao parentesco: avaliar se há algum animal geneticamente relacionado com o paciente, como pais, irmãos, filhos etc., que possam ter apresentado quadro semelhante. O objetivo

Quadro 13.2 Alguns exemplos de predileção racial a dermatopatias em animais de produção e esporte.

Espécie	Raça	Dermatopatia
Equina	Appaloosa	Pênfigo foliáceo
Equina	Árabe	Vitiligo Astenia cutânea
Equina	Quarto de Milha	Astenia cutânea Queratose linear Dermatose papulosa unilateral
Bovina	Angus	Acantólise familiar
Bovina	Jersey	Hipotricose
Bovina	Simental	Astenia cutânea
Bovina	Holandês	Carcinoma espinocelular
Ovina	Blackface	Epidermólise bolhosa
Ovina	Merino	Astenia cutânea
Suína	Landrace	Dermatose vegetante

é obter informações sobre a possibilidade de doenças de caráter hereditário, como dermatites alérgicas, demodiciose, seborreia, entre outras.

Início do quadro e tempo de evolução. Objetiva avaliar o decurso evolutivo do quadro. Os quadros de surgimento abrupto são classificados de agudos, como a dermatite úmida aguda, a dermatite de contato e o eritema multiforme. Já aquelas dermatopatias instaladas há muito tempo são denominadas crônicas, como neoplasias, demodiciose e quadros alérgicos, que podem acometer os animais por períodos que muitas vezes ultrapassam anos.

 Você sabia?

- As dermatites e outras doenças de pele são comuns em gatos da raça Sphynx. Isso porque a espécie não tem pelos, sendo necessário mantê-los em casa e longe de exposições excessivas ao sol.
- Os cães transpiram através dos coxins, popularmente conhecidos como almofadinhas das patas. O resto da pele não possui glândulas de suor como a dos seres humanos. No entanto, contrariando várias publicações, eles não transpiram pela língua.

Importância da anamnese

Cerca de 80% dos casos de escabiose canina apresentam-se para o atendimento com 2 meses de evolução.

Tratamentos já efetuados e suas consequências. É imprescindível que o clínico tome conhecimento acerca dos fármacos já empregados na terapia do paciente e como este evoluiu com o tratamento. Citam-se os corticosteroides, que proporcionam a melhora de pacientes com quadros alérgicos e piora em quadros fúngicos e parasitários, a exemplo das sarnas sarcóptica e demodécica. Os parasiticidas somente proporcionarão melhora dos quadros cujos parasitas estejam envolvidos na sua etiopatogenia. Esses dados importantes podem ser perdidos quando o animal está recebendo vários princípios ativos em um único tratamento. Perde-se até a possibilidade da execução do diagnóstico terapêutico, técnica frequentemente utilizada na dermatologia veterinária.

A maneira adequada de se anotar na ficha clínica do paciente a melhora obtida é solicitar ao proprietário que indique o percentual de melhora obtido – "proprietário refere 70% de melhora do quadro".

Periodicidade. Quando são considerados os pacientes, mormente os que se apresentam com dermatopatias de etiologia alérgica, a determinação da sazonalidade dos casos pode ajudar a determinar a causa da hipersensibilidade. Casos de dermatites alérgicas a ectoparasitas costumam piorar no verão, os quadros de hipersensibilidade alimentar são perenes (mantêm o mesmo grau de intensidade todo o ano), e, finalmente, os animais atópicos, nos quais o alergênio está suspenso no ar, alternam períodos de melhora e piora no decorrer de 1 ano.

Ambiente, manejo e hábitos. A determinação desses três elementos pode proporcionar a obtenção de informações valiosas:

- *Ambiente e higienização das instalações*: existem quadros intimamente ligados aos produtos utilizados na limpeza das instalações, como as dermatites de contato. O tempo em que as excretas permanecem no local também pode ser importante nos casos de pododermatite causada pelas larvas de *Ancylostoma*. O tipo de piso também é importante, como exemplo as piodermites de calos de apoio, que se desenvolvem muito mais frequentemente em animais pesados e que vivem em pisos rústicos
- *Manejo*: inclui informações sobre a higienização do animal, como o produto utilizado, a frequência de banhos, o tempo de ensaboamento e o modo de secagem. Os proprietários de animais utilizam com frequência produtos inadequados para os banhos dos animais, podendo afetar fatores como hidratação da pele e pH, com consequências perigosas, principalmente para a barreira de proteção microbiológica da pele
- *Hábitos*: são importantes na determinação de várias enfermidades, como o *acesso à rua*. Mesmo aquele animal sem contactantes em casa é capaz de ter contato com outros ao sair à rua. Ainda ter acesso a ambientes infestados por ectoparasitas, como praças e ambientes gramados, frequentados por outros animais; no caso de *viagens a outras cidades*, repetir o exemplo da leishmaniose; o *acesso a lagos, rios e alagados* é uma importante informação nos casos em que se suspeita de pitiose
- *Alimentação*: outro elemento importante na anamnese é a determinação da dieta do animal, uma vez que a nutrição influencia muito a qualidade da pele e do pelame. Existem doenças intimamente ligadas à alimentação, como os quadros de seborreia, hipozincemia e dermatose genérica alimentar dos cães e a fotossensibilização dos bovinos que têm acesso a determinadas espécies de braquiária.

Contactantes. Verificar que espécies de contactantes o animal examinado pode apresentar, pois são possíveis ser vistos como sentinelas do processo desenvolvido pelo paciente em questão. O animal pode apresentar um quadro que vem sendo desenvolvido por outros animais de uma mesma propriedade. Essa informação encaminha o diagnóstico para as doenças infectocontagiosas, porém, se o processo for crônico e afetar exclusivamente um animal, mesmo que este tenha contato com outros, os quadros passíveis de disseminação são praticamente eliminados da estratégia de diagnóstico. O proprietário deve também ser considerado um contactante. Muitas vezes, o diagnóstico é concluído ao serem evidenciadas lesões cutâneas nos proprietários dos animais examinados, caracterizando, assim, as dermatopatias zoonóticas.

Ectoparasitas. O questionamento feito aos proprietários para a verificação da presença e espécie de ectoparasitas deve ser o mais detalhado possível, pois uma falha nessa investigação pode comprometer todo o diagnóstico da dermatose em questão. O exemplo mais típico da função de tal informação talvez seja o da dermatite alérgica à picada de ectoparasitas (DAPE) em cães e gatos. Cerca de 30% dos animais com essa dermatite alérgica apresentam-se para o atendimento sem que o proprietário ou o clínico consigam evidenciar a presença de pulgas. O veterinário não deve se limitar somente à pergunta direta se o proprietário observou ou não o parasita; a busca precisa investigar todos os ambientes frequentados pelo animal e verificar se os contactantes apresentam ou não o parasita.

 Você sabia?

- A origem do gato de "Pelo Curto Brasileiro" data de aproximadamente 1500, quando portugueses trouxeram felinos britânicos para o Brasil. Ainda que se tenha tornado logo um gato de rua, ele acabou sendo criado como o brasileiro de pelo curto moderno. Existe algo de bastante peculiar sobre esse tipo: é a única raça brasileira de gatos do mundo!

Prurido

É a sensação desagradável que manifesta no paciente o desejo de se coçar. A abordagem, nesse caso, deve ser feita minuciosamente, para que se definam pontos como: a presença real do prurido, a intensidade, a manifestação e a localização do sintoma.

Avaliação da presença do prurido. É o maior desafio para o clínico, pois, muitas vezes, o proprietário chega ao atendimento com frases prontas, como: "Meu cão está com coceiras", ou ainda "Meu cão está com alergia". Essas frases, muitas vezes, ocasionam erro de avaliação do veterinário, induzido a crer que se trate de um quadro pruriginoso. Portanto, o mais seguro é avaliar se realmente existe o prurido patológico, em razão do qual o animal passa grande parte do seu tempo dedicando-se a coçar. Perguntar ao proprietário de diferentes maneiras o quanto e como o animal realmente se coça é técnica imprescindível ao se avaliar essa manifestação sintomatológica.

Coça ou não?

Muitas vezes, os animais se coçam sem que isso seja um problema; basta que o veterinário observe a si mesmo e concluirá que algumas regiões do corpo realmente coçam no decorrer de um dia. Deve-se diferenciar esse prurido considerado fisiológico daquele dito patológico. Quando o animal se coça acima de 30% do tempo disponível ou mais, considera-se um caso de prurido patológico.

Intensidade do prurido. Uma vez considerado patológico, o próximo passo a ser dado é quantificar a coceira do paciente, o que fica diretamente relacionado com o quanto o prurido do animal incomoda o proprietário. Há duas maneiras de classificar o prurido. A primeira seria a classificação em leve, moderado e grave; outra seria quantificar por pontuação ou "nota", na qual considerar um animal apenas com o prurido fisiológico significaria nota = 0, e um animal com prurido extremo (um cão com escabiose) significaria nota = 10. O Quadro 13.3 associa quadros dermatológicos com a presença ou não de prurido e sua intensidade.

Manifestação do prurido. Muitas vezes, o proprietário não sabe interpretar quais são todas as manifestações de prurido. Esse fato também já foi motivo de discussão por diferentes autores, porém, aceita-se que o traumatismo com os membros (modo clássico de manifestação de prurido), lamber, roçar em paredes ou fômites, além do ato de mordiscar, sejam atualmente considerados diferentes maneiras pelas quais o animal pode aliviar o prurido.

Localização do prurido. Por fim, verifica-se com o proprietário o local mais traumatizado pelo animal devido ao ato de se coçar. Detendo essa informação, o clínico buscará lesões dermatológicas nessas regiões indicadas pelos proprietários.

> **Quadros semelhantes**
>
> Na abordagem do quadro, sempre deve ser levado em consideração que as manifestações de prurido representam reações autotraumáticas do animal, oferecendo um padrão parecido de lesões de pele, independentemente da etiologia do processo pruriginoso, dando relativo sentido à frase: "Em dermatologia, os quadros são muito parecidos."

Seguramente, o prurido é o sintoma mais importante da dermatologia veterinária, não somente por ser aquele que mais incomoda o paciente e, por conseguinte, seu proprietário, mas principalmente pelo fato de ser um grande divisor, pois existem dermatopatias nas quais o prurido está presente e outras em que não há a presença do sintoma.

O clínico deve, após o término do exame, listar os diagnósticos prováveis, porém o mais correto seria que existissem duas listas, uma com quadros cutâneos classicamente pruriginosos, outra com quadros em que se sabe que não há envolvimento de prurido (Quadro 13.3). Se a abordagem for precisa na determinação da ocorrência desse importante sintoma, a possibilidade de êxito no diagnóstico será infinitamente maior.

Sintomas relacionados com outros órgãos. Mesmo que o enfoque seja dermatológico, o veterinário deve obter informações do proprietário referentes a diferentes sistemas da economia corporal, uma vez que alguns quadros, mormente os de origem endócrina, podem apresentar sintomas aparentemente não relacionados com o tegumento. Como exemplo: no hipotireoidismo, o animal apresentará sonolência, polifagia, termofilia e ganho de peso; no hiperadrenocorticismo, sintomas como polidipsia e poliúria, polifagia, dispneia, galactorreia entre outros; além das dermatopatias sexuais que frequentemente estão associadas a quadros de aumento ou diminuição da libido.

Destaca-se que, quando a pessoa que procura o veterinário não é o proprietário ou tratador, ou tem pouco contato com o animal em questão, a anamnese muito pobre pode prejudicar de maneira imensurável a conclusão diagnóstica.

Exame físico

Somente após toda a identificação e a anamnese, a despeito da insistência do proprietário, o clínico procederá ao exame mais detalhado das lesões de pele e as caracterizará, para que se consiga unir todas as informações e propor um ou mais diagnósticos. Os meios semiológicos utilizados no exame físico da pele são: (1) palpação; (2) olfação; (3) inspeção direta; e (4) inspeção indireta.

Quadro 13.3 Alguns exemplos de dermatopatias e sua associação a presença e intensidade de prurido.

Dermatopatia	Prurido	Intensidade do prurido
Escabiose	Sim	Grave
Demodiciose	Não	–
Atopia	Sim	Moderado a grave
Hiperadrenocorticismo	Não	–
Dermatofitose	Em geral não	Leve (se ocorrer)

Palpação

A palpação deve ser utilizada no exame dermatológico para que sejam determinados aspectos de sensibilidade das lesões, volume, espessura, elasticidade, temperatura, consistência e características como umidade e untuosidade da pele.

A temperatura da pele é aferida com o dorso das mãos e deve ter a mesma temperatura do corpo do animal, podendo apresentar aumento ou diminuição na dependência de alterações fisiológicas, como exercícios, ou patológicas, como inflamação de determinada região. A característica de elasticidade da pele é utilizada no cotidiano da clínica médica para a determinação do grau de hidratação ou desidratação apresentado pelo animal.

Na identificação de aumento de volume, o clínico avalia a consistência classicamente, como em outros órgãos. Especial atenção ao edema e ao enfisema deve ser dispensada por ele.

O *edema* (aumento de líquido no interstício) pode ser generalizado, indicando doença sistêmica (p. ex., cardiopatia ou hipoproteinemia) ou localizado, indicando realmente um quadro dermatológico. Ao identificar um *enfisema*, o veterinário deve avaliar se este se trata de um quadro *aspirado*, decorrente de perfuração de vias respiratórias superiores e consequente extravasamento de ar para o tecido subcutâneo, ou *autóctone*, decorrente de acúmulo de gases produzidos por bactérias, em geral do gênero *Clostridium*.

Por meio desse recurso semiológico, utilizando-se digitopressão, pode-se diferenciar o eritema da púrpura, duas lesões cutâneas de coloração vermelha. O eritema volta a adquirir a coloração normal da pele após a pressão, e a púrpura não cede a essa compressão, permanecendo com a coloração avermelhada.

Finalmente, a palpação é realizada quando se quer estimular o prurido. Tem fundamental importância quando o veterinário percebe que não é possível confiar plenamente nas informações relatadas na anamnese ou, ainda, quando quer confrontar suas observações com as informações passadas referentes à presença do prurido. Pode-se friccionar a borda do pavilhão auricular (Figura 13.3), ou, com os dedos, coçar uma região do animal que se quer investigar. Se o quadro for pruriginoso, o animal responderá com os membros com uma mímica de prurido.

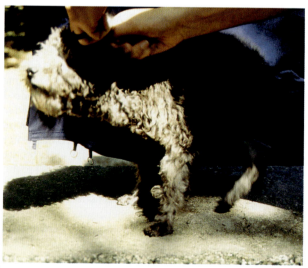

Figura 13.3 Cão macho de 7 meses, da raça Poodle, com reflexo otopedal positivo.

Olfação

Meio semiológico muito utilizado na clínica dermatológica. É, porém, muito ligado à experiência profissional e extremamente particular. Entretanto, com o treinamento e o passar dos anos, o clínico pode encontrar grande auxílio diagnóstico na identificação de alguns quadros específicos pela olfação. O exemplo mais clássico seria a miíase, pois, muitas vezes sem identificar o quadro completamente e apenas no primeiro contato, o veterinário pode incluir no seu diagnóstico diferencial essa parasitose, guiado apenas pelo odor exalado pela enfermidade.

Inspeção direta

A inspeção direta é a principal orientação do dermatologista veterinário para a elaboração do diagnóstico. Erra ou não é um admirador da semiologia dermatológica aquele que afirma que as dermatopatias são todas parecidas. As diferentes características e particularidades das lesões cutâneas são importantes e indispensáveis para caracterização de um quadro dermatológico. Uma pequena nuança de uma lesão para outra é capaz de mudar o rumo de um diagnóstico.

A inspeção direta precisa ser realizada em ambiente muito bem iluminado por luz branca ou natural. O primeiro contato visual deve ser feito a 1,5 a 2 m de distância, para que se verifiquem, além da distribuição, a gravidade do quadro e todas as regiões anatômicas acometidas. Somente após essa abordagem inicial o animal é contido adequadamente para a realização da inspeção direta e pormenorizada. Nessa observação a distância, o clínico pode observar o comportamento do animal e verificar a presença ou não de prurido, confrontando com a informação já obtida na anamnese. Vale ressaltar que a ausência de prurido no momento do atendimento não significa que o quadro não seja pruriginoso, pois, em condições de estresse e medo, é frequente que os animais não apresentem esse sintoma.

A distância também é ideal para que se evidenciem os pelos e as falhas no recobrimento piloso, mas, para que possam ser consideradas patológicas, lembrar da espécie e da raça em questão:

- Suínos: apresentam normalmente recobrimento piloso pouco denso
- Equinos: apresentam ausência de pelos (alopecia) nas regiões abdominal ventral, axilar e na face interna do pavilhão auricular
- Caprinos e bovinos: apresentam ausência de pelos (alopecia) nas regiões abdominal ventral, axilar e na face interna do pavilhão auricular
- Ovinos: apresentam farto recobrimento piloso em toda a superfície corporal
- Caninos: a maioria apresenta ausência de pelos (alopecia) nas regiões abdominal ventral, axilar e na face interna do pavilhão auricular. No entanto, há raças nas quais há recobrimento piloso em toda a superfície corporal, como Husky Siberiano, Chow-Chow, Samoieda, entre outros. Finalmente, há raças com grandes áreas de alopecia fisiológica, como os Dachshund e Pinscher, com falhas no recobrimento piloso na região da face externa do pavilhão auricular, cervical ventral, torácica ventral e abdominal ventral; e cães da raça Pelado Mexicano, que apresentam recobrimento piloso apenas nas extremidades
- Felinos: a maioria apresenta ausência de pelos (alopecia) na face interna do pavilhão auricular. Porém, há raças nas quais há recobrimento piloso em toda a superfície corporal, como o gato Persa. Há, particularmente, no gato doméstico brasileiro (sem raça definida), uma faixa de rarefação pilosa entre a região de órbita e a base do pavilhão auricular. Também entre os felinos, existem os animais da raça Devon Rex, que não têm recobrimento piloso em toda a superfície cutânea.

É indispensável que o veterinário conheça detalhadamente essas características particulares de cada raça para não cometer erros de interpretação do exame físico com consequente erro de diagnóstico. Todas as falhas no pelame evidenciadas e que não correspondem à normalidade levam à constatação de que se trata de falhas (alopecia ou rarefação pilosa) patológicas. Ainda, como já referido, o clínico deve conhecer intimamente as características do crescimento e trocas sazonais do pelame de cada raça e espécie, para que possa diferenciar quadros de perda exagerada de pelame daqueles de trocas fisiológicas, como já citado na seção "Ciclo do pelo".

A coloração da pele também deve ser analisada. Essa observação é feita nas regiões desprovidas de pelame, que variam nas diferentes espécies. Cianose, icterícia, palidez e hiperemia podem oferecer informações importantes sobre o estado geral do paciente. Fisiologicamente, a pele é de coloração rósea. Outro aspecto conferido é a presença da sudorese, que pode estar aumentada – *hiperidrose* –, diminuída – *hipoidrose* – ou mesmo ausente – *anidrose*. A quantidade de sudorese e a região anatômica em que ocorre varia de acordo com a espécie.

O principal enfoque na inspeção direta deve ser a observação detalhada das lesões cutâneas, sua caracterização e sua classificação sob diferentes aspectos. A mesma lesão pode ser classificada de diferentes maneiras, como uma pessoa, por exemplo, que é identificada quanto à altura, ao peso, à cor dos olhos, ao sexo, à idade etc.

Você sabia?

- O cavalo branco é considerado sagrado e venerado em muitos países. Criaram-se diversos mitos sobre ele. Na Pérsia, esses animais eram sacrificados em honra ao deus Mitra, deus da luz e dos pastos. Na antiga Índia, também se sacrificavam esses cavalos como maneira de assegurar a prosperidade do reino.

Classificação das lesões cutâneas

As reações da pele às doenças traduzem-se por número limitado de respostas, que se constituem nas lesões cutâneas. São as letras do alfabeto dermatológico. Assim como da união de letras formam-se palavras, e destas, frases, e destas, textos e, finalmente, livros, da combinação das lesões formam-se síndromes e afecções.

As lesões de pele podem ser classificadas quanto a distribuição, configuração, topografia, profundidade e morfologia, esta última também denominada "lesões elementares". Essas alterações devem ser anotadas em um quadro esquemático na ficha clínica (Figura 13.4).

Distribuição

Quanto à distribuição, as lesões podem ser classificadas em localizadas, disseminadas e generalizadas. Fica clara a importância de tal classificação quando se constata que alguns quadros mórbidos são representados por lesões localizadas, e outros, por lesões disseminadas ou generalizadas. Há ainda casos como o da demodiciose canina, no qual o prognóstico é dado na dependência da distribuição da doença. De maneira geral, os quadros de demodiciose localizada apresentam melhor prognóstico quando comparados aos quadros generalizados.

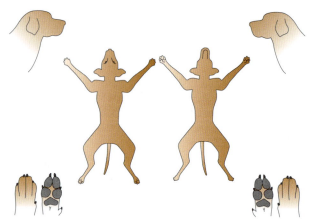

Figura 13.4 Representação esquemática para a anotação em região anatômica das lesões cutâneas reconhecidas durante o exame físico.

Quadro 13.4	Associação da configuração das lesões a algumas dermatopatias.
Configuração	**Dermatopatia**
Circular	Dermatofitose, demodiciose localizada
Iridiforme	Dermatofitose
Geográfica	Larva *migrans* cutânea
Gotada	Dermatofilose
Linear	Granuloma eosinofílico felino
Numular	Histiocitoma, mastocitoma
Arciforme	Linfoma cutâneo
Puntiforme	Dermatite miliar dos felinos

Alguns autores não são claros em determinar a transição de uma classificação para outra. Na opinião do autor, pode-se classificar da seguinte maneira:

- *Localizada*: de uma a cinco lesões cutâneas individualizadas
- *Disseminada*: mais de cinco lesões cutâneas individualizadas
- *Generalizada*: acometimento difuso de mais de 60% da superfície corporal do animal
- *Universal*: comprometimento total da superfície corporal do animal.

Topografia

Classificação feita de uma lesão em relação a outra. Classificam-se em simétricas ou assimétricas, encontrando particular importância nos quadros hormonais, em geral são representados por perdas de pelos simétricas. O clínico não deve esquecer que essa classificação é mais uma ajuda na determinação do diagnóstico, não se deixando guiar apenas pela topografia, uma vez que a dermatite alérgica a picadas de pulga frequentemente vem associada a uma lesão alopécica, pruriginosa e triangular (consequentemente simétrica) em região lombossacral e não se trata de dermatose endócrina.

Profundidade

Recebe igual importância a classificação das lesões em superficiais e profundas, pois, além da correlação com determinadas dermatopatias, o prognóstico e a gravidade do quadro podem estar ligados à profundidade da lesão. Geralmente, os quadros mais brandos são superficiais, e os mais graves, profundos. Os autores adotam esse critério na classificação de uma das mais importantes piodermites, a foliculite, classificando-a em superficial e profunda, indicando até diferenças terapêuticas para cada um dos quadros.

Configuração

A configuração (também denominada forma ou contorno) das lesões caracteriza-se em um importante guia ao diagnóstico, pois algumas lesões apresentam-se com formato classicamente associado a dermatopatias, orientando o clínico veterinário na elucidação da enfermidade. No Quadro 13.4 estão relacionadas algumas configurações lesionais e dermatopatias associadas.

Morfologia | Lesões elementares cutâneas

É a classificação mais importante na semiologia dermatológica, que permitirá ao clínico nomear as lesões. A classificação adotada foi proposta pelos professores e médicos Sampaio e Rivitti, adaptada para a dermatologia veterinária pelo professor Larsson.

Considerando-se os aspectos morfológicos, as lesões cutâneas podem ser agrupadas em cinco grupos distintos:

- Alterações de cor
- Formações sólidas
- Coleções líquidas
- Alterações de espessura
- Perdas teciduais e reparações.

Alterações de cor

São representadas pelas manchas ou máculas planas sem relevo ou depressão. As manchas vasculossanguíneas ocorrem por vasodilatação ou pelo extravasamento de hemácias; as pigmentares ou discrômicas ocorrem por aumento ou diminuição de melanina ou, ainda, depósito de outros pigmentos na derme (mancha artificial – tatuagem).

 Você sabia?

- O albinismo, hereditário e genético, caracteriza-se pela brancura total dos pelos e da pele, sendo que a íris dos olhos é azulada. Gatos brancos só são considerados albinos se não possuírem nenhuma parte do corpo com pigmento, nem mesmo as almofadinhas das patas (coxins).

Manchas vasculossanguíneas

Eritema (Figura 13.5). Coloração avermelhada da pele decorrente de vasodilatação. O eritema volta à coloração normal quando submetido a digitopressão ou a vitropressão. Em geral, ocorre em dermatopatias inflamatórias, estando frequentemente associado a quadros pruriginosos.

O eritema pode ainda ser classificado quanto a tonalidade da cor, temperatura, localização, extensão e evolução:

- *Cianose*: eritema arroxeado, por congestão passiva ou venosa, com diminuição da temperatura
- *Enantema*: eritema de mucosa
- *Exantema*: eritema disseminado, agudo e efêmero
- *Eritrodermia*: eritema crônico, geralmente acompanhado de descamação
- *Mancha lívida*: cor plúmbea, do pálido ao azulado, temperatura fria, por isquemia
- *Mancha anêmica*: mancha branca, permanente, por agenesia vascular. A vitropressão iguala a área subjacente à mancha, mostrando haver diminuição ou ausência de vasos sanguíneos.

O eritema também pode receber nomes particulares, dependendo do seu formato:

- Eritema puntiforme
- Lenticular
- Em placa (tamanho do punho)
- Placar (tamanho da mão)
- Em lençol (grandes áreas da superfície corporal).

Púrpura (Figura 13.6). Coloração avermelhada da pele decorrente de extravasamento de hemácias na derme. Na evolução, adquire sucessivamente cor arroxeada e verde-amarelada, pela alteração da hemoglobina. A púrpura não volta à coloração normal quando submetida a digitopressão ou vitropressão. Não há diferença morfológica entre púrpura e eritema; ambos são iguais; a diferença é observada apenas na vitropressão. Ocorre ou por ruptura traumática de pequenos vasos ou por coagulopatias, classificada como:

- *Petéquia*: púrpura de até 1 cm de diâmetro
- *Equimose*: púrpura maior que 1 cm de diâmetro
- *Víbice*: púrpura linear.

Telangiectasia (Figura 13.7). Evidenciação dos vasos cutâneos através da pele, decorrente do seu adelgaçamento. Os vasos revelam-se sinuosos. Indica atrofia cutânea. Ocorre frequentemente em casos de hiperadrenocorticismo e cicatrização atrófica.

Manchas pigmentares ou discrômicas
Hipopigmentação ou hipocromia (Figura 13.8). Diminuição do pigmento melânico.
Acromia (Figura 13.8). Ausência do pigmento melânico, também denominada "leucodermia".

Tanto a hipocromia quanto a acromia indicam perda do pigmento por lesão dos melanócitos (p. ex., após crioterapia), ou imunidade contra os melanócitos, como nas dermatopatias autoimunes e no vitiligo.

Hiperpigmentação ou hipercromia (Figuras 13.9 e 13.10). Aumento de pigmento de qualquer natureza na pele (hemossiderina, pigmentos biliares, caroteno e tatuagem). Quando decorrente do aumento de melanina, o termo mais apropriado é *melanodermia*, que se apresenta com diferentes tonalidades de castanho como claro, escuro, azul-acastanhado e preto. O aumento da melanina indica dermatopatia crônica.

Há, ainda, a *mancha senil*, decorrente da maior deposição de melanina em indivíduos de idade avançada. Costuma ocorrer na região abdominal ventral nos animais e na região dorsal das mãos nos humanos.

Você sabia?

- A causa da despigmentação nasal (dudley nose, snow nose) ainda não está completamente conhecida, sendo caracterizada pela perda gradual da cor negra ou castanho-escuro do nariz. É comum entre as raças de cães Labrador, Golden Retriever, Husky Siberiano, Bernese Mountain Dog, Pastor-Alemão e Poodle.

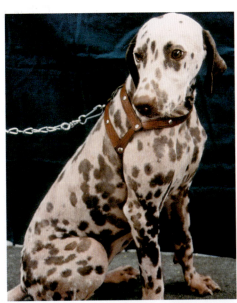

Figura 13.5 Cadela Dálmata, de 11 meses, com eritema generalizado. Caso de demodiciose.

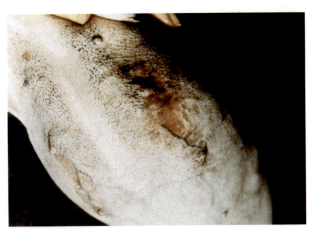

Figura 13.7 Cadela Yorkshire, de 8 anos, com telangiectasia decorrente de hiperadrenocorticismo.

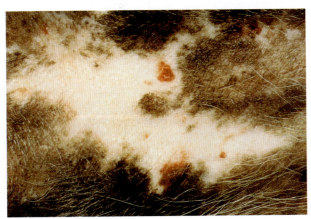

Figura 13.6 Cão sem raça definida, de 5 anos, com púrpuras. Caso de intoxicação por dicumarínico.

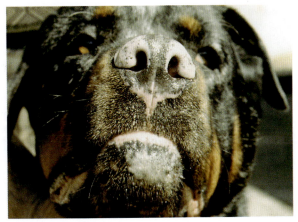

Figura 13.8 Cão Rottweiler, de 2 anos, com lesões de hipocromia e acromia. Caso de vitiligo.

Formações sólidas

As formações sólidas resultam de *processo inflamatório, infeccioso* ou *neoplásico*, atingindo, isolada ou conjuntamente, epiderme, derme e hipoderme.

Pápula (Figura 13.11). Lesão sólida circunscrita, elevada, que pode medir até 1 cm de diâmetro.

Placa (Figura 13.12). Área elevada da pele com mais de 2 cm de diâmetro, geralmente pelo coalescimento de pápulas.

Nódulo (Figura 13.13). Lesão sólida circunscrita, saliente ou não, de 1 a 3 cm de diâmetro.

Tubérculo. Designação em desuso. Significa pápula ou nódulo que evolui, deixando cicatriz.

Tumor ou nodosidade (Figuras 13.14 e 13.15). Lesão sólida circunscrita, saliente ou não, de mais de 3 cm de diâmetro. O termo "tumor" deve ser utilizado preferencialmente para neoplasia.

Goma (Figura 13.16). Nódulo ou nodosidade que sofre depressão ou ulceração na região central e elimina material necrótico. Pode haver agente etiológico envolvido no desenvolvimento desse tipo de lesão, como nas micobacterioses atípicas e micoses profundas.

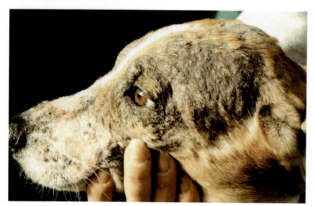

Figura 13.9 Cadela sem raça definida, de 3 anos, com lesão alopécica e hiperpigmentada em caso crônico de dermatofitose.

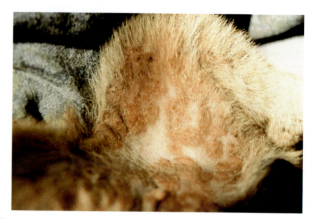

Figura 13.12 Cão sem raça definida, de 11 meses, com lesões papulares e eritematosas coalescendo e formando placas. Caso de pênfigo foliáceo.

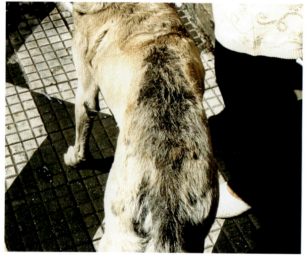

Figura 13.10 Cão sem raça definida, de 7 anos, com lesão alopécica e hiperpigmentada em caso de dermatite alérgica à picada de ectoparasitas (DAPE).

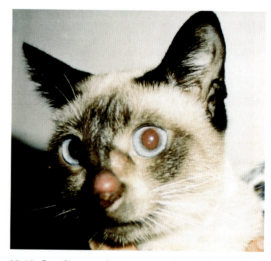

Figura 13.13 Gata Siamesa, de 2 anos, com duas lesões nodulares decorrentes de esporotricose.

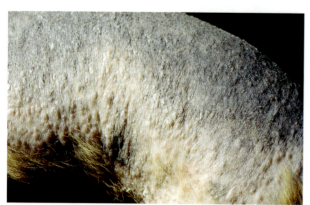

Figura 13.11 Cão sem raça definida, de 5 meses, com pápulas múltiplas, com foliculite.

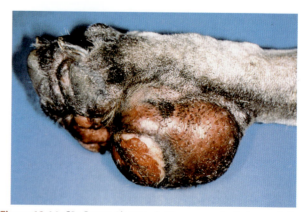

Figura 13.14 Cão Pastor-Alemão, de 7 anos, com lesão tumoral. Caso de dermatofibroma.

Vegetação (Figura 13.17). Lesão sólida, exofítica (cresce distanciando-se da superfície da pele), avermelhada e brilhante, que pode ocorrer pelo aumento da camada espinhosa.

Verrucosidade (Figura 13.18). Lesão sólida, exofítica, acinzentada, áspera, dura e inelástica, que ocorre pelo aumento da camada córnea. Lesão clássica da papilomatose e do sarcoide equino.

Coleções líquidas

Entre as coleções líquidas, incluem-se as lesões com conteúdo seroso, sanguinolento ou purulento.

Vesícula (Figura 13.19). Elevação circunscrita de até 1 cm de diâmetro, contendo líquido claro. Esse conteúdo inicialmente claro (seroso) pode tornar-se turvo (purulento) ou avermelhado (hemorrágico).

Bolha (Figura 13.20). Elevação circunscrita maior que 1 cm de diâmetro, contendo líquido claro.

Pústula (Figura 13.21). Elevação circunscrita de até 1 cm de diâmetro, contendo pus.

Ao se deparar com esses três tipos lesionais, o clínico deve incluir no seu plano de diagnóstico as lesões cáusticas, as farmacodermias e as doenças autoimunes. Ainda no caso das pústulas, além desses três diagnósticos, as piodermites precisam ser consideradas.

Cisto. Formação elevada ou não, constituída por cavidade fechada envolta por um epitélio e contendo líquido ou substância semissólida.

Abscesso. Formação circunscrita de tamanho variável, encapsulado, proeminente ou não, contendo líquido purulento na

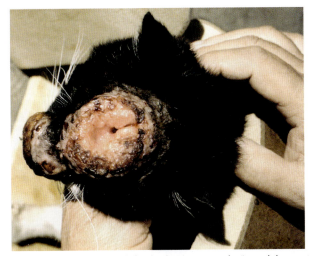

Figura 13.15 Gato sem raça definida, de 4 anos, com lesão nodular e outra lesão tumoral. Caso de criptococose.

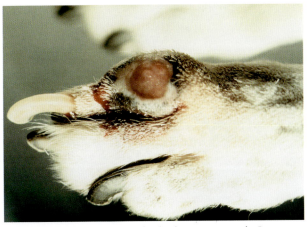

Figura 13.16 Cadela sem raça definida, de 13 anos, com lesão em goma. Caso de carcinoma espinocelular.

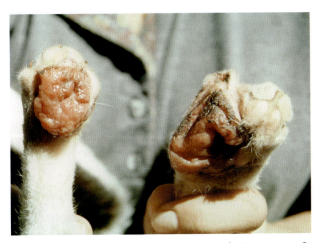

Figura 13.17 Gata sem raça definida, de 5 anos, com lesão vegetante. Caso de pododermatite plasmocítica felina.

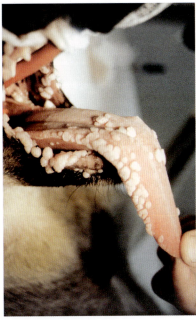

Figura 13.18 Cão sem raça definida, de 8 meses, com lesões verrucosas. Caso de papilomatose oral.

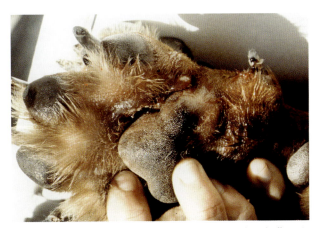

Figura 13.19 Cadela Dobermann, de 2 anos, com vesículas e bolhas. Caso de queimadura.

pele ou tecidos subjacentes. Há calor, dor e flutuação. Indica infecção por perfuração ou via hematógena.
Flegmão (Figura 13.22). Aumento de volume de consistência flutuante, não encapsulado, de tamanho variável, proeminente ou não, contendo líquido purulento na pele ou tecidos subjacentes. Há calor e dor. Significado clínico: infecção por perfuração ou via hematógena.
Hematoma (Figura 13.23). Formação circunscrita de tamanho variável, proeminente ou não, decorrente de derramamento sanguíneo na pele ou tecidos subjacentes. Indica traumatismo. O hematoma mais frequentemente observado nos carnívoros domésticos é o oto-hematoma, decorrente de traumatismo por prurido óptico.

Alterações de espessura
Hiperqueratose ou queratose (Figura 13.24). Espessamento de pele decorrente do aumento da camada córnea. A pele torna-se áspera, inelástica, dura e de coloração acinzentada. Denominada leucoplasia quando ocorre em mucosas.
Liquenificação ou lignificação (Figura 13.25). Espessamento da pele decorrente do aumento da camada malpighiana com acentuação dos sulcos cutâneos, dando à pele aspecto quadriculado ou de favos de mel.

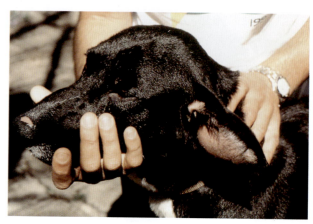

Figura 13.23 Cão sem raça definida, de 3 anos, com oto-hematoma.

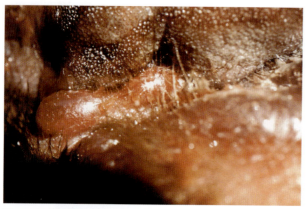

Figura 13.20 Mesma cadela da Figura 13.19 em maior aproximação.

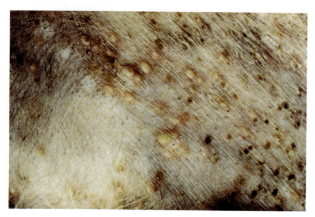

Figura 13.21 Cadela Yorkshire, de 6 meses, com pústulas. Caso de impetigo.

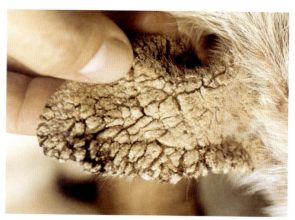

Figura 13.24 Cão sem raça definida, de 3 anos, com hiperqueratose de pavilhão auricular. Caso de escabiose.

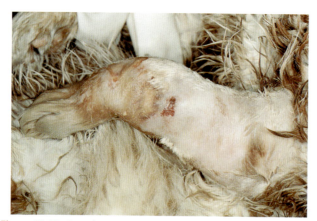

Figura 13.22 Gato de 5 meses, com flegmão, apresentando pontos de supuração.

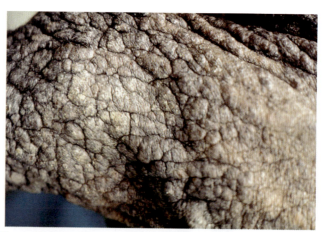

Figura 13.25 Cadela Dachshund, de 6 anos, com alopecia e hiperqueratose. Caso de disqueratinização com infecção secundária por *Malassezia pachydermatis*.

Tanto a queratose quanto a lignificação ocorrem devido a processos inflamatórios crônicos ou em regiões de traumatismos repetidos (calo ou calosidade).

Edema (Figura 13.26). Aumento da espessura, depressível (sinal de Godet), sem alterações de coloração, decorrente do extravasamento de plasma na derme e/ou hipoderme. Indica qualquer processo que cause alterações do princípio da hipótese de Starling, como inflamação aguda, irrigação linfática deficiente, hipoproteinemia ou cardiopatias.

Esclerose. Aumento da consistência da pele, que se torna lardácea ou coriácea, não é depressível, e o pregueamento é difícil ou impossível; pode apresentar-se hipo ou hipercrômica, decorrente de fibrose do colágeno.

Cicatriz (Figura 13.27). Lesão de aspecto variável, saliente ou deprimida, móvel, retrátil ou aderente. Não apresenta estruturas foliculares nem sulcos cutâneos, sendo decorrente de reparação de processo destrutivo da pele. Associa atrofia, fibrose e discromia.

Perdas teciduais e reparações

São lesões decorrentes de eliminação ou destruição patológicas do tecido cutâneo.

Escama (Figura 13.28). Placas de células da camada córnea que se desprendem da superfície cutânea, por alteração da queratinização. Podem ser classificadas em farinácea, furfurácea ou micácea. Indicam queratinização precoce ou aumento da epidermopoese, decorrentes de fatores genéticos, processos inflamatórios ou metabólicos.

Escoriação (Figura 13.29). Erosão linear geralmente decorrente de lesão autotraumática pruriginosa.

Erosão ou exulceração (Figura 13.30). Perda superficial da epiderme ou de camadas da epiderme.

Ulceração (Figuras 13.31 e 13.32). Perda circunscrita da epiderme e derme, podendo atingir a hipoderme e os tecidos subjacentes.

Úlcera. Sinônimo de ulceração crônica. Denomina-se *úlcera terebrante* aquela muito profunda.

Afta. Pequena ulceração em mucosa.

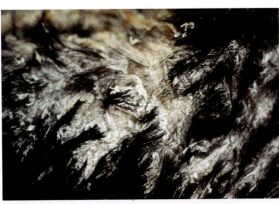

Figura 13.28 Cadela de 7 anos, com descamação. Caso de disqueratinização ("seborreia seca").

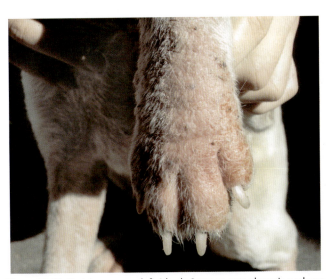

Figura 13.26 Cadela sem raça definida, de 8 meses, com alopecia e edema. Caso de demodiciose.

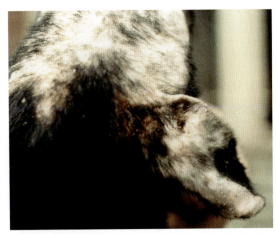

Figura 13.29 Cão de 1 ano, com escoriação. Caso de escabiose.

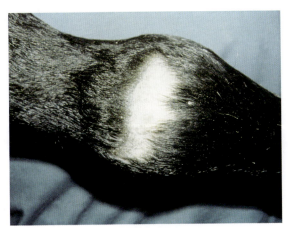

Figura 13.27 Cavalo de 12 anos, com cicatriz em pós-operatório de crioterapia.

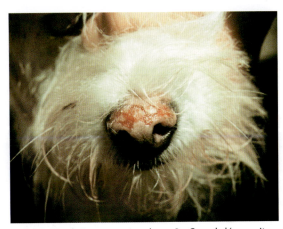

Figura 13.30 Cão de 2 anos, com exulceração. Caso de lúpus eritematoso discoide (LED).

As exulcerações e ulcerações indicam perda traumática de tecido; quando crônicas, as neoplasias e a presença de agentes etiológicos bacterianos e fúngicos devem ser considerados.

Colarinho epidérmico (Figura 13.33). Fragmento de epiderme circular que resta aderido à pele após a ruptura de vesículas, bolhas ou pústulas.

Fissura ou rágade. Perda linear da epiderme, ao redor de orifícios naturais ou em área de prega ou dobras.

Crosta (Figura 13.34). Concreção amarelo-clara (crosta melicérica), esverdeada ou vermelho-escura (crosta hemorrágica), que se forma em área de perda tecidual, decorrente do dessecamento de serosidade, pus ou sangue, além de restos epiteliais.

Escara (Figura 13.35). Área de cor lívida ou preta, limitada por necrose tecidual. O termo também é empregado para designar a eliminação do esfacelo (porção central e necrosada da escara). Indica morte tecidual por reação a injeção, crioterapia ou decúbito prolongado.

Fístulas (Figura 13.36). Canal com pertuito na pele, que drena foco de supuração ou necrose e elimina material purulento ou sanguinolento. Indica existência de foco infeccioso ou corpo estranho em tecidos subjacentes.

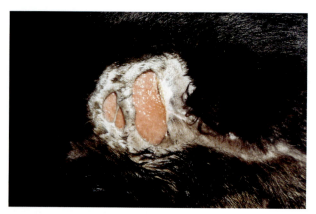

Figura 13.31 Cão Pastor-Alemão, de 5 anos, com úlcera. Caso de reação à injeção de enrofloxacino.

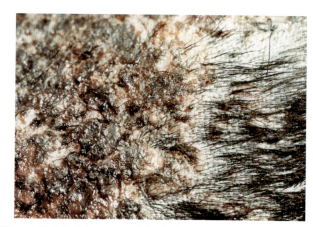

Figura 13.34 Cadela sem raça definida, de 14 anos, com crostas hemorrágicas. Caso de metástase cutânea de adenocarcinoma mamário.

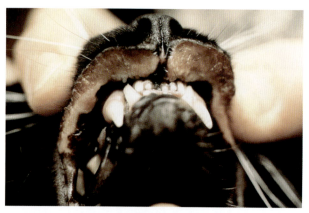

Figura 13.32 Gata sem raça definida, de 3 anos, com úlcera. Caso de úlcera eosinofílica.

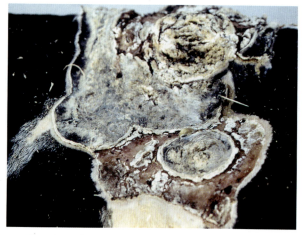

Figura 13.35 Vaca de 6 anos, com escaras e úlcera em pós-operatório de crioterapia.

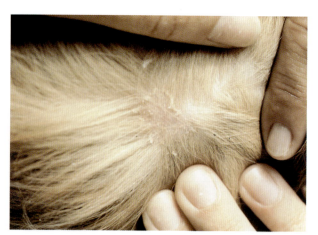

Figura 13.33 Cão Yorkshire, de 6 anos, com colarinho epidérmico. Caso de foliculite superficial.

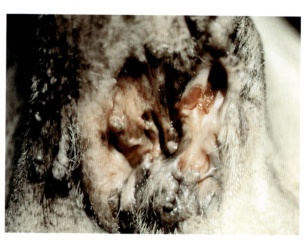

Figura 13.36 Cão Pastor-Alemão, de 7 anos, com fístulas perianais.

Lesões associadas

As lesões elementares anteriormente descritas podem ocorrer isoladamente ou associadas umas às outras. Existem, assim, vários termos descritivos que podem ser utilizados, como lesões papulocrostosas, eritematopapulosas, vesiculobolhosas, ulcerocrostosas, entre outras.

Lesões particulares

Existem algumas lesões que acabam por não pertencer a nenhum dos cinco grupos lesionais e são tidas como lesões especiais ou sinais específicos. A saber:

- *Celulite*: inflamação da derme e/ou do tecido subcutâneo
- *Comedão*: acúmulo de corneócitos no infundíbulo folicular (cravo branco) ou de queratina e *sebum* em um folículo piloso dilatado (cravo preto)
- *Corno* (Figura 13.37): Excrescência cutânea circunscrita e elevada, formada por queratina; é o grau máximo de hiperqueratose
- *Milium* (*mílio*): pequeno cisto de queratina branco-amarelado na superfície da pele.

Sinais específicos da dermatologia

- *Sinal de Nikolsky*: pressão friccional sobre a pele, determinando a separação da epiderme; característico dos pênfigos e dermatoses por acantólise
- *Sinal de Godet* ou *cacifo*: pressão sobre a pele, obtendo-se depressão; na presença de edema, a depressão permanece, mesmo quando não se exerce mais a pressão
- *Sinal de Auspitz*: surgimento de pontos ou ponteado hemorrágico quando se raspam as escamas, em uma área recoberta por escamas
- *Sinal de Larsson*: fricção dos pelos contra o sentido de crescimento, evidenciando acúmulos paralelos de escamas, característicos dos quadros de disqueratinização.

> **Você sabia?**
> - Muito além da questão estética, os cuidados com a pele e a pelagem dos animais de estimação são de extrema importância para manter a qualidade de vida de cães, gatos, equinos e ruminantes. Isso deve ocorrer pois, tanto a pele quanto o pelo, funcionam como indicadores de saúde, do bom funcionamento do organismo e desempenham um papel significativo na proteção.

Inspeção indireta

Na dermatologia veterinária, os exames subsidiários são, quase na sua totalidade, métodos de inspeção indireta. Alguns são obtidos imediatamente, outros necessitam de algum tempo para a obtenção de resultados. De maneira geral, são considerados exames complementares ao físico, indispensáveis no diagnóstico definitivo das dermatopatias.

Diascopia ou vitropressão

Feita com lâmina de vidro ou lupa. Exerce-se pressão sobre a lesão que se quer investigar, a fim de provocar sua isquemia. Indicada para diferenciar eritema de púrpura. O eritema cede à diascopia, ou seja, adquire a mesma coloração da pele subjacente. A púrpura, ao contrário, mantém a coloração vermelha, não cedendo à diascopia.

Luz de Wood

A luz de Wood tem um arco de mercúrio que emite radiação ultravioleta. O vidro associado a essa lupa diferenciada é de silicato de bário, com 9% de óxido de níquel, que deixa passar unicamente radiações de 340 a 450 nm, similares às emitidas nas lâmpadas fluorescentes do tipo luz negra. O exame é realizado em sala escura, para a verificação de fluorescência, e a lâmpada é ligada e aquecida durante 5 min antes do exame propriamente dito. É empregada na diagnose das dermatofitoses.

Nos casos de dermatofitose provocada pelo *Microsporum canis*, a luz de Wood pode provocar a fluorescência verde brilhante (Figura 13.38) dos pelos acometidos por essa espécie fúngica, provocada por alguns pigmentos existentes nas hifas. No entanto, essa fluorescência somente ocorre em aproximadamente 60% dos animais examinados. Há, ainda, a possibilidade de fluorescências falsas (falso-positivo) em produtos tópicos derivados de petróleo (fluorescência azulada), infecções por *Pseudomonas* spp. (alaranjado) e escamas e crostas, que podem determinar fluorescência amarelada, não se tratando de casos de microsporíase.

Deve-se destacar que a dermatofitose constitui micose superficial causada pelos dermatófitos nas diferentes espécies animais. As principais espécies fúngicas dos animais domésticos são *Microsporum canis*, *Microsporum gypseum*, *Trichophyton mentagrophytes*, *Trichophyton equinum* e *Trichophyton verrucosum*. Apenas o *Microsporum canis* apresenta fluorescência à luz de Wood.

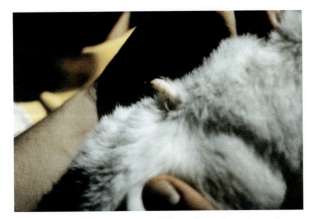

Figura 13.37 Gata de 9 anos, com chifre cutâneo. Caso de carcinoma espinocelular.

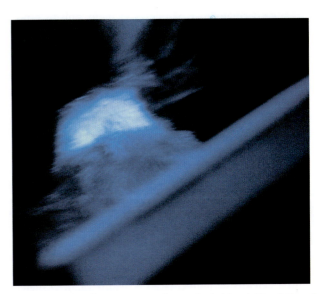

Figura 13.38 Gata de 7 meses, com fluorescência à luz de Wood. Caso de dermatofitose pelo *M. canis*.

A luz de Wood é de grande valia na clínica dermatológica de pequenos animais, pois, nos carnívoros domésticos, o principal dermatófito é o *M. canis*. Essa técnica diagnóstica representa um importante exame de triagem nas dermatofitoses de cães e gatos.

Teste da fita adesiva

Também de grande valia na clínica veterinária, deve ser realizado com fita adesiva e tem como indicação a busca de ectoparasitas e seus ovos. A fita necessita ser colada e descolada várias vezes, em várias regiões do corpo do animal e, posteriormente, posta sobre a lâmina. O material é levado ao microscópio óptico para ser analisado e constatada ou não a presença de parasitos. Esse teste tem importância nos casos de cheiletielose. Pode ser utilizado como técnica de coleta de material para exame citológico, que será abordado a seguir.

Exame direto do pelame

Exame muito executado, porém controverso na clínica médica dermatológica.

Material necessário:

- Lâmina de vidro
- Lamínula
- Potassa a 10%
- Microscópio óptico.

É indicado para a observação de esporos fúngicos, mormente de dermatófitos "parasitando" os pelos do animal examinado. Os pelos devem ser removidos da periferia das lesões alopécicas, pois sabe-se que o substrato do dermatófito é a queratina. Assim, as lesões alopécicas apresentam crescimento centrífugo, e os pelos da periferia são os mais acometidos pela micose. Outra possibilidade é submeter o animal à luz de Wood e coletar os pelos que se revelarem fluorescentes, pois esses são os pelos infectados. O material coletado é acrescido de KOH a 10% em lâmina de vidro e aquecido em chama por 15 a 20 s, sendo, posteriormente, analisado em microscópio óptico. Esse exame é controverso, pois o clínico deve ter conhecimento de que o diagnóstico de dermatofitose é dado apenas quando os esporos se dispõem nos clássicos parasitismos *ectotrix* e *endotrix*. Quando, nesse exame, são evidenciados esporos de fungos dispersos pela lâmina, o diagnóstico de dermatofitose não deve ser dado, pois os esporos observados podem ser de fungos pertencentes à flora fúngica normal dos animais domésticos.

Recomenda-se que o veterinário tenha muito treino para a realização desse exame. Destaca-se que não é possível a identificação da espécie de dermatófito por esse exame, tampouco a identificação de macroconídeos (estrutura de reprodução sexuada), que somente podem ser observados em crescimento nos meios de cultura enriquecidos.

Tricograma

Tricograma é um exame que avalia o ciclo biológico do pelo em determinado momento, assim como suas alterações fisiológicas e anatômicas. É o exame detalhado do bulbo, da haste e da extremidade dos pelos. Tem particular importância na determinação da alopecia autoinduzida, doença do mutante de cor, displasia folicular, *tricorrexis nodosa*, *pili torti*, defluxo anagênico e defluxo velogênico nas dermatopatias endócrinas, além de defeitos de pigmentação (Quadro 13.5). O material (pelos) deve ser obtido prendendo-se uma pinça hemostática em aproximadamente 50 pelos, que devem ser removidos

Quadro 13.5 Achados do tricograma e dermatoses associadas.

Observações do tricograma	Dermatopatia
Proporção de telógeno e anágeno normal, com extremidades fraturadas	Dermatite pruriginosa e dermatite psicogênica
Alterações da haste	Dermatofitose – parasitismo – *ectotrix* *Pili torti, tricorrexis nodosa* Displasia folicular Doença do mutante de cor
Todos os pelos em telógeno	Defluxo telogênico Alopecia paraneoplásica Hiperadrenocorticismo
Todos os pelos em anágeno	Defluxo anagênico

todos de uma vez e no sentido de seu crescimento. Posteriormente, os pelos são postos em uma lâmina de vidro, todos no mesmo sentido e direção, para que o clínico possa avaliar todos os bulbos, as hastes e as extremidades de uma vez. Por fim, são analisados ao microscópio óptico. Esse procedimento proporciona a avaliação: do estágio do ciclo do pelo (anágeno ou telógeno); condição da extremidade do pelo (quebrada ou íntegra); estado da haste, que pode conter várias alterações de pigmentação, esporos de fungos e escamas aderidos, além de defeitos cuticulares, como na displasia folicular.

Uma das principais e mais simples indicações do tricograma é a determinação se certa região de rarefação pilosa é decorrente de queda de pelos ou de prurido provocado pelo animal, quando a anamnese não elucidou completamente esse fato. Na análise das extremidades dos pelos, se estiverem quebrados, fica estabelecido que o quadro é pruriginoso e, provavelmente, os pelos foram removidos por lambedura ou mordedura. Quando as extremidades se encontrarem íntegras, conclui-se que o quadro não é pruriginoso e está havendo queda exagerada de pelos naquela região.

Parasitológico de raspado cutâneo

Uma das técnicas mais executadas na dermatologia veterinária, com grande importância no auxílio do diagnóstico, para a identificação de parasitos dos gêneros *Demodex*, *Sarcoptes*, *Psoroptes*, *Notoedris* e *Cheyletiella*.

Material necessário:

- Lâmina de bisturi
- Lâmina de vidro
- Lamínula
- Potassa a 10% ou óleo mineral
- Microscópio óptico.

Indicação I | Sarna demodécica

Há, na família Demodicidae, várias espécies de *Demodex*: *Demodex canis*, *Demodex cati*, *Demodex gatoi*, *Demodex ovis*, *Demodex equi*, *Demodex capri*, entre outros. Independentemente da espécie animal examinada e, por conseguinte, da espécie de *Demodex* procurada, o parasitológico de raspado cutâneo nos casos de demodiciose deve ser realizado em lesão representativa do quadro, preferencialmente em pele íntegra, buscando-se evitar as lesões ulceradas. Com a lâmina de bisturi perpendicularmente colocada em contato com a pele pregueada (entre os dedos do veterinário), o clínico realiza movimentos de fricção até obter material composto por debris celulares e sangue; consequentemente, haverá o sangramento da região (fato que deve ser comunicado ao proprietário com antecedência).

Após o início do sangramento, a região deve sofrer grande pressão (beliscamento), na tentativa de expulsar os ácaros que, em geral, ocupam os folículos pilosos e, em seguida, continuar a coleta. Posteriormente, o material coletado é posto sobre a lâmina, diluído com KOH a 10% e coberto por lamínula. Com auxílio dos dedos, lâmina e lamínula precisam ser pressionadas em movimentos de vaivém até que se obtenha material translúcido. Esse material é levado ao microscópio óptico para ser analisado e constatada ou não a presença de ácaros desse gênero. Também podem ser observados ovos e formas imaturas do parasito.

Alguns autores chegam a determinar a quantidade de ácaros que devem ser encontrados para determinação do diagnóstico de demodiciose, pois, habitualmente, o ácaro faz parte da microfauna cutânea. Na opinião do autor, a evidenciação de apenas um ácaro ou mais do gênero *Demodex* em lesões sugestivas da doença confirma o diagnóstico.

Alguns raspados (no mínimo cinco) devem ser executados para se considerar que o animal não apresenta a doença. Cuidados especiais necessitam ser tomados quando as lesões se localizam em regiões anatômicas delicadas, como na região periorbital, nos casos de blefarite demodécica.

É um exame altamente sensível quando são evidenciados ácaros do gênero *Demodex*. Trata-se seguramente de um caso de demodiciose e, quando não são evidenciados ácaros, não há a possibilidade do diagnóstico. Duas exceções podem ser consideradas: os cães da raça Shar-Pei e casos de pododemodiciose crônicos e com infecção bacteriana secundária. Nesses dois casos, quando o parasitológico de raspado não evidencia a presença dos ácaros, o diagnóstico de sarna demodécica deve ser estabelecido por meio de biópsia seguida de exame histopatológico da pele.

Indicação II | Sarna sarcóptica

Há, na família Sarcoptidae, algumas variedades de *Sarcoptes scabiei* que acometem as espécies canina, suína, bovina e caprina; acometem também, menos frequentemente, equinos e ovinos. Independentemente da espécie animal examinada, o parasitológico de raspado cutâneo nos casos de sarna sarcóptica deve ser realizado em lesão representativa do quadro, preferencialmente em pele íntegra, buscando-se evitar as lesões ulceradas. Com a lâmina de bisturi perpendicularmente colocada em contato com a pele pregueada (entre os dedos do veterinário), o clínico realiza movimentos de fricção até obter material composto por debris celulares e sangue. Consequentemente, haverá sangramento da região (fato importante a ser comunicado ao proprietário com antecedência), devido ao comportamento do ácaro de "cavar" galerias na epiderme. Esse exame deve ser realizado o mais profundamente possível.

Posteriormente, o material coletado é posto sobre a lâmina, diluído com KOH a 10% e coberto por lamínula. Com auxílio dos dedos, lâmina e lamínula devem ser pressionadas em movimentos de vaivém até que se obtenha um material translúcido. Esse material é levado ao microscópio óptico para ser analisado e constatada ou não a presença de ácaros desse gênero. Também podem ser observados ovos.

As lesões de escabiose frequentemente localizam-se na borda de pavilhões auriculares, mormente na espécie canina. Nesse sentido, o clínico deve ter cuidado ao raspar essa região com lâmina de bisturi, e o cão deve estar devidamente contido a fim de evitar acidentes.

Diferentemente do que ocorre na demodiciose, na escabiose (sarna sarcóptica), mesmo realizando-se vários raspados cutâneos, o ácaro pode não ser evidenciado, mas esse fato não afasta

o diagnóstico de sarna sarcóptica. Consequentemente, quando o veterinário suspeita dessa dermatopatia, mesmo sem a confirmação da presença dos ácaros, o animal deve ser tratado.

Indicação III | Sarna notoédrica dos felinos

Também conhecida como escabiose dos felinos, é causada pelo *Notoedris cati*, ácaro pertencente à família Sarcoptidae. O parasitológico de raspado cutâneo é realizado em lesões representativas do quadro (que, nesse caso, são praticamente restritas à região cefálica), preferencialmente em pele íntegra, buscando-se evitar as lesões ulceradas. Com a lâmina de bisturi perpendicularmente colocada em contato com a pele pregueada (entre os dedos do veterinário), o clínico realiza movimentos de fricção até obter material composto por debris celulares e sangue. Consequentemente, haverá o sangramento da região (fato importante a ser comunicado ao proprietário com antecedência), devido ao comportamento do ácaro de "cavar" galerias na epiderme. Esse exame deve ser realizado o mais profundamente possível. Posteriormente, o material coletado é posto sobre a lâmina, diluído com KOH a 10% e coberto por lamínula. Com auxílio dos dedos, lâmina e lamínula devem ser pressionadas em movimentos de vaivém até que se obtenha um material translúcido. Esse material é levado ao microscópio óptico para ser analisado e constatada ou não a presença de ácaros desse gênero. Também podem ser observados ovos.

Cuidados especiais precisam ser tomados quando as lesões se localizam em regiões anatômicas delicadas, como na região periorbital e nas bordas de pavilhões auriculares, uma vez que o quadro envolve quase exclusivamente a cabeça.

É um exame altamente sensível. Quando são evidenciados ácaros do gênero *Notoedris*, trata-se seguramente de um caso de sarna notoédrica e, quando não são evidenciados ácaros, não há a possibilidade do diagnóstico, mesmo se tratando de uma escabiose. Nesse caso, o diagnóstico será fechado apenas quando forem evidenciados os ácaros.

Indicação IV | Sarna psoróptica

A sarna psoróptica acomete as espécies bovina e ovina e, menos frequentemente, os equinos e caprinos. Independentemente da espécie animal examinada, o parasitológico de raspado cutâneo, nos casos de sarna psoróptica, é realizado em lesão representativa do quadro, preferencialmente em pele íntegra, buscando-se evitar as lesões ulceradas. Com a lâmina de bisturi perpendicularmente colocada em contato com a pele pregueada (entre os dedos do veterinário), o clínico realiza movimentos de fricção até obter material composto por debris celulares e sangue. Pela facilidade de evidenciação dos ácaros desse gênero, o raspado não precisa ser tão profundo.

Posteriormente, o material coletado é posto sobre a lâmina, diluído com KOH a 10% e coberto por lamínula. Com auxílio dos dedos, lâmina e lamínula devem ser pressionadas em movimentos de vaivém até que se obtenha material translúcido. Esse material é levado ao microscópio óptico para ser analisado e constatada ou não a presença de ácaros desse gênero. Também podem ser observados ovos.

É um exame altamente sensível, uma vez que os ácaros de *Psoroptes* são grandes e facilmente evidenciados.

Indicação V | Cheiletielose

A cheiletielose é uma dermatite parasitária que ocorre com frequência em felinos, e também pode acometer caninos, causada por ácaros da família Cheyletidae. A espécie mais observada é a *Cheyletiella blakei*, porém podem ser evidenciadas as espécies *Cheyletiella yasguri* e *Cheyletiella parasitivorax*. Esses ácaros se alimentam de debris celulares e vivem na superfície da pele. O parasitológico de raspado cutâneo é realizado em lesões descamativas, pois, frequentemente, as escamas, além de estarem associadas ao quadro, podem ser confundidas com o parasito, preferencialmente em pele íntegra.

Com a lâmina de bisturi perpendicularmente colocada em contato com a pele pregueada (entre os dedos do veterinário), o clínico realiza movimentos leves de fricção até obter material composto por escamas e debris celulares. O raspado deve ser muito superficial. Posteriormente, o material coletado é posto sobre a lâmina, diluído com KOH a 10% e coberto por lamínula e levado ao microscópio óptico para ser analisado e constatada ou não a presença de ácaros desse gênero. Também podem ser observados ovos que invariavelmente estarão aderidos aos pelos. Muitas vezes, é mais fácil a evidenciação dos ovos que o parasita propriamente dito.

Exame micológico

Muito utilizado na rotina, o exame micológico encontra várias aplicações na clínica dermatológica. Tem fundamental importância na determinação do diagnóstico e terapia de diferentes quadros provocados por fungos, como dermatofitose, malasseíase, esporotricose e criptococose.

Material necessário:

- Lâmina de vidro
- *Swab*
- Carpetes esterilizados
- Material de biópsia
- Cureta
- Meios de cultura
- Estufa (necessário ao laboratório)
- Microscópio óptico (necessário ao laboratório).

Indicação I | Dermatofitose

A dermatofitose constitui uma micose superficial causada por fungos filamentosos (bolores) nas diferentes espécies animais. É classicamente representada por lesões alopécicas e descamativas de contornos circulares. Quando o clínico suspeita dessa dermatopatia, o diagnóstico final é dado pelo cultivo e identificação do fungo. O material enviado ao laboratório deve ser representado por pelos e escamas coletados da periferia da lesão alopécica. Deve ser enviado entre lâminas, em tubo estéril ou ainda dentro de coletores universais estéreis. O material deve ser semeado em placas de Petri contendo meio de cultura Sabouraud e Sabouraud acrescido de cicloeximida (impediente de crescimento de fungos saprófitas) a 25°C. Os dermatófitos podem crescer em 10 a 21 dias. A identificação da espécie do dermatófito envolve as características morfológicas macroscópicas da cultura e seu reverso, além das características microscópicas de macroconídeos e microconídeos.

Outro meio de cultura frequentemente citado na literatura é o DTM (*dermatophyte test medium*), que é o meio Sabouraud acrescido de vermelho-fenol. Em poucos dias (3 a 10), o meio levemente amarelado torna-se vermelho, devido à produção de substâncias alcalinas produzidas pelos dermatófitos, confirmando o diagnóstico, sem, contudo, confirmar a espécie em questão. O problema, além da impossibilidade de identificação específica, é o fato de que fungos saprófitas, como *Aspergillus* spp., *Mucor* spp., e bactérias podem provocar a mudança de coloração do meio, fazendo com que esse teste não seja plenamente confiável para a determinação de um diagnóstico positivo. O método de coleta e a temperatura são os mesmos já citados no cultivo convencional.

Os felinos são a única espécie doméstica que pode "portar" o *Microsporum canis* sem apresentar lesões de pele. Como a dermatofitose é uma importante zoonose, não é raro observar proprietários de felinos com lesões sem que seus animais estejam doentes. Nesse caso e quando se quer identificar gatos "portadores assintomáticos", para controle da dermatofitose em gatis, a coleta de material para cultivo deve ser obtida pelo *método do carpete*, que consiste em "pentear" os felinos com fragmentos de carpetes estéreis que, posteriormente, são levados ao meio de cultura. O tempo de crescimento dos fungos e a temperatura e identificação são os mesmos já citados no cultivo convencional.

> ### Preparação do carpete
>
> Carpetes de 2 mm de espessura, do tipo forração (agulhado), são cortados em quadrados de 5 × 5 cm. São lavados em água corrente por 24 h, posteriormente deixados imersos em água destilada por 48 h, secos em estufa, embrulhados um a um em papel alumínio e autoclavados.

Independentemente da técnica escolhida para confirmação da dermatofitose, os animais que já estiverem submetidos a terapia tópica ou sistêmica devem ser afastados do tratamento por, no mínimo, 7 dias, para que o material seja coletado.

Indicação II | Dermatite por *Malassezia*

A dermatite por *Malassezia pachydermatis* é uma dermatopatia relevante principalmente em cães. Os animais acometidos têm lesões descamativas, eritematosas ou hiperpigmentadas. Podem também apresentar essa dermatite em locais untuosos, como interdígito e pregas cutâneas. O material enviado ao laboratório precisa ser representado por escamas coletadas da lesão, que devem ser enviadas entre lâminas, em tubo estéril ou, ainda, dentro de coletores universais estéreis, ou coletadas por *swab* no caso de lesões untuosas. O material deve ser semeado em placas de Petri, contendo meio de cultura Sabouraud e Sabouraud acrescido de cicloeximida (impediente de crescimento de fungos saprófitas) a 37°C. A *Malassezia pachydermatis*, também denominada *Malassezia canis*, cresce em 5 a 7 dias. É uma levedura que se assemelha a "pegadas" ou "tina d'água", graças ao seu característico brotamento, de fácil identificação e consequente confirmação do diagnóstico. Os animais que já estiverem submetidos a terapia tópica ou sistêmica devem ser afastados do tratamento por, no mínimo, 7 dias, para que o material seja coletado.

Indicação III | Esporotricose

A esporotricose é uma micose subcutânea que pode acometer diferentes espécies animais, como cães, gatos e equinos. É uma importante zoonose clinicamente representada por lesões nodulares ou em goma com ou sem secreção. O material enviado ao laboratório precisa ser representado por secreção coletada por *swab* ou por fragmento de tecido acometido coletado por biópsia. Ambos são enviados imediatamente em tubo estéril ou, ainda, dentro de tubos com meio líquido de BHI (*brain heart infusion*). O material deve ser semeado em placas de Petri, contendo meio de cultura Sabouraud e Sabouraud acrescido de cicloeximida (impediente de crescimento de fungos saprófitas) a 25 e 37°C. O *Sporothrix schenckii* é um fungo dimórfico, crescendo como bolor a 25°C e como levedura a 37°C. Como levedura, tem formato característico de charuto ou cigarrete, que permite a confirmação do diagnóstico.

Indicação IV | Criptococose

A criptococose é uma micose sistêmica que pode acometer os carnívoros domésticos. Clinicamente representada por lesões nodulares ou em goma com ou sem secreção, além de acometimento pulmonar ou de tecidos neurológicos. O material enviado ao laboratório deve ser representado por secreção coletada por *swab* ou por fragmento de tecido acometido coletado por biópsia. Ambos devem ser enviados imediatamente em tubo estéril ou, ainda, dentro de tubos com meio líquido de BHI. O material deve ser semeado em placas de Petri, contendo meio de cultura Sabouraud a 37°C. O *Cryptococcus neoformans* é uma levedura envolta por uma cápsula de mucopolissacarídeos. Essa cápsula não se cora, oferecendo a morfologia característica de "células-fantasma" na identificação microscópica desse fungo.

 Você sabia?

- Depois de tratada, a pele bovina é chamada de couro e é utilizado na fabricação de bolsas, calçados, revestimentos (bancos de avião, carros, sofás etc.) e em materiais esportivos (bolas, tênis, chuteiras e luvas de goleiro); e até mesmo na confecção de roupas de luxo. Da pele do boi se extrai ainda o colágeno, uma substância poderosa utilizada em cosméticos (cremes e esmaltes); assim como uma gelatina usada na fabricação de medicamentos, filmes radiológicos e chicletes. E não terminou: com os pelos que ficam no interior da orelha dos bovinos é possível produzir pincéis finíssimos de pintura.

Teste radioalergossorvente e ensaio imunossorvente ligado à enzima

O teste radioalergossorvente (RAST) e o ensaio imunossorvente ligado à enzima (ELISA) são duas metodologias de detecção quantitativa de IgE, em soro de animais, para diagnóstico diferencial de dermatopatias alérgicas. Esses testes são indicados para confirmação de diagnóstico de dermatite alérgica à picada de ectoparasitos, hipersensibilidade alimentar (HA) e atopia. Ambos os testes são controversos e algumas considerações devem ser feitas.

Dermatite alérgica à picada de ectoparasitos (DAPE). Os antígenos envolvidos nessa dermatopatia estão presentes como antígenos completos e como haptenos, na saliva de pulgas. As dúvidas pairam sobre a natureza e a obtenção dos antígenos pelo laboratório, quantidade e proporção, uma vez que já foram identificados mais de 20 antígenos na saliva desses insetos. Outros aspectos importantes estão relacionados com a patogenia da DAPE, na qual há o envolvimento de imunoglobulinas IgE e IgG, reações imunológicas do tipo IV e reação basofílica cutânea, sem envolvimento de imunoglobulinas. Na opinião de vários autores e do próprio autor deste capítulo, esses aspectos inviabilizam a utilização desse teste na determinação do diagnóstico definitivo.

Hipersensibilidade alimentar. O mesmo raciocínio deve ser utilizado no caso dessa dermatopatia alérgica. É sabido que os antígenos são proteínas encontradas no alimento, porém um alimento pode ter as estruturas proteicas alteradas após cocção e processamento pela indústria de rações, ocorrendo, consequentemente, alteração dos determinantes antigênicos. Na patogenia da HA, há o envolvimento de IgE e IgA e as reações imunológicas dos tipos III e IV, que, classicamente, não têm envolvimento de imunoglobulinas. Novamente, pelos fatos expostos, esse exame é de pouca valia no diagnóstico desse tipo de dermatite alérgica.

Atopia. Nesse caso, os antígenos estão presentes em suspensão no ar, e existe apenas a reação de hipersensibilidade do tipo I com envolvimento de IgE; mesmo assim, os testes são quantitativos. Alguns autores já determinaram que o animal atópico apresenta uma imunoglobulina mais reativa, não tendo maiores quantidades de imunoglobulina. Assim, mesmo nos casos em que o clínico suspeita de atopia, o diagnóstico por esses métodos torna-se contestável.

Citologia

Esse exame pode fornecer rápidos resultados, importantes na orientação do diagnóstico ou, muitas vezes, capazes de determinar o diagnóstico definitivo de diferentes enfermidades.

Material necessário:

- Seringa
- Agulhas
- Lâmina de vidro
- *Swab*
- Corantes
- Microscópio óptico.

O método de coleta do material é realizado na dependência da lesão examinada, como demonstra o Quadro 13.6. O material coletado é distribuído na superfície da lâmina de vidro e, posteriormente, corado.

A coloração mais utilizada no exame citológico é o Diff-Quick ou pan-óptico rápido, que possibilita que o exame seja coletado, corado e analisado em poucos minutos. É um método utilizado em diferentes dermatopatias de etiologia inflamatória, neoplásica ou infecciosa. Podem-se evidenciar tipos celulares, morfologia celular, bactérias, fungos, além de seu número e distribuição. Quando o objetivo da citologia é a visualização mais detalhada de determinada célula, recorre-se a outras colorações, como aquelas que serão citadas no exame histopatológico. O Quadro 13.7 correlaciona diferentes achados no exame citológico a possibilidades diagnósticas.

Biópsia e exame histopatológico

As biopsias de pele seguidas de exame histopatológico são os instrumentos mais poderosos de diagnóstico na dermatologia. Todavia, é necessário que uma união de esforços seja feita para que esses exames sejam bem-sucedidos. O clínico veterinário deve selecionar cuidadosamente, coletar e preservar o fragmento de tecido coletado, e o histopatologista precisa processar e escolher a coloração ideal (com base nas informações encaminhadas pelo clínico), além de interpretar as alterações

Quadro 13.6 Correlação entre a técnica de coleta de material para exame citológico em diferentes tipos lesionais ou regiões anatômicas.

Método de coleta	Tipo de lesão ou região anatômica
Decalque da lâmina direto sobre a lesão. Vesículas, pústulas e bolhas devem ser perfuradas	Pápula, pústula, vesícula, bolha, úlcera e exulceração
Raspados superficiais	Hiperqueratose, exulceração e úlcera
Incisão	Nódulos
Aspiração por agulhas	Nódulos e tumores
Swab	Fístulas, lesões bucais, pregas cutâneas

Quadro 13.7 Achados microscópicos no exame citológico e suas relações com diferentes diagnósticos.

Achados	Considerações de diagnóstico
Neutrófilos degenerados	Infecção bacteriana
Neutrófilos não degenerados	Dermatites alérgicas, pênfigo, dermatite subcorneal pustular, dermatite de contato
Eosinófilos	Ectoparasitismo, alergias nos felinos, placa e granuloma eosinofílico, foliculite eosinofílica
Basófilos	Ectoparasitismo, DAPP, endoparasitismo
Mastócitos	Mastocitoma, alergias nos felinos, ectoparasitismo
Linfócitos, plasmócitos e macrófagos granulomatosos	Quadros infecciosos ou não infecciosos (corpo estranho e paniculite estéril), na dependência de evidenciação de microrganismos
Plasmócitos	Pododermatite plasmocítica, plasmocitoma
Células acantolíticas (queratinócitos que perderam a coesão por acantólise)	Pênfigo e dermatofitose
Bactérias	Intracelular – infecção extracelular – colonização
Leveduras	Infecção fúngica (dermatite por *Malassezia*, esporotricose, criptococose)
Células atípicas de uma mesma população	Neoplasias

DAPP = dermatite alérgica à picada de pulgas.

teciduais. Quando o clínico e o dermatopatologista trabalham em conjunto, esse exame pode refletir o diagnóstico preciso em até 90% dos casos. Por ser um método invasivo e, muitas vezes, necessitar de anestesia, além de ser caro, o veterinário, muitas vezes assim como os proprietários dos animais, reluta em executar essa coleta. Quando o veterinário deve então optar por esse procedimento?

- Em todas as lesões que sugiram neoplasia
- Em úlceras persistentes
- Em casos de doenças nas quais o diagnóstico somente é fechado com exame histopatológico, como displasia folicular, doenças autoimunes, dermatomiosite, adenite sebácea, vitiligo, entre outras
- Em uma dermatose que não esteja respondendo à terapia aparentemente adequada
- Em uma dermatopatia, que, na experiência do clínico, não seja comum, ou aparentemente seja grave
- Em dermatites vesicobolhosas
- Em condições em que a terapia seja perigosa, muito dispendiosa ou muito prolongada.

Mesmo sem o diagnóstico definitivo, o histopatológico ajuda a guiar o clínico na direção correta do diagnóstico. Os anti-inflamatórios, especialmente os corticosteroides, devem ser afastados por 2 a 3 semanas antes da coleta da biópsia. Os achados histopatológicos nas infecções bacterianas secundárias sobrepujam os achados de dermatopatias concomitantes; assim, se o clínico suspeitar de uma dermatopatia de base com infecção secundária, ele deve tratar a infecção para, posteriormente, coletar o material.

Material necessário:

- Bisturi, pinça anatômica
- Tesoura

- Porta-agulha, fio de sutura
- *Punch*
- Formol a 10%
- Papel-filtro.

A coleta dos fragmentos de tecidos pode ser realizada basicamente por dois métodos: com auxílio de bisturi, retirando-se um fragmento fusiforme de pele, ou com *punch* (saca-bocado), que é uma lâmina circular variando de 2 a 8 mm de diâmetro. Os *punchs* mais utilizados são os de 3 e 4 mm de diâmetro. A escolha da técnica está invariavelmente ligada à morfologia das lesões cutâneas (Quadro 13.8).

A lesão a ser biopsiada precisa ser clinicamente representativa do quadro. Não deve ser recente ou antiga, em fase de regressão, ou estar alterada por traumatismo, infecção ou medicamentos. O clínico, sempre que possível, deve coletar fragmento que contenha a transição da pele íntegra ao tecido acometido, para que o dermatopatologista possa avaliar melhor o quadro. Após a coleta, o fragmento deve ser delicadamente rolado sobre o papel-filtro, para eliminar sangue e secreções. Por fim, deve ser conservado em formol a 10% (o volume do formol necessita ser 10 vezes maior que o volume do tecido coletado). Finalmente, o material deve ser encaminhado ao dermatopatologista para a elaboração do diagnóstico. A primeira opção de envio de material deve ser para um dermatopatologista veterinário e, posteriormente, um patologista geral.

Clínico e patologista devem ter em mente que a precisão do diagnóstico pode estar ligada às colorações específicas para diferentes situações. Seguem alguns exemplos de coloração:

- *PAS*: para evidenciação de mucopolissacarídeos. Útil no diagnóstico de dermatites fúngicas e lesões relativas à lâmina basal, como o lúpus eritematoso
- *Grocott*: específica para evidenciação de fungos
- *Ziehl-Neelsen*: para evidenciação de bacilos álcool-acidorresistentes, como na micobacteriose atípica
- *Azul da Prússia*: para evidenciação de hemossiderina
- *Vermelho Congo*: para evidenciação de proteína amiloide sob luz polarizada
- *Azul de toluidina*: para evidenciação de grânulos preenchidos por heparina (mastócitos)
- *Von Kossa*: para evidenciação de cristais de cálcio
- *Tricrômica de Masson*: para evidenciação de colágeno
- *Van Gieson*: para evidenciação de fibras colágenas e fibras musculares

Quadro 13.8 Método de coleta de material de biópsia segundo o tipo lesional.

Tipo lesional	Método de coleta
Alterações de coloração	*Punch* ou em fuso por bisturi, na transição pele íntegra/pele acometida
Formas sólidas	
Pápulas	*Punch*
Nódulos, tumor, vegetação e verrucosidade	Biópsia excisional por bisturi de toda a lesão ou parte representativa
Coleções líquidas	Biópsia excisional por bisturi em fuso contendo a lesão inteira
Alterações de espessura	*Punch*
Perdas teciduais	*Punch* ou em fuso por bisturi, na transição pele íntegra/pele acometida

- *Masson-Fontana*: para evidenciação de melanócitos
- *Azul alcian*: para evidenciação de mucopolissacarídeos.

Para que esse exame e todos os outros sejam realizados com êxito, o clínico sempre deve encaminhar o material coletado, com identificação completa do animal, breve histórico do quadro, achados do exame físico, descrição das lesões elementares cutâneas, técnica de coleta e suspeitas de diagnóstico. Assim, o veterinário que receberá e processará o material poderá fazê-lo da maneira mais adequada e precisa possível.

Finalmente, com os dados do exame clínico dermatológico completo (identificação, anamnese, exame físico e exames complementares), poder-se-á determinar um diagnóstico definitivo e interpor a terapia mais adequada, que é o objetivo final de qualquer ramo da clínica veterinária.

BIBLIOGRAFIA

BRAZ, M. B. Semiologia médica animal. 2. ed. 2v. Lisboa: Fundação Calouste Gulbenkian, 1982. 725 p.

GOTTHELF, L. N. Small animal ear diseases an illustrated guide. Philadelphia: Saunders, 2000. 270 p.

GRIFFIN, C. E.; KWOCHKA, K. W.; MACDONALD, J. M. Current veterinary dermatology. Missouri: Mosby Year Book, 1993. 378 p.

GUAGUÈRE, E.; PASCAL, P. A. Pratical guide to feline dermatology. Merial, 2000. 315 p.

HARDY, R. M. General physical examination of the canine patient. Veterinary Clinics of North America: Small Animal Practice, v. 11, n. 3, p. 453-67, 1981.

McCURNIN, D.; POFFENBARGER, E. M. Small animal physical diagnosis and clinical procedures. Philadelphia: Saunders Company, 1991. 221 p.

NESBITT, G. H.; ACKERMAN, L. J. Canine and feline dermatology. New Jersey: Veterinary learning systems, 1998. 517 p.

SAMPAIO, S. A. P.; RIVITTI, E. A. Dermatologia. 2. ed. São Paulo: Artes Médicas, 2000. 1155 p.

SCOTT, D. W.; MILLER JUNIOR, W. H.; GRIFFIN, C. G. Small animal dermatology. Philadelphia: Saunders, 1995. 1213 p.

SCOTT, D. W.; MILLER JUNIOR, W. H.; GRIFFIN, C. G. Small animal dermatology. Philadelphia: Saunders, 2001. 1528 p.

SCOTT, D. W.; MILLER JUNIOR, W. H. Large animal dermatology. Philadelphia: Saunders, 1992. 918 p.

SWARTS, M. H. Semiologia: anamnese e exame físico. Rio de Janeiro: Guanabara Koogan, 1992. 511 p.

WHEELER, J. T. Manual de fundamentos de semiologia veterinaria. Editorial de la Fundacion de la Universidad Nacional de Rio Quatro. Tomo I. 1999. 171 p.

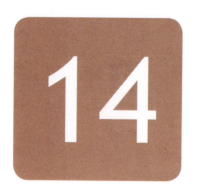

Semiologia do Sistema Auditivo

Luis Artur Giuffrida e Ronaldo Lucas

Os ouvidos são mais castos do que os olhos.
Mário Andrade

PALAVRAS-CHAVE
- Anatomia do sistema auditivo
- Cerumes
- Meneios de cabeça
- Otites
- Oto-hematomas
- Otoscopia

INTRODUÇÃO

O aparelho auditivo é, sem dúvida, um dos sistemas que assumem notoriedade no estudo semiológico dos carnívoros domésticos, não só por suas particularidades anatomofisiológicas, mas também pela frequência com que as afecções otológicas se manifestam nessas espécies.

Os percentuais de diagnóstico das afecções otológicas na rotina clínica de atendimento dos cães atinge números entre 10 e 20% do total de casos atendidos, o que justifica a necessidade de o clínico conhecer amplamente as bases anatômicas, semiológicas e a fisiopatogenia das alterações desse sistema.

A fim de abordar de maneira didática e sistematizada a semiologia do aparelho auditivo, não se pode furtar à sua rápida revisão anatômica.

REVISÃO ANATÔMICA

O aparelho auditivo é dividido em regiões bem definidas, que delimitam conjuntos de estruturas em sequência. O segmento inicial e mais externo, chamado "orelha externa", estende-se do pavilhão até a face externa da membrana timpânica. Ele é composto pela cartilagem auricular, a qual é um folheto cartilagíneo que, em determinado ponto de sua extensão, dobra-se sobre si mesmo, formando o pavilhão e a porção inicial do conduto auditivo, um tubo cônico que se posiciona quase verticalmente no crânio. Essa cartilagem conecta-se a uma segunda cartilagem, a anular, a qual, também como um pequeno folheto cartilagíneo que se dobra sobre si mesma, forma um pequeno cilindro, em posição aproximadamente horizontal, que se conecta, por sua vez, ao crânio, mais precisamente à entrada da bulha timpânica, chamada "poro acústico externo". Desse modo, pode-se resumir a descrição da orelha externa em um tubo cônico com formato aproximado de "L" (Figuras 14.1 a 14.3).

Uma terceira cartilagem, denominada "escutiforme", tem função estrutural e posiciona-se medialmente ao conduto auditivo, auxiliando no seu posicionamento anatômico.

Tanto o pavilhão quanto o meato acústico externo apresentam, em sua estrutura, proeminências e reentrâncias bem definidas, que são pontos de referência anatômica. Dessas, as principais são mostradas na Figura 14.4.

Toda a estrutura tubular que representa o meato acústico externo é recoberta, em seu interior, por um delicado epitélio estratificado queratinizado, cuja espessura varia entre 1 e 2 mm, que alberga estruturas como folículos pilosos, glândulas sebáceas e glândulas ceruminosas. Essas estruturas são mais raras à medida que nos afastamos da entrada da orelha externa e nos aproximamos da membrana timpânica.

Externamente ao cone cartilagíneo que compõe o conduto auditivo, conecta-se uma série de músculos responsáveis em grande parte pela movimentação do pavilhão e do próprio conduto auditivo. Essa grande capacidade de movimentação da orelha externa relaciona-se com manifestações posturais envolvidas com a captação sonora, proteção do conduto auditivo e expressão facial. É também pela superfície externa do cone cartilagíneo, especialmente em sua porção medial, que boa parte da inervação e da vascularização do meato acústico externo faz aferência e eferência à orelha externa.

Capítulo 14 ◆ Semiologia do Sistema Auditivo 605

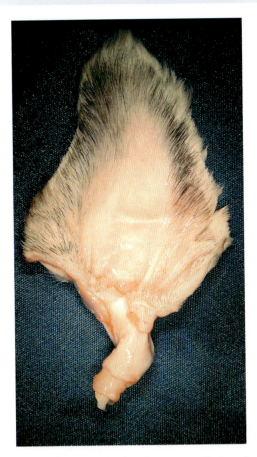

Figura 14.1 Dissecção anatômica de todo o cone cartilagíneo desinserido da bulha timpânica.

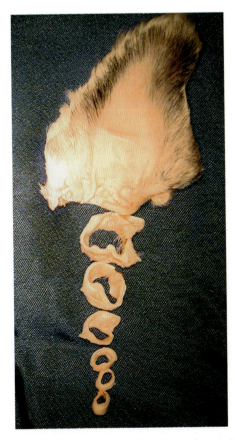

Figura 14.2 Cone cartilagíneo seccionado transversal e seriadamente em toda a sua extensão.

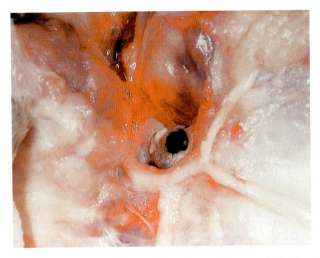

Figura 14.3 Visão lateral direita do ponto de conexão entre a bulha timpânica e a cartilagem anular. Notar o trajeto do nervo facial ventral à bulha.

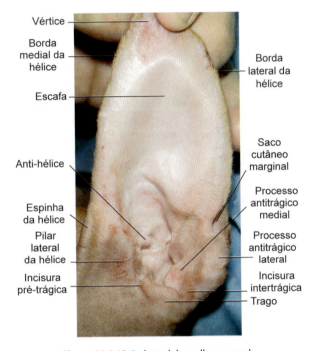

Figura 14.4 Visão lateral da orelha esquerda.

A membrana timpânica é uma estrutura de aspectos anatômicos bastante particulares e de grande importância semiológica, já que divide a orelha externa da orelha média (cavidade delimitada pela bulha timpânica). Compõe-se de três camadas: (1) em sua face interna, um epitélio derivado daquele que recobre a faringe; (2) em sua camada intermediária, tecido conjuntivo; (3) em sua face externa, epitélio queratinizado.

A área de formato elíptico e côncavo em sua face externa é dividida em duas regiões bem definidas: (1) *pars flaccida*, representada por uma área triangular dorsal; e (2) *pars tensa*, que ocupa a maior parte da área timpânica. A *pars flaccida* apresenta-se mais vascularizada e de textura mais brilhante (Figura 14.5), ao passo que a *pars tensa* é pouco vascularizada e de textura translúcida e fosca, lembrando o aspecto de papel vegetal ou manteiga (Figura 14.6). É a *pars tensa* que se conecta ao manúbrio do martelo, o primeiro ossículo da orelha média que transmite as vibrações sofridas pela membrana timpânica por propagação sonora.

O epitélio de recobrimento da face externa da membrana timpânica apresenta características de renovação celular muito particulares. Em sua área mais central, a atividade mitótica é bastante elevada, o que faz com que a renovação celular ocorra de maneira centrífuga. Isso resulta em progressão epitelial em vórtice, que se origina na região central da membrana timpânica e caminha em direção à entrada da orelha externa. É também por meio desse mecanismo que eventuais rupturas da membrana timpânica são reparadas.

A chamada "orelha média" é um compartimento delimitado pela bulha timpânica, uma porção cavitária do osso temporal, separada da orelha externa pela membrana timpânica e que se comunica com a nasofaringe por uma estrutura tubular chamada "tuba auditiva".

A orelha média contém ar e é recoberta em seu interior por epitélio do tipo respiratório, pseudoestratificado com células caliciformes produtoras de muco. Em seu interior, mais precisamente em um compartimento dorsal chamado "recesso epitimpânico", localizam-se os três ossículos da orelha média: o martelo, a bigorna e o estapédio, além dos músculos tensor timpânico e estapédio. O ossículo estapédio é a última instância da propagação das vibrações timpânicas na orelha média, já que esse ossículo se articula com a janela vestibular, a qual representa a entrada da orelha interna.

A orelha interna, por sua vez, albergada na porção petrosa do osso temporal, apresenta, na verdade, pouca importância na semiologia do aparelho auditivo, já que é representada por duas estruturas cuja avaliação se relaciona mais propriamente com o sistema nervoso periférico. São elas a cóclea e o órgão vestibular, responsáveis, respectivamente, pela audição e pelo equilíbrio postural, funções eminentemente neurológicas. A despeito de relacionarem-se com a semiologia neurológica, devem sempre ser lembradas ao se realizar a anamnese do sistema auditivo, uma vez que afecções do órgão vestibulococlear podem ter sua origem nas otites médias e externas.

Você sabia?

- As orelhas do cachorro fazem diferentes movimentos de maneira independente. Isso ocorre graças à ação de cerca de 18 músculos, que permitem ao cão movimentar as orelhas até encontrar a melhor posição para captar determinado som.
- As orelhas externas do gato, também conhecidas como "pavilhão auricular", são eretas e em formato de cone. Elas têm dois objetivos: captar o som e ampliar as ondas sonoras. As orelhas do gato podem ampliar as ondas sonoras de 2 a 3 vezes para frequências entre 2.000 e 6.000 Hz. Ajudam a ouvir sons de alta frequência a até 50 m de distância. Em consequência, alguns especialistas acreditam que tocar música alta perto de gatos pode prejudicar seus sistemas auditivos.

MEIOS SEMIOLÓGICOS APLICADOS AO APARELHO AUDITIVO

Anamnese | História clínica

As informações obtidas pela anamnese assumem especial importância no exame otológico. Não raramente, afecções ópticas são detectadas apenas quando o proprietário é inquirido sobre manifestações sintomatológicas específicas como meneios de cabeça ou odores fétidos oriundos do conduto auditivo, sinais que muitas vezes não fazem parte da queixa principal. Desse modo, sintomas típicos da manifestação da doença otológica devem sempre ser questionados. Entre eles, incluem-se:

- Meneios de cabeça
- Manifestações de prurido (que são representadas por autotraumatismo com os membros pélvicos ou pelo ato de esfregar a cabeça no chão ou contra anteparos)
- Sensibilidade dolorosa na região do pavilhão ou em região parotídea
- Presença de secreções aderidas à entrada do meato acústico externo
- Déficits auditivos.

Nos casos mais graves, manifestações associadas a lesões dos componentes neurológicos das orelhas média e interna, como conjuntivite, ptose palpebral, paralisia palpebral e distúrbios do equilíbrio, podem ser relatadas pelo proprietário.

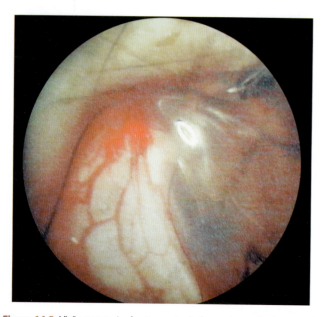

Figura 14.5 Visão por meio de otoscopia da face externa do tímpano direito, detalhando-se a inserção do manúbrio e, dorsalmente a ele, a *pars flaccida*, mais vascularizada.

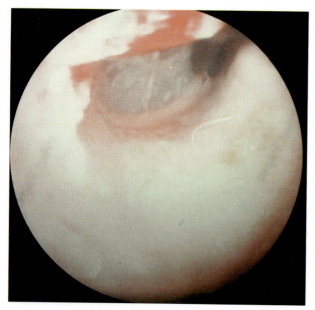

Figura 14.6 Visão por meio de otoscopia da superfície externa da *pars tensa* do tímpano esquerdo.

De ocorrência um pouco menos frequente, distúrbios de mastigação é capaz de estar presentes nos casos em que a inflamação do aparelho auditivo atinja sua circunvizinhança, o que inclui a articulação temporomandibular.

Também de grande importância são as informações referentes ao tempo de evolução do quadro e ao número de recidivas, bem como a toda terapia médica que possa ter sido aplicada previamente a esse exame. Obter informações sobre o uso anterior de antibioticoterapia sistêmica ou tratamentos tópicos pode facilitar na triagem de complicações como a resistência bacteriana ou a intolerância a determinados fármacos, bem como manifestações de ototoxicidade.

Recomenda-se realizar, ainda, íntima associação entre a anamnese do aparelho auditivo e a anamnese dermatológica, visto que grande parte das afecções otológicas tem como causa primária uma dermatopatia.

Não é raro que animais com sintomatologia de otite já a tenham apresentado em outras ocasiões, tendo sido submetidos muitas vezes a repetidos tratamentos. A identificação da cronicidade da doença otológica é, portanto, fundamental e deve ser obtida durante a anamnese.

Inspeção direta

Durante a inspeção, é possível detectar sinais óbvios de alterações otológicas. Ainda na sala de espera, é comum observar os meneios de cabeça ou as manifestações de prurido. Distúrbios do equilíbrio também podem ser detectados durante o percurso em que o animal é conduzido ao consultório.

Uma vez sob inspeção cuidadosa, observa-se o aspecto dos pavilhões, os quais, além da presença de secreções ópticas aderidas, é possível revelar qualquer tipo de manifestação dermatológica no que se refere à classificação de lesões. Isso é especialmente verdade para a face interna dos pavilhões, que, em casos de otite externa, podem apresentar desde simples eritema até quadros eczematosos graves ou úlceras por neoplasia. Vale, portanto, para o pavilhão, a análise de lesões que se utiliza para dermatologia em geral.

A presença de edema, oto-hematomas ou alterações anatômicas patológicas dos pavilhões também é evidenciada à simples inspeção. Nesse ponto, a comparação bilateral da simetria dos pavilhões consegue ajudar na detecção de alterações morfológicas.

Manifestações como conjuntivite, paralisia palpebral e assimetria facial podem revelar a presença de otite média ou acometimento do nervo facial secundariamente a uma otite grave.

Palpação

Ao iniciar-se a manipulação da orelha, deve-se lembrar de que trabalhar muito próximo à boca do animal eleva os riscos de mordedura nos casos em que o animal é agressivo ou apresenta evidente dor na orelha. Faz-se necessária, portanto, a devida contenção por mordaça, a fim de minimizar os riscos de acidente.

A palpação deve ter início no pavilhão, cuja textura normal precisa ser homogênea, com a cartilagem flexível e delgada.

Aumento de volume de consistência flutuante geralmente está associado a oto-hematomas. Alterações da textura cartilagínea podem ser representadas por retrações ou rugosidades grosseiras da superfície do pavilhão, em geral causadas por lacerações ou hematomas não tratados. Menos frequentemente, a ocorrência de calcificação metaplásica é capaz de tornar o pavilhão endurecido à palpação.

Procedendo à análise em direção ao conduto auditivo normal, é fácil notar que ele apresenta um razoável grau de mobilidade com relação ao crânio, sendo possível, em muitas raças, palpar o cone cartilagíneo, com sua textura lisa, homogênea e flexível, até as proximidades de sua flexura em direção à bulha timpânica.

Deve-se lembrar de que todo o aspecto lateral do conduto auditivo faz topografia com a glândula parótida, a qual é indiretamente palpada durante esse exame.

As alterações morfológicas do cone cartilagíneo detectadas por palpação são representadas pelas irregularidades de sua superfície, muitas vezes acompanhadas por perda de flexibilidade e aquisição de uma consistência dura à palpação, situação comum na calcificação metaplásica das cartilagens do conduto auditivo, secundária às otites crônicas.

A palpação de áreas de flutuação em região parotídea pode significar a presença de abscessos para-aurais. No entanto, essa possibilidade está associada necessariamente a otites crônicas graves; caso contrário, alterações da glândula salivar devem ser a principal suspeita. Do mesmo modo, os aumentos de volume de consistência firme eventualmente indicam neoplasias ópticas, embora a origem de tais tumores em estruturas de vizinhança topográfica não deva ser descartada (Figura 14.7).

Você sabia?

- Um cachorro escuta até 4 vezes mais que os humanos. Esses animais identificam sons tão claramente quanto nós, mesmo estando 4 vezes mais longe da fonte do barulho. Eles conseguem perceber e ouvir sons que são absolutamente inaudíveis para nós, principalmente nas frequências mais altas.

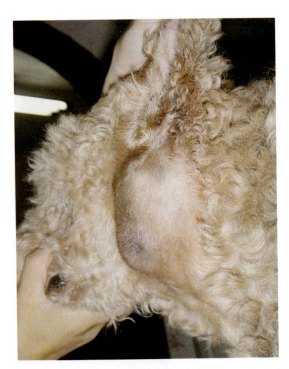

Figura 14.7 Adenocarcinoma de células apócrinas com origem no epitélio de recobrimento da orelha externa, causando aumento de volume para-aural.

Inspeção indireta

Otoscopia

A otoscopia nada mais é que a inspeção indireta aplicada ao interior do conduto auditivo pelo otoscópio. Toda otoscopia deve ter seu início na contenção do animal, seja ela mecânica ou por sedação e anestesia. Naturalmente, nos animais com baixa agressividade ou sensibilidade dolorosa da orelha externa, a contenção mecânica cuidadosa é suficiente para que se faça uma otoscopia adequada. Entretanto, mesmo nessa situação, em exames nos quais é necessário visualizar a membrana timpânica de maneira mais cuidadosa ou demorada, a sedação é recomendável.

O segundo cuidado está na escolha do otoscópio a ser utilizado. Ainda é frequente o emprego de otoscópios de uso humano, cujo comprimento do espéculo é inadequadamente curto para a visualização das porções mais profundas da orelha externa da maioria dos cães. É preciso lembrar, ainda, que, mesmo que se façam adaptações de espéculos mais longos a esses aparelhos, a distância focal das lentes não permite que se foque a extremidade do cone. O ideal, portanto, é escolher um aparelho destinado ao uso específico em veterinária.

Um aspecto importante é a fonte de luz, a qual traz resultados bastante diferentes de acordo com o tipo de aparelho utilizado. Dá-se preferência à luz halógena, transmitida ao interior do cone por fibra óptica, o que garante iluminação branca, com realce das nuances de cor reais no interior do conduto auditivo. A alimentação pode ser por meio de pilhas comuns, baterias recarregáveis ou rede elétrica fixa.

Finalmente, variam os tipos de cabeça do otoscópio, segundo a sua função. A chamada cabeça clínica apresenta lente que veda a entrada do espéculo e, em geral, tem uma entrada de conexão para a pera de borracha. A variante fica por conta das cabeças cirúrgicas, cujo posicionamento distante da lente desobstrui a entrada do espéculo, o que permite a manipulação cirúrgica com instrumental otológico pelo cone do aparelho. Uma terceira variante interessante desses equipamentos, mas sem dúvida mais onerosa e elaborada, são os equipamentos de compartilhamento de visualização, os quais podem ser garantidos por cabeças prismáticas de duplo visor ou cabeças conectadas a microcâmeras, que permitem a visualização em monitor de vídeo.

A otoscopia sem sedação deve ser iniciada com o animal em decúbito esternal ou em posição quadrupedal, contido por um auxiliar que necessita apoiar o crânio do animal com a mão sob a mandíbula, a fim de evitar movimentos bruscos da cabeça.

O posicionamento em decúbito lateral, embora possa ser considerado, não permite acesso adequado ao conduto auditivo, tornando desconfortável o trabalho do clínico.

Uma vez contido fisicamente ou sob anestesia ou sedação, inicia-se a otoscopia tracionando-se dorsalmente o pavilhão e introduzindo-se gradativa e delicadamente o espéculo do otoscópio (Figura 14.8).

É preciso evitar ao máximo os movimentos bruscos ou o atrito da extremidade do espéculo com a parede do conduto, porque isso aumenta a possibilidade de ocasionar úlceras iatrogênicas, especialmente nos casos em que a presença de otite cause maceração do epitélio de recobrimento do conduto que, fragilizado, pode ser lacerado com facilidade.

A porção inicial do conduto auditivo normal apresenta direcionamento verticalizado e recobrimento epitelial delicado e homogêneo, liso e de coloração rósea-clara. Em algumas raças, como Poodle, alguma quantidade de pelo pode estar presente nas porções iniciais do conduto. É esperada também quantidade moderada de cerume de coloração castanho-clara recobrindo a superfície epitelial.

Ao avançar em direção às porções mais profundas do conduto, evidencia-se a curvatura de horizontalização do cone cartilagíneo. Nesse ponto, o epitélio torna-se mais delgado e desaparecem os pelos. A quantidade de cerume também perde volume.

Para dar seguimento à otoscopia, é necessário fletir o espéculo do otoscópio ventralmente de modo a vencer essa curvatura. De imediato, passa-se então a visualizar quase totalmente a membrana timpânica (Figura 14.9).

A observação do tímpano normal deve revelar uma estrutura elipsoide, verticalizada e cujo polo ventral assume uma posição discretamente mais cranial. Em sua porção dorsal, essa elipse apresenta uma pequena área triangular com evidente vascularização capilar. Trata-se da *pars flaccida*. O restante de sua superfície, a *pars tensa*, tem aspecto esbranquiçado e translúcido, lembrando bastante o aspecto do papel vegetal. Sua superfície é côncava em sua face externa, a de observação, e, por semitransparência, é

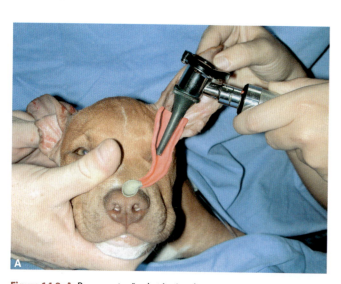
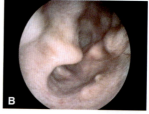
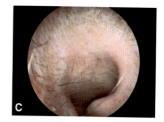
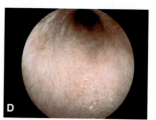

Figura 14.8 A. Representação da técnica de otoscopia em sua progressão. **B.** Segmento inicial do ramo vertical do conduto auditivo. **C.** Transição entre o segmento vertical e o horizontal. **D.** Visualização do segmento horizontal.

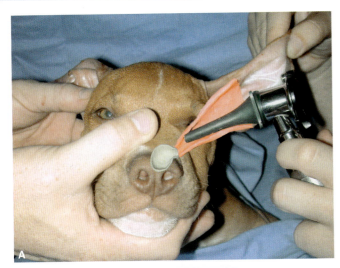

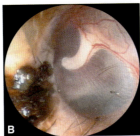

Figura 14.9 A. Visualização do tímpano exige o posicionamento horizontal do espéculo do otoscópio. **B.** Visão parcial do tímpano esquerdo.

possível identificar o manúbrio do martelo, ou seja, a área de aderência entre o ossículo martelo e o tímpano; em sua face interna, área representada por uma estrutura em vírgula, cuja extremidade ventral curva-se cranialmente.

O interior da orelha média, a cavidade da bulha timpânica, pode ser discretamente visualizado pelo tímpano, devendo conter apenas ar.

Quando houver dúvidas a respeito da integridade da membrana timpânica, os otoscópios de cabeça clínica permitem a conexão de uma mangueira ligada a uma pera de borracha que, por meio do delicado bombeamento de ar, causam oscilação do tímpano normal.

As alterações de superfície do conduto auditivo, observáveis durante a otoscopia, podem assumir uma gama extensa de características. As primeiras ficam por conta do material de secreção que recobre essa superfície. O próprio cerume altera suas características na presença de quadros inflamatórios, aumentando apenas em volume, ou assumindo colorações diversas que vão do ocre ao marrom-escuro.

A presença de parasitos pode ser evidenciada pela observação de delicados ácaros esbranquiçados, *Otodectes* sp., que caminham sobre a superfície do conduto, ou larvas nos casos de miíase. Corpos estranhos não são incomuns, e sua presença pode relacionar-se com chumaços de algodão introduzidos durante os banhos, gravetos ou restos vegetais e até insetos. Os talcos de uso otológico, aplicados comumente nos estabelecimentos de banho e tosa, também correm o risco de formar placas que se acumulam na extensão do conduto.

O recobrimento epitelial assume determinadas características de acordo com a intensidade e a duração da doença otológica. Em geral, nas otites pouco intensas e em fase inicial, o epitélio se apresenta eritematoso e, eventualmente, edemaciado. Na medida em que se perpetua o quadro patológico e com o aumento da umidade no interior do conduto auditivo, o edema intensifica-se e pode ocasionar um quadro transitório de estenose. Nesse ponto, não é incomum observar a maceração do epitélio, que passa a se destacar do cone cartilagíneo, originando úlceras. É importante tentar diferenciar as úlceras causadas por fragilidade epitelial, ou as causadas de maneira iatrogênica, das originadas de lesões bolhosas, comuns nos casos de dermatose autoimune ou de efeito químico cáustico.

As lesões hiperplásicas e neoplásicas, a despeito de sua origem histopatológica, apresentam-se de algumas maneiras bem definidas à otoscopia. As hiperplasias ou neoplasias com origem no tecido glandular ceruminoso ou sebáceo costumam ter início como pequenas lesões em relevo de aspecto brilhante, superfície irregular e cor avermelhada, com poucos milímetros de diâmetro. À medida que a taxa de crescimento celular dessas lesões se acentua, elas assumem aspecto geralmente pedunculado e volumoso, mas mantêm a textura e a coloração, tornando-se friáveis e hemorrágicas.

Nos gatos, não é rara a detecção de pólipos inflamatórios, que se apresentam como vegetações de aspecto hepatizado, friáveis e hemorrágicas, com origem na orelha média. Todas as formações, ao ganharem volume, podem pronunciar-se pela entrada do conduto auditivo a ponto de impedir a otoscopia.

No caso das neoplasias de origem dérmica ou epidérmica, podem-se observar vegetações ou lesões em relevo com recobrimento idêntico a toda a superfície do conduto, ou lesões ulceradas de borda irregular e aspecto necrótico, como no caso dos carcinomas basocelulares ou espinocelulares.

Finalmente, as hiperplasias dérmicas e epidérmicas, resultantes dos quadros crônicos de longa duração, são representadas por pregueamentos do epitélio de recobrimento, com evidente espessamento da camada dérmica e eventual hipercromia. O grau de estenose desses quadros varia desde casos em que a otoscopia se torna difícil, exigindo o uso de espéculos de pequeno diâmetro, até a impossibilidade absoluta de se introduzir o cone para o exame.

Quanto à observação das alterações timpânicas, as mais brandas são os espessamentos de tímpano, cuja visualização demonstra membrana menos translúcida que o normal, ou completamente opacificada, assumindo coloração esbranquiçada brilhante.

As rupturas timpânicas podem apresentar-se como desde pequenas perfurações, geralmente ventrais, até grandes áreas de ruptura e necrose, expondo completamente a orelha média.

Em raras situações, a presença de otite média na ausência de otite externa grave pode ser detectada pela visualização de conteúdo catarral por meio do aspecto translúcido do tímpano.

 Você sabia?

- Graças aos 30 conjuntos de músculos na orelha externa do gato, o pavilhão auricular pode se mover até 180 graus.
- O pavilhão de um cão também é bastante ereto e flexível, ajudando-o a localizar os sons ao mover as suas orelhas.

Otoscopia videoassistida

Sem dúvida, com a popularização dos equipamentos de cirurgia videoassistida, a entrada desse tipo de equipamento na avaliação otológica ganhou espaço. Além dos equipamentos já mencionados, representados por otoscópios conectados a microcâmeras em sua cabeça, também se faz possível a introdução de fibras ópticas rígidas, de baixo calibre, pelo espéculo do otoscópio.

Além das vantagens óbvias de compartilhamento de imagens, essas técnicas permitem a obtenção de imagens bastante ampliadas, que ganham importância na avaliação das porções mais profundas do conduto auditivo.

Sem dúvida, esses meios assumem enorme importância no que se refere ao caráter educacional do atendimento nos hospitais-escola, na apresentação da doença ao proprietário do animal e, especialmente, na documentação de casos clínicos, permitindo o arquivamento seriado dos exames otoscópicos.

Naturalmente, o fator financeiro limita a aquisição desses equipamentos, mas sua aplicabilidade não deve ser relegada ao segundo plano por esse motivo.

Exame radiográfico

Embora a maior parte da extensão do conduto auditivo seja constituída de tecidos moles, a avaliação radiográfica tem grande importância semiológica quando se trata de avaliação da orelha média e das alterações patológicas da orelha externa.

Três posicionamentos de crânio são indicados para tal avaliação. A exposição dorsoventral permite visualizar boa parte do trajeto da orelha externa que, em condições normais, apresenta-se bem delineada, com as paredes do cone cartilagíneo homogêneas e delgadas, delimitando uma área central de radiopacidade ar. Nesse posicionamento, as bulhas timpânicas apresentam-se sobrepostas às demais estruturas ósseas cranianas, sendo mais evidente a visualização da porção óssea de conexão entre a cartilagem anular e a bulha.

Na presença de alterações patológicas, esse posicionamento radiográfico evidencia eventuais interrupções da continuidade do cone cartilagíneo, cujo interior abandona a radiopacidade ar e assume maiores densidades radiográficas devido à proliferação de tecidos moles no interior do conduto. Evidenciam-se também as calcificações metaplásicas das cartilagens auricular e anular, que passam a apresentar áreas irregulares de densidade óssea. Como mencionado, as bulhas timpânicas sofrem sobreposição de estruturas ósseas do crânio; entretanto, é possível detectar aumento da densidade radiográfica em seu interior, além de irregularidades no seu contorno de cúpula óssea.

Um segundo posicionamento utilizado é o laterolateral. A maior função dessa exposição é a avaliação das bulhas timpânicas, as quais, em um posicionamento discretamente oblíquo do crânio, podem ser individualizadas uma a uma sem praticamente nenhuma sobreposição de estruturas ósseas. Nessa situação, a orelha média normal apresenta-se como uma cúpula óssea de paredes delgadas e homogeneamente lisas, cujo interior apresenta radiopacidade ar.

Em situações patológicas, as variações de aspecto radiográfico podem variar desde a visualização de radiopacidade água no interior da bulha, nos quadros de otite média, até áreas de osteólise e proliferação óssea metaplásica, que dão à superfície da cúpula óssea um aspecto heterogêneo e rugoso, tanto externa quanto internamente, chegando-se muitas vezes a uma situação de preenchimento de todo o interior da orelha média por tecido ósseo metaplásico.

Um terceiro posicionamento radiográfico é representado pela exposição das bulhas timpânicas pela cavidade oral. Esse método exige a anestesia do animal, que é, então, posicionado em decúbito dorsal, de modo que o crânio fique, por meio de seu eixo longitudinal, perpendicular ao filme de raios X. Procede-se à abertura da boca em cerca de 30 a 40°, por meio de leve tração da mandíbula e da maxila, a qual pode ser realizada pelo uso de bandagens. Dessa maneira, a exposição radiográfica individualiza, pela cavidade oral, as duas bulhas timpânicas.

Embora essa última técnica tenha algum valor na avaliação da orelha externa e da orelha média, sua aplicabilidade fica reduzida devido à necessidade de submeter o animal à anestesia geral. Além disso, as informações trazidas por ela são praticamente idênticas àquelas obtidas nos outros dois posicionamentos mencionados.

Associada a todos os posicionamentos descritos, uma variação técnica interessante é o uso de soluções contendo contraste radiológico iodado. A introdução de solução fisiológica contendo diluições em torno de 50% de contraste iodado de uso intravenoso no conduto auditivo, de modo a preenchê-lo, não só revela com maior precisão os contornos da superfície interna da orelha externa, delatando possíveis trajetos fistulosos ou saculações de abscessos para-aurais, mas também revela rupturas timpânicas pelo eventual preenchimento da orelha média. Naturalmente, a sedação do animal se faz necessária para a realização adequada dessa técnica.

Você sabia?

- Os bovinos têm uma audição muito mais sensível que a dos humanos, pois escutam em um volume maior. Acredita-se que uma vaca é incomodada por ruídos acima de 80 decibéis, enquanto os humanos podem suportar até 120 decibéis sem problemas.

Tomografia computadorizada

A avaliação tomográfica do aparelho auditivo seria, sem dúvida, o exame de eleição em detrimento do exame radiográfico simples, não fossem as limitações de ordem prática associadas à disponibilidade de um tomógrafo para sua execução. Entretanto, a crescente chegada das tecnologias em diagnóstico à medicina veterinária faz com que esses meios semiológicos estejam cada vez mais próximos da rotina clínica diária.

A tomografia de crânio em cortes transversais revela com exatidão os aspectos das superfícies de todo o trajeto das orelhas externa e interna, além da espessura de cada uma das estruturas envolvidas.

Estruturas delgadas e delicadas que fazem topografia com o conduto auditivo, como glândula parótida e nervo facial, só podem ser avaliadas com precisão por meio de ressonância magnética.

Exame parasitológico de cerume, citologia e cultura

Diante de quadros patológicos, a análise cuidadosa das secreções óticas permite trazer informações importantes na avaliação clínica das otites. A primeira e mais essencial dessas avaliações é realizada por meio de exame direto sob microscopia óptica do cerume coletado. A coleta é feita por meio de curetas de uso otológico, e o cerume depositado sobre lâmina e coberto com lamínula pode revelar a presença de *Otodectes* sp. adultos ou ovos do ácaro.

Na presença de secreções mais liquefeitas, como as catarrais ou purulentas, a análise de lâminas coradas com pan-óptico rápido pode revelar a presença de leveduras e bactérias. Nesse contexto, a coloração de Gram é útil na diferenciação bacteriana.

Por fim, a cultura e o antibiograma são exames necessários no controle das infecções bacterianas das orelhas externa e média, adequando a escolha da antibioticoterapia aos resultados laboratoriais.

Cuidado se faz necessário na coleta dessas amostras, a fim de evitar falsos resultados. Assim, é importante que a coleta seja feita das porções mais profundas do conduto auditivo, preferencialmente por *swab* introduzido pelo espéculo do otoscópio previamente descontaminado, o que evita que agentes contaminantes presentes na entrada do conduto e não relacionados com a infecção patente sejam interpretados como aqueles envolvidos com a doença.

Biopsias e histopatologia

Havendo qualquer lesão em relevo que justifique a suspeita de neoplasias, a biópsia para avaliação histopatológica deve ser realizada. A maior parte das lesões de pavilhão e de entrada do conduto pode ser facilmente biopsiada com o uso de *punch* ou bisturi, com aplicação prévia de anestesia local. Por outro lado, maior dificuldade passa a existir quando se necessita de coleta de material do interior do conduto.

Em geral, a sedação ou anestesia passa a ser necessária para que esses procedimentos sejam feitos com segurança, embora a aplicação de lidocaína de uso tópico possa permitir a coleta de pequenos fragmentos. A biópsia deve então ser realizada com o uso do otoscópio munido de cabeça cirúrgica, pois é por meio do espéculo, com o emprego de instrumentos de uso otológico, que se procede à coleta da amostra (Figuras 14.10 e 14.11).

Os instrumentais necessários são bisturis de cabo fino que permitam sua introdução pelo espéculo e pinças para a tração da amostra. As pinças de biópsia, popularmente chamadas pinças "jacaré", podem ser utilizadas para a coleta de pequenas vegetações de superfície do conduto.

BIBLIOGRAFIA

AUGUST, J. R. Otitis externa: a disease of multifactorial etiology. The Veterinary Clinics of North America – Small Animal Practice, v. 18, n. 4, p. 731-742, jul. 1988.

BRADLEY, R. L. Surgical management of otitis externa. Veterinary Clinics of North America: Small Animal Practice, v. 18, n. 4, p. 813-43, 1988.

BRUYETTE, D. S.; LORENZ, M. D. Otitis externa and otitis media: diagnostic and medical aspects. Seminars in Veterinary Surgery (Small Animal), v. 8, n. 1, p. 3-9, 1993.

COX, C. L.; SLACK, R. W. T.; COX, G. J. Insertion of a transtimpanic ventilation tube for the treatment of otitis media with effusion. Journal of Small Animal Practice, v. 30, p. 517-9, 1989.

ELKINS, A. D. Surgery of the external ear canal. Problems in Veterinary Medicine, v. 3, n. 2, p. 239-53, jun. 1991.

FRASER, G. Canine ear disease. Journal of Small Animal Practice, v. 10, p. 725-54, 1970.

GETTY, R. Sisson/Grossman – Anatomia dos animais domésticos. 5. ed. Philadelphia: W. B. Saunders, 1981, p. 1660-9.

HARVEY, C. E. Ear canal disease in the dog: medical and surgical management. Journal of American Veterinary Medical Association, v. 177, n. 2, p. 136-9, 1980.

HENDERSON, R. A.; HORNE, R. D. The pina. In: SLATTER, D. Textbook of small animal surgery. 2. ed. Philadelphia, W. B. Saunders, 1993. p. 1545-59.

HOSKINSON, J. J. Imaging techniques in the diagnosis of middle ear diseases. Seminars in Veterinary Surgery (Small Animal), v. 8, n. 1, p. 10-6, 1993.

KIRPENSTEIJN, J. Aural neoplasms. Seminars in Veterinary Surgery (Small Animal), v. 8, n. 1, p. 16-22, 1993.

LITTLE, C. J. L.; PEARSON, G. R.; LANE, J. G. Neoplasia involving the middle ear cavity of dogs. Veterinary Record, v. 124, p. 54-7, 1989.

LOVE, N. E.; KRAMER, R. W.; SPODNICK, G. J. *et al*. Radiographic and computed tomographic evaluation of otitis media in the dog. Veterinary Radiology & Ultrasound, v. 36, n. 5, p. 375-9, 1995.

McCARTHY, P. E.; McCARTHY, R. J. Surgery of the ear. Veterinary Clinics of North America: Small Animal Practice, v. 24, n. 5, p. 953-69, 1994.

McCARTHY, R. J.; CAYWOOD, D. D. Vertical ear canal resection for endstage otitis externa in dogs. Journal of the American Animal Hospital Association, v. 28, p. 545-52, 1992.

MERCHANT, S. R. Medically managing chronic otitis externa and media. Veterinary Medicine, v. 2, n. 6, p. 518-534, jun. 1997.

REMEDIOS, A. M.; FOWLER, J. D.; PHARR, J. W. A comparison of radiographic versus surgical diagnosis of otitis media. Journal of the American Hospital Association, v. 27, n. 1-3, p. 183-8, 1991.

ROGERS, K. S. Tumors of the ear canal. The Veterinary Clinics of North America – Small Animal Practice, v. 18, n. 4, p. 859-68, jul. 1988.

ROSE, W. R. Small animal clinical otologymyingotomy. Veterinary Medicine/Small Animal Clinician, v. 72, n. 10, p. 1646-50, out. 1977.

ROSYCHUK, R. A.W.; LUTTGEN, P. Afecções do ouvido. In: ETTINGER, S. J.; FELDMAN, E. C. Tratado de Medicina Interna Veterinária. São Paulo: Manole, 1997. p. 761-85.

SCOTT, D. W.; MILLER, W. H.; GRIFFIN, C. E. Muller & Kirk's small animal dermatology. 5. ed. Philadelphia: W. B. Saunders 1995. 1213 p.

SEIM III, H. B. Middle ear. In: SLATTER, D. Textbook of Small Animal Surgery. 2. ed. Philadelphia: W. B. Saunders, 1993. p. 1568-76.

SPREULL, J. S. A. Tympanotomy, bulla osteotomy and vestibular osteotomy. In: BOJRAB, M. J. Current Thecniques in Small Animal Surgery. Philadelphia: W. B. Saunders, 1975.

TOJO, M.; MATSUDA, H.; FUKUI, K. *et al*. Experimental induction of secretory and purulent otitis media by the surgical obstruction of eustachian tube in dogs. Journal of Small Animal Practice, v. 26, p. 81-9, 1985.

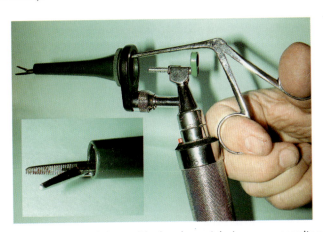

Figura 14.10 Otoscópio munido de cabeça cirúrgica, o que permite a instrumentação por meio do espéculo.

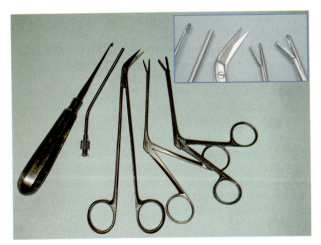

Figura 14.11 Instrumental otológico. Da esquerda para a direita, apresentam-se cureta, cânula de irrigação e aspiração, tesoura, pinça de apreensão e pinça de biópsia.

Semiologia do Sistema Visual dos Animais Domésticos

Alexandre Lima de Andrade

Em um grão de areia enxergar o mundo e, em uma flor silvestre, todo o céu.

William Blake

PALAVRAS-CHAVE
- Acuidade visual
- Anatomia do sistema visual
- Ecografia ocular
- Entrópio, ectrópio
- Filme lacrimal, teste de Schirmer
- Oftalmoscopia

INTRODUÇÃO

Não obstante o clínico geral conte com conhecimentos de anatomia e fisiologia oculares, a fim de se realizar um exame completo do olho, há a necessidade de treinamento técnico específico para a execução de um exame oftalmológico de qualidade, principalmente no que se refere ao manuseio de equipamentos específicos necessários em oftalmologia veterinária.

Das estruturas que compõem o aparelho da visão, não há como discriminar a importância de uma estrutura em detrimento das demais. Todas, cada uma com sua função, colaboram para a boa visão. O tempo, a evolução e os avanços médicos têm demonstrado que cada componente desse sistema participa efetivamente do mecanismo de formação da imagem, colocando, assim, o organismo em contato com o meio externo.

Será abordado de modo direto e prático o procedimento para o exame do olho das espécies domésticas.

REVISÃO ANATOMOFISIOLÓGICA

Órbita

O formato do crânio influencia a formação da órbita dos animais domésticos, uma vez que é composta pelos ossos frontal, lacrimal, esferoide, zigomático, palatino e maxilar. Deve-se considerar que, no cão, os processos ósseos formadores da órbita dos ossos frontal, zigomático e temporal não se fundem; portanto, o que completa a parede orbitária lateral é um forte ligamento orbitário fibroso. O mesmo ocorre no crânio dos felinos. A depressão orbitária continua para dentro da fossa temporal.

O osso frontal forma o teto e a parede dorsomedial da órbita, assim como a margem dorsal e central da órbita. A margem central do osso lacrimal é perfurada pela fossa vasolacrimal, que acomoda a parte caudal do ducto nasolacrimal.

Anexos oculares

Pálpebras e conjuntiva

As *pálpebras*, nos animais domésticos, são em número de três: (1) superior; (2) inferior; e (3) terceira pálpebra. A superior e a inferior convergem e unem-se, formando os ângulos medial e lateral. O espaço entre elas é denominado "rima da pálpebra" (com tamanho variável, dependendo se abertas ou fechadas). A face exterior está coberta de pelos; a interior é revestida pela conjuntiva, uma camada de túnica mucosa sublinhada por fáscia. A conjuntiva segue em direção ao bulbo ocular, inserindo-se a ele, próximo à junção corneoescleral ou límbica, formando, assim, a conjuntiva bulbar. As reflexões conjuntivais são chamadas "fórnix". A união da pele com a conjuntiva ocorre na borda palpebral.

O epitélio da conjuntiva do cão contém células caliciformes e nódulos linfáticos. A pálpebra apresenta glândulas que secretam fluidos seroso e sebáceo. A nutrição arterial da conjuntiva é feita pelas seguintes artérias: vasos periféricos das pálpebras, vasos marginais das pálpebras e artéria ciliar anterior.

As glândulas palpebrais abrem-se próximo à base dos cílios. As glândulas társicas estão sob a mucosa da conjuntiva, próximo à margem da pálpebra. Situam-se paralelas umas às outras, podendo haver 40 glândulas em cada pálpebra.

Os animais domésticos têm cílios apenas nas pálpebras superiores. O pelo da face externa aponta, normalmente, para fora da abertura palpebral. Os cílios exercem função sensorial para que as pálpebras sejam protegidas. A secreção das glândulas társicas, além das células caliciformes, contribui para a retirada de lipídeos e fixação de mucopolissacarídeos do filme pré-corneal.

A *terceira pálpebra* está localizada no ângulo medial da fissura das pálpebras. A borda livre da terceira pálpebra está normalmente exposta e tem uma face convexa (palpebral ou externa) e outra côncava (interna ou bulbar).

A glândula da terceira pálpebra é bem superficial. Ela se abre por meio de diversos ductos dentro do saco conjuntival. Dispõe de uma cobertura gordurosa e possível de ser confundida com tecido linfoide, na face bulbar da terceira pálpebra. Esse tecido está mais próximo à margem livre da pálpebra. A mucosa da terceira pálpebra pode conter células caliciformes intercaladas com células epiteliais de sua superfície. Essa mucosa cobre uma placa de cartilagem hialina, com formato de "T" invertido.

Nos gatos, a conjuntiva que cobre a superfície palpebral da terceira pálpebra é áspera, devido a pequenas papilas dispensadas sobre sua superfície. A conjuntiva que cobre a face bulbar da terceira pálpebra apresenta nódulos linfoides maiores quando comparados aos encontrados na conjuntiva palpebral.

A terceira pálpebra, no gato, pode cobrir metade da superfície da córnea, quando o bulbo do olho está retraído no sentido do ápice da órbita. Na maioria dos animais, a terceira pálpebra é movimentada graças a uma musculatura vestigial.

Assim, a terceira pálpebra é formada por: (1) cartilagem em forma de T; (2) glândula da terceira pálpebra; (3) cobertura conjuntival (faces bulbar e palpebral); e (4) folículos linfoides superficiais na face bulbar.

Para a movimentação das pálpebras, estão envolvidos diversos músculos superficiais e um músculo levantador mais profundo. Os músculos superficiais são o músculo orbicular do bulbo, levantador do ângulo do bulbo medial e frontal. O músculo orbicular do bulbo circunda completamente a rima da pálpebra e é bem desenvolvido. O músculo retrator do ângulo do bulbo surge de uma parte do músculo frontal; cruza as fibras do músculo orbicular antes de entrelaçar-se com suas fibras dispostas concentricamente.

Os músculos superficiais são inervados pelo ramo auriculopalpebral do sétimo nervo craniano (facial). O suprimento de nervos sensoriais é feito por ramos da parte oftálmica do quinto nervo cranial. O suprimento sanguíneo surge das artérias molar e temporal.

O músculo levantador da pálpebra superior é delgado e surge na parte caudal da órbita, entre o músculo reto dorsal e o oblíquo dorsal. É inervado pelo nervo oculomotor. A conjuntiva da pálpebra, por sua vez, é suprida pelas artérias palpebral e ciliar anterior.

A glândula nictitante está associada à cartilagem da terceira pálpebra, produzindo secreção seromucoide, que funciona como lubrificante ocular semelhante à secreção da glândula lacrimal. Seu formato é triangular e não é muito volumosa no gato.

Como funções das pálpebras:

- Proteção, devido à sensibilidade ciliar
- Secreções das glândulas társicas e células caliciformes
- Proteção física contra traumatismo, evaporação de lágrima e distribuição da lâmina pré-corneal pelos movimentos
- Drenagem de lágrima para o ducto nasolacrimal

Você sabia?

- A visão dos bovinos tem características especiais. Seus olhos estão localizados nas laterais da cabeça, o que lhes dá quase 360º de visão (e quase se pode ver suas pernas traseiras), perfeitos para prevenir ataques de predadores. Contudo, por essa razão, eles têm pouca visão binocular, ou seja, só têm entre 30 e 50º de visão tridimensional (nos humanos, o campo de visão binocular atinge mais de 120º). Isso os impede de calcular bem as distâncias, e veem as linhas verticais muito melhor que as linhas horizontais. É por isso que eles conseguem subir escadas, mas têm sérias dificuldades para descê-las.

Aparelho lacrimal

É constituído pela glândula lacrimal e seus ductos, o lago lacrimal, o saco lacrimal e o ducto nasolacrimal. A glândula lacrimal é lobulada e de coloração vermelho-clara ou rósea; é achatada, e se localização entre o bulbo ocular, o ligamento orbitário e o processo zigomático do osso frontal; está dentro da periórbita, mas pode ser separada dos músculos retos pela delgada camada superficial da fáscia orbitária. Localiza-se dorsolateralmente ao bulbo ocular. Existem de três a cinco dúctulos excretores. Os dúctulos esvaziam-se dentro do fórnix superior. A glândula nictitante é considerada uma glândula lacrimal acessória. A secreção dessas glândulas flui sobre a córnea até o ângulo medial do olho para acumular-se no lago lacrimal.

Os pontos lacrimais são as aberturas dos canais lacrimais. Eles se situam próximos à margem bulbar da pálpebra e podem ter formato oval. Os canais lacrimais correm dentro das pálpebras, convergindo para o saco lacrimal, no qual se abrem individualmente. O saco lacrimal é a terminação caudal do ducto nasolacrimal, situando-se em uma fossa do osso lacrimal. No cão, o ducto nasolacrimal apresenta três partes: (1) caudal, com forma de arco; (2) média; e (3) livre. O ducto nasolacrimal pode estender-se rostralmente até a narina externa e desembocar dentro da cavidade nasal, por uma falha no ducto, no lado oposto ao plano mediano, no mesmo animal (Figura 15.1).

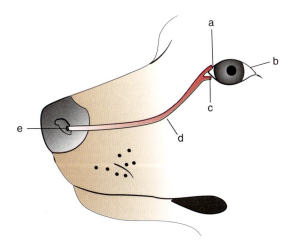

Figura 15.1 Representação esquemática do sistema lacrimal de um cão. a = ponto lacrimal; b = glândula lacrimal principal; c = saco lacrimal; d = ducto nasolacrimal; e = ponto nasal.

No gato, a glândula lacrimal é pequena, encontrada entre duas camadas de periórbita. Ela se esvazia dentro do fórnix da pálpebra superior por meio de diversos ductos. O suprimento sanguíneo é bem desenvolvido. A glândula é tubuloacinosa, e sua secreção é seromucosa.

Filme pré-corneal

O filme pré-corneal, também conhecido como lágrima, é uma camada de proteção essencial às conjuntivas palpebrais e à superfície ocular. Ele é secretado pelas glândulas lacrimal principal (porção aquosa da lágrima), da terceira pálpebra (porção aquosa da lágrima) e társicas (porção lipídica da lágrima), além das células caliciformes da conjuntiva (porção mucoide da lágrima). Suas funções são:

- Manter uma superfície corneana opticamente uniforme
- Remover debris e corpos estranhos da córnea e do saco conjuntival
- Fornecer um meio de transferência do oxigênio atmosférico, células inflamatórias e anticorpos para a córnea
- Ação antimicrobiana.

A inervação da glândula lacrimal e o controle de sua secreção são realizados por fibras da divisão oftálmica do nervo trigêmeo, facial e ganglionar pterigopalatino, além de fibras simpáticas do plexo carotídeo, as quais chegam à glândula lacrimal.

Periórbita e fáscias orbitárias

A periórbita é a camada externa de fáscia que circunda o conteúdo da órbita. Na fáscia da órbita do cão, há uma camada distinta que circunda os ventres dos músculos extraoculares. A fáscia do bulbo passa do bulbo para o nervo óptico, no qual continua como a camada externa de fáscia que circunda o nervo óptico.

Músculos do bulbo ocular

Os músculos extraoculares estão expostos após a abertura da periórbita. São eles: reto superior, reto inferior, reto lateral, reto ventral, oblíquo superior, oblíquo inferior e o retrator do bulbo ocular, que não está presente nos seres humanos.

Os quatro músculos retos inserem-se na esclera, posteriormente ao limbo do globo ocular. Os músculos reto medial, lateral e dorsal possuem origens na periferia do forame óptico. O músculo oblíquo ventral tem origem próxima à sutura entre os ossos lacrimal e maxilar. O músculo retrator do bulbo é constituído por quatro feixes musculares distintos, cujas origens são próximas à margem medial da fissura orbitária.

Globo ocular

O globo ocular é constituído por três túnicas, observadas em todos os vertebrados: (1) camada externa, chamada "fibrosa" (córnea e esclera); (2) camada média ou túnica vascular (íris, corpo ciliar e coroide); e (3) camada interna ou túnica nervosa (retina). Dependendo da espécie, o bulbo ocular fornece uma visão monocular ou binocular.

Túnica fibrosa

A *córnea* é uma estrutura anesférica e transparente que, juntamente com a esclera, compõe a túnica fibrosa do olho. A região de transição entre essas duas estruturas chama-se limbo esclerocorneal, que é um pouco mais largo nas porções inferior e superior. Naturalmente não pigmentada e avascular, desempenha as funções de manutenção da forma do olho, além da convergência dos raios luminosos nela incidentes (Dyce *et al.*, 1990). Apresenta importantes propriedades ópticas, graças ao seu formato, índice refrativo e transparência, funcionando como uma lente convergente, responsável por 70% do poder dióptrico do olho humano e por 80% do poder total de refração nas espécies domésticas, comparativamente às demais estruturas especializadas nessa função. Confere, também, estrutura e proteção ao olho, graças à sua alta resistência mecânica.

No cão e em outras espécies animais, a córnea é formada por quatro camadas distinguíveis, da mais externa para a mais interna: *epitélio, estroma, lâmina limitante posterior (membrana de Descemet)* e *endotélio*. A *camada de Bowman*, descrita no ser humano, não foi encontrada nas espécies domésticas (Shively e Epling, 1970). Na Figura 15.2, essas camadas são demonstradas microscopicamente.

A *esclera* é uma estrutura opaca na qual sua parede fibrosa é de espessura variável. As áreas mais espessas estão na região do corpo ciliar e ao redor da área cribriforme, na qual o nervo óptico penetra na esclera. Os músculos extraoculares inserem-se na esclera anterior, mais espessa. O músculo retrator do bulbo ocular tem sua inserção em uma região bastante delgada da esclera.

A esclera é constituída por fibras colágenas e elásticas, sua coloração é branca e apresenta-se inervada e irrigada pelos vasos ciliares. Os vasos ciliares posteriores perfuram a esclera, próximo ao disco óptico. Os anteriores passam pela esclera e, em seguida, ao limbo (limite entre a córnea e a esclera). A esclera pode aparecer escura em determinadas áreas, devido aos vasos da coroide que estão subjacentes a ela e com risco de estar mais próximos à superfície do bulbo ocular, onde essa camada é delgada. Quando ocorre ligeira pigmentação da esclera, ela é possível ser observada especialmente nos lados medial e lateral. Os nervos ciliares passam pela esclera na região da substância própria.

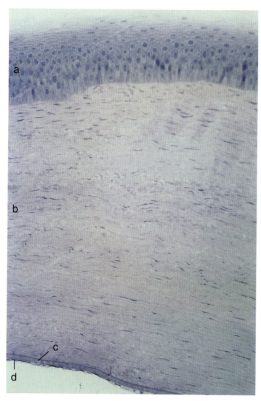

Figura 15.2 Aspecto microscópico da córnea de um cão. a = epitélio; b = estroma; c = lâmina limitante posterior (membrana de Descemet); d = endotélio.

Túnica vascular

A túnica vascular ou trato uveal localiza-se entre a camada fibrosa e a retina e é constituída pela íris, pelo corpo ciliar e pela coroide. A íris e o corpo ciliar fazem parte da úvea anterior, ao passo que a coroide faz parte da posterior.

A *coroide* reveste a esclera a partir do nervo óptico até quase o limbo. Contém uma rede compacta de vasos sanguíneos embutida em tecido conjuntivo intensamente pigmentado. Essa rede capilar é suprida pelas artérias ciliares posteriores e drenada pelas veias vorticosas. O *tapetum lucidum* é uma das camadas da coroide e caracteriza-se por uma camada fibrosa ou celular. Sua superfície refletora de luz ou "espelho ocular" orienta a luz incidida sobre a retina no sentido das células fotorreceptoras, contribuindo para uma visão adaptada ao escuro (visão escotópica). O formato, o tamanho, a cor e a distribuição do *tapetum lucidum* variam entre as espécies. Ele é responsável pelo "brilho dos olhos", observado durante o exame de fundo de olho, ou, à noite, em condições de iluminação reduzida.

O *corpo ciliar* (continuação anterior da coroide) é um anel em relevo, com arestas (conhecidas como processos ciliares) emitidas em direção à lente. Entre o corpo ciliar e a esclera, localiza-se o músculo ciliar liso, que atua na acomodação visual, a qual, por sua vez, é menos desenvolvida nos animais, quando comparada com a observada no ser humano. Os processos ciliares são em número de 70 a 80 nos cães e de 100 em bovinos e equinos. Quando há contração ou relaxamento do músculo ciliar preso a essas estruturas, ocorre a chamada acomodação visual, definida pela capacidade de o olho focalizar objetos próximos ou distantes, mudando o formato da lente (cristalino). O corpo ciliar do cão não tem grupos distintos de fibras musculares, resultando, assim, em uma capacidade limitada de acomodação.

No gato, o corpo ciliar só pode produzir acomodação limitada pela modificação do formato da lente. Essa espécie dispõe de grande número de fibras meridionais em seu músculo ciliar, porém de reduzido número de fibras radiais e circulares. Assim, a contração do músculo ciliar promove o relaxamento das zônulas da lente, com mudança no formato da lente e acomodação da visão, bem como a drenagem do humor aquoso.

A *íris* é a extensão do revestimento da coroide para o compartimento anterior. Suas margens livres, que têm orientação radial, definem o espaço pupilar ou pupila. O tamanho da pupila e a quantidade de luz que atinge a retina são regulados pelos músculos esfincterianos e dilatadores lisos da íris. Ela possui a função de controlar a passagem da luz pelo espaço pupilar.

A íris é constituída por um estroma esponjoso, formado por tecido conjuntivo frouxo, vasos sanguíneos, cromatóforos e músculo liso. A presença ou ausência de melanina na íris determina sua coloração. Quando azul, apresenta o estroma essencialmente desprovido de melanina. À medida que o número de células portadoras de melanina no estroma se eleva, a coloração da íris altera-se do azul ao marrom. Equinos e bovinos apresentam, ainda, os grânulos iridais, presentes ao longo da borda pupilar. Esses grânulos são uma extensão proliferativa e bem vascularizada do estroma irídico e do epitélio pigmentar. Essas estruturas de aspecto cístico variam em tamanho entre os ungulados, sendo mais evidente nos equinos, ao longo da borda dorsal da pupila.

Túnica nervosa

Também conhecida como *retina*, a túnica nervosa é responsável pela recepção e tradução do estímulo luminoso e a transmissão desses sinais pelo nervo óptico para o córtex visual por meio de impulsos nervosos.

A retina inicia-se no ponto em que o nervo óptico penetra na coroide, com o formato de um cálice côncavo, revestindo a coroide e terminando na borda pupilar. Apenas dois terços, aproximadamente, da retina podem ser atingidos pela luz que penetra no olho por meio do espaço pupilar. Por esse motivo, apenas essa porção da retina dispõe de células receptoras.

A túnica nervosa tem 10 camadas de tecidos nervosos, sendo a principal formada por células fotorreceptoras. Essas células são denominadas cones e bastonetes. Os bastonetes estão relacionados com a visão em preto e branco, ao passo que os cones, pela visão em cores. Os bastonetes estão distribuídos por toda a retina e são em menor número que os cones, que apresentam distribuição predominante na área central retiniana. Essa porção central é responsável pela visão sob intensa iluminação e pela visão aguda. A porção restante da retina é rica em bastonetes, responsáveis pela adaptação da visão ao escuro.

Arteríolas e vênulas emergem do disco óptico e fundem-se de várias maneiras para nutrir e drenar a retina. As arteríolas são ramos da artéria central da retina que chegam ao disco do nervo óptico em seu centro. A distribuição dos vasos retinianos varia entre as espécies domésticas. A maioria dos animais domésticos (grandes e pequenos ruminantes, suínos e carnívoros) e primatas apresenta padrão vascular denominado "holangiótico", caracterizado pela distribuição dos vasos retinianos principais, a partir da papila óptica. O padrão dos equinos é parangiótico, caracterizado pela presença de poucos vasos sanguíneos, restritos à área da papila óptica.

O cão apresenta fundo de olho em que os vasos sanguíneos são uma continuação direta das artérias principais ou uma rede ciliorretiniana. Normalmente, observam-se duas ordens de veias; uma delas reúne um conjunto de artérias visíveis quando o fundo do olho é examinado por meio de oftalmoscopia. As veias do fundo do olho são menos tortuosas que as artérias. Tanto a ordem primária de veias como a secundária são maiores que as artérias, sendo a circulação venosa de um vermelho mais escuro que o da arterial. As veias estão dispostas ao redor do disco óptico, de tal modo que podem ser observados os vasos dorsal, ventral, ventronasal ou ventrotemporal. As veias fúndicas primárias formam um círculo, um semicírculo ou um "Y" invertido dentro do disco.

A papila óptica (disco) costuma ser redonda, oval, triangular e até quadrangular. A coloração varia de cinza a cor-de-rosa e pode estar alterada pelo grau de plenitude das anastomoses venosas dentro do disco.

O epitélio pigmentar da retina é a sua camada mais externa, sendo pigmentada (coloração homogênea marrom) apenas no polo inferior da retina. A função desse epitélio pigmentar é essencial para a integridade e funcionalidade da retina.

A retina é a membrana metabolicamente mais ativa do corpo, característica indicada pelo alto consumo de oxigênio. A interrupção do fluxo de oxigênio em qualquer vaso coroidal ou retiniano resulta em rápida isquemia com grave e irreversível perda de função.

Câmaras do olho

A *câmara anterior* do bulbo ocular está circundada anteriormente pela córnea e posteriormente pela íris. Ela se comunica pela pupila com a câmara posterior. Esta se reserva a um pequeno espaço anular, de seção transversal triangular, limitado anteriormente pela íris, posteriormente pela parte periférica da lente (cápsula anterior da lente) e seus ligamentos e, externamente, pelos processos ciliares. As câmaras estão ocupadas pelo humor aquoso, um fluido límpido que consiste em aproximadamente 98% de água, pequena quantidade de cloreto de sódio e traços de albumina e substâncias extrativas. Ele é produzido pelo corpo ciliar por meio de um processo de ultrafiltração sanguínea, sendo essencialmente drenado através dos espaços da zônula ciliar para dentro do plexo venoso da esclera. A câmara vítrea do bulbo está situada entre a lente e a retina e contém o humor vítreo. O humor vítreo é um gel complexo composto por 99% de água, fibras colágenas, hialócitos e mucopolissacarídeos.

As fibras colágenas estão presentes em concentrações crescentes da base e ao redor do disco óptico. A inserção dessas fibras na cápsula posterior da lente da face vítrea anterior é significante em cães.

Os mucopolissacarídeos contêm alta proporção de ácido hialurônico, fato relacionado com as fibras colágenas e hialócitos. O ácido hialurônico dá viscoelasticidade ao humor vítreo.

Meios de refração

Os meios de refração dos olhos são: córnea, câmara anterior, lente e vítreo. A *lente* é uma estrutura biconvexa composta de células e seus processos. As células crescem de tal modo que a lente é formada por lâminas concêntricas de fibras lenticulares. Existem quatro estruturas distintas na lente: as cápsulas anterior e posterior da lente, o córtex e o núcleo da lente.

A lente é transparente, avascular e está presa pelo seu equador por meio das zônulas da lente (ligamentos suspensórios), que são fibras colágenas atadas ao corpo ciliar. Alterações na tensão dessas fibras mudam a curvatura das superfícies da lente, resultando em acomodação visual, já descrita anteriormente.

A face interna da cápsula anterior possui um epitélio composto por células epiteliais cuboides e epiteliais colunares. Esse epitélio é importante no transporte de cátions pela cápsula da lente. As células da lente produzem a substância do córtex e as arranja em sucessivas camadas presas umas às outras pelo cemento.

Devido ao fato de ser avascular, o seu metabolismo é precário e depende de constante fornecimento de nutrientes pelo humor aquoso. Qualquer distúrbio em sua composição afeta o metabolismo da lente, podendo ocasionar opacificações das suas estruturas, caracterizando o que se denomina catarata. As Figuras 15.3 e 15.4 mostram esquematicamente as estruturas descritas.

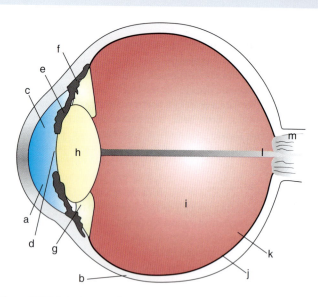

Figura 15.4 Estruturas oculares em corte sagital. a = córnea; b = esclera; c = câmara anterior; d = espaço pupilar; e = íris; f = corpo ciliar; g = fibras zonulares; h = lente; i = câmara vítrea; j = coroide; k = retina; l = disco óptico; m = nervo óptico.

Você sabia?

- Os cães são muito sensíveis a movimentos. Um exemplo prático para entender essa característica é a sina que os cachorros têm por presas e insetos. As cores desses insetos que vivem entre folhagens e matos costumam ser tons de verde ou marrom, justamente para facilitar a camuflagem.
- Para os cães, as cores desses insetos não fazem diferença, uma vez que seus olhos não percebem o verde de um grilo, por exemplo. Porém, esses insetos que se camuflam entre as vegetações se movimentam e, por mais lentos que sejam, a sensibilidade da visão de um cão é capaz de perceber que há algo ali.

Irrigação sanguínea e inervação do olho

Nos animais domésticos, a irrigação do olho é feita pela artéria oftálmica interna rudimentar. A principal irrigação nos mamíferos domésticos é provida pela artéria oftálmica externa, um ramo derivado da artéria maxilar que passa ventralmente à órbita para irrigar estruturas mais rostrais da face. Essas artérias podem ser divididas em três grupos: (1) ramo da artéria oftálmica externa (que irriga o bulbo ocular, a túnica vascular e a retina); (2) vasos que irrigam os músculos extraoculares; e (3) vasos que deixam a órbita para irrigar os anexos oculares.

A inervação do olho é feita por seis nervos cranianos: nervo óptico (II par), nervo oculomotor (III par), nervo troclear (IV par), nervo trigêmeo (V par), nervo abducente (VI par) e nervo facial (VII par). A maioria entra no cone orbitário, mas alguns atingem diretamente as estruturas acessórias. A via visual inclui o nervo óptico, o quiasma óptico, os núcleos geniculados laterais, as radiações ópticas e o lobo occipital do córtex cerebral. Setenta e cinco por cento das fibras do nervo óptico cruzam o quiasma óptico em cães, e 65% nos gatos. Assim, a maior parte da sensação visual tem representação contralateral no córtex cerebral.

A pupila apresenta inervação simpática e parassimpática ipsilateral, o que resulta em dilatação e constrição pupilar, respectivamente (ver Capítulo 11, *Semiologia do Sistema Nervoso*).

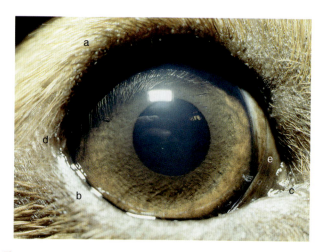

Figura 15.3 Aspecto externo do olho de um cão. a = pálpebra superior; b = pálpebra inferior; c = canto medial; d = canto lateral; e = terceira pálpebra.

EXAME CLÍNICO OFTÁLMICO

Serão descritos a seguir alguns aspectos comparativos do exame clínico dos olhos, da órbita e dos anexos oculares das espécies domésticas. O exame clínico oftálmico é uma extensão do exame físico e não deve, portanto, ser realizado isoladamente, pois há muitas manifestações oculares decorrentes de doenças sistêmicas, sobretudo as relacionadas com a túnica vascular do olho. Em geral, as doenças sistêmicas que afetam o globo ocular e seus anexos causam sinais bilaterais, enquanto sinais unilaterais resultam, provavelmente, de doenças locais.

O clínico precisa sempre detalhar a anamnese, realizar o exame físico completo, bem como indicar exames laboratoriais complementares e, por fim, investigar cautelosamente os sinais clínicos oculares apresentados.

O exame oftálmico deve ser realizado de maneira sistemática, ou seja, com a avaliação das estruturas extraoculares, seguida da avaliação das estruturas mais externas para as mais internas do bulbo ocular. Para tanto, há necessidade da utilização de alguns equipamentos, principalmente aqueles que promovem magnificação da imagem.

Equipamentos necessários

Muitas vezes, há certa relutância em se realizar o exame oftálmico, pressupondo serem necessários equipamentos de última geração e de elevado custo. Obviamente, tê-los à disposição para realização de um exame detalhado e preciso do olho é um fato importante. Talvez isso desencoraje os clínicos gerais a demonstrarem apreço à oftalmologia veterinária.

Basicamente, para a realização de um exame oftálmico completo, são necessários:

- Uma sala escura
- Uma fonte de luz artificial
- Uma lupa com pala
- Alguns instrumentos específicos
- Colírios para promover a dilatação pupilar
- Colírios à base de corantes vitais.

O Quadro 15.1 relaciona os principais equipamentos e materiais de um exame oftálmico.

Fonte de luz artificial | Lanterna

Uma simples lanterna a pilha é bastante útil para iluminar as estruturas extra e intraoculares a serem examinadas, embora lentes de aumento com luz própria sejam mais eficazes. Nesses casos, há, no mercado, lentes às quais pode ser acoplado um filtro azul para facilitar a observação das lesões que se coram pela fluoresceína (p. ex., úlceras de córnea).

Magnificação do campo a ser examinado | Lupas

A magnificação do campo a ser examinado (estruturas extra e intraoculares) é essencial para o exame acurado e diagnóstico. No mercado, há muitos instrumentos capazes de promover o aumento das estruturas oculares a serem examinadas. A utilização de lentes de aumento comuns do mercado deve ser considerada, mas as lupas com pala com o aumento de 2 até 4 vezes são superiores, além de facilitarem a manipulação do paciente (Figura 15.5). Instrumentos ópticos mais sofisticados, que combinam magnificação e iluminação (lupas com fontes de luz de fibra óptica, lâmpada de fenda e microscópio cirúrgico), estão disponíveis no mercado; no entanto, em muitas situações, seu custo elevado não justifica a sua aquisição. Obviamente, eles apresentam resolução superior e são, muitas vezes, essenciais ao diagnóstico e tratamento de algumas afecções oftálmicas.

Transiluminador

Esse equipamento pode ser útil quando aplicado sobre a esclera, próximo ao limbo, para iluminar estruturas da câmara posterior. A luz passa pela esclera e contorna o corpo ciliar, com possibilidade de ser observadas estruturas opacas, como tumores no corpo ciliar e íris, corpos estranhos ou exsudatos no interior do olho (Figura 15.6). Há obrigatoriedade de esse exame ser realizado em sala escura.

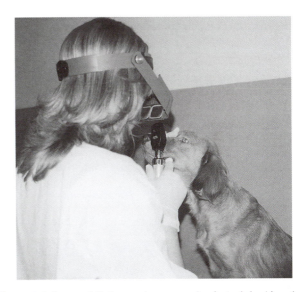

Figura 15.5 Exame oftálmico com lupa com pala e fonte de luz (do próprio oftalmoscópio direto).

> **Quadro 15.1** Principais equipamentos e materiais necessários para realização de exame oftálmico completo em animais domésticos.
>
> - Lupa com pala
> - Fonte de luz artificial (lanterna)
> - Transiluminador
> - Oftalmoscópio direto
> - Oftalmoscópio indireto
> - Lente de 20 dioptrias
> - Lâmpada de fenda
> - Tonômetro de endentação (tonômetro de Schiötz)
> - Tonômetro de aplanação (Tono-pen®)
> - Lente para gonioscopia
> - Tiras de papel de Schirmer
> - Colírio à base de corante vital de fluoresceína
> - Colírio à base de corante vital de Rosa Bengala
> - Colírio anestésico
> - Colírios cicloplégicos (midriáticos)
> - Espátulas ou escovas de coleta para citologia
> - *Swabs* estéreis

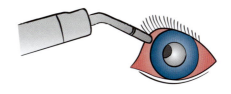

Figura 15.6 Representação esquemática do posicionamento do transiluminador na esclera.

Oftalmoscópio

O oftalmoscópio é um instrumento que contém uma fonte luminosa e uma série de lentes e espelhos. O objetivo da utilização desse instrumento é visualizar as estruturas localizadas no segmento posterior do globo ocular. Existem vários modelos de oftalmoscópio, mas apenas dois métodos de oftalmoscopia: (1) direto e (2) indireto (monocular e binocular). Quando comparados, cada método apresenta algumas vantagens e algumas limitações. De modo geral, a oftalmoscopia direta continua, ainda, sendo o método mais utilizado no Brasil, embora a oftalmoscopia indireta seja o método superior.

É importante lembrar que a oftalmoscopia, tanto direta como indireta, deve ser realizada em uma sala de exame semiescura ou escura e os olhos do paciente precisam permanecer em midríase induzida por medicamentos, a fim de que as áreas mais periféricas da retina possam ser mais bem visualizadas. O fármaco recomendado para provocar cicloplegia, em mamíferos, é a tropicamida, nas concentrações de 0,5 ou 1%, instilada sobre a superfície do olho. Exerce ação simpaticomimética de curta duração, provocando midríase durante 2 ou 3 h.

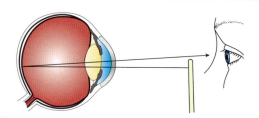

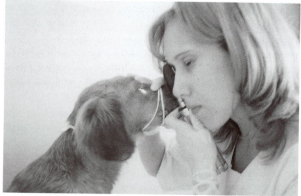

Figura 15.7 Oftalmoscopia direta em um cão.

Oftalmoscópio direto

O oftalmoscópio direto não é utilizado apenas para exame da retina, mas também para o exame de estruturas do segmento anterior do olho. Isso é possível graças ao sistema de lentes do equipamento. Essas lentes são reguláveis durante o exame, permitindo ajuste da profundidade do foco dentro do olho. O aparelho deve ser colocado a 2 cm do olho a ser examinado (Figura 15.7). A Figura 15.8 mostra as dioptrias ideais que devem ser ajustadas durante o exame para melhor avaliação das estruturas oculares. Elas podem variar dependendo do examinador, principalmente naqueles que apresentam alterações de refração como miopia, hipermetropia, entre outros.

Oftalmoscópio indireto

Nessa técnica, uma lente convexa de 10 a 30 dioptrias é colocada entre o olho a ser examinado e o olho do observador clínico (ver Ficha oftalmológica). Uma imagem real invertida é formada entre a lente e o olho do observador. A magnificação da imagem do fundo de olho dependerá do comprimento focal da lente (Figura 15.9). A lente mais utilizada nesse exame é a de 20 dioptrias, que fornece magnificação do campo de 4 a 5 vezes.

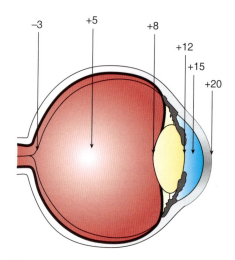

Figura 15.8 Melhores dioptrias do oftalmoscópio direto para exame das estruturas oculares.

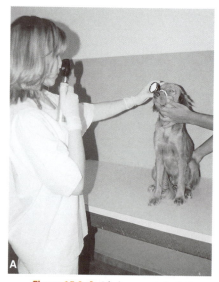
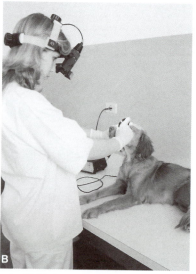

Figura 15.9 **A.** Oftalmoscopia indireta monocular. **B.** Oftalmoscopia indireta binocular.

Tonômetros

A tonometria implica avaliação da pressão intraocular (PIO). A PIO resulta em tensão na córnea e na esclera. Vários métodos são aplicados para estimá-la.

A PIO pode ser avaliada por palpação digital (Figura 15.10), ou seja, pela palpação do globo ocular com os dedos polegares do examinador colocados sobre as pálpebras superiores durante o exame físico. No entanto, essa avaliação é pouco precisa, tornando-se inadequada para o exame oftálmico de rotina. Ela deve ser utilizada quando não estiverem disponíveis os equipamentos para avaliação da PIO e está condicionada à experiência clínica do examinador. Clínicos experientes conseguem avaliar se a PIO está aumentada ou diminuída, o que pode auxiliar no raciocínio clínico.

Existem dois métodos básicos úteis na avaliação da PIO: a tonometria de endentação e a tonometria de aplanação.

Tonômetro de endentação

Utiliza-se um equipamento chamado tonômetro de Schiötz (Figura 15.11), o qual é colocado sobre a córnea, previamente dessensibilizada com colírio anestésico. O princípio do exame com esse equipamento é facilmente compreendido se for feita uma analogia do olho como um balão cheio de água. A extremidade metálica do equipamento é colocada sobre o balão sem aplicação de força, deixando apenas que o botão metálico encoste sobre a superfície do balão. Assim, o equipamento endenta a superfície do balão a certa distância, marcando um valor que deve ser corrigido por uma tabela de conversão em mmHg.

Tonômetro de aplanação

Existem vários tipos de tonômetros de aplanação para mensurar a PIO, incluindo os tonômetros de Maklakoff, Draeger, Perkins, Goldmann e Mackay-Marg. Esses tonômetros são bem mais precisos que o tonômetro de Schiötz. O Tono-pen® (Figura 15.12) é mais utilizado por oftalmologistas veterinários. Trata-se de um dispositivo com formato de caneta com um sensor na extremidade capaz de mensurar precisamente a PIO por aplanação do olho, ou seja, mensura a PIO com base na definição de pressão e força por unidade de área ($P = f/área$). Se a área for conhecida, e a força mensurada, pode-se calcular a pressão.

Lâmpada de fenda

O biomicroscópio ou lâmpada de fenda (Figura 15.13) é um instrumento para o exame do olho com magnificação e iluminação de imagem que pode ser superior a 40 vezes. Ela fornece riqueza de detalhes das estruturas extra e intraocular, o que as lupas comuns não conseguem fornecer. É especialmente útil ao exame de pálpebras, terceira pálpebra, conjuntiva, córnea, íris e lente, ou seja, o segmento anterior do olho. É possível também fornecer a largura do ângulo de drenagem e a profundidade da câmara anterior. As modificações ópticas, o vítreo e a retina também podem ser examinados. Existem dois tipos de lâmpada de fenda: uma com estativa fixa e outra portátil. Essa última é mais útil para o uso em medicina veterinária.

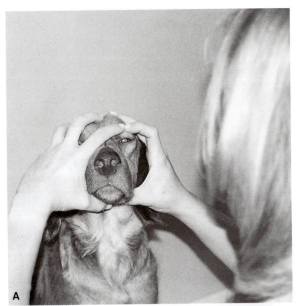

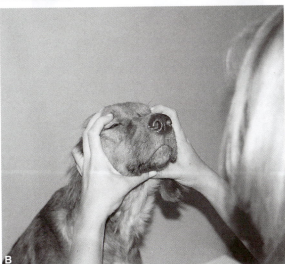

Figura 15.10 Avaliação da pressão intraocular (PIO) por palpação digital. **A.** Avaliação da PIO de um dos olhos. **B.** Comparação das PIO entre os olhos.

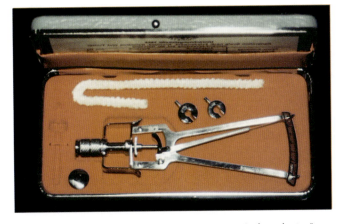

Figura 15.11 Tonômetro de Schiötz para tonometria de endentação.

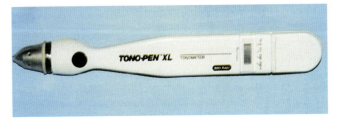

Figura 15.12 Tono-pen® para tonometria de aplanação. (Foto gentilmente cedida por J. L. Laus.)

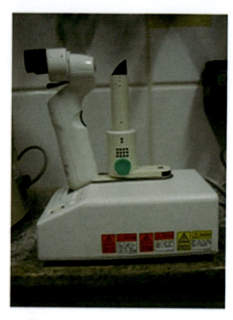

Figura 15.13 Lâmpada de fenda portátil.

Contenção dos animais

Muitos cães e gatos conseguem ser examinados apenas com uma boa contenção física, além do uso de focinheiras ou mordaças. No entanto, ocasionalmente, os pacientes que não cooperam com o exame devem ser, ao menos, tranquilizados com associação de cetamina/diazepam ou com fenotiazínicos (acepromazina, levomepromazina). Quando a acepromazina é utilizada, observa-se protrusão da terceira pálpebra sobre a superfície ocular, além do efeito miótico do fármaco, o que interfere no exame das estruturas intraoculares e na realização de determinados procedimentos diagnósticos. Se for necessária a contenção farmacológica, antes da administração de qualquer substância, deve-se dilatar a pupila com uso de cicloplégicos, como a solução tópica de tropicamida 1% e/ou atropina 1%. Em alguns casos, haverá a necessidade do uso de agentes anestésicos gerais que promovam anestesia geral de ultracurta duração, a exemplo do tiopental sódico. Nesse caso, será necessária a mobilização dos olhos para o exame, uma vez que permanecem ventrofletidos sob efeito desses fármacos.

Recomenda-se também conhecer os efeitos dos agentes anestésicos sobre a PIO e a secreção lacrimal, pois pode haver influência sobre os valores da mensuração da PIO e o teste da lágrima de Schirmer (TLS), respectivamente. A anestesia do nervo auriculopalpebral raramente é utilizada em cães. Recentemente, quando há necessidade de promover a acinesia do globo ocular e analgesia, procede-se ao bloqueio do ramo oftálmico do nervo trigêmeo associado ao bloqueio do nervo supraorbitário. Detalhes sobre a contenção química podem ser observados nos Capítulos 2, *Contenção Física dos Animais Domésticos*, e 3, *Contenção Química*.

Em grandes animais, na maioria das vezes, a contenção da cabeça com freio ou cabresto é suficiente. Se o cavalo for agitado ou movimentar continuamente a cabeça, um cachimbo de contenção e a sedação serão necessárias. Em equinos, as intervenções repetidas no olho, manipulações, administrações de medicamentos e a coleta de amostras tornam-se mais difíceis à medida que o número de intervenções aumenta. Assim, o uso de sedação associada à contenção física é necessário (ver Capítulo 3, *Contenção Química*, Seção B, *Ruminantes e Equídeos*). Adicionalmente à sedação e à contenção física, muitas vezes são necessários anestesia tópica e bloqueio de condução, especialmente quando houver lesão dolorosa, pois facilitam a abertura das pálpebras. Embora o globo ocular, a conjuntiva e a maior parte das pálpebras adjacentes e da pele possam ser anestesiados pelo bloqueio do nervo oftálmico, a anestesia tópica com cloridrato de proximetacaína 0,5% é o método preferido para a anestesia da córnea e conjuntiva (Figura 15.14). É usada para exame dessas estruturas em pequenos animais. Quando a abertura das pálpebras estiver impossibilitada, indica-se o bloqueio do nervo auriculopalpebral (Figura 15.15) para obtenção de acinesia palpebral.

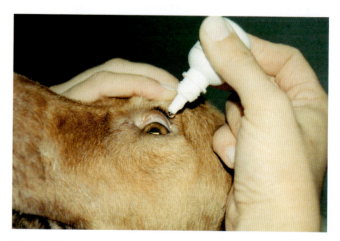

Figura 15.14 Anestesia tópica da superfície ocular em um cão. A instilação do fármaco deve ser feita sobre a conjuntiva do canto temporal superior.

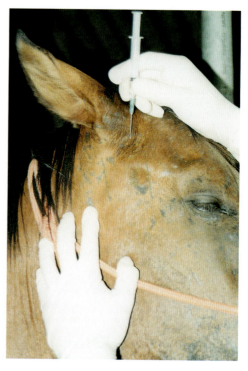

Figura 15.15 Bloqueio do nervo auriculopalpebral em um equino.

Ambiente do exame

O ambiente para realização do exame oftálmico deve ser tranquilo e com controle da luminosidade ou, de preferência, uma sala completamente escura. Isso nem sempre é possível, principalmente para os grandes animais. Nesse caso, dar preferência para realizá-lo em baias, e não em um ambiente ao ar livre. A sala escura, além de deixar o animal mais tranquilo, evita o reflexo de objetos da sala sobre a córnea, o que pode, muitas vezes, ser interpretado como uma lesão corneal, por exemplo.

Anamnese | História clínica

É por meio das informações do tutor que se começa a criar uma linha lógica de raciocínio para, assim, instituírem-se diagnóstico e tratamento confiáveis, garantindo a cura da doença e satisfação do tutor. Nem sempre essas informações são precisas e confiáveis, principalmente quando se trata de animais de companhia que recebem pouca atenção dos seus donos ou para grandes animais com os quais não haja convivência diária, a não ser para aqueles que tenham elevado valor zootécnico. Muitas vezes, os tutores não sabem informar sobre a sequência de aparecimento dos sinais sistêmicos e oculares, muito menos quanto ao tempo de evolução. Como leigos, sabem relatar a respeito da presença ou não de secreção ocular, olho vermelho, dor à manipulação do olho, alterações de coloração, alterações do tamanho e do diâmetro do bulbo ocular ou pupila. O relato de cegueira é relacionado com o fato de o animal estar batendo em obstáculos (principalmente pequenos animais).

Nesse sentido, é importante estabelecer uma sequência lógica de questionamentos. O Quadro 15.2 relaciona a sequência de perguntas básicas que devem ser feitas aos tutores.

Identificação do paciente | Resenha

Raça, idade e sexo do animal são úteis para determinar o diagnóstico e o prognóstico de muitas doenças oculares.

Raça

Muitas raças de animais domésticos são predispostas a determinadas doenças oculares hereditárias. Exemplos típicos são: coloboma do nervo óptico em animais da raça Charolês; síndrome uveodermatológica em cães da raça Akita; síndrome da ectasia escleral em cães da raça Collie, entre outras.

Quadro 15.2 Questionamentos que devem ser direcionados ao tutor na busca de informações a respeito do(s) problema(s) ocular(es) apresentado(s).

- Há baixa na acuidade visual? Há piora noturna ou diurna?
- Qual a duração dos sinais clínicos?
- Houve melhora ou piora do quadro desde o aparecimento da doença?
- Histórico de doenças oculares anteriores?
- A condição é uni ou bilateral?
- Houve evolução rápida ou progressiva?
- Presença ou não de secreção ocular? Tipo de secreção?
- Histórico de traumatismo ocular?
- Há histórico familiar da doença ocular?
- Houve tentativa de tratamento tópico ou sistêmico? Quais fármacos foram utilizados? Houve melhora ou piora do quadro com o tratamento?
- Houve sinais clínicos sistêmicos que aventem a possibilidade de curso de uma doença sistêmica?
- Presença de distúrbios locomotores que aventem a possibilidade de curso de uma doença sistêmica nervosa?
- Dados sobre alimentação, vacinação e vermifugação

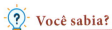

Você sabia?

- Os bovinos são daltônicos e não conseguem distinguir as cores vermelho e verde. Em uma tourada, é a ondulação do pano que atrai o touro, e não a cor vermelha, como muitos pensam.

Idade

A idade do animal é sempre um dado relevante no diagnóstico de doença ocular. Exemplos clássicos são: catarata congênita em vacas da raça Jersey; degeneração dos fotorreceptores da retina em cães da raça Poodle miniatura.

Sexo

Doenças oculares ligadas ao sexo também são descritas na literatura, a exemplo da atrofia progressiva de retina ligada ao cromossomo X em cães da raça Husky Siberiano.

Exame sistemático do olho

Como mencionado anteriormente, o exame oftálmico deve ser realizado de maneira sistemática na busca das alterações mencionadas pelos tutores. Sempre deve ser feito o exame nos dois olhos. Quando a doença for unilateral, é preciso iniciar o exame pelo olho contralateral, supostamente normal. Salienta-se também a importância da realização do exame físico geral prévio.

É importante que o tutor ou, ao menos, uma pessoa de convívio do animal esteja presente na sala de exame, para que não seja aumentado o estresse durante a manipulação e, principalmente, instalem-se alterações oculares que possam interferir na interpretação do exame (p. ex., animais muito estressados fazem dilatação pupilar temporária pela descarga de epinefrina).

Primeiramente, avalia-se a reação do animal no ambiente desconhecido de exame. Se houver histórico de cegueira, o animal deve ser estimulado a andar pela sala de exame para observar se ele colide com obstáculos que podem ser colocados à sua frente (Figura 15.16). É realizado com a sala de exame iluminada e completamente escura. Esse teste fica um

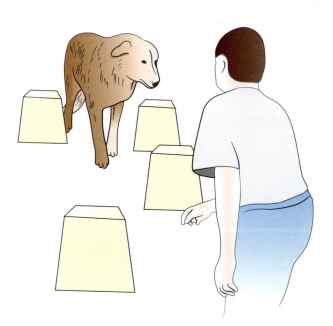

Figura 15.16 Representação esquemática do teste para cegueira em um cão diante de obstáculos.

pouco limitado para equinos, pequenos e grandes ruminantes. Nesse caso, se a sala tiver um bom espaço, os animais relutam em deambular, permanecendo parados e, muitas vezes, agitados.

Inicialmente, deve-se observar a região periocular na busca de anormalidades grosseiras como assimetria facial, aumentos de volumes periorbitais (Figura 15.17) e desvio do eixo visual (estrabismos). Verifica-se, ainda, a presença de secreção ocular (tipos de secreção) (Figura 15.18), olho vermelho, alopecia periocular e corrimentos nasais. Salienta-se que, na presença de secreções oculares, procede-se à coleta de material por meio de *swab* estéril para isolamento e identificação de agentes bacterianos, virais ou fúngicos (Figura 15.19). Pode-se, ainda, obter material da superfície ocular com auxílio de espátulas (espátula de Kimura) ou escovas ginecológicas para investigação citopatológica (Figura 15.20 A). O material obtido deve ser aplicado por rolamento sobre uma lâmina de vidro limpa (Figura 15.20 B) para, posteriormente, ser corado por Giemsa ou pan-óptico rápido. Outras colorações deverão ser utilizadas.

Após essa inspeção cuidadosa, deve-se, quando possível, verificar se o olho do animal retorna à posição central da fissura palpebral, após movimentos de elevação, depressão e lateralidade (para direita e esquerda) da cabeça. Em seguida, inicia-se o exame sistemático do olho, avaliando-se, inicialmente, os anexos oculares, as túnicas fibrosa, vascular e, por fim, nervosa.

Os dados obtidos no exame são anotados em uma ficha clínica oftalmológica (ver Ficha oftalmológica).

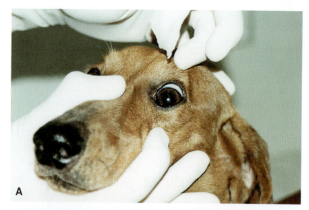

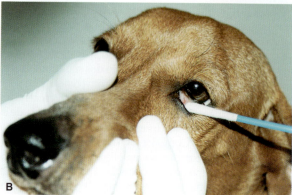

Figura 15.19 Coleta de material para isolamento e antibiograma de agentes da superfície ocular em um cão. **A.** Limpeza prévia com auxílio de algodão embebido em água. **B.** Coleta de material com *swab* estéril no saco conjuntival inferior. Devem-se realizar movimentos rotatórios sem o contato com as pálpebras.

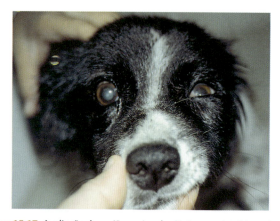

Figura 15.17 Avaliação da região periocular. Nota-se assimetria periocular causada por aumento de volume orbitário inferior em um cão.

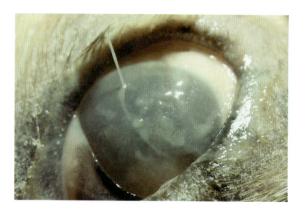

Figura 15.18 Avaliação da presença de secreção. Nota-se secreção ocular mucopurulenta em olhos com ceratoconjuntivite seca em um cão. (Imagem gentilmente cedida por J. L. Laus.)

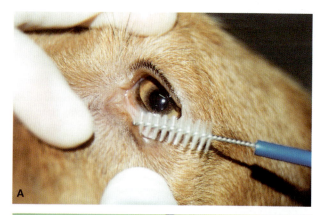

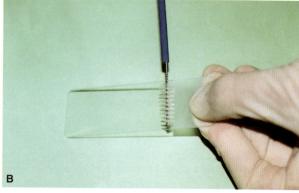

Figura 15.20 A. Coleta de material da superfície ocular de um cão para exame citopatológico, com auxílio de escova ginecológica. **B.** Aplicação do material obtido sobre a lâmina de vidro por rolamento.

> **Você sabia?**
>
> - A visão de um gato é melhor e pior que a do ser humano. É melhor porque os gatos conseguem ver melhor em ambientes mais difusos e têm uma visão esférica superior. É pior porque não conseguem distinguir cores tão bem como os humanos, não sendo capazes, portanto, de diferenciar vermelho e verde.
> - A visão de um gato é muito melhor no escuro. O olho de gato tem uma grande quantidade de bastonetes, estruturas que auxiliam na visão noturna desses animais. Outra estrutura que ajuda esses animais a enxergarem no escuro é o *tapetum lucidum*. O olho felino tem menos cones na retina.
> - Os gatos têm uma visão periférica muito mais ampla que os humanos. Eles podem enxergar em um ângulo de até 200°, o que lhes dá uma vantagem ao detectar movimentos e ameaças potenciais ao seu redor.

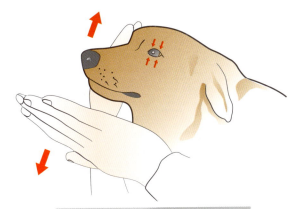

Exame neuroftalmológico

Avalia a integridade neuroanatômica do sistema visual. As manobras realizadas nessa avaliação são:

- Reflexo de ameaça visual – deve ser realizado em ambos os olhos
- Reflexo pupilar direto e consensual
- Reflexo palpebral
- Reflexo corneal
- Reflexo vestibular.

Esses reflexos avaliam a integridade dos pares de nervos cranianos com a visão (nervos óptico, oculomotor, troclear, trigêmeo, abducente, facial e vestibular) e inervação simpática e parassimpática ocular. Salienta-se que o teste de tais reflexos deve ser realizado antes da administração de tranquilizantes, sedativos, anestésicos tópicos, substâncias midriáticas e bloqueio anestésico locorregional. Detalhes desses testes podem ser pesquisados no Capítulo 11, *Semiologia do Sistema Nervoso*.

Reflexo de ameaça visual

Nesse reflexo, a face palmar da mão do examinador é dirigida ao olho do paciente e observa-se a atitude do animal diante desse ato (Figuras 15.21 e 15.22). É normal animais sem alteração da acuidade visual desviarem a cabeça da mão do examinador e piscarem. O olho contralateral deve ser coberto com a outra mão. A ausência desse reflexo é observada em animais cegos e pode ser achado normal em neonatos. É importante tomar cuidado para não tocar as pálpebras nem os cílios e, ainda, não exercer movimento brusco de modo a promover o deslocamento de ar sobre a superfície ocular, pois isso produzirá ação em resposta a um estímulo tátil, em vez de resposta a um estímulo visual.

O reflexo de ameaça visual falso-negativo pode ser observado em animais dóceis. Nesse caso, deve-se testar a via visual pelo teste da "bolinha de algodão". Uma bolinha de algodão é solta de uma altura acima da cabeça do animal e espera-se que o animal acompanhe a sua queda (Figura 15.23). O mesmo cuidado de ocluir a visão do olho contralateral deve ser tomado.

Reflexo pupilar direto e consensual

O reflexo pupilar é realizado com auxílio de uma fonte de luz artificial (lanterna), a fim de se observar a constrição pupilar. O reflexo direto é realizado incidindo-se a luz diretamente no olho a ser testado. O reflexo consensual consiste em incidir a luz em um dos olhos, observando-se, no entanto, se há constrição pupilar do olho contralateral.

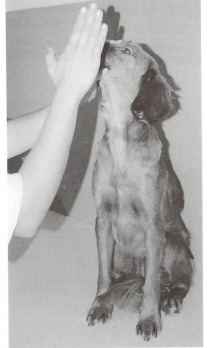

Figura 15.21 Reflexo de ameaça visual em um cão.

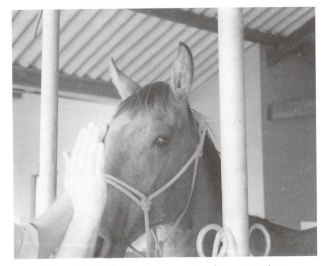

Figura 15.22 Reflexo de ameaça visual em um equino.

No reflexo pupilar direto, avaliam-se:

- Integridade da camada fotorreceptora da retina
- Integridade do nervo óptico ipsilateral, como uma via aferente

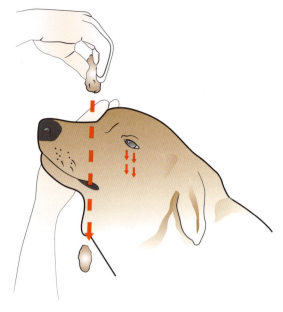

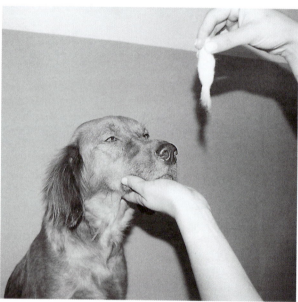

Figura 15.23 Teste da via visual com "bolinha de algodão".

- Via parassimpática do nervo oculomotor ipsilateral, como uma via eferente
- Funcionalidade do músculo constritor da íris ipsilateral.

No reflexo pupilar consensual, avaliam-se:

- Integridade da camada fotorreceptora da retina
- Integridade do nervo óptico ipsilateral, como uma via aferente
- Via parassimpática contralateral do nervo oculomotor, como uma via eferente
- Funcionalidade do músculo constritor da íris contralateral.

Ambos os reflexos frequentemente estão presentes em animais cegos. Isso ocorre quando a cegueira é resultante de uma lesão central (encefálica). Também ocorre em casos de doenças retinianas e do nervo óptico, quando há preservação de poucos fotorreceptores e axônios do nervo óptico, pois esses reflexos requerem somente um número limitado dessas estruturas funcionais quando comparado ao grande número necessário

para o fenômeno da visão. A Figura 15.24 resume as vias neurológicas envolvidas nos reflexos pupilares à luz.

Reflexos palpebral e corneal

Esses testes são realizados tocando-se delicadamente a córnea ou as pálpebras superior e inferior, respectivamente (Figuras 15.25 e 15.26). A resposta é igual em cada um dos casos, embora vias diferentes sejam testadas. É importante salientar que esses reflexos não indicam, necessariamente, que o animal possua visão. Eles são primariamente reflexos protetores destinados a produzir o fechamento das pálpebras e movimentos da cabeça, de maneira rápida, a fim de prevenir lesões. O Quadro 15.3 resume as respostas oculares diante da realização desses reflexos.

Reflexo vestibular

Esse reflexo é realizado movimentando-se a cabeça do animal de um lado para o outro, observando se os olhos deslocam-se, acompanhando o movimento da cabeça (Figura 15.27). Deve-se observar, ainda, se há movimentos verticais dos olhos. Ele avalia a funcionalidade dos nervos oculomotor e abducente, o sistema vestibular e os músculos extraoculares. O nervo oculomotor inerva os músculos retos ventral, medial e dorsal, e o nervo abducente inerva o músculo reto lateral.

Exame sequencial das estruturas extra e intraoculares

Alguns testes diagnósticos em oftalmologia requerem o uso de certos equipamentos, bem como fármacos e corantes vitais para avaliação de determinadas estruturas. Certos testes, porém, podem ter seus resultados alterados, em consequência da administração de algumas substâncias, como é o caso do TLS. Assim, indica a sua realização antes do início do exame sistemático, no qual o uso de alguns fármacos e corantes para os testes será necessário.

Quando houver suspeita de doenças da superfície ocular, alguns testes poderão ser empregados. Devem ser realizados antes da utilização de fármacos e corantes vitais.

 Você sabia?

- As cabras têm pupilas retangulares, o que lhes dá um campo de visão mais amplo que o dos humanos. Dizem as lendas que os cavalos conseguem ver as coisas maiores que os humanos, e é por isso que, às vezes, se assustam facilmente.

Teste da lágrima de Schirmer

Teste semiquantitativo que avalia a produção de lágrima (em milímetros) produzida pelo olho durante 1 min. Para tanto, é usada uma tira de papel-filtro encontrada comercialmente para uso específico nesse exame (Figuras 15.28 e 15.29). O papel é o Whatman nº 40. Existem dois tipos de TLS (números 1 e 2). No TLS 1, avalia-se a quantidade de lágrima produzida em 1 min sem dessensibilização da superfície ocular. A presença do papel sobre ela também estimula a liberação de lágrima (avalia a produção contínua de lágrima). No TLS 2, a sensação corneal é impedida por meio da administração tópica de colírio anestésico, que bloqueia a secreção reflexa da glândula lacrimal principal e da terceira pálpebra, avaliando-se, assim, os valores

Capítulo 15 ♦ Semiologia do Sistema Visual dos Animais Domésticos 625

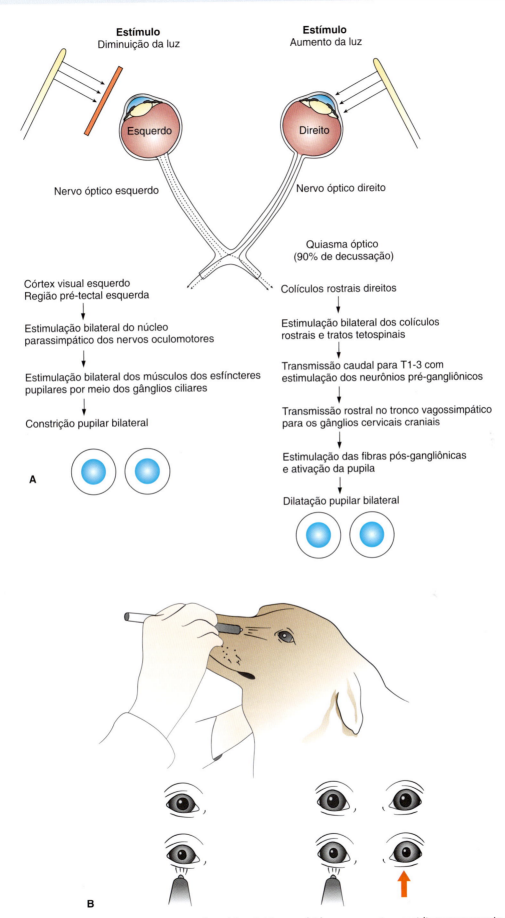

Figura 15.24 Vias neurológicas envolvidas nos reflexos pupilares à luz. **A.** Vias envolvidas nas respostas constritoras ao aumento de luz. **B.** Resposta dilatadora decorrente de diminuição da luz.

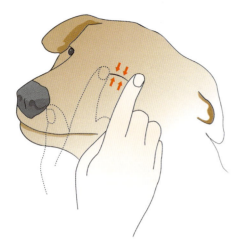

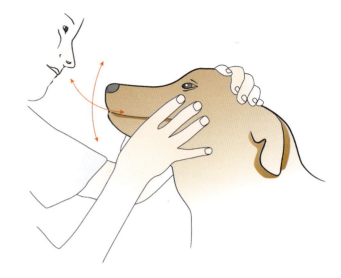

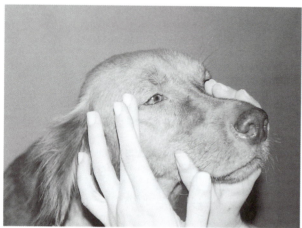

Figura 15.25 Reflexo palpebral em um cão.

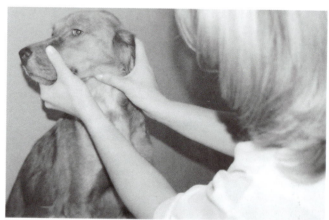

Figura 15.27 Reflexo vestibular em um cão.

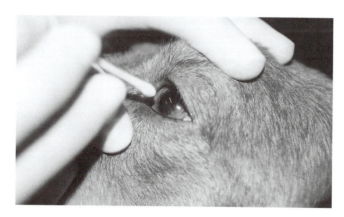

Figura 15.26 Reflexo corneal em um cão.

Quadro 15.3	Respostas oculares e vias testadas diante dos reflexos corneal e palpebral.	
	Reflexo palpebral	**Reflexo corneal**
Estímulo	Tocar a pálpebra	Tocar a córnea
Via aferente	Nervo oftálmico (pálpebra inferior) Nervo maxilar (pálpebra inferior)	Nervo oftálmico
Via eferente	Nervo facial	Nervo facial
Efetores	Músculos da pálpebra	Músculos da pálpebra
Efeito	Piscar	Piscar

basais de lágrima produzida. Os valores normais nas espécies domésticas encontram-se listados no Quadro 15.4.

É importante salientar que os dados apresentados são os encontrados na literatura internacional. É conhecido que fatores como altitude, tipo de clima, entre outros fatores ambientais, podem influenciar esses valores. É necessário, portanto, obter valores nacionais desse teste para as diferentes espécies. Nesse sentido, encontram-se na literatura nacional alguns dados relativos aos valores normais em cães (TLS 1 = 13,3 ± 5,1 mm/min) (Andrade et al., 2001).

Como alternativa mais econômica para realização do TLS, está descrito o TLS modificado, em que se utiliza o papel de filtro comum recortado nas dimensões de 0,5 × 5 cm para sua realização. Os valores normais desse teste são: 18 ± 6,3 mm/min (Andrade et al., 2001).* Outros trabalhos nacionais obtiveram valores similares a esses.

O teste é realizado colocando-se a tira de papel no saco conjuntival inferior com uma dobra de 0,5 cm. Nos papéis comerciais, essa dobra já vem delimitada. Deve-se, em seguida, contar 1 min e, por fim, realizar a leitura em régua milimetrada. Estão disponíveis no mercado papéis que já contêm a escala milimetrada e marcação por corante, dispensando-se a leitura em régua.

---

*Valor referência de uma cidade do noroeste paulista.

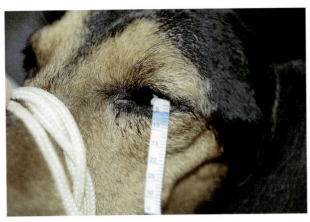

Figura 15.28 Teste da lágrima de Schirmer com papel milimetrado em um cão.

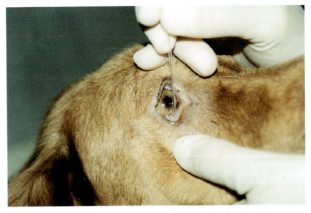

Figura 15.30 Coleta de lágrima com auxílio de tubo de micro-hematócrito para o teste de floculação da lágrima em um cão.

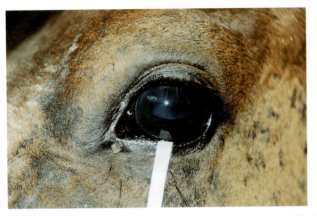

Figura 15.29 Teste da lágrima de Schirmer modificado (com papel-filtro) em um equino.

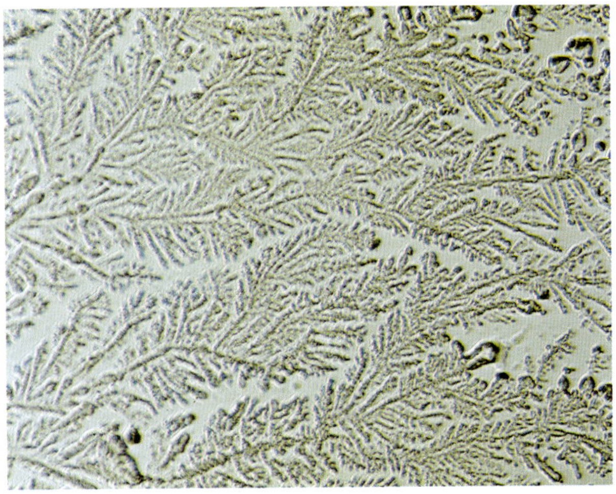

Figura 15.31 "Aspecto de samambaia" considerado padrão normal no teste de floculação da lágrima em um cão (observação ao microscópio de luz polarizada).

Quadro 15.4 Valores normais do teste de lágrima de Schirmer (TLS 1 e TLS 2) nas espécies domésticas em mm/min.

Espécie	TLS 1	TLS 2	Valores anormais
Canina	19,8 ± 5,3	11,6 ± 6,1	< 5
Felina	16,9 ± 5,7	–	< 5
Equina	> 15	–	< 10
Bovina	> 15	–	< 10

Fonte: Slatter, 1990.

Teste de floculação da lágrima

Consiste em avaliar a integridade funcional do filme lacrimal, observando-se o padrão de distribuição de mucina sobre a superfície ocular. Deve-se colher uma pequena quantidade de lágrima com o auxílio de um tubo de micro-hematócrito. O material é então distribuído sobre a superfície de lâmina de vidro limpa, seco à temperatura ambiente. A leitura deve ser realizada em microscópio de luz polarizada. Em animais normais, são observadas estruturas que se arranjam em padrão semelhante a folhas de samambaia. Falhas nesse padrão de distribuição indicam deficiência de mucina e consequente falha na integridade funcional do filme lacrimal. Observam-se, nas Figuras 15.30 e 15.31, a coleta da lágrima e o padrão de distribuição normal de mucina em cão, respectivamente.

Teste de canulação e lavagem do ducto lacrimal

Esse teste é empregado para avaliação da patência do ducto nasolacrimal, bem como para o diagnóstico de alterações ou imperfurações dos pontos lacrimais (Figura 15.32). Está indicado em casos de epífora ou descarga ocular mucopurulenta crônicas, associadas ao retardo ou à ausência da passagem da fluoresceína do olho até a abertura do ducto nasolacrimal, nas narinas (teste de Jones). Em cães, gatos e bovinos, a injeção do fluido é realizada por via normógrada, ou seja, pelos pontos lacrimais, dada a dificuldade de identificação da abertura distal do ducto nasolacrimal. Os pequenos animais são extremamente resistentes à realização do exame, requerendo, assim, anestesia geral. Em grandes animais, a pigmentação da conjuntiva pode dificultar a identificação dos pontos lacrimais. Em equinos, o método empregado para avaliação da patência do ducto é a via retrógrada, ou seja, por meio da canulação do orifício distal do ducto nasolacrimal. Para realização do teste, a contenção física, com equipamentos como cachimbo de contenção e cabresto, é suficiente. Se houver necessidade, o exame pode ser feito sob contenção farmacológica.

A solução fisiológica estéril é utilizada para injeção no ducto nasolacrimal (cerca de 1 a 2 mℓ). A resistência à passagem (ou falha na passagem) da solução indica imperfuração

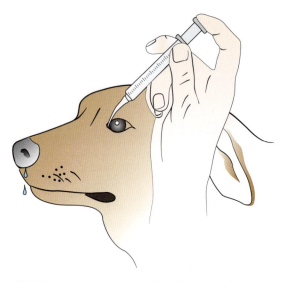

Figura 15.32 Representação esquemática da lavagem do ducto nasolacrimal em um cão.

dos pontos lacrimais ou presença de debris inflamatórios no ducto. Nesse caso, eles são coletados e enviados para realização de exame citológico e de cultura.

 Você sabia?

- Os cães podem ver em cores, mas são parcialmente daltônicos, não conseguindo distinguir todas elas, porque têm apenas dois receptores (azul e vermelho), enquanto os humanos possuem três (azul, vermelho e verde). Os olhos desse quatro patas têm uma membrana que rebate a luz de volta para a retina. Isso aumenta em 40% a luminosidade no escuro, comparando com a visão humana.

Teste de Rosa Bengala

O corante vital Rosa Bengala (dicloro-tetraiodo fluoresceína) é utilizado para avaliação e diagnóstico de distúrbios da superfície ocular causados principalmente por deficiência lacrimal, como é caso da ceratoconjuntivite seca. É empregado, ainda, no diagnóstico e no prognóstico de deficiência de mucina na lágrima e anormalidades epiteliais corneais superficiais (queratite punctata em cães e queratite dendrítica causada pelo herpes-vírus felino do tipo 1 em gatos).

Comercialmente, existem duas apresentações: na forma de colírio (solução a 1%) ou em bastão (1 mg/bastão). Após instilação no olho, este deve ser examinado de preferência em lâmpada de fenda. No entanto, equipamentos de menor resolução podem ser empregados no exame.

Teste da fluoresceína

A fluoresceína (sódica) é um corante tóxico, solúvel em água, utilizado na forma de colírio a 2% e em tiras de papel (bastões) impregnadas. Serve ao diagnóstico das úlceras de córnea, avaliando-se a extensão da lesão na córnea e também em pequenos defeitos epiteliais que não são visíveis ao exame da córnea. Por ser um corante hidrossolúvel, dissolve-se na porção aquosa da lágrima e, havendo quebra das junções intercelulares epiteliais (defeitos) com exposição do estroma corneal, impregna-se nessa camada, que possui afinidade aquosa, pela presença de proteoglicanos na sua matriz extracelular. A fluoresceína é facilmente detectada, utilizando-se um filtro azul-cobalto presente na haste iluminadora da lâmpada de fenda.

Em caso de não se dispor desse equipamento, pode-se utilizar o mesmo filtro presente em alguns oftalmoscópios diretos e indiretos. Em úlceras de grande extensão e profundas, apenas uma luz artificial em sala escura permite a observação da úlcera de coloração esverdeada. Deve-se dar preferência ao uso do corante em bastão em vez do colírio, pois a solução de fluoresceína é um excelente meio de cultura para bactérias como a *Pseudomonas aeruginosa*.

Esse teste permite, ainda, mais três avaliações: (1) tempo de ruptura ou rompimento do filme lacrimal; (2) teste de patência do ducto nasolacrimal ou teste de Jones (TJ); e (3) teste de Seidel (TS).

O teste do tempo de ruptura do filme lacrimal (TRFL) é medido após a instilação da fluoresceína, impedindo que o paciente feche as pálpebras e, assim, registra-se o tempo, em segundos, até que a primeira área seca apareça. O teste deve ser realizado utilizando-se o filtro azul-cobalto presente na haste iluminadora da lâmpada de fenda. O tempo normal de TRFL em cães é de 20 ± 5 s. O movimento ocular pode interferir no resultado, sendo indicada a anestesia dissociativa com cetamina e xilazina para minimizar esses movimentos. Um tempo inferior ao descrito indica deficiência da camada de mucina do filme pré-corneal.

O TJ consiste na avaliação da integridade do aparelho lacrimal após a instilação da fluoresceína sódica sobre o olho, registrando-se seu tempo de passagem pelo aparelho lacrimal até seu aparecimento nas narinas. O tempo normal para cães, gatos e equinos é de 5 min (Figura 15.33). A quantidade de fluoresceína, o tempo de produção de lágrima e o comprimento do ducto nasolacrimal podem influenciar esse tempo. Assim, tempos acima de 5 min indicam obstrução parcial ou completa do ducto. Resultados falso-negativos podem ser observados em cães braquicefálicos, pois, nessas raças, o orifício distal do ducto desemboca caudalmente dentro da nasofaringe. O exame da porção caudal da língua e faringe com a luz azul pode confirmar a presença do corante nessa região, indicando patência do ducto.

Finalmente, o TS é usado para detectar a saída de humor aquoso pela perfuração corneal, úlceras profundas de córnea e locais de sutura. O examinador aplica a fluoresceína,

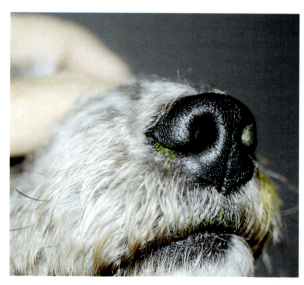

Figura 15.33 Narina de um cão impregnada com fluoresceína após realização do teste de Jones, indicando patência do ducto nasolacrimal.

utilizando gotas ou tiras de papel impregnadas com o corante no local em que se suspeita haver o vazamento, e procura por um fluido claro que conflua em direção ao corante laranja.

Outros corantes são utilizados para investigação de alterações da superfície ocular. O Quadro 15.5 mostra alguns outros corantes empregados em oftalmologia veterinária.

Tonometria

A tonometria é uma estimação da PIO, essencial nos testes diagnósticos para todos os exames oftalmológicos. Como descrito anteriormente, a córnea deve ser anestesiada com uma ou duas gotas de colírio anestésico (cloridrato de proximetacaína 0,5%), e o tonômetro (de endentação ou aplanação) é, então, posicionado sobre a região axial (central) da córnea, enquanto as pálpebras são contidas pelos dedos do examinador. Estar atento para:

- Restringir movimentos da cabeça
- Posicionar adequadamente o tonômetro
- Realizar anestesia tópica da córnea
- Avaliar a necessidade de sedação e bloqueio do nervo auriculopalpebral em grandes animais.

Recomenda-se evitar a prévia pressão digital do globo por meio das pálpebras, pois isso pode elevar a PIO.

A tomada de PIO com o tonômetro de Schiötz deve ser obtida 3 vezes consecutivas, indicando-se, assim, o cálculo da média dos valores obtidos. O peso do equipamento normalmente utilizado é de 5,5 g. É importante que, durante esse exame, a córnea do paciente seja mantida paralela à mesa de atendimento (em pequenos animais) ou ao piso (em grandes). O exame é mais difícil em animais menos cooperativos.

As vantagens do uso do Tono-pen® são:

- Fornece PIO mais precisa
- Não são necessárias as três mensurações como para o tonômetro de Schiötz
- Não é preciso que a cabeça do animal fique na posição vertical.

Erros induzidos por diferentes tamanhos e curvaturas de córnea são de menor importância; a *probe* (na extremidade do equipamento) é protegida por uma capa elástica descartável, o que impede a transmissão de infecção. A desvantagem está no custo do equipamento.

Os valores normais da PIO estão apresentados no Quadro 15.6.

Quadro 15.5 Corantes empregados em oftalmologia veterinária, seus efeitos e suas indicações diagnósticas.

Corante	Efeito	Indicação diagnóstica
Fluoresceína	Cora o estroma corneal, indicando quebra de espaços intercelulares do epitélio	Úlcera de córnea, teste de Jones, teste do tempo de ruptura do filme lacrimal e teste de Seidel
Rosa Bengala	Cora mucina e células em degeneração	Conjuntivite e ceratoconjuntivite seca
Azul de alcian	Cora muco	Conjuntivite e ceratoconjuntivite seca
Azul de tripan	Cora muco e células da superfície mortas e em degeneração	Conjuntivite e ceratoconjuntivite seca
Azul de metileno	Cora células da superfície mortas e degeneradas	Conjuntivite e ceratoconjuntivite seca

Fonte: Gelatt, 2007.

Quadro 15.6 Valores normais de pressão intraocular nas diferentes espécies.

Espécie	Valor (mmHg)	Referência
Canina	20 a 25	Magrane (1971)
	14 a 28	Severin (1976)
	16 a 30	Startup (1969)
	10 a 31	Heywood (1971)
	12,2 a 24,4	Laus *et al*. (1995)
Felina	14 a 26	Severin (1976)
	17,4 a 19,2	Bill (1966)
Bovina	14 a 22	Severin (1976)
	16,5 a 5,5	Woelfel (1964)
Equina	14 a 22	Severin (1976)
	16,5 a 32,5	Cohen e Reinke (1970)
	28,6 a 4,8	McClure *et al*. (1976)

Fonte: Gelatt, 1990 – modificado por Andrade *et al*., 2001.

Pressões intraoculares acima de 30 mmHg confirmam o diagnóstico de glaucoma, assim como PIO abaixo de 15 mmHg é dado sugestivo de uveíte.

Os valores obtidos nos testes executados, bem como as alterações em cada segmento do bulbo do olho, devem ser anotados sequencialmente em uma ficha oftalmológica (Quadro 15.7).

Você sabia?

- Os Poodles são uma das poucas raças que têm maior propensão a desenvolver glaucoma ocular grave. O glaucoma é um acúmulo de líquido no olho, que causa pressão, dor e, eventualmente, cegueira. Quando identificado precocemente, é possível ser tratado com medicamentos.

Alterações que devem ser investigadas no exame oftálmico

Pálpebras e margens palpebrais

Com auxílio da lupa com pala e fonte de luz artificial ou lâmpada de fenda, investigar se há:

- Entrópio: inversão das pálpebras (Figura 15.34), normalmente acompanhado de epífora, secreção ocular, blefarospasmo (Figura 15.35), descoloração da pele periocular, dermatite secundária e alopecia
- Ectrópio: eversão das pálpebras, normalmente acompanhado de secreção ocular, eritema conjuntival e malformação da pálpebra inferior
- Epífora: lacrimejamento decorrente de drenagem da lágrima deficiente ou por aumento da secreção lacrimal
- Alterações dos cílios: distiquíase, triquíase e cílio ectópico, acompanhadas de epífora, blefarospasmo, dor, úlcera de córnea e eritema conjuntival
- Ptose palpebral: pálpebra caída
- Ausência de reflexo palpebral
- Assimetria entre as fissuras palpebrais
- Blefarite: inflamação palpebral, acompanhada normalmente por secreção ocular, edema de pálpebra, alopecia, discromia e eritema
- Blefarospasmo: contração espasmódica das pálpebras decorrente da contração do músculo orbicular, sendo importante indicador de dor ocular local ou intraocular ou por estimulação do nervo palpebral
- Neoformações (benignas ou malignas).

Quadro 15.7 Ficha oftalmológica.

Local do exame:

Data:

Médico-veterinário:

Olho direito

- Reflexos

Direto   Consensual

Microbiologia   Citológico

- Teste da lágrima de Schirmer 1: _____ mm/min
- Teste da lágrima de Schirmer 2: _____ mm/min
- Tonometria de endentação: PIO – Schiötz:_____ mmHg (peso:_____)
- Tonometria de aplanação: PIO – Tono-pen®:_____ mmHg

Pálpebra
Terceira pálpebra
Aparelho lacrimal

- Teste de floculação da lágrima: _____
- Tempo de ruptura do filme lacrimal: _____
- Teste de canulação do ducto nasolacrimal: _____
- Teste de patência do ducto nasolacrimal (teste de Jones): _____

Conjuntiva

- Teste de Rosa Bengala: _____

Córnea

- Teste de fluoresceína: _____

Câmara anterior e ângulo de drenagem

- Gonioscopia: _____

Íris e espaço pupilar

Lente

Vítreo e fundo de olho (retina)

História clínica:

Olho esquerdo

- Reflexos:

Direto   Consensual

Microbiologia   Citológico

- Teste da lágrima de Schirmer 1: _____ mm/min
- Teste da lágrima de Schirmer 2: _____ mm/min
- Tonometria de endentação: PIO – Schiötz:_____ mmHg (peso:_____)
- Tonometria de aplanação: PIO – Tono-pen®:_____ mmHg

Pálpebra
Terceira pálpebra
Aparelho lacrimal

- Teste de floculação da lágrima: _____
- Tempo de ruptura do filme lacrimal: _____
- Teste de canulação do ducto nasolacrimal: _____
- Teste de patência do ducto nasolacrimal (teste de Jones): _____

Conjuntiva

- Teste de Rosa Bengala: _____

Córnea

- Teste de fluoresceína: _____

Câmara anterior e ângulo de drenagem

- Gonioscopia: _____

Íris e espaço pupilar

Lente

Vítreo e fundo de olho (retina)

(*continua*)

Quadro 15.7 Ficha oftalmológica. (*continuação*)

Procedimentos especiais

ERG
Ecografia
Achados:

Procedimentos especiais

ERG
Ecografia
Achados:

Diagnóstico(s)

Tratamentos(s)

ERG = eletrorretinografia; PIO = pressão intraocular.

Terceira pálpebra

Para a sua avaliação, a pálpebra deve ser extruída por pressão do globo ocular pela pressão da pálpebra inferior. Para o exame da face interna, há necessidade de dessensibilização com instilação de colírio anestésico (Figura 15.36) e auxílio de uma pinça delicada com dente ou fixação com um fórceps de Graefe. Investigar:

- Protrusão da terceira pálpebra: pode ocorrer por presença de corpos estranhos na superfície ocular, ulceração corneal, desidratação (por enoftalmia decorrente da desidratação da gordura retrobulbar); anoftalmia, microftalmia e síndrome de Horner
- Inversão ou eversão da cartilagem da terceira pálpebra
- Hipertrofia ou prolapso da glândula da terceira pálpebra (Figura 15.37)
- Neoformações benignas ou malignas que cursam com epífora, secreção ocular, irregularidade da margem da terceira pálpebra, úlcera de córnea, dependendo da localização, e lesões erosivas
- Na face interna: conjuntivite folicular
- Corpos estranhos aderidos à terceira pálpebra.

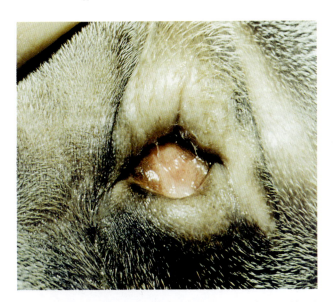

Figura 15.34 Entrópio (inversão da pálpebra) em um cão da raça SharPei. (Foto gentilmente cedida por J. L. Laus.)

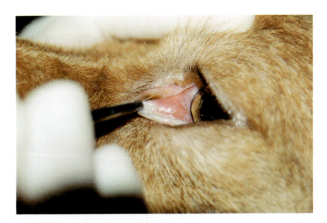

Figura 15.36 Eversão da terceira pálpebra para o exame, com auxílio de pinça.

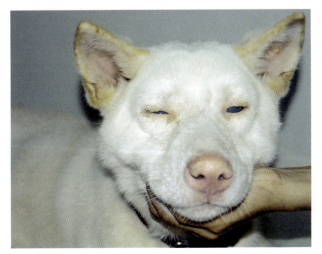

Figura 15.35 Cão com blefarospasmo. Nota-se que as pálpebras estão fechadas.

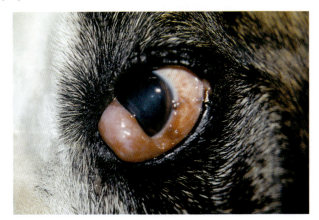

Figura 15.37 Cão apresentando hipertrofia da glândula da terceira pálpebra.

Você sabia?

- As vacas se guiam olhando para o chão. Se o chão estiver inundado, elas têm dificuldade de encontrar o caminho de volta.
- Quanto às cores, a visão do cavalo não reconhece a cor vermelha, então tudo que ele vê são em tons e misturas de azul, amarelo, verde, preto e branco. Porém, enxergam muito melhor que os humanos quando há pouca luminosidade.

Conjuntiva

Investigar:

- Eritema conjuntival (Figura 15.38): o ingurgitamento dos vasos superficiais é comum em animais agitados. Deve-se, portanto, investigar se o eritema é constante ou intermitente
- Quemose: edema conjuntival. Ela é manifestação comum em doenças infecciosas, inflamatórias e neoplásicas da conjuntiva e pálpebras
- Secreção ocular: os tipos de secreção que precisam ser investigados são mucoide, mucopurulenta, purulenta, serosa, seromucosa e secreções desidratadas aderidas às margens das pálpebras. Em algumas raças (Setter Irlandês, Pinscher) é normal a observação de secreção mucoide com coloração acinzentada, uma vez que esses animais possuem um fórnix conjuntival inferior profundo
- Espessamento da conjuntiva devido a inflamações crônicas
- Hemorragias subconjuntivais decorrentes de traumatismos ou hipertensão
- Neoformações benignas ou malignas (Figura 15.39)
- Calázio ou hordéolo observado na margem da conjuntiva palpebral.

Córnea

A córnea normal é avascular, não pigmentada, transparente e brilhante. Três principais alterações da córnea podem ocorrer: (1) perda da transparência; (2) vascularização corneal; e (3) alterações de contorno da superfície corneal.

A *perda da transparência* pode ocorrer por:

- Desorganização das fibras colágenas estromais em cicatrizes corneais. Pode ser de três tipos: nébula (Figura 15.40), mácula (Figura 15.41) e leucoma (Figura 15.42) (nébula = pequena opacidade corneal; mácula = moderada opacidade corneal; leucoma = opacidade corneal total)

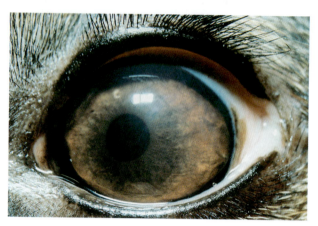

Figura 15.40 Nébula corneal em um cão.

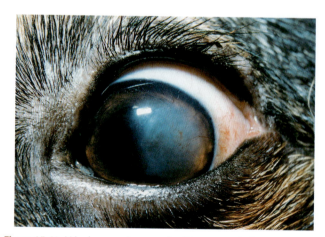

Figura 15.41 Mácula corneal em um cão. Observa-se, ainda, vascularização superficial corneal.

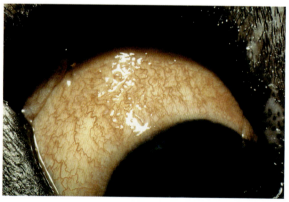

Figura 15.38 Congestão dos vasos conjuntivais de um cão observada nas conjuntivites. (Foto gentilmente cedida por J. L. Laus.)

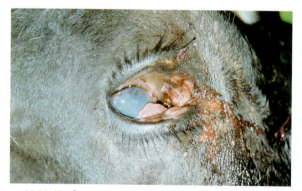

Figura 15.39 Neoformação conjuntival maligna hemorrágica (carcinoma escamocelular) em um equino. Observam-se, ainda, leucoma corneal e vascularização profunda a partir do limbo superior.

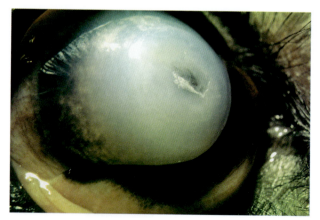

Figura 15.42 Leucoma corneal em um cão decorrente de úlcera profunda de córnea. (Imagem gentilmente cedida por J. L. Laus.)

- Edema corneal: ocorre por afluxo de água para o estroma corneal e desarranjo das fibras colágenas
- Pigmentação
- Infiltrados de cristais de colesterol, infiltrado lipídico e partículas virais no estroma corneal
- Infiltrado celular.

A *vascularização corneal* pode ser de dois tipos: superficial e profunda. A superficial possui um padrão arborizado, ao passo que a profunda apresenta-se mais limitada à periferia da córnea (próxima ao limbo), na qual os vasos apresentam-se paralelos, semelhante a uma escova (vermelho intenso).

As alterações de contorno que devem ser investigadas são:

- *Ceratoconus*, ceratoglobo e córnea plana
- Aumento do diâmetro da córnea
- Depressões no estroma da córnea, com aspecto semelhante a uma casca de laranja, com teste de fluoresceína negativo
- Úlcera de córnea caracterizada por defeito epitelial e perda de porções variáveis do estroma (teste de tingimento de fluoresceína positivo) (Figura 15.43)
- Dermoide ocular
- Ceratopatia bolhosa
- *Pannus* oftálmico.

Esclera

Alterações que devem ser investigadas:

- Ectasia escleral: adelgaçamento escleral, no qual se observa o trato uveal pigmentado com coloração azulada e resultando em uma assimetria escleral. É indicativo de doença escleral primária ou neoformação uveal em crescimento (Figura 15.44). Ectasia total está frequentemente associada à buftalmia ou ao glaucoma não controlado
- Neoformações benignas localizadas na conjuntiva bulbar
- Ruptura escleral: normalmente indica traumatismo recente. Muitas rupturas ocorrem na porção equatorial do bulbo ocular, embora as rupturas próximas ao limbo sejam mais frequentes em equinos. Com essa lesão, pode haver protrusão da lente, do vítreo e, especialmente, da íris
- Eritema e inflamação
- Pigmentação da esclera: coloração azulada ou marrom-escura pode indicar melanose e neoplasias; coloração amarelada pode indicar reabsorção de hemorragia subconjuntival.

Sistema lacrimal

Deve ser investigado por TLS, teste de floculação da lágrima, teste de canulação e lavagem do ducto nasolacrimal e TJ. Suas indicações foram descritas anteriormente.

As seguintes alterações são encontradas:

- Epífora
- Ponto lacrimal imperfurado ou agenesia do ponto lacrimal
- Dacriocistite (inflamação do ducto nasolacrimal que se apresentará obstruído)
- Abscesso
- Dermatite purulenta próxima ao canto nasal
- Lagoftalmia (inabilidade de fechar as pálpebras completamente).

Isso pode ser observado em cães braquicefálicos resultando em perda de filme pré-corneal por evaporação.

Câmara anterior

São encontradas as seguintes alterações:

- Alterações na profundidade da câmara anterior (*profunda*, em casos de luxação ou subluxação posterior da lente), microfacia (lente pequena), glaucoma crônico com atrofia de íris; *rasa*, luxação anterior da lente, tumores uveais, íris *bombé* e glaucoma de ângulo fechado, uveíte anterior crônica, sinequia anterior (aderência da íris com o endotélio da córnea) e corpos estranhos
- Hipópio: presença de material purulento, normalmente rico em neutrófilos, linfócitos, macrófagos e células plasmáticas, na câmara anterior que, por gravidade, acumula-se na porção ventral da câmara
- Hifema: presença de sangue na câmara anterior (Figura 15.45); pode estar associado à fibrina e ao hipópio
- Fibrina na câmara anterior
- Corpos estranhos, principalmente se houver perfuração da córnea ou esclera
- *Flare* que se refere à turbidez do humor aquoso, causado pela presença de proteína, células, pigmentos e cristais nos processos inflamatórios do trato uveal (uveítes)
- Presença de precipitados ceráticos aderidos ao endotélio da córnea observados nas uveítes, principalmente aquelas decorrentes de toxoplasmose e peritonite infecciosa felina
- Sinequia posterior: aderência da íris à cápsula anterior do cristalino, decorrente de uveítes

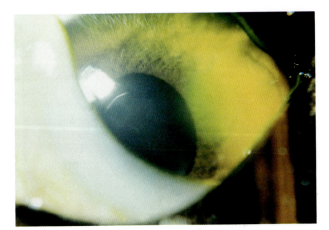

Figura 15.43 Úlcera superficial de córnea corada pela fluoresceína. Observa-se, ainda, protrusão da terceira pálpebra.

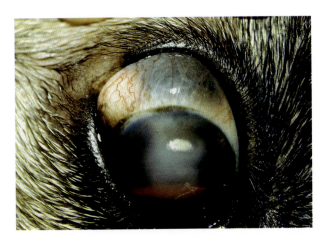

Figura 15.44 Ectasia escleral decorrente de melanoma do corpo ciliar em um cão. (Imagem gentilmente cedida por J. L. Laus.)

- Alterações de ângulo de drenagem: ângulo iridocorneal fechado ou aberto. Deve ser avaliado por gonioscopia quando houver aumento da PIO e suspeita de glaucoma primário.

Íris e espaço pupilar

Condições congênitas envolvendo essas estruturas podem ser observadas. No entanto, algumas têm pouco significado visual e outras condições que resultam em alterações da visão (de significado visual). Policoria, coloboma, cistos da íris, heterocromia de íris, corectopia, entre outras, não resultam em alterações da visão. Contudo, encontro de persistência da membrana pupilar, midríase, miose, anisocoria, iridodenese e ausência de reflexo pupilar direto e consensual, sinequia posterior total 360° (íris *bombé*) (Figura 15.46), constituem alterações de significado visual.

Devem-se investigar, ainda, as seguintes alterações: atrofia de íris, eritema, *rubeosis iridis* (neovascularização da íris) e leucocoria.

Lente

Alterações do tamanho da lente:

- Afacia
- Microfacia
- Esferofacia
- *Lenticonus*
- Lentiglobo.

Alterações na posição da lente:

- Luxação (anterior e posterior)
- Subluxação (anterior e posterior).

Podem ainda ser encontradas alterações na transparência da lente. Quando há opacificação da lente, denomina-se catarata (Figura 15.47).

Vítreo

Anormalidades congênitas:

- Persistência da artéria hialoide e seus remanescentes
- Persistência do vítreo primário
- Exsudato inflamatório
- Hemorragia vítrea
- Bandas de tração de tecido fibrosos, em geral, aderidas à retina.

Retina e nervo óptico

A observação da retina por meio de oftalmoscopia na identificação das alterações requer bastante experiência e treinamento por parte do clínico. Deve-se, portanto, investigar alterações na coloração da retina e na aparência geral, incluindo o nervo óptico. Quanto à coloração, pode-se observar aumento na refletividade da área tapetal, pigmentação sobre a área tapetal, perda de pigmento ou pigmentação da área não tapetal, exsudatos retinianos e hemorragias sobre, dentro e abaixo da retina. É necessário, ainda, investigar a possibilidade de descolamento de retina (parcial ou completo) (Figura 15.48) e atenuação dos vasos retinais.

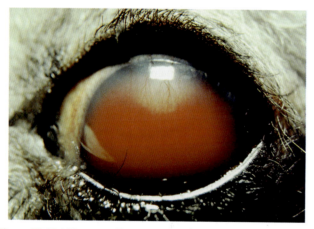

Figura 15.45 Hifema no olho de um cão. (Imagem gentilmente cedida por J. L. Laus.)

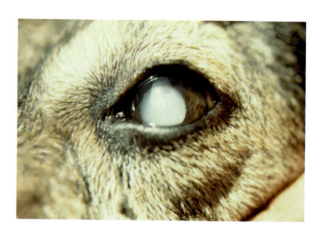

Figura 15.47 Catarata madura em um cão.

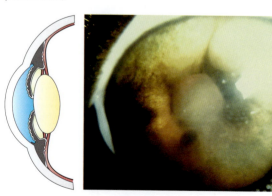

Figura 15.46 Íris *bombé* em um cão. (Imagem gentilmente cedida por J. L. Laus.)

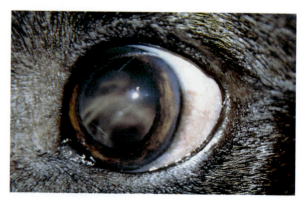

Figura 15.48 Descolamento completo de retina visível sem auxílio de oftalmoscópio. Observa-se midríase.

Quanto ao nervo óptico, são investigadas lesões escavativas como: colobomas e escavação da cabeça do nervo óptico. Deve-se, ainda, procurar alterações vasculares como hemorragias, ingurgitamento ou proliferação capilar sobre o nervo óptico em casos de alterações inflamatórias.

Investiga-se, ainda, a ocorrência de papiledema (edema da papila óptica) e atrofia do nervo óptico.

É importante salientar que a abordagem do segmento posterior do olho (vítreo, retina e nervo óptico), bem como da lente, só é possível se forem instilados fármacos midriáticos, de maneira a promoverem a dilatação pupilar e permitirem a visualização das estruturas. Os oftalmoscópios direto e indireto permitem melhor detalhamento das alterações descritas.

Você sabia?

- Os olhos dos cavalos têm características bem particulares, são os maiores (diâmetro de 5 cm) entre todos os mamíferos terrestres, sendo 9 vezes maiores que os olhos humanos.

Exames especializados

Outras técnicas diagnósticas especializadas podem ser empregadas no exame oftalmológico, como:

- Gonioscopia
- Eletrorretinografia
- Dacriocistografia (radiografia contrastada do sistema lacrimal)
- Angiografia fluoresceínica.

Gonioscopia

A gonioscopia consiste no exame do ângulo de filtração. Ela é recomendada quando há suspeita de glaucoma ou quando massas neoplásicas ou inflamatórias estão presentes no limbo, na base da íris ou no corpo ciliar. Em bovinos, equinos e pequenos ruminantes, apenas uma pequena porção lateral e medial do ângulo de filtração é diretamente visível. As lentes de gonioscopia são necessárias quando se deseja um exame completo do ângulo iridocorneal (de filtração) em todas as espécies domésticas, exceto no gato, no qual essa estrutura é visível por meio do exame direto.

A lente de gonioscopia é colocada sobre a córnea previamente dessensibilizada com colírio anestésico e, por meio dela, é possível visualizar o ângulo de drenagem com seus ligamentos pectinados.

Ecografia ocular | Ultrassonografia

A ecografia ocular está indicada, principalmente, quando há opacificação dos meios transparentes, principalmente da córnea, o que impossibilita a visualização e o exame das estruturas intraoculares (Figura 15.49). Esse exame sempre sugere as alterações nas estruturas intraoculares, sendo, portanto, um meio diagnóstico complementar do exame oftálmico. Ele está indicado, por exemplo, na confirmação diagnóstica de catarata madura ou massas na câmara anterior e vítrea, descolamento de retina, entre outras alterações. Permite, ainda, guiar a coleta, por agulha fina, de material de neoformações intraoculares, destinado a exame citopatológico. Obviamente, deve ser realizado por especialista com experiência e que saiba reconhecer os riscos inerentes ao procedimento.

Eletrorretinografia

A atividade elétrica provocada por várias porções da retina após estímulo luminoso dos fotorreceptores pode ser avaliada pela eletrorretinografia (ERG) e por potenciais oscilatórios. Essas técnicas, quando empregadas, podem auxiliar os cirurgiões oftálmicos a priorizar a remoção da lente opacificada.

O Quadro 15.8 apresenta um esquema prático e de rotina de como proceder ao exame oftálmico.

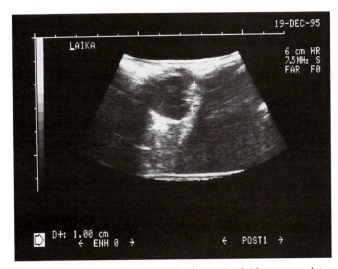

Figura 15.49 Imagem ecográfica ocular de um cão obtida com transdutor de 7,5 MHz multissetorial com almofada acoplada. Observa-se imagem hiperecoica circular sugestiva de neoformação em corpo ciliar.

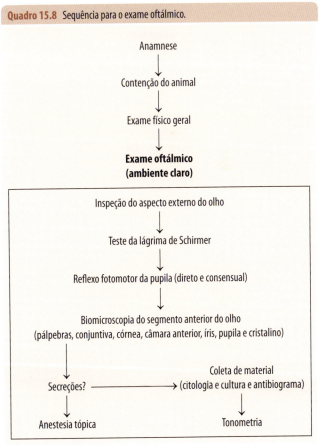

Quadro 15.8 Sequência para o exame oftálmico.

(continua)

Quadro 15.8 Sequência para o exame oftálmico. (*continuação*)

**Exame oftálmico
(ambiente escuro)**

Gonioscopia com biomicroscopia (se necessário)

↓

Instilação do corante de fluoresceína

↓

Corou? ⟶ Úlcera de córnea

↓

Instilar tropicamida
(sob suspeita de glaucoma na tonometria e
alterações visíveis, a pupila não deve ser dilatada)

↓

Exame da lente
(biomicroscopia com pupila dilatada)

↓

Exame do fundo de olho
(oftalmoscopias direta e indireta com pupila dilatada)

↓

Abordagem ao paciente direcionada aos sinais observados

↓

Indicação de exames complementares especializados

↓

Revisão dos dados

↓

Diagnóstico ⟶ Tratamento

BIBLIOGRAFIA

ANDRADE, A. L.; STRINGHINI, G.; CAETANO, M. *et al.* Padronização dos valores do teste da lágrima de Schirmer e teste da lágrima de Schirmer modificado de cães da região de Araçatuba, SP. *In:* 1º Congresso Paulista de Clínicos Veterinários de Pequenos Animais, 2001, Águas de Lindoia. Programa Final/Resumos dos Trabalhos, v. 1, 2001. p. 26-7.

DYCE, K. M.; SACK, W. O.; WENSING, C. J. G. Os órgãos dos sentidos. *In:* Tratado de anatomia veterinária. Rio de Janeiro: Guanabara Koogan, 1990. p. 225-35.

GELATT, K. N. Veterinary ophthalmology. 4. ed. Philadelphia: Lippincott Williams & Willkins, 2007. 2v. 1672 p.

HELPER, L.C. Magrane's canine ophthalmology. 4. ed. Philadelphia: Lea & Febiger, 1989. 297 p.

KELLY, W. R. Diagnóstico clínico veterinário. Discos CBS, p. 83-91, 1986.

KLYCE, S. D.; BEUERMAN, R. W. Structure and function of the cornea. *In:* KAUFMAN, H. E.; BARRON, B. A.; McDONALD, M. B. *et al.* (ed.) The cornea. New York: Churchill Livingstone, 1988. p. 3-54.

LAUS, J. L.; GALERA, P. D.; SOUZA, M. S. B. M. *et al.* Padronização dos valores do teste da lágrima de Schirmer modificado e da tonometria de indentação pelo método de Schiötz, em cães da região de Jaboticabal, SP. Brazilian Journal of Veterinary. Research and Animal Science, São Paulo, v. 32, n. 3, p. 73-176, 1995.

LIMA, A. L. H.; DANTAS, M. C. N.; ALVES, M. R. Doenças externas oculares e córnea. Rio de Janeiro: Cultura Médica, São Paulo: CIBA Vision: CBO, v. 1, 1999, 258 p.

MAURICE, D. M. The transparency of the corneal stroma. Vision Research, v. 10, n. 1, p. 107-08, 1970.

NUNES, N.; LAUS, J. L. Técnicas anestésicas destinadas à cirurgia ocular no cão. Brazilian Journal of Veterinary Research and Animal Science, v. 32, n. 3, p. 177-80, 1995.

OLIVA, V. N. L. S.; ANDRADE, A. L.; GABAS, D. T. Bloqueio anestésico do ramo oftálmico do nervo trigêmio para procedimentos oftálmicos em cães. Ciência Animal Brasileira, v. 1, p. 200, 2000.

RADOSTITS, O. M.; MAYHEW, I. G.; HOUSTON, D. M. Veterinary clinical examination and diagnosis. Philadelphia: W. B. Saunders, 2000. p. 543-73.

ROSENBERGER, G. Exame clínico dos bovinos. 3. ed. Rio de Janeiro: Guanabara Koogan, 1993. 419 p.

SCHOENAU, L. S. F.; PIPPI, N. L. Aspectos morfológicos e funcionais da córnea: uma breve revisão. Hora Veterinária, Porto Alegre, v. 12, n. 1, p. 49-53, 1993.

SHIVELY, J. N.; EPLING, G. P. Fine structure of the canine eye: cornea. American Journal of Veterinary Research, v. 31, n. 4, p. 713-22, 1970.

SLATTER, D. Fundamentals of veterinary ophthalmology. Philadelphia: W. B. Saunders, 1990. 630 p.

SPEIRS, V. C. Exame clínico dos equinos. Porto Alegre: ArtMed, 1999. 369 p.

VAUGHAN, D.; ASBURY, T. Córnea e esclerótica. *In:* Oftalmologia Geral. São Paulo, Universidade de São Paulo, 1977. p. 71-87.

WARING, G. O. Corneal structure and pathophysiology. *In:* LEIBOWITZ, H. Corneal disorders: clinical diagnosis and management. Philadelphia: W. B. Saunders, 1984. p. 3-25.

16 Semiologia de Animais Selvagens

Karin Werther

A compaixão pelos animais é das mais nobres virtudes da natureza humana.

Charles Darwin

PALAVRAS-CHAVE
- Alimentação, excretas
- Anatomia e fisiologia das espécies
- Aves, mamíferos, répteis etc
- Contenção
- Estresse
- Penas, pele e pelos
- Vocalização

INTRODUÇÃO

O número de animais de estimação não convencionais tem aumentado ultimamente. Os cães e os gatos domésticos estão sendo parcialmente substituídos por *novos animais de estimação*, representados por animais selvagens/silvestres (mamíferos, aves, répteis e peixes). Os animais provenientes da fauna brasileira são chamados "animais silvestres", ao passo que os provenientes originariamente de outros países são denominados "animais exóticos". O termo *silvestre/selvagem* significa, respectivamente, animais provenientes da *selva, mata, floresta,* e *animais de temperamento agressivo, violento, bruto,* que não sejam mansos.

Neste capítulo, será adotado apenas o termo *animais selvagens* como definição de animais não domésticos, independentemente do país de origem e da sua mansidão. Dentre esses novos animais de estimação, alguns já estão mais adaptados e acostumados ao convívio com o ser humano, criados em cativeiro há muitos anos como, por exemplo, os roedores e lagomorfos (hamster, gerbil, porquinho-da-índia, coelhos etc.) e algumas aves (periquito-australiano, agapornis, calopsita, canário-belga etc.).

A maioria dos animais domésticos (bovinos, ovinos, caprinos, equinos, suínos, cães e gatos) estudados na medicina veterinária faz parte da classe Mammalia, com exceção das aves comerciais, pertencentes à classe Aves. Já entre os animais selvagens mantidos como de estimação, existem representantes das classes Aves, Reptilia, Mammalia, Amphibia e Pisces. O objetivo deste capítulo é ajudar e orientar os profissionais e os acadêmicos de medicina veterinária na difícil tarefa de avaliar/examinar os animais selvagens.

O capítulo foi subdividido em semiologia de aves, de mamíferos e de répteis. Como cada classe tem muitos representantes diferentes, serão abordadas apenas as espécies que chegam com maior frequência nas clínicas e hospitais veterinários.

Você sabia?

- A girafinha já nasce com a altura de jogador de basquete, chegando a até 2 m.
- As girafas não se deitam para dar à luz. Por isso, ao nascer, o nenê despenca de uma altura de 2,5 m.
- Apesar do tamanho, o pescoço de uma girafa tem apenas sete ossos, o mesmo número de ossos do pescoço de um ser humano.
- A cabeça da girafa fica a mais de 2 m de distância do coração. Para fazer o sangue subir, o coração precisa ser muito forte. O coração da girafa é 43 vezes maior que o de um ser humano.
- As línguas das girafas são tão longas que são capazes de lamber suas próprias orelhas.
- As girafas podem viver mais tempo sem água que os camelos.

CONSIDERAÇÕES GERAIS

Para realizar o exame semiológico de um animal selvagem, é necessário conhecer:

- Biologia e características anatomofisiológicas
- Perigos oferecidos pela sua defesa/ataque

- Técnicas de contenção dos diferentes grupos de animais respeitando suas defesas e fragilidades
- Inúmeras zoonoses e antropozoonoses, para se prevenir
- Parâmetros fisiológicos normais.

Considerando a sensibilidade do animal perante o estresse, a contenção e os riscos de acidentes que podem ocorrer com o ser humano, deve-se trabalhar com *organização* e *definição prévia dos objetivos*. Todos os equipamentos ou materiais necessários precisam estar disponíveis e próximos, inclusive alguns materiais excedentes para possíveis imprevistos. É importante sempre trabalhar em grupo, tendo ao seu lado pessoas treinadas e de confiança para auxiliar na tarefa. Visando reduzir ao máximo o tempo de contenção e manipulação, o trabalho deverá ser realizado com agilidade, sendo definidos previamente os executores de cada tarefa. *O bom senso deve sempre prevalecer em todas as decisões, valorizando a sobrevida e o bem-estar do animal e a segurança das pessoas envolvidas nas tarefas.*

AVES

A classe Aves conta com aproximadamente 10 mil espécies em todo o mundo, pertencentes a diversas ordens, famílias e gêneros. No Quadro 16.1, estão relacionadas apenas algumas ordens e os principais representantes de cada uma, para facilitar o entendimento deste capítulo.

As aves habitam os mais diversos biomas do mundo (desertos, florestas, serrados, mares abertos, polos etc.); locomovem-se por nado, mergulho, voo ou andando. São classificadas pelos seus hábitos alimentares em:

- Carnívoras
- Herbívoras
- Frugívoras
- Nectarívoras
- Insetívoras
- Granívoras
- Onívoras etc.

Os comportamentos sociais e reprodutivos também variam entre as espécies; existem ainda aves com atividades noturnas e diurnas. Todas essas características deverão ser consideradas quando se trabalha com essa ampla variedade de espécies.

Para transportar uma ave doente até uma clínica, é necessário que ela esteja dentro de uma gaiola, coberta por um pano, para reduzir o estímulo visual e o estresse da viagem e do contato com humanos ou com outros animais, principalmente se tratando de aves de vida livre e noturna. É preciso ter cuidado em dias muito quentes para essa cobertura não interferir na ventilação e no calor do animal. O tutor deverá ser orientado a não limpar ou trocar a gaiola antes da visita ao veterinário.

Para avaliar uma ave, inicialmente realiza-se a anamnese, para descrever o histórico; em seguida, faz-se uma inspeção do recinto e da ave a distância, sem contenção. Posteriormente, é preciso conter o animal e fazer inspeção (exame físico), coletar material biológico para exames e fazer uso de técnicas complementares, como radiografia, endoscopia, laparoscopia com artroscópio etc. *A técnica da semiologia pode ser comparada com um jogo de quebra-cabeças, em que cada peça é a resposta de uma pergunta ou o resultado obtido na inspeção e nos exames complementares. O objetivo final é, unindo todas as peças, conseguir fechar o diagnóstico da ave em questão*, como mostra a Figura 16.1.

Você sabia?

- As corujas têm três pálpebras em cada olho: uma para piscar, uma para dormir e outra para limpeza.
- O beija-flor é a única ave que pode voar para trás. Além disso, é a menor ave do mundo, pesando menos de 3 g.

Anamnese

No atendimento de aves provenientes de vida livre, geralmente não há uma pessoa responsável que possa responder às perguntas; portanto, limita-se nessa etapa de anamnese a se conhecer:

- De onde o animal veio? Como ele foi encontrado?
- O que ele mostrava (atividade, apatia, com ou sem movimentos, ficava de pé, como respirava)?
- Reagiu à aproximação da pessoa (tentou bicar, atacar, fugir)?
- A que horas isso aconteceu?
- Havia sangue no local onde foi encontrado o animal? O que havia no local onde foi encontrado?
- Como estavam as condições climáticas? Calor, chovendo?
- Desde que o animal foi recolhido, o que foi feito com ele? Tentou-se alimentá-lo, oferecer água, fazer um curativo, medicá-lo ou colocar uma tala para imobilização?

Quadro 16.1 Algumas ordens e seus principais representantes.

Ordem	Principais representantes
Psittaciformes	Papagaios, araras, maritacas, periquitos, lóris, cacatuas, jandaias
Columbiformes	Pombas e rolinhas
Piciformes	Tucanos, araçaris e pica-paus
Anseriformes	Patos, gansos, cisnes, marrecos
Falconiformes	Falcões, gaviões, águias
Strigiformes	Corujas
Galiformes	Galinhas, faisões, pavões
Ciconiformes	Garças, jaburus, cegonhas

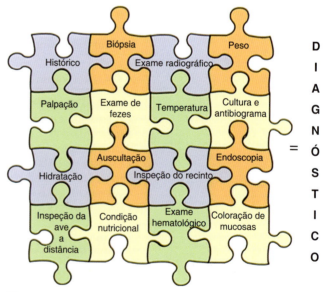

Figura 16.1 Representação dos resultados dos diversos exames semiológicos e o seu objetivo final, que é o diagnóstico.

Para aves oriundas de cativeiro, as perguntas da anamnese/histórico devem ser feitas na seguinte sequência: (1) perguntas a respeito da relação do tutor/responsável pela ave e do ambiente/local no qual está o recinto ou a gaiola; (2) perguntas relacionadas com o recinto do animal; e (3) perguntas relacionadas com o animal, como mostra a Figura 16.2.

A seguir estão relacionadas as principais perguntas que devem ser feitas ao responsável pelo animal, lembrando que podem ser feitas adaptações para cada caso.

Perguntas 1
Perguntas a respeito da relação do tutor ou responsável com a ave

- Quem é responsável pelo animal? Quem trata do animal? Essa pessoa sempre será a que terá a maior quantidade de informação e as informações mais corretas e detalhadas
- Quanto tempo por dia ocupa-se com a ave? Tratar da ave é muito trabalhoso? Essas perguntas visam conhecer o envolvimento do tutor com o animal e saber qual a importância do animal para o tutor
- Qual é a idade da ave ou há quanto tempo cuida ou convive com ela? Essa informação é importante para estimar a idade do animal. Muitas vezes, o animal está sendo cuidado desde filhote; outras vezes, já chegou adulto ou foi repassado de uma pessoa para outra. As informações de uma pessoa que convive com a ave há anos certamente terão maior importância que as informações de uma pessoa que cuida do animal há pouco tempo.

Perguntas a respeito do ambiente ou local no qual está o recinto ou a gaiola

- Como é o local onde a ave vive? O local da gaiola recebe chuva? Radiação solar (esporadicamente, constantemente, nunca)? É um lugar ventilado, arejado? Úmido? Muito quente? As condições climáticas podem interferir no estado de saúde do animal
- O que existe próximo ao recinto? É próximo à cozinha da casa, onde se utilizam panelas ou assadeiras revestidas por antiaderente? Esses materiais, ao sofrerem aquecimento, liberam gases tóxicos para as aves. Garagem com gases de escapamentos de automóveis? Oficina de funilaria com gases tóxicos, poeira? Indústria química? Odores? Instituto de beleza com tinturas com cheiros fortes?
- Foi recentemente realizada reforma na casa? Pintura? Trabalhos relacionados com muita poeira, como raspar o piso, lixar paredes etc.? Alguém realiza pinturas de quadros dentro de casa? Há fumantes na casa que convivam com o animal? Essas perguntas são pertinentes, pois as aves são muito sensíveis à qualidade do ar, podendo apresentar quadros de intoxicação e problemas alérgicos
- Como é feita a limpeza do ambiente próximo ao recinto? Qual é a frequência dessa limpeza? Quais produtos são utilizados? Há uso de aerossóis perfumados?
- Existe alguma pessoa atualmente doente ou que esteve doente convivendo com o animal em questão? É necessário lembrar-se de que, conforme a espécie de ave, ela é capaz de imitar sons, sendo possível reproduzir o som de tosse e espirros de pessoas que convivem com ela, sem apresentar nenhuma alteração. Além disso, existem inúmeras zoonoses e antropozoonoses que devem ser investigadas
- Foram utilizados na casa, ou próximos da gaiola, inseticidas (veneno para formiga, fumigação para controle de pernilongos, escorpiões), agrotóxicos ou adubo foliar borrifado nas plantas?
- Há pessoas em casa que lidam com material de pesca, artesanato, objetos de decoração? Essa pergunta é muito importante quando a ave fica solta em casa e tem acesso aos objetos de metal, chumbada, pedras e outros que podem ser corpos estranhos e causar obstrução, perfuração ou intoxicação por metais pesados.

Perguntas 2
Perguntas referentes ao recinto ou à gaiola

Algumas dessas perguntas não precisarão ser feitas, principalmente quando a ave vier dentro da gaiola, na qual vive e passa todo o tempo. Nesse caso, recomenda-se que o tutor não limpe a gaiola no dia anterior para que possam ser avaliados excretas (fezes e urina), alimentação, resíduos etc. Eventualmente, o tutor troca de gaiola para levar o animal à consulta, sendo necessário, então, obter informações a respeito da gaiola na qual o animal passa mais tempo. Outro caso diz respeito às aves oriundas de criatórios ou zoológicos, onde vivem em recintos amplos e fixos. É possível, ainda, que o animal viva solto na casa do tutor e não tenha gaiola.

- Outros animais têm contato com a gaiola? Aves de vida livre (pardal, andorinha, pombos)? Foi feita alguma aquisição recente de outro animal? Quando? Existe outro animal convivendo que esteja doente atualmente ou esteve doente há algum tempo? Essa pergunta elucida possível doença contagiosa ou traumatismo entre animais. A ave tem acesso a plantas? Quais? Considerar a possibilidade de que as aves podem ingerir plantas ornamentais tóxicas
- Qual é o tamanho do recinto ou gaiola? Para cada espécie, existe uma necessidade mínima de espaço, para se alimentar, locomover, ocupar, dormir, esconder, reproduzir etc. Esse tamanho é relevante quando o animal passa o dia e a noite dentro da gaiola. Alguns tutores mantêm o animal solto durante o dia, e apenas à noite o guardam na gaiola
- Qual é o material da gaiola e seu estado de conservação (enferrujada, galvanizada, pintada/esmaltada, comprada recentemente)? Conforme a espécie de ave, se tiver o hábito de lamber e bicar a gaiola, pode se intoxicar com metais pesados (zinco, chumbo, níquel) ou esmaltes sintéticos

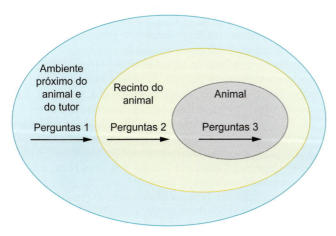

Figura 16.2 Representação da sequência na qual as perguntas devem ser feitas.

- Como é o fundo da gaiola? Forrado com quê? Jornal, papelão? Papel pardo, tingido? A ave tem acesso a esse fundo? Existem aves que têm hábito de mastigar ou até comer o papel ou jornal com risco de se intoxicar ao ingerir esse material. Alguns tutores colocam areia no fundo da gaiola e as aves que não estão habituadas podem ingeri-la em grande quantidade, causando graves problemas. Caso a gaiola não tenha fundo, apenas a grade, o animal, dependendo do tamanho, consegue enroscar os pés ou a anilha na grade e se machucar. Se for uma ave que não sobe em poleiro e fica constantemente com a região plantar nas grades, pode desenvolver afecções plantares, principalmente se for animal obeso
- Com relação aos poleiros, quantos são? De que material? São ásperos? Lisos demais? Qual a disposição? Qual a espessura? Apresentam rachaduras ou fissuras? Há acúmulo de fezes ou restos de alimento neles?
- Com relação aos comedouros e bebedouros, de que material são? Como estão dispostos dentro da gaiola? O tamanho e o formato são adequados para o hábito alimentar da ave?
- O que existe dentro da gaiola? Ninhos, caixas para dormir, brinquedos, espelhos etc.? Contêm partes ou componentes de metal? Quais são suas disposições? O animal utiliza-os?
- Como é feita a higiene da gaiola e de seus acessórios (poleiros, comedouros, bebedouros, ninhos, brinquedos) e com qual frequência? Qual é o produto utilizado?

 Você sabia?

- Embora o bico do tucano pareça grande e pesado, na verdade, é relativamente leve devido à sua estrutura interna, que é esponjosa e trabecular (em forma de rede), proporcionando rigidez e resistência sem adicionar muito peso.
- Essa estrutura é reforçada por camadas de queratina, o que torna o bico forte e durável. Além disso, o bico do tucano é muito colorido, com tons brilhantes de amarelo, laranja e vermelho. Essa coloração chamativa desempenha uma função importante na corte e na comunicação visual entre os tucanos.

Perguntas 3
Perguntas referentes ao animal

- Qual a origem do animal (nascido em cativeiro ou em vida livre)? Veio para o cativeiro ainda filhote? Empenado? Adulto? Quando era filhote, qual foi a sua alimentação? Durante quanto tempo recebeu essa alimentação?
- Qual é sua alimentação atual? Como é o apetite (seletivo, caprichoso, exagerado)? O que ele mais gosta de comer? *Não se deve perguntar se o apetite é normal*, pois nem sempre o tutor sabe considerar o que é um apetite normal. Para saber o consumo de alimento, pergunta-se: qual o tamanho do comedouro? Enche com alimentos? Precisa recolocar alimentos várias vezes ao dia ou ficam sobras?
- O animal recebe algum suplemento de vitaminas, sais minerais, pigmentos/corantes, farinhada, misturas caseiras?
- Foi trocada a ração/alimentação do animal recentemente? Como ocorreu essa mudança ou introdução de novos alimentos?
- Quando foi a última vez que ele comeu? É uma questão fundamental, pois o animal pode estar em quadro de hipoglicemia, com risco de ser incompatível com a sobrevida, se o animal não for atendido a tempo
- O que é oferecido para beber? Água mineral ou de torneira? Café com leite? Achocolatado? Refrigerante? Suco? Bebida alcoólica?
- Quanto líquido o animal consome por dia? Como a maioria dos tutores não sabe informar volumes precisos, é mais fácil perguntar qual é o tamanho do bebedouro e quantas vezes é reabastecido por dia. A vasilha de água oferecida é ao mesmo tempo utilizada para banhos? Caso positivo, o consumo final não provém apenas de ingestão
- Com relação às excreções, lembrando que as aves eliminam fezes e urina conjuntamente, não se deve perguntar se as fezes são normais, pois não se sabe se a pessoa questionada entende o aspecto normal das fezes das diversas espécies de aves. A maioria das pessoas não sabe que as aves excretam fezes (verde/marrom) juntamente com a urina, que é a parte líquida geralmente transparente e cristais de ácido úrico que são brancos. Assim, podem falar erradamente que o animal apresenta "diarreia ou fezes brancas". É necessário perguntar:
  - Qual a cor das excreções? Lembrar-se de que a coloração das fezes está diretamente relacionada com a alimentação e o processo da digestão. Por exemplo, ingestão de jabuticaba e amoras originam fezes escuras, enquanto a ingestão de beterraba origina fezes avermelhadas
  - Qual o aspecto e o formato das fezes? Deve-se considerar que a fisiologia da digestão varia de espécie para espécie. Qual a quantidade/frequência da defecação? Muitas vezes, o tutor terá dificuldade em quantificar as fezes. Nesse caso, pode-se perguntar se há necessidade de trocar o fundo da gaiola várias vezes ao dia e se, ao fazer a higiene diária da gaiola, existem muitas fezes no fundo
- A ave tem o hábito de sair da gaiola? Aves que saem do recinto têm contato com objetos do ambiente, e podem roer/ingerir e ter graves complicações de intoxicações, obstruções e perfurações
- A ave tem hábito de voar? Aves com hábito de voo desenvolvem mais a musculatura peitoral. Frequentemente, as aves com penas das asas cortadas (uni ou bilateralmente), para limitar o voo ou, segundo o tutor, evitar a fuga, apresentam voo desequilibrado, com maior risco de quedas e traumatismos. Uma ave que não esteja habituada ao voo pode chocar-se com objetos ou cair e sofrer traumatismos graves, como fraturas de ossos e de bico, traumatismos cranianos, rupturas dos sacos aéreos e hemorragias internas, muitas vezes causando a morte Qual é a rotina/comportamento normal do animal? Agressivo? Dócil? Interage com uma ou outra pessoa da casa? Houve alguma alteração no comportamento? Se houve, é possível associar a algum fato ocorrido na casa, na família ou no ambiente em que o animal vive. Alguns exemplos dessas situações seriam: reforma de casa, mudança de casa para apartamento, troca de gaiola, troca do local onde a gaiola fica dentro de casa, mudança ou morte da pessoa que cuidava antes, chegada de nova pessoa (cônjuge, parceiro), nascimento de uma criança, aquisição de outro animal de estimação
- O animal tem hábito de bicar/destruir poleiros, comedouros, grades da gaiola? As aves da ordem Psittaciformes têm hábito/necessidade de desgaste do bico e, portanto, frequentemente bicam e destroem os objetos existentes na gaiola, o que pode representar grande risco para sua saúde caso ingiram pedaços ou se machuquem nessa ação
- A ave já reproduziu anteriormente? Se for fêmea, botou ovos? Quantos? Como era a casca dos ovos (fina, grossa, lisa, irregular, quebradiça, transparente)? Chocou os ovos? Nasceram filhotes? Teve aptidão materna? Qual foi o destino dos ovos? Se for macho, já acasalou? Tiveram filhotes? Ele auxiliou a fêmea nos cuidados dos filhotes? Durante época reprodutiva, se alimentou adequadamente? Perdeu peso? Recebeu algum tipo de suplementação?

- A ave foi vacinada contra alguma doença? Qual? Quando? Quantas doses?
- Qual é a principal queixa ou observação do tutor? O que o fez trazer a ave para a consulta?
- Há quanto tempo observa a alteração? Qual a sua evolução? Foi medicada pelo tutor? Qual é o medicamento utilizado, a dose, a duração do tratamento e a via de uso? Teve alteração após o tratamento? Caso se suspeite que o tutor tenha feito alguma medicação, embora ele negue, pode-se fazer a seguinte pergunta: o animal está sofrendo há tanto tempo e o senhor não medicou?
- O paciente já foi apresentado antes a um médico-veterinário? Quais foram o diagnóstico, o tratamento e o resultado? Ao fazer essa pergunta, o objetivo não é controlar ou avaliar o outro profissional, mas sim aproveitar a experiência dele. Ou seja, se porventura ele receitou um medicamento e o problema do animal piorou; o tratamento ou o diagnóstico estava errado; se, com o tratamento utilizado, não houve melhora, mas também não houve piora, é sinal de que o medicamento também não foi de eleição. Essas experiências prévias são interessantes para não utilizar o mesmo princípio ativo novamente, sabendo que não houve resultado desejado e ainda há o risco de causar resistência.

Inspeção

A inspeção visa observar inicialmente as mesmas três áreas consideradas na anamnese (ambiente próximo ao recinto, o recinto e o animal a distância), além de uma quarta área a ser considerada, que é a inspeção do animal contido. *Pela inspeção, as informações do tutor poderão ser complementadas, confirmadas ou não.* Muitas vezes, dados fornecidos anteriormente pelo tutor não conferem; outras vezes, durante a inspeção, são observados novos achados. Como a inspeção é realizada após a anamnese, poderão ser concretizados ou descartados possíveis pré-diagnósticos.

Inspeção do ambiente próximo ao recinto

Em geral, essa inspeção somente é realizada se o atendimento ocorrer diretamente na propriedade. Na maioria das vezes, o animal é encaminhado à clínica ou ao hospital veterinário; assim, raramente se realiza a visita *in loco*. Em alguns casos, no entanto, essa visita pode se tornar necessária, quando o tratamento não estiver respondendo ou se o animal apresentar recidiva do problema, ao voltar para casa do seu tutor. A inspeção do ambiente próximo ao recinto também é necessária quando são recintos amplos de zoológicos ou criatórios, nos quais é necessário levar em conta alguns fatores, como:

- A fonte de água e lagos aos quais os animais tenham acesso
- Qualidade de pasto ou solo onde esses animais estão
- Existência de restos de cerca, grampos, canos, pregos, parafusos ou outros objetos que possam ser ingeridos ou machucar os animais.

As áreas no entorno dos recintos ou pastos são passíveis de sofrer intervenções, como pulverização ou uso de agrotóxicos, inseticidas que podem influenciar nos animais em questão. É preciso verificar:

- O destino dos dejetos desses animais
- Rios e/ou lagos de uso comum com outras espécies de animais
- Existência de roedores

- Contato com outras aves ou animais que possam entrar no recinto
- Se o local de oferta de alimentos fica exposto ao sol e se recebe chuva
- Se podem cair fezes dentro do recinto, provenientes de animais que passem por cima do recinto.

 Você sabia?

- O quiuí (gênero *Apteryx*) põe o maior ovo em relação ao seu corpo entre todas as aves existentes. Embora seja de tamanho pequeno, o ovo que ele põe é extremamente grande em comparação com o seu corpo, podendo representar até 25% do tamanho da fêmea. O tamanho médio do ovo varia conforme a espécie de quiuí e pode atingir de 10 a 20 cm de comprimento. Isso é notável, considerando que o corpo do quiuí tem cerca de 30 a 40 cm de comprimento.
- Trata-se de uma ave que não voa, nativa da Nova Zelândia.

Inspeção do recinto

O objetivo da inspeção do recinto é descobrir detalhes/informações que possam ter relação direta com o paciente e poderiam causar algum problema. A inspeção do recinto serve para confirmar ou não as afirmações feitas pelo tutor durante a anamnese, como também eventualmente possibilitar algumas interpretações dos achados.

Grades e telas

Qual a sua qualidade? De que material são feitas e qual o seu grau de conservação? Higiene? Grades muito moles ou com espaçamento muito grande têm risco de ser destruídas por aves como papagaios e araras. Às vezes, esses espaços podem ser fatais se as aves tentam passar a cabeça e ficam presas. Os espaços muito grandes também são usados por aves pequenas, como pardais e rolinhas, que entram no recinto, onde se alimentam e defecam, podendo transmitir importantes patógenos.

Pontos de fuga

São locais nos quais a ave pode se refugiar caso sinta-se ameaçada ou queira ficar escondida. Alguns exemplos são:

- Moitas de plantas
- Paredes divisórias
- Caixas
- Troncos de árvores
- Galhos com vegetação.

É necessário perguntar como é feita a limpeza desses utensílios e se a ave realmente faz uso dessas instalações.

Ninhos

São adequados para a espécie em questão? De que material são e qual o grau de conservação? Estão limpos? Como é feita sua higienização? Existe material de forração no fundo? As aves utilizam os ninhos para reprodução? Defecam dentro? Destroem os ninhos? Existem parasitas (pulgas, piolhos, ácaros) nos ninhos?

Piso

Observar se a área útil é suficiente para a espécie em questão. Quanto à superfície, se for lisa e escorregadia, a ave pode forçar os ligamentos e tendões dos membros pélvicos; por outro lado, se a superfície for muito áspera, pode causar lesões na região plantar das patas, comum em aves aquáticas que têm membranas delicadas e sensíveis. A higiene desse piso é adequada? Existem frestas ou rachaduras no piso, que tornam possível a retenção de fezes e sujidades ou a instalação de agentes como ácaros, pulgas, piolhos? Caso existam tanques de água ou pequenas piscinas para aves aquáticas, valem as mesmas questões anteriores, além de ser necessário avaliar a qualidade da água. A água é trocada frequentemente? Trata-se de água corrente? Passa por outros recintos? Entra água de chuva que possa ser proveniente de campos ou plantações com uso de agrotóxicos? Inseticidas? Esgoto urbano ou industrial?

Poleiros

Observar a disposição, a qualidade, o material e o estado de higiene. Os animais utilizam os poleiros? A espessura é compatível com a espécie? Se forem muito grossos, a ave terá dificuldade de se segurar; se forem muito finos, a ave possuirá dificuldade de se equilibrar e, além disso, as unhas/garras podem machucar os pés das aves. Se forem quadrados, ásperos e com farpas, têm risco de machucar e causar pododermatite. Poleiros lisos e escorregadios podem levar à queda da ave.

Bebedouros e comedouros

Observar a quantidade e a disposição destes e se são adequados para a quantidade de aves no recinto; sua posição em relação aos poleiros também é fundamental. Muitas vezes, os comedouros e os bebedouros estão debaixo dos poleiros e as aves defecam no alimento e na água. É preciso observar se o alimento recebe radiação solar, o que levaria à degradação mais rápida e à perda dos nutrientes. No caso da água, a radiação solar a esquenta, aumenta sua evaporação e favorece o desenvolvimento de algas e limo. O tamanho e o formato das vasilhas devem ser adequados e precisam respeitar a anatomia do bico e a biologia e fisiologia de cada espécie. O material do qual as vasilhas são fabricadas também necessita ser considerado, principalmente com aves que tenham hábito de bicar/roer e quebrar as vasilhas. As vasilhas precisam ser limpas e o alimento precisa ser fresco e colocado diariamente. Para garantir uma limpeza melhor, as vasilhas de superfície lisa (cerâmica vidrificada, porcelana, metal, alumínio, aço inox ou plástico) são mais adequadas. Às vezes, as vasilhas plásticas ou de cerâmica/porcelana são destruídas por psitaciformes. Restos alimentares que sobram de um dia para outro estragam e, caso seja colocado novo alimento em cima, este também estragará com muita facilidade. Muitas vezes, as vasilhas de água apresentam acúmulo de lodo e algas no fundo, ou em alguns cantos difíceis de serem limpos. Sugere-se remover a matéria orgânica e deixar imerso por 24 h em solução de hipoclorito de sódio 1:100. Comedouros de madeira não são indicados, pois a higienização não pode ser feita de maneira adequada, uma vez que retêm umidade, sujeira e restos de alimentos nos cantos e frestas, favorecendo a instalação de fungos e microrganismos.

Alimentação

Inspecionar o que é colocado à disposição do animal e o que de fato é consumido. Observar, quanto à qualidade dos alimentos:

- São frescos?
- Apresentam formação de fungos?
- Têm odor de azedo/fermentado?
- Quantos alimentos variados são oferecidos e consumidos?
- O alimento fica o dia todo disponível, inclusive à noite? A maioria das aves diurnas não se alimenta durante a noite; dessa maneira, a comida que fica disponível à noite pode atrair outros animais e roedores; em geral, no início do dia a ave começa a procurar comida e acaba ingerindo alimento fermentado do dia anterior.

A maneira como o alimento é apresentado também é muito importante. Algumas aves só aceitam o alimento se ele estiver em tamanho e consistência adequados. Deve-se, ainda, observar a quantidade de alimento oferecida e sua frequência. Dependendo da espécie de ave, a velocidade do trânsito gastrointestinal é maior ou menor, necessitando de alimento várias vezes ao dia (tucanos), enquanto outras se alimentam 1 vez ao dia (rapinantes).

Evacuações

Quanto às excreções/evacuações, é necessário lembrar que a maioria das aves excreta simultaneamente produtos de origem digestiva (fezes) e de origem renal (urina). Na maioria das espécies de aves, as fezes apresentam formato definido, roliço, alongado, parecendo uma "cordinha". A urina é composta por parte líquida e cristais de ácido úrico (Figura 16.3). Reparar na quantidade e no local onde é preferencialmente depositado. Aves de pequeno porte apresentam maior metabolismo e maior frequência de evacuações. O periquito-australiano evacua de 25 a 50 vezes/dia, enquanto a arara apresenta 8 a 12 evacuações por dia. A redução na frequência e no volume de fezes indica menor ingestão de alimentos, redução no trânsito ou até obstrução do sistema digestório. Fezes em pouco volume e ressecadas mostra disfagia ou falta de água e alimento.

O aspecto, a consistência e a cor variam de acordo com a espécie da ave, a anatomofisiologia digestória e o alimento ingerido. As fezes de tucanos sadios geralmente não têm formato definido, contendo alimentos não totalmente digeridos (Figura 16.4). Em aves granívoras, as fezes mal digeridas (Figuras 16.5 e 16.6) são indícios de problemas digestórios.

A coloração, na maioria das vezes, vai de verde a marrom, mas pode ser avermelhada e até preta quando há ingestão de beterraba, pimentão, jabuticaba e amora (Figura 16.7). Aves carnívoras (gavião, falcão, coruja) apresentam fezes úmidas, com intenso odor e coloração escura/negra devido à digestão

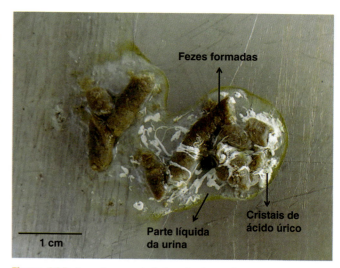

Figura 16.3 Aspecto característico de fezes de maritaca (*Aratinga leucophthalma*).

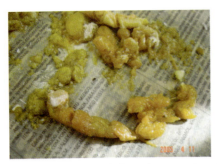

Figura 16.4 Aspecto característico de fezes de tucano-toco (*Ramphastos toco*). Observar alimentos não totalmente digeridos.

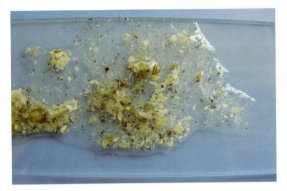

Figura 16.5 Aspecto de fezes com restos de alimentos mal digeridos observadas em azulão (*Cyanocompsa brissonii*). (Imagem: Maristela Furlan Rocha.)

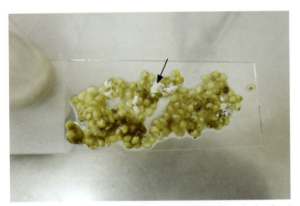

Figura 16.6 Aspecto de excreções de calopsita (*Nymphicus hollandicus*) com sementes não digeridas. A porção branca (*seta*) corresponde aos cristais de ácido úrico – excreção do sistema renal. (Imagem: Maristela Furlan Rocha.)

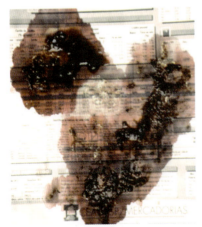

Figura 16.7 Fezes de psitaciforme após ingestão de amoras. A falta de formato deve-se à maior quantidade de líquido e fibras ingeridas pela ave. Após suspensão das frutas por algumas horas, o aspecto das fezes voltou ao normal.

do sangue das presas, além de maior quantidade de ácido úrico na excreção renal (Figura 16.8). Aves com hemorragias no trato gastrointestinal apresentam fezes enegrecidas, devido à digestão do sangue (Figura 16.9). Eventualmente, podem ter estrias de sangue vivo, provenientes do sistema reprodutor (Figura 16.10), sistemas renal (Figura 16.11) e digestório ou da mucosa da cloaca. Galliformes geralmente apresentam fezes com boa formação; no entanto, quando intensamente parasitados, podem ter diarreia (Figura 16.12), assim como os psitacídeos (Figura 16.13). A avaliação do odor é importante para suspeitar de alterações da flora gastrointestinal. Cheiro azedo está frequentemente associado à presença de leveduras.

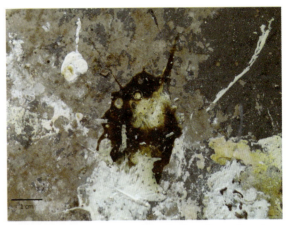

Figura 16.8 Aspecto característico de fezes de ave de rapina.

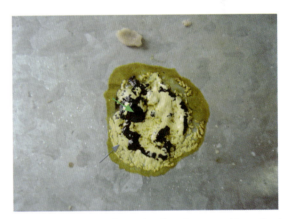

Figura 16.9 Fezes de psitaciforme de coloração enegrecida, podendo estar associada à perda de sangue pelo sistema digestório. A porção enegrecida (*seta verde*) são as fezes talvez com sangue digerido, e a parte branco-amarelada (*seta vermelha*) são os uratos (parte de excreção renal). (Imagem: Maristela Furlan Rocha.)

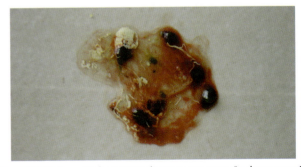

Figura 16.10 Aspecto de excretas de arara com excreção de sangue vivo proveniente do sistema reprodutor. Partes enegrecidas correspondem às fezes. (Imagem: Maristela Furlan Rocha.)

Regurgitado | Vômito

Em geral, vômito é considerado o produto parcialmente digerido proveniente do estômago, ao passo que regurgitado é o produto expelido do inglúvio ou esôfago sem ter sido digerido. Como algumas aves não têm inglúvio, esse produto seria sempre denominado vômito, apesar de tratar-se de alimento fresco que o animal está oferecendo ao filhote ou para a fêmea durante a corte. Conforme a espécie da ave, sua idade e seu sexo, regurgitação/vômito sugere ser (1) um processo fisiológico, um reflexo de defesa para alimentar seus filhotes e parceiros, eliminar restos alimentares não digeríveis (penas, pelos, ossos), comum em aves rapinantes (Figura 16.14), ou (2) um processo patológico em caso de afecções do sistema digestório ou outros. Tanto o vômito quanto o regurgitado devem ser avaliados com relação a composição (restos alimentares, corpos estranhos), coloração e aspecto (líquido, espumoso, mucoso, sanguinolento, amarelado, esverdeado, enegrecido), odor (azedo, fermentado, pútrido), frequência e quantidade (Figura 16.15).

Outros objetos

Frequentemente são observados, em gaiolas de aves de estimação, objetos que servem para brincar ou distrair, como espelhos, correntes de metal, sinos e outros de plástico ou de madeira. Caso sejam ingeridos, esses "brinquedos" têm risco de ser muito perigosos para a saúde do animal. Às vezes, os "brinquedos" são pintados com tintas tóxicas e podem prejudicar o animal.

Inspeção do animal a distância

Inspeção do animal a distância (IAD) significa *observar o animal em uma distância na qual a pessoa consiga inspecioná-lo e, ao mesmo tempo, essa atitude ou aproximação não interfira no comportamento do animal, ou seja, que ele não se assuste, não tente fugir, não comece a se debater no recinto*. Caso contrário, seus parâmetros fisiológicos, como de respiração, frequência cardíaca etc., serão alterados. Cada animal permite uma aproximação máxima, antes de tentar fugir ou atacar. Deve-se lembrar que o estresse do ambiente novo (consultório), o transporte até lá e, às vezes, a troca de gaiola para transporte já alteram o comportamento do animal e podem deixá-lo assustado. Para avaliar se é fisiológico ou está alterado, é necessário o conhecimento da biologia e as características de cada espécie e, em alguns casos, até individuais. Os principais aspectos a serem inspecionados

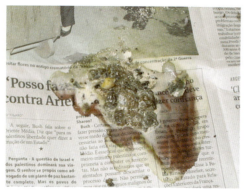

Figura 16.11 Aspecto de excreções de psitaciforme com porção de origem renal avermelhada, em decorrência de hemoglobinúria/hematúria.

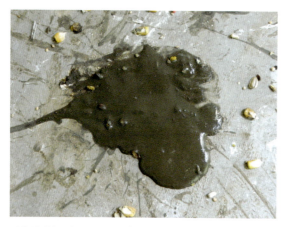

Figura 16.12 Diarreia em pavão, decorrente de parasitismo por helmintos. (*Capillaria* sp.). (Imagem: Maristela Furlan Rocha.)

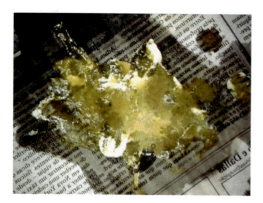

Figura 16.13 Diarreia observada em papagaio-verdadeiro (*Amazona aestiva*). Observar ausência da formação de "cordinhas". Porção branca corresponde ao ácido úrico proveniente da excreção renal.

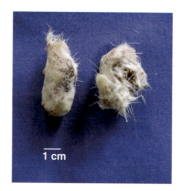

Figura 16.14 Regurgitado de aves de rapina, composto por restos alimentares não digeríveis (penas, pelos, ossos).

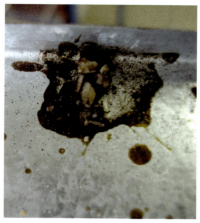

Figura 16.15 Vômito com sangue e alimento ainda não digerido, proveniente de maritaca (*Aratinga leucophthalma*). (Imagem: Maristela Furlan Rocha.)

nesta etapa a distância são: atividade, postura, empenamento, locomoção (incluindo membros pélvicos), respiração, vocalização, aberturas naturais (olhos, narinas, bico) e anexos (barbela, crista, carúncula).

Atividade e comportamento

A ave está apática? Agitada? Atenta ao seu redor? Apresenta movimentos repetitivos, estereotipados? Fica se coçando, arrancando penas? Apresenta episódios de convulsões? *Apresenta vômito, regurgitação ou defecação durante a inspeção? Alimenta-se enquanto observada?*

Postura e aspecto do empenamento

Na postura fisiológica, o animal mantém as asas junto ao corpo; são consideradas alterações se as aves mantêm as asas pendentes uni ou bilateralmente (Figura 16.16). *Na maioria das aves (principalmente psitaciformes, passeriformes, columbiformes, rapinantes) em posição corporal saudável, é possível traçar uma linha imaginária tangente à cabeça, ao dorso e à cauda* (Figura 16.17).

Alguns pacientes podem apresentar alterações de postura somente da cabeça, do dorso ou da cauda (Figura 16.18), ou dos três ao mesmo tempo, de tal maneira que não é possível traçar a linha tangente (Figura 16.19). O fato de a cauda ficar pendente indica ser consequência, dentre outros aspectos, de:

- Problemas renais
- Conformação esquelética
- Tentativa de equilíbrio por parte da ave.

O pescoço inclinado e a cabeça abaixada podem indicar inúmeras causas, como:

- Apatia
- Tonturas
- Problemas nas vértebras cervicais
- Fraqueza muscular
- Hipotermia
- Intoxicação.

Outras alterações da postura incluem aumentos de volume em algum lugar do corpo, que podem ser indicativos de obesidade, tumores, abscessos e enfisemas subcutâneos (Figura 16.20).

> **Atenção**
>
> Opistótono (cabeça virada para trás) devido a problemas neurológicos (Figura 16.21) não deve ser confundido com comportamento de repouso nas aves que, ao dormirem, viram a cabeça para trás e guardam o bico entre as asas (Figura 16.22).

Na inspeção, também é necessário avaliar o empenamento em geral e as condições das penas (Figura 16.23); se elas estão arrepiadas, aglutinadas, manchadas, despigmentadas, quebradas, sem brilho, ausentes ou em fase de muda. Lembrando que, para essa avaliação, é necessário que a pessoa tenha conhecimento das variações de empenamento nas diferentes espécies, raças e mutações de aves (Figuras 16.24 e 16.25).

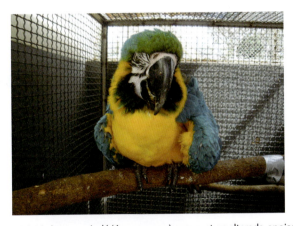

Figura 16.16 Arara-canindé (*Ara ararauna*) com postura alterada, apoiando o peito e as asas no poleiro.

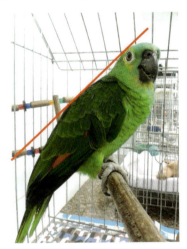

Figura 16.18 Papagaio-verdadeiro (*Amazona aestiva*) com postura alterada, com desvio da cauda.

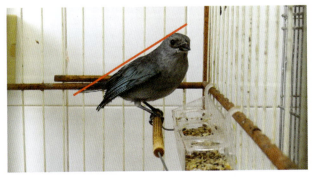

Figura 16.17 Sanhaço (*Tangara sayaca*) apresentando boa postura (linha imaginária tangente à cabeça, dorso e cauda simultaneamente).

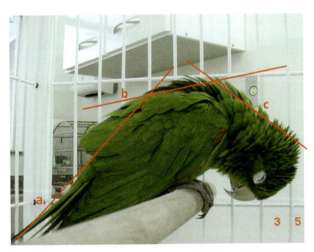

Figura 16.19 Maritaca (*Psittacara leucophthalmus*) com alteração de postura, apresentando inclinação da cauda (a), do dorso (b) e da cabeça (c), não sendo possível traçar uma linha tangente nos três pontos simultaneamente. (Imagem: Maristela Furlan Rocha.)

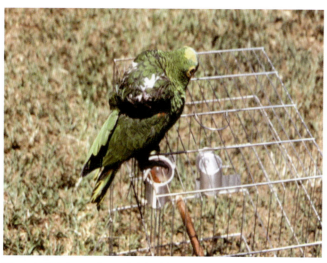

Figura 16.20 Papagaio-verdadeiro (*Amazona aestiva*) com alterações na postura, em decorrência de enfisema subcutâneo na região dorsal.

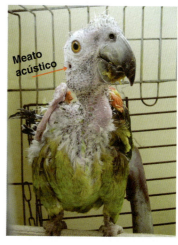

Figura 16.23 Papagaio-verdadeiro (*Amazona aestiva*) com alteração no empenamento. Observar falta de penas, penas distróficas, que caem ainda em fase de canhão (animal positivo para doença do bico e das penas dos psitacídeos – PBFD) e aberturas naturais da cabeça (ouvido, olhos, narina e bico).

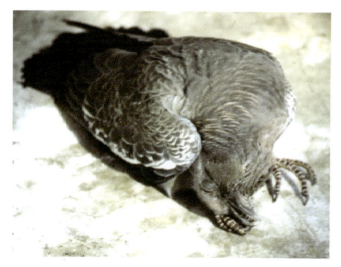

Figura 16.21 Pomba-asa-branca (*Patagioenas picazuro*) de vida livre com problemas de incoordenação e postura alterada da cabeça. Causa: *Trichomonas* sp. na cavidade bucal, afetando até o sistema nervoso central.

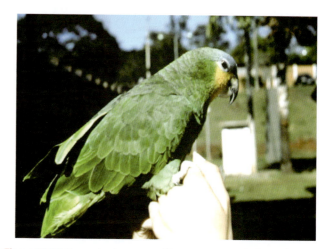

Figura 16.24 Papagaio-do-mangue (*Amazona amazonica*) sem alterações na coloração das penas.

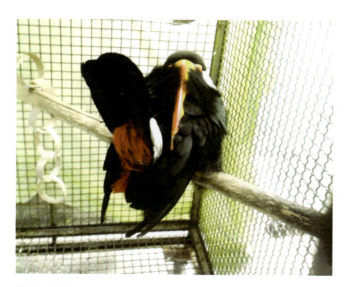

Figura 16.22 Tucano-toco (*Ramphastos toco*), em postura normal de animal em repouso.

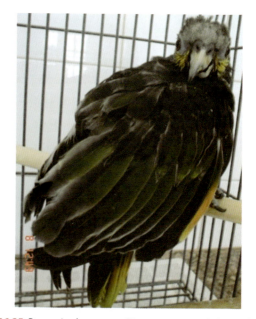

Figura 16.25 Papagaio-do-mangue (*Amazona amazonica*) com alterações na coloração das penas, apresentando penas enegrecidas.

Locomoção

A ave em questão se locomove normalmente dentro do recinto, tem dificuldades ou fica parada? Algumas aves apresentam dificuldade locomotora ou incoordenações devido a problemas neurológicos, intoxicações (Figura 16.26), deficiências nutricionais (Figura 16.27), problemas musculoesqueléticos ou problemas visuais. Observar se essas alterações ocorrem mais intensamente ou, principalmente, após excitação do animal por ruídos, movimentos bruscos e alterações da luminosidade, ou independentemente destes. São mais comuns em certo período do dia ou ocorrem ao longo do dia? Aves noturnas, no período diurno, geralmente reduzem muito sua locomoção. Observar se a ave tem reflexo de agarrar o poleiro com os dois membros pélvicos simultaneamente. Nesse momento, avalia-se também o aspecto quanto à coloração e à integridade da pele das patas, e o formato e aspecto das unhas/garras.

Respiração

Em geral, a frequência respiratória da ave em repouso varia de 6 a 30 mpm (movimentos por minuto), dependendo de seu tamanho corporal; quanto maior a ave, menor a frequência respiratória e vice-versa. A respiração não costuma apresentar ruídos e ocorre com o bico fechado. Indicativos de problemas respiratórios são:

- Respiração de bico aberto, às vezes se apoiando na grade, mantendo o pescoço esticado (Figura 16.28)
- Respiração ofegante
- Ruídos inspiratórios ou expiratórios
- Movimentos pendulares da cauda ao expirar
- Movimentos acentuados do abdome (distendendo).

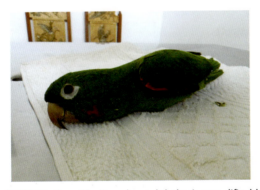

Figura 16.26 Maritaca (*Aratinga leucophthalma*) com dificuldade de locomoção decorrente de intoxicação por metais pesados. (Imagem: Maristela Furlan Rocha.)

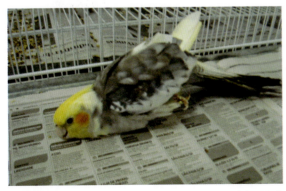

Figura 16.27 Calopsita (*Nymphicus hollandicus*) com dificuldades de locomoção decorrente de problemas nutricionais. (Imagem: Maristela Furlan Rocha.)

> **Observação**
> Uma ave saudável pode respirar com o bico aberto, para realizar troca de calor, quando estiver em ambiente muito quente e com temperatura corpórea elevada.

Vocalização

Durante a inspeção, a ave vocaliza? Após estimulação? A vocalização está alterada? Rouca? Com falhas? Ou parou de vocalizar repentinamente ou gradativamente?

Salivação

Em geral, a ave permanece com o bico fechado e, por isso, não ocorre salivação visível, a não ser que esteja com quadro de intoxicação ou tenha tido contato com substâncias irritantes de mucosa. Outras causas para sialorreia seriam lesões na cavidade bucal e existência de corpos estranhos (Figura 16.29). *Aberturas naturais (olhos, narinas, bico) e anexos (barbela, crista, carúncula)* podem ser avaliados a certa distância (Figura 16.30).

Contenção

A contenção tem como objetivo controlar os movimentos da ave para poder manipulá-la e, ao mesmo tempo, proteger as pessoas de possíveis lesões causadas por bicos, garras, coices, vômitos etc. *Para iniciar a contenção, deve-se, a princípio,*

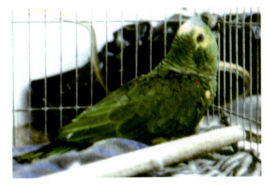

Figura 16.28 Papagaio-verdadeiro (*Amazona aestiva*) adulto com postura alterada. Animal deitado sobre o peito apresenta pouca atividade física, dificuldade respiratória, respira de bico aberto e com pescoço esticado para facilitar a entrada de ar.

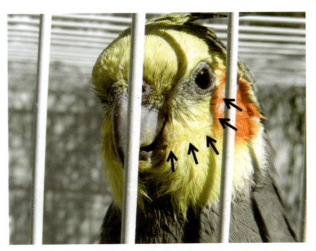

Figura 16.29 Calopsita (*Nymphicus hollandicus*) com sialorreia. Observar saliva com espuma na face (*setas*) devido a movimentos da cabeça na tentativa de se livrar da secreção excedente. (Imagem: Maristela Furlan Rocha.)

648 Semiologia Veterinária ◆ A Arte do Diagnóstico

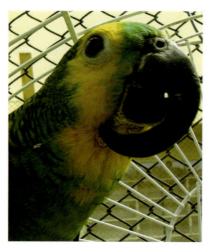

Figura 16.30 Inspeção a distância da cabeça de papagaio-verdadeiro (*Amazona aestiva*), em que é possível avaliar os olhos e as narinas. Neste caso, observa-se falta de desgaste do bico superior, que está lesionando a pele na região submandibular.

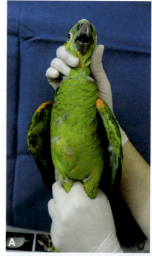

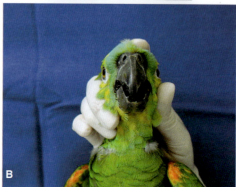

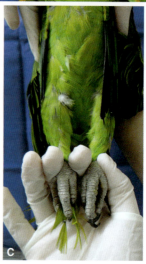

Figura 16.31 Contenção de papagaio-verdadeiro (*Amazona aestiva*), considerando contenção da cabeça e membros pélvicos (**A**). Detalhe da técnica de contenção da cabeça utilizando três pontos de apoio (**B**) e da separação dos membros pélvicos (**C**).

conhecer o comportamento defensivo, a anatomia e os riscos que a ave oferece para quem for contê-la e o risco que a ave pode correr quando contida de forma errada.

O local onde ocorrerá a contenção precisa ser fechado (portas e janelas) para evitar fuga. Os ventiladores ou exaustores devem estar desligados para evitar que a ave, dependendo do tamanho, venha a se machucar. A sala também não pode ter muitos objetos e detalhes para que a ave não se refugie e dificulte a contenção, além de aumentar o estresse do animal. O ambiente deve ser fácil de limpar e higienizar, além de apresentar iluminação e ventilação adequadas.

Na maioria das aves, tanto o bico como os pés representam perigo, demandando muita atenção a esses dois locais.

> **Atenção**
> A contenção não deve exceder o tempo estritamente necessário para executar o objetivo previamente proposto. Uma contenção demorada pode significar a morte para o animal.

Técnicas

A contenção deverá respeitar os meios de defesa da ave em questão, os riscos aos quais as pessoas estão expostas e a fragilidade de cada espécie. Assim, existe a orientação geral de como proceder à contenção e as variações aplicadas nas diferentes espécies.

Em algumas aves de rapina (coruja, gavião, falcão, águia), as garras são mais perigosas e devem, inicialmente, ser controladas; logo em seguida, é necessário segurar a cabeça. Já em outras espécies como psitaciformes, o bico é a maior arma e deve ser controlado de imediato para, em seguida, limitar os movimentos das patas.

A técnica básica de contenção, sempre que possível, pauta-se em uma aproximação menos percebida pela ave e uma captura repentina. Em geral, as paredes das gaiolas servem como limite de fuga e são aproveitadas para capturar a ave. Inicialmente, deve-se fixar a cabeça por trás, segurando com o dedo indicador na região dorsal da cabeça e com o polegar e o dedo médio, nas laterais da cabeça, no ponto em que está o osso mandibular (Figura 16.31 B). Pode-se também segurar a cabeça apenas com dois dedos: indicador e polegar, um em cada lado da mandíbula. *É necessário ter cuidado para não pressionar com os dedos a região dos globos oculares.* O restante da palma da mão serve como apoio (semelhante a uma concha) para o corpo ou pescoço da ave, dependendo do seu tamanho. Para algumas aves, pode-se usar um pano como anteparo e auxílio na hora da contenção.

> **Atenção**
> Nunca se deve segurar uma ave pelo pescoço deixando a cabeça solta, pois a ave tende a bicar; além disso, a contenção poderá lesionar os anéis cartilaginosos da traqueia e sufocar a ave.

A contenção completa (ver Figura 16.31 A) mostra que a ave está contida para não provocar danos às pessoas, mas ainda possibilita discretos movimentos de lateralidade da cabeça. Logo após conter a cabeça, é necessário conter os membros pélvicos (Figura 16.31 C) de modo que um dos dedos da pessoa que estiver contendo esteja entre as articulações dos membros da ave, para que estas não sejam comprimidas, o que é muito doloroso. A contenção dos membros pélvicos impede apenas que a ave os locomova, mas possibilita que ela abra e feche as garras; portanto, não se deve aproximar das garras de uma ave contida.

Galiformes (dentre eles, galos, faisões e pavões) desenvolvem um esporão muito forte, localizado na região medial-plantar do tarsometatarso, que também é utilizado para defesa e que deverá ser considerado no momento da contenção. A tachã (*Chauna torquata*) e o quero-quero (*Vanellus chilensis*) apresentam um esporão formado por tecido ósseo muito resistente na ponta da asa, com o qual se defendem (Figura 16.32). Nesses casos, o perigo maior pode ser esse esporão, e não o bico.

Aves pequenas (canários, bicudos, curiós, pica-paus, passeriformes em geral) costumam ser contidas sem maiores equipamentos (Figura 16.33). Nos passeriformes, é necessário cuidado especial para não fazer força desnecessária na contenção, comprimindo o esterno e o músculo peitoral e, dessa maneira, impedindo os movimentos respiratórios da ave, para não causar asfixia. *Durante a contenção, aves de pequeno porte podem facilmente morrer por estresse.*

Os psitaciformes, mesmo os de pequeno porte, como os periquitos-australianos (*Melopsittacus undulatus*), podem bicar e machucar as mãos de quem for contê-los inadequadamente. Já os exemplares maiores, como papagaios, araras, maritacas etc., devem ser pegos com panos ou luvas de raspa de couro. Em geral, as luvas de couro reduzem muito a sensibilidade, mas evitam danos maiores. Os lóris, um grupo de psitaciformes, quando contidos, apresentam comportamento reflexo de vômito. É necessário estar atento para que a ave não aspire o vômito, e o mesmo não entre em contato com mucosas ou pele das pessoas envolvidas com a contenção.

Alguns abutres, como os urubus, também se defendem na contenção, lançando seu vômito com ácidos fortes e muitas bactérias, representando perigo quando ocorre contato com a pele e as mucosas das pessoas.

Aves maiores, como patos, cisnes e marrecos, também podem ser contidas com auxílio de toalhas, para facilitar a imobilização das asas ou, conforme a situação, usando puçás e rede. Esse grupo de aves costuma evacuar com frequência em situações de estresse; portanto, quem estiver manipulando ou contendo esses animais deve evitar ficar na direção da cloaca. Depois de fixada a cabeça e/ou o pescoço em espécies como cisnes, que têm um pescoço muito comprido, o corpo poderá ser envolto pela toalha, facilitando a sua contenção.

Aves de rapina costumam ser pegas com toalhas ou luvas de raspa de couro para evitar acidentes, sendo necessário dar igual atenção ao bico e às garras, pois ambos representam um grande perigo (Figuras 16.34 e 16.35).

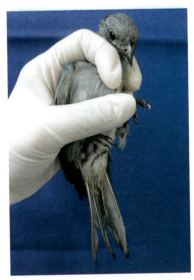

Figura 16.33 Técnica de contenção manual de passeriformes, utilizando somente luvas de procedimento.

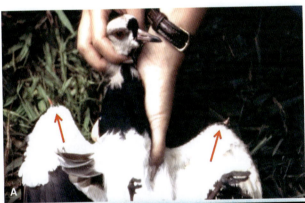

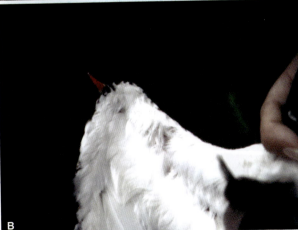

Figura 16.32 A. Exemplar de quero-quero (*Vanellus chilensis*) com característicos esporões em ponta de asa (*setas*) utilizados para defesa. **B.** Detalhe do esporão.

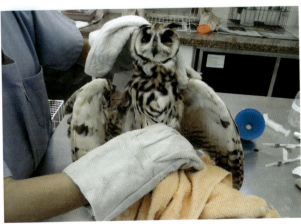

Figura 16.34 Contenção de coruja-orelhuda (*Asio clamator*), segurando tanto a cabeça como as garras.

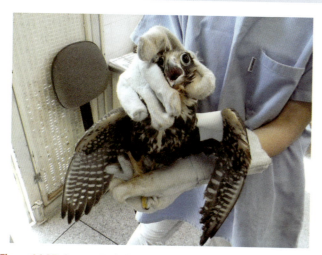

Figura 16.35 Contenção de falconiforme. Observar a contenção tanto da cabeça como dos membros posteriores.

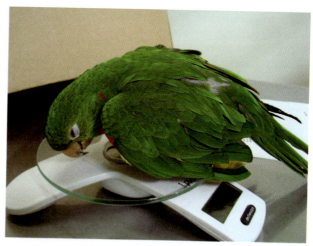

Figura 16.36 Pesagem de ave. Apenas animais muito debilitados ficarão parados em cima da balança. (Imagem: Maristela Furlan Rocha.)

A contenção de ratitas (avestruzes, emas), em filhotes de até aproximadamente 1 ano, pode ser feita diretamente sem toalhas, mas é importante estar ciente de que esses animais costumam dar coices/chutes para frente, capazes de machucar muito e até derrubar uma pessoa. Conforme seu tamanho, em especial os adultos, é necessário utilizar inicialmente um capuz preto, que é colocado por cima da cabeça da ave (não colocar o capuz pela frente, para evitar chutes) para, posteriormente, com ajuda de um gancho no pescoço, conduzir a ave e poder fixar o corpo pela lateral. Para contenção dessas aves adultas, são muito úteis as instalações específicas do tipo parede móvel e corredor. As pessoas envolvidas com a contenção dessas aves grandes devem ter sempre pontos de fuga para se proteger, caso a ave ataque.

Aves do grupo das garças (Ciconiformes), que apresentam um bico muito fino e comprido, podem representar especial perigo na contenção, pois costumam bicar no rosto e atingir os olhos das pessoas. Por isso, a contenção, além de assegurar que a ave não escape, precisa incluir uma atenção especial ao bico, muito pontiagudo; assim, o uso de óculos de proteção é indicado.

As aves contidas, independentemente da espécie, não devem ser mantidas de cabeça para baixo nem carregadas pelo bico, como é o caso dos tucanos.

 Você sabia?

- De acordo com a *Encyclopedia of Life* (*EOL*), um banco de dados que compila informações sobre todas as espécies conhecidas de seres vivos na Terra, a ordem de aves *Psittaciformes* é composta de um total de 426 espécies de papagaios, divididas em 108 gêneros e 8 famílias. Isso inclui grupos como *Quercypsittidae*, *Strigopidae* e *Vastanavidae*. Em comum, todos eles precisam voar para se deslocar de um ponto a outro.
- São aves muito comercializadas no planeta devido à sua popularidade como animais de estimação. Estima-se que, em 2021, cerca de 50 milhões de papagaios (metade deles) viviam dentro de lares humanos como animais de estimação.

Inspeção da ave contida

Nessa ocasião, deve ser realizada a pesagem do animal. Pode-se pesar a ave dentro da gaiola e depois descontar o peso desta. Somente filhotes muito pequenos ou aves muito debilitadas ficarão parados em cima da balança (Figura 16.36). Aves de porte maior conseguem ser pesadas junto com as pessoas ou em balanças fixas no solo, como é feito para animais domésticos. A pesagem é fundamental para ter ideia a mais do estado corporal dessa ave e também para um acompanhamento de ganho ou perda de peso durante o decorrer da enfermidade e/ou internação. Perdas ou ganhos de 10 a 20 g em um paciente que pesa 100 a 150 g são relevantes.

Com a ave contida, realiza-se toda a inspeção; o exame físico deverá seguir uma sequência unidirecional, para não se esquecer de nenhum detalhe, não precisar mudar muito a ave de posição e ser o mais breve possível (Figura 16.37).

Cloaca e temperatura corporal

Logo após a contenção, a primeira atitude é a medição da temperatura corporal do animal. Em geral, a temperatura normal nas aves varia de 39 a 42°C (Figura 16.38); aves com temperaturas superiores podem estar com febre ou hipertermia em decorrência de esforço físico, transporte em ambiente fechado, estresse, exposição ao sol ou em lugar pouco ventilado e muito quente. Nesses casos, as aves possivelmente apresentarão aumento da frequência respiratória e respiração ofegante com o bico aberto; além disso, poderão estar com as asas abertas e afastadas do corpo e à procura de água para beber ou se molhar. Temperaturas corporais acima de 43 a 45°C costumam ser incompatíveis com a vida da ave.

Já a situação de hipotermia (temperaturas abaixo do normal) é perigosa e pode conduzir o animal a óbito. Consideram-se hipotermia temperaturas corporais inferiores a 38,5°C e que devem ser revertidas o mais rapidamente possível, por meio de bolsas de água quente, lâmpadas ou placas aquecedoras, fluidoterapia aquecida, incubadoras etc. Em geral, o animal apresenta as penas eriçadas, pouca atividade física, apatia, desatenção aos acontecimentos a sua volta, e fica quase sempre deitado no fundo da gaiola.

A avaliação da cloaca inclui verificar as penas ao redor da cloaca quanto à existência de restos de excreções. Fezes aderidas nas penas pericloacais indicam problemas de disfunção da cloaca, diarreia ou poliúria (Figura 16.39). Esse acúmulo de excrementos favorece a formação de concrementos ("pedras cloacais"), que lesam a mucosa e podem causar sangramento cloacal, além de obstruir a saída, levando à retenção de fezes dentro da cloaca e do sistema digestório (Figura 16.40). Deve-se avaliar a borda, que pode estar distendida (Figura 16.41) ou com prolapsos (intestino, oviduto ou mucosa cloacal) (Figura 16.42). Ao apertar lateralmente a

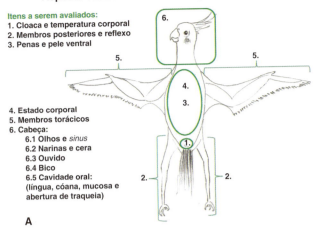
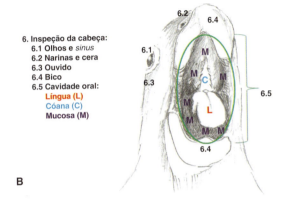
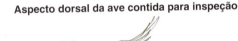
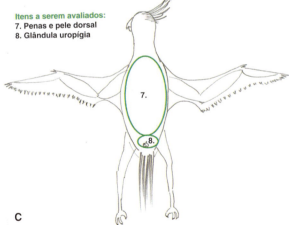

Figura 16.37 Esquema de sequência de itens a serem avaliados com a ave contida. **A.** Em posição ventral. **B.** Detalhes dos diversos pontos da cabeça a serem examinados durante a inspeção da ave contida. **C.** Sequência de itens a serem avaliados com a ave contida em posição dorsal. (Imagens: Maristela Furlan Rocha.)

cloaca, a mucosa fica exposta, facilitando seu exame. A coloração, a superfície e o eventual crescimento de tecido comum na papilomatose são analisados. Com auxílio de otoscópio, espéculo ou artroscópio, é possível observar dentro da cloaca, quanto a alterações. Na cloaca, anatomicamente, desembocam produtos de origem renal (urina), reprodutiva (ovos ou espermatozoides) e digestiva (fezes), conforme a espécie em questão; assim, é possível observar as respectivas saídas.

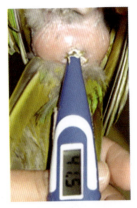

Figura 16.38 Demonstração de aferição de temperatura na cloaca em maritaca (*Aratinga leucophthalma*). Observar região pericloacal alterada e distendida.

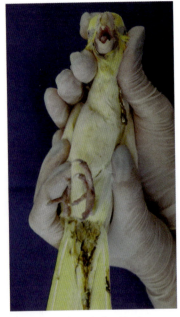

Figura 16.39 Calopsita (*Nymphicus hollandicus*) com penas da cauda e ao redor da cloaca, sujas com fezes.

Membros pélvicos | Reflexos de agarrar

É necessário examinar e avaliar os ossos (fêmur, tibiometatarso, tarsometatarso e falanges), prestando atenção em engrossamento dos ossos, calos ósseos, deformações, fraturas, luxações, perfeita movimentação das articulações e tônus muscular. Atenção especial deve ser dada às anilhas, verificando se elas estão no diâmetro proporcional ao membro. As anilhas não devem ser largas ou justas demais, pois causarão problemas posteriormente. Para testar os reflexos das garras, dependendo do porte da ave, o teste necessita ser feito com um pano, poleiro ou outro objeto para ser agarrado. Existe crescimento excessivo, entortamento, perda ou deformação das unhas? Hemorragias no interior da unha podem ser observadas em unhas claras.

Penas e pele ventral

Na avaliação das penas, é necessário reparar na coloração homogênea, que é característica para a espécie. Além disso, deve-se observar:

- Manchas (falta de pigmentação) (Figura 16.43)
- Defeitos nas penas

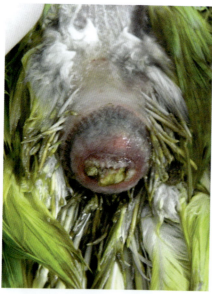

Figura 16.40 Aspecto de cloaca com bordas distendidas, sugerindo processo de retenção de fezes. Mesmo animal da Figura 16.41. (Imagem: Maristela Furlan Rocha.)

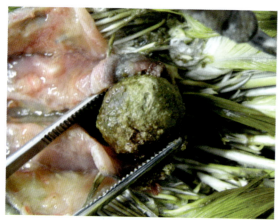

Figura 16.41 Aspecto macroscópico de concrementos (pedra cloacal) encontrados em ave com retenção de fezes. (Imagem: Maristela Furlan Rocha.)

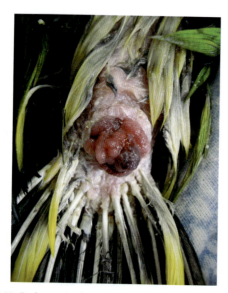

Figura 16.42 Prolapso de cloaca em marianinha (*Pionites leucogaster*), apresentando mucosa alterada e com proliferação de tecido.

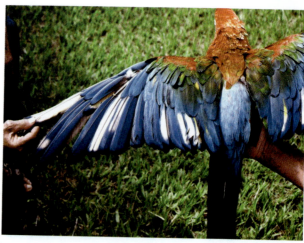

Figura 16.43 Arara-vermelha-grande (*Ara chloropterus*) com falta de pigmentação em decorrência de problemas nutricionais.

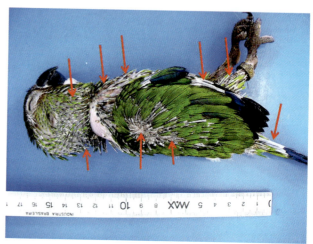

Figura 16.44 Psitacídeo com persistência de envoltório do canhão nas penas (setas).

- Linhas escuras transversais nas penas, indicando problemas durante o crescimento e a formação das mesmas
- Penas cortadas, bicadas, arrancadas ou com persistência do envoltório (Figura 16.44). Este último indica penas novas em formação, mas com problemas no seu desenvolvimento.

Às vezes, as penas apresentam um aspecto "aglutinado" engordurado, molhado, que pode indicar também problemas nutricionais.

A distribuição das penas no corpo das aves não é uniforme, de maneira que existem áreas com muitas penas e outras sem. *Em algumas partes do corpo, conforme a espécie, não nascem penas. Essa ausência não deve ser confundida com áreas nas quais a ave arrancou as penas ou, em virtude de alguma doença, não cresçam mais.* Observar ainda a ocorrência de ectoparasitas, principalmente piolhos, pulgas, carrapatos e moscas hematófagas, sobretudo em pombos, nos quais vivem entre as penas e debaixo delas.

Na pele, deve ser analisada a coloração, para observar alterações; no entanto, é importante lembrar-se de que, dependendo da espécie, a pele pode ser total ou parcialmente pigmentada (Figura 16.45). A pele ou o subcutâneo ligeiramente esverdeado/arroxeado indica reabsorção de sangue que extravasou há pelo menos 3 ou 4 dias (Figura 16.46).

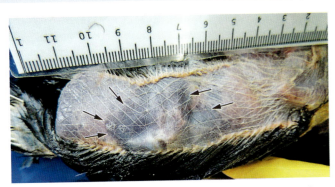

Figura 16.45 Áreas de pele naturalmente pigmentadas (*setas*) em tucano-toco (*Ramphastos toco*).

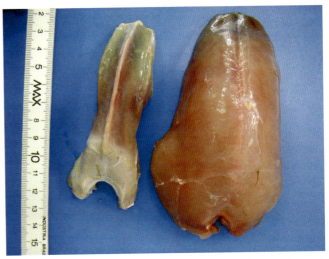

Figura 16.47 Músculo peitoral de perdiz (*Rhynchotus rufescens*), comparando estado caquético (*esquerda*) com estado adequado (*direita*).

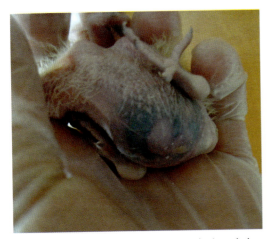

Figura 16.46 Filhote de psitacídeo, apresentando área de hemorragia subcutânea em região abdominal devido a trauma. (Imagem: Maristela Furlan Rocha.)

É fundamental reparar em feridas, crostas, lesões, escoriações, espessamento de pele, vermelhidão, aumento de volume (cisto de pena) e cicatrizes.

A hidratação adequada de uma ave é avaliada pelo fácil deslizamento da pele por cima do subcutâneo ou da musculatura adjacente. Quanto mais aderido, mais desidratada está a ave. Este deslizamento poderá ser observado com mais facilidade no pescoço, na região de inserção dos membros torácicos e pélvicos e na musculatura peitoral.

Estado corporal

Ainda com a ave contida, deve ser avaliado o estado corporal (EC) pela palpação da massa muscular peitoral. O EC animal pode ser classificado basicamente como: (1) caquético, (2) reduzido, (3) adequado ou (4) acima do adequado (obeso) (Figura 16.47). Ratitas, como as emas (*Rhea americana*), e avestruzes (*Struthio camelus*), emus, casuares e kiwis não têm músculo peitoral; portanto, o estado corporal deverá ser avaliado pelas massas musculares das coxas. É interessante correlacionar os dados dessa avaliação com o peso corpóreo do animal obtido anteriormente. Dependendo da estrutura esquelética, podem existir aves de mesma espécie e mesmo peso, porém uma sendo caquética e outra dentro da normalidade.

Membros torácicos

Com a ave contida, devem-se avaliar as asas direita e esquerda simultaneamente para comparar a simetria dos membros e verificar se há amputação parcial ou total de falanges, além de alterações nas penas e, em seguida, palpar para impedir o voo. É necessária a palpação dos ossos (úmero, rádio, ulna e falanges), prestando atenção a:

- Engrossamento dos ossos
- Calos ósseos
- Deformações
- Fraturas
- Luxações
- Perfeita movimentação das articulações
- Tônus muscular.

Observar, ainda, se há tatuagens ou brincos, geralmente colocados na membrana do patágeno (pele que fica entre o úmero e a radioulnar). Procurar por lesões de pele, hematomas e penas sujas de sangue, comuns em casos de fraturas e traumatismos.

Cabeça

Olhos e *sinus* infraorbital

Todas as questões a serem observadas são consideradas bilaterais:

- Os olhos estão presentes e são plenamente visíveis?
- Estão bem abertos? O animal pisca regularmente?
- Olhos brilhantes ou com opacidade (de córnea ou de áreas mais profundas)?
- Ocorrência de lacrimejamento (aspecto e cor)?
- As pálpebras estão edemaciadas? Avermelhadas?
- Há crostas perioculares ou até nas pálpebras, cobrindo parcialmente os olhos (Figura 16.48)?
- Existe simetria entre os dois olhos e a cabeça?
- As pupilas estão em miose ou midríase? Lembre-se de que, nas aves, os músculos radiais responsáveis por esse movimento são músculos estriados de ação voluntária. *As aves podem movimentar as pupilas de forma independente e mudar de midríase para miose e vice-versa, sem influência luminosa.* Aves de *hábito noturno* e que estão *estressadas* durante a contenção apresentarão constante midríase, erroneamente confundida com quadros de intoxicação
- Qual a coloração da íris? A cor varia entre as espécies e a faixa etária. Algumas aves, como o quero-quero, apresentam íris de cor vermelha bastante intensa, podendo ser confundida erroneamente com hemorragia. Outro exemplo

são os filhotes de papagaio do gênero *Amazona*, nos quais a íris é de cor preta a marrom, muito escura ao nascimento e, quando o animal alcança a idade reprodutiva, em torno dos 4 a 5 anos, a íris se apresenta alaranjada/amarelada. Em algumas cegonhas africanas, a cor da pupila é um sinal de dimorfismo sexual entre machos e fêmeas.

A terceira pálpebra, também denominada "membrana nictitante", é comum a todas as aves; no entanto, pode estar muito mais desenvolvida e vascularizada em algumas espécies. Em geral, ela se movimenta do canto medial para a lateral do olho. Serve de proteção para o mergulho e o voo em aves que alcançam grandes velocidades.

Na região infraorbital, as aves apresentam uma cavidade denominada *sinus* e que poderá estar preenchida com secreções em caso de sinusites, ficando aumentada de tamanho (Figura 16.49).

Você sabia?

- Uma das características dos papagaios que mais chama a atenção dos humanos é a sua habilidade de imitar sons e palavras. Isso acontece porque eles têm uma estrutura vocal chamada "siringe". Todavia, eles não formam frases para se comunicar, somente repetem o que aprenderam para conseguir comida ou carinho, por exemplo.
- Biólogos da Applied Animal Behavior Science, sociedade criada em 1964 e que se compromete a estudar o comportamento animal, fizeram um estudo em 2012 com papagaios cinzentos da África e descobriram que eles não gostam de música eletrônica! No estudo, uma série de animais foram submetidos a diferentes estilos musicais. Quando o gênero foi música clássica, os bichinhos se mostraram mais relaxados, mas isso acabou quando a música eletrônica começou a ser tocada. Os pesquisadores notaram que os pássaros ficaram subitamente muito estressados, nervosos e assustados, gritando e andando pelas suas gaiolas.

Narinas e cera

As narinas são a porta de entrada do sistema respiratório. Qualquer alteração nessas estruturas pode comprometer a respiração do animal. Antes de iniciar a sua inspeção, convém lembrar que a localização das narinas dependerá da espécie de ave em questão. Em alguns grupos de aves, as narinas estão localizadas proximais ao bico superior em uma região envolta por uma pele denominada *cera*, na qual geralmente não crescem penas (Figura 16.50). Em ranfastídeos (tucanos e araçaris), as narinas estão inseridas na região proximal do bico, sendo vistas apenas ao olhar por trás da cabeça da ave (Figura 16.51) e, em outros casos, elas ficam localizadas ao longo do bico (Figura 16.52). Conforme a espécie, há variações de tamanho, formato e aspecto. Em algumas aves de rapina, é comum encontrar uma formação de tecido mole no lúmen da narina, o que é natural nessas aves e faz parte da espécie (Figura 16.53).

Ao avaliar as narinas, deve-se observar:

- Existe alguma obstrução dos orifícios, por corpos estranhos, parasitos, massas, acúmulo de células descamadas? Distensão da abertura uni ou bilateral (Figura 16.54)?
- Há secreção nasal (Figura 16.55)? Constante ou esporádica? Uni ou bilateral? Qual o aspecto? Apresenta alguma cor? Tem cheiro característico?

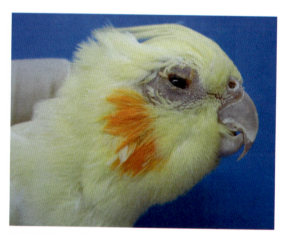

Figura 16.48 Calopsita (*Nymphicus hollandicus*) com blefarite e conjuntivite causada por *Chlamydophila psittaci*. (Imagem: Maristela Furlan Rocha.)

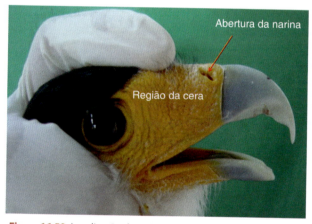

Figura 16.50 Localização da narina em carcará (*Polyborus plancus*).

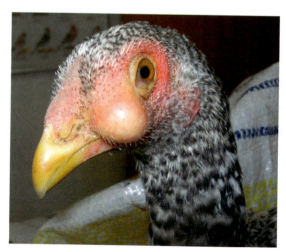

Figura 16.49 Galiforme com distensão em região infraorbital decorrente de sinusite. (Imagem: Maristela Furlan Rocha.)

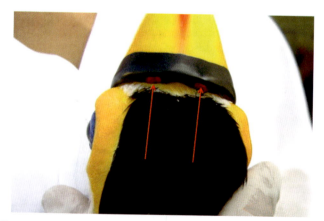

Figura 16.51 Localização das narinas (setas) em tucano-toco (*Ramphastos toco*).

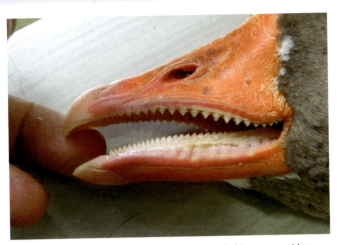

Figura 16.52 Localização da narina no meio do bico em anatídeos.

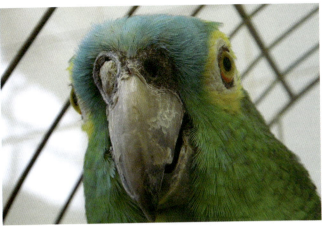

Figura 16.54 Papagaio-verdadeiro (*Amazona aestiva*) com obstrução unilateral da narina por descamação excessiva da pele.

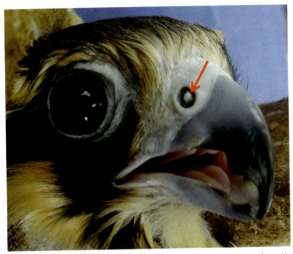

Figura 16.53 Detalhe anatômico em falconiformes: existência de opérculo na entrada do orifício da narina (*seta*).

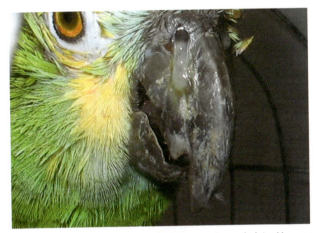

Figura 16.55 Secreção nasal mucoide em papagaio-verdadeiro (*Amazona aestiva*).

Com relação à cera, a cor costuma variar com o sexo. No periquito-australiano, geralmente é rosa na fêmea e azul no macho, mas pode ser amarronzada no caso de distúrbios hormonais. Na inspeção da cera, é observado o aspecto da pele:

- Está avermelhada?
- Espessada (Figura 16.56)?
- Descamando?
- Ressecada?
- Apresenta parasitismo?
- Há tecido seco, áspero, com pequenos canalículos (Figura 16.57)?

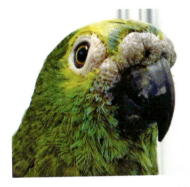

Figura 16.56 Espessamento de pele da região da cera bilateral em *Amazona aestiva*, devido a infecção com *Malassezia*.

Ouvidos

Ao avaliar o aparelho auditivo das aves, na verdade, será avaliado apenas o conduto auditivo, pois *as aves não apresentam ouvido externo*. Ao inspecionar o conduto auditivo, é importante estar ciente de que, *na maioria das aves de hábitos diurnos, o orifício é relativamente pequeno, ao passo que, nas aves de hábitos noturnos, os orifícios podem ser muito grandes* e não devem ser confundidos com feridas ou cortes (Figura 16.58).

- Existe alguma secreção? Sangue? Pus? De qual cor? Cheiro característico? Existência de sangue pode indicar traumatismos cranianos

- Há ectoparasitas fixados no conduto?
- Existem massas indicativas de neoplasias?
- Descamação acentuada?
- Corpos estranhos?
- Áreas avermelhadas, inchadas na região? A hiperemia do canal é comum em aves com sinusite.

Bico

O bico das aves é basicamente formado por uma estrutura interna óssea vascularizada e inervada, revestida por uma camada córnea. O bico saudável deve ter superfície lisa,

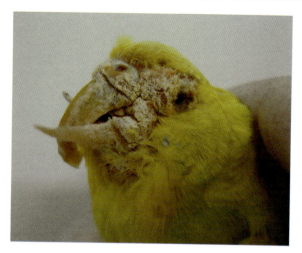

Figura 16.57 Pele periocular, perinasal e peribucal, com crostas secas e formação de canalículos causados por sarna knemidocóptica em periquito-australiano (*Melopsittacus undulatus*).

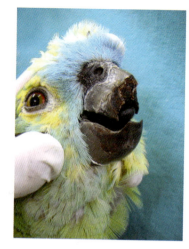

Figura 16.59 Papagaio-verdadeiro (*Amazona aestiva*), com fratura completa de bico superior (rinoteca) devido à colisão com piso.

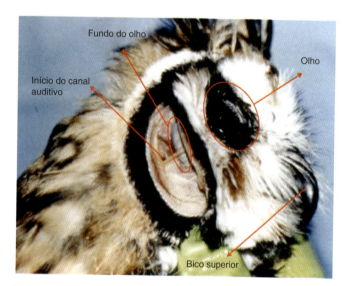

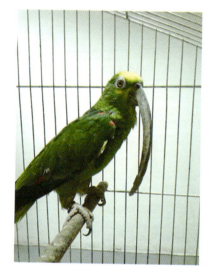

Figura 16.58 Detalhe da abertura do canal auditivo em coruja-orelhuda (*Asio clamator*).

Figura 16.60 Papagaio-verdadeiro (*Amazona aestiva*) com deficiência de desgaste de bico superior.

uniforme e brilhante. O formato, o tamanho, a cor, o aspecto e a consistência do bico variam de acordo com espécie, idade e hábitos nutricionais. Dependendo da espécie, o bico tem crescimento contínuo, e a ave precisa desgastá-lo. Em uma inspeção, devem ser avaliados:

- O formato é característico para a espécie ou existem deformações?
- Cor/manchas são características para a espécie e a faixa etária? Em algumas espécies, o bico muda de cor com o passar do tempo
- Há áreas de necrose, feridas, rachaduras, fraturas (Figura 16.59), perfurações, descamação, superfície irregular?
- Há sangramento do bico? Ocorrem lesões da camada córnea com facilidade ao tentar abrir o bico?
- Existe deficiência de desgaste (Figura 16.60)? Desvio do bico por maloclusão? Prognatismo?
- Ocorre crescimento irregular?

Cavidade oral

Com o animal contido, a cavidade oral, por ocasião da vocalização do animal, pode ser avaliada. A realização da abertura irá variar conforme a espécie, podendo ser com os dedos (Figura 16.61), com palitos de madeira, pinça ou abridor de boca (Figura 16.62). Outra possibilidade é o uso de dois fios ou ferros resistentes, que são encaixados em cada um dos bicos (superior e inferior); funciona bem em psitaciformes, nos quais o próprio formato do bico já facilita a fixação dos fios. A tração é realizada apenas no bico inferior (Figura 16.63). *Cuidado para não puxar além da capacidade de abertura, para não fraturar ossos ou luxar a articulação da mandíbula.* O fio colocado no bico superior serviria apenas para fazer contraforça. A pessoa responsável pela contenção durante esse processo deve cuidar para que a cabeça não seja forçada para trás, prejudicando as vértebras cervicais. Assim que a cavidade é aberta, observa-se:

- Qual a coloração das mucosas? Hiperêmicas? Anêmicas? Cianóticas? Dependendo da espécie, a língua e a mucosa são escuras (pigmentadas) (Figura 16.64)
- Língua, formato e cor, que também variam entre as espécies (Figura 16.65)
- Superfície interna da cavidade, para ver se existem massas, feridas, aumentos de volume e parasitos (Figura 16.66)

Capítulo 16 ◆ Semiologia de Animais Selvagens 657

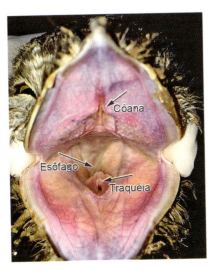

Figura 16.61 Abertura da cavidade oral de urutau (*Nyctibius griseus*). Apesar de ser muito grande, não apresenta nenhum perigo, pois o animal é insetívoro.

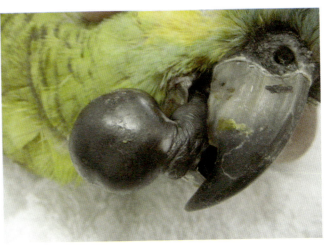

Figura 16.64 Papagaio-verdadeiro (*Amazona aestiva*) com língua pigmentada. Observar aumento de volume anormal na ponta da língua. (Imagem: Maristela Furlan Rocha.)

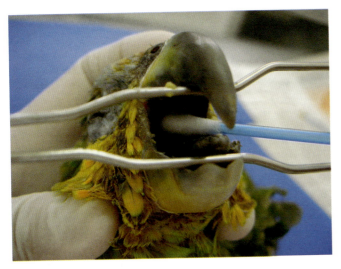

Figura 16.62 Abertura de bico de papagaio-do-mangue (*Amazona amazonica*), utilizando abridor de bico metálico para coleta de material com *swab* orofaríngeo.

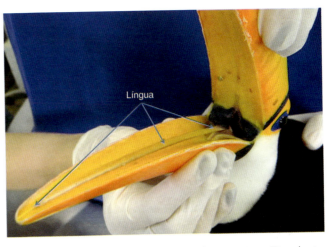

Figura 16.65 Detalhe anatômico da língua de tucano-toco (*Ramphastos toco*).

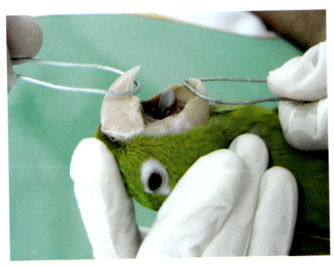

Figura 16.63 Abertura de bico de maritaca (*Psittacara leucophthalmus*), utilizando dois fios de arame para tracionar os bicos superior e inferior.

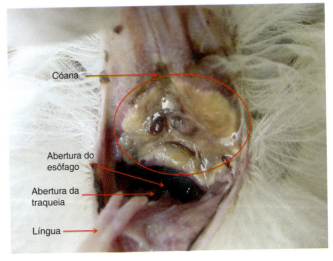

Figura 16.66 Aspecto da cavidade oral de coruja-suindara (*Tyto furcata*), mostrando fim da língua, entrada da traqueia, esôfago e cóana e área amarelo-esbranquiçada na mucosa do palato, causada por *Trichomonas* sp. (Imagem: Maristela Furlan Rocha.)

- Laringe (entrada da traqueia) em relação à cor (avermelhada) ou com edemaciação (Figura 16.67)
- A cóana (fenda localizada no palato e que serve como comunicação entre as narinas e a traqueia, para condução do ar) está desobstruída? Apresenta massas? Secreções? Aumento de volume? Corpos estranhos? Placas diftéricas? Feridas? (Figura 16.68).

Penas e pele dorsal

Avaliação da pele e das penas na região dorsal é realizada após ter sido feita a avaliação da cabeça. Observar comentários na seção Penas e pele ventral.

Glândula uropigial

Esta glândula é encontrada somente em algumas espécies de aves e fica localizada na região dorsal do fim da coluna vertebral (pigóstilo) (Figura 16.69). Esse órgão produz substâncias utilizadas na impermeabilização das penas. Na inspeção dessa glândula, observa-se a coloração, que deverá ser clara e homogênea, com conteúdo amarelado e superfície lisa. Algumas das anormalidades incluem perda de penas no local, mudança de cor, alterações na superfície e aumento de volume em consequências de obstruções ou neoplasias.

Palpação

A palpação, sempre utilizando EPIs, poderá ser feita em qualquer parte do corpo do animal, na tentativa de definir os seguintes itens:

- *Tamanho*: é possível delimitar a área da alteração. Medir as dimensões de modo universal (cm, mm etc.), sem usar comparações com outros objetos. Trata-se de uma alteração profunda ou superficial
- *Simetria*: ao se palparem estruturas pares, é possível observar se existe simetria, semelhanças ou diferenças entre elas
- *Localização*: em alguns casos, a palpação poderá indicar se houve deslocamento de estruturas com relação ao seu local de origem
- *Consistência*: pela sensação do tato, é necessário definir se a consistência é semelhante a líquidos, tecido firme ou gases ou se há interação de várias consistências
- *Mobilidade*: a palpação poderá indicar se a alteração é móvel, séssil ou se há comunicação com outras partes do corpo. No caso de ossos, devem ser investigadas fraturas e luxações
- *Temperatura*: neste exame, também é possível palpar se a área em questão está mais quente ou mais fria em relação ao restante do organismo, indicando um processo inflamatório ou não, uma vascularização adequada ou não
- *Sensibilidade*: ao ser palpado, o animal poderá demonstrar dor ou sensibilidade acentuada, sugerindo tratar-se de um processo doloroso
- *Delimitação*: a alteração palpada é delimitada ou difusa, infiltrativa.

A palpação da região cervical é muito importante para avaliar o esôfago e o inglúvio, nas espécies de aves que o apresentam. O objetivo é palpar conteúdo alimentar ou corpos estranhos. Em columbiformes, após o nascimento dos filhotes, a parede do inglúvio dos pais se apresenta mais espessa devido à produção do "leite de papo", que é uma substância branca e

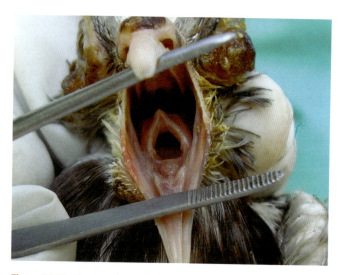

Figura 16.67 Abertura de cavidade oral em columbiforme, com auxílio de pinça em que se observa nitidamente abertura da traqueia, localizada ao fim da língua. Em região periocular, o animal apresenta feridas crostosas decorrentes de infecção por Poxvírus.

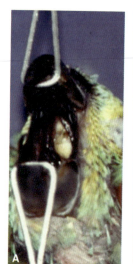 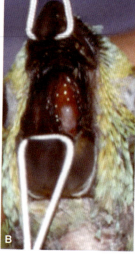

Figura 16.68 Inspeção de cóana em papagaio-verdadeiro (*Amazona aestiva*). O bico foi aberto com tração de cordas. **A.** Massa amarelada preenchendo a fenda da cóana. **B.** Mucosa avermelhada após a remoção da massa descrita previamente.

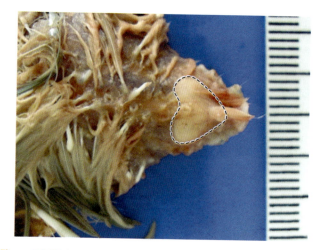

Figura 16.69 Aspecto fisiológico de glândula uropigial delimitada pela linha tracejada.

serve como alimento para os filhotes de pombos recém-nascidos. O inglúvio de filhotes, quando preenchido, é bastante visível e apresenta de um a três movimentos peristálticos por minuto. A informação do tutor a respeito da última refeição administrada e o tempo necessário para o esvaziamento passa uma ideia de possíveis problemas de trânsito gastroentérico ou atonia de inglúvio.

A região abdominal também pode ser palpada, lembrando que, em geral, a região da ponta caudal do osso esterno até os ossos pubianos deve ser reta ou ligeiramente côncava. Distensão do abdome em direção ventral indica maior ocupação do espaço dentro da cavidade, o que empurra a parede abdominal. As causas dessa distensão são:

- Existência de ovos
- Ascite
- Neoplasias
- Aumento de volume de órgãos
- Alças intestinais repletas e distendidas, com ocorrência de gases etc.

É necessário cuidado ao palpar a cavidade quando ocorrer ascite, pois uma ruptura de saco aéreo e a entrada de líquido neste poderão asfixiar o animal. Em caso de fêmeas com ovos no oviduto, o cuidado também deve ser maior, pois a palpação incorreta poderá quebrar a casca do ovo, lesionando o oviduto e provocando intensas hemorragias.

A palpação ainda é útil na avaliação de alterações na região subcutânea em todo corpo, na qual são encontrados lipomas, hérnias, neoplasias, enfisema subcutâneo, abscessos, corpos estranhos, edemas, aumento da tireoide etc.

 Você sabia?

- A única espécie de ave venenosa do mundo é o Pitohui, nativa das florestas da Nova Guiné. Na pele e nas penas, ele tem uma toxina capaz de causar paralisia em muitos animais.
- O gavião-real brasileiro é a ave de rapina mais forte de que se tem notícia atualmente, também chamado "harpia". Ele pode capturar macacos, bichos-preguiça e até filhotes de veado.
- Quando está caçando, o falcão consegue se lançar em um voo tão rápido que chega a atingir uma velocidade de 350 km/h.

Auscultação | Percussão

As técnicas de auscultação e percussão amplamente descritas e aplicadas em mamíferos são menos aplicadas na prática da medicina aviária, devido à anatomia e à fisiologia respiratória das aves, muito distintas das dos mamíferos.

As aves não apresentam diafragma e, com isso, não existe divisão da cavidade em torácica e abdominal, ou seja, os órgãos estão todos em uma única cavidade, a qual é denominada *celomática*. Além disso, os pulmões são fixos nos espaços entre as costelas e constantemente expandidos. O pulmão também não é constituído de alvéolos, mas sim de *parabrônquios* (unidade funcional do pulmão das aves), composto de inúmeros capilares aéreos e sanguíneos, que estão entrelaçados e nos quais ocorre a hematose. Os sacos aéreos (aproximadamente nove) variam com a espécie, estão distribuídos pela cavidade celomática e são responsáveis pela circulação do ar pelos pulmões. Essas delgadas membranas dos sacos aéreos estão fixas nas paredes da cavidade e, assim, ao movimentar as musculaturas intercostal e abdominal, os sacos aéreos são distendidos e preenchidos por ar na inspiração e, na expiração, são comprimidos e esvaziados. Alguns autores indicam o uso de estetoscópios pediátricos/neonatais humanos para facilitar a auscultação.

A frequência cardíaca normal varia de 45 a 600 bpm e a frequência respiratória de 6 a 120 movimentos por minuto. Os ruídos inspiratórios são descritos como mais curtos e mais intensos, ao passo que os da expiração são mais longos e menos intensos. Como para auscultar são necessárias aproximação e contenção do animal, os parâmetros aumentam e deixam de estar dentro da normalidade. Porém, se um animal na contenção tem bradicardia, isso é uma importante alteração a ser investigada. Da mesma maneira, a auscultação durante o monitoramento anestésico é fundamental para detectar alterações na frequência e na intensidade do batimento cardíaco.

Os estertores úmidos, conhecidos nos mamíferos, são raros nas aves. Geralmente, ruídos respiratórios estão associados a problemas nos *sinus*, estenose traqueal, alterações na siringe ou alterações nos sacos aéreos.

Como não existem alvéolos e o pulmão não é um saco de fundo cego, pois há comunicação com os sacos aéreos, os ruídos do ar circulando pelos pulmões não são percebidos. Da mesma maneira, pelo fato de não haver um diafragma que separe as duas cavidades, os batimentos cardíacos predominam, principalmente em aves de pequeno porte, em qualquer parte do corpo do animal, interferindo nos possíveis ruídos respiratórios.

Olfação

Trata-se de uma técnica em geral pouco utilizada. A capacidade olfatória do ser humano também não é tão desenvolvida como em alguns animais, mas pode ser muito eficaz em alguns casos. As fezes de aves, na sua maioria, não apresentam odor forte. Nas aves carnívoras, existe um cheiro mais intenso e característico devido à alimentação feita exclusivamente de proteína animal. Um odor azedo ou pútrido frequentemente está associado a candidíase, alterações da flora gastrointestinal. No caso de aves de vida livre, em que não se conhece o histórico, os aspectos e os odores das feridas podem indicar se uma lesão é recente ou antiga, auxiliando na conduta terapêutica a ser escolhida.

Exames complementares

Os exames complementares, dentre eles os laboratoriais, são excelente auxílio na semiologia e no diagnóstico das afecções dos animais; no entanto, algumas considerações são fundamentais. Alguns exames, como de fezes e de urina, não necessitam de contenção da ave para coleta do material; portanto, são realizados sem restrições. Outros, porém, como exames de sangue, punção-biópsia aspirativa, exames radiográficos etc., necessitam de contenção física ou química, o que pode representar um risco muito alto para o animal debilitado. Antes de tomar a decisão de coletar material da ave contida, é preciso avaliar se o esforço do animal (estresse da contenção e retirada da amostra) compensará os possíveis resultados dos exames. Jamais o estresse sofrido pelo animal deverá ser maior que os benefícios dos exames.

Esforço e estresse devido à contenção versus benefícios e esclarecimento no diagnóstico

A obtenção de um diagnóstico claro pode, por vezes, estar ligada a procedimentos que demandem a contenção da ave, o que, por sua vez, é possível resultar em situação de estresse para o animal. Nesse ponto, o bom senso do profissional é fundamental, pois só se deve submeter o animal a uma contenção física ou química, para realização de exames complementares, se as condições físicas do paciente forem favoráveis. Não adianta coletar o material e, em seguida, o paciente vir a óbito em consequência do estresse da contenção e/ou da perda de aparentemente pequena, mas representativa, quantidade de material para a ave. Conforme a situação (hipotermia, desidratação, anemia, hipoglicemia, choque, desnutrição etc.), é indispensável, a princípio, estabilizar as condições gerais do animal para, posteriormente, realizar a contenção e a coleta do material, visando sempre o melhor para o paciente.

Exames laboratoriais

Exame de sangue

Enquanto na clínica de animais domésticos o exame de sangue (hemograma e bioquímico) é realizado rotineiramente, é necessário levar em consideração alguns detalhes com relação às aves selvagens:

Qual o objetivo do exame? O que quero descobrir? Existe um pré-diagnóstico, ou diagnóstico sugestivo? Existe outra técnica que poderia avaliar a questão? Essas perguntas são fundamentais para não optar por um exame apenas de rotina, mas sabendo, no caso específico, qual exame será melhor, qual trará mais resultados com o menor prejuízo para o animal. Caso a ave seja muito pequena – por exemplo, um canário pesando 15 g (tendo aproximadamente, no máximo, 1,5 mℓ de sangue total, se hidratado) que esteja muito debilitado –, não se deve coletar sangue apenas para concluir se a ave está com anemia ou desidratação, e sim verificar essas informações por meio de outras técnicas (p. ex., elasticidade de pele e coloração das mucosas), sem depender do perfil sanguíneo. O sangue necessário para o exame poderá ser imprescindível para a sobrevida do animal. Para um exame hematológico, 1 mℓ costuma ser suficiente; para exames sorológicos ou bioquímicos séricos, deve-se levar em consideração que o hematócrito de aves é em torno de 48 a 56% e, portanto, de 1 mℓ de sangue total coletado, às vezes, apenas 0,3 mℓ de soro é obtido, o que não possibilita muitos exames; assim, é necessário optar pelos exames mais relevantes e que possam fornecer maior riqueza de dados.

Volume de sangue necessário. Nas aves, o volume sanguíneo corporal total corresponde a aproximadamente 8% de seu peso corporal, ou seja, um papagaio pesando 400 g (bom estado corpóreo e de hidratação) tem em torno de 32 mℓ de sangue no total. Na teoria, se diz que: de uma ave saudável, bem nutrida, hidratada e sem alterações, é possível coletar, no máximo, um volume de sangue equivalente a 10% do sangue total ou 1% do peso vivo, o que equivaleria a aproximadamente 3,2 mℓ ou 4 mℓ, respectivamente. Na prática, os animais chegam anêmicos, desidratados, subnutridos, hipoglicêmicos, com infecções crônicas e dores intensas; então, nessas situações, a retirada desse volume de sangue pode representar grande risco. Além disso, deve-se lembrar que a coleta do volume de sangue, mesmo sendo pequena, ocorre de maneira relativamente rápida, proporcional ao tamanho do animal e volume total disponível, podendo causar certa descompensação no animal. Nesses casos, opta-se por coletar pouquíssimo sangue e utilizá-lo de maneira a obter o máximo de resultados, como, por exemplo, gastar uma gota de sangue para o esfregaço, a partir do qual serão obtidos diversos dados, como: contagem diferencial de leucócitos; morfologia das células sanguíneas e hemoparasitos

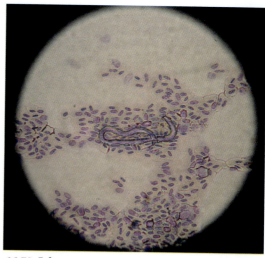

Figura 16.70 Esfregaço sanguíneo de passeriforme com existência de microfilária. (Imagem: Maristela Furlan Rocha.)

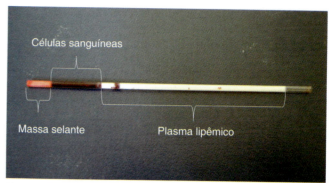

Figura 16.71 Capilar de micro-hematócrito com visualização de células sanguíneas e plasma de coloração branca, indicando hiperlipemia em maritaca (*Psittacara leucophthalmus*). (Imagem: Maristela Furlan Rocha.)

(Figura 16.70). Utilizando mais três a quatro gotas de sangue, realizam-se o micro-hematócrito, a avaliação visual do plasma sanguíneo (hemolítico, ictérico ou lipêmico) e o valor da proteína plasmática (Figura 16.71).

Estresse da contenção física. Dependendo do tamanho da ave e de sua situação de saúde, a contenção e a coleta de sangue podem ser fatais. Anteriormente, sempre deve ser avaliado se o animal terá condições de suportar essas intervenções e se o exame a ser realizado naquele momento realmente é tão significativo para arriscar a vida fragilizada do paciente.

Local da coleta. Conforme a espécie da ave, existem vários locais para coleta de sangue. *O local de mais fácil acesso é a veia jugular direita* (*V. jugularis dextra*) (Figuras 16.72 e 16.73) em tucano e ave de rapina, em um local do pescoço que naturalmente já é desprovido de penas. Na maioria das aves, a veia jugular esquerda é menos desenvolvida e mais difícil de ser acessada. Em aves que apresentem pele mais grossa ou que sejam obesas e que tenham uma camada subcutânea de tecido adiposo (anseriformes, galiformes), a visualização da veia jugular é mais difícil, sendo necessário remover algumas penas ou umedecer o local com álcool e se orientar pela anatomia. A jugular está localizada lateralmente no pescoço, entre a traqueia (ventral) e a coluna cervical (dorsal). Para a coleta de apenas algumas gotas de sangue em aves pequenas como os passeriformes, pode ser feito o corte da unha (Figura 16.74). O sangue obtido será útil para a confecção de extensão/esfregaço sanguíneo, ou até para preencher um tubo capilar para exame de micro-hematócrito (Figura 16.75).

Capítulo 16 ♦ Semiologia de Animais Selvagens 661

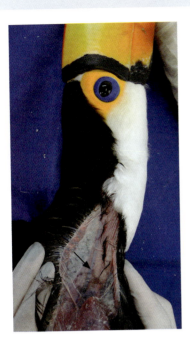

Figura 16.72 Veia jugular direita em tucano-toco (*Ramphastos toco*), em local do pescoço naturalmente desprovido de penas (seta).

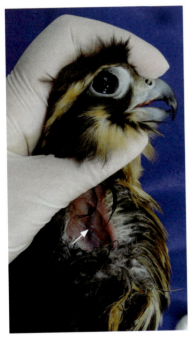

Figura 16.73 Veia jugular direita em falcão-de-coleira (*Falco femoralis*), em local do pescoço naturalmente desprovido de penas (seta).

Atenção

O esôfago corre ao lado da jugular e não deve ser afetado durante a coleta de sangue.

Em columbiformes, *não existe em nenhum dos lados uma veia jugular definida*, pois esse grupo de aves apresenta um *plexo venoso subcutâneo* denominado *Plexus venosus intracutaneous collaris*, do qual não é possível coletar sangue; portanto, a coleta nessas aves deve ser feita na veia ulnar (*V. ulnaris ou*

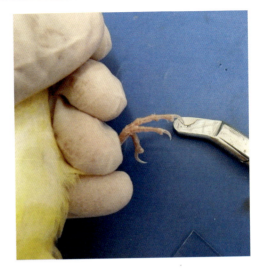

Figura 16.74 Corte de unha em passeriforme para coleta de algumas gotas de sangue. (Imagem: Maristela Furlan Rocha.)

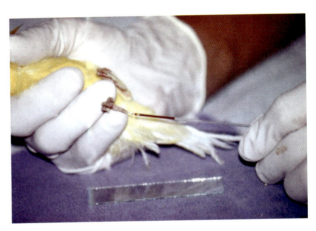

Figura 16.75 Coleta de sangue para micro-hematócrito a partir do corte de unha de passeriforme.

V. basilica) (Figura 16.76). Dependendo da espécie de ave em questão, a veia do tarso (*V. metatarsalis plantaris superficialis*) (Figura 16.77) representa outra opção de local de punção; no entanto, muitas vezes, após a punção desse vaso, observa-se sangramento local, favorecido pela gravidade e pela pele ressecada e pouco elástica do membro pélvico do animal.

Os materiais mais adequados para coleta de sangue em aves pequenas (até 300 g) são a seringa de insulina (1 mℓ) e a agulha de insulina (13 × 0,45 mm). Uma seringa maior tende causar um vácuo muito forte, colabando as paredes do vaso. Agulhas com calibres maiores em vasos muito pequenos podem causar maior lesão na parede, dificultando o estancamento do sangue, e aumentar as perdas sanguíneas. Em aves maiores (de 0,4 a 2 kg de peso corporal), como papagaios, tucanos, rapinantes, gansos, filhotes de emas e avestruzes, dependendo da idade, é possível utilizar agulhas com calibre de 20 × 0,55 mm e seringas de 3 mℓ. Em aves maiores (acima de 2 kg de peso corporal), como gansos, galiformes, grandes rapinantes e ratitas, conforme a idade, são utilizadas seringas de 3 a 5 mℓ e agulhas com tamanho maior (25 × 0,7 mm ou 25 × 0,8 mm).

Valores de referência da espécie. Sem os valores normais da espécie, não compensa passar por todo o estresse e risco da contenção e da coleta, caso não seja possível chegar a uma

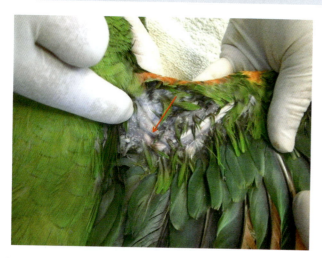

Figura 16.76 Localização de veia ulnar (*seta*) para coleta de sangue em papagaio-verdadeiro (*Amazona aestiva*).

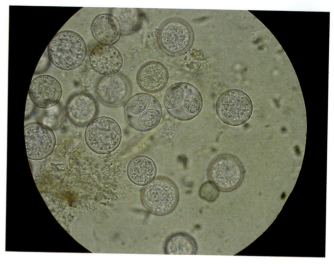

Figura 16.78 Aspecto microscópico do exame de fezes de coleirinho (*Sporophila caerulescens*), em que são observados oocistos de coccídeos em diversas fases de maturação/esporulação. (Imagem: Maristela Furlan Rocha.)

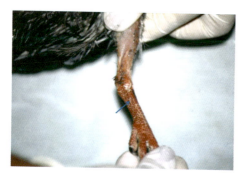

Figura 16.77 Acesso da veia do tarso (*seta*) para coleta de sangue em pomba-amargosa (*Zenaida auriculata*).

conclusão a partir dos resultados obtidos por falta de parâmetros de normalidade para comparar, a não ser que se faça um comparativo de coletas seriadas do próprio animal ou de outras coletas de animais da mesma espécie.

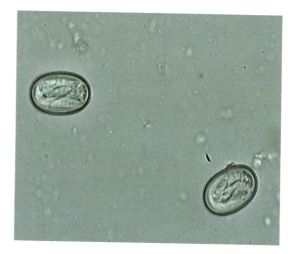

Figura 16.79 Ovos larvados de nematoides (*Acuaria* sp.) de passeriformes.

Atenção

Os valores hematológicos das aves podem variar conforme espécie, idade, sexo, fotoperíodo, atividade reprodutiva, clima, estado corpóreo ou doenças.

Frequentemente, por carência de dados nacionais, comparam-se os resultados obtidos com padrões internacionais; no entanto, convém lembrar que as mesmas espécies de aves mantidas em países distintos, sob outras condições climáticas, nutricionais e de manejo, apresentam valores hematológicos muito distintos, dificultando a comparação.

Exame de fezes

Como a maioria das aves excreta urina e fezes de uma só vez, é necessário cuidado ao realizar a coleta de amostra de fezes, para não coletar os uratos, pois estes dificultam muito o exame direto das fezes. Tal exame, em lâmina de microscopia coberta apenas por uma lamínula e sem coloração, possibilita observar protozoários flagelados (*Giardia* sp., *Trichomonas* sp.) ainda vivos, bem como oocistos de coccídeos (*Isospora* spp., *Eimeria* spp.) (Figura 16.78), ovos de helmintos (Figura 16.79), leveduras (Figura 16.80), bactérias (Figura 16.81), fungos filamentosos (Figura 16.82), células sanguíneas e de descamação, restos alimentares e cristais de uratos. As fezes devem ser coletadas imediatamente após a evacuação e analisadas em seguida, pois os flagelados morrem rapidamente (dentro de aproximadamente 30 min) fora do corpo do animal, prejudicando seu diagnóstico. Se porventura o animal não evacuou e há urgência em fazer o exame de fezes, pode-se coletar uma pequena quantidade de fezes por meio de lavagem cloacal, com solução fisiológica aquecida ou utilizando *swab* de cloaca. Para tanto, utiliza-se um *swab* limpo e seco, introduzindo-o na cloaca e fazendo movimentos circulares, raspando a parede da cloaca. Ao retirar o *swab*, o material que aderiu deve ser colocado em uma lâmina de microscópio e, se necessário, molhado com solução fisiológica morna para ser observado imediatamente após em microscópio de luz com objetiva de aumento de 10 a 15 vezes. Os protozoários costumam ser visualizados se locomovendo rapidamente pela lâmina. A observação no microscópio inicialmente deve ser feita sob objetivas de 10×, 12×. Para estruturas suspeitas ou situações que demandem maiores detalhes, passa-se para objetiva de 20×, 40×.

O exame de fezes por flutuação, também conhecido pelo método de Willis, utilizando solução saturada de cloreto de sódio (NaCl), é eficaz para concentrar e detectar ovos de helmintos e oocistos de coccídeos, mas necessita de uma quantidade maior de fezes. Se for fazer um exame de fezes, por exemplo, de um beija-flor, o exame direto será mais eficaz que o de flutuação.

Exame de urina

O material deve ser coletado imediatamente após a excreção, utilizando apenas a parte líquida sem os uratos (fios esbranquiçados). Os exames realizados incluem medida de pH, análise dos sedimentos, glicose e densidade. Como a urina entra em contato com as fezes, pode mudar os valores dos parâmetros avaliados. As principais anormalidades observadas são hematúria, hemoglobinúria, quando a urina fica avermelhada, cor de tijolo, e a coloração esverdeada (biliverdinúria), que pode indicar hemólise ou hepatopatia.

Outros exames

Pelo fato de, muitas vezes, o histórico ser incompleto ou inexistente, como no caso de animais de vida livre, os exames de secreções, vômitos, punções de líquidos cavitários, massas ou aumentos de volumes são muito úteis. Amostras fáceis de obter e que elucidam muitos detalhes são os *lavados de inglúvio* ou os *swabs de mucosa de inglúvio*. Esses últimos obtidos por meio de *swabs* compridos, introduzidos diretamente no inglúvio (Figura 16.83), esfregando-se a haste na mucosa. O material oriundo do *swab* é depositado em uma lâmina de vidro, sendo corado ou não, e observado sob microscópio de luz com objetivas de 15× a 40×. Na lavagem de inglúvio, são aplicadas por sonda oral pequenas quantias (1 mℓ/100 g de peso vivo) de solução fisiológica aquecida (38°C); faz-se uma delicada massagem do inglúvio e aspira-se de volta parte do líquido a ser depositado em uma lâmina de microscópio coberto com lamínula, para em seguida ser avaliada no microscópio de luz (Figura 16.84). Com esse líquido, também pode ser feita uma extensão, fixada e corada para posterior avaliação microscópica.

Do mesmo modo, o *swab* de cóana costuma trazer informações relevantes. Com o animal devidamente contido e utilizando um abridor de bico, coleta-se o material da cóana com um *swab*. Esse material poderá ser avaliado a fresco com microscopia de luz ou após coloração específica.

Outro exame muito simples e ao mesmo tempo bastante elucidativo é a *transiluminação traqueal*, uma técnica possível

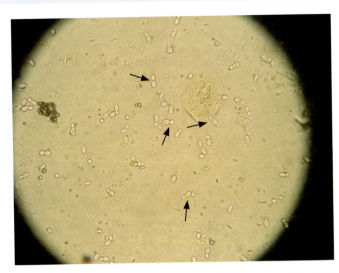

Figura 16.80 Aspecto microscópico de exame de fezes com existência de leveduras (*Candida guilliermondii*) (*setas*). (Imagem: Maristela Furlan Rocha.)

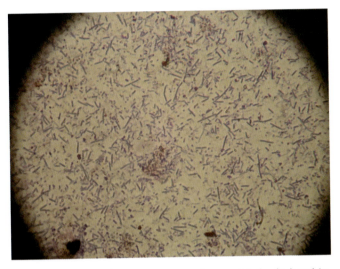

Figura 16.81 Fezes de peru com grande quantidade de bactérias bastonetes, visíveis pela coloração pan-óptica. (Imagem: Maristela Furlan Rocha.)

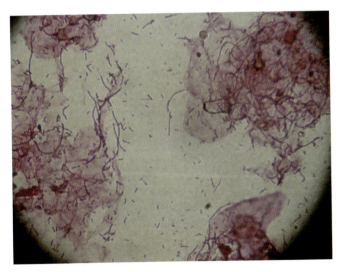

Figura 16.82 Aspecto microscópico de exame de fezes com existência de fungos filamentosos. (Imagem: Maristela Furlan Rocha.)

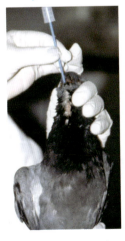

Figura 16.83 Técnica de coleta de esfregaço de inglúvio utilizando *swab*.

de ser aplicada em várias espécies de aves e que consiste em avaliar a traqueia da ave, estando esta posicionada entre a fonte de luz e o observador (Figura 16.85).

Para que seja possível avaliar bem a traqueia em toda sua extensão extracavitária, as penas são umedecidas com álcool 70% e afastadas de modo a expor bem a traqueia, a qual, por sua vez, deverá estar afastada do esôfago e das vértebras cervicais (Figura 16.86). O exame possibilita observar eventuais alterações na traqueia, como, por exemplo, parasitismo por helminto (*Syngamus trachea*) (Figura 16.87), ácaros de saco aéreo que também ocorrem na traqueia ou coágulos de sangue, secreção etc.

Exames radiográficos

A técnica radiográfica é de extrema importância e amplamente utilizada na semiologia de aves selvagens. *Como em toda técnica radiográfica, devem ser respeitadas e seguidas as normas de segurança durante a operação do equipamento, assim como utilizados aventais e luvas de chumbo, óculos especiais e protetores de tireoide.* A regulagem do aparelho (quilovolts e miliampères) tem que ser de acordo com o tamanho da ave. A revelação também precisará ser padronizada para evitar interferências no resultado final. *Sempre que possível, deverão ser feitas duas posições (ventrodorsal e laterolateral), para que seja possível visualizar todas as estruturas.* É importante lembrar a sobreposição do osso esterno com a coluna vertebral na posição

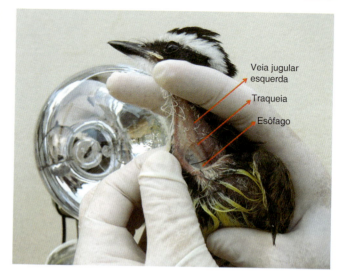

Figura 16.86 Localização anatômica da região cervical de animal submetido a transiluminação traqueal.

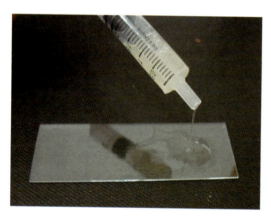

Figura 16.84 Avaliação do líquido obtido pela lavagem de inglúvio para posterior exame microscópico. (Imagem: Maristela Furlan Rocha.)

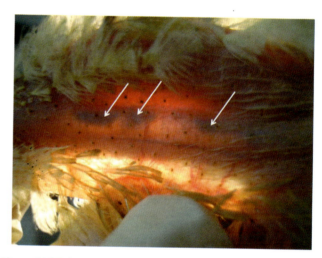

Figura 16.87 Aspecto macroscópico da traqueia sob transiluminação, observando-se manchas escuras no lúmen da traqueia (*setas*), correspondentes a exemplares de *Syngamus trachea* em galiforme. (Imagem: Maristela Furlan Rocha.)

ventrodorsal (Figura 16.88 A) e as articulações coxofemorais e umeroescapulares direita e esquerda, na posição laterolateral (ver Figura 16.88 B). Na posição ventrodorsal, as asas ficam lateralmente ao corpo e os membros pélvicos, esticados paralelos e caudalmente. Na posição lateral, as asas devem ficar paralelas distendidas dorsalmente, enquanto os membros pélvicos ficam esticados ventrocaudalmente, para não ficarem sobrepostos com órgãos cavitários.

A ave pode ser fixada manualmente em cima do chassi ou contida com auxílio de contenção química, como a anestesia inalatória com isoflurano. Para um perfeito posicionamento, utilizam-se fitas adesivas ou fios. Na literatura, os autores frequentemente citam fixadores rígidos de acrílico, nos quais as aves são posicionadas e depois fixadas, para evitar a exposição das mãos das pessoas à radiação.

Radiografia simples

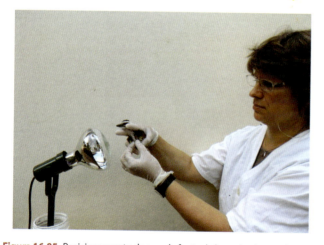

Figura 16.85 Posicionamento da ave, da fonte de luz e do observador para realização de exame de transiluminação traqueal.

A finalidade é visualizar os sistemas esquelético, digestório (esôfago, inglúvio, proventrículo, ventrículo, intestinos,

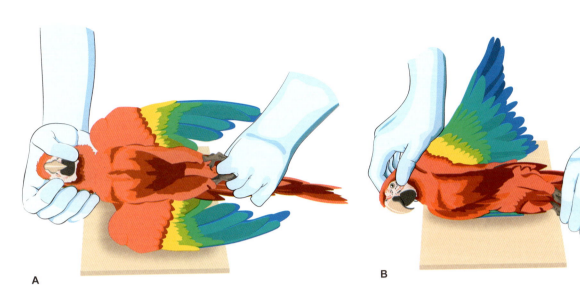

Figura 16.88 Posicionamento da ave para realização de exame radiográfico. **A.** Posicionamento ventrodorsal. **B.** Posicionamento laterolateral.

fígado), renal e respiratório (traqueia, siringe, pulmão, sacos aéreos), reprodutivo feminino, entre outros órgãos. Convém lembrar que *a radiografia não determina um diagnóstico*, mas *indica alterações em relação à densidade (fluidos, gases, tecidos moles, mineralização etc.), tamanho, formato, posição, integridade e existência de corpos estranhos.*

Radiografia contrastada
Realizada com sulfato de bário (1,5 a 2,5 mℓ/100 g de peso vivo), como material de contraste, aplicado por via oral (sonda rígida). Esse material não é absorvido pelo sistema digestório, passando inerte e apenas marcando na radiografia como material radiodenso. Dependendo da espécie, aproximadamente após 2,5 h (em psitaciformes granívoros), o sistema digestório inteiro estará demarcado. Em tucanos e araçaris, esse tempo é de apenas 45 a 60 min; ao passo que, em aves carnívoras (rapinantes), pode ser mais longo. Nos pinguins, por exemplo, demora aproximadamente 12 h até o contraste sair pela cloaca. O objetivo dessa técnica é observar o tempo de passagem do contraste, tamanho dos compartimentos do sistema digestório, posição, formato, superfície (mucosa e serosa) e eventual deslocamento de órgãos.

Endoscopia
A finalidade desta técnica inclui laparoscopia exploratória, sexagem e coleta de biopsias, além de inspeção da traqueia até siringe, esôfago, inglúvio e cloaca. No entanto, somente pode ser realizada em animais com pelo menos 100 g de peso corporal e sob anestesia geral. Em geral, utiliza-se um artroscópio humano de haste rígida, com diâmetro variando entre 1,9 e 2,7 mm e diversos comprimentos. Essa técnica possibilita avaliar os órgãos diretamente pela ocular ou utilizando um sistema de câmera na tela de vídeo.

Ultrassonografia
A ultrassonografia é uma técnica de diagnóstico não invasiva possível de ser aplicada em aves. A observação e a avaliação dos órgãos em aves são mais limitadas quando comparadas com a sua aplicação em mamíferos, devido à sobreposição de alças intestinais com outros órgãos, assim como os sacos aéreos intracavitários preenchidos com ar e as pequenas áreas de acesso do equipamento.

Dependendo da espécie a ser examinada, pode-se ter acesso pelo espaço ventral entre a extremidade caudal do esterno e o osso do púbis, nas áreas laterais do flanco, caudalmente à última costela, ou entre os ossos do púbis. Para a realização do exame em aves, é necessário que as penas sejam afastadas ou, dependendo do local, removidas antes da aplicação do gel.

As principais indicações dessa técnica seriam para avaliação de tecido mole superficial e afecções cardíacas, como: efusão pericárdica e cardiomegalia. No fígado, rim e trato reprodutor, são descritos tumores, cistos ou processos inflamatórios, assim como ovos malformados, com ausência de casca, ou peritonite asséptica por folículo solto na cavidade.

MAMÍFEROS

A classe dos mamíferos, a mais recente dentro da escala evolutiva dos animais, tem aproximadamente 6 mil espécies. Os mamíferos são encontrados em todo o planeta, desde regiões geladas (urso-polar, focas e algumas baleias) até regiões desérticas (raposa, suricata), nos mares (baleias, golfinhos), rios e lagoas de água-doce (peixe-boi, boto, ariranha, lontra), matas (primatas), savanas (girafa, elefante, rinoceronte), altitudes extremas (vicunhas, alpacas, lhamas), entre outras.

Eles podem se deslocar pelo andar (praticamente todos os terrestres), nado (peixe-boi, baleia, foca, leão-marinho, lobo-marinho) e voo (morcegos). As principais características dos mamíferos são:

- Com exceção do ornitorrinco (ovipõe, mas amamenta os filhotes) e dos marsupiais (filhote nasce ainda em fase embrionária), geram filhotes plenamente desenvolvidos
- Com exceção de alguns exemplos de mamíferos aquáticos (como baleias, golfinhos, entre outros), apresentam a pele parcial ou totalmente coberta por pelos
- Têm glândulas de leite para alimentarem a prole
- São homeotérmicos, ou seja, mantêm constante sua temperatura corporal
- Sistema cardiovascular composto de coração tetracavitário e as hemácias são anucleadas

- Existência de diafragma e, consequentemente, subdivisão em cavidade abdominal e cavidade torácica com pressão negativa, auxiliando na respiração
- Esqueleto bem desenvolvido, com quatro membros para locomoção e sete vértebras cervicais
- Arcada dentária desenvolvida, com exceção de alguns xenarthras (tamanduá-bandeira, tamanduá-mirim).

As técnicas utilizadas para realizar a semiologia desse grupo de animais não fogem muito da semiologia tradicional apresentada nos capítulos anteriores deste livro; no entanto, algumas não são aplicáveis à espécie e em outros casos a maneira de lidar com o animal selvagem irá variar um pouco.

 Você sabia?

- O camelo consegue beber 120 ℓ de água em 10 min. Ele retém água por até 8 dias e é capaz de percorrer de 200 a 270 km/dia.

Anamnese

A seguir, estão relacionadas as principais perguntas que deverão ser feitas ao responsável pelo animal, lembrando que serão adaptadas para cada caso. Em mamíferos provenientes de vida livre, geralmente não se tem a quem dirigir as perguntas; nesse caso, é necessário passar direto para as outras etapas semiológicas. As perguntas serão feitas na sequência da Figura 16.2.

Perguntas a respeito da relação do tutor ou responsável com o mamífero

- Quem é responsável pelo animal? Quem trata do animal? Essa pessoa sempre será a que terá a maior quantidade de informação e as mais corretas e detalhadas
- Quanto tempo por dia ocupa-se com o animal? Dá muito trabalho cuidar dele? Essas perguntas visam conhecer o envolvimento do tutor com o animal. Com essas perguntas, também é possível saber qual a importância do animal para o tutor e a interação do animal com ele
- Há quanto tempo convive com o animal? Qual é a idade dele? Essa informação é importante para estimar a idade. Muitas vezes, o animal já chegou adulto ou foi repassado de uma pessoa para outra e eles não têm ideia da idade. As informações de uma pessoa que convive com o animal há anos com certeza terão mais importância que as informações de uma pessoa que esteja com ele há 1 semana.

Perguntas a respeito do ambiente ou local no qual está o recinto ou a gaiola

- Como é o local em que o animal vive? Recebe chuva? Há acesso ao sol (esporadicamente, constantemente, nunca)? É um lugar ventilado, arejado? Úmido? Muito quente? As condições climáticas podem interferir no estado de saúde do animal
- Como é feita a limpeza do ambiente próximo ao recinto ou gaiola? Quais produtos são utilizados? Qual a frequência dessa limpeza?
- Foram utilizados, na casa ou próximos da gaiola, inseticidas ou veneno para combater ratos, baratas, formigas, escorpiões, pernilongos?
- Foi recentemente realizada reforma na casa? Pintura? Trabalhos relacionados com muita poeira, como raspar o piso, lixar paredes etc.? Alguns animais são muito sensíveis e apresentam alergias

- Existe alguma pessoa atualmente (ou que tenha estado recentemente) doente, convivendo com o animal em questão? Lembrar-se das inúmeras zoonoses e antropozoonoses que devem ser investigadas.

Perguntas referentes ao recinto ou à gaiola

Perguntas a respeito do recinto somente serão feitas se o local em que o animal é encaminhado não for o mesmo no qual ele vive, ou se o mamífero viver em recintos fixos, como em zoológico ou parques, ou solto na casa das pessoas.

- Existe convivência direta ou próxima com outros animais domésticos ou selvagens? Foi feita alguma aquisição recente de outro animal? Quando? Existe outro animal convivendo que esteja doente atualmente ou esteve doente há algum tempo? Essa pergunta elucida possível doença contagiosa ou traumatismo entre animais
- O mamífero tem acesso a plantas? Quais? Lembre-se de que pode haver ingestão de plantas ornamentais que sejam tóxicas
- Qual é o tamanho do recinto? Para cada espécie existe uma necessidade mínima de espaço, para se alimentar, locomover, ocupar, dormir, esconder, reproduzir etc.
- O que existe dentro do recinto? Galhos, diversos andares, brinquedos, caixa para dormir, caixas para o animal defecar e urinar (caixa sanitária)? Com relação aos comedouros e bebedouros, de que material são feitos? Como estão dispostos dentro do recinto? O tamanho e o formato são adequados para o hábito alimentar do mamífero? Com relação às caixas para dormir, brinquedos, caixa sanitária, quais são suas disposições? O animal os utiliza?
- Como é feita a higiene do recinto e de seus acessórios (comedouros, bebedouros, ninhos, brinquedos, caixa sanitária)? Qual é o produto utilizado? Com qual frequência é feita a higienização? É realizada com o animal dentro do recinto?
- De que material é feito o recinto e qual seu estado de conservação (enferrujado, galvanizado, pintado/esmaltado, recém-comprado)? Dependendo do hábito do animal, ele pode roer e lamber o recinto e se intoxicar ou ingerir corpos estranhos
- De que material é o fundo do recinto? Forrado com quê? Jornal, papelão? Papel pardo, tingido, serragem, panos, areia, terra, pedras? Existem animais que têm hábito de mastigar ou comer a forração, ingerindo corpos estranhos, com risco de se intoxicar com a tinta de jornal ou outras. Se não houver fundo forrado na gaiola, apenas a grade, dependendo do tamanho, pode ser um risco para enroscar as patas ou unhas e se machucar. No caso de recintos com fundo de terra, areia ou pedras, questionar a respeito da origem desse material, de como é feito o tratamento sanitário desse tipo de substrato (no caso de doenças parasitárias, o controle só será efetivo com a troca total do substrato).

Perguntas referentes ao animal

- Qual a origem do animal (nascido em cativeiro ou em vida livre)? Veio para o cativeiro ainda filhote ou já adulto? Grande parte dos mamíferos (roedores, furão/*ferrets*) que são mantidos como animais de estimação já é criada em cativeiro para esse fim, mas, por exemplo, pequenos primatas (sagui e mico) ainda são frequentemente capturados em vida livre quando filhotes e vendidos ilegalmente. O tratamento de um animal proveniente de vida livre requer outras atenções do que os nascidos em cativeiro
- Enquanto era filhote, qual foi a sua alimentação? Por quanto tempo recebeu essa alimentação? Qual é a alimentação atual?

- Como é o apetite (seletivo, exagerado)? Qual a quantidade de alimento oferecida? O que ele mais gosta de comer? *Nunca perguntar se o apetite é normal, pois nem sempre o tutor sabe considerar o que é um apetite normal*. Para saber o consumo de alimento, recomenda-se perguntar se é preciso recolocar comida várias vezes ao dia ou se sobra alimento
- O animal recebe algum suplemento de vitaminas, sais minerais? Qual? Há quanto tempo? Com qual frequência é oferecido?
- Foi trocada a ração/alimentação do animal recentemente?
- Quando foi a última vez que ele comeu? Trata-se de uma questão fundamental, pois o animal pode estar em quadro de hipoglicemia que, dependendo da espécie, é comum com risco de ser incompatível com a sobrevida, se o animal não for atendido a tempo
- O que é oferecido para beber? Água mineral ou de torneira? Café com leite? Refrigerante? Suco? Bebida alcoólica? Muitos animais de estimação apresentam convivência exageradamente íntima e ficam juntos na mesa das pessoas, ingerindo o mesmo alimento e bebidas dos seres humanos
- Qual é o volume de consumo de líquidos do paciente? Como a maioria dos tutores não sabe informar volumes precisos, é mais fácil perguntar o tamanho do bebedouro e quantas vezes é reabastecido por dia. A vasilha de água oferecida é ao mesmo tempo utilizada para banhos? Em caso positivo, o consumo final não provém apenas de ingestão
- O animal fica restrito ao recinto ou tem acesso livre pela casa e outros locais? Dependendo do animal, ele consegue se refugiar em pequenos lugares e buracos, podendo não ser visto e, acidentalmente, ser pisado ou prensado em uma porta. Além disso, é capaz de escalar janelas, armários e outros objetos altos e cair ou, ainda, ter contato com panelas, água, óleo quente e fogo na cozinha; há o risco de ter acesso a tomadas, roer fios elétricos, entrar em motores e máquinas, ficar próximo a produtos de limpeza, tóxicos e cáusticos; sair para a rua e ser atropelado. Os animais mais curiosos que saem do seu recinto podem ingerir uma infinidade de objetos estranhos, causando problemas gástricos, entre outros
- Qual é a rotina/comportamento normal do animal? Agressivo? Carinhoso com uma ou outra pessoa da casa? Houve alguma alteração? Se houve alteração de comportamento, é possível associar a algum fato ocorrido na casa, na família ou no ambiente em que o animal vive. Por exemplo, reforma de casa, mudança de casa para apartamento, mudança de recinto, saída da pessoa preferencial, chegada de nova pessoa (marido, namorado), nascimento de um bebê na casa, aquisição de outro animal doméstico
- Com relação às fezes do animal:
  - *Não pergunte se as fezes são normais*, pois não se sabe se a pessoa questionada entende o aspecto fisiológico das fezes do animal em questão. Pode-se perguntar se houve alteração nas fezes em relação ao que eram antes
  - Qual é a cor? Lembre-se de que a coloração das fezes está diretamente relacionada com a alimentação e a funcionalidade da digestão
  - Qual o aspecto e o formato das fezes? Deve-se considerar que a fisiologia de digestão varia de espécie para espécie. Dessa maneira, as fezes de um roedor geralmente se apresentam como inúmeras "bolinhas" ou "gominhos", enquanto as fezes de um carnívoro ou primata já são mais semelhantes às fezes de cães e gatos
  - O odor chama a atenção? Fétido? Pútrido? Adocicado? Tomar cuidado com a avaliação do tutor quanto ao odor; muitas vezes, o odor característico da espécie pode ser considerado como fétido
  - Existência de sangue? Muco? Parasitos? Alimento mal digerido? Corpo estranho?
  - Qual a quantidade/frequência de defecação? Muitas vezes, o tutor terá dificuldade em quantificar as fezes. Nesse caso, pode-se perguntar se há necessidade de trocar a caixa sanitária várias vezes ao dia
- Também é necessário fazer perguntas a respeito da urina. Qual é a cor? O animal urina com frequência? Apresenta dificuldade, dor ou incômodo para urinar?
- O paciente tem histórico de reprodução? A fêmea já pariu alguma vez? O parto foi normal ou precisou de intervenção de médico-veterinário? Teve natimortos? Amamentou os filhotes? Eles sobreviveram? Se for macho, perguntar se alguma vez cobriu uma fêmea, se fecundou e gerou filhotes
- O animal foi vacinado contra alguma doença? Qual? Tem comprovante de vacina? Qual foi a vacina utilizada? Quando ocorreu a vacinação? Quem aplicou e qual foi a via de aplicação? Essa pergunta é muito pertinente, pois as vacinas produzidas para cães e gatos domésticos são específicas para eles e não devem ser utilizadas em outros mamíferos e menos ainda em animais selvagens, pois, em muitos casos, podem induzir a uma doença contra a qual seriam para proteger. Sua eficácia imunológica não foi testada nessa espécie. Não se sabe se produz anticorpos, quanto tempo dura e se são eficazes
- Qual é a principal queixa ou observação do tutor? O que chamou a atenção para procurar ajuda especializada?
- Há quanto tempo observa a alteração? Qual a sua evolução? Foi medicado pelo tutor? Qual o medicamento utilizado, dose, duração do tratamento e via de uso? Apresentou alteração após o tratamento? Caso se suspeite que o tutor tenha feito alguma medicação, mas ele negue, pode-se fazer a seguinte pergunta: o animal está sofrendo há tanto tempo e o senhor não tomou nenhuma atitude, não deu nenhum remédio?
- O paciente já foi apresentado antes a um médico-veterinário? Quais foram o diagnóstico, o tratamento e o resultado? Ao fazer essa pergunta, o objetivo não é controlar ou avaliar o outro profissional, mas aproveitar a experiência dele. Ou seja, se porventura ele receitou determinado medicamento e o problema do animal piorou, o tratamento ou o diagnóstico estava errado. Se, com o tratamento utilizado, não houve melhora, mas também não houve piora, é sinal de que o medicamento também não foi de eleição. Essas experiências prévias são interessantes para que não seja utilizado o mesmo princípio novamente, sabendo-se que não houve resultado desejado e, no caso de antibiótico, ainda pode causar resistência.

 Você sabia?

- A preguiça se movimenta à noite e dorme de dia (mais de 18 h). Ela tem um pescoço que é capaz de girar até 180°; assim, não precisa mexer o corpo para olhar o que está acontecendo ao redor. Elas descem das árvores apenas uma vez por semana (para defecar).

Inspeção

A inspeção visa observar os mesmos três ambientes considerados na anamnese (ambiente próximo ao recinto, o recinto e o animal), com um detalhe: o animal será inspecionado tanto a distância, quanto contido. *Pela inspeção, serão confirmadas* e/ou complementadas as informações do tutor. Dados fornecidos pelo tutor nem sempre correspondem à realidade. Como a inspeção deve ser realizada após a anamnese, uma possível suspeita de diagnóstico poderá ser concretizada ou descartada.

Inspeção do ambiente próximo ao recinto

Em geral, essa inspeção somente é realizada se o atendimento ocorrer diretamente na propriedade. Quando o animal é encaminhado à clínica ou ao hospital veterinário, normalmente não se faz uma visita *in loco*. No entanto, em alguns casos, essa visita pode ser necessária quando o tratamento não estiver respondendo ou se o animal apresentar recidiva do problema, ao voltar para seu local de origem. A inspeção do ambiente próximo ao recinto também é necessária quando são recintos amplos de zoológicos ou criatórios, em que se deve levar em conta a fonte de água, lagos, aos quais os animais têm acesso, qualidade de pasto ou solo em que esses animais estão, existência de restos de cerca, grampos ou outros objetos estranhos que possam ser ingeridos ou machucar os animais. Observar para onde vão os dejetos desses animais; uso em comum de rios, lagos; contato com outros animais em recintos adjacentes; presença de animais sinantrópicos/pragas como gambás, pombos, morcegos, ratos etc.

Inspeção do recinto

O objetivo da inspeção do recinto é descobrir detalhes que estejam em contato direto com o paciente e poderiam causar problemas. A inspeção do recinto serve para confirmar ou não as afirmações feitas pelo tutor durante a anamnese, como também, eventualmente, possibilitar algumas interpretações dos achados.

Grades e telas

Qual a sua qualidade? De que material são feitas e qual o seu grau de conservação? Higiene? Grades muito frágeis ou com espaçamento muito grande são passíveis de ser destruídas pelo animal ou servir como ponto de fuga, no qual o animal fica preso e morre; além disso, outros animais conseguem entrar por essas grades.

Pontos de fuga

São locais que o animal tem à disposição para poder se refugiar ou esconder, quando sentir necessidade. Dependendo da espécie, esses esconderijos incluem moitas de plantas, paredes divisórias, caixas, troncos de árvores ocos, galhos com vegetação, telhas invertidas, túneis de papelão, casinhas de madeira etc.

Piso

Observar se a área útil é suficiente para a espécie em questão. Quanto à superfície, se for lisa e escorregadia, o animal pode forçar os ligamentos e tendões dos membros pélvicos. Por outro lado, se a superfície for muito áspera, é possível causar lesões na região plantar das patas (pododermatite). A higiene desse piso é adequada? O animal fica em contato com os produtos de limpeza, com dejetos (urina e fezes), restos de comida, áreas úmidas, com lodo? Existem frestas, rachaduras no piso, que possibilitam a instalação de agentes patógenos? Há irregularidades nas quais o animal possa se ferir?

Recintos aquáticos ou semiaquáticos

No caso de recintos para mamíferos aquáticos, nos quais existam tanques de água ou pequenas piscinas, valem as mesmas questões anteriores, além de avaliar a qualidade da água. A água é trocada frequentemente? Trata-se de água corrente? Filtrada? Tratada com produtos químicos? Passa por outros recintos? Entra água de chuva que possa ser proveniente de campos ou plantações com uso de agrotóxicos? Inseticidas? Existência de esgoto urbano ou industrial? Com que frequência é analisada a qualidade da água? Se o animal se alimenta na água, todos os dias são retirados os restos de alimentos da água?

Bebedouros e comedouros

Observar a quantidade destes e se estão em número adequado com a quantidade de animais no recinto, para saber se existe competição entre eles. O local de oferta de alimentos fica exposto ao sol, recebe chuva? O material do qual as vasilhas são fabricadas também é considerado. Lembre-se de que mamíferos com hábito de roer e quebrar as vasilhas correm risco se tiverem à disposição vasilhas de vidro ou louça. As vasilhas devem ser limpas e é preciso colocar alimento fresco diariamente. Para garantir uma limpeza melhor, as vasilhas de superfície lisa de metal, alumínio, aço inox ou plástico são mais adequadas. Muitas vezes, as vasilhas de água apresentam acúmulo de lodo e algas no fundo ou em locais de difícil acesso. Sugere-se deixar submerso em solução de hipoclorito de sódio 1:100 por 24 h. Comedouros de madeira não são indicados, pois não devem ser lavados com água, retêm umidade, sujeira e restos de alimentos nos cantos e frestas, favorecendo o desenvolvimento de fungos e microrganismos.

Alimentação

Inspecionar o que é colocado à disposição do animal e o que de fato é consumido. Observar quanto à qualidade dos alimentos: são frescos? Têm odor de azedo? O alimento fica o dia todo disponível? Inclusive à noite? Lembre-se de que a maioria dos mamíferos diurnos não se alimenta durante a noite e vice-versa. Dessa maneira, a comida que fica disponível à noite atrai outros animais e insetos. Além disso, é necessário observar a quantidade de alimento oferecida e sua frequência. Alguns mamíferos apresentam fisiologia gástrica específica e necessitam de alimento disponível ao longo do dia, enquanto outros se alimentam 1 vez/dia.

 Você sabia?

- Os tamanduás-bandeira são mamíferos grandes, costumam andar tranquilamente, mas, se for preciso correr repentinamente ou nadar, podem fazer com facilidade. Apesar de temperamento calmo, são animais silvestres que se defendem ao se sentirem ameaçados. Eles têm patas dianteiras com estrutura muscular bem desenvolvida, o que lhes confere força. Essas patas da frente terminam em garras bem resistentes, utilizadas para defesa e também para a própria alimentação.
- Trata-se de um animal que praticamente vive de passagem. Eles têm áreas de vida estimadas em dezenas de km² e andam muito em busca de alimento. Para encontrar comida, o tamanduá conta com um olfato poderoso, o que o faz ser capaz de sentir cheiros e odores de longe, além de possuir língua e focinho longos que favorecem o tipo de dieta que têm.
- Os tamanduás não têm dentes, mas suas línguas são extremamente pegajosas e podem crescer até 1 m de comprimento.
- É um mamífero da família *Myrmecophagidae*, que significa "que come formiga".

Evacuações

Quanto às evacuações, é preciso lembrar-se de que, diferentemente das aves e dos répteis, os mamíferos excretam fezes e urina separadamente. Reparar na quantidade e na frequência, sabendo que há variação conforme a espécie avaliada e a quantidade de alimento ingerido. Também é inspecionado o local em que é preferencialmente depositado, a coloração e o aspecto em geral. O aspecto, a consistência e a cor variam de acordo com a espécie do mamífero, a anatomia e a fisiologia digestória e o alimento ingerido. A existência de alimento parcialmente digerido nas fezes, dependendo da espécie, pode ser fisiológica ou é sugestiva de problemas de digestão, de absorção ou de hipermotilidade do sistema gastrointestinal. Caso o animal, principalmente carnívoros, ingira presas íntegras (pintainhos, ratos, camundongos), as partes indigeríveis (pelos, penas) costumam ser eliminadas nas fezes, sem ser um sinal de problema gástrico. Os tamanduás, que são considerados animais insetívoros, eliminam semanalmente na natureza fezes secas que contêm formigas e cupins parcialmente digeridos (Figura 16.89 A); ao passo que, quando estão em cativeiro, alimentando-se de papa caseira, as fezes não têm aspecto definido (ver Figura 16.89 B). A avaliação do odor é importante para suspeitar de alterações da flora gastrointestinal e/ou existência de sangue. No caso dos roedores, as fezes são em formato de "gominhos" (Figura 16.90) e os lagomorfos apresentam "bolinhas", além das fezes cecais, que são pastosas, ingeridas diretamente do ânus e, por isso, não são observadas pelos tutores na maioria das vezes. A ingestão dessas fezes é fundamental para os animais, pois essas fezes são ricas em nutrientes produzidos pelo ceco.

Regurgitado | Vômito

A ocorrência de vômito deve ser avaliada com relação à sua frequência (quantas vezes se repete ao longo do dia?), quantidade ou volume eliminado em cada episódio. Ainda deve ser dada atenção à coloração, composição (se é líquido, espumoso, se acompanha alimentos, se tem muco, sangue ou corpos estranhos, pelos, penas). Qual é o odor do material (azedo, fermentado, pútrido)? Os felinos que se lambem muito também ingerem muitos pelos. Esses animais têm o hábito e a necessidade de ingerir gramíneas para facilitar o vômito e eliminar as bolas de pelos.

Outros objetos

Eventualmente, são observados nos recintos objetos que servem para brincar ou distrair, como bichos de pelúcia, bonecas, brinquedos de plástico, panos, caixas de papelão etc. Esses "brinquedos" tornam-se muito perigosos para a saúde do animal caso ele ingira pequenos fragmentos. Às vezes, os "brinquedos" são pintados com tintas tóxicas e levam a quadros de intoxicação.

Inspeção do animal a distância

Inspeção do animal a distância (IAD) significa observar a uma distância na qual o observador se aproxime sem que o animal altere seu comportamento no sentido de querer fugir ou atacar. A aproximação do observador não deve interferir na homeostase do animal; caso contrário, altera os dados fisiológicos e induz mudanças de comportamento, aumento de frequência cardíaca e respiratória etc. *Durante a IAD, deve-se ficar sempre a uma distância na qual seja possível inspecionar o animal e, ao mesmo tempo, não interferir no seu bem-estar.* Às vezes, por motivos de segurança para ambos, o uso de binóculos é muito útil. O estresse do ambiente novo (consultório), o transporte até lá e, eventualmente, a troca de gaiola para o transporte já alteram o comportamento fisiológico do animal e podem deixá-lo assustado. Inicialmente, observa-se o animal como um todo, seu comportamento, e depois se avaliam as diversas partes do corpo, buscando sinais clínicos.

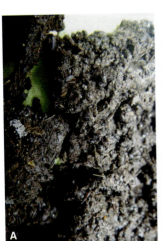
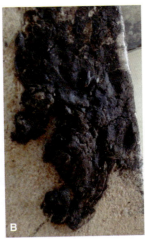

Figura 16.89 Fezes de tamanduá-bandeira (*Myrmecophaga tridactyla*) de vida livre (**A**) e de cativeiro (**B**). Alterações do aspecto em decorrência da diferente dieta.

 Você sabia?

- Cada zebra tem um desenho diferente, como acontece com nossas impressões digitais. Acontece que os predadores, quando estão se preparando para atacar, se fixam em um único animal e depois partem para o ataque. As zebras, ao perceberem o ataque, começam a correr e, como elas estão em manada, as listras se misturam em um movimento que deixa qualquer atacante confuso e até hipnotizado, perdendo o referencial. Ou seja, é uma defesa bem eficaz.

Atividade e comportamento

Durante a locomoção do animal, é possível notar:

- Perda de equilíbrio
- Incoordenação
- Episódios de convulsões (eventuais)
- Paralisia ou claudicação em algum membro
- Sustentação da cabeça na posição fisiológica (Figura 16.91).

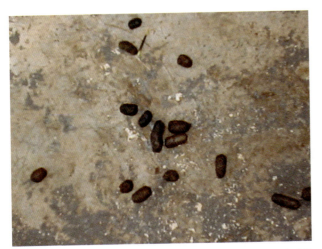

Figura 16.90 Fezes de ouriço (*Sphiggurus* sp.) com aspecto característico.

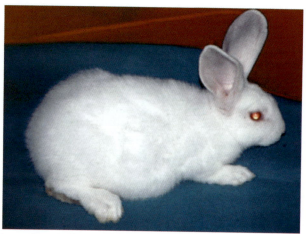

Figura 16.91 Coelho (*Oryctolagus cuniculus*) com postura correta da cabeça e das orelhas. Como o animal é albino, os olhos vermelhos são o reflexo do sangue no fundo do olho.

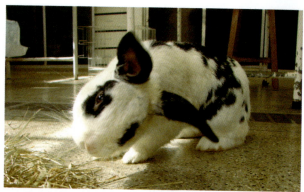

Figura 16.92 Postura alterada em coelho (*Oryctolagus cuniculus*) com orelha caída e cabeça virada, em decorrência da afecção auricular.

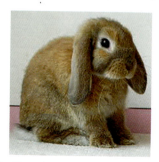

Figura 16.93 Coelho (*Oryctolagus cuniculus*) de raça Minilop saudável, cujas características são as orelhas caídas e a cabeça na posição correta.

Coelhos com afecções de ouvido costumam apresentar a cabeça inclinada lateralmente e as orelhas caídas (Figura 16.92); no entanto, deve-se levar em consideração que, em algumas raças de coelhos, como a Minilop (Figura 16.93), as orelhas já são caídas naturalmente.

Observar as atividades do animal. Está atento aos acontecimentos ao seu redor, está agitado ou apático? Não confundir um animal aparentemente apático com atitude de um animal de hábito noturno que, durante o dia, estará com atividade reduzida. O animal está sonolento? Fica somente deitado? Esse fato está relacionado com o comportamento fisiológico do animal, horário do dia, temperatura ambiente, mas também está associado a quadros de fraqueza, hipoglicemia, hipotermia, dores no corpo, traumatismos cranianos, lesões na medula ou nos membros.

Para diferenciar entre ativo e agitado, deve-se ter conhecimento da biologia e do comportamento dos diversos grupos de animais – pequenos primatas, mustelídeos (furão, irara, lontra, ariranha) e procionídeos (quati, mão-pelada) são muito ativos na maior parte do tempo.

Animal se coça frequentemente, seja na pele ou em outra parte do corpo (olhos, pés, orelhas)? Alguns animais podem apresentar alteração de comportamento e passar de coceira esporádica para compulsiva. Deve-se ter conhecimento para diferenciar entre coçar e catar piolhos (comportamento muito comum entre os primatas) ou arrancar pelos.

Há comportamento estereotipado? O animal realiza constantemente movimentos repetitivos (p. ex., sempre vira a cabeça de um lado para outro, roda a cabeça na frente da gaiola)? Esses comportamentos são consequências do cativeiro inadequado.

 Você sabia?

- Quando entra no cio, uma chimpanzé tem de 500 a 1.000 relações sexuais com uma infinidade de machos, pré-selecionados entre os melhores.
- Os chimpanzés gostam de ficar bêbados, bebendo a seiva de palma fermentada.

Estado corporal, pelos e pele

A partir do aspecto geral do animal, deve-se avaliar se ele está obeso, adequado ou caquético, visualizando os ossos das costelas, da bacia e as vértebras. Reparar no pelo; se está arrepiado, sem brilho, com alterações de cor, falhas, áreas de alopecia. Se possível, observar também a pele para verificar se há feridas, crostas, descamação acentuada, áreas hiperêmicas, ectoparasitas.

Respiração

Com o animal a distância, é possível avaliar e mensurar sua respiração. A frequência respiratória é influenciada por contenção, temperatura ambiente e tamanho do animal. Quanto maior o animal, menor a sua frequência e vice-versa. Dependendo da atividade do animal, é possível notar se a respiração é abdominal e profunda ou rápida e superficial. A respiração normal não apresenta ruídos e ocorre com a boca fechada, a não ser que esteja muito quente e o animal esteja fazendo troca de calor pela cavidade oral. Indicativos de problemas respiratórios são:

- Respiração de boca aberta
- Respiração ofegante
- Ruídos inspiratórios ou expiratórios
- Movimentos rápidos e superficiais
- Cansaço fácil
- Mucosas cianóticas
- Existência de secreções.

Salivação

Em geral, o animal não apresenta salivação excessiva, a não ser que esteja com quadro de intoxicação, tenha entrado em contato com substâncias cáusticas ou irritantes de mucosa, apresente lesões na cavidade bucal, haja corpos estranhos, problemas odontológicos ou paralisia da deglutição, como no caso da infecção com o vírus da raiva.

Contenção

A contenção tem como objetivo controlar os movimentos do animal para poder manipulá-lo e ao mesmo tempo proteger as pessoas de possíveis lesões causadas por mordidas, unhas, coices etc. Para iniciar a contenção, é necessário, primeiramente, *conhecer o comportamento defensivo, a anatomia e os riscos que a espécie em questão oferece.*

O local em que ocorrerá a contenção precisa ser fechado (portas e janelas) para evitar fuga; os ventiladores ou exaustores devem estar desligados para que não haja acidentes, principalmente ao trabalhar com primatas. A sala também não carece ter muitos objetos e detalhes, para que o animal não se refugie e dificulte a contenção, além de aumentar o estresse do animal. A sala ainda deve ser de fácil limpeza e higienização, além de ter boa iluminação e ventilação.

Antes de começar a contenção física, as pessoas que ajudarão estarão orientadas sobre quais serão as etapas, os perigos, o objetivo e por onde começará a contenção. É necessário que equipamentos como cordas, redes, gaiolas de contenção (Figura 16.94), mordaças (Figura 16.95), puçás (Figura 16.96), luvas de raspa de couro (Figura 16.97) etc. estejam à disposição, e as pessoas envolvidas devem saber usá-los adequadamente.

> **Atenção**
>
> A contenção não deve exceder o tempo estritamente necessário para executar o objetivo previamente proposto.

Técnicas

Na maioria dos mamíferos, inclusive os carnívoros e primatas, os dentes representam o maior perigo. Outros mamíferos podem dar coices (p. ex., cervídeos, capivaras, roedores) ou bater com a cauda ou nadadeira (aquáticos/marinhos) para se defender. No caso dos xenarthras, representados pelos tamanduás, bichos-preguiça e tatus, apesar de os dentes estarem ausentes

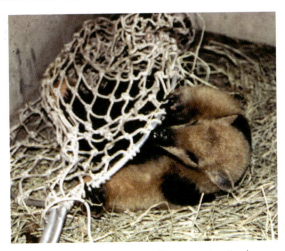

Figura 16.96 Uso de puçás para auxiliar na contenção de pequenos mamíferos; no caso, de tamanduá-mirim (*Tamandua tetradactyla*).

ou não representarem perigo relevante, as garras causam grandes prejuízos. O tamanho do animal não deve ser considerado para estimar maior ou menor facilidade na contenção. Animais pequenos são mais ágeis e podem escapar com muito mais facilidade.

Alguns mamíferos, como felídeos, canídeos, procionídeos, mustelídeos, grandes primatas, ursos, que pelo tamanho ou pela agressividade não permitem aproximação prévia, devem ser sedados, para posterior manipulação. Para a sedação, são utilizados fármacos injetáveis aplicados por meio de seringas com prolongadores, dardos lançados com zarabatana ou armas anestésicas. Muitas vezes, é utilizada a gaiola de contenção, também chamada "gaiola de prensa" (Figura 16.98), na qual uma das paredes é móvel, e o animal é prensado, para não se locomover, possibilitando a aplicação do fármaco pela grade; em seguida, é aberta a prensa, para o animal poder relaxar e deitar, em decorrência do efeito sedativo.

 Você sabia?

- As hienas malhadas fêmeas são muito difíceis de serem detectadas na natureza. Isso porque elas têm algo que se parece muito com um pênis. Na verdade, é o seu clitóris, que tem cerca de 18 cm e fica ereto. O pseudo-pênis realiza tudo o que um pênis masculino faz, porém não produz espermatozoides. Na hora do sexo, elas retraem o clitóris, e o macho consegue fazer a penetração pelo canal, onde coloca seu espermatozoide.

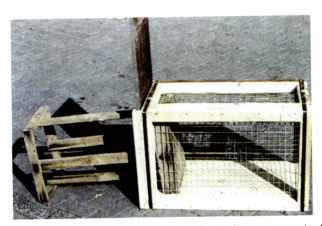

Figura 16.94 Gaiola de contenção, com parede móvel para prensar animal de pequeno porte.

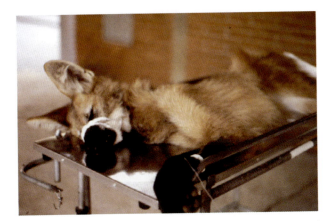

Figura 16.95 Lobo-guará (*Chrysocyon brachyurus*) sedado e uso complementar de mordaça.

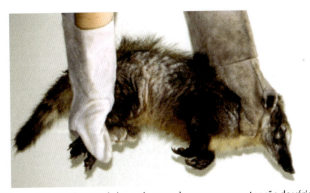

Figura 16.97 Utilização de luvas de raspa de couro para contenção de vários tipos de animais; no caso, de quati (*Nasua nasua*). Observar a técnica de contenção com duas mãos (uma na cabeça e a outra nos membros pélvicos). As lesões crostosas da pele do animal são decorrentes de sarna sarcóptica.

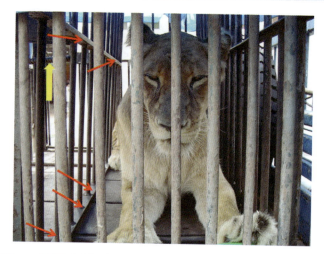

Figura 16.98 Gaiola de contenção ou gaiola de prensa com leoa recém-sedada. As *setas vermelhas* indicam a parede móvel que prensa o animal e que é movimentada pelo sistema de manivela e rosca sem fim (*seta amarela*).

> **Atenção**
>
> Jamais se deve utilizar a gaiola de prensa para animais muito agitados e que se debatam quando contidos (p. ex., cervídeos, que podem facilmente fraturar os membros).

Conforme o caso, o animal consegue ser capturado com puçás ou redes, para posteriormente ser sedado. Mesmo após a sedação, deve-se preocupar com os dentes e as garras dos animais, utilizando, em carnívoros, mordaça em volta do focinho; no caso de tamanduás ou preguiças, recomenda-se passar esparadrapo em volta das unhas previamente fechadas (Figura 16.99). Do mesmo modo, em felinos, é importante o uso de "botas" de esparadrapo em volta das patas, pois os animais apresentam garras retráteis muito afiadas e que causam lesões, dependendo da situação.

Os tamanduás e as preguiças usam suas garras de maneira muito eficiente, representando um grande perigo (Figura 16.100). Por isso, a contenção desses animais visa primeiramente fechar a alavanca das unhas e segurar o animal sempre com as unhas dobradas, evitando enganchar e causar acidentes (Figura 16.101). Os tamanduás têm membros muito fortes, podendo ser muito ágeis e a contenção nunca deve ser feita por uma única pessoa; as mesmas considerações são aplicadas aos bichos-preguiça. Geralmente, somente se trabalha com esses animais previamente sedados. Os tatus se defendem com as unhas dos membros, arranhando; assim, a contenção deve ser feita pela lateral do corpo (Figura 16.102).

Os primatas, independentemente do tamanho, defendem-se principalmente pelas mordidas e, no caso de gorila (*Gorilla gorilla*) e chimpanzé (*Pan troglodytes*), também por socos,

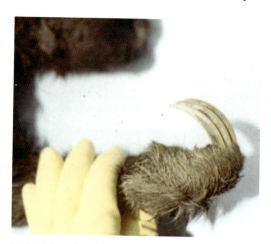

Figura 16.100 Detalhe de unha de um bicho-preguiça-de-coleira (*Bradypus torquatus*).

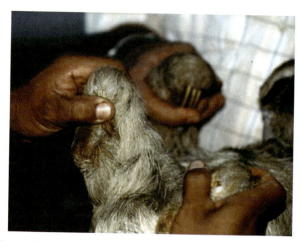

Figura 16.101 Contenção de bicho-preguiça-de-coleira (*Bradypus torquatus*). Observar detalhe da contenção, mantendo as unhas fechadas, a fim de evitar acidentes.

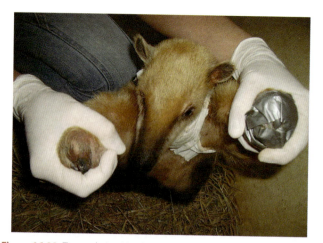

Figura 16.99 Tamanduá-mirim (*Tamandua tetradactyla*) contido manualmente. Observar detalhe da "botinha" em membro torácico esquerdo para contenção das garras.

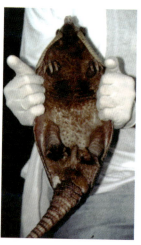

Figura 16.102 Contenção física de tatu-galinha (*Dasypus novemcinctus*) segurando animal pelas laterais.

abraços e compressões. Os saguis (calitriquídeos), que são primatas pequenos (p. ex., mico-leão, mico-estrela ou de tufo-preto ou branco), pesam aproximadamente 300 g, são muito ágeis para escapar, podem arranhar com as unhas e, principalmente, morder. Apesar de terem uma boca pequena, os dentes incisivos e os caninos são muito duros e afiados, sendo usados para roer e morder galhos de árvores para obter a seiva. Uma mordida é capaz de causar sérias lesões, sem considerar o risco de zoonoses e infecções secundárias. Sua contenção deve ser feita com uso de luvas de raspa de couro, segurando com uma das mãos atrás da cabeça, firmando com o dedo indicador e o polegar as mandíbulas; com a outra mão, segurando os membros pélvicos (Figura 16.103). Já primatas maiores, como o macaco-prego (*Cebus apella*) e o bugio (*Alouatta* spp.), dependendo do seu comportamento, só deverão ser pegos se estiverem previamente sedados (Figura 16.104).

Como defesa, os roedores apresentam os dentes incisivos. Mesmo animais pequenos, como ratos, camundongos e gerbil (esquilo-da-mongólia), podem morder e causar lesões. Quanto aos roedores grandes, como o ratão-do-banhado e a capivara, uma mordida pode ter consequências irrecuperáveis. A contenção de cobaias (também chamadas "porquinho-da-índia") deve ser feita com as duas mãos: uma das mãos segura a cabeça e os membros torácicos e a outra segura juntos os membros pélvicos (Figura 16.105). No caso de ratos e camundongos, que são muito ágeis, é necessário tirar os animais do recinto ou da gaiola pela cauda e apoiá-los no chão. Assim que estiverem no chão, com proteção de luvas de couro ou toalhas, deve-se segurar o corpo inteiro com a mão, com atenção especial na cabeça, pois se o animal virá-la, poderá morder (Figura 16.106). Em roedores pequenos, como camundongo e *hamster*, que têm uma cauda muito curta, também é possível pegar o corpo todo, puxar a pele dorsalmente, impossibilitando movimentos da cabeça. Deve-se tomar cuidado, pois, sob intensa compressão ou tração da pele, pode ocorrer exoftalmia nesses animais. É preciso ficar atento, pois *hamsters* ficam rapidamente cianóticos durante a contenção física, sendo oportuno ter um cilindro de oxigênio próximo. *O gerbil (Figura 16.107) nunca deve ser pego pela cauda, pois apresenta a pele da cauda solta e se rompe com facilidade.* Corre-se o risco

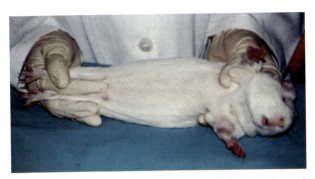

Figura 16.105 Contenção de cobaia (*Cavia porcellus*) com as duas mãos, fixando os membros pélvicos, os membros torácicos e a cabeça.

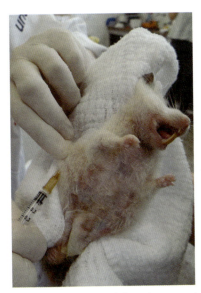

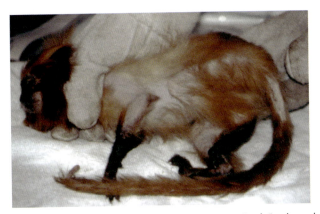

Figura 16.103 Contenção de pequeno primata, mico-leão-dourado (*Leontopithecus rosalia*), utilizando luvas de raspa de couro. Observar falhas no pelo do animal em consequência de problemas nutricionais.

Figura 16.106 Contenção de *hamster* (*Mesocricetus auratus*) com auxílio de pano para aplicação de medicação subcutânea.

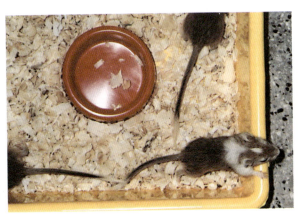

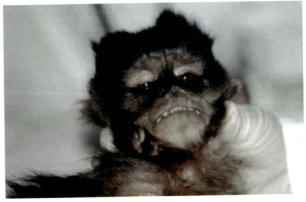

Figura 16.104 Contenção de primata de médio porte, macaco-prego (*Cebus apella*), segurando pela cabeça, com dedos polegar e indicador.

Figura 16.107 Fundo de gaiola de gerbil ou esquilo-da-mongólia (*Meriones unguiculatus*). Observa-se aspectos característicos de ponta de cauda com tufo de pelos.

de pegar pela cauda, ficar com a pele na mão e o animal cair ou fugir com a cauda sem pele, o que quase sempre é sinônimo de amputação da cauda.

> **Você sabia?**
>
> - Os elefantes têm audição aguçada e podem facilmente detectar os passos de um camundongo.
> - Suas presas pesam mais de 100 kg.
> - Um elefante come 125 kg de plantas, capim e folhagens e bebe 200 ℓ de água por dia. Sua tromba é capaz de sugar até 10 ℓ de água de uma só vez.

Os lagomorfos, que incluem os coelhos e as lebres, apresentam dentes incisivos que representam certo perigo durante a manipulação, mas, além disso, ainda apresentam comportamento semelhante a um "coice", batendo os membros pélvicos para a frente ou na superfície próxima, tal como mesa, podendo fraturar os membros. Como dispõem de unhas compridas nos membros pélvicos, conseguem arranhar. Dessa maneira, a contenção de coelhos e lebres também deve ser feita com as duas mãos. Quando for um animal menor, uma das mãos segura a pele do pescoço e a outra mão segura os membros pélvicos, separando-os com um dedo (Figura 16.108). Quanto mais próximo ao corpo segurar os membros, maior a firmeza e menor a chance de o animal bater com os pés. Quando for um coelho maior, eventualmente são necessárias duas pessoas para fazer a contenção, uma delas sustentando pelo tórax e a outra, os membros pélvicos e a cabeça, como já descrito anteriormente.

> **Atenção**
>
> Nunca se deve segurar um coelho ou lebre pelas orelhas, pois pode ocorrer ruptura da pele ao redor do crânio.

Os ouriços (*Sphiggurus villosus*, *Coendou prehensilis* e *Coendou speratus*), que também são roedores, além de morderem apresentam outra defesa, que não deve ser subestimada: o corpo coberto por pelos modificados, semelhantes a espinhos. Os espinhos *nunca são lançados voluntariamente pelo animal*; no entanto, ao encostar na ponta, eles ficam espetados e se soltam do corpo do animal. Além da ferida, existe risco de contaminação com agentes secundários. O transporte do animal pode ser feito pelo terço distal da cauda, na qual quase não existem espinhos. Para contê-los, deve-se segurar o animal com proteção de luvas de raspa de couro (Figura 16.109). É necessário lembrar-se de que, se passar a mão no sentido craniocaudal em cima dos espinhos, eles não machucam; contudo, ao passar a mão caudocranialmente, machucam muito. Como a porção ventral do animal praticamente não tem espinhos (Figura 16.110), é possível usar luvas de raspa de couro como apoio para sustentar o animal.

Os marsupiais (p. ex., os gambás) podem ser transportados de um lugar para outro pendurados pela cauda (Figura 16.111). Observar sempre o animal, pois ele tentará subir pela própria

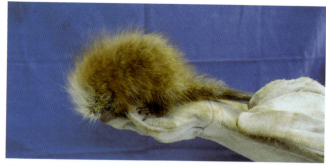

Figura 16.109 Contenção de ouriço-cacheiro (*Sphiggurus* sp.) filhote, usando luvas de raspa de couro.

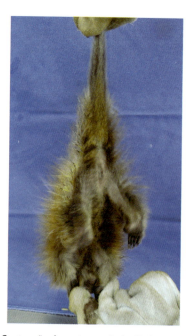

Figura 16.110 Contenção de ouriço-cacheiro (*Sphiggurus* sp.) filhote pela cauda, cuja porção final não apresenta espinhos. Observa-se ausência de espinhos na porção ventral do animal.

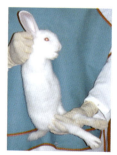

Figura 16.108 Contenção de coelho (*Oryctolagus cuniculus*) de tamanho menor, segurando pela pele do pescoço e sustentando o peso do animal. Observa-se os membros pélvicos afastados pela mão do manipulador.

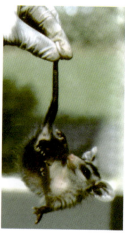

Figura 16.111 Contenção de gambá (*Didelphis albiventris*) filhote seguro pela cauda para transporte.

cauda, alcançando a mão de quem estiver segurando-o. Para uma contenção mais adequada, deve-se trabalhar com luvas de raspa de couro e segurar logo após a cabeça. Lembre-se de que a outra maneira de defesa dos gambás são as glândulas de cheiro, localizadas próximo ao ânus. Em momentos de perigo ou estresse, os animais espirram um líquido amarronzado, que pode causar alergias ou feridas ao entrar em contato com a pele. O uso de máscaras e óculos de proteção é recomendável.

Os furões apresentam uma característica comportamental reflexa, semelhante ao gato doméstico. Em geral, ao ser segurado pela pele da região dorsal do pescoço, o animal relaxa e permite rápidos procedimentos (Figura 16.112).

Você sabia?

- O sistema reprodutivo das cangurus fêmeas é complexo, porém eficaz para reprodução rápida. Em vez de uma, elas têm três vaginas: duas laterais, que são feitas para a entrada do espermatozoide; e a central, que serve para a saída do filhote. Esse sistema, em conjunto a uma gravidez (que dura no máximo 33 dias, pois depois disso o canguru filhote sai e fica mais 190 dias vivendo na bolsa externa da mãe), faz possível que esses animais permaneçam praticamente o tempo todo grávidas.
- A fêmea do canguru é o único animal com capacidade de produzir dois tipos diferentes de leite: um para quando o filhote ainda está dentro da bolsa e outro para quando ele sai da bolsa.

Inspeção do mamífero contido

Uma vez com o animal contido, é possível iniciar a inspeção mais detalhada. Nessa ocasião, também deverá ser realizada a pesagem do animal, informação fundamental para cálculo de fármacos e fluidos a serem aplicados, assim como para acompanhamento de ganho ou perda de peso no decorrer do seu tratamento.

Cabeça

Olhos

Considerar bilateralmente:

- Globos oculares presentes? Plenamente visíveis?
- Estão bem abertos?
- Qual a coloração dos olhos? Lembre-se de que animais albinos não apresentam pigmentos nos olhos, que normalmente são vermelhos (Figura 16.113).

- Estão brilhantes ou com opacidade (de córnea ou de áreas mais internas) (Figura 16.114)?
- Animal pisca regularmente, tem lacrimejamento (aspecto, cor)?
- Há crostas perioculares ou até nas pálpebras, cobrindo parcialmente os olhos?
- Existe simetria entre os olhos e a cabeça?
- As pálpebras estão edemaciadas? Avermelhadas?
- As pupilas estão em miose ou midríase? Lembre-se de que, nos mamíferos, as pupilas podem ter diferentes aspectos (redondo, fenda vertical, fenda horizontal), dependendo da espécie.

Ouvidos

Ao avaliar o aparelho auditivo dos mamíferos, deve-se reparar:

- Há lesões nas orelhas? Mordidas? Deformidades? Marcações, tatuagens, brincos? Mutilação?
- Existe alguma secreção? Pus? De qual cor? Cheiro característico? A existência de sangue pode indicar traumatismo craniano
- Carrapatos fixados no conduto ou ácaros (sarna) na borda e mais internamente (Figuras 16.115 e 16.116)
- Massas indicativas de neoplasias (Figura 16.117)
- Descamação acentuada
- Existência de corpos estranhos
- Áreas avermelhadas, inchadas, dentro do pavilhão.

Narinas

As narinas são a porta de entrada do sistema respiratório. Qualquer alteração nessas estruturas pode comprometer gravemente a respiração do animal. Ao avaliar as narinas, deve-se observar:

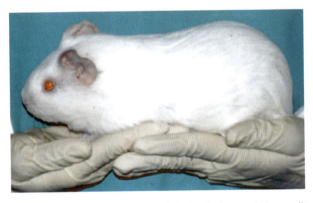

Figura 16.113 Cobaia ou porquinho-da-índia (*Cavia porcellus*) com olhos vermelhos, característicos de animal albino.

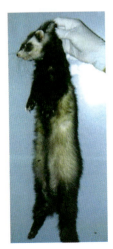

Figura 16.112 Contenção de furão (*Mustela putorius furo*) por meio da pele da região dorsal do pescoço.

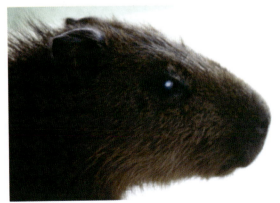

Figura 16.114 Inspeção de olho de filhote de capivara (*Hydrochoerus hydrochaeris*) com lesão de córnea.

- Existe alguma obstrução dos orifícios por corpos estranhos, parasitos, neoplasias, acúmulo de células descamadas, malformação? No parasitismo com sarna em coelho, há crostas secas e escamosas na região perinasal (ver Figuras 16.115 e 16.118)
- Há secreção ou sangramento nasal? Constante ou esporadicamente? Uni ou bilateral? Qual aspecto? Apresenta alguma cor? Tem cheiro característico?
- Aumento de volume uni ou bilateral?

Cavidade oral e dentes

Eventualmente, durante uma vocalização do animal, é possível ver rapidamente a cavidade oral, não sendo necessário abrir sua boca à força. Com o animal contido ou sedado, é possível observar a cavidade oral. Dependendo da espécie, deve-se utilizar objetos como palito de madeira, pinça, abridor de boca (Figura 16.119) ou "cordinhas"/mordaça (Figura 16.120) para auxiliar na abertura. Importante utilizar uma fonte de luz (lanterna oftálmica, foco de otoscópio etc.) para favorecer a visualização das estruturas. Assim que abrir a cavidade, deve-se reparar em:

- Qual a coloração das mucosas? Hiperêmicas? Anêmicas? Cianóticas? Ictéricas? Lembre-se de que, conforme a espécie, a língua e a mucosa podem ser pigmentadas
- Observar a superfície interna da cavidade, para ver se existem massas, feridas, neoplasias, aumentos de volume, parasitos, áreas avermelhadas, necrosadas e corpos estranhos

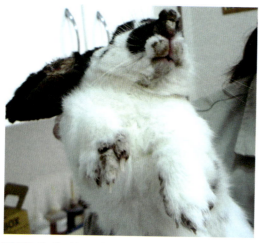

Figura 16.115 Coelho (*Oryctolagus cuniculus*) com lesões secas e crostosas nas bordas das orelhas, no focinho e nas patas causadas por sarna notoédrica.

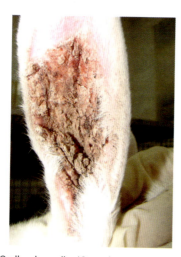

Figura 16.116 Orelha-de-coelho (*Oryctolagus cuniculus*) com lesões secas e crostosas na porção do interior do pavilhão auricular, causadas por sarna notoédrica.

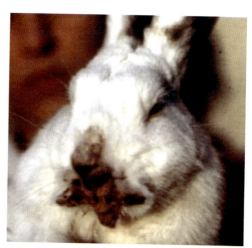

Figura 16.118 Inspeção do focinho de um coelho (*Oryctolagus cuniculus*). Observar o crescimento excessivo de tecido seco escamoso no nariz em decorrência de sarna notoédrica.

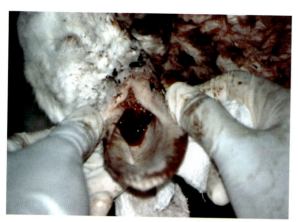

Figura 16.117 Inspeção do pavilhão auricular de um coelho (*Oryctolagus cuniculus*) com massa vermelho-escura firmemente aderida e abundante sangramento. A biópsia revelou hemangiossarcoma.

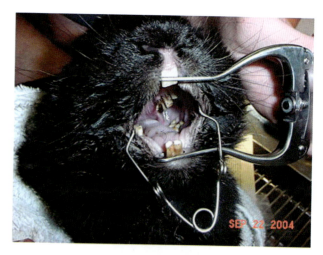

Figura 16.119 Sistema de abridor de boca utilizado em roedor ou lagomorfo, que abre na vertical e na horizontal, o que possibilita a visualização de toda a arcada dentária.

- Avaliar dentição, cor dos dentes (Figuras 16.121), posição, comprimento, se existem dentes fraturados, canal exposto, cáries e tártaro (Figuras 16.122). Nas gengivas, observar coloração e se há sangramento ou abscessos (Figuras 16.123)
- O odor da cavidade oral também deve ser analisado: pútrido? Azedo? Semelhante à urina?

Em roedores e lagomorfos que apresentam crescimento constante dos dentes e falta de desgaste, é comum observar comprimento excessivo dos dentes incisivos (Figuras 16.124 e 16.125) e dos molares.

Estado corporal

Ainda com o animal contido, deve-se avaliar o estado corporal por palpação da massa muscular nos membros, dorso e região ventral.

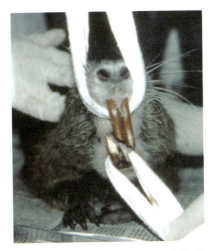

Figura 16.120 Avaliação da cavidade oral em ratão-do-banhado (*Myocastor coypus*). Observar a cor amarronzada dos dentes incisivos que apresentam falta de desgaste. A coloração dos dentes é proporcional à idade do animal, ou seja, quanto mais velho o animal, mais escuros ficam os dentes.

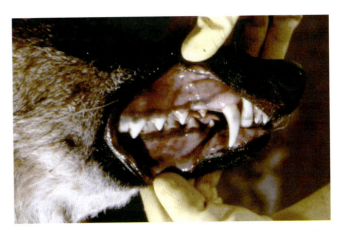

Figura 16.123 Inspeção de cavidade oral de carnívoro, lobo-guará (*Chrysocyon brachyurus*). Avaliar aspectos de dentição, gengiva e mucosa.

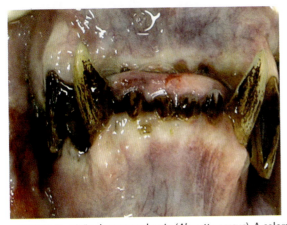

Figura 16.121 Dentição de macaco bugio (*Alouatta caraya*). A coloração escura é decorrente da ingestão de folhas, principal componente da dieta desse animal.

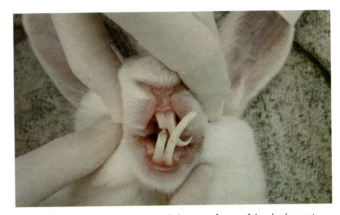

Figura 16.124 Dentes incisivos de lagomorfo com falta de desgaste.

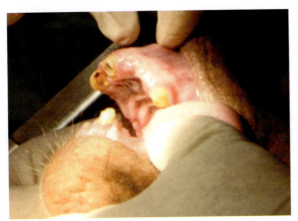

Figura 16.122 Cavidade oral de macaco babuíno (*Papio hamadryas*) adulto com diversas alterações dentárias (dentes fraturados, canal exposto, cáries).

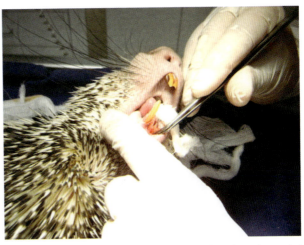

Figura 16.125 Falta de desgaste dos dentes incisivos de ouriço-cacheiro (*Sphiggurus* sp.).

Membros torácicos e pélvicos | Reflexos de garras ou unhas

Com o animal contido, é necessário avaliar os membros torácicos, considerando os ossos (escápula, úmero, rádio e ulna, carpos, metacarpos e falanges) e os membros pélvicos (fêmur, tíbia, tarso, metatarso e falanges), prestando atenção a engrossamento de ossos, calos ósseos, deformações, fraturas ou luxações e perfeita movimentação das articulações. Os cascos, o espaço interdigital e as regiões plantar e palmar também deverão ser avaliados quanto a alterações (Figuras 16.126 a 16.128). Verificar com animal acordado, durante exame clínico, se ele apresenta reflexos das falanges.

Pele e pelo

Observar na pele e no pelo a existência de ectoparasitos, principalmente piolhos, pulgas, carrapatos, sarna (Figuras 16.129 e 16.130).

Na pele, deve ser analisada a coloração, lembrando-se de que, conforme a espécie, a pele pode ser pigmentada. É fundamental observar em feridas (Figura 16.131), crostas, lesões, escoriações, descamação e cicatrizes. A pele, em geral, é avaliada quanto a sua elasticidade, indicando seu grau de hidratação.

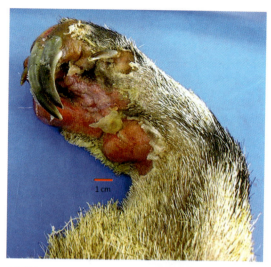

Figura 16.128 Aspecto das falanges do membro torácico de tamanduá-bandeira (*Myrmecophaga tridactyla*) com graves lesões de queimadura.

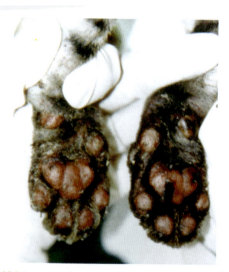

Figura 16.126 Inspeção de região plantar de membros de filhote de suçuarana (*Puma concolor*) com lesões (perda de pele) decorrentes de queimaduras.

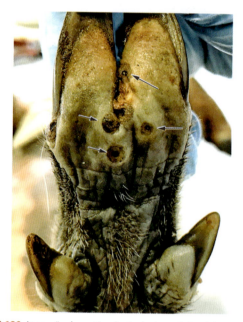

Figura 16.129 Inspeção da região plantar/palmar de javali (*Sus scrofa*) com lesões causadas por bicho-de-pé (*Tunga penetrans*) (setas).

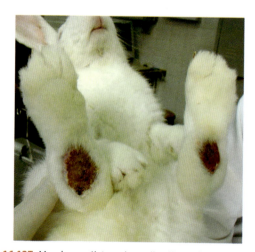

Figura 16.127 Membros pélvicos de coelho (*Oryctolagus cuniculus*) com lesões (pododermatite).

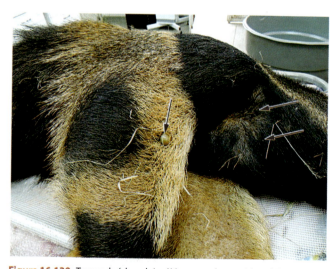

Figura 16.130 Tamanduá-bandeira (*Myrmecophaga tridactyla*) com carrapatos fixados na pele (setas).

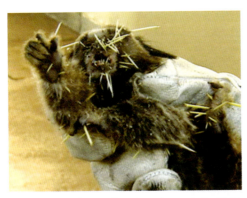

Figura 16.131 Presença de espinhos de ouriço-cacheiro (*Sphiggurus* sp.) na pele de sagui-de-tufo-preto (*Callithrix jacchus penicillata*).

Temperatura corporal | Ânus

A inspeção do ânus visa avaliar a existência de prolapsos de reto e útero, alterações na mucosa do tipo descamação, feridas, sangramento, espessamento, hiperemia local e edema (Figura 16.132), além de aproveitar para coletar amostras de fezes, para exames posteriores, deverá ser medida a temperatura corporal, que varia entre as espécies e depende do modo como ocorreu a contenção. Frequentemente, quando a contenção do animal foi difícil ou ele foi transportado durante muito tempo em lugar fechado e quente, ele poderá apresentar hipertermia sem significado patológico. Ao contrário, animais sedados/anestesiados muitas vezes apresentam hipotermia em decorrência da anestesia. Nesses casos, seria interessante medir a temperatura imediatamente após a chegada ou anestesia e acompanhar durante os exames e a recuperação, para, eventualmente, tomar providências para manter o animal na temperatura ideal.

Palpação

A palpação poderá ser feita em qualquer parte do animal, a fim de tentar definir alguns dos seguintes itens:

- *Tamanho*: é possível delimitar de onde até onde se estende a alteração? Medir as dimensões ou comparar seu tamanho com algum objeto conhecido? Trata-se de uma alteração profunda ou superficial?
- *Simetria*: ao palpar estruturas pares, é observado se existe simetria, semelhanças ou diferenças entre elas
- *Localização*: em alguns casos, a palpação poderá indicar se houve deslocamento de estruturas em relação ao seu local de origem
- *Consistência*: pela sensação do tato, deverá ser definido se a consistência é semelhante a líquidos, tecido firme ou gases ou há interação de várias consistências
- *Mobilidade*: a palpação poderá indicar se a alteração é móvel, fixa ou se há comunicação com outras partes do corpo. No caso de ossos, é necessário palpar fraturas e luxações
- *Temperatura*: nesse exame, também é possível palpar se a área em questão está mais quente ou mais fria em relação ao restante do organismo, indicando um processo inflamatório ou não, vascularização adequada ou não
- *Sensibilidade*: o animal, ao ser palpado, poderá demonstrar dor ou sensibilidade acentuada, sugerindo tratar-se de um processo doloroso. No animal sedado, esses dados costumam ser perdidos.

A palpação é útil na avaliação de alterações na região subcutânea em todo o corpo, no qual podem ser encontrados lipomas, hérnias, neoplasias (Figura 16.133), enfisema, hematomas, abscessos, corpos estranhos, edemas etc. Também é no subcutâneo que são encontrados vários linfonodos, que deverão ser examinados e descritos quanto à sua localização, tamanho e consistência.

Auscultação | Percussão

As técnicas de auscultação e percussão descritas nos animais domésticos são plenamente aplicáveis aos animais selvagens, contanto que se conheça a localização dos diversos órgãos nas diferentes espécies. A contenção física e/ou química influencia muito as frequências cardíaca e respiratória verificadas com a auscultação, técnica indispensável para acompanhamento da sedação/anestesia do animal.

Olfação

Trata-se de uma técnica em geral pouco utilizada, mas que pode ser muito eficaz em alguns casos, como, por exemplo, odor característico da existência de sangue nas fezes, odor rançoso de dermatite por sarna, cheiro pútrido em caso de miíase.

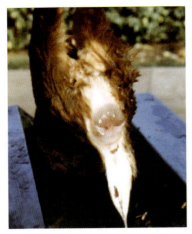

Figura 16.132 Inspeção da região perianal de cervídeo com ruptura de bexiga e infiltração de urina no tecido subcutâneo.

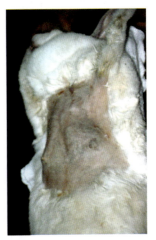

Figura 16.133 Inspeção da cadeia de mamas em uma coelha, com aumento de volume, consistência firme e superfície irregular. Biópsia revelou adenocarcinoma mamário.

Exames complementares

Os exames complementares, dentre eles os laboratoriais, são de grande auxílio na semiologia e no diagnóstico das afecções dos animais, porém, algumas considerações são fundamentais. O exame de fezes não necessita de contenção do mamífero para coleta do material; portanto, pode ser realizado sem restrições. Contudo, outros exames (de sangue, urina, punção-biópsia aspirativa, radiográficos, ultrassonográficos etc.) necessitam de contenção física ou química e passíveis de representar um risco muito alto para o animal e para o ser humano, comparado com o resultado que pode ser obtido.

Antes de tomar a decisão de coletar material de um mamífero contido, recomenda-se avaliar se o esforço do animal (estresse) compensará os possíveis resultados dos exames. Jamais o estresse sofrido pelo animal deverá ser maior que os benefícios dos exames.

> **Atenção**
> A relação entre o sofrimento do animal (estresse, contenção) e o seu benefício (resultado do exame) necessita estar no mínimo em equilíbrio ou, então, o benefício do animal deverá ser maior do que o seu sofrimento.

O *bom senso* do profissional é fundamental, pois *só se deve submeter o animal a contenção física ou química, para realização de exames complementares, se as condições físicas do paciente forem favoráveis*. Não adianta coletar o material e logo após o paciente vir a óbito em consequência do estresse da contenção ou da perda da aparentemente pequena quantia de material coletado. Dependendo da situação (hipotermia, desidratação, anemia, hipoglicemia, choque, desnutrição etc.) do animal, é necessária, inicialmente, a *estabilização das condições gerais* do paciente.

 Você sabia?

- Conhecido nos EUA como *hedgehog*, o ouriço serviu de inspiração para criar o personagem dos games "Sonic". Os ouriços são adoráveis e, aos poucos, estão conquistando as pessoas e se tornando animais de estimação.
- Muitas vezes, eles são confundidos com porcos-espinhos, mas são espécies completamente diferentes. Os ouriços tendem a ser animais solitários em geral, somente se juntando para reproduzir. Os machos normalmente abandonam o ninho e a mãe fica responsável pela cria (a ninhada pode ser de 1 até 10 filhotes). A mãe também fica pouco tempo com os bebês, de 4 a 7 semanas apenas. Em alguns casos, a fêmea e o macho se alimentam dos seus bebês.
- Esses animais têm cerca de 5 mil espinhos ocos com uma base flexível. Quando se sentem ameaçados, ficam em formato de "bolinha" para proteger o estômago, deixando apenas os espinhos expostos, como mecanismo de defesa. Esses espinhos duram apenas 1 ano, então caem para dar lugar a novos.
- Quando os ouriços encontram um objeto que exala um odor novo, eles o picam e criam uma espécie de saliva espumosa que, depois, aplicam nos espinhos das costas, retorcendo o corpo e se lambendo com a língua. Esse comportamento é conhecido como autounção. A natureza dessa conduta não é clara, mas se acredita que serve como um mecanismo de camuflagem.

Exames laboratoriais
Exame de sangue

Enquanto na clínica de mamíferos domésticos o exame de sangue (hemograma e bioquímico) é realizado rotineiramente, é necessário levar em consideração alguns detalhes com relação aos mamíferos selvagens:

Qual o objetivo do exame? O que quero descobrir? Existe outra técnica que poderia avaliar essa questão? Essas são perguntas fundamentais para que não se opte por um exame apenas de rotina, e sim, conforme o caso, pelo exame que trará mais resultados, com o menor sofrimento ou prejuízo para o animal. Dependendo do tamanho do mamífero e de sua situação de saúde, uma contenção seguida da coleta de sangue pode ser fatal. *Sempre deve ser avaliado previamente se o animal terá condições de suportar as intervenções e se o exame a ser realizado realmente é tão significativo para arriscar a vida fragilizada do paciente.*

Volume de sangue necessário. Caso o animal seja muito pequeno, por exemplo, um *hamster* pesando 50 g (com, no máximo, 5 mℓ de sangue total) e que esteja muito debilitado, é necessário chegar a algumas conclusões, como anemia, desidratação, por meio de outras técnicas (p. ex., elasticidade de pele, coloração das mucosas) sem depender do exame sanguíneo. A coleta do volume de sangue, mesmo sendo pequena, ocorre de maneira relativamente rápida, podendo causar certa descompensação no animal. Dependendo do exame que se deseja realizar, o volume necessário é muito além do que o animal poderá dispor sem apresentar sérias consequências. No entanto, alguns exames (como o esfregaço sanguíneo, que requer apenas uma gota de sangue, e o micro-hematócrito, que gasta mais três a quatro gotas de sangue) poderão trazer inúmeras respostas sem sobrecarregar muito o paciente. Alguns dados obtidos a partir do esfregaço de sangue e do micro-hematócrito são:

- Contagem diferencial de leucócitos
- Morfologia das células sanguíneas
- Hematócrito
- Proteína plasmática
- Hemoparasitos
- Coloração do plasma sanguíneo.

Local de acesso venoso. Varia bastante com a espécie em questão, a maneira da contenção e a condição geral do animal. Em quatis (*Nasua nasua*), a veia jugular é a mais adequada (Figura 16.134); em tamanduá-bandeira (*Myrmecophaga tridactyla*), a veia da face pode ser utilizada (Figura 16.135). Outros acessos seriam as veias femoral, braquiocefálica (Figura 16.136), radial e safena, tarsal e coccígea.

Valores normais (padrão) de referência da espécie em questão. Sem os parâmetros de normalidade da espécie, talvez não compense todo o estresse, bem como o risco da contenção e da coleta. Os valores hematológicos podem variar conforme os seguintes aspectos:

- Espécie
- Idade

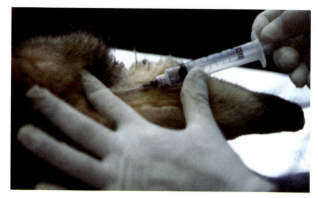

Figura 16.134 Coleta de sangue na veia jugular em um quati (*Nasua nasua*) sedado.

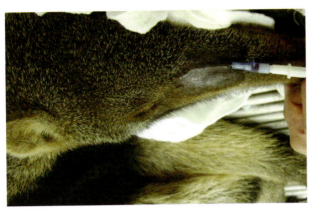

Figura 16.135 Tamanduá-bandeira (*Myrmecophaga tridactyla*) com veia da face canulada. (Imagem: Aline Eyko Kawanami.)

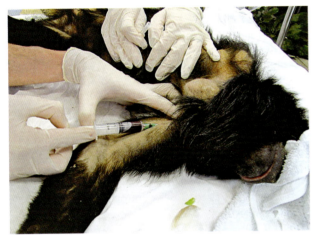

Figura 16.136 Punção de sangue na veia braquiocefálica de bugio (*Alouatta* sp.).

- Sexo
- Fotoperíodo
- Atividade reprodutiva
- Condição climática
- Estado nutricional
- Doenças.

Frequentemente, por carência de dados nacionais, comparam-se os resultados obtidos com padrões internacionais. Convém lembrar que as mesmas espécies mantidas em outros países sob outras condições climáticas, nutricionais e de tratamento podem apresentar valores hematológicos muito distintos, dificultando a comparação. Apesar de toda essa ressalva, detectar hemoparasitos em um esfregaço sanguíneo, por exemplo, é de fundamental importância para a conduta futura do paciente, mesmo não sabendo os valores fisiológicos da espécie. Além disso, os exames de sangue consecutivos do mesmo animal elucidam muito a respeito de sua evolução clínica durante a sua internação.

Exame de fezes

O exame direto das fezes frescas em lâmina de microscopia coberta apenas por uma lamínula e sem coloração possibilita observar protozoários flagelados vivos (*Giardia* spp., *Trichomonas* spp.), bem como oocistos de coccídeos (*Isospora* spp., *Eimeria* spp.), bactérias, leveduras e células sanguíneas. As fezes devem ser coletadas imediatamente após a evacuação e analisadas em seguida. *Alguns parasitos, como os flagelados,* *morrem rapidamente (dentro de aproximadamente 30 min) fora do corpo do animal.* Portanto, caso a suspeita seja de flagelados, deve-se coletar fezes frescas e ter um microscópio próximo, para poder analisar a amostra. Caso o animal não tenha evacuado e haja urgência em realizar exame de fezes, é possível coletar uma pequena quantidade de fezes por meio de *swab* diretamente do reto. Utiliza-se microscópio de luz comum, com objetivas de 10 vezes ou 15 vezes. Os protozoários costumam se locomover rapidamente pela lâmina.

O exame de fezes por flutuação, também conhecido pelo método de Willis, utilizando solução de cloreto de sódio (NaCl) saturada, é eficaz para concentrar e detectar ovos de helmintos e oocistos de coccídeos, mas requer quantidade maior de fezes. Exames repetidos são importantes, uma vez que a eliminação de agentes pode ser intermitente.

Exame de urina

O material deve ser coletado da maneira mais limpa possível. Como nem sempre vale a pena, ou o animal não está em condições de ser submetido a uma anestesia apenas para se coletar urina, recomenda-se coletá-la no recinto. Contudo, nesse tipo de procedimento, podem ocorrer inúmeras contaminações e alterações que devem ser consideradas. Os exames realizados incluem:

- Medida de pH
- Análise dos sedimentos
- Glicose
- Proteínas
- Densidade etc.

Outros exames

Muitas vezes, o histórico é escasso, incompleto ou inexistente, como no caso de animais de vida livre; os exames de secreções, vômitos, punções de líquidos cavitários, massas ou aumentos de volume são muito úteis.

Dependendo da espécie de mamífero e da doença, já existem *kits* de exames sorológicos comerciais disponíveis no mercado.

Dependendo das afecções ou do quadro do animal, exames de raspado de pele, *swabs* e biópsias aspirativas também podem ser empregados.

Exames radiográficos

A técnica radiográfica é de extrema importância e amplamente utilizada na semiologia de mamíferos selvagens. Como em toda técnica radiográfica, *devem ser respeitadas e seguidas as normas de segurança durante a operação do equipamento, utilizando-se avental, luvas e protetor de pescoço de chumbo, óculos especiais.* A regulagem do aparelho (quilovolts e miliampères) deve ser de acordo com o tamanho do animal e o tecido (osso, músculo, órgãos) a ser examinado. *Sempre que possível, deverão ser feitas duas posições (ventrodorsal e laterolateral),* para que seja possível visualizar todas as estruturas. O posicionamento do animal é semelhante ao dos mamíferos domésticos de pequeno porte. Como animais provenientes de vida livre, às vezes atropelados ou acidentados, não apresentam histórico clínico e seu comportamento também não possibilita maiores conclusões, são necessárias radiografias de todo o corpo, inclusive para conhecer a anatomia e detectar outras alterações, que talvez nem sejam a causa principal pela qual o animal foi encaminhado. Existe também a radiografia odontológica, a fim de detectar alterações nos dentes, nas raízes dos dentes e na arcada dentária (Figura 16.137).

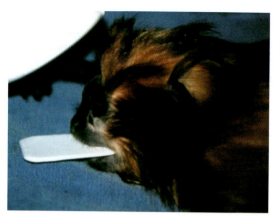

Figura 16.137 Radiografia odontológica de mico-leão-dourado (*Leontopithecus rosalia*), realizada com animal sedado.

Dependendo do tamanho e da agressividade do animal, ele poderá ser contido por meios físicos ou químicos.
Radiografia simples e radiografia contrastada. Conforme a necessidade, são realizadas radiografias com ou sem contraste. O tipo de contraste utilizado e as vias de aplicação são iguais aos que se utilizam em mamíferos domésticos. Convém lembrar que a radiografia não determina um diagnóstico, mas indica alterações de densidade, tamanho, formato, posição, fraturas e luxações, existência de corpos estranhos, fluidos, gases etc., que são sugestivos para um provável diagnóstico.

Dependendo das circunstâncias do paciente e da disponibilidade, serão utilizadas técnicas de imagens, como ultrassonografia e ressonância magnética. A endoscopia oral, anal e traqueal ou até a videolaparoscopia exploratória podem ser úteis para se chegar ao diagnóstico.

RÉPTEIS

Répteis são animais vertebrados pertencentes à classe Reptilia; neste capítulo, serão abordadas as seguintes ordens: (1) Squamata (lagartos e serpentes); (2) Testudinata (testudines, ex-Chelonia); e (3) Crocodilia (crocodilianos). Os répteis apresentam características anatomofisiológicas muito diferentes das aves e dos mamíferos.

A semiologia de répteis segue a mesma sequência descrita na semiologia de aves e mamíferos. Deve-se iniciar o exame semiológico com a anamnese/histórico, passar pela inspeção de recinto, inspeção do animal a distância, exame físico com animal contido e, por último, exames complementares, como: radiografias, endoscopias, exame de sangue, fezes, urina, punção-biópsia aspirativa etc. A anamnese é adaptável para os três grupos de animais e segue a mesma sequência apresentada anteriormente, ou seja, perguntas a respeito do tutor e do ambiente, do recinto e, finalmente, do animal.

Como são animais pecilotérmicos, o metabolismo, a atividade corporal, o desenvolvimento de doenças e a cura/cicatrização dependem da temperatura ambiente. Com raras exceções (p. ex., a jararaca), os répteis se reproduzem por meio de ovos. A quantidade necessária de umidade relativa do ar, temperatura, luminosidade e radiação ultravioleta para o bem-estar desses animais varia entre as espécies.

Neste capítulo, será dada maior ênfase aos testudines, lagartos e serpentes, pois são os animais mais frequentemente apresentados nos ambulatórios e clínicas. Como existem muitas diferenças anatômicas, morfológicas e fisiológicas entre os três grupos aqui apresentados, as etapas restantes do exame semiológico serão abordadas separadamente por grupo animal.

 Você sabia?

- O crocodilo é um réptil capaz de ficar sem se alimentar por meses, sobrevivendo apenas com a energia armazenada em seu corpo. Podem ficar submersos por mais de 1 h e detectar a vibração da água para localizar suas presas. A fase de crescimento costuma demorar 30 anos ou mais.
- O camaleão é capaz de mover seus olhos independentemente um do outro, o que lhes permite ter visão de 360°, sem mover a cabeça.

Anamnese

Perguntas a respeito da relação do tutor ou responsável com o réptil

- Quem é responsável pelo animal? Quem trata do animal? Essa pessoa sempre será a que terá a maior quantidade de informação e as informações mais corretas e detalhadas
- Qual é a idade do animal ou há quanto tempo convive com o tutor? Essa informação é importante para estimar a idade do animal. Muitas vezes, o animal já chegou adulto ou foi repassado de uma pessoa para outra, sem o conhecimento da idade
- Como é o local onde vive o animal? Casa? Apartamento? Exposto a chuva, sol (esporadicamente, constantemente, nunca)? É um lugar ventilado, arejado? Úmido? Muito quente? As condições climáticas podem interferir com o estado de saúde do animal
- Como é feita a limpeza do ambiente próximo ao recinto? Quais produtos são utilizados? Qual a frequência dessa limpeza?
- Existe alguma pessoa atualmente doente ou que esteve doente há um tempo convivendo com o animal em questão? Existem inúmeras zoonoses e antropozoonoses que devem ser investigadas
- Na casa ou próximo ao recinto, houve uso de inseticidas, veneno, para combater ratos, baratas, formigas, pernilongos?

Perguntas referentes ao recinto

Perguntas a respeito do recinto serão feitas somente se o mesmo não veio junto acompanhando o paciente ou quando se trata de recintos de zoológico ou parques.

- Existe convivência direta ou próxima com outros animais domésticos? Houve alguma aquisição recente de outro animal? Quando? Existe outro animal convivendo que esteja doente atualmente ou que esteve doente há algum tempo? Essa pergunta elucida possíveis doenças contagiosas ou traumatismo entre animais. Tem acesso a plantas? Quais? Lembre-se de que os répteis podem ingerir plantas ornamentais que sejam tóxicas
- O recinto é um terrário? Aquário? De que material é feito? Vidro? Acrílico? Metal? Madeira?
- Quais são as condições de umidade relativa do ar, temperatura, luminosidade e radiação ultravioleta nesse ambiente? Lembre-se de que esses fatores ambientais são essenciais ao bem-estar e ao desenvolvimento adequado dos répteis e suas necessidades variam entre as espécies
- Qual é o tamanho do recinto? Para cada espécie, existe uma necessidade mínima de espaço para se alimentar, locomover, ocupar, dormir, esconder, reproduzir etc.
- O animal dentro do recinto recebe radiação solar direta ou apenas através dos vidros? Ou somente claridade solar?
- Do que é feito o recinto? No fundo, qual a forração ou substrato? Terra? Areia? Pedras, de qual tamanho? Jornal? Vidro? Onde foram adquiridos esses materiais? Foram tratados,

lavados, esterilizados antes de serem utilizados? Às vezes, pedras e areia pegos em rios podem apresentar contaminação por esgoto urbano, industrial, agrotóxicos etc.

- Se tiver água, qual a origem e profundidade? De quanto em quanto tempo é realizada a troca de água (ou existe sistema de filtração)?
- Com relação ao contato com outros objetos: há pedras aquecedoras? Fios elétricos? Lâmpadas especiais? Túneis para esconder-se? Galhos? Plantas naturais ou artificiais? O animal os utiliza? Alguns répteis ingerem as plantas de plástico, causando obstruções ou outros transtornos, e a ingestão das plantas naturais pode representar um problema, quando se tratar de plantas tóxicas
- Como é feita a higienização do terrário ou aquário e dos seus acessórios? Qual é o produto utilizado? Com qual frequência é feita a higienização?
- Como é feita a higienização de plantas e galhos quando utilizados nos terrários ou aquários?

Perguntas referentes ao animal

- Qual a origem do animal (nascido em cativeiro ou em vida livre)? Veio para o cativeiro ainda filhote? Adulto? Quando filhote, qual foi a sua alimentação?
- Qual é a alimentação atual? Como é o apetite? Seletivo? Exagerado? O que ele mais gosta de comer? *Nunca perguntar se o apetite é normal, pois nem sempre o tutor sabe considerar o que é um apetite normal.* Para saber o consumo de alimento, pode ser questionado se é preciso recolocar comida várias vezes ao dia ou se há sobras
- O animal recebe algum suplemento de vitaminas, sais minerais, pigmentos/corantes?
- Foi trocada a ração/alimentação do animal recentemente?
- Quando foi a última vez que o animal comeu?
- O que é oferecido para ele beber? Água mineral ou de torneira?
- Qual é o volume de consumo de líquidos? Como a maioria dos tutores não sabe informar volumes precisos, recomenda-se perguntar o tamanho do bebedouro e quantas vezes é reabastecido por dia. A vasilha de água oferecida é ao mesmo tempo utilizada para banhos? Em caso positivo, o consumo final não provém apenas de ingestão. Pode ocorrer de o animal não ingerir água de vasilha, e sim de uma poça na calçada; assim, é necessário questionar também a maneira que o animal prefere
- Qual é a rotina/comportamento normal do animal? Houve alguma alteração?
- Com relação às fezes do animal, deve-se perguntar:
  - Qual é a cor? Lembre-se de que a coloração das fezes está diretamente relacionada com a alimentação e a funcionalidade da digestão. Por exemplo, ingestão de roedores brancos ou pretos, pintainhos, sapos, peixes, frutas
  - Qual o aspecto e o formato das fezes? Deve-se considerar que a fisiologia de digestão varia de espécie para espécie. Dessa maneira, as fezes podem ser mais pastosas ou firmes
  - Qual a quantidade/frequência de defecação?
- Qual é o sexo do animal? Já reproduziu anteriormente? Se for fêmea, botou ovo? Quantos? Nasceram filhotes? Se for macho, já acasalou com fêmea? Tiveram filhotes?
- Foi feita alguma vacinação? Qual? Quando?
- Qual é a principal queixa ou observação do tutor?
- Há quanto tempo observa a alteração? Qual a sua evolução? Foi medicado pelo tutor? Qual o medicamento utilizado, a dose, a duração do tratamento e a via de uso? Teve alteração após o tratamento?

- Já foi apresentado antes a um médico-veterinário? Quais foram o diagnóstico, tratamento, resultado? Ao fazer essa pergunta, o objetivo não é controlar ou avaliar o outro profissional, mas sim aproveitar sua experiência. Ou seja, se porventura ele tiver receitado certo medicamento e o problema do animal tiver piorado, sugere-se que o tratamento ou diagnóstico estava errado. Se, com o tratamento utilizado, não houve melhora, mas também não houve piora, é sinal de que o medicamento também não foi de eleição. Essas experiências prévias são interessantes para que não seja utilizado o mesmo princípio ativo novamente, sabendo que não houve o resultado desejado, além de poder causar resistência.

Testudines

De acordo com o seu hábitat, os testudines (antigamente chamados de "quelônios") são distribuídos em aquáticos e terrestres. Os aquáticos podem ser de água-doce – por exemplo, cágados (nome popular que envolve uma ampla gama de espécies), tracajás (*Podocnemis unifilis*), tigre-d'água-de-orelhas-vermelhas (*Trachemys* spp.), tartaruga-da-amazônia (*Podocnemis expansa*), cágado-de-barbicha (*Phrynops geoffroanus*), tartaruga-mordedora (*Chelydra serpentina*) etc. – e de água salgada – chamados "tartarugas-marinhas" (família Cheloniidae). Os testudines terrestres (Família Testudinidae), no Brasil, são representados pelos jabutis (*Chelonoidis* spp.). Existem diversas espécies em todos os grupos.

Anatomicamente, apresentam dois membros torácicos e dois membros pélvicos, ambos com cinco falanges e unhas. A pele é recoberta por escamas ou placas, que protegem da desidratação. O crânio é fixo à coluna cervical por apenas um côndilo; em vez de dentes, há placas córneas cortantes para dilacerar os alimentos.

Nos jabutis (*Chelonoidis* spp.), o dimorfismo sexual é mais acentuado e o macho apresenta um plastrão côncavo; ao passo que, na fêmea, o plastrão é reto. Quando muito jovens, essa diferença não é perceptível. *Machos com deficiência mineral no início da vida podem apresentar um plastrão quase reto quando adultos. Tal fato se deve à compressão das vísceras contra o plastrão amolecido, não desenvolvendo assim a concavidade característica.*

Além do formato do plastrão, também são considerados o comprimento e a espessura da cauda, mais longa e estreita no macho e, na fêmea, menor e mais larga. O orifício da cloaca, nos machos, é mais distal que nas fêmeas. O formato da abertura dos escudos anais do plastrão é mais estreito e em formato de "V" nos machos, e mais amplo e em formato de "U" nas fêmeas (para facilitar a postura). Nos testudines terrestres, os machos tendem a ser maiores e mais pesados que as fêmeas, o que favorece o êxito na cópula (Figura 16.138).

Em algumas espécies de testudines aquáticos, o dimorfismo sexual não é muito nítido quanto à diferença da concavidade do plastrão, e a sexagem somente é possível com animal adulto. Em comparação com as fêmeas, nos machos, a cauda é mais comprida e a distância do orifício da cloaca até os escudos anais é maior. A abertura dos escudos anais tem formato de "V" nas fêmeas, e "U" nos machos (Figuras 16.139 e 16.140).

💡 Você sabia?

- As principais diferenças entre tartarugas, jabutis e cágados reside no habitat e no modo de vida. Tartarugas são animais aquáticos, que saem da água (doce ou salgada) para desovar e tomar sol; os jabutis são animais terrestres, mas nadam pequenas distâncias; já os cágados são animais semiaquáticos, que ficam em terra para descansar e, como as tartarugas, também gostam de tomar sol.

Inspeção a distância

Na inspeção a distância, será avaliado principalmente o comportamento do animal, cuja alteração geralmente é relatada pelos responsáveis. Dependendo do comportamento do animal (muito apático ou inativo), a inspeção a distância poderá não ser feita, passando direto à inspeção com animal já contido.

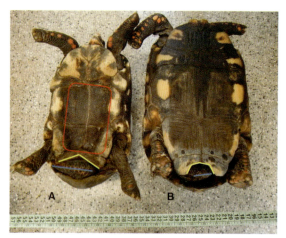

Figura 16.138 Aspecto ventral de testudine terrestre, jabutipiranga (*Chelonoidis carbonaria*), com detalhes do dimorfismo sexual: formato de plastrão (observar o formato côncavo, *destacado em vermelho*), da abertura das placas anais (*traço amarelo*) e comprimento da cauda (*traço azul*). **A.** Macho. **B.** Fêmea.

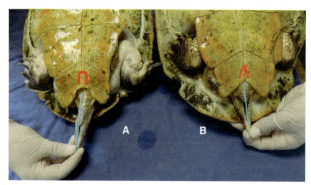

Figura 16.139 Aspecto ventral de testudine de água-doce, cágado-de-barbicha (*Phrynops geoffroanus*), com detalhes do dimorfismo sexual: formato da abertura das placas anais (*traço vermelho*) e comprimento da cauda (*traço azul*). **A.** Macho. **B.** Fêmea. (Imagem: José Roberto Ferreira Alves Júnior.)

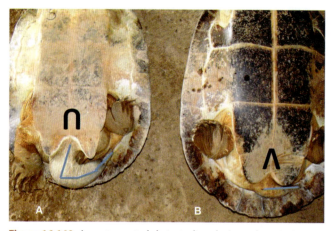

Figura 16.140 Aspecto ventral de testudine de água-doce, tartaruga-da-amazônia (*Podocnemis expansa*), com detalhes do dimorfismo sexual: formato da abertura das placas anais (*traço preto*) e comprimento da cauda (*traço azul*). **A.** Macho. **B.** Fêmea. (Imagem: José Roberto Ferreira Alves Júnior.)

Locomoção

Nos testudines aquáticos, é importante observar a locomoção e a posição do animal dentro da água. Animais saudáveis conseguem subir e descer dentro da água e, quando parados, ficar paralelos ao fundo do aquário.

O teste de flutuação consiste em colocar o testudine aquático em um recipiente com água e verificar como ele se comporta. *Este teste não deve ser feito com testudines terrestres.*

Ficar inclinado lateralmente indica maior densidade de um lado ou menor do outro. Ficar flutuando e não mergulhar indica ter menor densidade generalizada. Afundar e não conseguir subir é sinal de maior densidade generalizada. Permanecer com o corpo apenas afundado na parte cranial, ou apenas na parte caudal, sugere maior densidade nas respectivas partes ou menor densidade nas partes opostas (Figura 16.141).

Em alguns casos, os tutores relatam que os animais evitam a água e, quando colocados, afundam e não conseguem subir. Nesse caso, é necessário suspender rapidamente o teste para que não se afoguem.

Nos testudines terrestres, deve-se observar também o deslocamento – se mancam, andam em círculo ou raspam o plastrão no chão. Animais que não se locomovem por um período de tempo grande podem indicar apatia, baixa temperatura ambiental, grave problema de saúde, paralisia etc. Verificar como apoiam as patas na hora de andar. Apoiam toda área plantar? Somente as bordas? Somente as unhas?

Outros comportamentos a serem avaliados incluem:

- O animal se alimenta?
- Defeca?
- Ingere água?
- Vomita?

Lembre-se de que testudines aquáticos costumam se alimentar apenas na água.

Respiração

Ocorre de boca aberta ou fechada? Qual frequência? Animal parece esticar o pescoço para respirar? Ao respirar, o animal apresenta secreções ou bolhas próximo a boca ou narinas (Figura 16.142)?

Contenção

A contenção física de animal aquático é mais difícil que de terrestre, pois os primeiros têm maior extensão do pescoço e maior amplitude de movimentos dos membros, cujas unhas representam importante meio de defesa e podem machucar o manipulador. Em vez de dentes, há placas córneas na cavidade bucal e o bico é formado por material córneo muito afiado, o que representa perigo na contenção. O tamanho do animal também é decisivo, pois os menores (cerca de 20 cm/1 a 2 kg) podem ser segurados pela lateral. Já os maiores (em torno de 30 a 40 cm/5 a 6 kg) devem ser segurados na lateral, mas mais caudalmente, para evitar as mordidas. No caso de animais muito grandes (aproximadamente 60 a 80 cm/15 a 20 kg) é necessário segurar na borda lateral da carapaça ou sustentar pela carapaça. Toda contenção deverá ser feita com luvas de raspa de couro ou com luvas de tecidos emborrachados, antiderrapantes, para evitar que o animal molhado e frequentemente escorregadio escape da mão e caia no chão, o que pode causar problemas maiores (Figura 16.143).

A tartaruga-mordedora (*Chelydra serpentina*) deverá ser contida pela cauda, pois apresenta grande flexibilidade do

Capítulo 16 ◆ Semiologia de Animais Selvagens 685

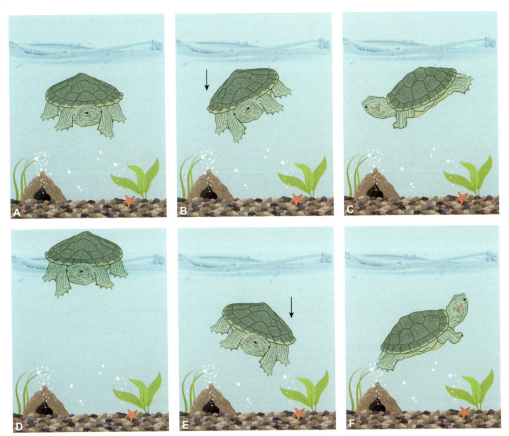

Figura 16.141 Representação do teste de flutuação com testudine aquático nas diversas posições em decorrência de alterações únicas ou múltiplas, uni ou bilaterais da densidade corporal, devido a presença de corpo estranho ou gases no sistema digestório, enfisemas subcutâneo, pulmonar ou celomático, edema pulmonar, ovos e pneumocloaca. **A.** Animal afunda por igual e talvez não consiga subir. Afecção pulmonar bilateral, neoplasias, ascite, ovos, corpo estranho em estômago e alças intestinais, pedras em bexiga. **B.** Animal afunda do lado direito. Maior densidade em pulmão direito, ovos ou corpo estranho em alças intestinais do lado direito, neoplasias do lado direito ou, ainda, enfisema subcutâneo ou pulmonar esquerdo ou gases nas alças intestinais do lado esquerdo. **C.** Animal permanece com a parte caudal mais elevada. Pneumocloaca, alteração pulmonar cranial bilateral, neoplasia na porção cranial da cavidade, enfisema pulmonar caudal bilateral, gases em sistema intestinal caudal. **D.** Animal não afunda e boia. Enfisema pulmonar bilateral, enfisema celomático, enfisema subcutâneo, gases em todo o sistema gastrointestinal. **E.** Animal afunda do lado esquerdo. Corpo estranho no estômago, alteração pulmonar esquerda, neoplasia no lado esquerdo, ovo no lado esquerdo, corpo estranho em intestino do lado esquerdo, enfisema pulmonar direito, enfisema subcutâneo direito, gases em intestinos do lado direito. **F.** Animal permanece com porção caudal para baixo. Alteração pulmonar em porção caudal, pedras em bexiga, neoplasia na porção caudal da cavidade, ovos, corpos estranhos na porção final do intestino, enfisema em pulmão cranial bilateral, enfisema subcutâneo em região cranial. (Adaptada de Gabriela Gonçalves.)

pescoço e consegue morder com facilidade. A contenção feita na porção caudal do casco evita mordidas, mas as unhas dos membros posteriores também podem lesionar quem estiver manipulando o animal.

A contenção sempre deverá durar o menor tempo possível, obtendo-se o máximo de informação.

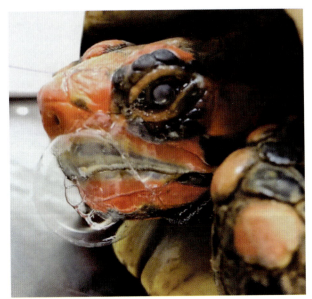

Figura 16.142 Testudine terrestre com salivação excessiva, bolhas de ar ao redor da cavidade oral e opacidade em córnea.

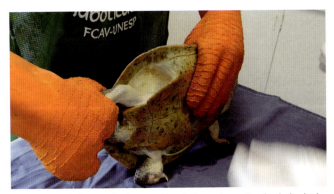

Figura 16.143 Contenção de testudine de água-doce, cágado-de-barbicha (*Phrynops geoffroanus*), com uso de luva de borracha antiderrapante.

Inspeção

Olhos

Em animais saudáveis, devem estar abertos, apresentar movimento de pálpebras (piscar) e ser brilhantes e sem secreção. Olhos fechados, pálpebras inchadas e pele esbranquiçada recobrindo o olho são alterações frequentemente observadas em animais aquáticos com alimentação deficiente (Figura 16.144).

Narinas

Em geral, estão abertas, desobstruídas (sem muco, nem secreções), assim como a cavidade oral. Bolhas tanto nas narinas quanto na cavidade bucal podem indicar pneumonias. Na inspeção, é importante observar se existem ruídos tanto inspiratórios como expiratórios, que indicam problemas do aparelho respiratório. A existência de epitélio descamativo indica metaplasia do epitélio nasal, em decorrência da hipovitaminose A (Figura 16.145).

Ouvido

O pavilhão auricular é inexistente e o tímpano fica imediatamente abaixo da pele. Para localizar, basta seguir em linha reta em direção caudal a partir dos olhos. A avaliação dessa região é fundamental para detectar alterações do ouvido, como otite, perfurações etc. (Figura 16.146).

Cavidade oral

Com auxílio de pinças ou espátula de madeira, abre-se a cavidade bucal e observam-se língua, coloração da mucosa (Figura 16.147), existência de placas diftéricas, áreas de necrose, deposição de muco, descamação de epitélio. Os répteis também apresentam aberturas no palato, que garantem a passagem de ar das narinas para a traqueia (Figura 16.148). *Cuidado*: alguns animais são fortes e podem morder e quebrar a espátula de madeira, ingerindo fragmentos. Nesses casos, espátulas de metal são mais resistentes.

Placas córneas do bico

Essas placas, que revestem internamente as mandíbulas e os maxilares, também apresentam crescimento excessivo e dificultam a alimentação do animal (Figura 16.149).

Pele

Nota-se a pele ao redor do pescoço e nos membros pélvicos e torácicos, observando hidratação (elasticidade e fácil deslizamento da pele com relação à musculatura abaixo), descamação (Figura 16.150), feridas, cicatrizes, existência de ectoparasitos (carrapatos). Pele grossa ou edema subcutâneo são observados em testudines, principalmente quando o animal recolhe a cabeça e a pele forma um "colar" (Figura 16.151). Aumentos de volume no subcutâneo são comuns em répteis e devem ser avaliados quanto a evolução, consistência, resultados da biópsia aspirativa de agulha fina.

Unhas

Se o comprimento for excessivo (ver Figura 16.151 B), é sinal de falta de desgaste (recinto inadequado ou pisada errada do animal); curto demais pode ser decorrente de superfície do recinto muito áspera (inadequada). Lembre-se de que, nos

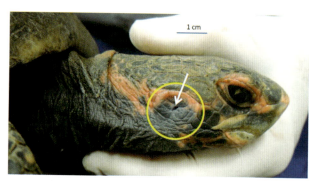

Figura 16.146 Inspeção de membrana auditiva (em destaque) de jabutipiranga (*Chelonoidis carbonaria*). Observar a pequena perfuração patológica (*seta*) localizada no centro da membrana que reveste o tímpano.

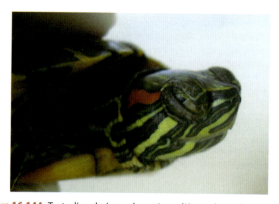

Figura 16.144 Testudine de água-doce, tigre-d'água-de-orelha-vermelha (*Trachemys scripta elegans*), com edema de pálpebras, olho entreaberto, aumento de volume do globo ocular e existência de membrana cobrindo parcialmente o olho.

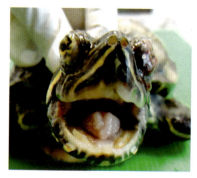

Figura 16.145 Testudine de água-doce com edema de pálpebras, olho levemente saltado e membrana recobrindo parcialmente o olho.

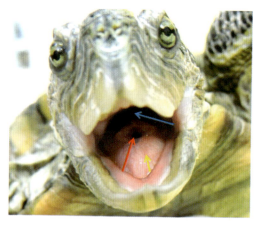

Figura 16.147 Cavidade oral sem alterações de tigre-d'água-de-orelhas-vermelhas (*Trachemys scripta elegans*), em que se observam: língua fixa em formato triangular (*seta amarela*), abertura da traqueia caudal à língua (*seta vermelha*) e entrada do esôfago (*seta azul*).

Capítulo 16 ◆ Semiologia de Animais Selvagens 687

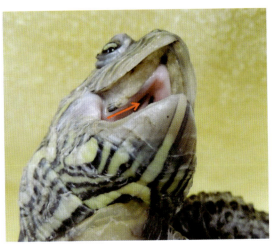

Figura 16.148 Cavidade oral sem alterações de tigre-d'água-de-orelhas-vermelhas (*Trachemys scripta elegans*), em que se observa a fenda (*seta*) no palato que possibilita a passagem de ar da narina para a entrada da traqueia.

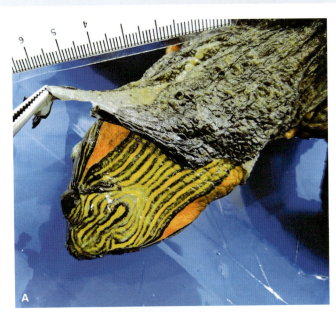

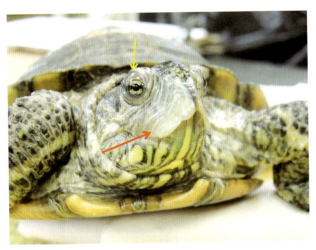

Figura 16.149 Tigre-d'água-de-orelhas-vermelhas (*Trachemys scripta elegans*), apresentando: placas córneas da cavidade oral com falta de desgaste (*seta vermelha*) e edema de conjuntiva ocular (*seta amarela*).

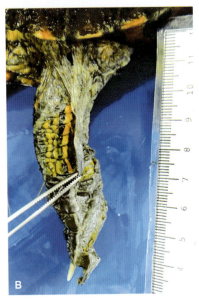

Figura 16.150 Acentuada descamação em tigre-d'água-de-orelhas-vermelhas (*Trachemys scripta elegans*) em todo o corpo, em cabeça e pescoço (**A**) e membros (**B**).

animais aquáticos de água-doce, as unhas normalmente são mais compridas que nos testudines terrestres, pois não ocorre tanto desgaste. Os machos fazem uso dessas unhas para segurar a fêmea durante a cópula.

 Você sabia?

- O jabuti vive exclusivamente na terra e consegue nadar pequenas distâncias, mas pode se afogar quando se cansa. Ou seja, nada de características hidrodinâmicas! Seu casco é bem alto e pesado; e suas patas cilíndricas lembram as de um elefante.

Casco

O casco também pode apresentar descamação, que é mais comum em animais aquáticos. Essa descamação com aspecto de escamas finas e transparentes é normal e periódica, mas é possível estar acentuada, ocorrer apenas em alguns locais ou perdurar por muito tempo; além disso, as escamas podem ficar retidas e apresentar acúmulo de escamas antigas, processo denominado "disecdise" (ver Figura 16.151).

Outras alterações observadas no casco incluem lesões, feridas e traumatismos (Figura 16.152). As causas podem ser

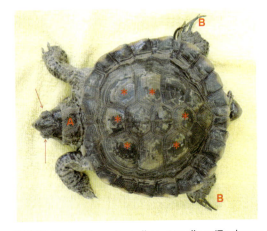

Figura 16.151 Tigre-d'água-de-orelhas-vermelhas (*Trachemys scripta elegans*) com diversas alterações. **A.** Pele do pescoço espessada com descamação excessiva. **B.** Globo ocular com aspecto saliente (*setas*); crescimento excessivo de unhas de membros pélvicos; carapaça com descamação irregular ou disecdise (*asteriscos*).

problemas nutricionais, temperatura e umidade ambiental inadequadas para a espécie ou afecções infecciosas por fungos e bactérias (Figura 16.153). No caso de animais aquáticos, mantidos em condições higiênicas impróprias, algas e limo são importantes fatores de contaminação e lesão no casco (Figura 16.154). Durante o exame clínico, deve-se verificar o casco quanto à rigidez, deformações e cicatrizes (Figura 16.155). A carapaça (porção dorsal) pode apresentar aspecto de piramidismo, devido à deposição excessiva de queratina ou devido à deformação das placas ósseas, juntamente com as placas córneas (Figura 16.156).

Essas anormalidades fazem com que o aspecto final da carapaça seja irregular e os diversos desenhos fiquem proeminentes. A carapaça (dorsal), como o plastrão (ventral), também pode apresentar deformações desde o nascimento ou cicatrizes de traumatismos antigos. Observar perfurações ou rachaduras causadas por mordidas (Figura 16.157), atropelamentos

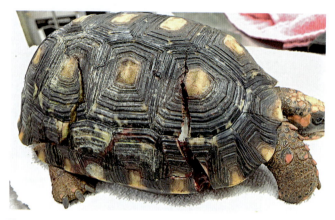

Figura 16.152 Jabutipiranga (*Chelonoidis carbonaria*) com fratura de casco por traumatismo.

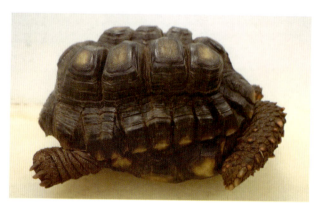

Figura 16.155 Jabutipiranga (*Chelonoidis carbonaria*) com deformação no casco.

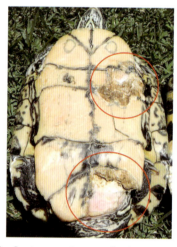

Figura 16.153 Lesões tegumentares profundas comprometendo placas córneas e ósseas de plastrão em tigre-d'água-de-orelhas-vermelhas (*Trachemys scripta elegans*).

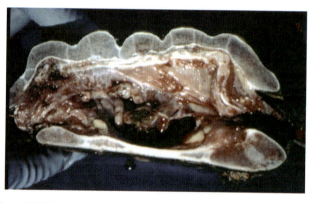

Figura 16.156 Corte longitudinal de cadáver de jabutipiranga (*Chelonoidis carbonaria*) com deformação de carapaça (osteodistrofia fibrosa). As placas córneas, mais externas, acompanham a deformação das placas ósseas localizadas abaixo.

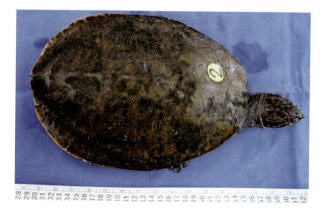

Figura 16.154 Cágado-de-barbicha (*Phrynops geoffroanus*) com manchas verde-escuras (algas/limo) na carapaça, em consequência de problemas de higiene do aquário.

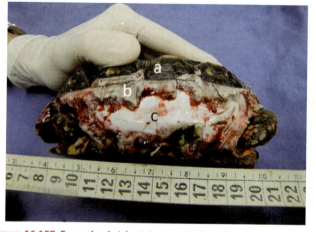

Figura 16.157 Exemplar de jabutipiranga (*Chelonoidis carbonaria*) vítima de mordidas de cão, que causaram lesões de placas córneas (a), exposição óssea (b) e de pleura parietal (c).

por carros ou máquinas (Figura 16.158). Queimaduras por fogo, comuns em jabutis, causam lesões com perdas de placas córneas e visualização das placas ósseas (Figura 16.159) e, após a recuperação e a cicatrização (em torno de 2 a 3 anos), apresenta um casco com novas placas ósseas e córneas, porém com pigmentação irregular, perdendo o desenho característico da espécie (Figura 16.160).

Cloaca

Na cloaca, devem ser avaliadas a temperatura corpórea e a ocorrência de prolapso, seja de pênis (Figura 16.161), oviduto (Figura 16.162) ou cloaca (Figura 16.163) propriamente dita. As mucosas podem estar avermelhadas e vivas ou escurecidas e necrosadas. O pênis é um órgão de consistência macia e apresenta glande saliente. Se, logo após o prolapso, não forem

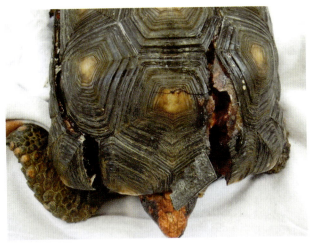

Figura 16.158 Jabutipiranga (*Chelonoidis carbonaria*) vítima de atropelamento por carro, que comprometeu a estrutura de placas córneas e ósseas, expondo órgãos da cavidade celomática.

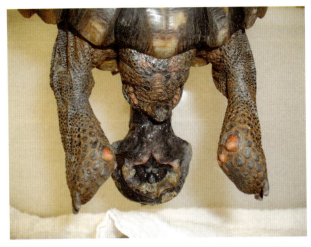

Figura 16.161 Exemplar de jabutipiranga (*Chelonoidis carbonaria*), macho, com prolapso de pênis.

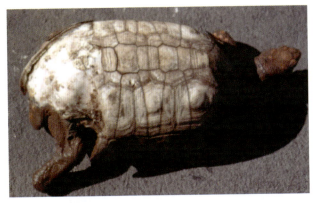

Figura 16.159 Lesões de queimaduras por fogo em jabutipiranga (*Chelonoidis carbonaria*), mostrando a perda das placas córneas e morte das placas ósseas (brancas).

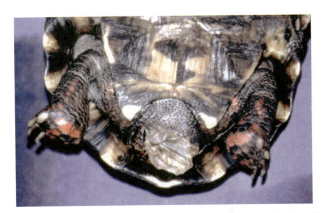

Figura 16.162 Prolapso de oviduto em fêmea de jabutipiranga (*Chelonoidis carbonaria*). O tecido amarronzado indica estado de necrose.

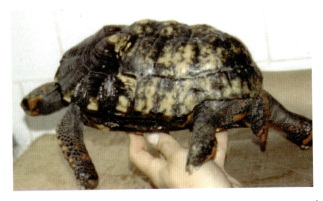

Figura 16.160 Jabutipiranga (*Chelonoidis carbonaria*) após 3 anos da queimadura apresenta a carapaça recuperada. Observar a alteração na pigmentação. A porção cranial da carapaça é uma parte não acometida pela queimadura; nota-se diferença na pigmentação entre essas duas áreas.

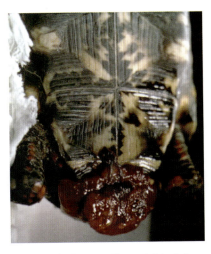

Figura 16.163 Prolapso de cloaca em fêmea de jabutipiranga (*Chelonoidis carbonaria*), mostrando mucosa vermelho-vivo e edemaciada.

tomadas as devidas providências, o órgão pode inflamar, o que impossibilita o retorno para o interior da cloaca; concomitantemente a mucosa pode ressecar, traumatizar e até necrosar, sendo recomendada a amputação da parte lesionada.

A aferição da temperatura corpórea é essencial para detectar animais que estejam com hipertermia devido a uma exposição prolongada ao sol, ou transporte em ambiente fechado e quente, assim como animais que ficaram em um lugar frio por muito tempo. Como os répteis são ectotérmicos, todo o metabolismo, a atividade corporal, o desenvolvimento de doenças e o restabelecimento da saúde são influenciados pela temperatura ambiental.

Pesagem

O animal deve ser pesado para poder realizar os cálculos de medicamentos a serem utilizados, assim como também é necessário acompanhar a condição corporal do animal ao longo da internação ou tratamento e a comparação com outros indivíduos da mesma espécie. Caso o animal não fique parado na balança, pode ser colocado em cima de um objeto para que os membros não encostem na superfície.

 Você sabia?

- Os cágados são répteis também conhecidos como "tartarugas pescoço de cobra", pois têm o pescoço longo e flexível, que lembra o movimento sinuoso de uma cobra. Em vez de retraírem o pescoço para dentro da carapaça (como outras tartarugas), dobram lateralmente ao longo do corpo.

Frequências respiratória e cardíaca

Mensurar frequência cardíaca é difícil, pois, muitas vezes, não é possível auscultar o batimento cardíaco. A frequência pode ser aferida com auxílio do aparelho Doppler, mas é um dado pouco significativo, assim como a frequência respiratória também não é muito elucidativa, pois altera-se com a contenção, além do fato de os répteis serem animais capazes de realizar apneia voluntária. O uso do Doppler também auxilia na elucidação da dúvida se o animal veio a óbito.

Palpação

Todo o casco deve ser avaliado quanto a sua consistência. É desejável que ele seja firme e não se altere com a compressão. Os membros são palpados para verificar a condição corpórea do animal.

Exames complementares

Exame de sangue

Em comparação com os mamíferos, a coleta de sangue em répteis é mais difícil. A quantia a ser puncionada varia conforme o estado clínico do paciente, mas, em animais hígidos, ela não deve ultrapassar 10% do volume total do sangue do animal, ou seja, 1% do peso corporal. Os vasos não são visíveis, não é feito garrote, a pele é grossa e os vasos estão soltos no subcutâneo, dificultando o acesso. A seguir, são apresentados alguns locais de eleição para coleta de sangue:

- *Veia coccígea dorsal medial.* Bem na linha média da cauda, dorsalmente à coluna vertebral, é introduzida a agulha a 45°, até encostar na vértebra; em seguida, faz-se uma leve retirada da agulha, e já se pode aspirar sangue, pois estará dentro do vaso (Figura 16.164). Às vezes, um vaso linfático é puncionado junto acidentalmente, que, ao se misturar com o sangue, alterará seus valores. Nesse caso, deve-se interromper a ação e procurar outro local para coleta de sangue
- *Veia jugular tanto direita como esquerda* (Figura 16.165), localizada lateralmente à coluna cervical em uma linha imaginária caudal à membrana que reveste o tímpano. Como os testudines apresentam musculatura muito forte para retração da cabeça, às vezes, é difícil ficar segurando o pescoço esticado. Convém sedar o animal antes de coletar sangue desse local. Vale lembrar que, após a retirada da agulha, deve-se fazer uma compressão do local por vários minutos; caso contrário, formar-se-á um enorme hematoma e o animal perderá considerável quantidade de sangue para o subcutâneo. É necessário ter cuidado, pois há uma artéria localizada muito próximo da veia

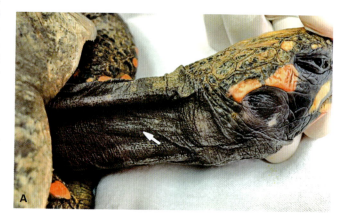

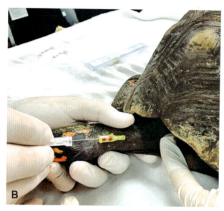

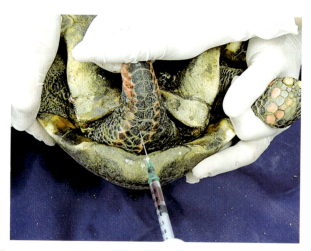

Figura 16.164 Coleta de sangue na veia coccígea dorsal medial em jabutipiranga (*Chelonoidis carbonaria*).

Figura 16.165 A. Jugular em jabutipiranga (*Chelonoidis carbonaria*) para coleta de sangue (*seta*). **B.** Posicionamento de cateter em jugular.

- *Seio venoso subcarapaçal*, localizado na porção ventrocranial da carapaça e formado pela comunicação venosa entre os vasos intercostais mais craniais, que surgem das veias ázigos pares e da anastomose cervical caudal das veias jugular direita e esquerda. O posicionamento do testudine para realizar essa punção pode variar (vertical ou horizontal), desde que os membros anteriores estejam afastados lateralmente ao corpo. O seio venoso é acessado pela inserção de uma agulha (de dimensão compatível ao tamanho do animal) na porção dorsocaudal do pescoço cervical, direcionada medialmente rente à face ventral da carapaça com um ângulo de aproximadamente 60°. Quando a ponta da agulha contatar uma vértebra cervical, deve-se retirar sutilmente uma pequena porção da agulha desse local e redirecioná-la craniocaudalmente até encontrar o seio (Figura 16.166). Embora a contaminação por linfa seja rara por este acesso, ela pode ocorrer
- *Seio venoso vertebral cervical*, utilizado em testudines aquáticos. Está localizado dorsocaudalmente ao crânio. Recomenda-se posicionamento do testudine na horizontal, com os membros anteriores afastados lateralmente ao corpo, o pescoço estendido e a cabeça levemente inclinada para baixo. Esse acesso venoso é realizado com a inserção da agulha com um ângulo de 90° em relação ao pescoço do animal (Figura 16.167); a contaminação por linfa é rara
- A punção cardíaca, além de exigir perfuração prévia do plastrão, é uma técnica invasiva com risco de contaminação posterior, sendo mais empregada para casos de animais a serem eutanasiados.

Punção-biópsia aspirativa

É possível aplicar essa técnica em um aumento de volume ou em uma massa a ser diagnosticada. Com a agulha estéril 25 × 0,8 mm e seringa de volume maior (10 a 20 mℓ), para causar maior vácuo, introduz-se a agulha no local desejado, traciona-se o êmbolo e mantém-se o mesmo tracionado, movimentando a agulha dentro da massa, sem perder o vácuo. Em seguida, o êmbolo é solto lentamente, até acabar todo vácuo formado dentro da seringa. Retira-se a agulha do local, desconecta-se a agulha da seringa, que é preenchida com ar, conecta-se novamente a agulha e deposita-se o material coletado em cima de uma lâmina de microscópio. Posteriormente, é realizado o esfregaço do material, corado e analisado na microscopia de luz.

Exame de fezes

O exame de fezes para detectar parasitos protozoários (flagelados, ciliados, coccídeos) e ovos de helmintos pode ser realizado pelas técnicas de exame direto, de flutuação ou de sedimentação. O exame direto das fezes tem a vantagem de também possibilitar observar células sanguíneas, inflamatórias e do epitélio, além de bactérias, fungos e leveduras, restos de alimentos e corpos estranhos. Convém lembrar que os répteis podem ser portadores sãos de *Salmonella* sp. e, por isso, é recomendada a realização de exames bacteriológicos das fezes. A eliminação das fezes nem sempre ocorre diariamente, mas consegue ser facilitada por banhos de água morna (30°C) ou, caso necessário, coleta de amostra de fezes utilizando *swab* na cloaca (Figura 16.168) ou lavagem de intestino com sonda plástica e solução fisiológica morna (Figura 16.169).

> ### Você sabia?
> - Em geral, as tartarugas marinhas têm uma habilidade incrível de navegação. Conforme estudo publicado na revista *Current Biology*, elas utilizam o campo magnético da Terra como uma espécie de GPS natural. Assim, elas conseguem migrar milhares de quilômetros para retornar às praias onde nasceram, a fim de desovar.
> - Outro fato interessante sobre as tartarugas é que o casco delas tem a capacidade de regenerar-se até certo ponto. Se uma parte for danificada, as células ósseas podem se regenerar e reparar o dano ao longo do tempo. No entanto, quando os estragos são extensos, podem ser fatais ou deixar o animal vulnerável a infecções.

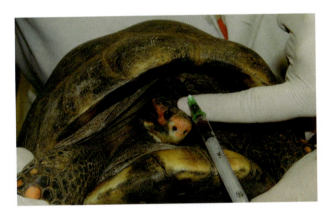

Figura 16.166 Coleta de sangue do seio venoso subcarapaçal de jabutipiranga (*Chelonoidis carbonaria*).

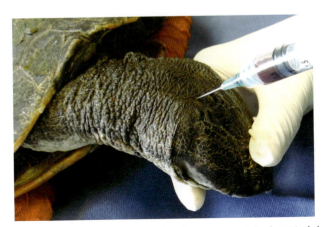

Figura 16.167 Coleta de sangue do seio venoso vertebral cervical de cágado-de-barbicha (*Phrynops geoffroanus*).

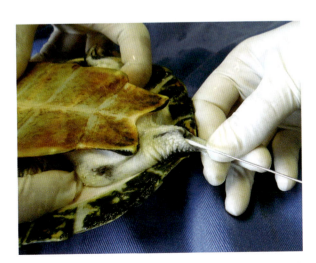

Figura 16.168 Coleta de amostra de fezes utilizando *swab* cloacal em cágado-de-barbicha (*Phrynops geoffroanus*).

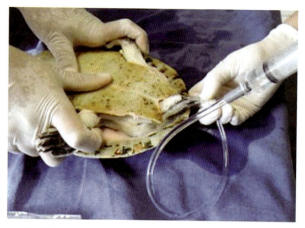

Figura 16.169 Coleta de amostra de fezes utilizando lavagem cloacal em cágado-de-barbicha (*Phrynops geoffroanus*).

Técnica radiográfica

A radiografia é amplamente utilizada na semiologia de testudines e auxilia muito em diversos diagnósticos. A técnica é limitada pelo tamanho do quelônio. São realizados tanto exames de radiografia simples, quanto com uso de contraste (sulfato de bário via oral) para delimitar o sistema digestório. O animal, conforme seu tamanho, é fixado por meio de fitas colantes e/ou apoios de espuma ou madeira em três posições: dorsoventral (Figura 16.170 A), rostrocaudal (ver Figura 16.170 B) e laterolateral (ver Figura 16.170 C). A posição dorsoventral possibilita avaliações gerais do esqueleto; alterações do sistema digestório (ingestão de corpos estranhos e gases nas alças); ou existência de ovos e cálculos vesicais. Na posição rostrocaudal, avalia-se principalmente a área pulmonar, para observar alteração na densidade e área ocupada pelo parênquima pulmonar, diferenciando entre direita e esquerda. Já na posição laterolateral, avalia-se o sistema digestório, principalmente com uso de contraste, assim como a área pulmonar em toda sua extensão, porém sem conseguir diferenciar entre os lados acometidos.

Outras técnicas

Endoscopia, ultrassonografia e tomografia computadorizada são técnicas que podem ser utilizadas para diagnóstico em testudines; contudo, apresentam algumas limitações.

A videolaparoscopia exploratória tem risco de contaminação, pois se trata de uma técnica invasiva, na qual ocorre perfuração da cavidade celomática. Além disso, ainda há a necessidade de anestesia local ou geral do animal, dependendo do seu tamanho e de sua atividade. A endoscopia oral, cloacal ou traqueal, por sua vez, pode ser muito interessante, dependendo do caso.

A ultrassonografia tem acesso limitado em testudines por causa do casco, podendo acessar apenas pelas aberturas ao redor dos membros pélvicos ou torácicos.

A tomografia computadorizada ainda tem o limite de custo para ser realizada rotineiramente nos animais, além de também necessitar de anestesia geral para imobilizar completamente o animal. A interpretação do exame depende de pessoas especializadas.

Lagartos

Os lagartos podem ser aquáticos (marinhos) como, por exemplo, as iguanas-marinhas (*Amblyrhynchus cristatus*), terrestres ou arborícolas, e vivem tanto em biomas desérticos quanto em ambientes ricos em vegetação tropical. A maioria é dotada de quatro membros bastante desenvolvidos para locomoção; cada membro tem cinco falanges e unhas. Existem algumas espécies que têm apenas membros rudimentares e subdesenvolvidos. Ainda em outros casos, as lagartixas, por exemplo, podem apresentar ventosas na sola dos pés que possibilitam aderência em superfícies lisas e em posições verticais. Essas lagartixas conseguem se deslocar de ponta-cabeça no teto, sem cair. A pele é recoberta por escamas ou placas que protegem da desidratação; o crânio é fixo à coluna cervical por apenas um côndilo e apresentam dentes que são trocados ao longo de toda a vida.

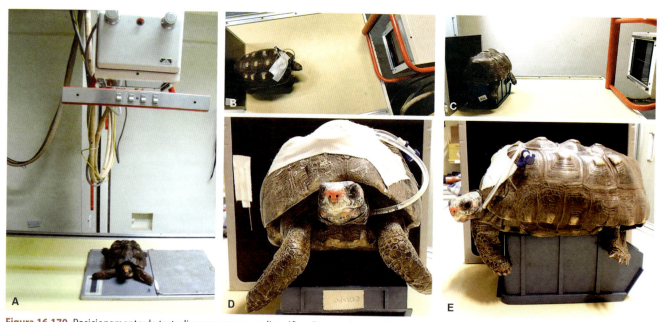

Figura 16.170 Posicionamento de testudine para exame radiográfico. Direção da radiação dorsoventral (**A**); rostrocaudal (**B**), colocando o chassi atrás do animal (**D**); e laterolateral (**C**), colocando o chassi atrás do animal (**E**). O animal deverá ser colocado em cima de um objeto menor que o seu corpo para ficar parado.

A cauda pode variar de formato e função, dependendo da espécie. Em algumas famílias de lagartos, existe, ao longo das vértebras da cauda (coccígeas), uma região de fragilidade de ruptura das vértebras. Caso sejam capturados ou corram o risco de ser predados, a ponta da cauda se destaca e o animal foge ileso. A ponta perdida se regenera total ou parcialmente; no entanto, não é reconstituída a parte óssea da cauda, apenas neoformações de tecidos moles. Em uma inspeção, é possível ver o local em que a cauda rompeu, pois a conformação das escamas fica alterada (Figura 16.171).

Dependendo da espécie, o senso visual, olfatório ou auditivo é mais desenvolvido. Alguns lagartos, semelhantes às serpentes, apresentam língua bífida na ponta, o que também possibilita, além de sentir calor, auxiliar no senso olfatório.

Os recintos devem ser adaptados às condições específicas, respeitando espaço disponível, existência de terra, areia, pedras, água e galhos. Os fatores ambientais fundamentais para o bem-estar desses animais incluem ventilação, temperatura, umidade relativa do ar, luminosidade e radiação ultravioleta. Animais pecilotérmicos necessitam de um gradiente térmico dentro do recinto, ou seja, tanto locais mais quentes quanto locais mais frios, podendo se deslocar de acordo com suas necessidades térmicas corporais.

 Você sabia?

- Os teiús (*Salvator merianae*) são lagartos muito populares no interior do Brasil, conhecidos por atacar galinheiros para comer ovos e pintinhos. São animais de hábito diurno e terrestres, capazes de escalar pequenas árvores e rochas. Em geral, fogem do contato com o ser humano, mas são considerados agressivos quando acuados. Normalmente, usa a cauda longa para se defender e costuma se camuflar em meio às folhagens. Faz muito barulho ao fugir na mata!
- Um grupo de pesquisadores publicou um estudo ["Mitochondrial function in skeletal muscle contributes to reproductive endothermy in tegu lizards (*Salvator merianae*)", no original] sobre o animal, em que revelou que a espécie é capaz de produzir calor suficiente para se aquecer sozinha. A descoberta foi registrada na revista *Acta Physiologica*, da Sociedade Escandinava de Fisiologia.

Inspeção a distância
Como os lagartos são animais ariscos e muito ágeis, é interessante obter informações principalmente com relação ao seu comportamento durante a inspeção a distância, obviamente, respeitando a distância limite imposta pelo animal. Os aspectos que devem ser reparados são:

- Locomoção
- Movimento da cabeça
- Respiração
- Ingestão de alimentos ou água
- Atenção do animal com relação às atividades que ocorrem ao seu redor etc.

Nessa ocasião, aproveita-se para ver o estado corporal, principalmente em torno da cauda, nos membros pélvicos e na região das costelas. A visualização acentuada das costelas indica redução no estado corporal.

Contenção
Como os lagartos apresentam dentição bem desenvolvida e musculatura mandibular muito forte, principalmente nos teiús (Figura 16.172), a contenção visa inicialmente segurar a cabeça/mandíbula, juntamente com o tórax. *Nunca se deve segurar um lagarto apenas pela cabeça, pois ele pode realizar movimentos de rotação do corpo e, como apresenta apenas um côndilo unindo a coluna cervical ao crânio, poderá ocorrer ruptura da medula e morte do animal.* A outra mão deverá imobilizar os membros pélvicos juntamente com os ossos da cintura pélvica (quadril). Preferencialmente, os membros torácicos e pélvicos deverão ser virados para trás lateralmente rentes ao corpo. Dependendo da espécie e do tamanho do animal, a cauda representa grande perigo, pois o animal, com movimentos bruscos, bate a cauda e pode causar graves feridas e até quebrar ossos finos. Portanto, se for um animal grande, será necessário mais de uma pessoa para auxiliar na contenção. *Nunca se deve segurar um lagarto pela cauda, pois esta poderá romper e o animal fugir.* Dependendo do tamanho do animal em questão, toalhas ou luvas de couro podem ser boas ferramentas de auxílio na contenção (Figura 16.173).

Inspeção com animal contido
Pele
A avaliação deve considerar a hidratação, verificar possível descamação excessiva ou muda incompleta com retenção das escamas das placas córneas da muda anterior, além de feridas, cicatrizes e ectoparasitos (carrapatos). Eventualmente, pode ocorrer a mudança de cor ou aspecto de algumas escamas, em decorrência de infecções ou lesões. Aumentos de volume no subcutâneo são comuns em répteis e podem ser causados por massas caseosas, devido a antigos abscessos. Os lagartos apresentam muda periódica da pele, que se solta de maneira irregular e aos pedaços (Figura 16.174), sendo necessário observar se restos de pele não vão ficar sobrando, os quais, ao secar, podem estrangular principalmente falanges e ponta de cauda, deixando-as pretas.

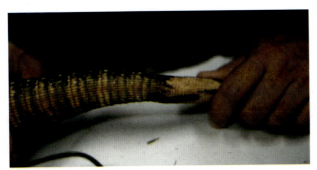

Figura 16.171 Cauda de teiú (*Tupinambis teguixin*) com cicatriz decorrente da ruptura e regeneração da cauda. Observar os detalhes das escamas e da pigmentação na parte regenerada.

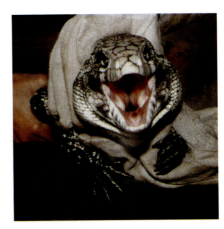

Figura 16.172 Visão da cavidade oral de teiú (*Tupinambis teguixin*). Observar a musculatura mandibular desenvolvida.

Olhos

Necessitam estar abertos, brilhantes e sem secreção. As pálpebras devem mexer regularmente e não estar inchadas.

Narinas

Abertas e desobstruídas e sem muco ou secreções. Na inspeção, é importante prestar atenção a ruídos tanto inspiratórios como expiratórios; a respiração saudável é silenciosa. Bolhas tanto nas narinas como na cavidade bucal podem indicar problemas no aparelho respiratório.

Cavidade bucal

A abertura deve ser feita com delicadeza e com auxílio de objetos macios, pois os dentes quebram com facilidade. Avaliar a coloração dos dentes, sua posição e seus formatos. É necessária atenção especial para verificar placas diftéricas, muco esbranquiçado, lesões, úlceras, sangue ou parasitos na cavidade (Figura 16.175). Observar também a língua e a abertura de traqueia. Pela inspeção da mucosa, pode-se avaliar se o animal está anêmico, ictérico ou cianótico.

Ouvido

O pavilhão auricular é inexistente e o tímpano fica imediatamente abaixo da pele. Para localizar, basta seguir em linha reta, lateral da cabeça em direção caudal a partir dos olhos. Geralmente, há escamas com formato e desenho diferentes no local; a principal alteração observada é aumento de volume no local correspondente da membrana e, dependendo da espécie, áreas hiperêmicas (avermelhadas) (Figura 16.176).

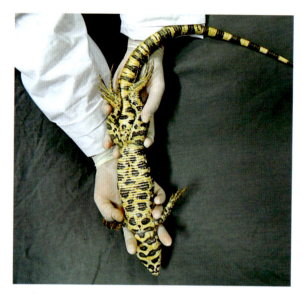

Figura 16.173 Contenção correta de lagarto teiú (*Tupinambis teguixin*). Uma das mãos imobiliza a cabeça e abraça uma parte do tórax e a outra segura na bacia, juntamente com os membros posteriores.

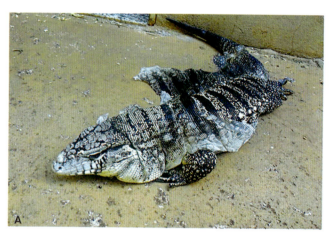

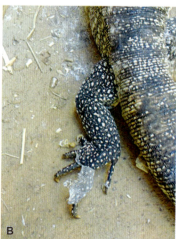

Figura 16.174 A. Muda fisiológica de pele em teiú (*Tupinambis teguixin*) que ocorre em todo o corpo, porém de forma fragmentada. **B.** Detalhe da descamação nas falanges. (Imagem: Laboratório de Fisiologia Comparada do DMFA-FCAV, Unesp.)

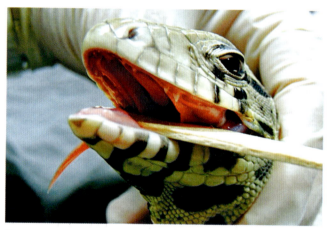

Figura 16.175 Exame semiológico de teiú (*Tupinambis teguixin*), mostrando a técnica de abertura da cavidade oral por meio do uso de abaixador de línguas. É possível avaliar as mucosas, a língua, a gengiva e os dentes.

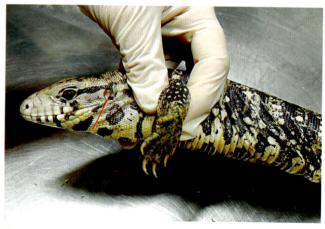

Figura 16.176 Inspeção do resquício do canal auditivo e da membrana timpânica (*seta*) em teiú (*Tupinambis teguixin*).

Cloaca

Semelhante à cloaca das aves, é o local de encontro de porções renais, digestivas e reprodutivas; em geral, deve estar limpa e sem aderências. Observar alterações como prolapso de oviduto, pênis e cloaca, coloração da mucosa, existência de lesões, área de necrose da mucosa. Em lagartos, o pênis é duplo, também chamado "hemipênis".

Pesagem

O animal deve ser pesado para obter parâmetro de comparação com outros indivíduos, idade e evolução no decorrer do tempo. O conhecimento do peso é fundamental para cálculos de medicamentos, além de estar associado ao estado corporal do paciente.

Temperatura corporal e frequências cardíaca e respiratória

Mensurar frequências cardíaca e respiratória em lagartos não é muito elucidativo, pois há alterações com a contenção. A temperatura corporal geralmente varia de acordo com a temperatura do ambiente, mas a aferição da temperatura se torna imprescindível se o animal estiver em hiper ou hipotermia em decorrência de ter permanecido em um ambiente com temperaturas extremas. Para auscultar lagartos, sugere-se utilizar entre o estetoscópio e a pele do animal uma toalha ou um papel macio, para reduzir os ruídos causados pelo contato com as escamas que revestem o corpo dos animais. Além do estetoscópio, a atividade cardíaca também pode ser acompanhada por um aparelho Doppler, que amplia os sons (Figura 16.177).

Você sabia?

- O teiú-amarelo é facilmente reconhecível por sua coloração brilhante, que varia entre amarelo e verde-limão, com padrões de manchas negras que conferem aspecto exótico. Essa coloração não é apenas um atrativo visual, mas também uma estratégia de defesa. As cores vivas servem como um sinal de advertência para potenciais predadores sobre a possibilidade de que o lagarto seja tóxico ou difícil de engolir.

Palpação

A palpação de lagartos, devidamente imobilizados, é bem mais fácil que a de testudines, já que o abdome na maioria das espécies não tem costelas e a pele é fina e elástica, o que permite palpar os órgãos internos. Essa técnica é utilizada principalmente para palpar o sistema digestório, eventuais corpos estranhos (pedras, areia, pedaços de plástico etc.), gases, impactação de fezes etc. Nas fêmeas, é útil para diagnosticar a existência de ovos nos ovidutos. Aumentos de volume intracavitários provenientes de abscessos e tumores também podem ser palpados.

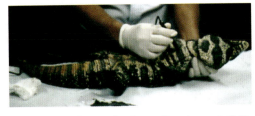

Figura 16.177 Técnica de auscultação por Doppler em teiú (*Tupinambis teguixin*). O animal foi previamente sedado, mas poderia ter sido contido manualmente.

Exames complementares

Exame de sangue

Os valores sanguíneos variam muito de acordo com espécie, sexo, idade, atividade reprodutiva e estação do ano. Somente vale a pena coletar sangue em volumes maiores, para exames de hemograma completo e bioquímico, se estiverem disponíveis os valores normais da espécie. Na ausência de valores fisiológicos da espécie, exames sequenciais de um indivíduo para comparação dele mesmo e análise da evolução do quadro também são válidos, contanto que a contenção e a retirada do sangue não sejam prejudiciais ao animal. Sempre é válido coletar uma quantidade pequena de sangue para confecção do esfregaço, a fim de avaliar morfologia celular, hemoparasitos, dentre outros.

Em consequência de uma coagulação sanguínea muito rápida, tanto a agulha quanto a seringa devem estar heparinizadas. Os vasos não são visíveis e não é feito garrote. Alguns locais de eleição para coleta são:

- Veia coccígea ventral: a agulha é introduzida a 45° na linha média da cauda, ventralmente à coluna vertebral, caudalmente à cloaca, no fim do primeiro terço até o início do segundo terço da cauda. Ao encostar no osso, a agulha é ligeiramente retirada e é possível aspirar o sangue (Figura 16.178)
- A punção cardíaca é pouco indicada, pois frequentemente causa hemopericárdio e pode levar à morte do animal.

Exame de fezes

O exame de fezes em répteis é fundamental e de grande importância para evitar que doenças parasitárias se espalhem entre os animais mantidos em um mesmo recinto, ou que tenham convívio próximo e, por intermédio de equipamentos e objetos contaminados com fezes, possam se infectar. O exame de fezes para detectar parasitos (flagelados, protozoários, ovos de helmintos) pode ser feito pelas técnicas descritas na semiologia das aves. Convém lembrar que os répteis são reservatórios sãos de *Salmonella* sp. e, por isso, também é recomendada

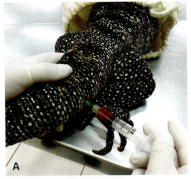
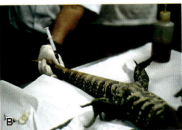

Figura 16.178 A. Acesso venoso em teiú (*Tupinambis teguixin*) para coleta de sangue puncionando o vaso caudal lateral. (Imagem: Laboratório de Fisiologia Comparada do DMFA-FCAV, Unesp.) **B.** Outro acesso seria o vaso caudal ventral, que pode ser acessado sob sedação ou contenção manual eficiente.

a realização de exames bacteriológicos das fezes. A eliminação das fezes nem sempre ocorre diariamente, mas pode ser facilitada por banhos de água morna ou, caso seja necessário, coleta de amostra de fezes por meio de *swab* de cloaca ou lavagem intestinal. Para isso, utiliza-se uma sonda plástica de tamanho adequado e solução fisiológica morna.

Técnica radiográfica

A técnica radiográfica é amplamente utilizada na semiologia de lagartos e é capaz de auxiliar muito em diversos diagnósticos. Como os lagartos são muito arredios, é mais fácil colocá-los dentro de uma caixa de vidro ou material que não interfira com a imagem radiográfica. Dessa maneira, o animal será radiografado na posição dorsoventral. Caso haja necessidade de radiografar o animal na posição laterolateral, é necessário contê-lo manualmente ou com fitas adesivas; dependendo do tamanho e da agressividade, é necessário sedar o animal.

A posição dorsoventral possibilita avaliações gerais do esqueleto (osteodistrofia, fraturas, osteítes e osteomielites); alterações do sistema digestório (ingestão de corpos estranhos, obstruções, grande quantidade de gases nas alças); ou existência de ovos e cálculos vesicais. A utilização de contraste (sulfato de bário) VO serve para delimitar o sistema digestório, observar aumento de volume, distensão, deslocamento, espessamento de mucosa, diminuição da luz, dentre outros. Algumas vezes, os corpos estranhos são vistos apenas com uso de material contrastante.

Outras técnicas

Endoscopia

Trata-se de uma técnica semiológica invasiva, capaz de trazer muitas informações, mas apresenta algumas limitações. Dependendo do animal, é possível aplicar apenas uma anestesia no local da perfuração; em outros casos, há necessidade de realizar uma anestesia geral. Além do equipamento de endoscopia, é preciso inflar com gases estéreis a cavidade celomática dos lagartos, diferentemente das aves, que apresentam sacos aéreos. O acesso é lateral, no espaço intercostal na altura do início do terço final do corpo. Como não existe diafragma nos lagartos, é possível avaliar todos os órgãos. A endoscopia oral, cloacal ou traqueal pode ser muito interessante, dependendo do caso.

Ultrassonografia

De acordo com a literatura, trata-se de uma técnica interessante, pois não é invasiva e pode ser realizada apesar das escamas que recobrem o corpo do animal. Por meio dessa técnica, é possível visualizar movimentos cardíacos, ovários, ovidutos, atividade dos intestinos e, no caso de gota úrica, cristais de ácido úrico recobrindo serosas de vários órgãos.

Serpentes

A pele é recoberta por escamas ou placas que protegem da desidratação. O crânio é fixo à coluna cervical por apenas um côndilo. Apresentam dentes que são trocados ao longo de toda a vida.

De acordo com o seu hábitat, elas são distribuídas em aquáticas e terrestres. Existem ainda as serpentes que dispõem de glândulas de peçonha na cavidade bucal, chamadas de peçonhentas, tais como jararaca (*Bothrops* spp.), cascavel (*Crotalus* spp. e *Sistrurus* spp.), coral (*Micrurus* spp.), urutu (*Bothrops alternus*) etc. Outras não têm glândulas de peçonha e matam suas presas por asfixia e compressão, tais como jiboia (*Boa constritor*), sucuri (*Eunectes* spp.) e píton (*Python* spp.). As serpentes apresentam várias diferenças anatômicas e fisiológicas em relação aos testudines e lagartos. Esses animais não apresentam membros anteriores nem posteriores; estão ausentes também os ouvidos e a membrana timpânica.

Os ossos da boca estão unidos lateralmente e nas sínfises apenas por ligamentos, o que possibilita grande abertura da cavidade bucal. Dependendo da espécie, as vértebras podem variar em quantidade de 180 a 435, e apresentam costelas laterais, que são abertas na região ventral, pois o osso esterno não existe.

Todos os órgãos apresentam-se alongados. A disposição, o tamanho proporcional e a localização dos órgãos variam conforme as espécies, com os hábitos terrestres ou aquáticos etc. O lobo pulmonar direito, na maioria dos casos, está bastante desenvolvido e apresenta sacos aéreos na sua continuação, ao passo que o lobo pulmonar esquerdo é atrofiado.

Nos olhos das serpentes, não há o músculo da íris e a membrana nictitante. Com a ausência das pálpebras, não se observa o piscar para umedecer a córnea. O globo ocular e a córnea estão protegidos por trás da escama ocular, que seria semelhante a uma única pálpebra transparente.

As sensações do ambiente, principalmente odor e calor, são captadas pela língua bífida, e são transportadas até o órgão de Jacobson, que fica no palato da cavidade bucal.

Necessidades ambientais de umidade relativa do ar, temperatura e luminosidade variam de acordo com espécies, época do ano e ciclos diurno e noturno. Se as serpentes forem originárias de regiões desérticas ou de florestas tropicais, as necessidades ambientais mudarão.

Dimorfismo sexual aparente existe em algumas espécies; no entanto, na maioria dos casos, a sexagem é feita por verificação da existência de "bolsas" localizadas bilateral, paralela e caudalmente à cloaca. Nos machos, existe esse espaço, no qual são alojados os hemipênis; na fêmea, não existem essas "bolsas".

Inspeção a distância

Como a maioria das serpentes, dependendo da hora do dia, apresenta pouca atividade física, a inspeção a distância serve para ver frequência respiratória em repouso. Quanto ao comportamento, é necessário avaliá-lo antes de conter o animal. As serpentes sempre permanecem na posição ventral. Animais que porventura são virados de costas normalmente tentam desvirar-se, voltando à posição ventral. Quando isso não ocorre, é indício de problema de origem neurológica (Figura 16.179). Tremedeiras, convulsões, cabeça virada ou movimentos incoordenados e incapacidade de se locomover em linha reta são sinais de problemas.

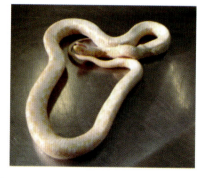

Figura 16.179 Serpente com problemas de origem neurológica; quando colocada em decúbito dorsal, não consegue voltar para a posição ventral.

Você sabia?

- Existe cerca de 3 mil espécies de cobras no mundo, variando desde pequenas terrestres até grandes aquáticas. Somente no Brasil, segundo o *Atlas das Serpentes Brasileiras*, há 412 espécies. Essa diversidade permite que elas se adaptem a uma grande variedade de habitats.
- No Brasil, há cinco espécies de jararacas exclusivas de ilhas. São elas: jararaca-ilhoa (*Bothrops insularis*), da Ilha da Queimada Grande (SP); a jararaca-de-alcatrazes (*Bothrops alcatraz*), da Ilha dos Alcatrazes (SP); a jararaca-de-vitória (*Bothrops otavioi*), da Ilha Vitória (SP); a jararaca-dos-franceses (*Bothrops sazimai*), da Ilha dos Franceses (ES); e a jararaca-da-moela (*Bothrops germanoi*), da Ilha da Moela (SP). No país, são registrados mais de 20 mil acidentes ofídicos por ano, a maioria acontece nos meses quentes e chuvosos.
- Diferentemente dos humanos, as cobras não têm ouvidos externos. No entanto, isso não significa que são surdas. Isso porque elas podem sentir vibrações por meio do solo e de seus corpos. Além disso, conforme pesquisa realizada pela Universidade de Queensland, na Austrália, as serpentes também escutam e reagem às vibrações sonoras transportadas pelo ar.

Contenção

As serpentes, peçonhentas ou não, têm como defesa a mordida ou picada e, dependendo da espécie, a constrição ou enforcamento da presa. Com relação ao trabalho com serpentes, nunca se precisa realizá-lo sozinho; a presença de uma segunda ou terceira pessoa sempre é recomendável para auxiliar. A contenção precisa ser rápida, pegando diretamente atrás da cabeça, para evitar que ela a vire e possa morder/picar. Se for preciso, pode-se apoiar um gancho logo após a cabeça e imobilizar o animal contra o chão, para então se aproximar com as mãos e pegar na cabeça (Figura 16.180). Serpentes como jiboias (*Boa constritor*), pítons (*Python* spp.) e sucuris (*Eunectes* spp.) não têm peçonha, mas são capazes de, rapidamente, envolver o braço, a mão, a perna ou outras partes do corpo da pessoa que a segurar. Com uma das mãos, é feita a contenção da cabeça e, com a outra, se sustenta o corpo, sempre o mais esticado possível, para evitar que o animal se enrole na pessoa. Caso isso aconteça, nunca solte a cabeça, mas vá desenrolando o corpo dela. Apesar de ser finas e longas, serpentes têm uma força muscular muito grande e que não deve ser subestimada. O uso de tubo de plástico transparente costuma ser muito útil na contenção do paciente (Figura 16.181). O diâmetro do tubo não pode ser muito largo para não possibilitar que a serpente dê voltas dentro dele; e também não recomenda ser muito apertado, pois ela poderá ficar presa dentro do tubo. O uso dessa ferramenta possibilita a contenção do animal, sem se expor ao risco da cavidade oral; o animal consegue respirar normalmente e ainda é possível realizar exames mais minuciosos, coleta de material, aplicação de substâncias, sem interferência da porção cranial do animal.

Nunca se deve carregar ou sustentar o peso da serpente apenas pela cabeça, pois a junção das vértebras é muito frágil e pode romper. Recomenda-se carregar o corpo do animal em duas ou mais regiões do corpo para não sobrecarregar as vértebras.

Inspeção

Olhos

Devem estar brilhantes e apresentar a pigmentação característica da espécie. Em jiboias (*Boa constrictor*), por exemplo, os olhos apresentam pigmentação, que é continuação do desenho do próprio corpo. Por ocasião da muda de pele, as serpentes podem apresentar olhos opacos, pois a camada mais externa do olho (escama do olho) também sofre a muda. Ao redor dos olhos, é comum encontrar pequenos ácaros que são possíveis de provocar anemia das serpentes.

Pele

A muda da pele nas serpentes ocorre na íntegra, começando pela cabeça. Deve-se reparar se houve muda completa ou se sobraram fragmentos de pele no corpo. Observar ectoparasitos entre as escamas, como carrapatos, piolhos, sarna etc. Passar escova na pele com a serpente deitada em cima de uma superfície clara ajuda a detectar os pequenos parasitos. A muda do epitélio ocorre inclusive na língua; portanto, podem ser vistos fragmentos de pele na cavidade bucal, que não devem ser confundidos com parasitos.

Escamas

Observar se existe perda irregular das escamas; mudança de cor principalmente nas bordas das escamas pode indicar infecções principalmente fúngicas.

Cavidade bucal

Ao abrir delicadamente a cavidade bucal (Figura 16.182), percebe-se que a mandíbula e as sínfises estão todas soltas, parecendo que houve fratura ou luxação. O que acontece é absolutamente normal. As serpentes têm ligamentos nesses locais e apresentam essa fragilidade para que seja possível engolir as presas, às vezes, muito maiores que elas mesmas. Dentro da cavidade, deve-se observar língua, coloração da mucosa, placas diftéricas, áreas de necrose, deposição de muco, descamação de epitélio. Os répteis também dispõem de fendas no palato que garantem a passagem de ar das narinas para a traqueia. Em serpentes, estomatite é muito comum.

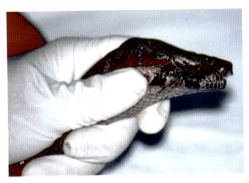

Figura 16.180 Contenção de jiboia (*Boa constrictor*). Uma das mãos imobiliza a cabeça, na qual o dedo indicador e o polegar seguram logo após a mandíbula. A outra mão deverá sustentar o peso do corpo da serpente enquanto estiver sendo manipulada.

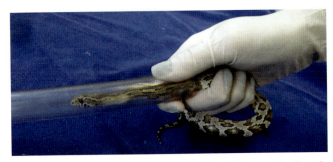

Figura 16.181 Contenção de *corn snake* (*Pantherophis guttatus*) utilizando tubo plástico transparente.

Cloaca

Na cloaca, deve ser avaliada a ocorrência de prolapso, seja de pênis (dois hemipênis), oviduto ou cloaca propriamente dita. As mucosas podem estar avermelhadas e vivas ou escurecidas e necrosadas. O hemipênis é um órgão de consistência mole semelhante ao de lagartos. Se logo após o prolapso não forem tomadas as devidas providências, a mucosa tem risco de ressecar, traumatizar e até necrosar, sendo necessária a amputação da parte lesionada. Ao avaliar a cloaca, pode-se realizar a sexagem, que é feita com uma fina sonda metálica introduzida lateralmente na cloaca em direção caudal (Figura 16.183). Se a sonda entrar, trata-se de macho que apresenta esse espaço no qual estão os hemipênis; no caso de fêmeas, não é possível introduzir a sonda.

Exames complementares

Parâmetros fisiológicos

Mensurar frequência cardíaca é difícil, visto que, muitas vezes, não é possível auscultar o batimento cardíaco. De acordo com alguns autores, é mais adequado usar um estetoscópio humano de recém-nascido, ou aparelho Doppler. A frequência pode variar de 22 a 136 bpm (batimentos por minuto), mas é um dado pouco significativo, assim como a frequência respiratória também não é muito elucidativa, pois altera-se com a contenção, e esses tipos de animais realizam apneias voluntárias.

A temperatura corporal costuma variar de acordo com a temperatura do ambiente, mas a aferição da temperatura se torna imprescindível se o animal estiver em hiper ou hipotermia em decorrência de ter permanecido em um ambiente com temperaturas extremas.

 Você sabia?

- Todas as sucuris têm grande porte, mas a sucuri-verde, em especial, é considerada a maior serpente em massa corporal do mundo, conforme explica o Instituto Butantan. A grande e impressionante sucuri-verde pode atingir até 7 m de comprimento e pesar mais de 130 kg. Contudo, animais com mais de 5 m são raros de serem encontrados.
- Na floresta amazônica foi descoberta a maior cobra do mundo, com 7,92 m de comprimento e quase 200 kg (mais precisamente, 199,5 kg). Essa anaconda ou sucuri-verde foi encontrada pelo apresentador televisivo de vida selvagem, o Prof. Freek Vonk.

Exame de sangue

A coleta de sangue em serpentes ocorre de modo semelhante aos lagartos. Os valores sanguíneos variam muito, de acordo com espécie, sexo, idade, atividade reprodutiva, estação do ano, temperatura ambiental na hora da coleta e técnica. Somente vale a pena coletar sangue em volumes maiores, para exames de hemograma completo e bioquímico, se estiverem disponíveis os valores normais da espécie. No entanto, sempre é válido coletar uma gota de sangue para esfregaço sanguíneo e avaliação da morfologia celular, hemoparasitos, dentre outros; até para ter um comparativo com o próprio paciente em coletas sequenciais futuras.

Em consequência de coagulação sanguínea muito rápida, tanto a agulha como a seringa de coleta devem estar heparinizadas; os vasos não são visíveis e não é feito garrote. Alguns locais de coleta são:

- Veia coccígea ventral: a agulha é introduzida a 45° na linha média da cauda, ventralmente à coluna vertebral, caudalmente à cloaca, no fim do primeiro terço até o início do segundo terço da cauda. Ao encostar no osso, é feita uma leve retirada da agulha, sendo possível aspirar o sangue. Se a contenção for muito tensa, a contração muscular poderá impedir o fluxo sanguíneo na veia
- A punção cardíaca é pouco indicada, pois frequentemente causa hemopericárdio e pode levar o animal a óbito
- Veias localizadas na cavidade bucal: existem duas veias no palato e duas veias na base da cavidade bucal em paralelo à traqueia.

É grande o risco de acidentes ao manipular dentro da cavidade bucal da serpente.

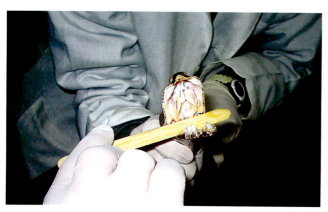

Figura 16.182 Inspeção da cavidade bucal de jiboia (*Boa constrictor*), com auxílio de abaixador de língua.

Exame de fezes

Exame muito importante, que auxiliará no diagnóstico. Muitas vezes, durante a contenção e o exame, o animal já defeca; caso contrário, também poderá se trabalhar com a lavagem cloacal ou a coleta de fezes com *swab*. Para a lavagem cloacal, utiliza-se a sonda uretral plástica fina ou sonda metálica rígida e um pouco de líquido (solução fisiológica) morno. O líquido é aplicado na porção final do intestino, via cloaca, para facilitar a saída das fezes.

A função do exame de fezes é avaliar a existência de protozoários; amebas são muito comuns em serpentes, assim como outros tipos (coccídeos, flagelados, *Cryptosporidium*), além de helmintos, leveduras e bactérias.

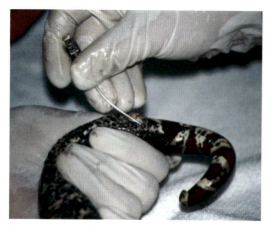

Figura 16.183 Sexagem de serpente por sonda metálica em jiboia (*Boa constrictor*).

Exame microbiológico

Como as serpentes apresentam frequentemente problemas do trato gastrointestinal, pode-se lançar mão de mais uma técnica de exame que seria a coleta de material via lavagens de cavidade bucal, estômago ou cloaca. Para tanto, são utilizadas sondas e solução fisiológica estéril, aplica-se o líquido nos devidos locais e aspira-se novamente para depois realizar exames de cultura, antibiograma ou citologia (Figura 16.184).

Você sabia?

- No Brasil, existem quatro gêneros de cobras venenosas. A jararaca é responsável por 85% dos casos de picadas em seres humanos. Em seguida vêm a cascavel e a coral. A cobra-real é a maior cobra venenosa do mundo, chegando a medir 4 m de comprimento. Uma única picada dessa cobra pode matar um elefante em 4 h.
- A taipan é uma cobra da família *Elapidae*, encontrada no litoral e no Outback Australiano. A espécie inland taipan é considerada a cobra mais venenosa do mundo, tem um veneno hemotóxico potente e complexo (que faz o sangue se liquefazer, destrói as células sanguíneas e causa hemorragias internas), inoculado por meio de duas presas fixas, na parte posterior da boca. A taipan é capaz de matar um ser humano em menos de 45 min e estima-se que o veneno contido em suas presas conseguiria matar 100 homens ou 250 mil ratos.

Radiografia

Trata-se de uma técnica bastante utilizada e que costuma revelar muitos detalhes, principalmente com relação a esqueleto, existência de ovos, corpos estranhos etc. A contenção pode ser manual ou, conforme o tamanho do animal, semelhante aos lagartos (colocar o animal dentro de um vasilhame que não interfira na qualidade da radiografia) (Figura 16.185).

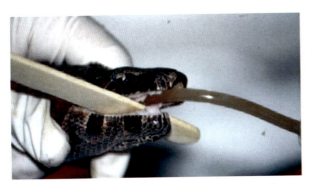

Figura 16.184 Abertura de cavidade bucal de jiboia (*Boa constrictor*), com passagem de sonda gástrica de plástico, servindo tanto para aplicação de medicamentos como para lavagem gástrica, coleta de material para exames citológico e microbiológico.

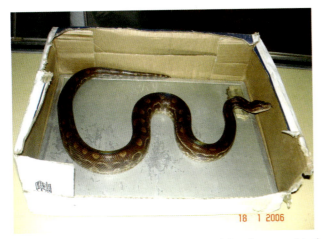

Figura 16.185 Técnica de posicionamento e imobilização temporária de serpentes para realizar exame radiográfico, sem interferência da contenção manual do operador.

O animal não deverá ficar deitado, enrolado por cima de si mesmo, pois dificultará o diagnóstico; se esticado, será vista apenas a posição dorsoventral. Para visualizar a laterolateral, há necessidade de contenção manual. Contraste gástrico também é utilizado nas serpentes para visualizar alterações no sistema digestório, como dilatação gástrica, espessamento de mucosa, deslocamento de órgãos etc.

Laparoscopia

Para essa técnica, o animal deverá ser anestesiado e, lateralmente – dependendo do objetivo da técnica e qual a espécie em questão –, realiza-se uma pequena incisão e penetração do endoscópio na cavidade celomática.

Você sabia?

- Antes do desenvolvimento de antídotos, não havia sobreviventes conhecidos de uma picada de taipan. Mesmo com o sucesso na administração de um antiveneno, a maioria das vítimas tem uma longa estadia no hospital, com cuidados intensivos.
- A cobra marrom oriental (*Pseudonaja textilis*), também natural da Austrália, sobe ao pódio entre as serpentes perigosas por possuir o segundo veneno mais letal do mundo. Segundo o Museu Australiano, apesar de ter presas pequenas para uma cobra peçonhenta – de apenas 3 cm – o animal compensa em potência. O veneno da cobra marrom contém poderosas neurotoxinas que afetam os neurônios e causam coagulação sanguínea, além de outras toxinas que afetam o coração e os rins.
- A fabricação do primeiro soro antiofídico foi realizada por Louis Calmette, em 1894, em Lille, na França. No Brasil, a produção desse soro teve início em 1901, no Instituto Soroterápico do Estado de São Paulo, atual Instituto Butantan.

Ultrassonografia

É outra técnica disponível, que oferece resultados muito bons. Com o animal na posição dorsal e dependendo da espécie, podem ser localizados: coração, fígado, vesícula biliar, gônadas desenvolvidas, rins e intestinos. Órgãos de difícil visualização são gônadas pouco desenvolvidas e encobertas pela gordura, pulmões e traqueia repleta de ar e o cérebro recoberto pela camada óssea.

Endoscopia

Trata-se de uma técnica semiológica invasiva, capaz de trazer muitas informações, mas apresenta algumas limitações. Dependendo do animal, é possível aplicar apenas uma anestesia no local da perfuração; em outros casos, há necessidade de realizar anestesia geral. Além do equipamento de endoscopia, é preciso inflar com gases estéreis a cavidade celomática dos lagartos, diferentemente das aves, que apresentam sacos aéreos. O acesso é lateral, no espaço intercostal na altura do início do terço final do corpo. Como não existe diafragma nos lagartos, é possível avaliar todos os órgãos. A endoscopia oral, cloacal ou traqueal pode ser muito interessante, dependendo do caso.

BIBLIOGRAFIA

ABRAMSON, J.; SPEER, B. L.; THOMSEN, J. B. T. The Large Macaws: Their Care, Breeding and Conservation. California: Raintree Publications, 1995.

ALTMANN, R. B.; CLUBB, S. L.; DORRESTEIN, G. M. et al. Avian medicine and surgery. Philadelphia: W. B. Saunders Company, 1997. 1070 p.

ANDRÉ, M. M.; MOTTASILVA, D.; BARUDE, R. M. D. et al. Anatomia topográfica e jabutispiranga jovens (Geochelone carbonaria SPIX, 1824). Revista Universidade Rural. Série Ciências da Vida, Seropédica, v. 26, p. 71-2, 2006. Suplemento.

BRASIL. Ministério do Meio Ambiente. Centro Nacional de Pesquisa e Conservação de Répteis e Anfíbios. Quelônios. 2011. Disponível em: http://www4.icmbio.gov.br/ran/index.php. Acesso em: 22 jan. 2011.

BRUNO, S. F.; MELLO, A. L. G. D.; STURM, B. R. *et al.* Clínica de Répteis: Estudo retrospectivo realizado no Setor de Animais Silvestres e Exóticos da Faculdade de Veterinária da UFF no período de janeiro de 1999 a dezembro de 2009. Revista CFMV, Brasília, v. 17, n. 54, p. 34-43, 2011.

CAMPBELL, T. W. Hematologia de répteis. *In:* THRALL, M. A. Hematologia e Bioquímica Clínica Veterinária. São Paulo: Roca, 2006. 250 p.

CUBAS, Z. S.; SILVA, J. C. R.; CATÃODIAS, J. L. (ed.). Tratado de Animais Selvagens: Medicina Veterinária. São Paulo: Roca, 2007.

DAWIS, J. W.; ANDERSON, R. C.; KARSTAD, L. Infectious and Parasitic Diseases of Wild Birds. Iowa: Iowa State University Press, Ames, 1971.

DENARDO, D. Reprodutive biology. *In:* MADER, D. R. Reptile Medicine and Surgery. 2. ed. Missouri: Saunders Elsevier, 2006. p. 376-89.

DENVER, M. C. Reptile Protozoa. *In:* FOWLER, M. E.; MILLER, R. E. (Ed.). Zoo and Wild Animal Medicine Current Therapy. Missouri: Saunders Elsevier, 2008. v. 6. p. 154-8.

DIVERS, S. J. Reptilian Liver and Gastrointestinal Testing. *In:* FUDGE, A. M. (ed.) Laboratory Medicine Avian and Exotic Pets. Philadelphia: W. B. Saunders Company, 2000. p. 205-9.

DUTRA, G. H. P.; SINHORINI, I. L.; FEDULLO, J. D. L. *et al.* Correlações entre o achado histopatológico de esteatose hepática por biópsia laparoscópica e a atividade enzimática sérica nos jabutis piranga (Geochelone Carbonaria Spix,1824) mantidos em cativeiro na Fundação Parque Zoológico de São Paulo. *In:* CONGRESSO, 6., ENCONTRO ABRAVAS, 11., 2002, Guarapari. Anais... Guarapari: ABRAVAS, 2002. 32 p.

EGEN, E.; ERNST, E. Chinchilla. *In:* GABRISCH, K.; ZWART, P. (ed.). Krankheiten der Wildtiere – Exotische und heimische Tiere in der Tierarztpraxis. Hannover: Schlütersche Verlagsanstalt und Druckerei, 1997. p. 131-51.

FOWLER, M. E.; CUBAS, Z. S. Biology, Medicine, and Surgery of South American Wild Animals. Iowa: Iowa State University Press, Ames, 2001.

FOWLER, M. E.; MILLER, R. E. Zoo & Wild Animal Medicine: Current Therapy 4. Philadelphia: W. B. Saunders Company, 1999.

FOWLER, M. E. Zoo & Wild Animal Medicine: Current Therapy 3. Philadelphia: W. B. Saunders Company, 1993.

FOWLER, M. E. Zoo & Wild Animal Medicine. 2. ed. Philadelphia: W. B. Saunders Company, 1986.

FRYE, F. L. Condições patológicas relacionadas ao ambiente de cativeiro. *In:* VILANI, R. G. D'O. C. (Ed.). Grupo Fowler Avanços na Medicina de Animais Selvagens: Medicina de Répteis. Curitiba: Grupo FowlerAssociação Paranaense de Medicina de Animais Selvagens, 2007. p. 13-42.

FRYE, F. L. Reptile Care: an Atlas of Diseases and Treatments. v. I and II. New Jersey: T.F.H. Publications, Inc., Neptune City, 1991.

GABRISCH, K.; ZWART, P. Schildkröten. *In:* Krankheiten der Heimtiere. Hannover: Schlütersche Verlagsanstalt und Druckerei, 1990. p. 243-86.

GYLSTORFF, I.; GRIMM, F. Vogelkrankheiten. Stuttgart: Verlag Eugen Ulmer GmbH & Co., 1987.

HARKNESS, J. E.; WAGNER, J. E. Biologia e Clínica de Coelhos e Roedores, 3. ed., São Paulo: Roca, 1993.

HARRISON, G. J.; LIGHTFOOT, T. Clinical Avian Medicine, v. 1 e 2. Spix Publishing, 2006.

HOFF, G. L.; FRYE, F. L.; JACOBSON, E. R. Diseases of Amphibians and Reptiles. New York: Plenum Press, 1984.

JACOBSON, E. R. Causes of mortality and diseases in tortoises. Journal of Zoo and Wildlife Medicine, Lawrence, v. 25, n. 1, p. 2-17, 1994. Disponível em: http://www.jstor.org/stable/pdfplus/20095329.pdf?acceptTC=true&acceptTC = true&jpdconfirm=true. Acesso em: 24 abr. 2024.

JACOBSON, E. R. Infectious Diseases and Pathology of Reptiles. New York: CRC Press, 2007.

JAROFKE, D.; LANGE, J. Reptilien – Krankheiten und Haltung. Berlin: Verlag Paul Parey GmbH & Co. KG, 1993.

KÖRNER, E. Sumpfbiber. *In:* GABRISCH, K.; ZWART, P. (ed.). Krankheiten der Wildtiere: Exotische und heimische Tiere in der Tierarztpraxis. Hannover: Schlütersche Verlagsanstalt und Druckerei, 997. p. 153-72.

KRAUTWALDJUNGHANNS, M. E.; RIEDEL, U.; NEUMANN, W. Diagnostic use of ultrasonography in birds. Proceedings AAV Meeting, published by Association of Avian Veterinarians, Chicago, Illinois, 1991. 269 p.

LEWINGTON, J. H. Ferret Husbandry, Medicine and Surgery. 2. ed. Missouri: Saunders Elsevier, 2007.

MADER, D. R. Reptile Medicine and Surgery. 2. ed. Missouri: Saunders Elsevier, 2005.

MATIAS, C. A. R.; ROMÃO, M. A. P.; TORTELLY, R. *et al.* Aspectos fisiopatológicos da retenção de ovos em Jabutipiranga (Geochelone carbonaria Spix, 1824). Ciência Rural, Santa Maria, v. 36, n. 5, p. 1494-500, 2006.

MAYER, J. Nutritional problems in reptiles: many ailments in herpetology are related to diet. California: Veterinary Practice News, Bow, 2008. Disponível em: http://www.veterinarypracticenews.com/vetdept/avianexoticdept/nutritionalrelateddiseasesinreptiles.aspx. Acesso em: 06 mar. 2011.

MCARTHUR, S.; WILKINSON, R.; MEYER, J. Medicine and Surgery of Tortoises and Turtles. Iowa: Blackwell Publishing, 2004.

NORDBERG, C. *et al.* Ultrasound examination and guided fineneedle aspiration of the liver in Amazon parrots (Amazona species). Journal of Avian Medicine Surgery, v. 14, n. 3, p. 180-4, 2000.

O'MALLEY, B. Clinical Anatomy and Physiology of Exotic, Structure and Function of Mammals, Birds, Eeptiles and Amphibians. Missouri: Saunders Elsevier, 2005. p. 17-56.

PARANZINI, C. S.; TEIXEIRA, V. N.; TRAPP, S. M. Principais distúrbios nutricionais encontrados em répteis cativos: revisão bibliográfica. Revista UNOPAR Científica Ciências Biológicas e da Saúde, Londrina, v. 10, n. 2, p. 29-38, 2008.

PETRAK, M. L. Diseases of Cage and Aviary Birds. 2. ed., Philadelphia: Lea & Febiger, 1982.

PLIEGO, C. M.; BRUNO, S. F.; GONÇALVES, F. M. L. *et al.* Tratamento cirúrgico da parafimose em teiú (Tupinambis merinae: Teiidae). Revista Brasileira de Saúde e Produção Animal, Salvador, v. 8, n. 4, p. 303-8, 2007.

POUGH, F. H.; ANDREWS, R. M.; CADLE, J. E. *et al.* Herpetology. 3. ed. EUA: Pearson Prentice, 2004. p. 109, 546-550.

QUESENBERRY, K. E.; CARPENTER, J. W. Ferrets, Rabbits, and Rodents: Clinical Medicine and Surgery. 2. ed. Philadelphia: Saunders, 2004.

SCHALL, H. Kaninchen. *In:* GABRISCH, K.; ZWART, P. (ed.). Krankheiten der Heimtiere. Hannover: Schlütersche Verlagsanstalt und Druckerei, 1990. p. 1-23.

SICK, H.; RÜBEL, G. A.; ISENBÜGEL, E. *et al.* (ed.). Atlas of diagnostic radiology of exotic pets: small mammals, birds, reptiles and amphibians. Philadelphia: W. B. Saunders Company, 1992. p. 177-178.

TULLY, T. N.; DORRESTEIN, G. M.; JONES, A. K. Avian Medicine. 2. ed. Missouri: Saunders Elsevier, 2000.

VILANI, R. G. do C. (ed). Grupo Fowler – avanços na medicina de animais selvagens: medicina de répteis. Curitiba: Grupo Fowler – Associação Paranaense de Medicina de Animais Selvagens, 2007.

WALLACH, J.; BOEVER, W. J. Diseases of Exotic Animals. Medical and Surgical Management. Philadelphia: W. B. Saunders, 1983.

WERTHER, K. Semiologia de animais selvagens. *In:* FEITOSA, F. L. F. (ed.). Semiologia veterinária: a arte do diagnóstico. 2. ed. São Paulo: Roca, 2008. p. 776-783.

ZAJAC, A. M. Exame de fezes para diagnóstico de parasitas. *In:* SLOSS, M. W.; ZAJAC, A. M.; KEMP, R. L. Parasitologia clínica veterinária. 6. ed. São Paulo: Manole, 1999. p. 3-12.

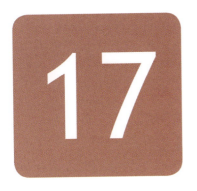

Principais Exames Laboratoriais em Semiologia Veterinária

Aquele que depende totalmente do laboratório para fazer seu diagnóstico é provavelmente inexperiente; aquele que diz que não depende do laboratório é desinformado. Em ambos os casos, o paciente corre perigo.

J. A. Halsted

PALAVRAS-CHAVE

- Alanina aminotransferase (ALT), aspartato aminotransferase (AST), fosfatase alcalina (ALP), gamaglutamiltransferase (GGT)
- Anemias
- Função hepática
- Função renal
- Hematologia
- Mielograma
- Urina, ureia, creatinina

Seção A

Hematologia Clínica

Regina K. Takahira

INTRODUÇÃO

Parte importante da semiotécnica na medicina veterinária moderna, os exames laboratoriais fazem parte do exame clínico sempre que o histórico e os sinais clínicos não forem suficientes para o diagnóstico ou quando forem necessários exames complementares. Os exames laboratoriais orientam a conduta terapêutica, monitoram a gravidade ou a evolução da doença e a resposta ao tratamento.

Até cerca de 70% da tomada de decisão médica baseia-se nesses exames. Apesar de sua importância, a interpretação dos seus resultados é sempre associada ao exame clínico de cada paciente.

Este capítulo não tem a finalidade de abranger todas as informações sobre a interpretação dos exames laboratoriais de rotina, o que é obtido em livros específicos de patologia clínica veterinária, mas sim a de apresentar uma visão geral do uso dessa ferramenta no processo semiológico. Também não serão abordados os exames de diagnóstico de doenças infecciosas (sorológicos e de biologia molecular), das endocrinopatias (avaliação hormonal), dos distúrbios hemogasométricos ou os exames histopatológicos ou de necropsia.

Para que as análises laboratoriais atendam seus objetivos, a qualidade na entrega do resultado é fundamental. Até o resultado do exame chegar ao clínico, a amostra biológica passa por várias etapas que influenciam diretamente na interpretação e na conduta clínica.

FASE PRÉ-ANALÍTICA

Todo resultado laboratorial é reflexo do estado do paciente, mas também da qualidade da amostra. Os erros pré-analíticos correspondem a até 75% dos erros na medicina laboratorial. A fase pré-analítica diz respeito a todas as etapas que antecedem a análise laboratorial, incluindo a indicação do exame, a redação do pedido, a orientação do tutor no preparo do paciente; a coleta, a identificação, o acondicionamento, o transporte, o armazenamento e o preparo da amostra biológica. Algumas etapas do processo pré-analítico não estão sob a gestão do laboratório, de modo que os solicitantes reconhecem a importância tanto de uma boa coleta, quanto do processamento das amostras, além dos seus reflexos sobre os resultados. Vários medicamentos influenciam os resultados laboratoriais e, embora nem sempre seja possível interromper seu uso, é importante registrá-lo na requisição, a fim de evitar repetições desnecessárias e atraso na liberação do resultado.

Os principais locais de punção para coleta de sangue nos animais domésticos são:

- Veia jugular, para quase todas as espécies
- Veia cava anterior e seio venoso oftálmico, para os suínos
- Veia safena e veia radial, para cães e gatos
- Veia marginal da orelha, para suínos e coelhos
- Veia alar, para aves.

Você sabia?

- Na antiguidade, as práticas médicas eram profundamente influenciadas pela filosofia e pela observação empírica. As culturas egípcia, grega e romana realizavam observações simples, como a cor e a viscosidade do sangue para inferir sobre o estado de saúde. No entanto, a compreensão real do papel vital do sangue ainda estava distante.
- Durante a Idade Média, a teoria dos humores, derivada dos escritos de Galeno, dominava a medicina. Acreditava-se que o corpo tinha quatro humores (sangue, fleuma, bile amarela e bile negra) e que o equilíbrio entre eles era crucial para a saúde. A prática da sangria, ou a remoção controlada de sangue, era comum para restaurar esse equilíbrio, embora com resultados muitas vezes desastrosos.
- O Renascimento trouxe consigo uma revolução no entendimento da anatomia e da circulação sanguínea. Andreas Vesalius desafiou as noções antigas, enquanto William Harvey, no século 18, descreveu pela primeira vez a circulação sanguínea. Essas descobertas pavimentaram o caminho para uma compreensão mais científica do sangue e seu papel no corpo.

Antes de se iniciar a coleta de sangue, é preciso tricotomizar a região (se necessário) e, em seguida, realizar a antissepsia com algodão embebido em qualquer solução antisséptica, de preferência alcoólica. É feito o garrote e se introduz a agulha na pele até que atinja a veia. Idealmente, devem ser usados sistemas de coleta a vácuo para garantir que o volume e a velocidade de aspiração sejam adequados.

Quando se usam seringas e agulhas, a aspiração é feita de maneira lenta até se obter a quantidade de sangue exigida. Antes de finalizar a coleta, é preciso aliviar o garrote, retirar a agulha do vaso e comprimir a região com algodão. Retire a agulha da seringa e coloque o sangue no frasco pelas paredes. Para animais de médio e grande portes, a seringa é dispensada, usando-se apenas a agulha.

Após a coleta, inverta o frasco várias vezes para que o anticoagulante se distribua homogeneamente no sangue. Frascos sem anticoagulante também requerem homogeneização, pois alguns dispõem de ativadores de coagulação em suas paredes. Garrote prolongado, fluxo lento e punções sucessivas ou traumáticas interferem na presença de tromboplastinas teciduais, favorecem o consumo de fatores de fibrinogênio e outros fatores coagulação, promovem a agregação plaquetária e de leucócitos e, muitas vezes, provocam hemólise. A coleta de pequeno volume de sangue em tubo com ácido etilenodiaminotetracético (EDTA) resulta em excesso de anticoagulante, o que desidrata os eritrócitos e altera os índices hematimétricos.

A escolha do recipiente depende do tipo de amostra biológica e do tipo de exame a ser realizado. Os tubos de coleta de sangue a vácuo apresentam um sistema de identificação por cores reconhecido mundialmente, conforme demonstrado no Quadro 17.1.

Quadro 17.1 Tubos de coleta de amostras de sangue de acordo com a cor e a finalidade.

Cor da tampa	Anticoagulante ou aditivo	Finalidade
Roxa	EDTA	Hematologia*
Vermelha	Sem anticoagulante. Com ou sem ativador da coagulação	Sorologia e bioquímica
Amarela	Gel separador. Com ativador de coagulação	Sorologia e bioquímica
Verde	Heparina	Sorologia e bioquímica
Cinza	Fluoreto de sódio + EDTA	Bioquímica, em especial glicose e lactato
Azul	Citrato de sódio	Provas de coagulação

*O sangue para realização do hemograma de algumas espécies de aves e répteis deve ser coletado em heparina ou em EDTA em menor concentração. Consulte o laboratório para mais orientações. EDTA = ácido etilenodiaminotetracético.

Além das dificuldades inerentes à coleta de amostras biológicas, problemas como homogeneização inadequada, descarga violenta da amostra nos tubos de coleta, agitação excessiva, temperatura e tempo de armazenamento inadequados, degradação de compostos por exposição da amostra à luz ultravioleta e presença de substâncias interferentes estão entre as principais causas de erros nos resultados de exames laboratoriais. Fibrina e coágulos também figuram como uma das causas mais comuns de erros pré-analíticos.

As amostras de sangue para avaliação hematológica necessitam ser armazenadas em refrigeração caso não sejam processadas imediatamente. Para amostras de soro, verifica-se a completa coagulação do sangue antes da centrifugação. A coagulação é processada em um tempo médio de 30 a 60 min a temperatura ambiente (22 a 25°C).

Após a coleta, a identificação e o transporte adequados da amostra completam o ciclo pré-analítico.

FASE ANALÍTICA

Os avanços tecnológicos e a automação crescente nos laboratórios clínicos veterinários têm diminuído consideravelmente os erros analíticos. No entanto, o exame ainda é suscetível a falhas. Os erros analíticos mais frequentes são causados por equipamentos descalibrados, técnicas inadequadas ou não validadas, reagentes fora da validade ou equipe não qualificada.

O processamento das amostras por laboratórios de referência garante que os equipamentos passem por programas de manutenção e calibragem periódica, que sejam usadas metodologias adequadas, com aferição por programas de controle de qualidade, além de garantir que as amostras sejam analisadas por uma equipe treinada e qualificada para avaliar a qualidade da amostra e validar os resultados emitidos pelos equipamentos.

FASE PÓS-ANALÍTICA

Os erros pós-analíticos estão relacionados com erros de transcrição ou transmissão de resultados ou, mais comumente, erros de interpretação. Além do conhecimento das condições fisiopatológicas que possam interferir nos resultados dos exames laboratoriais, os clínicos devem dominar os valores de referência.

Os intervalos de referência não diferenciam animais sadios de doentes e, por isso, não devem ser chamados de valores normais. Os valores de referência são intervalos de confiança de 95% de determinada população, geralmente de animais adultos e sadios. Ou seja, se um animal qualquer dessa mesma população for sorteado, seus resultados têm 95% de probabilidade de se encontrar dentro desse intervalo e 5% de se encontrar fora. Dessa maneira, esses valores devem ser aplicados apenas à população que serviu de amostragem, ou seja, um intervalo de referência é válido não apenas para determinada espécie, mas para uma região, uma faixa etária e, às vezes, uma mesma raça e sexo. Idealmente, cada laboratório tem um intervalo de referência estabelecido, pois a metodologia adotada também interfere nos resultados.

Um animal doente apresenta resultados dentro do intervalo de referência. Um animal anêmico e desidratado, por exemplo, mostra hematócrito adequado para a espécie, devido à perda de água, e uma falsa concentração do número de hemácias. Um animal sadio, por sua vez, também apresenta resultados acima ou abaixo desse intervalo, tanto pelos 5% de probabilidade quanto pela interferência de diversos fatores fisiológicos, ambientais e de manejo sobre as variáveis.

Conceitos como os de sensibilidade e especificidade devem ser considerados na interpretação dos resultados de uma análise laboratorial. As doenças apresentam capacidades distintas de alterar os resultados laboratoriais, assim como as alterações laboratoriais não costumam ser exclusivas de uma única condição patológica. A seguir estão listados os principais conceitos analíticos para a interpretação dos resultados laboratoriais.

Sensibilidade. É a probabilidade de um animal doente apresentar um resultado alterado. Um teste sensível é aquele que apresenta maior probabilidade de detectar um indivíduo doente por meio de seus resultados.

Especificidade. É a probabilidade de um animal não doente ter seu teste normal. Um teste específico é aquele que apresenta menor probabilidade de ter seu resultado alterado em animais sadios ou não portadores da doença em estudo. Um teste que se altera por outras condições fisiológicas ou patológicas, além da doença em estudo, é um teste de baixa especificidade.

Acurácia. Também conhecida como exatidão, é a qualidade do resultado cujo valor médio aproxima-se do correto. De modo geral, a acurácia ou exatidão depende do ajuste e da calibração do equipamento, pois se aplica mais a variáveis quantitativas.

Precisão. É a qualidade do resultado que apresenta reprodutibilidade ou repetitividade. Não necessariamente indica um resultado correto, mas que sempre entrega valores semelhantes.

EXAMES HEMATOLÓGICOS

Além de servir para análise do sistema hematopoético, o hemograma é capaz de revelar quadros relacionados com outros sistemas, pois seus resultados são influenciados por processos sistêmicos ou localizados de natureza diversa, como processos inflamatórios, infecciosos, neoplásicos, nutricionais, tóxicos, metabólicos, dentre outros. Por isso, o hemograma é considerado um exame de avaliação global, de triagem ou de primeira linha.

A interpretação do hemograma depende da espécie, da idade e do curso clínico da doença. Embora a análise conjunta de todas as variáveis deva ser garantida, neste capítulo será apresentada uma abordagem segmentada das possíveis indicações e interpretações desse exame.

O eritrograma avalia a série vermelha e tem por principal objetivo detectar condições de anemia ou policitemia. É composto pela contagem de hemácias e pela concentração de hemoglobina, hematócrito ou volume globular, sendo realizado, em geral, de maneira automatizada. Também compõem o hemograma os índices hematimétricos volume corpuscular médio (VCM), concentração de hemoglobina corpuscular média (CHCM) e a amplitude de distribuição dos eritrócitos (RDW, do inglês *red cell distribution width*), usados nas classificações morfológicas e de resposta medular à anemia. O hematócrito é medido por centrifugação em um capilar de micro-hematócrito e expressa a porcentagem ocupada pelas hemácias em relação ao plasma. Outras informações são obtidas por essa prática, como a mensuração das proteínas plasmáticas totais e a observação da coloração do plasma (Figura 17.1). Muitas vezes, o resultado dessa centrifugação é o ponto de partida para uma suspeita diagnóstica, como quando um plasma ictérico indica anemia hemolítica ou hepatopatia, ou uma lipemia sugere endocrinopatia.

A interpretação conjunta do hematócrito e da proteína plasmática não substitui o fracionamento das proteínas séricas por métodos bioquímicos, mas auxilia no raciocínio clínico e na identificação de possíveis condições associadas, apresentadas no Quadro 17.2.

ANEMIAS

Anemia é a diminuição de um ou mais dos parâmetros do eritrograma em relação aos valores de referência para a espécie e a faixa etária do animal. Equinos de sangue quente (Puro-Sangue Inglês, Quarto de Milha e Árabe) e cães da raça Greyhound, por exemplo, apresentam valores eritrocitários mais elevados que os de outras raças. Poodles apresentam hemácias de tamanho (VCM) maior e Akitas, de tamanho menor. Filhotes apresentam variações substanciais em seus valores de referência nos primeiros meses, e seus resultados devem ser interpretados por tabelas específicas.

Alterações nas variáveis eritrocitárias também ocorrem sem alteração na massa eritrocitária e vice-versa. A anemia é uma alteração laboratorial com repercussões clínicas, mas não constitui, por si só, uma entidade nosológica, ou seja, é apenas uma manifestação associada a diversas condições e doenças. Por isso, toda anemia deve ser investigada, a fim de identificar o mecanismo fisiopatogênico e, se possível, a doença causadora da condição.

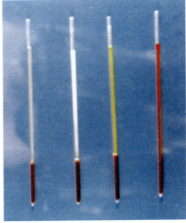

Figura 17.1 Capilares de micro-hematócrito apresentando, da esquerda para a direita, plasma de coloração normal para carnívoros, lipemia, icterícia e hemólise.

Quadro 17.2 Interpretação conjunta do hematócrito e das proteínas plasmáticas totais (PPT).

Hematócrito	PPT diminuídas	PPT dentro do intervalo de referência	PPT elevadas
Diminuído	Perda de sangue	Hemólise, perda crônica de sangue, hipoplasia eritroide	Anemia da inflamação, distúrbios linfoproliferativos, hiperglobulinemia
Normal	Perda renal ou intestinal, vasculite, hepatopatia	Animal sadio	Anemia mascarada por desidratação, hiperglobulinemia
Elevado	Contração esplênica associada a hipoproteinemia	Contração esplênica e policitemia primária ou secundária a hipoxia associadas a hipoproteinemia	Desidratação

A interpretação depende de associação com o exame clínico, fracionamento das proteínas e outros exames complementares.

O raciocínio diagnóstico das anemias inicia-se pela classificação da resposta da medula óssea e pela classificação morfológica, com o intuito único de identificar e classificar a anemia de acordo com a sua etiologia.

 Você sabia?

- O século 19 testemunhou avanços significativos. O microscópio permitiu a observação detalhada das células sanguíneas, e Rudolf Virchow cunhou a frase "toda célula se origina de outra célula", fundamentando a teoria celular. Além disso, os estudos sobre a coagulação sanguínea começaram a desvendar os processos complexos que ocorrem quando o sangue é exposto ao ar.
- Na década de 1920, a contagem diferencial de células sanguíneas era realizada colocando-se grãos de café em uma caixinha com subdivisões dos tipos celulares. Em 1921, realizava-se um hemograma por hora.
- Atualmente, os exames de sangue são conduzidos usando técnicas avançadas, como cromatografia líquida, espectrometria de massa e biologia molecular. Essas técnicas oferecem uma análise detalhada de biomarcadores, DNA e RNA, proporcionando uma compreensão mais profunda de condições médicas e permitindo um diagnóstico mais preciso.

Classificação com relação à resposta medular

O primeiro passo na interpretação das anemias é identificar a resposta da medula óssea. A melhor maneira de fazê-lo é por meio da contagem de reticulócitos, para todas as espécies, com exceção dos equinos, que praticamente não liberam reticulócitos na circulação.

Hemácias policromáticas costumam acompanhar as anemias regenerativas, mas sua ausência não caracteriza uma anemia não regenerativa, pois toda hemácia policromática é um reticulócito, mas nem todo reticulócito é uma hemácia policromática. Por esse motivo, em caso de dúvidas quanto à atividade medular, deve-se realizar a contagem de reticulócitos. Felinos apresentam dois tipos de reticulócitos: os agregados, mais jovens, que circulam por cerca de 12 h até se tornarem reticulócitos ponteados, mais maduros. Estes últimos permanecem nesse estágio por cerca de 10 dias até se tornarem hemácias maduras. Alguns contadores automáticos eletrônicos realizam contagens de reticulócitos, porém eles só detectam os agregados. Alguns laboratórios também só liberam a contagem de reticulócitos agregados, visto que eles são os melhores indicadores de resposta ativa e atual da medula óssea. Gatos com anemias discretas liberam apenas os reticulócitos ponteados (que não contêm quantidade significativa de ribossomos) e não apresentam policromasia ao esfregaço sanguíneo, nem reticulocitose em contagens eletrônicas. A mesma situação ocorre quando já se passaram alguns dias da perda de sangue ou hemólise, momento em que os reticulócitos agregados já se tornaram ponteados.

Outros indicadores de resposta medular incluem policromasia, anisocitose, corpúsculos de Howell-Jolly e hemácias nucleadas (metarrubrícitos e outros estágios mais jovens).

Corpúsculos de Howell-Jolly são resquícios de núcleo presentes em anemias regenerativas, mas também são observados em esfregaços de felinos e equinos não anêmicos, bem como em animais esplenectomizados. Os ruminantes apresentam ponteados basofílicos associados à resposta à anemia, mas em outras espécies costumam estar associados à intoxicação por chumbo.

Os metarrubrícitos são o último estágio nucleado das hemácias e são vistos no sangue periférico de animais com anemias regenerativas. Entretanto, eles também são observados em animais não anêmicos ou com anemias não regenerativas ou pouco regenerativas. Essa condição é denominada "metarrubricitose inapropriada" e é encontrada em casos de intoxicação por chumbo, doenças esplênicas (como hemangiossarcomas) e em distúrbios linfo e mieloproliferativos, o que torna a presença de metarrubrícitos um indicador pouco confiável de resposta à anemia, especialmente quando não acompanhada de reticulocitose ou outros sinais de regeneração.

Anemias arregenerativas

As anemias arregenerativas estão associadas a distúrbios medulares ou periféricos. As causas periféricas mais frequentes em animais são a anemia da inflamação, as anemias de origem nutricional ou endócrina, e a anemia da doença renal crônica.

A anemia da inflamação é a causa mais frequente de anemia arregenerativa na prática clínica veterinária. Ela surge a partir da elevação da concentração sérica de citocinas inflamatórias em resposta a processos inflamatórios ou neoplásicos. Seu mecanismo fisiopatogênico é multifatorial e envolve supressão da eritropoese, sequestro de ferro, lesões oxidativas à membrana das hemácias e diminuição da sobrevida das mesmas. Apesar de também ser denominada "anemia da doença crônica" em medicina humana, seu estabelecimento é rápido nos animais, especialmente em felinos.

Os distúrbios medulares tipicamente resultam em anemias arregenerativas e estão associados a hipoplasia ou aplasia de todas as linhagens celulares, resultando em pancitopenia, ou seja, anemia arregenerativa, leucopenia e trombocitopenia intensas a muito intensas.

Doenças infecciosas e/ou imunomediadas constituem a principal causa de hipoplasia medular no meio veterinário e é bem reconhecida nos casos de erliquiose crônica e leishmaniose. Várias toxinas e fármacos (como os quimioterápicos) têm efeito mielossupressor, levando à hipoplasia medular, com destaque para alguns agentes terapêuticos (como antifúngicos, antibióticos e antineoplásicos) e intoxicações como a causada pela samambaia ou por estrógeno (endógeno ou exógeno). Quadros leucêmicos agudos e crônicos geralmente resultam em aumento expressivo da linhagem celular envolvida em detrimento da acentuada diminuição das outras séries, como nos casos de leucemias linfoblásticas agudas associadas a linfocitose intensa, além de anemia, neutropenia e trombocitopenias intensas. Essa condição é reconhecida como mieloftise, quando um tipo celular neoplásico prolifera e infiltra a medula óssea, competindo por espaço e nutrientes, e inibindo a produção das linhagens sadias.

A hipoplasia eritroide isolada costuma estar associada a condições periféricas, como a deficiência de eritropoetina associada à doença renal crônica, distúrbios nutricionais ou inflamatórios. A aplasia pura da série vermelha é uma anemia de origem medular que aparenta ter origem imunomediada, seja primária ou secundária a substâncias ou agentes infecciosos. A anemia imunomediada contra precursores eritroides também apresenta caráter regenerativo, mas a medula tende a apresentar uma hiperplasia eritroide, pois a destruição imunológica tem como alvo algum dos estágios intermediários. A análise citológica da medula revela, portanto, um aumento das formas mais imaturas, interrompendo a maturação ao destruir um estágio e diminuir os estágios subsequentes.

O Quadro 17.3 resume algumas das condições mais importantes associadas à hipoplasia medular.

As anemias arregenerativas costumam ser normocíticas normocrômicas, exceto nas doenças associadas a diseritropoese (alterações de proliferação, maturação e divisão dos precursores eritroides), nas doenças infecciosas, notadamente a infecção pelo vírus da leucemia felina, nos distúrbios congênitos e nas síndromes mielodisplásicas, ou naquelas de componente de deficiência nutricional.

Anemias regenerativas

As principais causas de anemias regenerativas são perda de sangue ou hemólise.

Anemias hemolíticas tendem a apresentar sinais de resposta medular mais intensos que as anemias por perda de sangue, devido à preservação dos estoques de ferro. Carnívoros apresentam respostas mais intensas à anemia que ruminantes, enquanto os equinos apresentam apenas pequenas alterações nos índices hematimétricos (como VCM e RDW). Na maioria das vezes, a resposta dos equinos só é analisada a partir de avaliação citológica da medula óssea.

A anemia por perda de sangue apresenta quatro estágios com características distintas, descritos a seguir.

- Perda de sangue hiperaguda: nas primeiras horas após o quadro hemorrágico, a perda concomitante de hemácias e plasma não altera significativamente o hematócrito, pois ainda não houve mobilização suficiente do líquido

do espaço extravascular para o intravascular. Os níveis de proteína também tendem a estar normais, mas os animais já sofrem com a perda volêmica e o comprometimento de perfusão tecidual. A esplenocontração também contribui para o retardo no aparecimento da anemia
- Perda de sangue aguda: observada nas primeiras 24 a 48 h. A queda do hematócrito e a diminuição da concentração da proteína já estão evidentes. Os sinais de resposta medular estão ausentes ou são fracos devido ao tempo necessário para a medula liberar células jovens na circulação. A velocidade e a intensidade de resposta dependem da espécie envolvida
- Perda de sangue com mais de 48 h de duração: uma anemia regenerativa com sinais como anisocitose, policromasia e reticulocitose, exceto nos equinos
- Perda de sangue crônica: causada pela perda de sangue persistente (semanas a meses). É a principal causa de deficiência de ferro em animais domésticos e costuma causar anemia microcítica e/ou hipocrômica (a classificação morfológica é discutida a seguir).

Anemias hemolíticas são classificadas em extra ou intravasculares, e em imunomediadas ou não. As principais causas de hemólise são:

- Hemoparasitos, como babésias, anaplasmas e micoplasmas
- Lesões oxidativas, por ingestão de cebola, paracetamol ou azul de metileno, com formação de corpúsculos de Heinz
- Picadas de abelha
- Intoxicação por cobre ou chumbo
- Isoeritrólise neonatal
- Outras doenças infecciosas, como leptospirose, clostridioses e anemia infecciosa equina.

A hemólise intravascular é mais grave e é acompanhada por hemoglobinúria e hemoglobinemia. A extravascular, por sua vez, é causada pela destruição e fagocitose de hemácias pelos macrófagos do baço, do fígado ou da medula óssea, e está associada a icterícia e esplenomegalia. A identificação do tipo de hemólise pode auxiliar no estabelecimento da etiologia da doença, mas é comum que a mesma condição cause hemólise tanto intra quanto extravascular.

As anemias hemolíticas imunomediadas são primárias ou idiopáticas, quando não há causa aparente; ou secundárias, quando associadas a infecções, fármacos, toxinas ou neoplasias. São comuns em cães, mas são observadas em qualquer espécie. Além dos sinais de regeneração, as anemias hemolíticas imunomediadas são acompanhadas por esferócitos, aglutinação em salina positiva e teste de Coombs positivo.

Classificação morfológica

Os índices hematimétricos parametrizam a classificação morfológica das anemias, o que ajuda a identificar sua causa e, embora não apresentem especificidade e sensibilidade significativas, levantam a suspeita de condições menosprezadas. O VCM e a CHCM são os índices mais usados e descrevem as anemias de acordo com o tamanho (VCM) e a coloração (CHCM) das hemácias. O Quadro 17.4 apresenta as principais suspeitas a serem consideradas de acordo com a classificação morfológica.

A RDW é um índice que quantifica a intensidade da anisocitose, ou seja, a variação no tamanho das hemácias. O aumento dessa variável normalmente está associado à presença de hemácias jovens, ou reticulocitose, pois essas têm tamanho maior. Em casos de anemia hemolítica imunomediada, em que há

Quadro 17.3 Principais causas de hipoplasia medular de acordo com o tipo de agente etiológico.	
Tipo etiológico	**Causas de hipoplasia medular**
Fármacos e substâncias	Anti-inflamatórios não esteroides (fenilbutazona), quimioterápicos (ciclofosfamida, azatioprina, doxorrubicina, vimblastina e lomustina), antibióticos (cefalosporinas, cloranfenicol, sulfametoxazol-trimetoprima), anti-helmínticos (albendazol, fembendazol), estrógenos, griseofulvina, metimazol, intoxicação por samambaia etc.
Agentes infecciosos	Parvovirose, erliquiose monocítica canina, leishmaniose, vírus da leucemia felina
Outros	Radioterapia, endocrinopatias (hipotireoidismo, hipoadrenocorticismo) e causas imunomediadas (anemia aplásica, aplasia pura da série vermelha)

Quadro 17.4	Principais classificações morfológicas das anemias e as etiologias envolvidas.	
Classificação	Hipocrômica (CHCM diminuída)	Normocrômica (CHCM normal)
Microcítica (VCM diminuído)	Anemia ferropriva Desvio portossistêmico e condição normal em cães das raças Akita e Shiba Inu	Anemia ferropriva inicial
Normocítica (VCM normal)	Anemia ferropriva inicial	Anemia não regenerativa (doença renal crônica, endocrinopatias, aplasia pura da medula óssea) Hemorragia ou hemólise agudas Anemia da inflamação
Macrocítica (VCM aumentado)	Anemia regenerativa com reticulocitose intensa Anemia associada ao FeLV Eritroleucemia	Macrocitose do Poodle Deficiência de folato ou B_{12} (raro)

CHCM = concentração de hemoglobina corpuscular média; VCM = volume corpuscular médio; FeLV = vírus da leucemia felina.

A avaliação morfológica das hemácias fornece, ainda, outras informações, como a presença de inclusões virais, hemoparasitos, além de confirmar a atividade da medula óssea (Figura 17.2).

POLICITEMIAS

Policitemia ou eritrocitose é a elevação do número de hemácias, hemoglobina ou hematócrito acima do valor de referência para a espécie, sendo classificada em:

- Relativa, quando há alteração entre a proporção de células vermelhas e o plasma sem ter alteração na massa eritrocitária corpórea
- Absoluta, quando decorre de um aumento real na produção de hemácias.

O Quadro 17.5 apresenta as principais causas e a classificação das policitemias em animais.

A análise do Quadro 17.5 explicita a importância do exame clínico associado aos resultados laboratoriais no diagnóstico

esferocitose (hemácias de tamanho menor que sofreram fagocitose parcial) e reticulocitose, o VCM não se altera ou se altera discretamente, tornando a RDW uma variável mais sensível e específica para identificar alterações de tamanho das hemácias. Também há aumento da RDW em casos de anemia ferropriva devido à produção de hemácias menores após transfusão de um doador de VCM bastante diferente, e em animais com estomatocitose, esquizocitose, esferocitose ou outras formas de poiquilocitose, bem como em animais com anemias arregenerativas associadas a diseritropoese. A avaliação do esfregaço sanguíneo é, portanto, parte essencial do hemograma.

Quadro 17.5	Classificação e principais etiologias das policitemias em animais.
Classificação	Etiologias
Policitemia relativa	Desidratação (perda de líquido, privação hídrica) Esplenocontração (exercício, dor, excitação)
Policitemia absoluta primária	Policitemia vera (distúrbio mieloproliferativo)
Policitemia absoluta secundária	Hipoxia com produção compensatória de eritropoetina (altitudes elevadas, doença pulmonar crônica, cardiopatias) Produção inapropriada de eritropoetina (neoplasia renal, cistos renais)

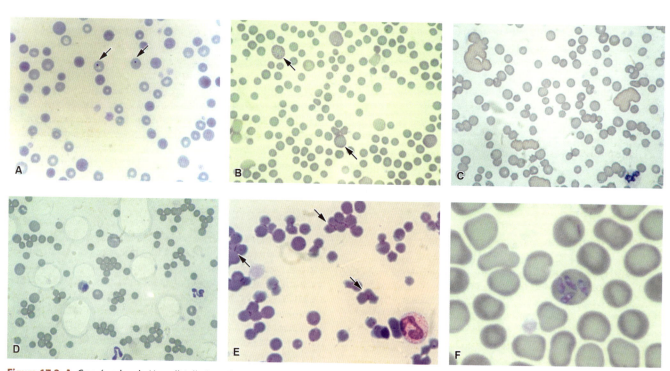

Figura 17.2 A. Corpúsculos de Howell-Jolly (*setas*), anisocitose e policromasia em cão com anemia regenerativa. **B.** Ponteado basofílico em ovino com anemia regenerativa. **C.** Aglutinação de hemácias, anisocitose, policromasia e vários esferócitos em cão com anemia hemolítica imunomediada. **D.** Esferócitos, metarrubrícito e fundo proteico (hiperglobulinemia) em um cão com anemia hemolítica imunomediada. **E.** *Mycoplasma* sp. (*setas*) em hemácias de felino anêmico. **F.** *Babesia canis* em cão anêmico. Aumento de 100×. Coloração: Pan-óptico.

diferencial das policitemias. O concomitante aumento da concentração de proteínas plasmáticas totais sugere um quadro de desidratação, enquanto elevação persistente e acentuada do hematócrito sugere policitemia absoluta. Exames radiográficos, de avaliação pulmonar e cardíaca, exames hemogasométricos e a mensuração dos níveis de eritropoetina são necessários para definir a causa da policitemia. O exame citológico da medula óssea (mielograma) não é útil para diferenciar as policitemias absolutas, pois em todas se espera uma hiperplasia eritroide. A policitemia vera costuma ser um diagnóstico de exclusão, caracterizado por produção autônoma e independente do aumento da concentração de eritropoetina.

LEUCOGRAMA

O leucograma apresenta peculiaridades de acordo com a espécie a ser abordada. A primeira diferença reside no tipo celular predominante. Carnívoros apresentam predomínio de neutrófilos e ruminantes, de linfócitos. Já os equídeos se encontram em condição intermediária. Também são observadas variações significativas de acordo com a faixa etária. Ruminantes neonatos e jovens apresentam número de neutrófilos superior ao de linfócitos, e filhotes de carnívoros dispõem de um número de linfócitos superior ao de adultos da mesma espécie. É preciso, portanto, recorrer aos valores de referência adequados para a espécie e faixa etária do paciente.

Os leucócitos, à semelhança das hemácias e plaquetas, são produzidos a partir de células precursoras na medula óssea e sua concentração no sangue periférico depende do equilíbrio entre o ritmo de produção medular e o consumo periférico.

Nos carnívoros e, em parte, nos equinos, a leucometria global é influenciada pelo número de neutrófilos. É possível reconhecer dois compartimentos medulares e dois periféricos de neutrófilos. O compartimento de proliferação medular compreende os estágios mais imaturos (mieloblastos, promielócitos e mielócitos) e o compartimento de maturação e estocagem ou reserva contém neutrófilos metamielócitos, bastonetes e segmentados. Grandes animais, em especial os ruminantes, dispõem de baixa reserva medular de granulócitos, motivo pelo qual frequentemente respondem com ausência de leucocitose ou até mesmo leucopenia às inflamações agudas e graves. Células jovens, como bastonetes e metamielócitos, são vistas na circulação nessa fase sem que isso indique um quadro de esgotamento medular. Em ruminantes, a simples inversão da proporção dos leucócitos com predomínio de neutrófilos sobre os linfócitos já é um sinal de inflamação. Por isso, o fibrinogênio deve ser incluído no hemograma sempre que for necessário avaliar algum processo inflamatório em grandes animais. O fibrinogênio é uma proteína de fase aguda que se eleva significativamente diante de processos inflamatórios em equídeos e ruminantes, mas não é um indicador de inflamação adequado para cães e gatos.

Cães e gatos respondem de modo mais intenso e rápido, com neutrofilia diante de uma inflamação. Situações de medo, excitação ou exercício causam leucocitose neutrofílica transitória, acompanhada de linfocitose. Essa resposta, denominada "leucocitose fisiológica", se dá pela ação da epinefrina sobre os vasos, interferindo na distribuição dos dois compartimentos periféricos. Cerca de metade dos neutrófilos presentes nos vasos sanguíneos circula livremente na região central dos vasos sanguíneos (compartimento circulante) e corresponde à fração coletada na venopunção para fins de realização de exames como o hemograma. A outra metade

está aderida às células endoteliais (compartimento marginal), em fase de rolamento ou migração tecidual, e não participa do resultado do hemograma. Os linfócitos também apresentam essa distribuição em menor grau. Em felinos essa proporção é bem maior, com cerca de três neutrófilos no compartimento marginal para cada um no compartimento circulante. A liberação de epinefrina promove a demarginação dos neutrófilos e dos linfócitos, contribuindo para o aumento desses dois tipos celulares e para a leucocitose. Esse tipo de resposta é mais comum em felinos jovens em situação de excitação ou medo, também denominada reação de fuga ou luta.

O leucograma de estresse, por sua vez, é induzido pela ação de corticosteroides, sejam eles endógenos (hiperadrenocorticismo, estresse crônico, fase final da gestação e parto) ou exógenos (corticoterapia). Os corticosteroides promovem o aumento da liberação de neutrófilos do compartimento de reserva medular, demarginação de neutrófilos por diminuição da expressão das moléculas de adesão e consequente redução da migração para os tecidos, resultando em leucocitose neutrofílica, acompanhada de monocitose, especialmente em cães. Neutrófilos bastonetes em pequena quantidade são observados em alguns casos. A linfopenia por diminuição da recirculação e por linfólise em casos mais crônicos, e a eosinopenia completam o quadro clássico do leucograma de estresse. A eosinopenia é encontrada com mais frequência no leucograma de estresse de cães e ruminantes que no de equinos e felinos.

A leucopenia por neutropenia ocorre nos processos inflamatórios ou infecciosos agudos e graves, especialmente em ruminantes e equinos, devido ao seu pequeno compartimento de reserva medular. Ela também é observada nos casos de comprometimento medular por fármacos, toxinas bacterianas e processos infecciosos, de maneira que a leucopenia quase sempre configura um prognóstico ruim. Neutrófilos tóxicos costumam indicar infecções bacterianas, notadamente as causadas por bactérias gram-negativas produtoras de endotoxinas.

A liberação de neutrófilos bastonetes ou mais jovens ocorre principalmente em resposta a estímulos inflamatórios e infecciosos, caracterizando o chamado "desvio à esquerda". Alguns equipamentos hematológicos realizam contagem diferencial dos leucócitos por citometria de fluxo e evidenciam neutrófilos jovens, porém sem quantificar ou diferenciar os estágios de maturação. A quantidade e a proporção de neutrófilos jovens são usadas para a classificação da resposta inflamatória do paciente. Neutrófilos jovens acima dos valores de referência associados a leucocitose com predomínio de segmentados em relação às formas imaturas caracterizam um desvio à esquerda regenerativo e, portanto, uma resposta adequada à inflamação, apesar de intensa. Neutrófilos jovens acima dos valores de referência associados a leucopenia e/ou predomínio de formas jovens sobre os neutrófilos segmentados mesmo com uma contagem global dentro dos valores de referência sugerem um prognóstico ruim, pois indicam incapacidade de a medula responder adequadamente ao processo, o chamado "desvio à esquerda degenerativo". Em bovinos, essa condição pode ser transitória devido às características de resposta medular mais lenta desta espécie e a sua interpretação depende do estágio de evolução clínica.

O desvio à direita é a presença de neutrófilos hipersegmentados (com cinco ou mais lobulações) na circulação. Eles representam neutrófilos mais velhos que envelheceram *in vivo* (ação corticosteroide) ou *in vitro* (amostras velhas) e também são observados em animais logo após a resolução de algum processo supurativo, como a piometra.

A elevação extrema de neutrófilos segmentados é chamada "reação leucemoide", pois lembra uma resposta neoplásica como a observada nas leucemias granulocíticas crônicas e é mais comumente observada em cães que em outras espécies. Ela é caracterizada pelo aumento superior a 60 mil neutrófilos por microlitro e costuma ser acompanhada de desvio à esquerda. Apesar de se assemelhar a um desvio à esquerda regenerativo, essa resposta caracteriza um prognóstico reservado a ruim, pois indica que o paciente não conseguiu eliminar o processo inflamatório por conta própria a despeito da intensa resposta medular. Processos supurativos focais somo piometra, pneumonia, piotórax, peritonite e abscessos, além das anemias hemolíticas imunomediadas e síndromes paraneoplásicas, são as causas mais comuns de reação leucemoide. A depender do tecido envolvido, os eosinófilos também acompanham a elevação numérica dos neutrófilos.

A leucemia granulocítica crônica é uma condição rara e de difícil caracterização, pois também é acompanhada de resposta neutrofílica madura acentuada e constitui um diagnóstico diferencial de exclusão para as reações leucemoides. Essas reações costumam ser acompanhadas de neutrófilos tóxicos e elevação de outras linhagens leucocitárias e anemia arregenerativa discreta a moderada. Já na leucemia granulocítica crônica ocorrem citopenias concomitantes (anemia e trombocitopenias intensas), porém esses achados são pouco específicos, sendo necessário descartar o foco inflamatório imunomediado e a síndrome paraneoplásica.

A variação periférica dos outros tipos leucocitários indica o componente etiológico da resposta inflamatória. Além da participação dos linfócitos nos padrões de resposta já comentados, a linfopenia é comumente associada a:

- Infecções virais, especialmente as que causam destruição do tecido linfoide, como a cinomose
- Inflamações agudas
- Perda por ruptura de vasos linfáticos, como no quilotórax

- Linfomas, devido à diminuição da produção ou liberação de linfócitos normais pelos órgãos linfoides acometidos.

A linfocitose, por sua vez, é observada em casos de estimulação antigênica, frequente no período pós-vacinal, em fases tardias de processos infecciosos e nos distúrbios linfoproliferativos medulares. Filhotes de cães, gatos e equinos apresentam contagens de linfócitos mais elevadas que os adultos de sua espécie, demonstrando a importância das tabelas de valores de referência adequados para a faixa etária do animal.

Linfócitos reativos (Figura 17.3 B) representam linfócitos T ou B estimulados (linfócitos médios ou grandes, citoplasma basofílico e/ou com aparência de plasmócitos) e são observados em linfocitoses benignas, como nos processos inflamatórios. Eles são mais comuns nas fases mais crônicas, mas também são observados em filhotes e em pequena quantidade em animais sadios adultos.

Apesar de comumente associada à verminose e a outros tipos de parasitos, a eosinofilia também costuma ser encontrada na inflamação de tecidos ricos em mastócitos, como pele, tratos respiratório, digestório e geniturinário (independentemente da etiologia), nas síndromes hipereosinofílicas e nas reações de hipersensibilidade. Os basófilos acompanham a resposta eosinofílica em menor intensidade.

A monocitose também é bastante associada à cronicidade do processo inflamatório, mas tende a acompanhar respostas agudas, especialmente em cães, em associação a necrose tecidual causada por processos supurativos, quadros hemolíticos causados ou não por hemoparasitos, além da resposta ao corticosteroide junto ao leucograma de estresse e as leucemias monocíticas ou mielomonocíticas.

A avaliação microscópica do esfregaço sanguíneo revela inúmeras alterações, como inclusões, parasitos e diversas alterações morfológicas. Ademais, costuma fornecer informações mais relevantes que a avaliação quantitativa, completando a

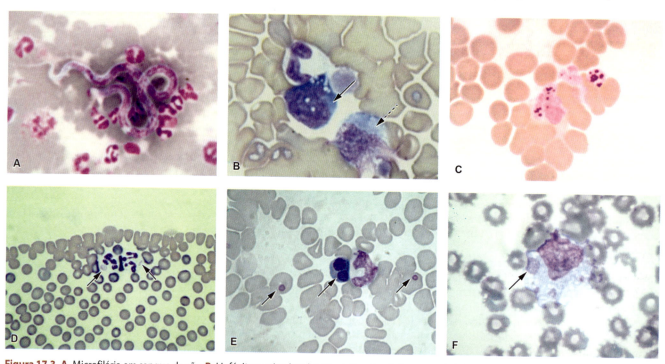

Figura 17.3 A. Microfilária em sangue de cão. **B.** Linfócito reativo (*seta*) e monócito ativado (*seta tracejada*) em cão com babesiose. **C.** *Anaplasma platys* em plaquetas de cão. **D.** Inclusão do vírus da cinomose (Lentz) no citoplasma de neutrófilos (*setas*). **E.** Inclusão do vírus da cinomose (Lentz) em metarrubrícito de cão (*seta longa*) e em hemácias (*setas curtas*). O vírus tem predileção por hemácias mais jovens. **F.** Mórula de *Ehrlichia canis* em um monócito (*seta*). Aumento de 400× (**A**) e 1.000× (**B** a **F**). Coloração: Pan-óptico.

interpretação hematológica (ver Figura 17.3). O Quadro 17.6 apresenta um resumo dos principais padrões de resposta leucocitária em animais.

Você sabia?

- Antigamente, dizia-se que a realeza possuía sangue azul. Há, realmente, alguns animais que não têm sangue vermelho, mas os seres humanos não estão entre eles. A história do sangue azul pode remontar do Antigo Egito, onde os faraós diziam que possuíam sangue azulado como as águas do Nilo. Na Espanha, durante o século 11, a história nasceu por algumas características. A Península Ibérica tinha uma alta presença de mouros, além de judeus. Então, a pele da nobreza espanhola, extremamente branca, contrastava com a pele dos mouros, além dos próprios europeus mais pobres, que trabalhavam ao sol. Dessa maneira, as veias e as artérias eram muito visíveis na pele da realeza espanhola, em uma cor azulada, gerando o boato de que a realeza possuía sangue azul.
- Nem todos os animais drenam sangue vermelho em seus vasos. Os lagartos da Nova Guiné são caracterizados pelo sangue verde. O fenômeno ocorre devido aos altos níveis de biliverdina, um pigmento verde presente na bílis; já o polvo é um animal que possui sangue azul. Diferente da hemoglobina, que trabalha com ferro, a hemocianina se liga ao cobre, mas cumpre a mesma função da hemoglobina nos animais que a utilizam. O cobre oxidado fica na cor azul e, da mesma forma que é a hemoglobina que dá aos vertebrados e aos seres humanos a cor vermelha do sangue, é a hemocianina que dá aos polvos, e a alguns outros invertebrados, a sua coloração azul; os caranguejos-ferradura são uma das criaturas mais antigas do mundo – sobreviveram aos dinossauros e acredita-se que estejam no planeta há pelo menos 450 milhões de anos. Os cientistas têm extraído o sangue azul deles desde os anos 1970, para testar se equipamentos médicos e medicamentos intravenosos se encontram estéreis para uso. O sangue do caranguejo-ferradura é um dos líquidos mais caros do mundo. Um litro chega a ser vendido por até US$ 15 mil (cerca de R$ 69 mil, na cotação atual).

MIELOGRAMA

O exame citológico da medula óssea quase sempre é solicitado ao se identificarem alterações no hemograma. Dentre as indicações mais comuns estão as alterações numéricas persistentes, substanciais e/ou inexplicadas (como anemias não regenerativas, leucopenias e trombocitopenias, trombocitoses intensas e leucocitoses não associadas à inflamação) e a presença de células atípicas na circulação (como blastos, metarrubricitose inapropriada e mitoses atípicas). O diagnóstico das leucemias e a pesquisa de hemoparasitos como *Leishmania* (Figura 17.4 D), a avaliação dos estoques de ferro e o estadiamento de neoplasias também configuram indicações para o exame de medula óssea.

Os principais locais de coleta de medula óssea em animais são o esterno (especialmente em animais de grande porte ou cães maiores), a extremidade proximal do úmero (ver Figura 17.4 A e B) ou do fêmur, e a crista ilíaca. Idealmente devem ser realizadas várias lâminas com ou sem anticoagulante e secas ao ar para posterior fixação ou fixação imediata a depender da técnica de coloração ou de imunocitoquímica indicada. A qualidade das lâminas é fundamental para um resultado confiável, haja vista que a ruptura de células blásticas e frágeis, e a coagulação da amostra comprometem o diagnóstico. O recomendável é que tanto a coleta quanto a leitura das lâminas seja realizada por um patologista clínico veterinário experiente.

Muitos casos de citopenias persistentes deixam de ser adequadamente diagnosticados pela ausência da realização do mielograma. Doenças como mieloma múltiplo, leucemias aleucêmicas, síndromes mielodisplásicas, trombocitopenias e neutropenias imunomediadas não liberam células atípicas ou causam elevações numéricas significativas na circulação.

Condição cada vez mais frequente, a anemia hemolítica imunomediada contra precursores eritroides é caracterizada pela destruição dos precursores eritroides ainda na medula óssea, demonstrando anemia arregenerativa ao hemograma. O mielograma revela aplasia pura da série vermelha quando a destruição ocorre no estágio mais imaturo da linhagem eritroide ou por interrupção da maturação em algum estágio intermediário, com aumento das formas mais imaturas, caracterizando eritropoese ineficiente (ver Figura 17.4 C).

HEMOSTASIA

O sistema hemostático tem por objetivos não apenas a contenção da hemorragia, mas também a manutenção do sangue em estado fluido nos vasos sanguíneos, garantindo a perfusão tecidual. A hemostasia primária é o resultado da interação das paredes do vaso lesado com as plaquetas, que forma o tampão hemostático primário. Imediatamente após a lesão vascular e a exposição do tecido subendotelial ocorre a ligação entre as plaquetas e o colágeno, intermediada pelo fator de von Willebrand.

A eficiência deste processo depende do calibre do vaso lesado, sendo mais eficiente em capilares e vênulas. Se os mecanismos de vasoconstrição e adesão e agregação plaquetárias não forem suficientes ou falharem, ocorre hemorragia

Quadro 17.6 Principais padrões de leucograma nos animais domésticos.

	Leucócito	Neutrófilo bastonete	Neutrófilo segmentado	Linfócito	Eosinófilo	Monócito
Inflamação aguda	Aumentado	Normal* a aumentado	Aumentado	Normal a diminuído	Normal a diminuído	Normal a aumentado
Inflamação aguda e grave ou sepse	Diminuído	Normal a aumentado	Diminuído	Normal a diminuído	Normal a diminuído	Normal
Inflamação crônica	Aumentado	Normal a aumentado	Aumentado	Normal a aumentado	Normal a aumentado	Normal a aumentado
Leucocitose fisiológica	Aumentado	Normal	Aumentado	Aumentado	Normal	Normal a aumentado
Leucograma de estresse	Aumentado	Normal a aumentado	Aumentado	Diminuído	Normal a diminuído	Normal a aumentado
Leucemias	Aumentado	**	**	**	**	**

Recorra ao texto para as particularidades das espécies. *Normal = dentro do intervalo de referência para a espécie. **Depende da linhagem celular que sofreu a alteração clonal. Espera-se que a linhagem neoplásica esteja elevada, e as demais, normais ou diminuídas.

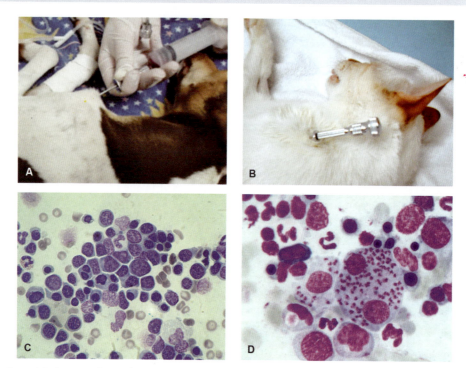

Figura 17.4 A. Coleta de medula óssea em úmero de cão. **B.** Coleta de medula óssea em úmero de gato. **C.** Hiperplasia eritroide benigna com aumento de formas eritroides imaturas (eritroblastos e proeritrócitos) e interrupção de maturação em medula óssea de um cão com anemia arregenerativa, indicando eritropoese ineficiente em cão com anemia imunomediada contra precursores. **D.** *Leishmania* sp. em macrófago em esfregaço de medula óssea de cão. Aumento de 1.000×. Coloração: Pan-óptico.

nesses pequenos vasos, manifestada sob a forma de petéquias, equimoses e hemorragias em mucosas, pele e serosas. A hemorragia decorrente das trombocitopenias costuma ser espontânea, pois mesmo em animais sadios, os vasos estão em constante processo de renovação do endotélio, com demanda contínua pelas plaquetas, um dos elementos mais importantes da hemostasia primária.

A hemostasia secundária ou coagulação propriamente dita envolve a formação de fibrina pela coagulação de proteínas na superfície do tampão plaquetário primário. O evento central da coagulação sanguínea é a conversão do fibrinogênio em fibrina, mediada pela trombina. Os fatores de coagulação são produzidos principalmente no fígado, pelos hepatócitos. A vida média dos fatores varia bastante, de horas a poucos dias. O fator VII tem uma das vidas médias mais curtas, de 5 a 6 h.

A coagulação sanguínea ocorre em uma série de etapas nas quais os zimogênios plasmáticos de algumas proteínas séricas são transformados em enzimas ativas. O evento final dessa reação em cascata é a formação de trombina, que converte proteínas solúveis (fibrinogênio) em insolúveis (fibrina). A chamada "cascata da coagulação" é disparada por duas vias não excludentes: a intrínseca e a extrínseca. Ambas levam a uma via comum e à formação da fibrina.

A fibrina estabiliza o tampão plaquetário primário, tornando a hemostasia mais eficiente, especialmente nos vasos de maior calibre e maior pressão, ou nas lesões de maior extensão. Por isso, a deficiência dos fatores de coagulação leva à formação de lesões hemorrágicas maiores (equimoses e hematomas) e hemorragias em cavidades. O sangramento exacerbado costuma ocorrer após alguns minutos da lesão inicial, quando cessam os efeitos temporários exercidos pela vasoconstrição e pela adesão e agregação plaquetárias. Sem a fibrina consolidar o tampão plaquetário, o tamponamento dos vasos de maior calibre tende a ser ineficiente.

A modulação das duas primeiras etapas é realizada pela hemostasia terciária, tanto por eventos anticoagulantes e antitrombóticos quanto por mecanismos fibrinolíticos. Esses mecanismos evitam a formação excessiva de trombos e iniciam-se concomitantemente à formação do tampão hemostático e à ativação da cascata da coagulação. O equilíbrio entre a coagulação e a fibrinólise é importante, uma vez que o comprometimento do sistema fibrinolítico leva tanto à trombose quanto à hiperfibrinólise. Os produtos de degradação da fibrina e do fibrinogênio constituem o resultado da fibrinólise.

Considerações clínicas

As três etapas do sistema hemostático apresentam tempos de finalização diferentes. A formação do tampão plaquetário é mais rápida que a consolidação do coágulo de fibrina, apesar de ambas serem iniciadas com a exposição do colágeno no tecido lesado. Os mecanismos fibrinolíticos também têm início neste momento.

Apesar da grande interação das etapas da hemostasia, o efeito final escalonado explica as diferenças entre as manifestações clínicas dos diversos defeitos hemostáticos. Nas vasculites e trombocitopenias, a hemorragia costuma ser imediata à lesão, enquanto as coagulopatias estão mais associadas ao sangramento mais tardio após a lesão. É o caso da formação de hematomas alguns minutos após a punção venosa em animais com distúrbios da hemostasia secundária.

As hemorragias espontâneas costumam estar associadas aos defeitos da hemostasia primária, pela necessidade constante de plaquetas na reparação vascular. Nos defeitos dos fatores de coagulação, o aparecimento de hemorragias é observado apenas após algum tipo de traumatismo, ou quando a deficiência de fatores de coagulação for muito grave.

Um descontrole na fibrinólise leva a alterações na formação e dissolução do coágulo, propiciando sangramento (em caso de excessiva fibrinólise), ou trombose (em caso de inibição inapropriada da fibrinólise). O sangramento decorre, portanto, não só da falta de elementos que mantêm a hemostasia, mas também de uma fibrinólise excessiva, como na coagulação intravascular disseminada (CID).

A trombose decorrente de atividade hemostática excessiva é o resultado do estado de hipercoagulabilidade, que precede a CID. A hipercoagulabilidade também tem sido associada à síndrome nefrótica, ao hiperadrenocorticismo e a outras condições cardíacas e vasculares, neoplásicas, infecciosas ou imunomediadas.

Distúrbios hemostáticos primários

Apesar do grande número de doenças associadas à trombocitopenia, há poucos mecanismos patogênicos a serem considerados, dentre eles: diminuição da produção, sequestro, consumo ou destruição das plaquetas. Esses eventos ocorrem isoladamente ou em conjunto, agravando a intensidade da trombocitopenia, como ocorre em doenças como a erliquiose canina.

A diminuição da produção de plaquetas ocorre por comprometimento generalizado da medula óssea ou apenas da linhagem megacariocítica, embora esta última seja mais rara. A etiologia da hipoplasia ou aplasia observada na medula tem etiologia imunomediada, infecciosa ou ser causada por substâncias como o estrógeno e os quimioterápicos. A diminuição de megacariócitos também é observada em algumas neoplasias hematopoéticas devido à infiltração de células neoplásicas na medula óssea.

O sequestro de plaquetas pelo baço reduz o número de plaquetas circulantes sem alterar a quantidade total no organismo e, portanto, não estimula a produção. Esta redistribuição tem caráter reversível e tende a causar diminuições de grau discreto a moderado, mas causa trombocitopenias mais intensas, estando frequentemente associada à esplenomegalia.

A trombocitopenia é observada quando o consumo ou a destruição das plaquetas não são compensados pelo aumento na produção. A destruição imunomediada é o mecanismo mais comumente associado a cães com trombocitopenia intensa. A trombocitopenia imunomediada é classificada em primária (idiopática) ou secundária, e geralmente promove trombocitopenia moderada a intensa. A trombocitopenia imunomediada secundária é causada por fármacos, agentes infecciosos e neoplasias. Estes dois últimos grupos levam à trombocitopenia por mecanismos multifatoriais. A ocorrência simultânea de trombocitopenia imunomediada e anemia hemolítica imunomediada constitui a chamada "síndrome de Evans", relativamente frequente em cães.

O consumo plaquetário ocorre por mecanismos hemostáticos fisiológicos ou não. A CID e a vasculite são duas das principais causas de consumo plaquetário geralmente associados a condições primárias inflamatórias, infecciosas, neoplásicas, imunomediadas ou não. A perda de sangue aguda e grave causa trombocitopenia discreta a moderada, de modo que as trombocitopenias intensas acompanhadas de hemorragia provavelmente causaram a trombocitopenia e não o inverso.

Artefatos técnicos também são frequentemente associados a uma falsa trombocitopenia (pseudotrombocitopenia) e à presença de agregados plaquetários e/ou fibrina na amostra. Deve-se suspeitar de pseudotrombocitopenia quando o exame do esfregaço sanguíneo revelar agregados plaquetários ou estimativa de contagem maior que o número obtido na contagem manual ou eletrônica.

Petéquias e equimoses são os achados mais característicos em animais com trombocitopenia intensa. As hemorragias por mucosas (epistaxe, hematoquezia ou melena), hifema, hematúria e sangramento prolongado após venopunção, cirurgias ou traumatismos acidentais também são frequentes. Estes sinais, no entanto, são comuns a todos os distúrbios de hemostasia primária e são resultantes da hemorragia de pequenos vasos e de capilares (Figura 17.5 A).

Dependendo da localização da hemorragia, outros sinais clínicos são observados, como dispneia ou alterações neurológicas. Somam-se a estes sinais aqueles associados à doença ou condição primária, como esplenomegalia, hipertermia e outras anormalidades hematológicas.

A hemorragia por trombocitopenia costuma ocorrer em contagens inferiores a 50 mil/$\mu\ell$, e é mais frequente em contagens inferiores a 20 mil/$\mu\ell$. A sobreposição de outras condições justifica a ocorrência de hemorragia espontânea em animais com contagens plaquetárias superiores a 50 mil/$\mu\ell$. Alguns animais com contagens inferiores a 5 mil/$\mu\ell$ não apresentam nenhum tipo de sangramento, pois a existência de plaquetas de maior tamanho (macroplaquetas) compensa a intensidade da trombocitopenia.

A trombocitopenia é confirmada por meio da contagem manual ou automática de plaquetas em amostra de sangue

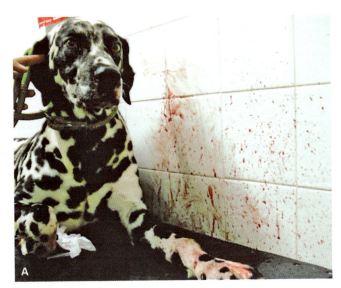
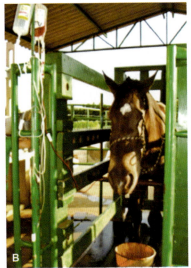

Figura 17.5 A. Cão com epistaxe devido a intensa trombocitopenia. **B.** Equino com epistaxe e edema de focinho devido a acidente botrópico.

coletada em anticoagulante EDTA. A amostra não deve conter fibrina ou coágulo, e as contagens são conferidas por meio da avaliação de esfregaço sanguíneo a fim de minimizar a possibilidade de pseudotrombocitopenia. A trombocitopenia verdadeira é pouco frequente em felinos, porém costuma haver erros na concentração plaquetária obtida em contadores automatizados, devido à tendência de agregação de suas plaquetas e ao tamanho similar das hemácias e plaquetas. A citologia aspirativa da medula óssea (mielograma) ajuda a diferenciar a diminuição da produção de plaquetas e as causas periféricas (sequestro, consumo ou destruição).

Distúrbios hemostáticos secundários | Coagulopatias

Embora a coagulação esteja intimamente associada à hemostasia primária por meio das células endoteliais, das plaquetas e de outros elementos, ela é distinta desses componentes. Os defeitos de hemostasia secundária são ocasionados por diminuições na atividade dos fatores de coagulação decorrentes da redução de sua síntese, do consumo excessivo ou da presença de inibidores na circulação. Muitos animais portadores de coagulopatias podem não apresentar hemorragias espontâneas apesar da incoagulabilidade sanguínea.

Devido à natureza por vezes silenciosa das coagulopatias, a prevalência dos distúrbios de hemostasia secundária está sendo subestimada, pois muitos desses animais apresentam hemorragia somente após traumatismo, cirurgia ou outro procedimento invasivo. A hemofilia é a coagulopatia congênita mais comum em animais e acomete principalmente cães machos das raças Pastor-Alemão, Pastor-Belga, Golden Retriever, Labrador e Boxers e gatos das raças Siamês, Himalaia e Abissínio. Um dos sinais clínicos mais comuns da hemofilia em cães é a hemartrose, que leva à claudicação.

As coagulopatias adquiridas, por outro lado, estão associadas a alterações em múltiplos fatores de coagulação, com a deficiência de vitamina K e as hepatopatias figurando entre as mais comuns em animais.

A maioria dos fatores de coagulação e de fibrinólise é sintetizada no fígado. Apesar da importância do fígado para a hemostasia, o sangramento, quando presente, varia de leve a moderado em doenças hepáticas. Em casos de cirrose, hepatite fulminante e doença hepática terminal, o sangramento é abundante, embora a maioria dos animais não apresente sangramento espontâneo. Isso acontece porque os fatores da coagulação costumam ser sintetizados em excesso, sendo necessária uma diminuição significativa de suas concentrações para ocorrer hemorragia. Como em outras coagulopatias, o sangramento pode acontecer somente após a indução por algum traumatismo ou cirurgia. As coagulopatias associadas à doença hepática são acompanhadas também dos sinais clínicos relacionados com a doença primária, como icterícia, ascite, vômitos e alteração nos resultados laboratoriais das enzimas hepáticas e de outros marcadores.

A vitamina K é necessária como cofator para o processo de ativação dos fatores II, VII, IX e X. As necessidades nutricionais diárias são baixas para a maioria das espécies, pois a maior parte da vitamina K provém da reciclagem do metabólito formado após a ativação dos fatores. Dentre as causas de deficiência de vitamina K, destacam-se:

- Diminuição da absorção devido a uma doença gastrointestinal crônica, obstrução do colédoco ou hepatopatias crônicas que prejudiquem a absorção e o armazenamento de vitaminas lipossolúveis
- Terapia prolongada de antibióticos de amplo espectro devido à alteração da microbiota intestinal.

Entretanto, a maioria dos casos de coagulopatias adquiridas com envolvimento dos fatores dependentes de vitamina K é ocasionada pela ingestão de antagonistas dessa vitamina. Esse antagonismo ocorre em animais intoxicados por rodenticidas cumarínicos, como varfarina, bromodialona e brodifacum, ou por compostos indanodiona.

Nas coagulopatias adquiridas, as manifestações clínicas são observadas em animais de qualquer idade, sem preferência sexual ou racial. Como nos demais defeitos de hemostasia secundária, os animais apresentam-se assintomáticos ou com hemorragia apenas nos locais de punção ou após algum traumatismo. Nos casos mais graves são observadas hemorragias espontâneas na forma de hemoperitônio, hemotórax, hemorragias no trato gastrointestinal, epistaxe, hematúria ou hematomas, além de anemia, palidez de mucosas, hipovolemia e sinais neurológicos. Trombocitopenia discreta a moderada pode ocorrer como resultado do consumo de plaquetas por sangramento excessivo.

O veneno das serpentes dos gêneros *Bothrops* e *Crotalus* tem ação coagulante do tipo trombina, transformando o fibrinogênio em fibrina. Associada a esta ação, a capacidade da maioria dos venenos ofídicos de ativar o fator X e a protrombina da cascata de coagulação resulta no consumo de fibrinogênio com a consequente incoagulabilidade sanguínea. Somada à atividade coagulante, o veneno das serpentes do gênero *Bothrops* desempenha atividade vasculotóxica e fibrinolítica, colaborando para a tendência hemorrágica (ver Figura 17.5 B).

O diagnóstico laboratorial das coagulopatias costuma iniciar-se por meio de testes de triagem como o tempo de coagulação ou o tempo de coagulação ativado. Estes testes detectam alterações nas vias intrínseca e comum da cascata, deixando de avaliar apenas a atividade do fator VII.

Os tempos de coagulação não se prolongam até que haja diminuição de, pelo menos, 70% de um dos fatores de coagulação ou redução menor de múltiplos fatores. O encurtamento dos tempos de coagulação não tem significado clínico e não sugere estados de hipercoagulabilidade, resultando, quase sempre, de artefatos técnicos de coleta da amostra.

As hemofilias A e B devem ser consideradas em animais com tempo de tromboplastina parcial ativada prolongado e tempo de protrombina normal, realizados como testes de triagem, após suspeita clínica e histórico familiar. A diferenciação entre as hemofilias A e B ou qualquer outra coagulopatia congênita depende da identificação da deficiência do respectivo fator por meio de métodos específicos. O diagnóstico do antagonismo da vitamina K é feito com base na história e no exame clínicos compatíveis com anormalidades da hemostasia secundária, na avaliação laboratorial e na resposta clínica e laboratorial à terapia com vitamina K_1, que é a sua forma metabolicamente ativa. Os tempos de protrombina, de tromboplastina parcial ativada e de coagulação ou de coagulação ativado estarão prolongados. Resultados semelhantes são esperados nas coagulopatias causadas por hepatopatia, acrescidas das alterações do tempo de trombina e dos exames de avaliação hepática.

Estados de hipercoagulabilidade e trombose

Os estados de hipercoagulabilidade e trombose estão associados a diversas doenças com repercussão no sistema hemostático e são resultantes de estimulação excessiva da coagulação. Quadros como estase sanguínea, inibição da fibrinólise, deficiência de fatores anticoagulantes e lesão endotelial estão envolvidos na origem dessas condições. A perda renal de antitrombina e a alteração do fluxo sanguíneo são responsáveis pela hipercoagulabilidade e pela trombose observadas na síndrome nefrótica e na miocardiopatia, respectivamente. O estado de hipercoagulabilidade que ocorre nos casos de hiperadrenocorticismo costuma ser multifatorial e estar relacionada com aumento na atividade de fatores de coagulação e diminuição da atividade fibrinolítica, levando a maior risco de trombose. Os trombos causam alterações locais por isquemia (como no tromboembolismo pulmonar), ou em múltiplos locais, por alterações sistêmicas.

A CID é um distúrbio hemostático complexo, que implica ativação acelerada de plaquetas, da cascata da coagulação e da plasmina, com o consequente consumo de plaquetas, fatores de coagulação, anticoagulantes endógenos e fatores fibrinolíticos. O resultado desse processo é o quadro hemorrágico e trombótico que caracteriza a CID, que é um evento secundário a várias alterações sistêmicas como inflamações, infecções virais e bacterianas, sepse, traumatismos, choque, hemólise, neoplasias, pancreatite, doenças hepáticas e esplênicas e acidente ofídico, dentre outras.

A manifestação clínica dos estados de hipercoagulabilidade e trombose é ainda menos evidente que a das coagulopatias. Na miocardiopatia dos felinos, o trombo que se forma nas câmaras cardíacas tende a se alojar na artéria ilíaca caudal, próximo à bifurcação para os membros posteriores, resultando em impotência funcional de um ou dos dois membros, falta de pulso, hipotermia e até necrose tecidual. O tromboembolismo pulmonar é uma das manifestações mais comuns nos estados de hipercoagulabilidade e se revela tanto por dispneia quanto por hemoptise, taquipneia e cianose. Como os sinais clínicos dependem da localização do trombo, as manifestações clínicas também incluem desde alterações associadas à falência renal e hepática, a neurológicas.

Além dos sinais da doença primária, o quadro clínico da CID se manifesta com trombose sem hemorragia, sangramento espontâneo sem trombose ou por uma combinação das duas condições, na dependência do evento causador e da velocidade de evolução do quadro.

Os produtos de degradação da fibrina e os D-dímeros são considerados marcadores laboratoriais de trombose. Seus níveis elevam-se em decorrência da ativação dos mecanismos fibrinolíticos na tentativa de dissolução do coágulo de fibrina pelo organismo.

O diagnóstico de CID é realizado com base na suspeita clínica, na constatação de doenças preexistentes, no conhecimento da fisiopatologia desta síndrome e em testes de hemostasia anormais indicativos da doença. O reconhecimento das condições predisponentes descritas anteriormente contribui para a suspeita e o diagnóstico dessa síndrome.

Existem vários critérios propostos para o diagnóstico da CID, porém em todos eles esperam-se alterações hemostáticas que evidenciem a coagulopatia de consumo, como trombocitopenia; prolongamento dos tempos de protrombina, de tromboplastina parcial ativada, ou de ambos; hipofibrinogenemia; aumento dos produtos de degradação da fibrina e/ou dos D-dímeros; e diminuição dos níveis de antitrombina. A trombocitopenia, o prolongamento dos tempos de protrombina e de tromboplastina parcial ativada e a esquizocitose são as alterações laboratoriais mais comuns.

A CID é um processo dinâmico que altera entre estados hemorrágicos por consumo ou hiperfibrinólise ou trombose. O reconhecimento desses estágios é fundamental para a escolha da conduta terapêutica mais adequada.

Seção B

Exames Bioquímicos

Raimundo Souza Lopes

AVALIAÇÃO RENAL

Os rins são responsáveis por algumas ações importantes, como:

- Homeostase do organismo por meio do equilíbrio hídrico, eletrolítico (microelementos e microelementos minerais, como sódio, potássio, cloro, magnésio, cálcio e fósforo) e ácido-básico (determinando acidose ou alcalose metabólica, dependendo da concentração de bicarbonato)
- Excretar produtos do metabolismo (como ureia e creatinina) e substâncias tóxicas (p. ex., antibióticos)
- Produzir hormônios, como a eritropoetina
- Manter a pressão sanguínea pelo sistema renina-angiotensina-aldosterona
- Metabolizar a vitamina D em 1,25-di-hidroxicolecalciferol (vitamina D ativa que regula o processo de absorção e reabsorção óssea)
- Serem órgãos-alvo de hormônios, como paratormônio e hormônio antidiurético.

A formação da urina resulta de três mecanismos: filtração glomerular, reabsorção tubular e secreção tubular. A filtração glomerular baseia-se no tamanho e na carga da substância e é um processo passivo, dependente da pressão sanguínea. É realizada a filtração de moléculas com peso molecular até 68 mil KD, de modo que todos os elementos celulares e proteínas plasmáticas com peso maior ou igual ao da albumina são retidos pelos glomérulos e mantidos na circulação. A filtração é limitada quando a carga da substância é negativa. Aparecem sinais bioquímicos de enfermidade renal simplesmente pela diminuição do aporte sanguíneo aos rins normais.

O filtrado glomerular é um ultrafiltrado do sangue com todos os componentes sanguíneos (com relação a eletrólitos e pequenas moléculas, exceto células e proteínas). A taxa de filtração glomerular normal é de 2,5 mℓ/min/kg ou 150 mℓ/h/kg ou 3.600 mℓ/24 h/kg e a produção de urina varia de acordo com a espécie (Quadro 17.7). A urina é produto de aproximadamente 1% do filtrado glomerular:

A atividade tubular altera os componentes finais para a manutenção da homeostase. A função tubular depende da integridade das estruturas anatômicas e celulares; da velocidade da chegada do filtrado aos túbulos; do estado hormonal do animal e do fluxo sanguíneo renal.

Quadro 17.7	Volume urinário de acordo com a espécie.
Espécie	**Volume urinário diário**
Equino	4 a 6 mℓ/kg ou 3 a 10 ℓ
Bovino	16 a 40 mℓ/kg ou 6 a 20 ℓ
Ovino	9 a 16 mℓ/kg ou 3,5 a 5 ℓ
Caprino	4 a 30 mℓ/kg ou 0,5 a 3 ℓ
Suíno	4 a 28 mℓ/kg ou 0,5 a 2,5 ℓ
Canino	25 a 60 mℓ/kg ou 0,04 a 2 ℓ
Felino	20 a 40 mℓ/kg ou 0,1 a 0,6 ℓ

A eficácia da reabsorção depende do grau em que se apresenta a substância às células do túbulo. Mesmo substâncias com alto limiar de reabsorção, quando presentes em grandes quantidades nos túbulos, inevitavelmente aparecem na urina, pois ultrapassaram a capacidade das células de extraírem essas substâncias do filtrado. O nível da substância no sangue é o fator principal do grau em que ela aparecerá nos túbulos. Dessa maneira, nível sanguíneo alto, com velocidade de filtração glomerular normal, leva à eliminação da substância na urina. Nível sanguíneo alto com velocidade de filtração glomerular diminuída faz com que o filtrado glomerular passe lentamente nos túbulos (ainda que contenha alta concentração), possibilitando a reabsorção total da substância. Isto também se aplica à água. Por esse motivo se obtém urina altamente concentrada quando é baixa a velocidade de filtração glomerular, mesmo na ausência de hormônio antidiurético.

O túbulo proximal reabsorve 60% da maioria das substâncias filtradas. A reabsorção de muitas substâncias ocorre por um processo ativo (cerca de 65%) como: sódio, potássio, fósforo, sulfato, cálcio, aminoácidos, glicose e bicarbonato, além da secreção de H$^+$ (equilíbrio ácido-básico). Água e cloro são reabsorvidos por difusão passiva. A reabsorção tubular é influenciada pelo hormônio antidiurético (reabsorção de água) e pela aldosterona (reabsorção de sódio).

O túbulo proximal é responsável pelo equilíbrio ácido-básico, pela excreção de potássio e pela secreção de íons orgânicos, além de promover excreção de metabólitos endógenos ou toxinas exógenas, como sais biliares, urato, oxalato, creatinina, epinefrina, antibióticos (penicilina, trimetoprima), diuréticos (furosemida) e morfina. O túbulo distal e o coletor excretam íons H$^+$ e potássio. A alça néfrica realiza o transporte ativo de solutos e a conservação de sal e água, o que está relacionado com a concentração da urina. O ramo ascendente espesso da alça néfrica e o túbulo distal promovem a reabsorção de sódio, potássio, cloro, cálcio, e magnésio, são impermeáveis a água (líquido tubular hipotônico) e sofrem influência do hormônio antidiurético. Quando ocorre hipocalcemia há liberação do paratormônio, fazendo com que haja remoção do cálcio ósseo. O efeito também ocorre sobre ossos, intestino e rins, fazendo com que haja maior reabsorção de cálcio. Os receptores para vitamina D presentes no túbulo distal também aumentam sua reabsorção.

💡 Você sabia?

• Acredita-se que o exame de urina foi o primeiro exame de diagnóstico laboratorial. Considerado o pai da medicina, o grego Hipócrates já associava as características da urina a doenças, como sedimentos, sangue e pus. A avaliação de urina pelos médicos sumérios e babilônios foi documentada em placas de argila que datam de 4000 a.C. Culturas hindus tinham o conhecimento de que a urina de alguns pacientes tinha sabor adocicado e atraía formigas. Na Idade Média, surgiu o uroscópio para realizar um exame visual de urina coletada em frascos em forma de bexiga. No século 19, caiu em desuso devido a charlatães interessados em vender "poções milagrosas" para doenças que podiam ser vistas pelo uroscópio. Apesar disso e passado um tempo, o uroscópio voltou a ter credibilidade.

• A segunda metade do século 20 testemunhou a integração de técnicas bioquímicas e espectrofotométricas nos exames de sangue. A determinação de níveis de glicose, colesterol e enzimas específicas tornou-se possível, proporcionando *insights* detalhados sobre o estado de saúde e a função orgânica.

• A virada do século 21 trouxe consigo a revolução genômica. Os exames de sangue evoluíram para incluir testes moleculares que avaliam o material genético, permitindo a detecção precoce de predisposição genética a doenças e orientando tratamentos personalizados.

O hormônio antidiurético atua no ducto coletor, promovendo reabsorção de água e ureia, e a concentração da urina. Esse hormônio é liberado quando há sinal de diminuição da pressão sanguínea, como desidratação (devido a vômito, diarreia, hemorragia), insuficiência cardíaca e vasodilatação sistêmica. Ocorrem reabsorção de sódio, secreção e reabsorção de potássio, secreção de H$^+$ (determina pH final da urina), secreção de HCO$_3^-$ (em resposta a alcalose).

O néfron é a unidade morfofuncional do rim. O número de néfrons por rim é proporcional ao tamanho do animal (fluxo sanguíneo), como demonstrado no Quadro 17.8. Para que haja perda da capacidade funcional renal, é preciso que cerca de 2/3 (70%) do total de néfrons estejam não funcionais.

DOENÇAS DOS TRATOS URINÁRIOS SUPERIOR E INFERIOR

As principais síndromes urológicas e nefrológicas em medicina veterinária são: falência renal aguda e crônica, síndrome nefrótica, lesão tubular renal, retenção urinária, infecção do trato urinário e urolitíases. Os sinais clínicos associados a elas são multivariados: febre, depressão, anorexia, odor da urina, vômitos, diarreias, úlceras na cavidade oral e em todo o sistema gastrointestinal, mucosas pálidas, convulsões, poliúria, polidipsia e hálito urêmico.

Para avaliação da função renal e das alterações urológicas são usados os seguintes testes:

- Urinálise
- Bioquímico: níveis séricos ou plasmáticos de ureia e creatinina
- Dosagem de eletrólitos (Na, K, Ca, P, Cl, HCO$_3^-$)

Quadro 17.8	Quantidade de néfrons por rim de acordo com a espécie.
Espécie	**Néfrons/rim**
Rato	30.000
Gato	190.000
Cão	430.000
Humano	1.000.000
Bovino	4.000.000
Elefante	7.000.000

- Teste de privação de água (ou teste de concentração da urina)
- Teste de excreção do corante ou teste PSP (fenolsulfoftaleína)
- Cistatina C sérica
- Teste de depuração (*clearance*) da creatinina.

TESTES DE FUNÇÃO RENAL E DE ALTERAÇÕES DO TRATO URINÁRIO

Urinálise

A urinálise é composta pelos exames físico, químico e do sedimento. Para a realização do exame são necessários 5 mℓ de urina recém-coletada. Se não for possível, conserva-se em geladeira a 4 a 8°C por no máximo 6 h. Embora seja rotineiramente usada para evitar a proliferação bacteriana nas amostras de urina, a refrigeração também causa aumento da densidade específica e precipitação de cristais amorfos. As amostras refrigeradas devem ser deixadas à temperatura ambiente antes de serem analisadas, fazendo com que alguns cristais amorfos se dissolvam. Substâncias químicas como formol, tolueno e timol são usadas para conservação da urina (são antibacterianos), porém alteram os exames físico e químico.

A coleta é feita por cistocentese com punção da bexiga (inserção de uma agulha na bexiga urinária, aspirando-se a urina via seringa), método mais usado e de menor risco de contaminação da amostra, ou por cateterismo, com o uso de sonda uretral ou por estímulo da micção natural, evitando-se coletar os primeiros jatos devido à contaminação pelo esmegma.

A história clínica resumida do paciente é muito importante, pois uma densidade de 1,015, por exemplo, é normal em um animal saudável, ou sugere perda da capacidade de concentração urinária se esse animal estiver desidratado (ocorrendo perda em vez de reabsorção de água). É necessário saber se o animal apresenta poliúria, oligúria, anúria e/ou disúria e se está sob algum tipo de tratamento (pois o rim elimina substâncias tóxicas na urina, alterando o exame físico e químico).

Exame físico

Volume

Corresponde à quantidade de urina coletada para realização da urinálise, que deve ser de, no mínimo, 5 mℓ. A amostra é homogeneizada e seu volume é medido em proveta graduada. O ideal seria que o volume fosse determinado em 24 h, o que é inviável. A quantidade de urina excretada por dia pelos animais depende da dieta, da ingestão de líquidos, da temperatura ambiente, da umidade relativa do ar, da atividade e do tamanho e peso do animal. É importante saber se o animal apresenta poliúria, oligúria ou anúria.

Poliúria. É o aumento do volume urinário total em 24 h. As principais causas são: doenças renais (razoável lesão tubular, ocorrendo perda da capacidade de reabsorção tubular), hiperemia renal (aumento do fluxo sanguíneo ao glomérulo), diabetes melito (a glicosúria aparece quando a capacidade máxima de reabsorção da glicose se excede, o que aumenta a osmolaridade do filtrado glomerular e arrasta água consigo – diurese osmótica), diabetes insípido (ocorre diminuição dos níveis de hormônio antidiurético, e excreção de grande quantidade de urina de baixa densidade), administração de hormônio adrenocorticotrófico ou corticosteroides, e no hiperadrenocorticismo.

Oligúria. É a diminuição do volume urinário total em 24 h. As principais causas são: doenças renais agudas, isquemia renal, moléstias cardíacas, exercícios, derrames cavitários, desidratação, febre e diminuição da ingestão de líquidos. A obstrução parcial do trato urinário também leva à oligúria.

Anúria. É a ausência do volume urinário em 24 h. Ocorre em estado de choque com diminuição da circulação periférica; cardiopatias com diminuição do débito cardíaco e colapso, originando grande redução na filtração glomerular; e pela reabsorção total pelos túbulos. A obstrução total do trato urinário também causa anúria.

Cor

A cor da urina está diretamente relacionada com o volume urinário produzido. Quanto mais clara a cor, maior o volume ou produção urinária. As variações do amarelo (amarelo-claro ou palha, amarelo-escuro) são consideradas normais, enquanto as cores âmbar (vermelho-escuro), rosa, vermelho, castanho e preto-acastanhado são consideradas alteradas.

Para a maioria dos animais, principalmente carnívoros, a cor normal é amarelo-ouro ou citrino. A urina dos equinos varia entre amarelo-ouro, amarelo-escura ou castanha. Urina de coloração amarelo-clara (palha) indica um problema em sua formação ou estar relacionada com polidipsia.

Urina vermelha sugere hematúria (hemácias na urina), hemoglobinúria (hemoglobina livre na urina) ou mioglobinúria (lesão muscular). A tira reagente apresenta reação de sangue oculto positivo para quaisquer das situações anteriores. O exame do sedimento urinário indica se é hematúria ou hemoglobinúria pela visualização ou não de hemácias. Urina de coloração preta ocorre por oxidação da hemoglobina.

A urina muito escura, cor de refrigerante do tipo cola ou âmbar indica mioglobinúria ou hemoglobinúria devido a intoxicação por samambaia, babesiose etc.

Alguns medicamentos modificam a cor da urina. Cor azulada ou esverdeada é resultante de uso de azul de metileno, um antisséptico urinário; coloração vermelha, de uso de fenotiazina.

Odor

O odor característico da espécie é denominado *sui generis* ou característico. A urina dos herbívoros normalmente apresenta odor aromático; a dos carnívoros, odor aliáceo, sendo a do gato de odor mais forte. As alterações no odor urinário são descritas a seguir.

- Odor amoniacal, decorrente da decomposição bacteriana nas infecções, como nas cistites (inflamação da mucosa de revestimento da bexiga). Também ocorre nas amostras de urina conservadas a temperatura ambiente
- Odor cetônico, decorrente da presença de corpos cetônicos (diabetes melito)
- Odor pútrido ou fétido indica proliferação bacteriana, como nas destruições teciduais
- Odor adocicado, característico de diabetes.

Aspecto

O aspecto da urina deve ser observado por meio de um tubo de ensaio, por sua transparência. O aspecto é límpido, discretamente turvo, turvo, floculento ou sanguinolento.

Para a maioria das espécies o aspecto normal da urina é límpido, com exceção dos equinos, que apresentam urina turva, contendo cristais e muco. Amostras turvas geralmente indicam alterações patológicas e esse aspecto ocorre pela presença de pus, células, muco etc. O aspecto límpido nas amostras de urina de equinos ocorre quando o animal apresenta poliúria.

Densidade

Consiste em uma medida relativa da quantidade de sólidos em solução, retratando a capacidade de reabsorção tubular ou concentração renal. A densidade é determinada pelo refratômetro e não apresenta unidade. A medida é comparativa à água destilada, que, por convenção, tem densidade 1,000 nas condições normais de temperatura e pressão. A densidade normal da urina de animais domésticos é de 1,015 a 1,045, com média de 1,020, variando de espécie para espécie. A densidade do filtrado glomerular encontra-se entre 1,008 e 1,012; e a urina hipostenúrica apresenta densidade menor que 1,008.

A diminuição da densidade urinária tem como causas: aumento de ingestão de líquidos, polidipsia psicogênica, hiperadrenocorticismo, terapia com glicocorticoides, hipercalcemia, hipopotassemia, doenças renais intersticiais e doenças renais com lesão tubular (incapacidade de concentrar a urina), diabetes insípido e ação de diuréticos.

O aumento da densidade urinária tem como causas: doenças renais com diminuição da filtração glomerular e função tubular inalterada, cistite, diabetes melito, baixa ingestão de líquidos, desidratação e febre. As concentrações de proteína e glicose na urina também aumentam a densidade urinária. O Quadro 17.9 apresenta a densidade urinária de acordo com a espécie.

Exame químico

Para a realização da análise química com tira reagente, deve-se mergulhá-la em uma amostra de urina não centrifugada. A tira reagente fica saturada de urina, respeitando-se o intervalo de tempo apropriado das reações para cada quadrante do teste.

pH

É a concentração hidrogeniônica e está relacionada com o tipo de alimentação que o animal recebe. Os carnívoros apresentam urina ácida e os herbívoros, urina alcalina. Bezerros e potros lactentes apresentam urina ácida, graças à ingestão de leite (proteico). Os animais que consomem ração tendem a ficar com o pH mais próximo do neutro.

O pH urinário reflete o pH sanguíneo, mas também sofre alterações durante o processo de formação da urina. Os rins regulam o equilíbrio ácido-básico primariamente por meio da reabsorção de bicarbonato a partir do ultrafiltrado ou da excreção de prótons (H^+) na forma de íons amônia e íons fósforo. Em cães e gatos, o principal tampão é o de fosfato, enquanto em herbívoros é a amônia.

São causas de diminuição do pH:

- Anorexia (produção de corpos cetônicos a partir da gordura)
- Febre
- Acidose metabólica ou respiratória
- Diabetes melito (acidose diabética)
- Insuficiência renal primária
- Diarreia
- Atividade muscular prolongada
- Administração de sais ácidos, como NaCl, CaCl ou fosfato ácido de sódio
- Doenças caquetizantes.

São causas de elevação do pH:

- Infecções do trato urinário causadas por organismos produtores da urease, como *Staphylococcus* e *Proteus*
- Alcalose metabólica ou respiratória
- Vômito.

O Quadro 17.10 apresenta o pH urinário de acordo com cada espécie.

Atenção

- As infecções de trato urinário costumam ser associadas a urina ácida, pois a maioria dos patógenos bacterianos não produz urease
- A urina muito alcalina origina resultado positivo para proteína
- Na urina ácida, os organismos da leptospirose não conseguem sobreviver, originando resultados falso-negativos

Proteínas

A proteinúria sempre é patológica, pois o glomérulo impede que a proteína do sangue seja perdida na urina. A quantidade de proteínas na urina é determinada por meio da fita reagente, que indica:

- Ausente (–)
- 30 mg/dℓ (+): é normal se a densidade estiver normal ou aumentada, caso não sejam encontradas alterações indicando inflamação. Se a densidade urinária estiver baixa, indica proteinúria significativa, indicando inflamação (hematúria e leucocitúria)
- 100 mg/dℓ (++): indica proteinúria patológica
- 500 mg/dℓ (+++): proteinúria patológica que provavelmente indica enfermidade glomerular. A proteinúria patológica é pré-glomerular, glomerular ou pós-glomerular.

Proteinúria patológica pré-glomerular

Proteinúria funcional. Caracterizada por albuminúria suave e transitória causada por exercício extenuante, variações extremas de temperatura, estresse, febre ou convulsões. Não ocorre por lesão glomerular, mas se os sintomas persistirem, o animal desenvolverá glomerulonefrite. Os potros recém-nascidos apresentam albuminúria passageira.

Quadro 17.9 Densidade urinária de acordo com a espécie.

Espécie	Densidade urinária	Média
Equino	1,020 a 1,050	1,035
Bovino	1,025 a 1,045	1,035
Ovino	1,015 a 1,045	1,030
Caprino	1,015 a 1,045	1,030
Suíno	1,010 a 1,030	1,020
Canino	1,015 a 1,045	1,025
Felino	1,020 a 1,040	1,030

A determinação da densidade urinária corresponde a um bom índice da capacidade renal de manutenção do equilíbrio hídrico e do funcionamento do órgão.

Quadro 17.10 pH urinário de acordo com a espécie.

Espécie	pH urinário
Bovino	7,4 a 8,0
Equino	8,0 a 8,5
Canino	6,0 a 7,0
Suíno	Ácido ou alcalino dependendo da alimentação

Proteinúria tubular de sobrecarga.
Caracterizada pela produção excessiva de proteínas plasmáticas de baixo peso molecular, como em hemoglobinemia e mioglobinemia, ou pela presença de fragmentos de imunoglobulinas (proteinúria de Bence Jones). A persistência desse processo ocasiona um problema glomerular. Erliquiose e mieloma múltiplo são exemplos de doenças que causam esse tipo de proteinúria.

Proteinúria patológica glomerular
É a doença renal propriamente dita (perda da capacidade de funcionamento), caracterizada pela presença de albumina, imunoglobulinas e fibrinogênio, indicando alterações patológicas nas barreiras dos capilares que aumentam a permeabilidade e impedem a retenção de proteínas pelo glomérulo. É causada por distúrbios primários, como inflamação ou neoplasia, ou secundários, como deposição de imunocomplexos. Na análise do sedimento urinário encontra-se a proteína precipitada (cilindros). A proteinúria de origem renal é causada por glomerulonefrite.

Proteinúria patológica pós-glomerular
Tem origem tubular ou do trato urinário inferior. Geralmente é uma proteinúria suave causada por inflamação, neoplasia ou traumatismo do sistema urogenital pós-renal (cistite, prostatite, uretrite, descargas vaginais e prepuciais), por defeito na reabsorção tubular de proteínas, ou por leucocitúria e/ou hematúria indicando disfunção glomerular concomitante (pielonefrite, urocistite, uretrite e urolitíase). As proteínas incorporam-se à urina após sua saída dos rins a partir da contaminação por exsudatos inflamatórios, células degeneradas, bactérias, leucócitos, hemácias, muco etc. A proteinúria de origem tubular não causa hipoalbuminemia como a de origem glomerular.

Relação proteína/creatinina urinária
A relação proteína/creatinina urinária avalia a excreção de proteínas corrigida para o grau de concentração urinária. A relação proteinúria (mg/dℓ)/creatinúria (mg/dℓ) inferior a 0,5 é considerada normal; de 0,5 a 1,0, questionável; e maior que 1,0, anormal. Esse resultado ajuda a confirmar proteinúria significativa, sem os demais achados de processo inflamatório. A creatinina é uma substância tóxica eliminada pela função excreção renal e, por isso, deve estar presente em grande quantidade na urina, indicando bom funcionamento renal.

> **Atenção**
>
> A perda de proteínas na urina, principalmente da albumina, é característica das doenças glomerulares, e a determinação de variáveis laboratoriais, como a relação proteína/creatinina urinária, albuminúria e eletroforese das proteínas urinárias, é recomendada para elucidar o diagnóstico.

Glicose
A glicose é reabsorvida ativamente pelos túbulos. Sua concentração no filtrado glomerular é igual à concentração do plasma, e vai se reduzindo ao longo dos túbulos. O limite ou limiar de reabsorção tubular coincide com os níveis sanguíneos normais, de maneira que toda glicose filtrada é reabsorvida ativamente pelos túbulos e as amostras normais não apresentam glicose. A glicosúria deve ser analisada em relação à glicemia, conforme descrito a seguir.

Glicosúria discreta (até 100 mg/dℓ) sem hiperglicemia. Ocorre em doenças renais com comprometimento da porção tubular proximal (responsável pela reabsorção da glicose).

Glicosúria transitória e hiperglicemia transitória. Ocorre devido ao consumo excessivo de glicose, como ao se administrar soro glicofisiológico para o animal. A glicosúria fisiológica ocorre quando a quantidade de glicose no filtrado glomerular ultrapassa a quantidade máxima de transporte para os túbulos renais.

Glicosúria (300 a 500 mg/dℓ) e hiperglicemia (> 180 mg/dℓ). Relacionada com diabetes melito. O animal apresenta deficiência de receptores para insulina ou problema pancreático. A capacidade máxima de reabsorção tubular para glicose se excede, ocorrendo a glicosúria. Com o aumento contínuo da hiperglicemia, há maior perda da glicose, que é osmoticamente ativa (diurética), e aumento da osmolaridade do filtrado glomerular, arrastando água consigo. Ocorrem, então, poliúria e polidipsia compensatória nessa doença. O animal apresenta um quadro de cetose. Ocorre também no hiperadrenocorticismo, nas terapêuticas prolongadas com hormônio adrenocorticotrófico ou corticosteroides, na pancreatite aguda (variável), na doença hepática crônica e, raramente, após estresse significante, especialmente em gatos.

> **Atenção**
>
> Reações falso-negativas ocorrem na urina em temperatura de geladeira e quando há ácido ascórbico na urina de cão.

Corpos cetônicos
Os corpos cetônicos (ácido acetacético, ácido β-hidroxibutírico e acetona) são produtos finais do metabolismo das gorduras. Não aparecem na urina normal porque o limiar de reabsorção tubular coincide com a sua produção fisiológica. A cetonúria ocorre quando o organismo precisa usar o metabolismo das gorduras como fonte alternativa de energia, levando ao aumento de corpos cetônicos no sangue (acetonemia) e, consequentemente, à elevação da taxa de acetona na urina (cetonúria). As reações falso-negativas são associadas a cistite bacteriana, pois a quantidade de ácido acetacético urinário está reduzida. São causas de cetonúria:

- Jejum
- Hepatopatias e diabetes melito
- Cetonemia em vacas-leiteiras
- Cetose em ovelhas prenhes (associada à hipoglicemia)
- Anorexia.

Bilirrubina, sais biliares e urobilinogênio
São testes da urinálise que avaliam a função hepática. Quando em excesso, a bilirrubina, o urobilinogênio e os sais biliares são excretados na urina. O rim canino degrada a hemoglobina em bilirrubina e o limiar renal da bilirrubina é baixo nos cães. A magnitude da bilirrubinúria deve sempre ser interpretada junto com a gravidade específica da urina. É comum o resultado variar de traços até leves reações para bilirrubina no cão macho com urina concentrada (densidade maior do que 1,040). A bilirrubinúria em gatos sempre é patológica. A bilirrubinúria precede a bilirrubinemia em cães, já em gatos isso não ocorre. A bilirrubina é um composto muito instável e oxida para biliverdina se exposta à luz ou mantida a temperatura ambiente. A biliverdina não é mensurada pelos testes comumente realizados. As reações falso-negativas de bilirrubina ocorrem em urinas com ácido ascórbico ou nitrito e quando a urina não for testada a fresco e protegida da luz.

Você sabia?

- Os rins produzem o hormônio eritropoetina, responsável por estimular a produção dos glóbulos vermelhos na medula óssea, que são as células incumbidas por carregar o oxigênio da circulação para os tecidos. Quando o paciente tem doença renal crônica, nas fases intermediárias para avançadas, o nível de eritropoetina cai. Assim, o paciente começa a apresentar sinais de anemia: fadiga, sonolência, mal-estar, falta de concentração e palidez. Além da função de filtragem, os rins desempenham um papel fundamental na manutenção do equilíbrio ácido-base do corpo. Eles ajudam a regular os níveis de pH no sangue, eliminando o excesso de ácido ou base.
- Em caso de perda de um rim, o outro rim remanescente consegue se adaptar para realizar a função renal necessária; portanto, é possível viver somente com um rim.

Quadro 17.11 Avaliação de bilirrubina, urobilinogênio e sais biliares em animais normais e com doença hepática.

Parâmetro	Animal normal	Animal com hepatopatia
Bilirrubina	Ausente ou + (cão com densidade urinária elevada)	+, ++ ou +++
Urobilinogênio	Pequena quantidade	Ausente ou aumentado
Sais biliares	Ausentes	Presentes

O urobilinogênio é formado no intestino, como resultado da ação bacteriana sobre a bilirrubina direta ou conjugada. Uma parte dele é excretada pelas fezes, enquanto a outra é absorvida pela mucosa intestinal e volta ao fígado pelo sistema porta, sendo reexcretado pela bile ou ir para circulação geral. É filtrado pelos glomérulos e muito pouco reabsorvido pelos túbulos, aparecendo normalmente em pequena quantidade na urina dos animais domésticos. O aumento do urobilinogênio costuma ocorrer em doenças hemolíticas e hepatites bacterianas. Já a diminuição do urobilinogênio tende a ocorrer quando há obstrução do colédoco e alterações na microbiota bacteriana intestinal (antibióticos, por exemplo). A ausência de urobilinogênio indica:

- Obstrução dos canalículos biliares (colestase). A bilirrubina direta é reabsorvida, pois com a obstrução dos canalículos biliares não consegue chegar ao intestino para ser transformada em urobilinogênio. O animal apresenta urina escura (bilirrubina sai direto) e fezes claras (acólicas)
- Não transformação da bilirrubina indireta em direta (sugerindo doença hepática). Animal apresenta urina e fezes (acólicas) claras
- As reações falso-negativas ocorrem em urinas com formalina.

O urobilinogênio muito aumentado indica hemólise intensa, com grande quantidade de bilirrubina indireta e direta e, consequentemente, grande quantidade de bilirrubina direta sendo transformada em urobilinogênio. O animal apresenta urina e fezes escurecidas.

A bilirrubina e os sais biliares são formados nos hepatócitos, com o objetivo de formar a bile. Quando ocorre uma lesão hepática, há liberação de bilirrubina direta e sais biliares em maior quantidade, de maneira que é possível observar seu aumento no sangue (mucosas estarão ictéricas) e na urina. Só há bilirrubina indireta na urina quando o rim não funciona adequadamente, pois o rim não deixa passar proteína e a bilirrubina indireta, por estarem ligadas à albumina.

A leptospirose é um exemplo de doença que causa nefropatia e hepatopatia; consequentemente, a bilirrubinúria é de bilirrubina direta e indireta. Na hemólise intravascular, há aumento da bilirrubina indireta. A filtração de grande quantidade de hemoglobina pelo glomérulo pode causar doença renal. O aumento de bilirrubina direta no sangue é visualizado na doença hepática (Quadro 17.11).

Sangue oculto

É chamado dessa maneira por, muitas vezes, não ser suficiente para mudar a cor da urina. Sangue na urina indica inflamação ou hemorragia, enquanto o sangue oculto indica a presença de hemácias, hemoglobina livre ou mioglobina. Para se constatar hematúria, deve haver hemácias no sedimento urinário. Quando há presença de hematúria, também há de hemoglobinúria.

As causas de hematúria são:

- Hemorragia uretral (sangue ao início da micção), devido a uretrites, cálculos, traumatismo da uretra
- Hemorragia vesical (sangue ao fim da micção), devido a litíases, carcinomas, papilomas, cistite
- Hemorragia no ureter, devido a migração de cálculos, ruptura
- Hemorragia renal, devido a glomerulonefrite, tuberculose renal, neoplasia renal, intoxicação, parasito (*Dioctophyme renale* em cães e *Stephanurus dentatus* em suínos).

As reações falso-positivas são causadas por: contaminantes oxidantes, peroxidase microbiana (em infecções do trato urinário), contaminação com secreções estrais. As reações falso-negativas, por sua vez, são provocadas por gravidade específica aumentada, formalina e nitritos. Se não houver hemácias no sedimento urinário, deve-se diferenciar hemoglobinúria de mioglobinúria.

A hemoglobinúria costuma ocorrer devido a hemólise intravascular (como babesiose, anaplasmose), transfusão incompatível, substâncias ou plantas tóxicas, leptospirose e toxinas bacterianas (*Clostridium haemolyticum*). A urina pode ser cor de refrigerante do tipo cola em função da grande quantidade de hemoglobina, que lesiona os glomérulos com risco de ocasionar glomerulonefrite. Existe um teste específico para diferenciar hemoglobinúria ou mioglobinúria.

Exame do sedimento urinário

O exame microscópico do sedimento urinário deve ser realizado em todas as urinálises, mesmo que não se detectem anormalidades nas fitas reagentes. Os estudos indicam que até 16% das amostras de urina com resultados não evidentes após os testes com fitas reagentes apresentam achados microscópicos positivos, principalmente piúria e bacteriúria. Os resultados de outra pesquisa reforçam a recomendação do exame microscópico de rotina e cultura da urina de cães com hiperadrenocorticismo e diabetes melito, uma vez que os sinais clínicos de cistite bacteriana não costumam estar presentes (aproximadamente 95% dos casos) e bacteriúria e piúria não são observadas (cerca de 19% dos casos).

A avaliação microscópica da amostra de urina fornece informações relacionadas com os elementos formados na urina e com materiais insolúveis acumulados na urina, como eritrócitos, leucócitos, células epiteliais (Figura 17.6), cristais, cilindros e organismos. Quando mantidos a temperatura ambiente, células e cilindros começam a lisar em até 2 h da coleta da urina. Quando refrigerados, os cristais amorfos precipitam da amostra de urina. Os achados do sedimento são descritos a seguir.

Células epiteliais

As células epiteliais são grandes em relação a outros constituintes do sedimento urinário, mas o seu tamanho varia de acordo

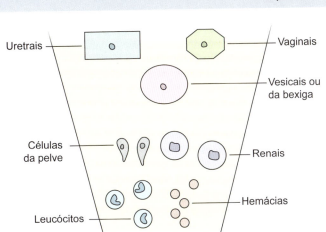

Figura 17.6 Diferenciação das células pela técnica do funil.

com a sua origem. As menores células epiteliais originam-se nos rins, nos ureteres, na vesícula urinária e na uretra proximal. As células epiteliais maiores originam-se na uretra distal, na vagina e no prepúcio.

Células vaginais e uretrais

Células epiteliais descamativas. São as mais comuns em amostras cateterizadas e eliminadas espontaneamente em decorrência da contaminação vaginal ou uretral. São células grandes e irregulares, com núcleo pequeno, que tendem a se dobrar. As vaginais apresentam formato poliédrico e as uretrais, meio retangular. Aparecem isoladamente ou em grupos. É normal encontrar até quatro por campo. Estão em grande quantidade no caso de uretrite.

Células epiteliais transicionais. Delineiam o trato urinário desde a pelve renal até a uretra. O tamanho e o formato das células epiteliais transicionais variam, mas elas são menores do que as descamativas e maiores do que as epiteliais renais. A hiperplasia de células de transição é facilmente estimulada por inflamação, por exemplo, secundária a infecção, irritação e ciclofosfamida. O normal é encontrar menos de duas células por campo de grande aumento (40×). Elas são descritas pelo seu formato: arredondado, oval, fusiforme ou caudado.

- Células vesicais: são maiores do que as renais e têm formato oval, estão em grande quantidade nas cistites
- Células da pelve renal: são pequenas, caudadas e têm formato oval
- Células da próstata: são raras e de difícil identificação. São menores que as células renais e maiores que os leucócitos. Aparecem em grupos ou aglomerados celulares.

Células renais (células epiteliais tubulares renais). São cuboides no rim, mas ficam arredondadas assim que liberadas da membrana basal tubular. São quase perfeitamente arredondadas, pequenas (um pouco maiores do que os leucócitos) e contêm um único núcleo grande não centralizado. Estão em grande quantidade na doença renal.

Células epiteliais transicionais neoplásicas. São células grandes e arredondadas, com núcleo não centralizado ou multilobulado. Estão aglomeradas. É extremamente difícil distinguir células transicionais neoplásicas das epiteliais reativas (decorrentes de inflamação).

Na urina de um animal saudável há uma pequena quantidade de células epiteliais de descamação. As células ajudam a localizar a região acometida. Grande quantidade de células epiteliais de descamação, juntamente a outros achados, sugere inflamação (p. ex., cistite) ou neoplasia (caso haja sinais de malignidade, como figuras de mitose, células multinucleadas etc.).

Citocentrífuga e corante são usados para observar melhor algumas características celulares e identificar neoplasias em casos de hematúria persistente, estrangúria e prostatite.

Hemácias

É normal encontrar de uma a duas hemácias por campo em um aumento de 400 vezes. O aumento na quantidade indica hemorragia associada a: patologia renal (doença tubulo-intersticial ou glomerular), urolitíase, trombose da veia renal, displasia vascular ou traumatismo. Um cilindro de hemácias sugere doença intrarrenal, doença de trato urinário inferior (infecção aguda e crônica, urolitíase, neoplasia, cistite hemorrágica) ou contaminação iatrogênica do sistema genital (coleta de urina mediante cistocentese percutânea). Outros exemplos são: nefrite, nefrose, parasitos urinários e trombocitopenia.

Urina muito alcalina ou ácida contribui para lise das hemácias. A hemorragia de origem glomerular é caracterizada por hemácias dismórficas com variações no tamanho e na forma de 70% das hemácias. Na hemorragia não glomerular, as hemácias são isomórficas, com superfície e tamanhos regulares. Hemácias crenadas são observadas tanto na hematúria glomerular quanto não glomerular.

Leucócitos

Normalmente são vistos de um a dois leucócitos por campo em um aumento de 400 vezes. Uma leucocitúria acentuada indica processo inflamatório. Maior quantidade de leucócitos está associada a: doença renal (pielonefrite, são encontrados cilindros de leucócitos, urolitíase), doença do trato urinário inferior (cistite aguda e crônica, urolitíase, neoplasia) e contaminação do sistema genital (coleta de urina mediante cistocentese percutânea).

Na urina diluída ou hipotônica, os neutrófilos aumentam de tamanho. O número total de leucócitos é contado e relatado por campo de grande aumento. São causas de leucocitúria:

- Inflamações renais, como nefrite, glomerulonefrite e pielonefrite
- Inflamações do trato urinário baixo, como uretrite e cistite
- Inflamações do trato genital, como vaginite, prostatite e metrite.

Cilindros urinários

Os cilindros são constituídos por matriz proteica e têm formato cilindroide, pois acompanham o formato do túbulo renal. Geralmente se formam em pH ácido, onde ocorre a condensação da proteína. Por isso, é difícil encontrá-los em ruminantes e equinos, o que não exclui a possibilidade de degeneração tubular. A cilindrúria ocorre em casos muito graves quando há mudança metabólica (acidose metabólica).

No caso de uma inflamação, células inflamatórias, muco e proteínas vão se depositando na parede dos túbulos renais, formando um cilindro urinário que, dependendo da sua composição, tem a possibilidade de romper a parede tubular. Um cilindro hialino, por exemplo, não ocasiona o rompimento do túbulo. Já um cilindro granuloso sempre causa destruição tubular. O cilindro hemático é patognomônico de hemorragia renal. Os cilindros urinários indicam graus variáveis de alteração renal, que são por irritação, inflamação e degeneração. É comum encontrar dois cilindros hialinos e um granular por campo em urina concentrada.

Os cilindros têm formato cilíndrico, lados paralelos e o mesmo diâmetro ao longo de seu comprimento. Costumam ser mais compridos do que longos e suas extremidades são arredondadas ou fechadas, sendo estruturas moldadas nesse formato dentro do lúmen tubular renal. Em geral, são formados no túbulo contornado distal do néfron, mas há possibilidade de se formar também na alça néfrica ou no ducto coletor. Os tipos de cilindros são caracterizados no Quadro 17.12 e a seguir.

Tipos de cilindros

Hialinos. Não apresentam coloração, são homogêneos, semitransparentes e têm extremidades tipicamente arredondadas. São formados por mucoproteínas e não contêm células. São decorrentes de processo irritativo renal, febre (aumento do catabolismo proteico), exercício físico intenso e prolongado, e distúrbios circulatórios. Cilindro hialino em pequena quantidade é normal, devido à alta ingestão proteica ou ao aumento da pressão de filtração.

Granulosos. São cilindros hialinos contendo grânulos os quais se originam principalmente da desintegração de células epiteliais dos túbulos. São grosseiros ou finos. Os cilindros granulosos grosseiros apresentam grânulos maiores e mais escuros (castanho-enegrecido), são mais curtos e irregulares no contorno. Já os granulosos finos apresentam grânulos acinzentados ou amarelo-pálidos, e grânulos menores. Os cilindros granulosos, em geral, indicam distúrbio tubulointersticial ou proteinúria de origem glomerular. Estão presentes na doença renal aguda e diminuem em quantidade nas crônicas. A presença de cilindro granuloso nunca deve ser considerada normal.

Gordurosos. São cilindros granulares grosseiros, contendo gotas de gordura. Essas gotas são altamente refratárias e acumulam-se nos cilindros como resultado de degeneração celular lipídica. Esses cilindros ocorrem na doença tubular degenerativa, na intoxicação por fósforo ou arsênico, e no diabetes melito.

Epiteliais. São cilindros hialinos com várias células epiteliais renais. Resultam da descamação das células tubulares que não se desintegram, o que ocorre em qualquer doença que produz lesão (degeneração) ao epitélio tubular. É difícil distingui-los dos cilindros leucocitários.

Céreos. São mais longos do que os hialinos e parecem mais sólidos. Os cilindros céreos apresentam extremidades quebradiças, com cantos em ângulo reto e são fáceis de visualizar microscopicamente. São formados nos ductos coletores quando o fluxo da urina está reduzido. São necessários tempo considerável e estase intrarrenal para que a degeneração resulte na formação de cilindros céreos. Indicam processo renal grave e crônico.

Hemáticos. São cilindros hialinos que contêm eritrócitos. Formam-se quando os eritrócitos se agregam dentro do lúmen tubular. Esses cilindros são raros em cães e gatos e sua presença indica sangramento intrarrenal. Cães e gatos com glomerulonefrite excretam cilindros hemáticos ocasionalmente.

Leucocitários. Contêm leucócitos e são indicativos de um processo supurativo renal.

Espermatozoides

São comuns em cães machos. Em outras espécies, indicam problemas reprodutivos.

Muco

Aparece na urina como filamentos proteicos apenas na fase inicial da inflamação. Por isso, é muito rara a observação de muco na urina de animais, pois no começo do processo inflamatório o animal dificilmente demonstra sinais suficientes para o tutor levá-lo ao veterinário.

O muco origina-se na superfície das mucosas, em pequena quantidade. Grande quantidade de muco sugere irritação. Aparece com maior frequência na inflamação das vias urinárias inferiores. Em equinos, é normal que apareçam em grande quantidade na urina.

Bactérias

Uma pequena quantidade de bactérias é normal em urinas coletadas por cateterismo ou micção natural, dado o acúmulo no prepúcio ou na uretra após a micção. Por isso, os primeiros jatos são desprezados na coleta de urina por micção natural. A urina de um animal saudável coletada por cistocentese deve ser negativa para bactérias. Quando não acompanhada por número aumentado de leucócitos, a bacteriúria sugere contaminação bacteriana.

Bacteriúria intensa ocorre em processos inflamatórios no trato urinário baixo e a inflamação tende a ascender (pós-renais), sendo realizados cultura da urina e antibiograma. Exemplos: uretrite, vaginite, ureterite etc. As bactérias são pequenas e aprecem como bastonetes (alongadas) ou cocos (cadeias ou cachos).

Cristalúria

Os cristais são produtos finais da alimentação (elementos resultantes da precipitação de sais minerais dissolvidos na urina) e, por isso, dependem do pH urinário para serem formados. Apresentam-se em diversos formatos, e em diferentes fases de desenvolvimento. Os cristais constituem um achado normal, mas em grande quantidade indicam urolitíase (cálculo). Pode ocorrer de o animal ter cálculo e não ter cristais, e vice-versa. Equinos apresentam cristalúria em grande quantidade. Alguns cristais são encontrados somente em certos estados patológicos, mas a cristalúria quase nunca tem significância clínica. Sob certas condições de baixa diurese, com eliminação de urina muito concentrada, mesmo os cristais normais provenientes da alimentação formam cálculos na presença de outros fatores predisponentes, como pequenas lesões epiteliais.

O animal que apresenta cálculo costuma exibir, inicialmente, lesão inflamatória e, posteriormente, desidratação. Os cristais depositam-se na lesão e formam o cálculo.

O cálculo de estruvita (composto por cálcio, fósforo e magnésio) no cão quase sempre é formado por alterações urinárias que acontecem com tipos específicos de infecção da bexiga, quase sempre uma infecção estafilocócica, mas ocasionalmente uma infecção por *Proteus*. O cálculo de estruvita ocorre em pH alcalino e o cálculo de oxalato de cálcio, em pH ácido.

Quadro 17.12 Tipos de cilindros, composição e interpretação.		
Tipo de cilindro	**Composição**	**Interpretação**
Hialino	Mucoproteínas	Proteinúria
Hemático	Muco + hemácias	Hemorragia
Leucocitário	Muco + leucócitos	Inflamação
Epitelial	Muco + restos celulares	Inflamação
Granuloso	Muco + estruturas	Degeneração tubular
Céreo	Muco + estruturas	Degeneração tubular avançada

Cristais de oxalato de cálcio. São fisiológicos, porém levam à formação de cálculos. São encontrados em urina ácida, neutra ou alcalina.

Cristais de ácido úrico. Indicam doença hepática e são fisiológicos em Dálmata e Buldogue-Inglês, formando cálculos. São encontrados em urina ácida e aparecem como placas rombas, rosetas e prisma, ovais com extremidades pontiagudas.

Cristais de ácido hipúrico. Ocorrem em urina ácida, neutra ou levemente alcalina, com formato de prismas, placas ou agulhas. Estão frequentemente aglomerados.

Cristais de urato amorfo. São cristais de ácido úrico sem formato definido; podem formar cálculos. São encontrados em urina ácida e aparecem amarelados, como grânulos no sedimento urinário, parecendo areia.

Cristais de fosfato triplo, estruvita ou fosfato amoníaco magnesiano. São fisiológicos, porém levam à formação de cálculos. Ocorrem em urina ligeiramente ácida, neutra ou alcalina, em formato de prismas com extremidades oblíquas, comumente referidos como tampa de caixão. Em felinos, indicam doença do trato urinário inferior.

Cristais de carbonato de cálcio. São fisiológicos em herbívoros, porém causam obstrução em cabras. Ocorrem em urinas alcalinas, são esféricos, com formato de halteres ou ovais, podendo ser visualizados em massa.

Cristais de fosfato amorfo. São fisiológicos e aparecem quando o animal apresenta hematúria e/ou hemoglobinúria.

Cristais de bilirrubina. Ocorrem em urina ácida, sendo de coloração amarela, vermelho-rubi ou castanho-enegrecida. Parecem agulhas.

Cristais de biurato de amônio. Indicam doença hepática grave e *shunt* portossistêmico. São amarelados, em formato de roldana de agulhas, e ocorrem em urina ácida ou neutra.

Cristais de aminoácidos (leucina, tirosina, cistina). Os cristais de leucina e tirosina aparecem em lesões hepáticas graves e em intoxicação por fósforo, tetracloreto de carbono ou clorofórmio. Os cristais de cistina indicam distúrbio no metabolismo proteico e contribuem para formação de cálculos.

- Leucina: aparecem em urina ácida, de coloração amarelada ou amarronzada e são altamente refringentes. Lembram gotas de gordura, mas apresentam estrias radiais e concêntricas
- Tirosina: aparecem em urina ácida. São incolores e aparecem como agulhas delgadas agrupadas em feixes que cruzam vários ângulos, parecendo enegrecidos na parte central
- Cistina: aparecem em urina ácida, são incolores e refringentes. Aparecem como placas hexagonais ou prismas quadriláteros.

Cristais de colesterol. Indicam degeneração renal ou hepática. O Quadro 17.13 apresenta os tipos de cristais de acordo com o pH urinário.

Ovos e parasitos

Encontram-se ovos de *Stephanurus* sp. na urina de suínos e de *Dioctophyme renale* na urina de cães. Larvas de *Dirofilaria*

immitis aparecem na urina de cães ou de *Capillaria* spp., na urina de cães e gatos.

Hifas de fungos

Elas aparecem em tamanhos variados e são ovais, arredondadas ou em germinação. Em geral, são contaminantes da amostra de urina. A infecção fúngica do trato urinário quase nunca ocorre em cães e gatos, mas é observada na urina de cães diabéticos.

Principais achados da urinálise

O Quadro 17.14 apresenta os principais achados da urinálise de acordo com a condição clínica do paciente.

No processo crônico, o rim já perdeu a capacidade de concentrar a urina, e o aumento da diluição da urina resulta em proteinúria baixa ou ausente e pequena quantidade de sedimentos. Vale lembrar que a diferenciação da doença em aguda ou crônica (Quadro 17.15) não está relacionada com a gravidade do processo.

A urinálise é um importante exame de auxílio ao diagnóstico, prognóstico e acompanhamento terapêutico não só de doenças

Quadro 17.14 Principais achados da urinálise de acordo com a condição clínica do paciente.

Quadro clínico	Achados da urinálise
Doença renal	Proteinúria, cilindrúria, leucocitúria, hematúria e alteração da densidade
Estágio final da doença renal	Poliúria, baixa densidade e pH diminuído
Cistite	Proteinúria, leucocitúria, bacteriúria, sangue oculto e células vesicais
Pielonefrite	Urina de aspecto turvo e odor fétido, proteinúria, células epiteliais, cilindros e bacteriúria
Glomerulonefrite	Proteinúria, cilindros hemáticos no sedimento urinário (lesão exclusivamente renal) e hemácias dismórficas (acantócitos)
Neoplasia	Células com características neoplásicas e hematúria
Doença hepática	Bilirrubinúria, alteração do urobilinogênio e cristais de bilirrubina
Hemólise intravascular	Hemoglobinúria e aumento do urobilinogênio
Diabetes melito	Glicosúria, cetonúria e poliúria
Diabetes insípido	Poliúria e diminuição da densidade
Piometra	Poliúria
Acidose	pH diminuído ($< 7,0$)
Alcalose	pH aumentado ($> 7,5$)

Quadro 17.13 Tipos de cristais de acordo com o pH urinário.

pH alcalino	pH ácido
Fosfato triplo	Urato amorfo
Fosfato amorfo	Oxalato de cálcio
Carbonato de cálcio	Ácido hipúrico
Urato de amônio	Cistina

Quadro 17.15 Diferenciação da doença renal.

Aguda	Crônica
Densidade normal ou diminuída	Densidade diminuída
Proteinúria moderada a alta	Proteinúria baixa ou ausente
Sedimento rico (hemácias, leucócitos, células, cilindros)	Sedimento pobre (leucócitos)

722 Semiologia Veterinária ◆ A Arte do Diagnóstico

que acometem o sistema urinário, mas também do organismo como um todo, detectando anormalidades de outros órgãos e sistemas ou, ao menos, indicando a causa provável.

Por mais que estudos recentes levantem outras possibilidades de avaliação das funções fisiológicas e alterações patológicas do organismo, os métodos tradicionais, como a urinálise, ainda são os mais realizados e economicamente viáveis, fornecendo resultados confiáveis e de grande valor diagnóstico.

Exames bioquímicos para avaliação renal

Ureia (BUN)

Principal produto final do catabolismo proteico e uma das substâncias mais difusíveis do organismo, a ureia (ou nitrogênio ureico do sangue (BUN, do inglês *blood urea nitrogen*) é formada no fígado e encontrada em todos os líquidos corpóreos. É filtrada pelos glomérulos, sendo uma parte reabsorvida pelos túbulos (de 25 a 40%). Quando o fluxo sanguíneo renal diminui (p. ex., por desidratação, obstrução), ocorre retenção de ureia, elevando seus níveis séricos ou plasmáticos (em média 70%). Nas doenças renais com diminuição da filtração glomerular, há aumento da ureia sérica. Grande quantidade de ureia na medula interna do túbulo coletor faz com que a urina fique concentrada. Quando aumenta a taxa de filtração glomerular, a quantidade de ureia reabsorvida (em média 40%) diminui. A quantidade de ureia absorvida é inversamente proporcional à taxa de fluxo urinário pelos túbulos.

A diminuição da ureia indica doença hepática, pois se o fígado não funcionar normalmente, a arginina não é transformada em ureia. Nesse caso, o nível de amônia está aumentado, já que esta é posteriormente transformada em arginina.

Quando há dificuldade do fluxo sanguíneo, ocorre mal funcionamento renal e, consequentemente, não há excreção da ureia. O aumento da ureia no sangue tem as seguintes causas:

- Extrarrenais
  - Aumento da ingestão proteica
  - Hemorragia do trato gastrointestinal (o organismo aproveita como fonte proteica o sangue presente no intestino). Nessas situações, o aumento é discreto
- Pré-renais
  - Hipotensão e choque
  - Insuficiência cardíaca
  - Desidratação
- Renais: quando pelo menos 3/4 (ou 75%) dos néfrons de ambos os rins não funcionam, o que diminui a filtração glomerular. A concentração de ureia nesses casos varia de 250 a 400 mg/dℓ
- Pós-renais: ruptura ou obstrução das vias urinárias. Ocorre refluxo urinário (lesionando os rins), prejudicando o funcionamento renal e também a excreção de ureia.

Creatinina

É uma substância nitrogenada não proteica produzida durante o metabolismo muscular. A creatinina sérica origina-se do músculo e sua concentração sérica é influenciada pela massa muscular e por doenças musculares. É distribuída por todo o líquido orgânico e sua velocidade de difusão é mais lenta. Diferenças nas concentrações séricas e de fluido abdominal são úteis para o diagnóstico de ruptura vesical.

Diurese e diálise apresentam menor efeito sobre a diminuição da concentração sérica de creatinina quando comparada à ureia. É excretada pela filtração glomerular, não sendo reabsorvida pelos túbulos e, em alta concentração, é tóxica para as células, devendo ser excretada pela urina.

Como sua produção é relativamente constante e não é influenciada pela dieta (quantidade de proteína consumida, como ocorre com a ureia), a creatinina é considerada um bom índice de filtração glomerular (medida de filtração glomerular mais usada na clínica), pois não tem causas de aumento extrarrenais significantes e não é reabsorvida pelos túbulos, sendo totalmente eliminada.

Seu valor normal está entre 1 e 2 mg/dℓ. O aumento dos níveis séricos de creatinina reflete diminuição da filtração glomerular por doenças renais ou por alterações do fluxo sanguíneo renal.

As causas do aumento da creatinina sanguínea são semelhantes às do aumento da ureia.

- Pré-renais: diminuição do fluxo sanguíneo
- Renais: diminuição da filtração glomerular
- Pós-renais: ruptura ou obstrução urinária.

O rastreamento de nefropatias de importância clínica é feito de maneira simples e pouco dispendiosa, por meio de dosagem da creatinina sérica.

Dosagem da cistatina C sérica

A cistatina C é uma proteína de peso molecular de 13 mil dáltons, produzida em ritmo constante e eliminada do plasma por filtração glomerular. É produzida por todas as células nucleadas e liberada durante a fagocitose e inflamação. Uma de suas funções é controlar a inflamação pela inibição das proteases lisossomais. Ademais, é um marcador precoce e sensível da nefropatia extremamente útil na fase inicial das doenças renais (sem proteinúria importante). A determinação da cistatina C também leva ao tratamento precoce e reduzir o risco de eventos cardiovasculares adversos em pacientes com doença renal moderada e na fase inicial. Cumpre muitos critérios do marcador ideal da taxa de filtração glomerular, porque é filtrada pelo glomérulo sem qualquer secreção tubular. Os valores de referência em cães são de 0,49 a 1,81 mg/ℓ (média = 1,144 ± desvio-padrão = 0,231).

Teste de depuração (clearance) da creatinina

Torna possível detectar uma diminuição de aproximadamente 20% da função renal. Coleta da urina em 24 h ou 20 min.

Clearance de creatinina = [creatinina urinária (mg/dℓ) × volume urinário (mℓ/min) ÷ creatinina sérica (mg/dℓ)] ÷ peso corporal (kg)

- *Clearance* endógeno da creatinina. Valor normal: 3,64 ± 0,10 mℓ/min/kg
- *Clearance* exógeno da creatinina. Valor normal: 2,66 ± 0,14 mℓ/min/kg.

Eletrólitos na doença renal

Os níveis de ureia e creatinina já indicam se o animal apresenta doença renal. A mensuração dos eletrólitos serve para avaliar o paciente renal e evidencia os sinais de funcionamento renal.

Sódio (Na) | Hiponatremia. Na nefropatia crônica, há perda de sódio na urina, o que leva à hiponatremia e a maior perda hídrica. O animal apresenta poliúria. Quando o animal apresenta oligúria, o sódio fica retido.

Cloreto sérico (Cl⁻) | Hipocloremia. Na nefropatia crônica, há perda de cloreto na urina (segue o sódio).

Potássio (K⁺) | Hiperpotassemia. O potássio é reabsorvido ativamente no túbulo proximal e depois é ativamente secretado no distal. A quantidade de potássio excretado depende da sua ingestão.

Se um paciente com enfermidade renal (nefropata) torna-se oligúrico ou anúrico, o potássio é retido, com perda da função excretora renal, que ocasiona retenção de potássio e, consequentemente, hiperpotassemia com risco de colapso cardíaco. Se o fluxo se mantiver, o potássio sérico ou plasmático permanece normal.

Cálcio (Ca⁺) | Hipocalcemia. Na nefropatia aguda não ocorre alteração no nível de cálcio sanguíneo. No entanto, na nefropatia crônica, o rim perde a capacidade de manter o cálcio no organismo (por diminuição da reabsorção tubular) levando a uma hipocalcemia. Há estímulo para a secreção de paratormônio pelas paratireoides, que retira cálcio dos ossos para manter os níveis sanguíneos.

Fósforo ou fosfato sérico (P) | Hiperfosfatemia. É secretado pelos túbulos. Na nefropatia crônica, há aumento sérico (hiperfosfatemia), pois os túbulos perdem a capacidade de eliminá-lo e ocorre retenção do fósforo.

A hiperfosfatemia e a hipocalcemia provocam a mobilização do cálcio ósseo, o que leva a um quadro de hiperparatireoidismo secundário renal (tireoide provoca retirada de cálcio dos ossos). A doença renal geralmente está associada à fragilidade óssea. Em um animal saudável, a relação cálcio: fósforo é de 2:1, e na nefropatia crônica ocorre a inversão desses valores.

pH sanguíneo. Acidose metabólica é um achado consistente em pacientes com insuficiência renal, ocorrendo por diminuição da excreção de H⁺ e outros produtos ácidos, o que é agravado pela incapacidade de retenção de HCO_3^-. O pH mantém-se normal quando os mecanismos compensatórios conseguem neutralizar essa sobrecarga ácida.

Bicarbonato | Déficit de HCO_3^-. Os rins atuam no sentido de conservá-lo no organismo, pois é o principal tampão do sangue, chamado "reserva alcalina". Na nefropatia crônica, os rins perdem a capacidade de conservar o bicarbonato (pH sanguíneo < 7,0), resultando em acidose metabólica e reduzida capacidade de liberar H⁺.

Teste da privação de água ou da concentração urinária

Esse teste avalia a função do túbulo coletor, o qual é responsável pela manutenção da densidade e do equilíbrio hídrico, e da alça néfrica, onde atua a bomba de sódio e potássio.

- Densidade > 1,025 após 24 h de privação de água: normal
- Densidade < 1,025 após 24 h de privação de água
  - Rins incapazes de concentrar a urina (doença renal)
  - Deficiência de hormônio antidiurético (diabetes insípido).

O néfron do gato é maior do que o do cão, por isso, demora mais a perder a capacidade de concentrar a urina. O animal perde a capacidade de concentrar a urina (poliúria), de excretar substâncias tóxicas (azotemia/uremia) e, posteriormente, apresenta oligúria ou anúria (nada passa pelo glomérulo).

Princípio

A desidratação leva a um aumento da osmolalidade da urina, estimulando o hormônio antidiurético no epitélio dos túbulos coletores, onde há reabsorção de água e concentração da urina (aumentando a densidade urinária).

Indicações

- Polidipsia ou poliúria em animais sem azotemia, evidência clínica de desidratação e evidência bioquímica de doença
- Densidade urinária em repetidas amostras aleatórias de urina na faixa hipostenúrica ou isostenúrica.

Contraindicações

- Animal que apresente azotemia ou uremia
- Desidratação
- Paciente gravemente debilitado
- Evidências de outras doenças metabólicas que possam causar poliúria e polidipsia.

Doença renal

Lesões morfológicas renais de qualquer grau ou gravidade ou de qualquer anormalidade relacionada com a função renal constituem doenças renais. Por causa da extensa reserva da capacidade funcional, ocorre doença renal significativa mesmo na ausência de sinais clínicos ou anormalidades laboratoriais que a indiquem. Sinais de doença renal, como proteinúria e cilindros urinários, não estão acompanhados por evidência clínica de perda da função renal. Devido à inter-relação das várias partes do néfron, a doença do glomérulo geralmente resulta em doença tubular e vice-versa.

Azotemia e uremia

Azotemia

Excesso de ureia ou outros componentes nitrogenados no sangue, sendo a causa da azotemia (Quadro 17.16) pré-renal, renal ou pós-renal. O diagnóstico é obtido a partir de:

- Achado apenas laboratorial
- Aumento de ureia e creatinina
- Redução da taxa de filtração glomerular.

Azotemia pré-renal

- Acúmulo de metabólitos na urina (ureia ↑ e creatinina N) decorrente de dieta com excesso de proteínas, gastrenterite hemorrágica (p. ex., intoxicação por anti-inflamatórios; sangue na cavidade intestinal é alta fonte de proteínas, aumentando a proteína circulatória) ou aumento do catabolismo proteico em situações como febre e estresse
- Redução da taxa de filtração glomerular (ureia ↑ e creatinina ↑) por desidratação, edema, choque, hemorragia ou insuficiência cardíaca (hipovolemia). Nesses casos, o

Quadro 17.16 Classificação da azotemia com base nos níveis séricos de creatinina.

Creatinina sérica	Classificação
< 1,6 mg/dℓ	Não azotêmico
1,6 a 2,8 mg/dℓ	Azotemia renal leve
2,9 a 5 mg/dℓ	Azotemia renal moderada
> 5 mg/dℓ	Azotemia renal grave

rim está funcionando e é estimulado a concentrar a urina (taxa de fluxo tubular baixa, ocorrendo maior reabsorção de ureia), com aumento concomitante de creatinina. Tratando-se a causa, resolve-se a azotemia

- Doenças que causam azotemia pré-renal podem comprometem secundariamente os rins, levando a azotemia renal. Animais com azotemia pré-renal apresentam densidade urinária maior do que 1,030.

Azotemia renal

Ocorre quando aproximadamente 3/4 dos néfrons não funcionam e há redução da taxa de filtração glomerular (ureia ↑ e creatinina ↑). A ureia é um indicador sensível de doença renal quando a massa funcional renal é reduzida até o ponto de azotemia. A concentração de ureia sanguínea dobra quando a massa funcional se reduz à metade.

A azotemia progride simultaneamente às anormalidades de concentração urinária. Embora o animal apresente azotemia como consequência da diminuição da taxa de filtração glomerular e haja estímulo máximo para a concentração de urina, os rins não são capazes de concentrar a urina (com exceção dos felinos). Certo grau de capacidade de concentração urinária ainda persiste apesar da azotemia e da diminuição da taxa de filtração glomerular. Animais com início de insuficiência renal apresentam discreta azotemia e hipostenúria na urinálise.

Ureia e creatinina normais não descartam insuficiência renal. Na fase transitória, cães perdem primeiro a capacidade de concentração da urina e depois de excreção. A densidade urinária ao início do problema renal é um diagnóstico mais valioso do que a ureia e a creatinina.

A azotemia renal significativa ocorre por insuficiência renal aguda, com lesão ativa, descamação de células, e cilindrúria mascarando hipostenúria e isostenúria. A doença renal crônica não apresenta cilindrúria, mas apresenta isostenúria e azotemia mais significativa. A azotemia pré-renal e renal costumam coexistir. São exemplos de doenças que causam azotemia renal: glomerulonefrite, nefrite e nefrose.

Azotemia pós-renal

As alterações físicas ou exames radiográficos e ultrassonográficos são suficientes para diagnosticar azotemia pós-renal, cujos sinais clínicos incluem oligúria e anúria.

A densidade urinária é variável, ocorrendo incapacidade de concentrar a urina ou não.

A concentração sanguínea da ureia retorna ao intervalo de referência vários dias após a resolução da obstrução ou da ruptura envolvendo ureter, uretra ou bexiga. Ocorre obstrução do trato urinário (ureia ↑ e creatinina ↑).

Uremia, síndrome urêmica ou insuficiência renal

A uremia compreende um complexo de sinais clínicos observados na insuficiência renal, sendo observada também na azotemia pré e pós-renal. Se os sinais clínicos não estiverem presentes, um animal com azotemia não é urêmico.

Pré-renal

Quando se desenvolve em consequência da diminuição do fluxo sanguíneo renal, a uremia pré-renal é causada por hipovolemia resultante de hemorragias, desidratações, queimaduras, insuficiência cardíaca etc.

Pós-renal

Ocorrem nas obstruções das vias urinárias por tumores, cálculos, rupturas (traumatismos) com extravasamento de urina na cavidade abdominal, com reabsorção de catabólitos tóxicos.

Diagnóstico é feito com base em:

- Achado clínico e laboratorial
- Aumento de ureia e creatinina
- Redução da taxa de filtração glomerular
- Sinais clínicos: vômitos, diarreias, úlceras em mucosa oral, anemia, convulsões, poliúria, polidipsia e hálito urêmico.

Insuficiência renal

Presença de sinais clínicos ou anormalidades laboratoriais causadas por redução da função renal. Resulta da diminuição do número de néfrons funcionantes.

Sinais clínicos

Os principais sintomas da insuficiência renal são: depressão, anorexia, odor de urina, vômitos, diarreias e úlceras na cavidade oral e em todo o sistema gastrointestinal decorrentes de formação de amônia a partir da ureia por microrganismos normais desses tecidos. Ocorrem convulsões e ataques de tetania, osteodistrofia fibrosa, oligúria e poliúria com polidipsia compensatória.

Alterações laboratoriais

- Aumento de ureia e creatinina (azotemia, decorrente da deficiente filtração renal dos metabólitos sanguíneos)
- Hipercolesterolemia
- Aumento de fosfato
- Diminuição de sódio
- Acidose metabólica (diminui bicarbonato)
- Hipocalcemia
- Diminuição da densidade urinária (animal com insuficiência renal perde a capacidade de concentrar a urina)
- Diminuição do sedimento urinário (não há lesão ativa)
- Anemia normocítica normocrômica e neutrófilos tóxicos decorrentes da uremia (ureia é tóxica para a medula). A anemia é arregenerativa, pois os rins insuficientes não produzem eritropoetina e não ativam o fígado pelo fator eritropoético renal para produzi-la, havendo hipoplasia da série eritroide
- Proteinúria
- Glicosúria.

Doença renal crônica

Ocorre quando há aumento de creatinina. A perda progressiva da função glomerular reduz gravemente a taxa de filtração glomerular, e a creatinina e outros produtos metabólicos não são depurados do plasma, ficando em altas concentrações no plasma.

A densidade urinária diminui em resposta à desidratação, em decorrência do comprometimento da função tubular. Os néfrons residuais são incapazes de gerar um gradiente de concentração medular crescente e manter a taxa de filtração (devido a sobrecarga). O animal apresenta anemia por produção reduzida de eritropoetina pelo rim.

Seção C
Exames Bioquímicos

Regina K. Takahira

AVALIAÇÃO HEPÁTICA

As alterações hepáticas são bastante frequentes na clínica veterinária, entretanto, os sinais clínicos são muito variados e inespecíficos, o que dificulta o diagnóstico clínico. Muitos animais apresentam-se assintomáticos, visto que alguns sinais clínicos manifestam-se apenas após uma lesão ou perda significativa de tecido hepático. Afecções em outros órgãos ou sistemas frequentemente causam danos ao fígado, levando às hepatopatias secundárias como as observadas em cardiopatias, diabetes, hiperadrenocorticismo e outras doenças.

O fígado desempenha inúmeras funções vitais ao organismo, dentre elas:

- Realiza a síntese, a estocagem e o metabolismo de carboidratos, lipídeos e proteínas, incluindo alguns hormônios e minerais
- Promove a desintoxicação, a biotransformação e a excreção de substâncias
- Exerce uma função de defesa ao fagocitar microrganismos provenientes do sistema digestório por meio das células de Kupfer.

Essa diversidade de funções resulta em uma ampla e inespecífica gama de sinais clínicos, tornando necessários os exames complementares para o diagnóstico clínico.

Apesar de não serem alterações exclusivas às doenças hepáticas, o clínico deve prestar atenção especialmente aos animais com icterícia, ascite, alterações gastrointestinais (como vômito e perda de peso) e alterações neurológicas frequentemente associadas ao quadro de encefalopatia hepática como ataxia, andar em círculos, cegueira, convulsão e coma. A avaliação bioquímica hepática também é indicada em avaliações pré-anestésicas, geriátricas e no monitoramento de tratamentos prolongados com medicações com potencial hepatotóxico, como alguns anticonvulsivantes e antifúngicos.

Alguns autores usam o termo "testes de função hepática" para os exames bioquímicos de avaliação do fígado, porém vale destacar que nem todos os exames conseguem avaliar a capacidade funcional do fígado. De fato, a maioria deles avalia a integridade estrutural, detectando a lesão de hepatócitos ou a obstrução das vias biliares (colestase).

Alguns exames avaliam a capacidade funcional hepática, mas poucos são específicos e apresentam alterações em doenças extra-hepáticas. O perfil bioquímico, portanto, não deve ser considerado uma ferramenta diagnóstica única e seus resultados precisam ser sempre interpretados à luz dos sinais clínicos. O Quadro 17.17 lista os principais exames bioquímicos destinados à avaliação hepática em pequenos e grandes animais.

ENZIMAS

As enzimas hepáticas são usadas para avaliar possíveis alterações estruturais do fígado, como lesão ou colestase. Existem inúmeras enzimas com atividade hepática, porém poucas são de fato aplicáveis na rotina diagnóstica laboratorial. A alanina aminotransferase (ALT) e a aspartato aminotransferase (AST) são enzimas de liberação e indicam lesão hepatocelular. A elevação da atividade sérica dessas enzimas é notada pouco tempo após a lesão.

A fosfatase alcalina (ALP) e a gamaglutamiltransferase (GGT) são enzimas de indução e estão associadas ao aumento de sua síntese, por isso, há um intervalo de poucos dias entre o início do processo e a elevação de suas atividades séricas.

Vários fatores hepáticos ou extra-hepáticos, além de particularidades das espécies, interferem na atividade sérica das enzimas, afetando sua sensibilidade e especificidade. Dessa maneira, ao interpretar os resultados laboratoriais é preciso considerar os aspectos descritos a seguir.

- A sensibilidade das enzimas: no Quadro 17.18 serão vistos dados de um estudo robusto que avaliou a porcentagem de cães e gatos que apresentaram alterações nos valores das enzimas hepáticas com lesão comprovada por meio de biopsia
- A especificidade das enzimas: embora a elevação das atividades dessas enzimas séricas seja frequentemente observada, ela não necessariamente indica doença hepática importante. Estas se originam de outros tecidos, como o músculo esquelético, ou estar associadas ao dano hepático secundário a condições sistêmicas que reduzam o aporte sanguíneo hepático (como as cardiopatias), ou a doenças gastrointestinais ou pancreáticas, devido à natureza da circulação portal. Esse mesmo estudo (Center, 2007) avaliou a especificidade das enzimas hepáticas em cães e gatos e a porcentagem aproximada de resultados negativos, ou dentro do intervalo de referência, em animais sem doença hepática comprovada por meio de biopsia hepática, mostrada no Quadro 17.19. Como se observa, a ALP é uma enzima de baixa especificidade para cães, pois se encontra aumentada em uma porcentagem significativa de animais sem doença hepática (os restantes 40 a 60% dos animais)
- O incremento em relação aos valores de referência para a espécie e faixa etária: de modo geral, elevações de até 2 a 5 vezes o intervalo de referência são consideradas discretas; as de 5 a 10 vezes, moderadas; e acima de 10, intensas
- A evolução no decorrer do tempo: se a alteração é constante, flutuante, progressiva ou regressiva; se é abrupta ou lenta. Alterações tóxicas costumam ser agudas e melhoram com o tempo; já as infecciosas tendem a ser progressivas. As alterações neoplásicas apresentam progressão mais lenta ou ser diagnosticadas já em estágio avançado
- Animais em estágio avançado de doença hepática indicam elevações não tão significativas ou valores diminuídos pela diminuição do parênquima e pela ausência de número suficiente de hepatócitos para manter a atividade sérica elevada
- Processos de regeneração do tecido hepático observados na fase de resolução da doença também contribuem para o incremento da atividade sérica das enzimas.

Quadro 17.17 Principais exames bioquímicos realizados na avaliação hepática.

Exame	Interpretação	Outras fontes de alteração
ALT – alanina aminotransferase (antiga TGP)	Liberada em casos de lesão de hepatócitos (alteração de permeabilidade de membrana ou necrose) em cães e gatos. Grandes animais apresentam baixa atividade de ALT nos hepatócitos, que não apresenta sensibilidade adequada como marcador de lesão nessas espécies	É considerada uma enzima hepatoespecífica, mas também é encontrada no músculo esquelético
AST – aspartato aminotransferase (antiga TGO)	Localização hepatocelular; liberada por lesão aos hepatócitos Eleva-se em menor magnitude que a ALT nos casos agudos Usada em grandes animais (ruminantes e equinos)	Presente em grande quantidade em músculos esquelético e cardíaco e nas hemácias. Deve ser avaliada em conjunto com a creatinoquinase, de origem muscular, para auxílio na diferenciação da origem da sua elevação
ALP ou FA – fosfatase alcalina	Localizada nos ductos biliares Sugere colestase A isoenzima hepática dos felinos tem baixa meia-vida, sendo um indicador pouco sensível para colestase nessa espécie Encontra-se elevada em casos de lipidose hepática felina	Dispõe de várias isoenzimas, sendo uma delas induzida pela administração de fenobarbital e corticosteroides endógenos e exógenos (cães) Eleva-se em condições de remodelamento ósseo (animais em crescimento, osteossarcoma, osteomielite)
GGT – gamaglutamiltransferase	Localizada nos ductos biliares Sugere colestase Em equinos e felinos, é um indicador mais sensível que a ALP	Os corticosteroides não induzem sua síntese em cultura de hepatócitos, mesmo em cães, de modo que a elevação associada à corticoterapia sugere hepatopatia secundária Sofre pouca influência pelo fenobarbital O colostro de cães e vacas apresenta alta atividade de GGT. Filhotes dessas espécies apresentam valores significativamente maiores após a ingestão de colostro
Albumina	É produzida exclusivamente pelo fígado, mas sua produção é comprometida somente após a redução de 75% da massa de hepatócitos	A diminuição da ingestão proteica, a diminuição da absorção intestinal ou a perda (renal, intestinal, hemorragia etc.) também causam hipoalbuminemia
Ureia ou amônia	A ureia é produzida pelo fígado a partir da amônia em um composto menos tóxico para ser eliminado pelos rins A diminuição da síntese da ureia ocorre quando há perda de mais de 75% da massa de hepatócitos O desvio portossistêmico (DPS) congênito também está associado à diminuição da conversão da amônia	Diminui com a redução da ingestão proteica
Testes de coagulação	Assim como outras proteínas, a maioria dos fatores de coagulação é produzida pelo fígado O prolongamento do tempo de tromboplastina parcial ativada e do tempo de protrombina é observado quando houver perda de mais de 75% da massa de hepatócitos	Elevados também em coagulopatias congênitas (hemofilias) e adquiridas (antagonismo da vitamina K e coagulação intravascular disseminada) Elevados em animais em terapia anticoagulante
Bilirrubina	Produzida a partir da molécula de hemoglobina O fígado é responsável por sua captação, conjugação e excreção Eleva-se em condições de colestase grave, ruptura da vesícula biliar ou perda de mais de 75% da massa de hepatócitos	Elevada em condições hemolíticas, especialmente as extravasculares
Colesterol	É metabolizado e estocado pelo fígado. Embora esteja frequentemente alterado nas hepatopatias, seu valor está normal, diminuído ou aumentado e não é um bom indicador de função hepática	É mais indicado para diagnóstico e monitoramento das endocrinopatias (hiperadrenocorticismo, diabetes melito)
Glicose	A hipoglicemia é observada em hepatopatias terminais, falências agudas e graves e no DPS	É mais útil para diagnóstico e monitoramento das endocrinopatias (diabetes melito, insulinoma)
Ácidos biliares	São produzidos a partir do colesterol e apresentam ciclo êntero-hepático Devem ser mensurados em amostras de jejum e 2 h pós-prandiais Elevados em casos de colestase, função hepática reduzida e DPS É um teste bastante sensível de função hepática	—

Os dados apresentados nos Quadros 17.18 e 17.19 deixam claro que animais sadios ou portadores de outras doenças mostram resultados alterados, assim como animais hepatopatas apresentam resultados dentro dos padrões da espécie. A sensibilidade desses marcadores de lesão ou colestase depende da concentração da enzima nos tecidos, de sua meia-vida e sua localização celular. A interpretação da atividade sérica de cada uma dessas enzimas está descrita a seguir.

Alanina aminotransferase e aspartato aminotransferase

São enzimas de vazamento localizadas livres no citoplasma (ALT e AST) ou dentro de organelas (AST), por isso, elevam-se rapidamente após lesão hepática (Figura 17.7).

Quadro 17.18 Sensibilidade das enzimas hepáticas. Porcentagem de resultados alterados em cães (n = 815) e gatos (n = 468) com doença hepática comprovada por biopsia hepática.

Enzima	Cães	Gatos
ALT	55 a 60%	70 a 80%
AST	50 a 55%	80 a 85%
FA/ALP	70 a 75%	65 a 70%
GGT	40 a 45%	50 a 60%

Esses números representam a média de resultados alterados quando consideradas todas as doenças hepáticas. A sensibilidade varia bastante de acordo com a doença. ALT = alanina aminotransferase; AST = aspartato aminotransferase; FA/ALP = fosfatase alcalina; GGT = gamaglutamiltransferase. Fonte: Center, 2007.

Quadro 17.19 Especificidade das enzimas hepáticas. Porcentagem de resultados dentro do intervalo de referência em cães e gatos sem doença hepática.

Enzima	Cães	Gatos
ALT	75 a 80%	80%
AST	70 a 75%	70 a 75%
FA/ALP	50 a 60%	80 a 90%
GGT	80 a 90%	75 a 80%

ALT = alanina aminotransferase; AST = aspartato aminotransferase; FA/ALP = fosfatase alcalina; GGT = gamaglutamiltransferase. Fonte: Center, 2007.

A ALT é considerada uma enzima bastante específica e sensível para a doença hepática de pequenos animais, por ter alta atividade nos hepatócitos de cães e gatos. O músculo esquelético dispõe de pequena quantidade de ALT, e uma pequena elevação da atividade sérica é observada em casos de lesão muscular.

A ALT apresenta alta sensibilidade (80 a 100%) em casos de inflamação, necrose e neoplasias hepáticas, mas baixa sensibilidade (50 a 60%) em casos de congestão hepática e anomalias vasculares, como desvio portossistêmico (DPS) congênito. Praticamente qualquer doença hepática é capaz de elevar a atividade sérica da ALT, porém isso ocorre com elevações mínimas ou valores dentro do intervalo de referência para a espécie. Os corticosteroides endógenos e exógenos não são capazes de induzir a atividade da ALT. Um eventual aumento deve ser, portanto, interpretado como uma hepatopatia induzida por esteroides.

Grandes animais apresentam baixa atividade de ALT hepática, de modo que essa enzima não é indicada para avaliar a lesão hepática nessas espécies. Apesar de estar presente no músculo esquelético, dificilmente uma lesão muscular ou traumatismo eleva a atividade da ALT. No entanto, algumas doenças musculares congênitas estão associadas a um aumento variável. As principais causas de elevação da atividade da ALT estão descritas no Quadro 17.20.

Apesar de sua alta concentração nos hepatócitos, a AST é menos específica que a ALT, pois também é encontrada em tecido muscular esquelético e nas hemácias, de modo que hemólise e lesão muscular constituem causas de elevação de sua atividade sérica.

A mensuração conjunta da creatinoquinase (CK), uma enzima de origem muscular, auxilia no diagnóstico diferencial entre lesão hepática e muscular. O Quadro 17.21 resume a interpretação conjunta das enzimas ALT, AST e CK e sua magnitude. A AST apresenta meia-vida mais longa que a CK, de modo que a CK retorna aos valores de referência dias

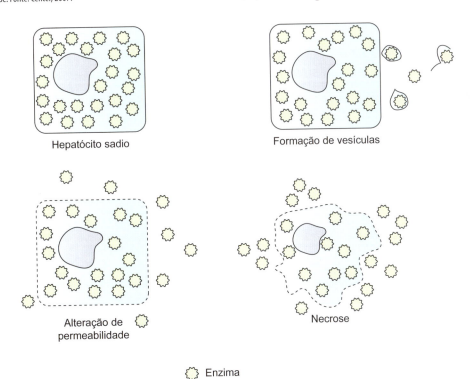

Figura 17.7 Mecanismos de elevação da atividade sérica das enzimas. As enzimas citosólicas também são chamadas "enzimas de liberação", pois se elevam na circulação a partir da formação de vesículas, da alteração de permeabilidade ou de necrose. As enzimas alanina aminotransferase (ALT) e aspartato aminotransferase (AST) comportam-se dessa maneira.

Quadro 17.20 Principais condições associadas à elevação da atividade sérica de alanina aminotransferase e aspartato aminotransferase.

- Doenças hepatobiliares
  - Colangite, colângio-hepatite, cirrose, doenças infecciosas (leptospirose, hepatite infecciosa canina), peritonite infecciosa felina, platinossomose, doença do depósito de cobre, lipidose hepática, neoplasia hepática primária ou metastática, hepatite crônica, toxinas hepáticas, hipertireoidismo, traumatismo, pancreatite

- Outras doenças
  - Hipoxia anêmica, doenças endócrinas, causadas por fármacos ou toxinas (aflatoxina)
  - Lesão muscular
  - Traumatismo muscular, distrofia muscular congênita

Quadro 17.21 Guia para a interpretação da magnitude de elevação das enzimas ALT, AST e CK nas lesões de origem muscular e/ou hepática.

Tipo de lesão	Enzimas		
Lesão hepática	ALT ↑↑ a ↑↑↑	AST ↑ a ↑↑	CK normal
Lesão hepática extensa	ALT ↑↑↑	AST ↑↑ a ↑↑↑	CK normal
Lesão muscular	ALT normal a ↑	AST ↑↑ a ↑↑↑	CK ↑↑↑

ALT = alanina aminotransferase; AST = aspartato aminotransferase; CK = creatinoquinase.

após a lesão muscular, enquanto a AST ainda se encontra elevada (Figura 17.8). Como observa-se, a avaliação conjunta de outros exames laboratoriais e dos sinais clínicos garante a melhor interpretação dos resultados.

Apesar de menos específica, a AST demonstrou maior sensibilidade que a ALT para o diagnóstico de doenças hepáticas em felinos. A AST foi mais sensível que a ALT para detectar lesão hepática associada a alterações inflamatórias, necrose, neoplasias, lipidose hepática e alterações congestivas e vasculares em felinos. Ainda assim, a avaliação conjunta das duas enzimas é indicada, pois proporciona um aumento na sensibilidade com ganho na especificidade diagnóstica.

Devido à localização tanto citosólica quanto mitocondrial, um aumento acentuado da AST sugere um quadro mais grave de lesão aos hepatócitos. A meia-vida mais curta da AST (22 h) em relação à ALT (2 a 3 dias) e sua localização mitocondrial contribuem para o seu retorno mais rápido à normalidade após a resolução da doença hepática.

As doenças hepáticas que promovem elevação da atividade sérica da AST são as mesmas da ALT (ver Quadro 17.20). Contudo, a elevação de ALT e AST não é útil para diferenciar o tipo de doença hepática. Os corticosteroides e o fenobarbital exercem pouca ou nenhuma indução na síntese da AST.

Você sabia?

- Para as civilizações antigas, o fígado era o principal órgão do corpo, onde acreditavam estar a alma e as emoções humanas. Não obstante, é possível que até os maiores peritos do fígado na história tenham subestimado o alcance e a complexidade desse órgão.
- O fígado é o único órgão do corpo humano que apresenta a capacidade de regeneração: ele pode reconstruir até 75% dos tecidos perdidos! Essa característica é responsável pelo alto índice de sucesso no transplante desse órgão. Entretanto, ele perde um pouco de sua capacidade a cada regeneração.
- O fígado é a maior glândula do corpo humano. É responsável por funções essenciais no organismo, como eliminação de substâncias tóxicas, secreção da bile e armazenamento da glicose. O fígado consegue diminuir e aumentar seu tamanho de acordo com o horário do dia. De acordo com uma pesquisa feita na Suíça, o fígado cresce em 50% durante as horas em que estamos acordados. Isso porque, durante o dia, sua atividade é bem maior do que à noite.
- A maioria dos órgãos tem somente uma fonte sanguínea, já o fígado tem dois fornecimentos de sangue: a artéria hepática, que transporta sangue rico em oxigênio do coração, e a veia porta hepática, que deposita sangue drenado do intestino e baço.

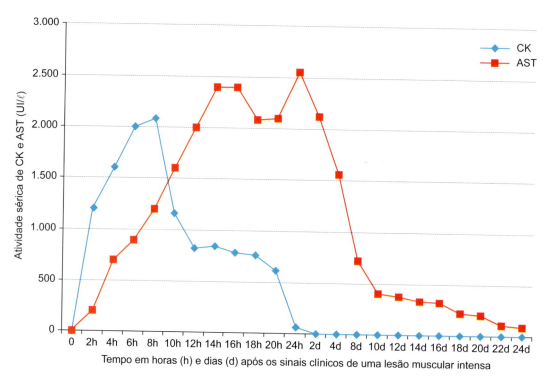

Figura 17.8 Gráfico ilustrativo da meia-vida sérica das enzimas creatinoquinase (CK) e aspartato aminotransferase (AST) após indução de lesão muscular significativa em um equino.

Fosfatase alcalina e gamaglutamiltransferase

A ALP/FA e a GGT estão localizadas na membrana dos hepatócitos e são consideradas enzimas de indução, pois suas atividades séricas estão associadas ao aumento de sua síntese. Fármacos (corticosteroides ou fenobarbital) ou substâncias endógenas (ácidos biliares) provocam essa indução. A proliferação celular por hiperplasia do ducto biliar em resposta à colestase é outro mecanismo de aumento por indução reconhecido na GGT.

As três principais isoenzimas que contribuem para a atividade sérica da ALP/FA são a óssea, a hepática e a induzida por corticosteroides. Animais em crescimento apresentam um aumento discreto, de até 4 vezes o valor de referência para adultos. Neonatos de cães e bovinos apresentam elevação significativa após a ingestão do colostro com retorno aos valores pré-ingestão nos primeiros 3 a 10 dias. Após esse período, os valores elevados são devido à ALP de origem óssea. Potros não apresentam elevação da ALP após ingerirem colostro.

Apenas os cães dispõem da isoenzima induzida por corticosteroides. Sua síntese causa elevações variáveis de < 2 a > 20 vezes o valor superior de referência da espécie. O fenobarbital, um anticonvulsivante, e outros fármacos, como a primidona e a fenitoína, elevam a ALP de origem hepática tanto por indução da síntese quanto pela ação hepatotóxica direta. A magnitude de elevação da ALP/FA nos processos hepatobiliares e colestáticos é semelhante à causada por fármacos e essa elevação costuma ocorrer antes de o animal apresentar-se ictérico. A ALP/FA tem alta sensibilidade e baixa especificidade, porém a elevação conjunta da atividade sérica da GGT aumenta essa especificidade para próximo dos 95%.

Cães da raça Scottish Terrier, especialmente os idosos, parecem apresentar valores mais elevados de ALP/FA na ausência de doenças hepáticas, apesar de sua maior predisposição a esse quadro. Esses valores estão até 5 vezes ou mais acima do valor médio de cães de outras raças na mesma faixa etária. Outras isoenzimas da ALP/FA, como a intestinal, apresentam meia-vida muito curta ou baixa concentração tecidual.

Em felinos, a ALP/FA apresenta sensibilidade muito baixa para o diagnóstico de colestase, pois a meia-vida da sua isoenzima hepática é de apenas 6 h, enquanto a do cão é de 70 h. A ALP/FA também apresenta baixa sensibilidade para o diagnóstico de colestase em equinos e moderada em bovinos. Gatos e equinos frequentemente se apresentam ictéricos antes do aumento da ALP/FA. Na lipidose hepática, entretanto, a elevação da atividade sérica da ALP/FA tende a ser mais significativa que a elevação da GGT em felinos acometidos. Uma porcentagem considerável de felinos com hipertireoidismo (43 a 75%) apresenta aumento discreto da ALP/FA (< 4 vezes o limite superior), possivelmente pela indução da isoenzima de origem óssea.

A GGT é considerada mais específica, porém menos sensível para o diagnóstico de doenças hepatobiliares em cães (ver Quadros 17.18 e 17.19). A obstrução biliar e as colecistites apresentam o maior potencial de elevação da GGT, seguidas pelas neoplasias hepáticas e a hepatopatia induzida por corticosteroides e, em menor intensidade, pelas alterações congestivas e vasculares. A administração prolongada de fenobarbital eleva a atividade sérica da GGT em cães, porém dentro dos limites de referência para a espécie. A elevação da GGT observada em cães tratados com prednisona parece estar associada à hepatopatia induzida pelos esteroides e não por indução direta de sua síntese, como ocorre com a ALP/FA.

Em bovinos e equinos, a GGT apresenta maior sensibilidade que a ALP/FA para detectar colestase e outros distúrbios das vias biliares. As principais afecções associadas ao aumento da atividade da GGT em ruminantes são: obstrução do ducto biliar, colangite, colecistite, intoxicação por cobre, micotoxicose e fasciolose.

À semelhança do que ocorre com a ALP/FA, cães e bezerros lactentes neonatos apresentam elevação bastante significativa, de até 20 a 100× o limite superior de referência de adultos, respectivamente. Esse aumento é causado pela GGT no colostro e os valores retornam aos níveis pré-amamentação em poucos dias. Em bovinos, a mensuração da atividade sérica da GGT é um indicador de transferência passiva de imunidade eficiente. Apesar de apresentarem valores de 1,5 a 3 vezes superiores aos dos adultos, os potros neonatos não apresentam elevação da GGT após a primeira mamada, pois o colostro das éguas é pobre em GGT.

A colestase extra-hepática, como a causada por cálculos, costuma ser acompanhada de algum grau de lesão do parênquima, uma vez que a bile acumulada causa lesão à membrana dos hepatócitos. A lesão de hepatócitos, por sua vez, também é acompanhada de algum grau de colestase intra-hepática, seja por edema e inflamação tecidual, seja pela formação de fibrose (cirrose) ou pela deposição de gordura (lipidose). Dessa maneira, é comum que as enzimas ALT, AST, ALP/FA e GGT elevem-se conjuntamente, embora com magnitudes diferentes.

PROVAS DE AVALIAÇÃO DA CAPACIDADE FUNCIONAL HEPÁTICA

Diferentemente das enzimas, outras provas visam à detecção da perda de capacidade funcional ao testar a captação, a conjugação, o transporte ou a síntese de substâncias.

Doenças hepáticas graves ocorrem sem comprometimento de suas funções. Para a maioria dos marcadores bioquímicos, é necessária a perda de mais de 60 a 80% dos hepatócitos para os seus resultados serem alterados.

Albumina

A maioria das proteínas séricas, com exceção das imunoglobulinas e alguns hormônios, é produzida pelo fígado. Em algumas doenças hepáticas, a fração das gamaglobulinas encontra-se aumentada simultaneamente à diminuição da albumina, pela estimulação do sistema imune. Essa estimulação decorre da diminuição da atividade de remoção de antígenos que chegam do sistema digestório pela veia porta por parte das células de Kupffer no fígado. Dessa maneira, a concentração de proteínas totais está dentro dos valores de referência, sendo necessário realizar o fracionamento bioquímico das proteínas séricas.

A consequência mais comum da hipoalbuminemia é o edema; entretanto, a manifestação mais comum em caso de falência hepática é a ascite. Esse acúmulo intra-abdominal se deve ao efeito somatório do aumento da pressão portal causado pela doença hepática.

A hipoalbuminemia não é um achado específico de falência hepática, sendo descartadas outras causas, como a diminuição da ingestão proteica (desnutrição), a diminuição da absorção intestinal (enteropatias) e a perda (renal, intestinal, hemorragia etc.). A desidratação, por sua vez, é a principal causa de hiperalbuminemia.

Semiologia Veterinária ◆ A Arte do Diagnóstico

Assim como é válido para todas as alterações laboratoriais, a associação de outros exames complementares e dos sinais clínicos aumenta o seu significado clínico.

Ureia e amônia

Sintetizada a partir da amônia produzida pelo intestino no processo de digestão, a ureia é um composto menos tóxico, que é posteriormente excretado pelos rins. A produção hepática de ureia diminui por disfunção hepática ou por anomalias vasculares, como o DPS. O DPS congênito tem predisposição racial (Yorkshires, Malteses) e o animal frequentemente apresenta micro-hepatia, pois o intestino produz uma substância hepatotrófica que deixa de ser entregue ao fígado. Em ambas as situações, a amônia está elevada e é a principal responsável pelos quadros de encefalopatia hepática.

A amônia sanguínea não é dosada de rotina por ser de natureza volátil e de difícil mensuração em laboratórios comerciais. O exame do sedimento urinário revela cristais de (bi)urato de amônia. Outros cristais de aminoácidos e cristais ou impregnação por bilirrubina também são observados.

Ruminantes apresentam elevação da amônia na intoxicação por ureia ou quando alimentados com forragens contaminadas com amônia. Equinos e cães também apresentam aumento da produção de amônia após exercício extenuante.

Proteínas da coagulação

Assim como outras proteínas, a maioria dos fatores de coagulação é produzida pelo fígado. O prolongamento do tempo de tromboplastina parcial ativada e/ou do tempo de protrombina é observado quando há perda de mais de 75% da massa de hepatócitos. Cães e gatos com insuficiência hepática costumam apresentar coagulopatias, porém a maioria não sangra espontaneamente. Esses testes apresentam solicitados com finalidade diagnóstica; no entanto, tendem a ser indicados como exames de avaliação pré-biopsia hepática a fim de verificar o risco hemorrágico envolvido no procedimento. Resultados alterados impedem a realização do procedimento.

Além do comprometimento da síntese dos fatores de coagulação, animais com necrose hepática ou outras condições inflamatórias ou neoplásicas apresentam risco de desenvolver uma coagulopatia de consumo ou CID. Nesse caso, além do prolongamento dos tempos de protrombina e de tromboplastina parcial ativada, ocorrem trombocitopenia, aumento dos níveis de produtos da degradação da fibrina e dos D-dímeros e diminuição da atividade da antitrombina. Os níveis de fibrinogênio e o tempo de trombina estão normais devido ao aumento de sua síntese decorrente do estado inflamatório.

Bilirrubina

O acúmulo de bilirrubina nos tecidos causa pigmentação de mucosas, pele e outras superfícies, levando ao quadro de icterícia. Sua eliminação urinária deixa a urina com coloração alaranjada a acastanhada, configurando colúria.

A hemoglobina é a principal fonte de bilirrubina. A porção protoporfirina da fração heme da hemoglobina é convertida em bilirrubina nos macrófagos e transportada para o fígado ligada à albumina. Essa bilirrubina é insolúvel, sendo conhecida como bilirrubina não conjugada ou indireta. Ao entrar nos hepatócitos, essa bilirrubina indireta desliga-se da albumina e é conjugada com o ácido glicurônico. Essa forma conjugada, a bilirrubina direta, é hidrossolúvel e liberada nos canalículos biliares até o intestino, onde é excretada como estercobilinogênio ou reabsorvida após a conversão em urobilinogênio pelas bactérias intestinais.

A hiperbilirrubinemia ocorre em condições de hemólise acelerada ou diminuição da captação e da conjugação hepáticas, bem como por processos colestáticos intra ou extrahepáticos. O fracionamento da bilirrubina isoladamente é pouco útil no diagnóstico diferencial das icterícias. A intensidade da hiperbilirrubinemia tampouco oferece informações quanto ao prognóstico do animal.

Há um predomínio de bilirrubina indireta nas icterícias de origem pré-hepática (hemolítica), de bilirrubina direta nas pós-hepáticas (colestase) e um padrão misto nas hepáticas. Entretanto, esse padrão nem sempre é confiável. Quando a hemólise é aguda, revela predomínio de bilirrubina indireta, mas em muitos casos, observa-se aumento expressivo da bilirrubina direta mesmo em icterícias de origem hemolítica. Esse padrão ocorre tanto pela grande capacidade de reserva funcional do fígado quanto pelo eventual dano hepático provocado pela hipoxia nas anemias hemolíticas menos agudas.

Na prática, a evidência hematológica de um processo hemolítico, imunomediado ou não, é a melhor indicação de icterícia de origem hemolítica. Nesse caso, ocorre discreto aumento das enzimas hepáticas em decorrência da hipoxia tecidual anêmica. Equinos costumam apresentar predomínio de bilirrubina indireta, tanto nas icterícias de origem obstrutiva quanto na icterícia de jejum. A interpretação conjunta de histórico, exame físico, perfil bioquímico e demais exames laboratoriais é a maneira mais adequada de se realizar o diagnóstico diferencial das icterícias (Figura 17.9).

A coloração amarelada do plasma é detectada antes do aparecimento de icterícia, mas muitos animais com doença hepática grave não se encontram ictéricos, especialmente os cães. Gatos tendem a apresentar icterícia associada à doença hepática, em particular na lipidose hepática. Apesar disso, a bilirrubina não é um teste sensível para a doença hepática em nenhuma dessas espécies.

Ruminantes e principalmente equinos sadios apresentam coloração amarelada do plasma variando de acordo com a concentração de caroteno na dieta. Apesar da disponibilidade de métodos de quantificação dessa pigmentação para distingui-la de uma icterícia verdadeira, o ideal é solicitar a mensuração bioquímica da bilirrubina.

O baixo limiar de excreção renal de bilirrubina direta e a capacidade do rim de cães machos de conjugar a bilirrubina promove bilirrubinúria em urinas concentradas de cães sadios sem hiperbilirrubinemia. Em cães com doença hepática, a bilirrubinúria normalmente precede a icterícia. Já os gatos apresentam limiar mais alto e tornam-se ictéricos antes da detecção de bilirrubinúria.

Equinos apresentam icterícia induzida pelo jejum. Um período de 12 h de jejum é suficiente para causar hiperbilirrubinemia. Esse acúmulo se dá pela mobilização de gordura e produção de ácidos graxos que competem pela captação de bilirrubina indireta pelo fígado. Além disso, para conjugar a bilirrubina, os equinos usam primariamente a glicose, em vez ácido glicurônico. A administração de glicose intravenosa aos equinos em jejum reduz tanto os ácidos graxos quanto a bilirrubina.

A exposição à luz ultravioleta, até mesmo a de lâmpadas fluorescentes, provoca rápida degradação da bilirrubina. As amostras de soro e urina devem ser acondicionadas ao abrigo da luz caso sejam destinadas à dosagem de bilirrubina.

Episódios de coagulação intravascular disseminada ocorre em lesões hepáticas graves de qualquer natureza, provocando

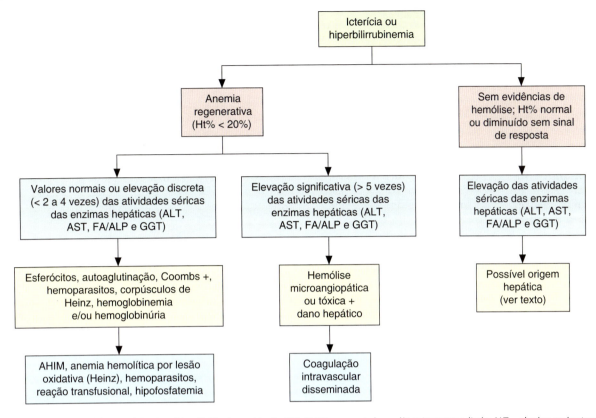

Figura 17.9 Diagnóstico diferencial das icterícias. Ht% = hematócrito (%); AHIM = anemia hemolítica imunomediada; ALT = alanina aminotransferase; AST = aspartato aminotransferase; ALP/FA = fosfatase alcalina; GGT = gamaglutamiltransferase.

um quadro conjunto de hepatopatia e hemólise microangiopática causada pela deposição de fibrina na microvasculatura. A icterícia de origem hepática costuma acompanhar-se de elevação significativa das enzimas hepáticas. Em caso de anemia, esta possivelmente será não regenerativa, tendo como etiologia a anemia da inflamação ou a deficiência de ferro e outros nutrientes.

Colesterol

Embora o fígado tenha papel importante no seu metabolismo, o colesterol não é um bom indicador de função hepática. Seus valores costumam estar aumentados em decorrência da diminuição do fluxo biliar e do acúmulo no organismo, mas estágios terminais de doença hepática e o DPS estão associados à diminuição do colesterol sérico pela diminuição de sua síntese e absorção, respectivamente.

Glicose

A maioria dos animais hepatopatas está normoglicêmica, mas se observa-se hipoglicemia em estágios terminais da doença. A hipoglicemia resulta da diminuição da gliconeogênese, da glicogenólise ou ambas. Mesmo animais anoréticos ou em jejum (exceto filhotes) são capazes de manter a glicemia dentro dos valores de referência. A diminuição da ingestão alimentar não deve, portanto, ser apontada como causa de hipoglicemia.

Ácidos biliares

São produzidos a partir do colesterol pelo fígado, excretados pelo trato biliar, armazenados na vesícula biliar e liberados no lúmen intestinal, onde absorvem gordura. Constituem a única substância do organismo que é tanto uma excreção (do excesso de colesterol), quanto uma secreção (como agente emulsificante de gordura).

A maior parte dos ácidos biliares é derivada da reabsorção intestinal e posterior receptação e secreção. A cada ciclo êntero-hepático, os ácidos biliares sofrem uma hidroxilação que os confere maior lipossolubilidade. O ácido ursodesoxicólico, cujo nome deriva do fato de ser um componente da bile dos ursos, é a forma mais solúvel da molécula e muito empregada terapeuticamente como agente colerético.

É um teste bastante sensível para a avaliação da capacidade funcional hepática, sendo um bom teste de triagem. O teste não tem validade em animais ictéricos, pois não fornece informações adicionais ao diagnóstico.

A melhor maneira de interpretar seus resultados é por meio da comparação de duas amostras, uma coletada em jejum e outra 2 h pós-prandial, após a administração de alimento palatável para estimular a contração da vesícula biliar. Por conta da reabsorção intestinal, os ácidos biliares apresentam discreta elevação pós-prandial em animais sadios.

Em animais com disfunção hepática, os ácidos biliares estão elevados, graças à diminuição da capacidade de reabsorção pelos hepatócitos. Nas doenças colestáticas, estão elevados por retenção. Também estão elevados em animais com DPS por não serem entregues aos hepatócitos para reabsorção (Figura 17.10).

Devido às variações de técnicas, os valores de referência devem ser estabelecidos por cada laboratório, porém resultados acima de 20 μmol/ℓ nas amostras de jejum ou maiores que 25 μmol/ℓ no pós-prandial sugerem doença hepática primária ou alterações portovasculares. Se os valores pré-prandiais forem normais, uma amostra pós-prandial deve ser analisada.

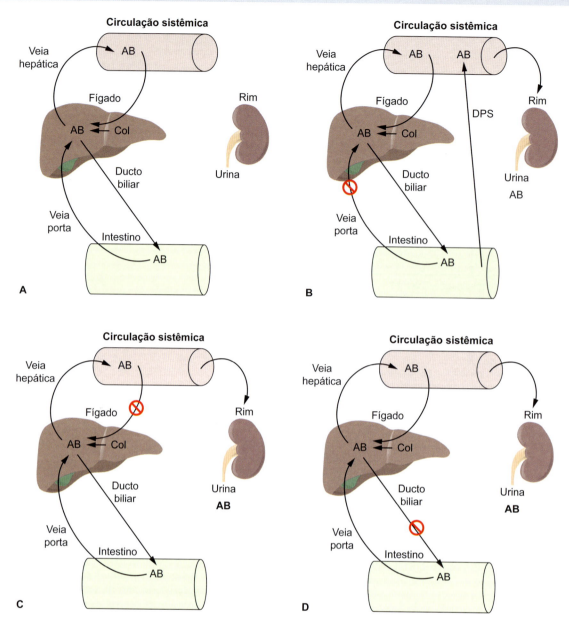

Figura 17.10 Interpretação da concentração sérica dos ácidos biliares (AB). **A.** Os AB são produzidos a partir do colesterol e excretados via ducto biliar no intestino. A maior parte dos AB é reabsorvida pela veia porta, captada pelos hepatócitos e excretada novamente via bile. Existem três principais mecanismos de elevação sérica dos AB. **B.** Desvio portossistêmico, congênito intra ou extra-hepático. **C.** Captação insuficiente pelos hepatócitos por doença hepática (necrose, falência hepática). **D.** Colestase intra ou extra-hepática. Col = colesterol; DPS = desvio portossistêmico.

A maioria dos animais com hepatite crônica, necrose hepática, colestase ou neoplasia hepática apresenta resultados alterados, enquanto os ácidos biliares tendem a não apresentar alterações marcantes em doenças hepáticas secundárias ou na terapia com corticosteroides ou fenobarbital.

Animais com DPS adquirido geralmente apresentam alterações estruturais importantes previamente ao desenvolvimento do desvio e manifestações clínicas evidentes, como alterações digestivas, ascite, edema ou icterícia e resultados bioquímicos anormais. Os animais com DPS congênito normalmente não apresentam alterações clínicas muito evidentes, sendo frequente o registro de alterações neurológicas como única queixa principal. Os exames bioquímicos de rotina estão normais e os exames ultrassonográficos de rotina não serão capazes de identificar desvios parciais ou intra-hepáticos, evidenciando a importância da avaliação dos ácidos biliares.

Interferências e limitações do teste:

- Apesar de bastante sensível, nem todos os animais com doença hepática primária apresentam valores elevados de ácidos biliares
- A intensidade da elevação dos ácidos biliares não diferencia uma doença de outra, sendo necessários exames complementares
- A intensidade da elevação dos ácidos biliares não reflete a gravidade do quadro e não é de valor prognóstico, pois a variação diária, mesmo em cães sadios, é bastante grande. Entretanto, o retorno aos valores normais ou uma queda acentuada indica melhora ou resolução do quadro
- A administração de ácido ursodesoxicólico aumenta os valores dos ácidos biliares
- O jejum prolongado e a hipomotilidade diminui os valores dos ácidos biliares

- Amostras com lipemia intensa ou hemólise apresentam resultados falsamente diminuídos.

A associação de exames bioquímicos aumenta a eficiência diagnóstica na avaliação hepática. O reconhecimento das raças com predisposição genética para hepatopatias inflamatórias e anormalidades hepáticas inflamatórias e portossistêmicas também é importante para o diagnóstico diferencial.

AVALIAÇÃO BIOQUÍMICA DO PÂNCREAS

O pâncreas é uma glândula mista localizada próximo ao duodeno e ao fígado. Sua porção endócrina é responsável pelo controle glicêmico e as principais afecções dessa porção são o diabetes melito e o insulinoma. O componente exócrino é responsável pela produção de suco digestivo contendo enzimas com ação sobre proteínas, carboidratos e lipídeos. Na sequência será mais bem discutido o pâncreas exócrino.

Pâncreas exócrino

Duas afecções principais acometem o pâncreas de animais domésticos, a insuficiência pancreática exócrina (IPE) e a pancreatite.

Na IPE, a secreção inadequada de enzimas pelo pâncreas compromete tanto a digestão dos alimentos quanto a absorção de nutrientes, sendo causada por três condições: atrofia acinar pancreática, pancreatite crônica e obstrução do ducto pancreático.

A atrofia acinar pancreática, ou atrofia acinar juvenil, é uma condição hereditária que acomete cães e apresenta uma predisposição racial, particularmente por Pastores-Alemães e Collies. O diagnóstico costuma ser feito antes dos 4 anos. Outras raças, como o Chow Chow, Cavalier King Charles Spaniel, Boxer, Rottweiler, Weimaraner, Golden e Labrador Retriever, apresentam IPE em menor frequência. A atrofia acinar juvenil é mais comum que a causada por inflamação ou neoplasia. Nela, geralmente observa-se lesão restrita aos ácinos, o que prejudica a função exócrina, mas resguarda a função endócrina do órgão.

A IPE também ocorre secundariamente a uma pancreatite crônica, tanto em cães quanto em gatos, com ou sem envolvimento concomitante do pâncreas endócrino, resultando em IPE e diabetes melito em um mesmo animal. Essa insuficiência pancreática também é resultante de obstrução do ducto pancreático, porém essa última condição está mais associada a um processo inflamatório agudo e pancreatite, e não a um estado crônico de má digestão.

Cães com IPE costumam apresentar perda de peso acentuada, polifagia, coprofagia, borborigmos e flatulência, desenvolvendo alterações intestinais secundárias, como aumento da atividade de maltase e sacarose, alterações das microvilosidades e crescimento bacteriano, levando ao quadro de má absorção secundário.

A pancreatite é causada por diversos fatores etiológicos ou predisponentes, como obesidade, consumo de dieta rica em gordura, hiperlipoproteinemia, isquemia, trombose, hiperadrenocorticismo, hipercalcemia, processos obstrutivos por cálculos, neoplasia, parasitismo, infecções intestinais, refluxo, uso de alguns fármacos, dentre outras. Uma predisposição racial foi observada em cães da raça Schnauzer, Poodle e Yorkshire, e em gatos siameses.

A lesão das células acinares pancreáticas é a principal consequência da inflamação e resulta na ativação de zimogênios em suas formas ativas com aumento das atividades séricas da amilase, da lipase e da tripsina. A forma aguda é a mais comum em cães e os sinais clínicos incluem vômitos e dor abdominal epigástrica. A forma crônica é a mais comum em felinos e resulta de episódios recidivantes de pancreatite aguda ou destruição lenta e progressiva dos ácinos. Em condições avançadas, o pâncreas perde a capacidade de secreção de enzimas digestivas e o animal desenvolve IPE e/ou diabetes melito.

Amilase

É uma enzima que participa da digestão de amidos complexos e é produzida no pâncreas e no intestino de cães e gatos. O fígado também contribui com uma pequena porcentagem da atividade sérica da amilase. A saliva de humanos e suínos apresenta atividade de α-amilase. Essa enzima é de baixas sensibilidade e especificidade para o diagnóstico de pancreatite.

Deve-se atentar para o envio da amostra de soro para laboratórios clínicos veterinários, pois os *kits* comerciais sacarogênicos, comumente usados por laboratórios humanos, resultam em valores falsamente elevados. Essa técnica avalia a geração da glicose a partir do amido, mas os cães dispõem de outras enzimas (além da amilase) que também apresentam atividade sacarogênica.

Os testes amiloclásticos não são tão automatizados, mas são os mais indicados para determinar a atividade sérica da amilase em cães. Esse teste detecta a velocidade de consumo e o desaparecimento do amido, que é proporcional à atividade da amilase.

Os rins exercem influência na atividade sérica da amilase por serem uma via de excreção ou inativação da amilase em cães. A redução da taxa de filtração glomerular eleva de 2,5 a 4 vezes o seu valor basal. Espera-se que uma condição que diminua a taxa de filtração glomerular não seja capaz de elevar a amilase além de 3 vezes seu limite superior de referência. Em gatos, ainda não foi estabelecida a importância da taxa de filtração glomerular na atividade sérica da amilase.

Aumentos da atividade sérica da amilase são observados na pancreatite aguda, especialmente em cães. Sua atividade eleva-se entre 12 e 48 h e persiste por cerca de 8 a 14 dias. Cães com pancreatite aguda apresentam resultados normais a até mais de 10 vezes o limite superior de referência. Em gatos, o aumento tende a ser mais discreto (menor que 3 vezes) e está normal em muitos animais, não sendo indicado para o diagnóstico de pancreatite nessa espécie. A neoplasia pancreática também eleva a atividade sérica da amilase.

Lipase

A lipase apresenta especificidade superior e sensibilidade inferior à amilase no diagnóstico da pancreatite. É uma enzima que participa da digestão de triglicerídeos e é produzida pelo pâncreas, pela mucosa gástrica, pelo fígado e por outros tecidos, estando presente em células endoteliais.

Os rins também influenciam a atividade sérica da lipase em cães. A redução da taxa de filtração glomerular eleva de 2,5 a 4 vezes o seu valor basal. Espera-se que uma condição que resulte em diminuição da taxa de filtração glomerular não seja capaz de elevar a lipase além de 4 vezes seu limite superior de referência, embora já tenham sido relatadas elevações superiores a 6 a 8 vezes.

Aumentos da atividade sérica da lipase são observados na pancreatite aguda, especialmente em cães. Sua atividade eleva-se entre 12 e 48 h e persiste por cerca de 8 a 14 dias. Cães com pancreatite aguda apresentam resultados normais a até mais de 10 vezes o limite superior de referência. Em gatos, o aumento tende a ser mais discreto (menor que 5 vezes), estando normal em muitos animais.

A pancreatite crônica provoca elevações mais discretas e, muitas vezes, em resultados dentro do intervalo de referência. Por ser a apresentação mais comum em gatos, seu uso não é indicado em felinos. Neoplasias pancreáticas e hepáticas também elevam a atividade sérica da lipase.

Imunorreatividade da lipase pancreática

Apesar de se tratar de uma enzima, o teste de imunorreatividade da lipase pancreática (PLI) mede sua concentração e não a sua atividade. Por ser um teste espécie-específico é identificado pela letra inicial da espécie à frente da sigla: fPLI para felinos e cPLI para cães.

Apresenta vantagens sobre a dosagem da atividade sérica da lipase de rotina, pois mensura apenas a lipase de origem pancreática. É mensurada por meio de radioimunoensaio ou de teste ELISA rápido, disponível comercialmente.

É o teste de escolha para o diagnóstico de pancreatite em cães e gatos, apresentando especificidade de 78 a 80% para felinos e 82 a 96% para cães, e sensibilidade de cerca de 79% para felinos, e 93% para cães. A sensibilidade para cães é mais elevada em função da maior prevalência da forma aguda da doença.

Em cães com IPE também se observa redução da PLI. Contudo, o teste de imunorreatividade do tipo tripsina (TLI) é preferível como método para diagnóstico da afecção da IPE, sendo mais sensível que a PLI tanto em cães quanto em gatos.

Cálcio

A pancreatite aguda tem sido associada à hipocalcemia em cães e gatos, especialmente nas formas edematosa e hemorrágica. O mecanismo dessa diminuição não é conhecido, mas é decorrente da ligação do cálcio aos ácidos graxos liberados da gordura abdominal como resultado da atividade elevada da lipase pancreática. Outras teorias incluem regulação anormal pelo glucagon ou outros hormônios, alteração da permeabilidade ao cálcio pelas células danificadas, ligação aos ácidos graxos plasmáticos e perda por aumento da permeabilidade vascular.

Embora não tenha valor diagnóstico, a hipocalcemia está associada a pior prognóstico na pancreatite. A diminuição da concentração sérica é mais comum quando avaliado o cálcio livre ionizado (Ca^{2+}) do que quando dosado o cálcio total.

Imunorreatividade do tipo tripsina

O método mais indicado para o diagnóstico de IPE é a TLI, por ser sensível e específico para detectar tal afecção. A TLI apresenta-se reduzida nos casos de insuficiência exócrina do órgão e é mensurada por testes imunológicos específicos para a espécie, por meio de ELISA ou radioimunoensaio.

Nos casos de IPE concomitantemente à pancreatite crônica, é possível que a redução da TLI esteja mascarada, uma vez que a pancreatite ocasiona seu aumento. Qualquer alteração renal que reduza a taxa de filtração glomerular também é passível de elevar os valores de TLI e mascarar um possível processo de IPE.

A redução nos valores de TLI já é encontrada em cães na fase subclínica da IPE, muitas vezes em níveis tão baixos quanto em animais sintomáticos. Dessa maneira, a TLI não auxilia na avaliação da gravidade da doença. O clínico deve considerar o quadro clínico do animal para avaliar a necessidade de tratamento. A atividade da TLI também não apresenta valor prognóstico e não torna possível prever se o animal passará a desenvolver sinais clínicos.

Concentração de cobalamina | Vitamina B$_{12}$

A cobalamina do organismo provém da alimentação. No ambiente ácido do estômago, a vitamina B_{12} liga-se à proteína R e, ao alcançar o ambiente entérico alcalino, desliga-se dessa proteína e une-se ao fator intrínseco, um dos componentes do suco pancreático, quando é, então, absorvida no íleo.

Animais com IPE apresentam secreção deficiente de bicarbonato e fator intrínseco pancreático, reduzindo a absorção de cobalamina, o que resulta em sua deficiência. A proliferação bacteriana também é um fator contribuinte para a carência da vitamina em animais com IPE, pois a ligação de bactérias à vitamina reduz sua absorção.

Concentração de folato

O folato também é uma substância obtida por meio dos alimentos e a cobalamina tem grande participação na sua absorção. As bactérias também produzem folato, constituindo outra fonte da substância, de modo que cães com IPE apresentam aumento de folato devido à proliferação de bactérias. Outra possível causa para elevação em animais com insuficiência seria a acidificação do meio entérico pela deficiência de secreção de bicarbonato pelo pâncreas, que provocaria aumento da absorção de folato, mais bem absorvido em meio ácido. Por outro lado, a concentração está baixa em decorrência da má-absorção.

Outros testes

Outros testes de menores sensibilidade e especificidade são usados para evidenciar um processo de má digestão a partir de alimentos ou compostos não digeridos nas fezes. As fezes de animais com IPE costumam apresentar-se volumosas, diarreicas ou pastosas, com gordura (esteatorreia) e odor rançoso. O exame microscópico visa revelar, por meio de esfregaços fecais frescos, gordura com o corante Sudan III ou IV de amido, usando Lugol e a pesquisa de fibras musculares, no caso de alimentação com comida caseira.

O teste de atividade da tripsina fecal é realizado por meio das provas do filme de raios X ou da prova da gelatina. Esses são testes funcionais que testam a capacidade de as fezes digerirem a albumina presente na gelatina do tubo ou na camada que reveste o filme de raios X. As fezes são diluídas em solução de bicarbonato de sódio e incubadas a 37°C com a gelatina. A não digestão da gelatina supostamente está associada à IPE e à deficiência de secreção de tripsina. Resultados falso-positivos ocorrem em virtude da proliferação de bactérias intestinais, e resultados falso-negativos ocorrem em animais com aumento do trânsito intestinal.

A prova da absorção de gordura foi bastante usada para diferenciar IPE de síndrome de má-absorção. O teste induz o aparecimento de lipemia plasmática por meio da oferta de uma refeição rica em gordura (com óleo de milho na dose de 3 mℓ/kg). O sangue é coletado cerca de 2 h após a alimentação e verifica-se a presença de lipemia ou do aumento da concentração sérica de triglicerídeos em relação à amostra de jejum. Se não ocorrer absorção de gordura, deve-se repetir o teste acrescentando enzima pancreática exógena à refeição. Em casos de IPE, pode ocorrer lipemia apenas após a administração de enzimas, enquanto na síndrome da má-absorção a absorção continua inexistente.

Devido às falhas diagnósticas dos testes mencionados, em casos de suspeita de má-absorção, é indicada a biopsia para instituição do tratamento correto.

OUTROS TESTES BIOQUÍMICOS DE ROTINA

Avaliação do tecido muscular

Creatinoquinase

A creatinoquinase (CK) é uma enzima de localização citoplasmática e de rápida liberação em casos de lesão muscular. A CK tem meia-vida muito curta, de cerca de 2 a 3 h; portanto, é importante que não haja demora na remessa e no processamento da amostra de soro. Os testes de rotina mensuram a CK total, mas há testes disponíveis capazes de identificar e quantificar as suas três isoenzimas: CK-1 ou CK-BB, CK-2 ou CK-MB e CK-3 ou CK-MM, localizadas primordial e respectivamente, no cérebro, no músculo cardíaco e no músculo esquelético.

A CK-MB tem sido usada como marcador de infarto agudo do miocárdio em humanos, porém parece não apresentar especificidade absoluta. A elevação da CK-MB associada à troponina I, uma proteína que regula a contração do músculo cardíaco, demonstra excelente utilidade diagnóstica no traumatismo cardíaco em cães.

Elevações significativas da atividade sérica da CK total geralmente estão associadas a lesões do músculo esquelético secundárias a miosites imunomediadas, miosites infecciosas, lesão por esforço (mioglobinúria paralítica), distrofia muscular, traumatismo e convulsões. Doenças metabólicas, como a deficiência de fosfofrutoquinase, o hipotireoidismo e o hiperadrenocorticismo, também estão associadas a elevações séricas da CK. A imobilidade prolongada por decúbito ou imobilização causa elevação discreta da CK.

Cães jovens apresentam valores de referência significativamente maiores que cães adultos. Cães de raças pequenas também apresentam valores de CK maiores que os cães de porte grande. Felinos apresentam menor atividade de CK nos tecidos, portanto uma discreta elevação acima dos intervalos de referência é de importância clínica nessa espécie. Gatos anoréticos, porém, apresentam aumento sérico reversível da CK. Vacas com endometriose mostram elevação significativa da atividade sérica da CK pela atividade dessa enzima no útero dessa espécie.

Lactato desidrogenase

A lactato desidrogenase apresenta alta atividade em diversos tecidos, incluindo hemácias, músculos cardíaco e esquelético, rins e fígado. Sua elevação não apresenta especificidade suficiente para seu uso clínico e, por isso, tem entrado em desuso.

Aspartato aminotransferase

A AST está presente tanto no fígado quanto no músculo. A interpretação conjunta dos resultados da AST, CK (ver Quadro 17.21) e dos dados clínicos deve promover sua correta interpretação.

Metabolismo lipídico

Lipídeos são compostos insolúveis em água, essenciais para muitas funções nos animais. Dos principais grupos de lipídeos, três são mais importantes do ponto de vista clínico:

ácidos graxos, colesterol e triglicerídeos. Por sua insolubilidade no plasma, eles são transportados ligados a proteínas em complexos denominados "lipoproteínas".

As lipoproteínas são classificadas de acordo com sua densidade, seu tamanho e seu modo de migração eletroforética em quilomícrons:

- Lipoproteína de densidade muito baixa (VLDL)
- Lipoproteína de baixa densidade (LDL)
- Lipoproteína de alta densidade (HDL).

Quanto maior a densidade, maior o percentual de triglicerídeos em relação ao colesterol em sua molécula. Os quilomícrons são a forma de absorção de lipídeos oriundos da alimentação e apresentam alto teor de triglicerídeos. O HDL é a molécula responsável pela remoção do excesso de colesterol livre dos tecidos.

Condições fisiológicas, como a lipemia pós-prandial, causam alteração laboratorial e turvação do soro ou plasma (ver Figura 17.1). A lipemia está associada à concentração aumentada de triglicerídeos (> 200 a 300 mg/dℓ), e a lipemia pós-prandial é composta principalmente pela fração dos quilomícrons. O teste de refrigeração, em que o soro é mantido em refrigeração por 10 a 12 h, possibilita a identificação da lipoproteína responsável pela turbidez da amostra. A visualização de uma nata sobre a superfície da amostra indica excesso de quilomícrons. Se não houver formação de uma camada lipêmica na superfície, a hipertrigliceridemia e lipemia são decorrentes do excesso de outras lipoproteínas, geralmente a VLDL.

Se a amostra abaixo da camada lipêmica for límpida, a hiperquilomicronemia é provavelmente a única responsável pela lipemia. Se ainda houver turbidez, outras lipoproteínas também estão presentes em excesso. A hipercolesterolemia não causa turvação do soro. O jejum de 12 h costuma ser suficiente para clarear o soro em uma lipemia fisiológica. Por esse motivo, a análise da concentração de lipídeos deve sempre seguir um jejum de pelo menos 12 h.

É importante lembrar que tanto a lipemia quanto a hemólise (que muitas vezes a acompanha) interferem na determinação de vários parâmetros bioquímicos.

Cães e gatos, diferentemente dos humanos, apresentam predomínio de HDL em relação à LDL. O fracionamento das lipoproteínas apresenta menor validade diagnóstica nessas espécies. A avaliação dos triglicerídeos e do colesterol costumam ser suficientes para a avaliação clínica.

Dislipidemias

Acúmulo de lipoproteínas em jejum está associado a distúrbios endócrinos e metabólicos. Hiperlipidemias são a causa ou a consequência de estados mórbidos em animais. Os animais apresentam-se assintomáticos, desenvolver pancreatite, alterações neurológicas ou oculares. As hiperlipidemias são divididas em primárias e secundárias.

Hiperlipidemias primárias

As hiperlipidemias primárias apresentam predisposição racial, tendo sido descritas em Schnauzers Miniatura, Pastores de Shetland, Cockers Spaniel, Beagles, Bull Terriers, Dobermanns e Rottweilers. Um quadro de hiperquilomicronemia primária foi descrito em felinos.

O principal mecanismo sugerido é a deficiência da atividade da lipoproteína lipase, responsável pela hidrólise dos triglicerídeos, embora testes genéticos tenham falhado em

Semiologia Veterinária ◆ A Arte do Diagnóstico

comprovar tal hipótese. Schnauzers apresentam maior predisposição ao desenvolvimento de pancreatite. O desenvolvimento e a persistência de hipertrigliceridemia após a resolução do quadro de pancreatite apontam seu papel determinante no desenvolvimento da doença, com possível valor prognóstico. Recomenda-se que todos os Schnauzers Miniatura sejam avaliados, mesmo quando saudáveis, pois essa informação é útil para evitar erros de interpretação ao se apresentarem doentes. Além disso, o clínico considera a oferta de dietas baixas em gordura em indivíduos hiperlipidêmicos para evitar possíveis complicações da hipertrigliceridemia.

Hiperlipidemias primárias são raras em gatos, embora elas tenham já sido descritas em gatos birmaneses.

Hiperlipidemias secundárias

Constituem a forma mais comum de hiperlipidemia. Geralmente são causadas por distúrbios endócrinos como hipotireoidismo, hiperadrenocorticismo e diabetes melito, administração de fármacos como corticosteroides e fenobarbital, em casos de obesidade grave, pancreatite e síndrome nefrótica. A causa geralmente é multifatorial, mas os mecanismos costumam envolver a diminuição da ação da lipoproteína lipase, o aumento da síntese de colesterol e triglicerídeos, a mobilização de gordura dos tecidos por deficiência ou a resistência insulínica. Ainda não está claro se a hiperlipidemia desenvolve-se como resultado da pancreatite ou se é uma causa da pancreatite em alguns casos.

Em felinos, as principais causas de hiperlipidemia secundária são lipidose hepática, diabetes melito e pancreatite.

O perfil lipídico esperado nas principais dislipidemias encontra-se descrito no Quadro 17.22.

Quadro 17.22 Perfil lipídico esperado nas principais dislipidemias.

Dislipidemia	Lipídio elevado	Perfil lipoproteico
Hiperlipoproteinemia primária do Schnauzer	TG elevados Colesterol normal a elevado	VLDL e quilomícrons aumentados*
Hipercolesterolemia idiopática	Colesterol elevado TG normal	HDL elevada
Diabetes melito	TG mais elevados que o colesterol	VLDL e LDL elevadas HDL diminuída
Hiperadrenocorticismo	Colesterol e TG elevados	VLDL elevada HDL diminuída
Hipotireoidismo	Colesterol e TG elevados	VLDL elevada
Síndrome nefrótica	Colesterol e TG elevados	VLDL elevada
Lipidose hepática idiopática felina	TG elevados	VLDL elevada

*A elevação de TG, VLDL e quilomícrons costuma estar associada ao aspecto leitoso do plasma ou soro. TG = triglicerídeos; VLDL = lipoproteína de muito baixa densidade; HDL = lipoproteína de alta densidade; LDL = lipoproteína de baixa densidade.

BIBLIOGRAFIA

Seção A: Hematologia Clínica

COUTO, C. G. Disorders of hemostasis. *In:* Nelson, R. W.; Couto, C. G. (ed). Small Animal Internal Medicine. 4. ed. St. Louis: Mosby, 2009. p. 1242-59.

GRINDEM, C. B. *et al.* The bone marrow. *In:* VALENCIANO, A. C.; COWELL R. C. Diagnostic Cytology and Hematology of the Dog and Cat. 4. ed. St. Louis: Elsevier, 2014. p. 489-526.

HARVEY, J. W. Veterinary Hematology: A Diagnostic Guide and Color Atlas. St. Louis: Elsevier, 2012. 360 p.

MEYER, D. J.; HARVEY, J. W. Veterinary Laboratory Medicine. 3. ed. Philadelphia: W. B. Saunders, 2004. 351 p.

STOCKHAM, S. L.; SCOTT, M. A. Fundamentos de Patologia Clínica Veterinária. 2. ed. Rio de Janeiro: Guanabara Koogan, 2011. 744 p.

TAKAHIRA, R. K. Abordagem do paciente hemorrágico. *In:* JERICÓ, M. M.; ANDRADE NETO, J. P.; KOGIKA, M. M. (ed.). Tratado de Medicina Interna de Cães e Gatos. Rio de Janeiro: Roca, 2015. p. 1876-1884.

THRALL, M. A. Veterinary Hematology and Clinical Chemistry. 2. ed. Philadelphia: Lippincott Willians & Wilkins, 2012. 762 p.

WEISS, D. J.; WARDROP, K. J. Schalm's Veterinary Hematology. 6. ed. Iowa: Blackwell & Wilkins, 2010. 1206 p.

WILLARD, M. D.; TVEDTEN, H.; TURNWALD, G. H. Small Animal Clinical Diagnosis by Laboratory Methods. 4. ed. Philadelphia: W. B. Saunders, 2004. 432 p.

BIBLIOGRAFIA

Seção B: Exames Bioquímicos

BUSH, B. M. Chemical examination of urine. *In:* Interpretation of Laboratory Results. EUA: Blackwell, 1991. p. 425-56.

CHEW, D. J.; DIBARTOLA, S. P.; SCHEN, P. Canine and Feline Nephrology and Urology. 2. ed. EUA: Elsevier, 2011.

DWORKIN, L. D. Serum cystatin C as a marker of glomerular filtration rate. Current Opinion in Nephrology & Hypertension, v. 10, p. 551-3, 2001.

GANS, J. H.; MERCER, P. L. Rins. *In:* SWENSON, M. J. Dukes, Fisiologia dos Animais Domésticos. 10. ed. Rio de Janeiro: Guanabara Koogan, 1988. p. 445-68.

HEINE, G. H.; SESTER, U.; GIRNDT, M. *et al.* Acanthocytes in the urine. Useful tool to differentiate diabetic nephropathy from glomerulonephritis? Diabetes Care, v. 1, p. 190-4, 2004.

LEES, G. E. Fundamentals of the practice of veterinary nephrology and urology. *In:* OSBORNE, C. A.; FINCO, D. R. Canine and Feline Nephrology and Urology. EUA: A Lea & Febiger Book, 1995. p. 49-51.

OSBORNE, C. A. Urinalysis: what is your interpretation? (Clinical diagnostic). DVM Newsmagazine, v. 48, n. 5, 2007.

WEHNER, A.; HARTMANN, K.; HIRSCHBERGER, J. Utility of serum cystatin C as a clinical measure of renal function in dogs. Journal of the American Animal Hospital Association, v. 44, p. 131-8, 2008.

BIBLIOGRAFIA

Seção C: Exames Bioquímicos

CENTER, S. A. Interpretation of Liver Enzymes. Veterinary Clinics: Small Animal Practice, v. 37, n. 2, p. 297-333, 2007.

CHRISTOPHER, M. M. Hyperlipidemia and other clinicopathologic abnormalities associated with canine hypothyroidism. Canine Practice, v. 22, n. 1, p. 37-38, 1997.

ELLIOT, D. A. Dietary and medical considerations in hyperlipidemia. *In:* ETTINGER, S. J.; FELDMAN, E. C. (ed). Textbook of veterinary internal medicine. 6. ed. St. Louis Mo: Elsevier, 2005. p. 592-595.

FORD, R. B. Clinical management of lipemic patients. Compendium on Continuing Education for the Practicing Veterinarian, v. 18, n. 10, p. 1053-1065, 1996.

MEYER, D. J.; HARVEY, J. W. Veterinary Laboratory Medicine. 3. ed. Philadelphia: W. B. Saunders, 2004. 351 p.

NELSON, R. W.; DELANEY, S. J.; ELLIOT, D. A. Disorders of metabolism. *In:* NELSON, R. W.; COUTO, C. G. (ed). Small Animal Internal Medicine. 4. ed. St. Louis: Mosby, 2009. p. 858-863.

PENNY, J. W.; BUNCH, S. E. Diagnostic tests for the hepatobiliary system. *In:* NELSON, R. W.; COUTO, C. G. (ed). Small Animal Internal Medicine. 4. ed. St. Louis: Mosby, 2009. p. 496-504.

STOCKHAM, S. L.; SCOTT, M. A. Fundamentos de Patologia Clínica Veterinária. 2. ed. Rio de Janeiro: Guanabara Koogan, 2011. 744 p.

THRALL, M. A. Veterinary Hematology and Clinical Chemistry. 2. ed. Philadelphia: Lippincott Willians & Wilkins, 2012. 762 p.

WHITNEY, M. S. Evaluation of hyperlipidemias in dogs and cats. Seminars in Veterinary Medicine and Surgery (Small Animal), v. 7, p. 292-300, 1992.

WILLARD, M. D.; TVEDTEN, H.; TURNWALD, G. H. Small Animal Clinical Diagnosis by Laboratory Methods. 4. ed. Philadelphia: W. B. Saunders, 2004. 432 p.

Índice Alfabético

A

Abarticulação, 29
Abarticular, 29
Abasia, 29
Abertura faríngea da tuba auditiva, 143
Abdome, 203
Abdominocentese, 23, 183
Abdução, 572
Abiotrofia cerebelar, 105
Abomasite, 23
Abomaso, 136, 150
Abscesso, 593
Acalasia, 23, 26
Acéfalo ou anencefálico, 26
Acepromazina, 48
Ácidos biliares, 726, 731
Acidose ruminal, 145
Acrobiste, 27
Acrobistio, 27
Acrocianose, 29
Acromatúria, 26
Acromia, 27, 591
Acuidade visual, 612
Acusia, 23
Aderência dermoepidérmica, 579
Adipsia, 23, 133
Adução, 29, 572
Aerofagia, 23
Afagia, 23
Afta, 595
Agalactia, 27
Aglossia, 23
Agonistas α_2, 50, 57
Alanina aminotransferase, 725-727
Albumina, 726, 729
Alças intestinais, 151
Aldosterona, 264
Alérgeno, 27
Algia abdominal, 141
Alimentação, 140, 169, 555, 642, 668
Alodinia, 26
Alopecia, 27
Alotriofagia, 23
Alterações
- de ângulo de drenagem, 634
- de bulhas cardíacas, 240
- de cor, 590
- de espessura, 594
- de marcha ou de locomoção, 559
- de postura e marcha, 555
- dentárias e da cavidade oral, 175

- determinadas pela ecocardiografia, 278
- macroscópicas da urina, 422
- posturais, 558
Amaurose, 28
Ambiente do exame, 621
Ambliopia, 28
Ambliopsia, 28
Amilase, 733
Amniocentese, 27
Amônia, 726, 730
Amostra de urina, 425
Ampliação da área de percussão, 294
Amplitude, 242, 492
- do potencial, 492
Ampolas dos ductos deferentes, 367, 377, 380
Anafilaxia, 25
Analgesia, 455
Análise(s)
- bioquímica, 485
- do fluido peritoneal, 206
- do líquido sinovial, 512
- fecais, 216
Anamnese, 15
Anatomia do sistema visual, 612
Anemias, 24, 703
- arregenerativas, 704
- regenerativas, 705
Anestesia, 455
- dissociativa, 44, 51
- geral, 44, 51
- intra-articular, 533, 537
- perineural, 533
Anestésicos dissociativos, 51
Aneurisma, 24
Anexos oculares, 612
Angina, 24
- de peito, 24
- pectoris, 24
Angiocardite, 24
Angiotensina II, 264
Ângulo dos incisivos, 163
Anidrose, 589
Animais recém-nascidos
- cães e gatos, 106
- - ambiente em que o neonato vive, 110
- - anamnese, história clínica, 108
- - aspectos sobre
- - - a gestação, 108
- - - o parto, 109
- - - o recém-nascido e a ninhada, 110
- - avaliação geral, 114

- - exame físico
- - - específico dos diversos sistemas, 118
- - - geral, 112
- - inspeção, 113
- - parâmetros vitais, 115
- - peso corporal, 114
- - saúde e histórico reprodutivo dos
        progenitores, 108
- ruminantes e equídeos, 80
- - anamnese, 81
- - exame
- - - das mucosas, 92
- - - físico específico dos sistemas, 96
- - - físico geral, 90
- - frequência
- - - cardíaca, 96
- - - respiratória, 96
- - funções vitais, 94
- - história clínica, 81
- - postura e nível de consciência, 91
- - sistema linfático, 94
- - temperatura, 94
- - tipo de nascimento, 81
Animais selvagens, 637
Animais temperamentais, 44
Aniridia, 28
Anisocoria, 445
Anorexia, 23, 195
Anorgasmia, 27
Anormalidades dos espermatozoides, 384
Anosmia, 25, 445
Anóxia, 25, 233
Anquilose, 29
Anúria, 26, 424, 715
Ânus, 679
Aparelho
- auditivo, 606
- lacrimal, 613
- locomotor equídeo, 516
Apatia, 26
Apetite, 132, 133
- aumentado, 133
- diminuído, 133
- pervertido, 133
Apneia, 25, 288, 304
Apoplexia, 26
Apraxia, 26
Aproctia, 23
Aprumo vestibular, 461, 462
Aptialismo, 23
Aquezia, 23

738 Semiologia Veterinária ◆ A Arte do Diagnóstico

Aracnoide, 434
Arranhões, 31
Arritmia(s), 24
- cardíacas, 268
- respiratória, 288
- sinusal, 268
Artérias, 227
Arteriosclerose, 24
Articulação(ões), 517, 550, 566
- carpal, 537
- carporradial, 537
- coxofemoral, 539, 566
- do boleto, 537
- do carpo, 529
- do tarso, 539
- escapuloumeral, 530, 538, 570
- femorotibial, 568
- femorotibiopatelar, 530, 539
- intercarpal, 537
- interfalângica distal, 537
- metacarpo/metatarsofalângica, 537
- metacarpofalângica, 527
- tarsometatarsal, 539
- tibiotarsal, 539
- umerorradioulnar, 530, 538, 570
Artralgia, 29
Artrocentese, 29, 546
Artrodese, 29
Artrografia, 540
Artroplastia, 29
Artroscopia, 29, 548
Ascite, 23, 258
Asfixia, 25
Aspartato aminotransferase, 486, 725-727, 735
Aspecto(s)
- da urina, 715
- do empenamento, 645
- do liquor, 484
- do sêmen, 381
- físicos do sêmen, 381
- macroscópico do leite, 353
Assimetria, 141, 556
- do contorno abdominal, 141
Assoalho da boca, 161
Astasia, 29
Astenia, 29
Ataxia, 26, 29, 475, 476
- cerebelar, 444
- sensorial, 444
- vestibular, 444
Atenção, 17
Aterosclerose, 24
Atividade
- e comportamento das aves, 645
- elétrica
- - espontânea, 489
- - induzida, 489
- - voluntária, 489
- esportiva e claudicação, 522
- insersional, 489
- respiratória, 288
Atonia, 453
Atopia, 601
Atresia anal, 23
Átrios, 278
Atrofia, 29
Aumento

- da transmissão dos ruídos, 240
- de intensidade dos ruídos respiratórios
    normais, 296
- de volume
- - da glândula mamária, 350
- - dos tetos, 350
Auricular, 23
Ausculta abdominal, 179, 205
Auscultação
- cardíaca, 236, 237, 261
- das aves, 659
- de mamíferos, 679
- direta ou imediata, 9
- indireta ou mediata, 9
- pulmonar, 294, 306
Autoexcitabilidade, 226
Avaliação
- bioquímica do pâncreas, 733
- clínica da hidratação, 172
- da amplitude, 244
- da atitude e da postura, 443
- da celeridade, 245
- da coloração, 65
- da frequência do pulso arterial, 243
- da idade pelo exame dentário, 162
- da integridade encefálica, 467
- da locomoção, 443
- da micção, 419
- da temperatura corporal, 73
- da tensão, dureza, 244
- da veia jugular, 234
- das ondas eletrocardiográficas, 268
- de arritmias cardíacas, 268
- de instabilidade patelar, 568
- de pacientes com mielopatias, 490
- do estado
- - circulatório periférico, 234
- - geral, 349
- do grau de repleção, 245
- do nível de consciência, 442
- do pH do leite, 356
- do pulso arterial, 242
- do ritmo, 244
- do sistema respiratório, 286
- do tecido muscular, 735
- do tempo de preenchimento capilar, 67
- do tônus muscular, 453
- dos linfonodos, 70
- dos nervos cranianos, 460
- dos parâmetros vitais, 64, 172
- dos vasos sanguíneos, 234
- física e comportamental, 233
- geral
- - da pele, 63
- - do paciente, 170
- hepática, 725
- microscópica dos protozoários, 157
- neurológica, 439, 440, 459, 481
- - de cães e gatos, 439
- - do neonato, 459
- - do paciente em decúbito, 481
- renal, 713
- seminal, 377, 391, 401
- semiquantitativa do número de leucócitos
    no leite, 356
Aves, 638-640
Axial e abaxial, 572

Azotemia, 723, 724
- pós-renal, 724
- pré-renal, 723
- renal, 724

B

Bactérias, 720
Balanite, 27
Balanopostite, 27
Baloteamento, 206
Barbitúricos, 51
Barorreceptores, 264
Barreira
- cutânea, 579
- protetora, 579
Bastão, 149
Batmotropismo, 226
Bebedouros, 642, 668
Benefícios da contenção, 31
Benzodiazepínicos, 48, 49, 59
Bexigoma, 26
Bicarbonato, 723
Bico, 655
Bilirrubina, 69, 717, 726, 730
Biliverdina, 23
Bilúria, 26
Biópsia, 14, 73, 611
- da membrana sinovial, 548
- e exame histopatológico, 601
- por punção aspirativa transtorácica, 308
- pulmonar, 299
Blefarite, 28, 629
Blefaroconjuntivite, 28
Blefaroedema, 28
Blefaroplastia, 28
Blefaroplegia, 28
Blefaroptose, 28
Blefarospasmo, 629
Blenorreia, 27
Blenúria, 26
Bloqueio
- alto de quatro pontos, 535
- atrioventricular
- - de primeiro grau, 271
- - de segundo grau, 272
- - de terceiro grau, 272
- baixo de quatro pontos anestesiados por
    nervos palmares medial e lateral e nervos
    metacarpais palmares, 534
- do(s) nervo(s)
- - digital palmar, 534
- - mediano, ulnar e musculocutâneo, 535
- - tibial e fibulares superficial e profundo, 536
- na região lombar, 536
- perineural do sesamoide abaxial, 534
Boca, 142, 160
Bochechas, 160
Boleto, 527
Bolha, 27, 593
Bolsas guturais, 292
Bradicardia, 24, 268
- sinusal, 268
Bradifagia, 23
Bradipepsia, 23
Bradipneia, 25, 288, 304
Bradisfigmia, 24

Índice Alfabético 739

Braquicefalia, 47
Broncoadenite, 25
Broncoalveolar, 25
Broncocele, 25
Broncofonia, 297
Broncorragia, 25
Broncorreia, 25
Broncoscopia, 308
Bronquiectasia, 25
Bronquiolite, 25
Bronquíolos respiratórios, 285
Bronquite, 25
Buçal, 31
Bulhas cardíacas, 238, 262
Bulimia, 23
Bursa do navicular, 537
Bursite, 29

C

Cabeça, 653, 675
Cabrestos, 31
Cacifo (Godet positivo), 27
Calafrios, 27
Cálcio, 723, 734
Cálculo do peso corporal, 54
California Mastitis Test, 358
Camada
- basal, 578
- córnea, 579
- de Bowman, 614
- espinhosa, 579
- granulosa, 579
- lúcida, 579
Câmara(s)
- anterior, 633
- do olho, 615
Caninos, 162, 164
Capilares, 227
Cápsula adiposa, 411
Caquexia, 23
Características
- do liquor, 484
- do proprietário (tutor), 20
- físico-químicas do leite, 355
- higiênico-organolépticas do leite, 337
Cárdia, 24
Cardiocele, 24
Cardiocentese, 24
Cardiomegalia, 24
Cardiopatia, 24
Carrinho de mão, 451, 462
Cartilagem, 550
Casco, 687
Catecolaminas, 264
Cateterismo, 24
Cauda equina, 26, 432
Caudal, 572
Cavidade
- bucal, 694, 697
- oral, 173, 199, 656, 676, 686
- torácica, 225
Ceco, 167
Cefalomeningite, 26
Cefaloplegia, 26
Celeridade, 242
Células

- de Langerhans, 580
- de Merkel, 580
- epiteliais, 718, 719
- - descamativas, 719
- - transicionais, 719
- - tubulares, 719
- renais, 719
- vaginais e uretrais, 719
Celulite, 27, 597
Centro
- do vômito, 430
- respiratório, 430
- vasomotor, 430
Cera, 654
Ceratite, 28
Ceratocone, 28
Ceratoconjuntivite, 28
Cerebelo, 430, 465
Cérebro, 465
Cerume, 610
Cerviz, 313
Cheiletielose, 599
Chifradas, 31
Choque
- cardíaco, 235, 242
- da ponta, 25
- de ponta, 242
Cianose, 24, 25, 68, 303, 590
Cicatriz, 595
Ciclo do pelo, 582
CID, 713
Ciência do diagnóstico, 6
Cilindros
- céreos, 720
- epiteliais, 720
- gordurosos, 720
- granulosos, 720
- hialinos, 720
- leucocitários, 720
- urinários, 719
Cintigrafia, 545
Cintilografia nuclear, 545
Circulação sanguínea, 344
Circuncisão, 27
Cistectomia, 26
Cisterna(s)
- aracnoides, 434
- cerebelomedular ou magna, 434
Cistina, 721
Cistite, 26
Cisto, 593
Cistocele, 26
Cistopexia, 26
Cistoscopia, 26
Cistostomia, 26
Citologia, 601
- do leite, 325
- do liquor, 484
- e cultura bacteriana, 547
Classificação
- do grau de dor, 171
- do tipo de dor, 171
- dos sopros, 241
Claudicação, 503, 520, 533, 559
Clínica propedêutica, 2
Cloaca, 650, 689, 695, 698
Cloreto(s), 356

- sérico, 723
Coagulação do liquor, 484
Coagulopatias, 712
Cobalamina, 734
Coices, 31
Colarinho epidérmico, 596
Colecistolitíase, 26
Coleções líquidas, 593
Colêmese, 23
Colestase, 23, 26
Colesterol, 726, 731
Coleta
- de amostras de leite, 360
- de sêmen, 391
- de urina para exame laboratorial, 424
Cólica, 23
Colite, 23
Colocação
- tátil, 451, 462
- visual, 451, 462
Cólon ascendente, 167
Colônias em ágar-sangue, 363
Coloração
- de azul
- - alcian, 603
- - da Prússia, 602
- - de toluidina, 602
- de Grocott, 602
- de Masson-Fontana, 603
- de mucosas, 172
- de PAS, 602
- de tricrômica de Masson, 602
- de van Gieson, 602
- de vermelho congo, 602
- de von Kossa, 602
- de Ziehl-Neelsen, 602
- do pelame, 585
Colostro, 85
Coluna(s)
- dorsais, 432
- ventrais, 432
- vertebral, 531
Colúria, 26
Coma, 26, 442
Comedão, 597
Comedouros, 642, 668
Compartimento
- abomasal, 150
- omasal, 150
Complexo(s)
- atriais prematuros, 269
- juncionais prematuros, 270
- QRS, 249, 250
- ventriculares prematuros, 270
Comportamento, 117
- ao nascimento, 89
- dos órgãos, 19
- sexual, 368, 404
Composição química do leite, 355
Concentração
- de cobalamina, 734
- de espermatozoides, 403
- de folato, 734
- espermática, 382
- hidrogeniônica (pH), 156
Condrite, 29
Condução, 77, 490

740 Semiologia Veterinária ◆ A Arte do Diagnóstico

- nervosa
- - motora, 490
- - sensitiva, 490
Cone medular, 432
Confiabilidade, 17
Congestão, 24
Conjuntiva, 28, 612, 632
Consistência, 8, 9
- crepitante, 9
- do leite, 353
- dura, 8, 560
- firme, 8, 560
- flutuante, 8
- mole, 8
- pastosa, 8
Constipação, 23
- intestinal, 195
Contactantes, 587
Contagem
- de células sanguíneas, 325
- de número de células somáticas, 360
- diferencial de células, 484
- eletrônica, 361
- em câmaras hematimétricas, 361
- em contadores automáticos, 361
Contenção, 31
- das aves, 647, 648
- de lagartos, 693
- de mamíferos, 670
- de serpentes, 697
- de testudines, 684
- dos animais, 620
- física
- bovinos, 38
- cães, 32
- dos animais domésticos, 31
- equinos, 35
- gatos, 33
- ovinos e caprinos, 38
- química, 44, 45, 52-56
- cães e gatos, 44
- ruminantes e equídeos, 52-56
- - características comportamentais, 52
- - estado clínico, 54
- - idade, 53
- - local do exame, 54
- - principais fármacos, 56
- - raça, 53
- - vias de administração, 55
- vias de aplicação, 45
Contratilidade, 226
Controle
- da micção, 414
- nervoso, 226
- parasitário, 169
- voluntário, 414
Convecção, 77
Convulsões, 441
- focais, 441
- generalizadas, 441
Coprofagia, 23
Coprólito (fecaloma), 23
Cor
- da secreção láctea, 353
- da urina, 715
- do líquido ruminal, 156
- do liquor, 484

Coração, 225
- dos bovinos, 226
- dos caprinos, 227
- dos equinos, 227
- dos pequenos ruminantes, 227
Cordão(ões)
- conjuntivos, 342
- espermáticos, 366, 373, 388, 390, 395, 399
- umbilical, 83, 102
Coriza, 25
Córnea, 28, 614, 632
Corno, 597
Coroide, 615
Corpo(s)
- cavernoso, 395
- cetônicos, 717
- ciliar, 615
- esponjoso, 395
Corrimento nasal, 289
Cranial, 572
Creatina fosfoquinase e da lactato
    desidrogenase, 246
Creatinina, 722
Creatinofosfoquinase, 486
Creatinoquinase, 735
Crepitação, 297, 307, 560
- fina, 297
- grossa, 297
Criptococose, 601
Cristais
- de ácido
- - hipúrico, 721
- - úrico, 721
- de aminoácidos, 721
- de bilirrubina, 721
- de biurato de amônio, 721
- de carbonato de cálcio, 721
- de colesterol, 721
- de fosfato
- - amorfo, 721
- - triplo, estruvita ou fosfato amoníaco
      magnesiano, 721
- de oxalato de cálcio, 721
- de urato amorfo, 721
Cristalino, 28
Cristalúria, 720
Cronotropismo, 226
Crosta, 596
Cultura bacteriana, 325
Cutâneo, 27

D

Deambular, 29
Débito cardíaco, 264
Decúbito, 558
Defecação, 170
Déficit
- de HCO₃⁻, 723
- proprioceptivo, 558
Deformidade facial, 302
Deglutição, 133, 174
Densidade
- do liquor, 484
- urinária, 716
Dentes, 161, 676
- da bochecha, 162, 164

Dermatite, 27
- alérgica à picada de ectoparasitos, 601
- por *Malassezia*, 600
Dermatofitose, 600
Dermatomicose, 27
Dermatose, 27
Derme, 580
Derrubamento
- de bovinos, 41
- de equinos, 37
Desenvolvimento
- da glândula mamária, 345
- da mama
- - na gestação, 346
- - na puberdade, 346
Desgaste da superfície oclusal, 163
Desidrogenase láctica, 486
Desvios ortostáticos, 557
Detector de metais, 158
Determinação
- da concentração de cloretos, 158
- da lactose, 356
Dexmedetomidina, 51
Diagnóstico, 3
- anatômico, 4
- anatomopatológico, 4
- de gestação, 319
- diferencial, 4
- etiológico, 4
- indeterminado, 4
- medicamentoso, 4
- nosológico, 4
- por imagem, 217
- presuntivo, 4
Diarreia(s), 23
- do intestino delgado, 196
- neonatal, 152
- osmóticas, 196
- secretória, 196
Diartrose, 29, 550
Diascopia, 597
Diástole, 24
Diazepam, 49
Diencéfalo, 429
Diferenciação das células somáticas
    do leite, 362
Digitopressão, 8
Diminuição
- da transmissão dos ruídos, 240
- de intensidade dos ruídos pulmonares
      normais, 296
- de volume da mama ou dos tetos, 350
Diplegia, 26
Diplopia, 28
Disbasia (ataxia), 29
Discoria, 28
Disdiadococinesia, 29
Disfagia, 23, 133, 192
Dislipidemias, 735
Dismaturo, 92
Dismetria, 444
Dispareunia, 27
Dispepsia, 23
Dispneia, 25, 257, 302
- expiratória, 288, 305
- inspiratória, 288, 305

Índice Alfabético 741

Disposição e simetria dos tetos, 350
Disquezia, 23, 197
Distal, 572
Distensão abdominal, 198
Distúrbio(s)
- digestórios em pequenos animais, 191
- hemostáticos
- - primários, 711
- - secundários, 712
- respiratório em cães e gatos, 301
- vestibular periférico, 448
Disúria, 26, 421
Diurese, 26
Divisões do sistema nervoso, 428
Doença(s), 2
- coronariana, 24
- dos tratos urinários superior e inferior, 714
- renal, 723, 724
- renal crônica, 724
- sistêmicas, 555
Doppler, 279
Dor
- abdominal, 197
- em equídeos, 516
Doropsia, 29
Dorsal, 572
Dosagem
- da cistatina C sérica, 722
- hormonal, 321
Drenagem linfática do pulmão, 285
Dromotropismo, 226
Ductos de Müller, 312
Ductus papillaris, 339, 343
Duodeno, 166
Dura-máter, 434

E

Ecocardiografia, 252, 253, 272, 276
- ambulatorial, 272
- bidimensional, 252
- contrastada, 253
- em modo M, 252
Ecodoppler colorida, 252
Ecografia ocular, 612, 635
Ectasia escleral, 633
Ectrópio, 612, 629
Eczema, 27
Edema, 588, 595
- pulmonar, 289
Edemas, 233
Efusão, 24
Eixo, 572
Eletrocardiografia, 265-267
Eletroejaculação, 377
Eletroencefalografia, 488
Eletrólitos na doença renal, 722
Eletromiografia, 489
Eletroneurografia, 490
Eletroneuromiografia, 489
Eletrorretinografia, 635
Elevação do membro ao solo, 558
Embolia, 24
Êmese, 23
Enantema, 590
Encéfalo, 428
Endocárdio, 226

Endocardite, 24
Endométrio, 27, 313
Endoscopia, 187, 218, 298, 665, 696, 699
Endotélio vascular, 264
Enema, 23, 75
Enfisema, 25, 588
Ensaio imunossorvente ligado à enzima, 601
Enteralgia, 23
Enterorragia, 23
Entrada de novos animais, 88
Entrevista médica, 16
Entrópio, 612, 629
Enurese, 26, 422
Enurese noturna, 422
Enzimas, 547
- hepáticas, 725
Epiderme, 28, 578
Epidermólise, 28
Epidídimos, 365, 373, 388, 390, 395
Epidurografia, 487
Epífora, 28, 629
Epífora (olhos lacrimejantes), 28
Epilepsia, 26
Epistaxe, 25
Equimose, 28, 591, 711
Equinos, 387
Eritema, 28, 590, 632
- conjuntival, 632
Eritrodermia, 28, 590
Erosão, 595
Eructação, 23
Erupção, 28
Escabiose (sarna), 28
Escama, 595, 697
Escara, 28, 596
- de decúbito, 28
Esclera, 614, 633
Esclerodermia, 28
Esclerose, 595
Escoliose, 29
Escore
- cardíaco vertebral ou VHS, 276
- de Apgar, 116
- de claudicação, 503
Escoriação, 595
Escotomas, 28
Escrotite, 27
Escroto, 364, 371, 387, 389, 394, 398
Escrotocele, 27
Esforço(s)
- e estresse devido à contenção, 659
- físicos, 76
Esôfago, 142, 143, 177, 202
- abdominal, 165
- cervical, 165
- torácico, 165
Espaço
- epidural, 435
- pupilar, 634
- subaracnoide, 434, 435
- subdural, 434, 435
- vaginal, 313
Espasticidade, 475, 476
Espécie, 53
Espermátide, 27
Espermatite, 27
Espermatocele, 27

Espermatocistite, 27
Espermatorreia, 27
Espermatozoides, 383, 403, 720
Espermatúria, 27
Espermograma, 377
Espirro, 301
- reverso, 302
Espondilartrite, 29
Espondilite, 29
Esporotricose, 600
Esputo, 25
Estabilidade, 441
Estado(s)
- alerta, 442
- corporal, 653, 677
- de hipercoagulabilidade, 712
- nutricional, 62, 76
Estágio
- de deslocamento, 138
- de separação, 138
- de transferência, 138
- esofágico, 138
- faringopulmonar, 138
Esteatorreia, 23
Esteatose, 23
Estertor, 25, 297
- crepitante, 297
- úmido, 297
Estertorosa, 25
Estimulação, 17
Estômago, 166, 207
Estomatite, 23
Estrabismo, 28, 447
Estrangúria, 26, 421
Estresse da contenção física, 660
Estridor, 25, 302
Estrutura
- cardíaca, 226
- da história, 17
- da pele, 578
Estupor, 26, 442
Eupneia, 25
Eutocia, 27
Evacuações, 642, 669
Evaporação, 77
Eventração, 23
Exame(s)
- anatomopatológico, 254
- bioquímicos, 713, 725
- - para avaliação renal, 722
- citológicos e histológicos, 321
- clínico oftálmico, 617
- da bexiga e da uretra, 419
- da cavidade oral, 174
- da libido, 391
- da pele, 585
- das funções vitais, 349
- das mucosas, 64, 233
- de fezes, 158, 662, 681, 691, 695, 698
- de ossos, articulações, tendões e músculos, 509
- de prepúcio e pênis, 374
- de sangue, 660, 680, 690, 695, 698
- de urina, 663, 681
- direto do pelame, 598
- do coração, 236
- do dígito, 508

742 Semiologia Veterinária ◆ A Arte do Diagnóstico

- do líquido ruminal, 155
- do sedimento urinário, 718
- do sistema reprodutor, 389
- dos nervos cranianos, 445
- dos órgãos reprodutivos
- - externos, 370
- - internos, 376
- dos rins, 416
- dos ureteres, 419
- ecocardiográfico simples e com Doppler, 251
- eletrocardiográfico, 246
- físico, 61, 173, 287, 349
- - da glândula mamária, 349
- - de cavidade oral, faringe e esôfago, 173
- - geral ou de rotina, 61
- hematológicos, 703
- histopatológico, 254
- laboratoriais, 14, 701
- microbiológico, 321, 362, 698
- - do leite, 362
- - e sorológicos, 321
- microscópico do leite, 360
- neuroftalmológico, 623
- neurológico, 442, 466, 477
- oftálmico, 629
- ortopédico, 553
- para diagnóstico de claudicação, 520
- parasitológico, 298
- - de cerume, citologia e cultura, 610
- por inspeção e palpação, 525
- químico, 716
- radiográfico, 253, 512
- - das aves, 664
- - de mamíferos, 681
- - do aparelho auditivo, 610
- retal em grandes animais, 316
- semiológico do sistema reprodutor
   masculino, 368, 397
- sequencial das estruturas extra e
   intraoculares, 624
- sistemático do olho, 621
- ultrassonográfico, 514
- vaginal, 318
Exantema, 28, 590
Exencefalia, 105
Exoftalmia, 28
Expectoração, 25
Extensão, 572
Extrassístoles, 24
Exulceração, 595

F

Facomalácia, 28
Facometacorese, 28
Falangite, 29
Fâneros, 28
Faringe, 142, 143, 161, 177, 199
Faringite, 24
Fármacos, 44, 47
- para contenção, 44
Fáscia(s)
- orbitárias, 614
- superficial, 342
Fascículo(s)
- atrioventricular, 226
- grácil e cuneiforme, 434

- longitudinal medial, 430, 438
Fase
- analítica, 702
- catágena, 582
- de descida, 320
- pós-analítica, 702
- pré-púbere, 346
- pré-analítica, 701
- telógena, 582
Fator natriurético atrial, 264
Febre, 77, 78
- asséptica, 77
- atípica, 78
- intermitente, 78
- neurogênica, 77
- remitente, 78
- séptica, 77
- simples ou típica, 78
Fecaloide, 24
Fecaloma, 24
Fenotiazínicos, 48
Ferormônio, 27
Feto a termo, 27
Fibras dérmicas, 582
Fibrilação, 24, 269
- atrial, 269
Fibromiosite, 29
Fígado, 151, 212
Filamento terminal, 432, 435
Filiforme, 24
Filme
- lacrimal, 612
- pré-corneal, 614
Física, 44
Fisiopatologia da termorregulação, 73
Fissura, 24, 28, 596
- (fenda) palatina, 24
Fístulas, 596
Fistulografia, 541
Flatulência, 24
Flebectasia, 25
Flebite, 25
Fleborrafia, 25
Fleborrexe, 25
Flegmão, 594
Flexão, 572
Flexibilidade, 577
Flictema (vesícula), 28
Flora ruminal, 138
Fluoroscopia, 310
Flutuação, 560
Fluxo do ar, 291
- exalado, 291
Folato, 734
Foliculite, 28
Folículos, 582
Fome, 132
Fonocardiografia, 253
Fonte, 17
- de luz artificial, 617
Força de contração, 226
Formações sólidas, 592
Fosfatase alcalina, 725, 726, 729
Fosfato sérico, 723
Fósforo, 723
Fotofobia, 28
Fratura, 29

Frêmito, 28
Frenite, 25
Frequência
- cardíaca, 96, 115, 172, 690, 695
- da micção, 422
- de exercícios, 553
- respiratória, 96, 115, 172, 304, 690, 695
Função(ões)
- da pele, 577
- motora, 137
- vitais, 94
Furúnculo, 28
Furunculose, 28

G

Gaiolas de contenção, 31
Galactocele, 27
Galactorreia, 27
Gamaglutamiltransferase, 725, 726, 729
Ganchos ou asas de andorinha, 163
Gangrena, 25
Gasometria, 299
Gastrite, 24
Gastroenterite, 24
Gastrólito, 24
Gengivas, 161
Gengivite, 24
Genitália interna, 390
Gestação, 76, 320
- fase assintomática, 320
- fase de balão, 320
- fase final, 320
Ginecomastia, 27
Glande peniana, 395
Glândula(s)
- anexas, 583
- bulbouretrais, 367, 377, 388, 396, 401
- cárdicas, 166
- especializadas
- - dos animais de esporte e produção, 584
- - dos carnívoros domésticos, 583
- - mamária, 322
- - de cabras e ovelhas, 330
- - de cadelas e gatas, 322, 324
- - - anatomia, 322
- - - exame físico específico, 324
- - de éguas, mulas e jumentas, 326
- - de ruminantes, 330
- - de vacas, 336
- - dos bovinos, 340
- pilóricas, 166, 208
- prostática, 396
- salivares, 161, 176, 201
- sebáceas, 583
- sexuais acessórias, 367, 388
- sudoríparas, 583
- uropigial, 658
- vesiculares, 367, 376, 388
Glaucoma, 28
Glicose, 486, 717, 726, 731
Glicosúria, 26, 717
Glioma, 26
Globo ocular, 614
Glomerulite, 26
Glossite, 24
Goma, 28, 592

Índice Alfabético

Gonartrose, 29
Gonioscopia, 635
Grades e telas, 641, 668
Graduação da claudicação, 524
Grande
- bolsa
- - característica, 320
- - inicial, 320
- circulação, 227
Granulações aracnoides, 434
Grau de repleção, 242
Gravidez psicológica, 320

H

Halitose, 24, 192
Hemácias, 719
Hemartrose, 29
Hematêmese, 24, 194
Hematócrito, 185
Hematologia
- clínica, 701
- e bioquímica sérica, 216
Hematomas, 28, 594
Hematomielia, 26
Hematonefrose, 26
Hematoquezia, 24, 197
Hematúria, 26, 427
- macroscópica, 424
- microscópica, 424
Hemeralopia, 28
Hemianalgesia, 26
Hemidesmossomas, 578
Hemiestação, 450, 451, 462
Hemilocomoção, 450, 451, 462
Hemiparesia, 26, 444, 450
Hemiplegia, 26, 444
Hemisférios cerebrais, 429
Hemodiálise, 25
Hemofilias, 712
Hemoftalmia, 28
Hemogasometria, 308
Hemoglobinúria, 26, 424
Hemograma, 298, 309
Hemoperitôneo, 24
Hemoptise, 25, 302
Hemorragia por trombocitopenia, 711
Hemospermia, 27
Hemostasia, 25, 709
Hemotórax, 25
Hepatite, 24
Hepatoesplenomegalia, 24
Hepatomegalia, 24
Hidradenite, 28
Hidrâmnio, 27
Hidranencefalia, 105
Hidratação e coloração das mucosas, 115
Hidrocefalia, 26, 105
Hidropsia, 27
Hidrotórax, 25
Hifas de fungos, 721
Hifema, 28, 633
Hiperalgesia, 26
Hiperatividade cardíaca, 240
Hiperbilirrubinemia, 730
Hipercromia, 591
Hiperêmese, 24

Hiperestesia, 455
Hiperfagia, 24
Hiperfonese
- de apenas uma bulha cardíaca, 240
- de bulhas cardíacas, 240
Hiperfosfatemia, 723
Hiperidrose, 589
Hiperlipidemias
- primárias, 735
- secundárias, 736
Hipermetria, 444, 475, 476
Hipermiotonia, 29
Hiperosmia, 25
Hiperpigmentação, 580, 591
Hiperplasia mamária, 324
Hiperpneia, 25, 289, 305
Hiperpotassemia, 723
Hiperqueratose, 594
Hipersensibilidade alimentar, 601
Hipertensão, 25
Hipertermia, 76
- de esforço, 76
- mista, 76
- por retenção de calor, 76
Hipertonia, 453
Hipertricose, 28
Hipoalgesia, 455
Hipoatividade cardíaca, 240
Hipocalcemia, 723
Hipocloremia, 723
Hipocromia, 591
Hipoderme, 585
Hipodipsia, 133
Hipoestesia, 455
Hipofonese
- de apenas uma bulha cardíaca, 240
- de bulhas cardíacas, 240
Hipoidrose, 589
Hipometria, 444
Hiponatremia, 722
Hipopigmentação, 591
Hipópio, 633
Hipoplasia
- cerebelar, 105
- medular, 705
Hiporexia, 24
Hiposmia, 25, 445
Hipotensão, 25
Hipotermia, 78
Hipotonia, 29, 453
Hipotricose, 28
Hipóxia, 289
Histerectomia, 27
História
- ambiental e de manejo, 19
- clínica, 15
- familiar ou do rebanho, 20
- médica
- - pregressa, 19
- - recente, 18
Hormônio antidiurético, 264

I

IAM, 25
Iantopsia, 29
Icterícia, 68, 69, 198

Icto, 441
Ictus cordis, 25
Idade, 76
Identificação
- da idade pelo exame dentário, 164
- do paciente, 15
- etária, 585
- racial, 585
- sexual, 585
Íleo, 167
Imagens ecocardiográficas, 278
Impotência funcional, 559
Imunidade passiva, 85
Imunorreatividade
- da lipase pancreática, 734
- do tipo tripsina, 734
Imunorregulação, 577
Inapetência, 195
Incidência
- dorsoventral, 275
- laterolateral, 275
Incisivos, 162, 163
- decíduos, 163
- permanentes, 163
Incontinência, 24, 26, 195, 422
- fecal, 195
- urinária, 422
Incoordenação motora, 474-477
Inervação
- da bexiga urinária e do ânus, 439
- da pele, 584
- do olho, 616
- do úbere, 345
- parassimpática da pupila, 437
- simpática da pupila, 437
Infarto, 25
Ingestão
- de água, 76, 132
- de água fria, 76
- de alimentos, 76
- hídrica, 170
Inoculações diagnósticas, 14
Inotropismo, 226
Inquisição, 17
Inspeção, 7
- a distância
- - de lagartos, 693
- - de serpentes, 696
- - de testudines, 684
- abdominal, 204
- das aves, 641, 650
- - contida, 650
- de mamíferos, 667
- de serpentes, 697
- de testudines, 686
- dinâmica do ruminante, 506
- direta, 7, 350, 607
- - da orelha, 607
- - do úbere, 350
- do ambiente próximo ao recinto, 641, 668
- do animal a distância, 644, 669
- do mamífero contido, 675
- do recinto, 641, 668
- estática do ruminante, 505
- indireta, 7, 236, 608
- localizada, 7
- nasal, 289

744 Semiologia Veterinária ◆ A Arte do Diagnóstico

- panorâmica, 7
- visual, 556
Inspiração interrompida, 296, 297
Instalação e manutenção da lactação, 345, 346
Insuficiência
- cardíaca congestiva, 256
- renal, 724
Intensidade
- das bulhas cardíacas, 240
- do processo febril, 78
- do prurido, 587
Intervalo PR, 268
Intestino, 166, 167, 209, 210
- delgado, 166, 209
- grosso, 167, 210
Intumescência
- cervical, 432
- lombar, 432
Intussuscepção, 24
Involução da glândula mamária no período de
   reparação entre lactações, 346
Iridectrópio, 29
Iridemia, 29
Irideremia, 29
Irido, 29
Iridociclite, 29
Íris, 615, 634
Irite, 29
Irradiação, 77
Irrigação
- cardíaca, 226
- sanguínea do olho, 616
Iscúria, 422
Isocoria, 29
Isômero, 145
Isquemia, 25

J

Janela paraesternal
- direita, 278
- esquerda caudal, 278
- esquerda cranial, 278
Jarrete, 530
Jejum hídrico e alimentar, 54
Jejunite, 24
Jejuno, 166, 167

L

Lábios, 160
Labirinto, 26
Laceração, 28
Lactato, 486, 735
- desidrogenase, 735
Lactose, 356
Lagartos, 692
Lâmpada de fenda, 619
Lanterna, 617
Laparoscopia, 188, 699
Laparotomia
- exploratória, 154, 218
Laringofaringe, 143
Lateral, 572
Laudo andrológico, 385, 404
Lavado(s)
- traqueal, 308

- traqueobrônquico e broncoalveolar, 298
Leite
- anti-higiênico, 337
- caseoso, 353
- com grumos, 354
- espumoso, 354
- fluido-aquoso, 353
- higiênico, 337, 338
- mamitoso, 338
- mucoso, 353
- sanguinolento, 354
Lente, 634
Lesões
- associadas, 597
- cerebrais, 455
- cutâneas, 589
- elementares cutâneas, 590
- medulares, 455, 474, 481
- particulares, 597
Letargia, 26
Leucemia granulocítica crônica, 708
Leucina, 721
Leucócitos, 719
Leucograma, 707
Lienteria, 24
Ligamento, 518, 551
- médio, 342
- suspensor lateral da mama, 342
Lignificação, 594
Linfáticos
- profundos, 285
- superficiais, 285
Linfócitos reativos, 708
Linfocitose, 708
Linfonodos, 70-73
- características examináveis, 72
- cervicais, 71
- consistência, 72
- inguinais superficiais ou escrotais, 72
- localização, 71
- mamários, 72
- mandibulares, 71
- mobilidade, 72
- poplíteos, 72
- retrofaríngeos, 71
- sensibilidade, 72
- subilíacos, 71
- tamanho, 72
- temperatura, 73
Língua, 161
Linha
- de percussão horizontal, 294
- isoelétrica
- - P-Q, 249
- - S-T, 249
- - T-P, 249
Lipase, 733
Liquenificação, 594
Líquido
- cefalorraquidiano, 434, 435, 482
- peritoneal, 184
- sinovial, 550
Liquor, 435
Litíase, 26
Lobo
- frontal, 429
- occipital, 429

- parietal, 429
- temporal, 429
Localização
- das bulhas cardíacas, 240
- do prurido, 588
Locomoção, 126, 442, 459, 475, 647, 684
- das aves, 647
- de testudines, 684
Lordose, 29
Lupas, 617
Luxação, 29
Luz de Wood, 597

M

Macroglossia, 24
Mácula, 28
Magnificação do campo, 617
Malformações cardíacas, 122
Mamíferos, 665
Mamite, 27, 325, 356
- flegmonosas, 354
Mancha(s)
- anêmica, 590
- lívida, 590
- pigmentares ou discrômicas, 591
- senil, 591
- vasculossanguíneas, 590
Manejo, 53
Manifestação do prurido, 587
Marca-passo migratório, 268
Margens palpebrais, 629
Massagem transretal das glândulas
   vesiculares, 380
Mastigação, 133, 173
Mastite, 27, 325
Maturidade sexual, 367
Mecanismos de defesa do sistema
   respiratório, 285
Mecônio, 27
Medetomidina, 51
Medial, 572
Medula espinal, 431
Megaesôfago, 24
Meios de refração, 616
Melanócitos, 580
Melanodermia, 591
Melena, 24, 197
Membrana
- de Descemet, 614
- timpânica, 605
Membros
- pélvicos, 651, 678
- torácicos, 653, 678
Meninges, 434
Meningite, 26
Meningoencefalite, 26
Menoplegia, 29
Mensuração da atividade da enzima
   creatinoquinase, 246
Mesencéfalo, 430
Mesentério, 167
Mesoduodeno, 166
Metabolismo lipídico, 735
Metacarpo, 529
Meteorismo, 24, 145
Meteorismo agudo, 145

Método(s)
- antigo, 37
- complementares de exame, 13
- de coleta do sêmen, 377
- de determinação da pressão arterial, 264
- de Prescott e Breed, 361
- de Rueff, 41
- de Trommsdorff, 361
- Doppler, 264
- dos travões, 37
- fossomático, 362
- fotopletismográfico, 265
- gerais de exploração clínica, 6
- italiano, 41
- nacional, 38
- oscilométrico, 264
Mialgia, 29
Micção, 170
- dolorosa, 421
Midazolam, 49, 50
Midríase, 29, 445
Mielografia, 487, 541
Mielograma, 709
Milium (mílio), 597
Miocárdio, 226
Miocardite, 25
Mioglobinúria, 424
Miopatia, 29
Mioplegia, 29
Miose, 445
Miosite, 29
Mitral, 242
Modificação(ões)
- da atitude, 349
- de formato da glândula mamária, 350
Modo
- B, 276
- M, 277
Molares, 162
Monocitose, 708
Monoparesia, 444, 450
Monoplegia, 26, 444
Mordaças, 31
Mordeduras, 31
Motilidade espermática, 382, 403
Mucina, 582
Muco, 720
Mucocele, 24
Mudanças de comportamento, 441
Murmúrio, 25, 296, 297
- vesicular interrompido, 296, 297
Músculo(s), 520, 552, 584, 614
- do bulbo ocular, 614
- eretor do pelo, 584

N

Narinas, 654, 675, 686, 694
Nasofaringe, 25, 143
Nasofaringite, 25
Nasofrontal, 25
Necropsia, 254, 299
Nefralgia, 26
Nefrectasia, 26
Nefrite, 26
- intersticial, 26
Nefrocistite, 26

Nefromegalia, 26
Nefropatia, 26
Neonatal, 27
Neoplasia, 28, 325
- do tecido mamário, 325
Nervo(s)
- abducente, 437, 446, 461, 468
- acessório, 439, 449, 461, 469
- cranianos, 127, 436, 442
- espinais, 439
- facial, 438, 447, 461, 469
- glossofaríngeo, 439, 449, 461, 469
- hipogástricos, 439
- hipoglosso, 439, 449, 461, 469
- oculomotor, 437, 446, 461, 468
- olfatório, 436, 445, 460, 468
- óptico, 436, 445, 460, 468, 634
- pélvico, 439
- periféricos, 455
- pudendo, 439
- trigêmeo, 438, 447, 461, 468
- troclear, 437, 446, 461, 468
- vago, 439, 449, 461, 469
- vestibulococlear, 438, 448, 461, 469
Neuralgia, 26
Neuromielite, 27
Neuromuscular, 27
Neurônio(s)
- motor
- - inferior, 436
- - superior, 436
- sensitivos e motores, 436
Neuropatias desmielinizantes, 492
Neurorradiografia, 486
Nictúria (noctúria), 26
Ninhos, 641
Nistagmo, 29, 438, 448, 472
- espontâneo, 448
Nível de consciência, 61, 62, 117, 126, 459
Nó
- atrioventricular, 226
- sinusal ou sinoatrial, 226
Noctúria, 422
Nodosidade, 592
Nódulo, 28, 592
Normodipsia, 133
Normofagia, 24
Normoquezia, 24
Normorexia, 24, 132
Normotermia, 76
Núcleo(s)
- de Edinger-Westphal, 430
- rubro, 430
- vestibulares, 430
Nulípara, 27

O

Obesidade, 63
- endógena, 63
- exógena, 63
- mista, 63
Obnubilação, 442
Observação, 17
Oclusão, 162
Ocorrência de corrimentos, 69
Odinofagia, 24, 133

Odor, 156
- da respiração, 291
- do sêmen, 382
- urinário, 715
Oftalmoscopia, 612
Oftalmoscópio, 618
- direto, 618
- indireto, 618
Olfação, 12, 589
- das aves, 659
- de mamíferos, 679
Olhos, 653, 675, 686, 694, 697
Oligodipsia, 133
Oligofagia, 24
Oligoquezia, 24
Oligosúria, 422
Oligúria, 26, 424, 715
Omaso, 136, 150
Onda(s)
- eletrocardiográficas, 268
- H, 491
- P, 249, 268
- T, 249, 250, 268
Onfalite, 103
Opioides, 50
Opistótono, 443
Órbita, 612
Orelha
- interna, 606
- média, 606
Orofaringe, 143, 160
Orquialgia, 27
Orquiocele, 27
Orquite, 27
Ortopneia, 25, 302
Oscilações
- fisiológicas da frequência respiratória, 287
- patológicas da frequência respiratória, 288
Osso(s), 516, 549
- longos, 561
- peniano, 395
Osteíte, 29
Osteoartrite, 29
Osteoartrose, 29
Osteomalácia, 29
Osteomielite, 29
Osteoporose, 29
Otalgia, 23
Otite, 23
Otorragia, 23
Otorreia, 23
Otoscopia, 608, 609
- videoassistida, 609
Ouvido, 655, 675, 686, 694
Ovos, 721
Oximetria de pulso, 308

P

Palato
- duro, 161
- mole, 161, 176
Palmar, 572
Palpação, 8
- abdominal, 204
- da glândula mamária, 350
- da orelha, 607

746 Semiologia Veterinária ◆ A Arte do Diagnóstico

- da parede abdominal, 146
- das aves, 658
- de lagartos, 695
- de mamíferos, 679
- de testudines, 690
- do parênquima da glândula mamária, 351
- do pulso, 242
- do *sinus lactiferous*, 353
- do teto, 353
- do tórax, 292
- externa, 178
- - dos rins em cães e gatos, 416
- nasal, 305
- neurológica, 455
- retal, 146, 152, 182, 320
- superficial, 560
Pálpebras, 612, 629
Pâncreas, 214, 733
- exócrino, 733
Papiloma, 28
Pápula, 28, 592
Paracentese abdominal, 153, 183
Paralisia, 27, 444
Parâmetros cardíacos na projeção lateral, 275
Paraparesia, 444, 450
Paraplegia, 27, 444
Parasitológico de raspado cutâneo, 598
Parasitos, 721
Parênquima renal, 411
Paresia, 27, 444, 475, 476
Parestesia, 27
Parorexia, 23, 24
Pars
- *flaccida*, 605, 608
- *tensa*, 605, 608
Patogênese da febre, 77
Pé, 526
Pele, 342, 577, 686, 697
- e anexos, 19
- e fâneros, 27
- e pelo, 678
Pelos, 582
- e saúde, 583
Pelve, 531, 562
Penas e pele
- dorsal, 658
- ventral, 651
Pênis, 366, 374, 375, 389, 390, 395, 399
Pequena
- bolsa característica, 320
- bolsa inicial, 320
- circulação, 228
Percepção, 455, 578
- de dor, 455
Percussão, 10
- abdominal, 204
- auscultatória, 297
- das aves, 659
- de mamíferos, 679
- digitodigital, 11, 12
- direta ou imediata, 10
- do abdome, 179
- do tórax, 293, 307
- dolorosa, 149
- dos seios paranasais, 293
- martelo-plessimétrica, 12
Perda(s)

- da transparência, 632
- de peso, 259
- de sangue
- - aguda, 705
- - com mais de 48 h de duração, 705
- - crônica, 705
- - hiperaguda, 705
- teciduais e reparações, 595
Perguntas, 16
Periartrite, 29
Pericárdio, 25, 226
Pericardiocentese, 254
Pericardite, 25
Periflebite, 25
Periórbita, 614
Peritonite, 24
Perivascular, 25
Persistência do úraco, 103
Pesagem, 690, 695
- de lagartos, 695
Peso corporal, 114
Pesquisa
- de sensibilidade dos germes causadores de
  mamite aos antibióticos, 363
- do leite mamitoso, 355
Petéquia, 28, 591
Petéquias, 711
pH
- anormal, 157
- da pele, 578
- do leite, 356
- do liquor, 484
- sanguíneo, 723
- urinário, 716
Pia-máter, 434
Pica, 23
Pielonefrite, 26
Pigmentação, 578, 633
- da esclera, 633
Pioartrite, 29
Piometra, 27
Pionefrite, 26
Piso, 641, 668
Piúria, 26
Placa(s), 592
- córneas do bico, 686
- motora, 552
Placenta, 82
Plano(s)
- dorsal, 572
- geral de exame clínico, 14
- inclinados, 149
- mediano, 571
- sagital, 571
- transversal, 572
Plantar, 572
Plegia, 27, 444
Plenitude, 245
Plexo subdérmico, 584
Plurípara, 27
Polaciúria, 26
Polaquiúria, 26, 422
Poleiros, 642
Policitemias, 706
Polidipsia, 24, 133
Polifagia, 24
Polipneia, 25

Poliúria, 26, 424, 715
Pontos de fuga, 641, 668
Pós-icto, 441
Posicionamento proprioceptivo, 450
Postite, 27
Postura, 62
- das aves, 645
- de cachorro sentado, 62
- de cavalete, 62
- de foca, 62
- de Schiff-Sherrington, 443
- e nível de consciência, 91
- plantígrada ou palmígrada, 443
Potássio, 723
Potencial
- de ação da unidade motora (PAUM), 489
- de repouso da membrana, 489
- redox, 157
Pré-estômagos, 134
Pré-molares, 162
Precordial, 25
Precordialgia, 25
Preensão dos alimentos, 133, 173
Prematuro, 92
Prenhez, 170
Preparo de amostra para provas
  bacteriológicas, 363
Prepúcio, 367, 374, 389, 390, 396, 399
Pressão
- arterial, 263
- liquórica, 483
- sanguínea, 243
Priapismo, 27
Primeira bulha, 238, 240
Primípara, 27
Proctite, 24
Proctorreia, 24
Pródromo, 441
Produção de vitamina D, 578
Proeminências ósseas, 561
Prognatismo, 24
Prognóstico, 5
- desfavorável, 5
- favorável, 5
- imprevisível, reservado, incerto, 5
Progressão, 441
Projeções radiográficas, 275
Pronação, 572
Propofol, 51
Propriedades
- biológicas, 550
- biomecânicas, 549
- do coração, 226
- piezelétricas, 549
Proprietário (tutor)
- agradável, 21
- anjo da guarda, 21
- aplicativo de mensagem e internauta, 21
- insaciável, 21
- loquaz, 20
- não sei, 21
- sabe-tudo, 22
- só hostilidade, 20
- tímido, 20
Propriocepção, 450, 474
Propulsão extensora, 452, 462
Próstata, 367, 377, 388, 396, 400

Índice Alfabético 747

Proteína(s), 356, 485, 547, 716
- da coagulação, 730
- total, 185
Proteinúria, 716, 717
- funcional, 716
- patológica
- - glomerular, 717
- - pós-glomerular, 717
- - pré-glomerular, 716
- tubular de sobrecarga, 717
Protrusão da terceira pálpebra, 631
Prova(s)
- da caneca ou da coagem do leite, 354
- da catalase, 357
- - em lâminas, 357
- - em tubos de fermentação de Smith, 357
- de avaliação
- - da capacidade funcional hepática, 729
- - hepática, 159
- de ondulação, 206
- de Schalm e Noorlander, 358
- de Whiteside, 358
- - em lâminas, 358
- - em tubos de ensaio, 358
- do azul de metileno, 157
- do bastão, 149
Proximal, 572
Prurido, 28, 587
Ptialismo, 24
Ptose palpebral, 27, 629
Puberdade, 367
Pulmões, 285
Pulso(s) venoso(s), 25, 235
- negativo, 235
- positivo, 233, 235
Punção
- exploradora, 297
- exploratória, 14
Punção-biópsia aspirativa, 691
Punhopressão, 8
Pupila, 29, 616
Púrpura, 591
Pústula, 28, 593

Q

QRS, 268
Qualidade de precipitação de mucina, 547
Quarta bulha, 239
Quartela, 526
Queixa principal, 17
Queloide, 28
Quemose, 632
Queratite, 29
Queratoesclerite, 29
Queratose, 594
Quiasma óptico, 27
Quimiorreceptores, 264

R

Rabdomiólise, 29
Radiografia, 186, 217, 309, 699
- contrastada, 665
- simples
- - da coluna vertebral, 487
- - das aves, 664

- - do crânio, 486
Radiologia
- equina, 540
- torácica, 275
Rágade, 596
Raiz do mesentério, 167
Rastreamento de pontos (*speckle tracking*), 281
Reação(ões)
- alérgicas, 14
- celular, 485
- leucemoide, 707
- posturais, 450, 461
Recintos aquáticos ou semiaquáticos, 668
Reflexo(s), 3
- anogenital, 463
- bicipital, 454
- cervicofacial, 479
- consensual, 445
- corneal, 624, 626
- cutâneo do tronco, 455, 463, 479
- de agarrar, 651
- de ameaça visual, 623
- de defecação, 439
- de extensão do pescoço, 461, 462
- de garras ou unhas, 678
- de Landau, 461, 462
- de procura, 461
- de sucção, 461
- espinais, 452, 462
- extensor
- - cruzado ou de extensão cruzada, 454
- - radial do carpo, 454
- flexor, 454, 462
- gastrocnêmio, 453
- H, 491
- magno, 461, 462
- medulares e miotáticos, 128
- miotáticos, 453, 454, 462
- - nos membros pélvicos, 453
- - nos membros torácicos, 454
- palpebral, 624, 626
- panículo, 479
- patelar, 453
- perineal, 454
- pupilar, 445, 470, 623
- - à luz, 445
- - consensual, 623
- - direto, 445, 623
- - indireto, 445
- tibial cranial, 453
- tricipital, 454
- vestibular, 624
Região
- cervical, 431
- cervicotorácica, 431
- lombossacral, 431
- sacrococcígea, 431
- toracolombar, 431
- umbilical, 101
Regurgitação, 24, 192
Regurgitado, 644, 669
Relação(ões)
- neurotendíneas, 553
- proteína/creatinina urinária, 717
Rendimento cardíaco, 243
Renomegalia, 26
Répteis, 682

Resenha, 15
Resolução, 5
Respiração
- das aves, 647
- de mamíferos, 670
- de testudines, 684
Resposta
- à ameaça, 445
- medular, 704
Ressonância magnética, 488, 546
Reticulite, 24
- traumática, 148, 149
- - aguda clássica, 148
- - assintomática, 148
- - crônica, 149
- - difusa ou generalizada, 148
- - recidivante, 149
Retículo, 136, 147
Reticuloperitonite traumática, 148
Retina, 29, 615, 634
Rigidez
- de descerebelação, 443
- de descerebração, 443
Rinite, 26
Rinorreia, 26
Rins, 410
Ritmicidade, 226
Ritmo, 242
- respiratório, 288, 304
- sinusal normal, 268
Ronco, 302
Rostral, 572
Rotação, 572
Rubor, 28
Ruído(s)
- acessórios que perturbam a auscultação, 297
- adventícios, 306
- aéreos, 10
- broncobronquiolar, 295, 296
- brônquico, 295
- cardíacos normais e patológicos
    ou anormais, 237
- detectados na auscultação, 10
- hidroaéreos, 10
- laringotraqueal, 295
- líquidos, 10
- normais, 295
- patológicos ou adventícios, 297
- respiratórios
- - descontínuos, 306
- - normais, 306
- sólidos, 10
- traqueobrônquico, 295, 296
Rúmen, 136, 144
Ruminantes, 364
Ruminite, 24
Ruminotomia exploratória, 154
Ruptura escleral, 633

S

Saco dural, 434
Sacro, 562
Sais biliares, 717
Salivação
- das aves, 647
- de mamíferos, 670

748 Semiologia Veterinária ◆ A Arte do Diagnóstico

Saltitamento, 451, 462
Sangue, 225, 718
- oculto, 718
Sarna
- demodécica, 598
- notoédrica dos felinos, 599
- psoróptica, 599
- sarcóptica, 599
Saúde, 2, 108
- e histórico reprodutivo dos progenitores, 108
Secreção, 301, 578, 632
- nasal, 301
- ocular, 632
Sedativos, 44, 48
Segmento(s)
- cervical, 565
- ST, 268
- torácico e lombar, 565
Segunda bulha, 238, 240
Seio(s)
- da dura-máter, 434
- venoso subcarapaçal, 691
- venoso vertebral cervical, 691
Semiogênese, 2
Semiologia, 1
- da pele, 577
- de animais
- - recém-nascidos, 80
- - selvagens, 637
- do sistema
- - auditivo, 604
- - circulatório, 223
- - digestório, 132
- - locomotor, 497
- - - de equídeos, 515
- - nervoso, 428
- - - de ruminantes e equídeos, 463
- - reprodutor, 312
- - respiratório, 284
- - urinário, 410
- - visual dos animais domésticos, 612
Semiotécnica, 2, 6
Septo interventricular, 278
Serpentes, 696
Sexo, 53, 76
Sialorreia, 24
Sialose, 24
Sialosquise, 24
Sibilos, 306
Silhueta cardíaca em dorsoventral, 276
Sinal, 2
- de Auspitz, 597
- de Godet ou cacifo, 597
- - positivo, 560
- de Larsson, 597
- de Nikolsky, 597
- do piparote, 206
Sincondrose, 550
Síncope, 27, 258
Sindesmose, 550
Síndrome(s), 3, 724
- cerebelar, 457
- cerebral, 456, 473
- cervical, 457
- cervicotorácica, 457
- de Horner, 446, 474
- de Wobbler, 476

- hipotalâmica, 456
- lombossacral, 458
- mesencefálica, 456, 473
- neurológicas, 456
- pontinobulbar, 457, 473
- toracolombar, 458
- urêmica, 417, 724
- vestibular, 456, 473
Sinequia posterior, 633
Sínfise, 550
Sinostose, 550
Sintomas, 2, 3
- anatômicos, 3
- funcionais, 3
- gerais, 2
- iniciais, 3
- locais, 2
- patognomônicos, 2
- principais, 2
- residuais, 3
- tardios, 3
Sinus
- infraorbital, 653
- *lactiferous*, 339, 344
- *papillaris*, 344
Sistema(s)
- acinolobular ou alveolotubular, 340
- auditivo, 23, 604
- cardiorrespiratório, 19
- cardiovascular ou circulatório, 98, 122
- circulatório, 24
- - cães e gatos, 255
- - - exame físico geral, 259
- - - exames complementares, 263
- - - identificação do paciente, resenha, 256
- - ruminantes e equídeos, 223
- - - anamnese, história clínica, 230
- - - diagnóstico, 255
- - - exame clínico do, 228
- - - exame físico, 232
- - - identificação do paciente, resenha, 230
- - - profilaxia, 255
- - - prognóstico, 255
- - - revisão anatomofisiológica, 224
- - - tratamento, 255
- digestório, 19, 23
- - cães e gatos, 188
- - - anamnese, história clínica, 189
- - - exame físico, 198
- - - exames complementares, 215
- - - identificação do paciente, resenha, 188
- - - inspeção, 190
- - - sinais e/ou sintomas, 191
- - equídeos, 160
- - - anamnese, história clínica, 168
- - - exame do abdome, 178
- - - exame físico, 170, 173
- - - exame físico de cavidade oral, faringe e esôfago, 173
- - - exames complementares, 183
- - - identificação do paciente, resenha, 168
- - - manejo e alimentação, 169
- - ruminantes, 134, 139-142, 153
- - - anamnese, história clínica, 140
- - - exame físico específico, 142
- - - exame físico geral, 140
- - - exames complementares, 153

- - - identificação do paciente, resenha, 139
- - - sinais e sintomas, 141
- extrapiramidal, 433
- geniturinário, 19
- Holter, 272
- imune, 85
- lacrimal, 633
- linfático, 94, 227, 345
- linfático do úbere, 345
- locomotor, 19, 29
- - de cães e gatos, 548
- - - considerações anatomofisiológicas, 549
- - - exame ortopédico, 553
- - de equídeos, 515, 516
- - - anatomia funcional, 516
- - - inspeção/avaliação de dor em equídeos, 516
- - ruminantes, 497, 500, 503, 505, 512
- - - anamnese, história clínica, 503
- - - anatomia funcional, 497
- - - exame físico
- - - - específico, 505
- - - - geral, 505
- - - exames complementares, 512
- - - identificação
- - - - do paciente, resenha, 500
- - - - do proprietário e da propriedade, 503
- musculoesquelético, 104
- nervoso, 19, 26, 105, 125
- - cães e gatos, 428
- - central, 428
- - de ruminantes e equídeos, 463
- - periférico, 436
- neuroendócrino, 331
- oftálmico, 28
- piramidal, 433
- renal e de líquidos corporais, 264
- reprodutor
- - dos cães e gatos, 393
- - e mamário, 27
- - feminino, 312, 313, 315, 321
- - - anamnese, história clínica, 315
- - - anatomia geral básica, 312
- - - exame(s)
- - - - complementares, 321
- - - - específico externo, 315
- - - - específico interno, 315
- - - - geral, 315
- - - protocolo de exame, ginecológico e obstétrico, 315
- - - sinais e sintomas, 313
- - masculino, 364
- respiratório, 25, 99
- - cães e gatos, 299-301, 303, 308
- - - anamnese, história clínica, 301
- - - exame físico, 303
- - - exame físico específico, 303
- - - exame físico geral, 303
- - - exames complementares, 308
- - - identificação do paciente, resenha, 300
- - - revisão anatômica, 300
- - - revisão fisiológica, 300
- - - sinais e/ou sintomas, 301
- - ruminantes e equídeos, 284, 286, 297
- - - avaliação do sistema respiratório, 286
- - - exames complementares, 297

Índice Alfabético 749

- - - identificação e anamnese, história
    clínica, 286
- urinário, 26
- - anamnese, história clínica, 415
- - exame(s)
- - - específicos e complementares, 416
- - - físico geral, 415
- - identificação do paciente, resenha, 415
- urogenital, 101, 124
- ventricular, 435
- vestibular, 472
- visual dos animais domésticos, 612
Sístole, 25
Slap test, 479
Sódio, 722
Som
- claro, 12
- de capoteio, 206
- especiais, 12
- maciço, 12, 294
- metálico, 294
- submaciço, 294
- timpânico, 12
Sondagem nasogástrica, 179-181
Sonolência, 442
Sopro(s), 241
- aórtico, 242
- cardíaco, 25, 122, 240
- cardíacos, 122, 240
- diastólicos, 241, 242
- - holodiastólico, 242
- - mesodiastólico, 242
- - protodiastólico, 242
- - telediastólico, 242
- funcionais, 241
- glótico ou tubário, 295
- não patológicos, 245
- orgânicos, 241
- ou ruído cardiopulmonar, 297
- patológicos, 245
- pulmonar, 242
- quanto à duração, 241
- quanto à fase, 241
- quanto à origem, 242
- quanto ao grau ou intensidade, 241
- sistólicos, 241, 242
- - holossistólico, 242
- - mesossistólico, 242
- - protossistólico, 242
- - telessistólico, 242
- tricúspide, 242
Subdivisão da semiologia, 2
Substância
- branca, 432
- cinzenta, 432
Sudorese, 28, 583
Sulco de Galvayne, 163
Supinação, 572
Suporte mecânico, 579

T

Tálamo, 429
Taquicardia, 25
- atrial, 269
- sinusal, 268
- ventricular, 271

Taquipneia, 26, 257, 288, 289, 304
Taquisfigmia, 25
Tarso, 530
Técnica(s)
- de aferição da temperatura, 74
- radiográfica, 692, 696
Telangiectasia, 591
Telencéfalo, 429
Temperatura
- ambiental, 76
- corporal, 75, 115, 650, 679, 695
- da mão do examinador, 74
- da pele do animal, 74
- local, 560
- retal, 172
Tempo
- bucal, 133
- de preenchimento capilar, 172
- esofágico, 133
- faríngeo, 133
Tendões, 518, 552
Tendografia, 541
Tenesmo, 24, 197, 421
- vesical, 421
Tênias do cólon, 167
Tenografia, 541
Tensão, 242
Terceira
- bulha, 238
- pálpebra, 613, 631
Termografia, 543
Termômetro, 75
Termorregulação, 577
Teste(s)
- da fita adesiva, 598
- da fluoresceína, 628
- da lágrima de Schirmer, 624
- da privação de água ou da concentração
    urinária, 723
- de absorção de glicose, 185
- de canulação e lavagem do ducto
    lacrimal, 627
- de coagulação, 726
- de compressão
- - tibial, 570
- - trocantérica, 568
- de depuração (*clearance*) da
    creatinina, 722
- de flexão, 524
- de floculação da lágrima, 627
- de função renal e de alterações do trato
    urinário, 715
- de gaveta, 570
- de hiperextensão para avaliação do
    comprimento dos membros, 567
- de rosa bengala, 628
- de Schirmer, 612
- de sensibilidade, 149
- radioalergossorvente, 601
Testículos, 365, 371, 372, 388, 389, 394, 398
Testudines, 683
Tetos, 339
Tetraparesia, 444, 450
Tetraplegia, 27, 444
Timbre e ritmo, 240
Timpanismo
- agudo, 145

- ruminal
- - primário ou espumoso, 145
- - secundário ou gasoso, 145
Tipo respiratório, 305
Tirosina, 721
Titulação sorológica de anticorpos, 298
Tomografia computadorizada, 310, 487,
    545, 610
Tonometria, 629
Tonômetro
- de aplanação, 619
- de endentação, 619
Tonômetros, 619
Tônus muscular, 453
Toracocentese, 297, 299, 308
Tosquia, 76
Tosse, 257, 291, 302
- seca e constante, 291
- úmida ou produtiva, 291
Traçado eletrocardiográfico, 248
Tranquilizantes, 44, 48, 56
Transiluminador, 617
Tratamento, 5, 6
- causal, 6
- patogênico, 6
- sintomático, 6
- vital, 6
Trato(s)
- corticospinal, 433
- espinocerebelares, 434
- espinotalâmico, 434
- motores, 433
- propriospinal, 434
- reticulospinais, 434
- rubrospinal, 430, 433
- sensitivos, 434
- urinário, 416
- vestibulospinais, 430, 433
Tremor
- de intenção, 443
- intencional, 443, 444
Trepopneia, 305
Tricograma, 598
Trocarte, 146
Trombo, 25
Trombocitopenia, 711
Trombose, 25, 712
Tronco
- de contenção, 31
- encefálico, 430, 465
Tuba auditiva, 606
Tubérculo, 592
Tumefações, 560
Tumor, 592
Túnica
- fibrosa, 614
- nervosa, 615
- vascular, 615
Turbilhonamento, 382

U

Úlcera, 28, 595
Ulceração, 595
Ultrassonografia, 186, 217, 541, 635, 665,
    696, 699
- Doppler transcraniana, 488

- pulmonar, 309
- torácica, 298
Unhas, 686
União, 17
Unidade motora, 552
Ureia, 722, 726, 730
Uremia, 417, 723, 724
Ureteres, 412
Uretra, 395, 413
Urinálise, 216, 715, 721
Urobilinogênio, 717, 718
Útero, 312, 313

V

Vagina artificial, 378
Vaginalite, 27
Vaginismo, 27
Vaginite, 27
Valores de referência da espécie, 661
Variação(ões)
- da composição do leite, 356
- dos ruídos respiratórios normais, 296
- nictemeral (circadiana), 75
- patológica dos sons à percussão, 294
Varicocele, 27
Vascularização
- corneal, 633
- da pele, 584
Vasopressina, 264
Vegetação, 28, 593
Veia

- coccígea
- - dorsal medial, 690
- - ventral, 698
- jugular, 690
Veias, 227
Velocidade de condução nervosa, 491, 492
Ventral, 572
Ventrículo(s)
- cerebrais laterais, 430
- direito, 278
- esquerdo, 278
Verrucosidade, 593
Vértebras, 563
Vesical, 26
Vesícula, 28, 412, 593
- urinária, 412
Via(s)
- ascendentes, 433
- de administração, 55
- de aplicação, 44, 45
- descendentes, 432
- intramuscular, 46
- intravenosa, 47
- oral, 45
- parenterais, 46
- piramidais e extrapiramidais, 432
- subcutânea, 46
- tópica, 46
Víbice, 591
Vigor espermático, 382, 403
Viscosidade, 156, 547
- do suco ruminal, 156

Vitamina
- B_{12}, 734
- K, 712
Vítreo, 634
Vitropressão, 8, 597
Vocabulário útil, 22
Vocalização das aves, 647
Volume
- de leite produzido, 353
- de sangue necessário, 660, 680
- de urina, 422, 715
- do sêmen, 381
- globular, 185
Vômica, 24
Vômito, 192, 193, 644, 669

X

Xantocromia, 484
Xantoma, 28
Xantopsia, 29
Xerodermia, 28
Xeroftalmia, 29
Xerostomia, 24
Xifoide, 29
Xifópago, 27
Xilazina, 50, 51
- com cetamina, 51

Z

Zona da membrana basal, 579